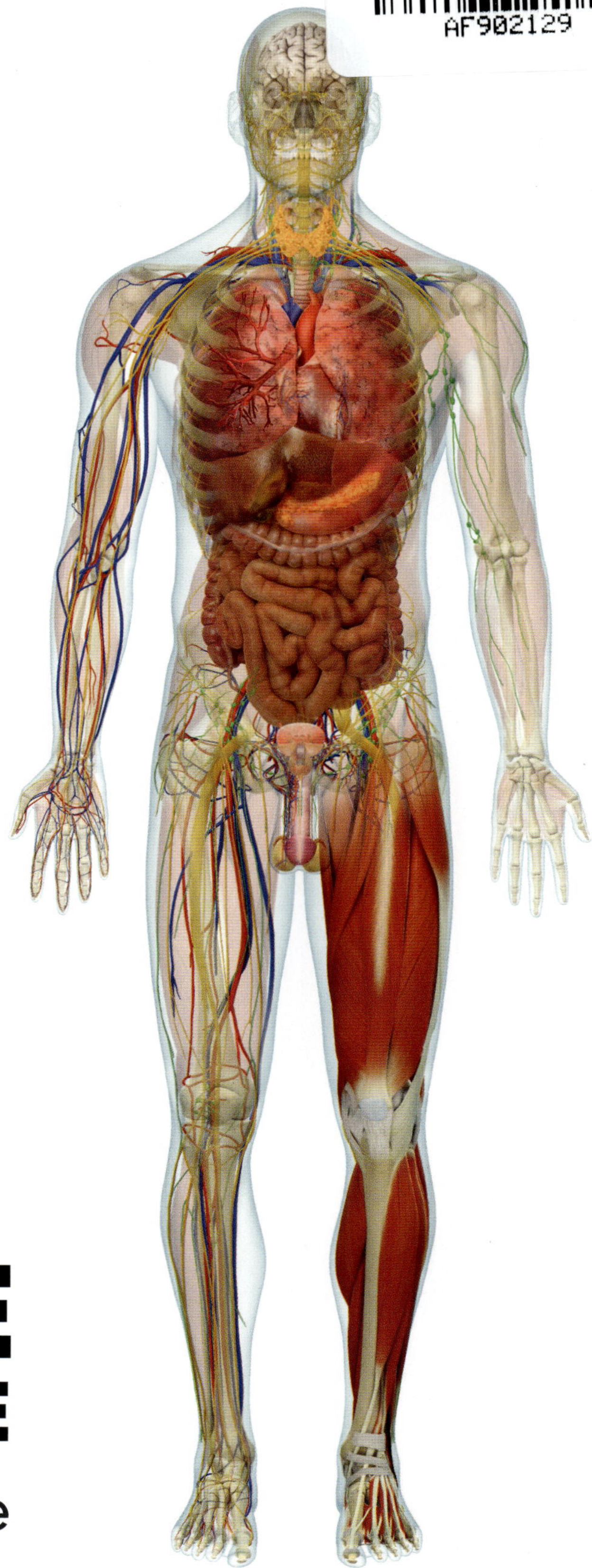

ANATOMIE
UND PHYSIOLOGIE

Die große Bild-Enzyklopädie

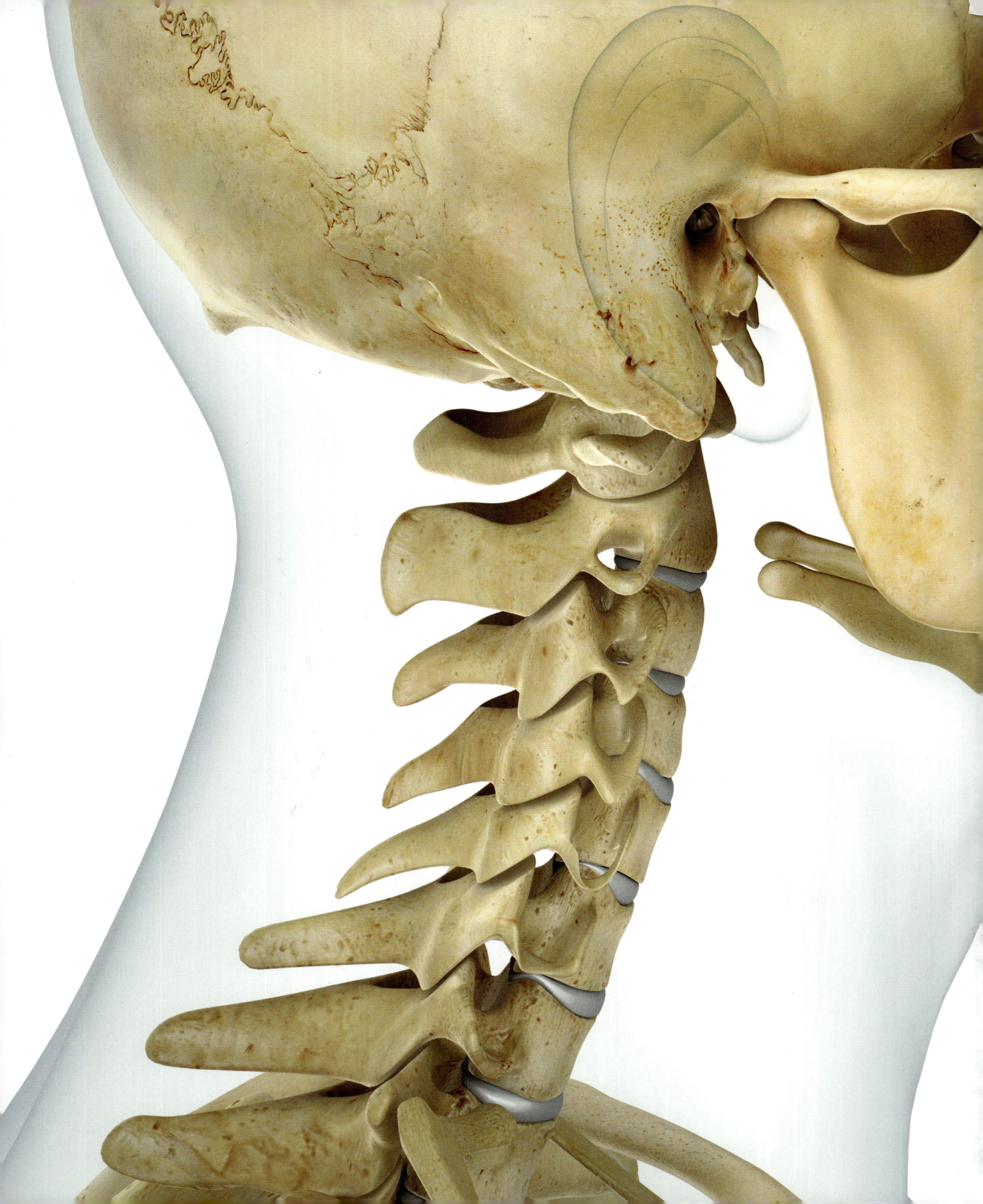

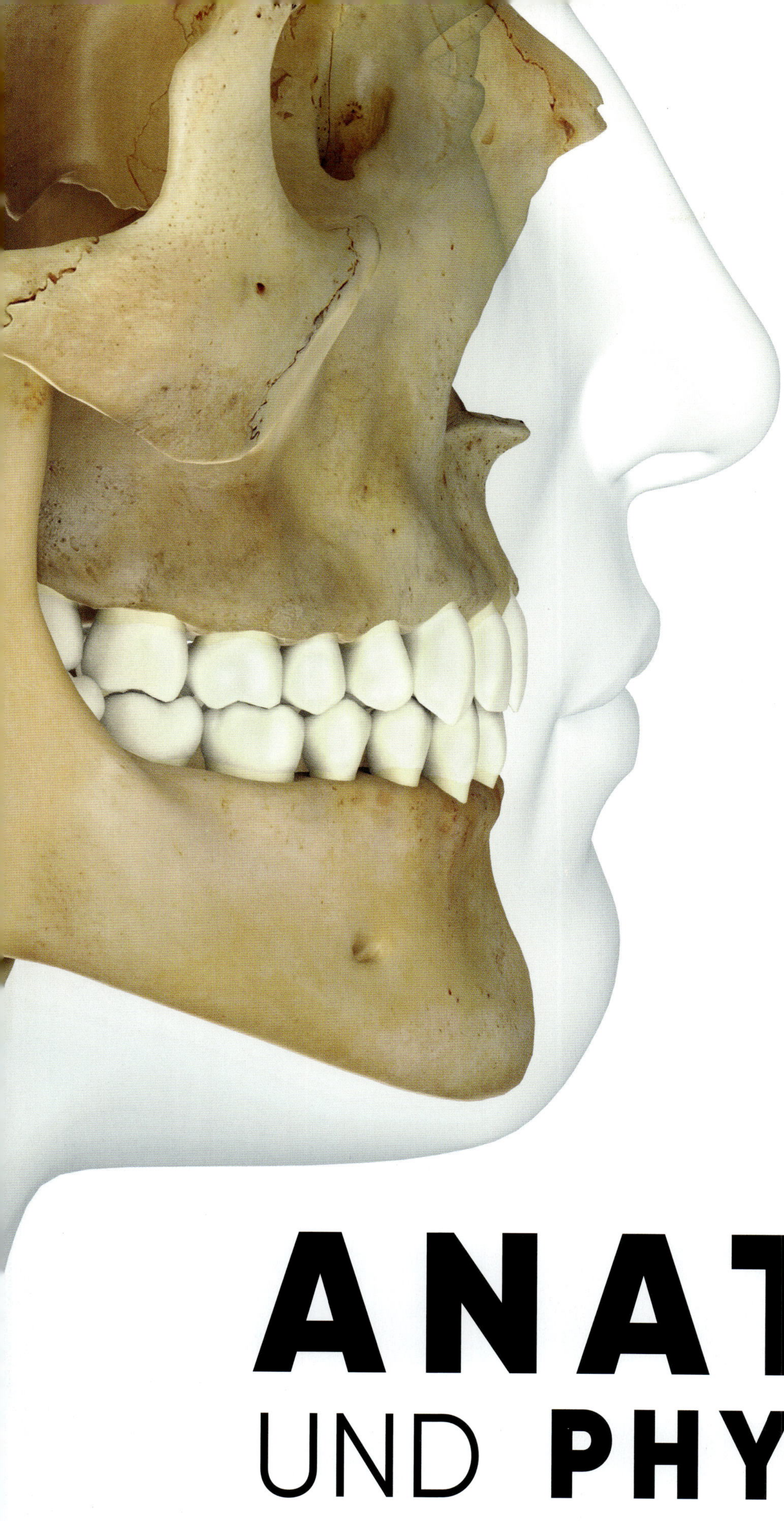

PROF. DR. ALICE ROBERTS

ANATOMIE UND PHYSIOLOGIE

Die große Bild-Enzyklopädie

DK

DK Penguin Random House

DK London / Delhi
Lektorat
Jonathan Metcalf, Liz Wheeler, Glenda Fernandes, Elizabeth Munsey, Martha Evatt, Salima Hirani, Steve Setford, Hannah Westlake, Angeles Gavira, Janet Mohun, Wendy Horobin, Rob Houston, Joanna Edwards, Nicola Hodgson, Ruth O'Rourke-Jones, Nikki Sims, David Summers, Hina Jain, Soma B. Chowdhury, Hilary Bird

Gestaltung und Bildredaktion
Michelle Baxter, Michael Duffy, Sudakshina Basu, Ina Stradins, Mahua Mandal, Alison Gardner, Yen Mai Tsang, Francis Wong, Philip Ormerod, Malavika Talukder, Sonia Barbate, Clare Joyce, Helen McTeer, Simon Murrell, Steve Knowlden, Riccie Janus, Alex Lloyd, Fiona Macdonald, Rebecca Tennant, Bimlesh Tiwary, Rakesh Kumar, Liz Moore

Umschlaggestaltung
Stephanie Cheng Hui Tan, Sophia M.T.T., Priyanka Sharma Saddi

Herstellung
Robert Dunn, Meskerem Berhane, Balwant Singh

Illustrationen
Medi-Mation (Creative Director: Rajeev Doshi)
Medi-Mation Medical & Scientific Visualization
Antbits Ltd. (Richard Tibbitts), Dotnamestudios (Andrew Kerr), Deborah Maizels

Herausgeberin
Prof. Dr. Alice Roberts

Autoren
AUFBAU DES KÖRPERS Linda Geddes
ANATOMIE
Prof. Dr. Alice Roberts
WIE DER KÖRPER ARBEITET
HAUT, HAARE, NÄGEL: Richard Walker
BEWEGUNGSAPPARAT: Richard Walker
NERVENSYSTEM: Steve Parker
ATEMTRAKT: Dr. Justine Davies
HERZ-KREISLAUF- SYSTEM: Dr. Justine Davies
LYMPH- UND IMMUNSYSTEM: Daniel Price
VERDAUUNGSSYSTEM: Richard Walker
HARNSYSTEM: Dr. Sheena Meredith
FORTPFLANZUNGSSYSTEM: Dr. Gillian Jenkins
ENDOKRINES SYSTEM: Dr. Mimi Chen, Andrea Bagg
LEBENSZYKLUS
Autoren: Dr. Gillian Jenkins, Dr. Sheena Meredith **Berater:** Prof. Mark Hanson, Dr. Kristina Routh
KRANKHEITEN UND STÖRUNGEN
Autoren: Dr. Fintan Coyle (Allergien, Blut, Verdauung, Haare und Nägel, Atemtrakt, Haut) Dr. Gillian Jenkins (Herz-Kreislauf, Endokrin, Unfruchtbarkeit, Reproduktion, STI, Harn) Dr. Mary Selby (Krebs, Augen, Ohren, Infektionen, Erbkrankheiten, Nervensystem, Psyche, Bewegungsapparat)
Berater: Dr. Rob Hicks, Dr. Kristina Routh

Berater
AUFBAU DES KÖRPERS
Professor Mark Hanson, University of Southampton
ANATOMIE
Professor Harold Ellis, King's College, London
Professor Susan Standring, King's College London
WIE DER KÖRPER ARBEITET HAUT, HAARE, NÄGEL: Professor David Gawkrodger, Royal Hallamshire Hospital, Sheffield
BEWEGUNGSAPPARAT: Dr. Christopher Smith, King's College London; Dr. James Barnes, Bristol Royal Hospital for Children
NERVENSYSTEM: Dr. Adrian Pini, King's College London
ATEMTRAKT: Dr. Cedric Demaine, King's College London
HERZ-KREISLAUF-SYSTEM: Dr. Cedric Demaine, King's College London
LYMPH- UND IMMUNSYSTEM: Dr. Lindsay Nicholson, University of Bristol
VERDAUUNGSSYSTEM: Dr. Richard Naftalin, King's College London
HARNSYSTEM: Dr. Richard Naftalin, King's College London
FORTPFLANZUNGSSYSTEM: Dr. Cedric Demaine, King's College London
ENDOKRINES SYSTEM: Professor Gareth Williams, University of Bristol; Dr. Mimi Chen, Royal United Hospitals; NHS Foundation Trust, Bristol
Recherche: Christoper Rao, Kathie Wong, Imperial College, London

Für die deutsche Neuausgabe:
Verlagsleitung Monika Schlitzer
Programmleitung Heike Faßbender
Redaktionsleitung Dr. Kerstin Schlieker
Projektbetreuung Manuela Stern
Herstellungsleitung Dorothee Whittaker
Herstellungskoordination Claudia Rode
Herstellung Evely Xie

Titel der englischen Originalausgabe:
The Complete Human Body

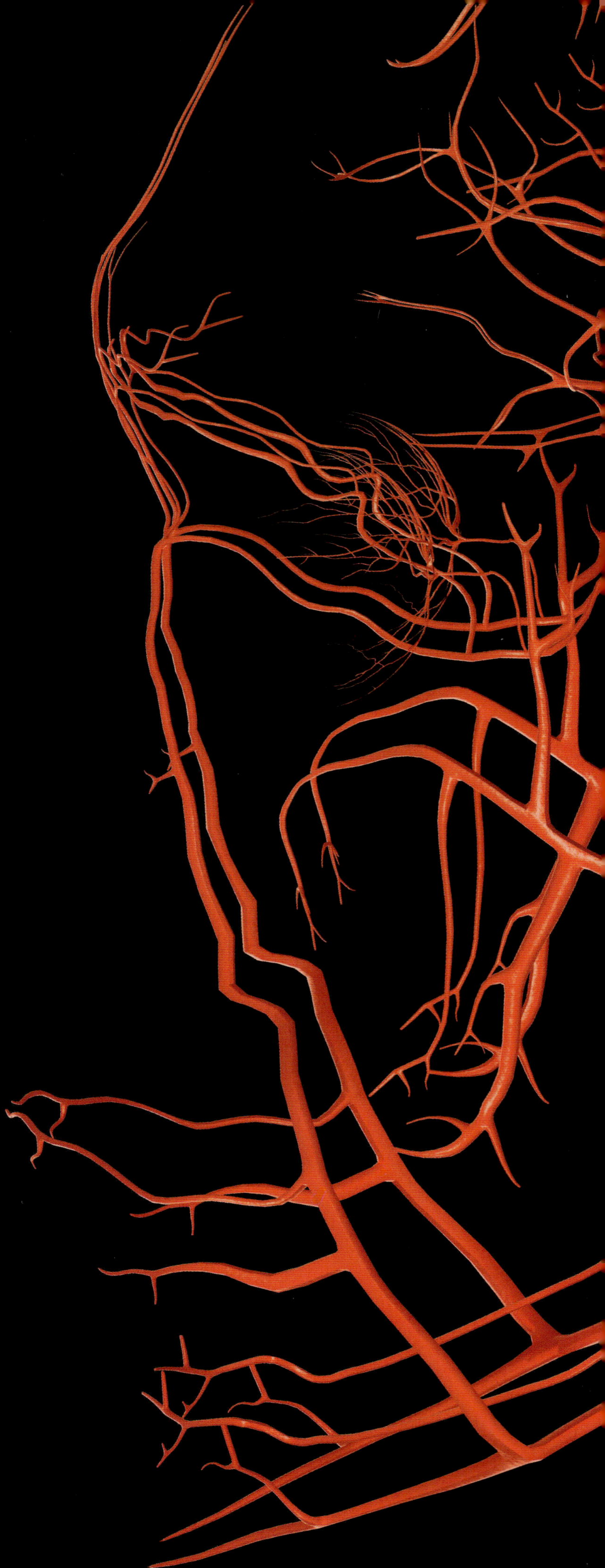

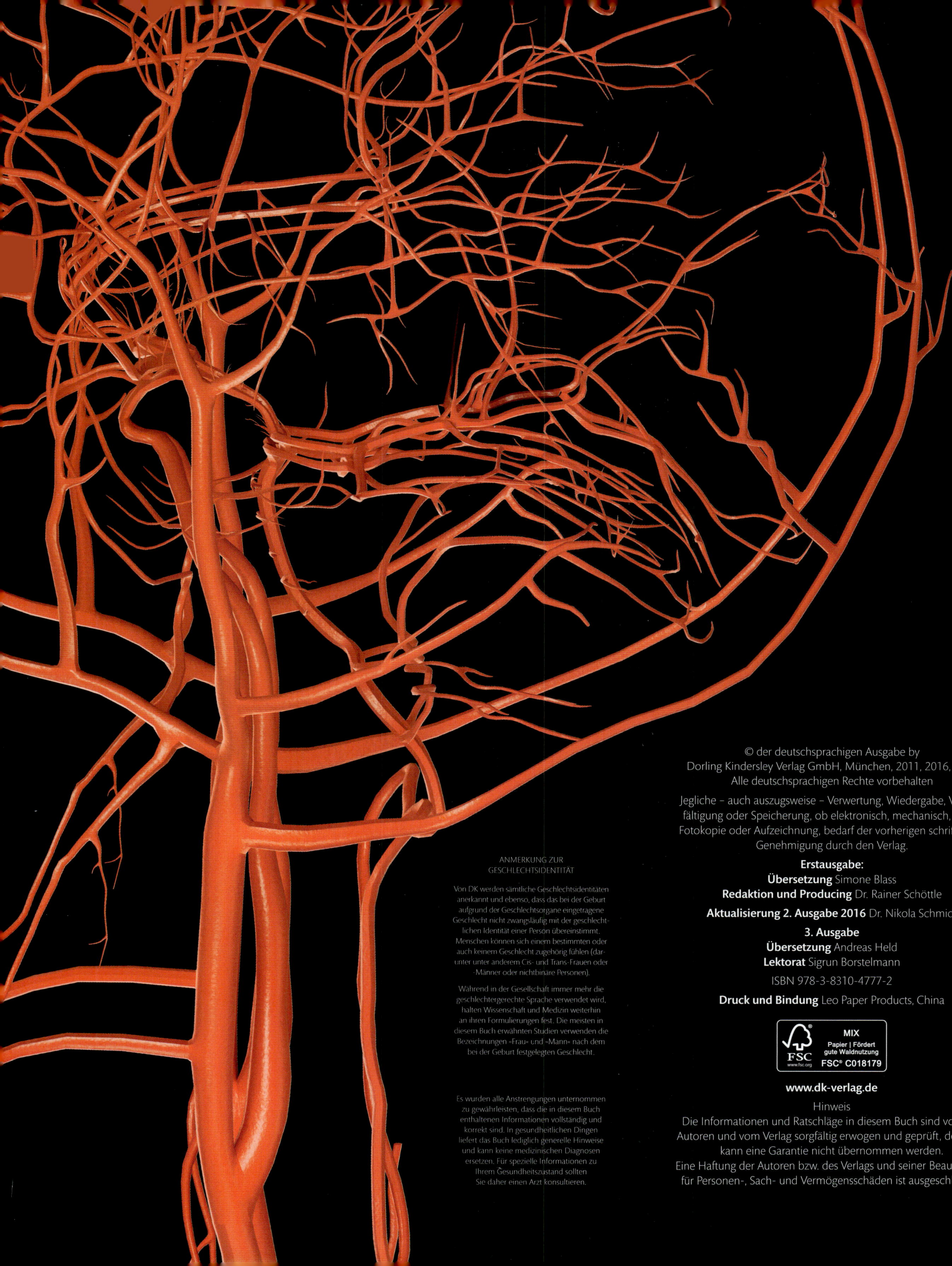

Erstausgabe:
Übersetzung Simone Blass
Redaktion und Producing Dr. Rainer Schöttle

Aktualisierung 2. Ausgabe 2016 Dr. Nikola Schmidt

3. Ausgabe
Übersetzung Andreas Held
Lektorat Sigrun Borstelmann

ISBN 978-3-8310-4777-2

Druck und Bindung Leo Paper Products, China

MIX
Papier | Fördert gute Waldnutzung
FSC® C018179

www.dk-verlag.de

ANMERKUNG ZUR GESCHLECHTSIDENTITÄT

Von DK werden sämtliche Geschlechtsidentitäten anerkannt und ebenso, dass das bei der Geburt aufgrund der Geschlechtsorgane eingetragene Geschlecht nicht zwangsläufig mit der geschlechtlichen Identität einer Person übereinstimmt. Menschen können sich einem bestimmten oder auch keinem Geschlecht zugehörig fühlen (darunter unter anderem Cis- und Trans-Frauen oder -Männer oder nichtbinäre Personen).

Während in der Gesellschaft immer mehr die geschlechtergerechte Sprache verwendet wird, halten Wissenschaft und Medizin weiterhin an ihren Formulierungen fest. Die meisten in diesem Buch erwähnten Studien verwenden die Bezeichnungen »Frau« und »Mann« nach dem bei der Geburt festgelegten Geschlecht.

Es wurden alle Anstrengungen unternommen zu gewährleisten, dass die in diesem Buch enthaltenen Informationen vollständig und korrekt sind. In gesundheitlichen Dingen liefert das Buch lediglich generelle Hinweise und kann keine medizinischen Diagnosen ersetzen. Für spezielle Informationen zu Ihrem Gesundheitszustand sollten Sie daher einen Arzt konsultieren.

Hinweis
Die Informationen und Ratschläge in diesem Buch sind von den Autoren und vom Verlag sorgfältig erwogen und geprüft, dennoch kann eine Garantie nicht übernommen werden.
Eine Haftung der Autoren bzw. des Verlags und seiner Beauftragten für Personen-, Sach- und Vermögensschäden ist ausgeschlossen.

INHALT

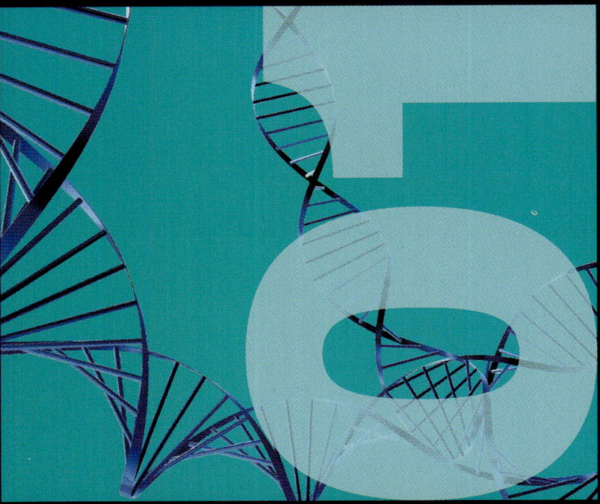

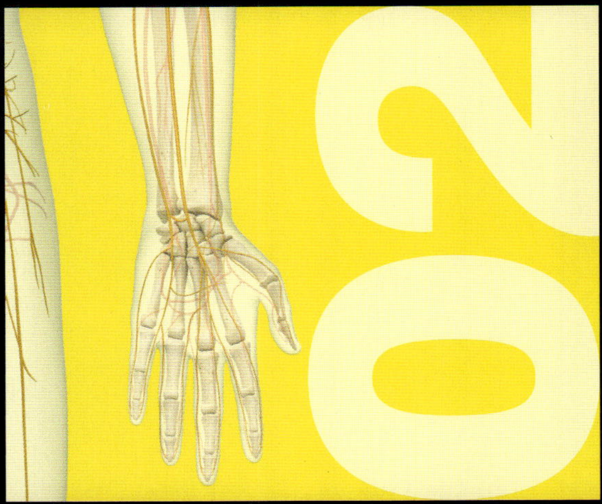

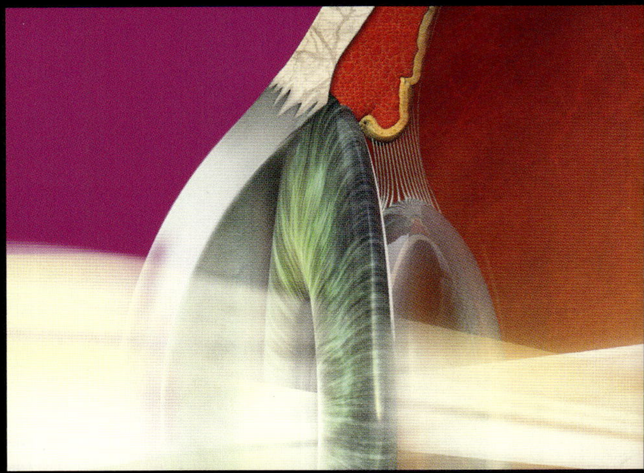

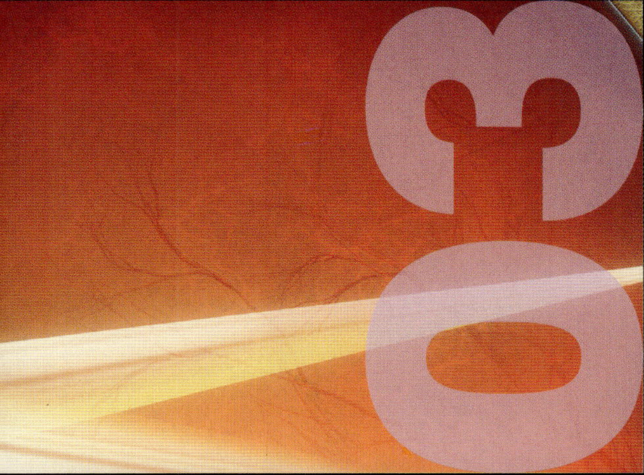
03
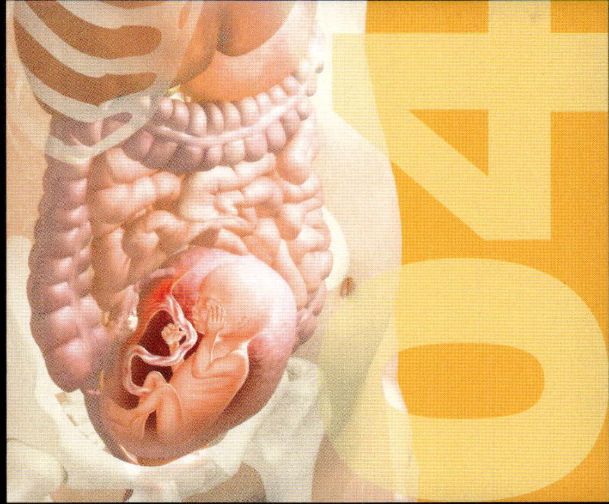
04
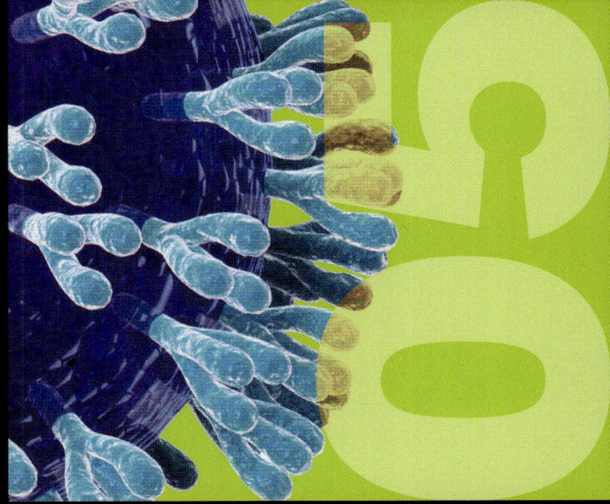
05

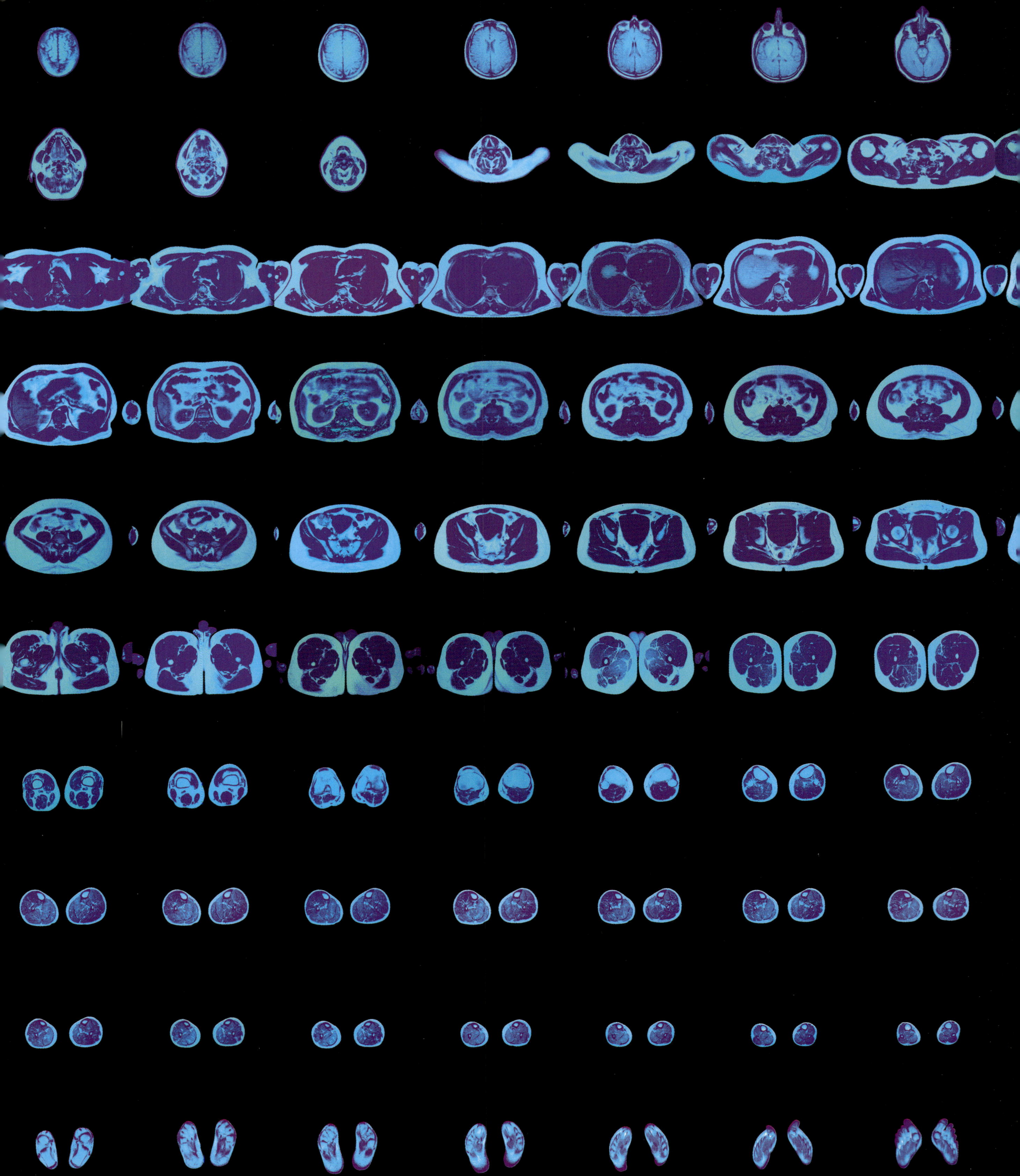

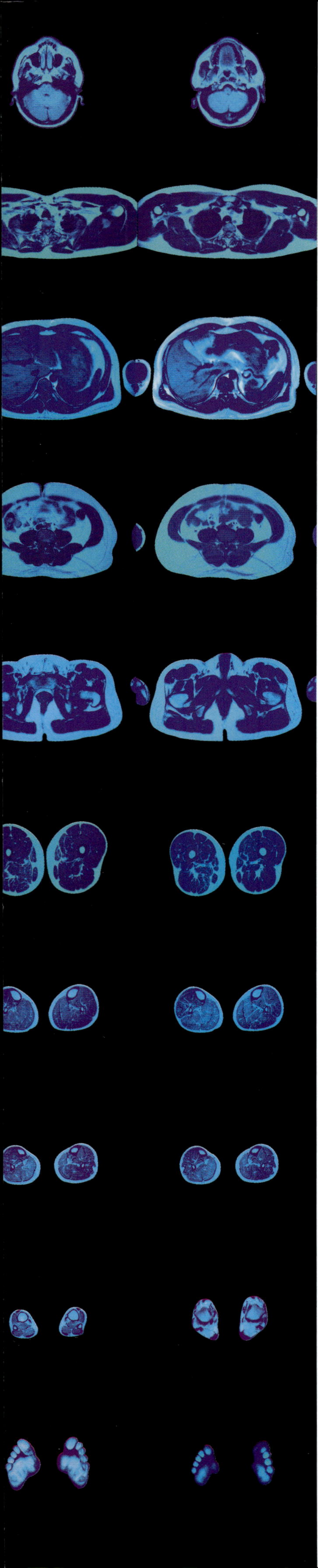

VORWORT

Die Erforschung des menschlichen Körpers hat eine überaus lange Geschichte. Der Papyrus Edwin Smith, das früheste bekannte medizinische Dokument, wird auf 1600 v. Chr. datiert. Es handelt sich um eine Art chirurgisches Textbuch, das verschiedene Leiden und ihre Behandlungsmöglichkeiten beschreibt. Auch wenn wir diese Methoden heute nicht unbedingt empfehlen würden, zeigt uns der Papyrus doch, dass die alten Ägypter eine gewisse Kenntnis der inneren Struktur des Körpers hatten – sie kannten Gehirn, Herz, Leber und Nieren, auch wenn sie nicht wussten, wie diese Organe funktionieren.

Etwas über den Aufbau des Körpers zu erfahren bedeutete zunächst, ihn zu sezieren; »Anatomie« geht auf das altgriechische Wort für »aufschneiden« zurück. Wenn man wissen will, wie eine Maschine funktioniert, reicht es meist auch nicht, sie nur von außen zu betrachten. Ich erinnere mich an eine Physikstunde in der Schule, in der wir herausfinden sollten, wie ein Toaster funktioniert. Wir fanden es heraus, indem wir ihn zerlegten (allerdings versagten wir kläglich, als wir ihn wieder zusammenbauen sollten). Die meisten Universitäten haben eigene Sektionsräume, in denen die Medizinstudenten durch praktisches »Handanlegen« den Aufbau des menschlichen Körpers studieren. Diese Möglichkeit zu haben ist ein großes Privileg und hängt von der Großzügigkeit der Menschen ab, die ihren Körper nach ihrem Tod der medizinischen Wissenschaft zur Verfügung stellen. Heute haben wir aber noch weitere Möglichkeiten, den Aufbau des Körpers zu erforschen: Röntgenbilder, Computertomografie (CT) und Magnetresonanztomografie (MRT, auch Kernspintomografie genannt); auch können wir kleinste Details im Elektronenmikroskop erkennen.

Der erste Teil dieses Buches ist ein Atlas der menschlichen Anatomie. Der Körper ähnelt einem komplizierten Puzzle, die Organe sind dicht aneinandergepackt, in Körperhöhlen geschmiegt und durch verschlungene Nerven und Gefäße verbunden, die sich ins Innere der Organe verzweigen oder die Muskeln durchziehen. Es ist nicht immer einfach, zu verstehen, wie die einzelnen Elemente aufgebaut sind, aber die Illustratoren waren in der Lage, sie so zu zerlegen und darzustellen, wie es in einem Sezierraum niemals möglich wäre – sie zeigen uns nacheinander Knochen, Muskeln, Blutgefäße, Nerven und Organe.

Natürlich ist unser Körper keine leblose Skulptur, sondern eine arbeitende Maschine. Die Funktion des Körpers wird zum Grundthema des zweiten Buchteils, in dem wir uns der Physiologie widmen.

Viele von uns machen sich erst Gedanken über Aufbau und Funktion des Körpers, wenn irgendetwas nicht stimmt. Der letzte Teil des Buches befasst sich daher mit den Problemen, die den reibungslosen Ablauf unserer Körperfunktion stören. Dieses Buch wendet sich an alle, ob jung oder alt, die sich für ihren Körper interessieren.

PROF. DR. ALICE ROBERTS

Der Körper in Scheiben
Eine Serie von MRT-Scans zeigt uns Horizontalschnitte durch den menschlichen Körper, vom Kopf an abwärts, durch den Brustkorb, die oberen und unteren Extremitäten bis zu den Füßen.

Der Aufbau des Körpers

Der menschliche Körper besteht aus Billionen Zellen, jede einzelne eine komplexe Einheit mit vielfältigen Aufgaben. Zellen sind die Bausteine der Gewebe, Organe und schließlich der miteinander vernetzten Körpersysteme, deren Funktion es uns ermöglicht, überhaupt zu leben.

010
DER AUFBAU DES KÖRPERS

01

EVOLUTION DES MENSCHEN

Wer sind wir? Woher kommen wir? – Schauen wir uns die Entwicklung des Menschen an. Vor dem Hintergrund der Evolutionsgeschichte können wir Struktur und Funktion unseres Körpers besser begreifen und sogar unser Verhalten und Denken erklären.

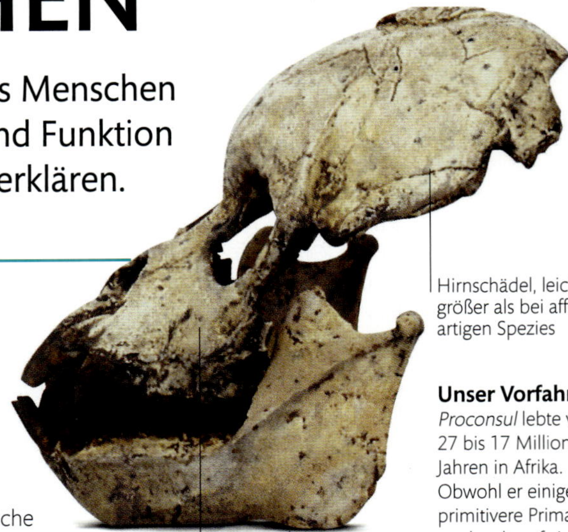

Unser Vorfahr?
Proconsul lebte vor 27 bis 17 Millionen Jahren in Afrika. Obwohl er einige primitivere Primatenmerkmale aufwies, könnte er ein Vorfahr heutiger Menschenaffen – oder sogar des Menschen selbst – sein.

FRÜHGESCHICHTE

Wenn wir unsere Spezies ins Tierreich einordnen, sind wir eindeutig Primaten – Säuger mit vergleichsweise großen Gehirnen, gutem Sehvermögen und opponierbaren Daumen. Die Primaten spalteten sich von anderen Säugetiergruppen des Evolutionsstammbaums vor mindestens 65 Millionen Jahren ab, vielleicht sogar früher.

Innerhalb der Primaten haben wir mit der Familie der Menschenaffen eine Reihe anatomischer Merkmale gemeinsam: ein großer Körper mit einem vorne und hinten abgeflachten Brustkorb, Schulterblätter, die von langen Schlüsselbeinen gehalten werden, Arme und Hände, die es erlauben, sich von Ast zu Ast zu schwingen, und das Fehlen eines Schwanzes.

Die frühesten Menschenaffen entwickelten sich in Ostafrika vor mehr als 20 Millionen Jahren, und in den darauffolgenden 15 Millionen Jahren bevölkerten zahlreiche Affenarten Afrika, Asien und Europa. Heute hat sich das Bild gewandelt: Der Mensch bevölkert in großer Zahl die Erde, während die Menschenaffen in ihrem schwindenden Lebensraum vom Aussterben bedroht sind.

BESONDERE PRIMATEN

Von den Buschbabys bis zu den Zwergschimpansen, den Faulaffen und Lemuren bis zu den Gibbons und Gorillas – alle Primaten haben gemeinsame Vorfahren, und sie leben auf Bäumen. Eine Primatenart aber entwickelte eine neue Fortbewegungsform: Sie begann sich auf zwei Beinen am Boden zu bewegen – der Mensch. Dennoch sind uns gemeinsame Merkmale mit den anderen Primaten des Stammbaums geblieben: fünf Finger und fünf Zehen, Daumen, die wir den anderen Fingern gegenüberstellen können (andere Primaten können das auch mit den Zehen), große, nach vorn gerichtete Augen, die eine dreidimensionale Wahrnehmung ermöglichen, Nägel statt Klauen an Fingern und Zehen, ganzjährige Fortpflanzungszeit und lange Trächtigkeit, normalerweise mit nur ein bis zwei Nachkommen pro Wurf, und nicht zuletzt ein anpassungsfähiges Verhalten und eine hohe Lernbereitschaft.

WISSENSCHAFT
DATIERUNGSTECHNIKEN

Bisher stellte man die evolutionsgeschichtliche Verwandtschaft lebender Arten durch den Vergleich von Anatomie- und Verhaltensmerkmalen fest. Seit Kurzem nutzen Wissenschaftler vergleichende Analysen von Eiweißbausteinen und DNA für die Erstellung von Stammbäumen. Kalibriert man dann den Stammbaum mit den Daten von Fossilien, kann der Zeitpunkt der Verzweigung einzelner Linien errechnet werden.

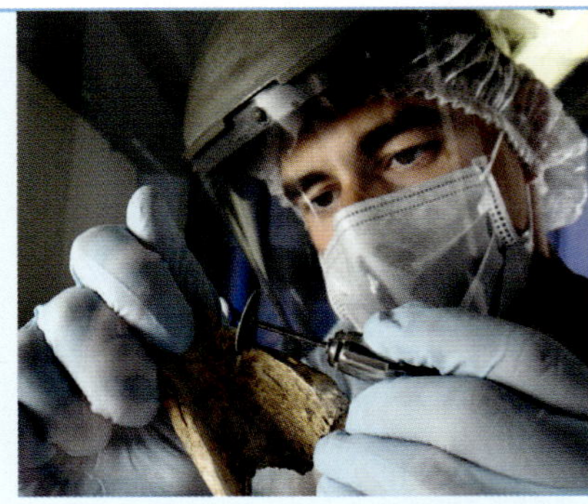

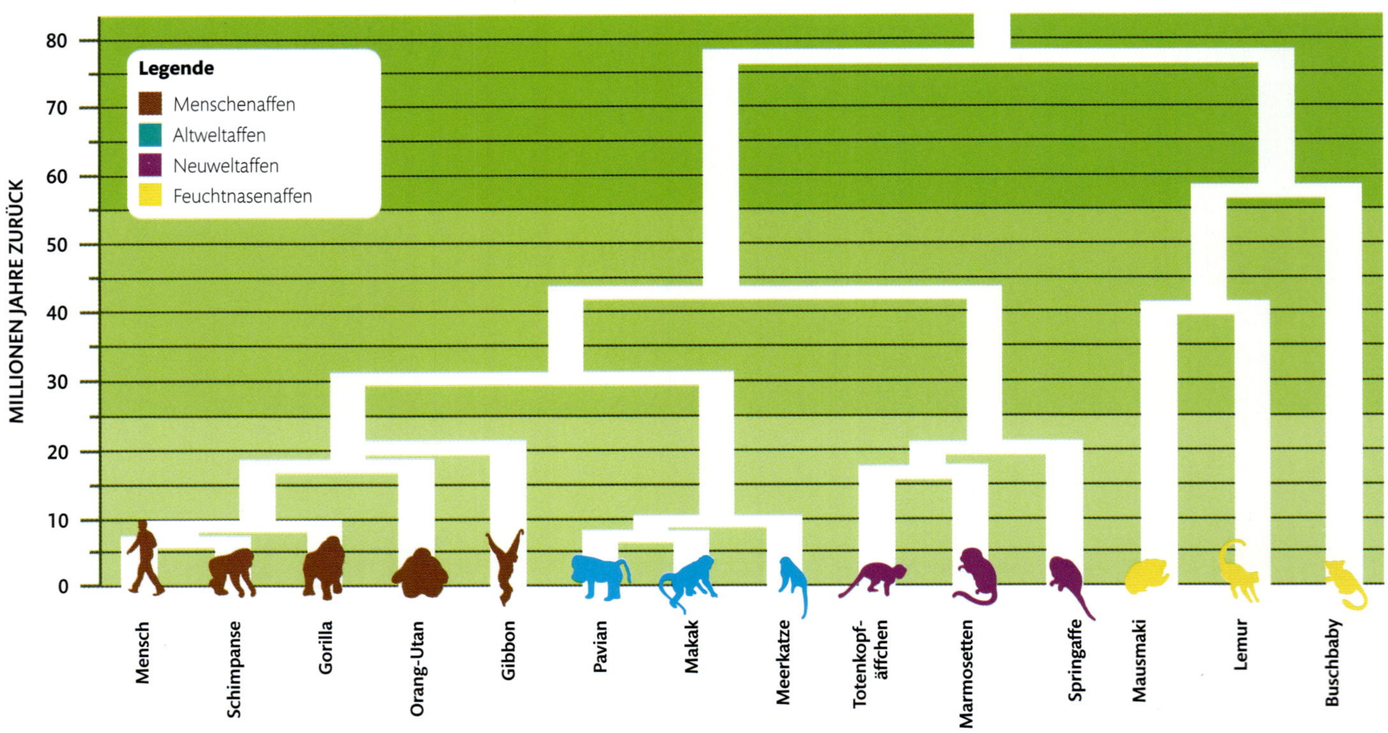

Stammbaum der Primaten
Dieses Diagramm veranschaulicht die evolutionsgeschichtliche Verwandtschaft zwischen den heute lebenden Primatenarten. Es zeigt, dass die Menschen am nächsten mit den Schimpansen verwandt sind und die Menschenaffen näher mit den Altweltaffen (darunter der Pavian) als mit den Neuweltaffen. Alle Affen und Menschenaffen scheinen näher miteinander verwandt zu sein als mit den Lemuren (Feuchtnasenaffen; früher Halbaffen genannt).

GROSSER MENSCHENAFFE

Auch wenn wir uns von den Menschenaffen deutlich zu unterscheiden meinen, sind wir doch durch Anatomie und Erbgut fest in dieser Gruppe verankert. Klassisch werden die Menschenaffen in zwei Familien unterteilt: die kleinen (Gibbons und Siamangs) und die großen Menschenaffen (Orang-Utans, Gorillas und Schimpansen) mit den Menschen und ihren Vorfahren als separater Familie: den Hominiden. Genetische Studien zeigten jedoch eine so starke Verwandtschaft zwischen uns und den afrikanischen Menschenaffen, dass man Menschen, Schimpansen und Gorillas zu einer Gruppe (Hominide) zusammenfasst. Weil Menschen genetisch näher mit den Schimpansen verwandt sind als jene mit den Gorillas, wurde der Mensch auch als »dritter Schimpanse« (neben dem gemeinen Schimpansen und dem Bonobo) bezeichnet.

Menschlicher Schädel
Der Schädel des Menschen wird von einem enormen Hirnschädel mit einem Volumen von 1100 bis 1700 cm^3 dominiert. Zähne, Kiefer und Ansätze der Kaumuskulatur sind vergleichsweise schwach ausgeprägt. Die Brauenkämme sind klein, und der Gesichtsschädel ist relativ flach.

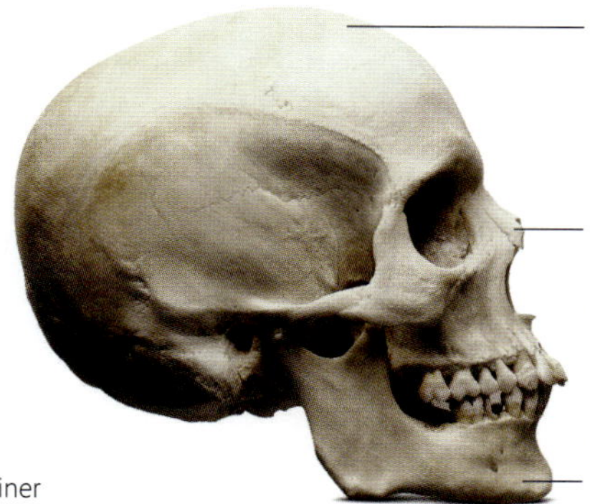

Schimpansenschädel
Schimpansen haben einen relativ kleinen, abgerundeten Hirnschädel, in dem ein Gehirn von 300 bis 500 cm^3 Platz findet. Der Gesichtsschädel ist relativ groß, mit einem ziemlich kräftigen Brauenkamm und hervortretenden Kiefern.

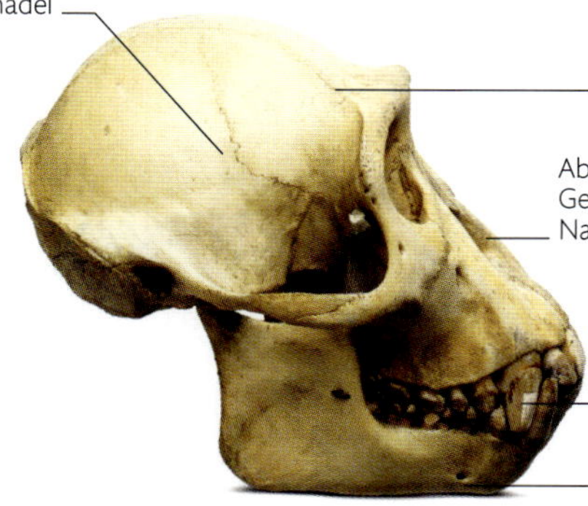

Gorillaschädel
Der Okzipitalwulst weit oben am Schädel weist eine große Ansatzfläche für die darunterliegende Nackenmuskulatur auf. Der männliche Gorilla hat einen stark ausgebildeten Brauen- und einen hohen Sagittalkamm, an dem die kräftige Kiefermuskulatur ansetzt. Das Volumen des Hirnschädels beträgt 350 bis 700 cm^3.

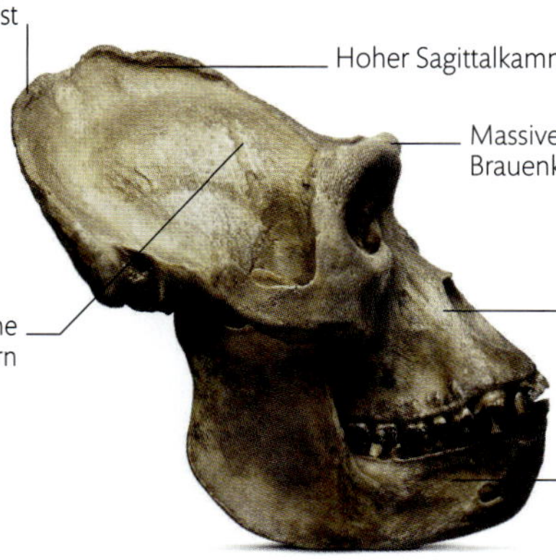

Orang-Utan-Schädel
Wie der Schimpanse hat auch der Orang-Utan einen kleinen (300 bis 500 cm^3) Hirn- und einen großen Gesichtsschädel. Der Schädel ist extrem abgeflacht mit stark hervortretenden Kieferknochen. Der Brauenkamm ist kleiner als bei Gorillas oder Schimpansen.

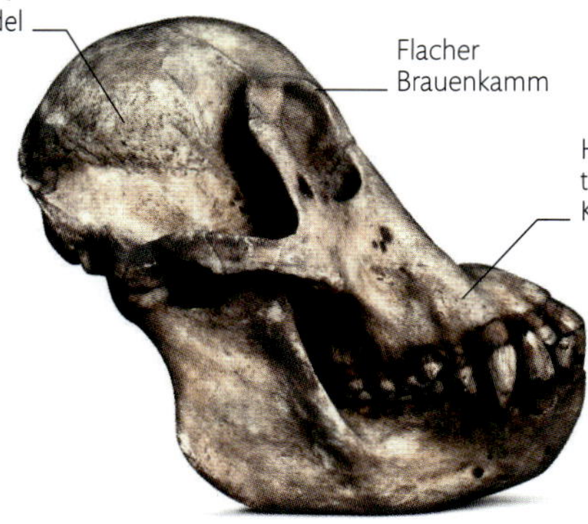

UNSER ENGSTER VERWANDTER

Forschungen zufolge hatten Menschen und Schimpansen vor fünf bis acht Millionen Jahren einen gemeinsamen Vorfahren. Beim Menschen bildeten sich dann der aufrechte Gang und ein großes Gehirn heraus, und es gibt noch weitere Besonderheiten: Die menschliche Population ist ungleich größer und über den gesamten Erdball verteilt, aber genetisch unterscheiden wir uns untereinander viel weniger als die Schimpansen. Die Reproduktion ist ziemlich ähnlich, obwohl die weiblichen Menschen später geschlechtsreif werden und nach der Menopause noch viel länger leben. Der Mensch wird durchschnittlich 80 Jahre alt, während Schimpansen in freier Natur ein Alter von 40 bis 50 Jahren erreichen. Schimpansen leben in großen hierarchischen Gemeinschaften, in denen soziale Bindungen durch die gegenseitige Körperpflege gefestigt werden; der Mensch lebt in einem weitaus komplexeren Sozialgefüge. Schimpansen können vielleicht eine einfache Zeichensprache erlernen, aber die einzigartige Fähigkeit, Gedanken und Ideen mittels einer hoch entwickelten Sprache auszudrücken, bleibt den Menschen vorbehalten.

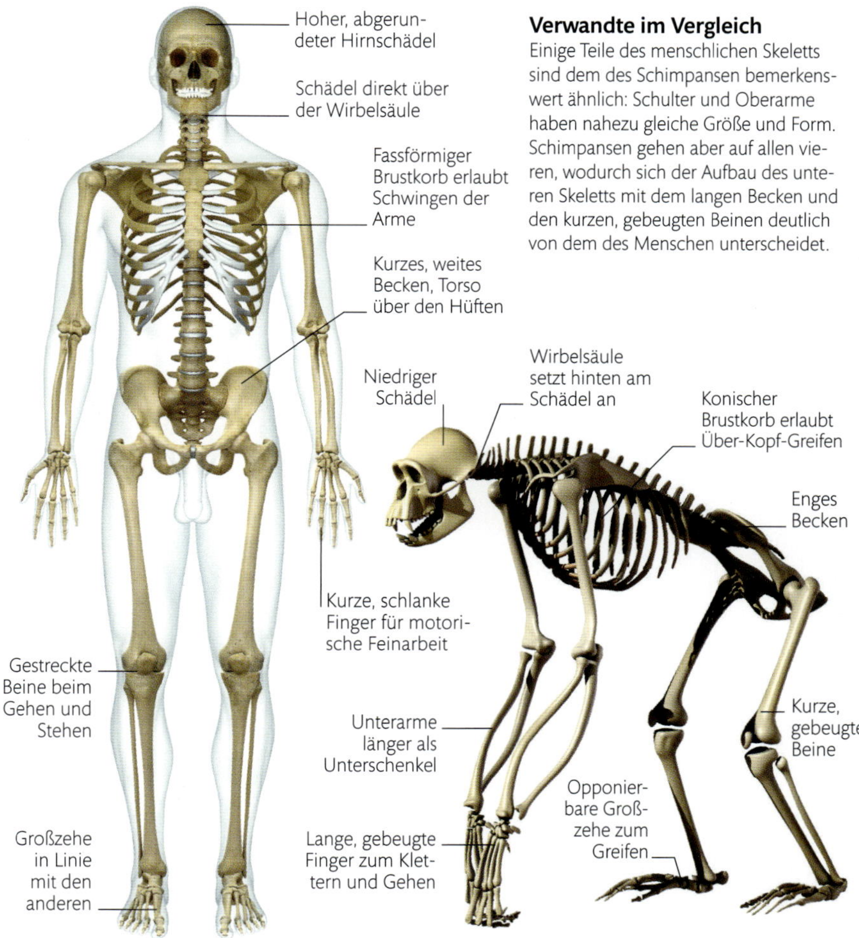

Verwandte im Vergleich
Einige Teile des menschlichen Skeletts sind dem des Schimpansen bemerkenswert ähnlich: Schulter und Oberarme haben nahezu gleiche Größe und Form. Schimpansen gehen aber auf allen vieren, wodurch sich der Aufbau des unteren Skeletts mit dem langen Becken und den kurzen, gebeugten Beinen deutlich von dem des Menschen unterscheidet.

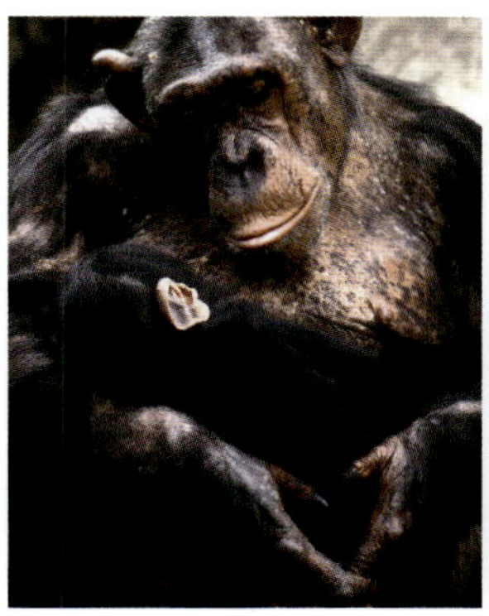
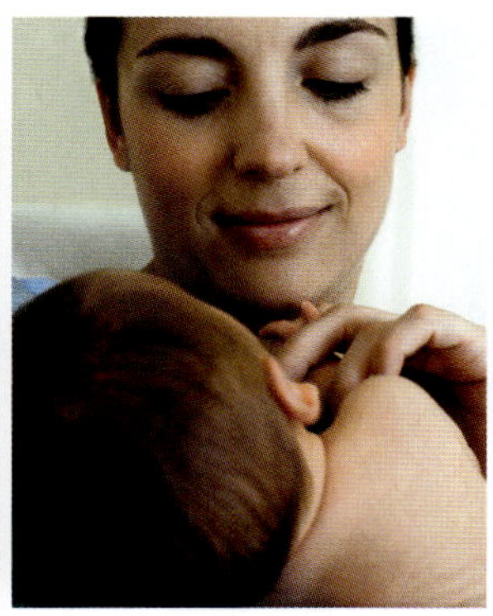

Brutpflege
Ein Menschenbaby kommt in einem früheren Stadium der Gehirnentwicklung zur Welt als ein Schimpansenjunges und ist wesentlich abhängiger von der Mutter. Auch sorgt der große Kopfumfang des Menschenbabys für eine längere und schwerere Geburt.

VORFAHREN DES MENSCHEN

Die Menschen und ihre Vorfahren werden als Hominini bezeichnet. Ihre ältesten Spuren fand man am Rift Valley in Afrika. Die frühen Spezies gingen zwar aufrecht, aber die charakteristischen langen Beine, die großen Gehirne und die Herstellung von Werkzeugen kamen erst mit unserer eigenen Gattung *Homo* auf.

GESCHICHTE DER FOSSILIEN

Aufregende Entdeckungen in den letzten Jahrzehnten führten zu einer Rückdatierung der frühesten Hominini. Es ist inzwischen sicher, dass sich *Homo sapiens* in Afrika entwickelte. Als wohl wichtigste Erkenntnis zeigten genetische Studien, dass sich viele Arten, einschließlich unserer eigenen, untereinander kreuzten. Über fünf Millionen Jahre alte Fossilien früher Hominini wurden in Ost- und Zentralafrika gefunden. Der Älteste ist der *Sahelanthropus tchadensis*, der sich, entsprechend der Position des Foramen magnum (großes Hinterhauptloch; Übergang von Gehirn und Rückenmark), auf zwei Beinen bewegt haben könnte. Versteinerte Knochen des *Ardipithecus ramidus* deuten darauf hin, dass er sowohl in Bäumen herumklettern als auch auf zwei Beinen gehen konnte. 4,5 Millionen Jahre alte Fossilien belegen das Auftauchen von Spezies, die unter dem Namen Australopithecina zusammengefasst werden. Sie waren bereits an den aufrechten Gang angepasst, hatten aber noch nicht die langen Beine und großen Gehirne der Gattung *Homo*. Bis vor Kurzem glaubte man, der *Homo erectus* sei der erste Hominine gewesen, der Afrika verließ; Fossilien wurden sogar in China gefunden. Entdeckungen kleiner Hominini in Indonesien lassen jedoch vermuten, dass es bereits früher eine Ausdehnung homininer Arten über Afrika hinaus gegeben hat. Wir sind heute die einzige auf der Erde lebende hominine Spezies, was ungewöhnlich ist, denn während fast der gesamten menschlichen Entwicklungsgeschichte gab es mehrere Spezies, die sich zeitlich überlappten.

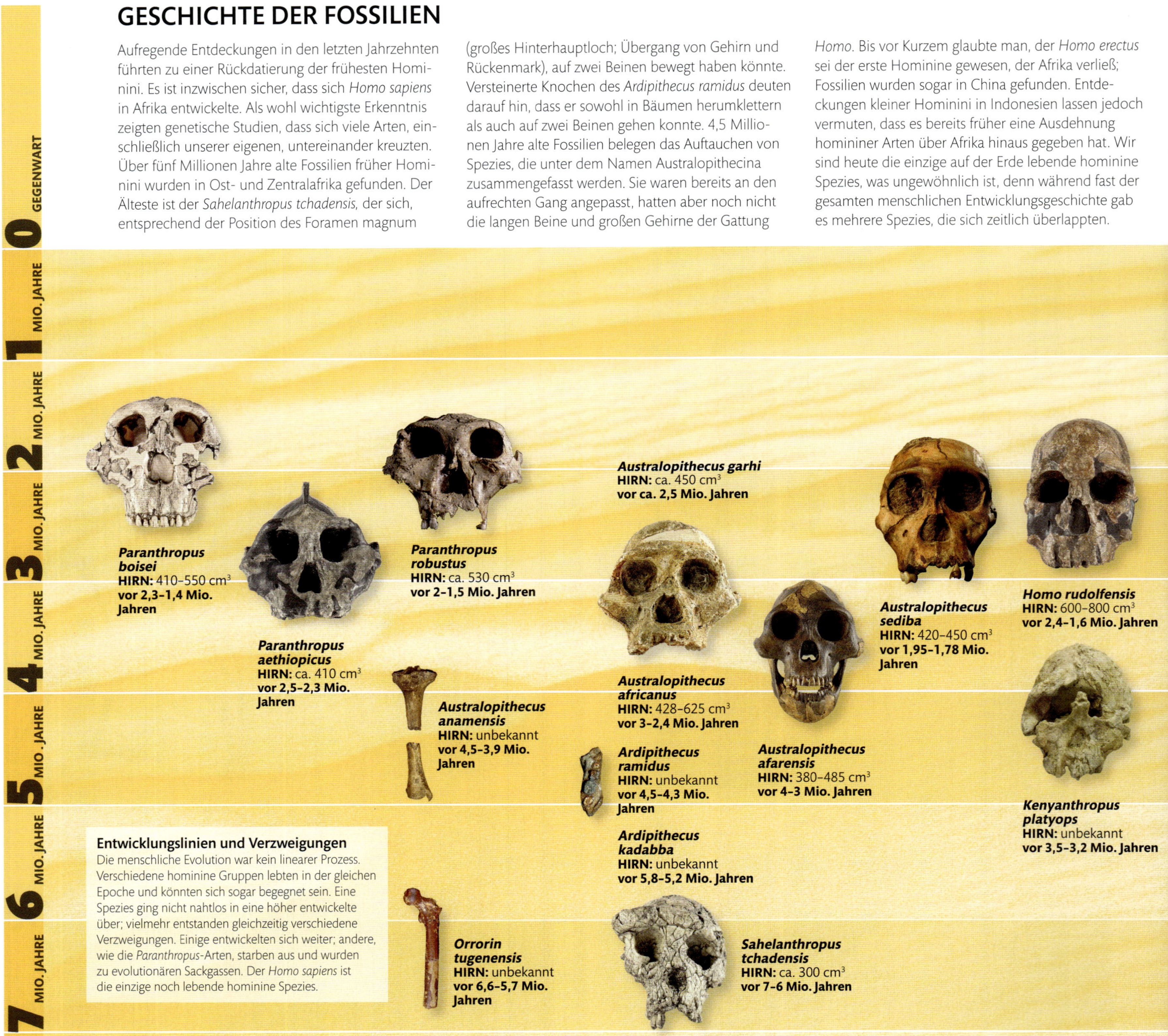

Entwicklungslinien und Verzweigungen
Die menschliche Evolution war kein linearer Prozess. Verschiedene hominine Gruppen lebten in der gleichen Epoche und könnten sich sogar begegnet sein. Eine Spezies ging nicht nahtlos in eine höher entwickelte über; vielmehr entstanden gleichzeitig verschiedene Verzweigungen. Einige entwickelten sich weiter; andere, wie die *Paranthropus*-Arten, starben aus und wurden zu evolutionären Sackgassen. Der *Homo sapiens* ist die einzige noch lebende hominine Spezies.

DER MODERNE MENSCH

Anatomische und genetische Studien belegen: Neandertaler und moderner Mensch sind Schwesterarten. Beide gingen aus einer gemeinsamen Vorfahrenpopulation hervor und entwickelten sich vor ca. 650 000 Jahren auseinander. Vor etwa 400 000 Jahren entstanden in Europa die Neandertaler (*Homo neanderthalensis*). Rund 300 000 Jahre alt sind die ersten Belege des anatomisch »modernen« Menschen (*Homo sapiens*) aus Afrika. Da Fossilien früher moderner Menschen in Marokko und Äthiopien gefunden wurden, geht man heute davon aus, dass unsere Art panafrikanischen Ursprungs ist. Obwohl es schwierig ist, eine Verbindung zwischen den späteren Fossilien des *Homo heidelbergensis* und den frühesten Fossilien des *Homo sapiens* zu ziehen, wird der ca. 195 000 Jahre alte Schädel des Omo II, den der kenianische Paläoanthropologe Richard Leakey und sein Team in Südäthiopien entdeckten, von vielen als erstes Fossil des heutigen Menschen anerkannt. Der fossile Schädel selbst sowie archäologische und klimatische Forschungen deuten darauf hin, dass sich der moderne Mensch aus Afrika größtenteils vor ca. 60 000 bis 100 000 Jahren ausbreitete. Die ursprünglichen Jäger und Sammler drangen von Afrika aus entlang der Küste des Indischen Ozeans nach Australien und nordwärts nach Europa, Nordostasien und später nach Amerika vor.

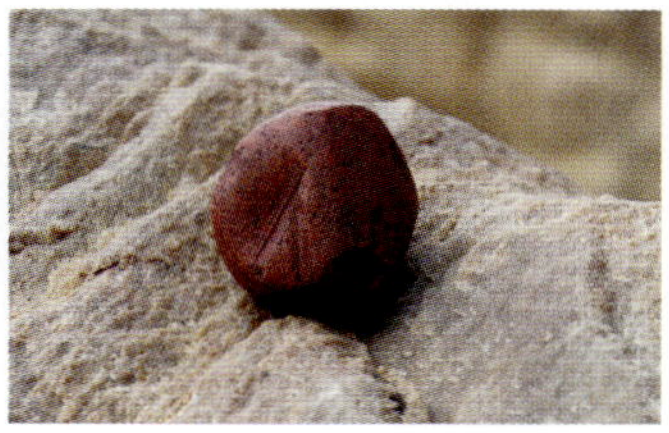

Modernes Verhalten
Dieses in Pinnacle Point, Südafrika, gefundene Stück Ocker lässt vermuten, dass Menschen seit mehr als 160 000 Jahren Pigmente verwenden.

AUSGESTORBENE VERWANDTE

Die Neandertaler lebten in Europa Hunderttausende von Jahren, bevor vor ca. 40 000 Jahren der moderne Mensch auftauchte. Sie ähnelten ihm in vieler Hinsicht, benutzten Steinwerkzeuge und schufen Kunst und Schmuckstücke. Die Frage, ob Neandertaler und moderne Menschen je aufeinandertrafen, wurde jahrzehntelang diskutiert. Offenbar verschwanden die Neandertaler etwa zur Zeit der Ankunft des modernen Menschen in Europa. Wie Analysen alter DNA von Fossilien ergaben, kreuzten sich moderne Menschen und Neandertaler. Die DNA des heutigen Menschen enthält noch Spuren von Neandertaler-DNA.

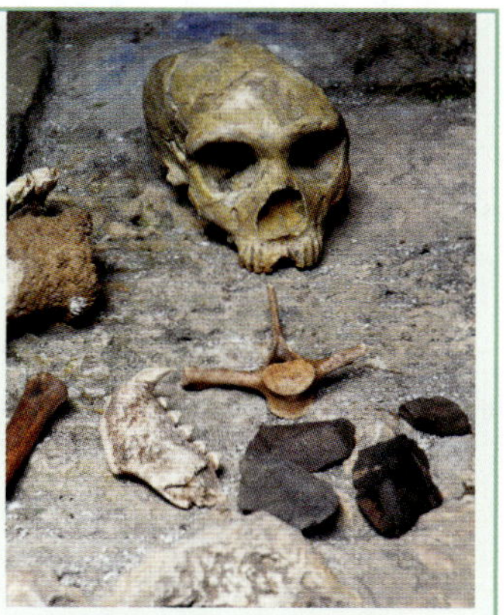

Abwechslungsreiche Nahrung
Archäologische Funde aus Gibraltar zeigen, dass sich die Neandertaler durchaus abwechslungsreich ernährten. Sie aßen Schalentiere, Vögel und kleine Tiere, möglicherweise sogar Delfine.

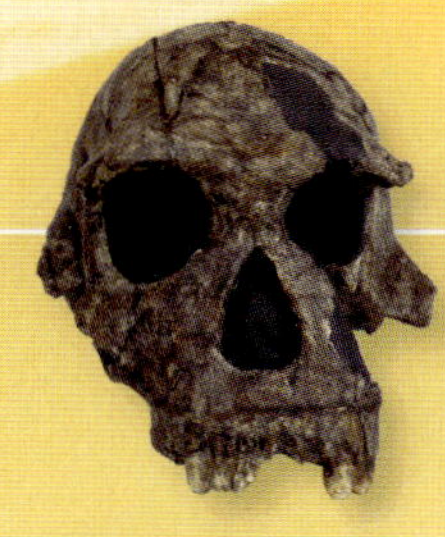

Homo habilis
HIRN: 500–650 cm³
vor 2,4–1,4 Mio. Jahren

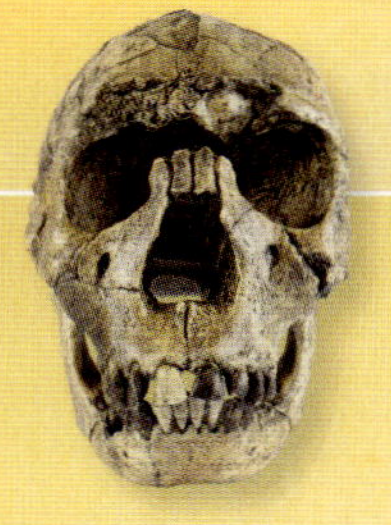

Homo ergaster
HIRN: 600–910 cm³
vor 1,9–1,5 Mio. Jahren

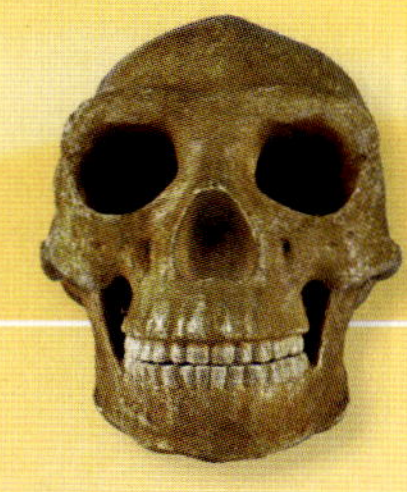

Homo erectus
HIRN: 750–1300 cm³
vor 1,8 Mio. – 30 000 Jahren

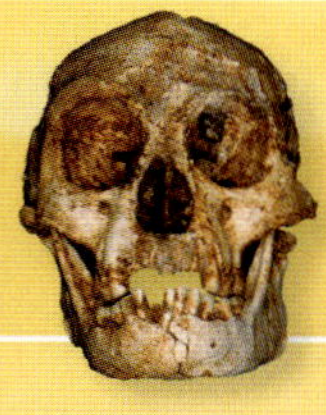

Homo floresiensis
HIRN: ca. 400 cm³
vor 95 000 – 12 000 Jahren

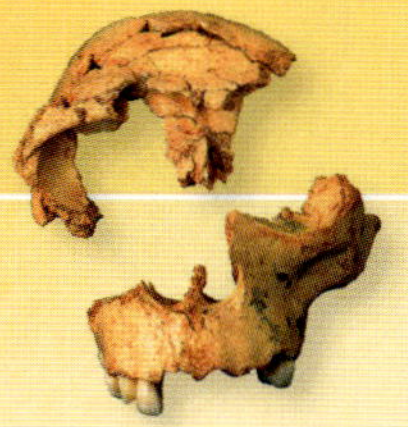

Homo antecessor
HIRN: ca.1000 cm³
vor 780 000 – 500 000 Jahren

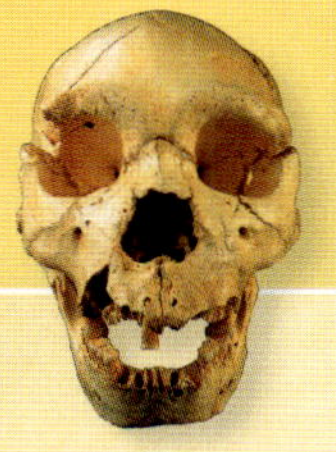

Homo heidelbergensis
HIRN: 1100 – 1400 cm³
vor 600 000 – 100 000 Jahren

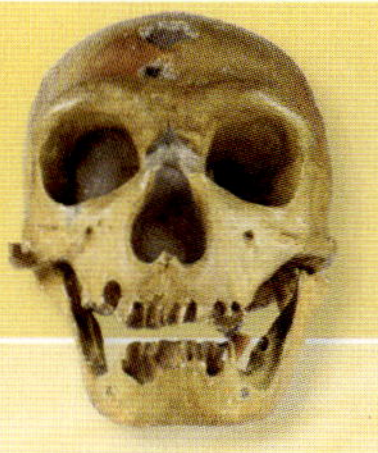

Homo neanderthalensis
HIRN: ca. 1412 cm³
vor 400 000–28 000 Jahren

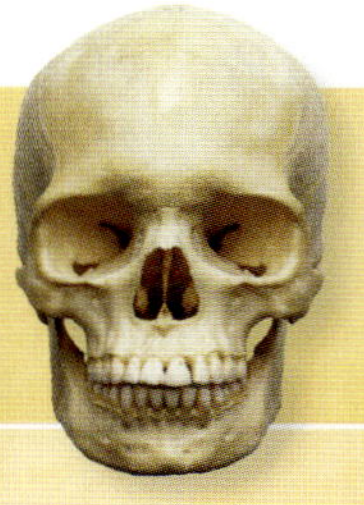

Homo sapiens
HIRN: 1000 – 2000 cm³
vor 200 000 Jahren bis heute

ÄLTESTE SPUREN

1967 entdeckte ein Team von Paläoanthropologen unter der Leitung von Richard Leakey in den Hügeln von Kibish im Omo-Becken in Äthiopien (Foto) extrem alte Fossilien unserer eigenen Art. Sie lagen eingebettet zwischen Schichten von Vulkangestein. 2005 wurden diese Gesteinsschichten mit neuen Techniken der Altersbestimmung erneut untersucht, wodurch die fossilen Funde auf ein Alter von ca. 195 000 Jahre zurückdatiert werden konnten – damit zählen sie zu den ältesten Spuren des *Homo sapiens* weltweit.

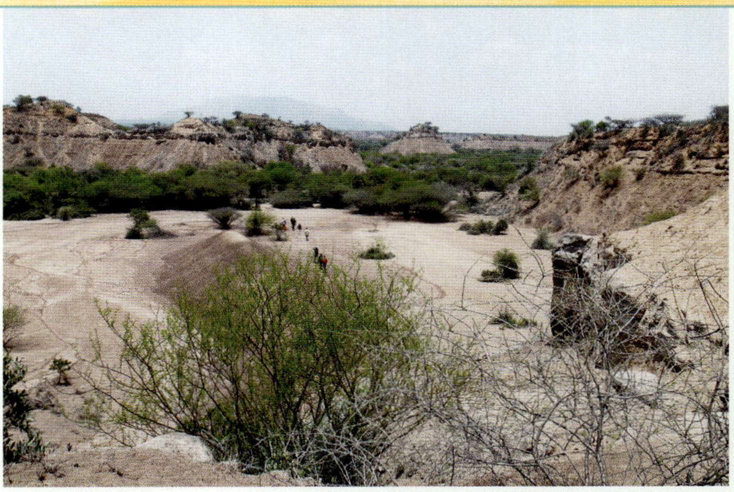

UNSERE GENETISCHE FORMEL

Die DNA (Desoxyribonukleinsäure) ist die Blaupause jedes Lebens, vom einfachsten Hefepilz bis hin zum Menschen. Sie beinhaltet alle Informationen, die zum Bau der vielen Tausend Proteine notwendig sind, die uns zu dem machen, was wir sind – und sie sorgt dafür, dass nichts außer Kontrolle gerät.

BAUSTEINE DES LEBENS

Obwohl wir uns äußerlich alle voneinander unterscheiden, ist die Grundstruktur unserer DNA identisch; sie besteht aus chemischen Bausteinen (Basen oder Nukleotide), die in Paaren verbunden sind. Zum Individuum macht uns die Reihenfolge dieser Basenpaare. Sie können funktionale Einheiten bilden, die man Gene nennt, »Bauanleitungen« zur Herstellung von Proteinen. Jedes Gen codiert ein Protein, bei komplexeren Proteinen wirken mehrere Gene zusammen.

Proteine haben viele lebenswichtige Funktionen: Sie bilden Strukturen wie Haut oder Haare, leiten Signale durch den Körper und bekämpfen Krankheitserreger. Sie bilden auch die Grundbausteine unseres Körpers, die Zellen, und führen Tausende biochemische Prozesse aus. Nur 1,5 Prozent unserer DNA bilden Gene. Der Rest besteht aus regulatorischen Sequenzen (Struktur-DNA) oder hat keine offensichtliche Funktion (die »nicht codierende« oder »Junk-DNA«).

Mikroskopische Ansicht
Die DNA ist zwar extrem klein, aber mithilfe eines Rastertunnelelektronenmikroskops ist ihre Struktur zu erkennen. Hier sieht man die DNA ca. zwei Millionen Mal vergrößert.

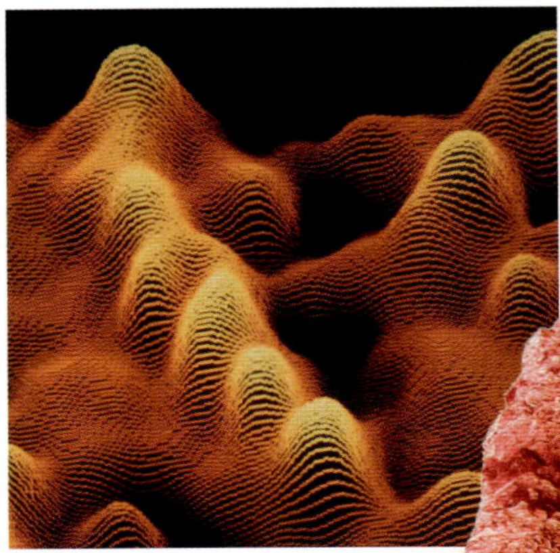

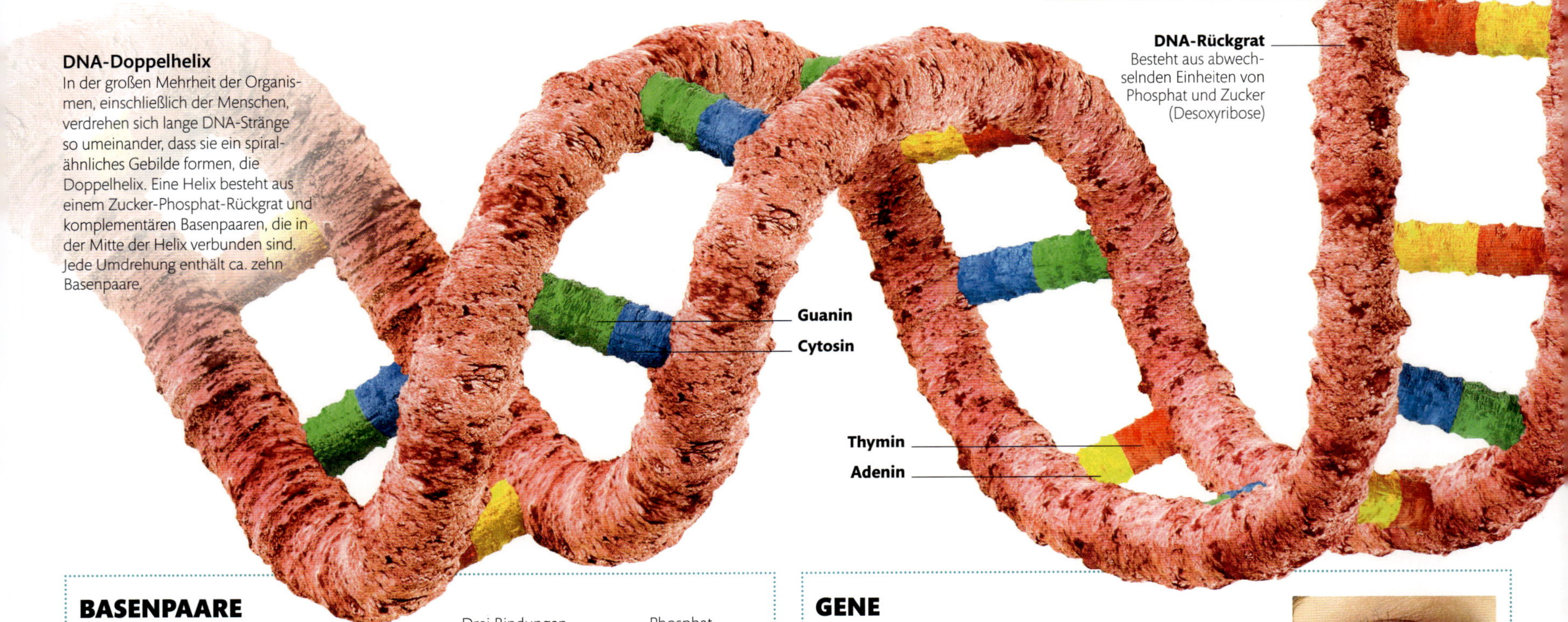

DNA-Doppelhelix
In der großen Mehrheit der Organismen, einschließlich der Menschen, verdrehen sich lange DNA-Stränge so umeinander, dass sie ein spiralähnliches Gebilde formen, die Doppelhelix. Eine Helix besteht aus einem Zucker-Phosphat-Rückgrat und komplementären Basenpaaren, die in der Mitte der Helix verbunden sind. Jede Umdrehung enthält ca. zehn Basenpaare.

DNA-Rückgrat
Besteht aus abwechselnden Einheiten von Phosphat und Zucker (Desoxyribose)

BASENPAARE

Die Bausteine der DNA sind die vier »Basen«: Adenin (A), Thymin (T), Cytosin (C) und Guanin (G). Zur Bildung eines Nukleotids geht jede Base mit einer Phosphatgruppe und einem Desoxyribose-Zuckerring eine Bindung ein. Beim Menschen ordnen sich die Basen paarweise zu einer Doppelhelix an; dabei geht Adenin mit Thymin eine Bindung ein und Cytosin mit Guanin. Die beiden Stränge sind komplementär zueinander und können sich immer wieder neu verbinden.

Bindungen der Basen
Die beiden Stränge der Doppelhelix sind durch Wasserstoffbrücken verbunden. Geht Guanin mit Cytosin zusammen, bilden sich drei Bindungen, geht Adenin mit Thymin zusammen, zwei.

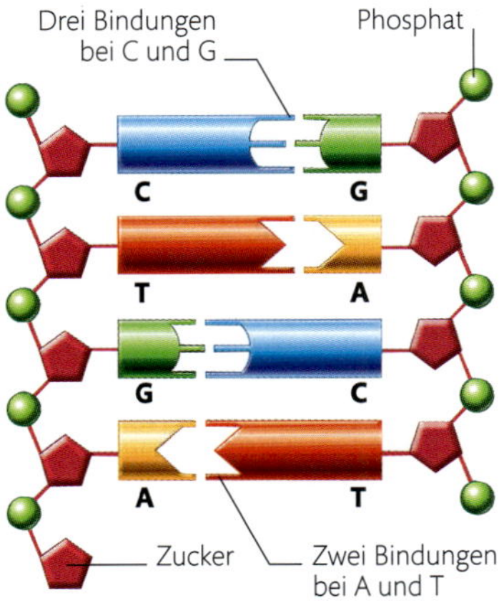

GENE

Gene sind Einheiten der DNA, die für die Herstellung eines Proteins notwendig sind. Ihre Länge variiert von einigen Hundert bis hin zu Millionen von Basenpaaren. Sie steuern unsere Entwicklung, reagieren aber auch auf Einflüsse von außen. Trifft eine Immunzelle auf ein Bakterium, werden Gene aktiv und produzieren Antikörper. Die genetische Information wird durch Aminosäuren gesteuert, die »Regulatorsequenzen« in jedem Gen. Gene weisen Abschnitte auf, die die Codierung eines Proteins enthalten (Exons), und nicht codierende Bereiche (Introns).

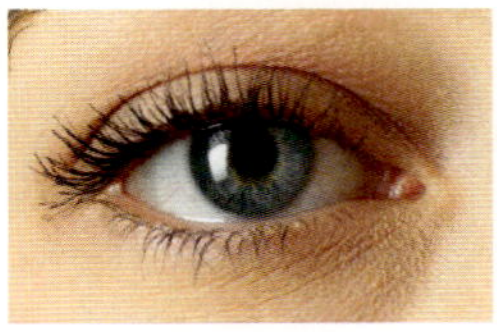

Augenfarbe
Die Genetik der Irisfarbe ist äußerst komplex; viele Gene sind daran beteiligt.

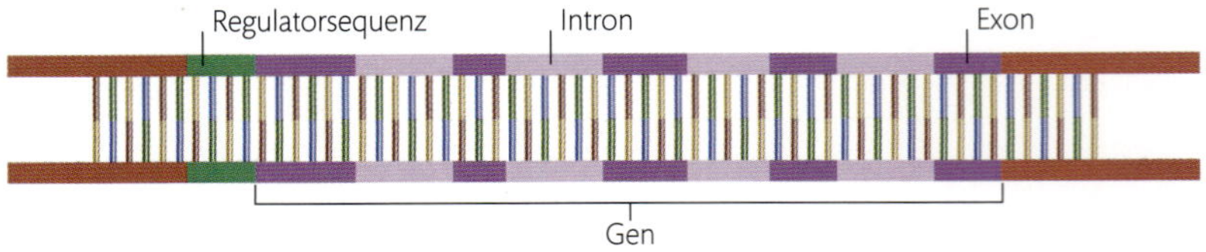

GEPACKTE DNA

Das menschliche Genom besteht aus schätzungsweise drei Milliarden DNA-Basenpaaren – würde man den DNA-Strang ausbreiten, entspräche das einer Länge von ungefähr zwei Metern pro Zelle. Um in eine Zelle zu passen, ist unsere DNA deshalb dicht zu Chromosomen gepackt; jede Zelle enthält 23 solcher Chromosomenpaare – die eine Hälfte eines Paares stammt von der Mutter, die andere vom Vater. Damit die DNA gepackt werden kann, wickelt sich die Doppelhelix zuerst um Proteine, die Histone, aufgereiht wie eine Perlenkette. Diese Histonenkette ist stark in sich verdrillt und bildet das Chromatin, das sich vor der Zellteilung weiter zu Chromosomen verdichtet.

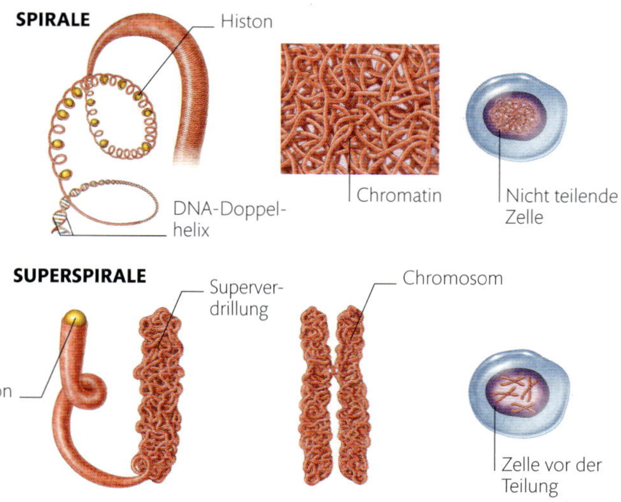

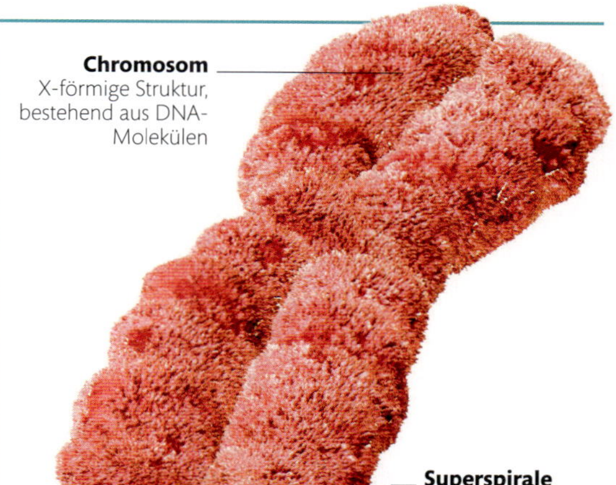

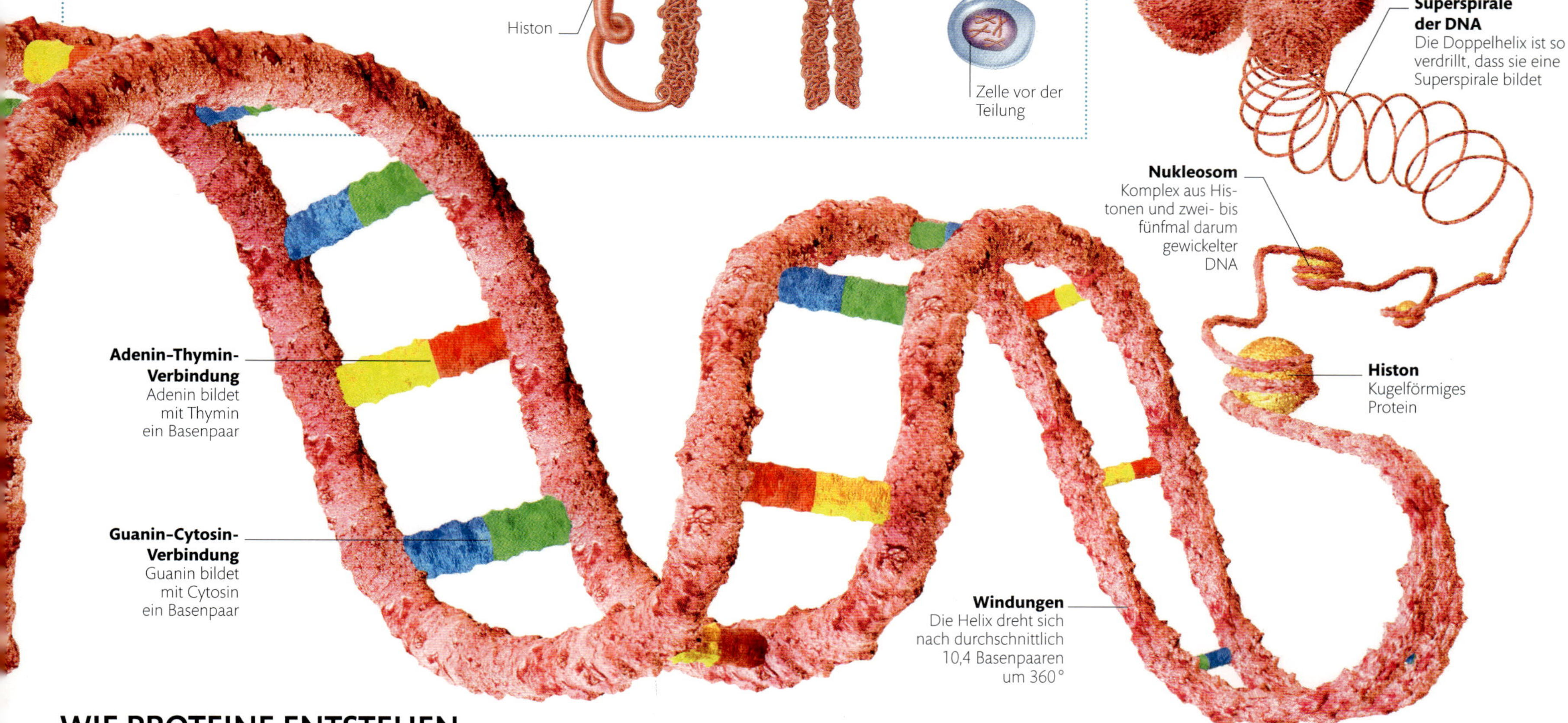

WIE PROTEINE ENTSTEHEN

Die Bausteine der Proteine sind Aminosäuren; je drei Basenpaare der DNA codieren eine Aminosäure. Der Körper produziert 20 davon; weitere werden über die Nahrung aufgenommen. Die Proteinsynthese findet in zwei Schritten statt: Transkription und Translation. Bei der Transkription windet sich die DNA-Doppelhelix auf und teilt sich. Komplementäre Sequenzen, Ribonukleinsäure-Moleküle (RNA), docken an die frei gewordenen Einzelstränge an und stellen eine Kopie der DNA-Sequenz her, die für den Bau des Proteins benötigt wird. Diese »messenger RNA« (mRNA) wandert zu einem Ribosom, wo sie als Vorlage für den Bau der Aminosäurekette (Translation) dient, die dann die 3D-Struktur eines Proteins annimmt.

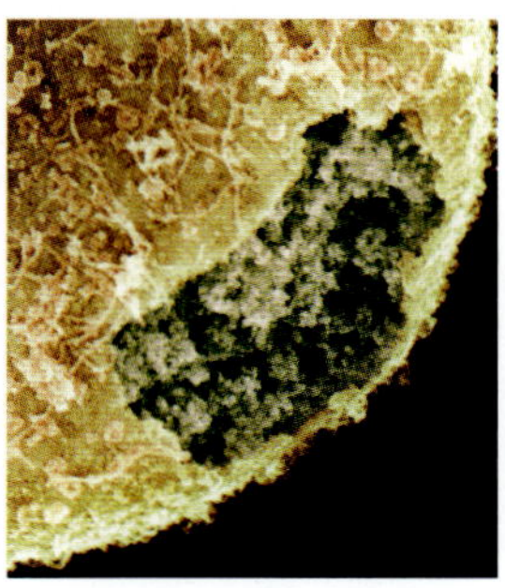

Zellkern
Die DNA befindet sich im Kern jeder Zelle, dem Nukleus. Hier findet das erste Stadium der Proteinsynthese statt.

TRANSKRIPTION UND TRANSLATION

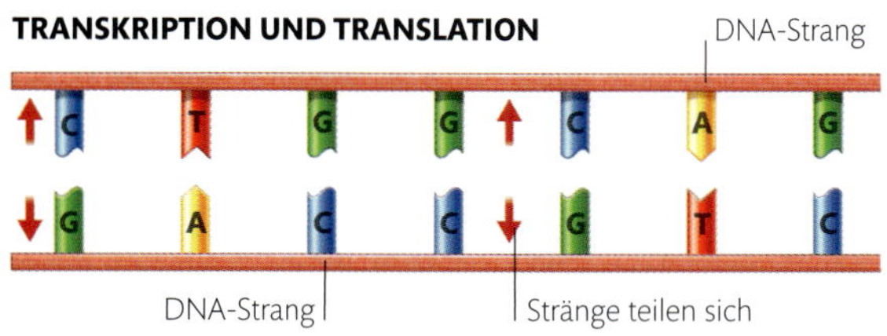

1 Im Innern des Zellkerns teilen sich die DNA-Stränge vorübergehend. Einer von ihnen dient als Vorlage für die Bildung der »Boten-RNA« (mRNA = »messenger ribonucleic acid«).

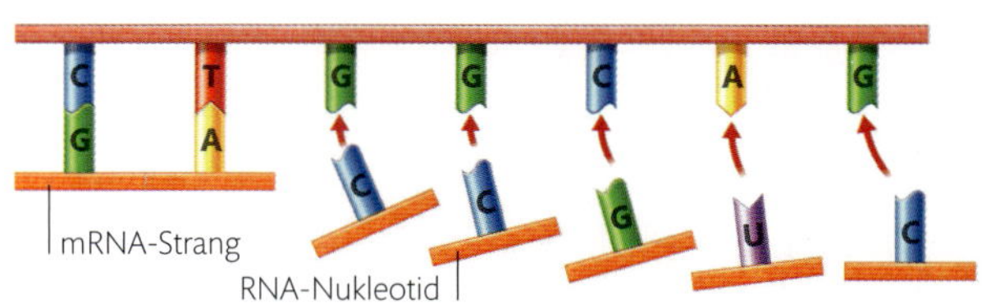

2 RNA-Nukleotide mit exakt korrespondierenden Basen docken an den freien DNA-Strang an und bilden einen mRNA-Strang. Während dieses Vorgangs wird Thymin vorübergehend durch Uracil ersetzt.

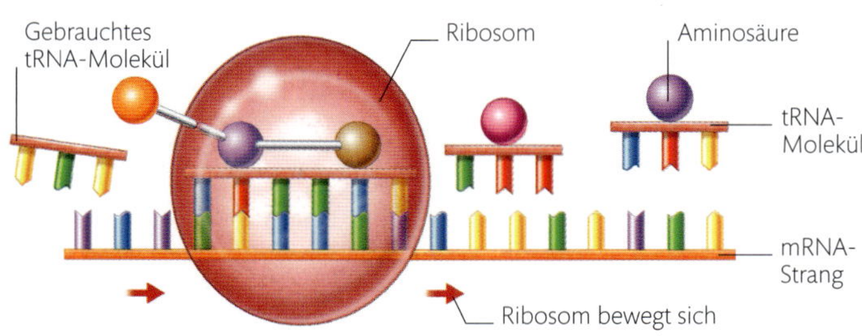

3 Der mRNA-Strang dockt an ein Ribosom an, das dann am Strang entlangwandert. Im Innern des Ribosoms lagern sich Transfer-RNA-Moleküle (tRNA), jedes an eine Aminosäure gebunden, an die mRNA an.

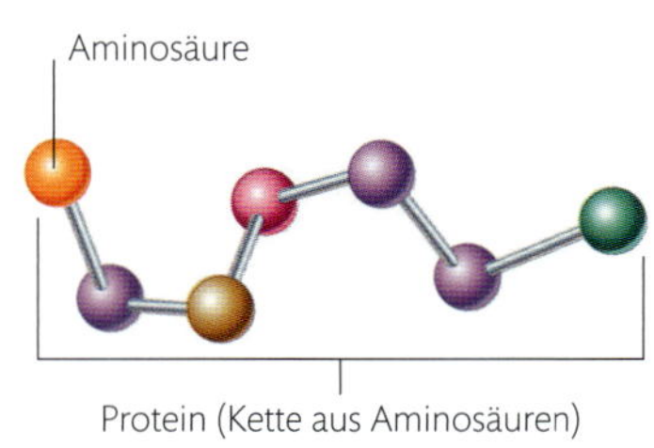

4 Während das Ribosom die mRNA entlangwandert, stellt sie eine Aminosäuresequenz her, die sich zu einem Protein zusammenfügt.

DAS MENSCHLICHE GENOM

Unterschiedliche Organismen haben zwar unterschiedliche Gene, jedoch ist ein erstaunlich großer Anteil gleich. So findet sich rund die Hälfte der Gene, die der Mensch besitzt, auch in Bananen. Dennoch wäre es nicht möglich, menschliche Gene durch Bananengene zu ersetzen, weil wir uns durch Abweichungen in der Reihenfolge der Basenpaare jedes Gens unterscheiden. Alle Menschen besitzen mehr oder weniger die gleichen Gene; viele individuelle Merkmale erklären sich durch kleine Variationen in den einzelnen Genen. Das Ausmaß dieser Abweichungen ist von Mensch zu Tier größer als von Mensch zu Mensch und noch größer von Mensch zu Pflanze. Bei Menschen untereinander unterscheidet sich die DNA um rund 0,2 Prozent, zwischen Mensch und Schimpanse um geschätzte fünf Prozent.

Die Gene des Menschen sind in ungleichem Verhältnis auf 23 Chromosomenpaare verteilt; jedes Chromosom besitzt genreiche Abschnitte und andere mit wenigen Genen. Beim Einfärben von Chromosomen zeigen sich diese Bereiche in hellen und dunklen Streifen. Die genaue Zahl der proteincodierenden Gene im menschlichen Genom ist noch nicht bekannt; die momentanen Schätzungen liegen bei 20 000 bis 25 000.

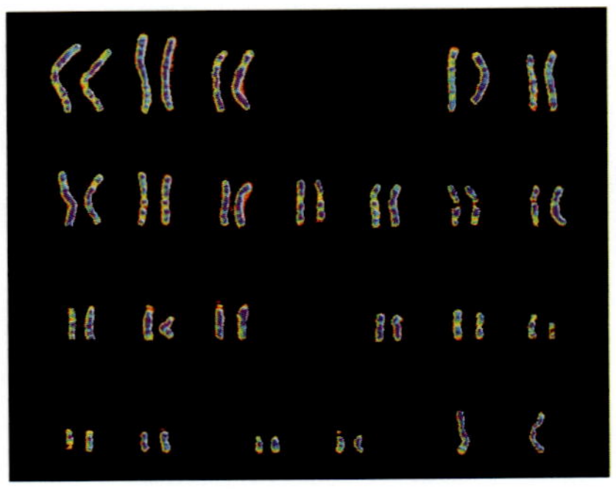

Karyotyp
Dies ist ein Chromosomenprofil, das in standardisierter Reihenfolge paarweise angeordnet ist. Der Karyotyp ermöglicht es Medizinern, festzustellen, ob Chromosomen fehlen oder abnorm sind.

GENETISCHER FINGERABDRUCK

Neben leichten Genvariationen unterscheiden sich Menschen auch durch ihre nicht codierende DNA voneinander. Sie bildet große Teile unseres genetischen Materials. Wir wissen noch wenig über ihre Funktion. Dennoch ist sie für uns nicht nutzlos: In der Forensik wird das Profil der DNA von Tatverdächtigen mit DNA-Spuren vom Tatort verglichen. Dies geschieht mittels der Analyse kurzer, sich wiederholender DNA-Sequenzen in nicht codierenden Bereichen, sogenannter Short tandem repeats (STR). Deren Zahl variiert stark von Mensch zu Mensch. Eine Analysemethode ist, zehn dieser Sequenzen zu vergleichen. Dazu werden sie der Größe nach in Reihen nebeneinander angeordnet. Diese Anordnung nennt man das DNA-Profil oder den genetischen Fingerabdruck.

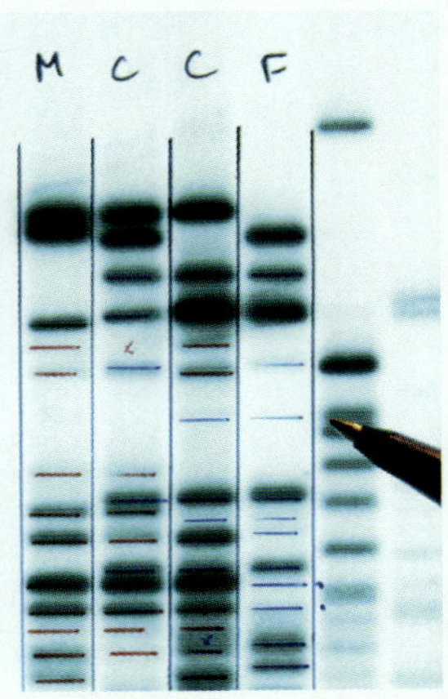

Gemeinsame Merkmale
Die hier gezeigten Gensequenzen zweier Kinder und ihrer Eltern zeigen in bestimmten Abschnitten Übereinstimmungen, die ihre Verwandtschaft belegen.

Chromosomenabschnitte
Jedes Chromosom hat zwei »Arme« und ist in Abschnitte unterteilt, die durch Einfärbung als farbige Streifen zu erkennen sind. Jeder Streifen wird nummeriert; dadurch kann ein bestimmtes Gen lokalisiert werden, wenn man seine »Adresse« kennt.

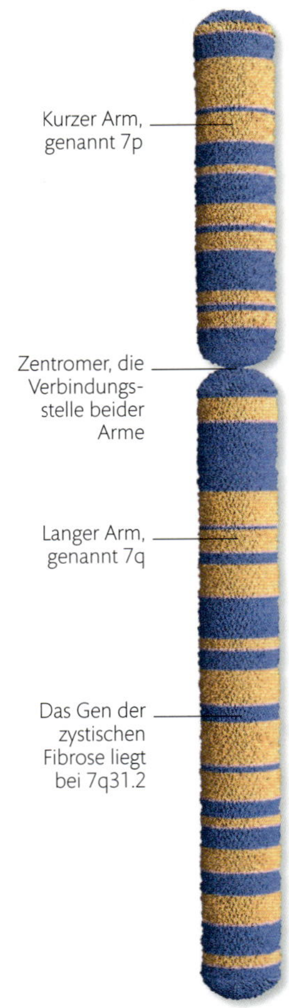

Für 97 Prozent der DNA im menschlichen Genom ist bisher keine Funktion bekannt. Man nannte diesen Teil früher »Junk-DNA«.

Kompletter Chromosomensatz
Das menschliche Genom befindet sich auf 23 Chromosomenpaaren – also auf insgesamt 46 Chromosomen. 22 Paare enthalten allgemeine genetische Informationen und werden Autosome genannt; das 23. Paar definiert das Geschlecht: Männer haben ein X- und ein Y-Chromosom, während das weibliche Geschlecht durch zwei X-Chromosomen bestimmt wird.

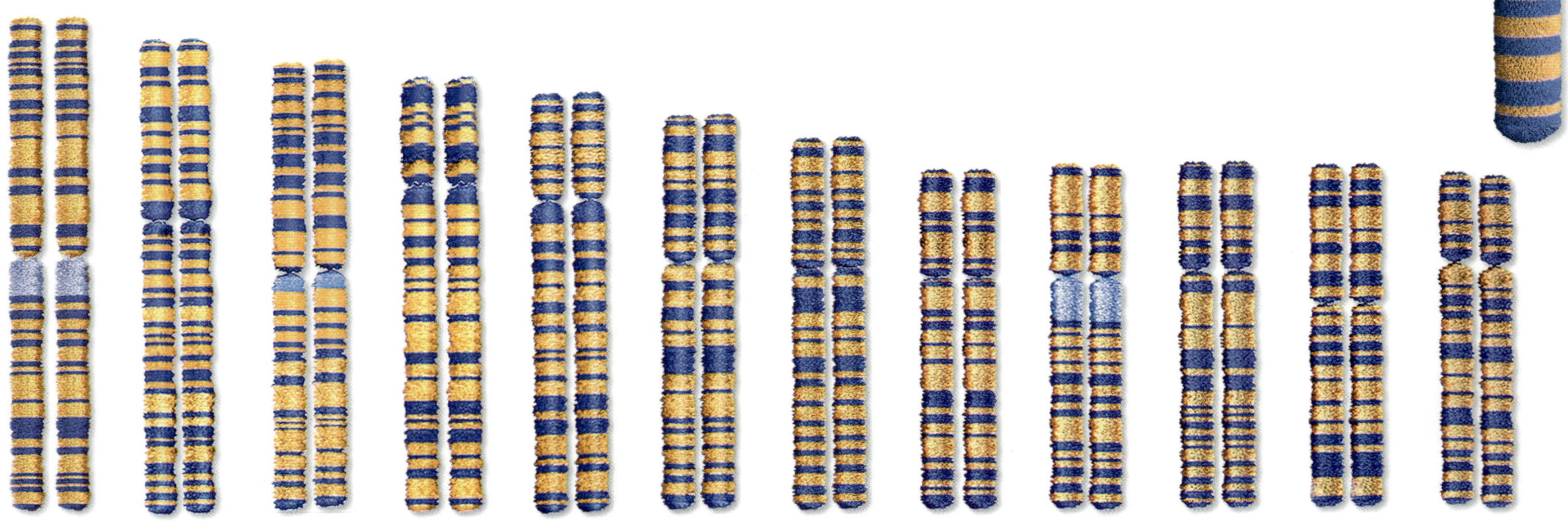

1
Anzahl der Gene: 4234 **Verantwortlich für:** Alzheimer-Krankheit, Parkinson-Krankheit, Glaukom, Prostatakrebs, Hirngröße

2
Anzahl der Gene: 3078 **Verantwortlich für:** Farbenblindheit, rotes Haar, Brustkrebs, Morbus Crohn, amyotrophe Lateralsklerose (ALS), hohes Cholesterin

3
Anzahl der Gene: 3723 **Verantwortlich für:** Taubheit, Autismus, Katarakt, Anfälligkeit für HIV-Infektion, Diabetes, Charcot-Marie-Tooth-Krankheit

4
Anzahl der Gene: 542 **Verantwortlich für:** Blutgefäßwachstum, Immunsystem-Gene, Blasenkrebs, Huntington-Krankheit, Taubheit, Hämophilie, Parkinson-Krankheit

5
Anzahl der Gene: 737 **Verantwortlich für:** DNA-Reparatur, Nikotinabhängigkeit, Parkinson-Krankheit, Katzenschrei-Syndrom, Brustkrebs, Morbus Crohn

6
Anzahl der Gene: 2277 **Verantwortlich für:** Cannabis-Rezeptor, Knorpelstärke, Immunsystem-Gene, Epilepsie, Diabetes Typ I, rheumatoide Arthritis

7
Anzahl der Gene: 4171 **Verantwortlich für:** Schmerzempfinden, Muskel-, Sehnen- und Knochenbildung, zystische Fibrose, Schizophrenie, Williams-Syndrom, Taubheit, Diabetes Typ II

8
Anzahl der Gene: 1400 **Verantwortlich für:** Hirnentwicklung und -funktion, Hasenscharte, Schizophrenie, Werner-Syndrom

9
Anzahl der Gene: 1931 **Verantwortlich für:** Blutgruppe, Albinismus, Blasenkrebs, Porphyrie

10
Anzahl der Gene: 1776 **Verantwortlich für:** Entzündungen, DNA-Reparatur, Brustkrebs, Usher-Syndrom

11
Anzahl der Gene: 546 **Verantwortlich für:** Geruchssinn, Hämoglobinproduktion, Autismus, Albinismus, Sichelzellanämie, Brustkrebs, Blasenkrebs

12
Anzahl der Gene: 1698 **Verantwortlich für:** Knorpel- und Muskelstärke, Narkolepsie, Stottern, Parkinson-Krankheit

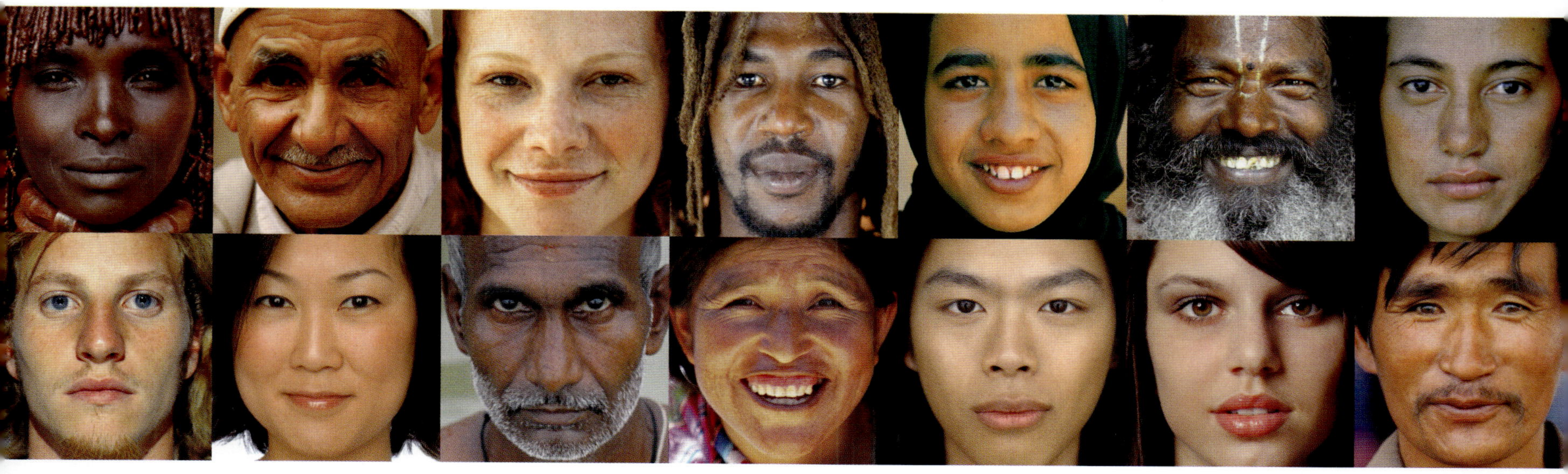

ZUSAMMENWIRKEN DER GENE

Auf einfachstem Niveau codiert jedes Gen ein Protein, und jedes Protein steht für ein bestimmtes Merkmal. Beim Menschen ist dies am deutlichsten durch Erbkrankheiten wie die zystische Fibrose (Mukoviszidose) zu veranschaulichen. Eine Mutation des CFTR-Gens, das ein in Schleim, Schweiß und Verdauungssäften vorkommendes Protein codiert, führt zu einer Anhäufung von zähem Schleim in den Lungen, was die Träger des defekten Gens anfälliger für Infektionen der Lunge macht. Wenn wir wissen, wie ein bestimmtes Gen beim gesunden Menschen aussieht, können wir in Gentests Abweichungen und somit Krankheitsrisiken erkennen. An Mutationen des BRCA1-Gens beispielsweise kann man ein erhöhtes Risiko feststellen, an Brustkrebs zu erkranken. Viele Körpermerkmale, wie Größe und Haarfarbe, werden jedoch durch verschiedene Gene festgelegt, und bei Faktoren wie Persönlichkeit und Alterung spielt das Zusammenwirken von Genen und Umwelteinflüssen eine große Rolle; Erziehung und Ernährung sind zusätzlich dafür verantwortlich, wer wir sind und wie wir altern (s. S. 418).

Menschliche Vielfalt
Obwohl jeder Mensch hinsichtlich der Proteine, die sie herstellen, mehr oder weniger die gleichen Gene in sich trägt, ist jeder von uns einzigartig. Dies lässt sich durch die überaus hohe Zahl der Kombinationsmöglichkeiten von Genen erklären.

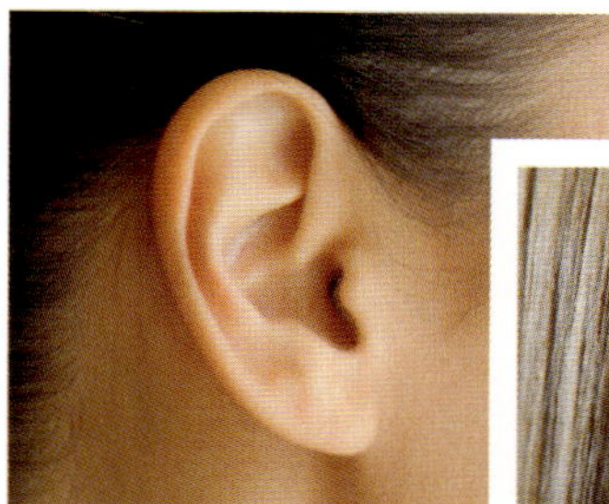

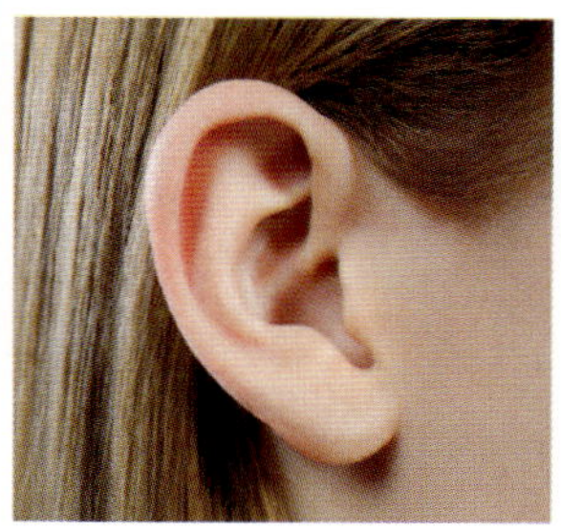

Ererbte Merkmale
Menschen besitzen von jedem Gen zwei Exemplare, aber nicht immer sind sie gleich: Dominante Gene zeigen im Gegensatz zu rezessiven ihre Ausprägung auch, wenn diese bei einem Paar nur einmal vorkommt (s. S. 419). Frei hängende Ohrläppchen sind ein Beispiel dafür.

BAHNBRECHENDE FORSCHUNG

GENTECHNIK UND GENTHERAPIE

Diese Form der Manipulation ermöglicht uns, ein defektes Gen durch ein funktionsfähiges zu ersetzen oder neue Gene einzufügen. Mäuse, die im Dunkeln leuchten, wurden durch das Einsetzen eines Quallengens, das ein fluoreszierendes Protein codiert, in das Mäusegenom geschaffen. Durch sichere Wege, fehlerhafte Gene in menschlichen Zellen zu ersetzen, könnten viele Erbkrankheiten geheilt werden.

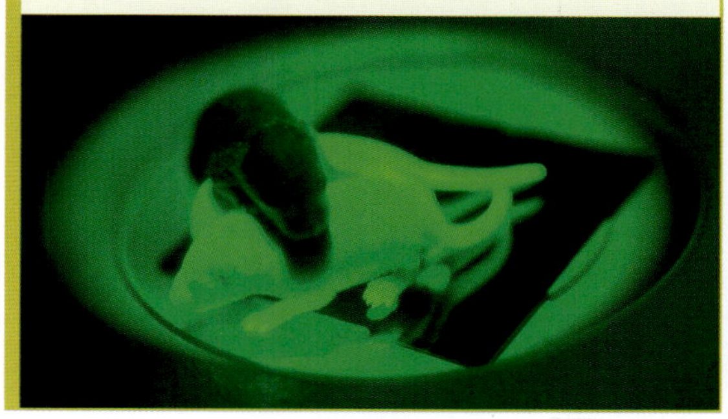

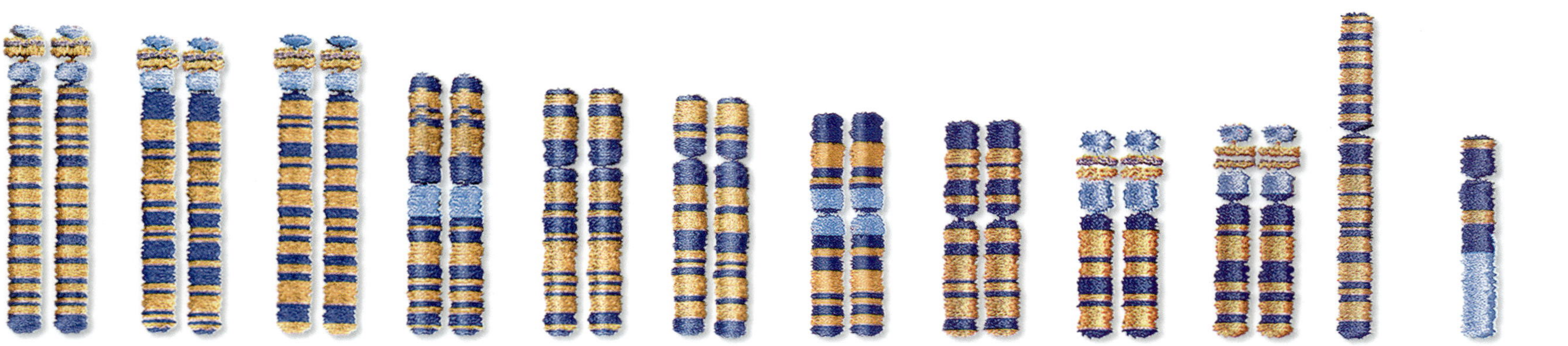

13 **Anzahl der Gene:** 925 **Verantwortlich für:** LSD-Rezeptor, Brustkrebs (BRCA2-Gen), Blasenkrebs, Taubheit, Wilson-Krankheit

14 **Anzahl der Gene:** 1887 **Verantwortlich für:** Antikörperproduktion, Alzheimer-Krankheit, Amyotrophe Lateralsklerose (ALS), Muskeldystrophie

15 **Anzahl der Gene:** 1377 **Verantwortlich für:** Augenfarbe, Hautfarbe, Angelman-Syndrom, Brustkrebs, Tay-Sachs-Syndrom, Marfan-Syndrom

16 **Anzahl der Gene:** 1561 **Verantwortlich für:** rotes Haar, Fettleibigkeit, Morbus Crohn, Brustkrebs, Trisomie-16 (häufigste Ursache für Fehlgeburten)

17 **Anzahl der Gene:** 2417 **Verantwortlich für:** Bindegewebsfunktion, erblicher Brustkrebs (BRCA1-Gen), Glasknochenkrankheit, Blasenkrebs

18 **Anzahl der Gene:** 756 **Verantwortlich für:** Edwards-Syndrom, Paget-Krankheit, Porphyrie, selektiver Mutismus

19 **Anzahl der Gene:** 1984 **Verantwortlich für:** Wahrnehmung, Alzheimer-Krankheit, Herzkrankheit, hohes Cholesterin, erblicher Schlaganfall

20 **Anzahl der Gene:** 1019 **Verantwortlich für:** Zöliakie, Diabetes Typ I, Prionenerkrankung

21 **Anzahl der Gene:** 595 **Verantwortlich für:** Down-Syndrom, Alzheimer-Krankheit, amyotrophe Lateralsklerose (ALS), Taubheit

22 **Anzahl der Gene:** 1841 **Verantwortlich für:** Antikörperproduktion, Brustkrebs, Schizophrenie, amyotrophe Lateralsklerose (ALS)

X **Anzahl der Gene:** 1860 **Verantwortlich für:** Brustkrebs, Farbenblindheit, Fragiles-X-Syndrom, Turner-Syndrom, Klinefelter-Syndrom

Y **Anzahl der Gene:** 454 **Verantwortlich für:** männliche Fruchtbarkeit und Hodenentwicklung

DIE KÖRPERZELLE

Es ist schwer, sich vorzustellen, wie 75 Billionen Zellen aussehen. Ein Blick in den Spiegel gibt einen ersten Eindruck: Aus so vielen Zellen besteht ein durchschnittlicher menschlicher Körper – und Millionen von ihnen ersetzen wir täglich.

DIE ANATOMIE DER ZELLE

Die Zelle ist die funktionale Basiseinheit des menschlichen Körpers. Zellen sind sehr klein, haben einen Durchmesser von durchschnittlich 0,01 mm – sogar unsere größten Zellen sind nicht dicker als ein Haar. Sie sind auch extrem vielseitig: Einige bilden Schichten, z. B. Haut- und Schleimhautzellen, andere speichern Energie, wie Fett- und Muskelzellen. Trotz ihrer erstaunlichen Vielfalt gibt es gemeinsame Merkmale aller Zellen. Dazu gehören die Zellmembran, der Zellkern (Nukleus) und kleine Kraftwerke, die man Mitochondrien nennt.

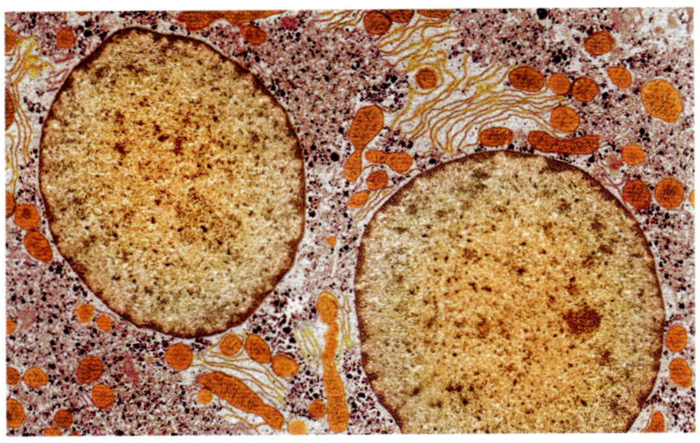

Leberzelle
Diese Zellen stellen Protein, Cholesterin und Galle her, entgiften und modifizieren Substanzen aus dem Blut. Das erfordert sehr viel Energie. Deshalb sind Leberzellen reich an Mitochondrien (orange).

Typische Zelle
Im Zellkern (Nukleus) befindet sich das genetische Material, und hier finden die ersten Stufen der Eiweißsynthese statt. In der Zelle befinden sich weitere Strukturen zum Bau von Proteinen, darunter Ribosomen, endoplasmatisches Retikulum und Golgi-Apparat. Die Mitochondrien versorgen die Zelle mit Energie.

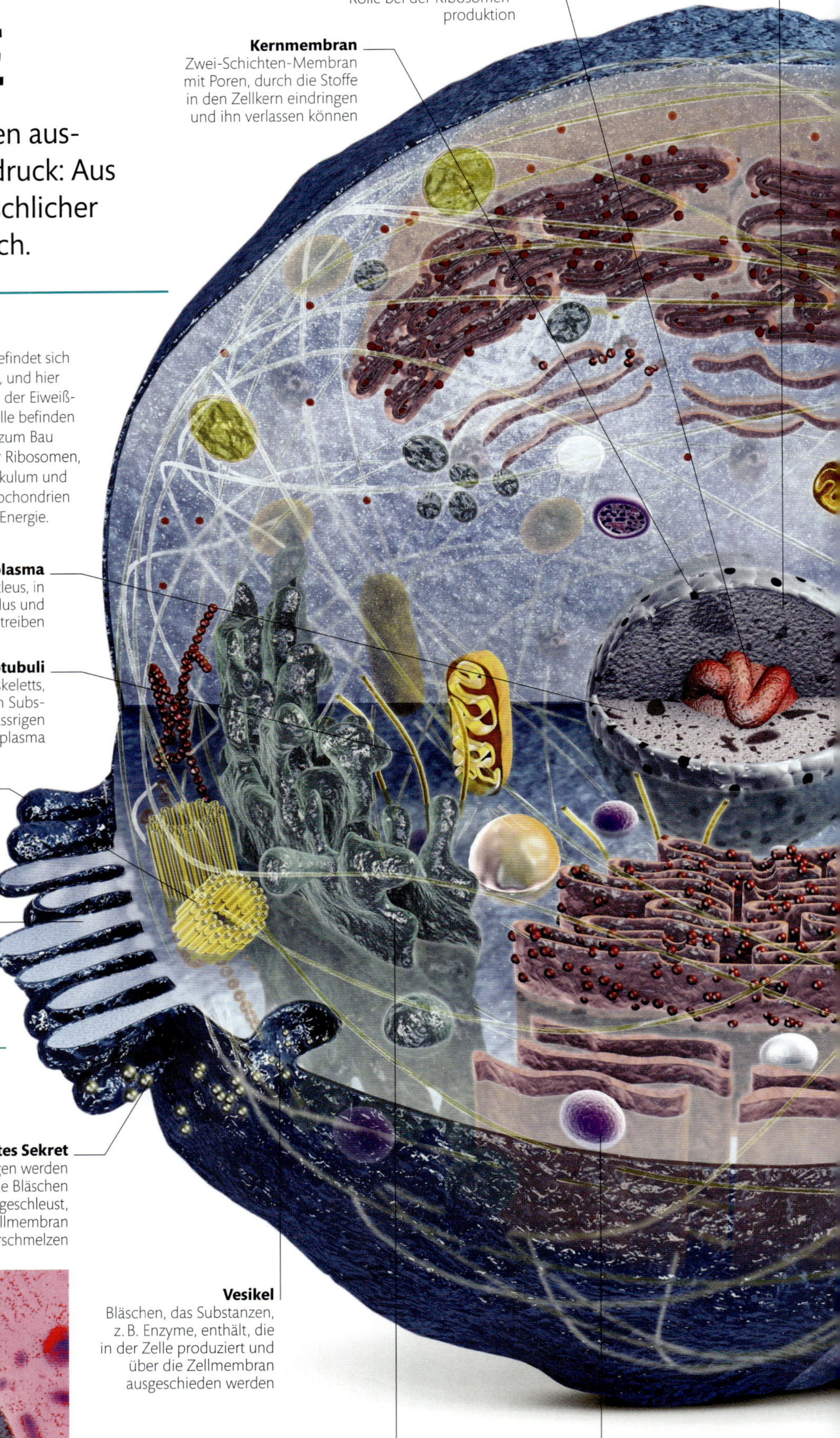

DER ZELLSTOFFWECHSEL

Einzelne Zellen spalten Nährstoffe zur Energiegewinnung auf, um neue Proteine oder Nukleinsäuren herzustellen. Zellen nutzen unterschiedliche Treibstoffe zur Energiegewinnung; der wichtigste ist Glukose, die zu ATP (Adenosintriphosphat) umgebaut wird. Dieser Vorgang heißt Zellatmung und findet in den Mitochondrien statt: Sauerstoff und Glukose werden mittels Enzymen zu ATP, Kohlendioxid und Wasser aufgespalten; durch das Abspalten einer Phosphatgruppe wird ATP zu ADP (Adenosindiphosphat), und dieser Vorgang setzt Energie frei.

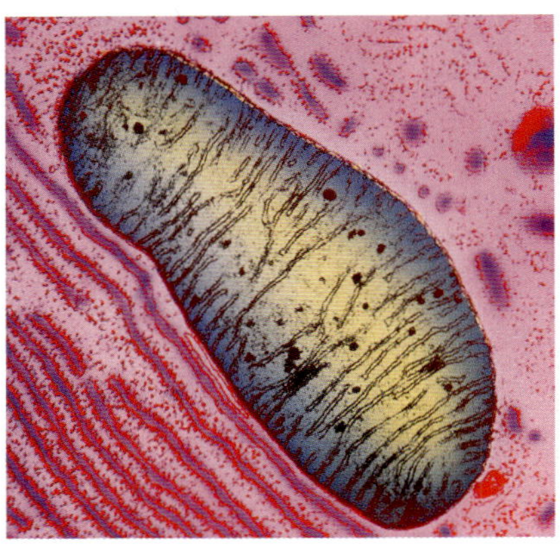

Mitochondrion
Zwar variiert die Zahl der Mitochondrien in den Zellen, aber ihre Grundstruktur ist immer gleich: eine äußere und eine stark gefaltete innere Membran, an der die eigentliche Energiegewinnung stattfindet.

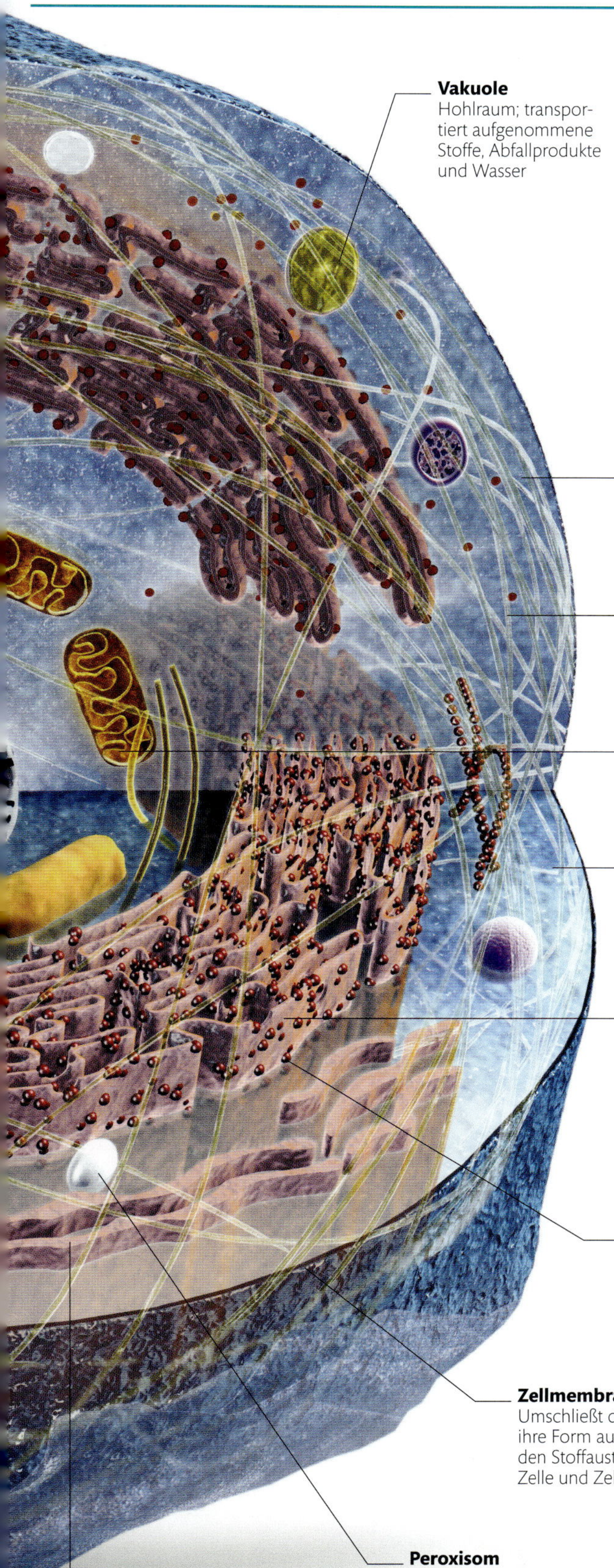

ZELLTRANSPORT

Stoffe zur Energiegewinnung und zum Bau von Proteinen, wie Aminosäuren, werden ständig über die Zellmembran aus der Zelle und in die Zelle transportiert. Manche Zellen können Signalmoleküle absondern, um mit Nachbarzellen und dem übrigen Körper zu kommunizieren. Die Zellmembran besteht größtenteils aus Phospholipiden, ist aber auch mit Proteinen besetzt, die den Transport erleichtern, den Zellen erlauben zu kommunizieren und zur Identifizierung anderer Zellen dienen. Die Membran ist für verschiedene Moleküle durchlässig, andere benötigen den aktiven Transport durch spezielle Kanäle in der Membran. Es gibt drei Hauptmethoden des Zelltransports: Diffusion, erleichterte Diffusion und aktiven Transport (hierfür wird Energie benötigt).

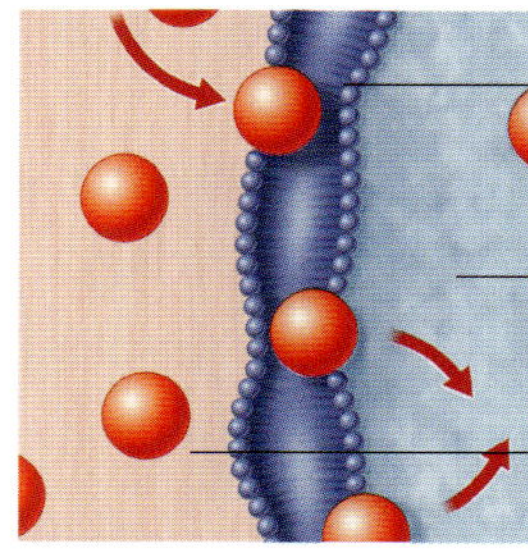

Diffusion
Moleküle (z. B. Wasser oder Sauerstoff) passieren passiv die Zellmembran aus dem Bereich hoher in den Bereich niedriger Konzentration.

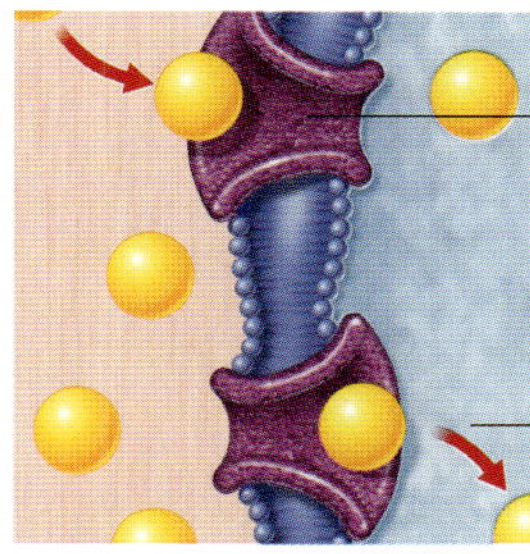

Erleichterte Diffusion
Ein Carrierprotein bindet sich an ein Molekül außerhalb der Zelle, ändert dann seine Form und schiebt das Molekül in die Zelle.

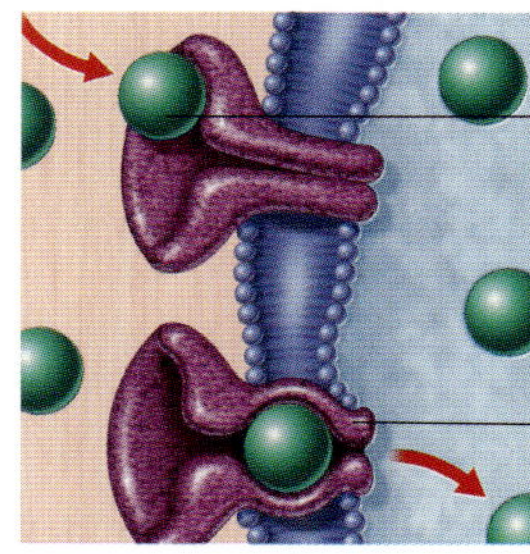

Aktiver Transport
Moleküle docken an einen Proteinrezeptor in der Zellmembran an. Es kommt zu einer Kanalbildung, und das Molekül wandert ins Zellinnere.

DIE PRODUKTION NEUER KÖRPERZELLEN

Manche Zellen erneuern sich selbst unaufhörlich; andere halten ein Leben lang. Während sich die Zellen der Mundschleimhaut alle paar Tage erneuern, existieren einige Nervenzellen des Gehirns schon seit vor der Geburt.

Stammzellen sind spezialisierte Zellen, die sich ununterbrochen teilen und so neue Zellen, darunter Blutzellen, Immunzellen und Fettzellen, schaffen. Die Zellteilung erfordert ein genaues Kopieren und gleichmäßiges Aufteilen der Zell-DNA auf die beiden Tochterzellen.

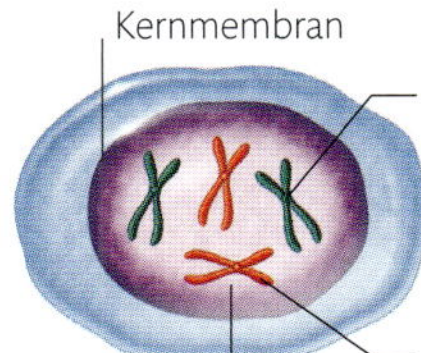

1. Vorbereitung
Die Zelle produziert Proteine und neue Organellen und dupliziert ihre DNA, die sich zu X-förmigen Chromosomen verdichtet.

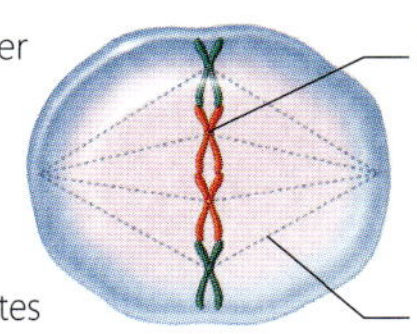

2. Anordnung
Die Chromosomen reihen sich an einem Netzwerk aus Fäden, der »Spindel«, auf. Sie ist mit dem Zytoskelett verbunden.

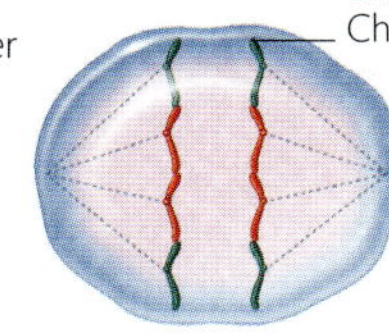

3. Trennung
Auseinandergezogen bewegen sich zwei identische Chromosomensätze zu jeweils gegenüberliegenden Polen der Zelle.

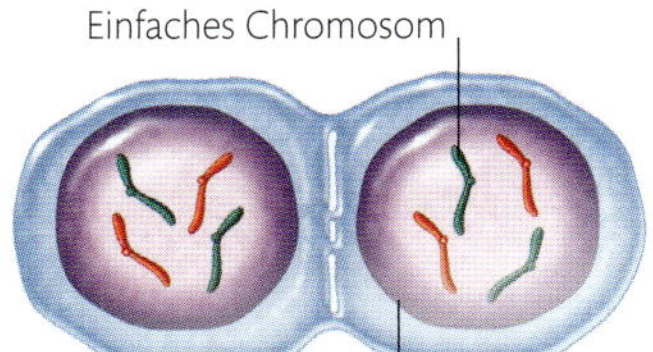

4. Teilung
Die Zelle teilt sich. Zytoplasma, Zellmembran und restliche Zellorganellen werden recht gleichmäßig auf die Tochterzellen verteilt.

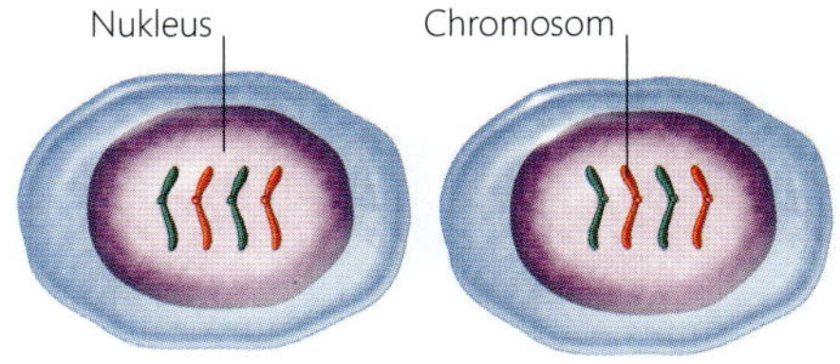

5. Tochterzellen
Jede Tochterzelle enthält eine vollständige Kopie der DNA der Mutterzelle; das ermöglicht ihr Wachstum und schließlich die eigene Teilung.

ZELLEN UND GEWEBE

Zellen sind die Bausteine, aus denen unser Körper besteht. Einige sind eigenständig – wie die roten Blutzellen, die Sauerstoff durch den Körper transportieren, oder Spermien, die Eizellen befruchten –, aber viele sind zu Geweben organisiert, in denen sie ihre spezifischen Aufgaben erfüllen.

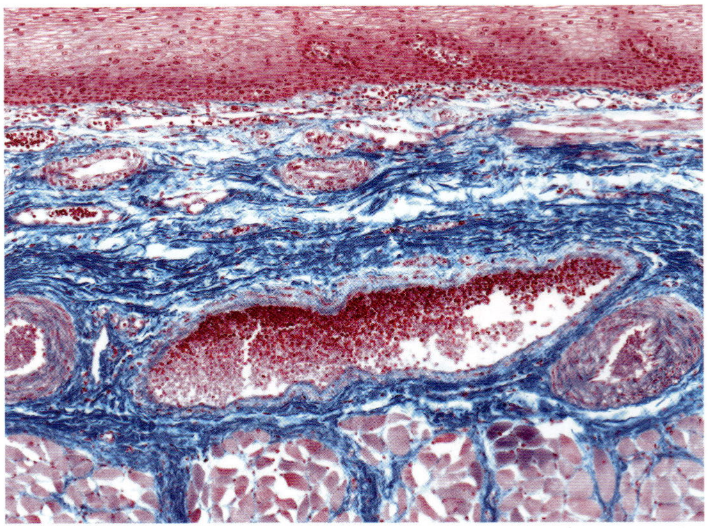

Vernetzte Gewebe
Ein Schnitt durch die Wand der Speiseröhre zeigt eine Kombination aus verschiedenen Geweben: Schleimhaut (rosa, oben), lockeres Bindegewebe (blau), Blutgefäße (ringförmig) und Skelettmuskelfasern (violett, unten).

ZELLTYPEN

Es gibt über 200 verschiedene Zelltypen im Körper, jeder angepasst an seine besondere Funktion. Jede Zelle enthält zwar die gleichen genetischen Informationen, aber nicht alle Gene sind in jeder Zelle aktiv. Es ist dieses Muster der Genexpression, das bestimmt, wie eine Zelle aussieht, sich verhält und welche Rolle sie im Körper spielt. Das Schicksal einer Zelle wird bereits weitgehend vor der Geburt bestimmt, beeinflusst durch ihre Position im Körper und den Cocktail aus chemischen Botenstoffen, denen sie in ihrer Umgebung ausgesetzt ist. In der frühen Entwicklungsphase differenzieren sich die Stammzellen in drei Schichten weiter spezialisierter Zellen, die Keimblätter, aus: Ektoderm, Entoderm und Mesoderm. Die Zellen des Ektoderms werden später Haut und Nägel, Schleimhäute von Nase, Mund und Anus, Augen, Gehirn und Rückenmark bilden. Die Zellen des Entoderms bilden die Epithelien von Verdauungstrakt, Lunge und Drüsen einschließlich Leber und Bauchspeicheldrüse. Aus den Mesodermzellen entwickeln sich u. a. Muskeln, Herz und Blutgefäße, Keimdrüsen und Nieren.

WISSENSCHAFT
STAMMZELLEN

Einige Tage nach der Befruchtung besteht der Embryo aus einer Kugel embryonaler Stammzellen (ES-Zellen). Sie haben das Potenzial, sich zu jeder Art von menschlicher Körperzelle zu entwickeln. Wissenschaftler versuchen diese Eigenschaft zur Herstellung körperlicher »Ersatzteile« zu nutzen. Mit fortschreitendem Wachstum des Embryos wird das Potenzial der Stammzellen eingeschränkter. Bei der Geburt sind die meisten unserer Zellen vollständig differenziert, doch verbleiben einige Stammzellen u. a. im Knochenmark. Sie sind flexibel genug, um sich zu verschiedenen Zelltypen zu entwickeln, und man hofft, sie zur Heilung von Krankheiten einsetzen zu können.

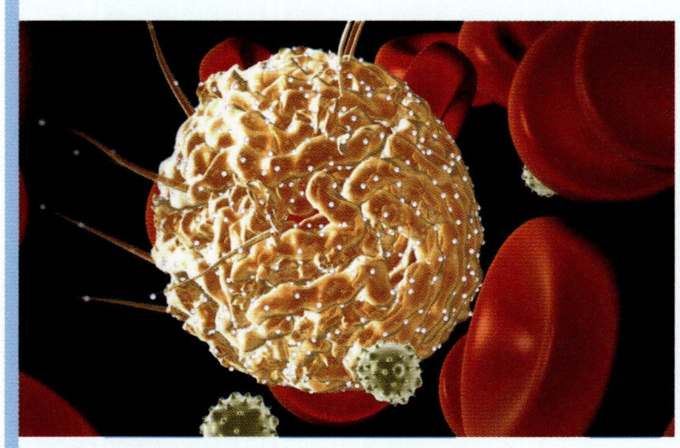

Adulte Stammzellen
wie die große weiße Zelle in dieser Aufnahme sind im Knochenmark vorhanden, wo sie sich teilen und zu Millionen von Blutzellen werden, darunter auch rote Blutkörperchen.

200

Zelltypen gibt es im menschlichen Körper. Die meisten sind zur Bildung von Geweben **in Gruppen organisiert.**

Rote Blutkörperchen
Den roten Blutkörperchen fehlen der Zellkern und die meisten Organellen. Sie bestehen aus sauerstofftransportierenden Hämoglobinmolekülen, die ihnen die rote Farbe verleihen. Sie entwickeln sich aus Stammzellen im Knochenmark und zirkulieren ca. 120 Tage lang im Blutstrom, bevor sie abgebaut und »recycelt« werden.

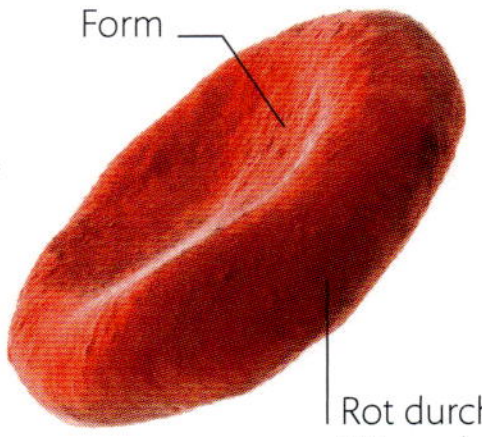

Epithelzellen
Sie schützen die Körperoberfläche (Hautzellen) und kleiden Körperhöhlungen aus (Schleimhautzellen). Schleimhäute befinden sich z. B. in der Lunge und im Fortpflanzungstrakt. Einige Epithelzellen haben Flimmerhärchen (Zilien) zum Transport: Sie lassen Eizellen die Eileiter hinunterwandern oder befördern Schleim aus der Lunge.

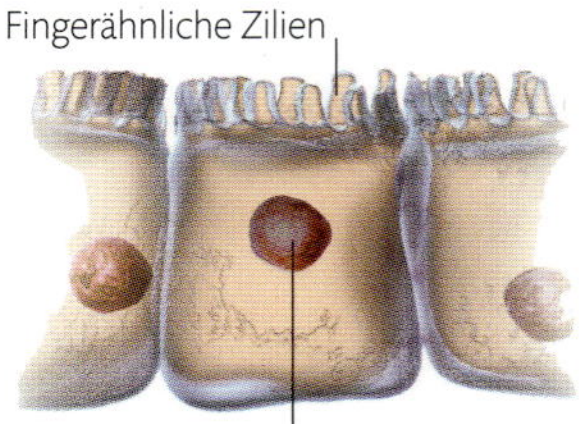

Fettzellen
Diese Zellen sind auf die Fettspeicherung ausgerichtet; in ihrem Inneren befindet sich ein großes Tröpfchen aus dickflüssigem Fett. Wenn wir an Gewicht zunehmen, schwellen unsere Fettzellen an und füllen sich weiter mit Fett, bis sie schließlich beginnen, sich zu teilen.

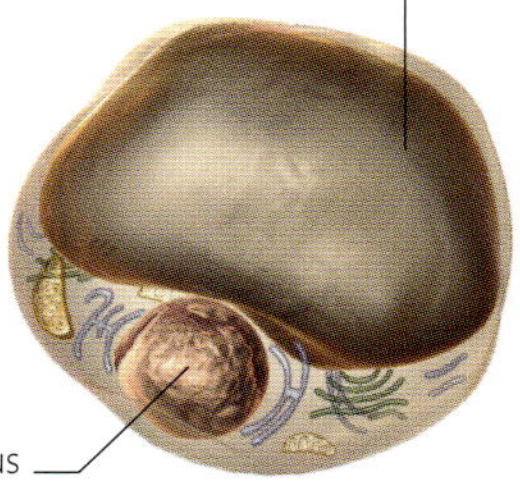

Nervenzellen
Die elektrisch stimulierbaren Zellen leiten elektrische Signale entlang eines langen Fortsatzes, Axon genannt, weiter. Nervenzellen befinden sich im ganzen Körper und ermöglichen uns Bewegungen und Empfindungen, z. B. Schmerz. Sie sind durch Synapsen verbunden.

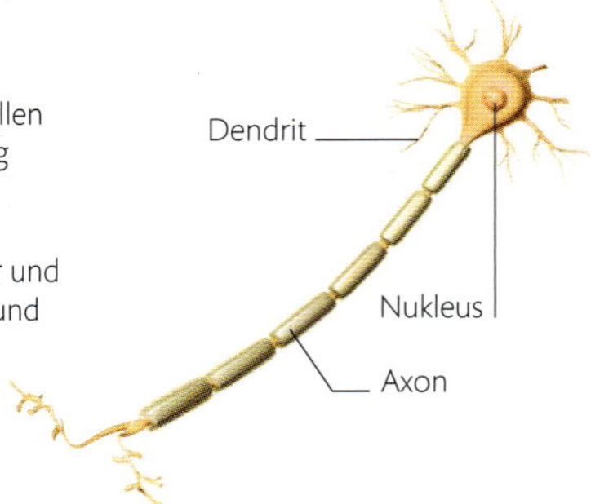

Samenzellen
Spermien sind männliche Keimzellen mit einem Schwanz, der es ihnen ermöglicht, zum weiblichen Fortpflanzungstrakt zu schwimmen, um eine Eizelle zu befruchten. Spermien enthalten nur 23 Chromosomen, zusammen mit denen der Eizelle verfügt der Embryo über die normalen 46 Chromosomen pro Zelle.

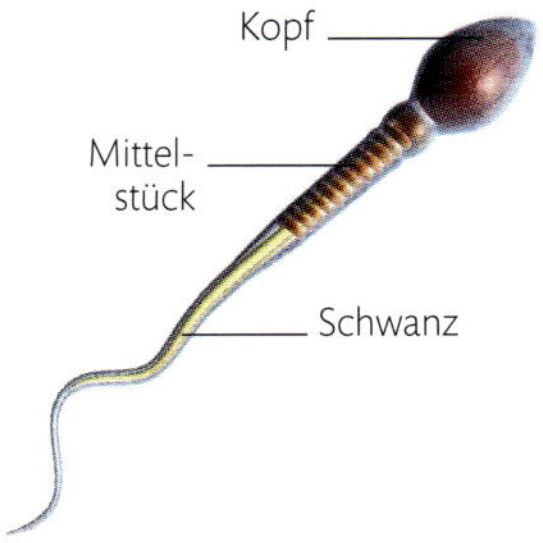

Eizellen
Sie gehören zu den größten Körperzellen: Eine Eizelle ist mit bloßem Auge zu erkennen. Diese weiblichen Keimzellen enthalten, wie Spermien, nur 23 Chromosomen. Jede Frau wird mit einer endlichen Anzahl Eizellen geboren, die mit zunehmendem Alter der Frau abnimmt.

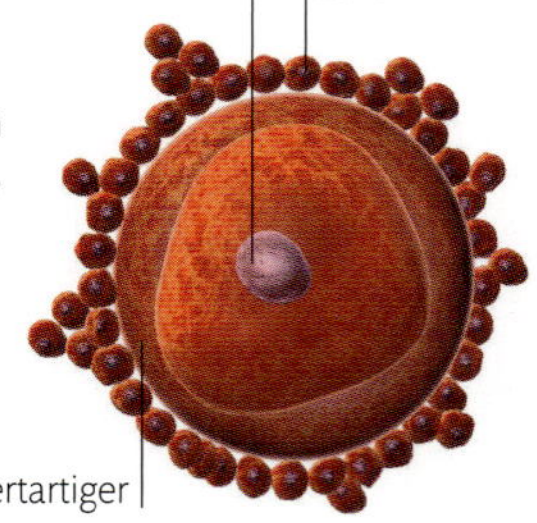

Fotorezeptorzellen
Diese Sinneszellen befinden sich in der Netzhaut der Augen. Sie enthalten ein lichtempfindliches Pigment, erzeugen elektrische Impulse, wenn Licht auf sie trifft, und ermöglichen uns so das Sehen. Es gibt sie als Zapfen für Schwarz-Weiß- und Dämmerungssehen und als die besser in hellem Licht arbeitenden Stäbchen für Farbsehen.

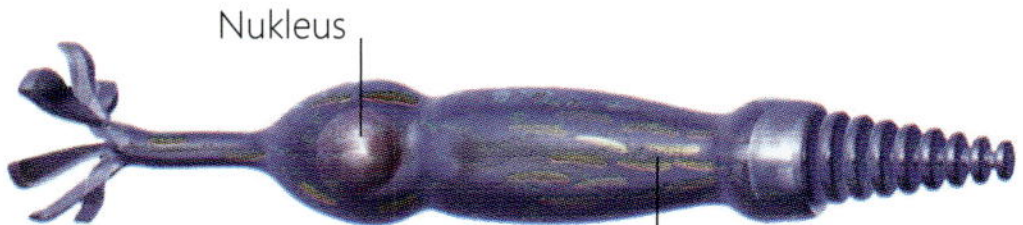

Glatte Muskelzellen
Diese spindelförmigen Zellen sind eine von drei Muskelzellarten. Sie kommen in Arterien und im Verdauungstrakt vor und produzieren lange, wellenartige Kontraktionen. Dies geschieht mittels langer Fasern (Filamente) und einer großen Anzahl Mitochondrien, die der Zelle die Energie liefern, die sie braucht.

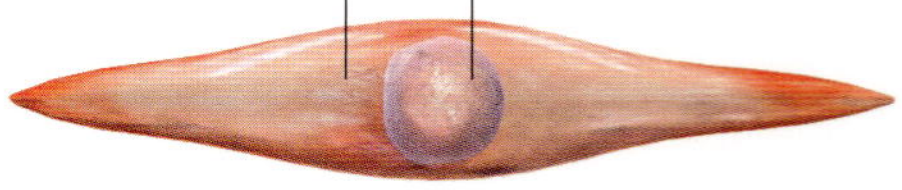

GEWEBETYPEN

Zellen fügen sich zu Gewebearten zusammen, die eine bestimmte Funktion erfüllen. Nicht alle Zellen innerhalb eines Gewebes sind notwendigerweise gleich. Die vier Hauptgewebearten im menschlichen Körper sind Muskel-, Binde-, Nerven- und Epithelgewebe. Innerhalb dieser Gruppen gibt es verschiedene Gewebeformen, die in Aussehen und Funktion sehr unterschiedlich sein können. Blut, Knochen und Knorpel beispielsweise bestehen aus Bindegewebe, ebenso wie Fettschichten, Sehnen, Bänder und das Fasergewebe, das Organe und Epithelschichten an Ort und Stelle hält. Organe wie Herz und Lunge bestehen aus mehreren verschiedenen Gewebearten.

Skelettmuskulatur
Dieses Gewebe sorgt für die willkürliche Bewegung unserer Gliedmaßen. Im Gegensatz zur glatten Muskulatur bestehen Skelettmuskeln aus Faserbündeln, die über Sehnen mit den Knochen verbunden sind. Die Bündel bestehen aus einem komplexen Fasersystem.

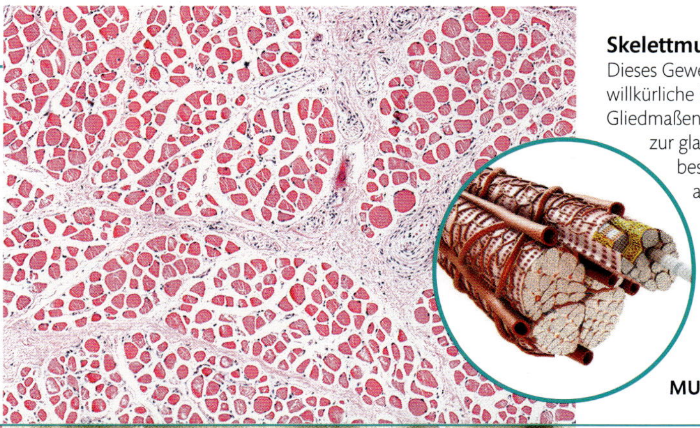

MUSKELFASERN

Glatte Muskulatur
Sie kontrahiert unwillkürlich in langen, wellenartigen Bewegungen. Glatte Muskelschichten kommen in Blutgefäß- und Darmwänden sowie in der Blasen- und Magenwand vor. Sie sorgen für die Aufrechterhaltung des Blutdrucks und schieben die Nahrung durch den Verdauungstrakt.

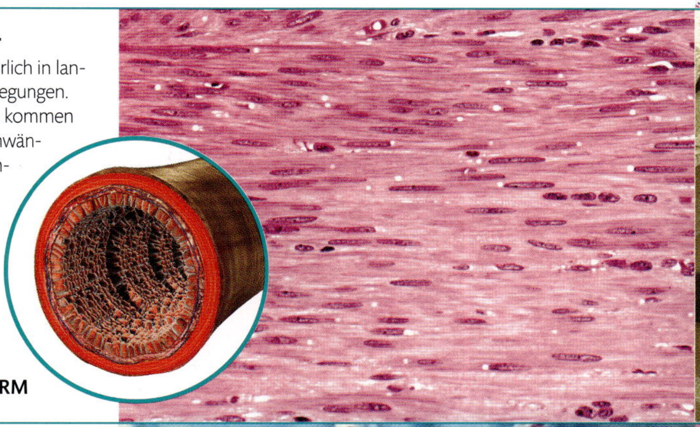

DÜNNDARM

Spongiöser Knochen
Knochenzellen sondern ein hartes Material ab, das die Knochen kräftig und spröde macht. Im Innern befindet sich das weichere spongiöse Gewebe. Die Zwischenräume dieses schwammartigen Gerüstwerks sind mit Knochenmark und Bindegewebe gefüllt.

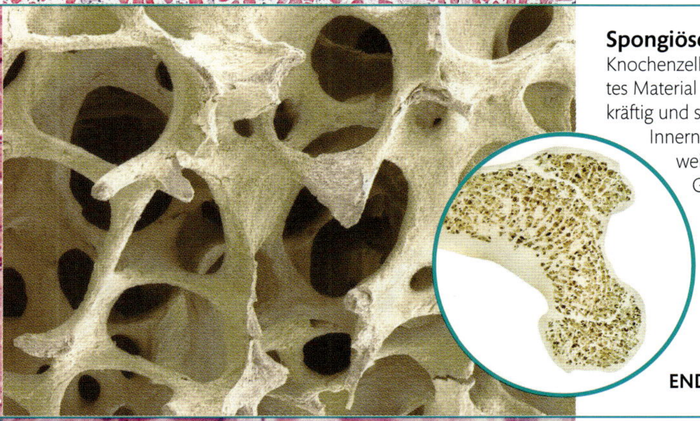

ENDE DES FEMUR

Knorpel
Diese gummiartige Bindegewebsform besteht aus Chondrozyten, Zellen, die in ein von ihnen produziertes gelartiges Material eingebettet sind. Knorpel findet man z. B. in den Gelenken sowie in Ohr und Nase. Der hohe Wassergehalt des Knorpels macht ihn stabil und dennoch flexibel.

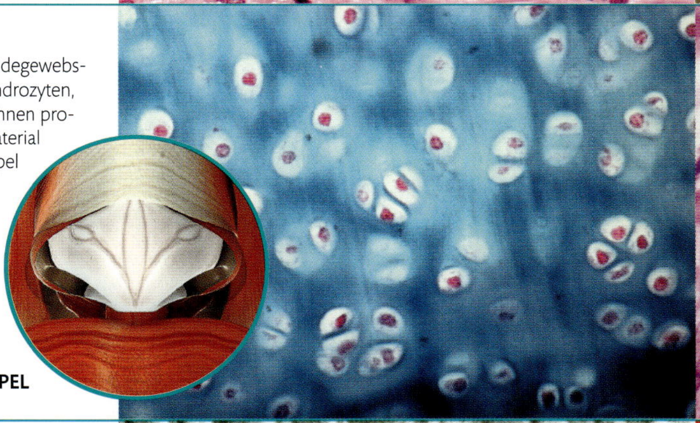

NASENKNORPEL

Lockeres Bindegewebe
Diese Gewebeart enthält ebenfalls Fibroblasten, aber die Fasern, die sie absondern, sind locker angeordnet und laufen kreuz und quer durch das Gewebe, was es relativ biegsam macht. Lockeres Bindegewebe hält die Organe in Position, polstert und stützt sie.

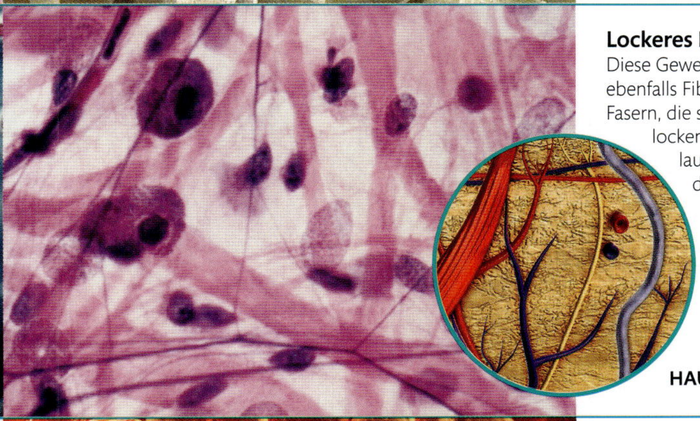

HAUTGEWEBE

Straffes Bindegewebe
Es enthält Fibroblasten, die ein faseriges Protein, das Typ-1-Kollagen, abgeben. Die regelmäßige parallele Anordnung dieser Fasern verleiht dem Gewebe eine hohe Stabilität. Straffes Bindegewebe kommt in unteren Hautschichten vor und bildet Sehnen und Bänder.

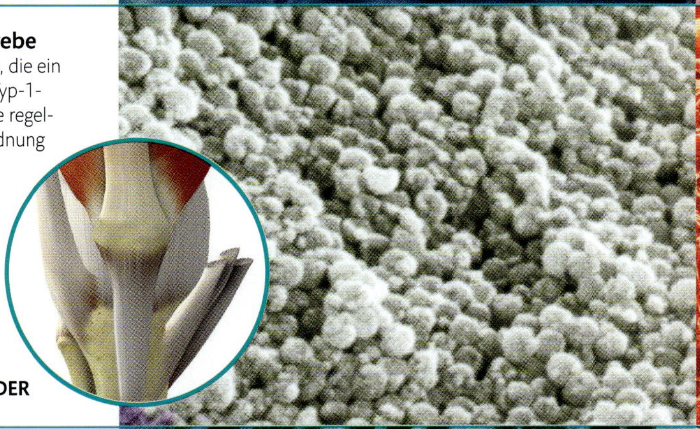

KNIEBÄNDER

Fettgewebe
Dieser Typ Bindegewebe besteht aus Fettzellen, den Adipozyten, einigen Fibroblasten, Immunzellen und Blutgefäßen. In seiner Hauptfunktion dient es dem Körper als Energiespeicher und als »Stoßdämpfer«, zum äußeren Schutz und zur Wärmeisolierung.

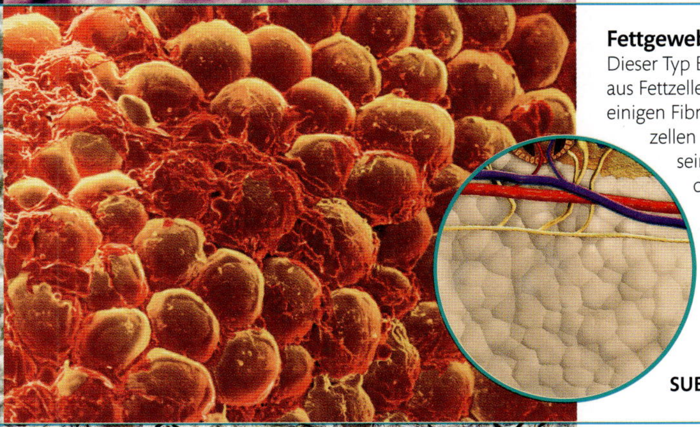

SUBKUTANES FETT

Epithelgewebe
Es bildet Schutzschicht und Auskleidung äußerer und innerer Oberflächen des Körpers. Einige Formen geben Sekrete wie z. B. Verdauungsenzyme ab, andere absorbieren Nährstoffe und Wasser.

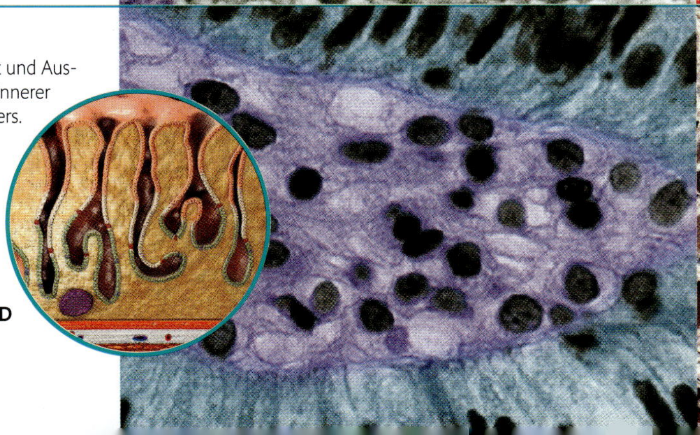

MAGENWAND

Nervengewebe
Ein Netzwerk aus Nervenzellen bildet Gehirn und Rückenmark sowie die Nerven, die unsere Bewegungen kontrollieren, Empfindungen weiterleiten und viele Körperfunktionen regulieren.

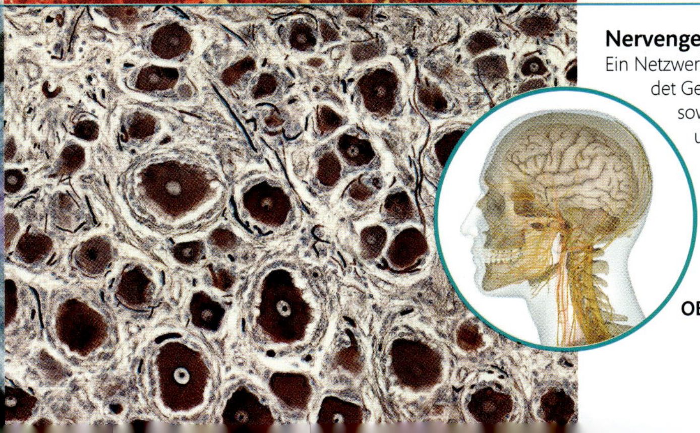

OBERES RÜCKENMARK

STRUKTUREN

Würden die 75 Billionen Zellen, aus denen der Körper besteht, ein isoliertes Eigenleben führen, wären sie nicht mehr als eine formlose Masse. Aber diese Zellen sind genau organisiert und nehmen jeweils einen bestimmten Platz in der hierarchischen Struktur eines funktionsfähigen menschlichen Körpers ein.

ORGANISATIONSEINHEITEN

Die gesamte Organisation des menschlichen Körpers kann in Form von hierarchisch gegliederten Einheiten veranschaulicht werden. Auf der untersten Stufe stehen die chemischen Basiskomponenten. Mit aufsteigender Hierarchie sinkt die Zahl der Komponenten in jeder Einheit kontinuierlich – Zellen, Gewebe, Organe und Systeme –, bis an der Spitze ein einziger Organismus steht.

Mehr als 20 chemische Elemente gibt es im menschlichen Körper, von denen nur vier – Sauerstoff, Kohlenstoff, Wasserstoff und Stickstoff – ungefähr 96 Prozent der Körpermasse ausmachen. Jedes Element besteht aus Atomen, diesen Kleinstbausteinen, von denen es Quadrillionen im menschlichen Körper gibt. Atome verschiedener Elemente verbinden sich mit anderen, um Moleküle wie z. B. Wasser (Wasserstoff- und Sauerstoffatome) und die vielen organischen Moleküle, darunter Proteine und DNA, zu bilden. Diese organischen Moleküle sind um ein »Skelett« aus miteinander verbundenen Kohlenstoffatomen angeordnet.

Die Zelle ist die kleinste lebende Einheit. Sie besteht aus chemischen Molekülen, die ihre Hülle und inneren Strukturen bilden und ihren lebenswichtigen Stoffwechsel steuern. Es gibt über 200 Zelltypen im menschlichen Körper, jeder an seine spezielle Rolle angepasst (s. S. 22). Gruppen gleichartiger Zellen mit gleicher Funktion bilden die Gewebe. Die vier Grundgewebearten des Körpers sind das Epithelgewebe, das die Körperoberfläche bedeckt und Körperhöhlungen auskleidet, das Bindegewebe, das Körperstrukturen stützt und schützt, das Muskelgewebe, das Bewegung erzeugt, und das Nervengewebe, das die schnelle Kommunikation im Körper ermöglicht (s. S. 23).

Organe wie Leber, Gehirn und Herz sind eigenständige Strukturen, die aus mindestens zwei Gewebearten bestehen; jedes hat eine oder mehrere spezielle Funktionen, die kein anderes Organ erfüllen kann. Organe mit einer gemeinsamen Aufgabe sind in einem System verbunden, z. B. dem Herz-Kreislauf-System, das Sauerstoff und Nährstoffe durch den Körper transportiert. Alle Systeme sind voneinander abhängig, und ihr Zusammenspiel bildet eine komplette Funktionseinheit – den Menschen (s. S. 26–27).

1

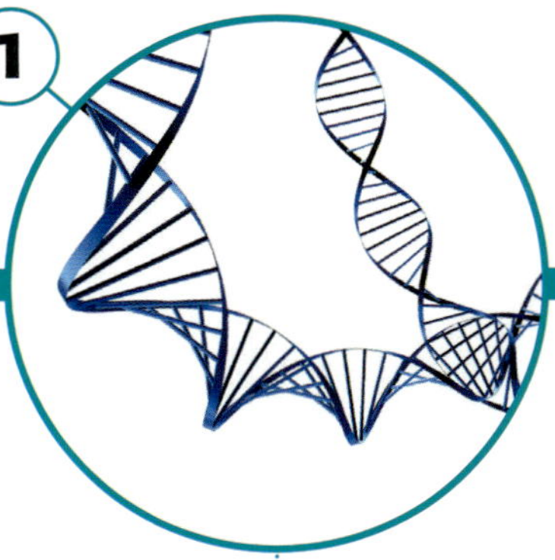

CHEMISCHES ELEMENT

CHEMISCHE ELEMENTE

Entscheidend für die chemischen Elemente aller Zellen ist die DNA (s. S. 16–17). Ihre langen Moleküle bilden verdrehte Leitern, deren Sprossen aus Basenpaaren bestehen: Baupläne für Proteine. Letztere haben viele Aufgaben, von der Zellbildung bis zur Steuerung chemischer Reaktionen.

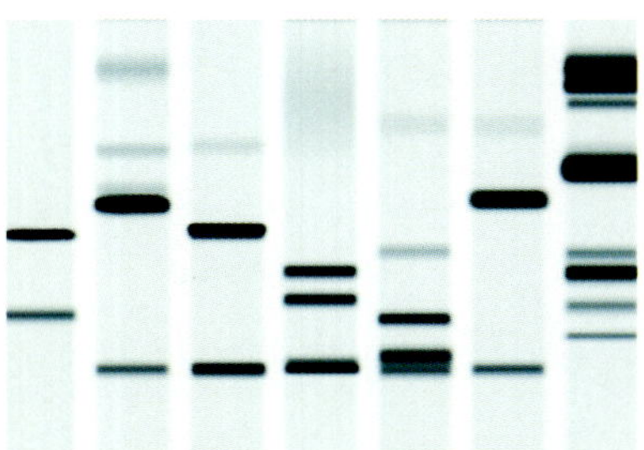

DNA-Sequenzierung
Die Basen der DNA können von Wissenschaftlern isoliert und separiert werden. Diese Sequenzierung erlaubt das »Lesen« der in den Molekülen codierten Instruktionen.

2

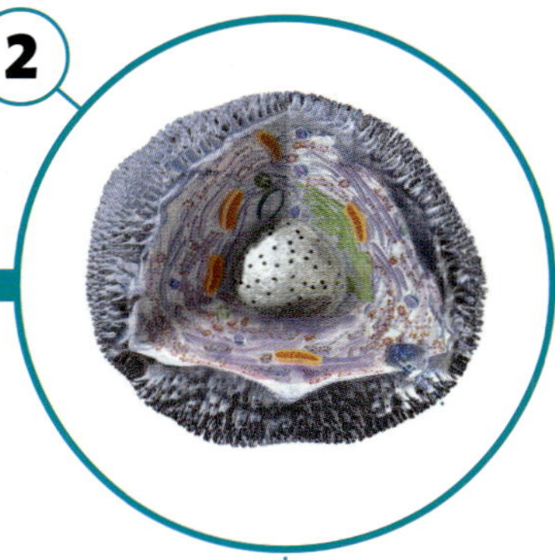

ZELLE

ZELLEN

Während Form und Größe der Zellen je nach Aufgabe variieren, sind ihre Grundmerkmale immer gleich: eine äußere Membran, Organellen, die im gallertartigen Zytoplasma schwimmen, und ein Zellkern, der die DNA enthält (s. S. 20–21). Zellen sind die lebenden Grundeinheiten des Körpers.

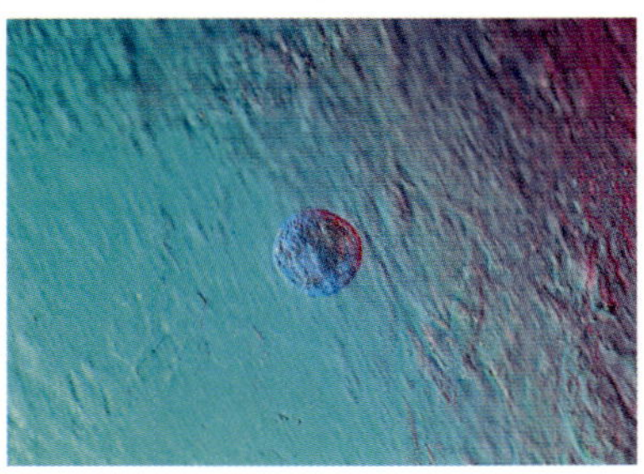

Stammzellen
Diese unspezifischen Zellen haben die einzigartige Fähigkeit, sich zu einer großen Zahl spezialisierter Gewebszellen, wie Muskel-, Gehirn- oder Blutzellen, zu differenzieren.

3

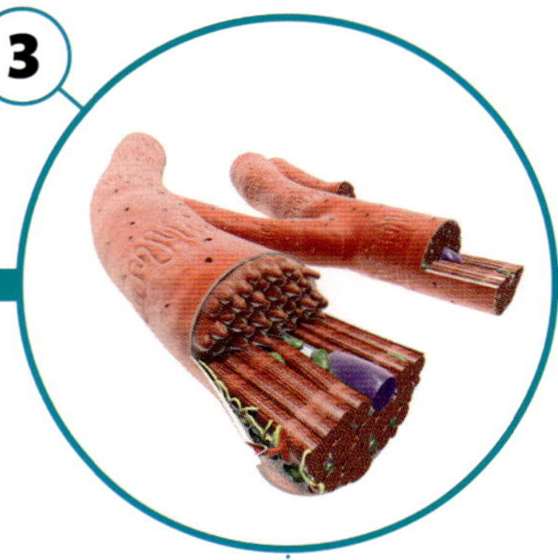

GEWEBE

HERZGEWEBE

Als eine von drei Muskelgewebearten ist das Herzgewebe nur in den Herzwänden zu finden. Seine Zellen kontrahieren gleichzeitig, damit sich das Herz zusammenziehen und Blut pumpen kann, und sie stellen als Netzwerk sicher, dass das Pumpen präzise koordiniert ist.

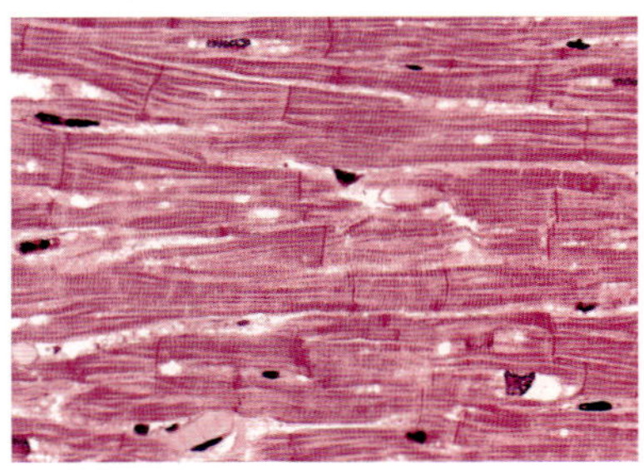

Muskelfasern
Die Zellen, oder Fasern, im Herzgewebe sind lang und zylindrisch und haben Fortsätze, an denen sie sich mit anderen Zellen zu einem Netzwerk verbinden.

4

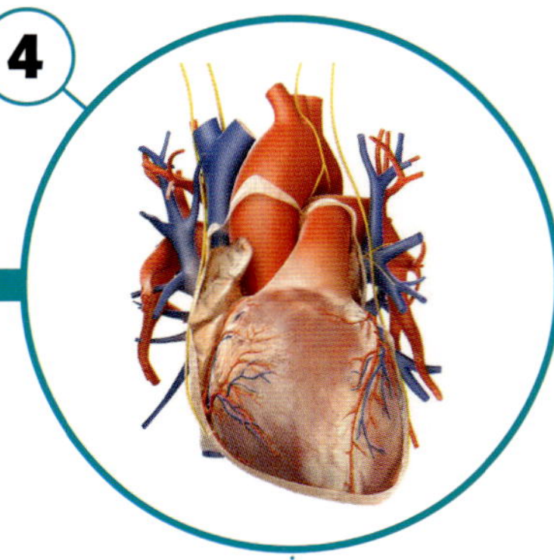

ORGAN

HERZ

Wie andere Organe besteht das Herz aus verschiedenen Gewebearten. Dazu gehören außer dem Herzmuskelgewebe das Bindegewebe, das das Herz schützt und die anderen Gewebe zusammenhält, sowie das Epithelgewebe, das die Herzkammern auskleidet und die Herzklappen bedeckt.

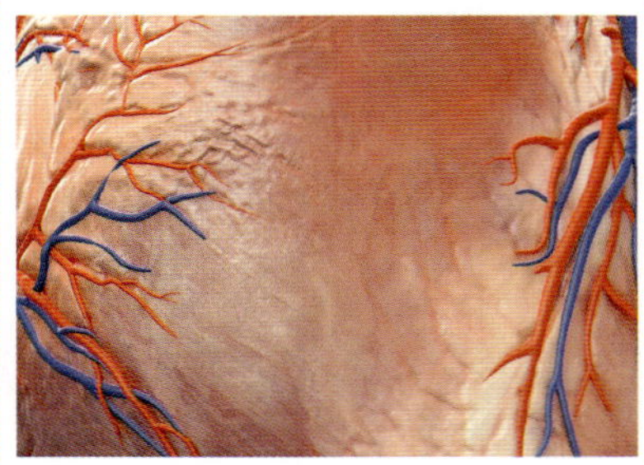

Komplexe Struktur
Mithilfe der muskulösen Herzwände wird das Blut durch die vier Herzkammern gepumpt. Das Herz ist mit einem weitläufigen Netz aus Venen und Arterien verbunden.

75 Billionen

Die **Zahl aller Zellen**, aus denen der durchschnittliche **menschliche Körper** besteht.

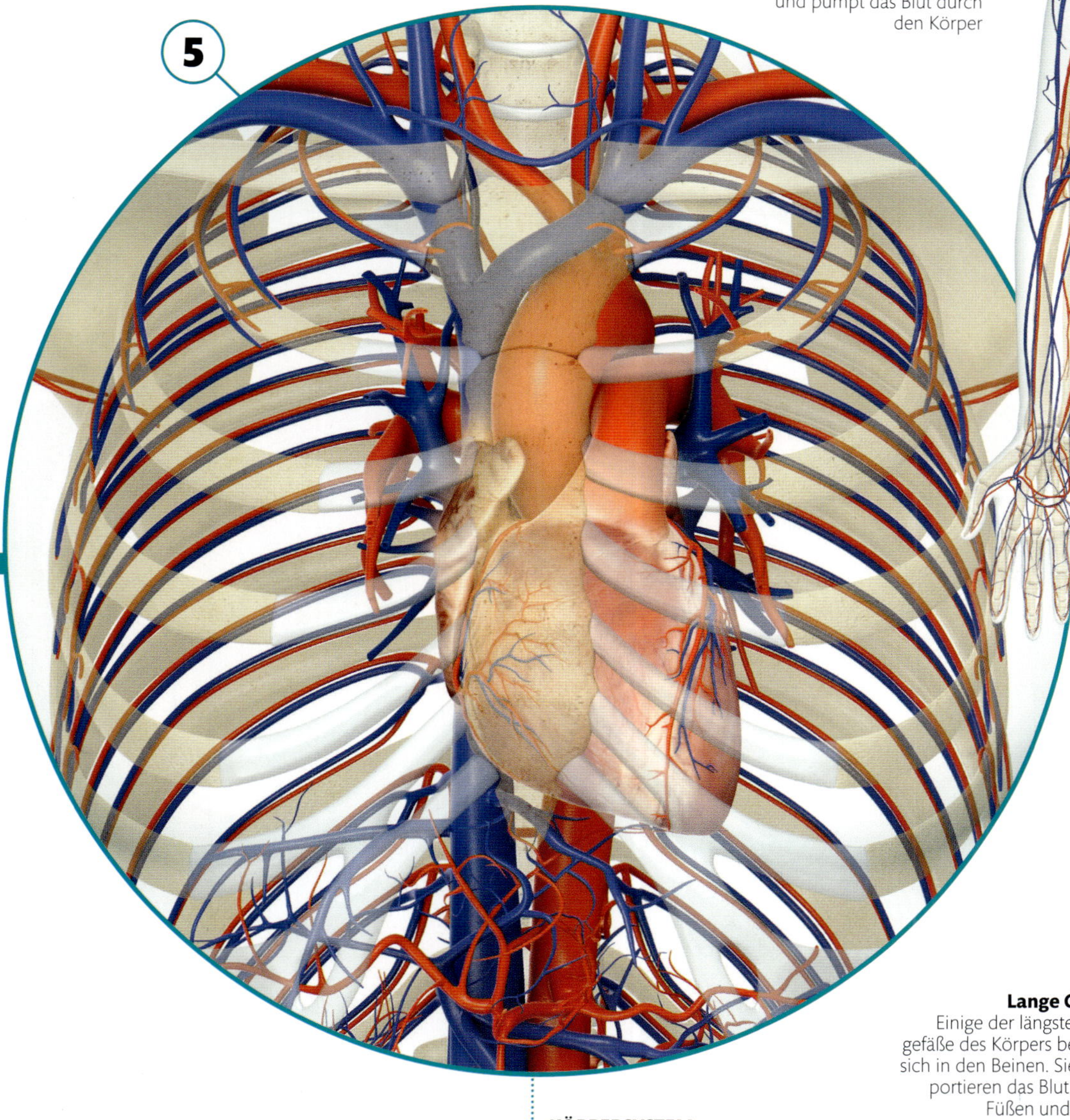

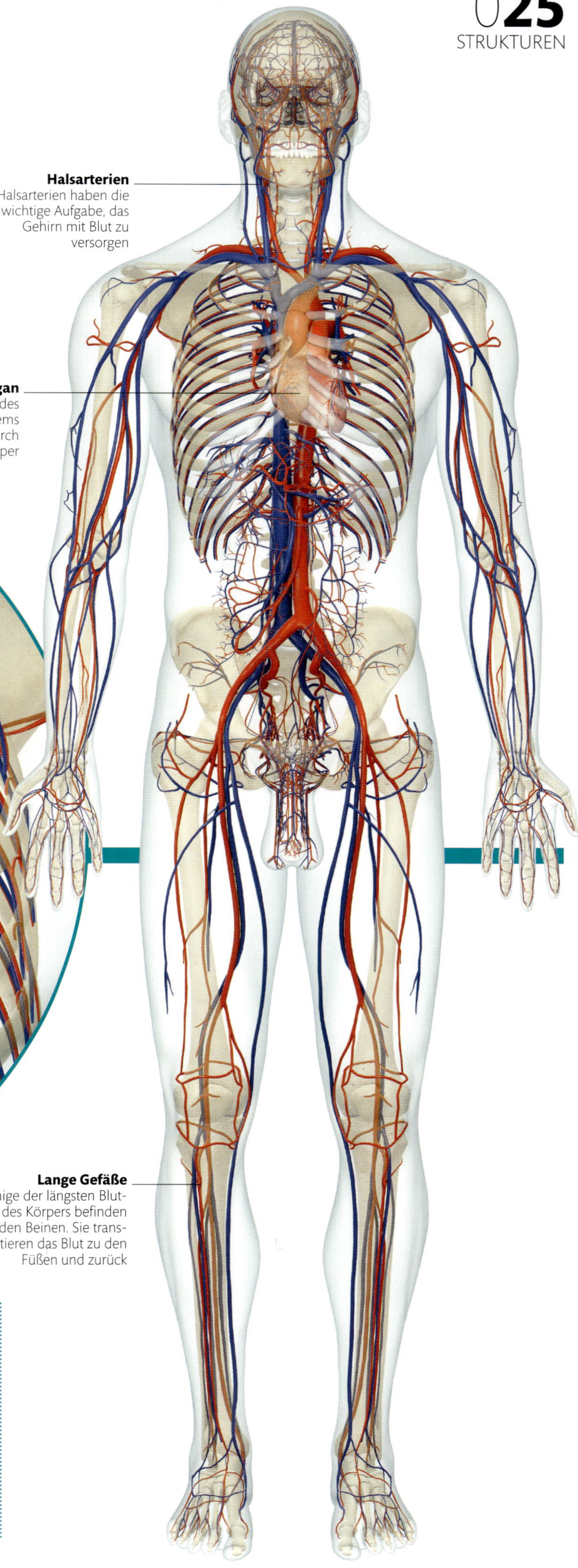

KÖRPERSYSTEM

HERZ-KREISLAUF-SYSTEM

Herz, Blut und Blutgefäße – Arterien (rot) und Venen (blau) – bilden zusammen das Herz-Kreislauf-System. Als wichtigstes Transportsystem des Körpers pumpt es Blut durch den Körper, versorgt die Gewebszellen der zehn weiteren Körpersysteme mit Nährstoffen und transportiert ihre Stoffwechselprodukte ab: Körperhülle (Haut, Haare, Nägel), Knochenbau, Muskulatur, Nerven-, endokrines und lymphatisches System, Verdauungs- und Harnsystem, Atmung und Fortpflanzung. Das Herz-Kreislauf-System ist aber ebenso von den anderen Systemen abhängig, um normal funktionieren zu können. Die Atmung beispielsweise versorgt das Blut mit Sauerstoff, das Nervensystem reguliert den Herzschlag, und das Verdauungssystem versorgt den Körper mit energiereichem »Treibstoff« (s. S. 26–27).

KÖRPERSYSTEME

Der menschliche Körper kann Nahrung verdauen, denken, sich bewegen, sich sogar reproduzieren und so neues Leben schaffen. Jede Aufgabe wird von einem anderen Körpersystem durchgeführt – eine Gruppe von Organen und Geweben arbeitet gemeinsam daran. Gesundheit und Effizienz erfordern jedoch das reibungslose Zusammenspiel aller Körpersysteme.

WECHSELWIRKUNGEN

Ihr Körper ist aktiv. Sie atmen, Ihr Herz schlägt, Ihr Blutdruck zeigt normale Werte. Sie sind wach und aufmerksam. Wenn Sie zu laufen begännen, würden spezialisierte Zellen, genannt Chemorezeptoren, eine veränderte metabolische Anforderung Ihres Körpers wahrnehmen und dem Gehirn signalisieren, Adrenalin freizusetzen. Das wiederum hätte einen beschleunigten Herzschlag zur Folge, damit mehr Sauerstoff in die Muskulatur gepumpt werden könnte. Nach einer Weile würden Zellen im Hypothalamus eine Erhöhung der Körpertemperatur wahrnehmen und das Signal an die Haut senden, Schweiß zu produzieren, der Sie durch seine Verdunstung abkühlen würde.

Die einzelnen Körpersysteme sind durch ein komplexes Netzwerk aus positiven und negativen Rückkopplungsschleifen miteinander verbunden. Diese benutzen Signalmoleküle, z. B. Hormone, und elektrische Nervenimpulse zur Kommunikation und Aufrechterhaltung des körperlichen Gleichgewichts. Das Zusammenspiel der Systeme wird hier anhand von Beispielen erläutert.

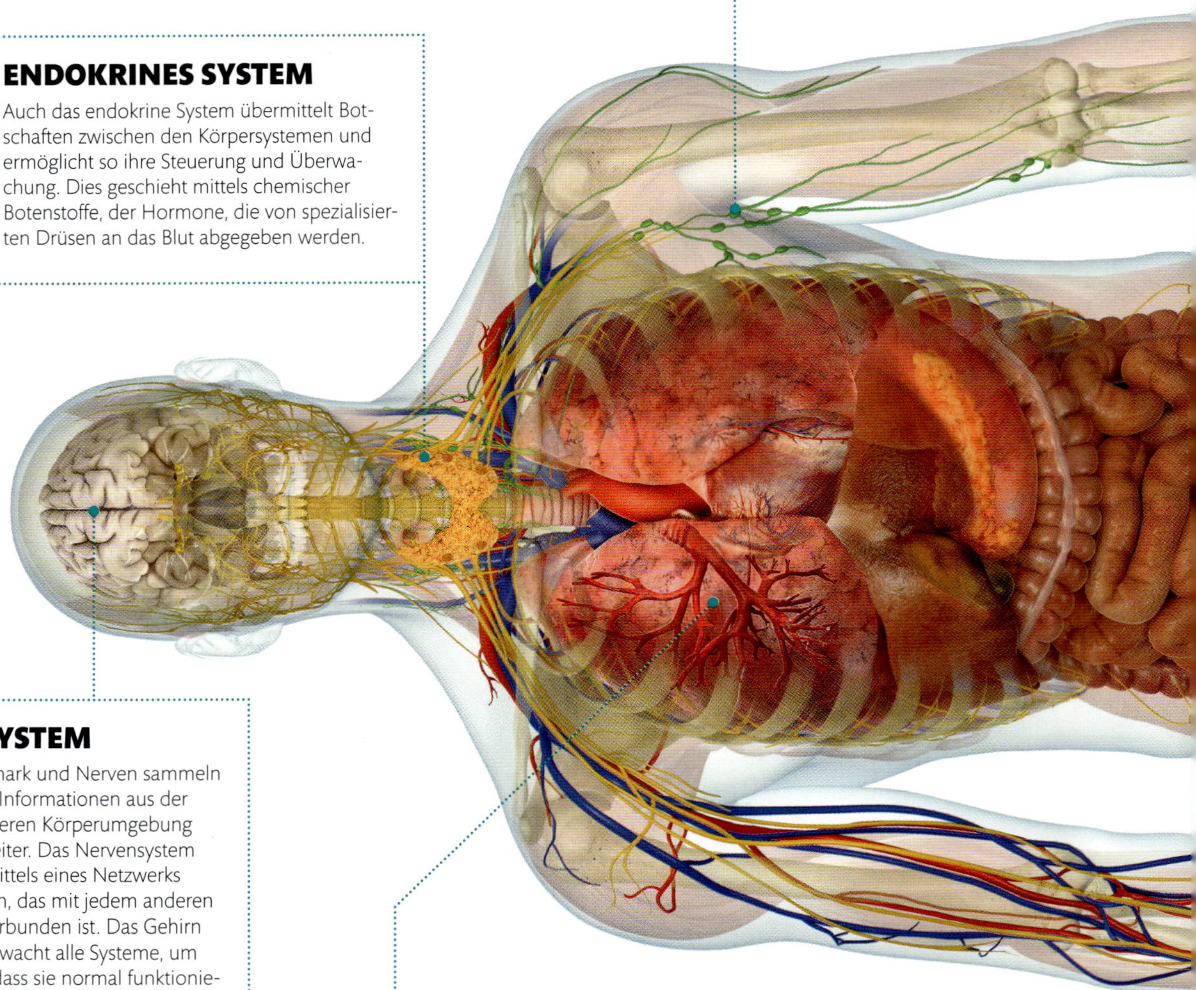

LYMPHATISCHES SYSTEM

Das lymphatische System besteht aus einem Netzwerk von Gefäßen und Knoten, das Flüssigkeit aus den Kapillaren ableitet und wieder an die Venen abgibt. Seine Hauptfunktionen sind die Aufrechterhaltung des Flüssigkeitsgleichgewichts im Herz-Kreislauf-System und der Transport von Immunzellen aus dem Immunsystem. Der Lymphfluss entsteht durch Kontraktion und Entspannung der glatten Muskulatur.

ENDOKRINES SYSTEM

Auch das endokrine System übermittelt Botschaften zwischen den Körpersystemen und ermöglicht so ihre Steuerung und Überwachung. Dies geschieht mittels chemischer Botenstoffe, der Hormone, die von spezialisierten Drüsen an das Blut abgegeben werden.

NERVENSYSTEM

Gehirn, Rückenmark und Nerven sammeln und verarbeiten Informationen aus der inneren und äußeren Körperumgebung und leiten sie weiter. Das Nervensystem kommuniziert mittels eines Netzwerks von Nervenzellen, das mit jedem anderen Körpersystem verbunden ist. Das Gehirn steuert und überwacht alle Systeme, um sicherzustellen, dass sie normal funktionieren und optimal versorgt sind.

ATMUNG

Jede Zelle im Körper benötigt Sauerstoff und den Abtransport ihres Stoffwechselprodukts Kohlendioxid – gleich welchem System sie angehört. Dies wird durch die Atmung ermöglicht, bei der Luft in die Lungen gesogen wird, wo der passive Stoffaustausch zwischen Luft und Blut stattfindet. Das Herz-Kreislauf-System sorgt für den Transport von Sauerstoff und Kohlendioxid zwischen den Zellen und den Lungen.

STEUERUNG DES HERZENS

Herztätigkeit und -leistung werden von Nerven des sympathischen und parasympathischen Systems gesteuert (s. S. 361). Sympathische Nerven setzen chemische Stoffe frei, die die Herzfrequenz und die Kontraktionskraft des Herzmuskels erhöhen. Der Vagusnerv des parasympathischen Systems verströmt einen Stoff, der die Herzfrequenz verlangsamt und die Leistung verringert.

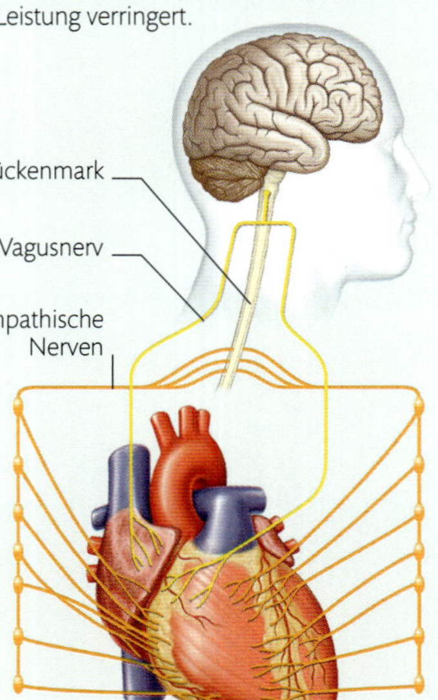

EIN- UND AUSATMEN

Die Mechanik der Atmung beruht auf dem Wechselspiel zwischen Atmungsorganen und Muskulatur. Zusammen mit drei Hilfsmuskeln kontrahieren Zwischenrippenmuskulatur und Zwerchfell, um das Volumen des Brustkorbs zu erhöhen (s. S. 350–351). Durch den Unterdruck wird Luft eingesogen. Wieder andere Muskeln erzwingen durch schnelles Kontrahieren die Ausatmung; der Brustkorb zieht sich zusammen, die Luft wird ausgetrieben.

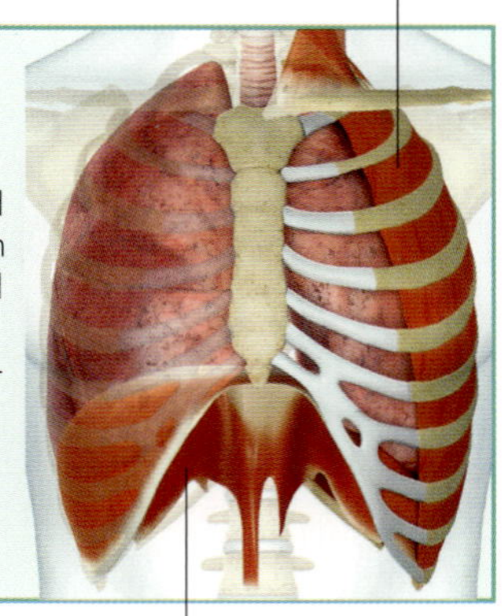

VERDAUUNGSSYSTEM

Jede Zelle benötigt neben Sauerstoff auch Nährstoffe, um den Zellstoffwechsel aufrechtzuerhalten. Das Verdauungssystem spaltet und verarbeitet die Nahrung, die wir aufnehmen, sodass die Nährstoffe aus dem Darm absorbiert und an den Blutstrom abgegeben werden können, der sie dann zu den Zellen der einzelnen Körpersysteme transportiert.

MUSKULATUR

Die Muskulatur besteht aus drei Muskelarten: Skelettmuskulatur, glatte Muskulatur und Herzmuskulatur. Sie ist verantwortlich für die Bewegung des Körpers – auch innerhalb der Körpersysteme. Die glatte Muskulatur hilft z. B. dem Verdauungssystem, die Nahrung über die Speiseröhre in den Magen und weiter in Darm und Enddarm zu befördern. Auch die Atmung würde ohne die Thoraxmuskulatur, die durch Kontraktion Luft in die Lungen treibt, nicht funktionieren.

BLUTZIRKULATION

Die Venen des Herz-Kreislauf-Systems nutzen die Bewegung der Skelettmuskulatur für den Transport sauerstoffarmen Blutes aus den Extremitäten zum Herzen (s. S. 363). Wie hier gezeigt, komprimieren die Muskeln des Unterschenkels durch Kontraktion die Vene; das Blut wird nach oben gedrückt. Entspannt sich die Muskulatur, verhindern die Venenklappen den Rückfluss des Blutes, und die Vene füllt sich wieder mit Blut von unten. Nach diesem Prinzip funktioniert auch der Transport der Lymphe, die mithilfe von Muskelkontraktionen durch die Lymphgefäße befördert wird (s. S. 366).

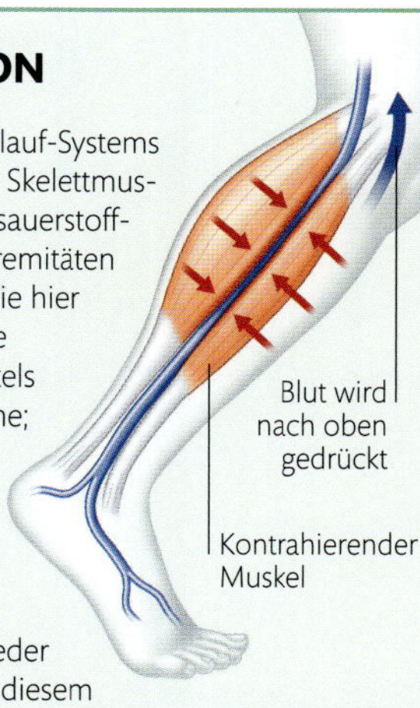

KNOCHENBAU

Zu diesem System gehören neben den Knochen auch Knorpel, Sehnen und Bänder, die zusammen dem Körper Struktur verleihen und Schutz bieten. Es umschließt einen Großteil des Nervensystems in einem schützenden Schädel und in der Wirbelsäule sowie die lebenswichtigen Organe wie Herz und Lungen im Brustkorb. Der Knochenbau unterstützt zudem das Herz-Kreislauf- und das Immunsystem durch die Produktion roter und weißer Blutzellen.

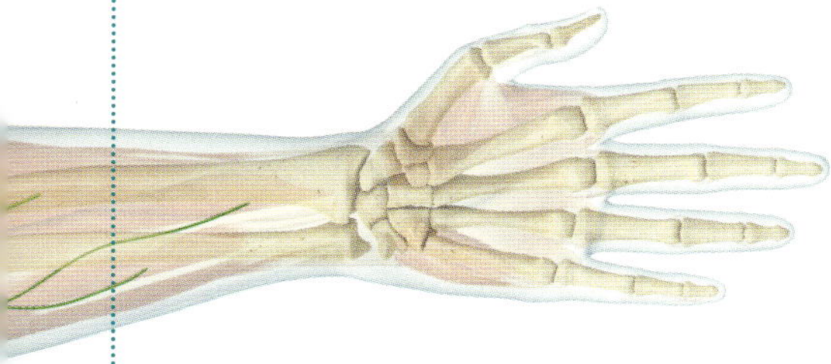

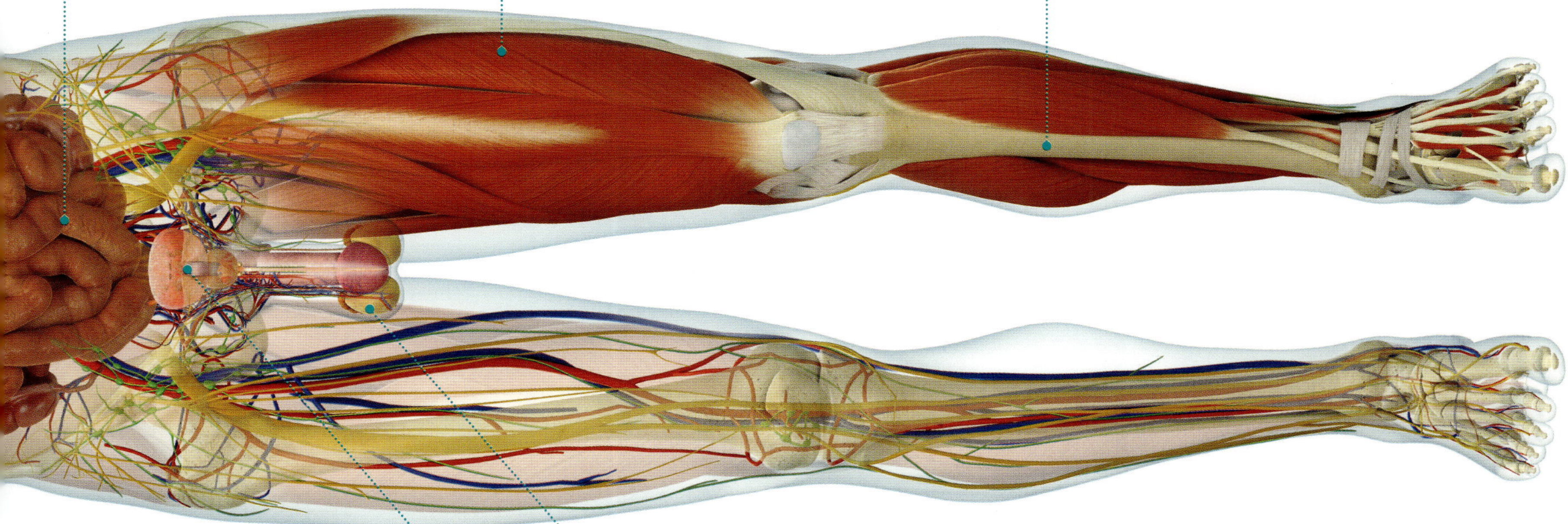

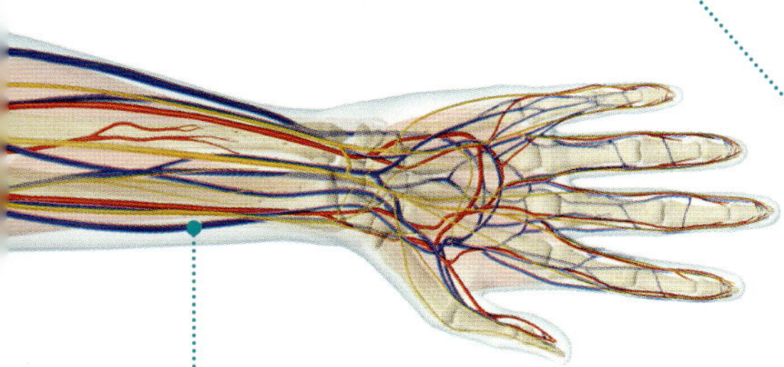

FORTPFLANZUNGSSYSTEM

Das Fortpflanzungssystem ist nicht unverzichtbar für die Aufrechterhaltung der Lebensfunktionen. Die Hoden des Mannes wie auch die Eierstöcke der Frau produzieren Gameten in Form von Spermien und Eizellen, die miteinander verschmelzen und einen Embryo zeugen. Hoden und Eierstöcke produzieren die Geschlechtshormone Testosteron und Östrogen und sind so auch Bestandteil des endokrinen Systems.

HARNPRODUKTION

Die Nieren sind die Schlüsselorgane im Wechselspiel zwischen Harn- und Herz-Kreislauf-System (s. S. 389). Der Harn entsteht bei der Filterung des Blutes in den Funktionseinheiten der Niere, den Nephronen. Dort wird das Blut durch einen Glomerulus (kapillares Gefäßknäuel) gedrückt und von dessen Membranen gefiltert. Das Filtrat passiert eine Reihe von Nierenkanälchen (Tubuli). Dabei werden Glukose, Salz und Wasser in den Blutstrom resorbiert, die verbleibenden Substanzen als Harn ausgeschieden.

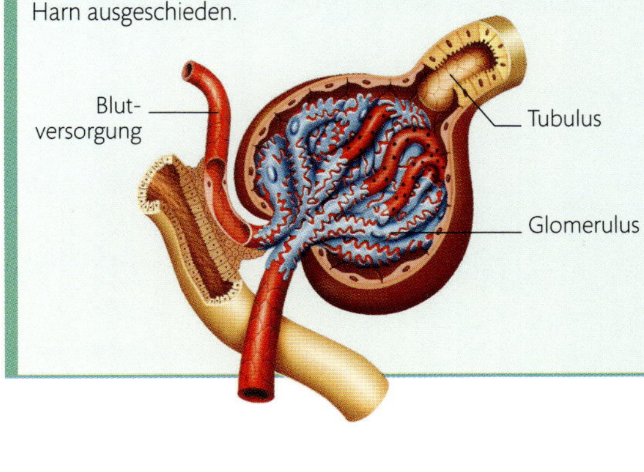

HERZ-KREISLAUF-SYSTEM

Das Herz-Kreislauf-System nutzt das Blut, um Sauerstoff aus dem Atemtrakt und Nährstoffe aus dem Verdauungssystem zu den Zellen jedes Körpersystems zu transportieren. Auch der Abtransport der Stoffwechselprodukte von den Zellen erfolgt über den Blutstrom. Das muskulöse Herz ist das Zentrum dieses Systems und pumpt das Blut durch die Blutgefäße.

HARNSYSTEM

Das Harnsystem entsorgt viele der Abfallprodukte aus den anderen Körpersystemen, etwa dem Verdauungssystem. Dies geschieht mittels Filterung des Blutes durch die Nieren. Der dadurch entstehende Harn wird in der Blase gesammelt und durch die Harnröhre aus dem Körper geleitet. Die Nieren unterstützen auch das Herz-Kreislauf-System bei der Aufrechterhaltung des Blutdrucks durch die Regulierung der Flüssigkeitsresorption ins Blut.

Anatomie

Der menschliche Körper ist eine »lebende Maschine« mit vielen komplexen Funktionseinheiten. Um seine Funktionsweise zu verstehen, ist es notwendig, den Aufbau der Körpersysteme zu kennen. Fortschrittliche Technologien ermöglichen es uns, durch die äußeren Schichten hindurch die Wunder im Inneren zu entdecken.

02

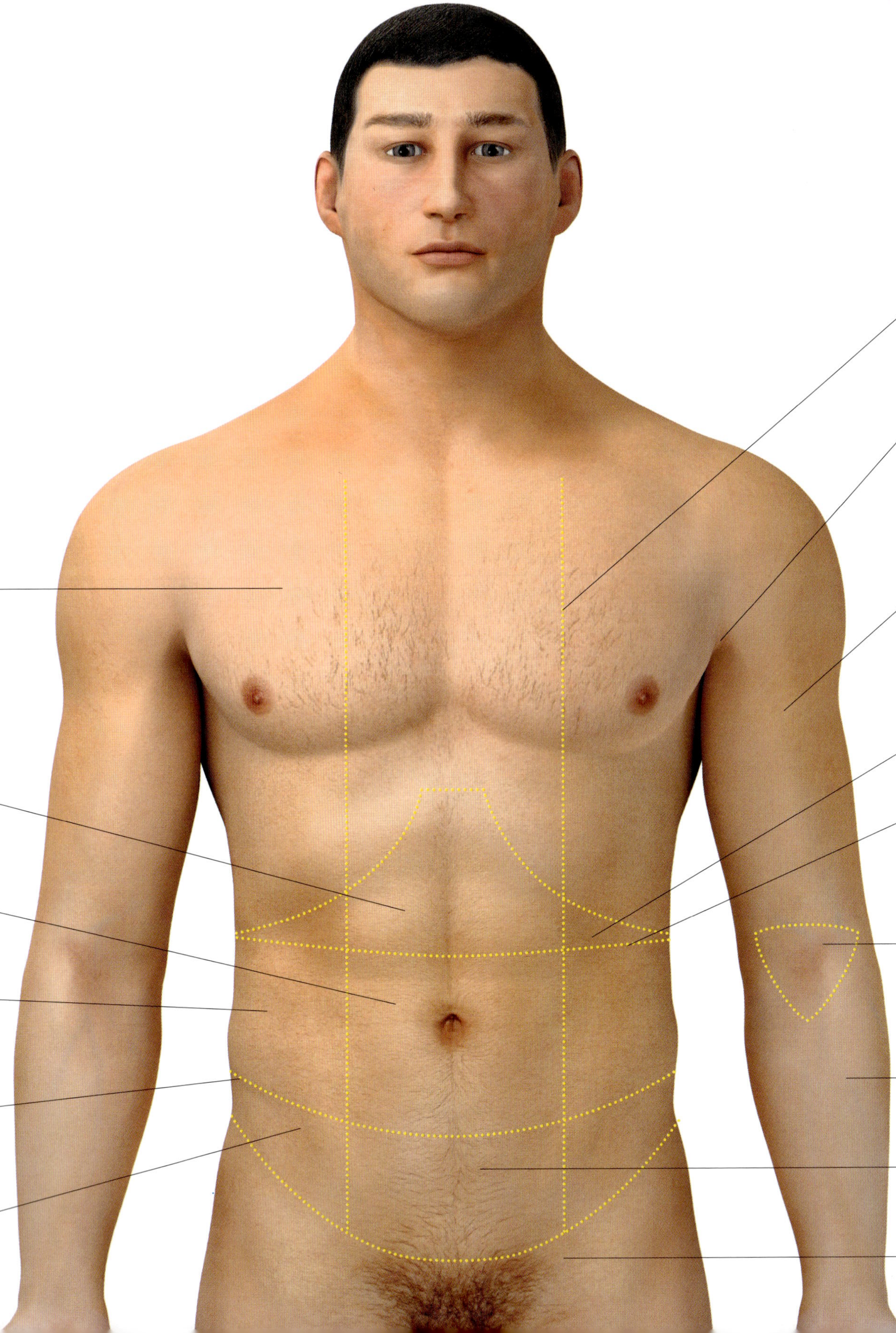
Pectoralbereich
Die Brust; manchmal ist auch nur der obere Brustbereich gemeint, wo der Brustmuskel liegt
Epigastrum
Oberbauch, Bereich zwischen transpylorischer Ebene und den Rippenbögen; auch Magengrube genannt
Umbilicalbereich
Zentralbereich des Bauches um den Nabel herum
Lumbalbereich
Bezieht sich auf die Seiten der Bauchdecke zwischen der transpylorischen und der Intertubercularebene
Intertubercularebene
Diese Ebene verläuft durch die Knochenvorsprünge der Beckenknochen (Tuberculum ilicum) und liegt auf Höhe des 5. Lendenwirbels
Iliacalbereich
Die seitliche Region unterhalb der Intertubercularebene, begrenzt durch die Medioklavikularlinie
Medioklavikularlinie
Eine Vertikallinie von der Mitte des Schlüsselbeins an abwärts
Axilla
Allgemein: die Achsel; präziser: der anatomische Raum unter der Schulter, der vorne vom großen Brustmuskel, hinten vom großen Rückenmuskel und nach innen vom Brustkorb begrenzt wird; gemeint ist aber der Bereich unter der Haut
Brachium anterior
»Anterior« bedeutet vorne, immer bezogen auf die hier gezeigte »anatomische Position«. »Brachium« bedeutet »Arm«, streng genommen ist damit nur der Oberarm von der Schulter bis zum Ellbogen gemeint
Hypochondrialbereich
Die seitliche Bauchregion unterhalb der Rippen
Transpylorische Ebene
Horizontalschnitt durch die Enden der 9. Rippenknorpel an den Rändern des Brustkorbs auf Höhe des 1. Lendenwirbels und des Magenausgangs (Pylorus)
Fossa cubitalis
Dreieckiger Bereich vor dem Ellbogen (anterior) nach oben hin durch die Linie zwischen den Gelenkknorren (Epikondylen) des Humerus begrenzt, im unteren Bereich von den Muskeln Pronator teres und Brachioradialis
Antebrachium anterior
Anatomisch und allgemein: der Unterarm zwischen Ellbogen und Handgelenk
Suprapubischer Bereich
Teil des Bauches oberhalb der Schambeine (Os pubis) des Beckens
Inguinalbereich
Bezieht sich auf die Leistengegend, dort trifft der Oberschenkel auf den Rumpf

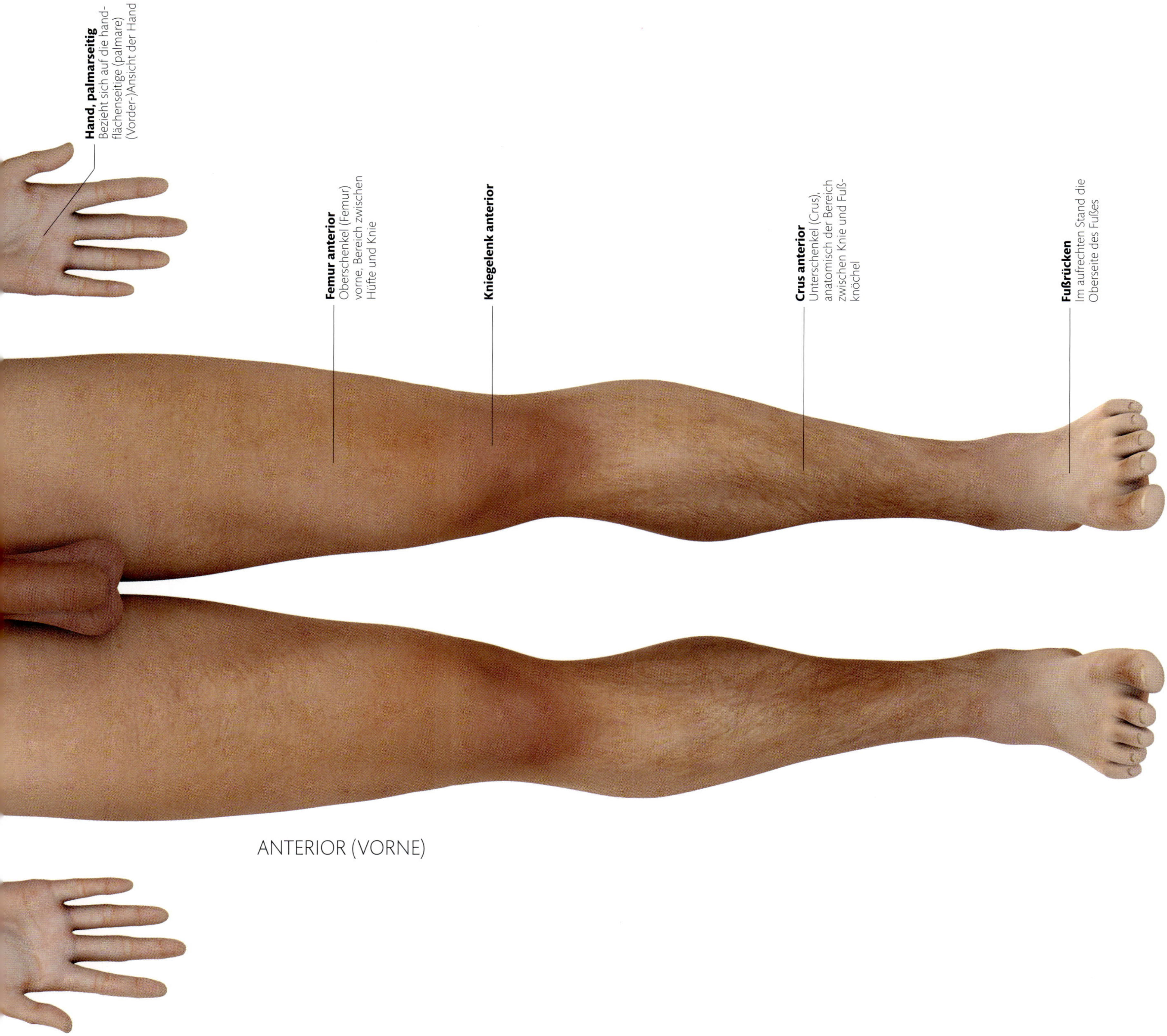

ANTERIOR (VORNE)

ANATOMISCHE TERMINOLOGIE

Die Sprache der Anatomie erlaubt es uns, die Struktur des menschlichen Körpers klar und präzise zu beschreiben. Es ist sehr nützlich, Körperteile und -bereiche, ebenso wie die Ebenen und Linien, die dazu benutzt werden, den Körper zu »kartografieren«, wesentlich genauer und detaillierter beschreiben zu können, als es im normalen Sprachgebrauch möglich wäre. Statt festzuhalten, dass die schmerzende Stelle des Patienten »irgendwo links vom Bauchnabel« sei, kann ein Arzt den Ort des Schmerzes wesentlich präziser als »im linken Lumbalbereich« definieren, und jeder andere Arzt wird sofort wissen, was genau gemeint ist.

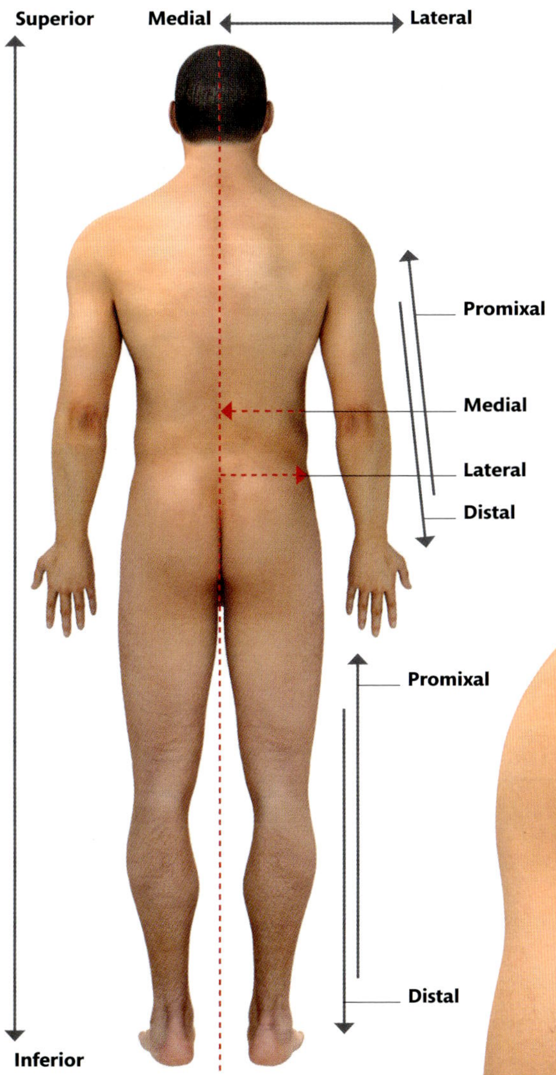

Lagebezeichnungen

Ebenso wie die Körperregionen durch genaue Bezeichnungen definiert werden, gibt es in der Anatomie auch Begriffe, die die Position verschiedener Strukturen eindeutig beschreiben. Diese Fachausdrücke beziehen sich immer auf die relative Lage der Strukturen zur »anatomischen Position« des Körpers, wie oben dargestellt. Medial und lateral bezeichnen die Lage in Relation zur Mittellinie bzw. zur Seite des Körpers. In der Vertikalen spricht man von superior (nach oben) oder inferior (nach unten). Proximal und distal sind nützliche Begriffe zur Beschreibung einer körpernahen bzw. körperfernen Position.

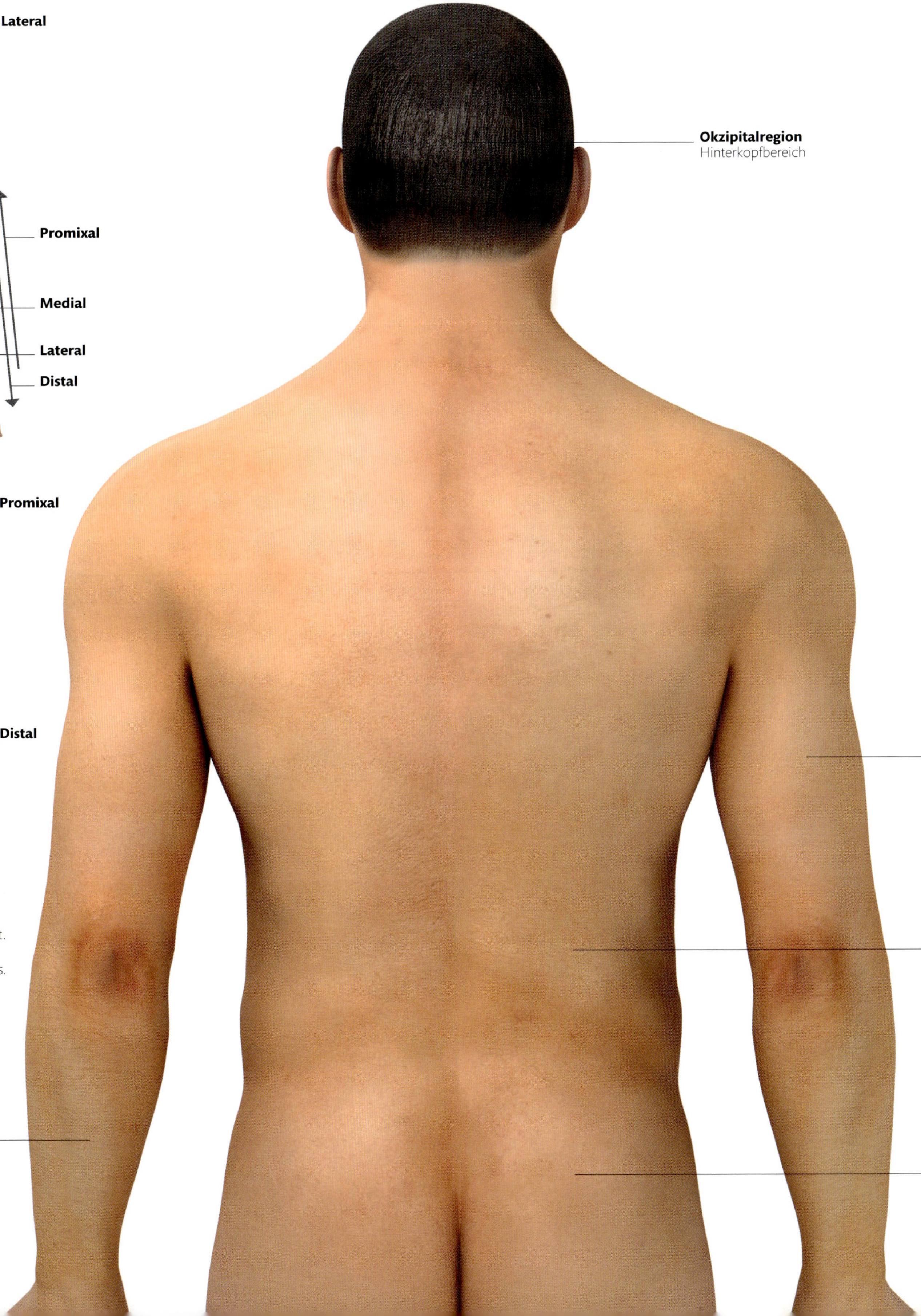

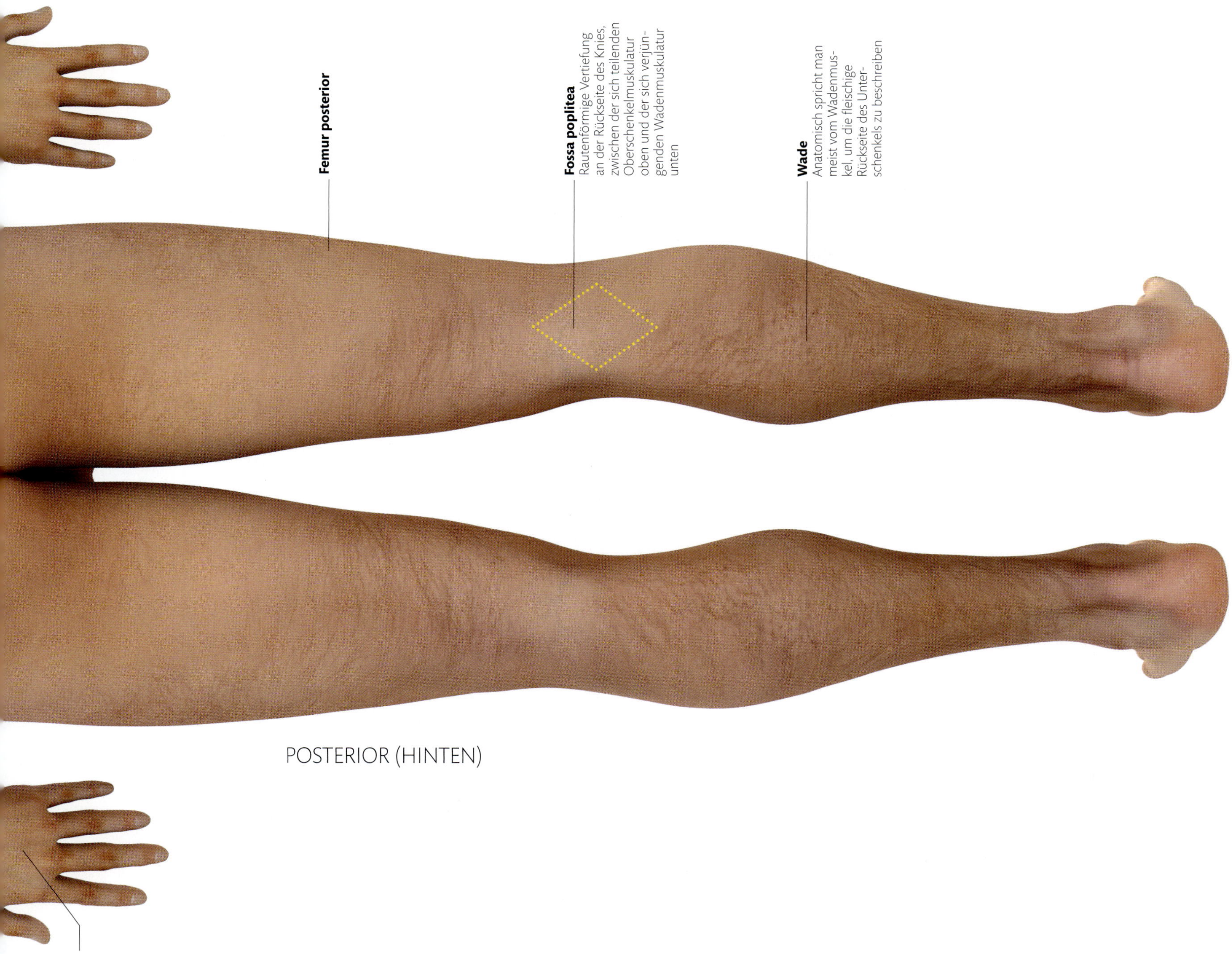

ANATOMISCHE TERMINOLOGIE

Diese Illustration zeigt einige Fachbegriffe, die breitere Regionen auf der Rückseite des Körpers und ihre relative Position beschreiben. Natürlich gibt es im alltäglichen Sprachgebrauch Namen für die größeren Strukturen – wie Schulter oder Hüfte. Wollen wir aber ins Detail gehen, reicht dieser oft nicht mehr aus. Anatomen haben deshalb Bezeichnungen für spezifische Strukturen festgelegt, die üblicherweise aus dem Lateinischen oder Griechischen stammen. Die folgenden Seiten zeigen die Anatomie von Kopf und Hals, Brustkorb, Bauch und Gliedmaßen. Die Fachbegriffe mögen ungewohnt, vielleicht sogar überflüssig erscheinen, aber sie ermöglichen eine genaue Beschreibung und eine eindeutige Kommunikation.

Transversalebene
Horizontaler Schnitt durch den Körper, teilt ihn in oberen und unteren Bereich

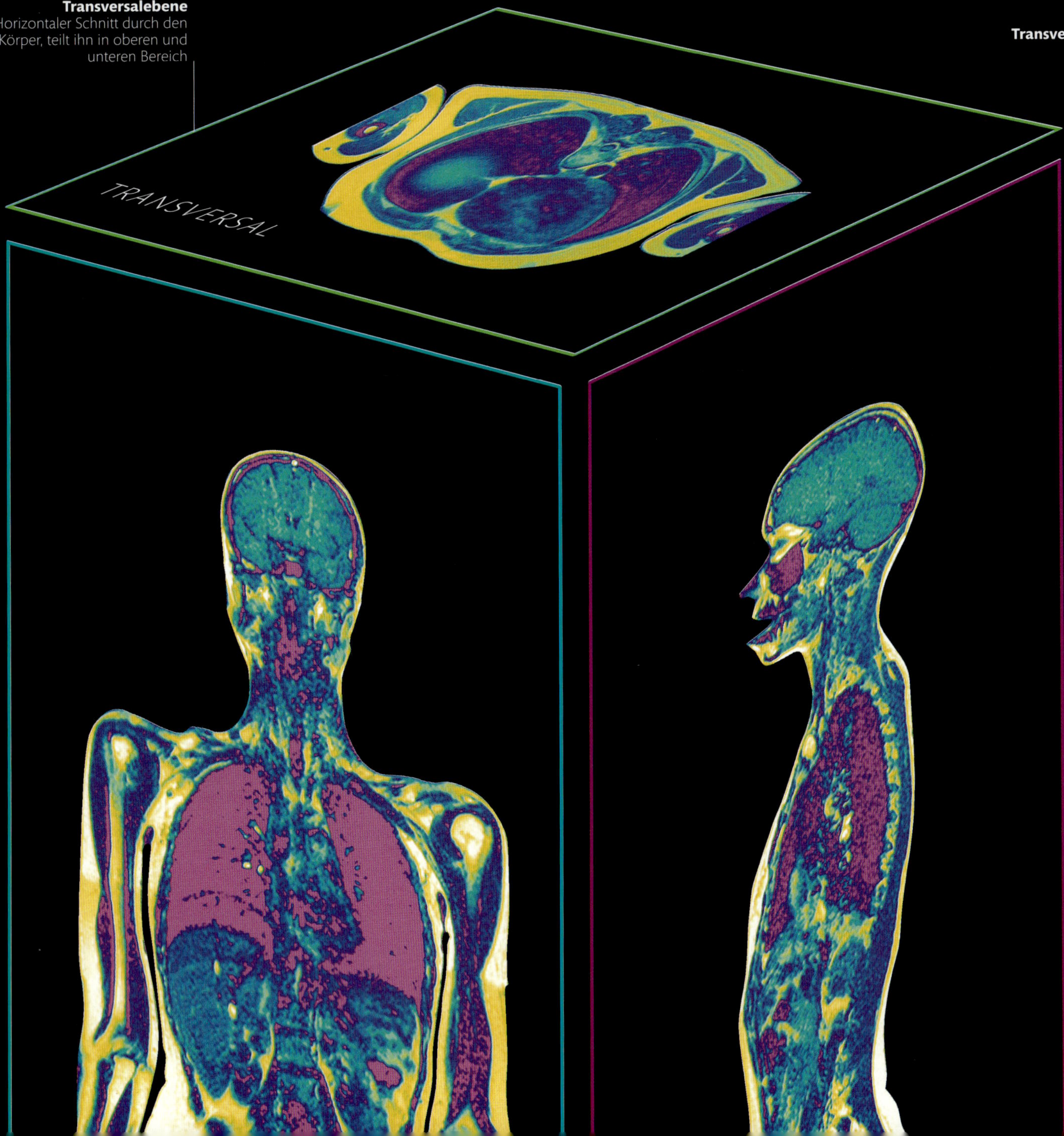

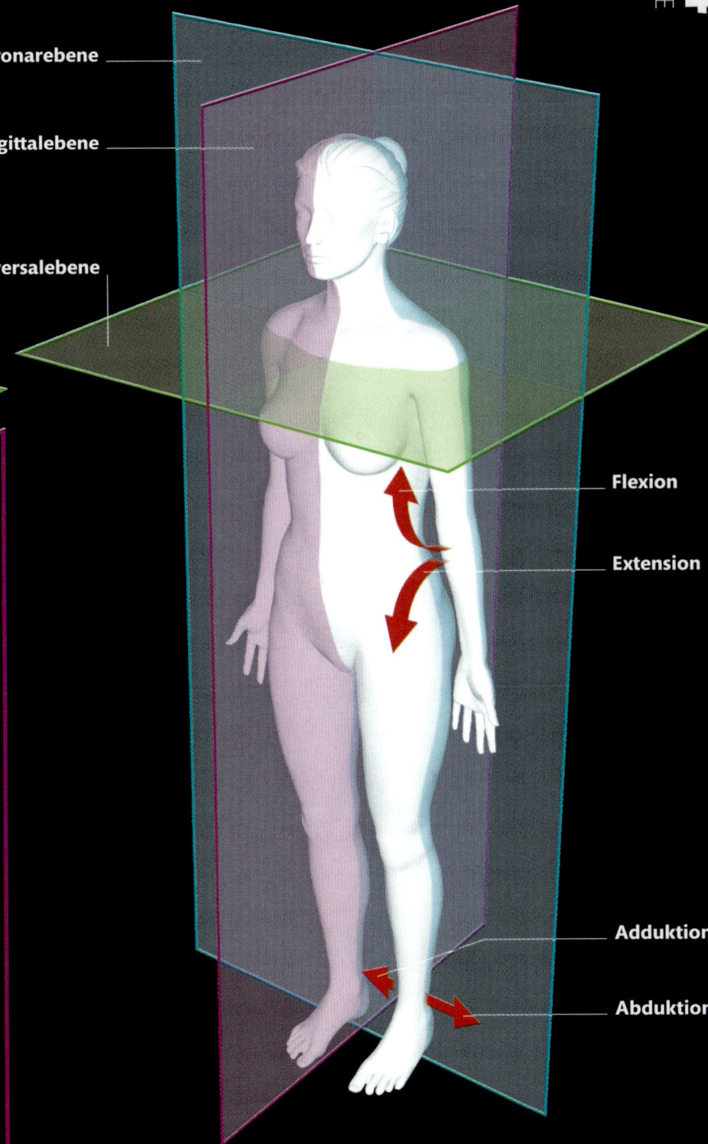

Anatomische Begriffe für Bewegungsrichtungen
Das Diagramm oben zeigt die drei Ebenen – sagittal, koronar und transversal –, die durch den Körper verlaufen. Links sind Beispiele echter MRT-Scans zu sehen, die Ansichten entlang dieser Ebenen zeigen. Das Bild oben enthält auch einige medizinische Fachbegriffe, die bestimmte Bewegungen von Körperteilen beschreiben: Die Flexion verkleinert den Winkel eines Gelenks, z. B. des Ellbogens, während ihn die Extension vergrößert; die Adduktion beschreibt die Bewegung der Gliedmaßen hin zur Sagittalebene, während die Abduktion die Bewegung in die Gegenrichtung beschreibt.

EBENEN UND **BEWEGUNG**

Die Anatomie des Menschen ist manchmal einfacher zu verstehen, wenn man den dreidimensionalen Körper in zweidimensionale Schnitte teilt. Computertomografie (CT) und Magnetresonanztomografie (MRT) sind Beispiele medizinischer Bildgebungsverfahren, die den Körper in Schnitte (Sektionen) unterteilen. Die räumliche Orientierung dieser Sektionen wird als sagittal, koronar oder transversal beschrieben. Präzise anatomische Begriffe werden auch benutzt, um die absolute und relative Position von Strukturen innerhalb des Körpers zu definieren (s. S. 30–33) und die Bewegung der Gelenke zu beschreiben (s. links). Manche Gelenke, wie Schulter oder Hüfte, erlauben die Rotation der Gliedmaßen um die eigene Achse. Eine besondere Form der Rotation zwischen den beiden Unterarmknochen erlaubt es uns, die Handflächen von einer vorwärts oder aufwärts gerichteten Position (Supination) in eine rückwärts oder abwärts gerichtete Position (Pronation) zu bewegen.

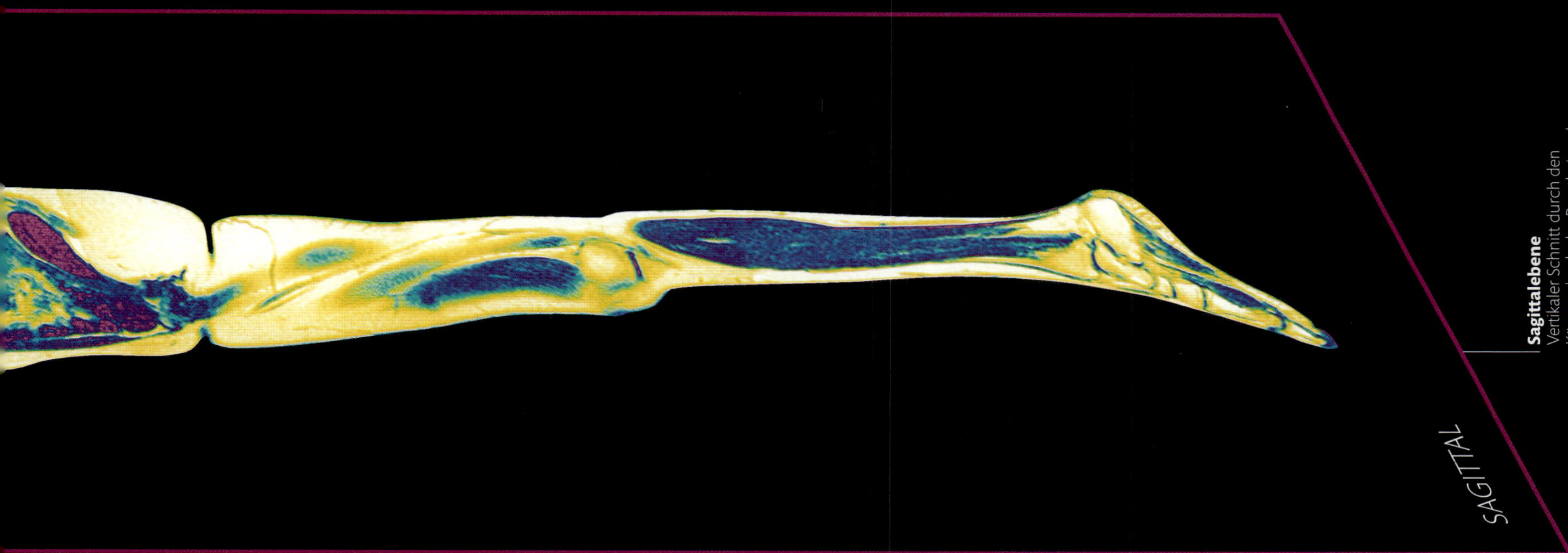

Sagittalebene
Vertikaler Schnitt durch den Körper, durch das Brustbein oder parallel dazu

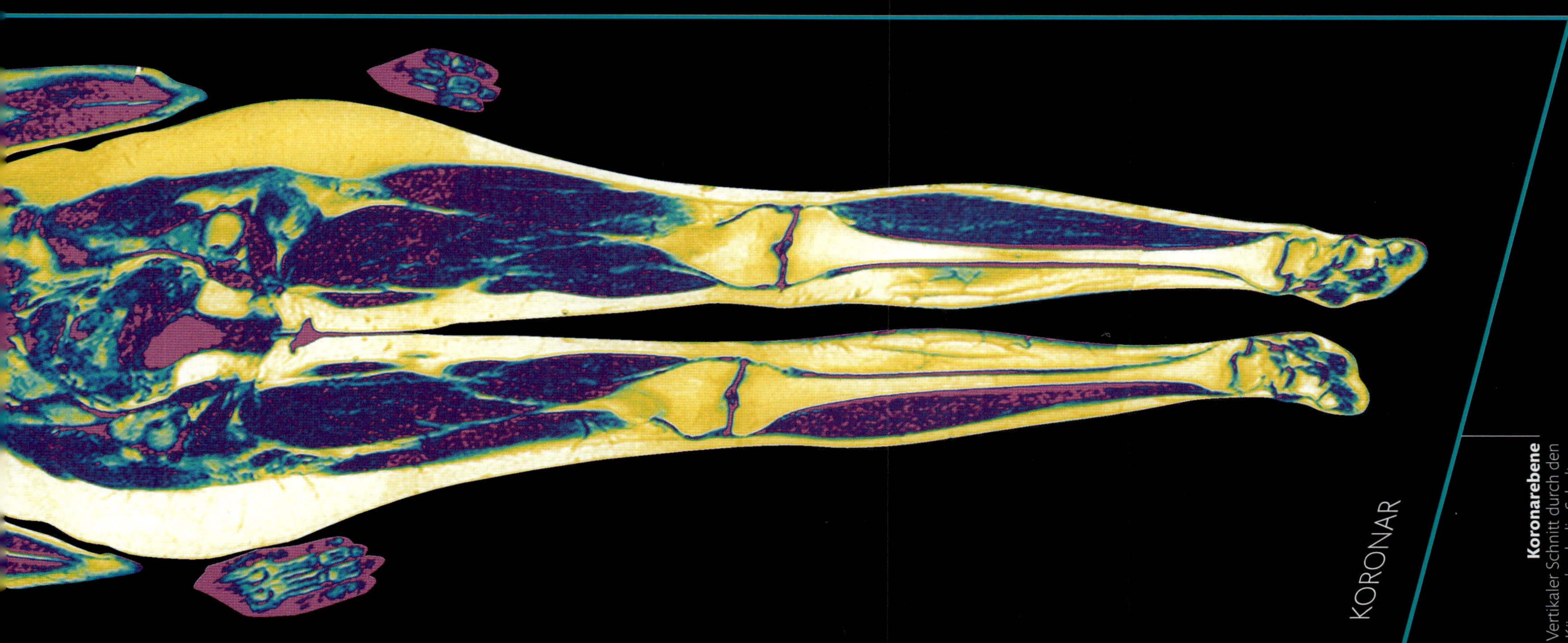

Koronarebene
Vertikaler Schnitt durch den Körper, durch die Schultern oder parallel dazu

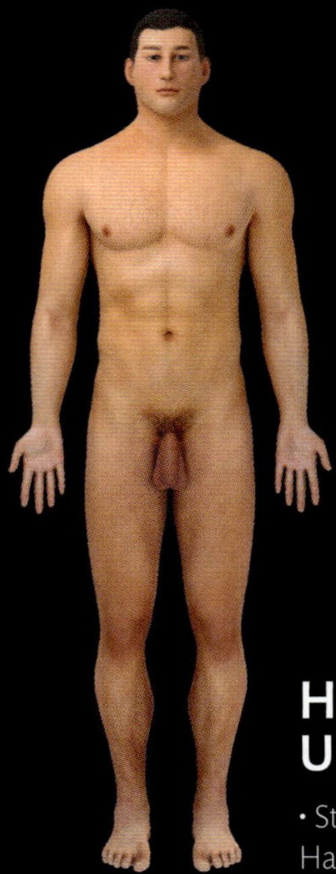

HAUT, NÄGEL UND HAARE

- Struktur der Haut, Nägel und Haare S. 38–39

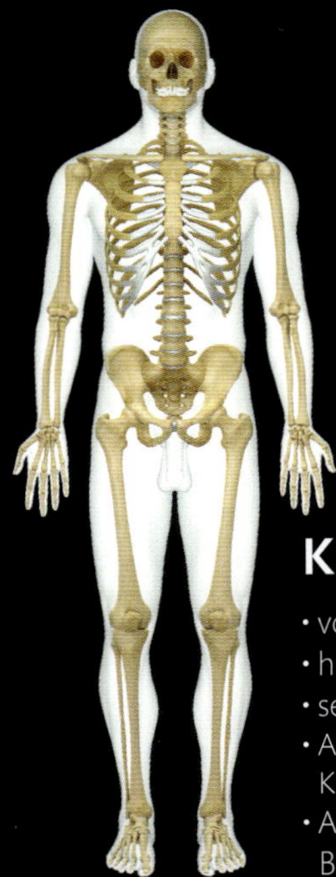

KNOCHENBAU

- vorne S. 40–41
- hinten S. 42–43
- seitlich S. 44–45
- Aufbau der Knochen und Knorpel S. 46–47
- Aufbau der Gelenke und Bänder S. 48–49

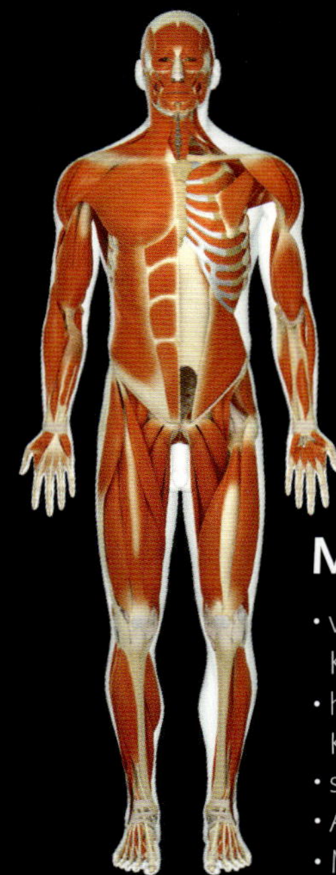

MUSKULATUR

- vorne (obere Schichten rechte Seite des Körpers; tiefe Schichten linke Seite) S. 50–51
- hinten (obere Schichten rechte Seite des Körpers; tiefe Schichten linke Seite) S. 52–53
- seitlich S. 54–55
- Ansatz und Ursprung S. 56–57
- Muskelaufbau S. 58–59

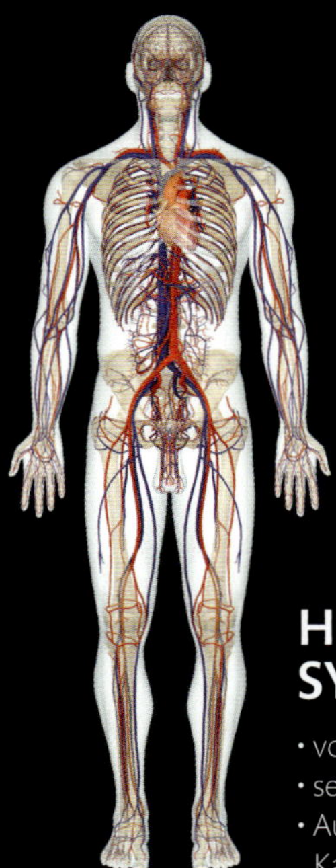

HERZ-KREISLAUF-SYSTEM

- vorne S. 68–69
- seitlich S. 70–71
- Aufbau von Arterien, Venen und Kapillaren S. 72–73

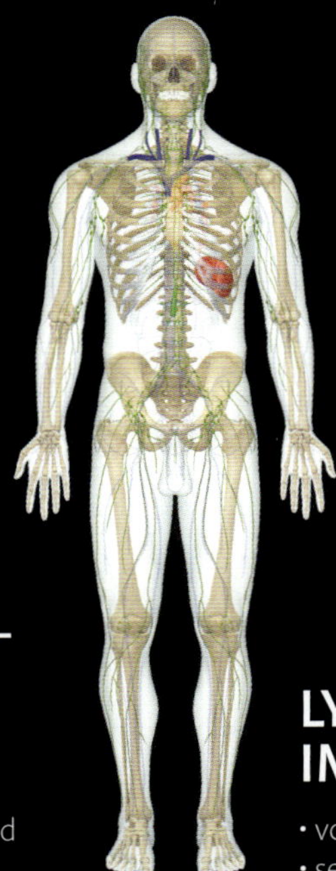

LYMPH- UND IMMUNSYSTEM

- vorne S. 74–75
- seitlich S. 76–77

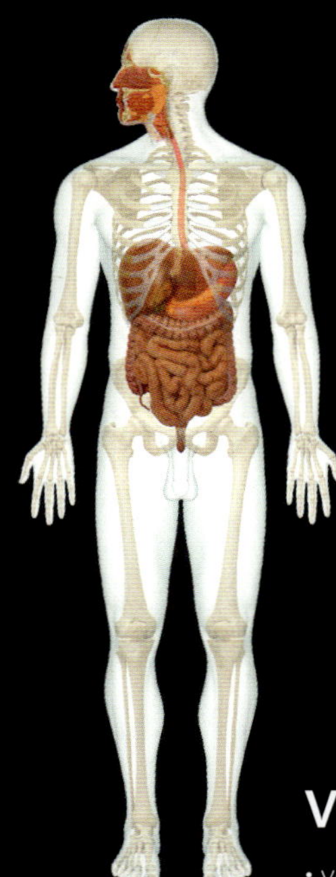

VERDAUUNGSSYSTEM

- vorne S. 78–79

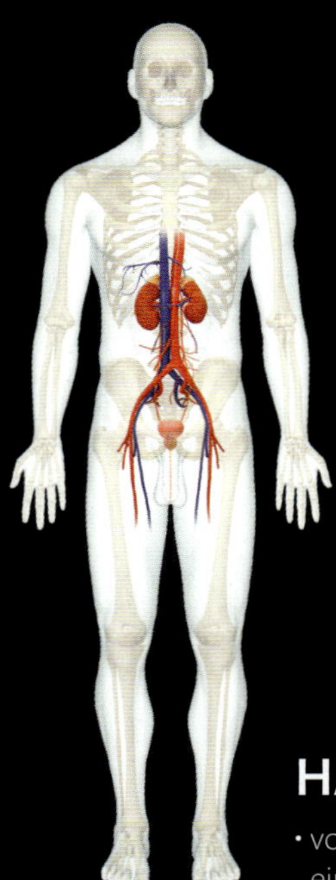

HARNSYSTEM

- vorne (Hauptbild männlich, eingeklinkt weiblich) S. 80–81

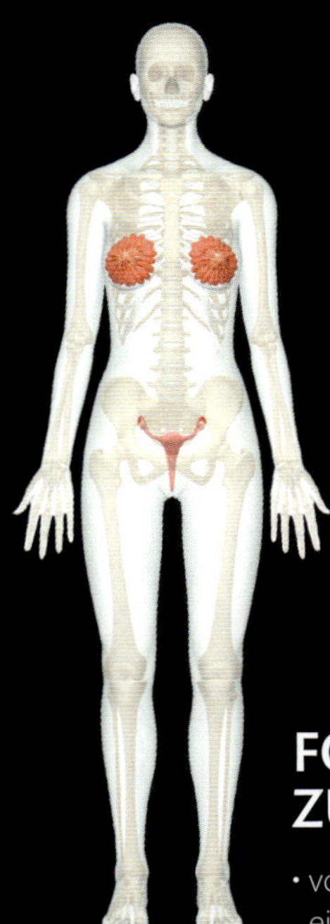

FORTPFLANZUNGSSYSTEM

- vorne (Hauptbild weiblich, eingeklinkt männlich) S. 82–83

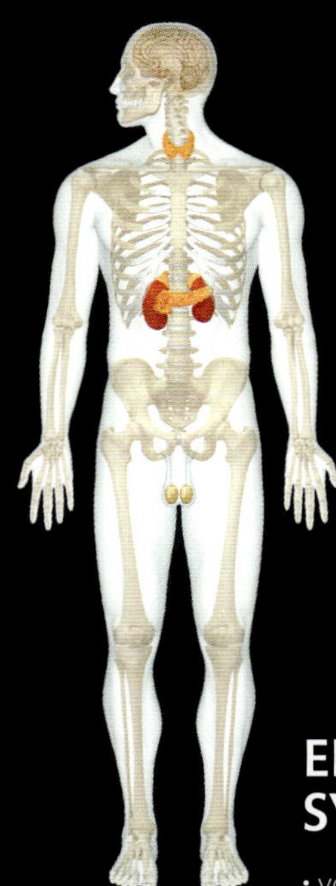

ENDOKRINES SYSTEM

- vorne S. 84–85

KÖRPER-SYSTEME

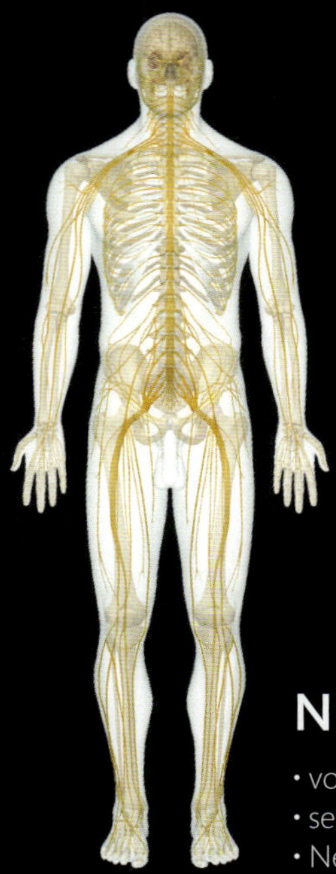

NERVENSYSTEM

- vorne S. 60–61
- seitlich S. 62–63
- Nervenstruktur S. 64–65

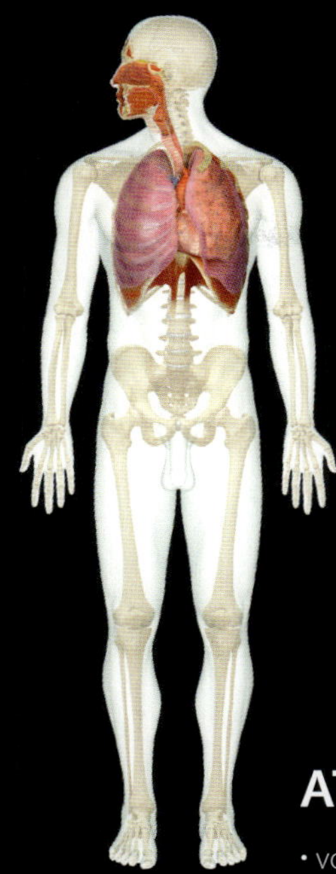

ATEMTRAKT

- vorne S. 66–67

Der Körper verfügt über elf Hauptsysteme. Keines dieser Systeme funktioniert für sich allein. So arbeiten das endokrine und das Nervensystem eng zusammen, ebenso der Atemtrakt und das Herz-Kreislauf-System. Um den Körperbau und seine Funktion besser zu verstehen, ist es jedoch am besten, die Systeme einzeln zu betrachten. In diesem Teil des **Anatomiekapitels** erhalten Sie einen Gesamtüberblick über jedes dieser elf Systeme, bevor wir im **Anatomieatlas** weiter ins Detail gehen.

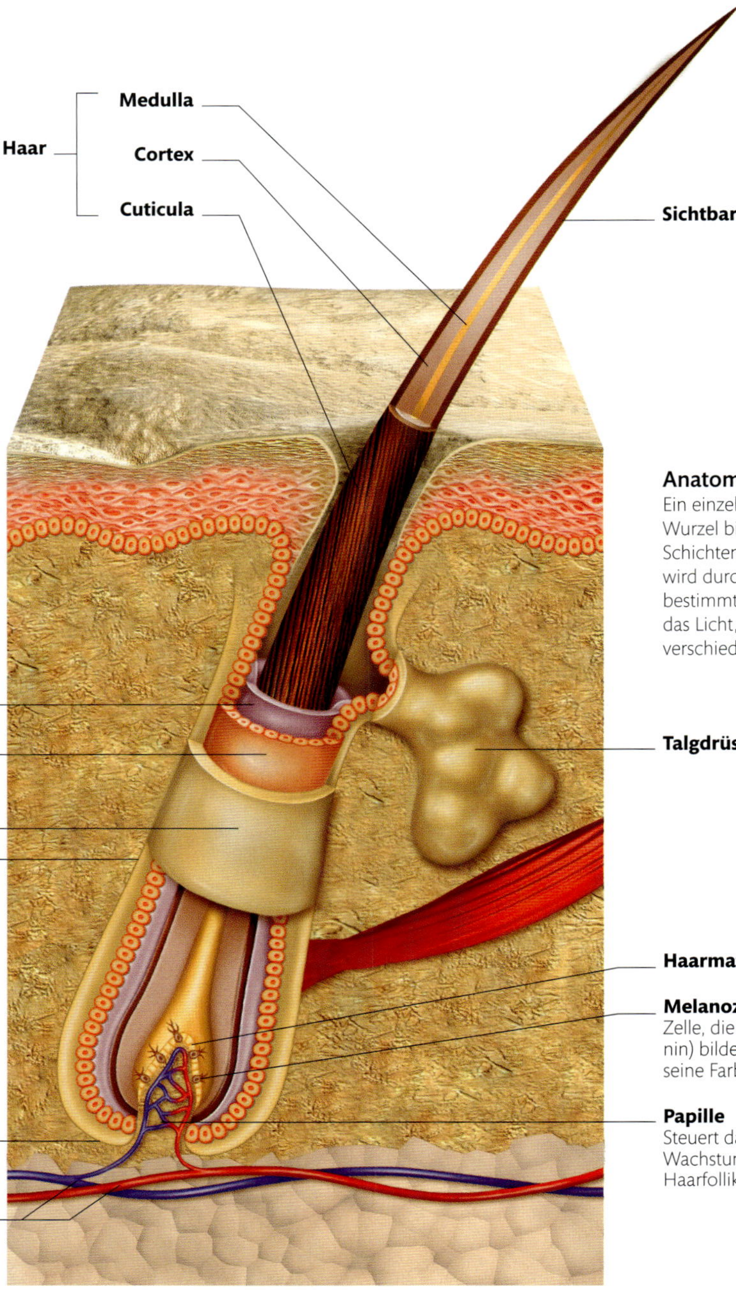

LÄNGSSCHNITT DURCH EIN HAAR

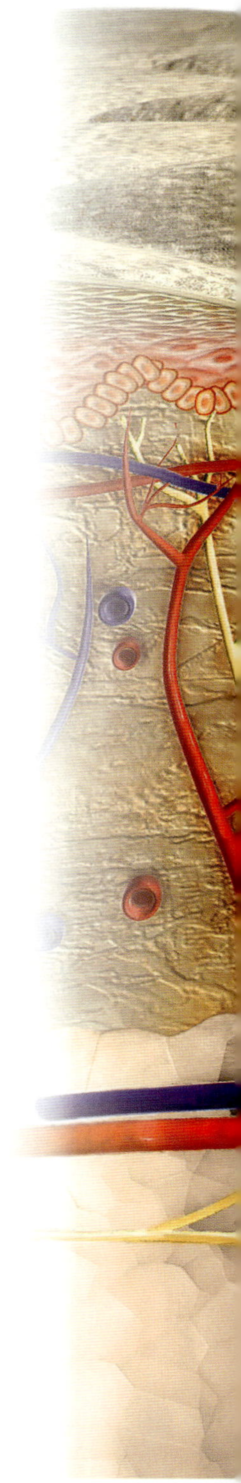

HAUT, NÄGEL UND HAARE
AUFBAU

Die Haut ist unser größtes Organ. Sie wiegt ca. 4 kg, bedeckt einen Bereich von ca. 2 m² und bildet eine stabile, wasserfeste Schutzschicht. Sie lässt uns Beschaffenheit und Temperatur unserer Umgebung einschätzen, reguliert die Körpertemperatur, erlaubt uns Absonderungen in Form von Schweiß, Kommunikation durch Erröten, einen festen Griff durch die Rillen in unseren Fingerkuppen und die Vitamin-D-Produktion mithilfe von Sonnenlicht. Kopf- und Körperhaare halten uns warm und trocken. Alle sichtbaren Haare sind bereits abgestorben; das Haar lebt nur in seiner Wurzel. Ständig wachsend und sich selbst erneuernd, schützen die Nägel unsere Finger und Zehen, erhöhen aber auch deren Empfindlichkeit.

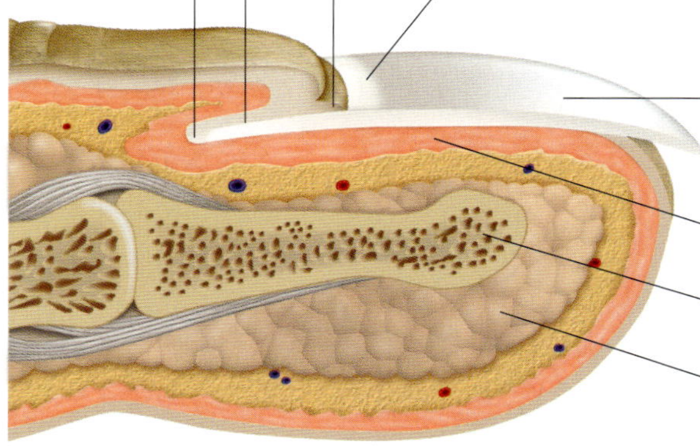

LÄNGSSCHNITT DURCH EINEN NAGEL

LÄNGSSCHNITT DURCH DIE HAUT

Anatomie der Haut
In nur einem Quadratzentimeter Haut befinden sich durchschnittlich 55 cm Nervenfasern, 70 cm Blutgefäße, 15 Talgdrüsen, 100 Schweißdrüsen und mehr als 200 sensorische Rezeptoren.

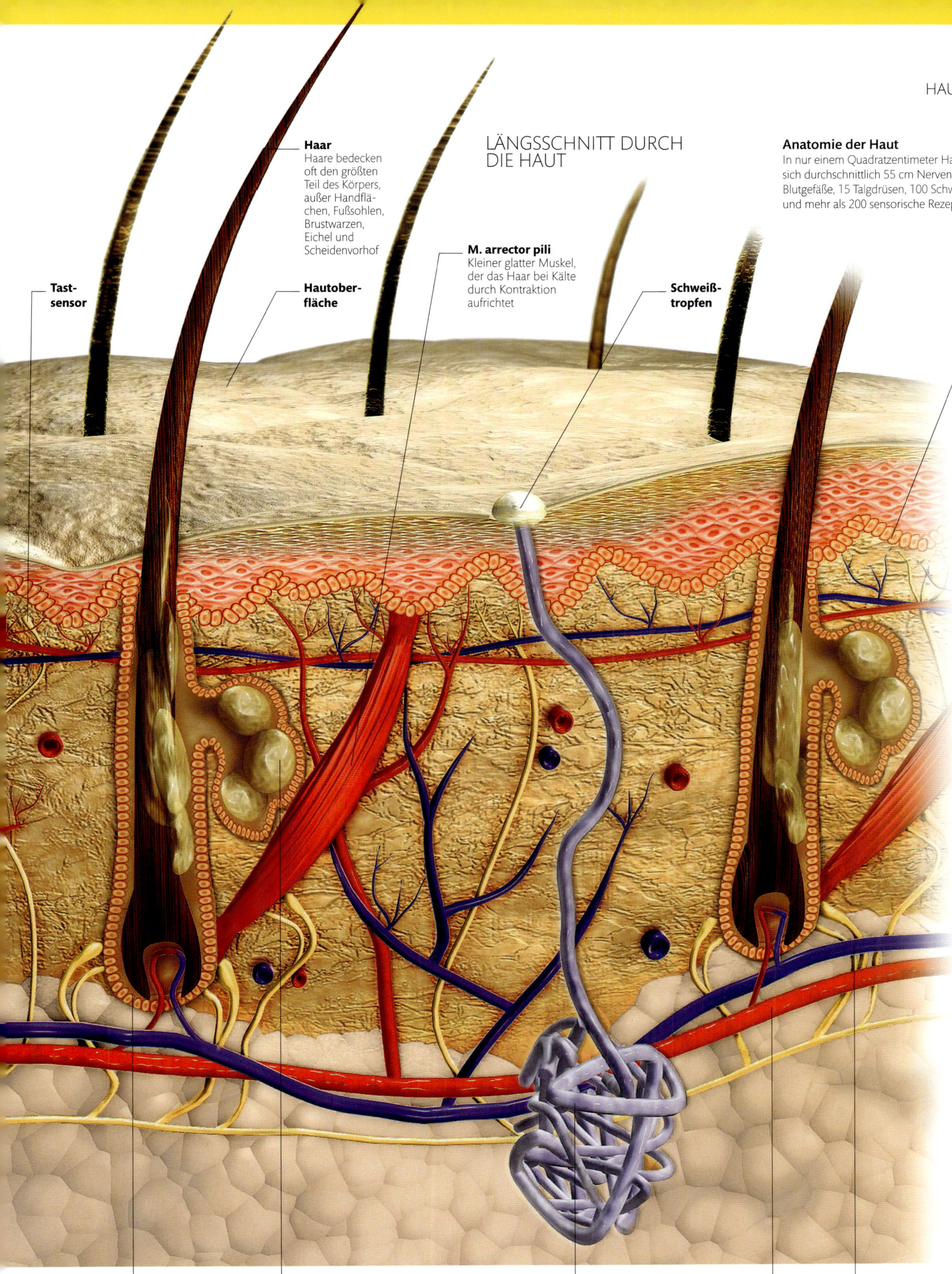

ANTERIOR (VORNE)

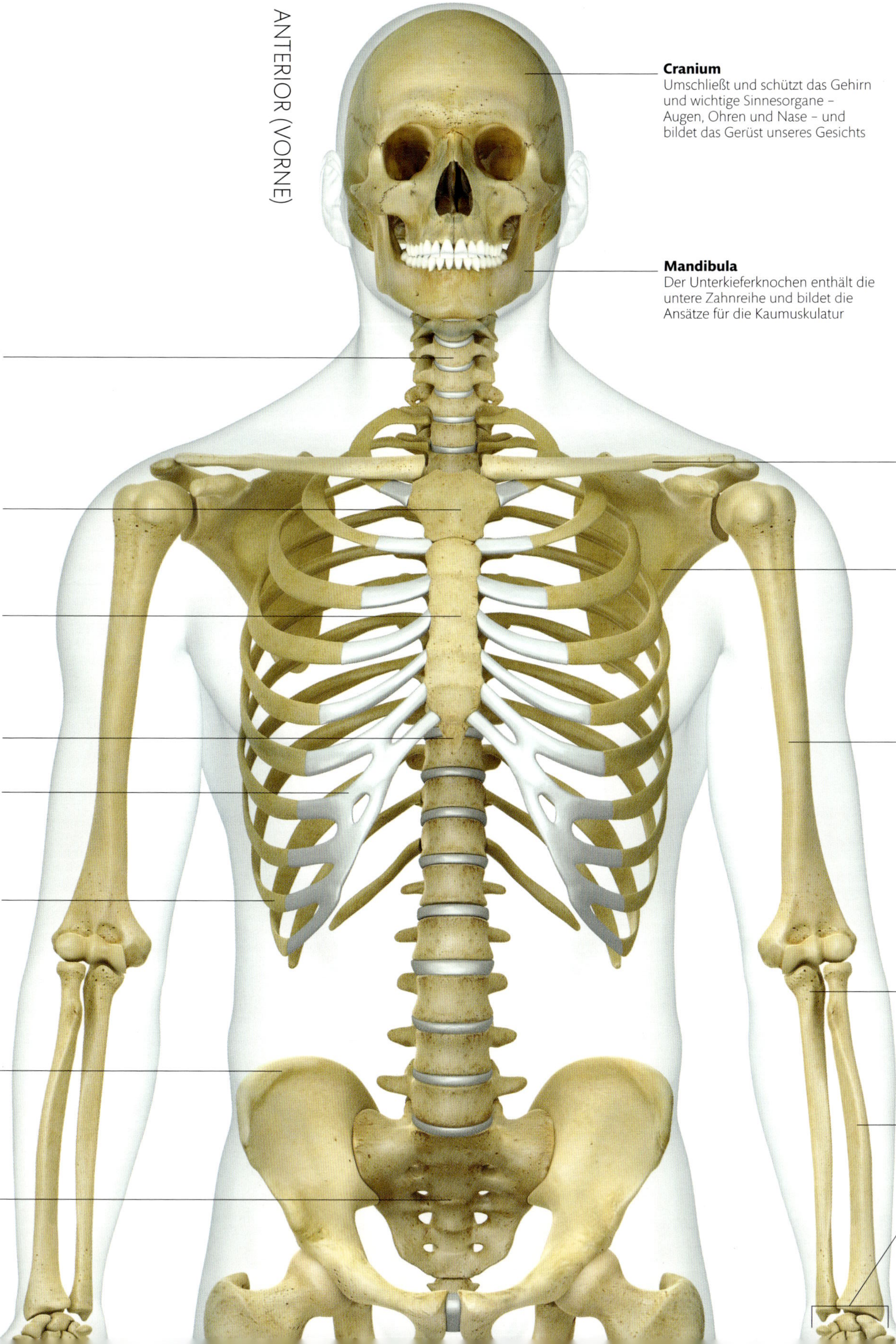

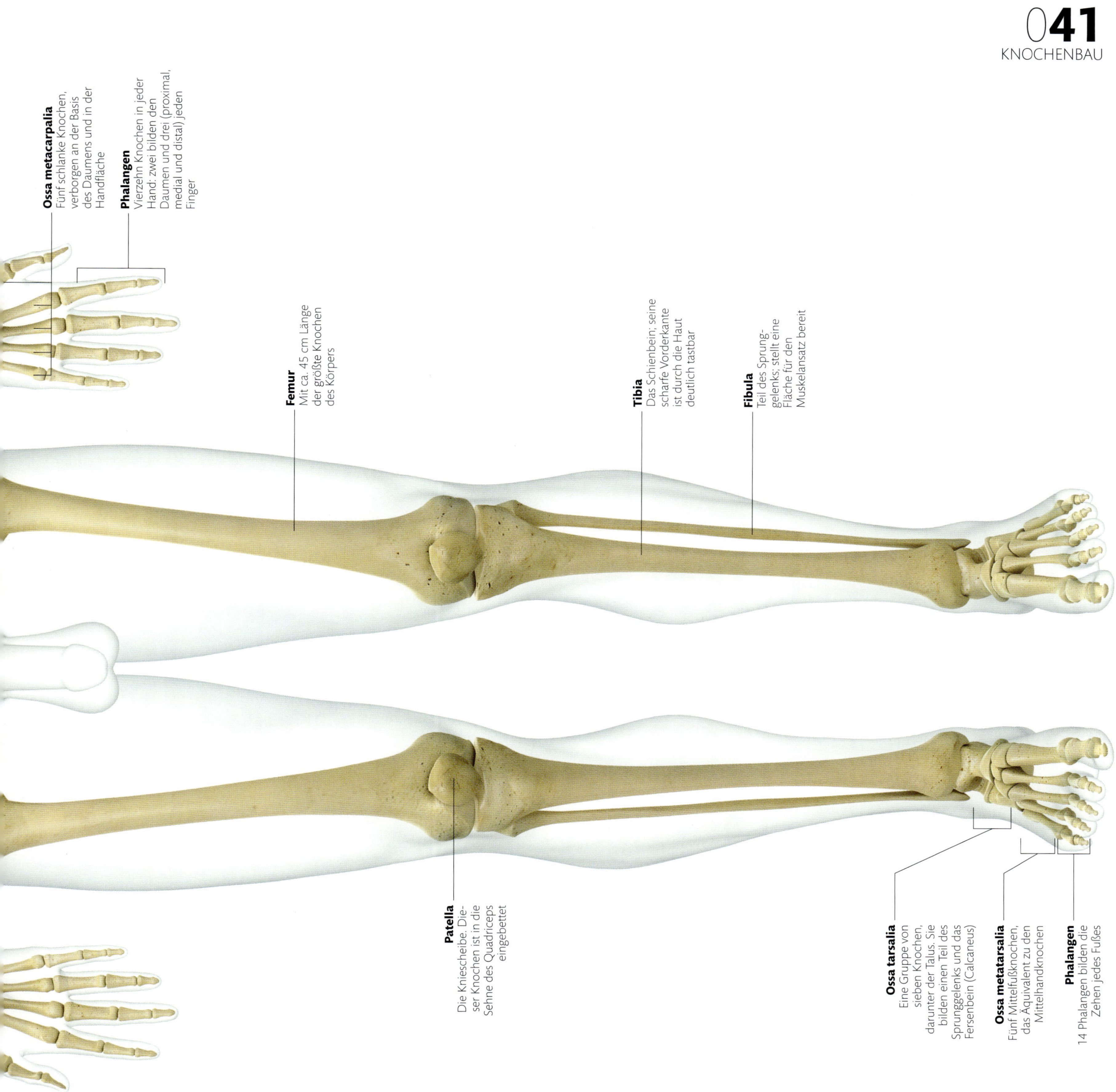

KNOCHEN-BAU

Der Knochenbau gibt dem Körper seine Form, trägt sein Gewicht, stellt die Ansätze für die Muskulatur und bildet ein System aus verbundenen Hebeln, das durch Muskelkraft bewegt wird. Der Knochenbau spielt auch eine große Rolle beim Schutz empfindlicher Organe und Gewebe, wie das Gehirn im Schädelknochen, das Rückenmark in den schützenden Bögen der Wirbelknochen oder Herz und Lunge im Brustkorb. Das menschliche Skelett ist je nach Geschlecht unterschiedlich. Dies ist am auffälligsten beim Becken, das bei Frauen den Geburtskanal bildet und im Allgemeinen breiter ist als das des Mannes. Am Schädel haben Männer oft größere Brauenkämme und stärker hervortretende Muskelansätze an der Rückseite. Das Skelett des Mannes ist insgesamt meist größer und robuster als das der Frau.

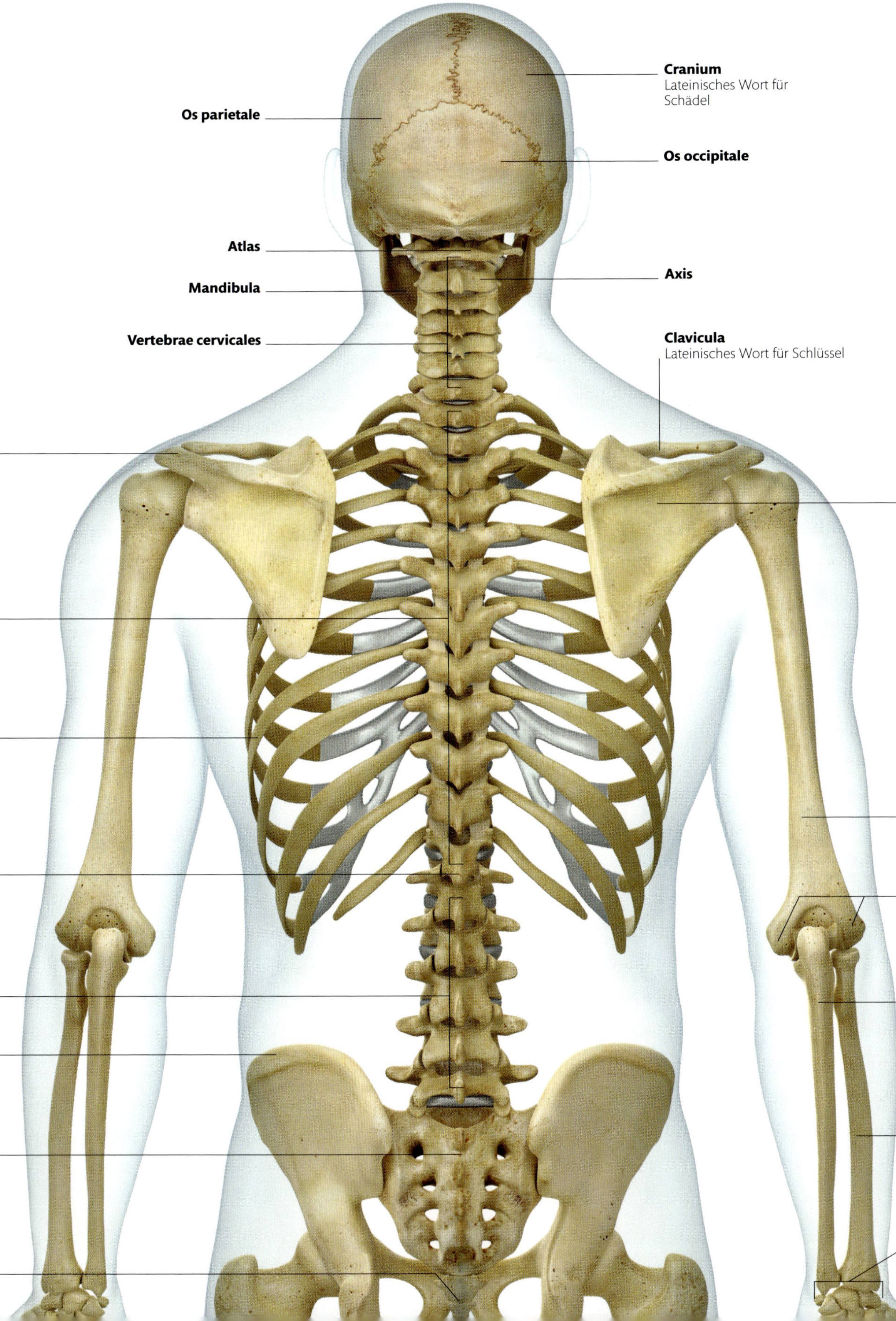
Os parietale
Atlas
Mandibula
Vertebrae cervicales
Acromion
Vertebrae thoracales
Rippe
Ein germanisches Wort. Vom lateinischen »costa« ist das Adjektiv »costal« abgeleitet (von der Rippe)
Columna vertebralis
Aus dem Lateinischen: columna (»Säule«) und vertebra (»Gelenk«, »Wirbel«)
Vertebrae lumbales
Ilium
Lateinisch für Hüfte
Os sacrum
Lateinisch für heilig. Es bleibt ein Rätsel der Namensgebung, warum das Kreuzbein »heilig« sein soll
Os coccys
Der Rest des einstigen Schwanzes besteht aus drei bis fünf kleinen, meist verschmolzenen Wirbeln
Cranium
Lateinisches Wort für Schädel
Os occipitale
Axis
Clavicula
Lateinisches Wort für Schlüssel
Scapula
Lateinisch für Schulterblatt, stammt vermutlich vom griechischen Wort für schaufeln ab, da der Knochen einer Schaufel ähnelt
Humerus
Oberarmknochen
Epicondyli humeri
Ulna
Lateinisch für Elle
Radius
Schlanker Knochen, lateinisch nach der Radspeiche benannt
Ossa carpi
Handwurzelknochen

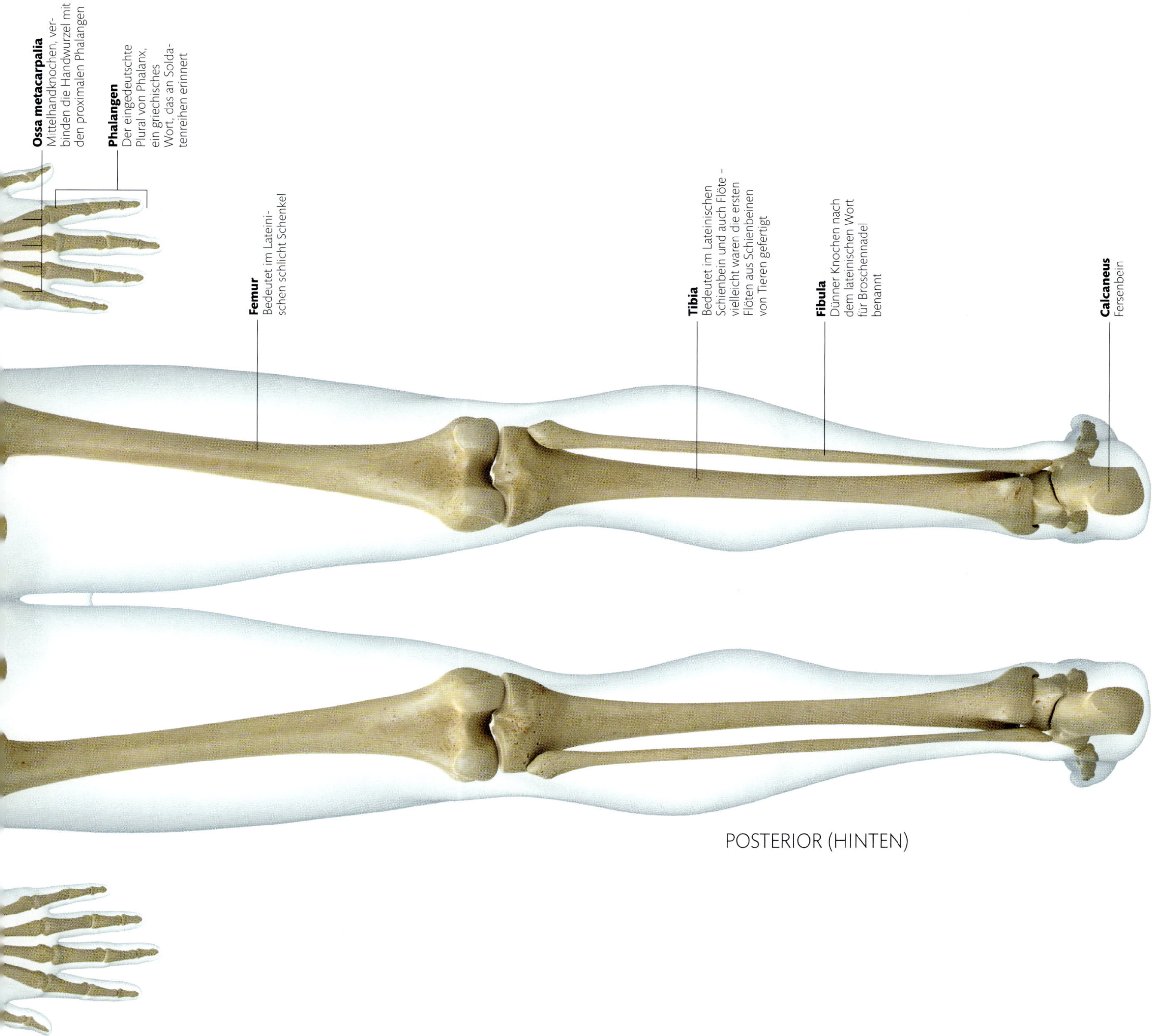

POSTERIOR (HINTEN)

KNOCHEN-BAU

Der Knochen ist ein lebendes, dynamisches Gewebe. Er strukturiert sich je nach mechanischer Anforderung ständig neu. Wir empfinden es als normal, dass sich unsere Muskeln entwickeln, wenn wir sie trainieren – wir können die Ergebnisse sehen. Aber tief unter der Haut passen sich auch unsere Knochen den veränderten Anforderungen an, indem sie ihre Architektur leicht verändern. Knochen sind durchzogen von Blutgefäßen und bluten, wenn sie brechen. Die Knochenhaut (Periost), die den Knochen umgibt, ist von sensorischen Nerven durchzogen. Deshalb ist es nicht überraschend, dass ein Knochenbruch ziemlich schmerzhaft sein kann.

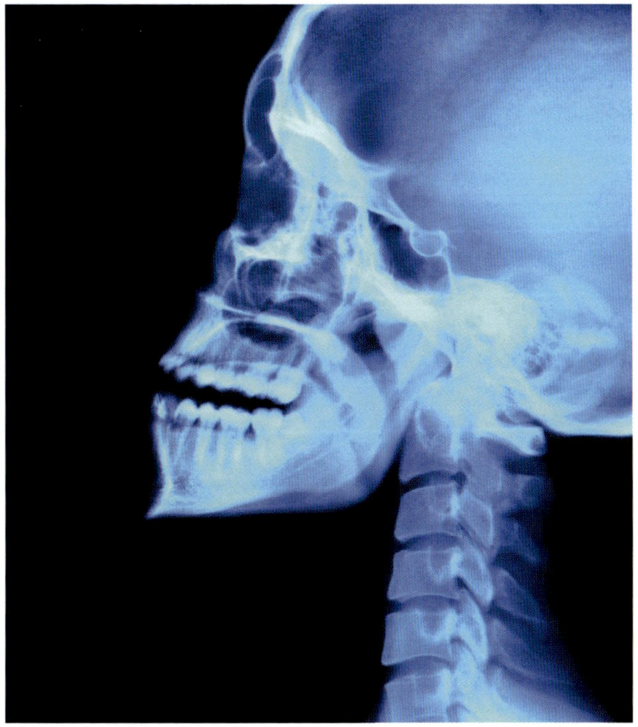

Seitliche Röntgenaufnahme von Schädel und Halswirbelsäule
Auf Röntgenbildern erscheint der Knochen hell, während weniger dichte Gewebe oder Luft dunkel abgebildet sind. Der Teil des Schädels direkt über der Wirbelsäule ist hier sehr hell – das ist die »Pars petrosa« des Schläfenbeins, der härteste Knochen des menschlichen Schädels.

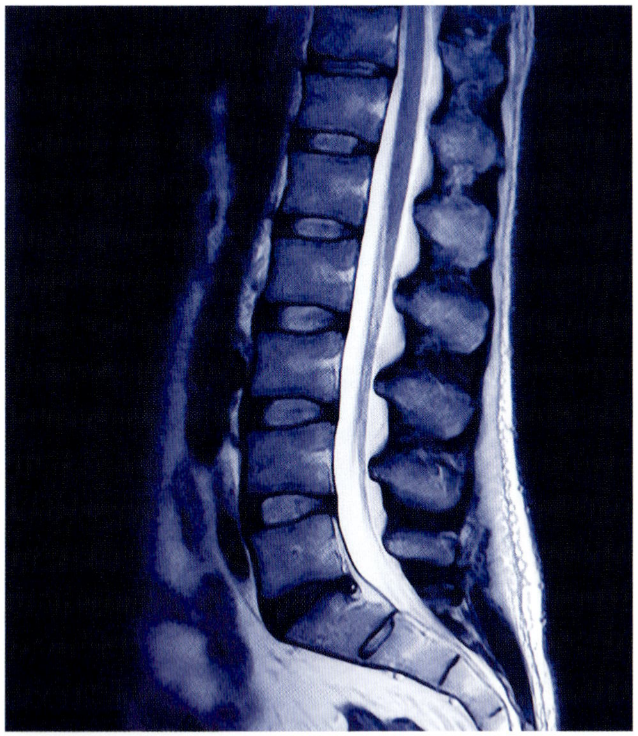

MRT-Scan der Lendenwirbelsäule
Geschützt im Inneren der Wirbelsäule liegt das spitz zulaufende Ende des Rückenmarks (blau). Flüssigkeit und Fett, in die das Rückenmark eingebettet ist, erscheinen weiß.

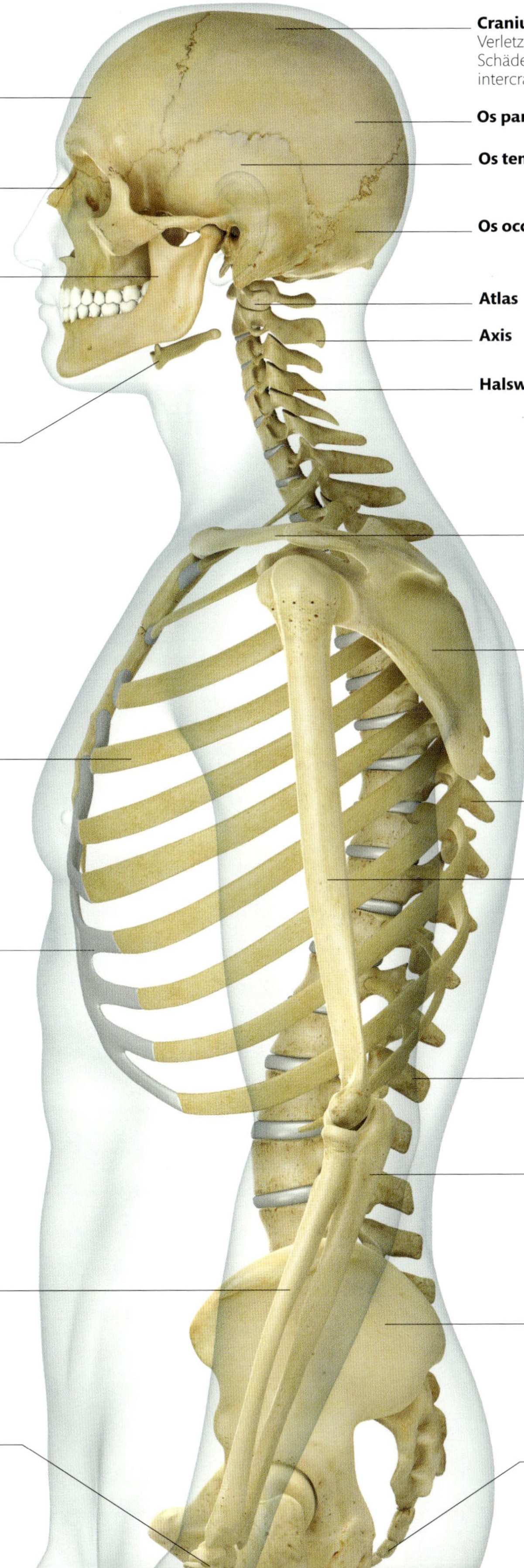

KNOCHENBAU

Nach den Zähnen ist der Knochen das härteste Material des menschlichen Körpers. Der Knochen erhält seine Stabilität durch die Mineralisierung (Einlagerung von Kalzium und Phosphatsalzen). Dadurch wird er auch zum Kalziumspeicher des Körpers: Sinkt der Kalziumspiegel im Blut, wird es aus den Knochen freigesetzt. Eine weitere Komponente des Skeletts ist der Knorpel. Viele Knochen entwickeln sich im Embryo zuerst als knorpeliges »Modell« und »verknöchern« erst später (Ossifikation). Dennoch bleibt auch beim Erwachsenen an bestimmten Stellen Knorpel erhalten, z. B. als Gelenkoberfläche oder als Rippenknorpel, der die Rippen mit dem Brustbein verbindet. Knorpel ist weicher als Knochen und hat einige nützliche Eigenschaften: Der Rippenknorpel beispielsweise verleiht dem Brustkorb eine gewisse Flexibilität, und als Auskleidung der Gelenke ist er widerstandsfähig gegen Kompression und bildet eine weiche, reibungsarme Oberfläche.

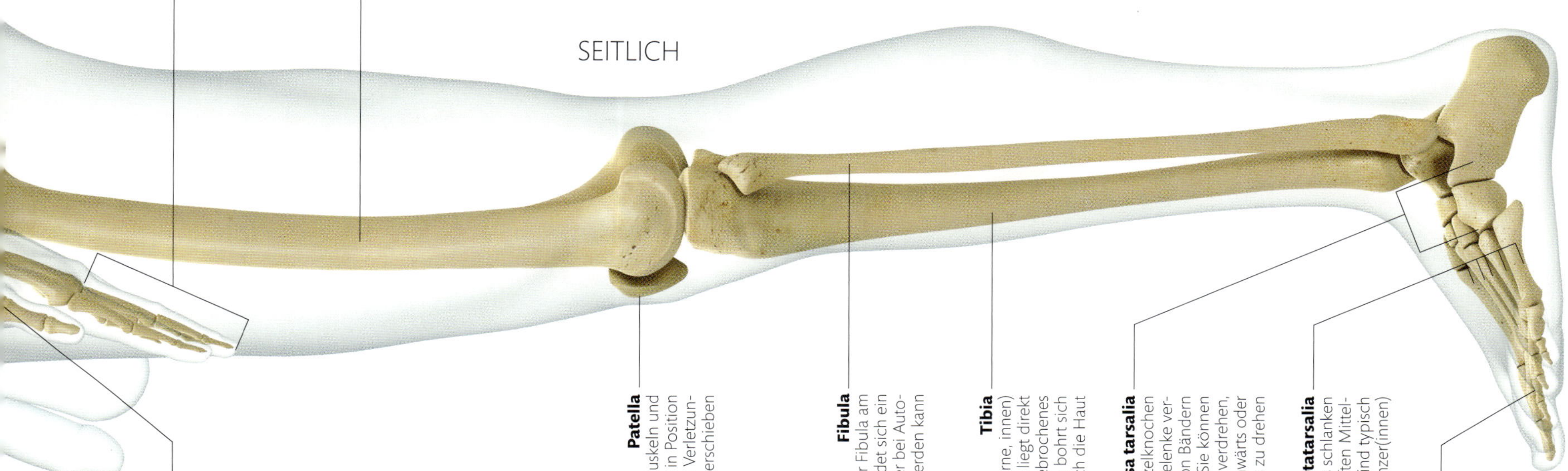

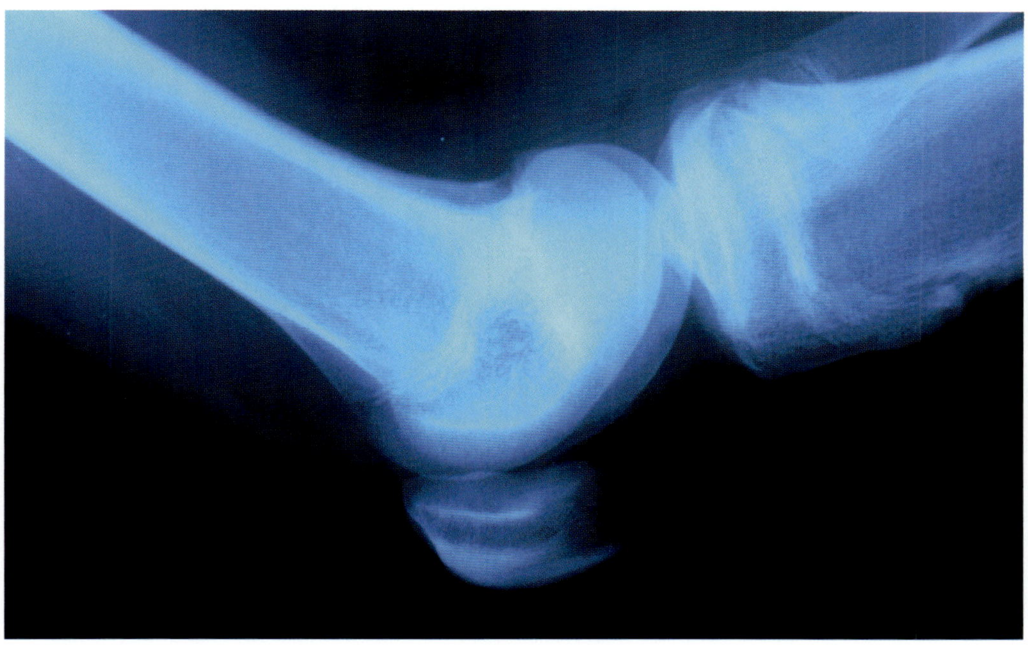

Seitliche Röntgenaufnahme des Knies
Bei diesem halb angewinkelten Knie kann man die Funktionsweise des Kniegelenks erkennen: Die Gelenkknorren des Femurs bewegen sich an der Fibula darunter. Die Kniescheibe ist in die Sehne des Quadriceps (im Röntgenbild unsichtbar) eingebettet, die über dem Knie verläuft.

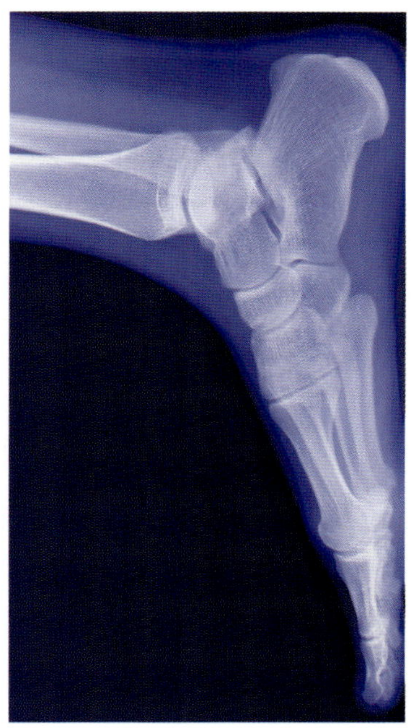

Seitliche Röntgenaufnahme des Fußes
Das Scharniergelenk, das den Knöchel bildet, ist hier deutlich zu sehen – Tibia und Fibula formen den oberen Teil und der oberste Fußwurzelknochen (Talus) den unteren. Die Fußknochen bilden ein Gewölbe, das von Sehnen und Bändern gestützt wird.

RÖHRENKNOCHEN

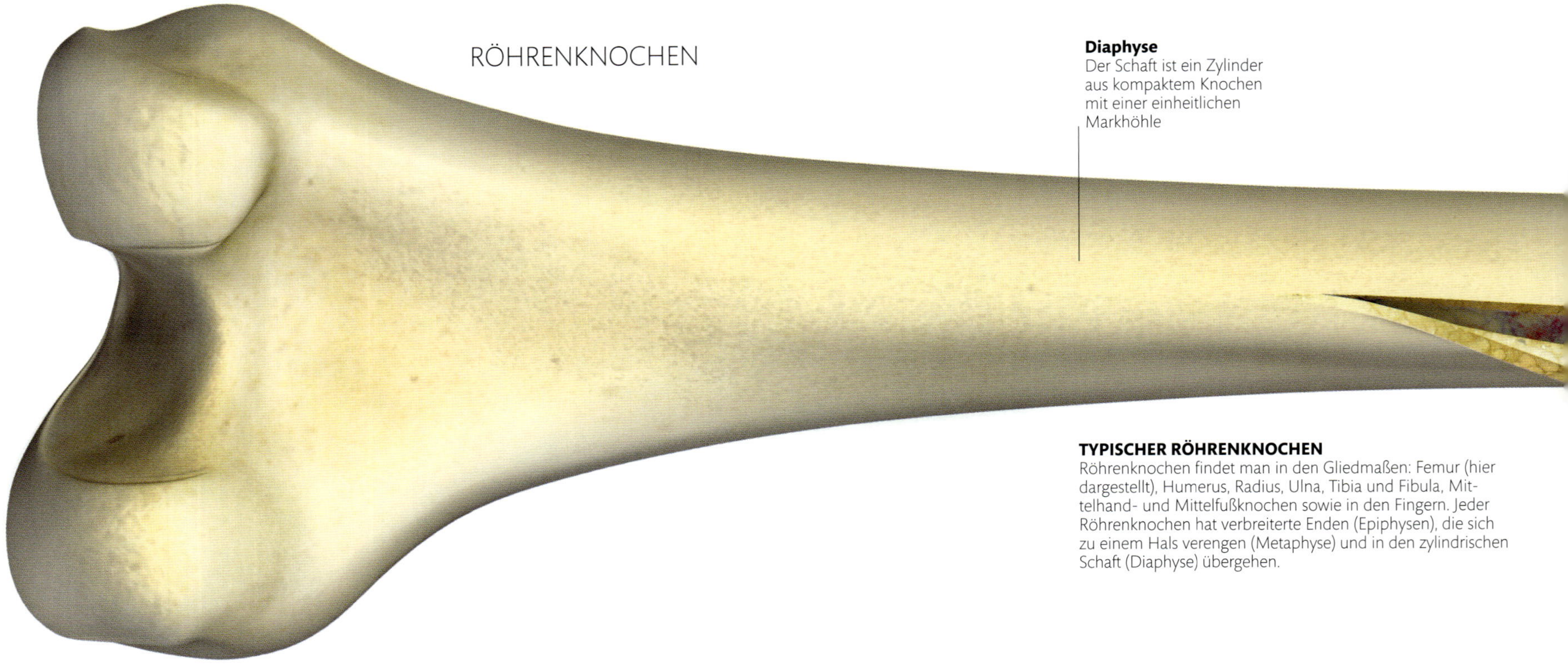

TYPISCHER RÖHRENKNOCHEN
Röhrenknochen findet man in den Gliedmaßen: Femur (hier dargestellt), Humerus, Radius, Ulna, Tibia und Fibula, Mittelhand- und Mittelfußknochen sowie in den Fingern. Jeder Röhrenknochen hat verbreiterte Enden (Epiphysen), die sich zu einem Hals verengen (Metaphyse) und in den zylindrischen Schaft (Diaphyse) übergehen.

QUERSCHNITT

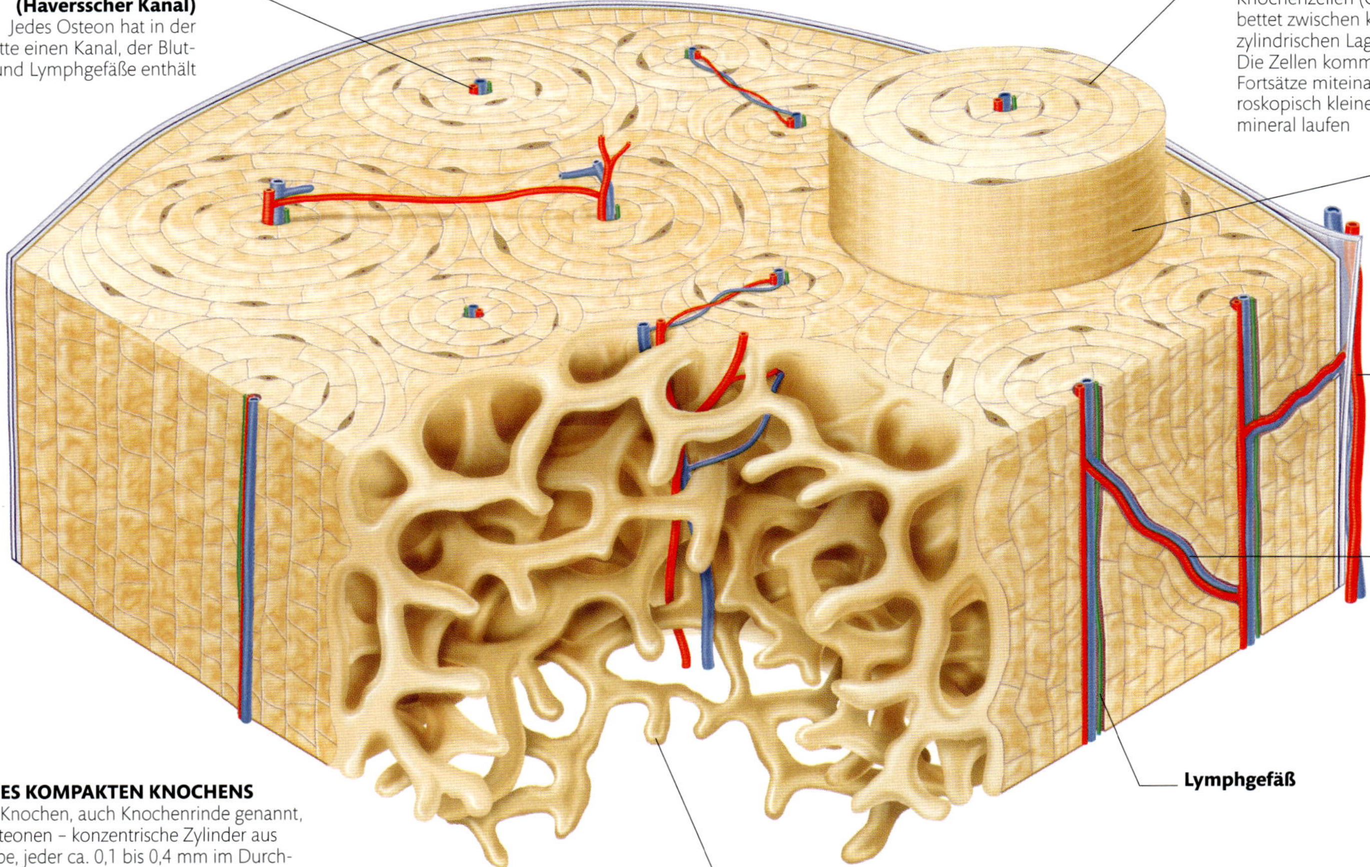

STRUKTUR DES KOMPAKTEN KNOCHENS
Der kompakte Knochen, auch Knochenrinde genannt, besteht aus Osteonen – konzentrische Zylinder aus Knochengewebe, jeder ca. 0,1 bis 0,4 mm im Durchmesser mit einem zentralen Gefäßkanal. Ein Knochen ist von Blutgefäßen durchzogen. Die Blutgefäße in den Osteonen sind sowohl mit denen in der Markhöhle verbunden als auch mit Gefäßen im Periost an der Außenseite des Knochens.

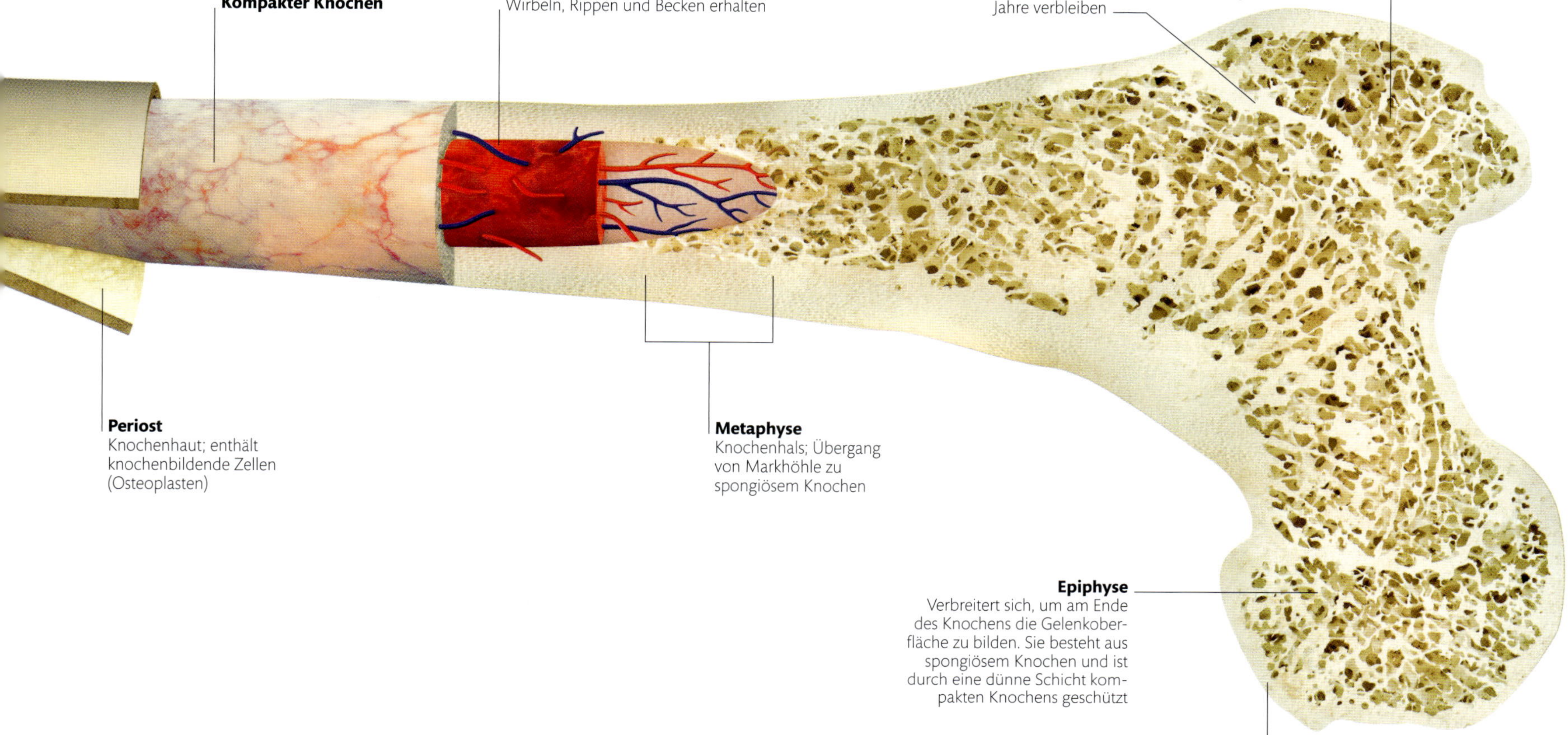

KNOCHEN UND KNORPEL
AUFBAU

Das Skelett eines Erwachsenen besteht hauptsächlich aus Knochen. Es gibt nur wenig knorpelige Anteile an einigen Stellen; der Rippenknorpel ist einer davon. Der Großteil des menschlichen Knochenbaus entwickelt sich zuerst als Knorpel, der nach und nach verknöchert (s. S. 308–309). Bereits in der achten Woche hat ein Embryo nahezu ein vollständiges Knorpelskelett, einige Knorpel beginnen bereits mit der Verknöcherung. Dieser Prozess setzt sich während der gesamten Kindheit fort. Es verbleiben jedoch die knorpeligen Wachstumsfugen. Erst wenn diese ebenfalls verknöchern, ist die Wachstumsphase des Menschen abgeschlossen.

Der Knorpel besteht aus belastbarem und dennoch flexiblem Material, ideal für die Auskleidung von Gelenken. Weil es im Knorpel jedoch praktisch keine Blutgefäße gibt, regeneriert er sich kaum. Der Knochen hingegen ist von Blutgefäßen durchzogen und heilt nach Verletzungen sehr gut. Knochenzellen sind in eine mineralisierte Matrix eingebettet und bilden ein sehr hartes, stabiles Gewebe.

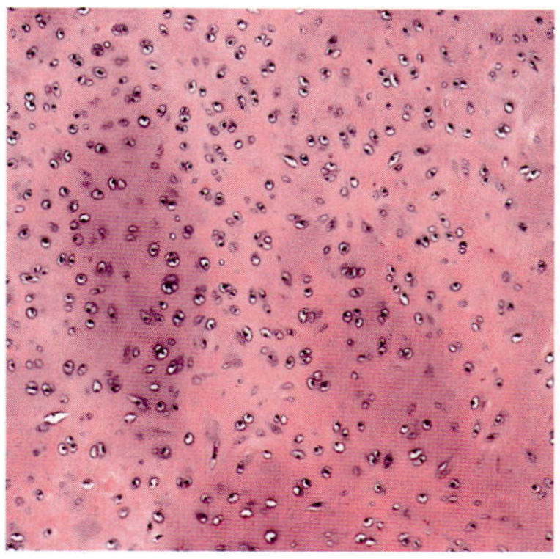

KNORPEL
Dieses Gewebe besteht aus spezialisierten Zellen, die man Chondrozyten nennt (hier deutlich zu sehen) und die mit Fasern aus Kollagen und Elastin in eine gelartige Matrix eingebettet sind. Es gibt Hyalinknorpel, elastischen Knorpel und Faserknorpel, die sich durch den jeweiligen Anteil der einzelnen Komponenten unterscheiden.

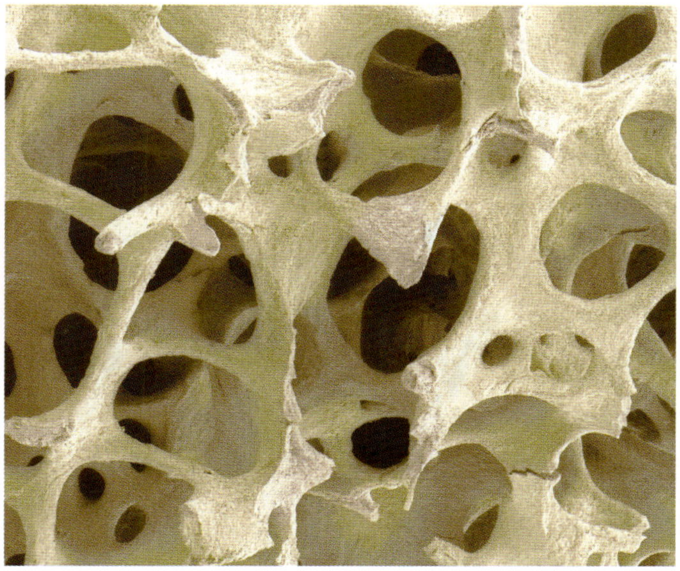

SPONGIÖSER KNOCHEN
Diese Knochenart, auch trabekulärer oder Bälkchenknochen genannt, findet sich in der Epiphyse von Röhrenknochen. Wirbelknochen sowie Hand- und Fußwurzelknochen sind vollständig mit spongiösem Knochen gefüllt. Er besteht aus kleinsten, miteinander verbundenen Bälkchen (Trabekeln), die ihm ein schwammartiges Aussehen verleihen. Der Raum zwischen den Bälkchen ist mit Knochenmark gefüllt.

GELENKE UND BÄNDER
AUFBAU

Während des embryonalen Wachstums bildet das Bindegewebe zwischen den sich entwickelnden Knochen Gelenke aus. Entweder wird es zu stabilen Knorpelhaften und Bindegewebsgelenken oder es entstehen Höhlen, Kapseln und Membranen für die Synovialgelenke. Bindegewebsgelenke sind durch Kollagenfasern verbunden; dazu gehören die Schädelsuturen, die Verankerung der Zähne und das untere Gelenk zwischen Tibia und Fibula. Die Verbindungen zwischen den Rippen, Rippenknorpel, Brustbeingelenken und Schambeinfuge sind Knorpelhaften. Die Bandscheiben sind spezialisierte Knorpelhaften. Synovialgelenke, meist sehr bewegliche Gelenke, enthalten die »Gelenkschmiere«, die Synovialflüssigkeit, und sind mit einer Knorpelschicht ausgekleidet, um die Reibung zu reduzieren (s. S. 310–311).

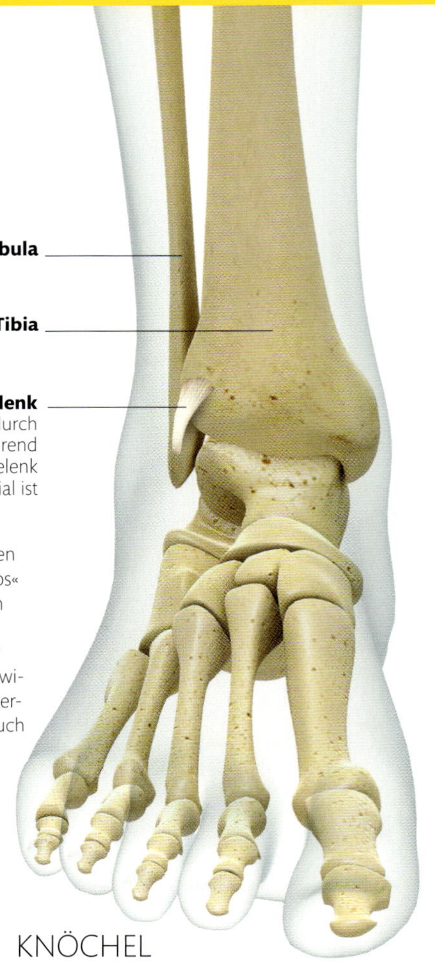

KNÖCHEL

BINDEGEWEBSGELENKE

Gomphosis
Griechisch für »Einkeilung«. Die Faserbündel des Lig. periodontale verbinden Zahnzement und Alveolarknochen des Knochenfachs.

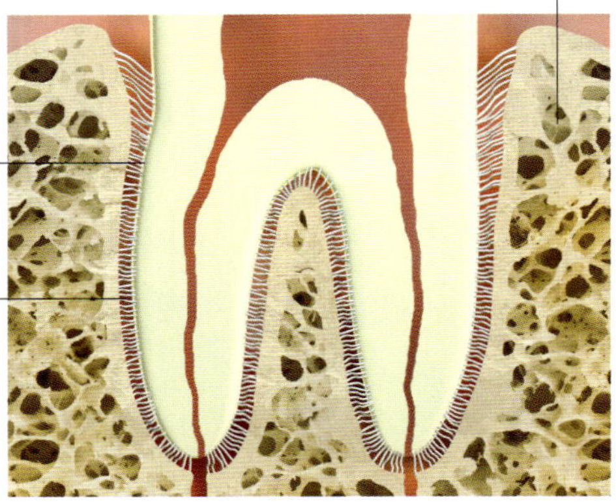

ZAHN

Suturen
Diese Gelenke verbinden die flachen Schädelknochen miteinander. Beim Neugeborenen sind diese »Schädelnähte« sehr flexibel, um das Wachstum des Schädels während der Kindheit zu erlauben. Später verknöchern diese Suturen immer mehr, bis sie im Erwachsenenalter völlig unbeweglich sind.

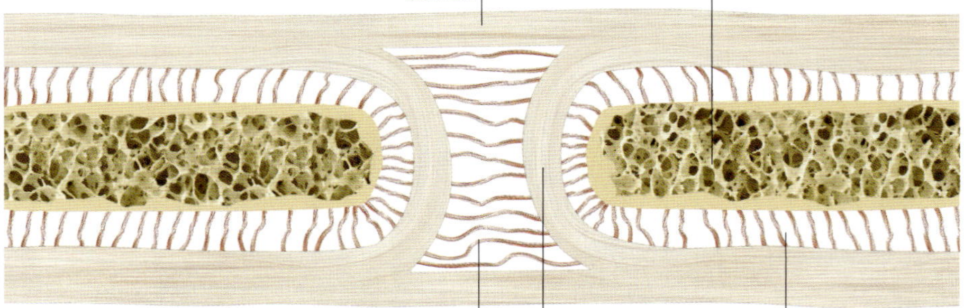

SCHÄDEL

KNORPELHAFTEN

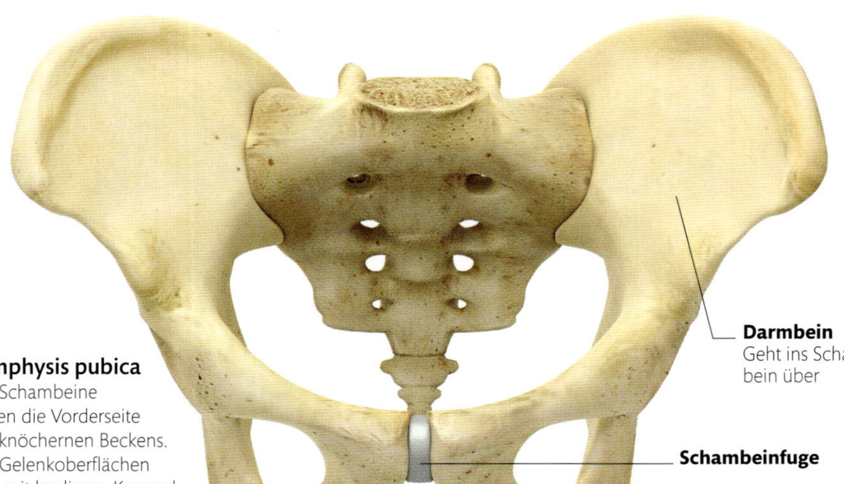

BECKEN

Bandscheibe
Die Zwischenwirbelscheibe besteht aus einem äußeren Faserring (Annulus fibrosus) und einem Gallertkern (Nucleus pulposus).

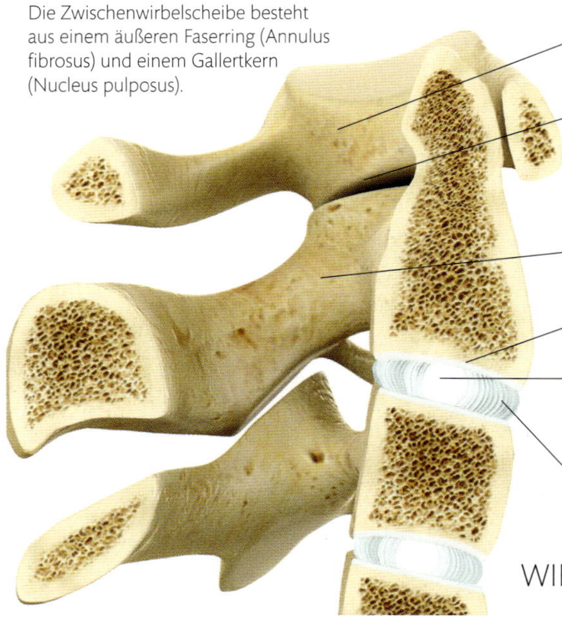

WIRBELSÄULE

SYNOVIALGELENKE

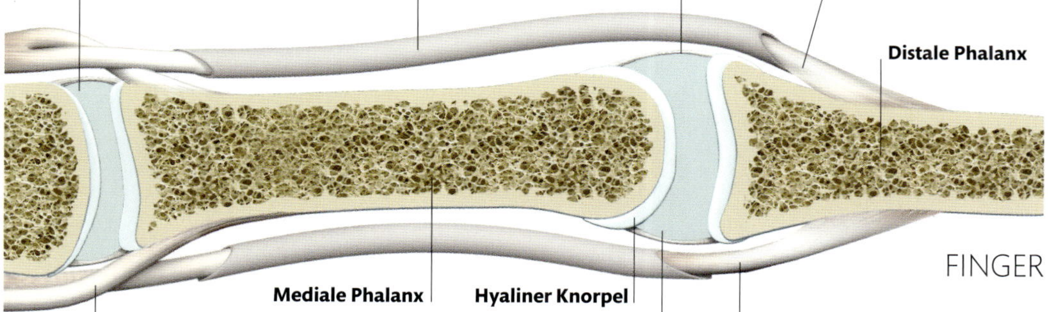

FINGER

Einfache Scharniergelenke

Die Interphalangealgelenke zwischen den Fingerknochen sind Beispiele für einfache Scharniergelenke. Sie beugen die Gelenke in nur eine Richtung und strecken sie wieder. Bänder fixieren die verbundenen Phalangen und verhindern eine Seitwärtsbewegung. Wie bei allen Synovialgelenken sind die Gelenkenden mit hyalinem Knorpel überzogen.

Eingefärbte Röntgenaufnahme des Knies

Diese Röntgenaufnahme des Knies zeigt alle Details der Knochen sehr gut, aber das Weichteilgewebe ist nur schemenhaft zu erkennen. Andere medizinische Bildgebungsverfahren, wie MRT oder Ultraschall, können diese Komponenten des Gelenks – Sehnen, Bänder und Knorpel – jedoch sichtbar machen.

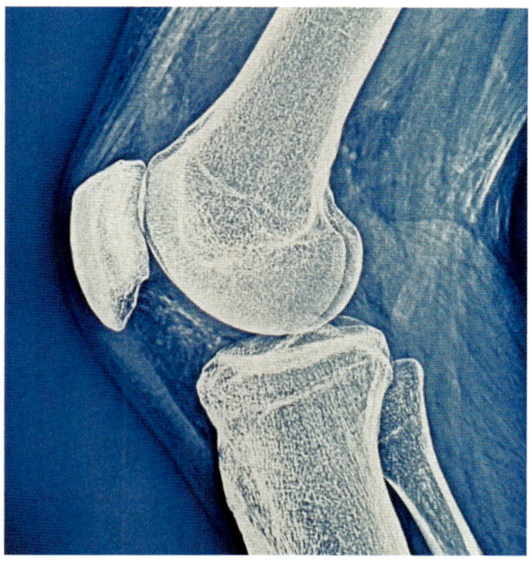

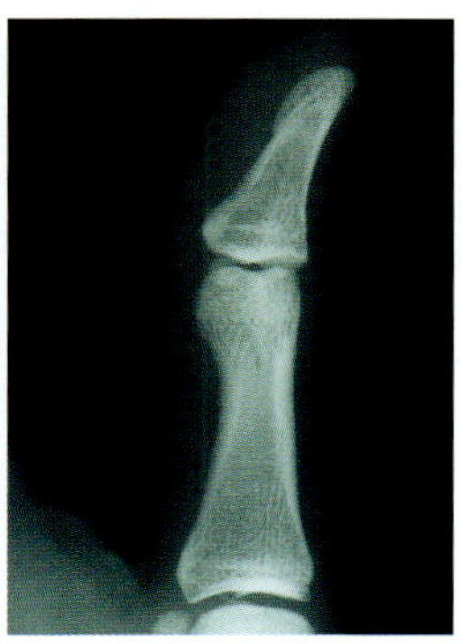

Röntgenbild des Daumens

Diese Aufnahme des Daumens zeigt das Metacarpophalangealgelenk (unten) und das Interphalangealgelenk. Beides sind einfache Scharniergelenke.

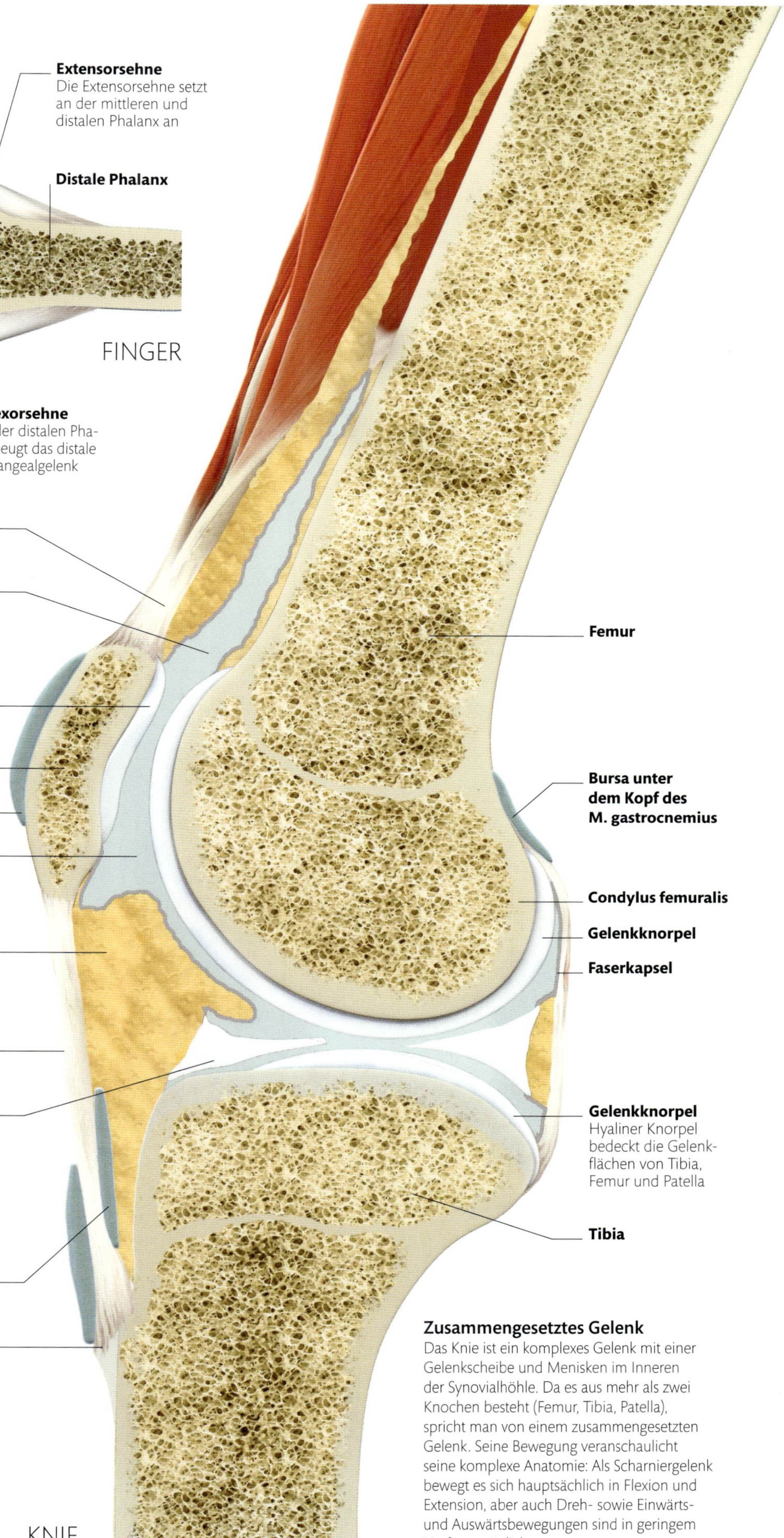

KNIE

Zusammengesetztes Gelenk

Das Knie ist ein komplexes Gelenk mit einer Gelenkscheibe und Menisken im Inneren der Synovialhöhle. Da es aus mehr als zwei Knochen besteht (Femur, Tibia, Patella), spricht man von einem zusammengesetzten Gelenk. Seine Bewegung veranschaulicht seine komplexe Anatomie: Als Scharniergelenk bewegt es sich hauptsächlich in Flexion und Extension, aber auch Dreh- sowie Einwärts- und Auswärtsbewegungen sind in geringem Umfang möglich.

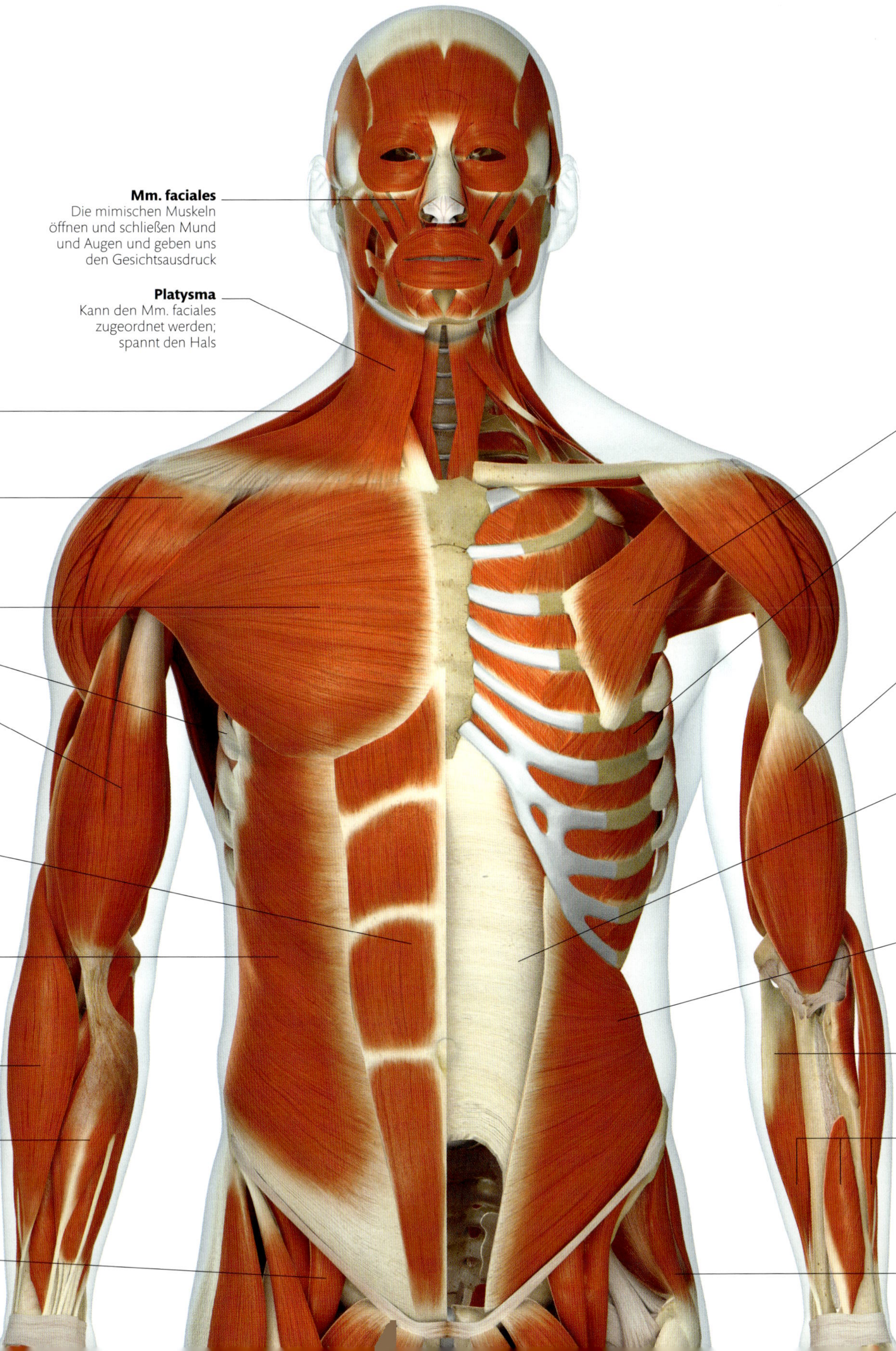
Mm. faciales
Die mimischen Muskeln öffnen und schließen Mund und Augen und geben uns den Gesichtsausdruck
Platysma
Kann den Mm. faciales zugeordnet werden; spannt den Hals
M. trapezius
M. deltoideus
Hebt den Arm zur Seite, nach vorn und hinten vom Körper weg. Diese Bewegung nennt man »Abduktion«
M. pectoralis major
M. serratus anterior
Flexoren des Oberarms
Dazu gehört der M. biceps brachii. Er beugt den Ellbogen und dreht die Schulter nach innen
M. rectus abdominis
Beugt die Brust in Richtung des Beckens. Wird er trainiert, entsteht der »Waschbrettbauch«
M. obliquus abdominis externus
Äußerste Schicht der dreischichtigen Bauchmuskulatur. Sie dreht und beugt den Rumpf
M. brachioradialis
Flexoren des Unterarms
Dazu gehören auch Muskeln, die Handgelenk und Finger beugen
M. iliopsoas
Vorwärts-aufwärts-Bewegung des Oberschenkels, die »Flexion« (Beugung) des Schenkels
M. pectoralis minor
M. intercostalis
Während das Zwerchfell der Hauptmuskel der Atmung ist, zählen die Zwischenrippenmuskeln zur Atemhilfsmuskulatur und bewegen die Rippen nach oben und außen
Flexoren des Oberarms
Der M. brachialis beugt den Unterarm am Ellbogen
Rektusscheide Lamina posterior
Das hintere Blatt der Rektusscheide wird von der breiten Sehne (Aponeurose) der anterolateralen Bauchmuskeln gebildet. Die Rektusscheide besteht aus einem vorderen und einem hinteren Blatt
M. transversus abdominis
Die innerste Schicht der dreischichtigen anterolateralen (vorne-seitlich) Bauchmuskulatur
M. flexor carpi ulnaris
Flexoren des Unterarms
Dazu gehören die Muskeln, die Finger und Daumen beugen
M. gluteus medius
Zieht den Oberschenkel nach außen (»Abduktion«)

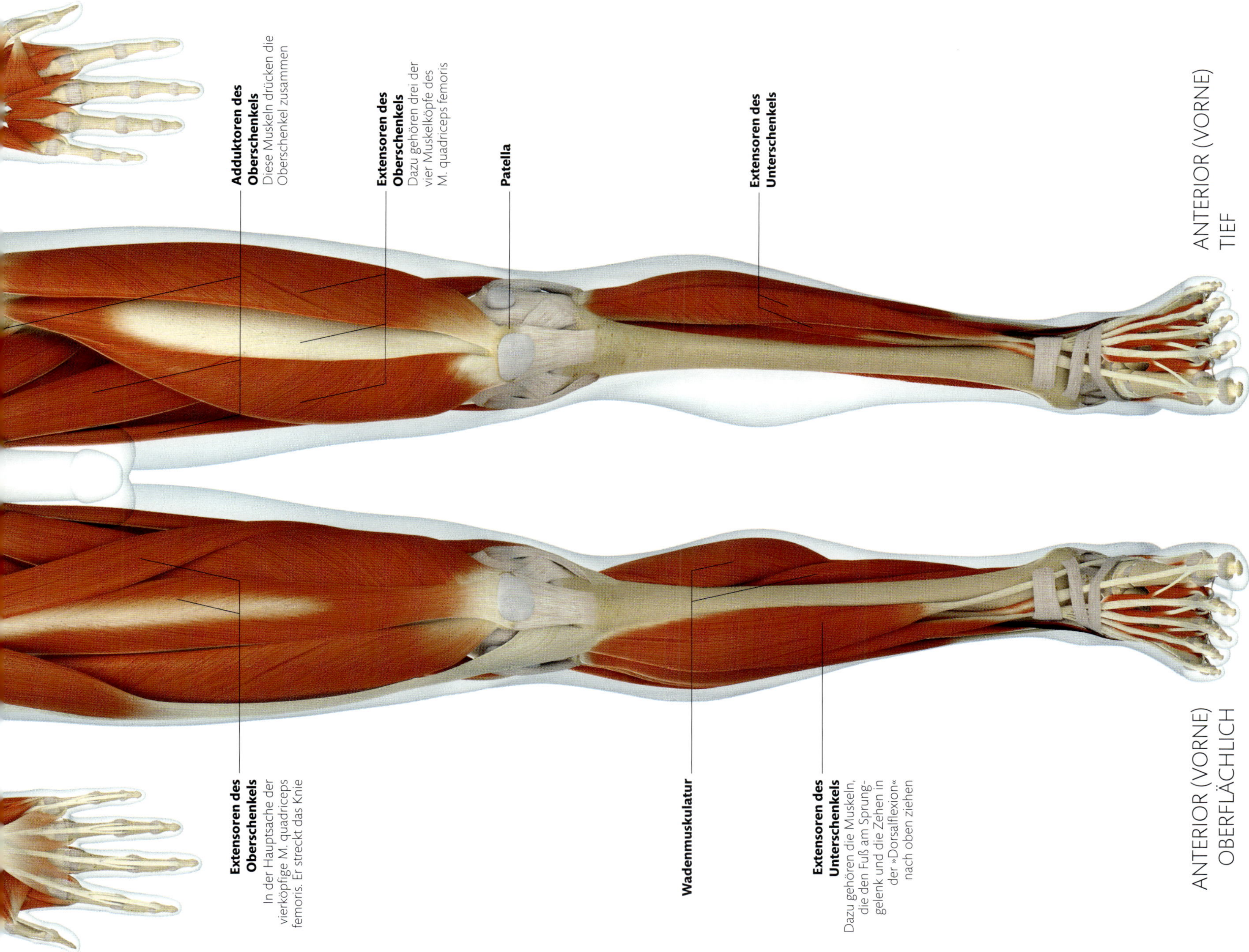

MUSKULATUR

Die Muskulatur ist durch Sehnen, Aponeurosen (Sehnenblätter) und Bänder aus straffem Bindegewebe (»Faszien«) mit den Knochen verbunden. Muskeln sind sehr gut mit Blutgefäßen versorgt und wirken deshalb rötlich. Sehnen enthalten kaum Blutgefäße und erscheinen daher weiß. Die »Aktion« der einzelnen Muskeln meint die Bewegung, die sie erzeugen, wenn sie sich zusammenziehen. Sie wurde sowohl am lebenden Objekt als auch durch das Öffnen von Leichen studiert, um die genauen Ansatzpunkte der Muskeln zu bestimmen. Auch die Elektromyografie (EMG), bei der die elektrische Muskelaktivität gemessen wird, hat sich als unschätzbar wertvoll erwiesen, um festzustellen, welche Muskelkontraktionen bestimmte Bewegungen verursachen.

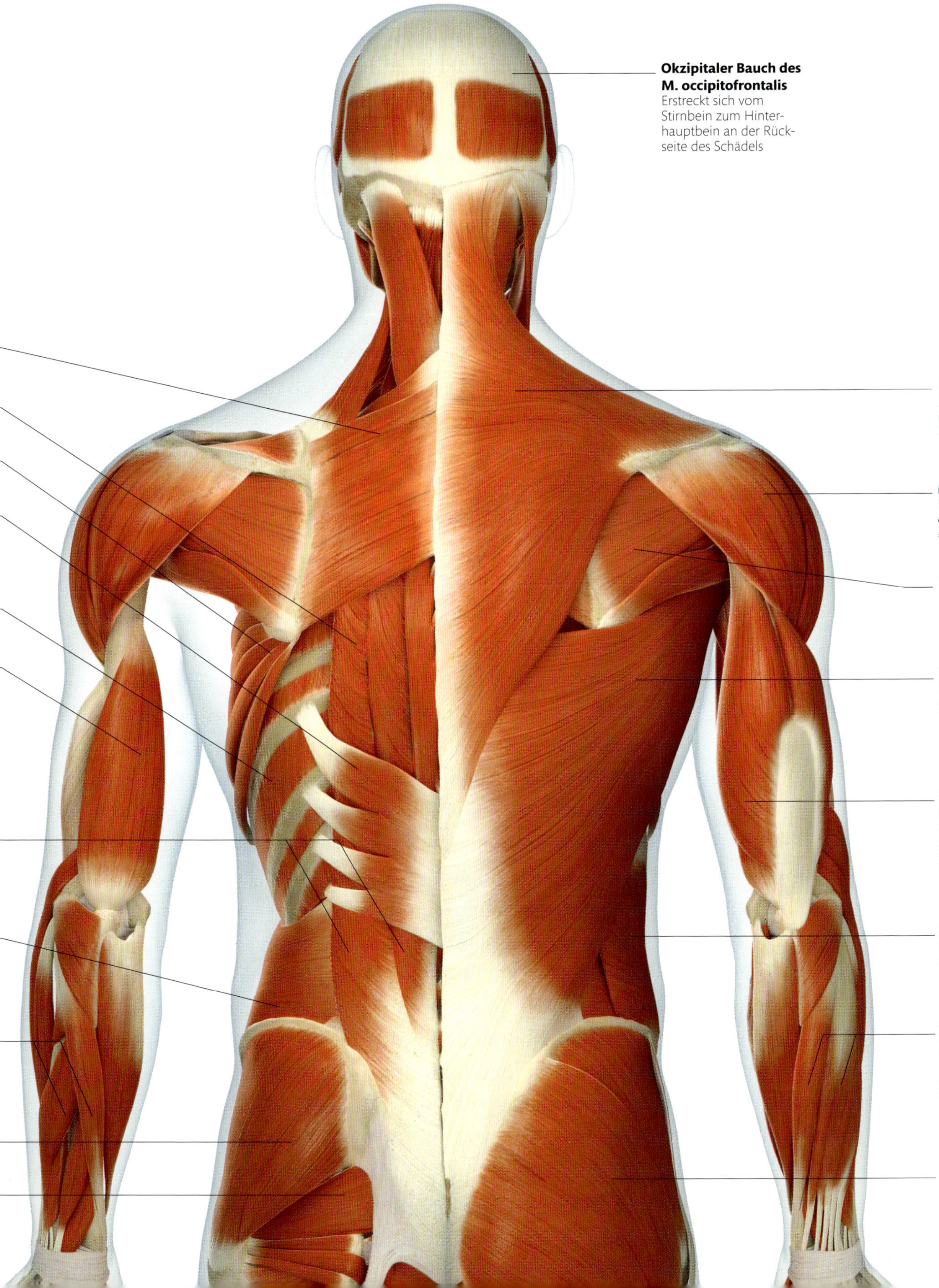
Okzipitaler Bauch des M. occipitofrontalis
Erstreckt sich vom Stirnbein zum Hinterhauptbein an der Rückseite des Schädels
Mm. rhomboidei
Diese Muskeln nennt man rhomben- oder rautenförmig
M. erector spinae
M. serratus anterior
M. serratus posterior inferior
Das lateinische Wort »serratus« bedeutet gezahnt, gezackt. Man spricht auch von »Sägezahnmuskel«
Mm. intercostales
Extensoren des Oberarms
Der mediale Kopf des dreiköpfigen Trizeps, zwischen den beiden anderen Köpfen gelegen
M. erector spinae
Eine Muskelgruppe, die die Wirbelsäule aufrecht hält
M. transversus abdominis
Die Fasern dieses Muskels an der Seite des Bauches verlaufen horizontal (transvers)
Extensoren des Unterarms
Dazu gehören die Muskeln, die den Daumen strecken und nach außen bewegen
M. gluteus medius
M. piriformis
Der lateinische Name dieses tief liegenden Gesäßmuskels bedeutet birnenförmig
M. trapezius
Der Muskel jeder Seite ist dreieckig, aber zusammen bilden sie ein Viereck (Trapez)
M. deltoideus
Der lateinische Name ist aus dem griechischen Wort für »dreieckig« abgeleitet
Kurze Schultermuskeln
M. latissimus dorsi
Rückenmuskel mit der größten Oberfläche
Extensoren des Oberarms
Bestehen aus den drei Köpfen des M. triceps brachii. Hier sieht man die beiden oberflächlichen Köpfe, den langen und den lateralen
M. obliquus externus
Die Fasern dieses Muskels verlaufen diagonal
Extensoren des Unterarms
Dazu gehören Muskeln, die Handgelenk und Finger strecken
M. gluteus maximus
Der große Gesäßmuskel streckt das Becken durch das Zurückziehen des Oberschenkels z. B. beim Gehen, Laufen und Springen

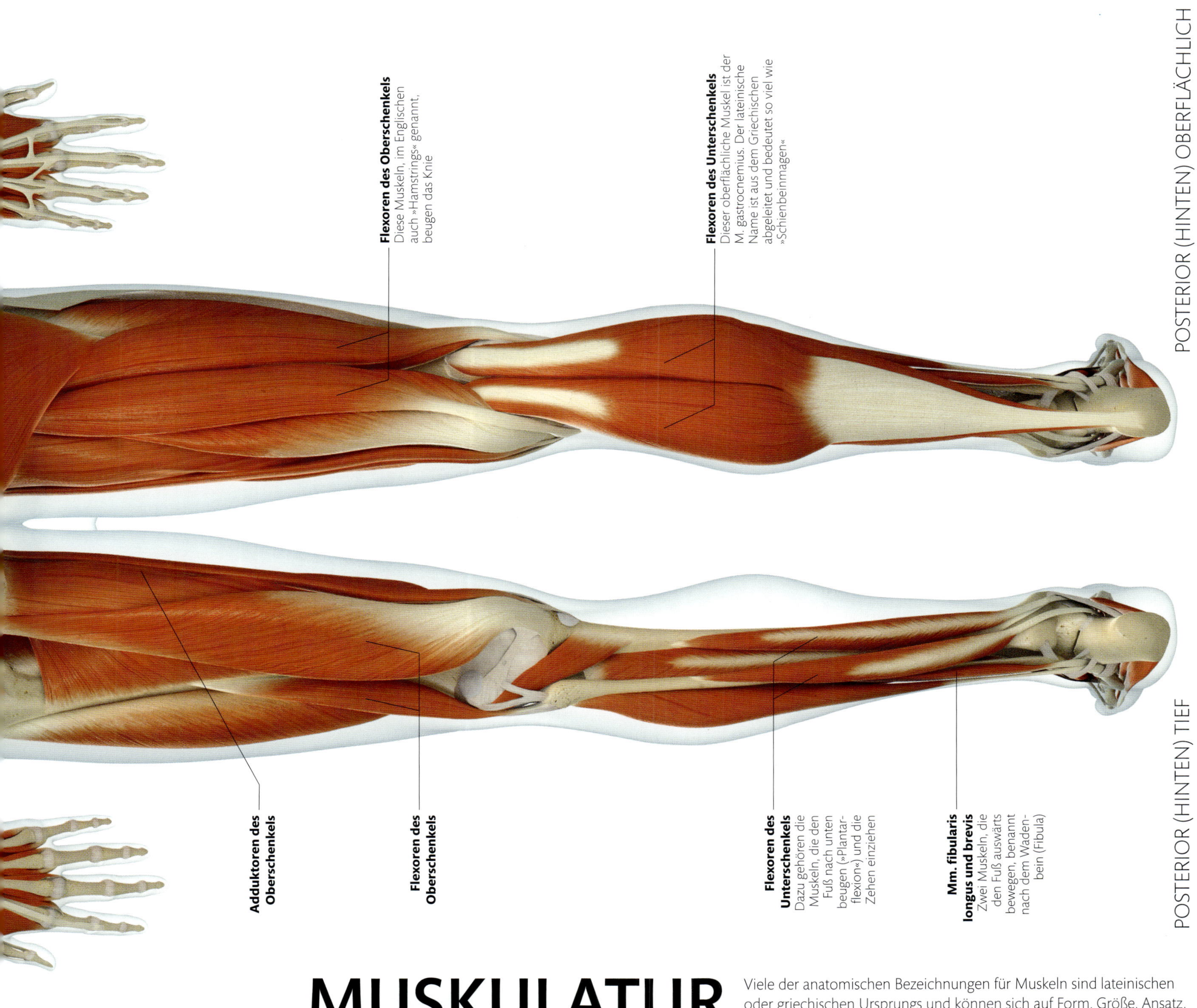

MUSKULATUR

Viele der anatomischen Bezeichnungen für Muskeln sind lateinischen oder griechischen Ursprungs und können sich auf Form, Größe, Ansatz, Anzahl der Köpfe oder Lage der Muskeln beziehen. Oft bezeichnen sie auch die Bewegung, die sie durch Kontraktion verursachen. Namen, die die Silbe »-oid-« beinhalten, beziehen sich auf die Form des Muskels, deltoideus bedeutet dreieckförmig und rhomboideus rautenförmig. Viele Muskeln haben zweiteilige Bezeichnungen, die sich meist sowohl auf die Eigenschaft als auch die Position des Muskels im Körper beziehen. M. rectus abdominis z. B. bedeutet gerader Bauchmuskel (rectus = gerade, Abdomen = Bauch) und M. triceps brachii dreiköpfiger Armmuskel (triceps = dreiköpfig, Brachus = Arm). Ein Name wie M. flexor digitorum (Fingerbeuger) beschreibt die Aktion des Muskels.

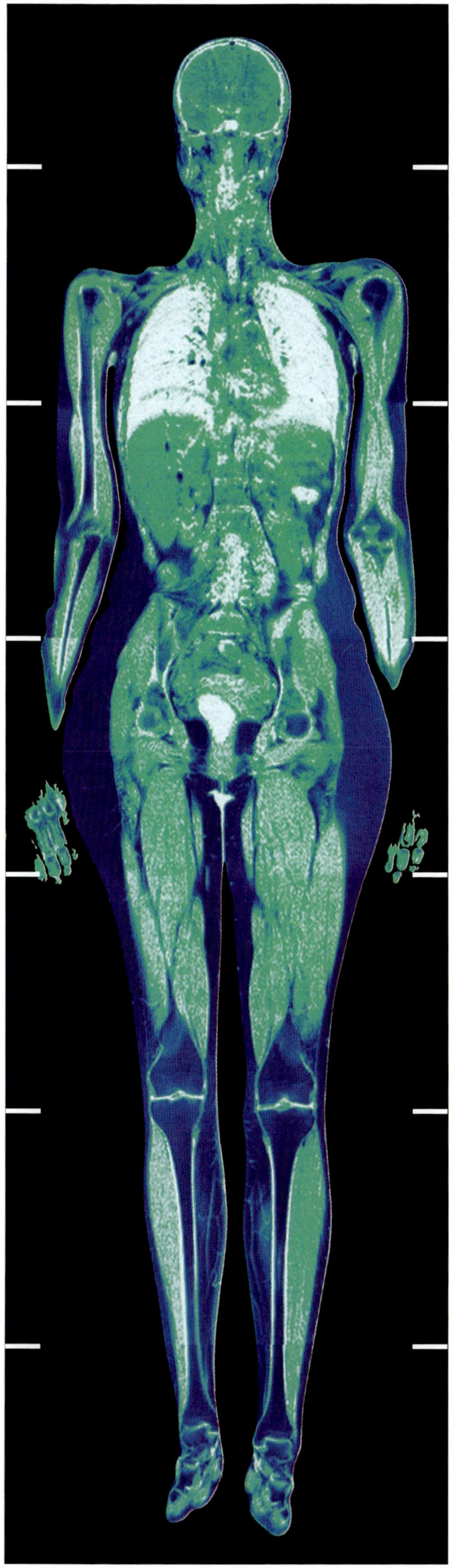

Eingefärbter MRT-Scan: Koronarschnitt
Im Gegensatz zu Röntgenbildern zeigen MRT- und CT-Scans auch die Weichteile, einschließlich der Muskeln. Knochen und Unterhautfett der Gliedmaßen sind hier lila eingefärbt, die Muskeln grün.

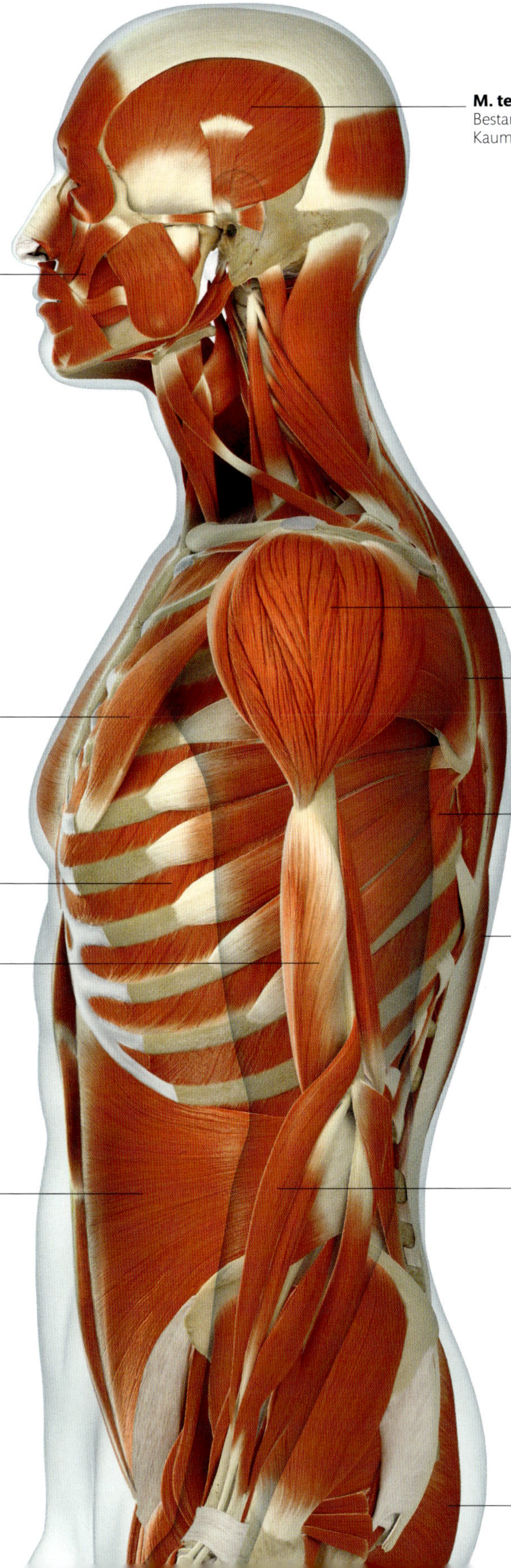

MUSKULATUR

Die erzeugte Muskelkraft variiert je nach Form der Muskeln. Lange, dünne Muskeln verkürzen sich bei der Kontraktion sehr stark, aber üben wenig Kraft aus. Muskeln, bei denen viele Fasern an einer Sehne gebündelt sind, wie beim M. deltoideus, verkürzen sich weniger stark, haben aber eine größere Kraftwirkung. Obwohl die Muskeln verschiedene Formen haben, gibt es eine gemeinsame Regel: Die erzeugte Kraft wird immer durch die Sehne übertragen. Muskelfasern vergrößern sich durch intensives Training, können sich aber auch sehr schnell zurückbilden, wenn sie nicht beansprucht werden. Körperliche Aktivität ist daher für den Erhalt gesunder, funktionsfähiger Muskeln unerlässlich.

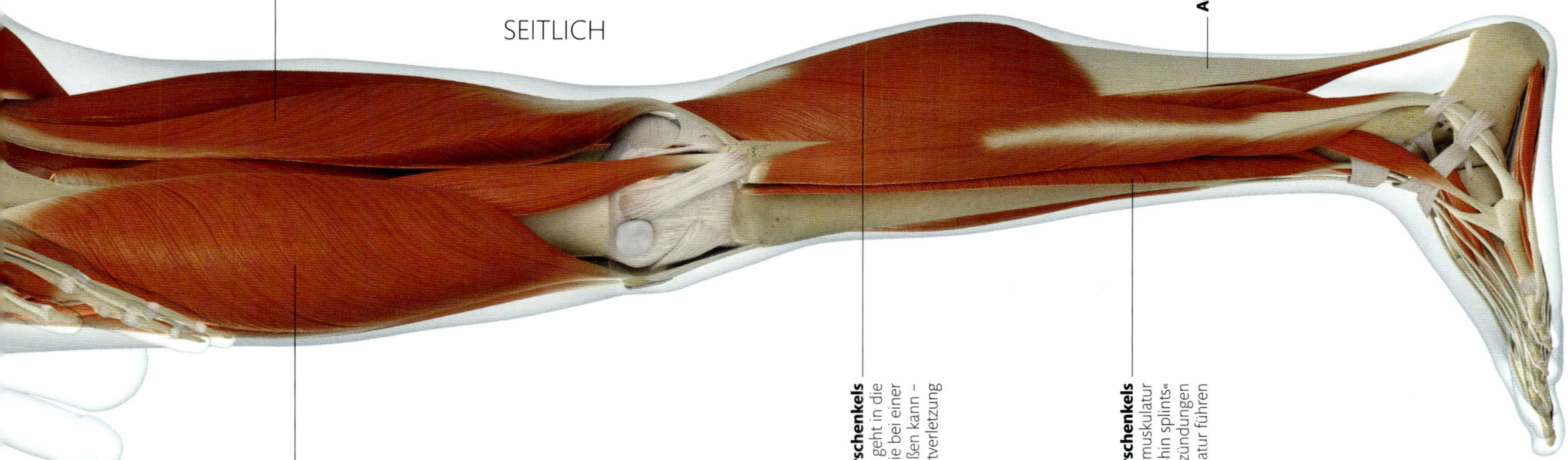

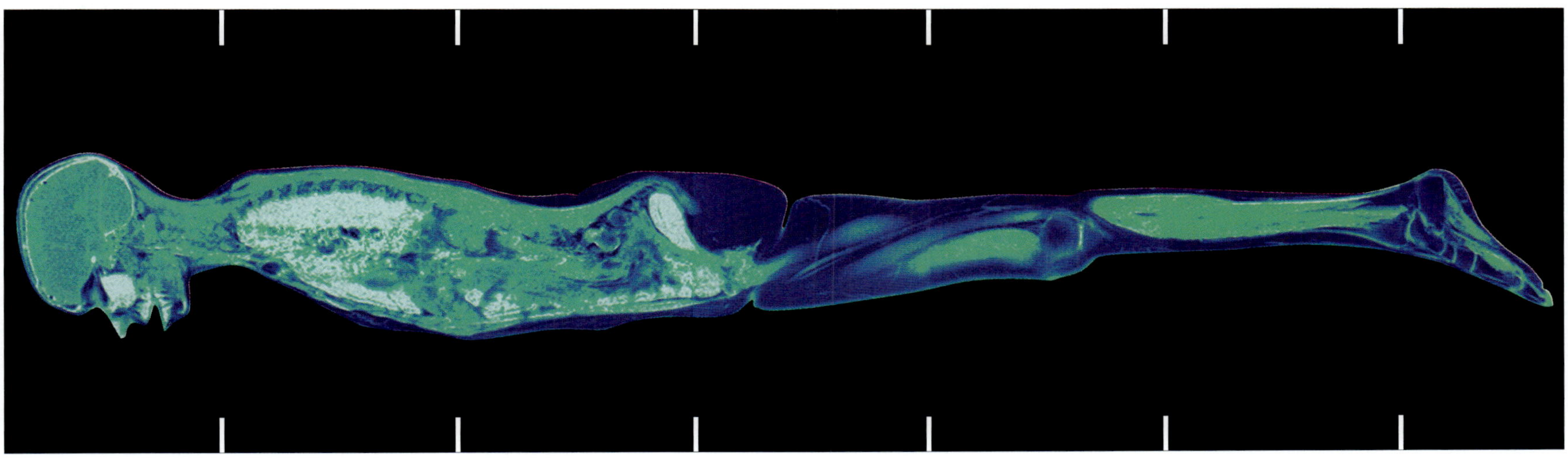

Eingefärbter MRT-Scan: Parasagittalschnitt
Ein Parasagittalschnitt verläuft seitlich versetzt zur Mittellinie. So können wir auch den Schnitt durch das Bein sehen. Die Rückenmuskeln – hauptsächlich der M. erector spinae – sind grün eingefärbt und liegen hinter der Wirbelsäule.

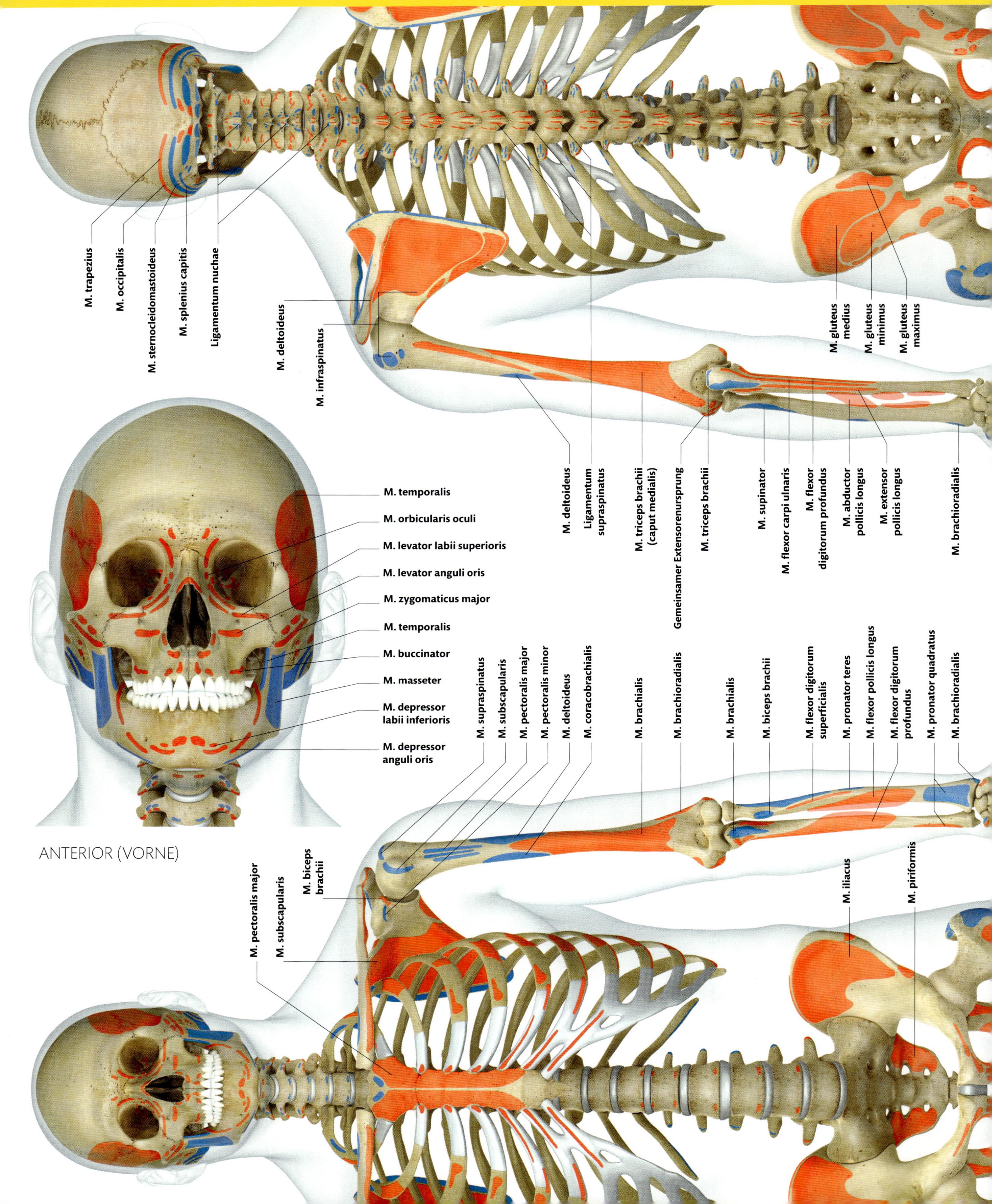

M. trapezius
M. occipitalis
M. sternocleidomastoideus
M. splenius capitis
Ligamentum nuchae
M. deltoideus
M. infraspinatus
M. gluteus medius
M. gluteus minimus
M. gluteus maximus
M. deltoideus
Ligamentum supraspinatus
M. triceps brachii (caput medialis)
Gemeinsamer Extensorenursprung
M. triceps brachii
M. supinator
M. flexor carpi ulnaris
M. flexor digitorum profundus
M. abductor pollicis longus
M. extensor pollicis longus
M. brachioradialis
M. temporalis
M. orbicularis oculi
M. levator labii superioris
M. levator anguli oris
M. zygomaticus major
M. temporalis
M. buccinator
M. masseter
M. depressor labii inferioris
M. depressor anguli oris
ANTERIOR (VORNE)
M. supraspinatus
M. subscapularis
M. pectoralis major
M. pectoralis minor
M. deltoideus
M. coracobrachialis
M. brachialis
M. brachioradialis
M. brachialis
M. biceps brachii
M. flexor digitorum superficialis
M. pronator teres
M. flexor pollicis longus
M. flexor digitorum profundus
M. pronator quadratus
M. brachioradialis
M. pectoralis major
M. subscapularis
M. biceps brachii
M. iliacus
M. piriformis

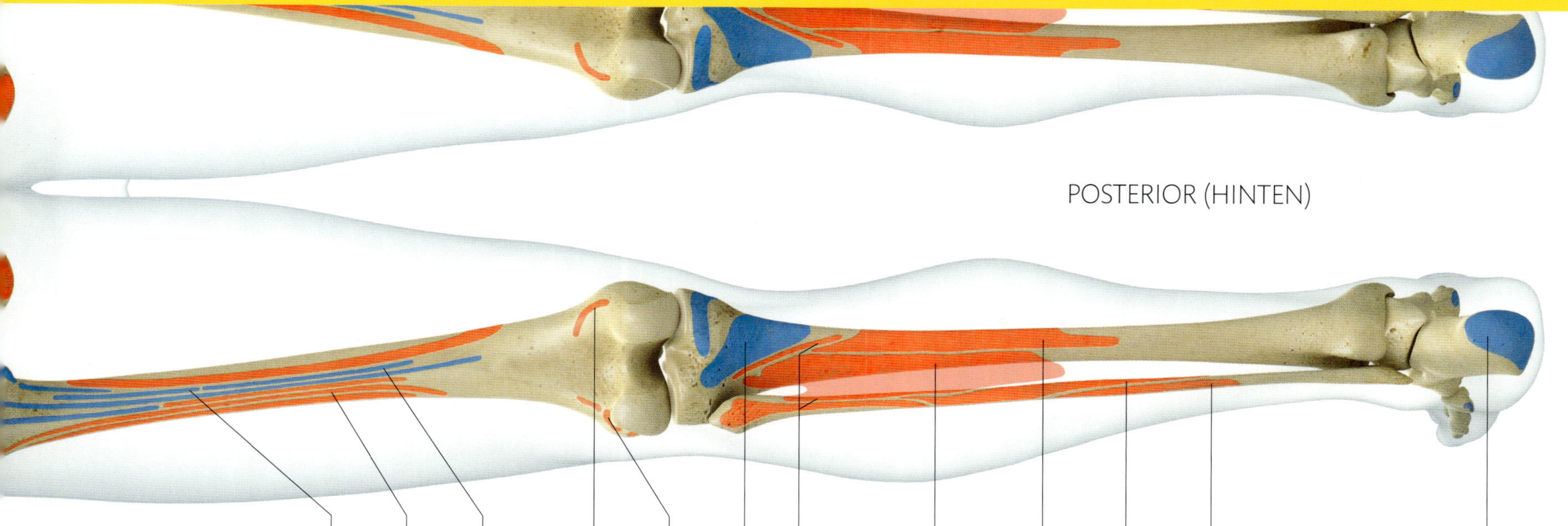

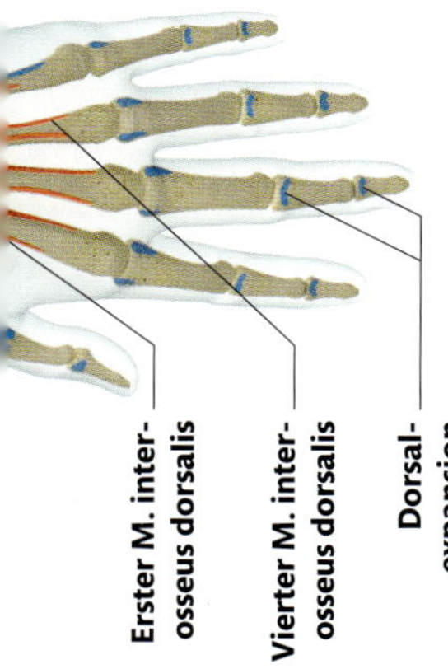

MUSKULATUR BEFESTIGUNG

Um die Befestigungspunkte eines Muskels am Skelett eindeutig zu definieren, spricht man von »Ansatz« und »Ursprung« eines Muskels. Der Ursprung bezeichnet im Allgemeinen die Befestigung, die bei der Kontraktion des Muskels unbeweglich bleibt, während der Ansatz die Stelle beschreibt, die sich bewegt, wenn sich der Muskel verkürzt. Diese Bezeichnungen sind relative Begriffe und richten sich danach, wie der Muskel zum jeweiligen Zeitpunkt eingesetzt wird. Die allgemein definierten Ursprünge sind hier rot dargestellt und die Ansätze blau. Es gibt unterschiedliche Arten von Befestigungsstellen. Vorstehende Erhebungen werden je nach ihrer Form als Processus (Fortsatz), Tuberculum (Vorsprung), Tuberositas (Höcker) oder Trochanter (Rollhügel) bezeichnet. Die Befestigungsstellen der Sehnen am Knochen hingegen nennt man Fossa (Graben) oder Sulcus (Furche).

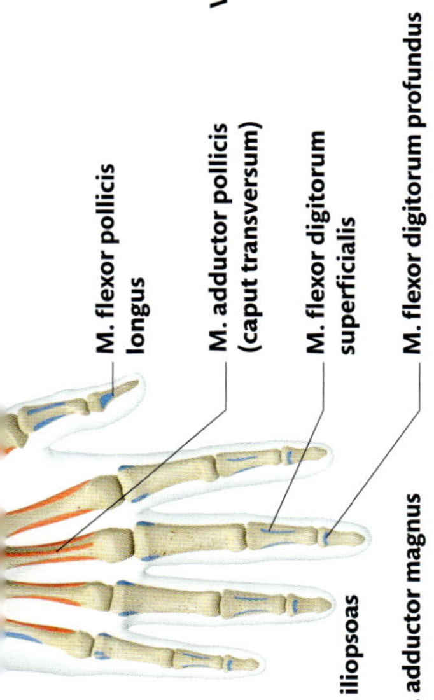

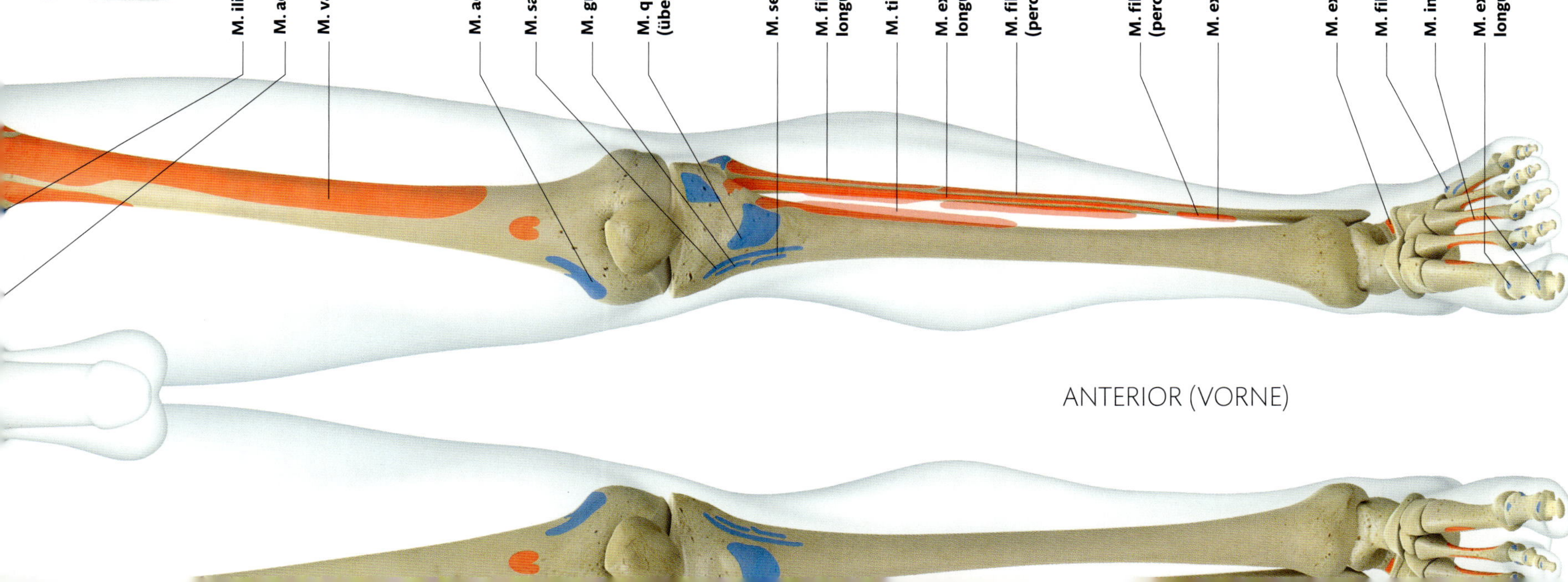

Parallele Bündel

Zu den Skelettmuskeln gehören bekannte Muskeln wie der Bizeps oder der Quadrizeps. Sie bestehen aus parallel angeordneten Bündeln von Muskelfasern, die wiederum Ansammlungen vieler Zellen sind. Die Skelettmuskeln werden von somatischen motorischen Nerven versorgt, die zum peripheren Nervensystem gehören (s. S. 318), und unterliegen im Allgemeinen der Willkürmotorik.

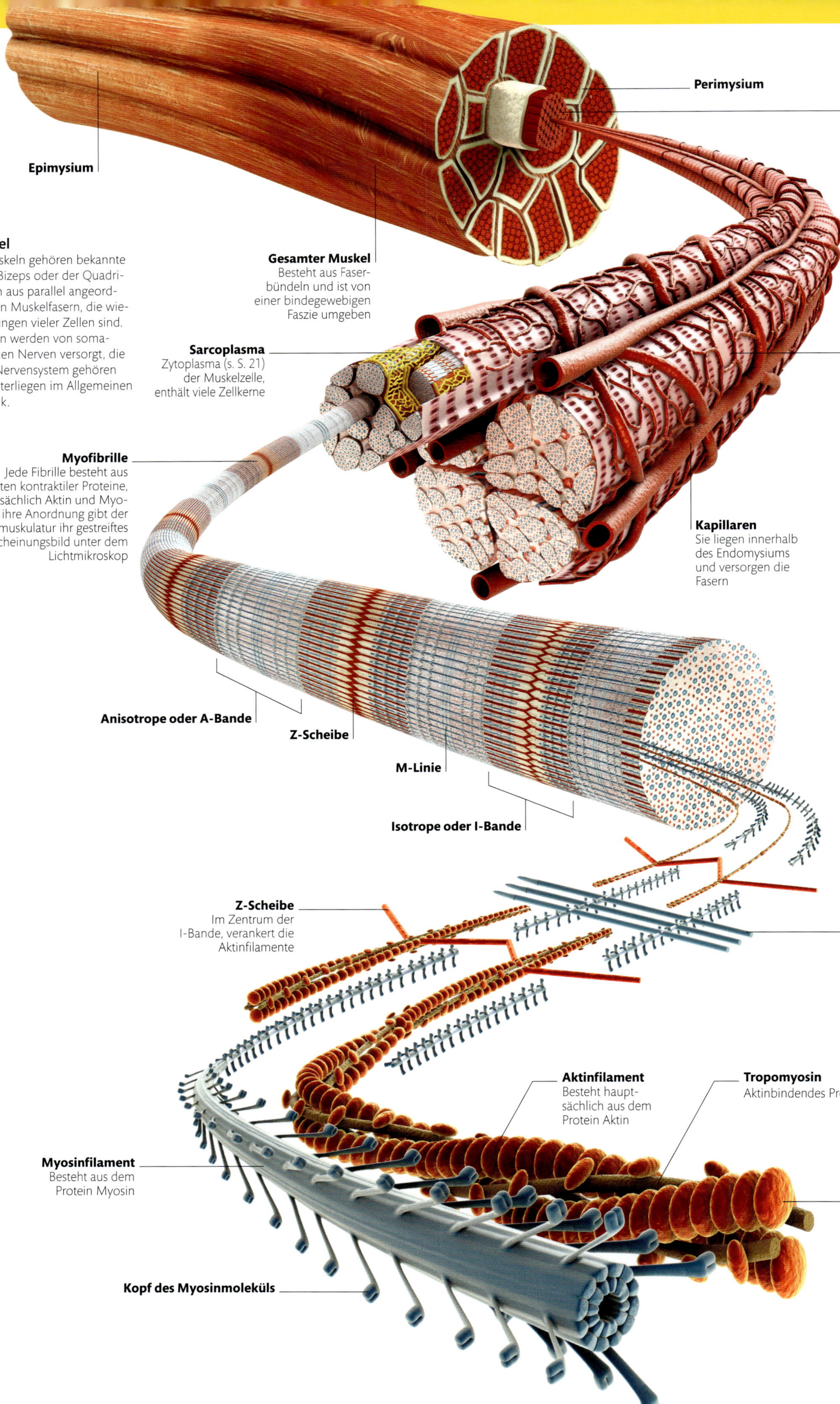

SKELETTMUSKEL

MUSKELN
AUFBAU

Muskelzellen besitzen die Fähigkeit zu kontrahieren. Diese Myozyten enthalten lange Filamente aus den Proteinen Aktin und Myosin, die sich ineinanderschieben, um ihre Länge zu verändern (s. S. 312). Im menschlichen Körper gibt es drei Hauptarten von Muskeln: Skelett-, Herz- und glatte Muskeln. Jede Art hat eine besondere mikroskopische Struktur. Skelettmuskeln variieren auch in Größe und Form, je nach ihrer Funktion.

HERZMUSKEL

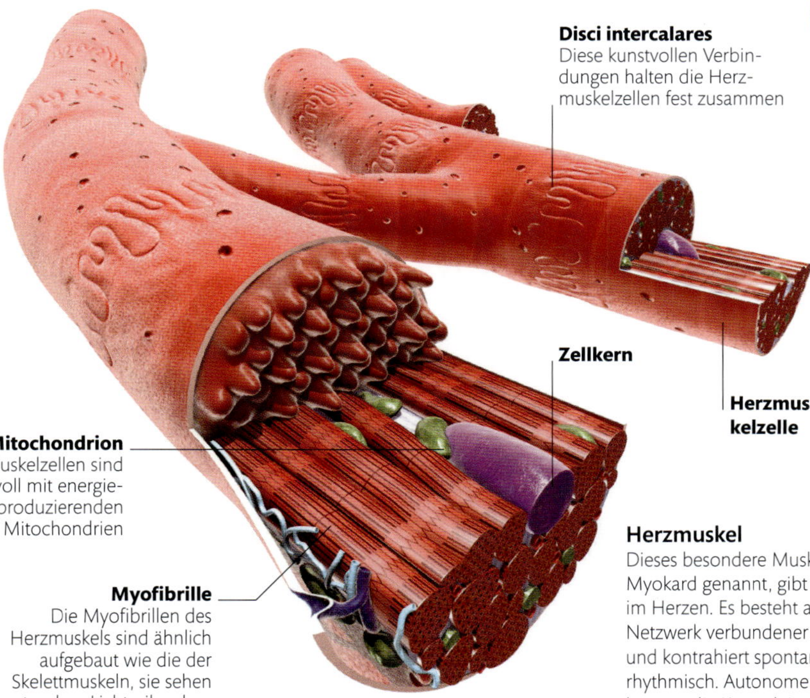

Herzmuskel
Dieses besondere Muskelgewebe, Myokard genannt, gibt es nur im Herzen. Es besteht aus einem Netzwerk verbundener Fasern und kontrahiert spontan und rhythmisch. Autonome Nerven können die Kontraktionsfrequenz erhöhen oder herabsetzen und so die Herzleistung den körperlichen Anforderungen anpassen.

GLATTER MUSKEL

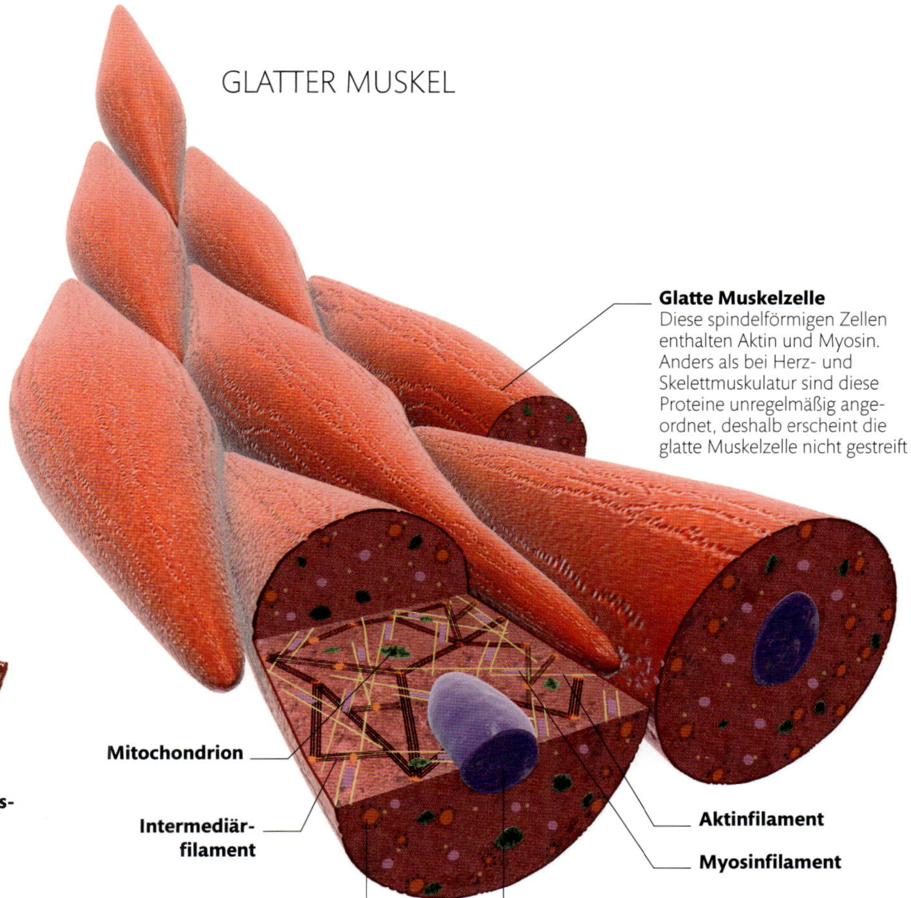

Spitz zulaufende Zellen
Dieser Muskeltyp besteht aus spindelförmigen, einzelnen Zellen und wird von autonomen motorischen Nerven versorgt, die die Körpersysteme unwillkürlich kontrollieren. Glatte Muskulatur findet man in Körperorganen, besonders in den Wänden von Blutgefäßen, in der Darmwand und im Atemtrakt.

MUSKELFORMEN

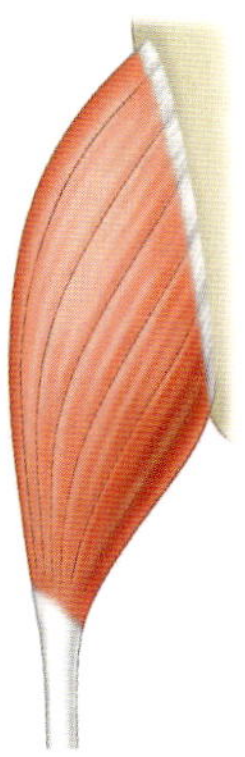
UNIPENNATUS

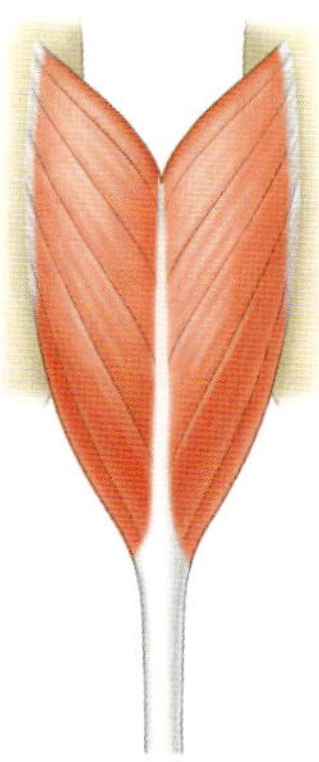
BIPENNATUS

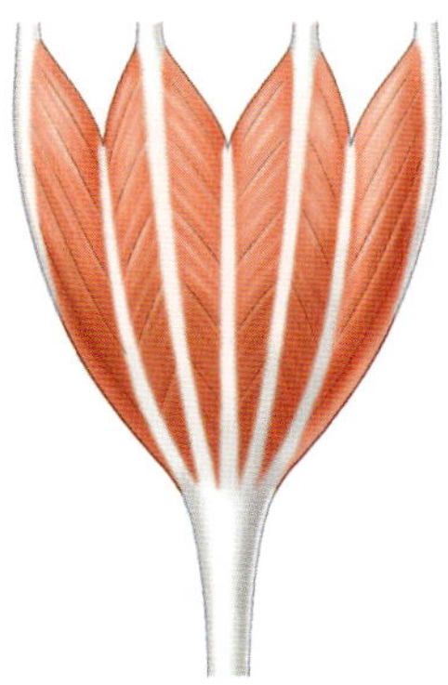
MULTIPENNATUS

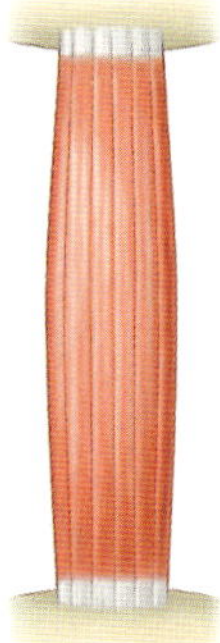
PLANUS

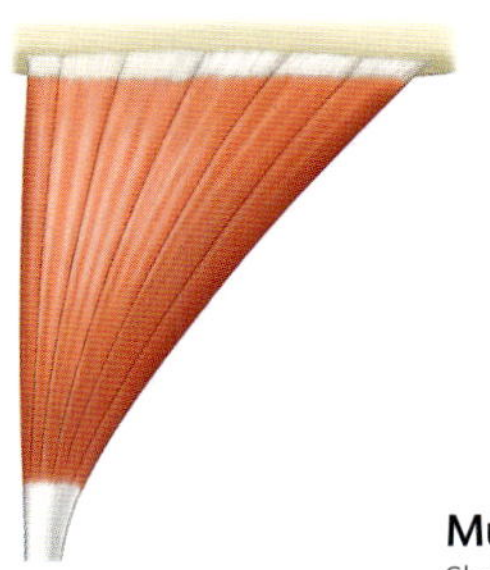
TRIANGULARIS

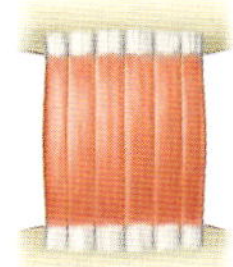
QUADRATUS

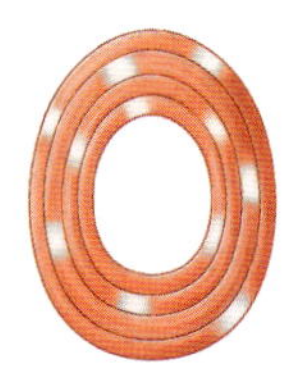
ORBICULARIS

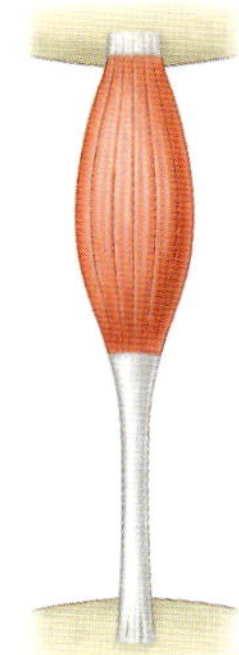
FUSIFORMIS

Muskelvariationen
Skelettmuskeln variieren in Größe und Form. Bei manchen sind die Muskelfasern parallel angeordnet wie bei platten Muskeln (planus, quadratus), andere sind ein- oder mehrfach gefiedert (unipennatus, bipennatus, multipennatus), dreieckig (triangularis), spindel- (fusiformis) oder ringförmig (orbicularis).

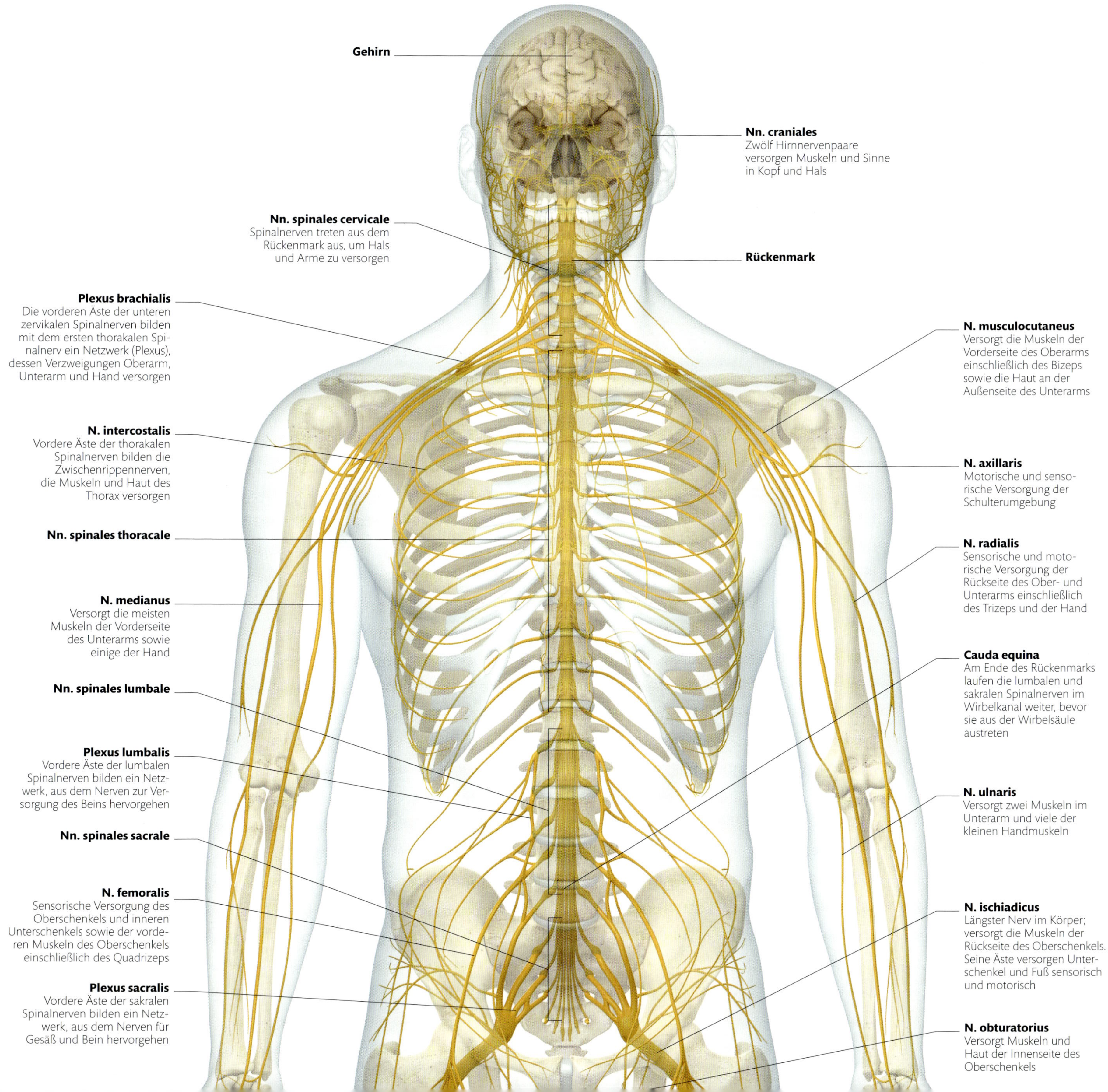
Gehirn
Nn. craniales
Zwölf Hirnnervenpaare versorgen Muskeln und Sinne in Kopf und Hals
Nn. spinales cervicale
Spinalnerven treten aus dem Rückenmark aus, um Hals und Arme zu versorgen
Rückenmark
Plexus brachialis
Die vorderen Äste der unteren zervikalen Spinalnerven bilden mit dem ersten thorakalen Spinalnerv ein Netzwerk (Plexus), dessen Verzweigungen Oberarm, Unterarm und Hand versorgen
N. musculocutaneus
Versorgt die Muskeln der Vorderseite des Oberarms einschließlich des Bizeps sowie die Haut an der Außenseite des Unterarms
N. intercostalis
Vordere Äste der thorakalen Spinalnerven bilden die Zwischenrippennerven, die Muskeln und Haut des Thorax versorgen
N. axillaris
Motorische und sensorische Versorgung der Schulterumgebung
Nn. spinales thoracale
N. radialis
Sensorische und motorische Versorgung der Rückseite des Ober- und Unterarms einschließlich des Trizeps und der Hand
N. medianus
Versorgt die meisten Muskeln der Vorderseite des Unterarms sowie einige der Hand
Cauda equina
Am Ende des Rückenmarks laufen die lumbalen und sakralen Spinalnerven im Wirbelkanal weiter, bevor sie aus der Wirbelsäule austreten
Nn. spinales lumbale
Plexus lumbalis
Vordere Äste der lumbalen Spinalnerven bilden ein Netzwerk, aus dem Nerven zur Versorgung des Beins hervorgehen
N. ulnaris
Versorgt zwei Muskeln im Unterarm und viele der kleinen Handmuskeln
Nn. spinales sacrale
N. femoralis
Sensorische Versorgung des Oberschenkels und inneren Unterschenkels sowie der vorderen Muskeln des Oberschenkels einschließlich des Quadrizeps
N. ischiadicus
Längster Nerv im Körper; versorgt die Muskeln der Rückseite des Oberschenkels. Seine Äste versorgen Unterschenkel und Fuß sensorisch und motorisch
Plexus sacralis
Vordere Äste der sakralen Spinalnerven bilden ein Netzwerk, aus dem Nerven für Gesäß und Bein hervorgehen
N. obturatorius
Versorgt Muskeln und Haut der Innenseite des Oberschenkels

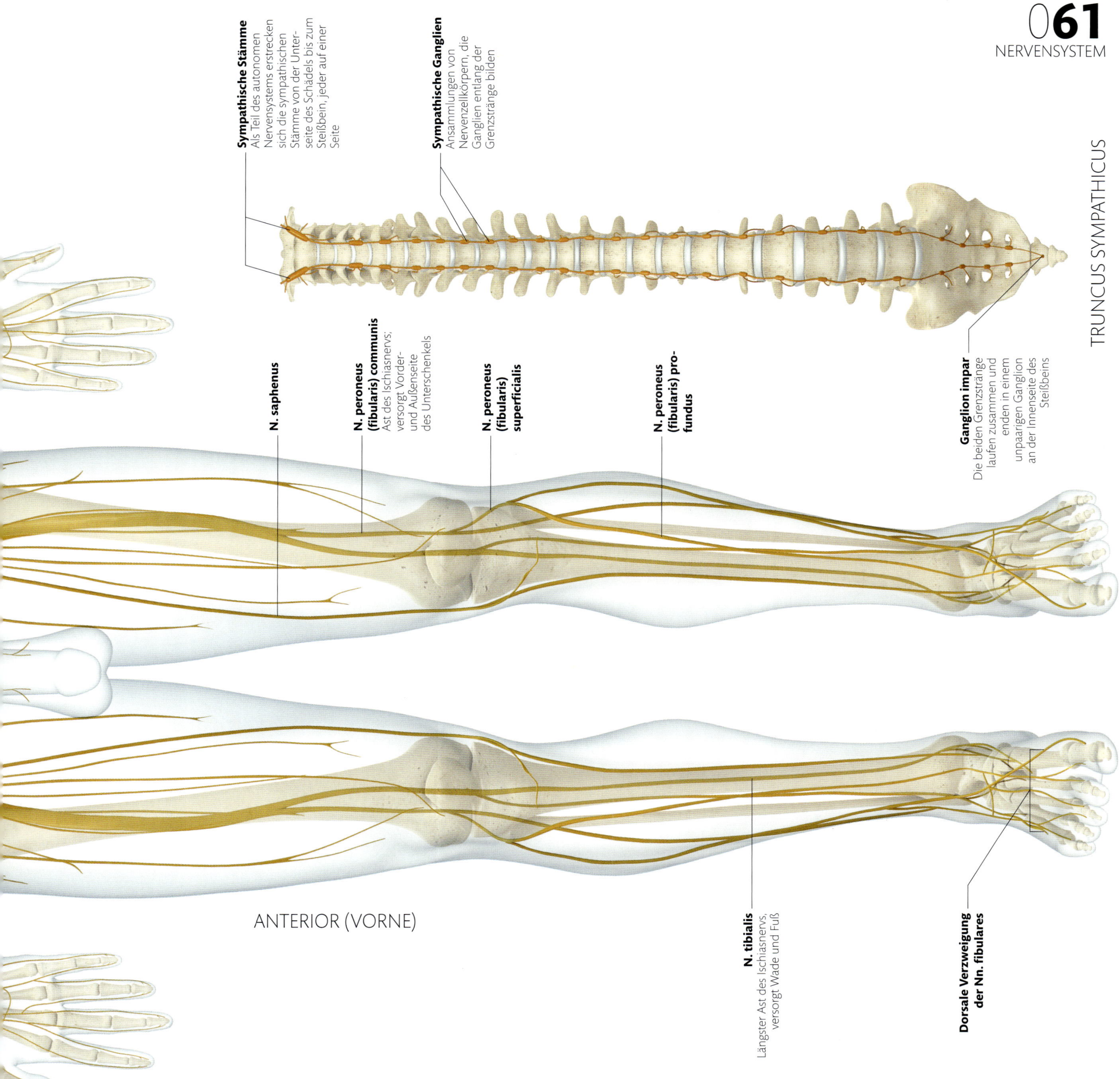

NERVENSYSTEM

Das Nervensystem besteht aus Milliarden miteinander verbundener und kommunizierender Nervenzellen (Neuronen). Es kann allgemein in das Zentralnervensystem (ZNS) mit Gehirn und Rückenmark und das periphere Nervensystem (PNS) mit den Gehirn- und Spinalnerven und ihren Verzweigungen eingeteilt werden. Gehirn und Rückenmark sind durch Schädel und Wirbelsäule geschützt. Die Gehirnnerven treten aus Löchern im Schädel aus, um Kopf und Hals zu versorgen. Die Spinalnerven treten zwischen den Wirbeln aus, um den Rest des Körpers zu kontrollieren. Das Nervensystem kann auch nach seiner entsprechenden Funktion eingeteilt werden. Der Bereich, der sich mit der bewussten Kontaktaufnahme zur Außenwelt über die Sinnesorgane sowie der Willkürmotorik befasst, ist das somatische Nervensystem. Den Teil, der die Vorgänge im Innern des Körpers (einschließlich der Drüsen- und Herzfunktion) kontrolliert, nennt man autonomes Nervensystem.

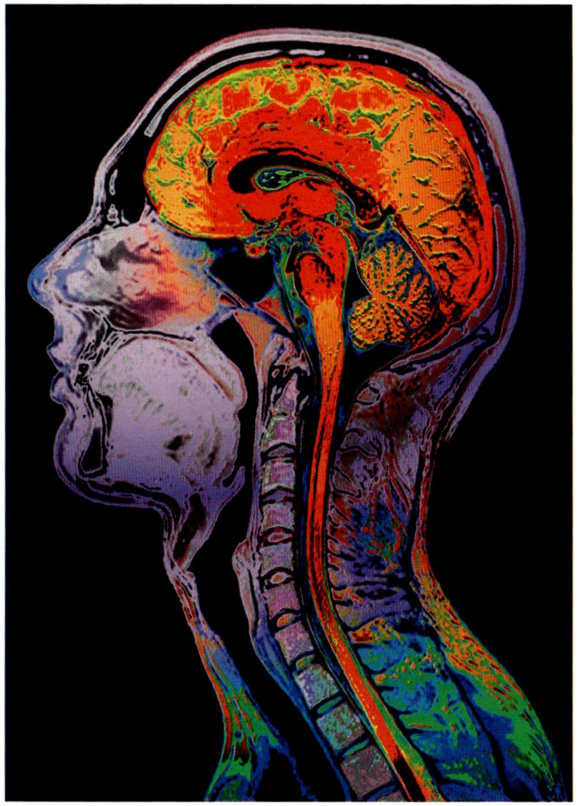

Kopf und Hals
Dieser eingefärbte MRT-Scan zeigt die Strukturen des Gehirns und des oberen Rückenmarks (orange-rot). Der Hirnstamm ist der Teil des Gehirns, der an der Unterseite des Schädels in das Rückenmark übergeht.

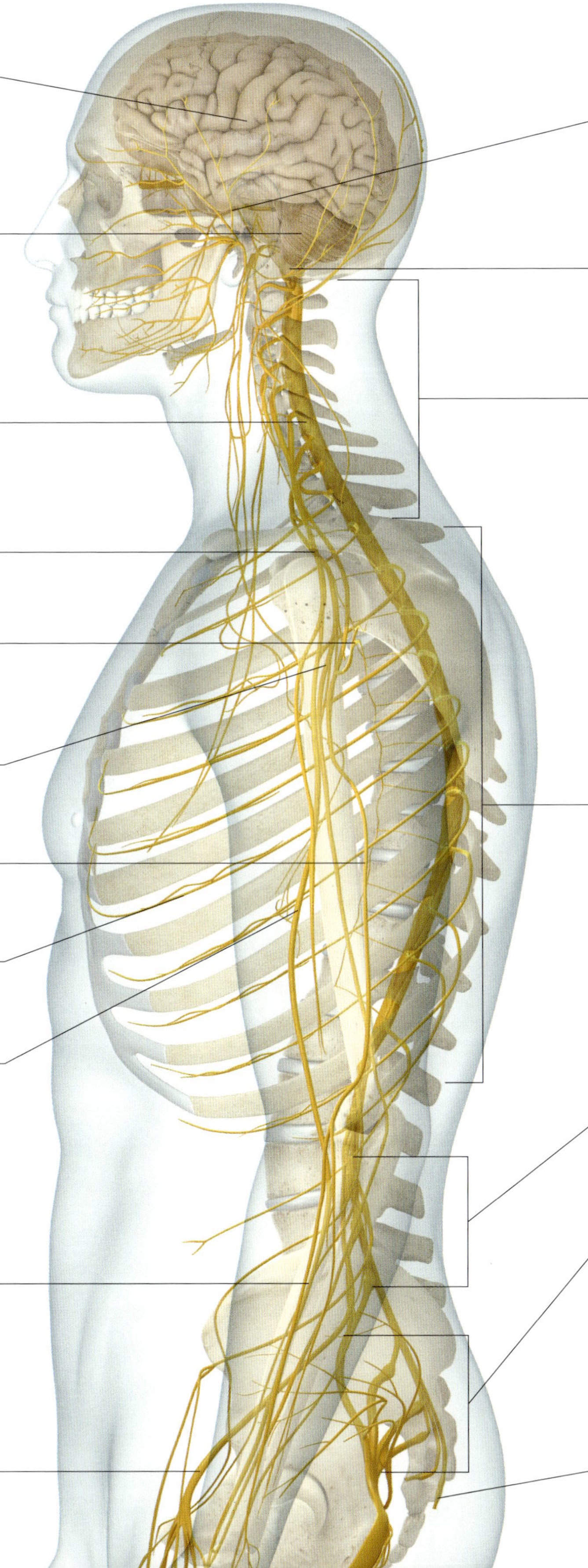

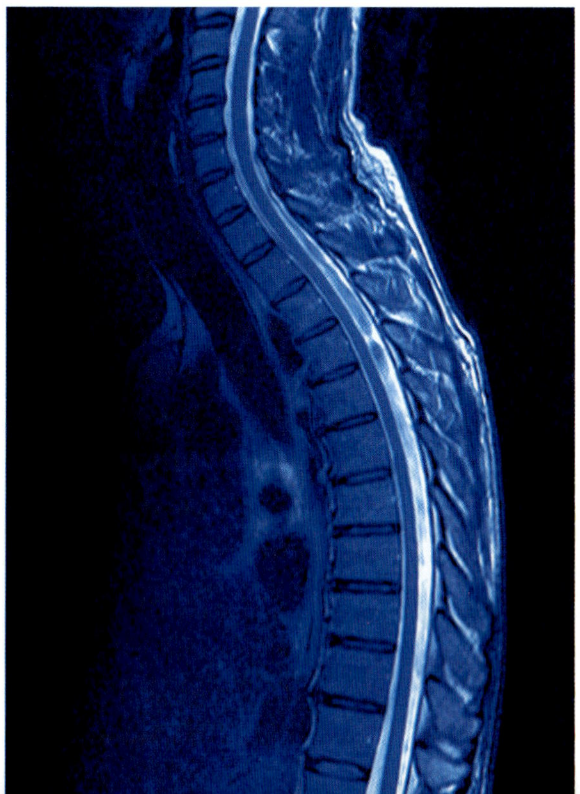

NERVEN-SYSTEM

Zwölf Hirnnerven kommen aus Gehirn und Hirnstamm, um Kopf und Hals einschließlich Augen, Ohren, Nase und Mund zu versorgen. Einunddreißig Spinalnervenpaare sprießen aus dem Rückenmark mit acht zervikalen, zwölf thorakalen, fünf lumbalen, fünf sakralen und einem coccygealen auf jeder Seite. Die Nerven verzweigen sich, um in Bereiche vor und hinter der Wirbelsäule zu gelangen. Im Zervikal-, Lumbal- und Sakralbereich schließen sich Nerven zusammen, um je ein Netzwerk, den sogenannten »Plexus«, zu bilden, bevor sie sich erneut zu den Gliedmaßen hin verzweigen. Die meisten peripheren Nerven enthalten sowohl motorische als auch sensorische Nervenfasern, um Befehle an die Muskeln und sensorische Informationen an das Gehirn zu übermitteln.

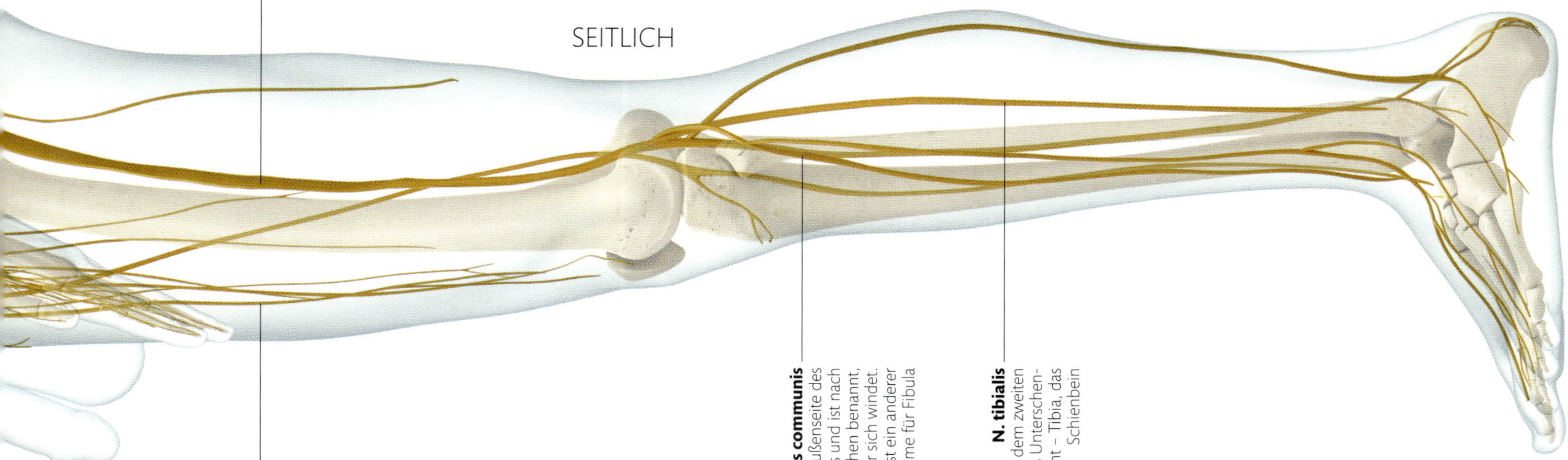

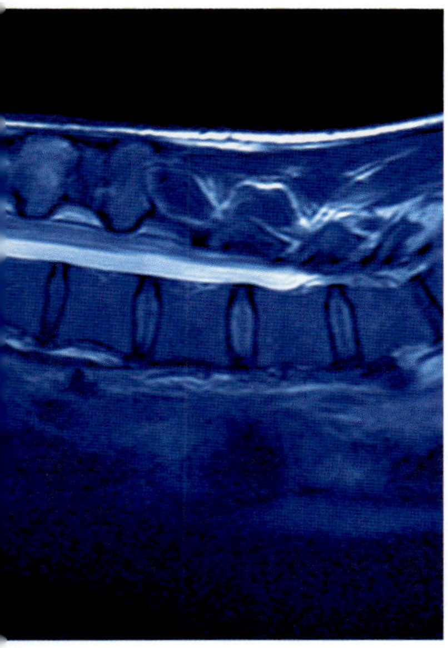

Rückenmark
Die Wirbelsäule, die das Rückenmark schützend umgibt, erscheint in Form blauer Blöcke im MRT-Scan. Das Rückenmark zeigt sich als blaue Säule, umgeben von der blassblauen Schicht der Dura mater. Unten im Bild kann man die Cauda equina erkennen.

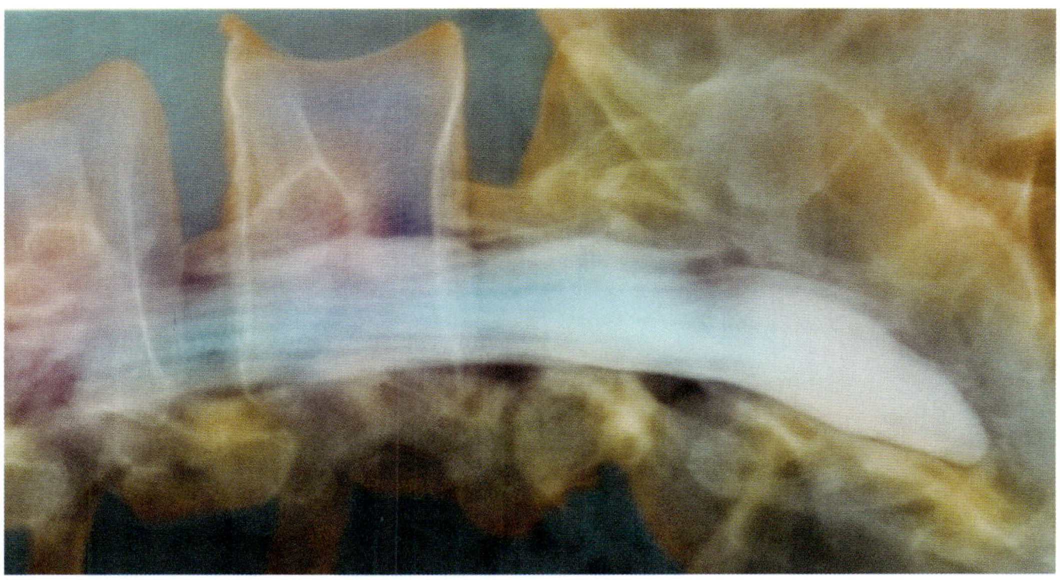

Unterer Rücken
Dieses eingefärbte Röntgenbild des unteren Rückens zeigt den Duralsack (weiß), der das Rückenmark und die abgehenden Nervenwurzeln umgibt. Die Wirbelsäule (orange) endet am Kreuzbein, das die Wirbelsäule mit dem Becken verbindet.

NERVEN-STRUKTUR

Das Nervensystem ist sehr komplex. Es enthält Milliarden von miteinander verbundenen Nervenzellen (Neuronen). Aus jedem Zellkörper eines Neurons ragen verästelte Fortsätze (Dendriten). Ein Fortsatz ist normalerweise länger und dünner als der Rest, und das ist das Axon. Manche Axone im Gehirn sind kürzer als 1 mm, andere, die sich vom Rückenmark zu den Muskeln der Gliedmaßen erstrecken, können eine Länge von über 1 m erreichen.

Die Bewegung geladener Teilchen durch Kanäle der Neuronenmembran erzeugt elektrische Impulse, die am Axon entlangwandern. Die Weiterleitung solcher Impulse (Aktionspotenziale) geschieht wesentlich langsamer bei Axonen ohne isolierende Myelinschicht; sie können sich sogar verlieren. Der Impuls ist in den Axonen mit Markscheiden wesentlich schneller, weil er von Schnürring zu Schnürring springt. Am Ende eines Axons wird das Signal über einen winzigen Spalt (Synapse) mittels chemischer Stoffe (Neurotransmitter) zum nächsten Neuron oder zu einem Muskel weitergeleitet.

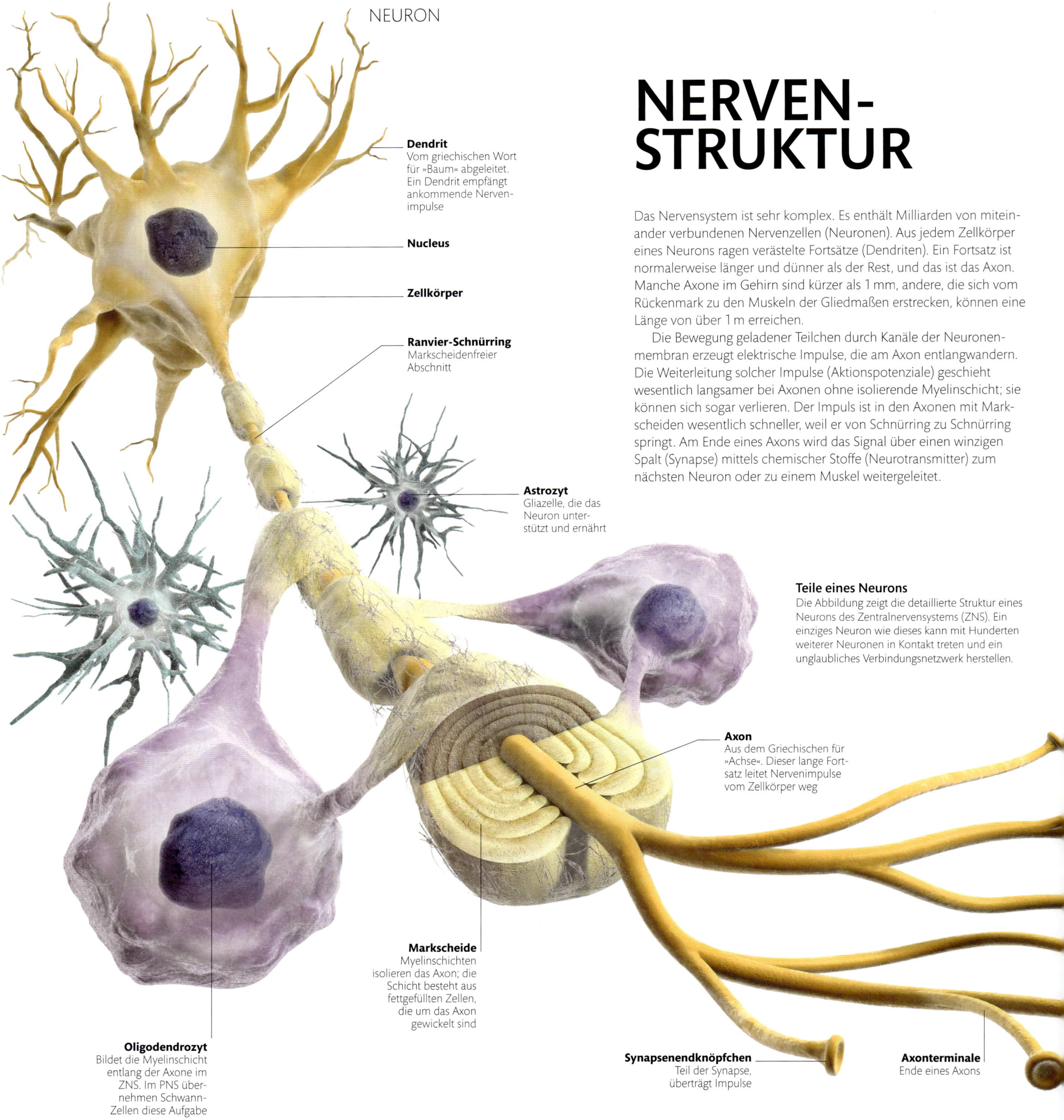

Teile eines Neurons
Die Abbildung zeigt die detaillierte Struktur eines Neurons des Zentralnervensystems (ZNS). Ein einziges Neuron wie dieses kann mit Hunderten weiterer Neuronen in Kontakt treten und ein unglaubliches Verbindungsnetzwerk herstellen.

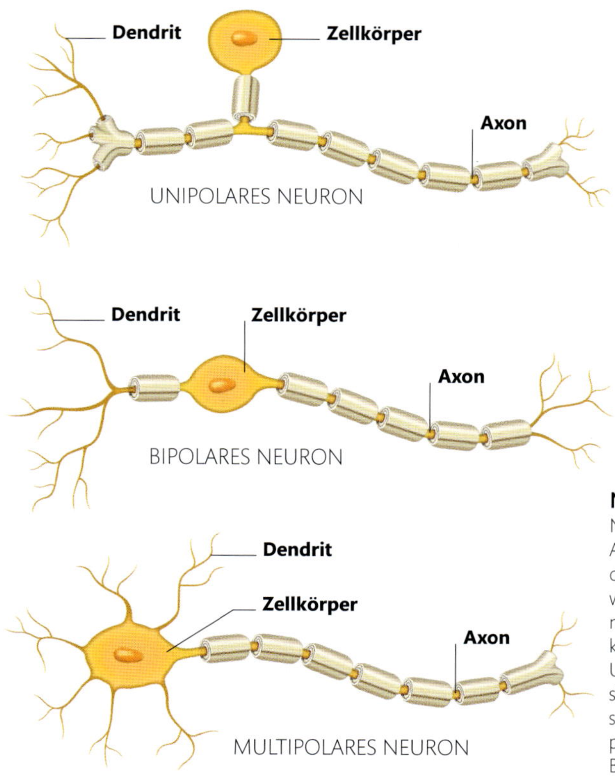

NEURONENTYPEN

Neuronentypen
Neuronen können nach der Anzahl ihrer Fortsätze (Dendriten und Axone) eingeteilt werden. Multipolare Neuronen mit drei oder mehr Fortsätzen kommen am häufigsten vor. Unipolare Neuronen finden sich hauptsächlich in den sensorischen Nerven des peripheren Nervensystems (PNS). Bipolare Neuronen kommen selten vor. Sie sind z. B. in der Netzhaut des Auges zu finden.

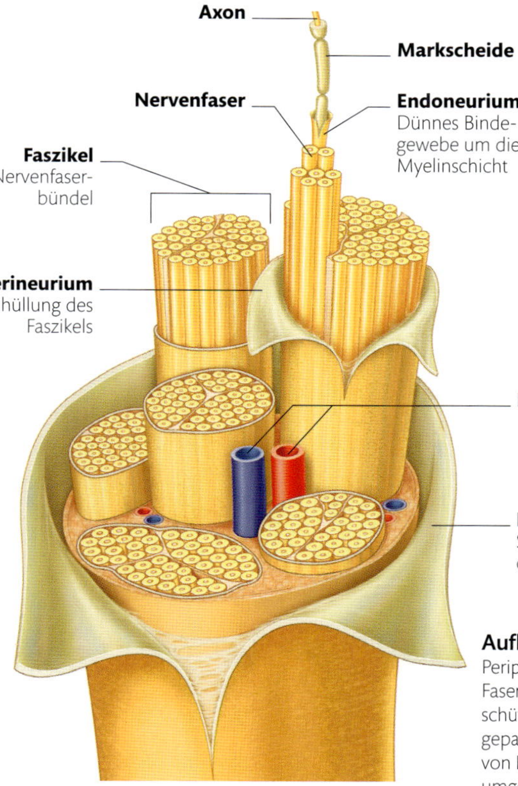

PERIPHERER NERV

Aufbau eines Nervs
Periphere Nerven bestehen aus Faserbündeln. Die Axone sind in schützendes Gewebe (Endoneurium) gepackt. Kleine Nervenbündel sind von Bindegewebe (Perineurium) umgeben und bilden die Faszikel. Mehrere Faszikel sind im Epineurium zu einem Nerv zusammengefasst.

Struktur des Rückenmarks
Wie das Gehirn enthält auch das Rückenmark graue Masse (hauptsächlich Neuronen-Zellkörper) und weiße Masse (Axone) und ist von den gleichen drei Meningen bedeckt: Dura mater, Arachnoidea und Pia mater (s. S. 119).

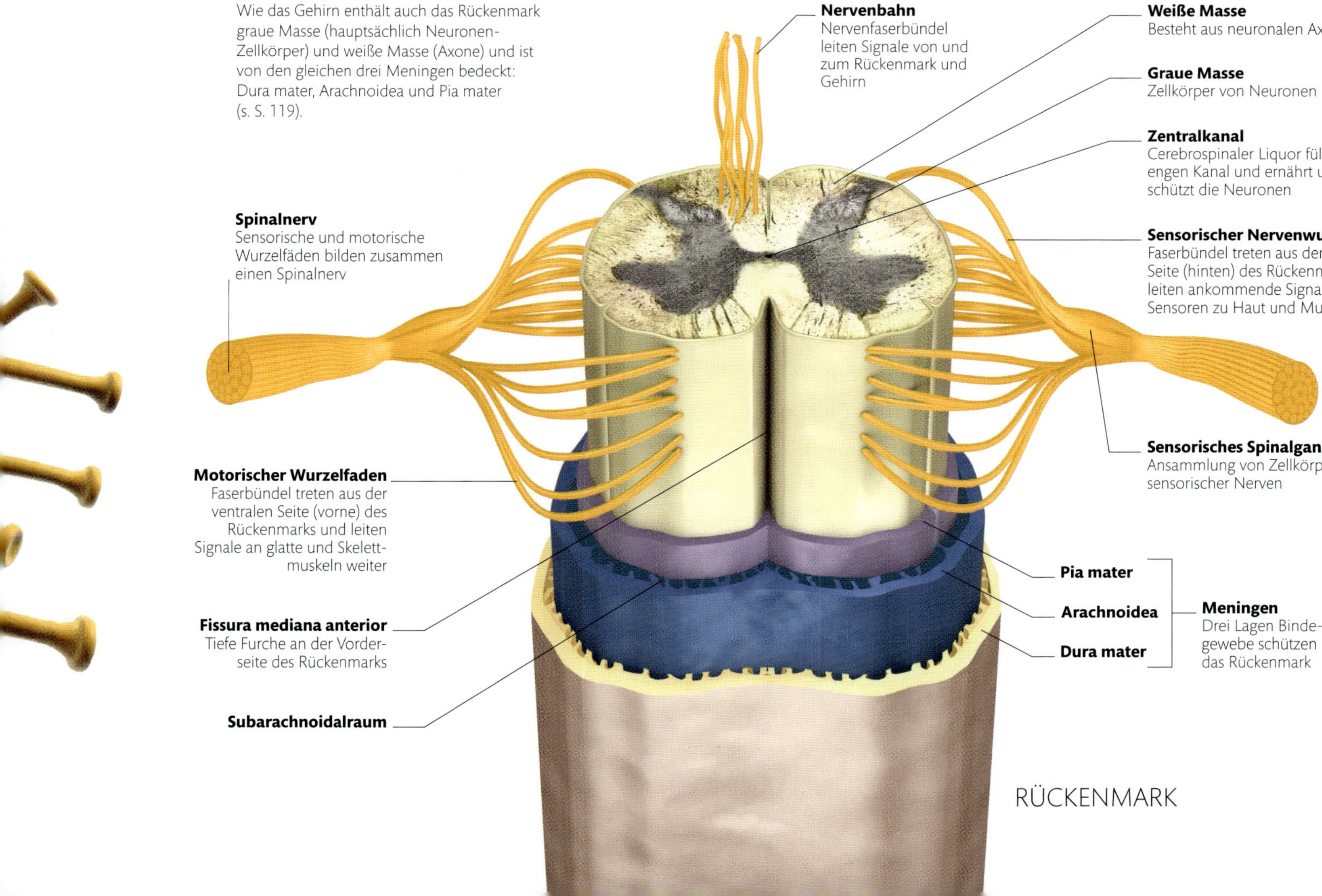

RÜCKENMARK

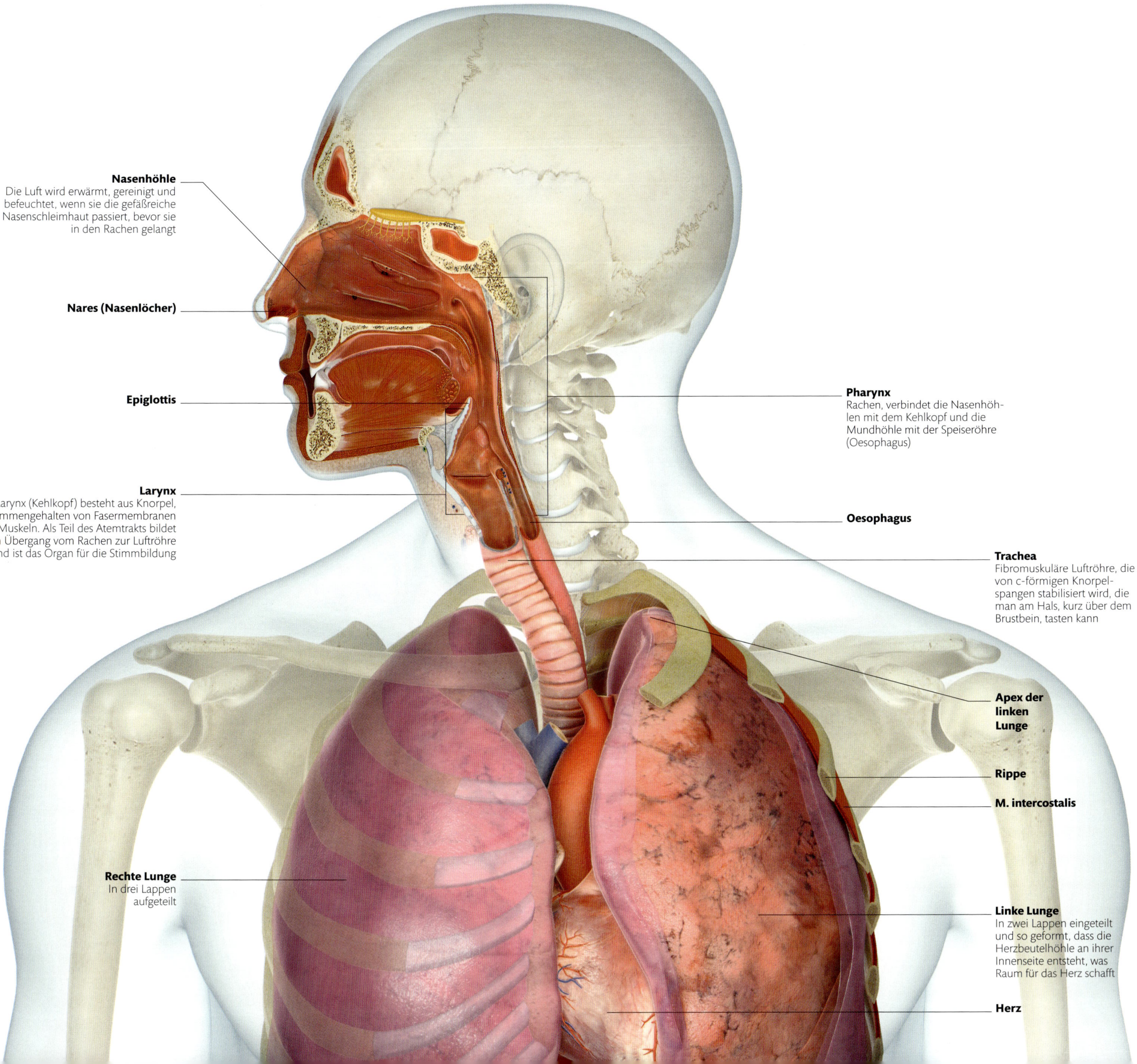
Nasenhöhle
Die Luft wird erwärmt, gereinigt und befeuchtet, wenn sie die gefäßreiche Nasenschleimhaut passiert, bevor sie in den Rachen gelangt
Nares (Nasenlöcher)
Epiglottis
Larynx
Der Larynx (Kehlkopf) besteht aus Knorpel, zusammengehalten von Fasermembranen und Muskeln. Als Teil des Atemtrakts bildet er den Übergang vom Rachen zur Luftröhre und ist das Organ für die Stimmbildung
Rechte Lunge
In drei Lappen aufgeteilt
Pharynx
Rachen, verbindet die Nasenhöhlen mit dem Kehlkopf und die Mundhöhle mit der Speiseröhre (Oesophagus)
Oesophagus
Trachea
Fibromuskuläre Luftröhre, die von c-förmigen Knorpelspangen stabilisiert wird, die man am Hals, kurz über dem Brustbein, tasten kann
Apex der linken Lunge
Rippe
M. intercostalis
Linke Lunge
In zwei Lappen eingeteilt und so geformt, dass die Herzbeutelhöhle an ihrer Innenseite entsteht, was Raum für das Herz schafft
Herz

ATEMTRAKT

Jede Zelle im Körper benötigt Sauerstoff und muss Kohlendioxid loswerden. Diese Gase werden im Blut durch den ganzen Körper transportiert, aber der tatsächliche Gasaustausch zwischen Luft und Blut findet in den Lungen statt. Die Lungen haben sehr dünne Membranen, die die Gase leicht passieren können. Dazu muss aber die Luft in regelmäßigen Abständen ein- und ausgeatmet werden, um das entstandene Kohlendioxid abzuatmen und frischen Sauerstoff in die Lungen zu bringen – und das geschieht durch den Atemvorgang. Der Atemtrakt beinhaltet die Luftwege zu den Lungen: die Nasenhöhlen, Teile des Rachens, den Kehlkopf, die Luftröhre und die Bronchien (s. S. 156).

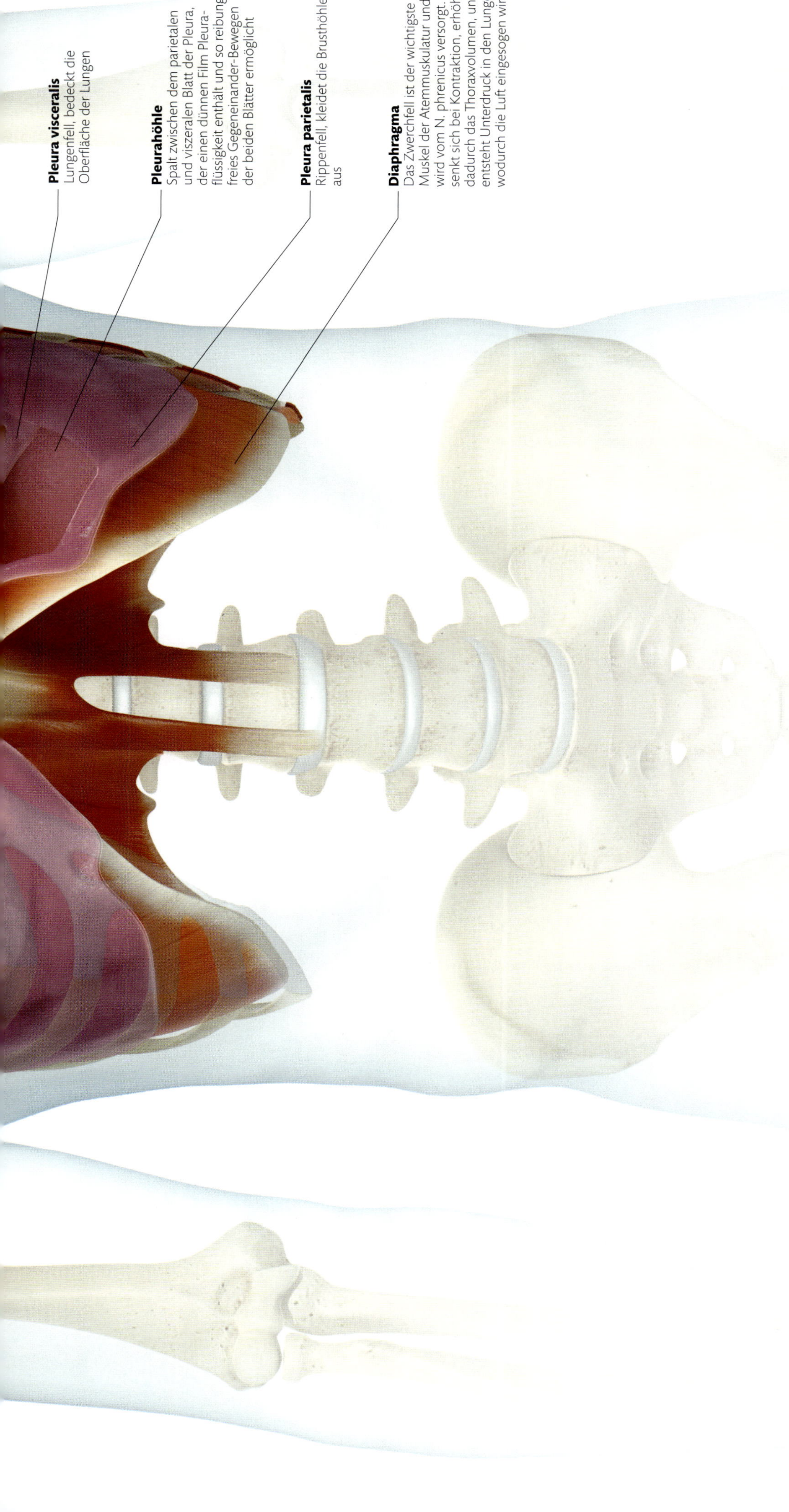

ANTERIOR (VORNE)

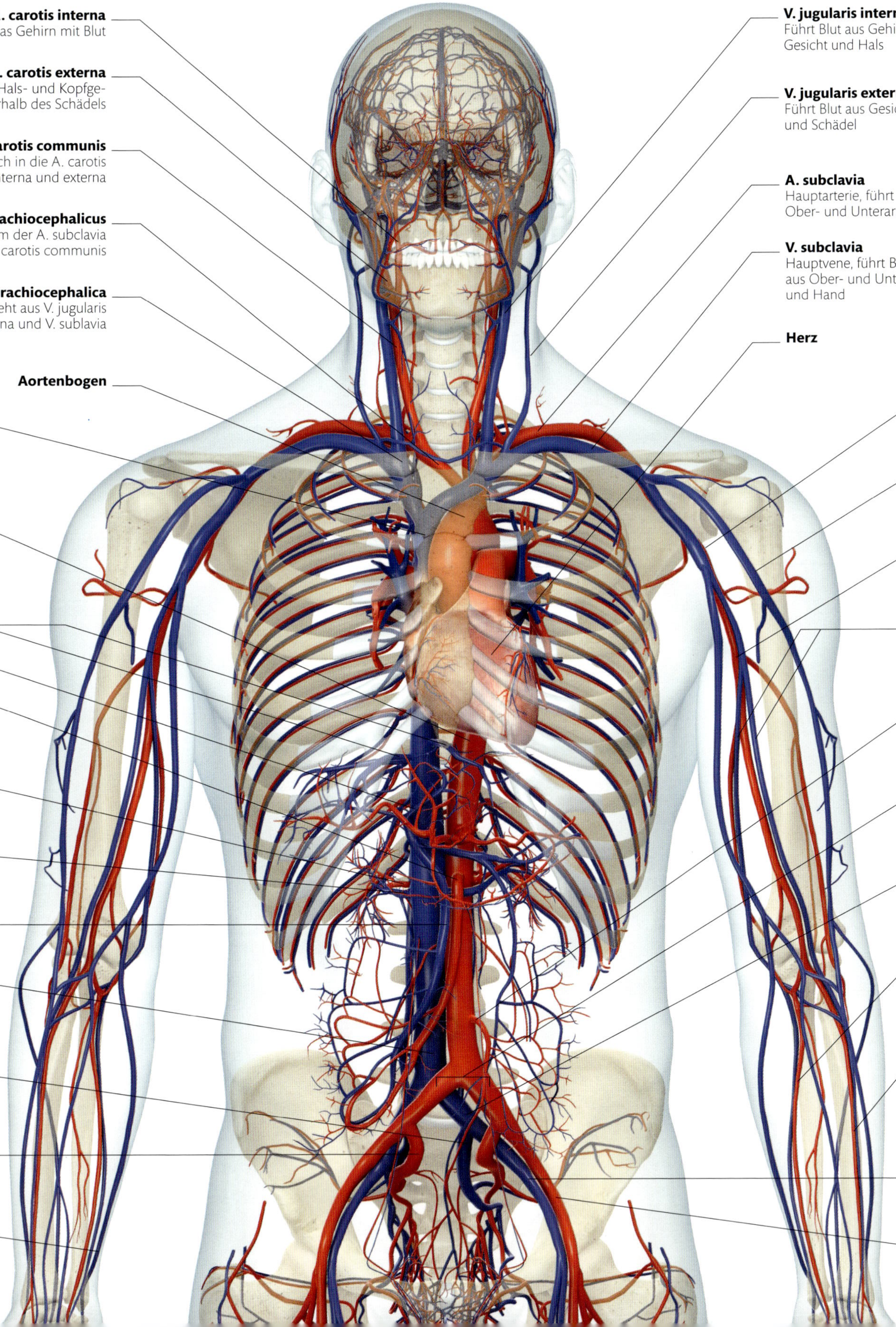
A. carotis interna
Versorgt das Gehirn mit Blut
A. carotis externa
Versorgt Hals- und Kopfgewebe außerhalb des Schädels
A. carotis communis
Teilt sich in die A. carotis interna und externa
Truncus brachiocephalicus
Gemeinsamer Stamm der A. subclavia und der A. carotis communis
V. brachiocephalica
Entsteht aus V. jugularis interna und V. sublavia
Aortenbogen
V. cava superior
Obere Hohlvene aus dem Zusammenschluss der beiden Vv. brachiocephalicae, führt Blut aus Kopf, Armen und Brustwand zum Herzen
Absteigende Aorta
Der Aortenbogen geht in die absteigende Aorta über, die durch den Brustraum in den Bauchraum zieht
Vv. hepaticae
V. portae
A. mesenterica superior
Ast der Bauchaorta, der Dünndarm und Teile des Dickdarms versorgt
A. renalis
Führt Blut in die Niere
V. renalis
Führt Blut aus der Niere
V. mesenterica superior
V. cava inferior
Untere Hohlvene, führt Blut aus dem Unterkörper zum Herzen
V. iliaca interna
Führt Blut aus den Beckenorganen
A. iliaca interna
Führt Blut zu den Beckenorganen
V. basilica
Oberflächliche Vene, die Blut aus der medialen Seite des Oberarms, Unterarms und der Hand führt
V. jugularis interna
Führt Blut aus Gehirn, Gesicht und Hals
V. jugularis externa
Führt Blut aus Gesicht und Schädel
A. subclavia
Hauptarterie, führt Blut zu Ober- und Unterarm und Hand
V. subclavia
Hauptvene, führt Blut aus Ober- und Unterarm und Hand
Herz
A. axillaris
Fortsetzung der A. subclavia in der Achsel
V. cephalica
Oberflächliche Vene im subkutanen Gewebe, führt Blut aus lateralem Ober- und Unterarm und lateraler Hand
A. brachialis
Fortsetzung der A. axillaris im Oberarm
Vv. brachiales
Venenpaar, das neben der A. brachialis verläuft
A. mesenterica inferior
Versorgt den unteren Teil des Dickdarms und das Rectum
Aa. iliacae communes
Diese Arterien entstehen durch die Teilung der Aorta
V. iliaca communis
Aus linker und rechter V. iliaca communis wird die V. cava
A. ulnaris
Ast der A. brachialis zur Versorgung der Innenseite von Unterarm und Hand
A. radialis
Ast der A. brachialis zur Versorgung der Außenseite von Unterarm und Hand
V. iliaca externa
Hauptvene zur Abführung des Blutes aus Bein und Fuß
A. iliaca externa
Hauptarterie zur Versorgung von Bein und Fuß

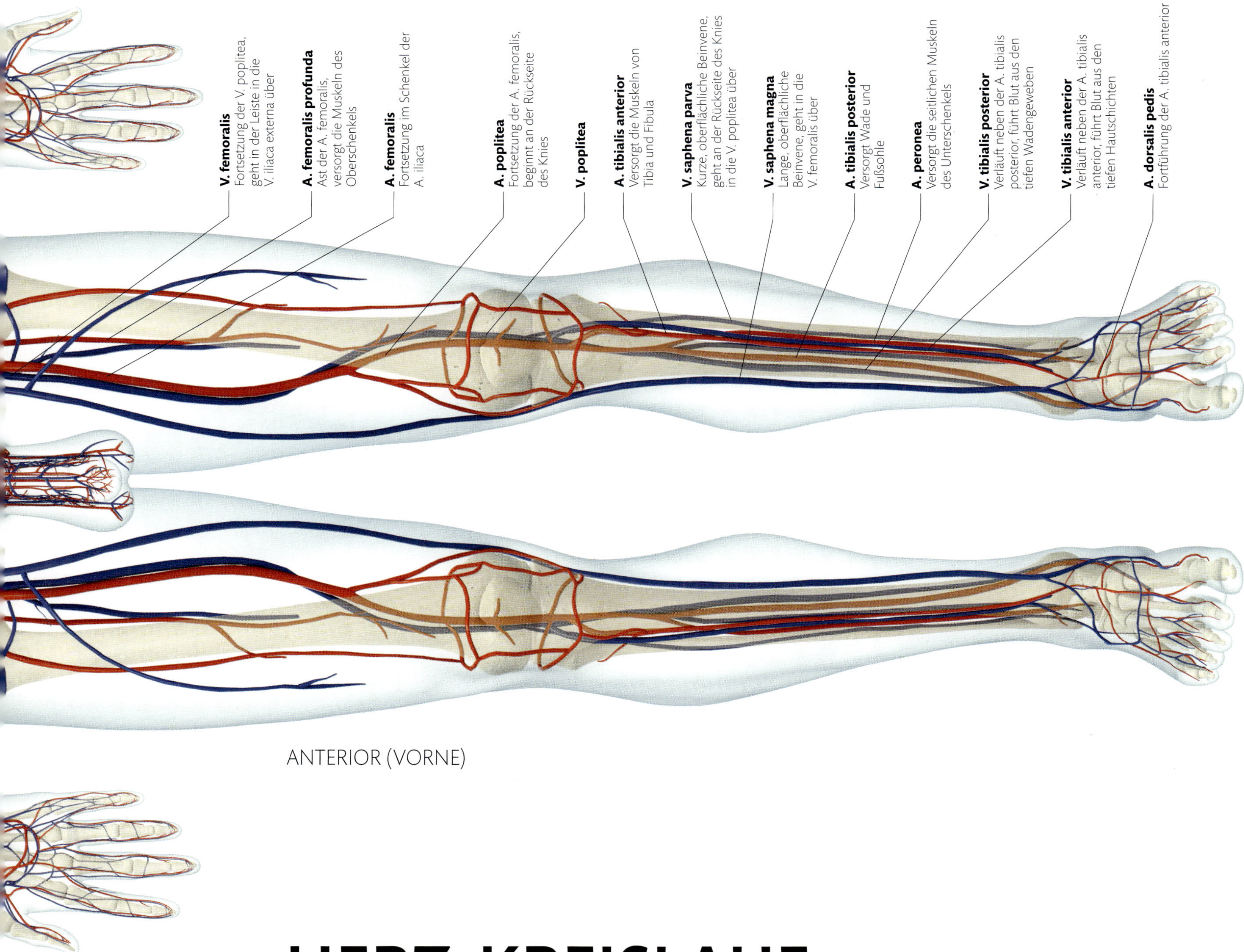

HERZ-KREISLAUF-SYSTEM

Herz und Blutgefäße transportieren wichtige Stoffe – Sauerstoff aus den Lungen, Nährstoffe aus dem Darm, weiße Blutzellen zur Bekämpfung von Infektionen und Hormone – zu den Körpergeweben. Das Blut transportiert auch Stoffwechselprodukte ab und bringt sie zu anderen Organen, die sie abbauen und ausscheiden. Das Herz ist eine Muskelpumpe, die kontrahiert, um Blut in das Gefäßnetzwerk des Körpers zu pumpen. Arterien führen das Blut vom Herzen weg, Venen führen es zum Herzen. Die Arterien verzweigen sich wieder und wieder, bis sie Arteriolen und schließlich Kapillaren sind. Umgekehrt werden aus Kapillaren Venolen, die immer wieder zusammenfließen und schließlich Venen sind.

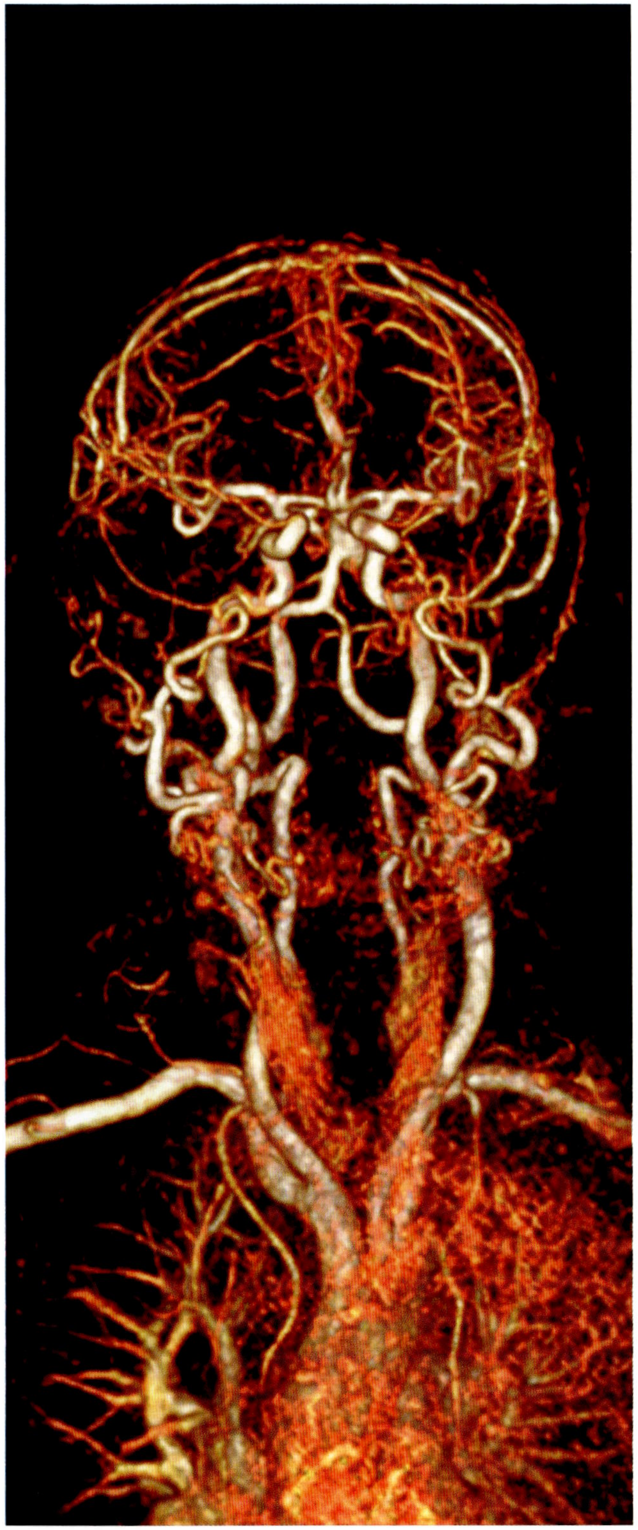

Kopf- und Halsarterien
Die Aorta (auf diesem eingefärbten CT-Scan Mitte unten) führt Blut über die Aa. carotides zum Kopf. Seitlich zweigen auf Höhe des Schlüsselbeins die Aa. subclaviae ab, die die Arme versorgen. Die Lungenarterien sind als dichtes Gefäßnetzwerk zu beiden Seiten der Aorta zu erkennen.

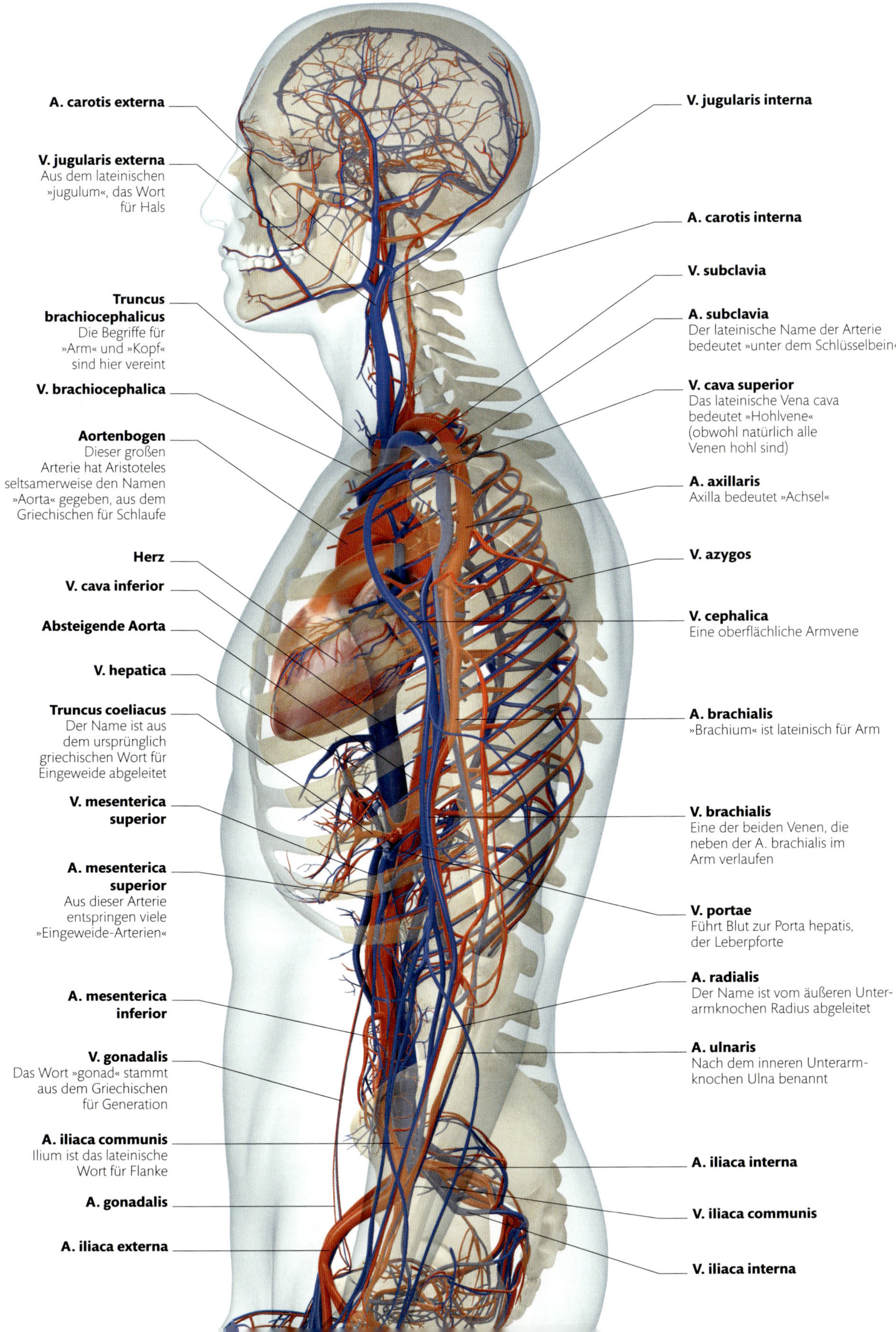

HERZ-KREISLAUF-SYSTEM

Der Blutkreislauf kann in zwei Komponenten eingeteilt werden: Der Lungenkreislauf führt Blut, das von der rechten Seite des Herzens zu den Lungen gepumpt wird, und der Körperkreislauf führt Blut, das die kräftigere linke Herzseite in den restlichen Körper pumpt. Der Blutdruck im Lungenkreislauf ist vergleichsweise niedrig. Dies verhindert, dass Flüssigkeit aus den Kapillaren in die Alveolen der Lunge gepresst wird. Der Blutdruck des Körperkreislaufs, der mit einer Armmanschette gemessen wird, ist wesentlich höher, damit das Blut leicht den Kopf, alle Körperorgane, Fingerspitzen und Zehen erreichen kann.

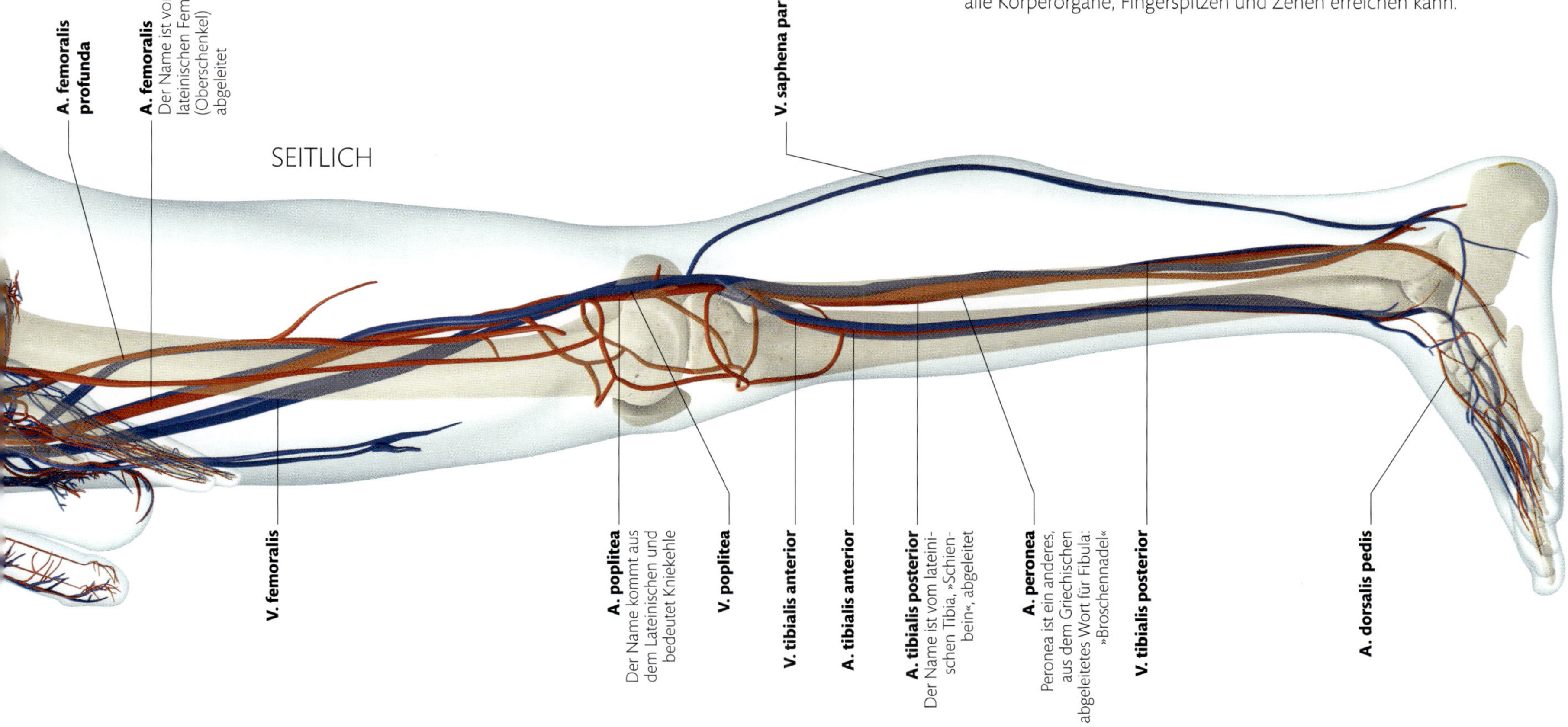

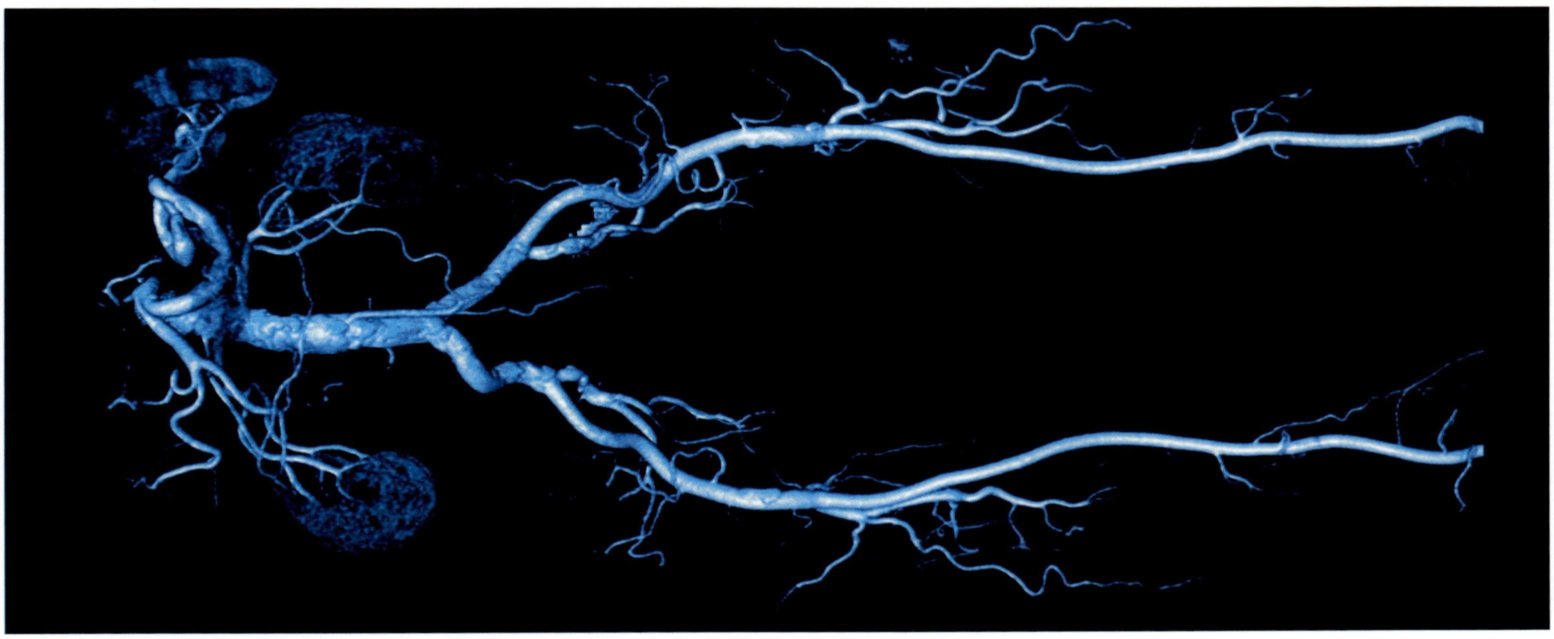

Bauch- und Beinarterien
Dieses eingefärbte CT-Angiogramm zeigt die Bauchaorta und die Beinarterien. Auch Nieren und Milz sind zu sehen. Die große Arterie, die sich durch jeden Oberschenkel zieht, ist die A. femoralis, die in der Kniekehle zur A. poplitea wird und sich zu den Aa. tibiales im Unterschenkel verzweigt.

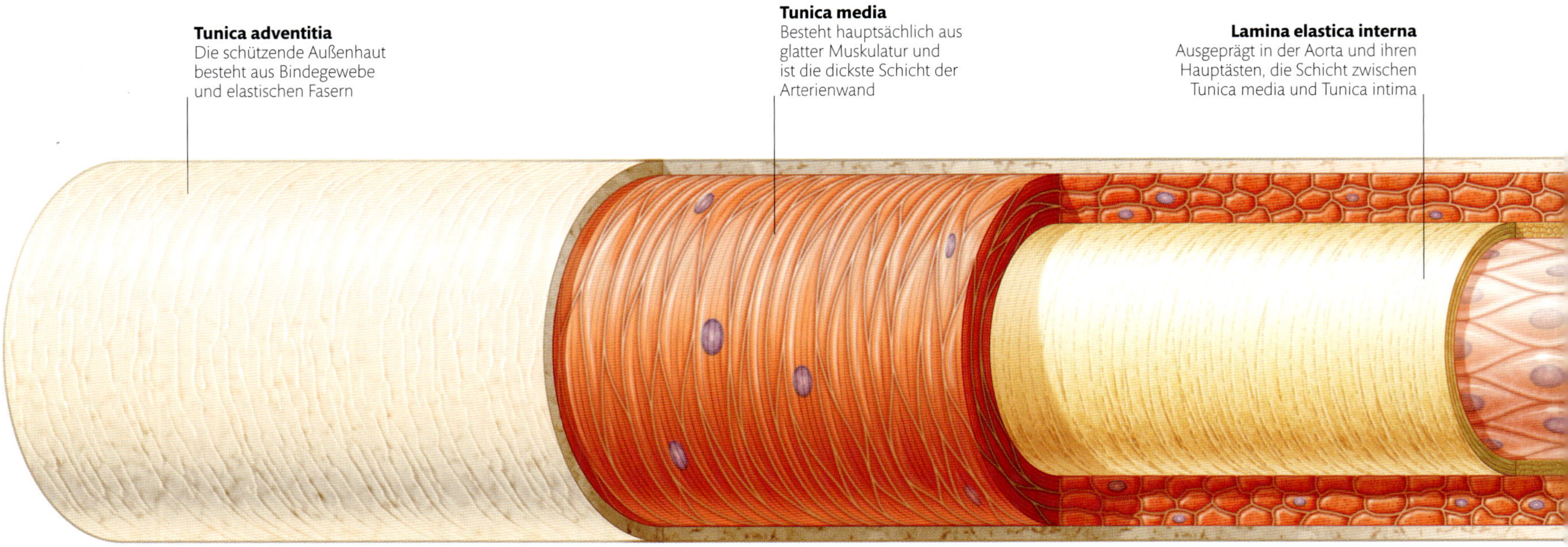

ARTERIE

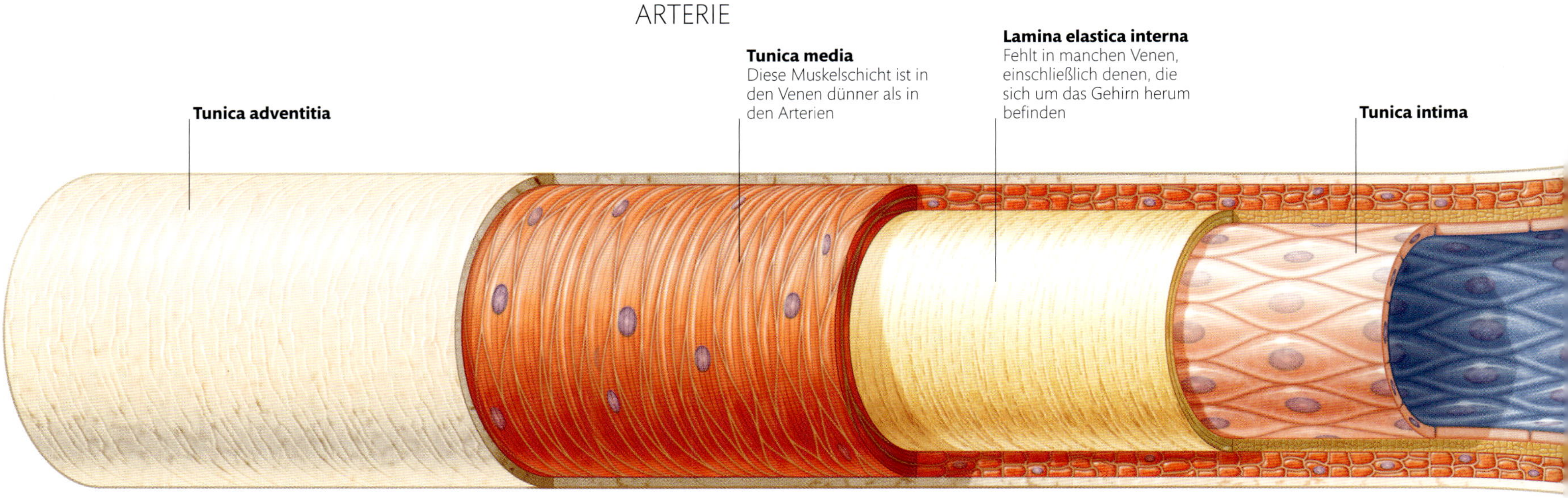

VENE

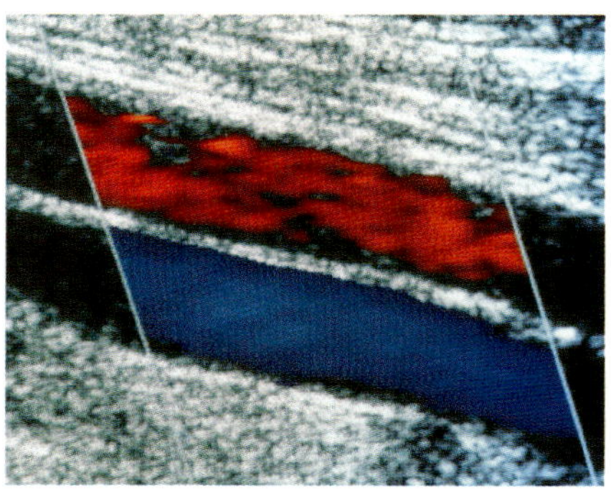

Dopplersonografie
Die farbcodierte Dopplersonografie ist eine Form der Ultraschalluntersuchung, mit der die Richtung des Blutflusses in Bezug auf den Schallkopf farblich dargestellt wird. In diesem Scan ist das Blut einer Beinarterie rot und das Blut der Vene blau.

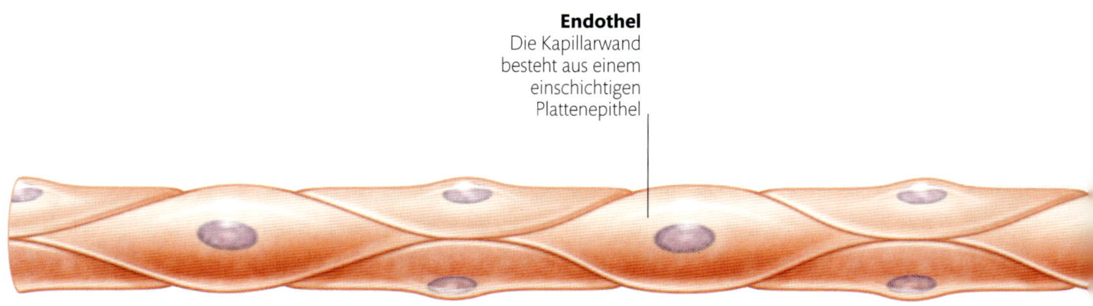

KAPILLARE

ARTERIE, VENE, KAPILLARE
STRUKTUR

Das Herz-Kreislauf-System besteht aus Herz, Blut und Blutgefäßen – zu diesen gehören Arterien, Arteriolen, Kapillaren, Venolen und Venen. Die Herzkontraktionen sorgen für den kontinuierlichen Fluss des Blutes durch das weitverzweigte Netzwerk der Gefäße.

Arterien führen das Blut vom Herzen zu den Organen und Geweben, während Venen das Blut wieder zum Herzen führen. Die Wände der Arterien und Venen bestehen aus drei Hauptschichten: der Tunica intima (innerste Schicht), der Tunica media (mittlere Schicht) und der Tunica adventitia (äußerste Schicht). Die Tunica media ist bei Arterien sehr stark ausgeprägt, sehr dünn bei Venen, und bei Kapillaren, deren Wand nur aus einer einzigen Schicht von Epithelzellen besteht, fehlt sie völlig.

Das Herz-Kreislauf-System transportiert Sauerstoff aus den Lungen, Nährstoffe aus dem Darm, Hormone sowie weiße Blutzellen zur Immunabwehr und sorgt dafür, dass die Stoffwechselprodukte aller Körpergewebe zu den Ausscheidungsorganen gelangen.

Tunica intima
Die Auskleidung der Arterie, Endothel, besteht aus einem einschichtigen Plattenepithel

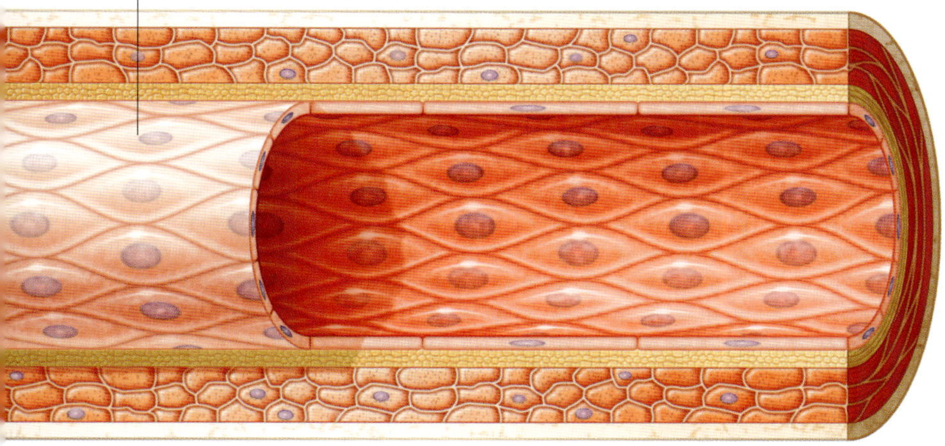

Querschnitt einer Arterie
Arterien haben einen Durchmesser von weniger als 1 mm bis zu 3 cm

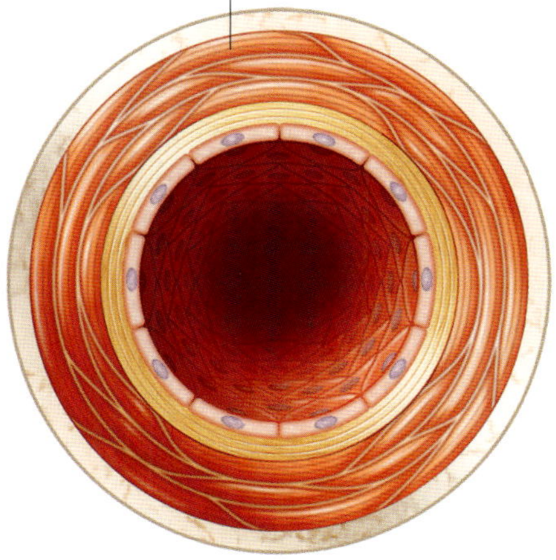

Arterie

Die größten Arterien des Körpers haben einen hohen Anteil an elastischem Gewebe in der Lamina elastica interna und der Tunica media. Die dickwandigen und elastischen Arterien halten dem hohen Druck stand, der durch die Herzkontraktion entsteht, und leiten die Druckwelle auch zwischen den Herzschlägen weiter. Das elastische Gewebe nimmt in kleineren Arterien ab und ist noch weniger ausgeprägt in den kleinsten Arterien, den Arteriolen.

Venenklappe
Erlaubt den Blutfluss nur zum Herzen hin

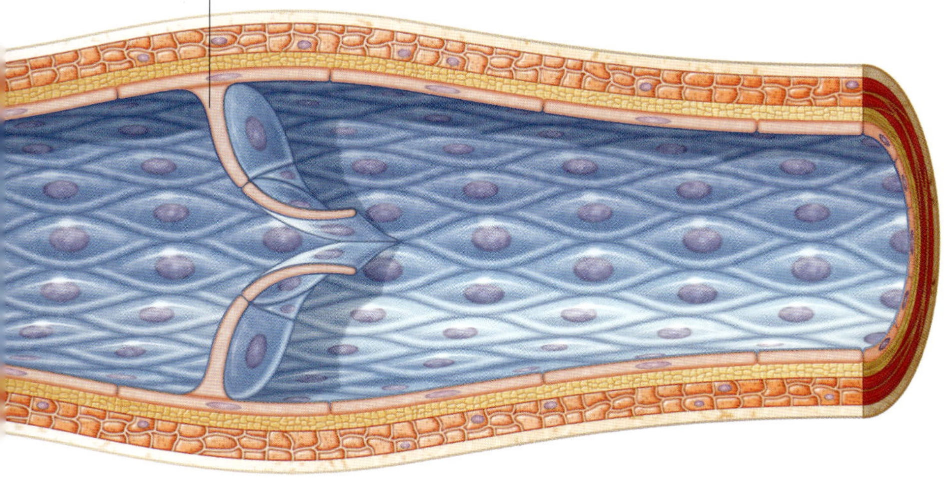

Querschnitt einer Vene
Die größten Venen haben einen Durchmesser von bis zu 3 cm

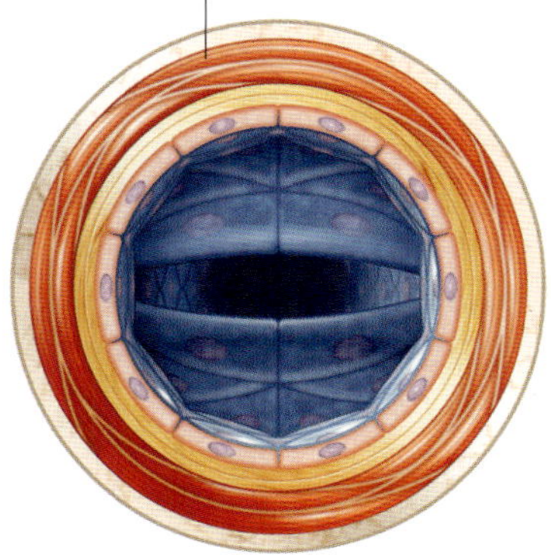

Vene

Die Wände der Venen sind wesentlich dünner als die der Arterien und haben vergleichsweise weniger Muskel-, aber mehr Binde- und elastisches Gewebe. Kapillaren werden zu kleinen Venen, den Venolen, die sich zu immer größeren Venen zusammenschließen. Die größeren Venen haben taschenähnliche Venenklappen, die den Rückfluss des Blutes verhindern.

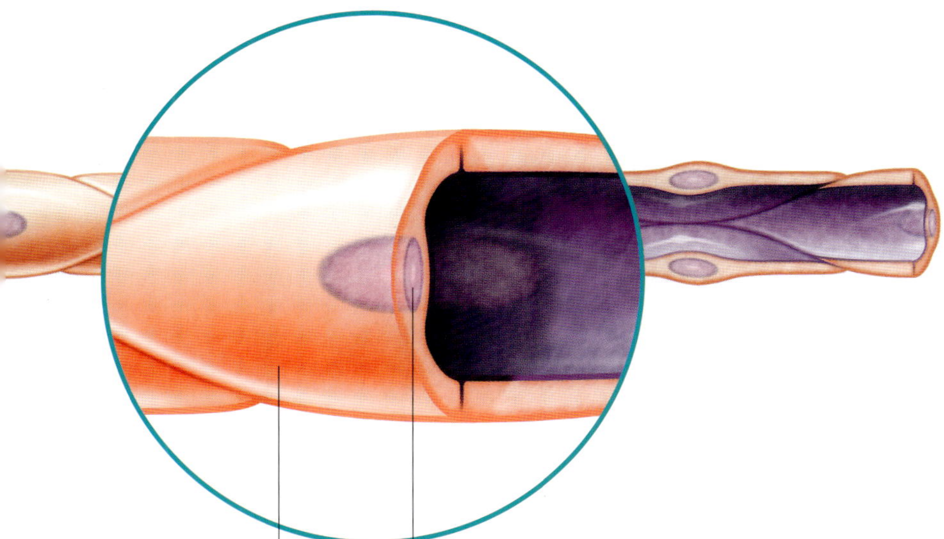

Einzelne Zelle
Kapillaren sind so klein, dass ein bis zwei Zellen genügen, um ihren Durchmesser zu umfassen

Zellkern

Querschnitt einer Kapillare
Kapillaren haben einen Durchmesser von nur 0,01 mm – diese Darstellung ist nicht maßstabsgetreu im Vergleich zu den anderen Gefäßen

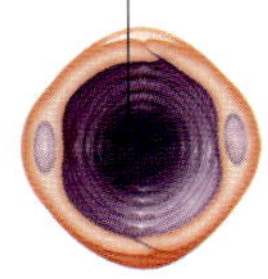

Kapillaren

Kapillaren haben sehr dünne Wände, die nur aus einer einzigen Schicht flacher Zellen besteht, um den Stoffaustausch zwischen dem Kapillarblut und dem umliegenden Gewebe zu ermöglichen. Manche Kapillaren haben Poren, »Fenster«, was den Stoffaustausch vereinfacht.

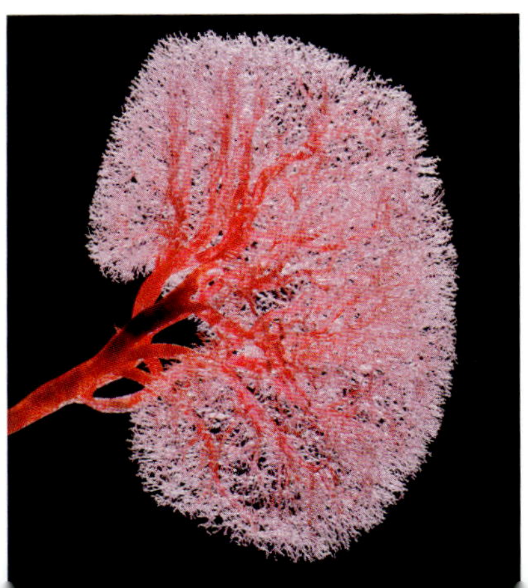

Nierenkapillaren
Um das dichte Kapillar-Netzwerk in den Nieren sichtbar zu machen, injizierte man Harz in die Nierenarterie und ließ es sich absetzen. Das Organgewebe hat sich aufgelöst.

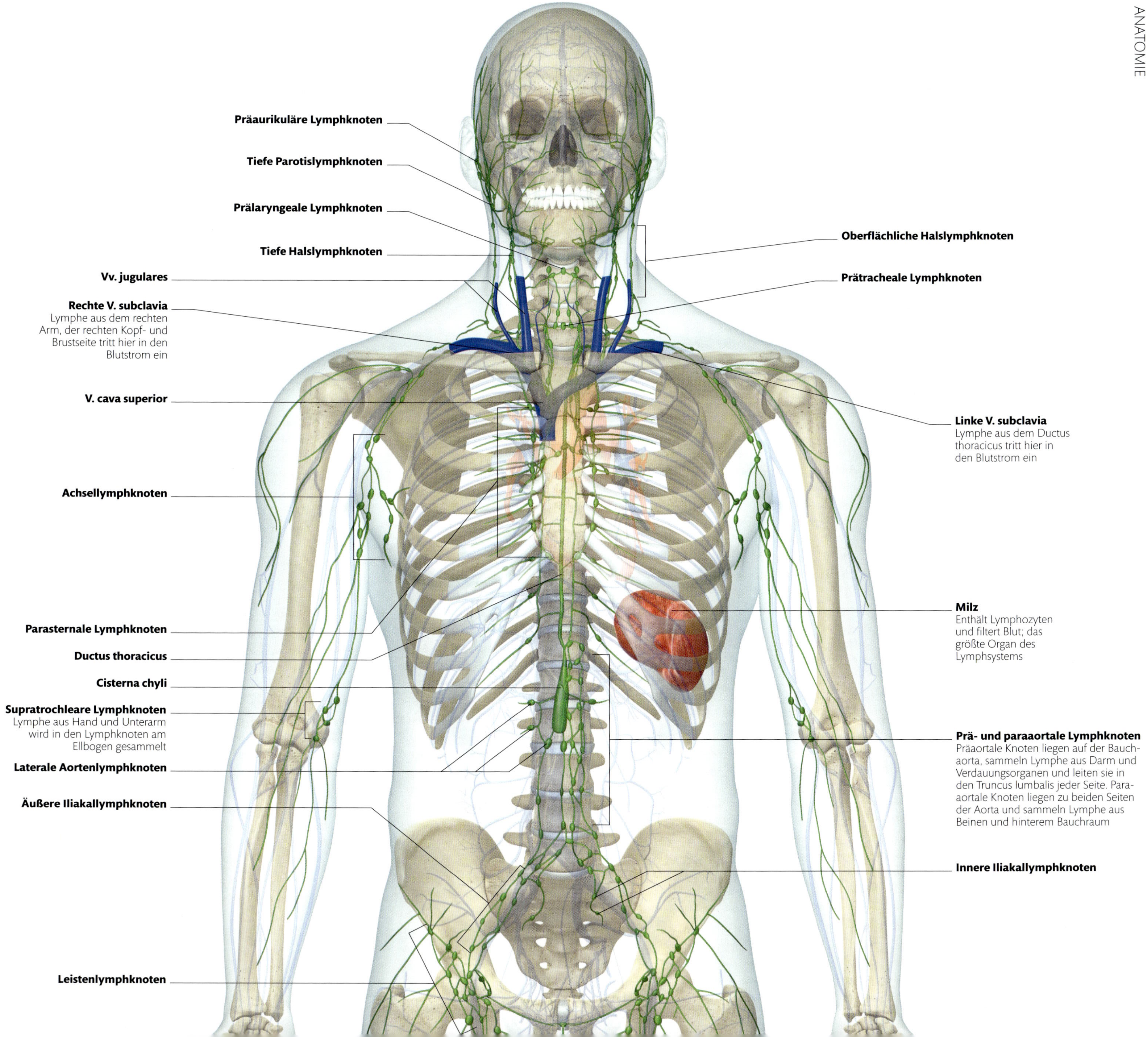
Präaurikuläre Lymphknoten
Tiefe Parotislymphknoten
Prälaryngeale Lymphknoten
Tiefe Halslymphknoten
Vv. jugulares
Rechte V. subclavia
Lymphe aus dem rechten Arm, der rechten Kopf- und Brustseite tritt hier in den Blutstrom ein
V. cava superior
Achsellymphknoten
Parasternale Lymphknoten
Ductus thoracicus
Cisterna chyli
Supratrochleare Lymphknoten
Lymphe aus Hand und Unterarm wird in den Lymphknoten am Ellbogen gesammelt
Laterale Aortenlymphknoten
Äußere Iliakallymphknoten
Leistenlymphknoten
Oberflächliche Halslymphknoten
Prätracheale Lymphknoten
Linke V. subclavia
Lymphe aus dem Ductus thoracicus tritt hier in den Blutstrom ein
Milz
Enthält Lymphozyten und filtert Blut; das größte Organ des Lymphsystems
Prä- und paraaortale Lymphknoten
Präaortale Knoten liegen auf der Bauchaorta, sammeln Lymphe aus Darm und Verdauungsorganen und leiten sie in den Truncus lumbalis jeder Seite. Paraaortale Knoten liegen zu beiden Seiten der Aorta und sammeln Lymphe aus Beinen und hinterem Bauchraum
Innere Iliakallymphknoten

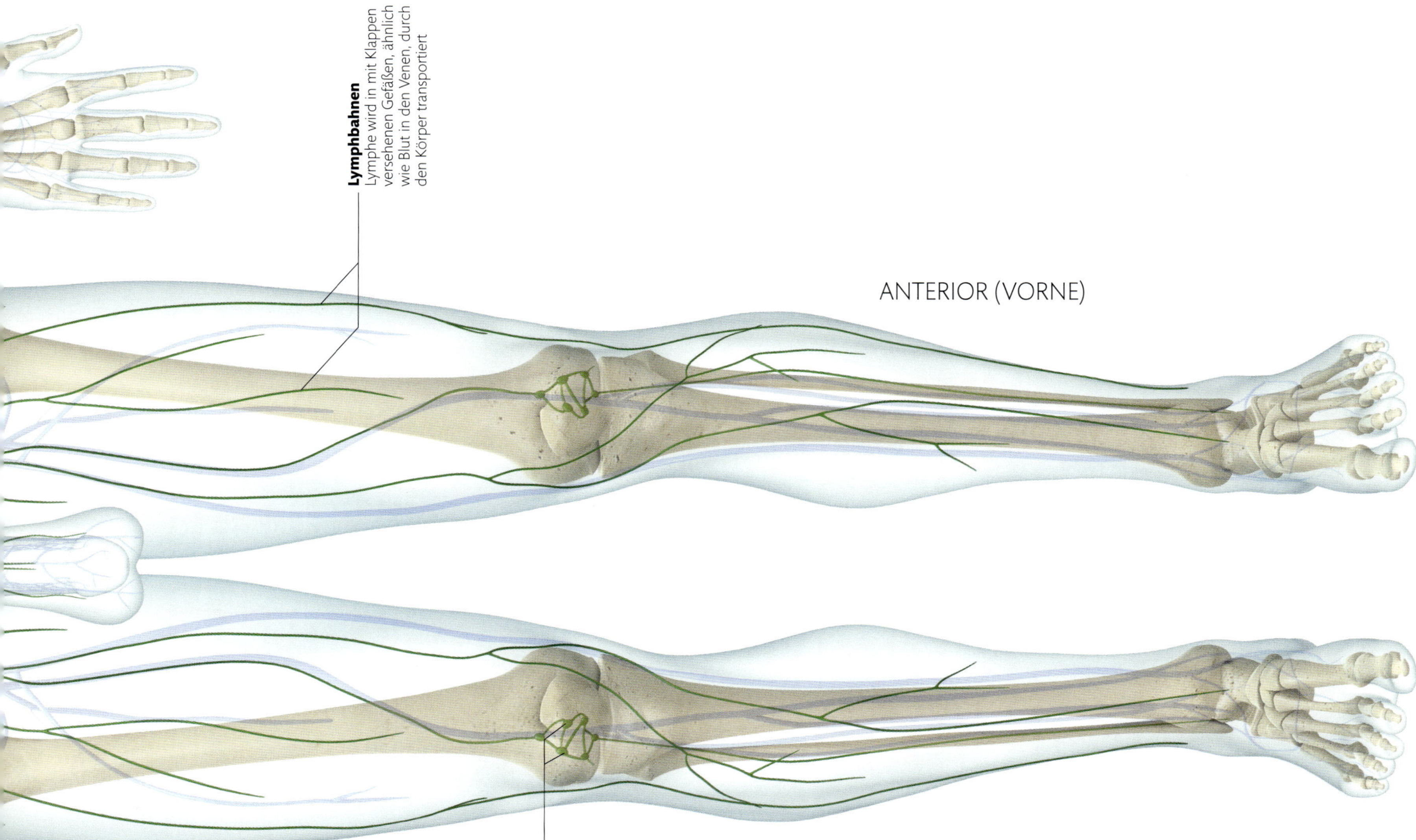

LYMPH- UND IMMUNSYSTEM

Das Lymphsystem hängt eng mit dem Herz-Kreislauf-System zusammen. Es besteht aus einem Netzwerk aus Lymphgefäßen, das Gewebsflüssigkeit (Lymphe) aus dem Raum zwischen den Zellen sammelt. Die Lymphe wird in den Lymphknoten aufgenommen, bevor sie in den venösen Blutkreislauf abgegeben wird. Diese Lymphknoten enthalten ebenso wie Mandeln, Milz und Thymus Immunzellen, sogenannte Lymphozyten, und sind deshalb Teil des Immunsystems. Lymphgewebe befindet sich auch in den Wänden der Bronchien und des Darms. Die Milz, die auf der linken Körperseite unter den Rippen liegt, ist ein wichtiges Lymphorgan und dient zudem noch der Aussonderung überalterter roter Blutzellen aus dem Blutkreislauf.

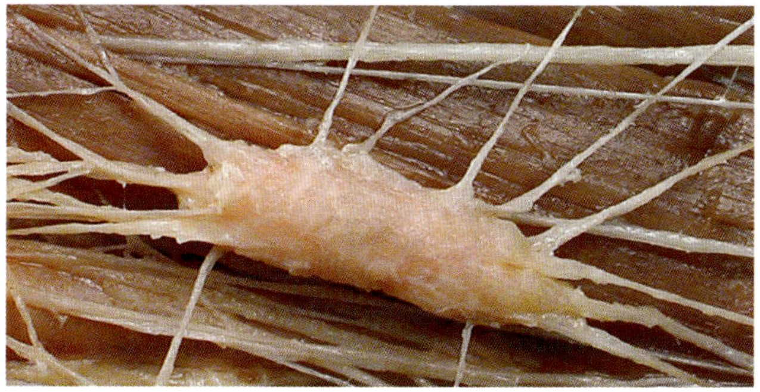

Lymphknoten
Im Körper eines Erwachsenen gibt es ungefähr 450 Lymphknoten, die zwischen 1 mm und 2 cm lang sind und eine ovale Form haben. Mehrere Lymphgefäße führen Lymphe zu einem Lymphknoten, aber nur ein Gefäß führt sie wieder ab.

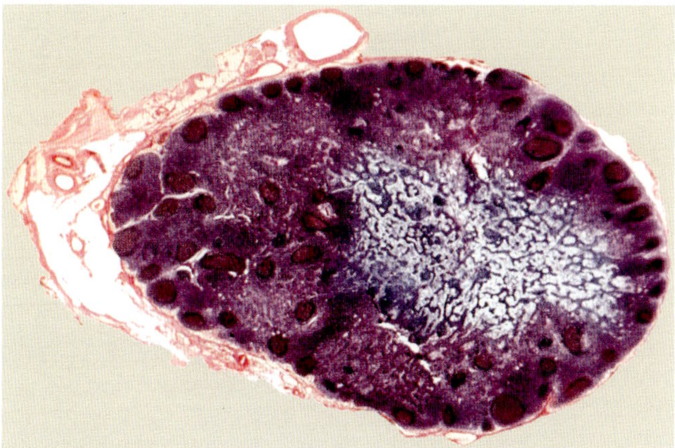

Querschnitt eines Lymphknotens
Lymphknoten haben eine Kapsel (pink), eine äußere Hülle mit zahlreichen Lymphozyten (lila) und ein inneres Mark aus Lymphkanälen (blau).

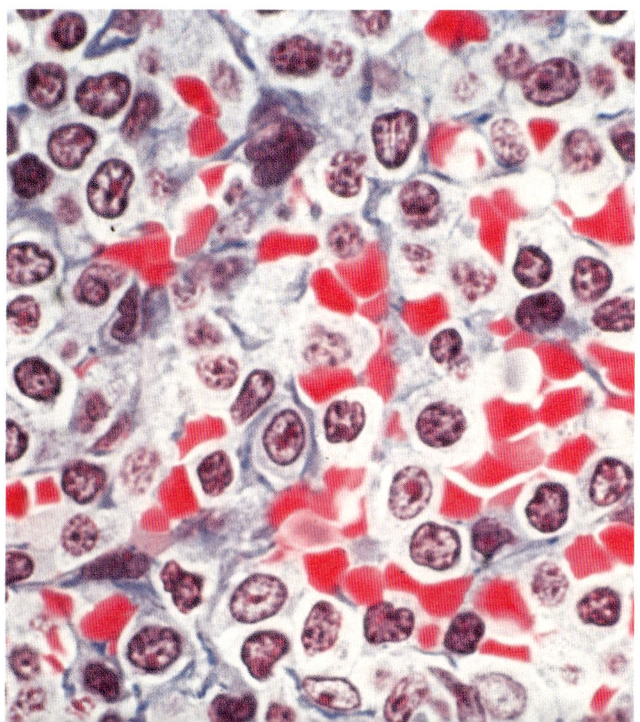

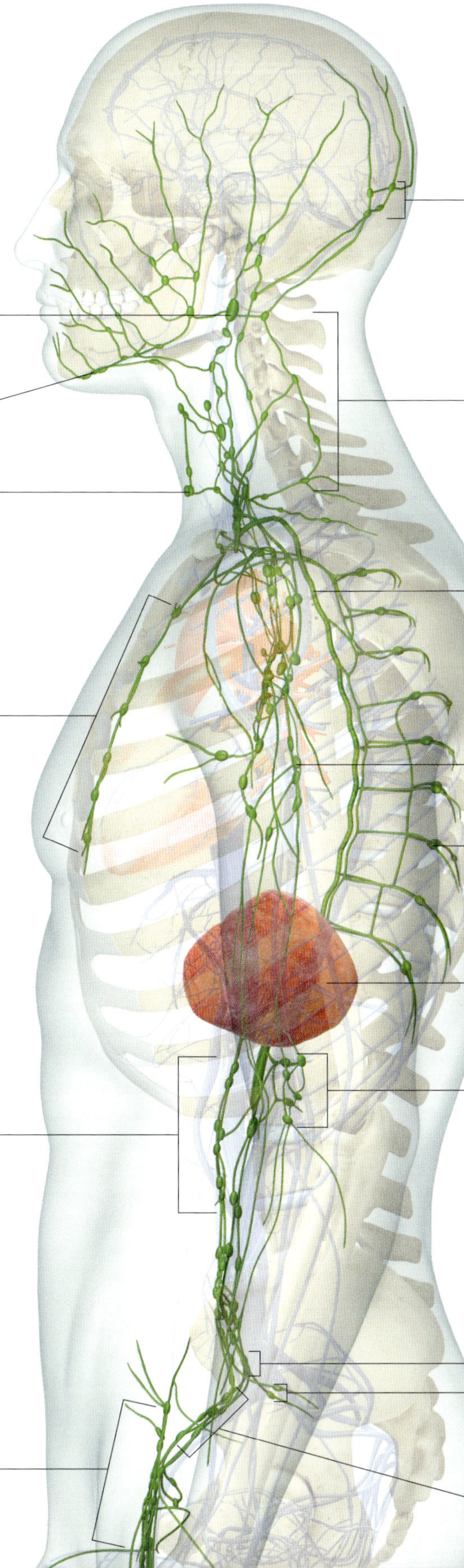

LYMPH- UND IMMUNSYSTEM

Das Immunsystem ist der Verteidigungsmechanismus des Körpers gegen innere und äußere Bedrohungen. Die Haut stellt eine physikalische Barriere gegen Infektionen dar, und der antibakterielle Talg, den sie abgibt, eine chemische. Im Körper befinden sich zahlreiche Immunmoleküle – Antikörper und eine Vielzahl von Immunzellen (zu denen auch die Lymphozyten gehören), die alle im Knochenmark produziert werden. Einige Lymphozyten reifen im Knochenmark, andere wandern zum Thymus und beenden dort ihre Entwicklung. Der Thymus ist bei Kindern eine große Drüse in der Brust (s. S. 167), die im Erwachsenenalter kaum noch vorhanden ist. Reife Lymphozyten bringen sich in den Lymphknoten in Stellung, wo sie die ankommende Gewebsflüssigkeit auf mögliche Invasoren überprüfen.

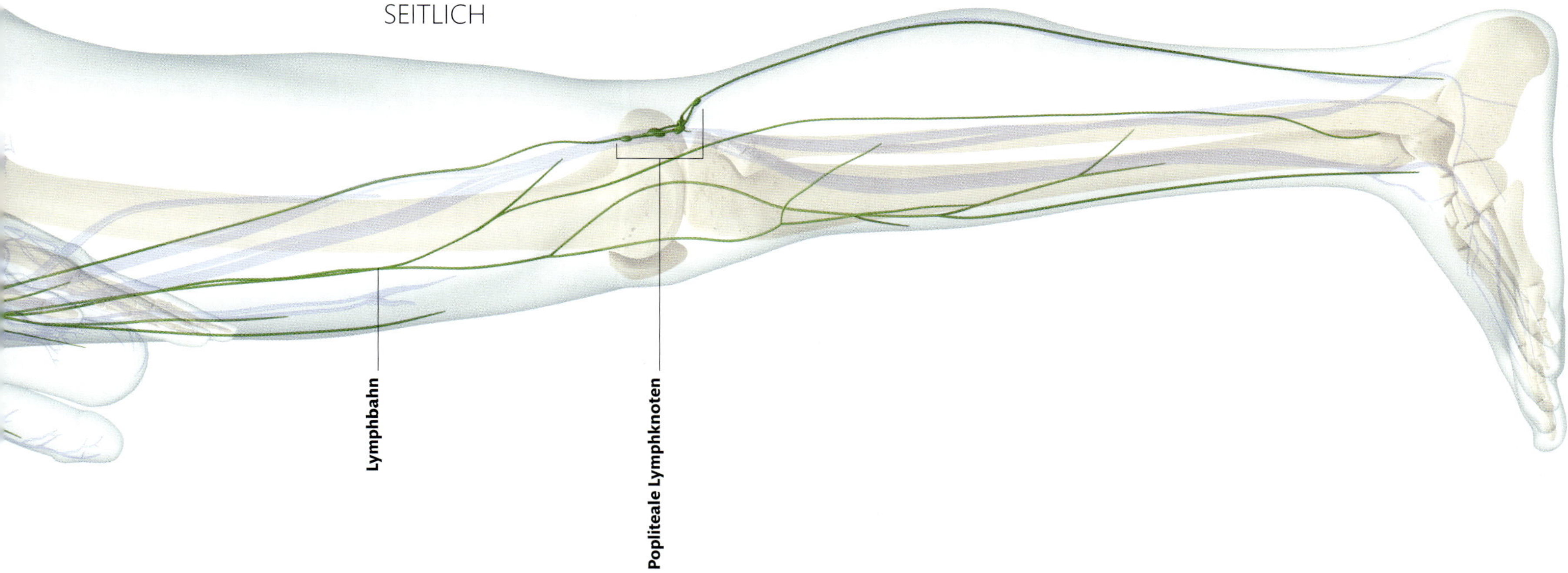

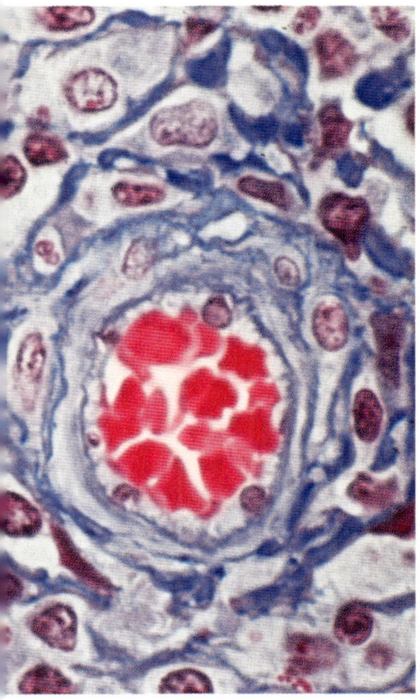

Lymphgewebe
Betrachtet man einen Schnitt durch das Lymphgewebe in hoher Auflösung, kann man die einzelnen Lymphozyten (lila) sehen. Der blaue Kreis im Bild ist eine mit Blutzellen (pink) gefüllte Arteriole.

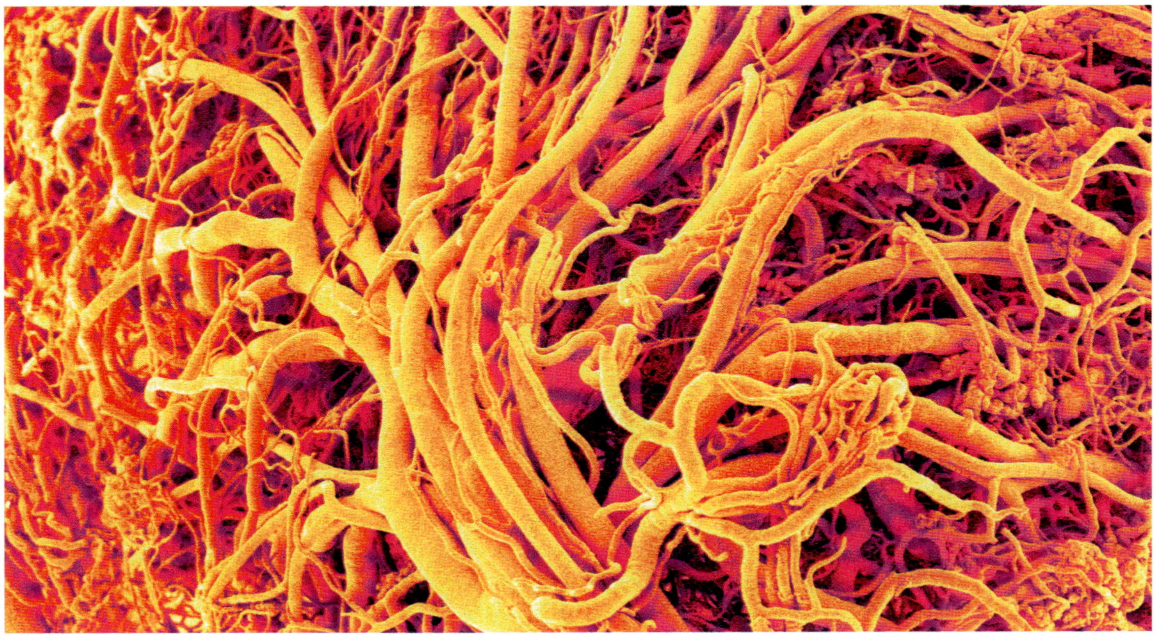

Blutgefäße eines Lymphknotens
Diese Elektronenmikroskop-Aufnahme zeigt einen Harzausguss des dichten Netzwerks aus kleinen Blutgefäßen in einem Lymphknoten.

VERDAUUNGSSYSTEM

Das Verdauungssystem umfasst die Organe, die es uns ermöglichen, Nahrung aufzunehmen, sie physikalisch und chemisch aufzuspalten, ihr wichtige Nährstoffe zu entziehen und auszuscheiden, was wir nicht benötigen. Dieser Prozess beginnt im Mund, wo Zähne, Zunge und Speichel zusammen einen Speisebrei herstellen, der leicht zu schlucken ist. Mund, Rachen, Magen, Darm, Rectum und Analkanal bilden einen langen Schlauch, der als Verdauungstrakt bezeichnet wird. Normalerweise dauert es ein bis zwei Tage, bis die Nahrung vom Mund zum Anus gelangt. Speicheldrüsen, Leber, Gallenblase und Bauchspeicheldrüse vervollständigen das Verdauungssystem.

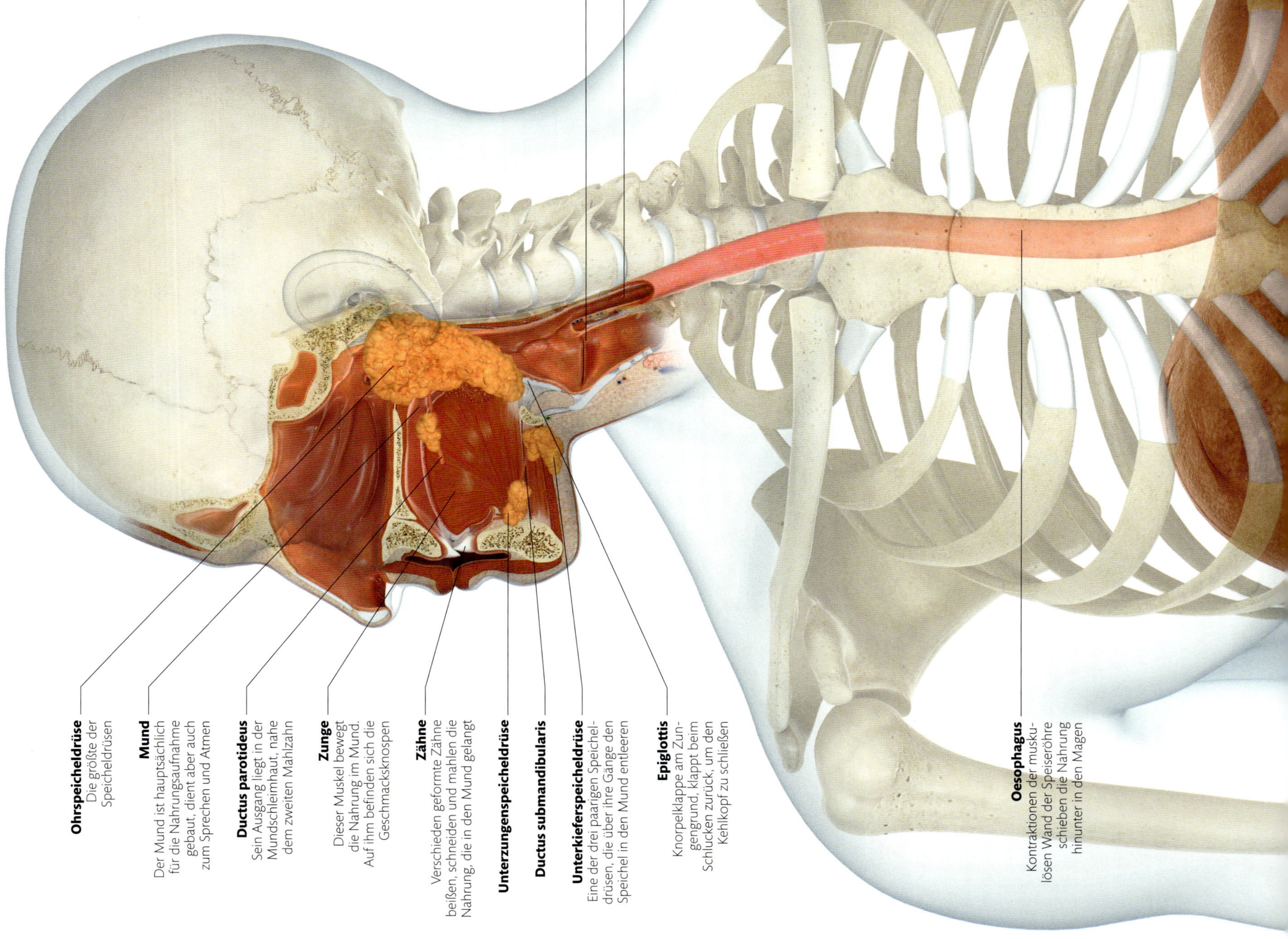

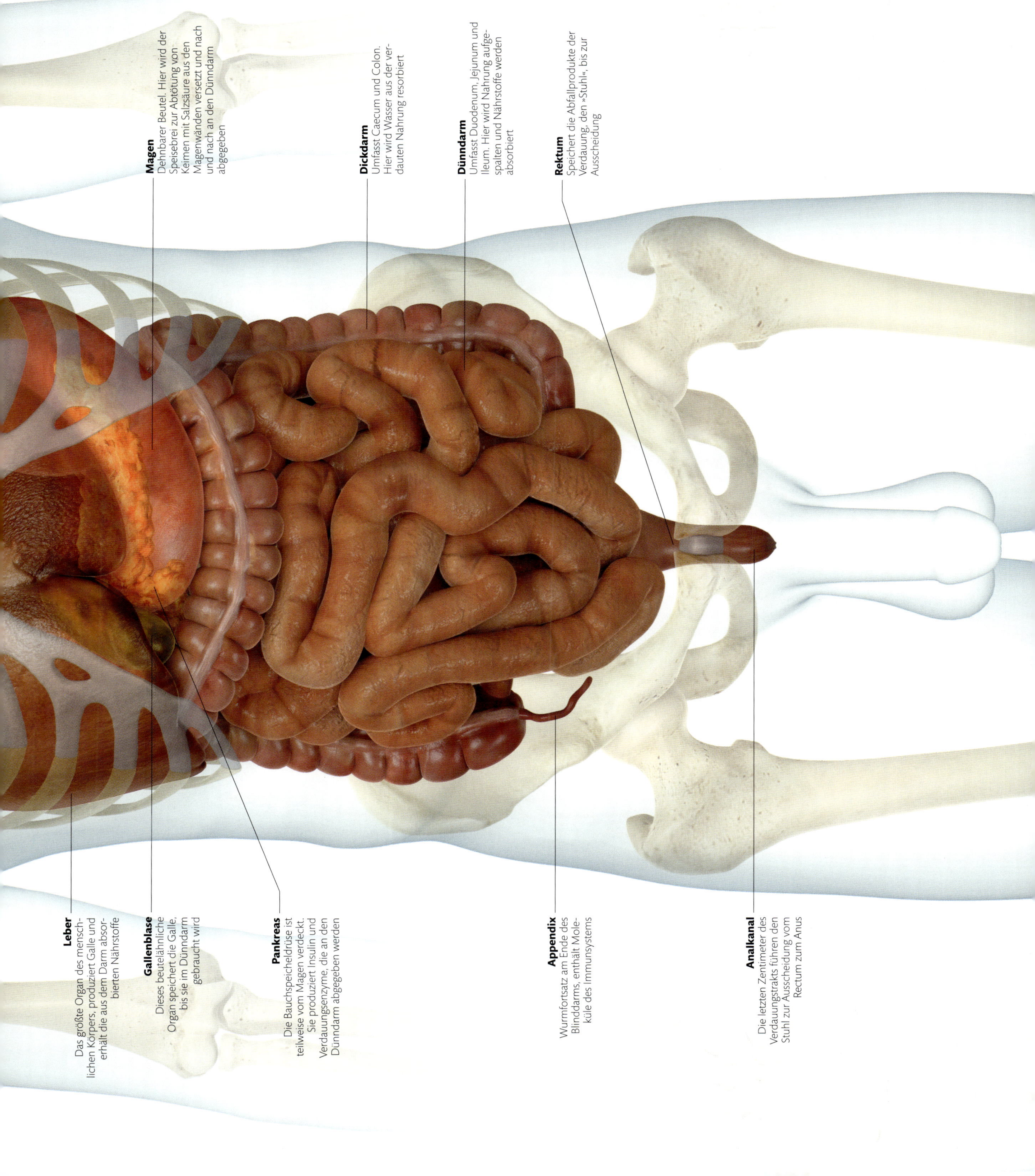
Magen
Dehnbarer Beutel. Hier wird der Speisebrei zur Abtötung von Keimen mit Salzsäure aus den Magenwänden versetzt und nach und nach an den Dünndarm abgegeben
Dickdarm
Umfasst Caecum und Colon. Hier wird Wasser aus der verdauten Nahrung resorbiert
Dünndarm
Umfasst Duodenum, Jejunum und Ileum. Hier wird Nahrung aufgespalten und Nährstoffe werden absorbiert
Rektum
Speichert die Abfallprodukte der Verdauung, den »Stuhl«, bis zur Ausscheidung
Leber
Das größte Organ des menschlichen Körpers, produziert Galle und erhält die aus dem Darm absorbierten Nährstoffe
Gallenblase
Dieses beutelähnliche Organ speichert die Galle, bis sie im Dünndarm gebraucht wird
Pankreas
Die Bauchspeicheldrüse ist teilweise vom Magen verdeckt. Sie produziert Insulin und Verdauungsenzyme, die an den Dünndarm abgegeben werden
Appendix
Wurmfortsatz am Ende des Blinddarms, enthält Moleküle des Immunsystems
Analkanal
Die letzten Zentimeter des Verdauungstrakts führen den Stuhl zur Ausscheidung vom Rectum zum Anus

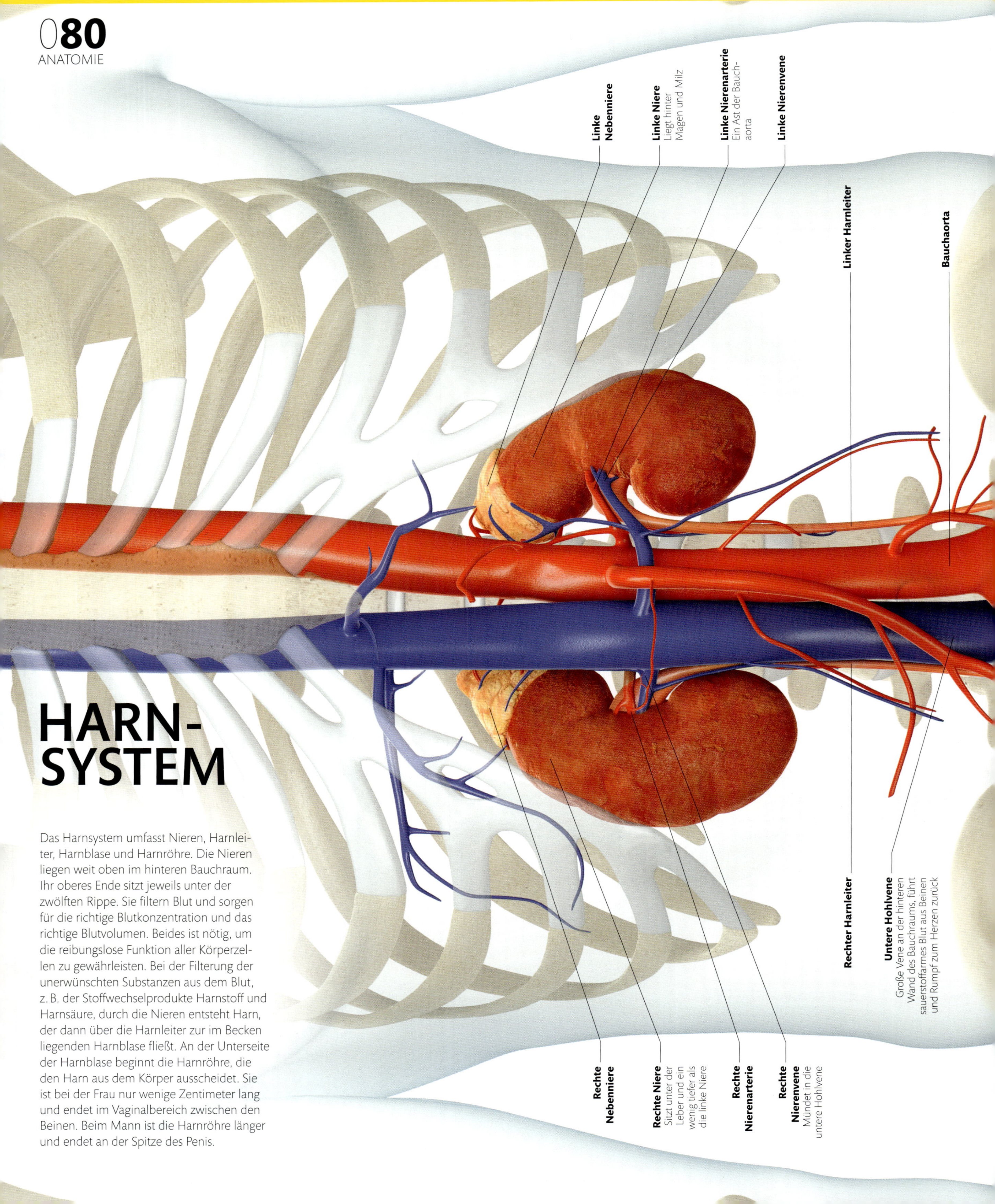

HARN-SYSTEM

Das Harnsystem umfasst Nieren, Harnleiter, Harnblase und Harnröhre. Die Nieren liegen weit oben im hinteren Bauchraum. Ihr oberes Ende sitzt jeweils unter der zwölften Rippe. Sie filtern Blut und sorgen für die richtige Blutkonzentration und das richtige Blutvolumen. Beides ist nötig, um die reibungslose Funktion aller Körperzellen zu gewährleisten. Bei der Filterung der unerwünschten Substanzen aus dem Blut, z. B. der Stoffwechselprodukte Harnstoff und Harnsäure, durch die Nieren entsteht Harn, der dann über die Harnleiter zur im Becken liegenden Harnblase fließt. An der Unterseite der Harnblase beginnt die Harnröhre, die den Harn aus dem Körper ausscheidet. Sie ist bei der Frau nur wenige Zentimeter lang und endet im Vaginalbereich zwischen den Beinen. Beim Mann ist die Harnröhre länger und endet an der Spitze des Penis.

ANTERIOR (VORNE) / MÄNNLICH

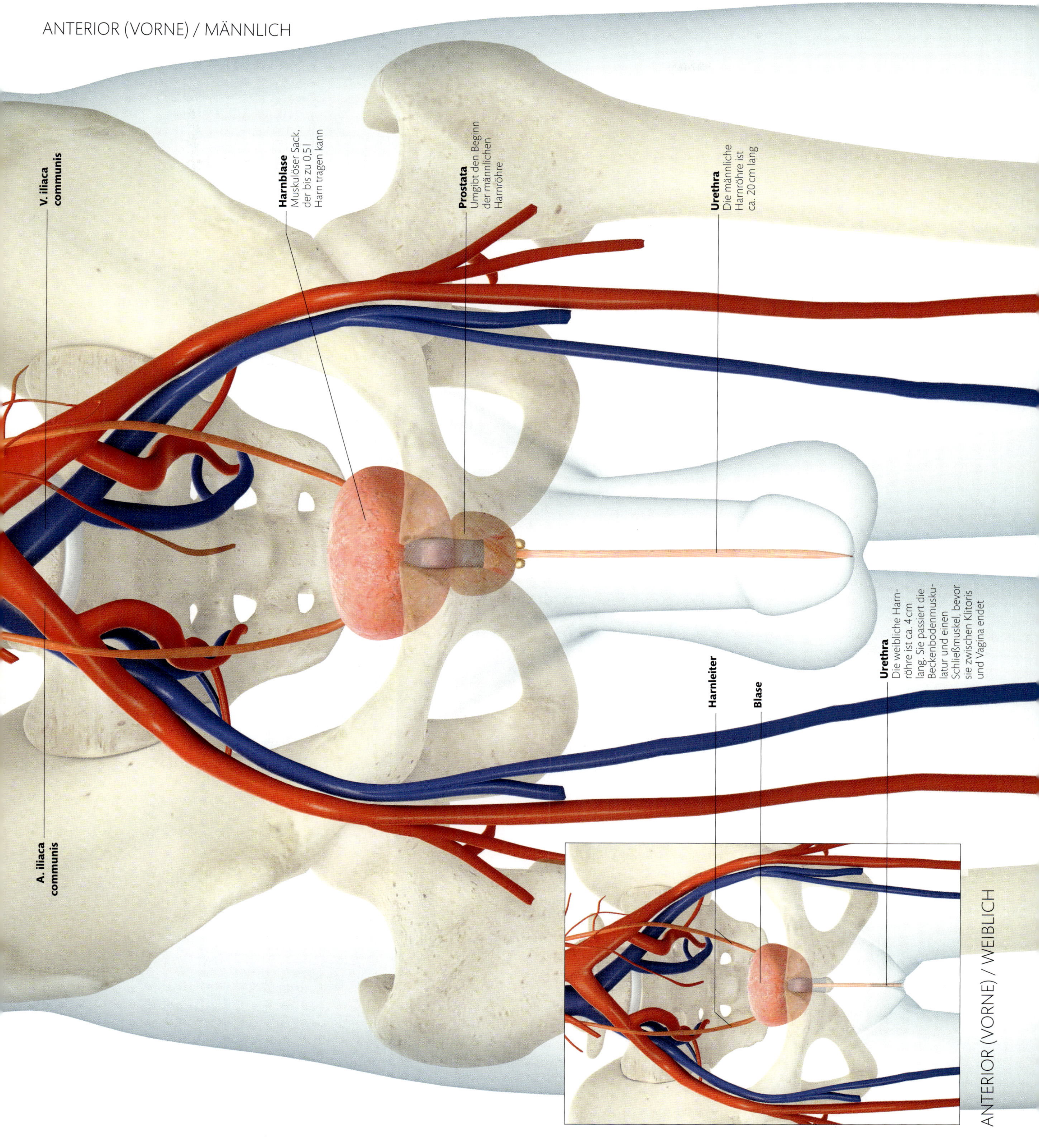

FORTPFLANZUNGS-SYSTEM

WEIBLICH

Die meisten Körperorgane sind bei Frauen und Männern gleich, die Fortpflanzungsorgane weisen jedoch große Unterschiede auf. Die Eierstöcke der Frau, die Eizellen und weibliche Sexualhormone produzieren, liegen geschützt im Inneren des Beckens. Auch Vagina, Gebärmutter und die paarigen Eileiter, in denen die Eizellen von den Eierstöcken zur Gebärmutter wandern, befinden sich dort. Zum weiblichen Fortpflanzungssystem gehören auch die Brustdrüsen, in denen die Muttermilch zur Versorgung des Neugeborenen produziert wird.

MÄNNLICH

Beim Mann hängen die Hoden, die Spermien und Sexualhormone produzieren, weit außerhalb des Beckens im Hodensack (Skrotum). Das männliche Fortpflanzungssystem besteht aus den paarigen Samenleitern (Singular: Vas deferens, Plural: Vasa deferentia), den akzessorischen Geschlechtsdrüsen (Prostata und Nebenhoden) und der Harnröhre.

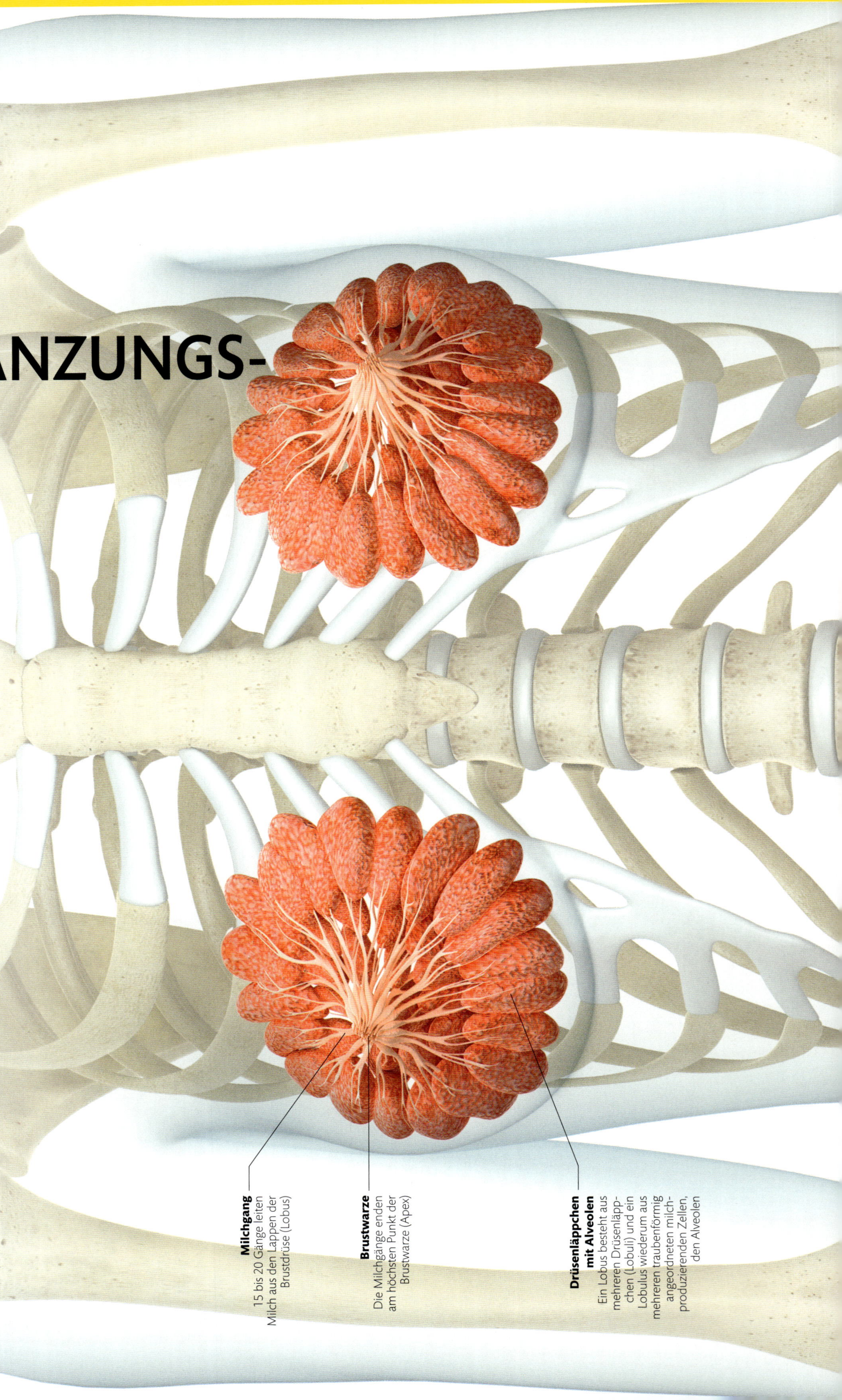

ANTERIOR (VORNE) / WEIBLICH

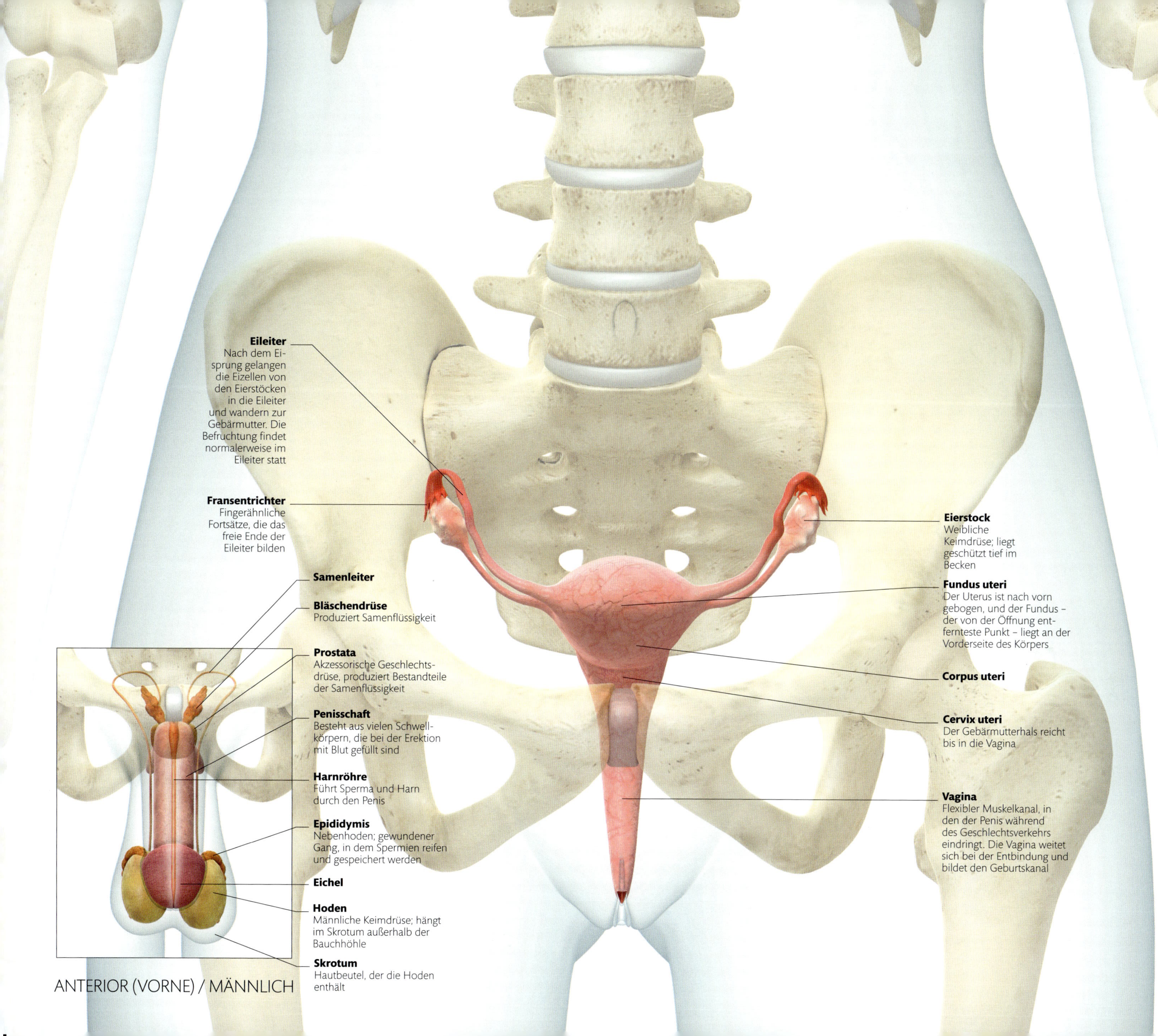
Eileiter
Nach dem Eisprung gelangen die Eizellen von den Eierstöcken in die Eileiter und wandern zur Gebärmutter. Die Befruchtung findet normalerweise im Eileiter statt
Fransentrichter
Fingerähnliche Fortsätze, die das freie Ende der Eileiter bilden
Eierstock
Weibliche Keimdrüse; liegt geschützt tief im Becken
Fundus uteri
Der Uterus ist nach vorn gebogen, und der Fundus – der von der Öffnung entfernteste Punkt – liegt an der Vorderseite des Körpers
Corpus uteri
Cervix uteri
Der Gebärmutterhals reicht bis in die Vagina
Vagina
Flexibler Muskelkanal, in den der Penis während des Geschlechtsverkehrs eindringt. Die Vagina weitet sich bei der Entbindung und bildet den Geburtskanal
Samenleiter
Bläschendrüse
Produziert Samenflüssigkeit
Prostata
Akzessorische Geschlechtsdrüse, produziert Bestandteile der Samenflüssigkeit
Penisschaft
Besteht aus vielen Schwellkörpern, die bei der Erektion mit Blut gefüllt sind
Harnröhre
Führt Sperma und Harn durch den Penis
Epididymis
Nebenhoden; gewundener Gang, in dem Spermien reifen und gespeichert werden
Eichel
Hoden
Männliche Keimdrüse; hängt im Skrotum außerhalb der Bauchhöhle
Skrotum
Hautbeutel, der die Hoden enthält
ANTERIOR (VORNE) / MÄNNLICH

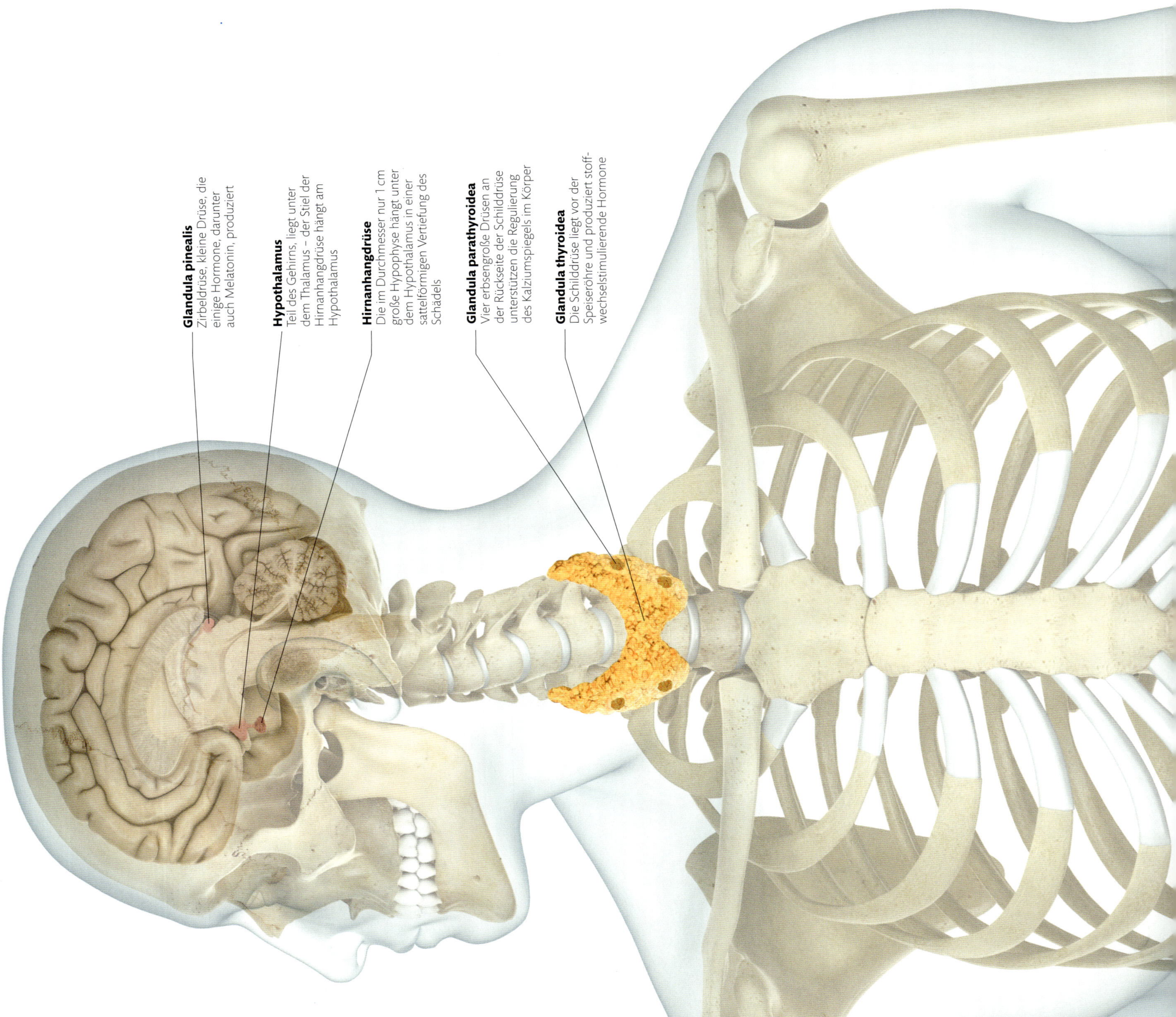

ENDOKRINES SYSTEM

Die Vorgänge im Innern des Körpers werden von Nerven und Hormonen kontrolliert und gesteuert. Das autonome Nervensystem nutzt Nervenimpulse und Neurotransmitter, um Informationen schnell und zielgenau zu übermitteln. Die Drüsen des endokrinen Systems produzieren Hormone – chemische Botenstoffe, oft im Blut transportiert –, die langsamer, länger und allgemeiner wirken. Sowohl das autonome Nervensystem als auch das endokrine System werden vom Hypothalamus im Gehirn gesteuert. Die Hirnanhangdrüse produziert Hormone, die auf weitere Drüsen wirken, die manchmal eigenständige Organe bilden. Es gibt auch hormonproduzierende Zellen im Gewebe vieler anderer Körperorgane.

ANTERIOR
(VORNE)

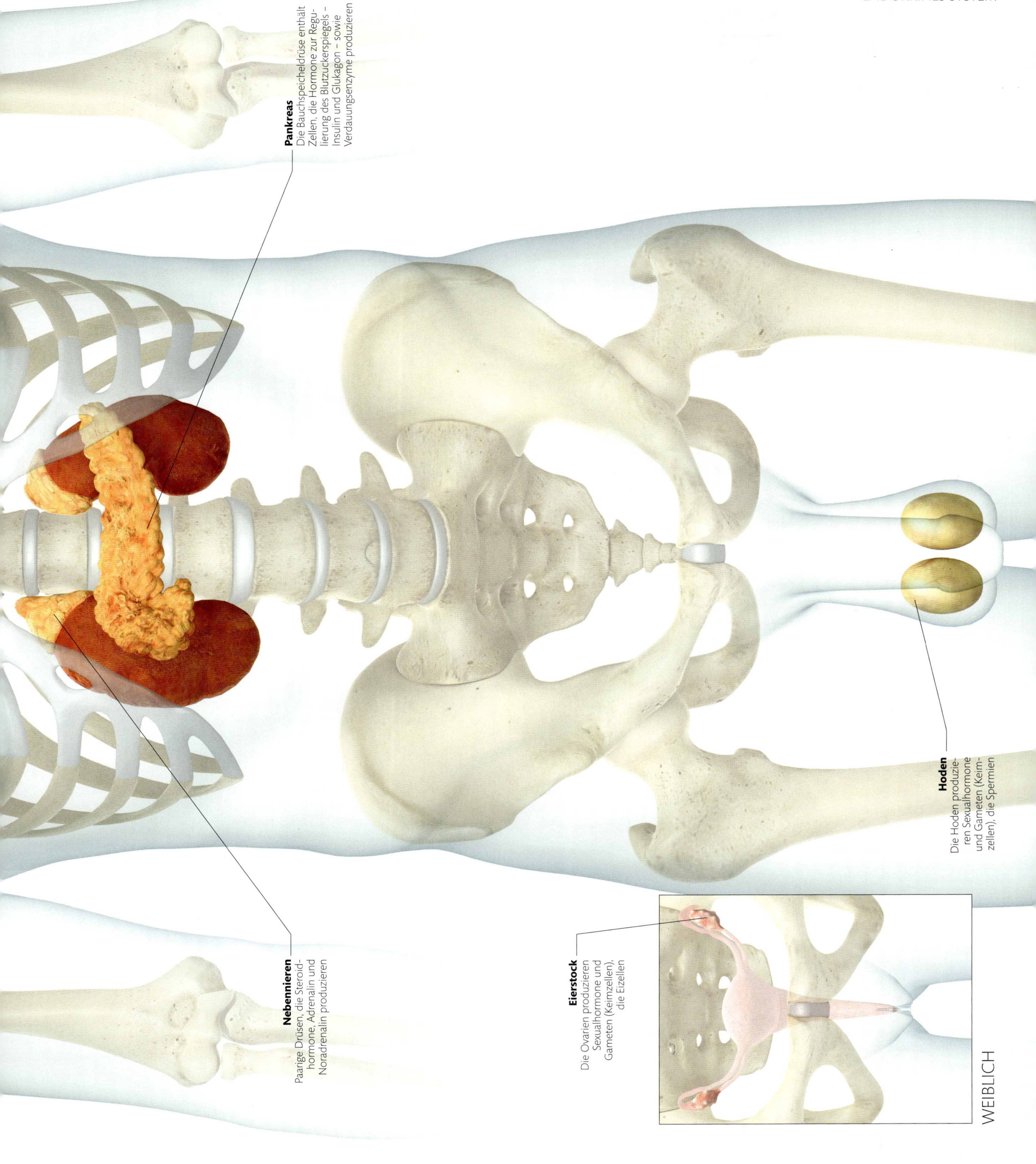
Pankreas
Die Bauchspeicheldrüse enthält Zellen, die Hormone zur Regulierung des Blutzuckerspiegels – Insulin und Glukagon – sowie Verdauungsenzyme produzieren
Nebennieren
Paarige Drüsen, die Steroidhormone, Adrenalin und Noradrenalin produzieren
Hoden
Die Hoden produzieren Sexualhormone und Gameten (Keimzellen), die Spermien
Eierstock
Die Ovarien produzieren Sexualhormone und Gameten (Keimzellen), die Eizellen
WEIBLICH

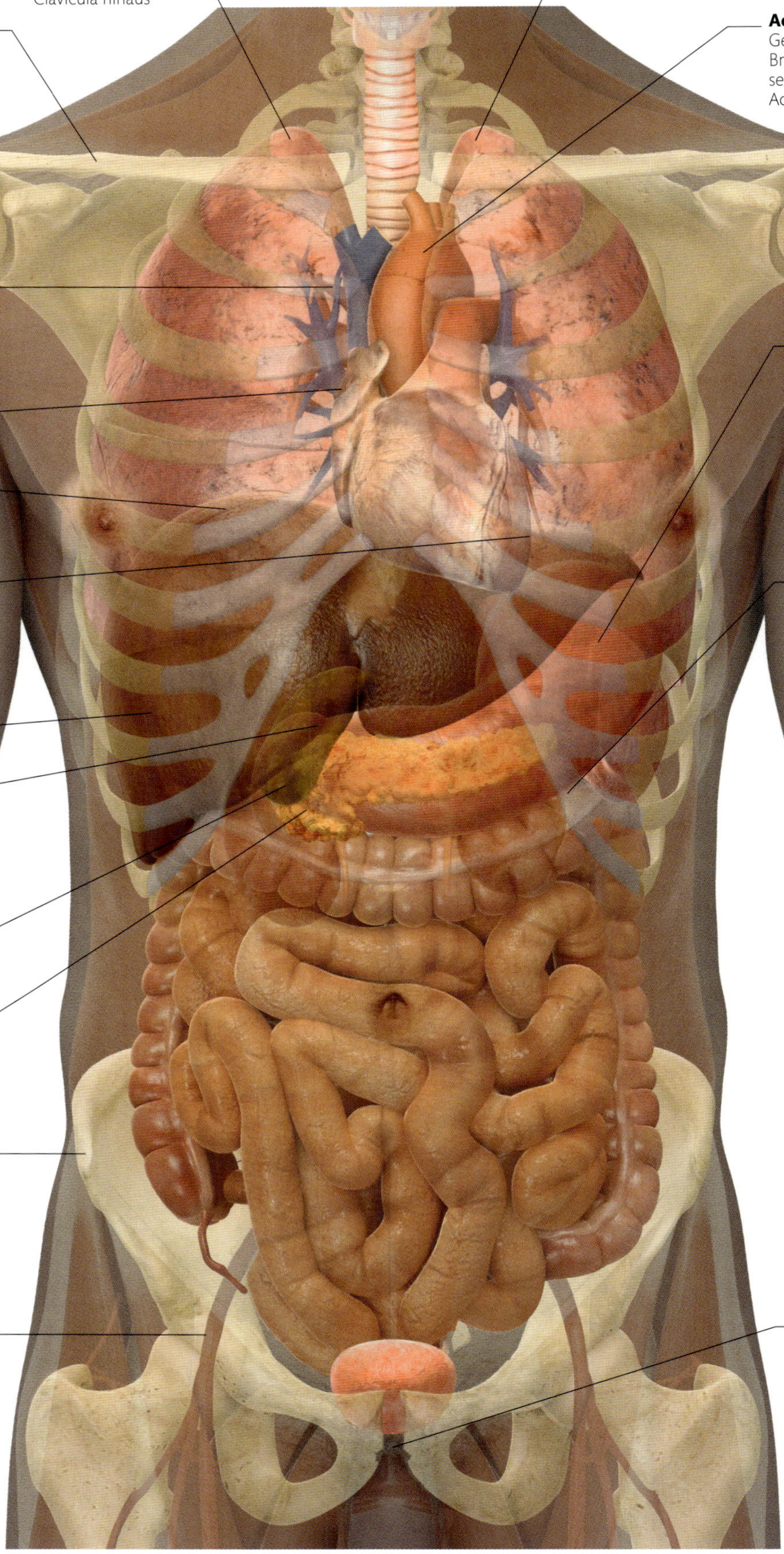

OBERFLÄCHEN-ANATOMIE

Jeder Mediziner sollte die genaue Lage der Organe und der großen Blutgefäße im Körper kennen. Teile des Knochenbaus, wie Rippen und Wirbelsäule, fungieren dabei als Orientierungshilfen. Durch fundierte Kenntnisse der Oberflächenanatomie weiß der Arzt während der Untersuchung, ob ein Organ verändert oder vergrößert ist und an welchen Stellen ein Puls zu fühlen ist. Ein Arzt kann Anomalien in einzelnen Lungenlappen und Herzklappen allein durch Abhören mit dem Stethoskop aufspüren. Heute werden Diagnosen mithilfe bildgebender Verfahren gesichert, dennoch bleiben Oberflächenanatomie und ärztliche Untersuchung in der Medizin unverzichtbar.

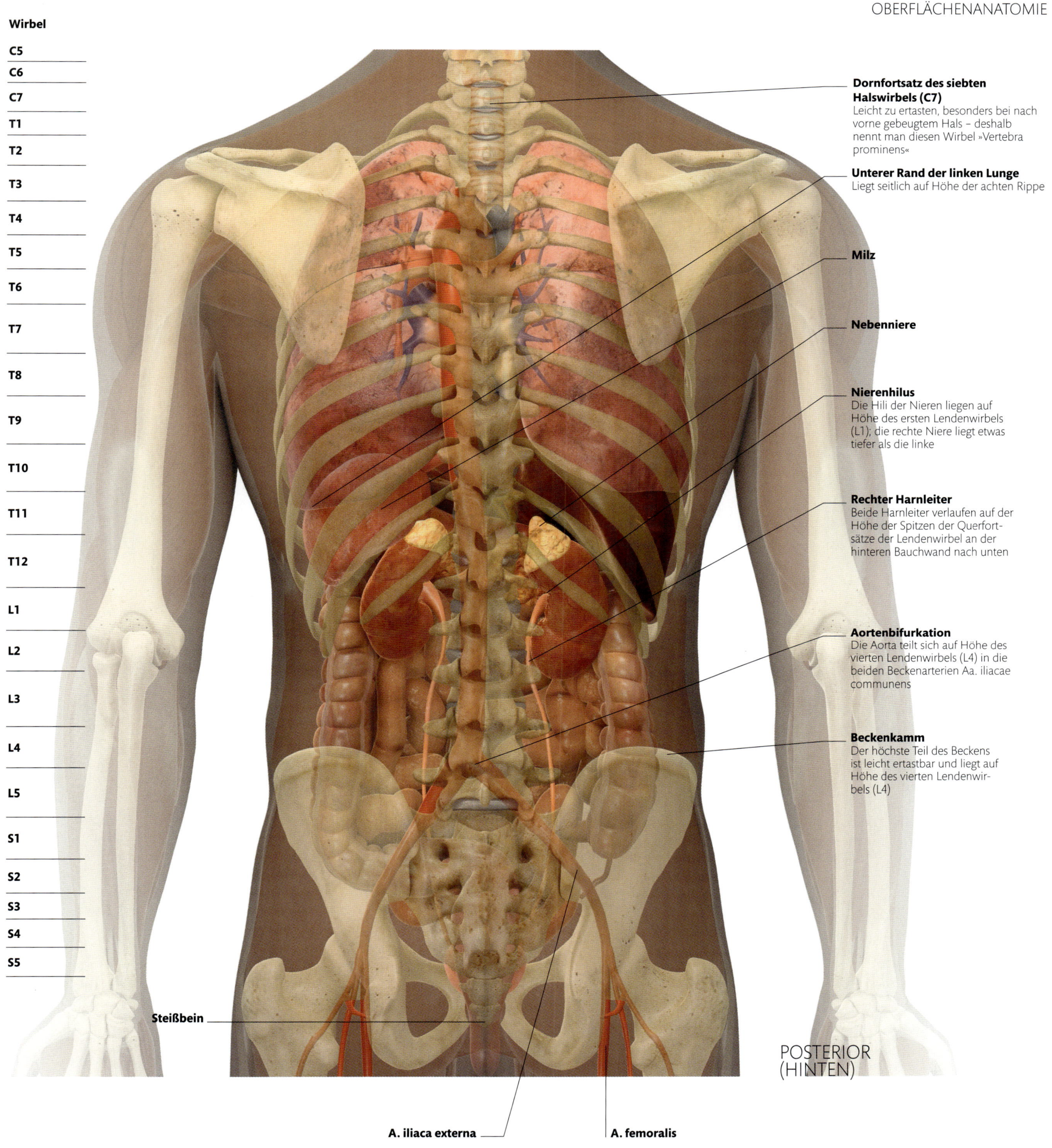
Wirbel
C5
C6
C7
T1
T2
T3
T4
T5
T6
T7
T8
T9
T10
T11
T12
L1
L2
L3
L4
L5
S1
S2
S3
S4
S5
Dornfortsatz des siebten Halswirbels (C7)
Leicht zu ertasten, besonders bei nach vorne gebeugtem Hals – deshalb nennt man diesen Wirbel »Vertebra prominens«
Unterer Rand der linken Lunge
Liegt seitlich auf Höhe der achten Rippe
Milz
Nebenniere
Nierenhilus
Die Hili der Nieren liegen auf Höhe des ersten Lendenwirbels (L1); die rechte Niere liegt etwas tiefer als die linke
Rechter Harnleiter
Beide Harnleiter verlaufen auf der Höhe der Spitzen der Querfortsätze der Lendenwirbel an der hinteren Bauchwand nach unten
Aortenbifurkation
Die Aorta teilt sich auf Höhe des vierten Lendenwirbels (L4) in die beiden Beckenarterien Aa. iliacae communens
Beckenkamm
Der höchste Teil des Beckens ist leicht ertastbar und liegt auf Höhe des vierten Lendenwirbels (L4)
Steißbein
A. iliaca externa
A. femoralis
POSTERIOR (HINTEN)

POSTERIOR (HINTEN)

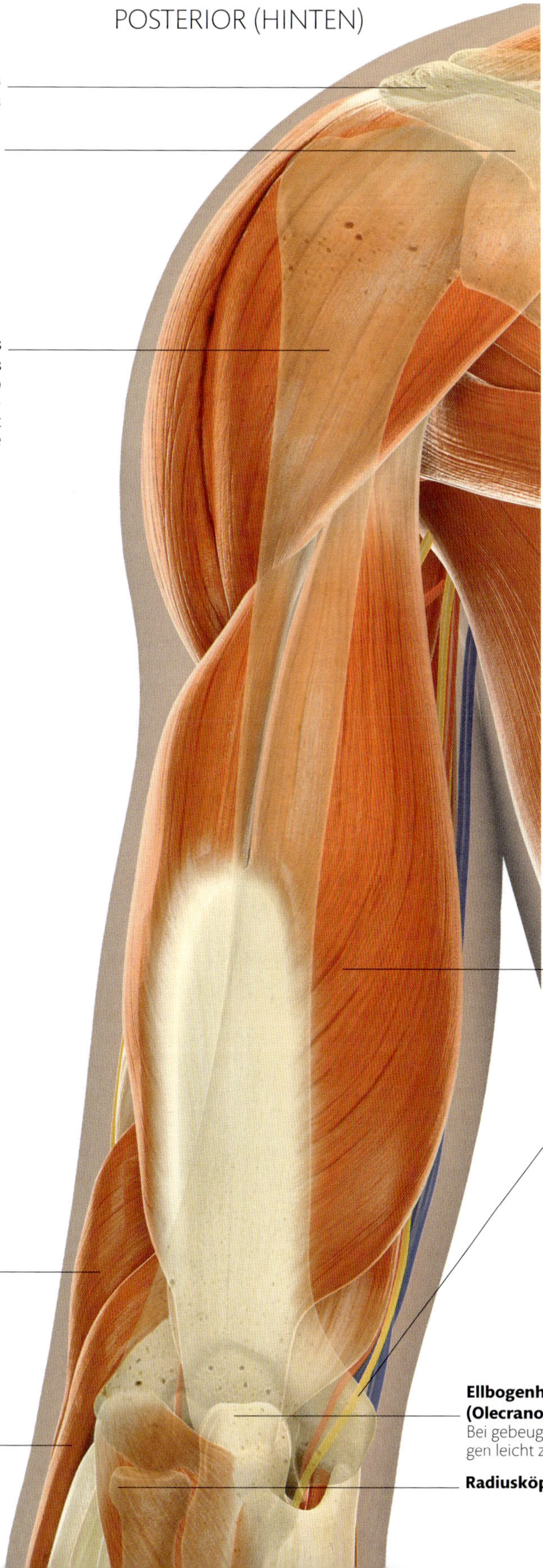

ANTERIOR (VORN)

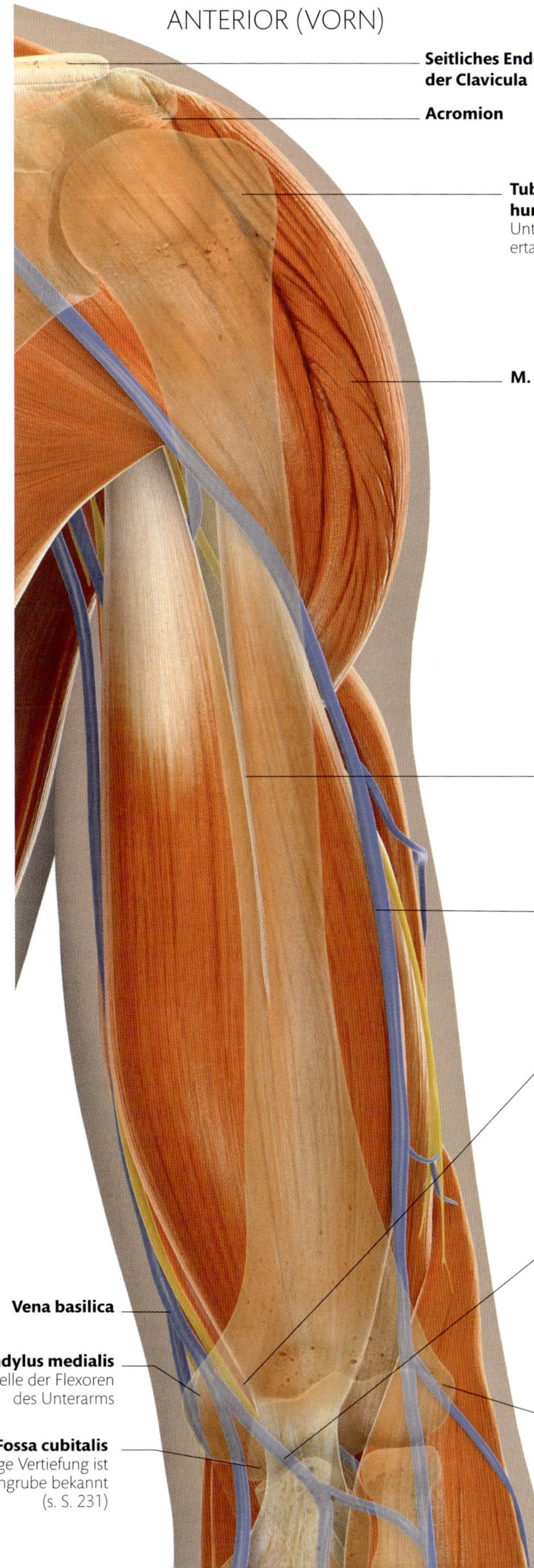

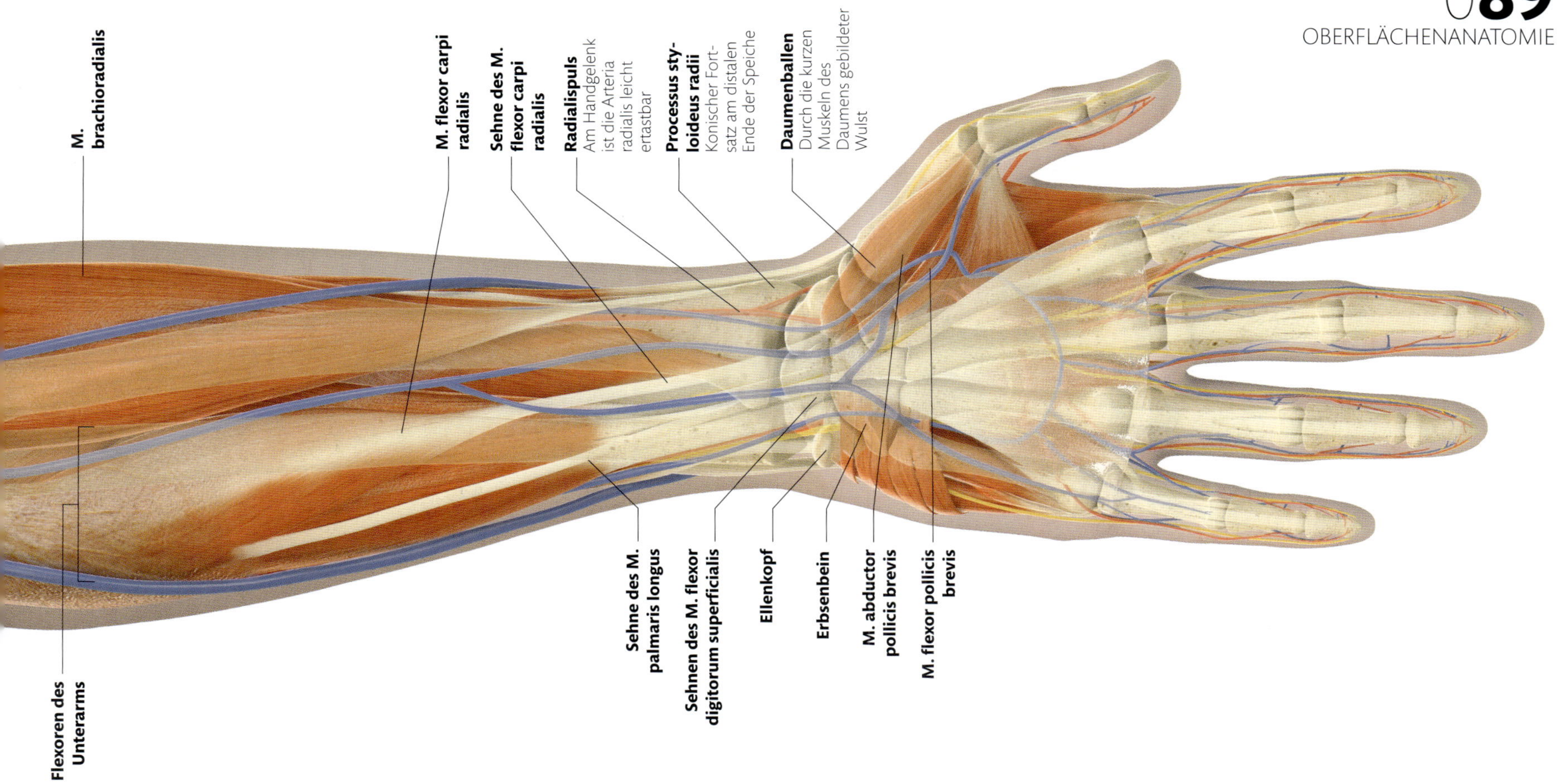

OBERFLÄCHEN-ANATOMIE
OBERE EXTREMITÄT

Viele anatomische Merkmale sind an der Oberfläche des Körpers sicht- oder tastbar und bilden die Basis für eine klinische Untersuchung. Die oberflächliche Anatomie kann zu einer Diagnose führen und hilft bei der Lagebeschreibung von Verletzungen oder Schmerzen. Die Untersuchung der Körperoberfläche kann visuell und durch Abtasten erfolgen. In den oberen Extremitäten lassen sich bestimmte Knochenteile, Gelenke, Muskeln, Sehnen und Nerven leicht ertasten, während andere tiefer liegen. Die genaue Lage der oberflächlichen Venen zu kennen ist unerlässlich, um Blut abzunehmen oder intravenös Flüssigkeiten zu verabreichen. Den Puls verschiedener Arterien kann man an vielen Stellen ihres Verlaufs im Arm fühlen.

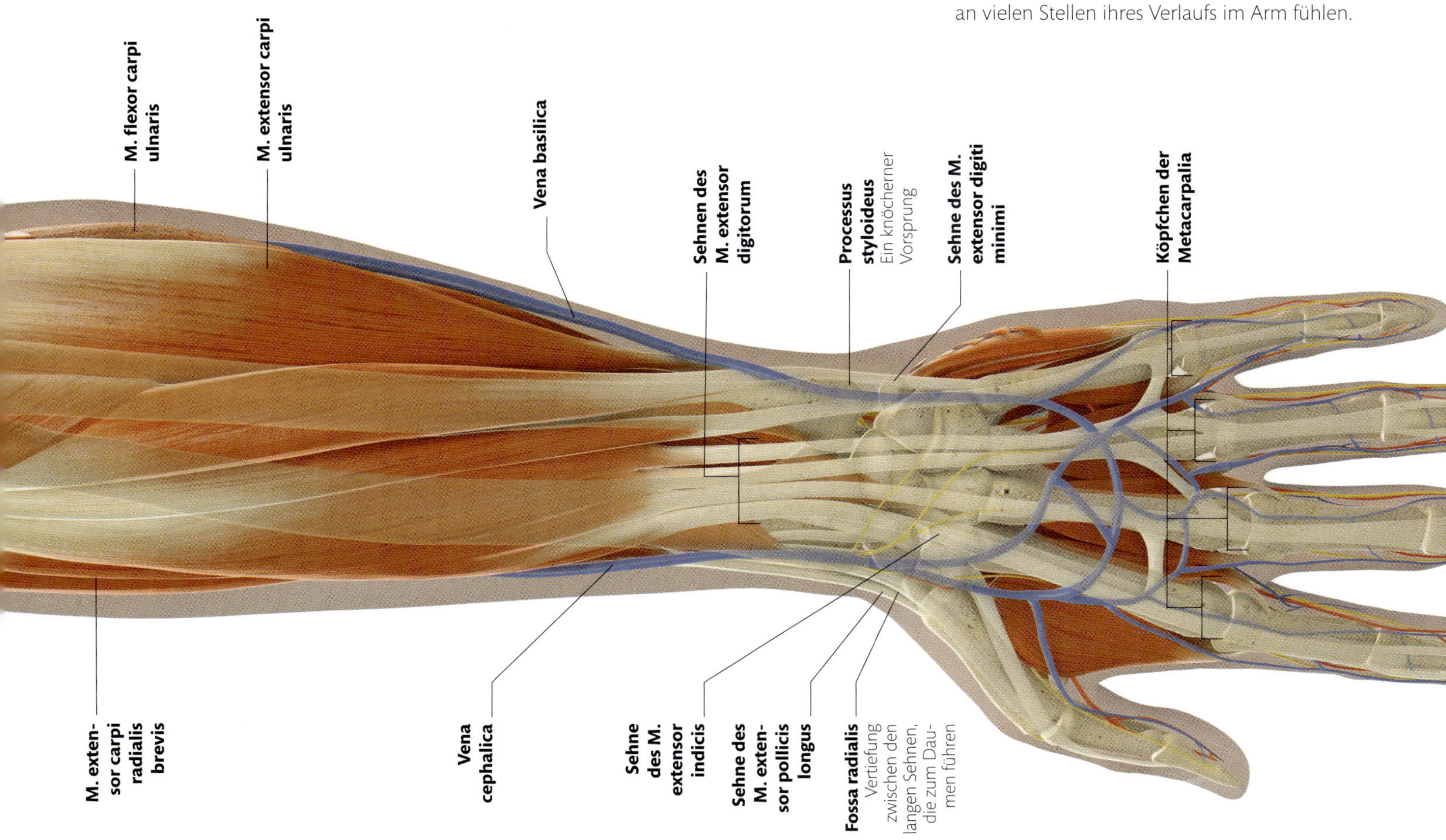

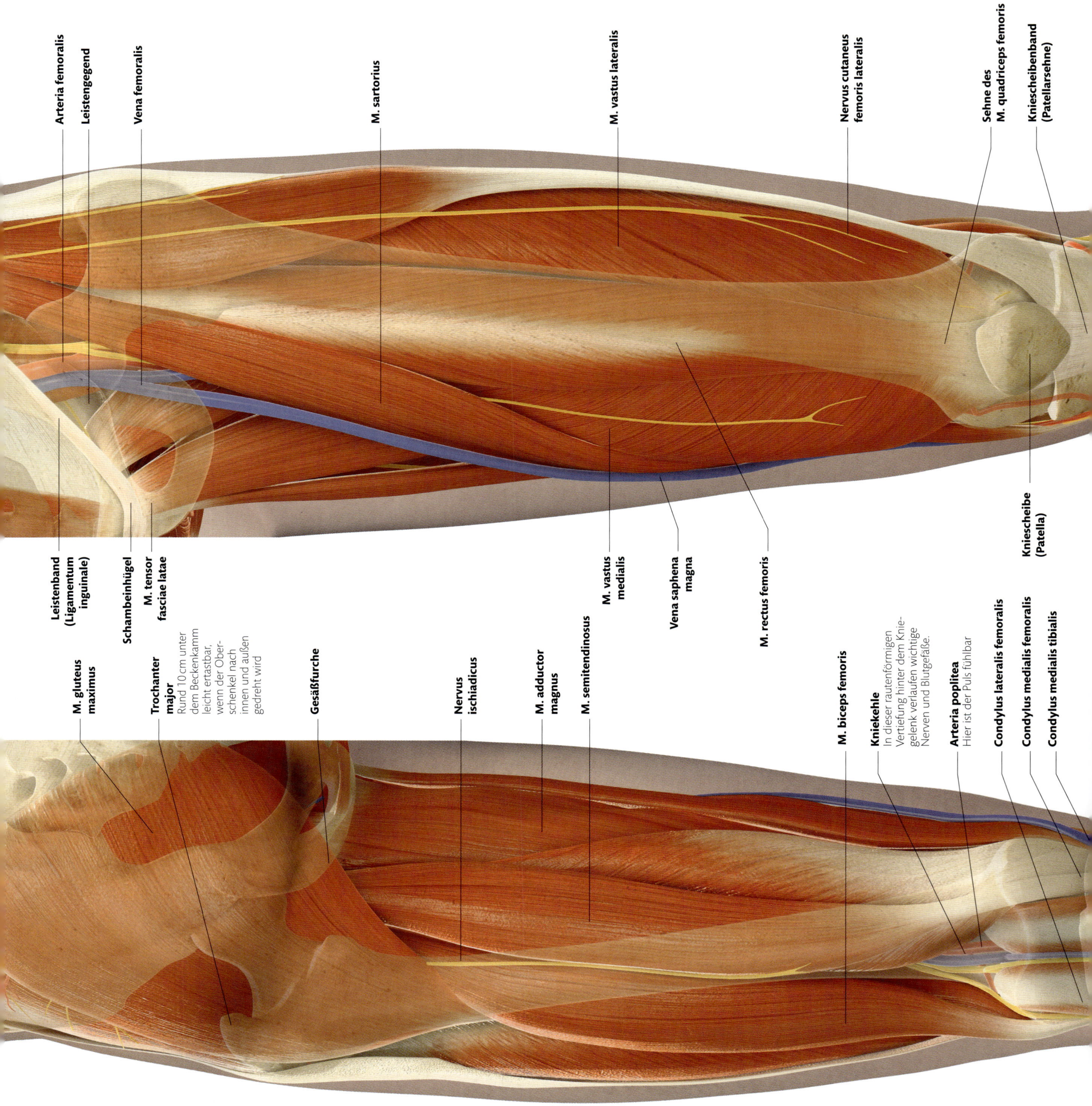
Arteria femoralis
Leistengegend
Vena femoralis
M. sartorius
M. vastus lateralis
Nervus cutaneus femoris lateralis
Sehne des M. quadriceps femoris
Kniescheibenband (Patellarsehne)
Leistenband (Ligamentum inguinale)
Schambeinhügel
M. tensor fasciae latae
M. vastus medialis
Vena saphena magna
M. rectus femoris
Kniescheibe (Patella)
M. gluteus maximus
Trochanter major
Rund 10 cm unter dem Beckenkamm leicht ertastbar, wenn der Oberschenkel nach innen und außen gedreht wird
Gesäßfurche
Nervus ischiadicus
M. adductor magnus
M. semitendinosus
M. biceps femoris
Kniekehle
In dieser rautenförmigen Vertiefung hinter dem Kniegelenk verlaufen wichtige Nerven und Blutgefäße.
Arteria poplitea
Hier ist der Puls fühlbar
Condylus lateralis femoralis
Condylus medialis femoralis
Condylus medialis tibialis

OBERFLÄCHEN ANATOMIE
UNTERE EXTREMITÄT

Medizinische Fachkräfte benötigen gute Anatomiekenntnisse der unteren Extremität für eine klinische Untersuchung und zur Lagebeschreibung von Verletzungen. Teile von Knochen und manche Muskeln sind an der Oberfläche gut tastbar. An bestimmten Stellen sind verschiedene Arterien spürbar und man kann ihren Puls fühlen: den der A. femoralis unter dem Leistenband, der A. poplitea in der Kniekehle, der A. tibialis posterior hinter dem Innenknöchel und sogar der A. dorsalis pedis am Fuß. Die Lage der oberflächlichen Nerven zu kennen ist unabdingbar, um sie bei Injektionen nicht zu treffen. Zum Beispiel muss man den Ischiasnerv bei einer intramuskulären Spritze ins Gesäß oder beim gezielten Setzen einer Nervenblockade umgehen.

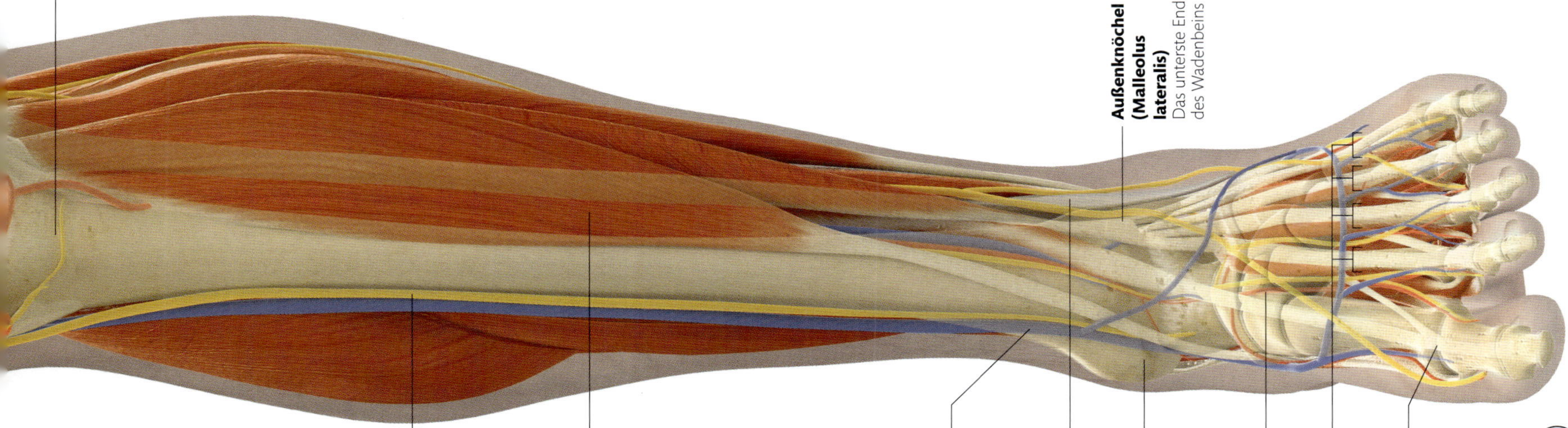

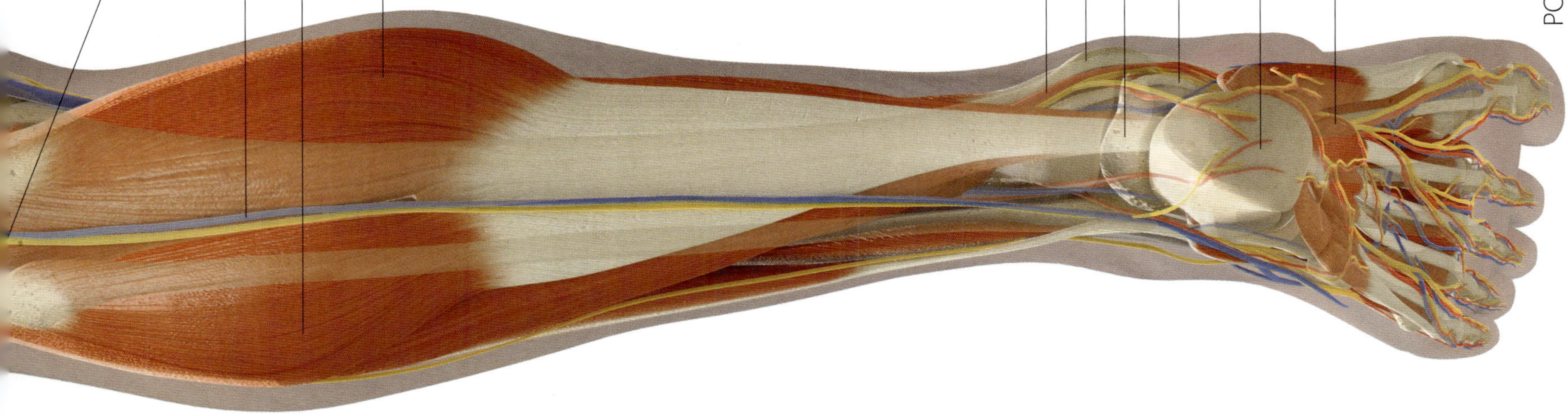

THORAX

BAUCH UND BECKEN

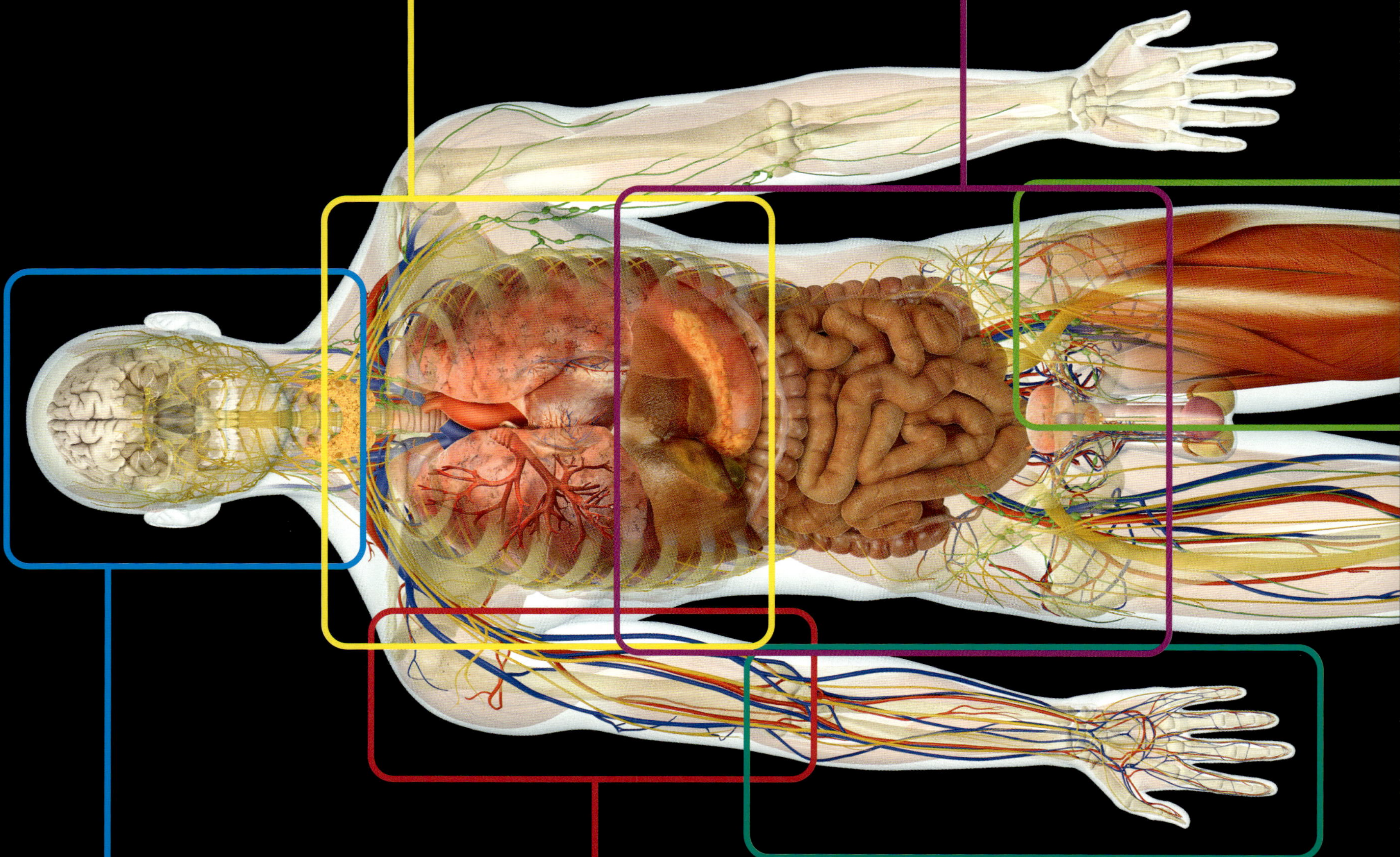

KOPF UND HALS

SCHULTER UND OBERARM

UNTERARM UND HAND

ANATOMIE-

ATLAS

HÜFTE UND SCHENKEL

UNTERSCHENKEL UND FUSS

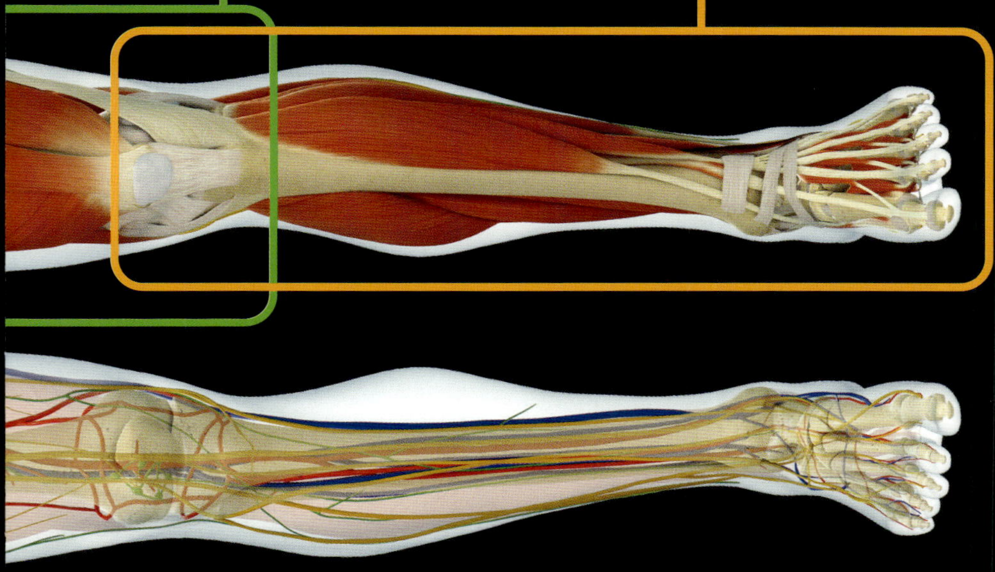

Der **Anatomieatlas** unterteilt den Körper in sieben Bereiche. Beginnend mit Kopf und Hals arbeiten wir uns bis Unterschenkel und Fuß vor. Dabei wird jedes Gebiet anhand der darin vorkommenden Komponenten der Körpersysteme betrachtet: Knochenbau, Muskulatur, Nerven, Atmung, Blutgefäße, Lymph- und Immunorgane, Drüsen und Fortpflanzung. Die MRT-Scans am Ende jedes Kapitels zeigen echte Körperaufnahmen aus der Praxis.

KOPF UND HALS
KNOCHENBAU

Die knöchernen Anteile des Kopfes bestehen aus Schädel (Cranium) und Unterkiefer (Mandibula). Der Schädel beherbergt und schützt Gehirn, Augen, Ohren, Nase und Mund. In ihm befinden sich die oberen Teile des Atem- und Verdauungstrakts, und er liefert die Ansätze für die Kopf- und Halsmuskeln. Er besteht aus über 20 Knochen, die durch die bindegewebigen Schädelnähte, die Suturen, verbunden sind. Manchmal treten an den Nähten zusätzliche Knochen (z. B. das Inkabein) auf, die auf diesen Seiten nicht beschrieben sind. Beim jungen Erwachsenen sind die Suturen noch gut sichtbar, später verknöchern sie vollständig. Der Unterkiefer eines Neugeborenen besteht noch aus zwei Hälften, die durch Bindegewebe verbunden sind. Im Kleinkindalter verschmelzen sie zu einem einzigen Kieferknochen.

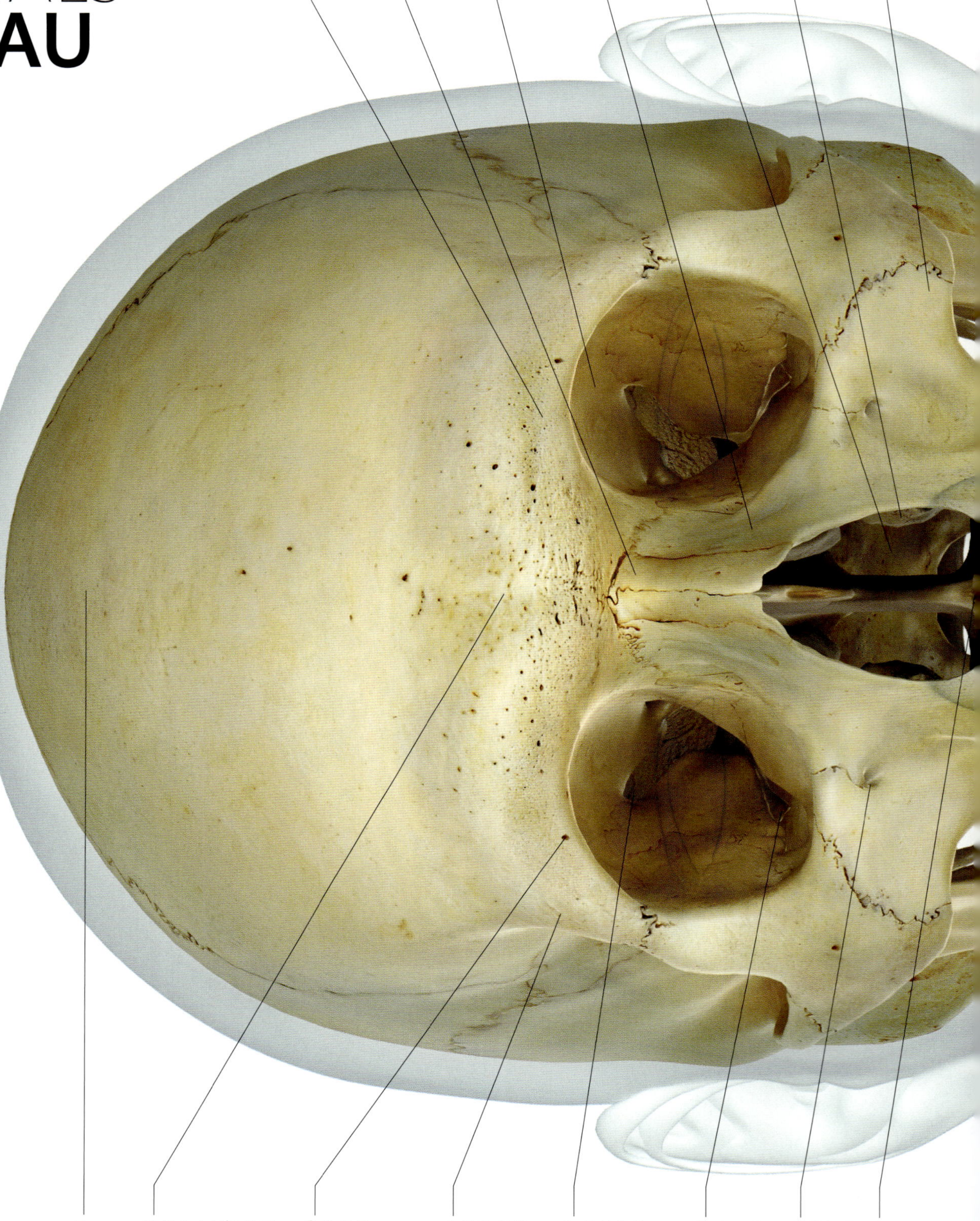

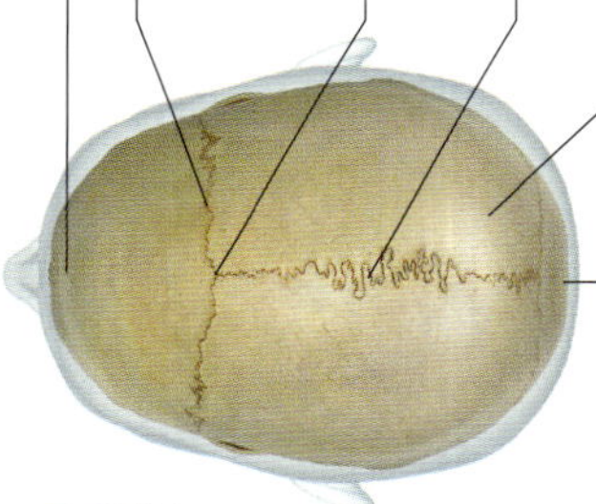

OBEN

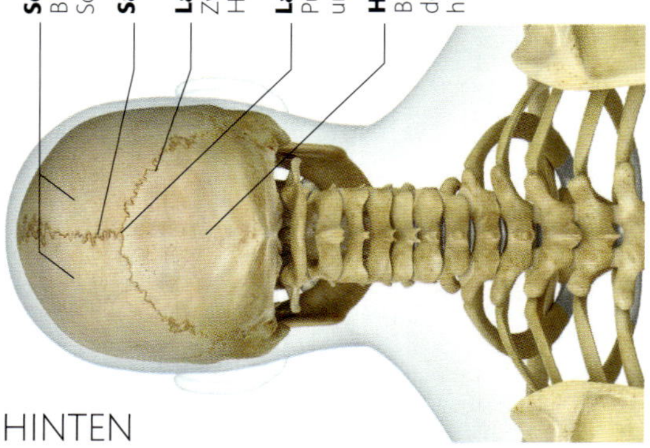

HINTEN

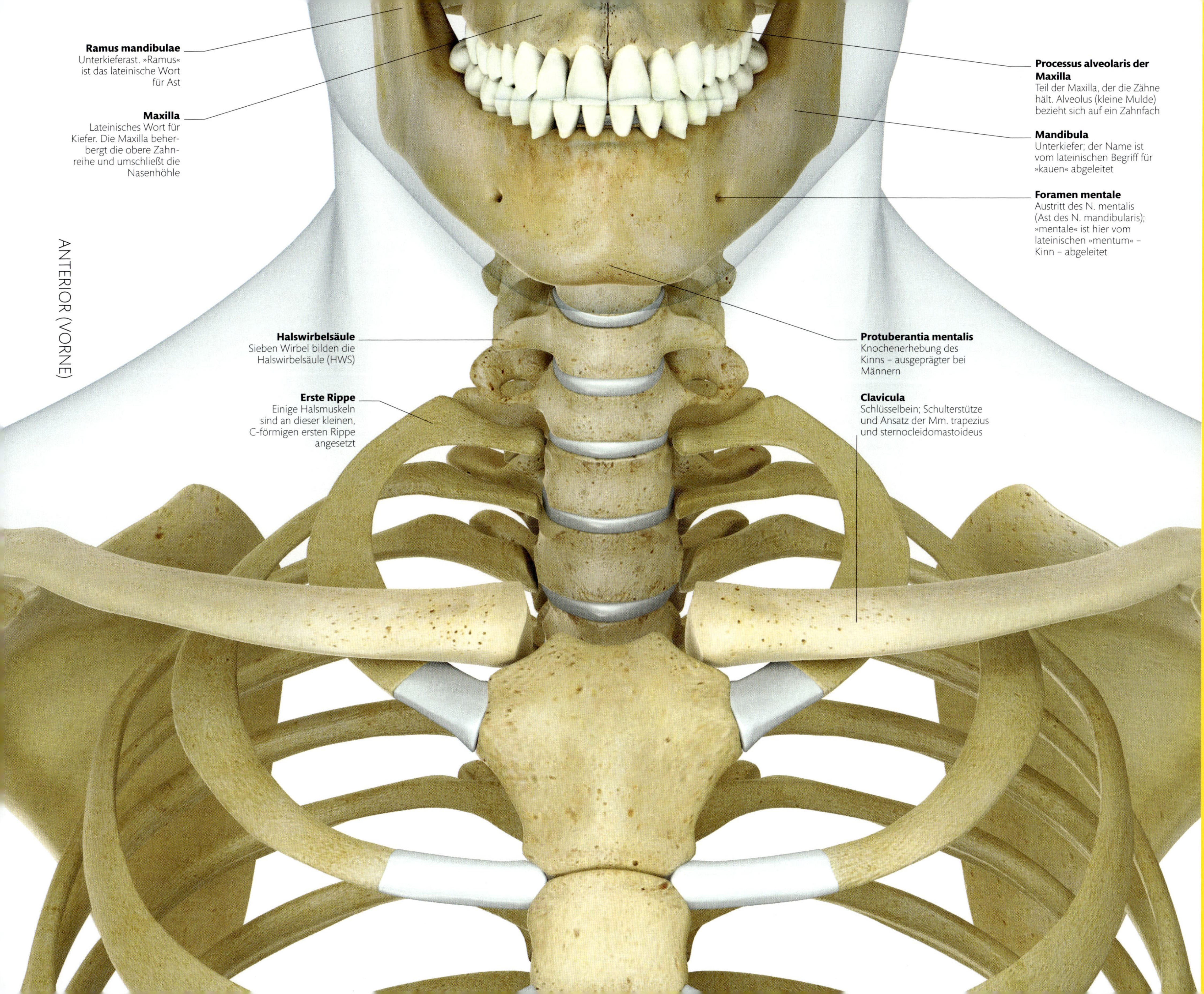
ANTERIOR (VORNE)
Ramus mandibulae
Unterkieferast. »Ramus« ist das lateinische Wort für Ast
Maxilla
Lateinisches Wort für Kiefer. Die Maxilla beherbergt die obere Zahnreihe und umschließt die Nasenhöhle
Processus alveolaris der Maxilla
Teil der Maxilla, der die Zähne hält. Alveolus (kleine Mulde) bezieht sich auf ein Zahnfach
Mandibula
Unterkiefer; der Name ist vom lateinischen Begriff für »kauen« abgeleitet
Foramen mentale
Austritt des N. mentalis (Ast des N. mandibularis); »mentale« ist hier vom lateinischen »mentum« – Kinn – abgeleitet
Halswirbelsäule
Sieben Wirbel bilden die Halswirbelsäule (HWS)
Protuberantia mentalis
Knochenerhebung des Kinns – ausgeprägter bei Männern
Erste Rippe
Einige Halsmuskeln sind an dieser kleinen, C-förmigen ersten Rippe angesetzt
Clavicula
Schlüsselbein; Schulterstütze und Ansatz der Mm. trapezius und sternocleidomastoideus

KOPF UND HALS **KNOCHEN-BAU**

Die Halswirbelsäule besteht aus Wirbeln, von denen die ersten beiden eine Sonderstellung einnehmen. Der erste Halswirbel trägt den Schädel und wird Atlas genannt, nach dem Gott der griechischen Mythologie, der den Himmel auf seinen Schultern trug. Beim Kopfnicken findet die Bewegung am Gelenk zwischen Schädel und Atlas statt. Den zweiten Halswirbel nennt man Axis, weil sich der Atlas beim Kopfschütteln auf diesem Wirbel dreht. In der Seitenansicht sind weitere Schädelknochen und auch das Temporomandibulargelenk zu sehen, das Gelenk zwischen Unterkiefer und Schädel. Das hier abgebildete Zungenbein ist eine wichtige Verankerung für die Muskulatur von Zunge und Mundboden sowie die Muskeln, die mit Rachen und Kehlkopf verbunden sind.

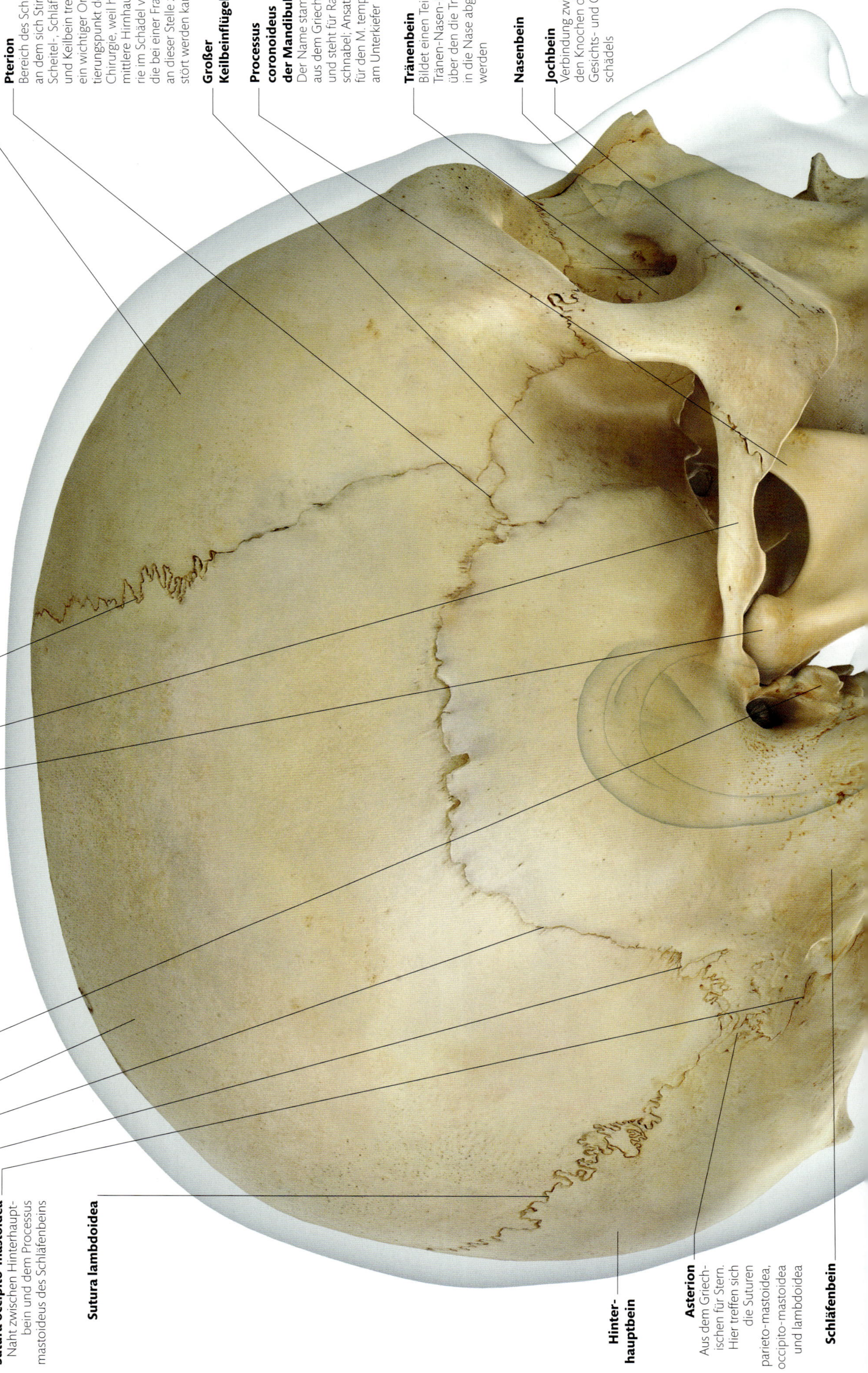

SEITLICH

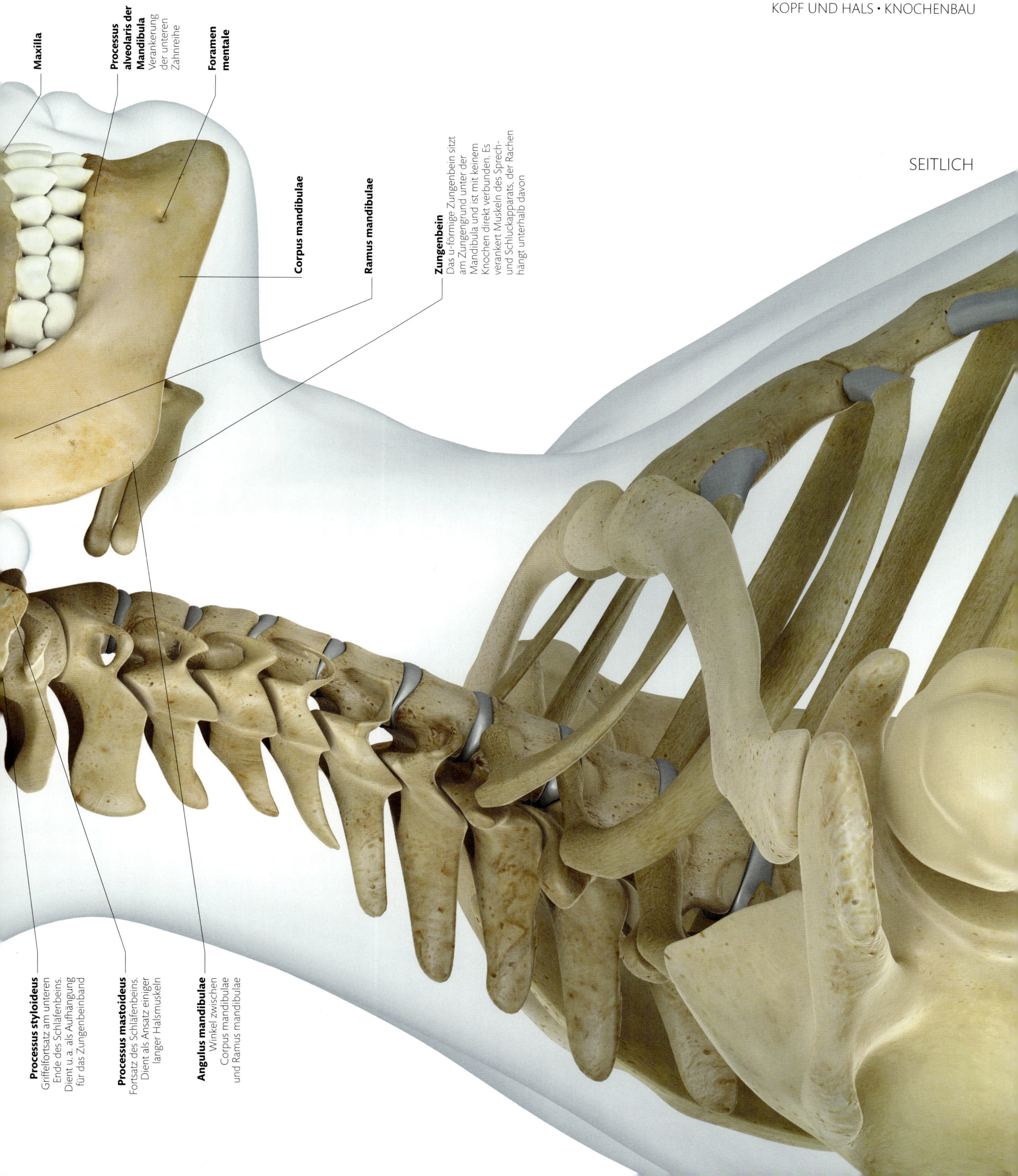
Maxilla
Processus alveolaris der Mandibula
Verankerung der unteren Zahnreihe
Foramen mentale
Corpus mandibulae
Ramus mandibulae
Zungenbein
Das u-förmige Zungenbein sitzt am Zungengrund unter der Mandibula und ist mit keinem Knochen direkt verbunden. Es verankert Muskeln des Sprech- und Schluckapparats, der Rachen hängt unterhalb davon
Processus styloideus
Griffelfortsatz am unteren Ende des Schläfenbeins. Dient u. a. als Aufhängung für das Zungenbeinband
Processus mastoideus
Fortsatz des Schläfenbeins. Dient als Ansatz einiger langer Halsmuskeln
Angulus mandibulae
Winkel zwischen Corpus mandibulae und Ramus mandibulae

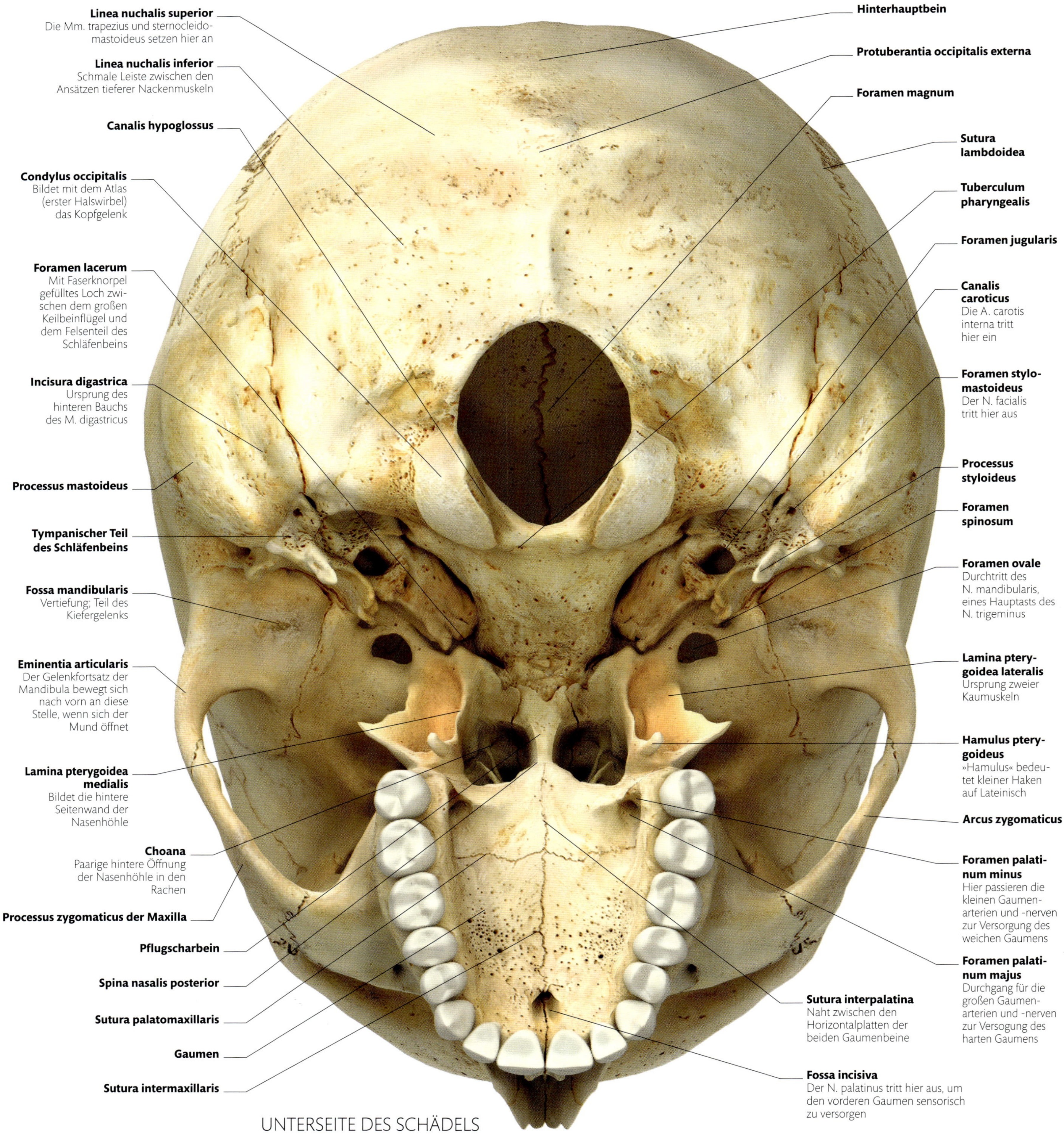

UNTERSEITE DES SCHÄDELS

KOPF UND HALS
KNOCHENBAU

Die augenfälligsten Merkmale dieser Schädelansicht sind die Löcher. Das große Loch in der Mitte ist das Foramen magnum, durch das der Hirnstamm austritt, um in das Rückenmark überzugehen. Aber es gibt auch viele kleinere Löcher, die meist paarweise auftreten. Durch diese Löcher treten die Hirnnerven aus, um Muskeln, Haut, Schleimhäute und Drüsen von Kopf und Hals zu versorgen. Manche Löcher öffnen auch Blutgefäßen den Weg zum und vom Gehirn. Zu sehen sind auch die obere Zahnreihe in den Zahnfächern der Maxilla (Oberkiefer) und der harte Gaumen.

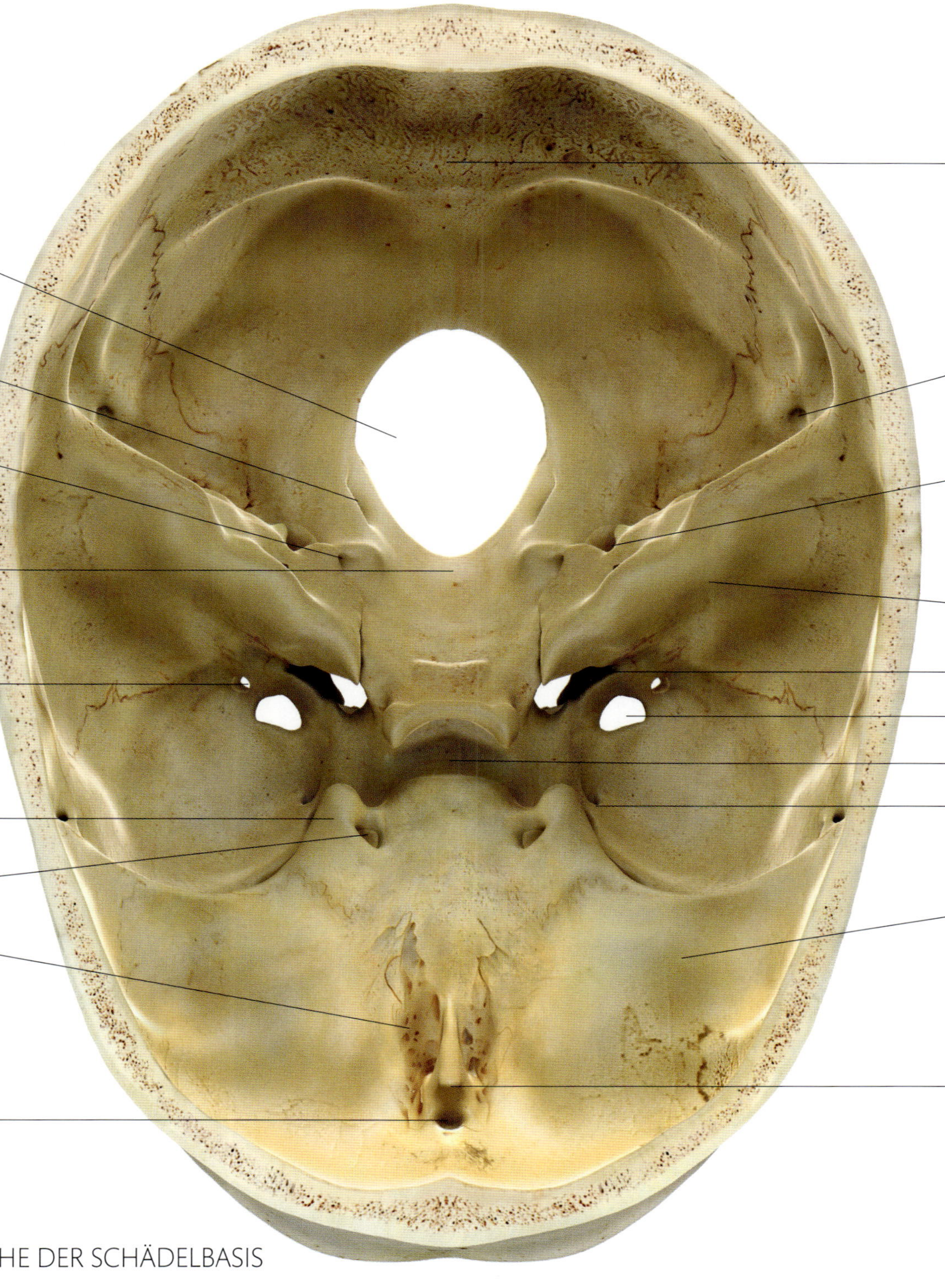

INNERE OBERFLÄCHE DER SCHÄDELBASIS

KOPF UND HALS
KNOCHENBAU

Dieser Längsschnitt – genau durch die Mitte des Schädels – enthüllt verborgene Geheimnisse. Wir können uns ein Bild von der Größe des Hirnschädels machen, der nahezu vollständig vom Gehirn ausgefüllt ist und nur wenig Platz für Hirnhäute (Meningen), Flüssigkeit und Blutgefäße lässt. Einige dieser Blutgefäße hinterlassen tiefe Furchen an der Innenseite des Schädels: Wir können den Verlauf der großen venösen Blutleiter (Sinus durae matris) und der Äste der Hirnhautarterien (Aa. meningeae) verfolgen. Auch sehen wir, dass die Schädelknochen nicht vollständig aus kompaktem Knochen bestehen, sondern spongiöses Gewebe (mit rotem Knochenmark) enthalten. Manche Knochen haben Hohlräume, wie die hier zu sehende Keilbeinhöhle. Schließlich blicken wir auch in die große Nasenhöhle, die im Innern des Schädels verborgen liegt.

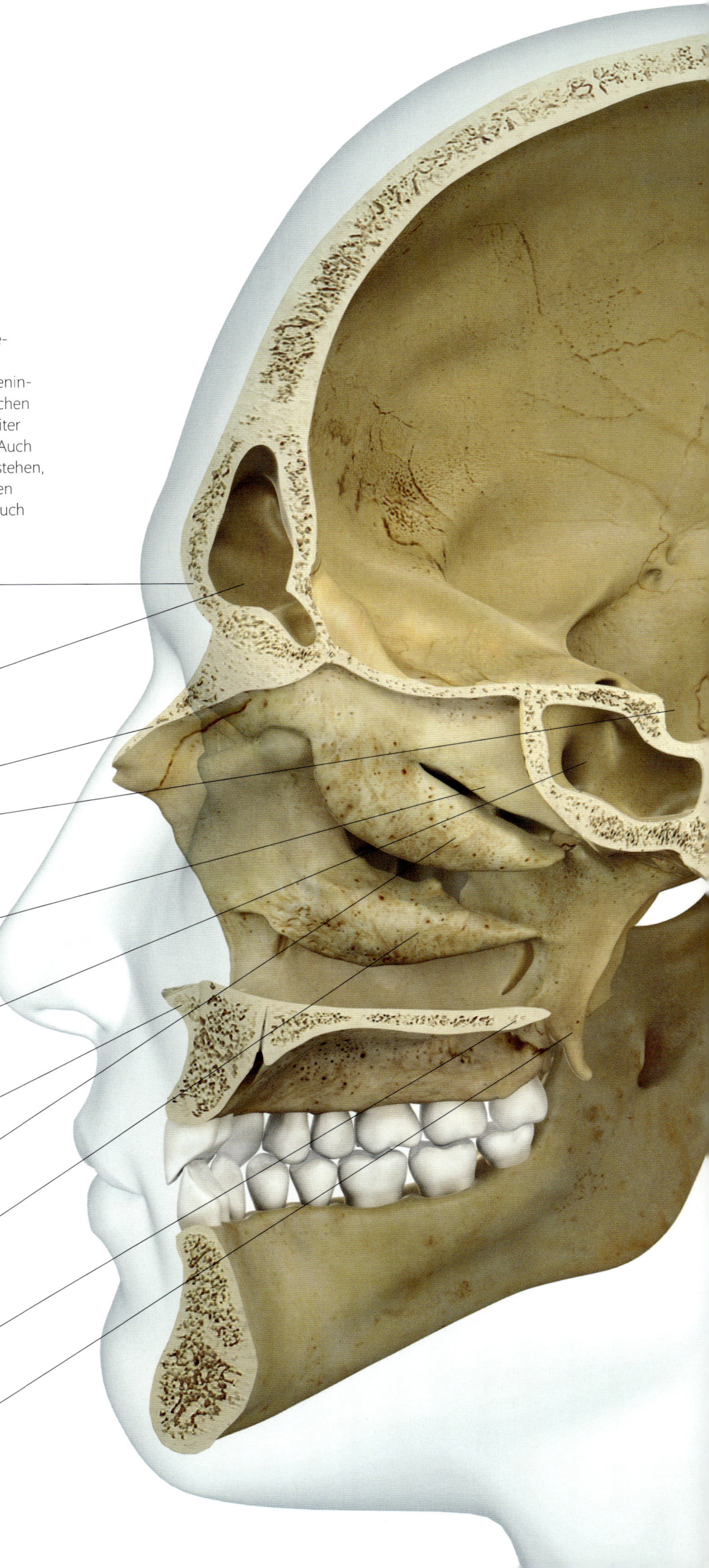

Stirnbein
Bildet die vordere Schädelgrube, in der die Frontallappen im Innern des Schädels liegen

Sinus frontalis
Stirnhöhle, eine der mit der Nasenhöhle verbundenen Nasennebenhöhlen. Luftgefüllter Raum im Stirnbein

Nasenbein

Fossa pituitaria
Fossa ist das lateinische Wort für Graben. In dieser kleinen Höhle des Keilbeins liegt die Hypophyse

Obere Nasenmuschel
Teil des Siebbeins, der Dach und obere Seitenwände der Nasenhöhle bildet

Sinus sphenoidal
Eine weitere Nasennebenhöhle, die sich innerhalb des Keilbeins befindet. Deshalb nennt man sie auch Keilbeinhöhle

Crista nasalis anterior

Mittlere Nasenmuschel
Wie die obere Nasenmuschel ein Teil des Siebbeins

Untere Nasenmuschel
Besteht aus einem separaten Knochen, der mit der Innenseite der Maxilla verbunden ist. Die Nasenmuscheln vergrößern die Oberfläche der Nasenhöhle

Gaumenbein
Mit linker und rechter Maxilla verbunden, bildet den hinteren harten Gaumen

Processus pterygoideus
Fortsatz des großen Keilbeinflügels an der Rückseite der Nasenhöhle. Ansatz für Kiefer- und Gaumenmuskeln

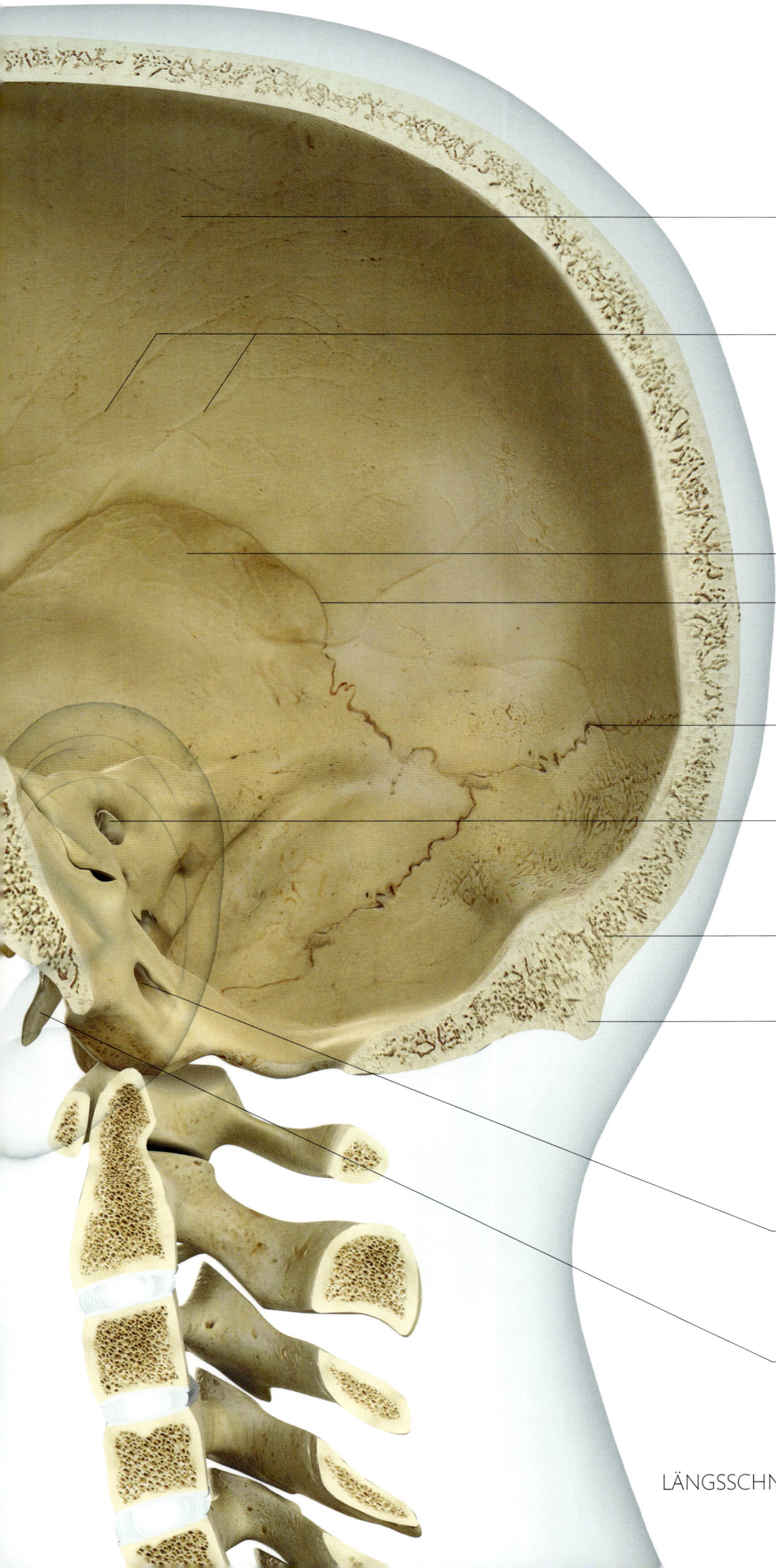

LÄNGSSCHNITT DES SCHÄDELS

KOPF UND HALS
KNOCHENBAU

Diese Explosionsansicht macht deutlich, dass der Schädel nicht aus einem einzigen Knochen besteht, und in der Komplexansicht können wir sehen, wie die einzelnen Schädelknochen zu der uns vertrauten Form miteinander verbunden sind. Das schmetterlingsförmige Keilbein bestimmt das Zentrum der Darstellung – es ist Teil der Schädelbasis, der Augenhöhlen und Seitenwände des Schädels und mit vielen der restlichen Schädelknochen verbunden. Auch die Schläfenbeine sind an der Bildung von Schädelbasis und Seitenwänden beteiligt. Der sehr dichte, »steinerne« Teil der Schläfenbeine, die Pars petrosa, umschließt und schützt die zerbrechliche Konstruktion des Hörapparats mit den kleinen Gehörknöchelchen (Hammer, Amboss und Steigbügel), die die Schallwellen vom Trommelfell ins Innenohr übertragen.

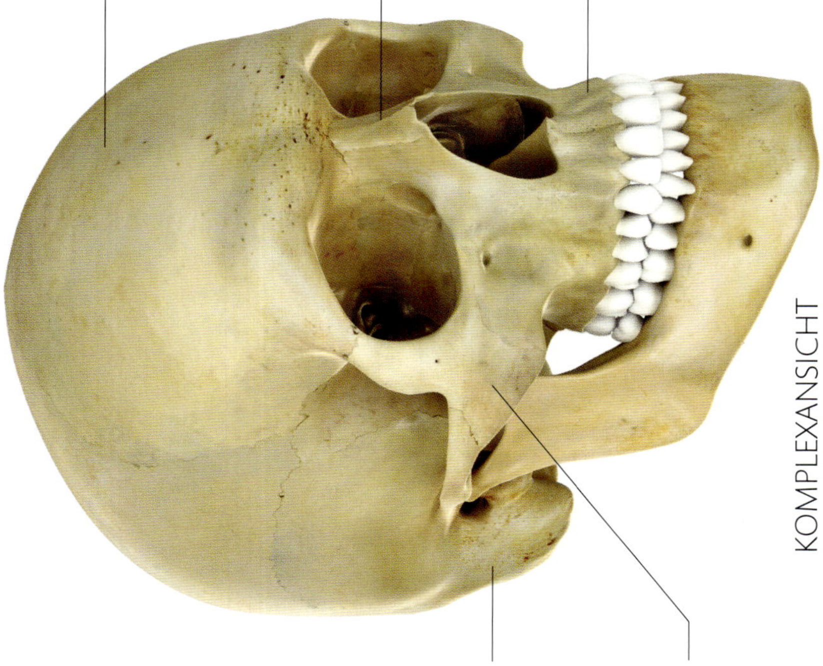

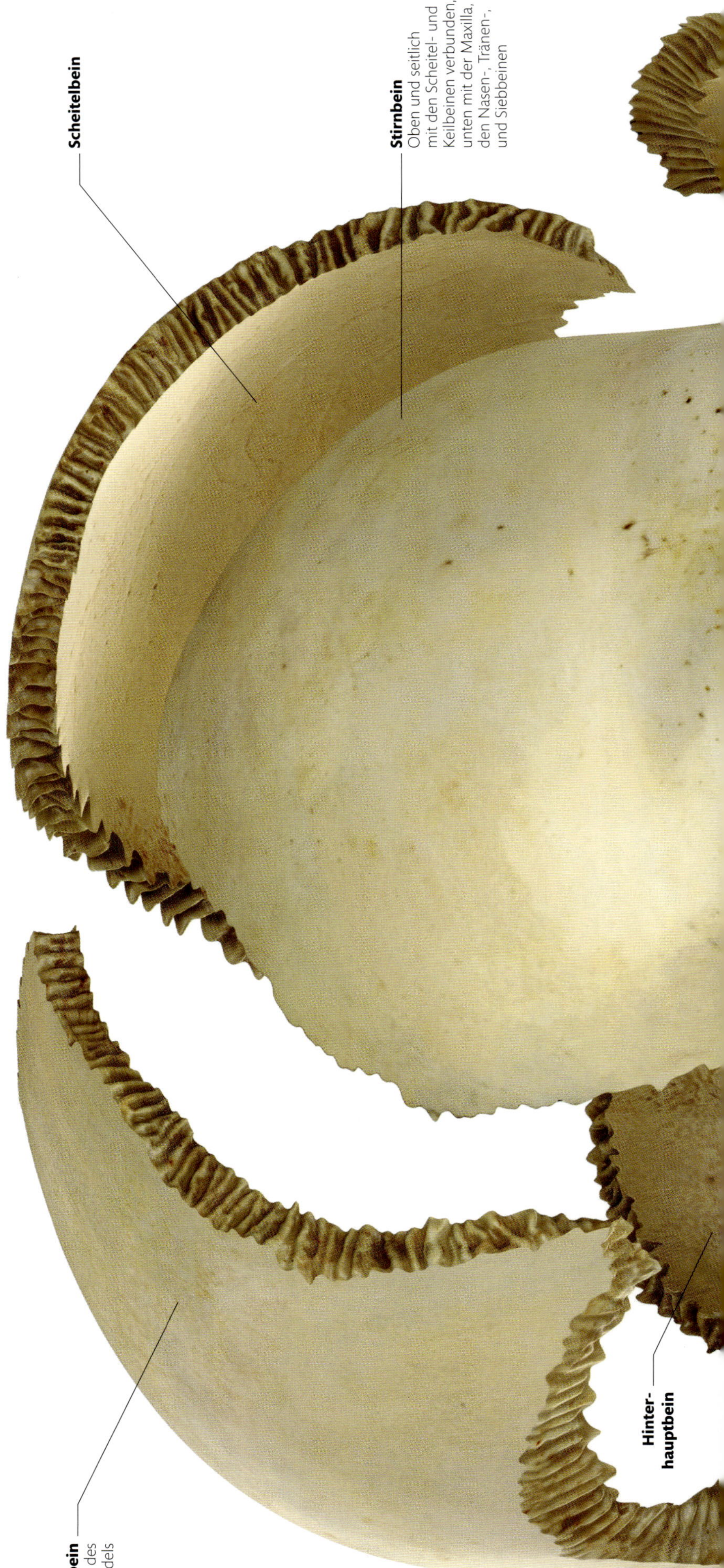
Scheitelbein
Stirnbein Oben und seitlich mit den Scheitel- und Keilbeinen verbunden, unten mit der Maxilla, den Nasen-, Tränen-, und Siebbeinen
Scheitelbein Bildet die Seiten des Schädels
Hinterhauptbein

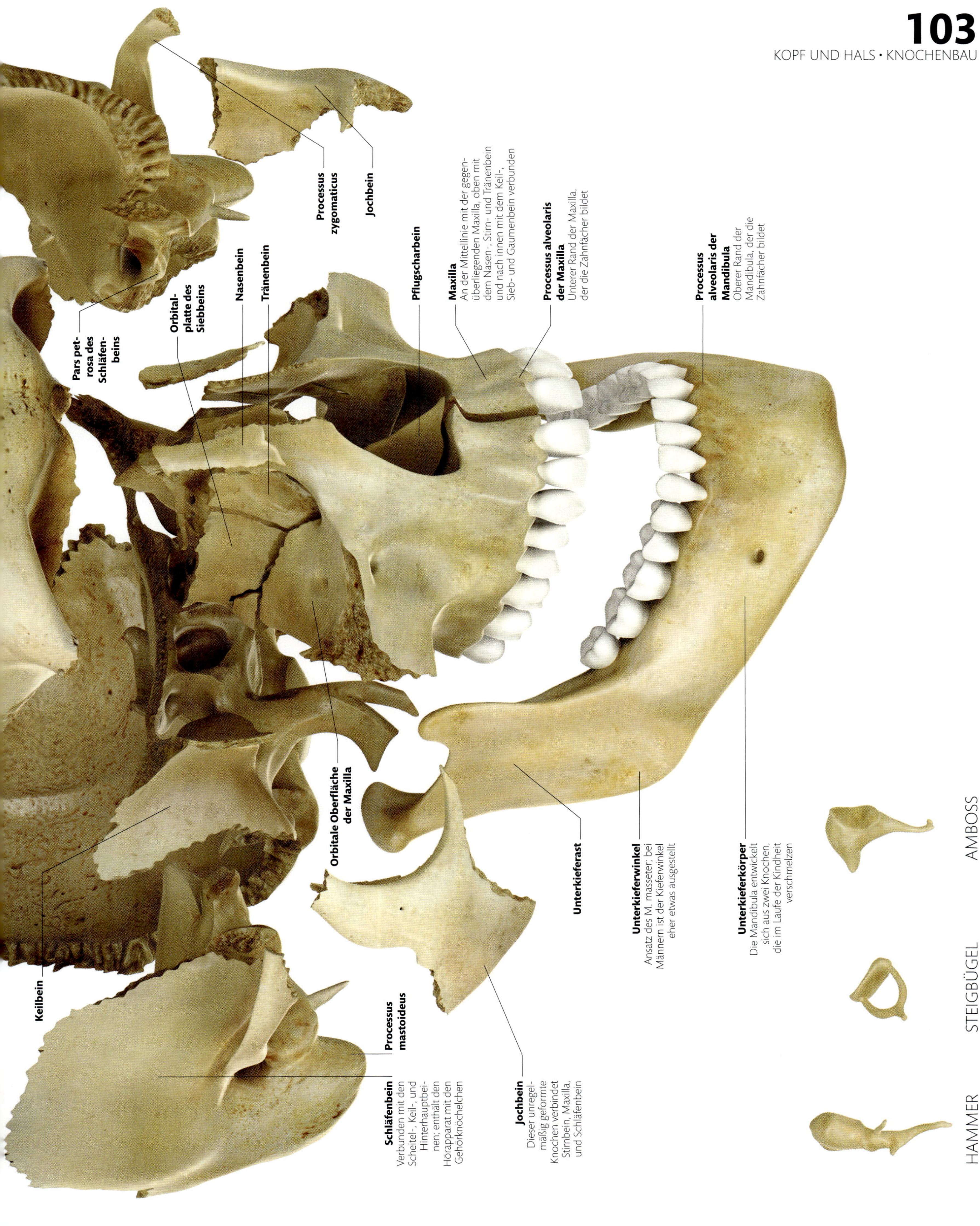
Processus zygomaticus
Jochbein
Pars petrosa des Schläfenbeins
Orbitalplatte des Siebbeins
Nasenbein
Tränenbein
Pflugscharbein
Maxilla
An der Mittellinie mit der gegenüberliegenden Maxilla, oben mit dem Nasen-, Stirn- und Tränenbein und nach innen mit dem Keil-, Sieb- und Gaumenbein verbunden
Processus alveolaris der Maxilla
Unterer Rand der Maxilla, der die Zahnfächer bildet
Processus alveolaris der Mandibula
Oberer Rand der Mandibula, der die Zahnfächer bildet
Keilbein
Processus mastoideus
Schläfenbein
Verbunden mit den Scheitel-, Keil-, und Hinterhauptbeinen; enthält den Hörapparat mit den Gehörknöchelchen
Orbitale Oberfläche der Maxilla
Jochbein
Dieser unregelmäßig geformte Knochen verbindet Stirnbein, Maxilla, und Schläfenbein
Unterkieferast
Unterkieferwinkel
Ansatz des M. masseter; bei Männern ist der Kieferwinkel eher etwas ausgestellt
Unterkieferkörper
Die Mandibula entwickelt sich aus zwei Knochen, die im Laufe der Kindheit verschmelzen
HAMMER
STEIGBÜGEL
AMBOSS

KOPF UND HALS
MUSKULATUR

Die Muskeln unseres Gesichts öffnen und schließen nicht nur Augen, Nase und Mund, sie spielen auch eine sehr wichtige Rolle in der Kommunikation, und deshalb werden sie in ihrer Gesamtheit auch »mimische Muskeln« genannt. Sie haben ihren Ursprung am Knochen und ihren Ansatz in der Haut. Sie sind es, die es uns erlauben, in einem Ausdruck des Erstaunens die Augenbrauen zu heben, die Stirn zu runzeln, die Brauen in Konzentration zusammenzuziehen, vor Widerwillen die Nase zu rümpfen, sanft zu lächeln, breit zu grinsen oder zu schmollen. Mit zunehmendem Alter zeichnen diese Bewegungen Linien und Fältchen auf unsere Haut, welche die typische Mimik widerspiegeln, die wir zeit unseres Lebens hatten. Diese Mimikfalten liegen senkrecht zu den darunterliegenden Muskelfasern.

ANTERIOR (VORNE)

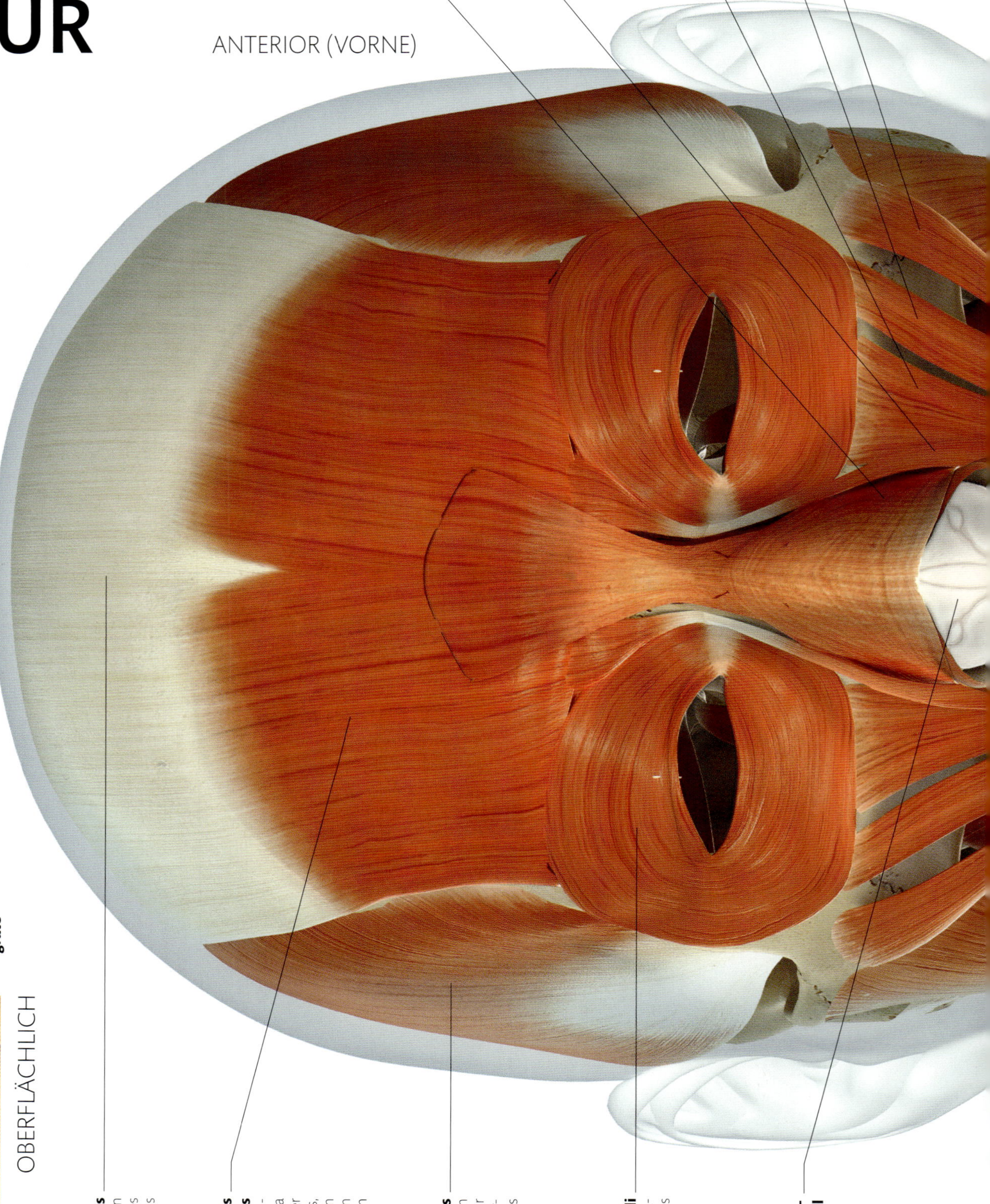

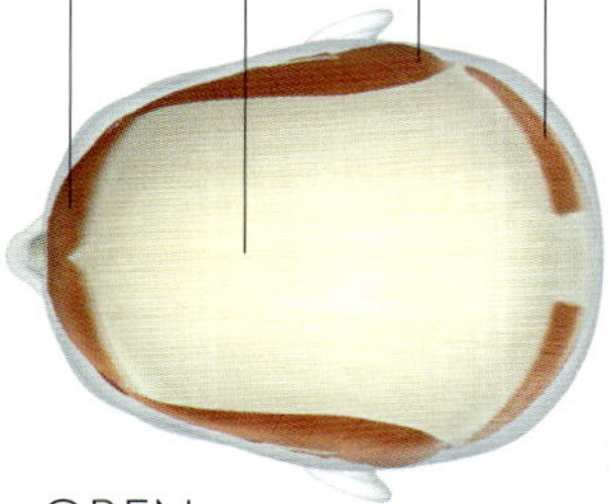

OBEN

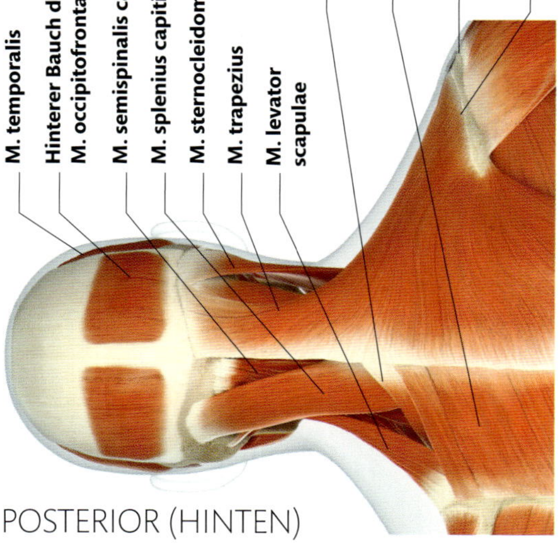

POSTERIOR (HINTEN)

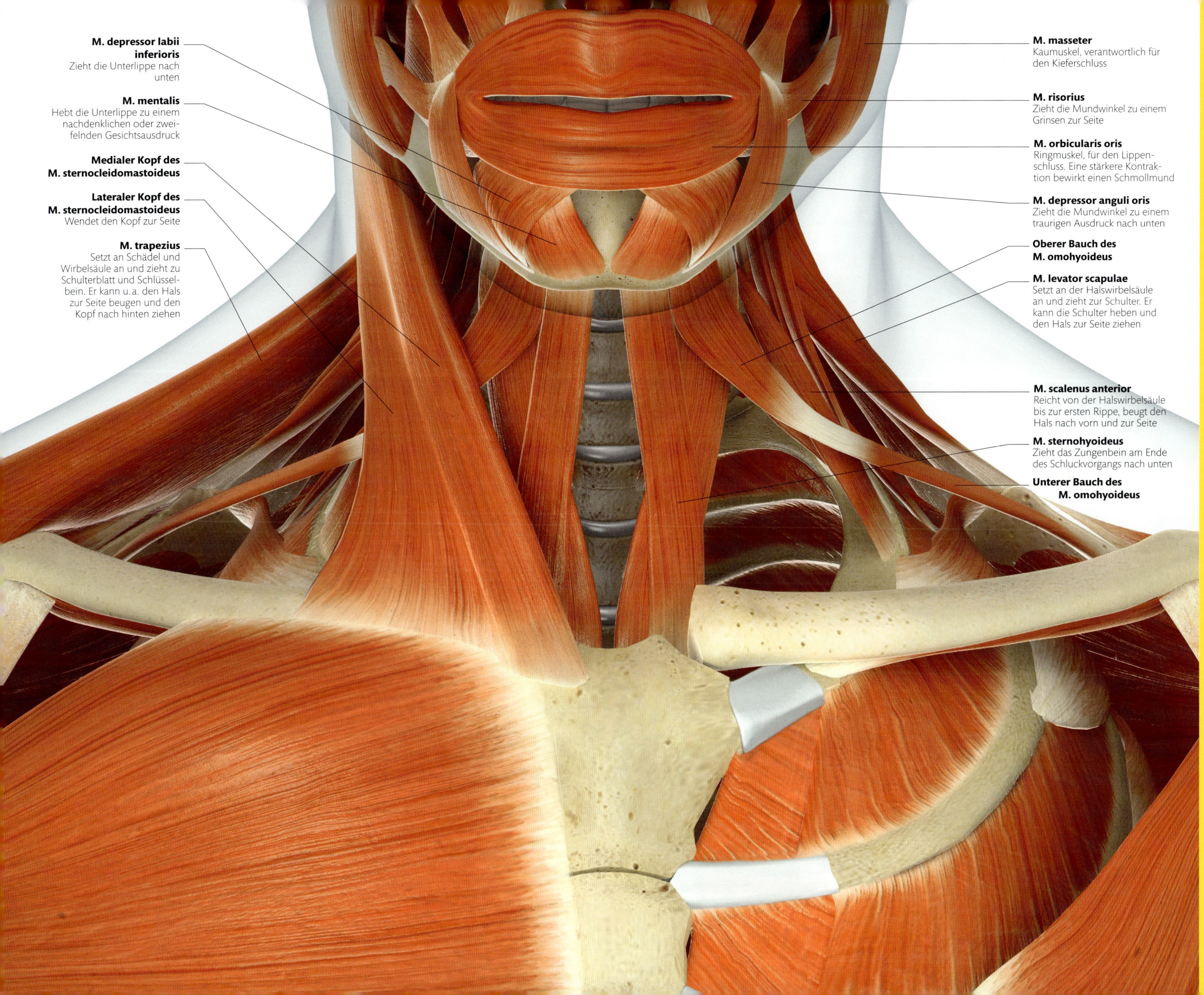
M. depressor labii inferioris
Zieht die Unterlippe nach unten
M. mentalis
Hebt die Unterlippe zu einem nachdenklichen oder zweifelnden Gesichtsausdruck
Medialer Kopf des M. sternocleidomastoideus
Lateraler Kopf des M. sternocleidomastoideus
Wendet den Kopf zur Seite
M. trapezius
Setzt an Schädel und Wirbelsäule an und zieht zu Schulterblatt und Schlüsselbein. Er kann u. a. den Hals zur Seite beugen und den Kopf nach hinten ziehen
M. masseter
Kaumuskel, verantwortlich für den Kieferschluss
M. risorius
Zieht die Mundwinkel zu einem Grinsen zur Seite
M. orbicularis oris
Ringmuskel, für den Lippenschluss. Eine stärkere Kontraktion bewirkt einen Schmollmund
M. depressor anguli oris
Zieht die Mundwinkel zu einem traurigen Ausdruck nach unten
Oberer Bauch des M. omohyoideus
M. levator scapulae
Setzt an der Halswirbelsäule an und zieht zur Schulter. Er kann die Schulter heben und den Hals zur Seite ziehen
M. scalenus anterior
Reicht von der Halswirbelsäule bis zur ersten Rippe, beugt den Hals nach vorn und zur Seite
M. sternohyoideus
Zieht das Zungenbein am Ende des Schluckvorgangs nach unten
Unterer Bauch des M. omohyoideus

KOPF UND HALS
MUSKULATUR

Die Kaumuskeln haben ihren Ursprung am Schädel und setzen am Unterkieferknochen (Mandibula) an. Sie sorgen für die Mundbewegungen, die wir benötigen, um mit unseren Zähnen die Nahrung zu zerkleinern. In dieser Seitenansicht sehen wir die beiden größten Kaumuskeln, die Mm. temporalis und masseter. Zwei kleinere Muskeln setzen an der Innenseite der Mandibula an. Wir können den Unterkiefer nicht nur nach oben und unten bewegen, sondern ihn auch seitlich verschieben. Das Zusammenspiel aller vier Kaumuskeln ermöglicht komplexe Kaubewegungen. Hier sehen wir auch, dass die frontalen Bäuche des M. occipitofrontalis an der Vorderseite des Schädels mit den okzipitalen Bäuchen am Hinterkopf durch eine Sehnenplatte (Aponeurose) verbunden sind. Dadurch lässt sich die Kopfhaut auf dem Schädel verschieben.

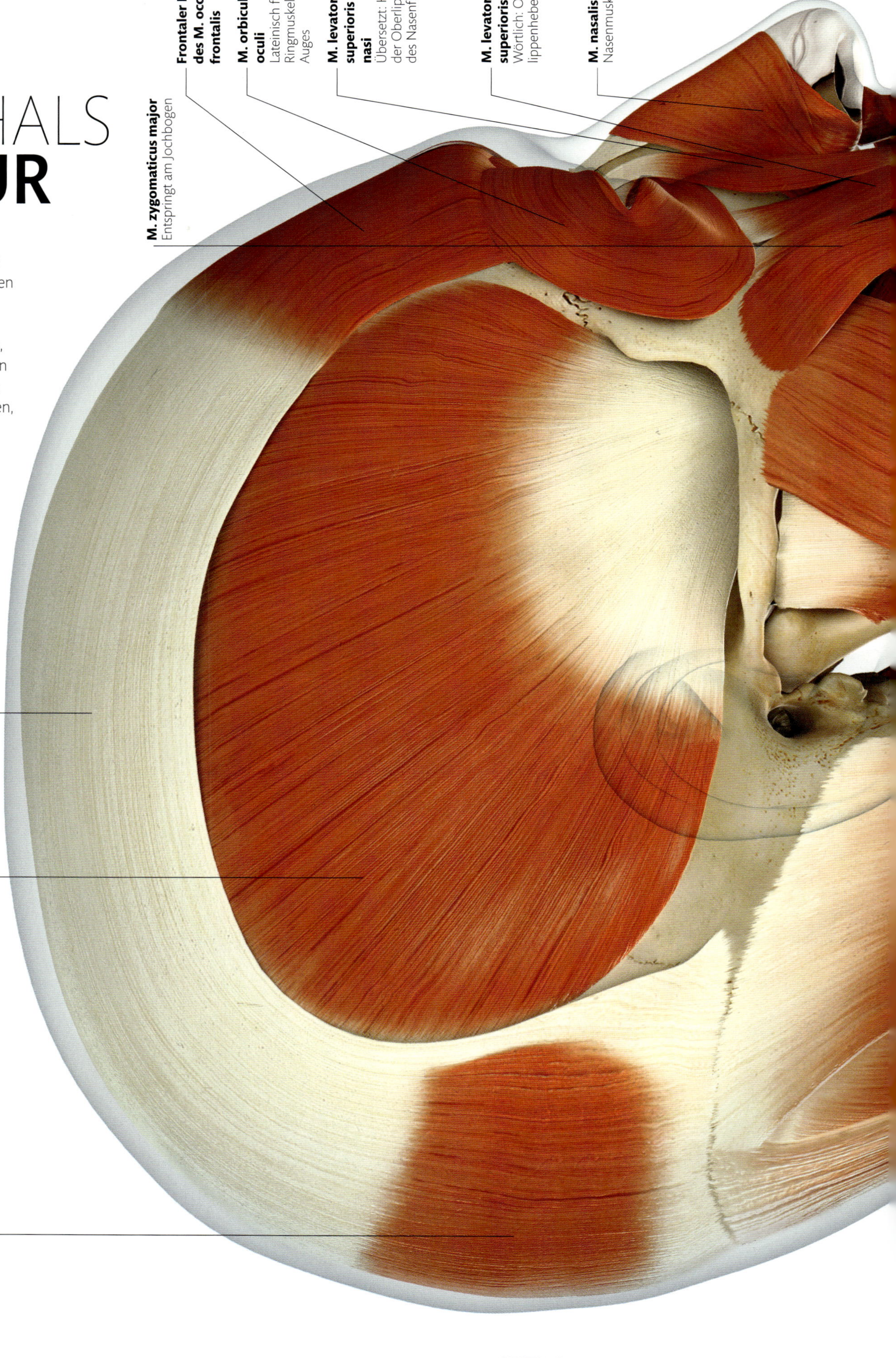

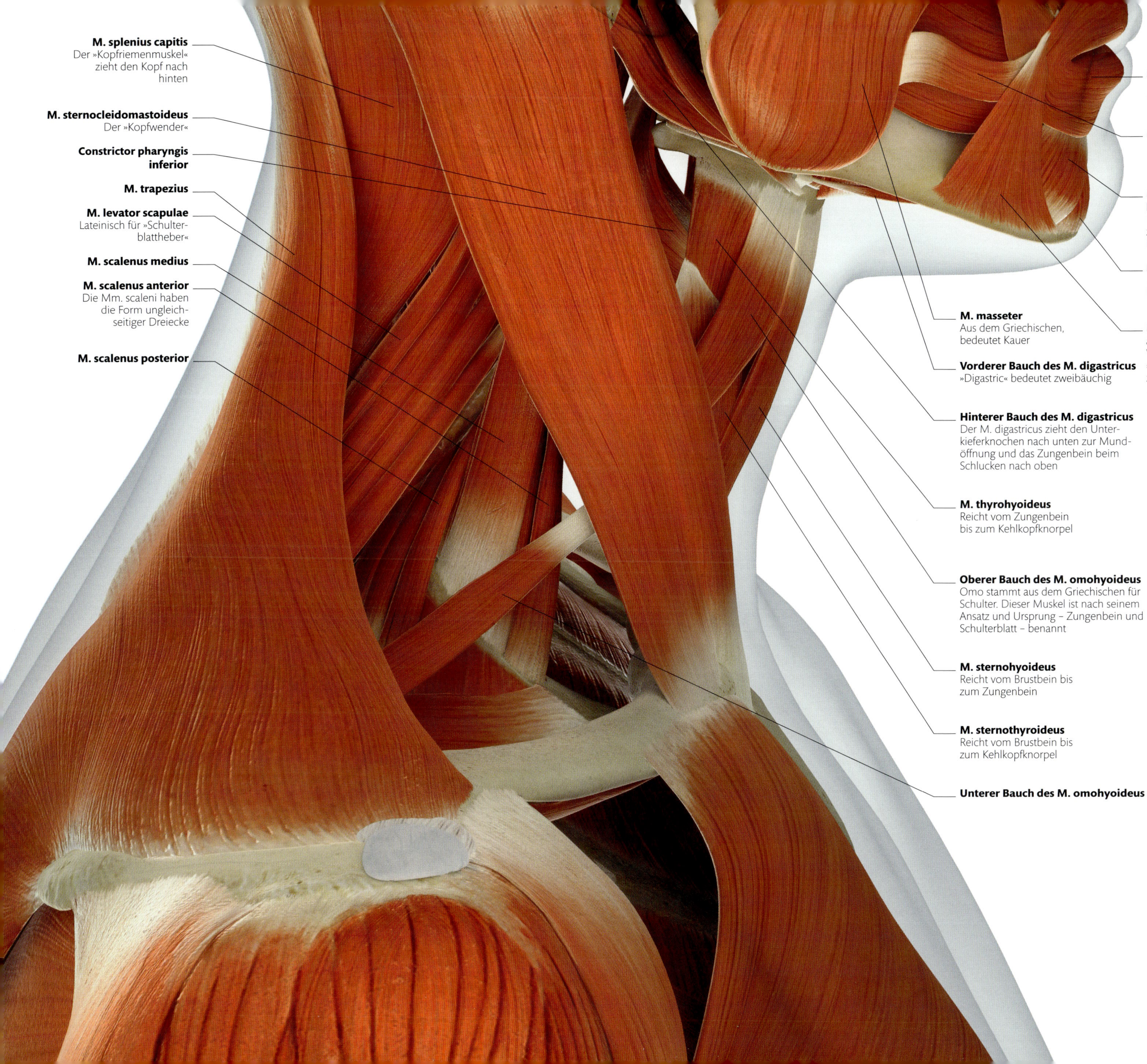
M. splenius capitis
Der »Kopfriemenmuskel« zieht den Kopf nach hinten
M. sternocleidomastoideus
Der »Kopfwender«
Constrictor pharyngis inferior
M. trapezius
M. levator scapulae
Lateinisch für »Schulterblattheber«
M. scalenus medius
M. scalenus anterior
Die Mm. scaleni haben die Form ungleichseitiger Dreiecke
M. scalenus posterior
M. orbicularis oris
Lateinisch für Ringmuskel des Mundes
M. risorius
Lateinisch für Lachmuskel
M. depressor labii inferioris
Der »Herunterzieher« der Unterlippe
M. mentalis
Lateinisch für Kinnmuskel
M. depressor anguli oris
Wörtlich: der »Herunterzieher« der Mundwinkel
M. masseter
Aus dem Griechischen, bedeutet Kauer
Vorderer Bauch des M. digastricus
»Digastric« bedeutet zweibäuchig
Hinterer Bauch des M. digastricus
Der M. digastricus zieht den Unterkieferknochen nach unten zur Mundöffnung und das Zungenbein beim Schlucken nach oben
M. thyrohyoideus
Reicht vom Zungenbein bis zum Kehlkopfknorpel
Oberer Bauch des M. omohyoideus
Omo stammt aus dem Griechischen für Schulter. Dieser Muskel ist nach seinem Ansatz und Ursprung – Zungenbein und Schulterblatt – benannt
M. sternohyoideus
Reicht vom Brustbein bis zum Zungenbein
M. sternothyroideus
Reicht vom Brustbein bis zum Kehlkopfknorpel
Unterer Bauch des M. omohyoideus

SAGITTALSCHNITT

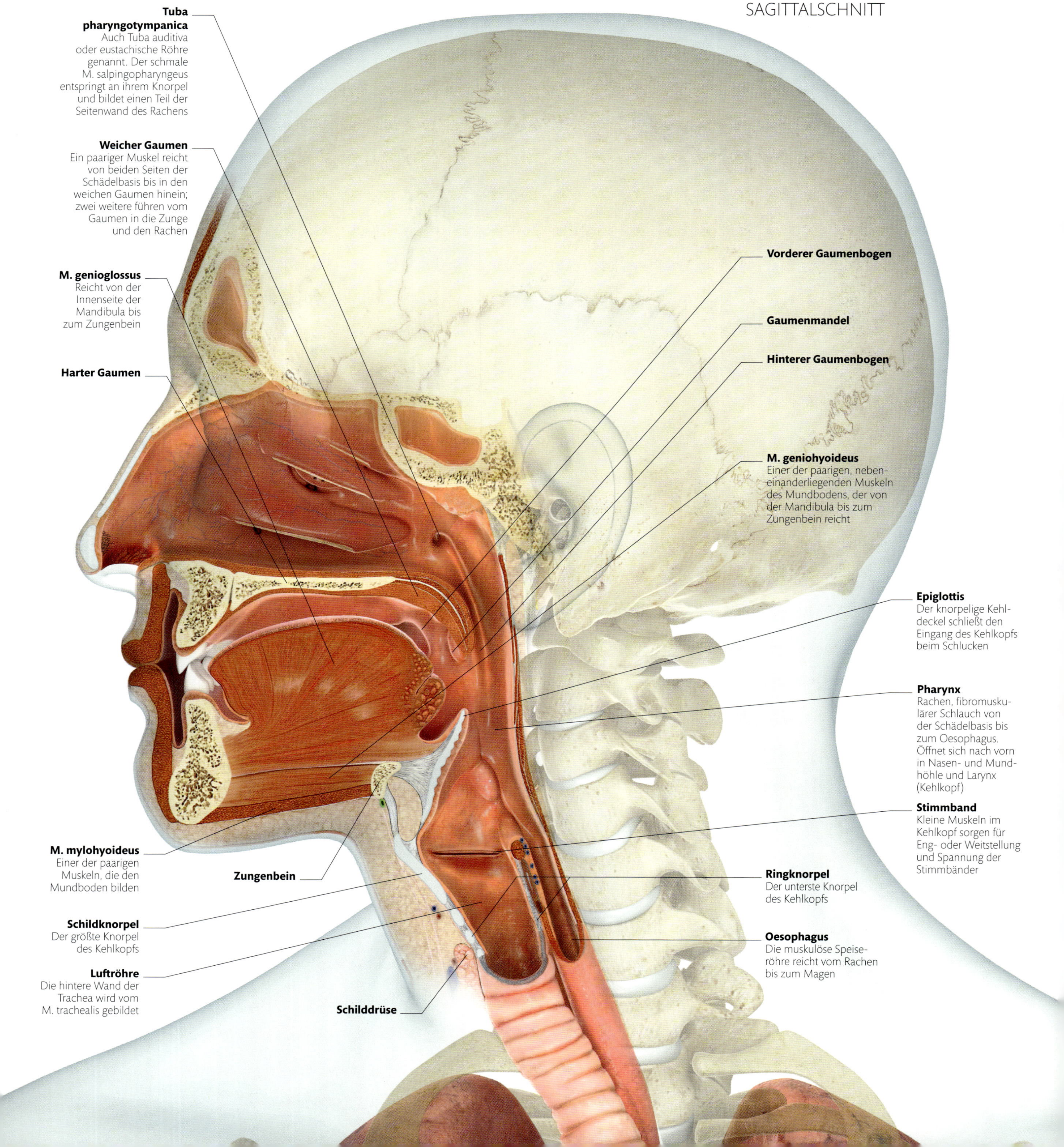

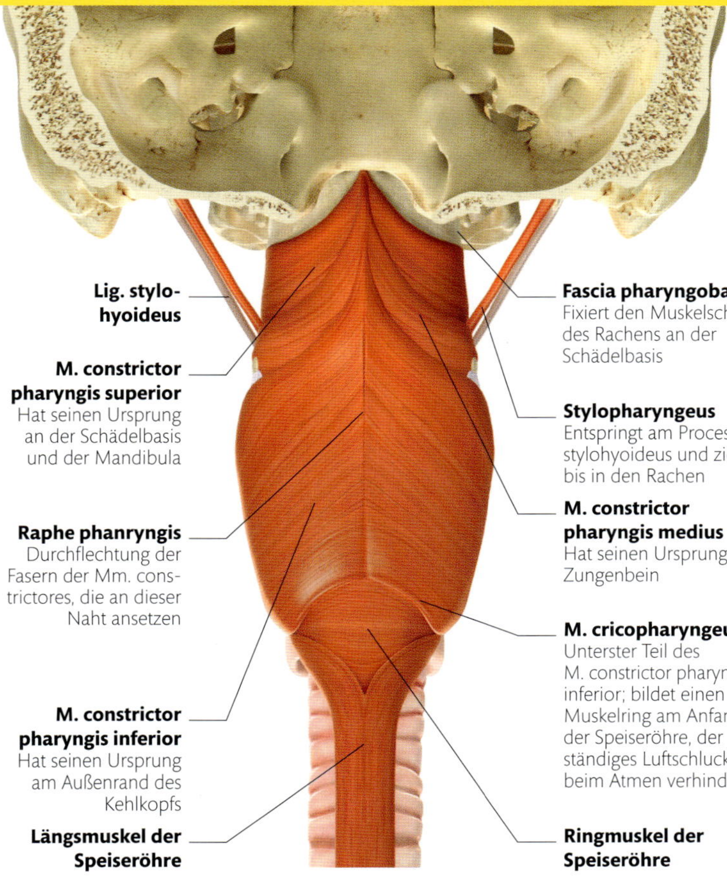

PHARYNX POSTERIOR (HINTEN)

KOPF UND HALS
MUSKULATUR

Im Sagittalschnitt des Kopfes sehen wir den weichen Gaumen, Zunge, Rachen und Kehlkopf. Der weiche Gaumen enthält fünf Muskelpaare und hängt in entspanntem Zustand hinter dem Mund. Sobald wir schlucken, wird er nach oben gezogen und dicker, um während des Schluckvorgangs die Luftwege zu verschließen. Die Zunge ist ein mit Schleimhaut überzogener Muskelkörper. Einige ihrer Muskeln haben ihren Ursprung am Unterkiefer und setzen am Zungenbein an. Sie sind für die Beweglichkeit der Zunge verantwortlich. Andere Muskelfasern befinden sich vollständig in der Zunge und können deren Form verändern. Die Rachenmuskeln sind wichtig für das Schlucken, und die Kehlkopfmuskeln kontrollieren die Stimmbänder. Die Muskeln, die das Auge bewegen, werden auf S. 123 beschrieben.

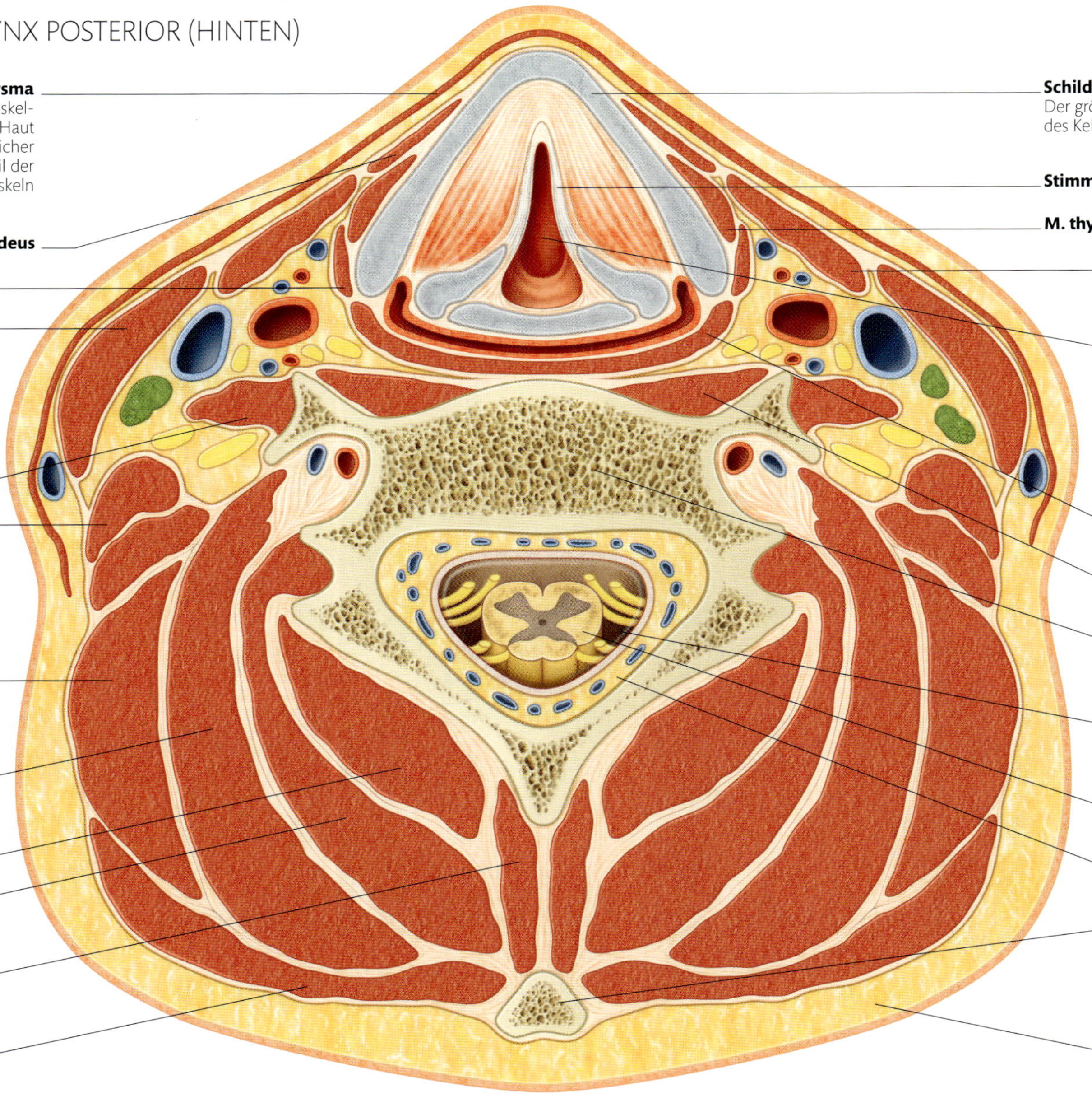

TRANSVERSALSCHNITT DES HALSES BEI C5 AUF HÖHE DER STIMMBÄNDER

KOPF UND HALS
NERVEN

Verglichen mit anderen Wirbeltieren hat der Mensch im Verhältnis zu seinem Körper ein riesiges Gehirn. Es entwickelte sich im Lauf der Evolution immer stärker und ist mittlerweile derart gewachsen, dass sich die Frontallappen des Großhirns über den Augenhöhlen befinden. Betrachten wir andere Säugetiere, der Einfachheit halber Hunde oder Katzen, bemerken wir sofort, welch ungewöhnliche Form unser Kopf aufweist – größtenteils begründet durch die Größe unseres Gehirns. In der Seitenansicht des Gehirns sind die Hirnlappen zu sehen, aus denen jede Hemisphäre des Großhirns (Cerebrum) besteht: Frontal-, Parietal-, Temporal- und Okzipitallappen (im Bild verschieden eingefärbt). Unter den Hemisphären des Großhirns liegt im hinteren Bereich das Kleinhirn (Cerebellum). Der Hirnstamm zieht durch das Foramen magnum des Schädels zum Rückenmark.

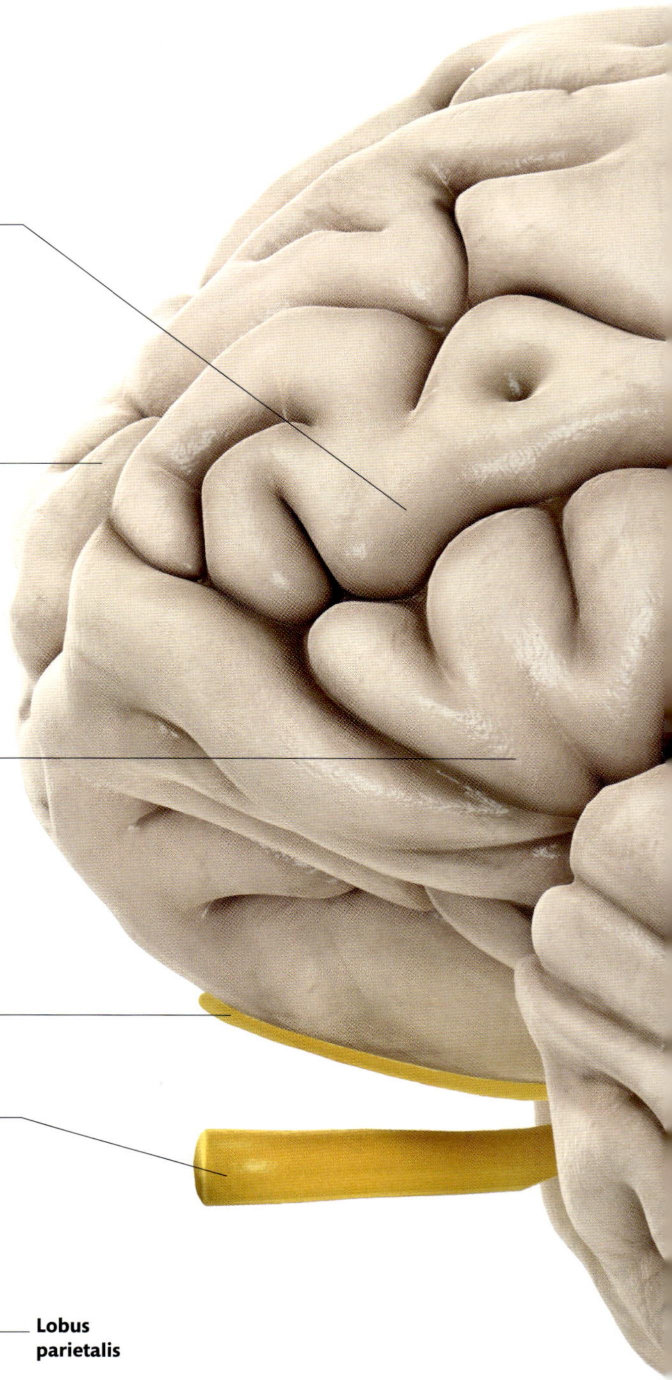

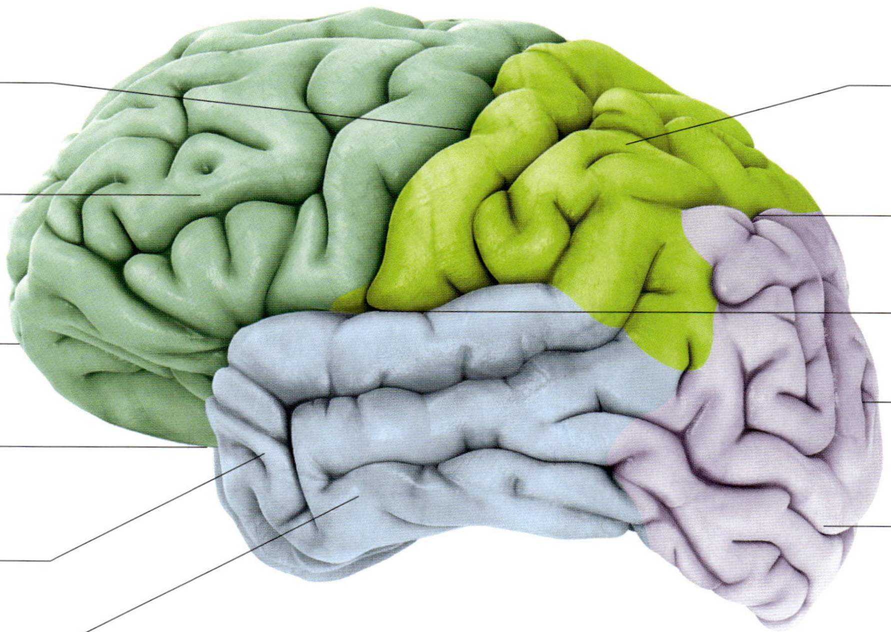

LAPPEN UND POLE

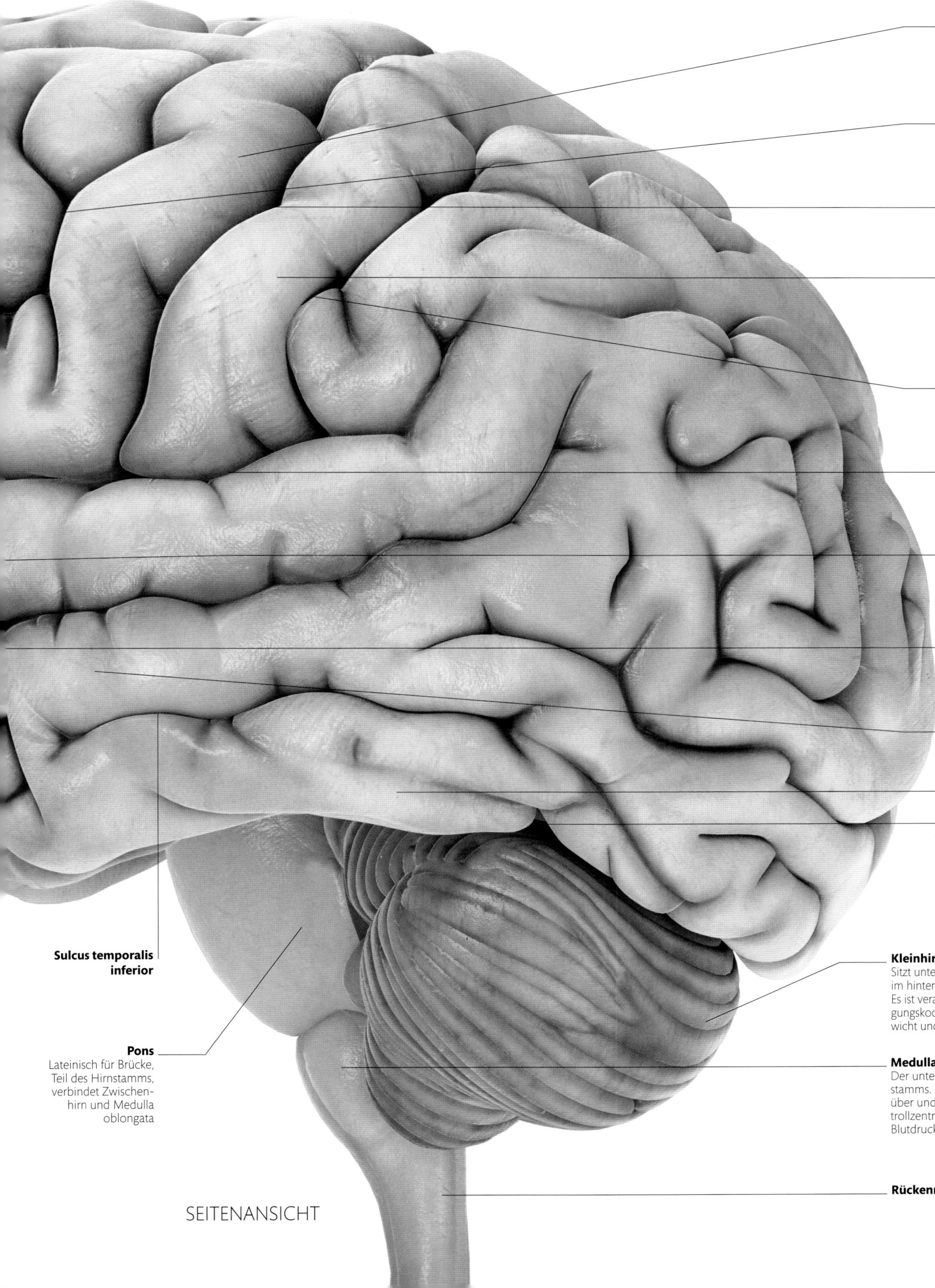

SEITENANSICHT

KOPF UND HALS
NERVEN

Aus Sicht des Anatomen ist das Gehirn ein ziemlich hässliches, wenig anziehendes Organ. Es sieht wie eine große grau-rosafarbene Walnuss aus. Die äußere Schicht aus grauer Masse, die Hirnrinde (Cortex), ist stark gefaltet. Unterhalb des Gehirns können wir Hirnnerven sehen, die aus dem Gehirn austreten. Mit bloßem Auge betrachtet, vermutet man kaum, dass das Gehirn das komplizierteste Organ des menschlichen Körpers ist. Seine Komplexität erschließt sich erst unter dem Mikroskop, wenn man die Milliarden von Nervenzellen erkennt, die, miteinander vernetzt, Nervenbahnen bilden, die uns unsere Eindrücke bewusst machen, unsere Reaktionen steuern und unsere Persönlichkeit ausmachen.

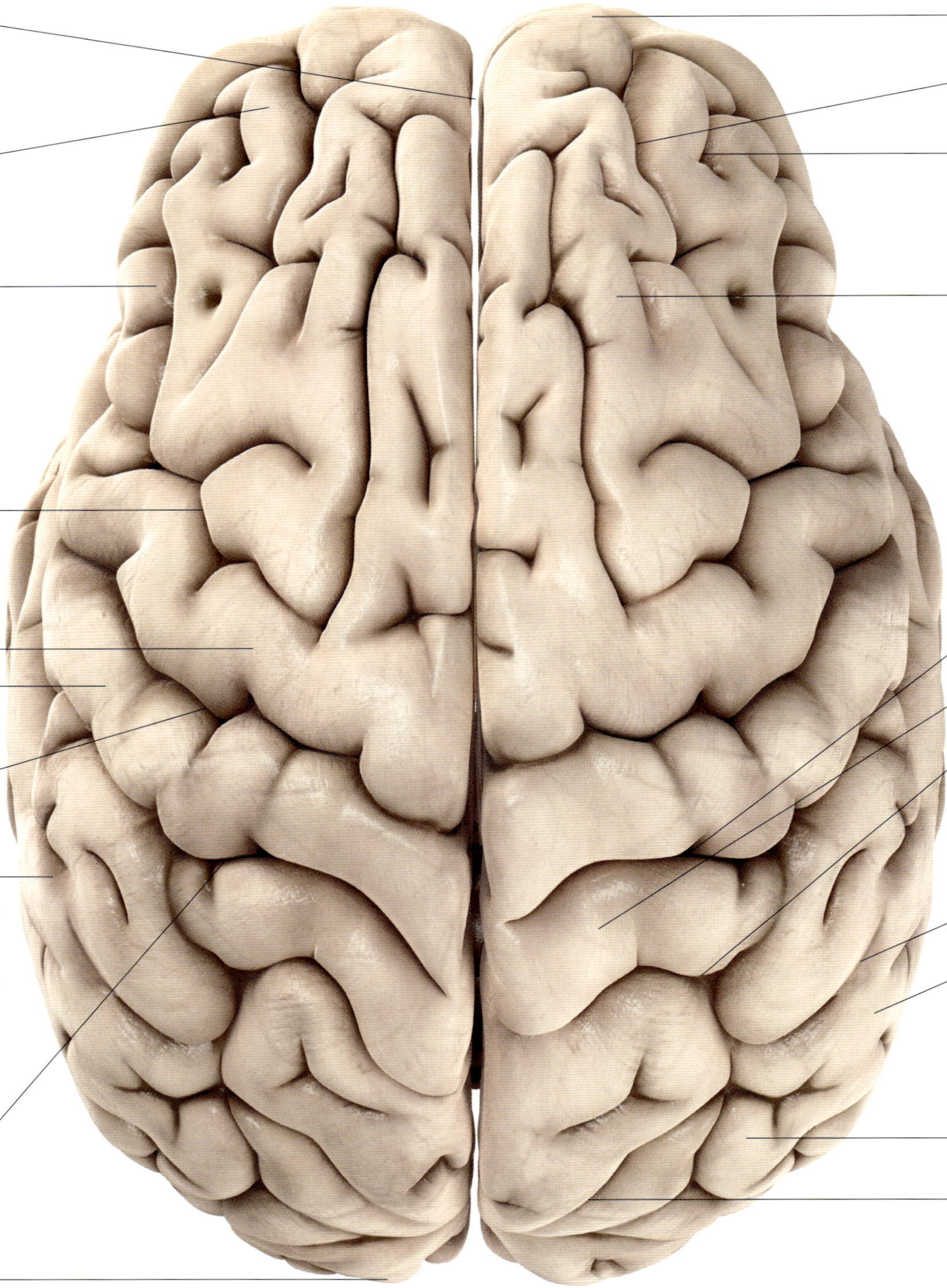

OBERSEITE DES GEHIRNS

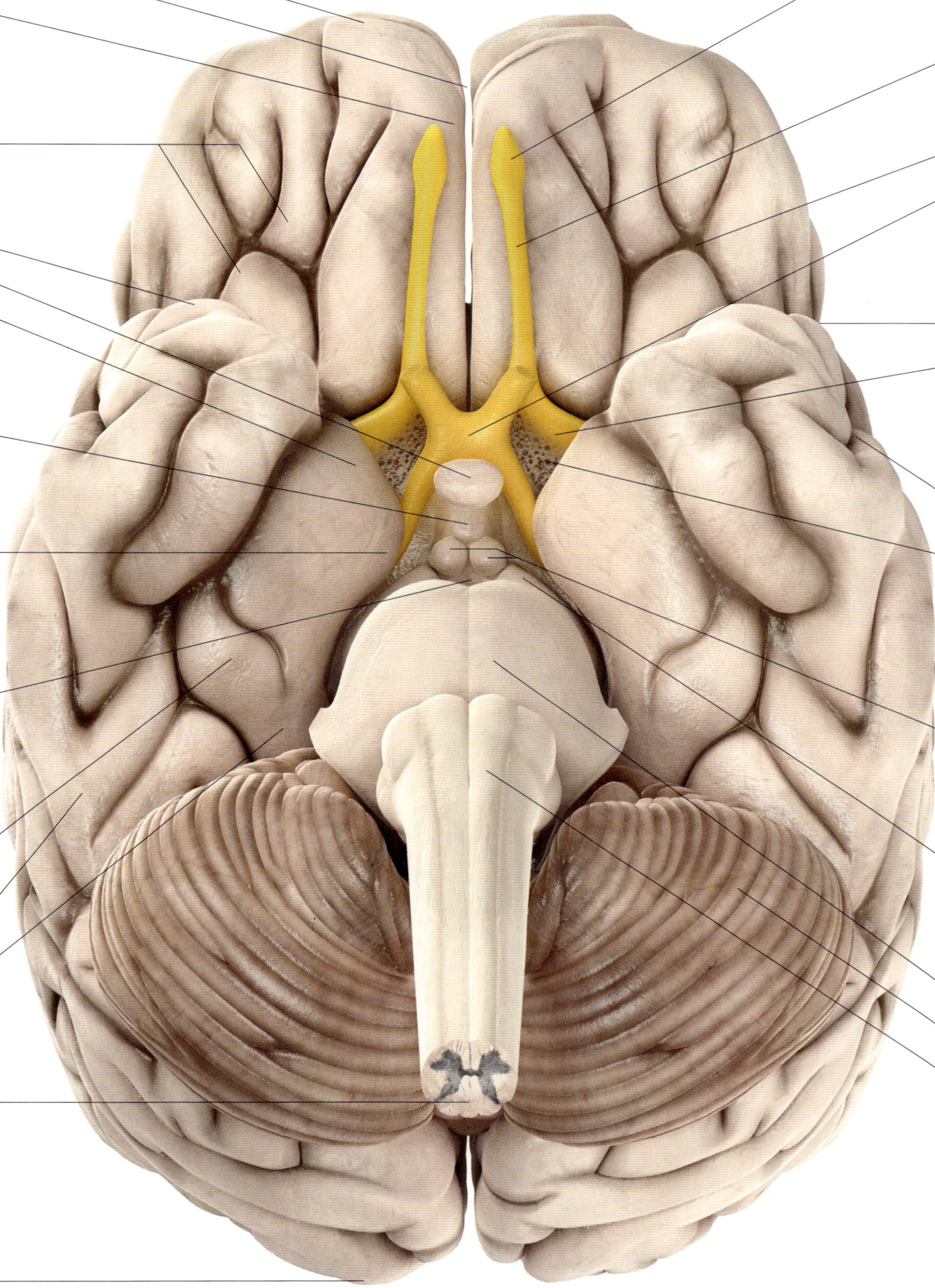

UNTERSEITE DES GEHIRNS

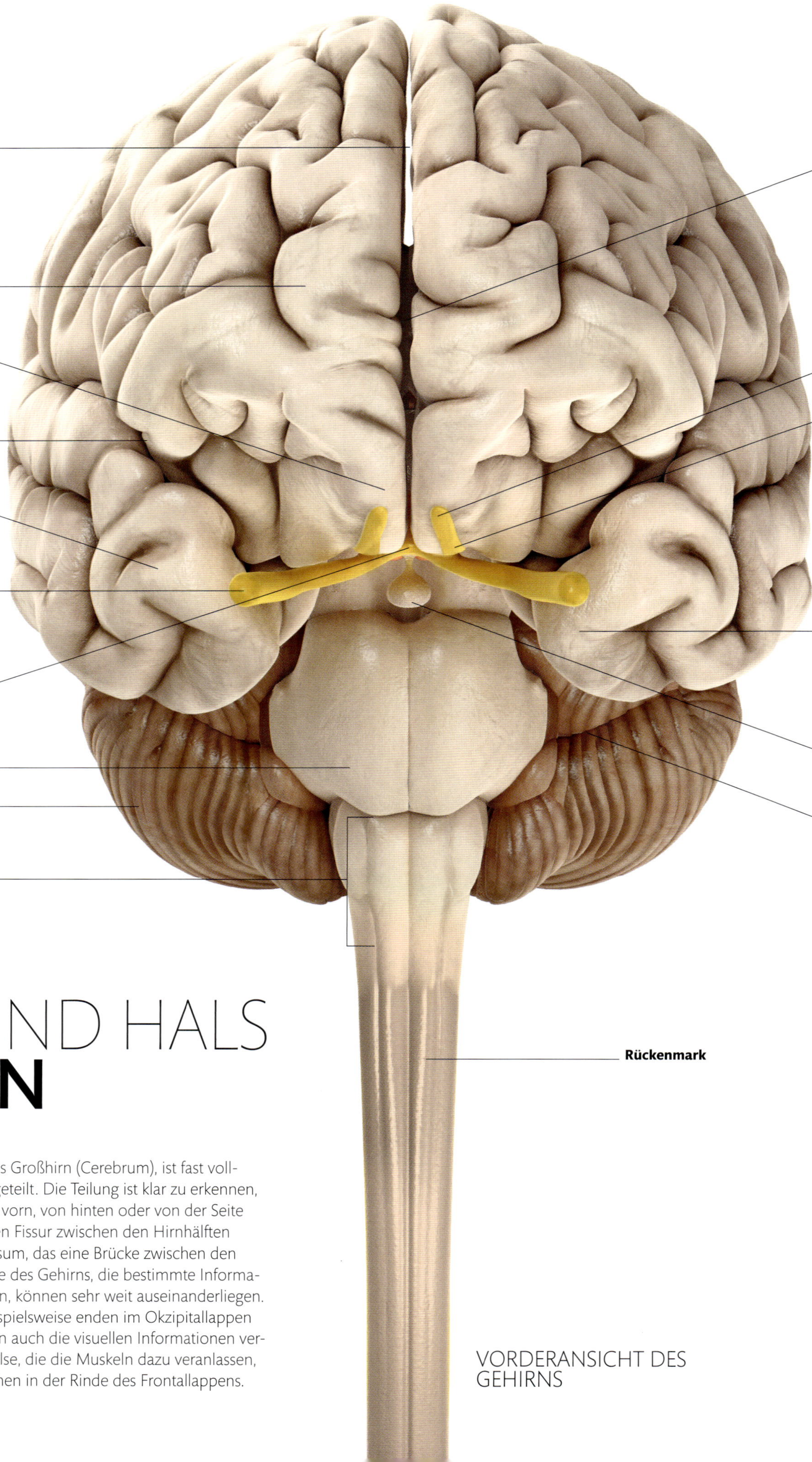

VORDERANSICHT DES GEHIRNS

KOPF UND HALS
NERVEN

Der größte Teil des Gehirns, das Großhirn (Cerebrum), ist fast vollständig in zwei Hemisphären geteilt. Die Teilung ist klar zu erkennen, gleich ob man das Gehirn von vorn, von hinten oder von der Seite betrachtet. Am Grund der tiefen Fissur zwischen den Hirnhälften befindet sich das Corpus callosum, das eine Brücke zwischen den Hemisphären bildet. Die Areale des Gehirns, die bestimmte Informationen erhalten und verarbeiten, können sehr weit auseinanderliegen. Die Sehbahnen der Augen beispielsweise enden im Okzipitallappen der Großhirnrinde. Hier werden auch die visuellen Informationen verarbeitet. Aber die Nervenimpulse, die die Muskeln dazu veranlassen, die Augen zu bewegen, entstehen in der Rinde des Frontallappens.

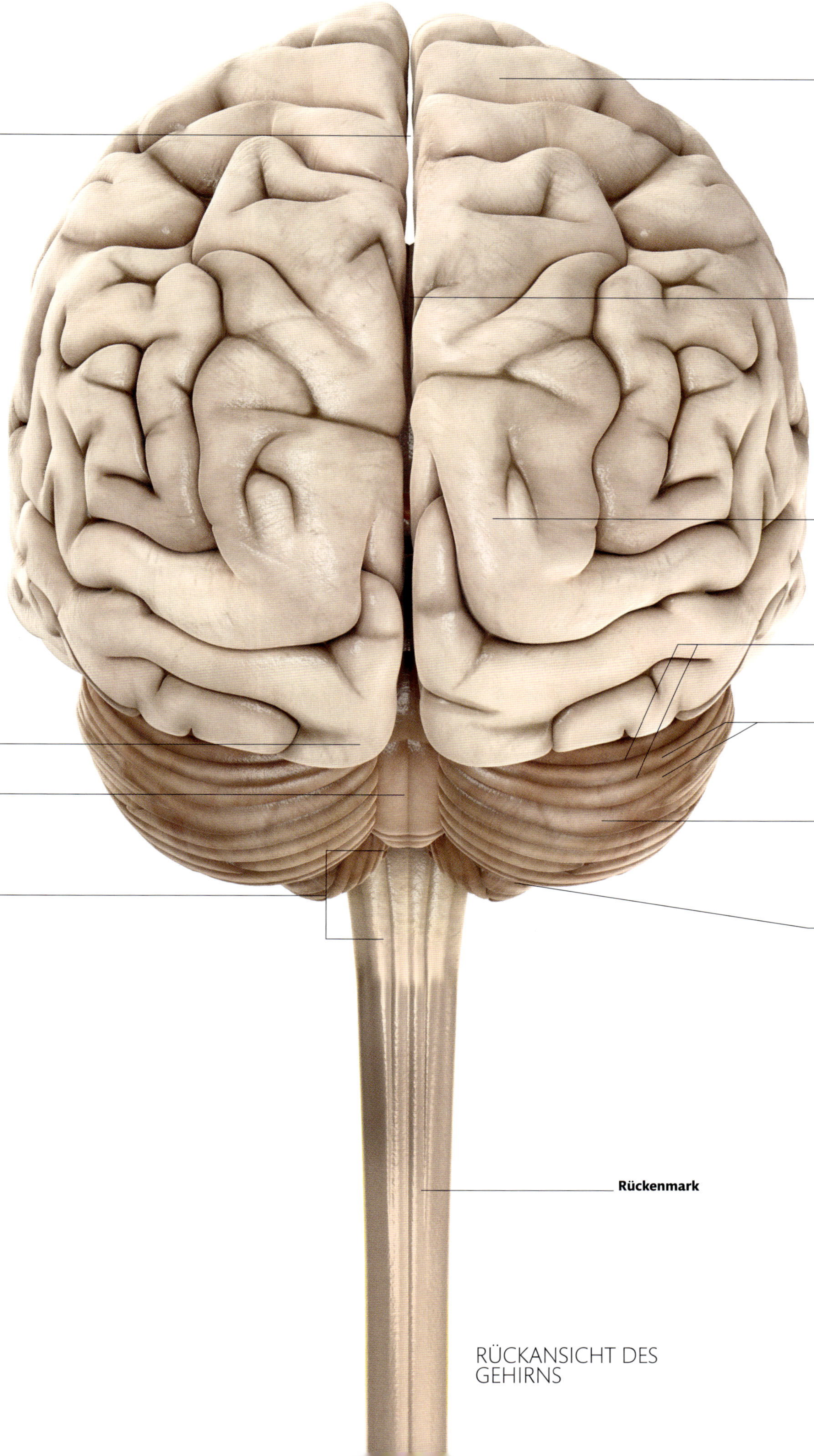

RÜCKANSICHT DES GEHIRNS

Truncus des Corpus callosum
Die größte Kommissur (Querbahn) zwischen den Hemisphären. Sie bildet das Dach der beiden Seitenventrikel

Septum pellucidum
Diese »durchscheinende Trennwand« ist Teil der medialen Wand der beiden Seitenventrikel

Gyrus frontalis superior

Gyrus cinguli
»Cingulum« ist lateinisch für Gürtel. Dieser Gyrus umgibt das Corpus callosum. Er ist Teil des limbischen Systems, das mit Gefühlsreaktionen und emotionalem Verhalten in Verbindung steht

Genu des Corpus callosum
Das vordere Ende des Corpus callosum ist gebogen – »genu« bedeutet auf Lateinisch Knie

Commissura anterior
Ein Nervenfaserbündel, das die beiden Temporallappen miteinander verbindet

Chiasma opticum
Der Punkt, an dem einige Fasern der Sehnerven sich kreuzen und dann als Sehbahn an jeder Seite zum Thalamus ziehen

Hypothalamus
Spielt eine wichtige Rolle in der Steuerung der inneren Umgebung des Körpers. Er steuert z. B. Körpertemperatur, Blutdruck und Blutzuckerwerte

Hirnanhangdrüse
Produziert viele Hormone und bildet die Verbindung zwischen Gehirn und endokrinem System

Corpus mammillare
Teil des limbischen Systems

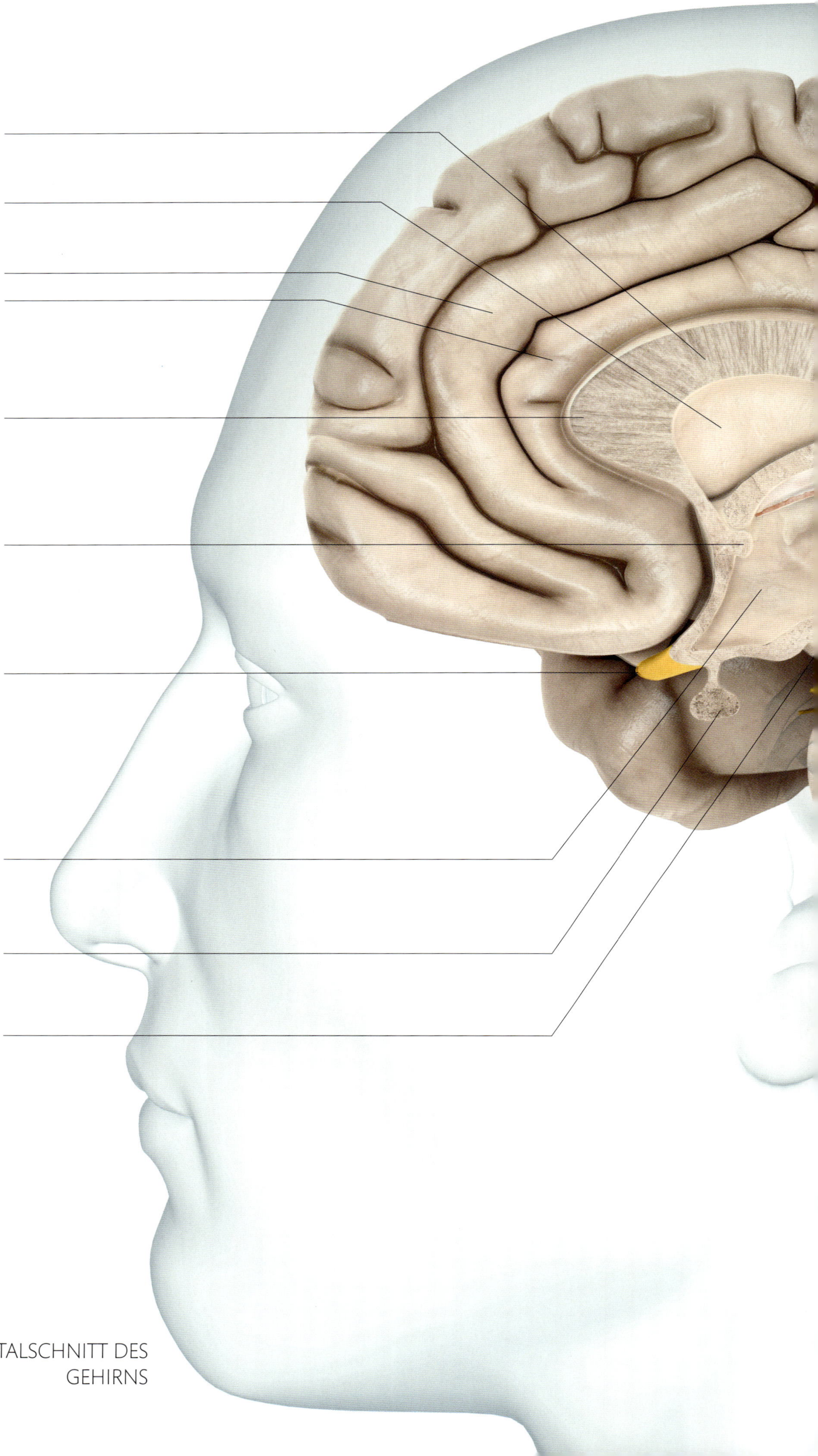

SAGITTALSCHNITT DES GEHIRNS

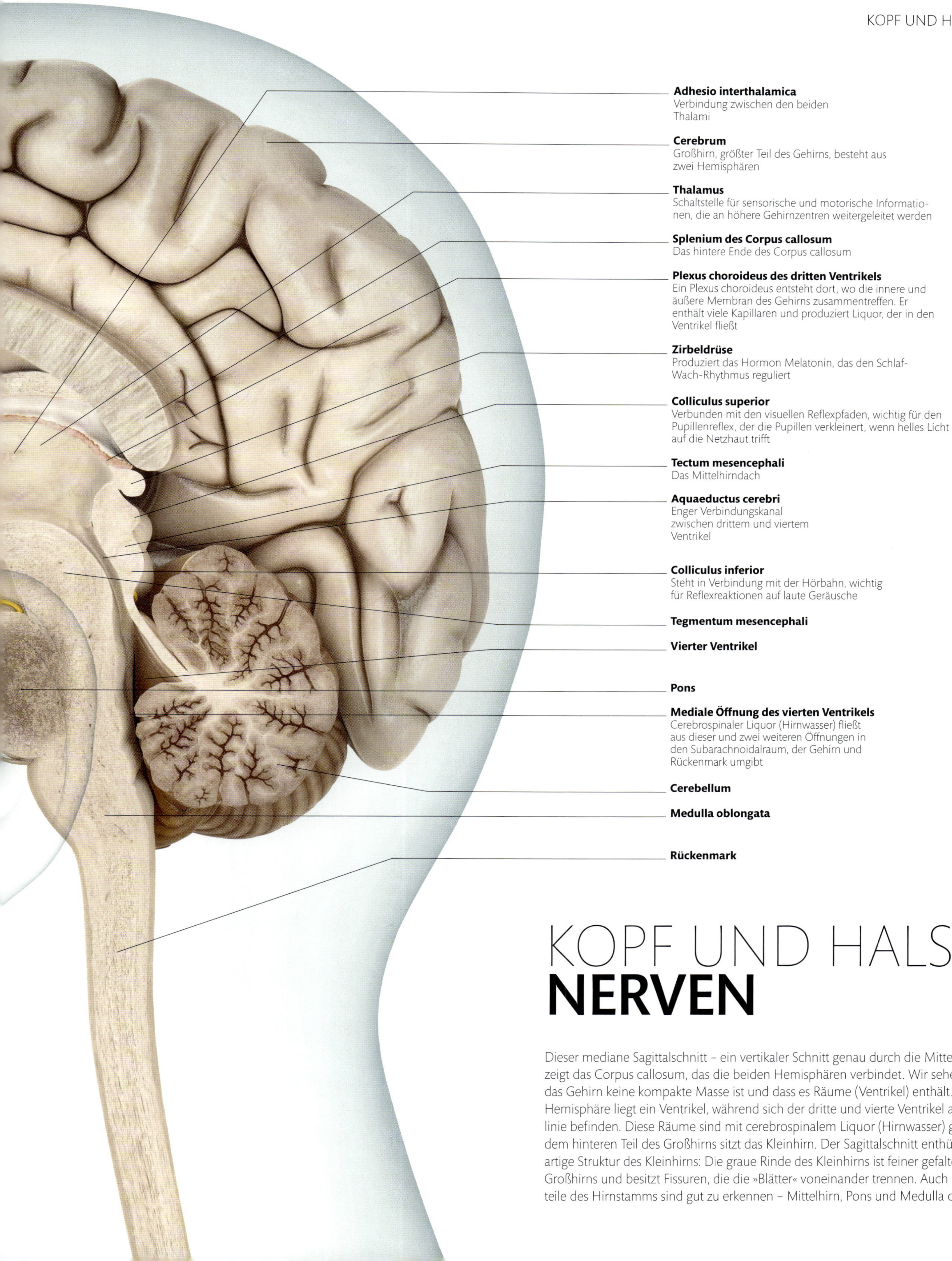

KOPF UND HALS
NERVEN

Dieser mediane Sagittalschnitt – ein vertikaler Schnitt genau durch die Mitte des Gehirns – zeigt das Corpus callosum, das die beiden Hemisphären verbindet. Wir sehen auch, dass das Gehirn keine kompakte Masse ist und dass es Räume (Ventrikel) enthält. In jeder Hemisphäre liegt ein Ventrikel, während sich der dritte und vierte Ventrikel auf der Mittellinie befinden. Diese Räume sind mit cerebrospinalem Liquor (Hirnwasser) gefüllt. Unter dem hinteren Teil des Großhirns sitzt das Kleinhirn. Der Sagittalschnitt enthüllt die baumartige Struktur des Kleinhirns: Die graue Rinde des Kleinhirns ist feiner gefaltet als die des Großhirns und besitzt Fissuren, die die »Blätter« voneinander trennen. Auch die Bestandteile des Hirnstamms sind gut zu erkennen – Mittelhirn, Pons und Medulla oblongata.

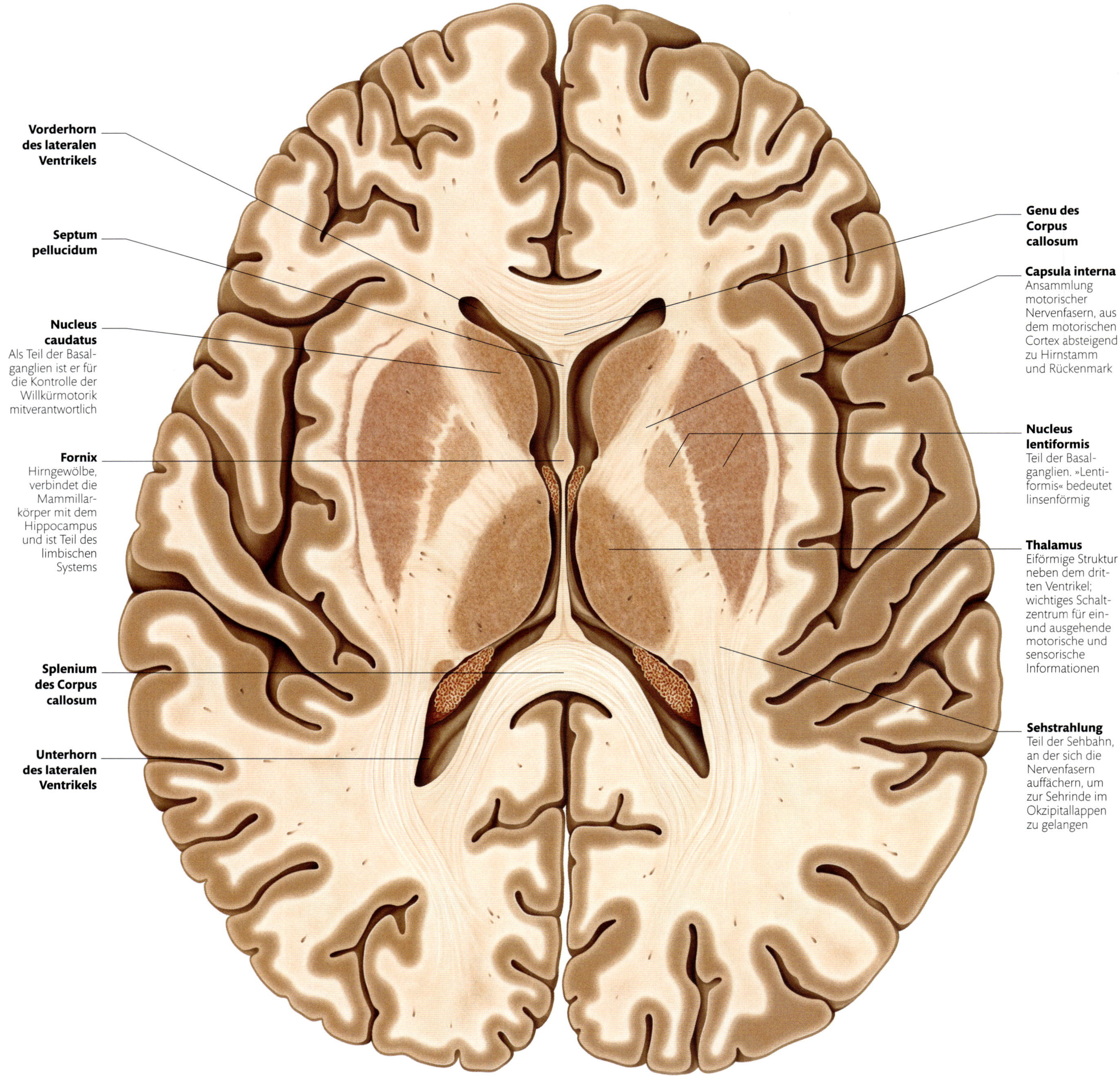

TRANSVERSALSCHNITT DES GEHIRNS

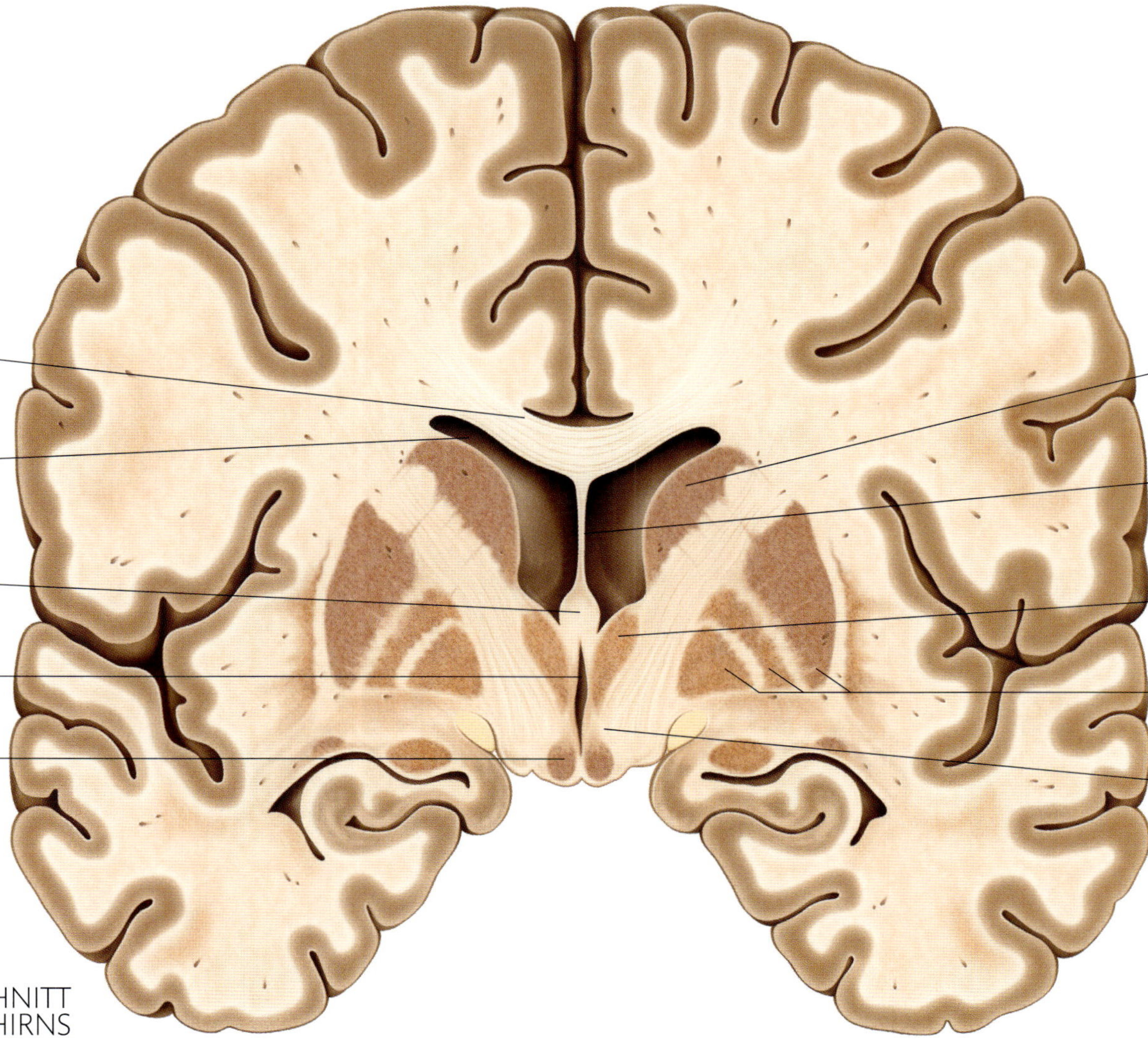

KORONARSCHNITT DES GEHIRNS

KOPF UND HALS **NERVEN**

Das Gehirn ist durch drei Membranen geschützt, die man Hirnhäute oder Meningen nennt (die bei einer Meningitis entzündet sind). Die feste Dura mater ist die äußerste Membran, die Hirn und Rückenmark umgibt. Darunter liegt die Arachnoidea, deren Name auf ihr spinnennetzartiges Aussehen hinweist. Die empfindliche Pia mater ist eine dünne Membran, die die Oberfläche des Gehirns umgibt. Zwischen Pia mater und Arachnoidea befindet sich ein kleiner Spalt – der Subarachnoidalraum –, der den cerebrospinalen Liquor (Hirnwasser) enthält. Dieser entsteht hauptsächlich im Plexus choroideus der lateralen Ventrikel und fließt über den dritten Ventrikel in den vierten, wo er über kleine Öffnungen in den Subarachnoidalraum gelangt.

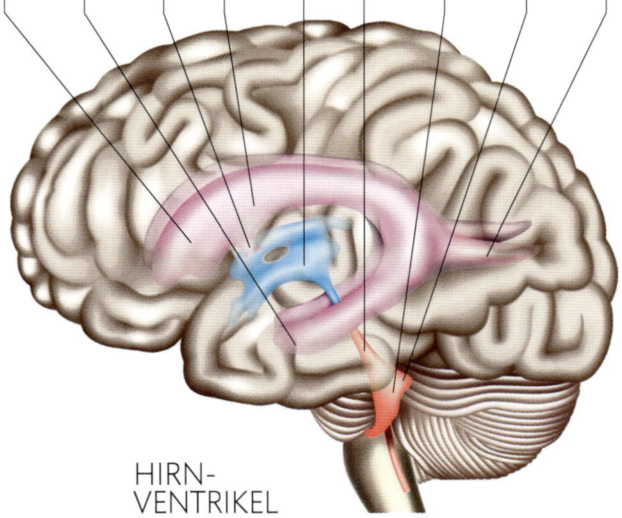

HIRN-VENTRIKEL

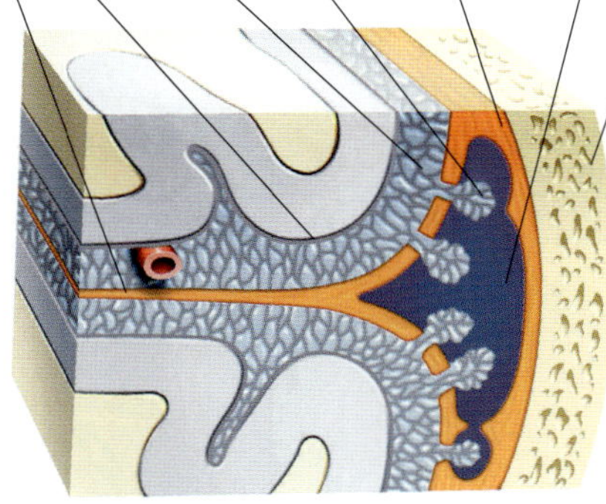

SCHNITT DER MENINGEN

KOPF UND HALS
NERVEN

Die zwölf paarigen Hirnnerven (HN) entspringen aus Hirn und Hirnstamm, die sie durch kleine Löcher (Foramina) in der Schädelbasis verlassen. Einige Nerven dienen ausschließlich der sensorischen (Empfindung), andere nur der motorischen (Bewegung) Versorgung, aber die meisten bestehen aus sensorischen und motorischen Fasern. Manche haben sogar autonome Nervenfasern. Die Nn. olfactorius (Riechnerv) und opticus (Sehnerv) entspringen direkt aus dem Gehirn, die anderen zehn Paare aus dem Hirnstamm. Die Hirnnerven versorgen Bereiche von Kopf und Hals, mit Ausnahme des N. vagus, dessen Verzweigungen vom Hals bis zu Brustorganen und Darm reichen. Mithilfe sorgfältiger Funktionsprüfungen der Hirnnerven, darunter Seh- und Hörtest sowie die Prüfung der Beweglichkeit von Augen und Kopf usw., können bestimmte neurologische Störungen in Hals und Kopf festgestellt werden.

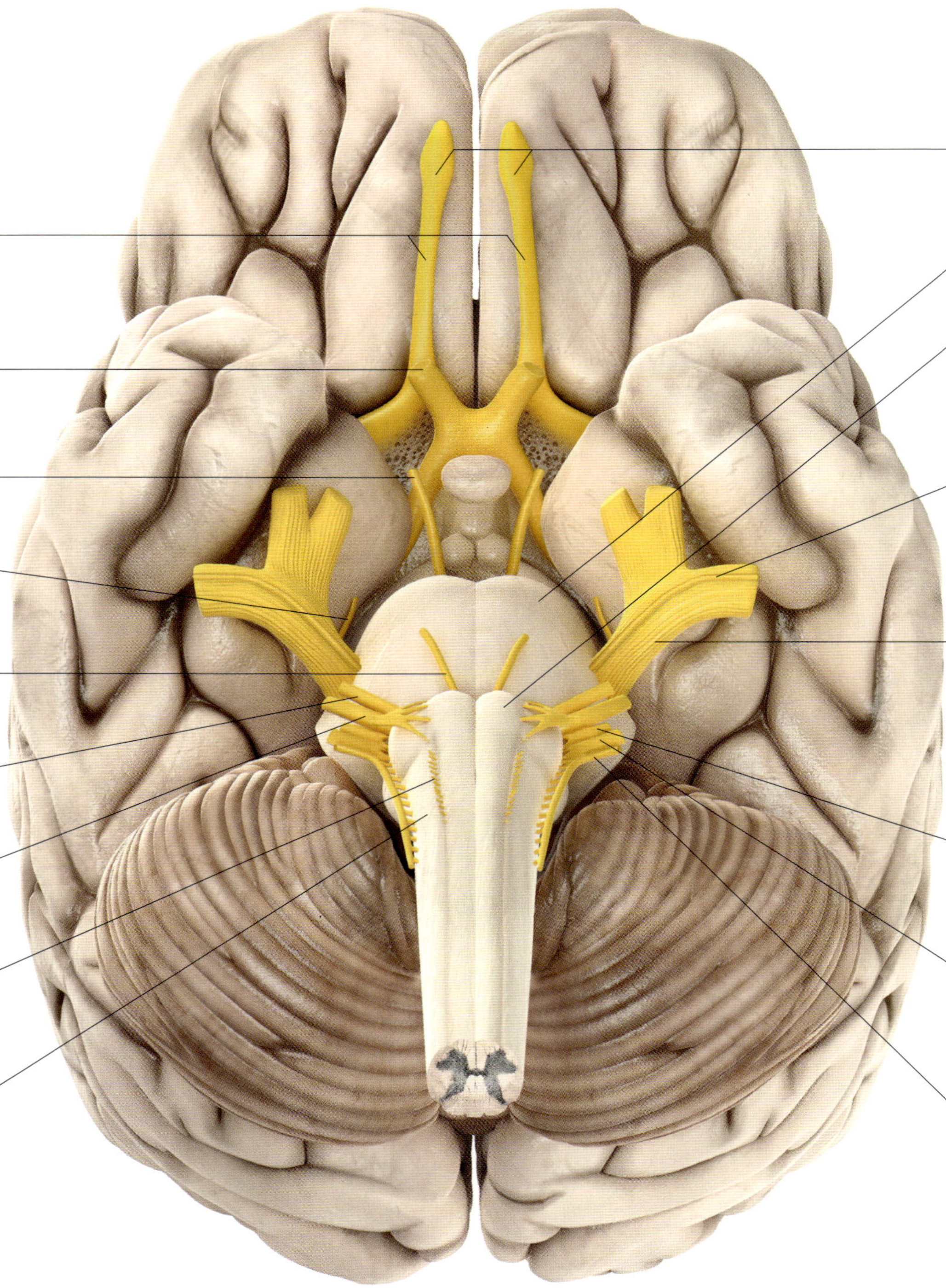

URSPRUNG DER HIRNNERVEN (HIRNUNTERSEITE)

HIRNNERVEN IN KOPF UND HALS (SEITLICH)

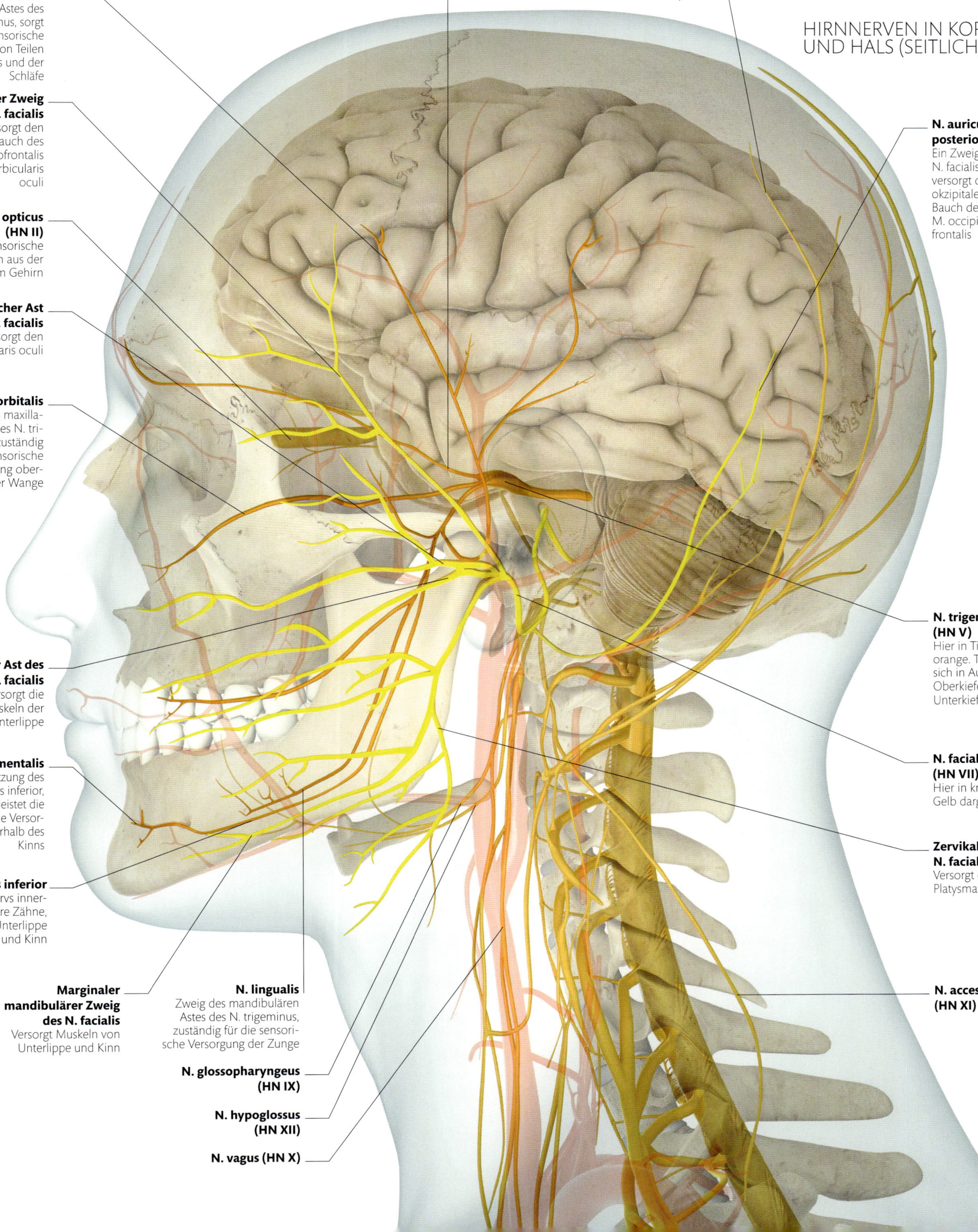

KOPF UND HALS
NERVEN

AUGE

Die Augen gehören zu unseren wertvollsten Organen und liegen geschützt in den Augenhöhlen (Orbitae). Die Augenlider bieten zusätzlichen Schutz, und die Tränenflüssigkeit verhindert ihre Austrocknung. Jeder Augapfel hat einen Durchmesser von nur 2,5 cm. Die Orbita sorgt für die Verankerung der Augenmuskeln und ist um den Augapfel herum mit Fett gefüllt. Löcher und Fissuren in der Rückwand dieser knöchernen Höhle bilden die Durchgänge für Nerven und Blutgefäße, auch für den Sehnerv, der sensorische Informationen von der Netzhaut ins Gehirn leitet. Weitere Nerven versorgen Augenmuskeln und Tränendrüsen und stellen die sensorische Innervation der Haut von Augenlidern und Stirn sicher.

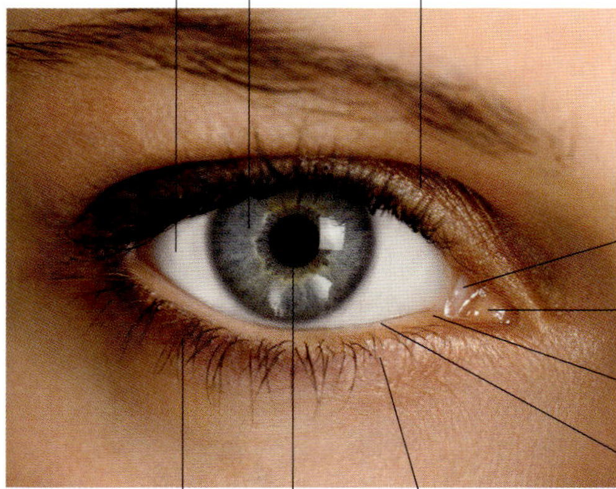

ÄUSSERES AUGE

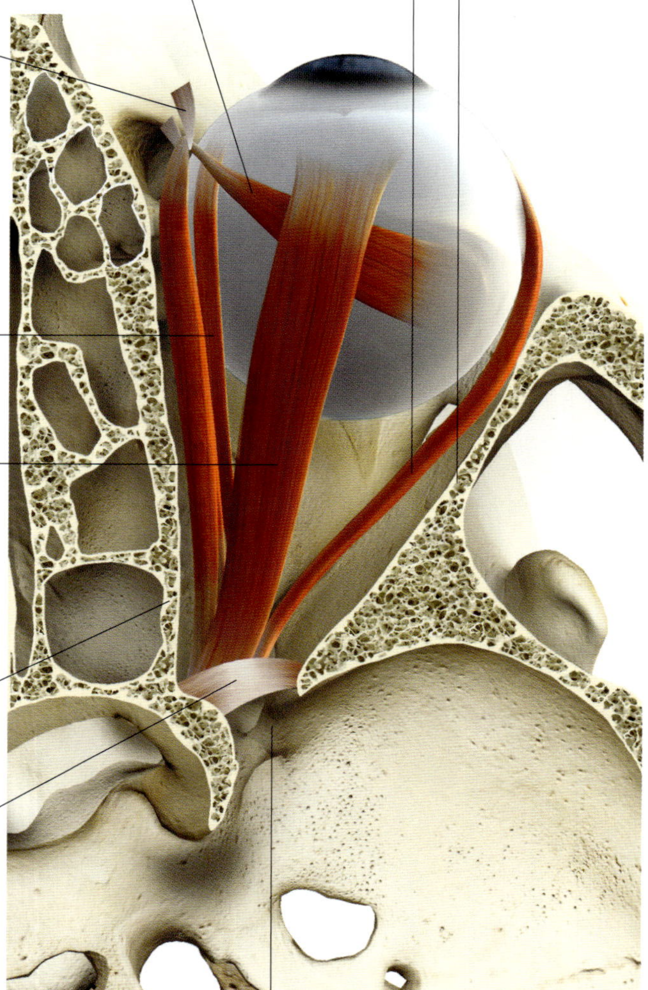

AUGENMUSKELN (VON OBEN)

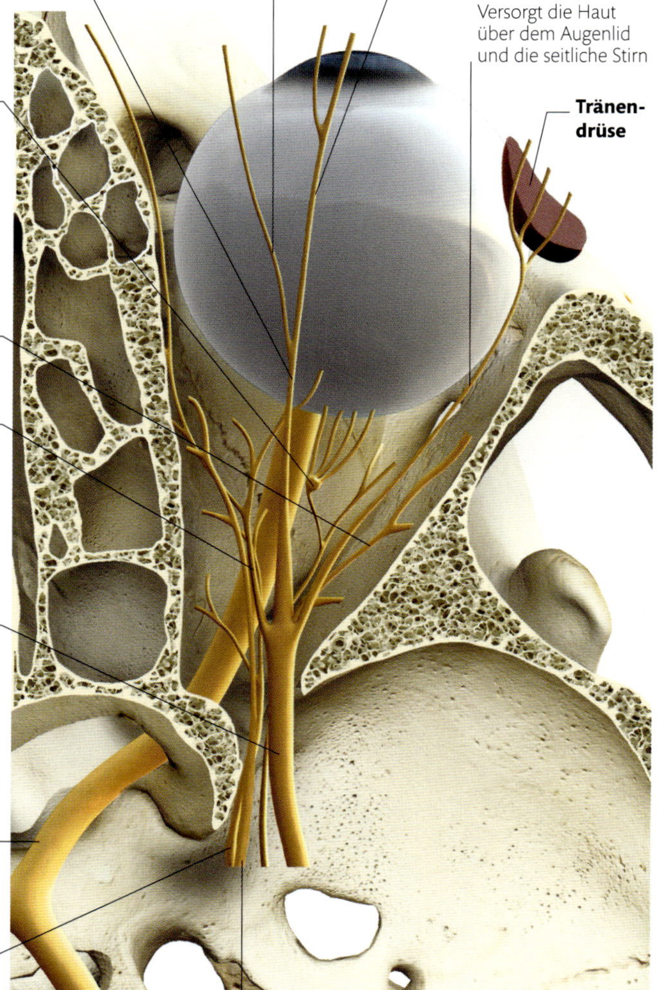

NERVEN DER ORBITA (VON OBEN)

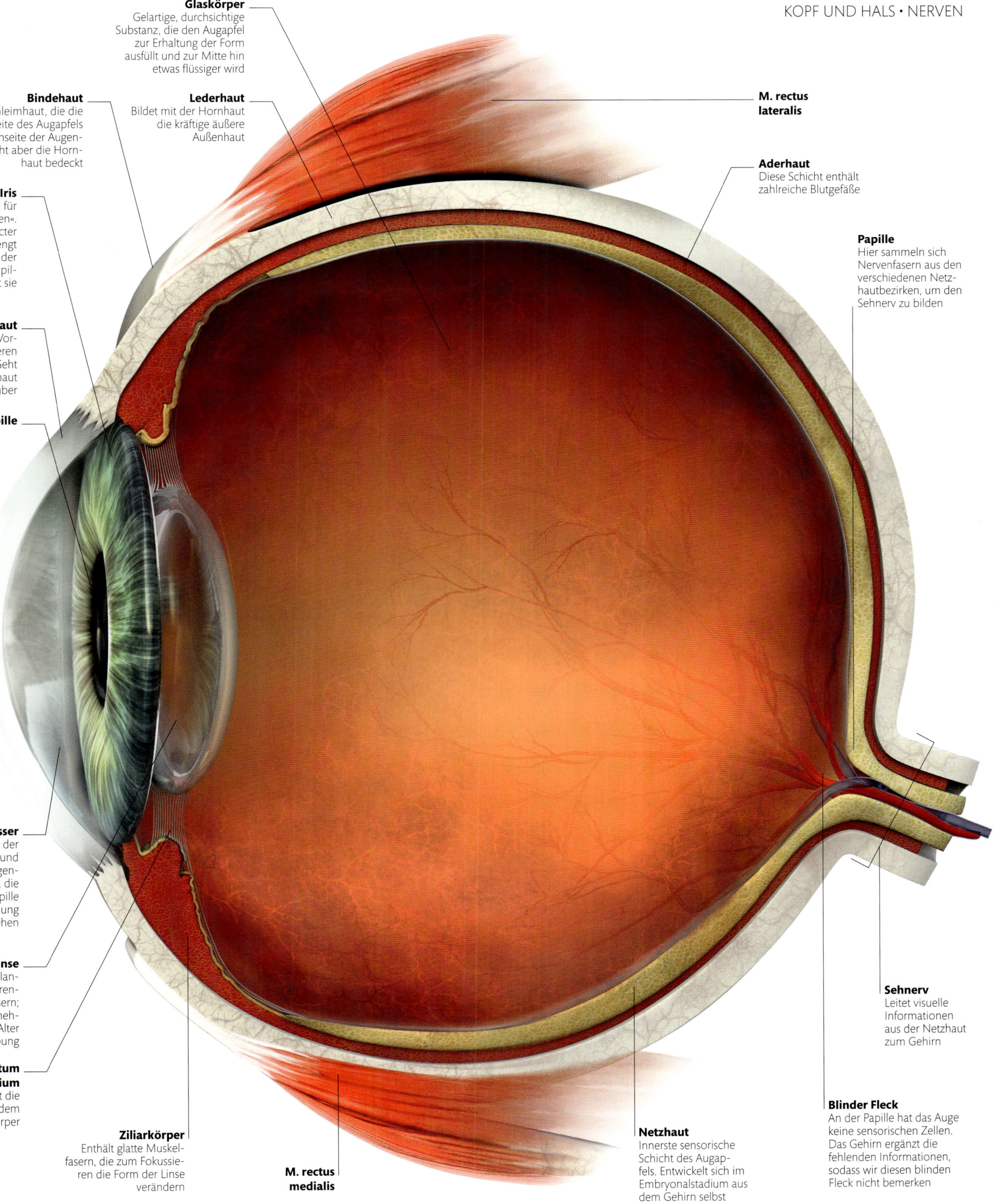

HORIZONTALSCHNITT DES AUGAPFELS

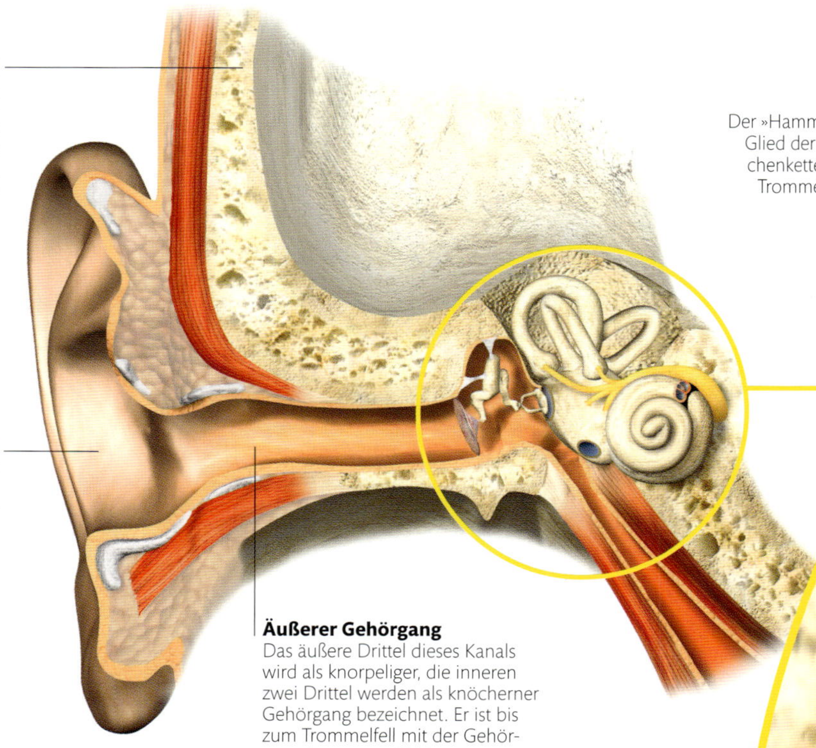

ÄUSSERES OHR

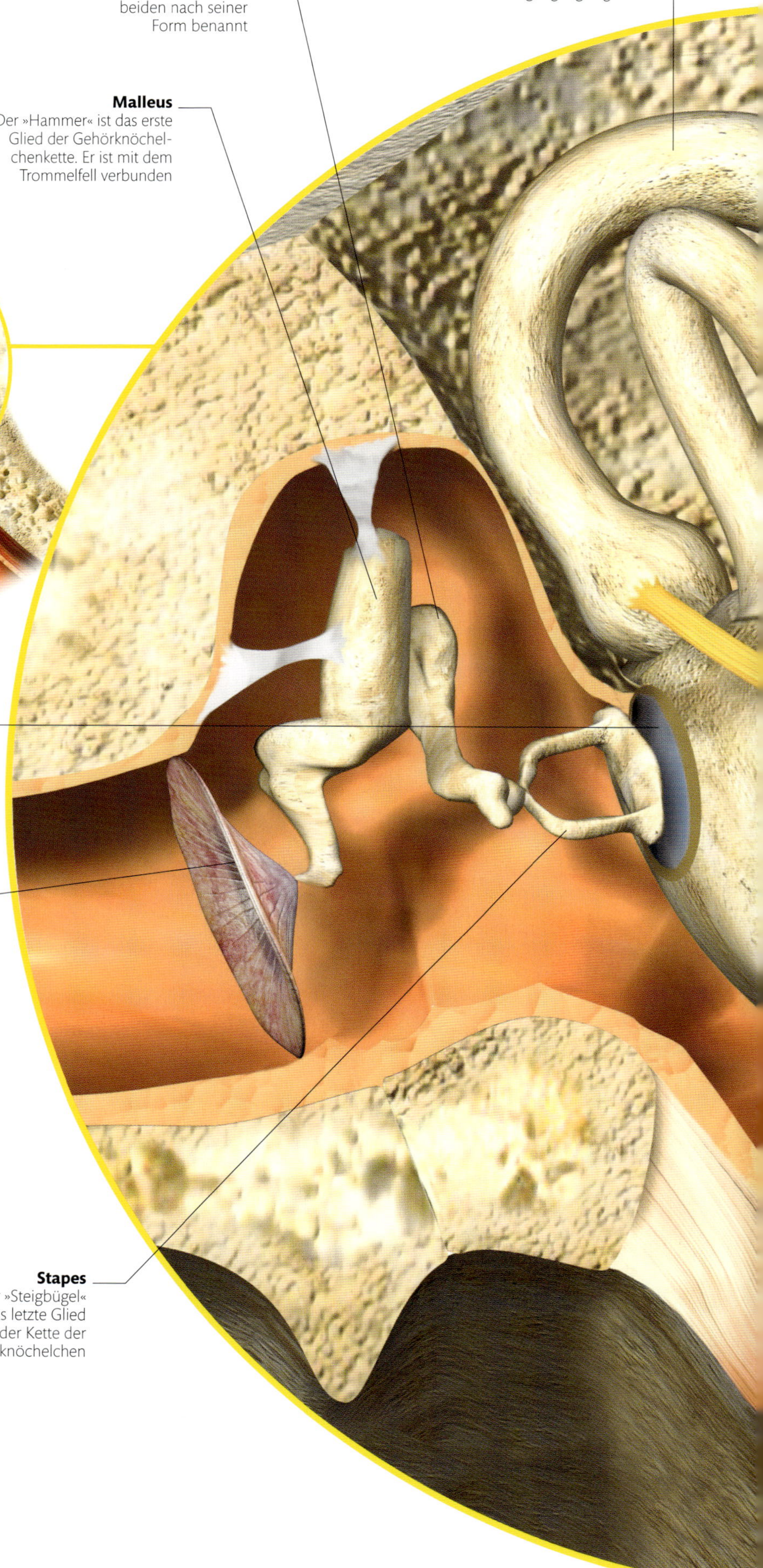

MITTEL- UND INNENOHR

KOPF UND HALS
NERVEN

OHR

Das Ohr wird in der Anatomie in das äußere, mittlere und innere Ohr eingeteilt. Zum äußeren Ohr zählt man die Ohrmuschel außerhalb des Kopfes und den äußeren Gehörgang, der zum Trommelfell führt. Das Mittelohr ist ein Hohlraum im Schläfenbein (Paukenhöhle), der die Gehörknöchelchen beherbergt und über die Tuba auditiva, auch eustachische Röhre genannt, mit dem Nasen-Rachen-Raum verbunden ist. Mikroskopisch kleine Haarzellen im Innenohr nehmen die Schallwellen in der Flüssigkeit der Cochlea auf und wandeln sie in elektrische Impulse um. Ähnliche Haarzellen befinden sich in den Gleichgewichtsorganen (Bogengänge, Sacculus und Utriculus). Sie wandeln mechanische Reize durch die Drehbewegung des Kopfes in Nervenimpulse um (s. S. 338–339). Die sensorischen Nerven aus dem Innenohr bilden zusammen den N. vestibulocochlearis.

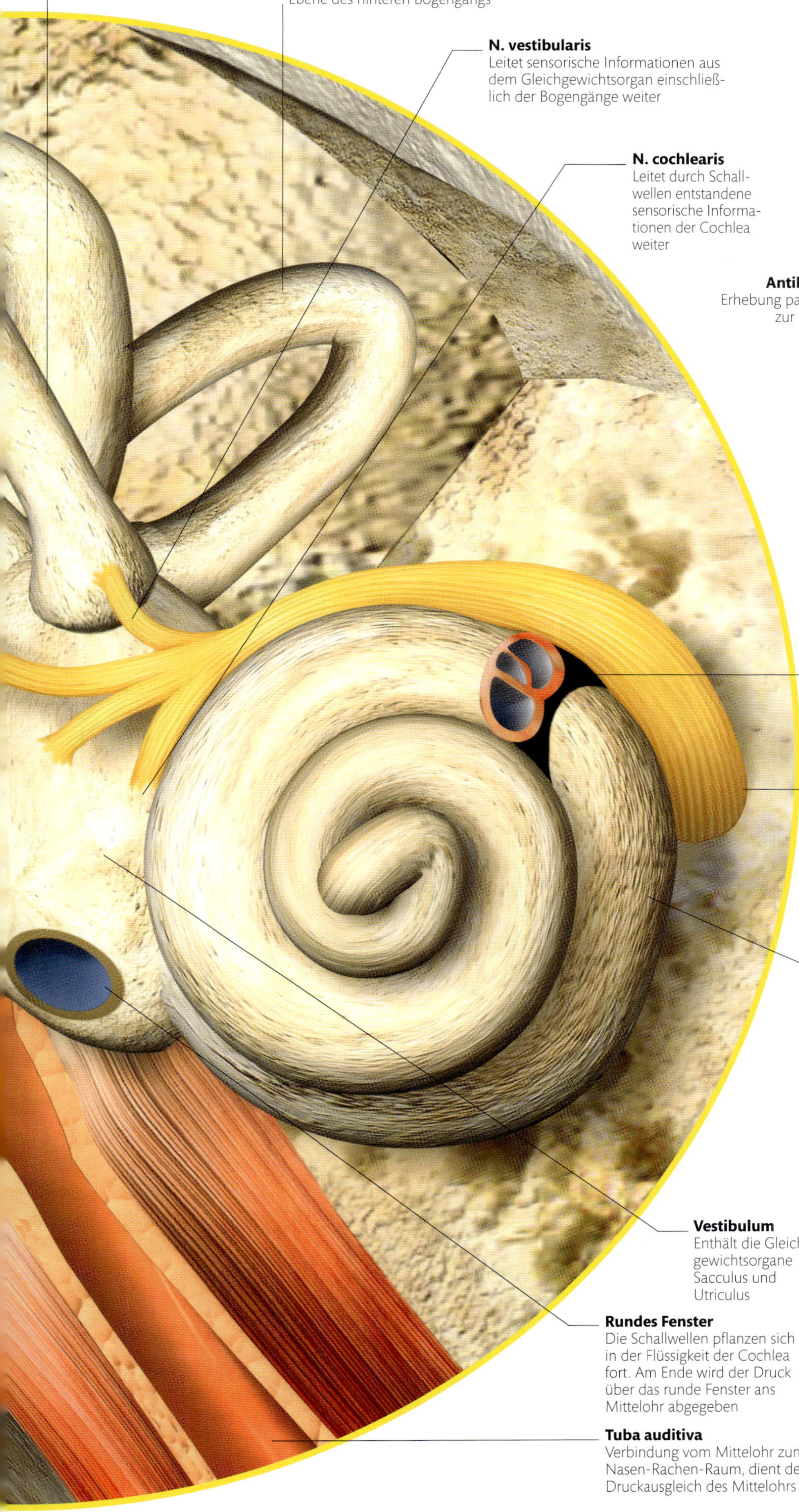

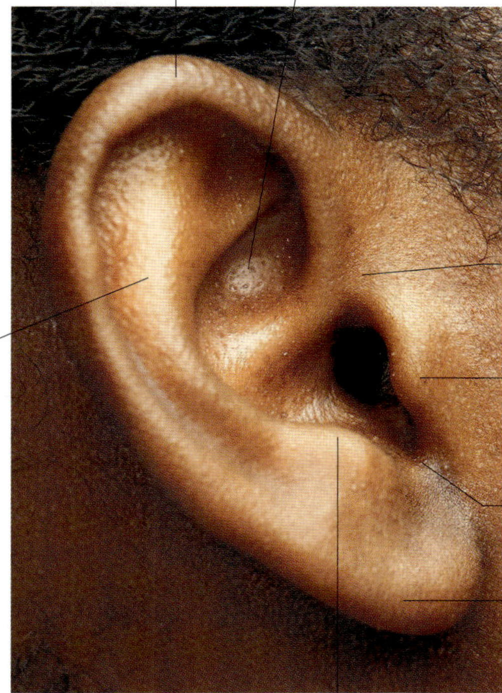

OHRMUSCHEL

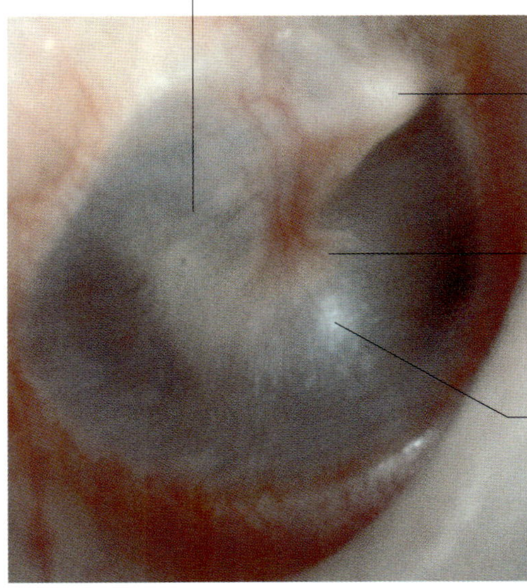

TROMMELFELL

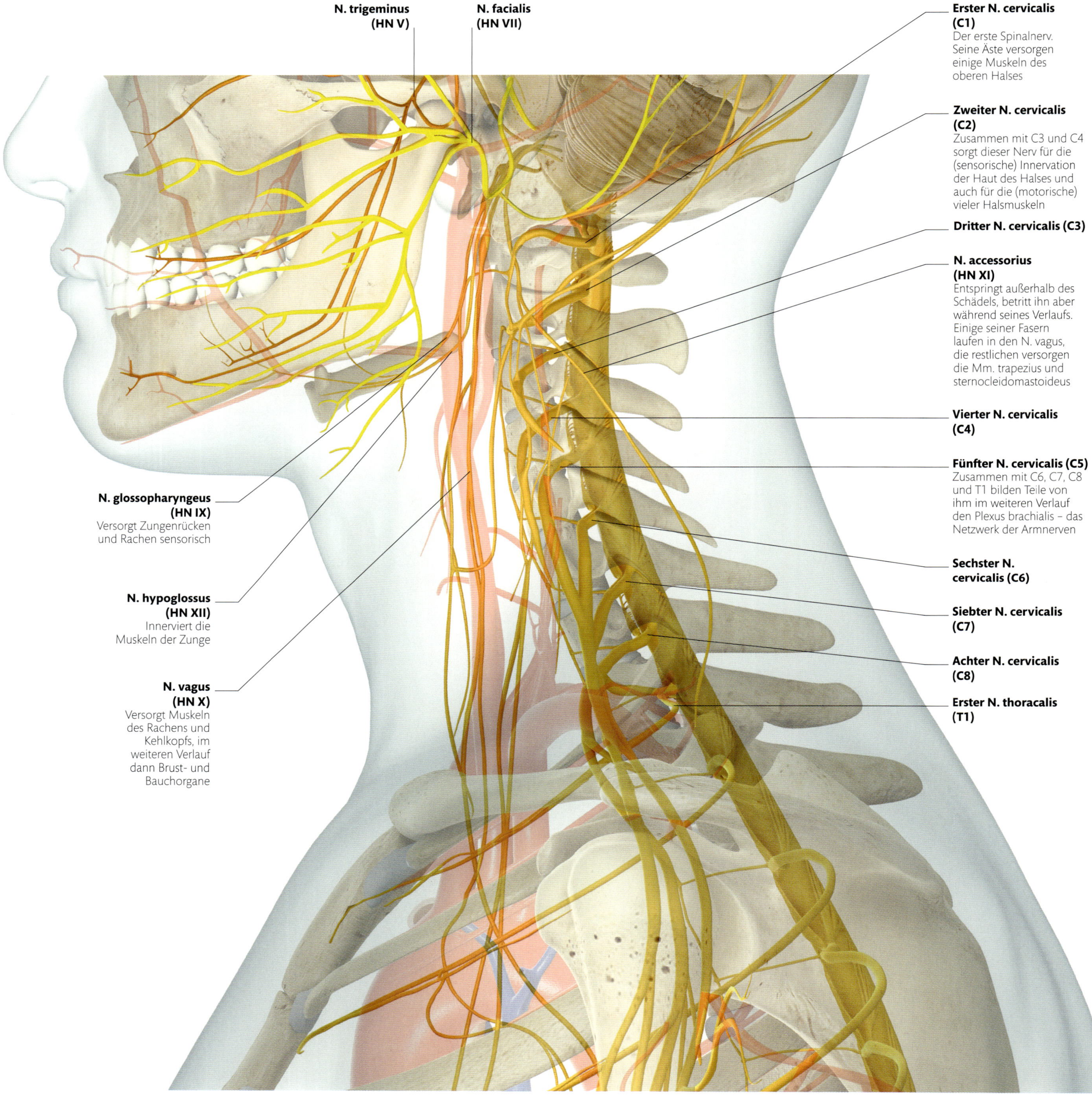

HALSNERVEN (SEITLICH)

KOPF UND HALS
NERVEN

Die letzten vier Hirnnerven versorgen den Halsbereich. Der N. glossopharygeus innerviert die Ohrspeicheldrüse und den Zungenrücken und zieht weiter in den Rachen. Der Vagusnerv liegt eingebettet zwischen der A. carotis communis und der V. jugularis interna. Äste von ihm versorgen Rachen und Kehlkopf, der Rest zieht weiter in den Thorax. Der N. accessorius innerviert die Mm. sternocleidomastoideus und trapezius in Hals und Nacken, während der letzte Hirnnerv, der N. hypoglossus, zum Unterkiefer und von dort wieder aufwärts zieht, um die Muskeln der Zunge zu versorgen. Hier sind auch die Spinalnerven des Halses zu sehen. Die oberen vier Zervikalnerven versorgen Haut und Muskulatur des Halses, die unteren vier tragen zur Bildung des Plexus brachialis bei.

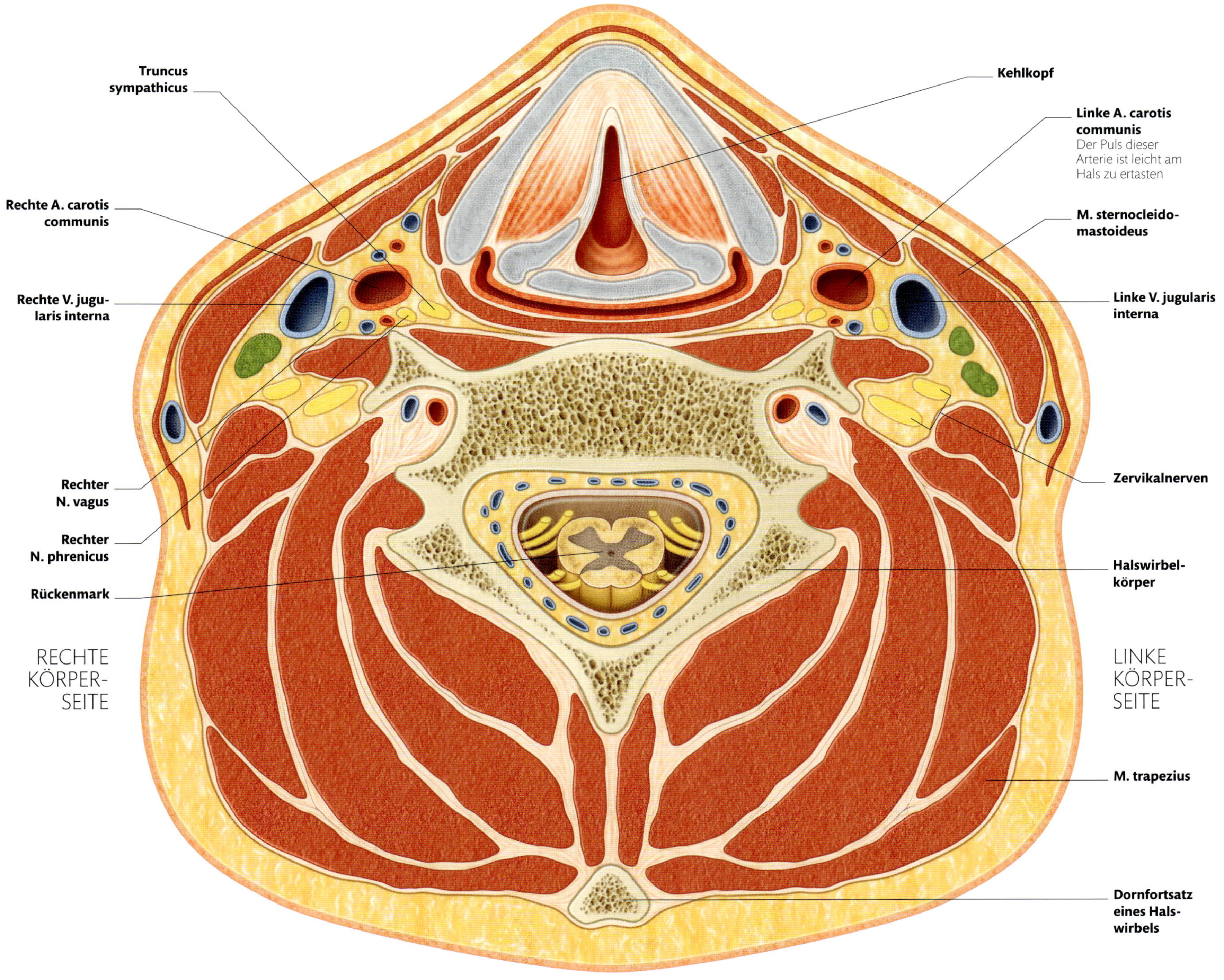

TRANSVERSALSCHNITT DES HALSES

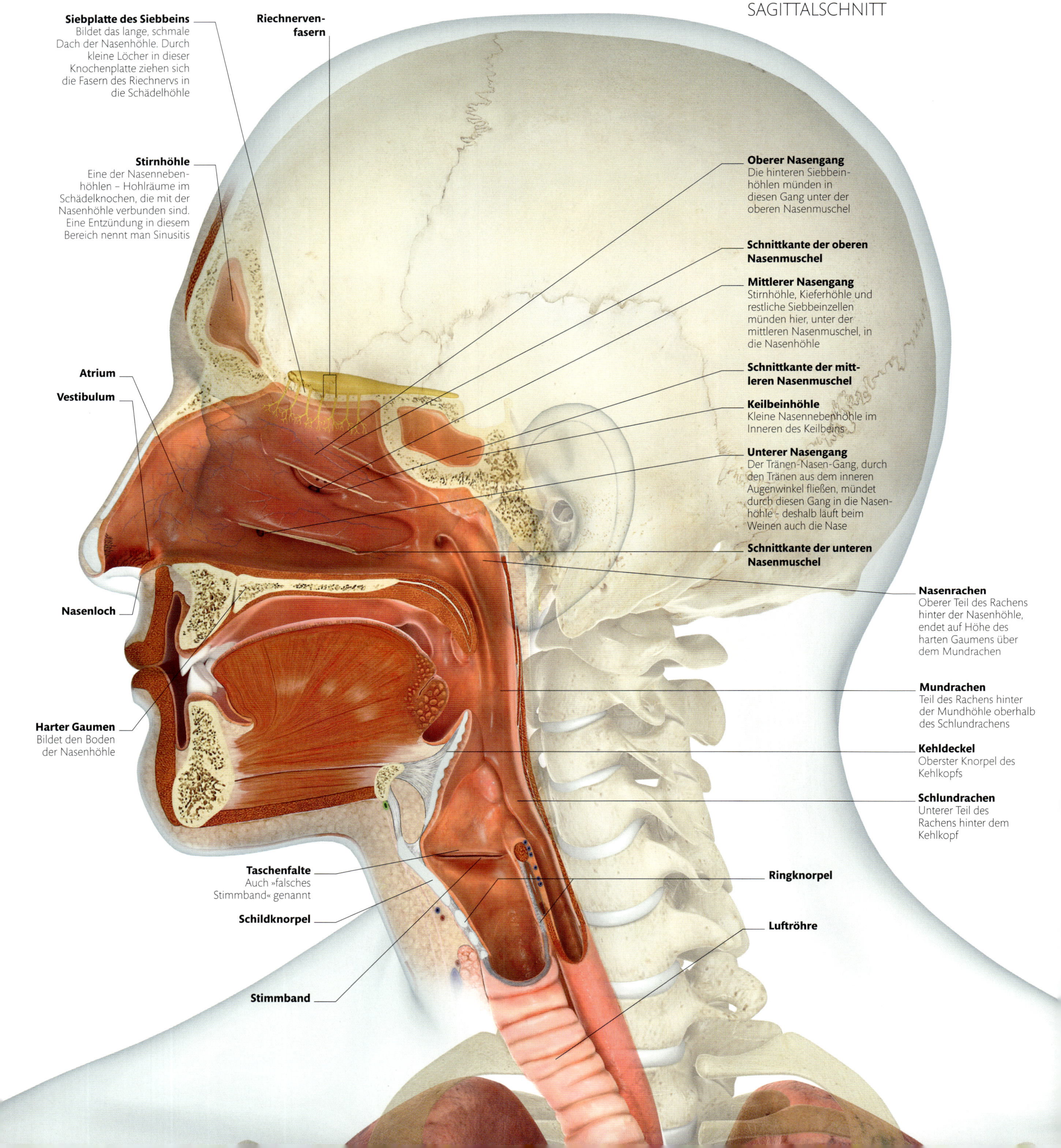
SAGITTALSCHNITT
Siebplatte des Siebbeins Bildet das lange, schmale Dach der Nasenhöhle. Durch kleine Löcher in dieser Knochenplatte ziehen sich die Fasern des Riechnervs in die Schädelhöhle
Riechnervenfasern
Stirnhöhle Eine der Nasennebenhöhlen – Hohlräume im Schädelknochen, die mit der Nasenhöhle verbunden sind. Eine Entzündung in diesem Bereich nennt man Sinusitis
Atrium
Vestibulum
Nasenloch
Harter Gaumen Bildet den Boden der Nasenhöhle
Taschenfalte Auch »falsches Stimmband« genannt
Schildknorpel
Stimmband
Oberer Nasengang Die hinteren Siebbeinhöhlen münden in diesen Gang unter der oberen Nasenmuschel
Schnittkante der oberen Nasenmuschel
Mittlerer Nasengang Stirnhöhle, Kieferhöhle und restliche Siebbeinzellen münden hier, unter der mittleren Nasenmuschel, in die Nasenhöhle
Schnittkante der mittleren Nasenmuschel
Keilbeinhöhle Kleine Nasennebenhöhle im Inneren des Keilbeins
Unterer Nasengang Der Tränen-Nasen-Gang, durch den Tränen aus dem inneren Augenwinkel fließen, mündet durch diesen Gang in die Nasenhöhle – deshalb läuft beim Weinen auch die Nase
Schnittkante der unteren Nasenmuschel
Nasenrachen Oberer Teil des Rachens hinter der Nasenhöhle, endet auf Höhe des harten Gaumens über dem Mundrachen
Mundrachen Teil des Rachens hinter der Mundhöhle oberhalb des Schlundrachens
Kehldeckel Oberster Knorpel des Kehlkopfs
Schlundrachen Unterer Teil des Rachens hinter dem Kehlkopf
Ringknorpel
Luftröhre

KOPF UND HALS
ATMUNG

Beim Einatmen wird Luft über die Nasenlöcher in die Nasenhöhle gesogen. Hier wird sie gereinigt, erwärmt und befeuchtet, bevor sie in die Lungen gelangt. Die Nasenhöhle ist durch die dünne Nasenscheidewand aus Knochen und Knorpel in zwei Abteile gegliedert. An den Seitenwänden befinden sich knöcherne Vorsprünge, die Nasenmuscheln, die die Oberfläche des Luftwegs vergrößern. Die Nasenhöhle ist mit Schleimhaut ausgekleidet, deren oft unterschätztes Sekret die wichtige Aufgabe hat, Staubpartikel zu binden und die Luft anzufeuchten. Die Nasennebenhöhlen (Sinusiden) sind ebenfalls mit Schleimhaut ausgekleidet und münden durch kleine Öffnungen in die Nasenhöhle. Unter dem Mundrachen, vor dem Schlundrachen, sitzt der Kehlkopf (Larynx) – das Sprechorgan. Luft verursacht die Schwingung der Stimmbänder, die dadurch je nach ihrer Stellung verschiedene Töne produzieren.

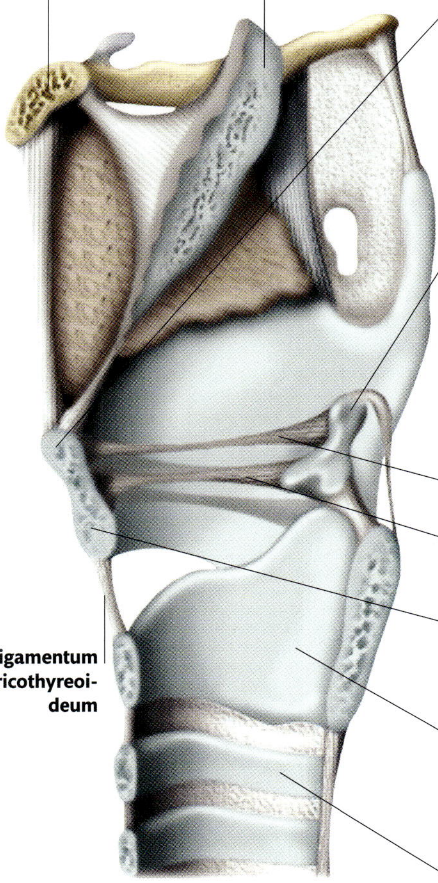

LARYNX

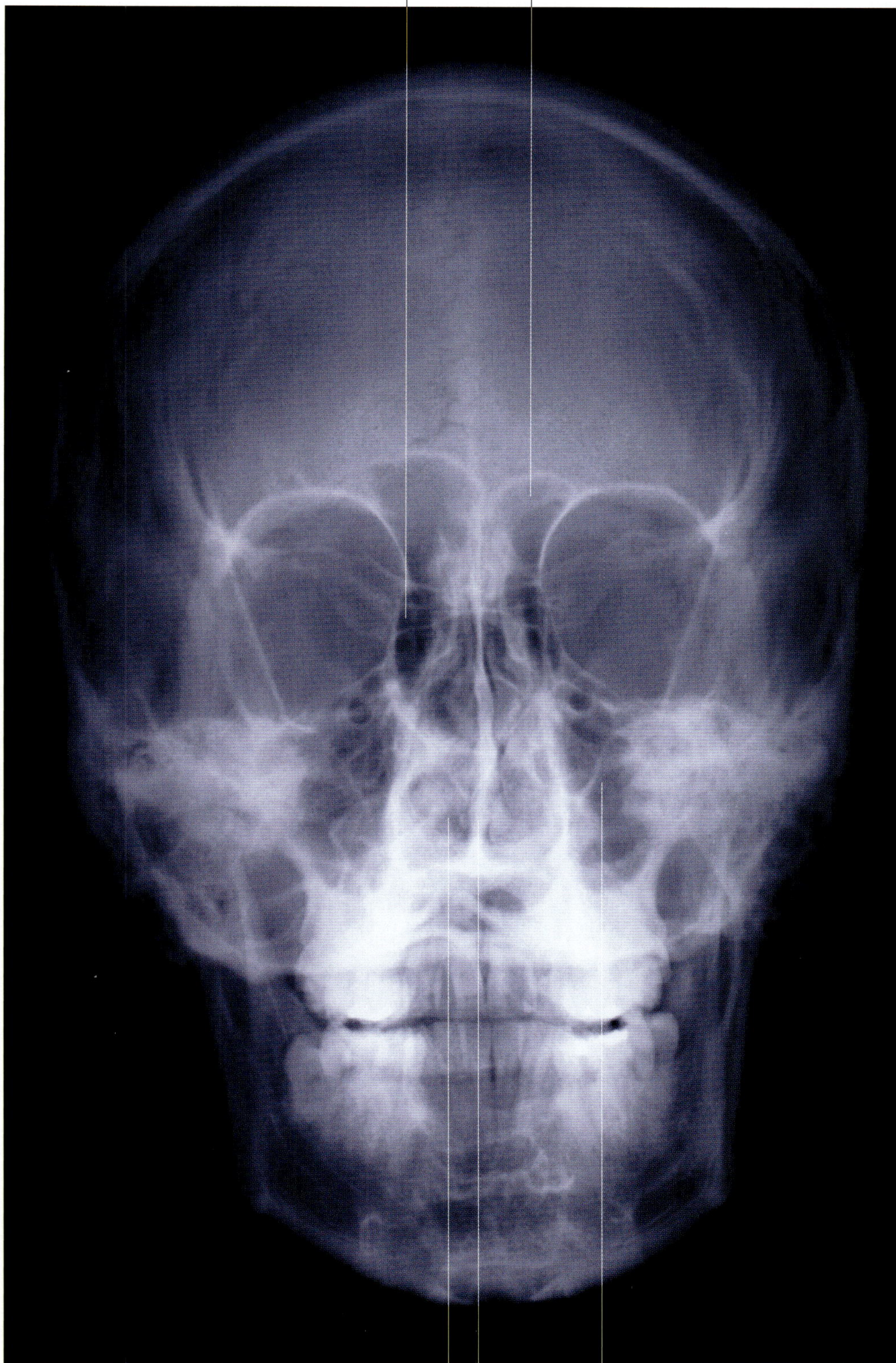

RÖNTGENBILD DES KOPFES MIT DEN SINUSIDEN

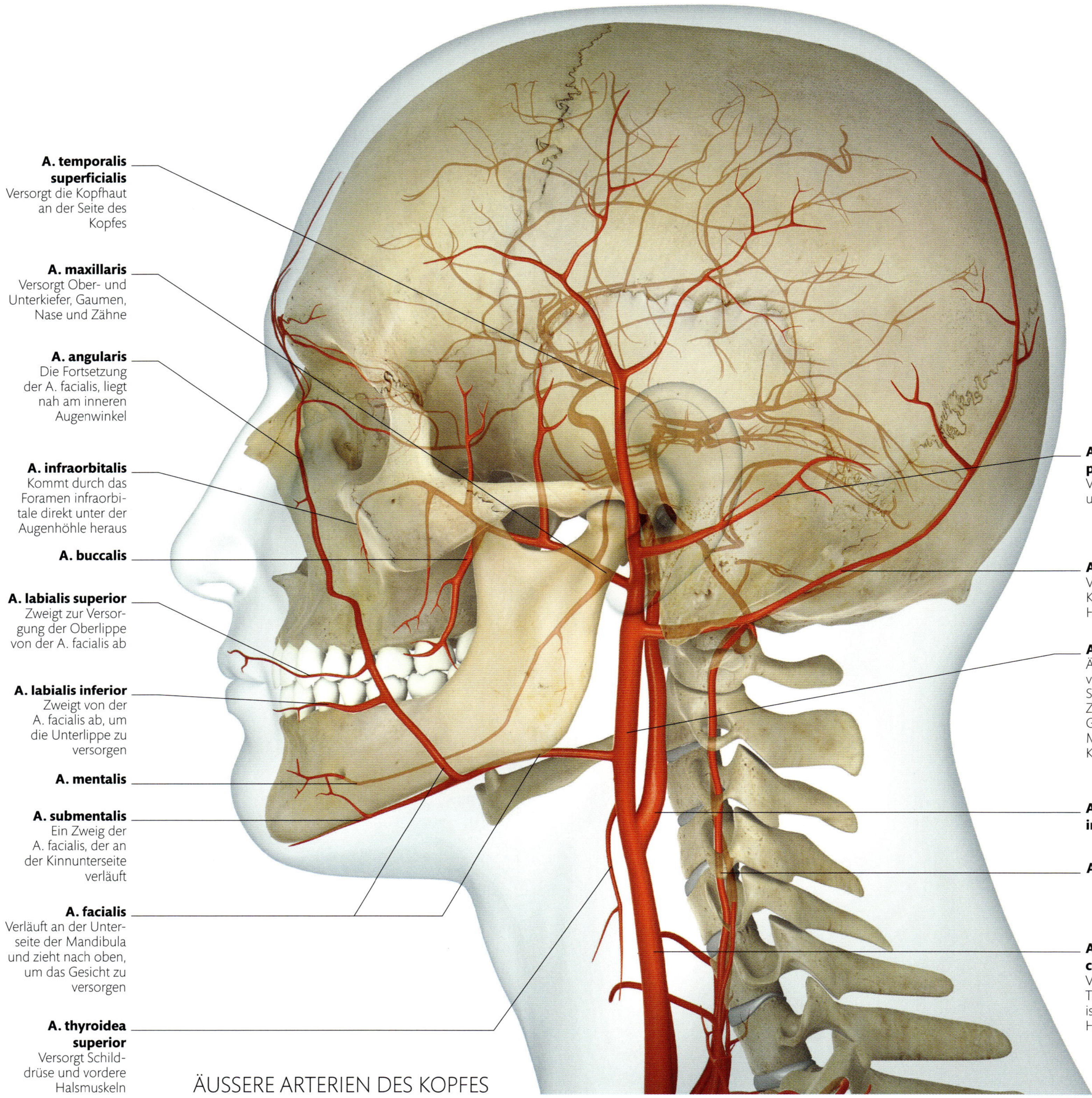

ÄUSSERE ARTERIEN DES KOPFES

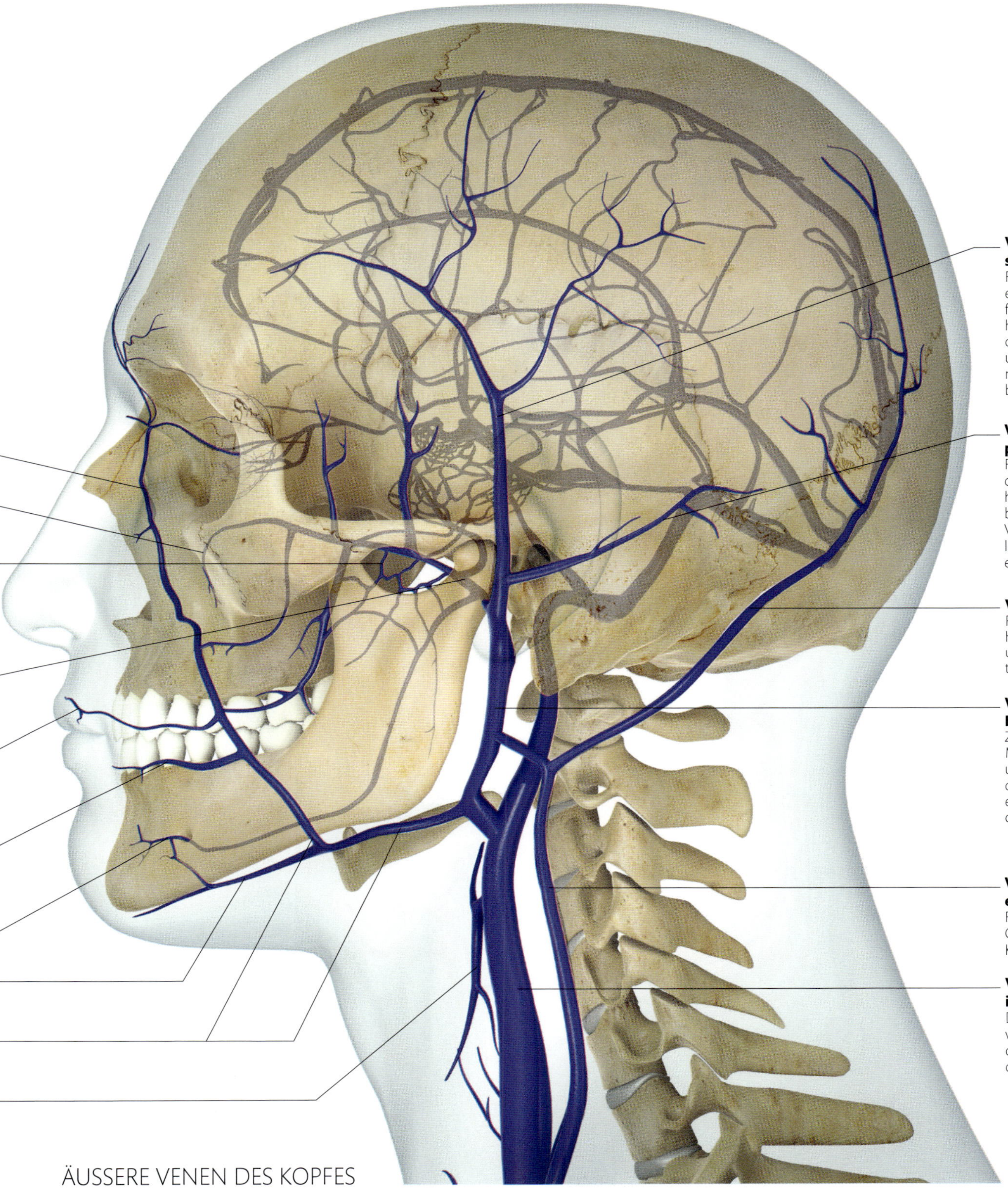

ÄUSSERE VENEN DES KOPFES

KOPF UND HALS
BLUTGEFÄSSE

Die großen Gefäße, die Hals und Kopf mit sauerstoffreichem Blut versorgen, sind die A. carotis communis und die A. vertebralis. Die A. vertebralis zieht durch Löcher in den Seitenfortsätzen der Halswirbel nach oben und durch das Foramen magnum in den Schädel. Die A. carotis communis zieht im Hals nach oben und teilt sich in die A. carotis interna, die das Gehirn versorgt, und die A. carotis externa, die zahlreiche Verzweigungen bildet, auch zur Versorgung von Schilddrüse, Mund, Zunge und Nasenhöhle. Die Venen des Kopfes laufen, ähnlich den Zuflüssen eines Stroms, hinter dem M. sternocleidomastoideus in die Vv. jugularis interna und subclavia im unteren Bereich des Halses.

KOPF UND HALS
BLUTGEFÄSSE

Das Gehirn wird reichlich mit Blut versorgt, das über die Aa. carotis internae und vertebrales dorthin gelangt. Die Aa. vertebrales verbinden sich zur A. basilaris, die dann zusammen mit den Aa. carotis internae unter der Gehirnoberfläche einen Arterienring bildet, den man nach seinem Entdecker »Circulus Willisi« nennt. Von dort ziehen drei paarige Hirnnerven ins Gehirn. Die Venen aus Kopf und Gehirn münden in venöse Blutleiter (Sinus) in der Dura mater (die äußerste der Meningen). Die Blutleiter fließen schließlich zusammen und werden nach Verlassen der Schädelbasis zur V. jugularis interna.

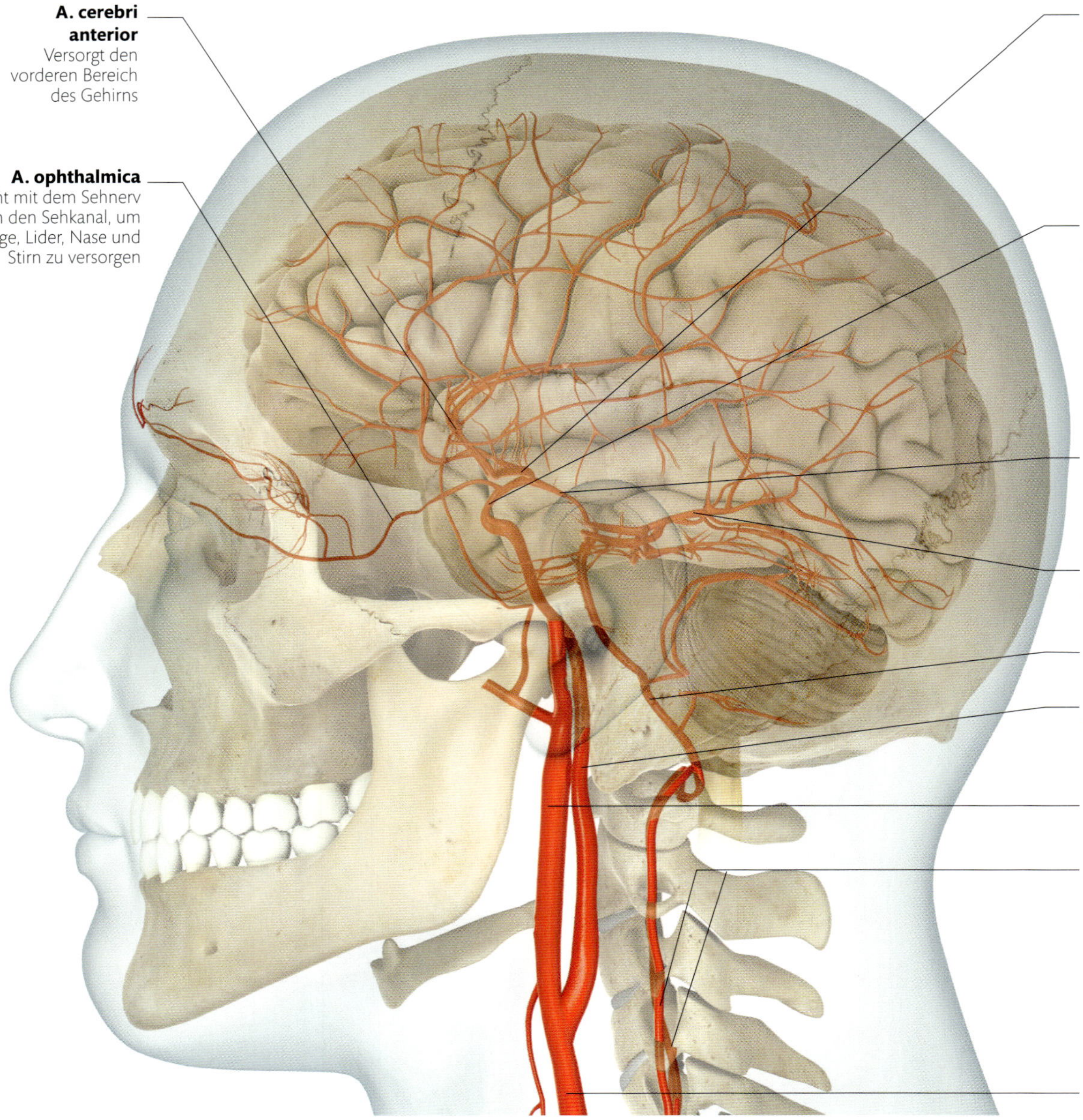

KOPF- UND HIRNARTERIEN

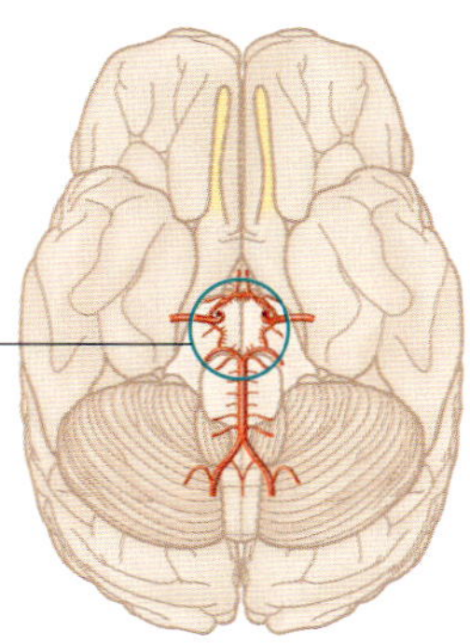

SITZ DES CIRCULUS WILLISI

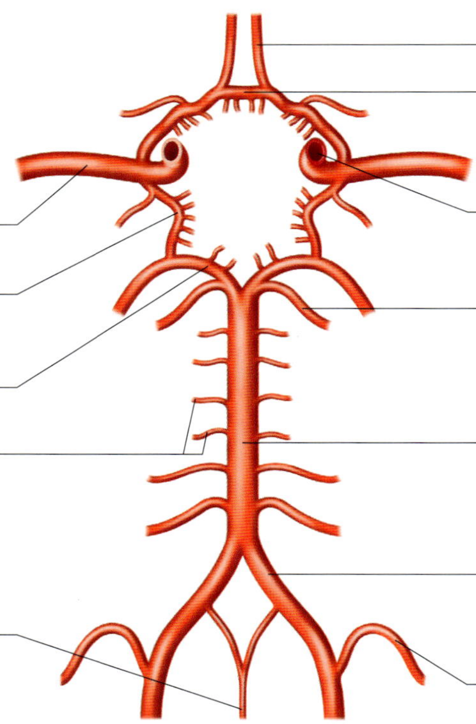

CIRCULUS WILLISI

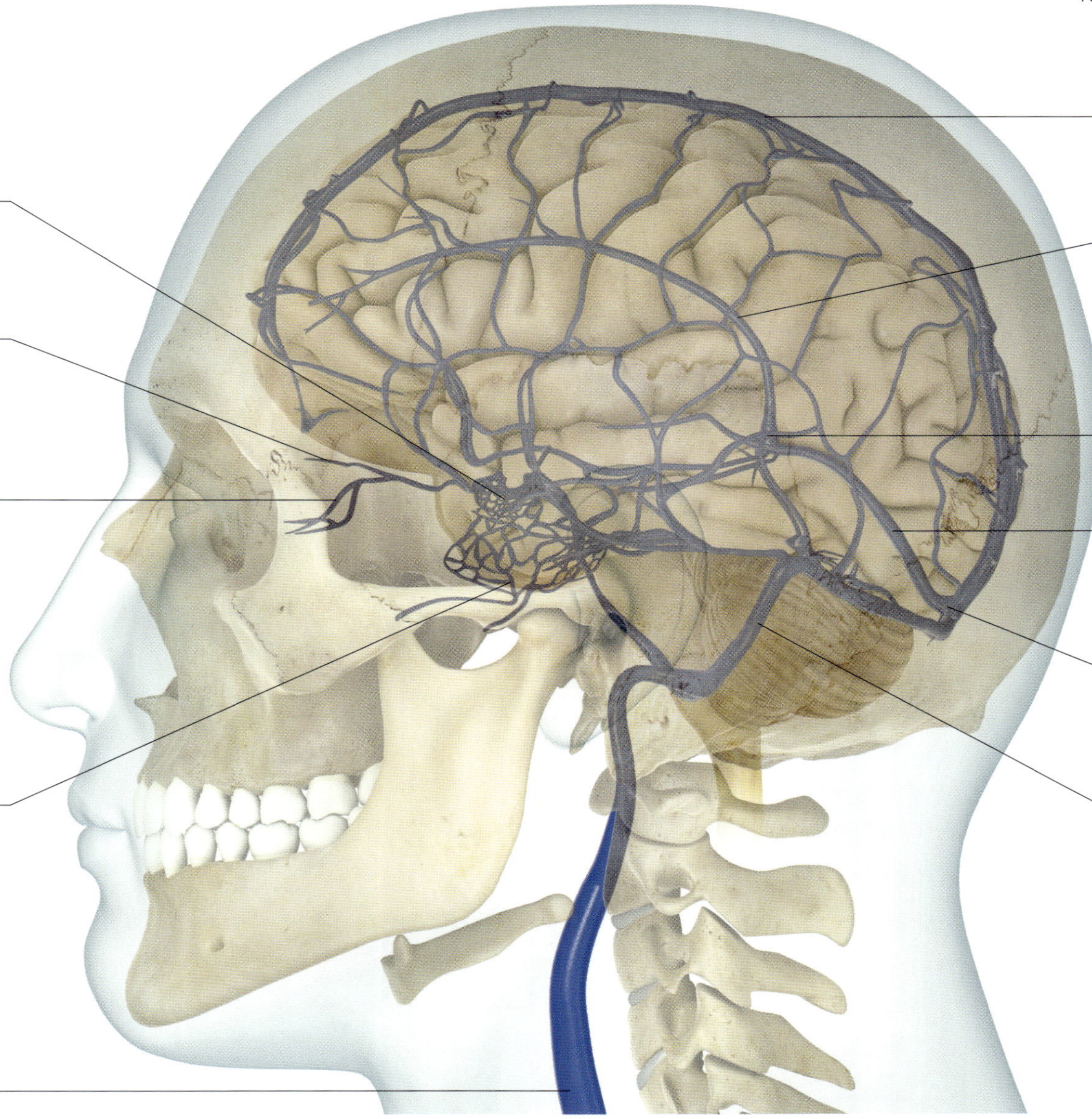

KOPF- UND HIRNVENEN

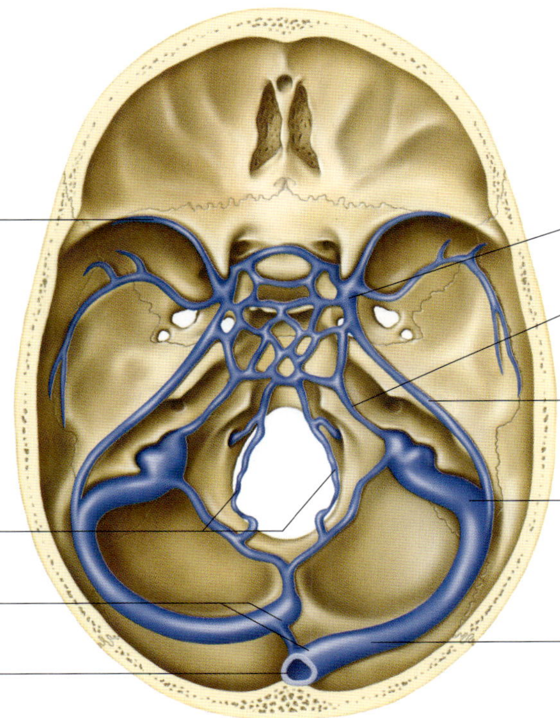

SINUS VENOSUS DURALES

LYMPHKNOTEN DES KOPFES

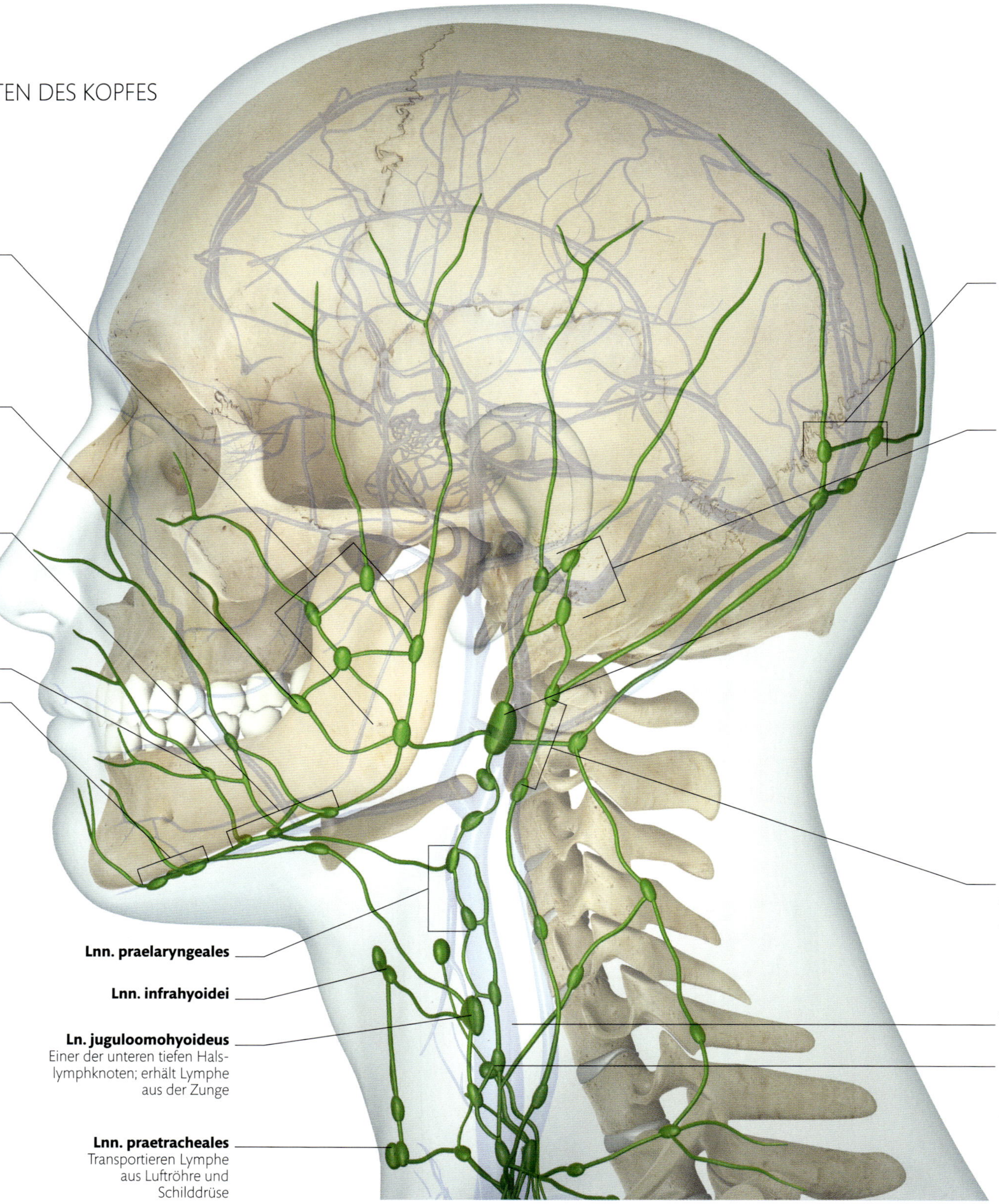

KOPF UND HALS
LYMPH- UND IMMUNSYSTEM

SITZ DER MANDELN

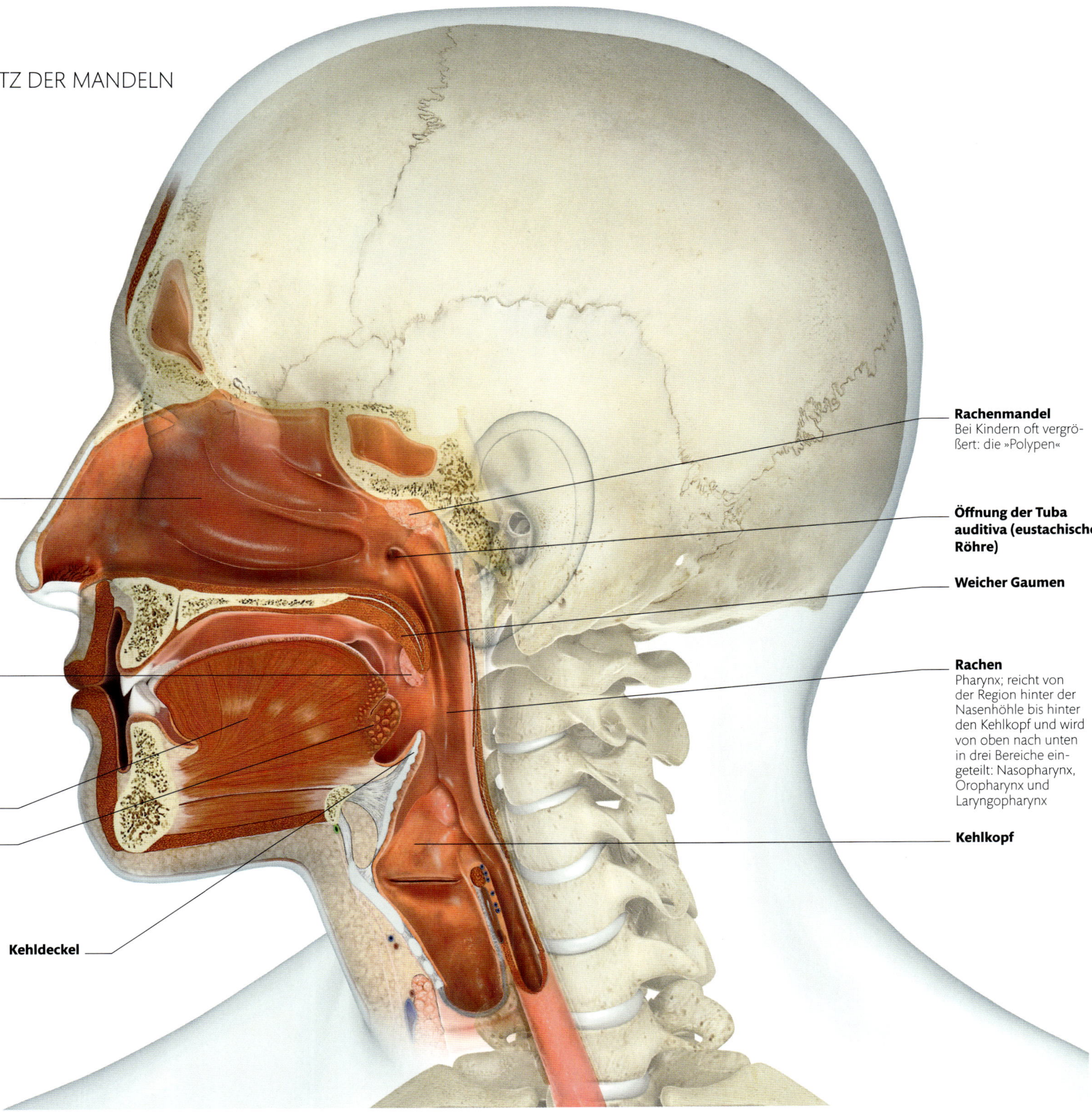

Unter der Haut im Kopf- und Halsbereich liegt ein Ring aus Lymphknoten. Er zieht sich von den Okzipitalknoten am Hinterkopf bis zu den Submandibular- und Submentalknoten am Kinn. Oberflächliche Lymphknoten befinden sich in der Vorderseite und in beiden Seiten des Halses, und ein dichtes Netz aus tiefen Lymphknoten zieht sich unter dem Schutz des M. sternocleidomastoideus um die V. jugularis. Die Lymphe aus allen anderen Lymphknoten fließt in diese tiefen Knoten, von dort in den Truncus jugularis, den kurzen Lymphsammelstamm des Halses, bevor sie im unteren Halsbereich ins venöse System zurückfließt. Lymphgewebe in Form von Zungen-, Gaumen- und Rachenmandeln bilden einen schützenden Ring um den oberen Atem- und Verdauungstrakt.

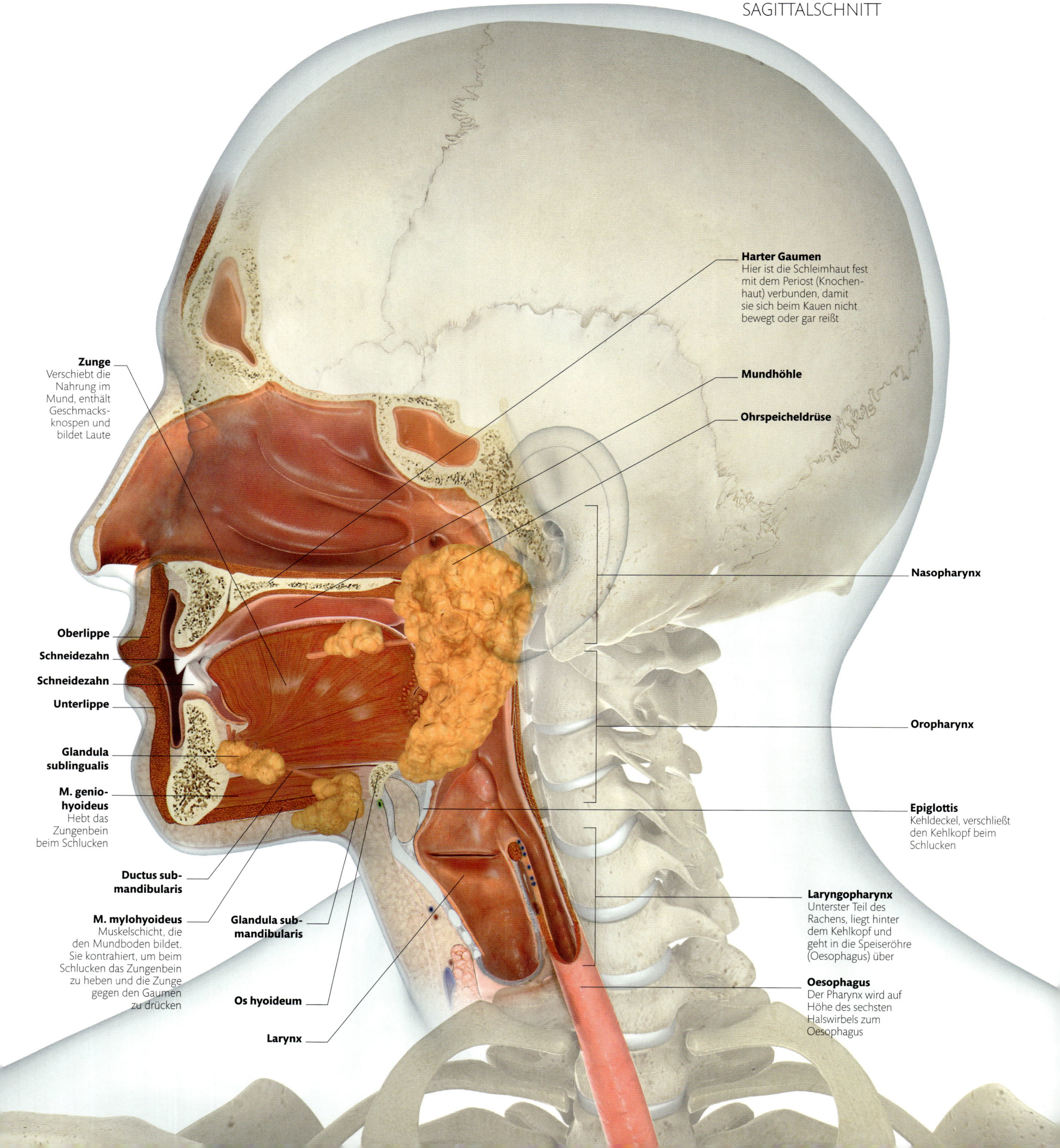
SAGITTALSCHNITT
Harter Gaumen
Hier ist die Schleimhaut fest mit dem Periost (Knochenhaut) verbunden, damit sie sich beim Kauen nicht bewegt oder gar reißt
Mundhöhle
Ohrspeicheldrüse
Nasopharynx
Oropharynx
Epiglottis
Kehldeckel, verschließt den Kehlkopf beim Schlucken
Laryngopharynx
Unterster Teil des Rachens, liegt hinter dem Kehlkopf und geht in die Speiseröhre (Oesophagus) über
Oesophagus
Der Pharynx wird auf Höhe des sechsten Halswirbels zum Oesophagus
Zunge
Verschiebt die Nahrung im Mund, enthält Geschmacksknospen und bildet Laute
Oberlippe
Schneidezahn
Schneidezahn
Unterlippe
Glandula sublingualis
M. geniohyoideus
Hebt das Zungenbein beim Schlucken
Ductus submandibularis
M. mylohyoideus
Muskelschicht, die den Mundboden bildet. Sie kontrahiert, um beim Schlucken das Zungenbein zu heben und die Zunge gegen den Gaumen zu drücken
Glandula submandibularis
Os hyoideum
Larynx

KOPF UND HALS
VERDAUUNG

Der Verdauungstrakt beginnt mit dem Mund. Dort nimmt der mechanische und chemische Verdauungsprozess seinen Anfang. Die Zähne zerkleinern die Nahrungsportionen, und drei paarige Speicheldrüsen – Ohr-, Unterkiefer- und Unterzungenspeicheldrüse – sondern über die Speichelgänge Speichel ab. Er enthält Verdauungsenzyme, die mit der chemischen Spaltung der Nahrung bereits im Mund beginnen. Die Zunge knetet die Nahrung und enthält zudem Geschmacksknospen, die uns die schnelle Entscheidung erlauben, ob die Nahrung genießbar oder potenziell giftig ist. Beim Schlucken drückt sich die Zunge gegen den harten Gaumen, während der weiche Gaumen den Luftweg verschließt und der muskulöse Schlund in einer Welle kontrahiert, um den Nahrungsball in die Speiseröhre zu schieben, von wo er seine Weiterreise antritt.

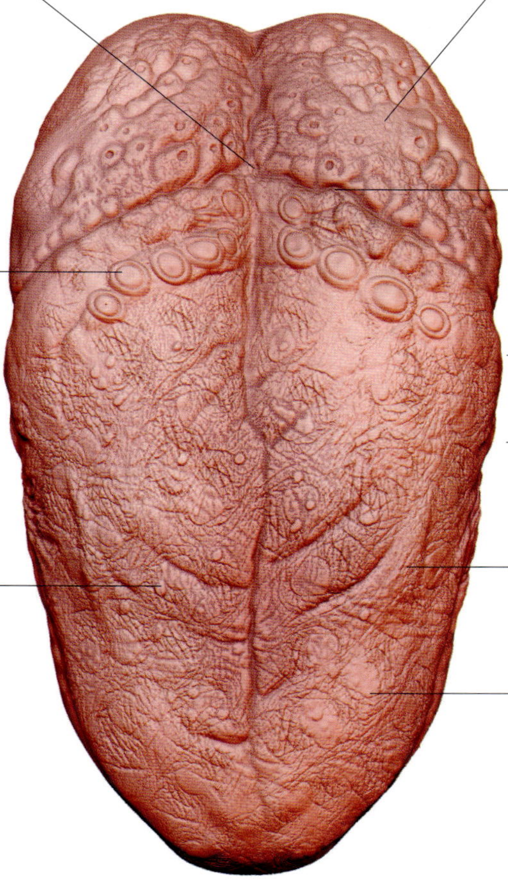

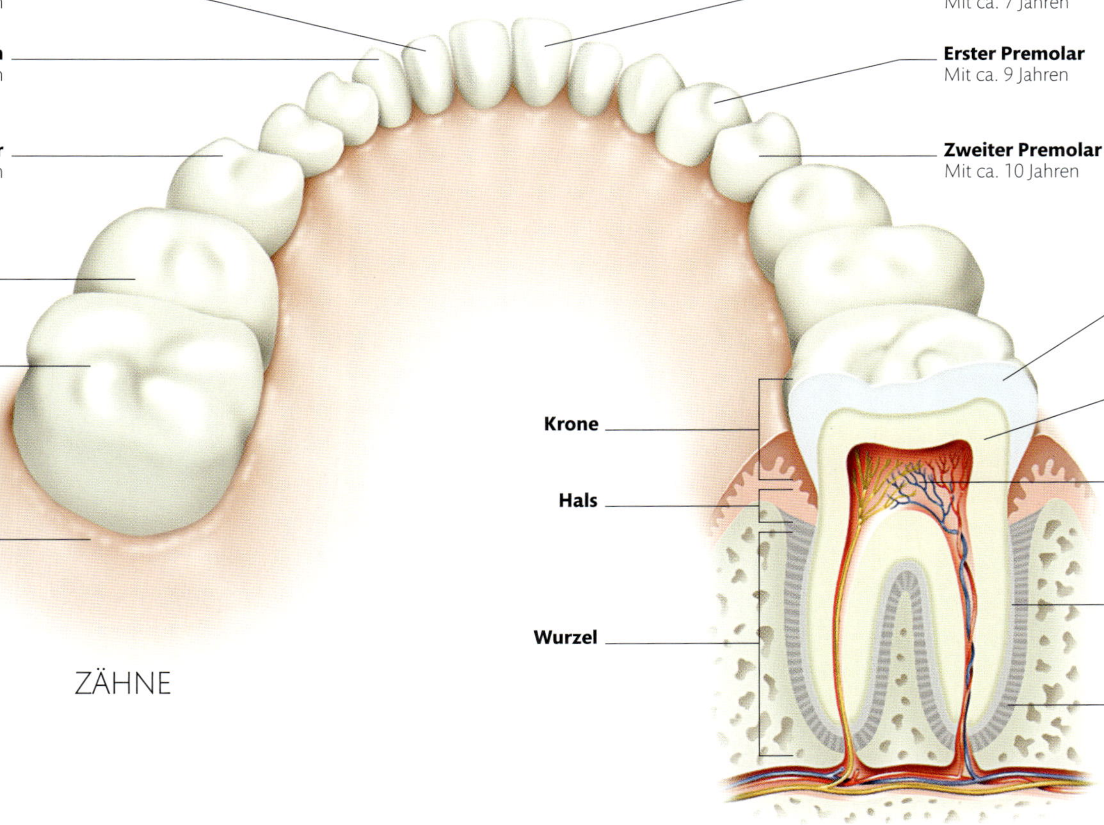

ZÄHNE

ENDOKRINES **SYSTEM**

Die inneren Vorgänge unseres Körpers werden durch das autonome Nervensystem und das endokrine System gesteuert. Die Funktionen beider Systeme sind überlappend und werden vom Hypothalamus im Gehirn gesteuert. Die Hirnanhangdrüse (Hypophyse) hat zwei Lappen; der hintere ist durch den Hypophysenstiel direkt mit dem Hypothalamus verbunden (s. S. 408–409). Beide Hypophysenlappen geben Hormone an den Blutstrom ab, die Stimulation erfolgt entweder durch Nervensignale oder durch »Releasing-Hormone« aus dem Hypothalamus. Viele Hypophysenhormone wirken auf weitere endokrine Drüsen einschließlich Schilddrüse, Nebennieren und Keimdrüsen.

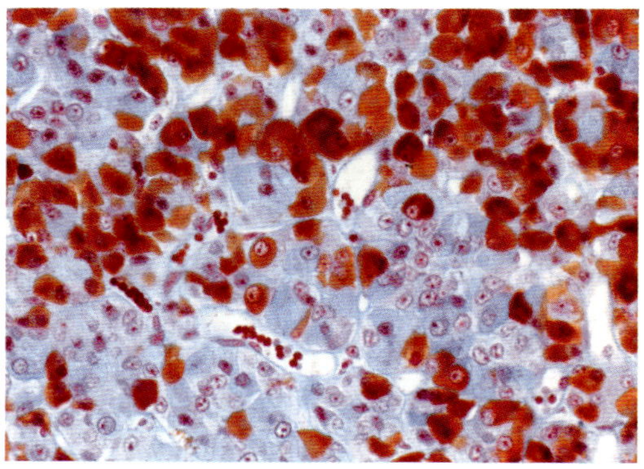

Gewebe der Hirnanhangdrüse
Von den hormonbildenden Zellen des Hypophysenvorderlappens sind hier einige rot eingefärbt, auch die, die das Wachstumshormon produzieren, andere blau.

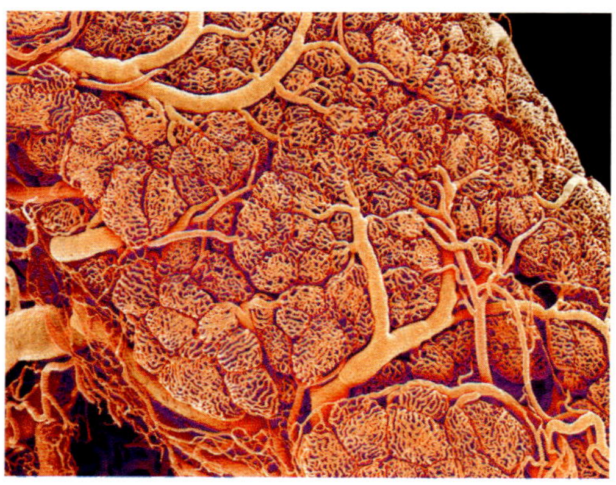

Blutversorgung der Schilddrüse
Dieser Harzausguss der Schilddrüse zeigt die runden Sekretionszellen, die Hormone an den Blutstrom abgeben, und das Kapillarnetz, durch das sie versorgt werden.

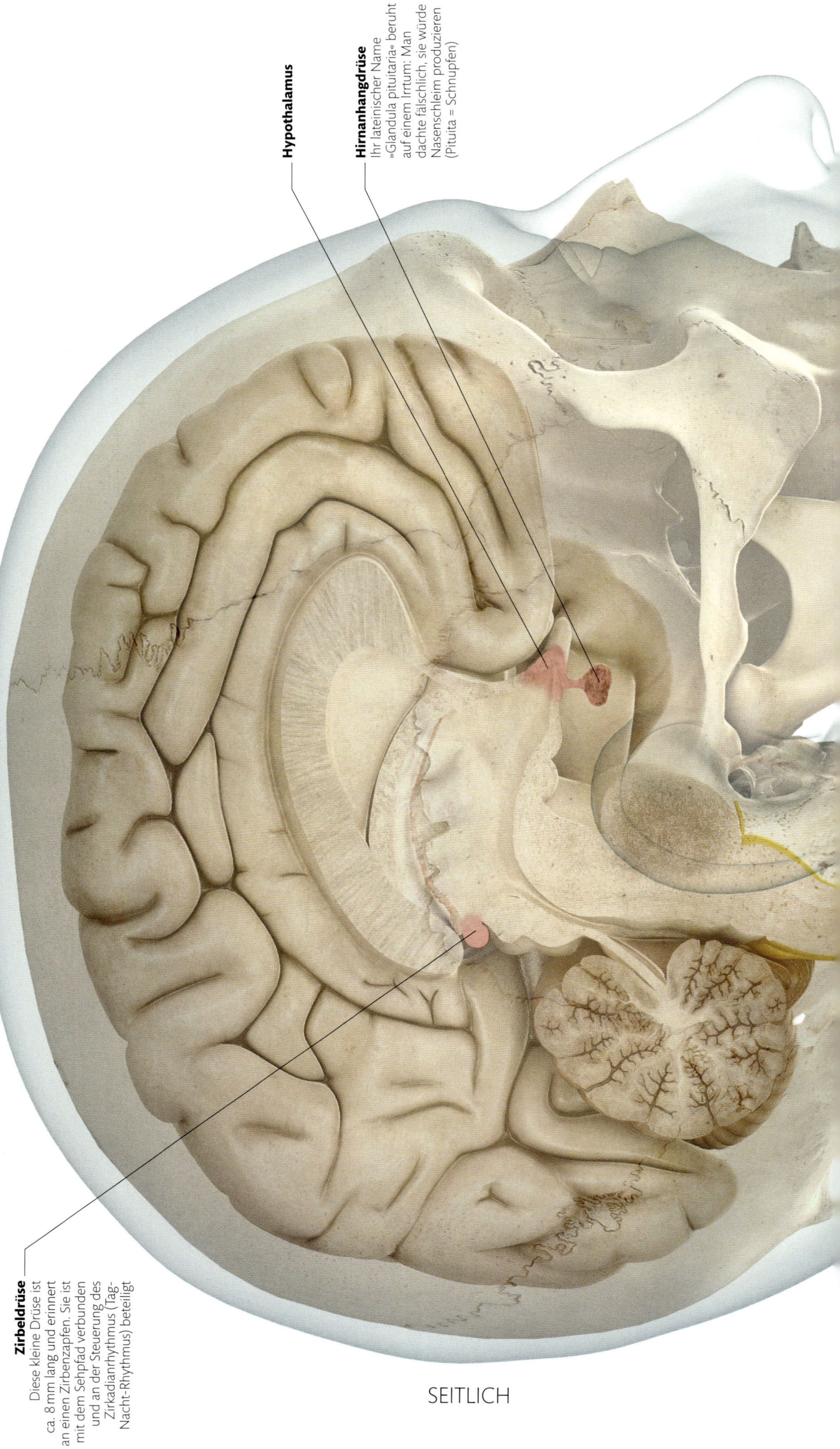

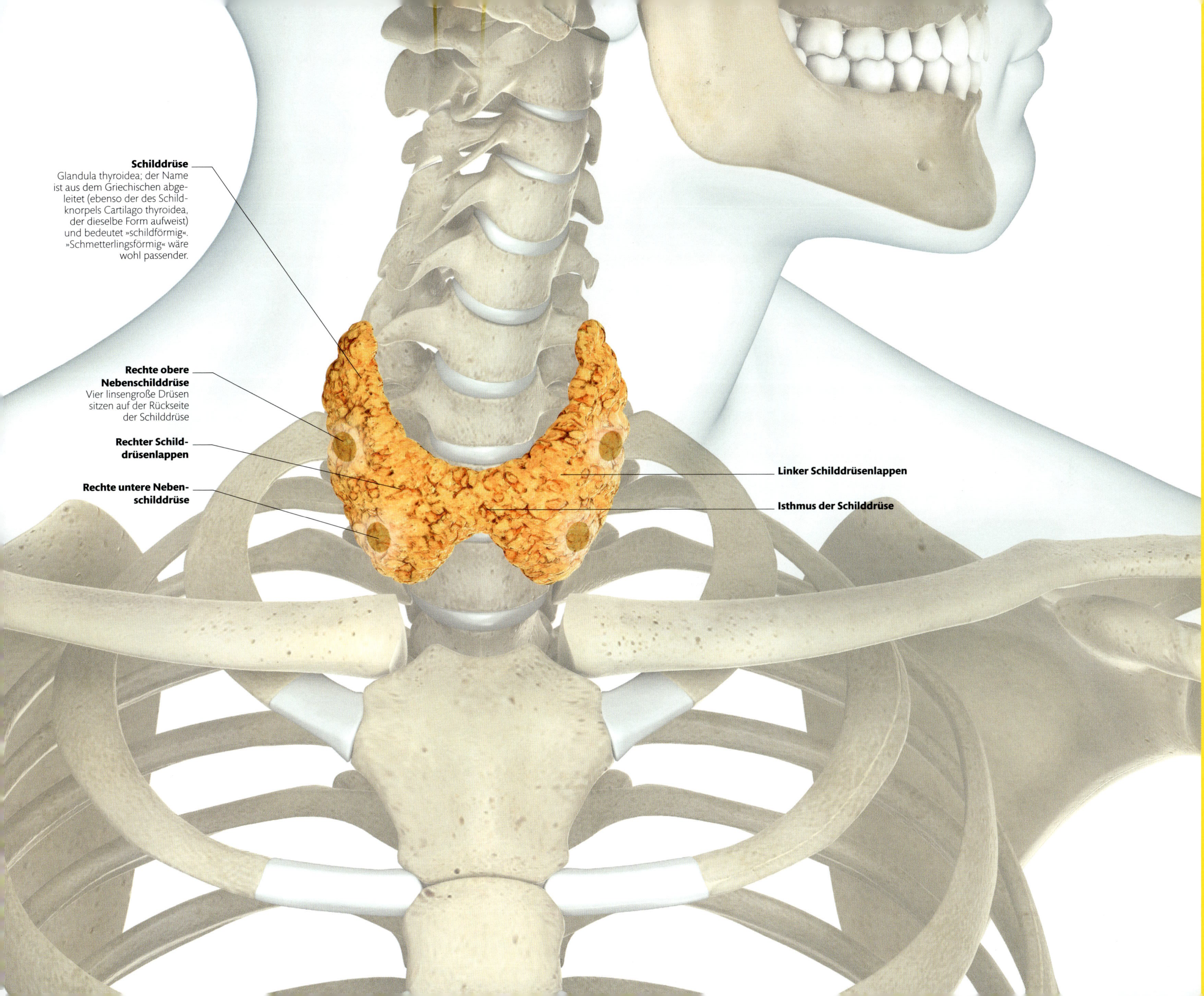

Schilddrüse
Glandula thyroidea; der Name ist aus dem Griechischen abgeleitet (ebenso der des Schildknorpels Cartilago thyroidea, der dieselbe Form aufweist) und bedeutet »schildförmig«. »Schmetterlingsförmig« wäre wohl passender.
Rechte obere Nebenschilddrüse
Vier linsengroße Drüsen sitzen auf der Rückseite der Schilddrüse
Rechter Schilddrüsenlappen
Rechte untere Nebenschilddrüse
Linker Schilddrüsenlappen
Isthmus der Schilddrüse

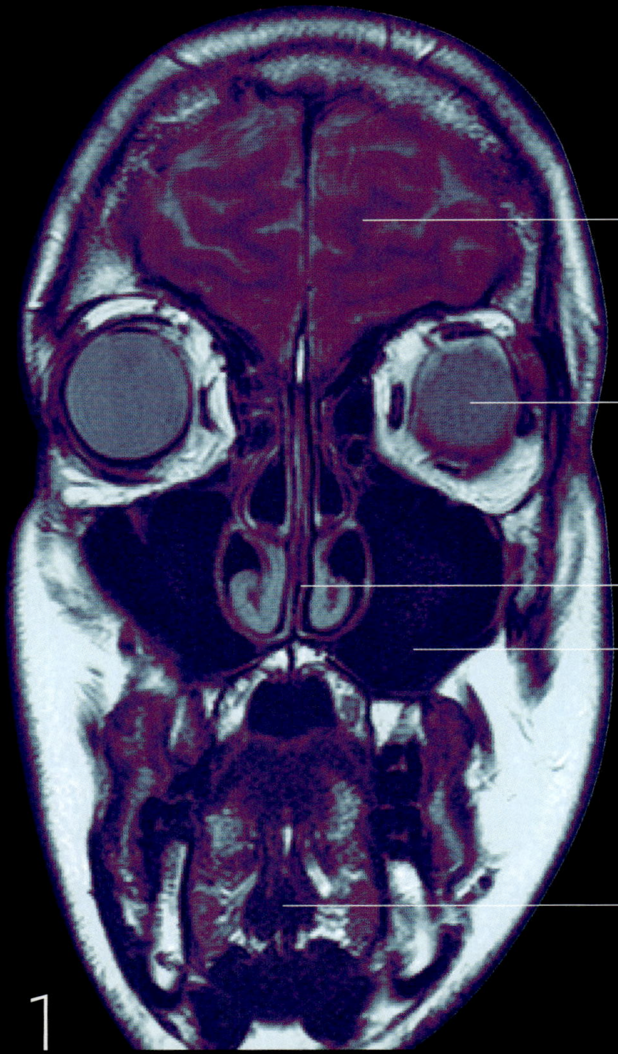

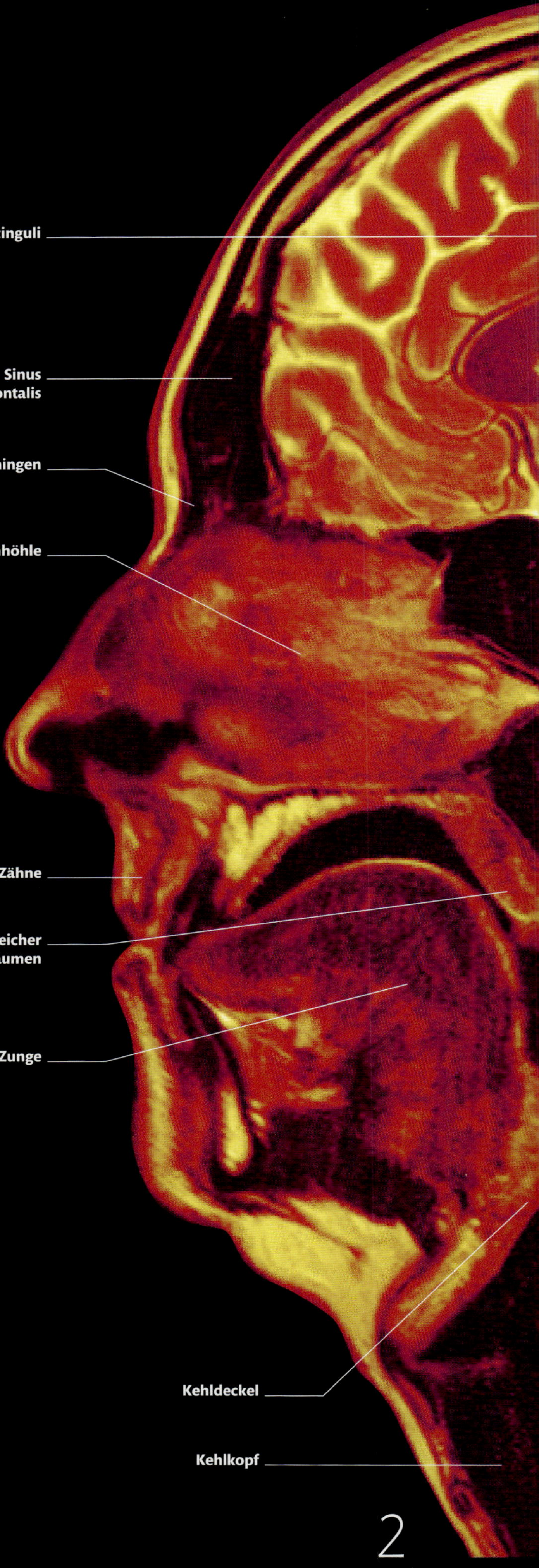

KOPF UND HALS **MRT**

Die Entdeckung der Röntgenstrahlen Ende des 19. Jahrhunderts schuf plötzlich die Möglichkeit, das Innere des menschlichen Körpers zu betrachten – ohne ihn mit dem Skalpell öffnen zu müssen. Bildgebende Verfahren sind in der heutigen Medizin wichtige Instrumente sowohl der Diagnostik als auch für das Studium der Anatomie und Physiologie des gesunden Körpers. Bei der Computertomografie werden mittels Röntgenstrahlen virtuelle Segmente oder Schnitte des Körpers dargestellt. Eine weitere Möglichkeit, solche Schnitte darzustellen, ist die hier gezeigte Magnetresonanztomografie (MRT), bei der statt Röntgenstrahlen Magnetfelder eingesetzt werden. Mithilfe von MRTs können Details weicher Gewebe wie Muskeln, Sehnen und Gehirn betrachtet werden. In diesen Schnitten sind auch Augen (1 und 3), Zunge (1 und 2), Kehlkopf, Halswirbel und Rückenmark (2 und 5) sehr gut zu sehen.

SCAN-EBENEN

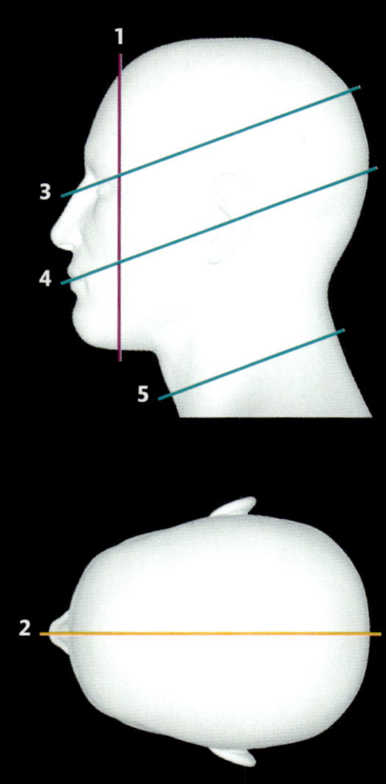

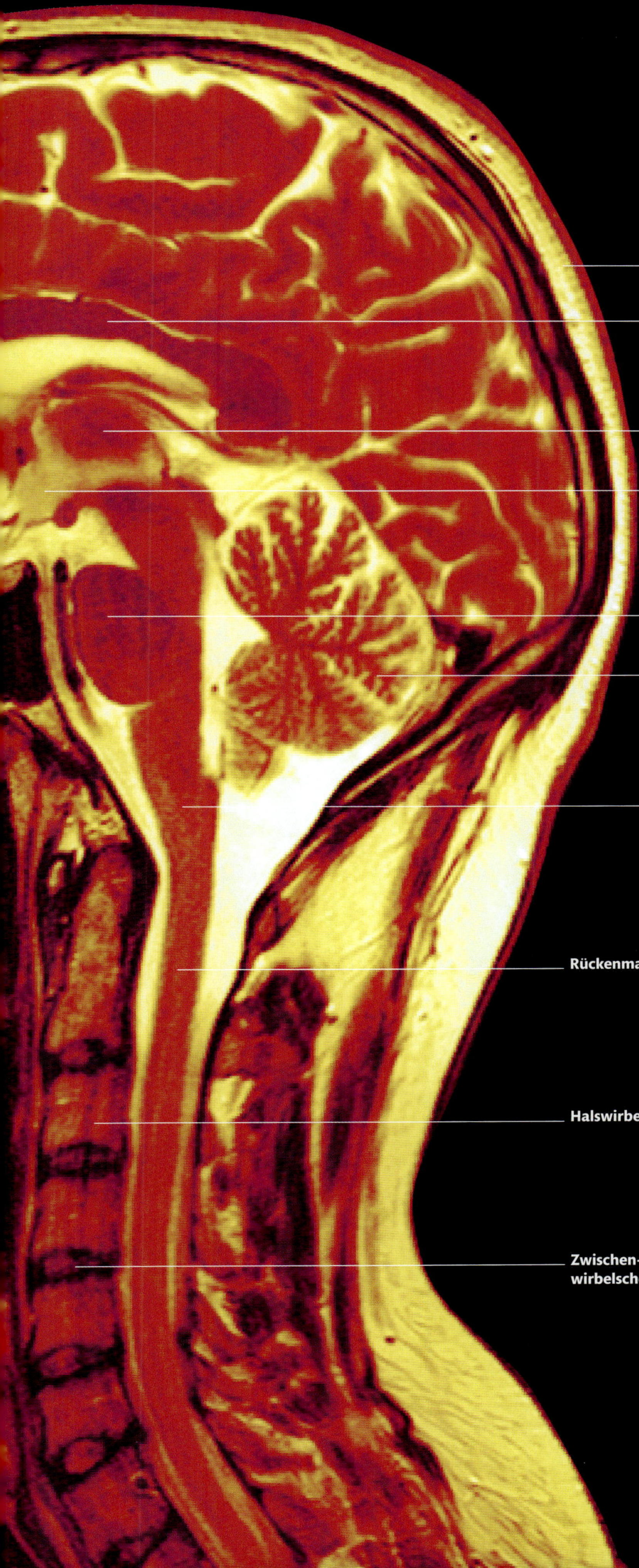
Schädel
Corpus callosum
Thalamus
Hypothalamus
Pons
Kleinhirn
Medulla oblongata
Rückenmark
Halswirbel
Zwischen-wirbelscheibe

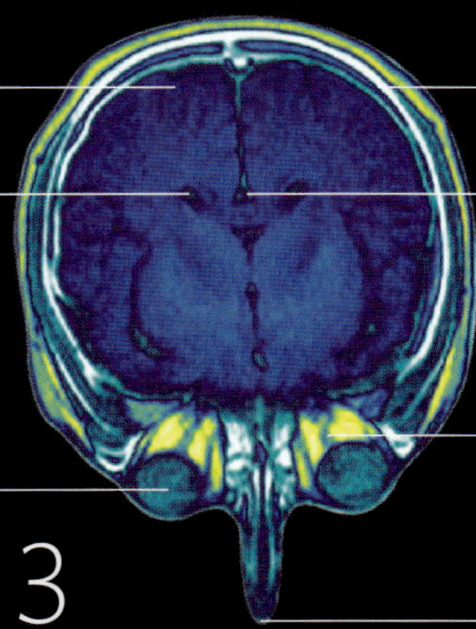
Hirnrinde
Schädel
Seitlicher Ventrikel
Dritter Ventrikel
Sehnerv
Auge
Nase
3

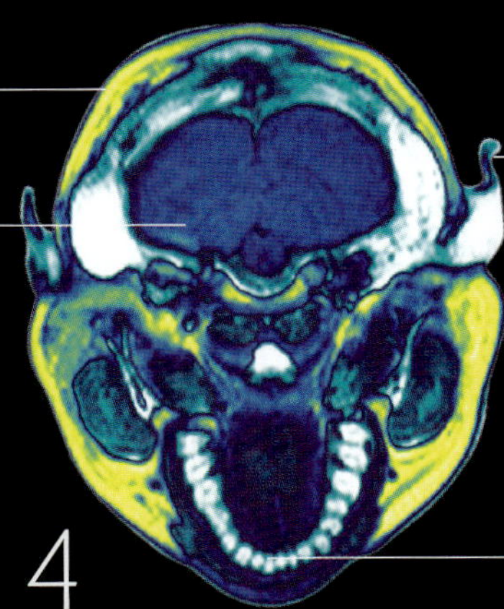
Meningen
Äußeres Ohr
Kleinhirn
Zähne
4

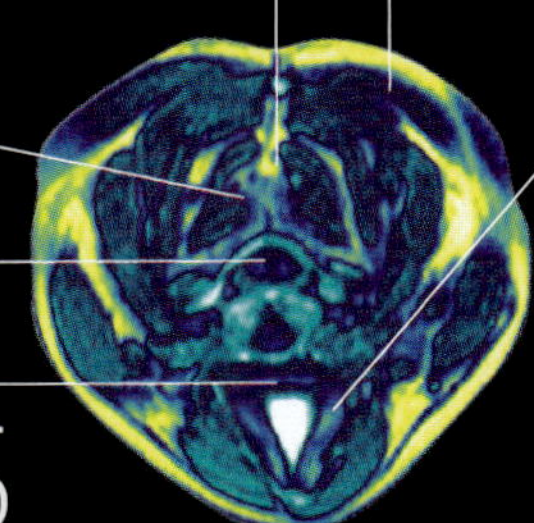
Dornfortsatz
M. trape-zius
Rücken-mark
Schild-knorpel
Halswirbel
Rachen
5

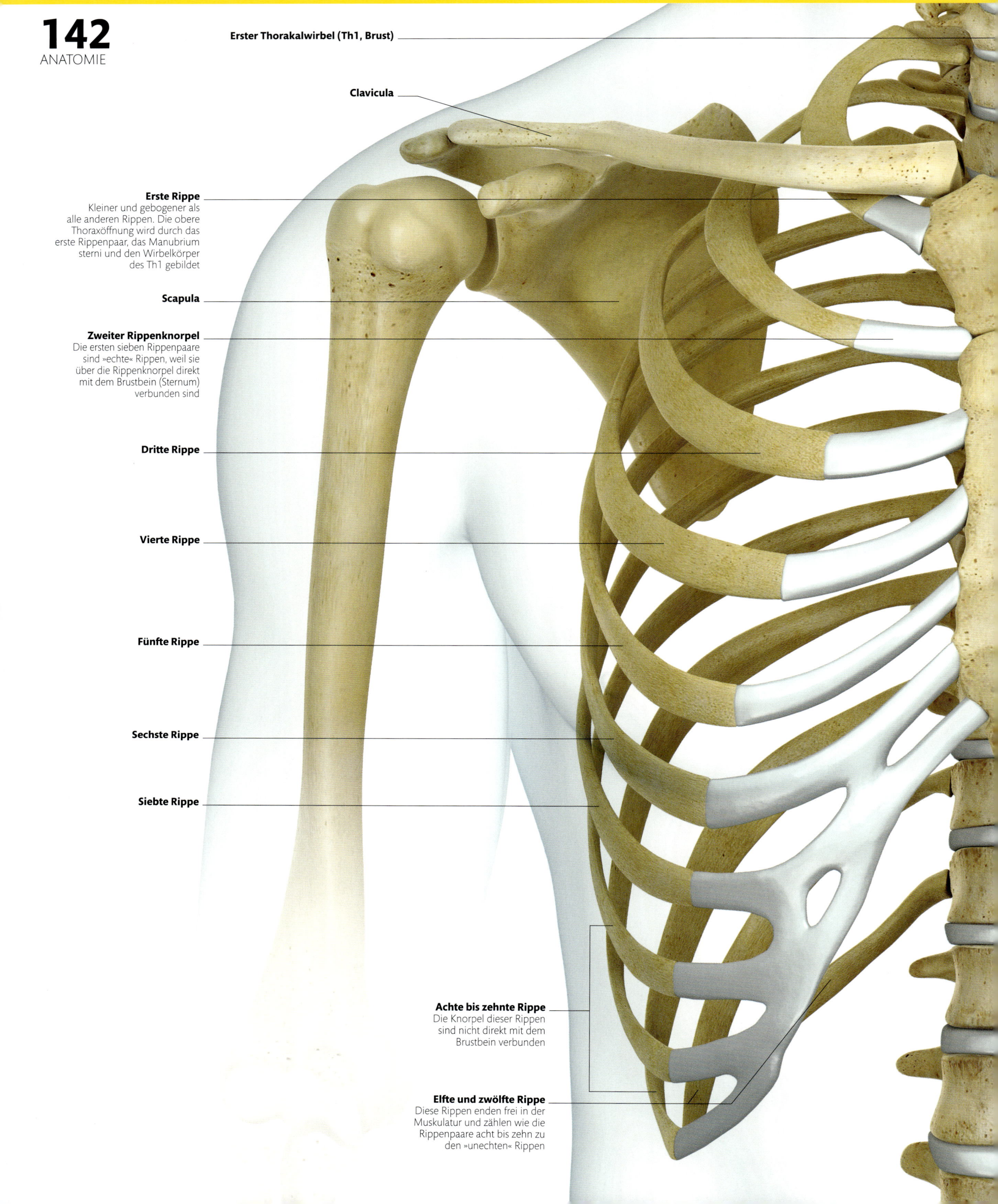
Erster Thorakalwirbel (Th1, Brust)
Clavicula
Erste Rippe
Kleiner und gebogener als alle anderen Rippen. Die obere Thoraxöffnung wird durch das erste Rippenpaar, das Manubrium sterni und den Wirbelkörper des Th1 gebildet
Scapula
Zweiter Rippenknorpel
Die ersten sieben Rippenpaare sind »echte« Rippen, weil sie über die Rippenknorpel direkt mit dem Brustbein (Sternum) verbunden sind
Dritte Rippe
Vierte Rippe
Fünfte Rippe
Sechste Rippe
Siebte Rippe
Achte bis zehnte Rippe
Die Knorpel dieser Rippen sind nicht direkt mit dem Brustbein verbunden
Elfte und zwölfte Rippe
Diese Rippen enden frei in der Muskulatur und zählen wie die Rippenpaare acht bis zehn zu den »unechten« Rippen

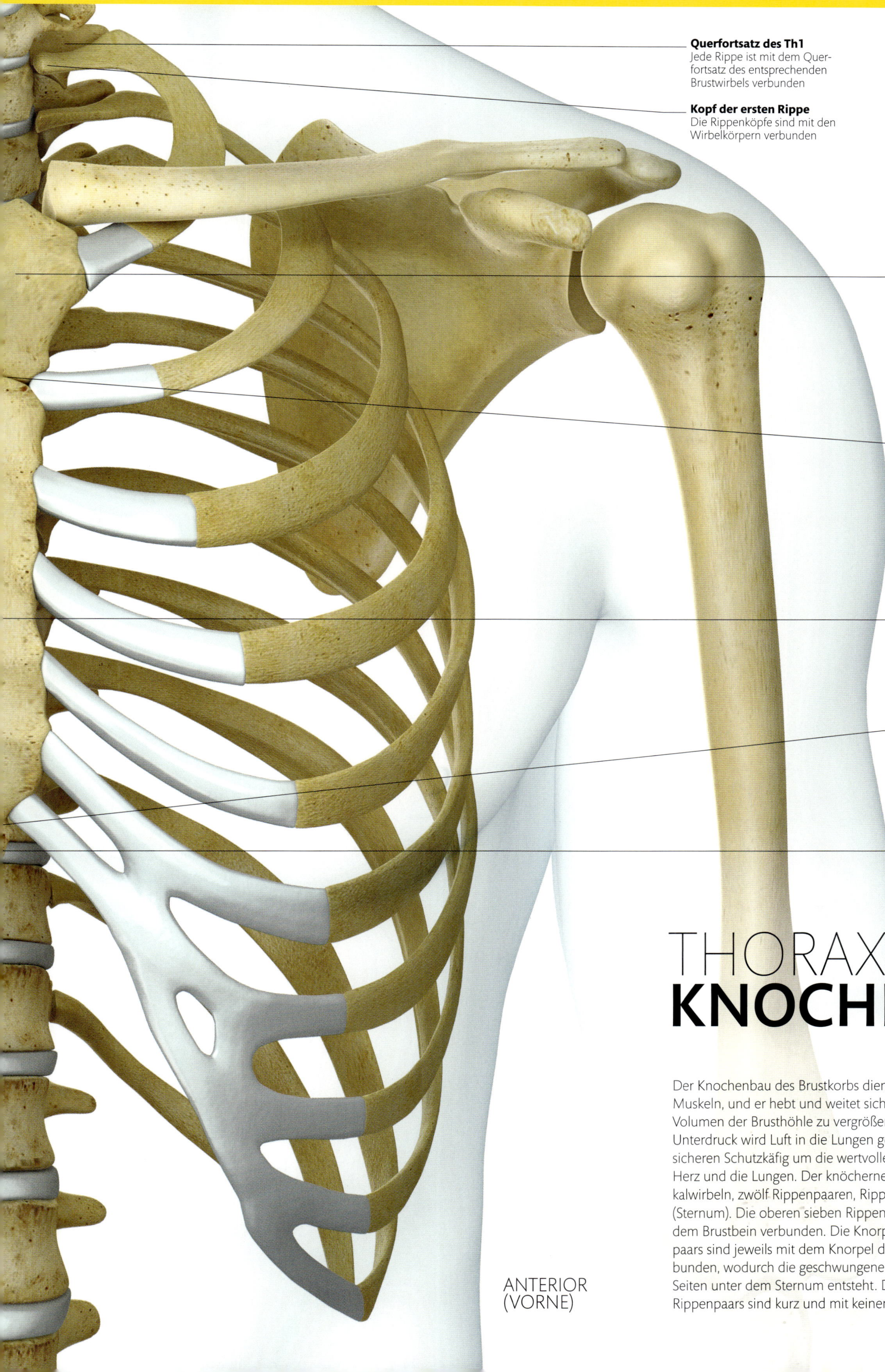

THORAX KNOCHENBAU

Der Knochenbau des Brustkorbs dient zur Verankerung verschiedener Muskeln, und er hebt und weitet sich während des Einatmens, um das Volumen der Brusthöhle zu vergrößern. Durch den so entstehenden Unterdruck wird Luft in die Lungen gesogen. Außerdem bildet er einen sicheren Schutzkäfig um die wertvollen Organe in seinem Innern: das Herz und die Lungen. Der knöcherne Thorax besteht aus zwölf Thorakalwirbeln, zwölf Rippenpaaren, Rippenknorpeln und dem Brustbein (Sternum). Die oberen sieben Rippenpaare sind durch ihre Knorpel mit dem Brustbein verbunden. Die Knorpel des achten bis zehnten Rippenpaars sind jeweils mit dem Knorpel der darüberliegenden Rippen verbunden, wodurch die geschwungene Form der Rippenbögen zu beiden Seiten unter dem Sternum entsteht. Die Rippen des elften und zwölften Rippenpaars sind kurz und mit keinen anderen Rippen verbunden.

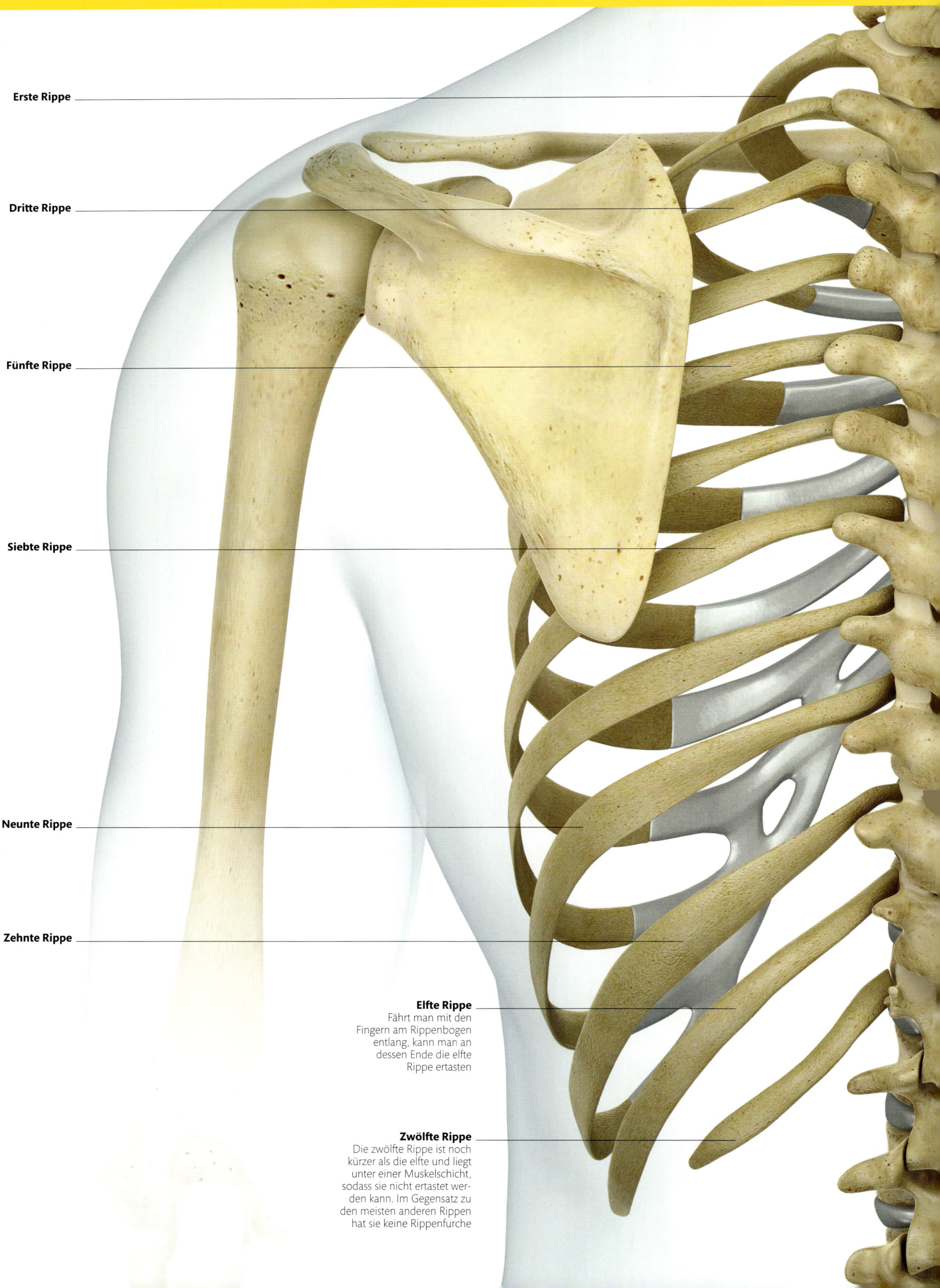
Erste Rippe
Dritte Rippe
Fünfte Rippe
Siebte Rippe
Neunte Rippe
Zehnte Rippe
Elfte Rippe
Fährt man mit den Fingern am Rippenbogen entlang, kann man an dessen Ende die elfte Rippe ertasten
Zwölfte Rippe
Die zwölfte Rippe ist noch kürzer als die elfte und liegt unter einer Muskelschicht, sodass sie nicht ertastet werden kann. Im Gegensatz zu den meisten anderen Rippen hat sie keine Rippenfurche

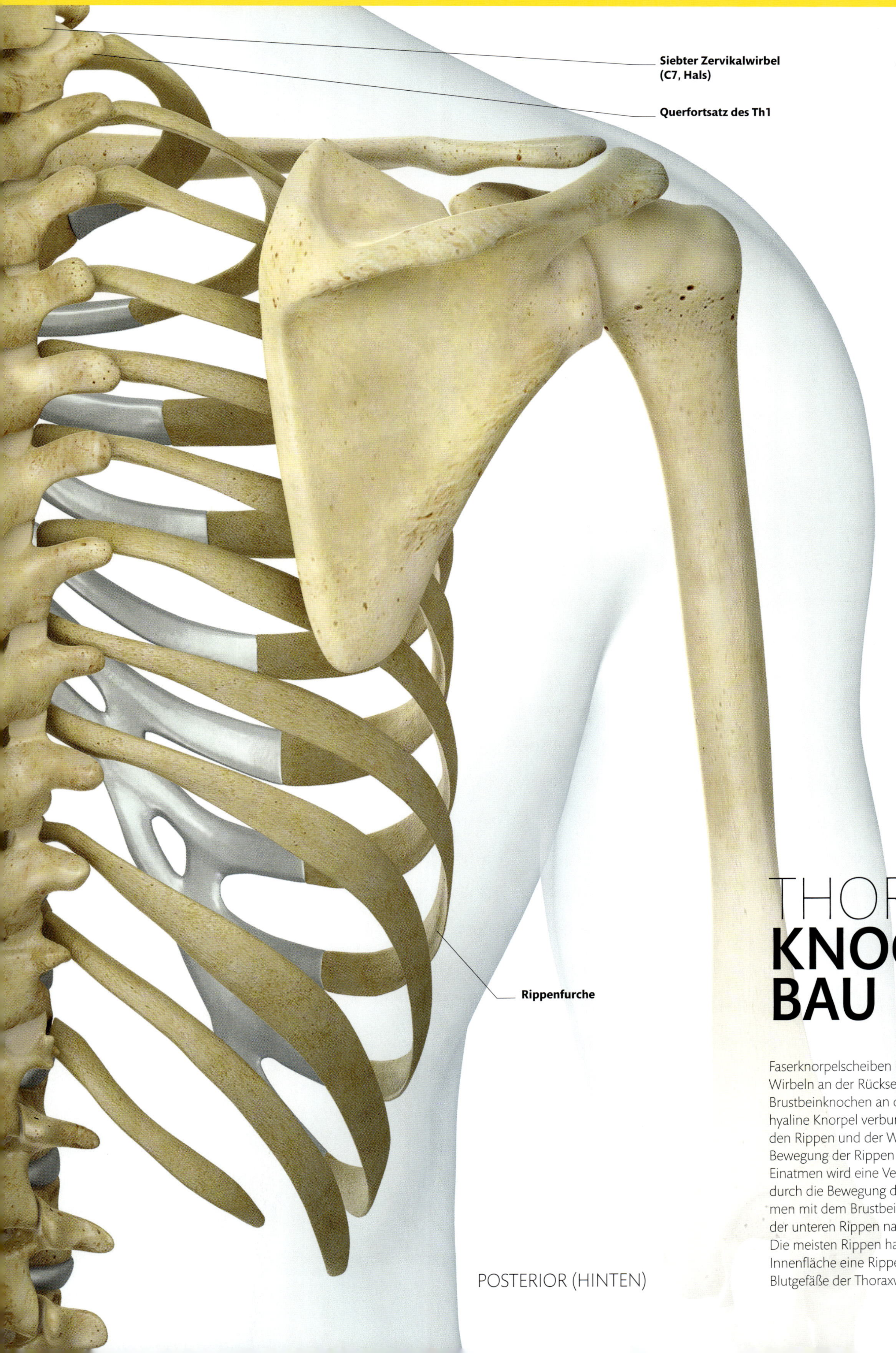

THORAX KNOCHENBAU

Faserknorpelscheiben befinden sich zwischen den Wirbeln an der Rückseite des Brustkorbs, und die Brustbeinknochen an der Vorderseite sind durch hyaline Knorpel verbunden. Gelenke zwischen den Rippen und der Wirbelsäule ermöglichen die Bewegung der Rippen beim Atemvorgang. Beim Einatmen wird eine Vergrößerung des Brustkorbs durch die Bewegung der oberen Rippen zusammen mit dem Brustbein nach oben und vorn sowie der unteren Rippen nach oben und außen erzielt. Die meisten Rippen haben am unteren Rand ihrer Innenfläche eine Rippenfurche, in der Nerven und Blutgefäße der Thoraxwand Platz finden.

THORAX
KNOCHENBAU

WIRBELSÄULE

Die Wirbelsäule ist der zentrale Teil des Skeletts und hat einige sehr wichtige Aufgaben: Sie stützt den Rumpf, umschließt und schützt das Rückenmark, bildet die Verankerung vieler Muskeln und enthält blutbildendes Knochenmark. Die Wirbelsäule ist bei Männern durchschnittlich 70 cm, bei Frauen durchschnittlich 60 cm lang. Ungefähr ein Viertel ihrer Länge besteht aus Faserknorpel, den Zwischenwirbel- oder Bandscheiben, deren Zahl aufgrund von Abweichungen der Anzahl der kleinen Steißbeinwirbel zwischen 32 und 35 variiert. Obwohl alle Wirbelknochen eine ähnliche Grundstruktur haben – die meisten besitzen Körper, Wirbelbogen, Dorn- und Querfortsätze –, gibt es doch deutliche Merkmale, die die Wirbelknochen jedes Abschnitts der Wirbelsäule kennzeichnen.

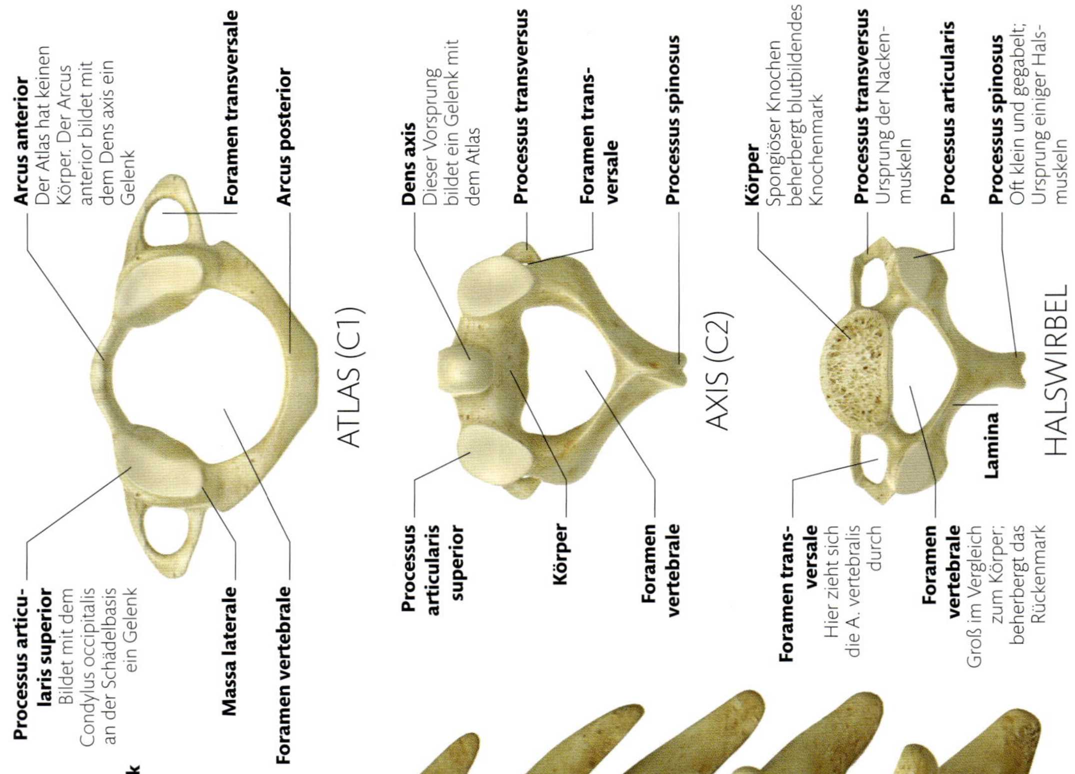

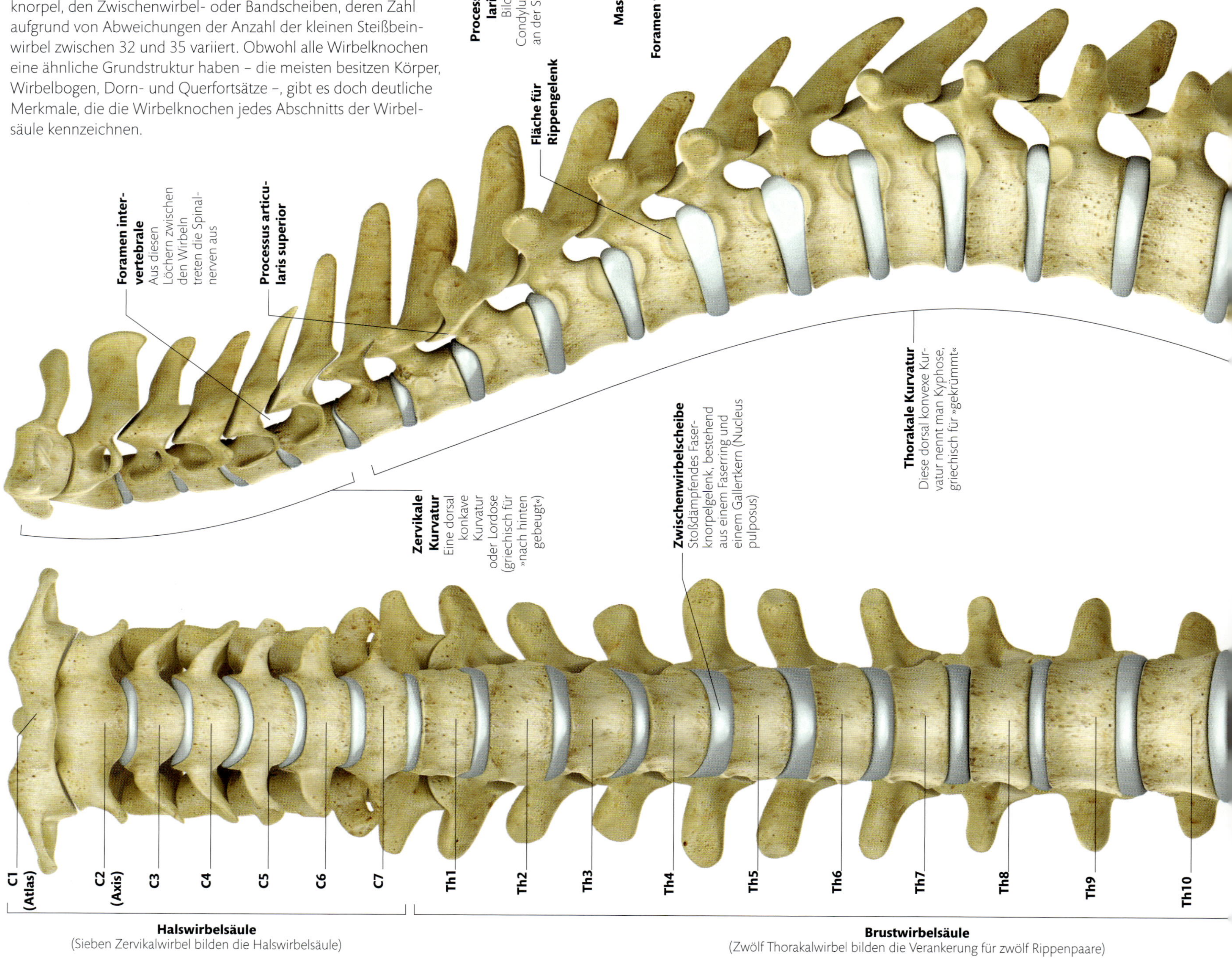

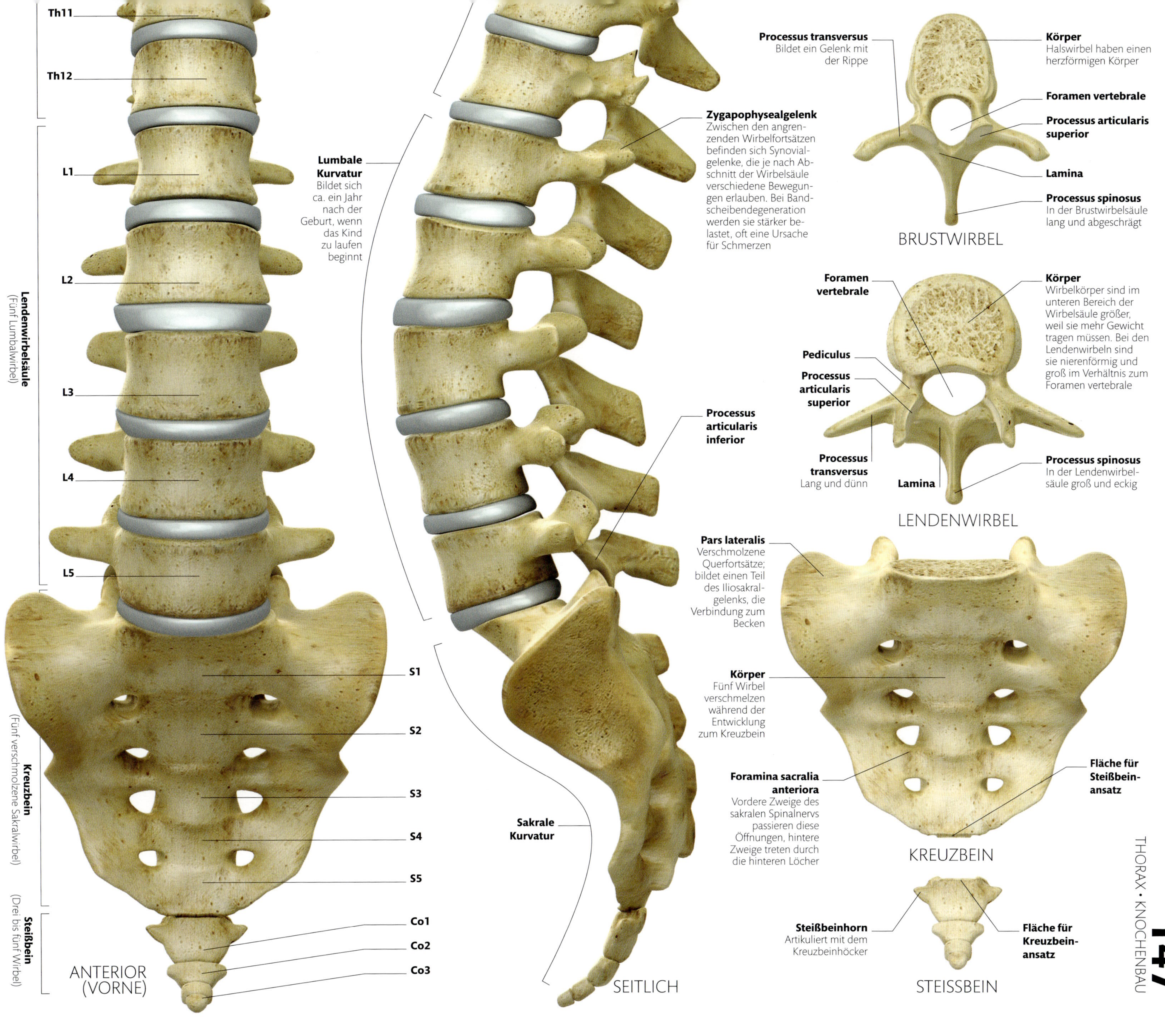
ANTERIOR (VORNE)
Th11
Th12
L1
L2
L3
L4
L5
S1
S2
S3
S4
S5
Co1
Co2
Co3
Lendenwirbelsäule (Fünf Lumbalwirbel)
Kreuzbein (Fünf verschmolzene Sakralwirbel)
Steißbein (Drei bis fünf Wirbel)
SEITLICH
Lumbale Kurvatur Bildet sich ca. ein Jahr nach der Geburt, wenn das Kind zu laufen beginnt
Zygapophysealgelenk Zwischen den angrenzenden Wirbelfortsätzen befinden sich Synovialgelenke, die je nach Abschnitt der Wirbelsäule verschiedene Bewegungen erlauben. Bei Bandscheibendegeneration werden sie stärker belastet, oft eine Ursache für Schmerzen
Processus articularis inferior
Sakrale Kurvatur
BRUSTWIRBEL
Processus transversus Bildet ein Gelenk mit der Rippe
Körper Halswirbel haben einen herzförmigen Körper
Foramen vertebrale
Processus articularis superior
Lamina
Processus spinosus In der Brustwirbelsäule lang und abgeschrägt
LENDENWIRBEL
Foramen vertebrale
Körper Wirbelkörper sind im unteren Bereich der Wirbelsäule größer, weil sie mehr Gewicht tragen müssen. Bei den Lendenwirbeln sind sie nierenförmig und groß im Verhältnis zum Foramen vertebrale
Pediculus
Processus articularis superior
Processus transversus Lang und dünn
Lamina
Processus spinosus In der Lendenwirbelsäule groß und eckig
KREUZBEIN
Pars lateralis Verschmolzene Querfortsätze; bildet einen Teil des Iliosakralgelenks, die Verbindung zum Becken
Körper Fünf Wirbel verschmelzen während der Entwicklung zum Kreuzbein
Foramina sacralia anteriora Vordere Zweige des sakralen Spinalnervs passieren diese Öffnungen, hintere Zweige treten durch die hinteren Löcher
Fläche für Steißbeinansatz
STEISSBEIN
Steißbeinhorn Artikuliert mit dem Kreuzbeinhöcker
Fläche für Kreuzbeinansatz

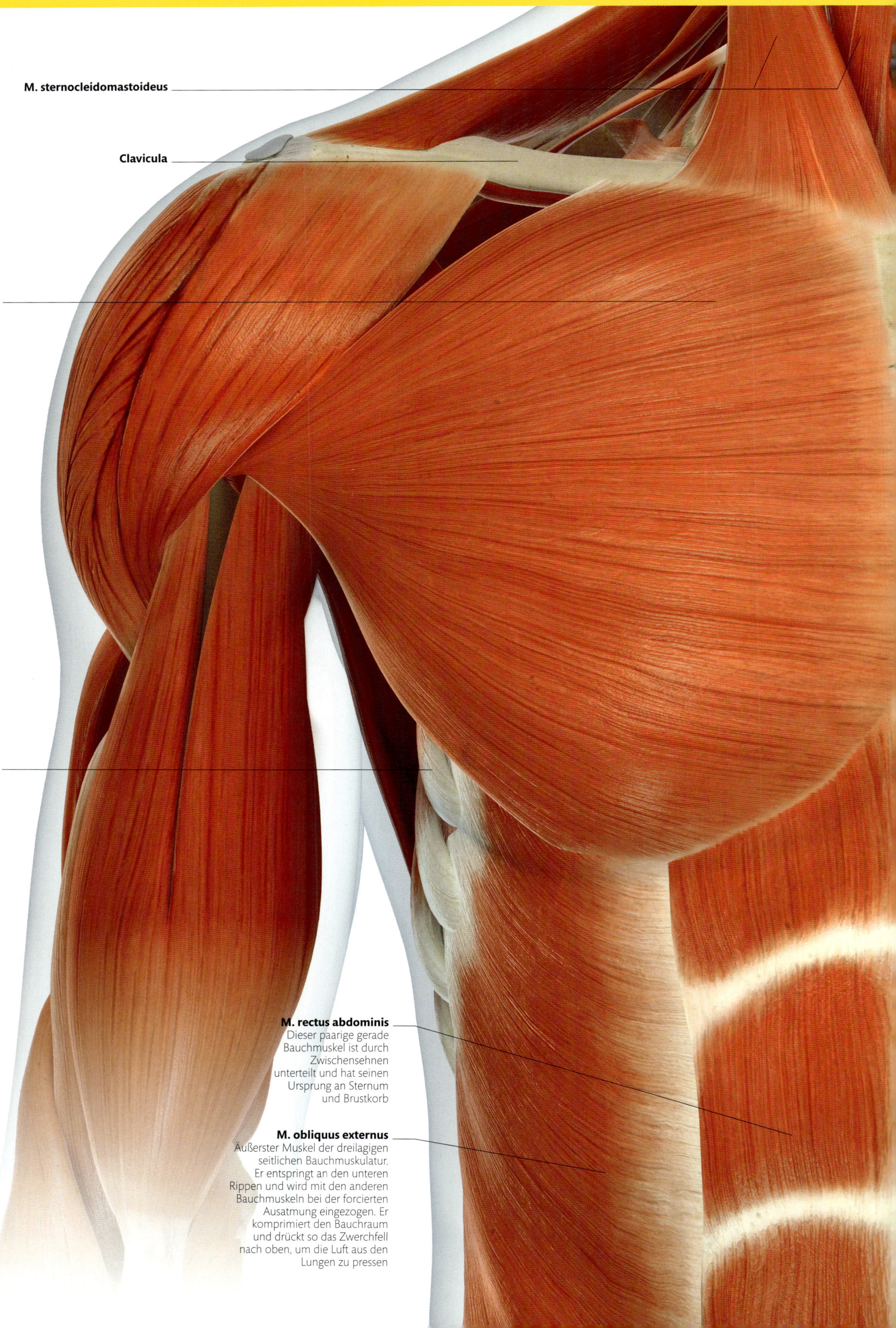

ANTERIOR (VORNE)
OBERFLÄCHLICH

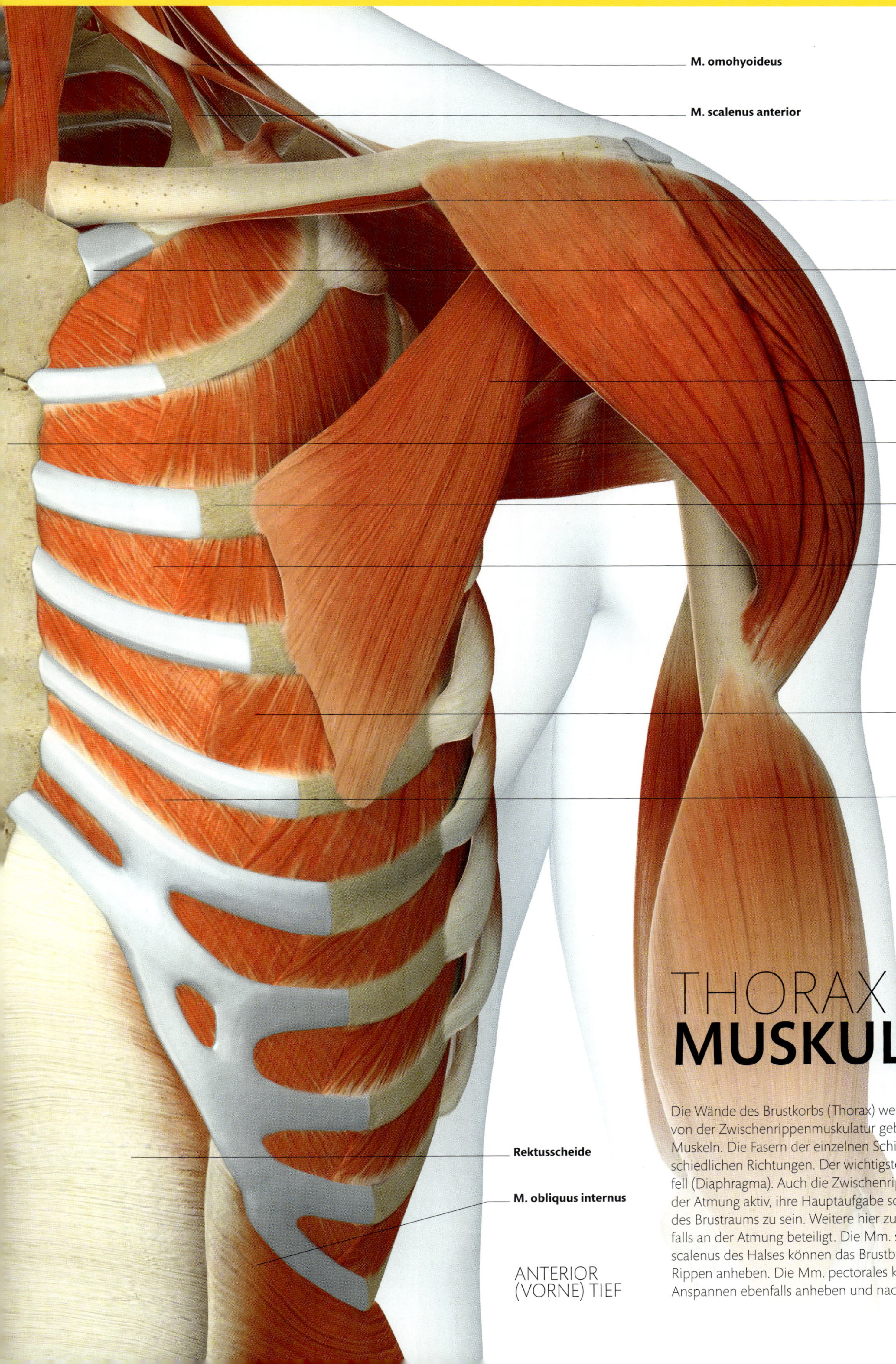

THORAX MUSKULATUR

Die Wände des Brustkorbs (Thorax) werden außer von den Rippen von der Zwischenrippenmuskulatur gebildet. Es gibt drei Lagen dieser Muskeln. Die Fasern der einzelnen Schichten verlaufen in unterschiedlichen Richtungen. Der wichtigste Atemmuskel ist das Zwerchfell (Diaphragma). Auch die Zwischenrippenmuskeln sind während der Atmung aktiv, ihre Hauptaufgabe scheint jedoch die Stabilisierung des Brustraums zu sein. Weitere hier zu sehende Muskeln sind ebenfalls an der Atmung beteiligt. Die Mm. sternocleidomastoideus und scalenus des Halses können das Brustbein (Sternum) und die oberen Rippen anheben. Die Mm. pectorales können die Rippen durch Anspannen ebenfalls anheben und nach außen ziehen.

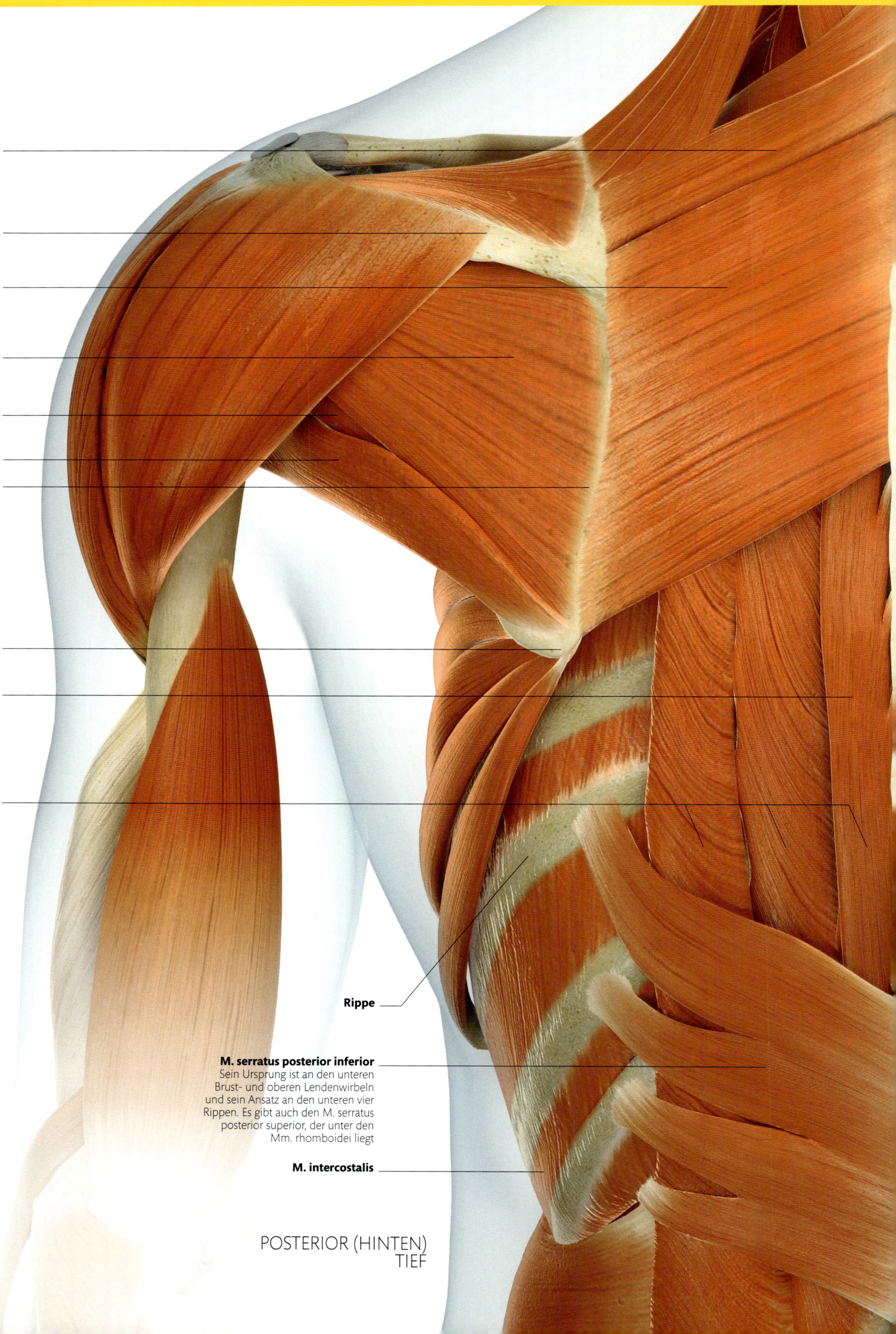

POSTERIOR (HINTEN)
TIEF

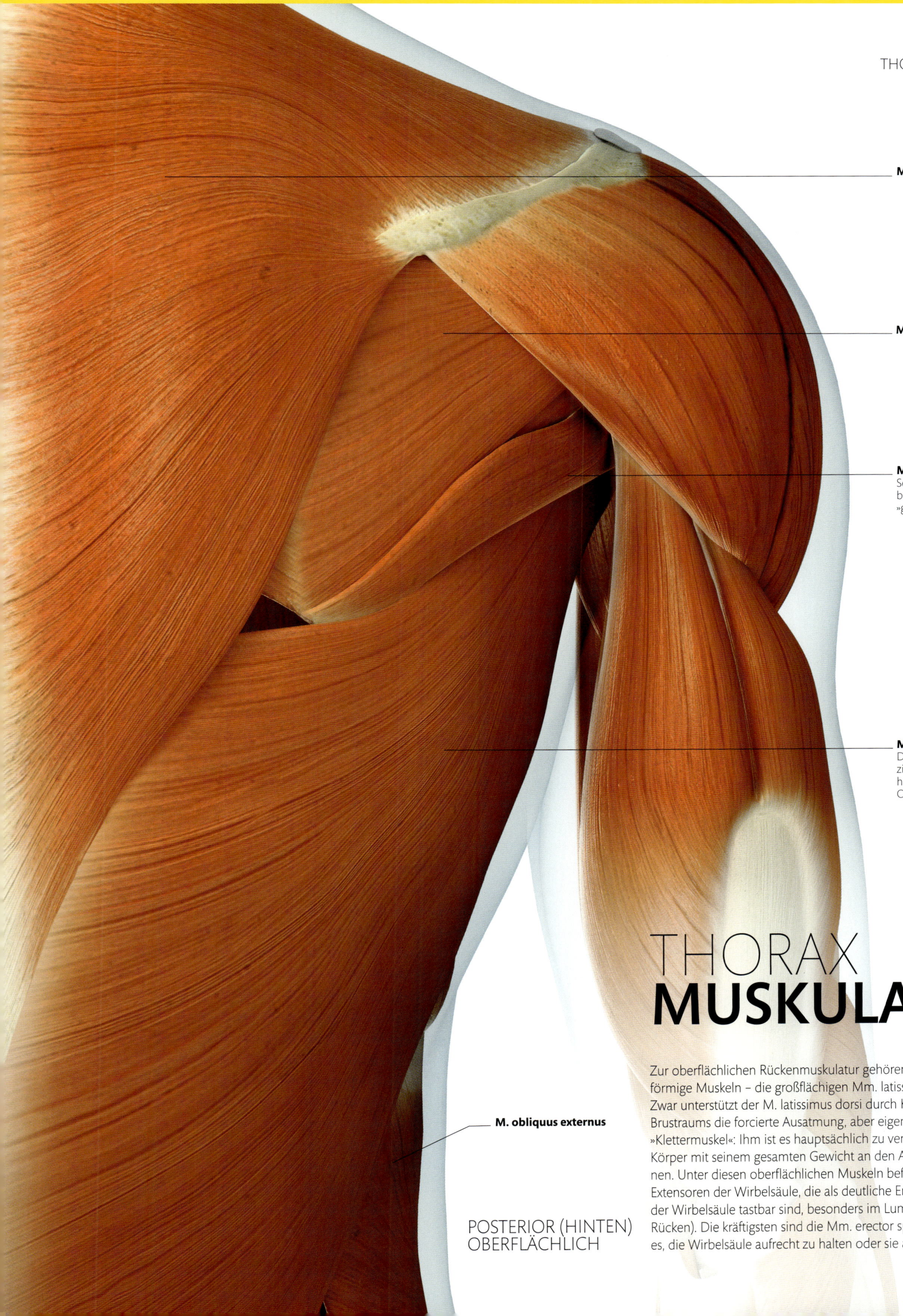

POSTERIOR (HINTEN)
OBERFLÄCHLICH

THORAX MUSKULATUR

Zur oberflächlichen Rückenmuskulatur gehören zwei große dreieckförmige Muskeln – die großflächigen Mm. latissimus dorsi und trapezius. Zwar unterstützt der M. latissimus dorsi durch Kompression des unteren Brustraums die forcierte Ausatmung, aber eigentlich ist er ein richtiger »Klettermuskel«: Ihm ist es hauptsächlich zu verdanken, dass wir unseren Körper mit seinem gesamten Gewicht an den Armen hochziehen können. Unter diesen oberflächlichen Muskeln befinden sich die tieferen Extensoren der Wirbelsäule, die als deutliche Erhebung zu beiden Seiten der Wirbelsäule tastbar sind, besonders im Lumbalbereich (unterer Rücken). Die kräftigsten sind die Mm. erector spinae. Ihre Aufgabe ist es, die Wirbelsäule aufrecht zu halten oder sie aufzurichten.

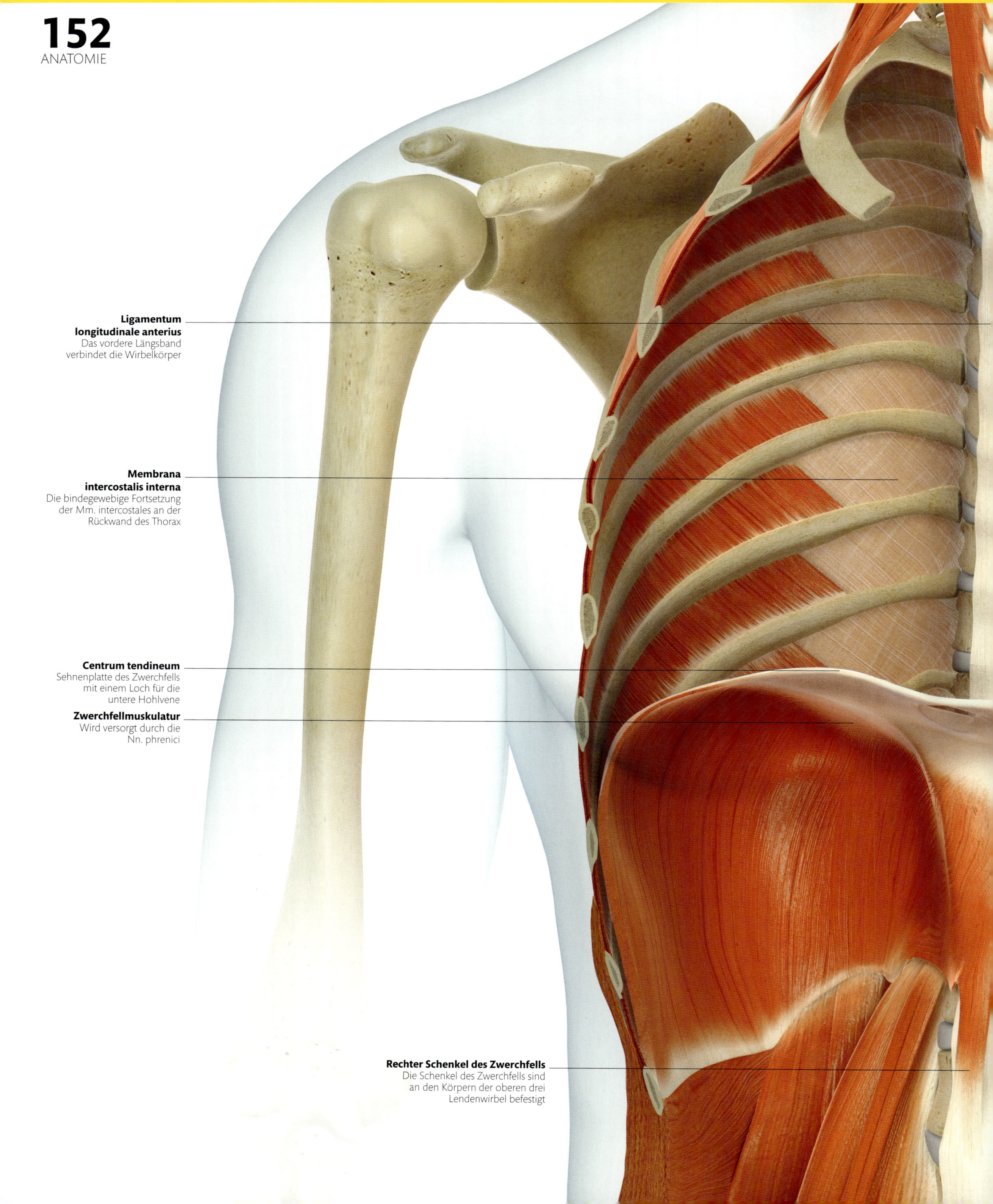
Ligamentum longitudinale anterius
Das vordere Längsband verbindet die Wirbelkörper
Membrana intercostalis interna
Die bindegewebige Fortsetzung der Mm. intercostales an der Rückwand des Thorax
Centrum tendineum
Sehnenplatte des Zwerchfells mit einem Loch für die untere Hohlvene
Zwerchfellmuskulatur
Wird versorgt durch die Nn. phrenici
Rechter Schenkel des Zwerchfells
Die Schenkel des Zwerchfells sind an den Körpern der oberen drei Lendenwirbel befestigt

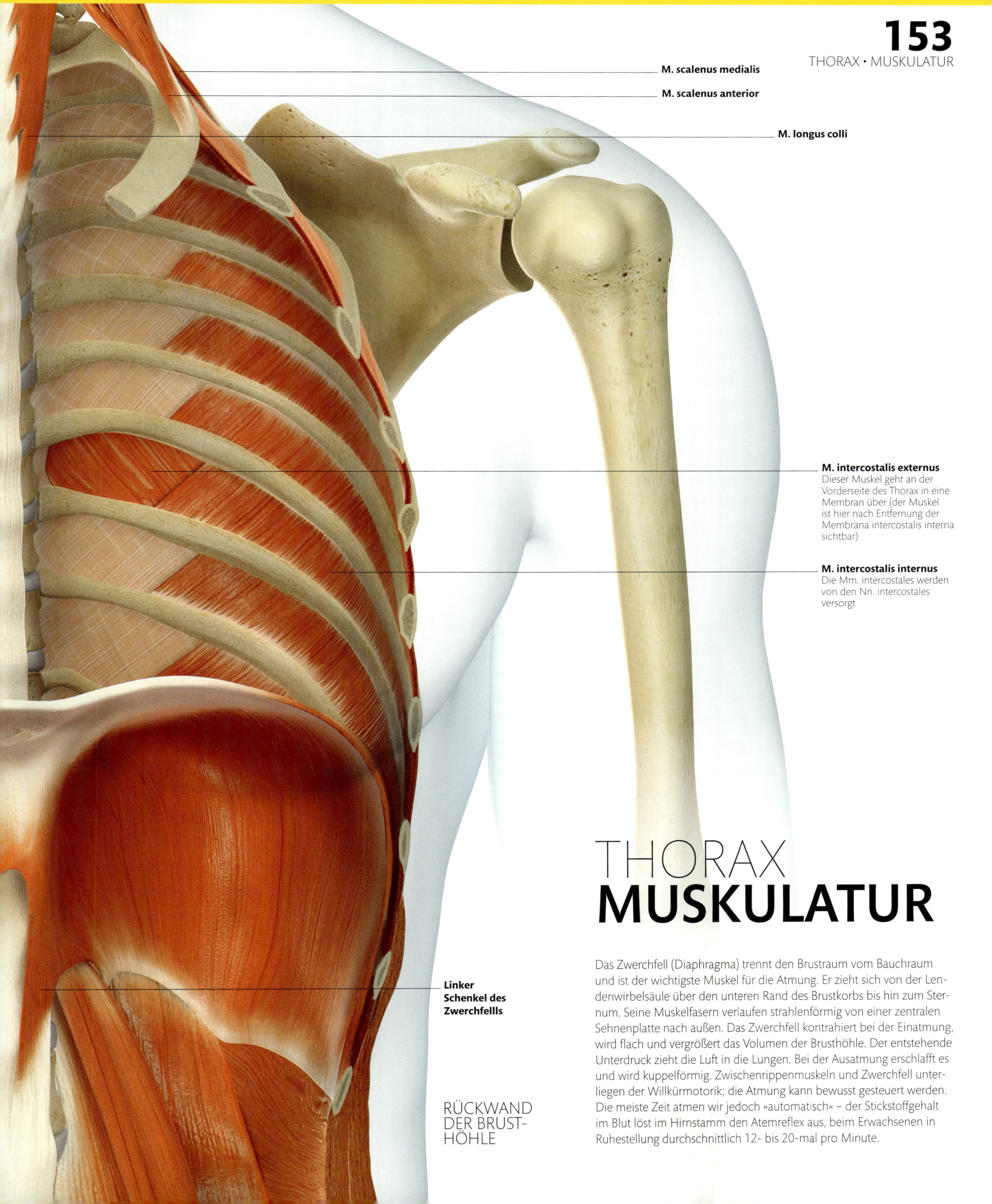

RÜCKWAND DER BRUSTHÖHLE

THORAX MUSKULATUR

Das Zwerchfell (Diaphragma) trennt den Brustraum vom Bauchraum und ist der wichtigste Muskel für die Atmung. Er zieht sich von der Lendenwirbelsäule über den unteren Rand des Brustkorbs bis hin zum Sternum. Seine Muskelfasern verlaufen strahlenförmig von einer zentralen Sehnenplatte nach außen. Das Zwerchfell kontrahiert bei der Einatmung, wird flach und vergrößert das Volumen der Brusthöhle. Der entstehende Unterdruck zieht die Luft in die Lungen. Bei der Ausatmung erschlafft es und wird kuppelförmig. Zwischenrippenmuskeln und Zwerchfell unterliegen der Willkürmotorik; die Atmung kann bewusst gesteuert werden. Die meiste Zeit atmen wir jedoch »automatisch« – der Stickstoffgehalt im Blut löst im Hirnstamm den Atemreflex aus, beim Erwachsenen in Ruhestellung durchschnittlich 12- bis 20-mal pro Minute.

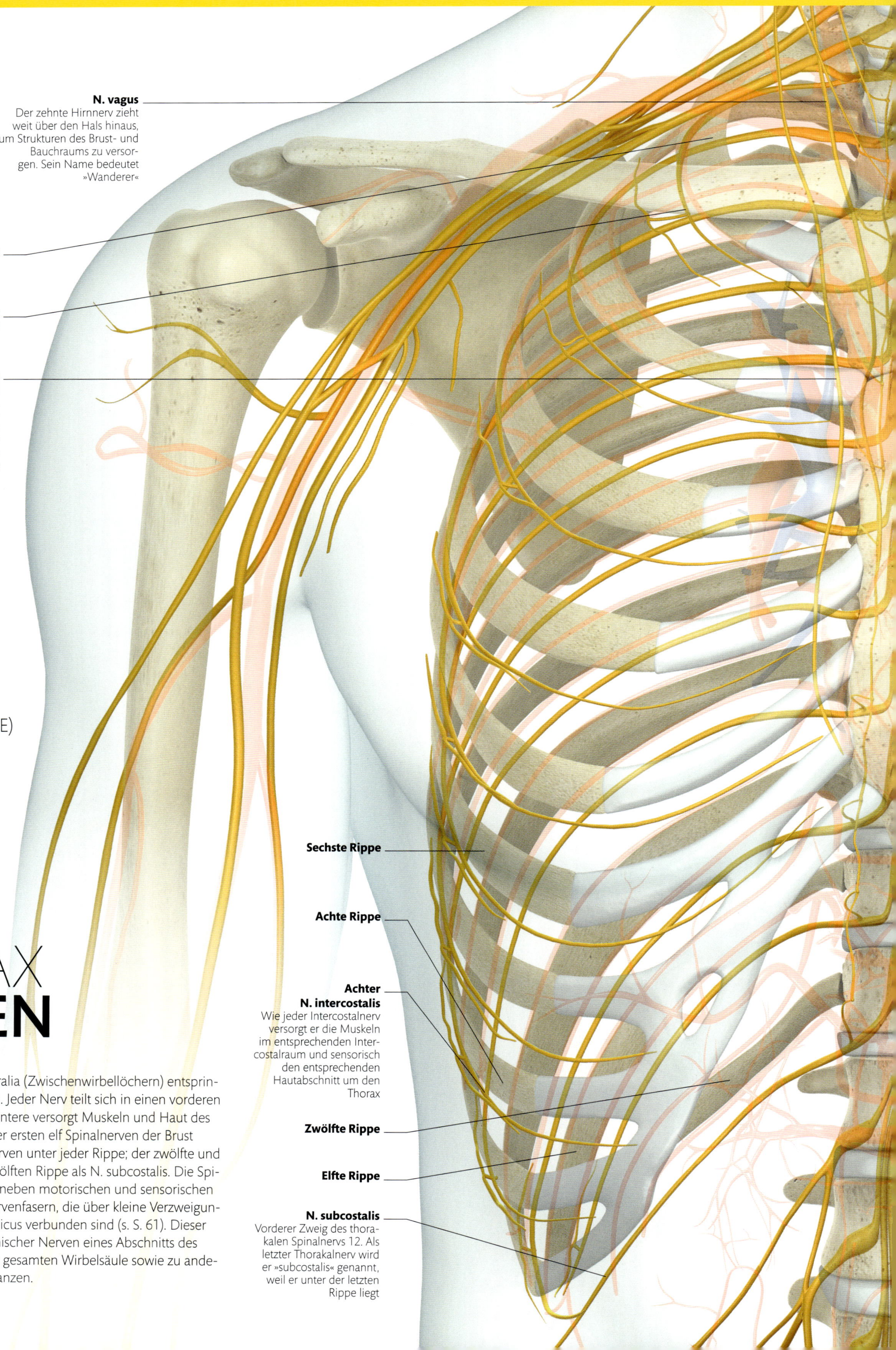

THORAX NERVEN

Aus den Foramina intervertebralia (Zwischenwirbellöchern) entspringen die paarigen Spinalnerven. Jeder Nerv teilt sich in einen vorderen und einen hinteren Ast. Der hintere versorgt Muskeln und Haut des Rückens. Der vorderen Äste der ersten elf Spinalnerven der Brust liegen jeweils als Intercostalnerven unter jeder Rippe; der zwölfte und letzte Ast verläuft unter der zwölften Rippe als N. subcostalis. Die Spinalnerven der Brust enthalten neben motorischen und sensorischen Fasern auch sympathische Nervenfasern, die über kleine Verzweigungen mit dem Truncus sympathicus verbunden sind (s. S. 61). Dieser erlaubt den Impulsen sympathischer Nerven eines Abschnitts des Rückenmarks, sich entlang der gesamten Wirbelsäule sowie zu anderen Körperbereichen fortzupflanzen.

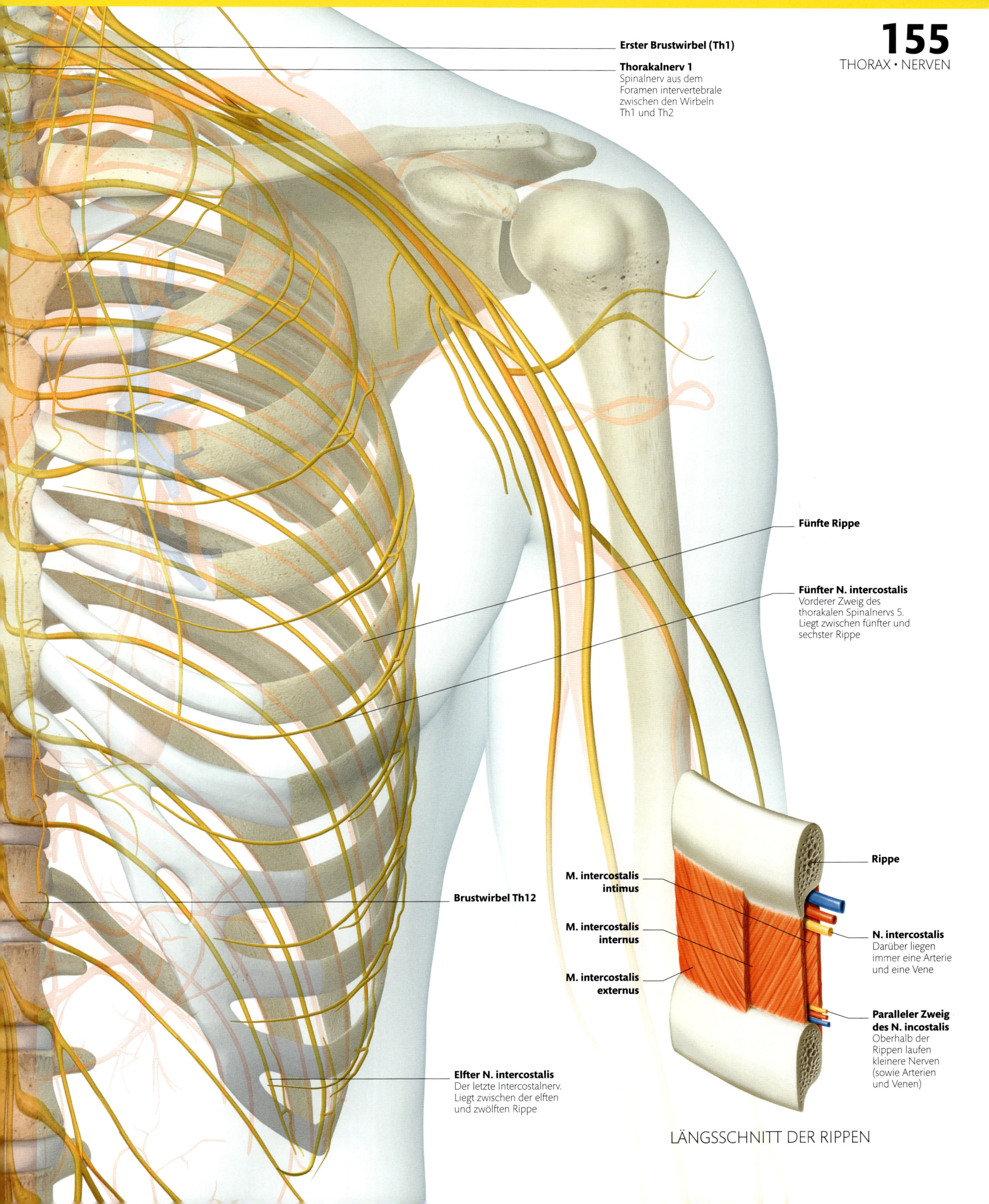
Erster Brustwirbel (Th1)
Thorakalnerv 1
Spinalnerv aus dem Foramen intervertebrale zwischen den Wirbeln Th1 und Th2
Fünfte Rippe
Fünfter N. intercostalis
Vorderer Zweig des thorakalen Spinalnervs 5. Liegt zwischen fünfter und sechster Rippe
Rippe
M. intercostalis intimus
M. intercostalis internus
M. intercostalis externus
N. intercostalis
Darüber liegen immer eine Arterie und eine Vene
Paralleler Zweig des N. incostalis
Oberhalb der Rippen laufen kleinere Nerven (sowie Arterien und Venen)
Brustwirbel Th12
Elfter N. intercostalis
Der letzte Intercostalnerv. Liegt zwischen der elften und zwölften Rippe
LÄNGSSCHNITT DER RIPPEN

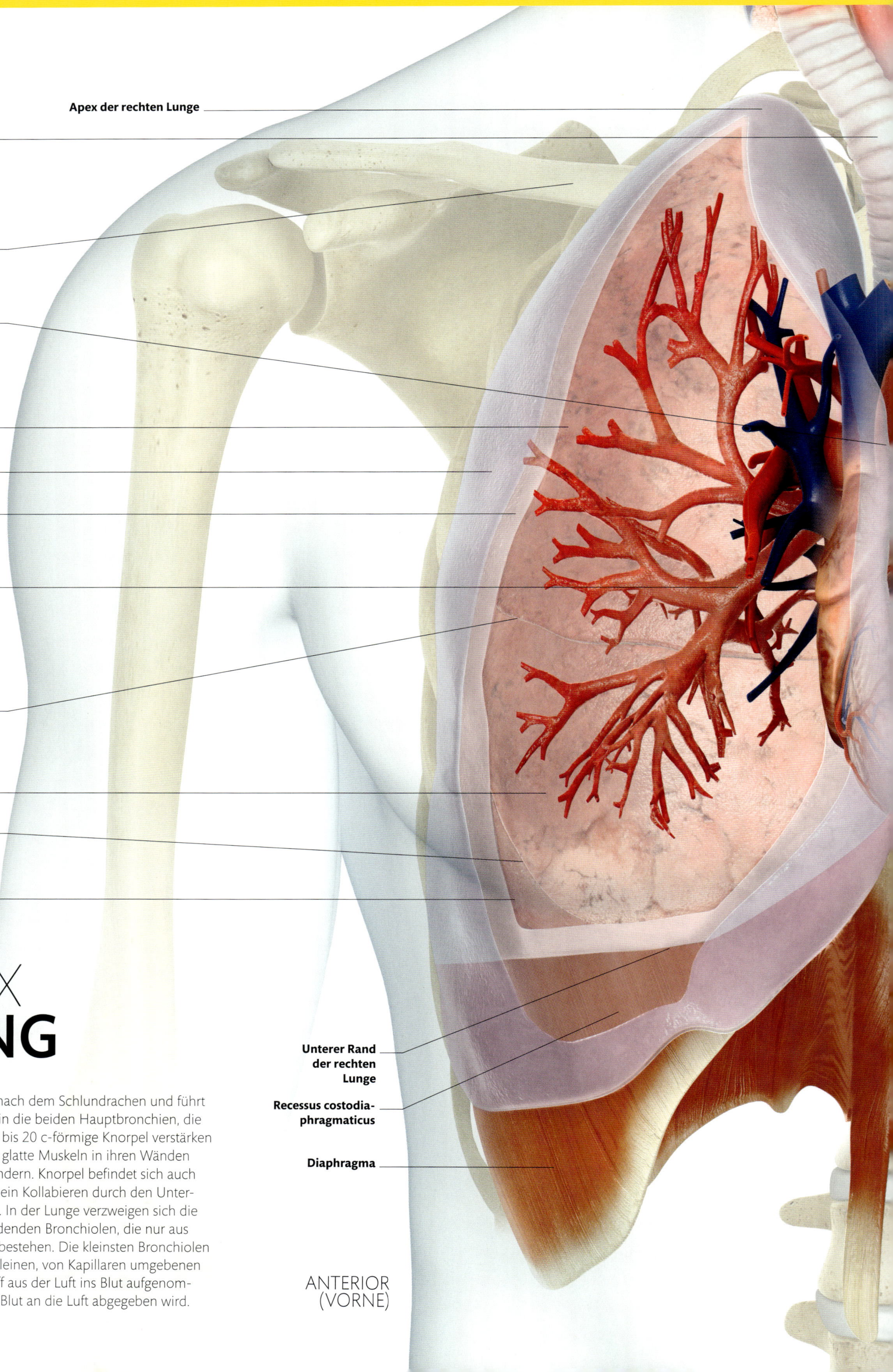

THORAX
ATMUNG

Die Luftröhre (Trachea) beginnt nach dem Schlundrachen und führt in den Thorax. Dort teilt sie sich in die beiden Hauptbronchien, die jeweils eine Lunge versorgen. 15 bis 20 c-förmige Knorpel verstärken die Trachea und halten sie offen, glatte Muskeln in ihren Wänden können ihren Durchmesser verändern. Knorpel befindet sich auch in den Bronchien. Dadurch wird ein Kollabieren durch den Unterdruck beim Einatmen verhindert. In der Lunge verzweigen sich die Bronchien zu immer kleiner werdenden Bronchiolen, die nur aus Muskelröhrchen, ohne Knorpel, bestehen. Die kleinsten Bronchiolen enden an den Alveolartrauben, kleinen, von Kapillaren umgebenen Luftsäckchen, in denen Sauerstoff aus der Luft ins Blut aufgenommen und Kohlendioxid aus dem Blut an die Luft abgegeben wird.

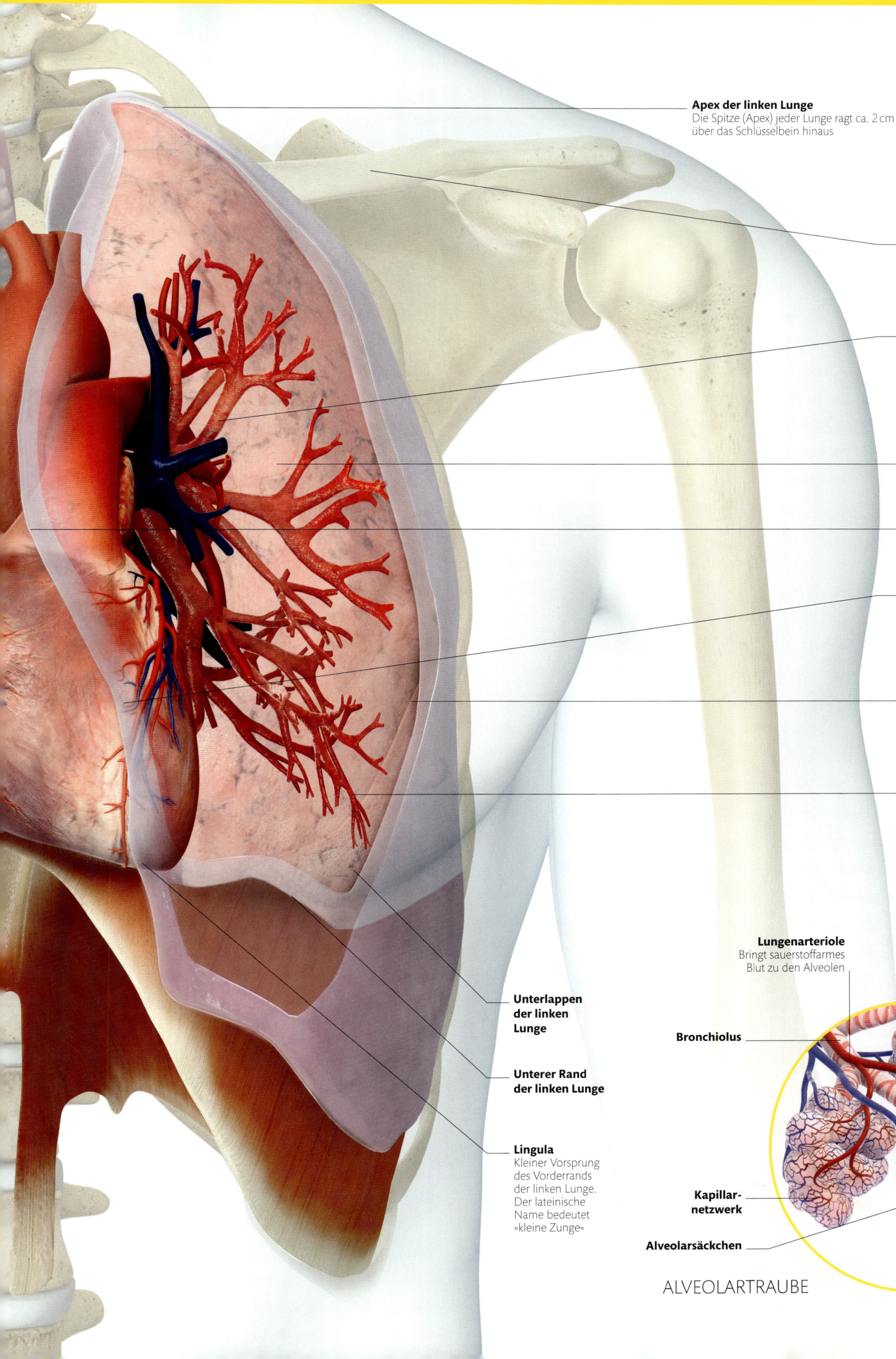

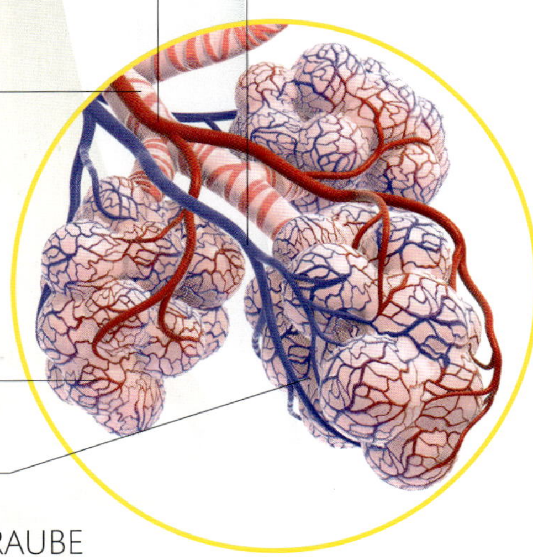

ALVEOLARTRAUBE

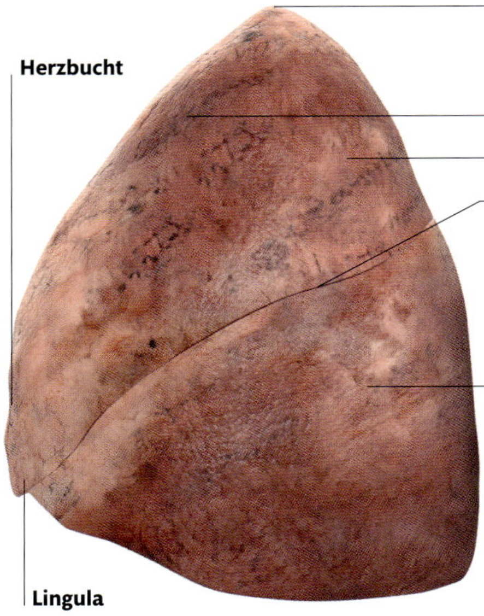

LINKE LUNGE (SEITLICH)

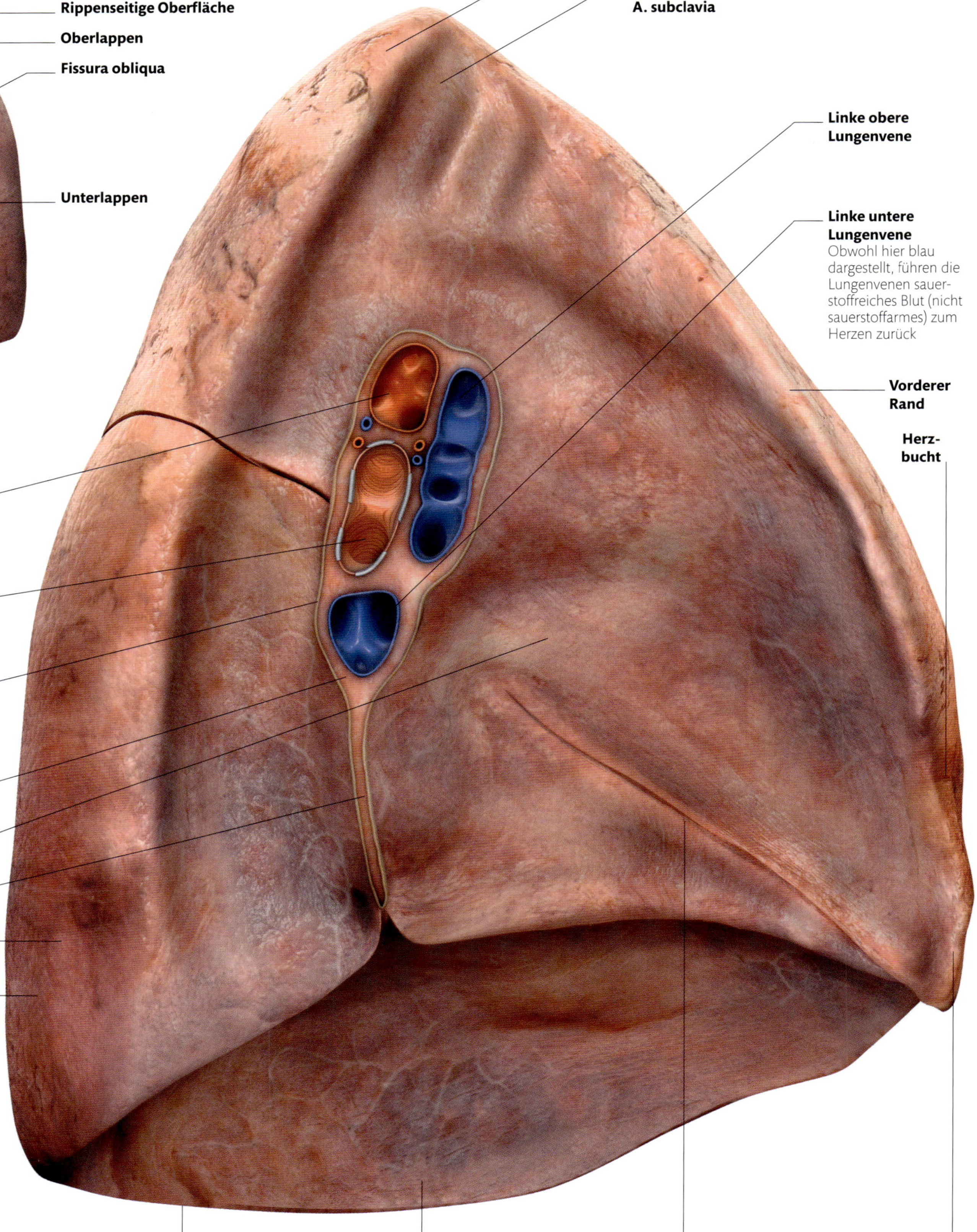

LINKE LUNGE (MEDIAL)

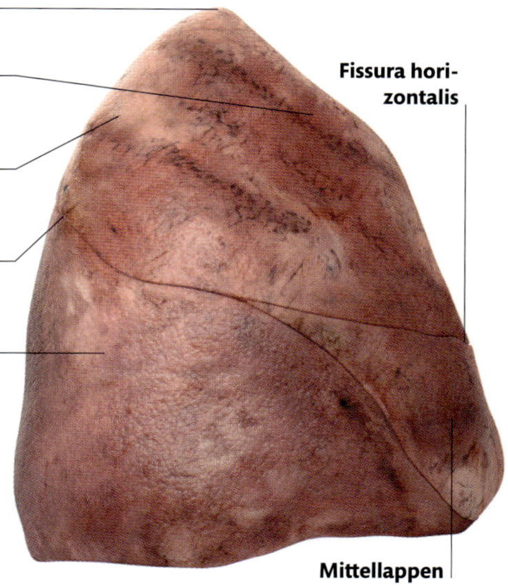

RECHTE LUNGE (SEITLICH)

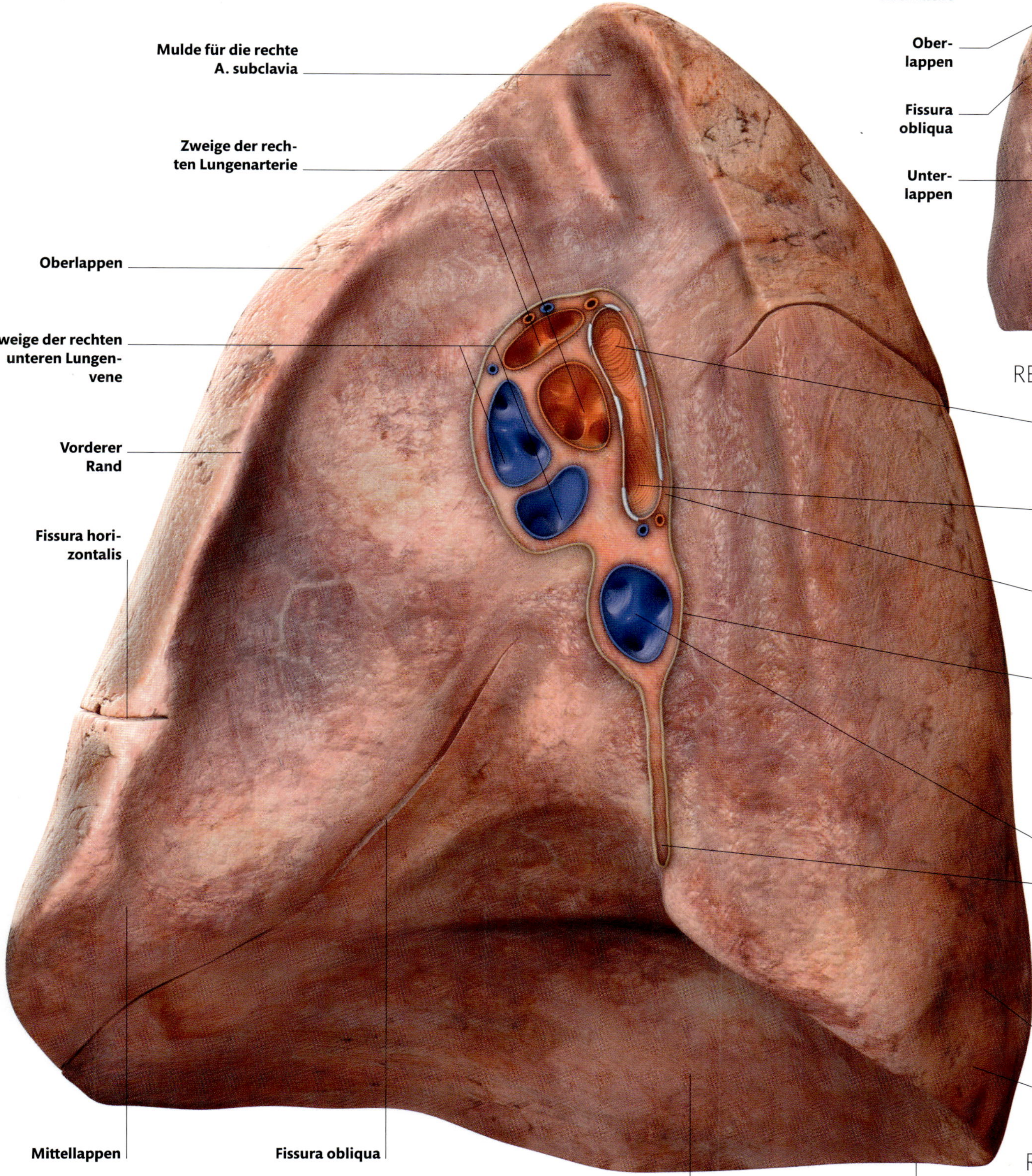

RECHTE LUNGE (MEDIAL)

THORAX
ATMUNG

Jede Lunge ist in ihre Seite des Brustkorbs eingebettet. Die Oberfläche jeder Lunge ist vom viszeralen Blatt der Pleura, dem Lungenfell, umgeben, und die innere Wand des Brustkorbs wird vom parietalen Blatt der Pleura, dem Rippenfell, ausgekleidet. Zwischen den Pleurablättern befindet sich ein dünner Flüssigkeitsfilm, der den Lungen während der Atmung ein reibungsfreies Gleiten im Brustkorb ermöglicht. Reserveausbuchtungen gewährleisten die optimale Ausdehnung der Lungen beim Einatmen. Die Hauptbronchien und Blutgefäße treten am Hilus an der medialen Seite jeder Lunge in die Lunge ein. Obwohl beide Lungen auf den ersten Blick gleich erscheinen, sind sie nicht symmetrisch. Die linke Lunge ist leicht konkav, um Platz für das Herz zu schaffen, und verfügt nur über zwei Lungenlappen, während die rechte Lunge drei Lappen hat, die durch zwei tiefe Fissuren abgeteilt sind.

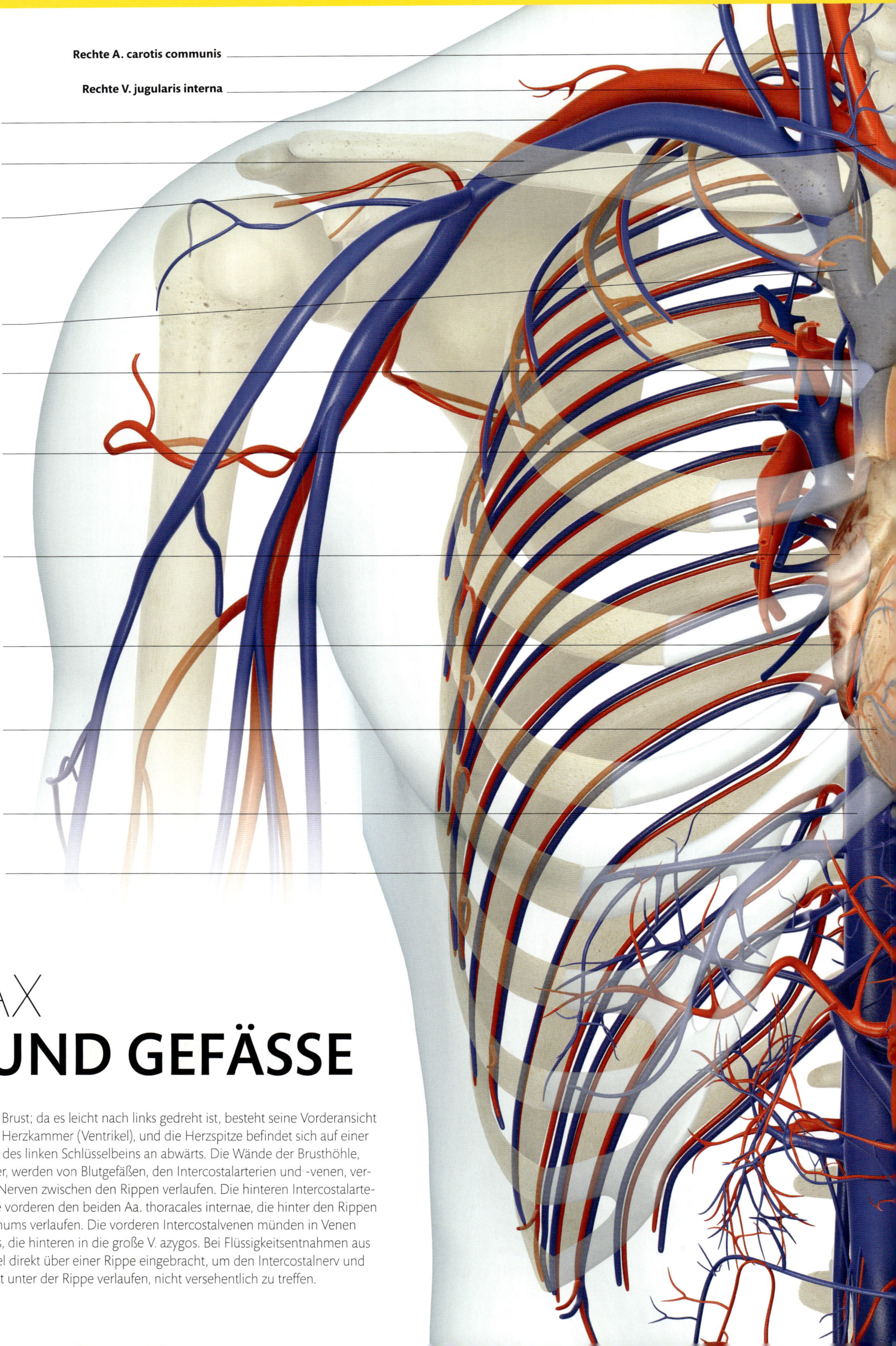

THORAX
HERZ UND GEFÄSSE

Das Herz sitzt in der Mitte der Brust; da es leicht nach links gedreht ist, besteht seine Vorderansicht hauptsächlich aus der rechten Herzkammer (Ventrikel), und die Herzspitze befindet sich auf einer gedachten Linie von der Mitte des linken Schlüsselbeins an abwärts. Die Wände der Brusthöhle, einschließlich der Haut darüber, werden von Blutgefäßen, den Intercostalarterien und -venen, versorgt, die zusammen mit den Nerven zwischen den Rippen verlaufen. Die hinteren Intercostalarterien entspringen der Aorta, die vorderen den beiden Aa. thoracales internae, die hinter den Rippen vertikal zu jeder Seite des Sternums verlaufen. Die vorderen Intercostalvenen münden in Venen zu beiden Seiten des Sternums, die hinteren in die große V. azygos. Bei Flüssigkeitsentnahmen aus dem Pleuraspalt wird die Nadel direkt über einer Rippe eingebracht, um den Intercostalnerv und die Intercostalgefäße, die direkt unter der Rippe verlaufen, nicht versehentlich zu treffen.

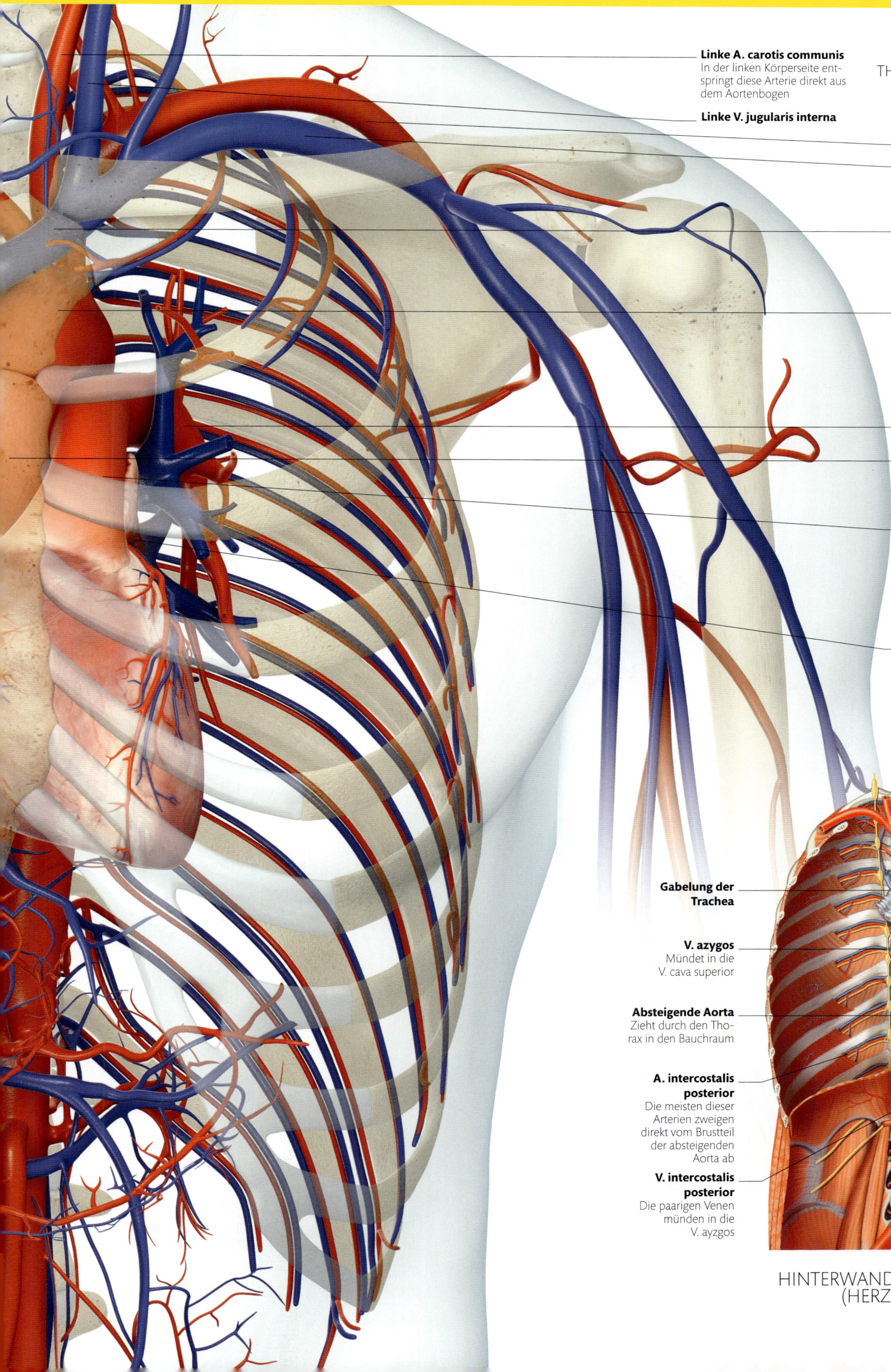

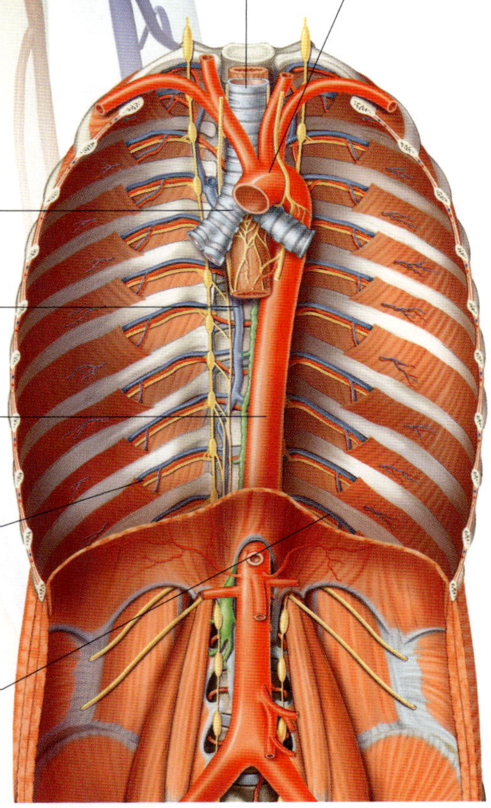

HINTERWAND DER BRUSTHÖHLE (HERZ ENTFERNT)

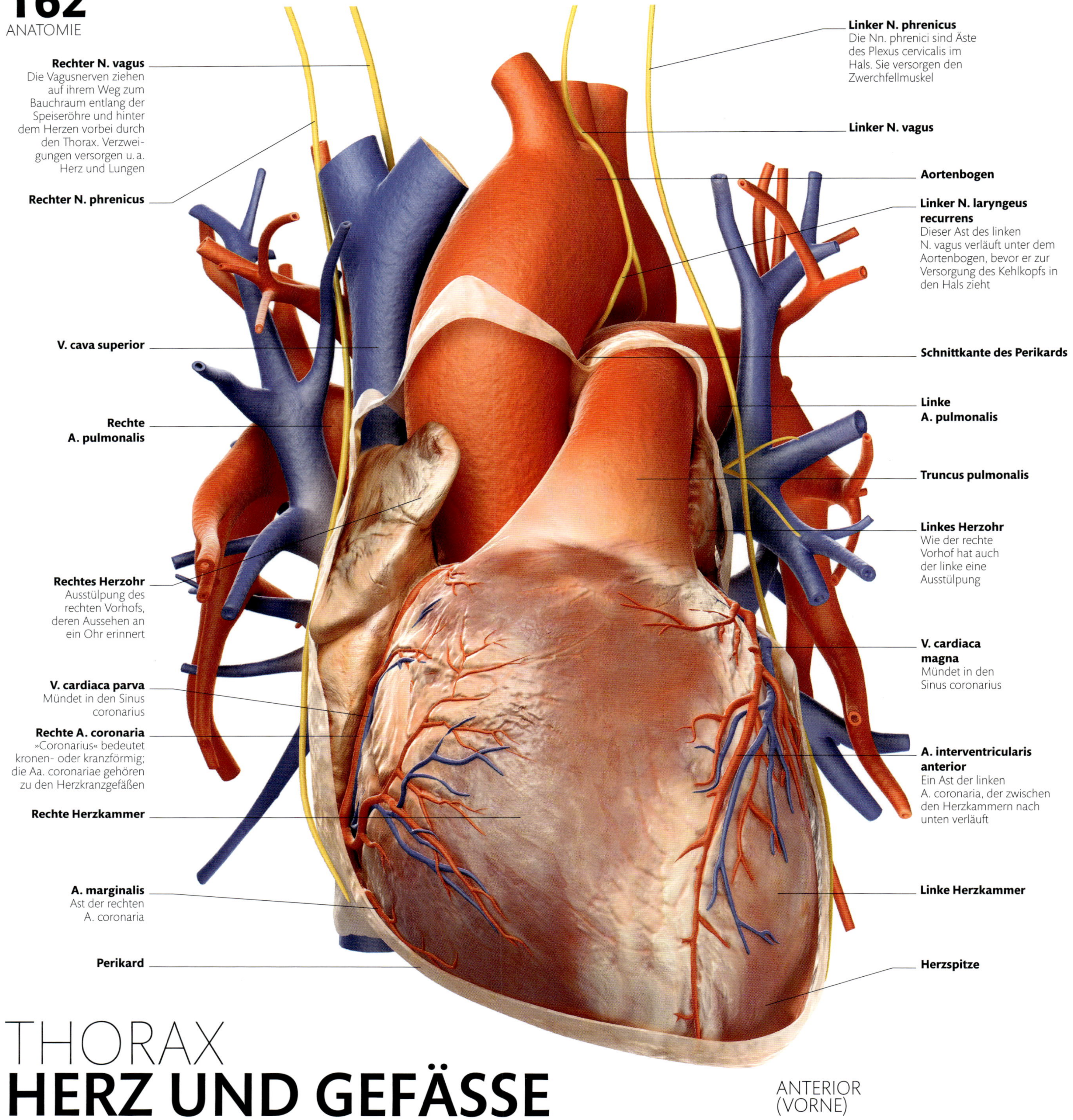

THORAX
HERZ UND GEFÄSSE

Das Herz ist vom zweilagigen Perikard (Herzbeutel) umgeben. Seine kräftige Außenschicht ist an der Unterseite mit dem Zwerchfell und oberhalb mit dem Bindegewebe um die großen Blutgefäße des Herzens verwachsen. Die innere, mit dem Herzen verwachsene Schicht besteht aus einer dünnen Membran, dem Epikard. Zwischen beiden Lagen befindet sich ein dünner Flüssigkeitsfilm, der für eine reibungsfreie Herzbewegung sorgt. Eine Entzündung des Perikards (Perikarditis) kann sehr schmerzhaft sein. Zweige der rechten und linken A. coronaria (Herzkranzarterie), die der absteigenden Aorta entspringen, versorgen den Herzmuskel. Das Herz wird von Venen dräniert, die in den Sinus coronarius münden.

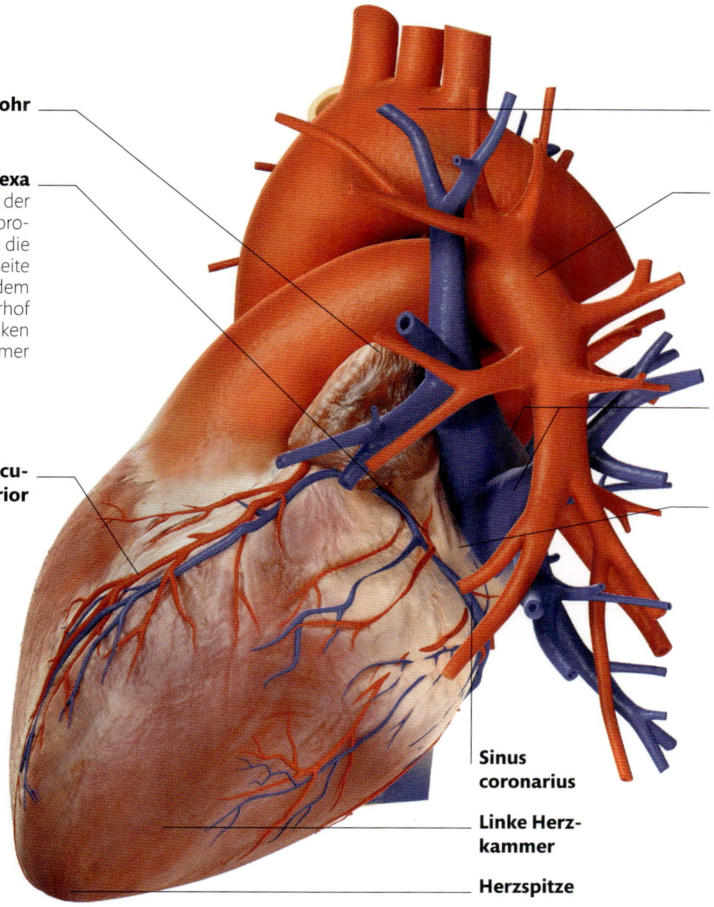

LINKS

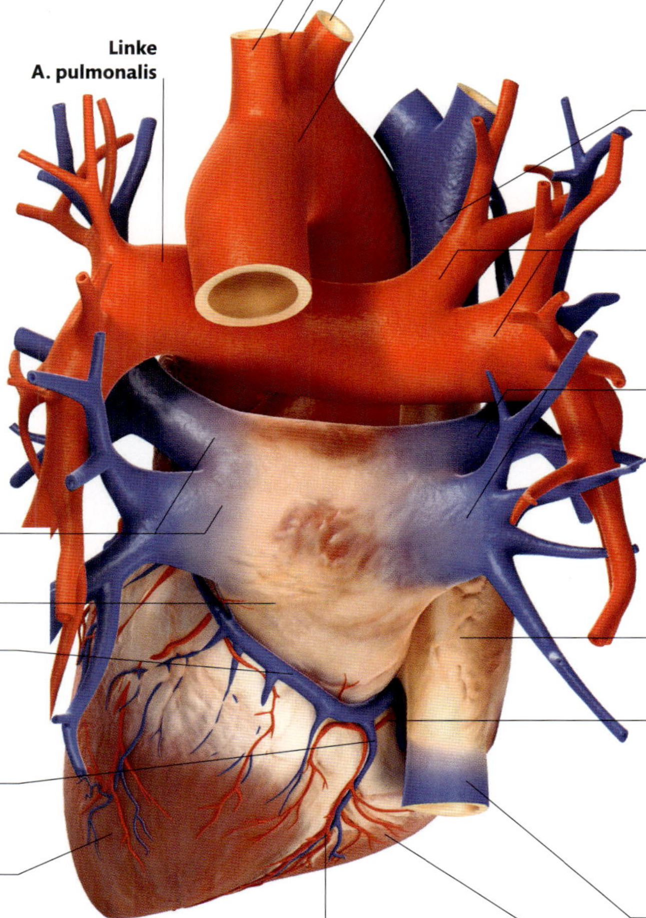

POSTERIOR (HINTEN)

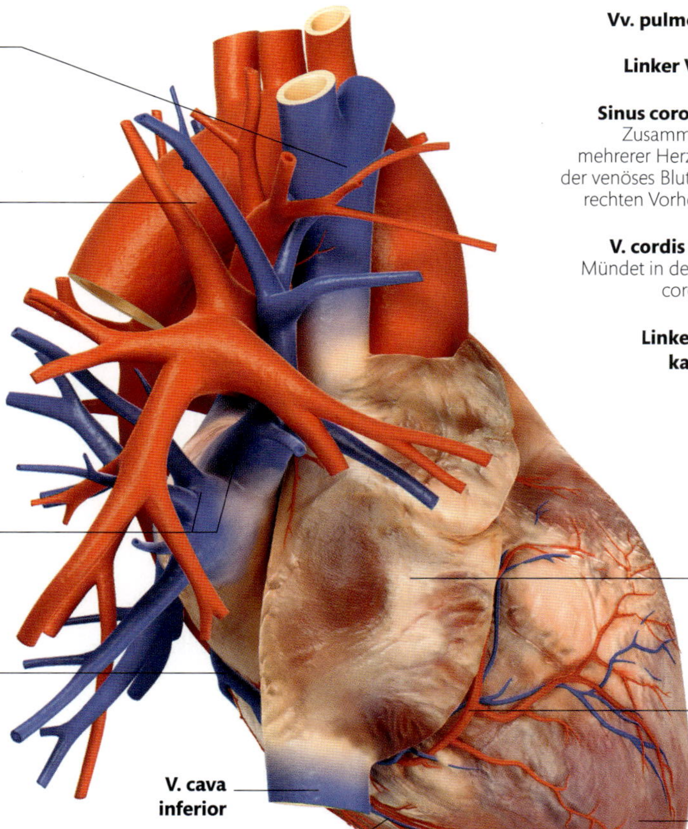

RECHTS

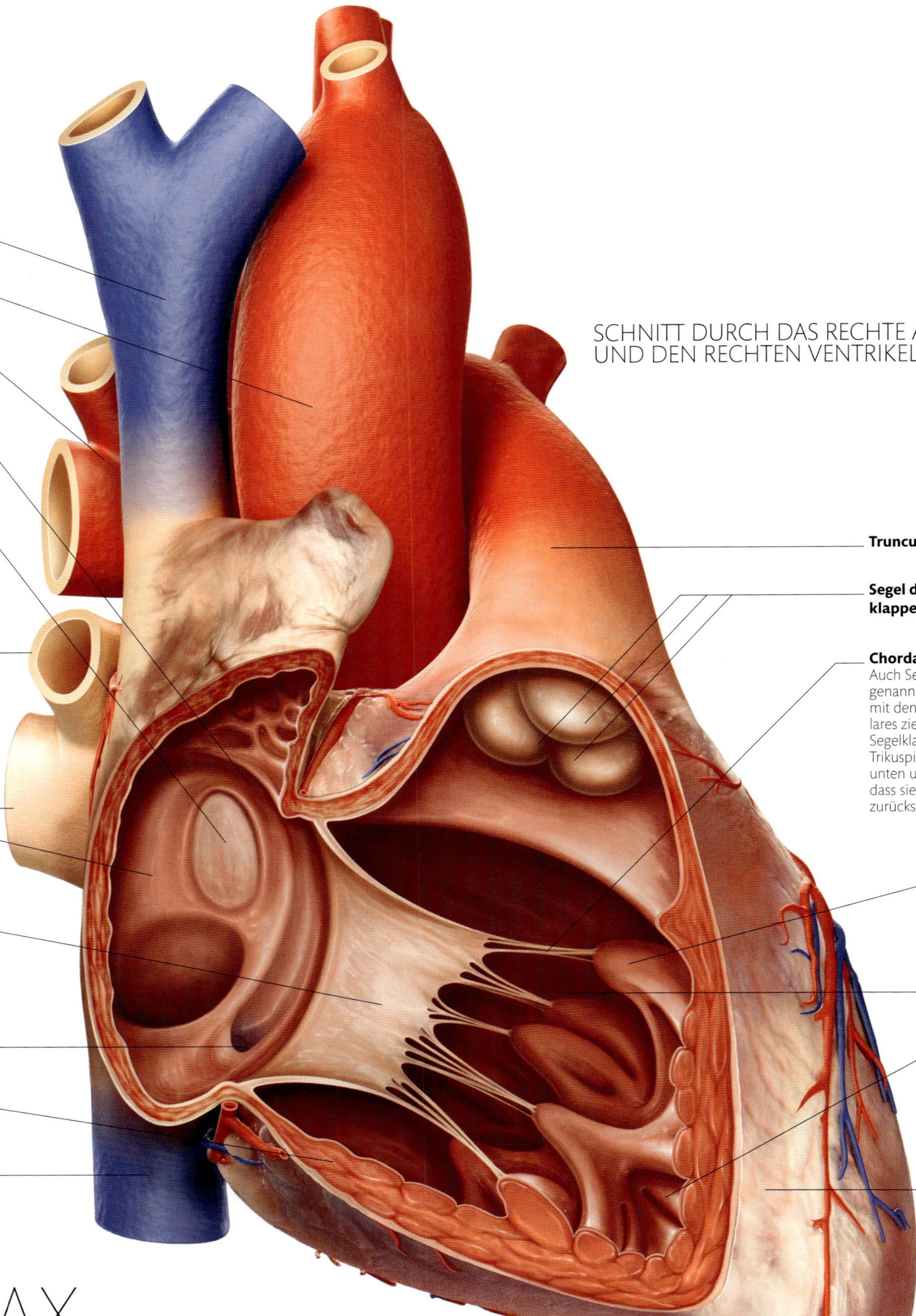

THORAX
HERZ UND GEFÄSSE

Das Herz erhält Blut aus den Venen und pumpt es in die Arterien. Es hat vier Kammern: zwei Atrien und zwei Ventrikel. Rechte und linke Seite des Herzens sind durch eine Scheidewand getrennt. Die rechte Seite erhält sauerstoffarmes Blut über die obere und untere Hohlvene (V. cava) und pumpt es über den Truncus pulmonalis in die Lungen. Die linke Seite erhält über die Lungenvenen sauerstoffreiches Blut aus der Lunge und pumpt es zur Verteilung in die Aorta. Der Vorhof (Atrium) jeder Seite ist mit der entsprechenden Herzkammer (Ventrikel) über eine Klappe verbunden, die sich bei Kontraktion des Ventrikels schließt, um den Rückfluss des Blutes in den Vorhof zu verhindern.

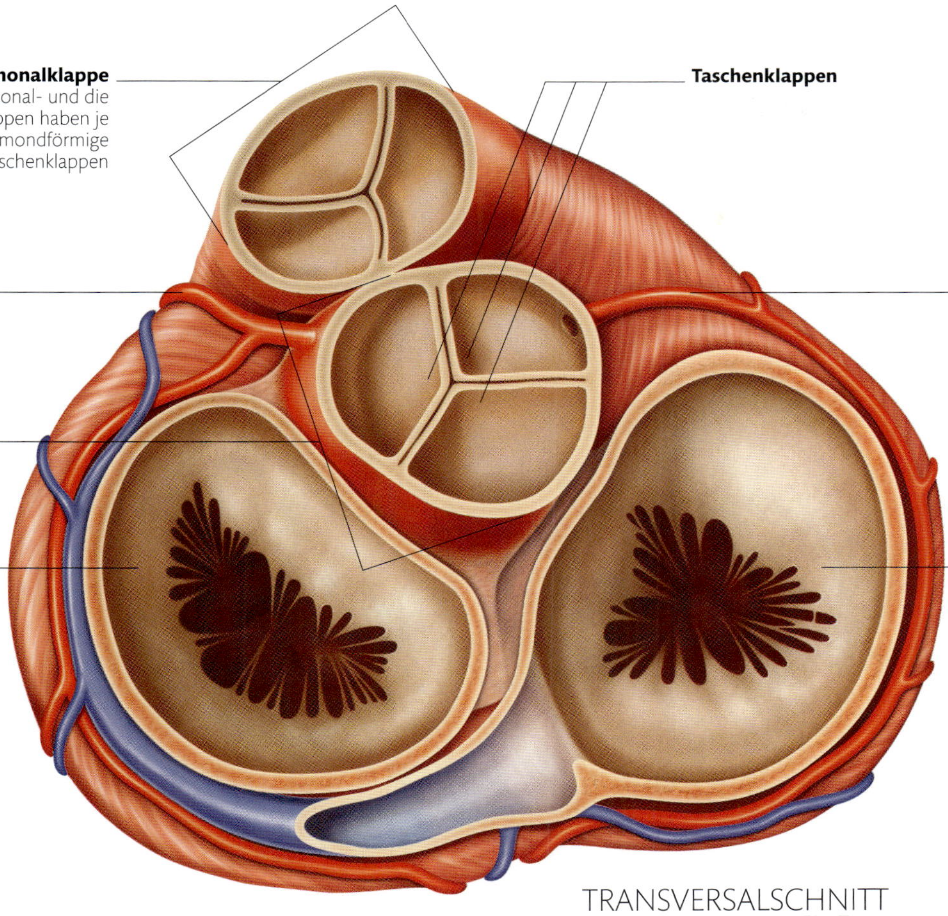

TRANSVERSALSCHNITT AUF KLAPPENEBENE

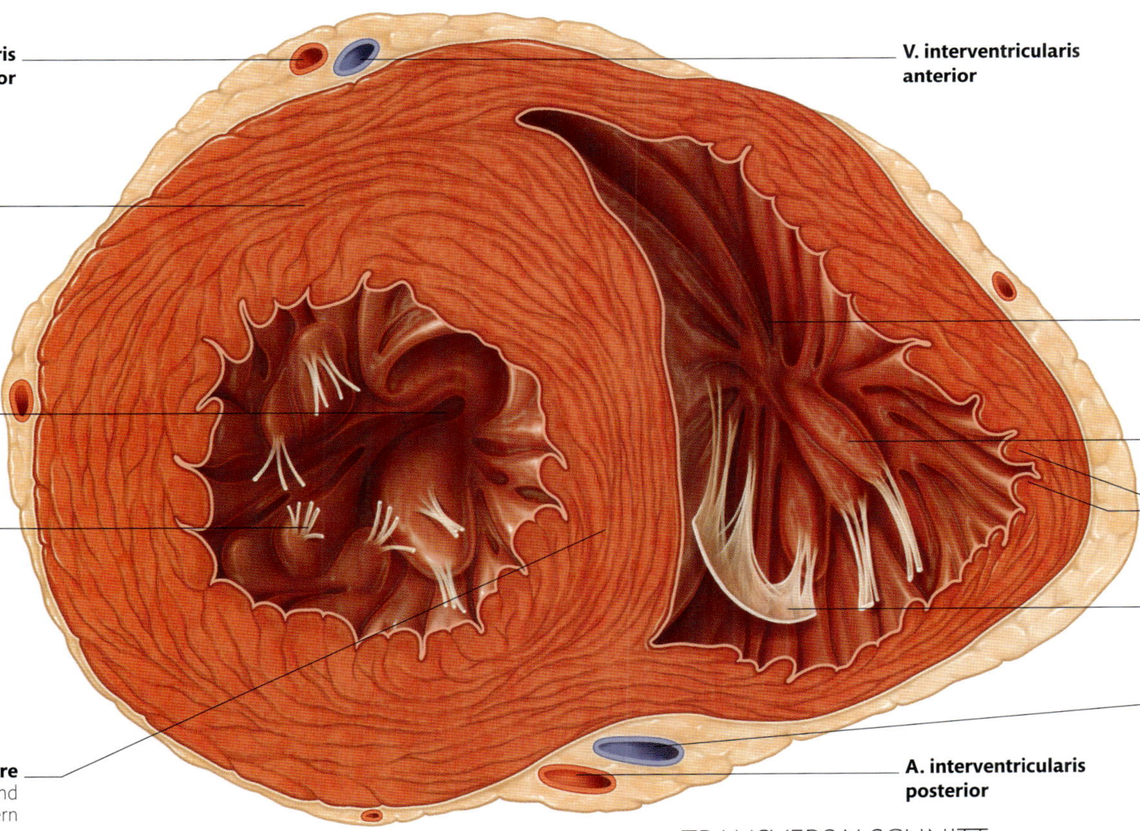

TRANSVERSALSCHNITT DURCH DIE VENTRIKEL

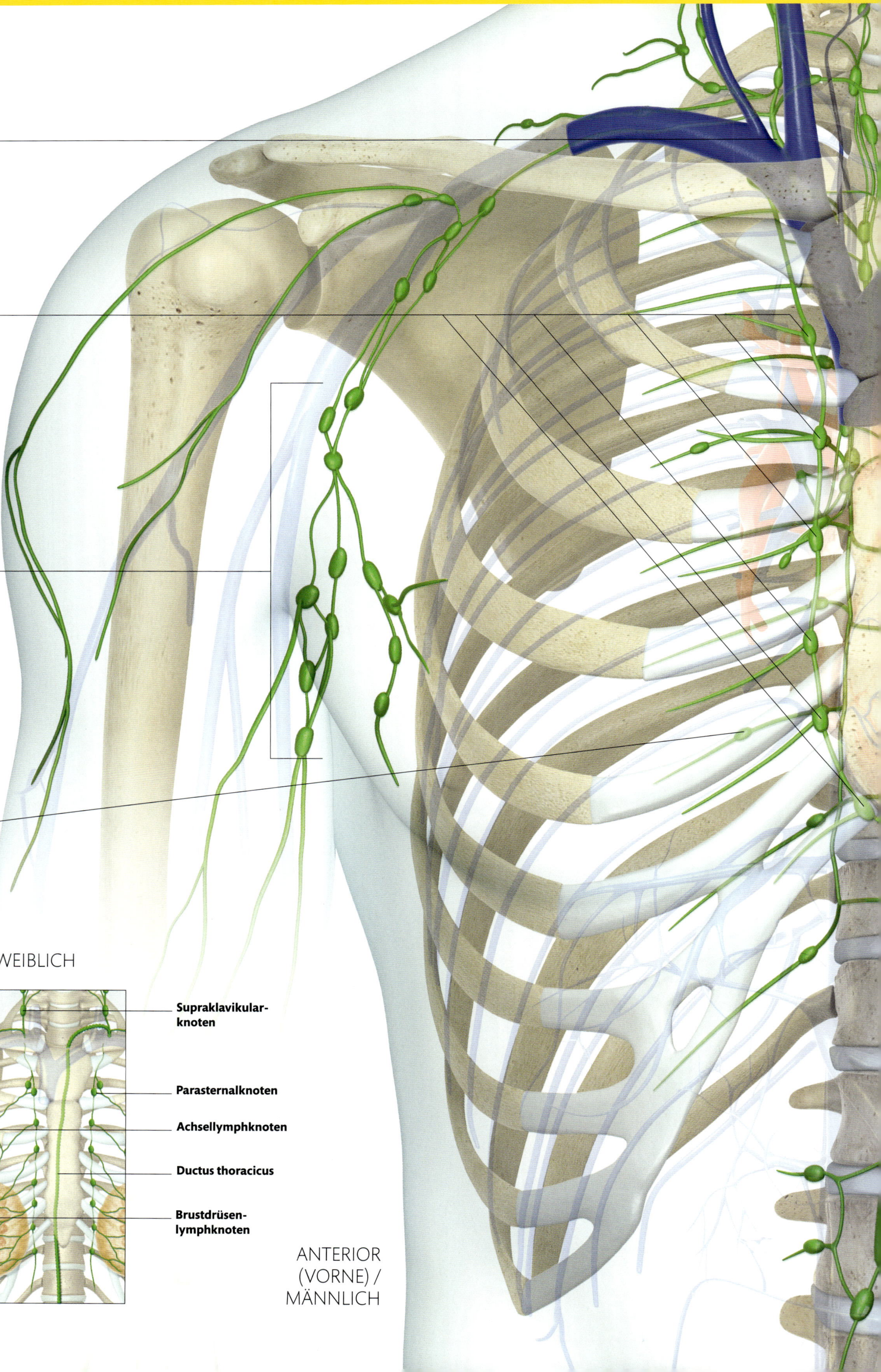

Rechter Lymphgang
Sammelt Lymphe aus dem rechten Arm, der rechten Seite des Thorax und des Halses und mündet in den rechten Venenwinkel

Parasternaler Lymphknoten
Diese Lymphknoten liegen innerhalb des Thorax zwischen den Rippen zu jeder Seite des Sternums. Sie dränieren Lymphe aus dem vorderen Thorax – einschließlich der weiblichen Brust

Achsellymphknoten
Erhalten Lymphe aus den oberflächlichen Regionen von Thorax, Oberarm und Brust

Zwischenrippenlymphknoten
Sitzen zwischen den Rippen der hinteren Thoraxwand und dränieren Lymphe aus den tiefen Geweben des hinteren und seitlichen Thorax

ANTERIOR (VORNE) / MÄNNLICH

ANTERIOR (VORNE) / WEIBLICH

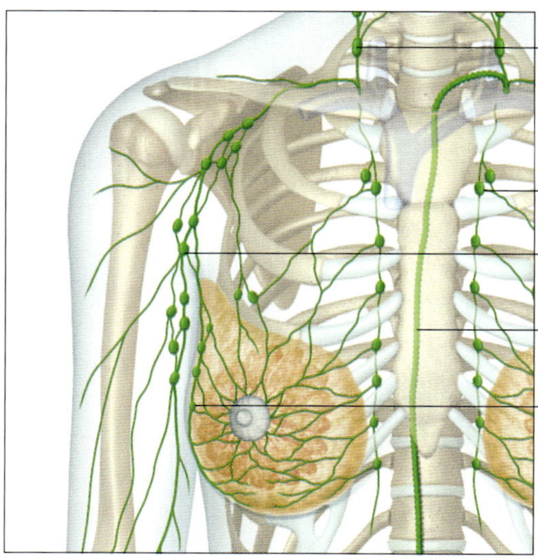

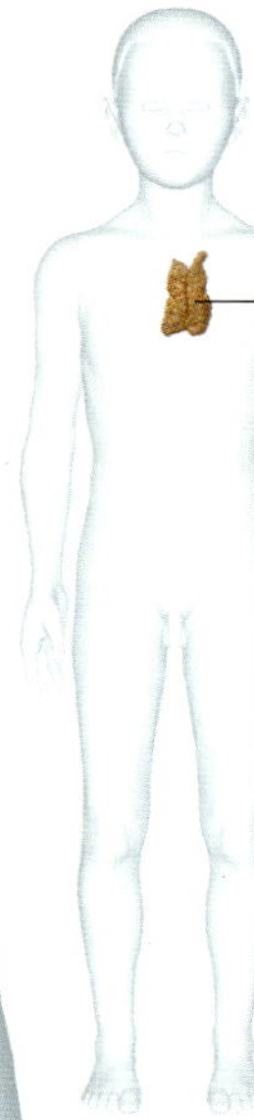

THYMUS BEIM KIND

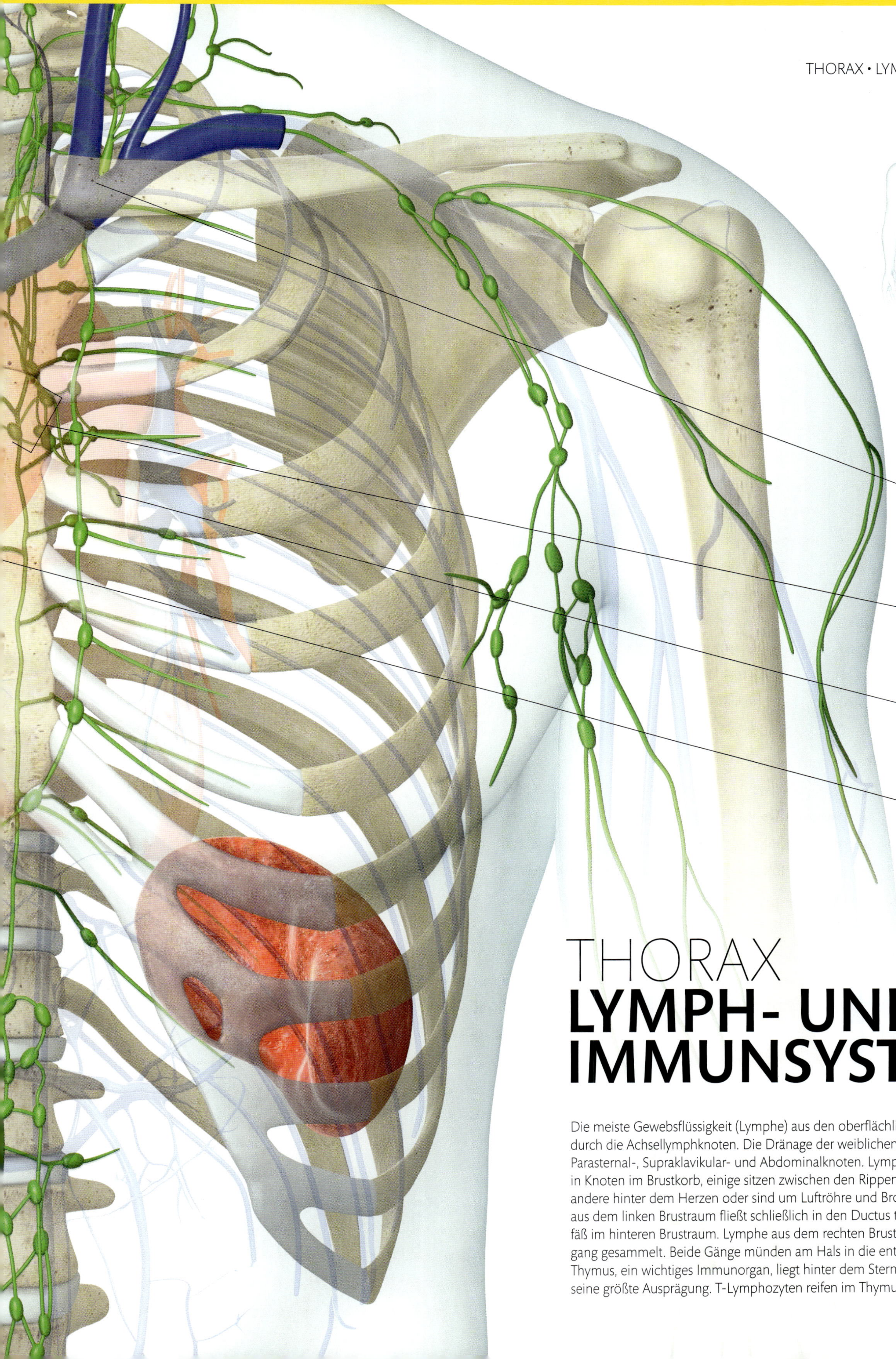

THORAX
LYMPH- UND IMMUNSYSTEM

Die meiste Gewebsflüssigkeit (Lymphe) aus den oberflächlichen Geweben der Brust fließt durch die Achsellymphknoten. Die Dränage der weiblichen Brust erfolgt über die Achsel-, Parasternal-, Supraklavikular- und Abdominalknoten. Lymphe aus tieferen Geweben fließt in Knoten im Brustkorb, einige sitzen zwischen den Rippen oder auf dem Zwerchfell, andere hinter dem Herzen oder sind um Luftröhre und Bronchien gruppiert. Die Lymphe aus dem linken Brustraum fließt schließlich in den Ductus thoracicus, ein großes Lymphgefäß im hinteren Brustraum. Lymphe aus dem rechten Brustraum wird vom rechten Lymphgang gesammelt. Beide Gänge münden am Hals in die entsprechenden Venenwinkel. Der Thymus, ein wichtiges Immunorgan, liegt hinter dem Sternum und hat in der Kindheit seine größte Ausprägung. T-Lymphozyten reifen im Thymus heran.

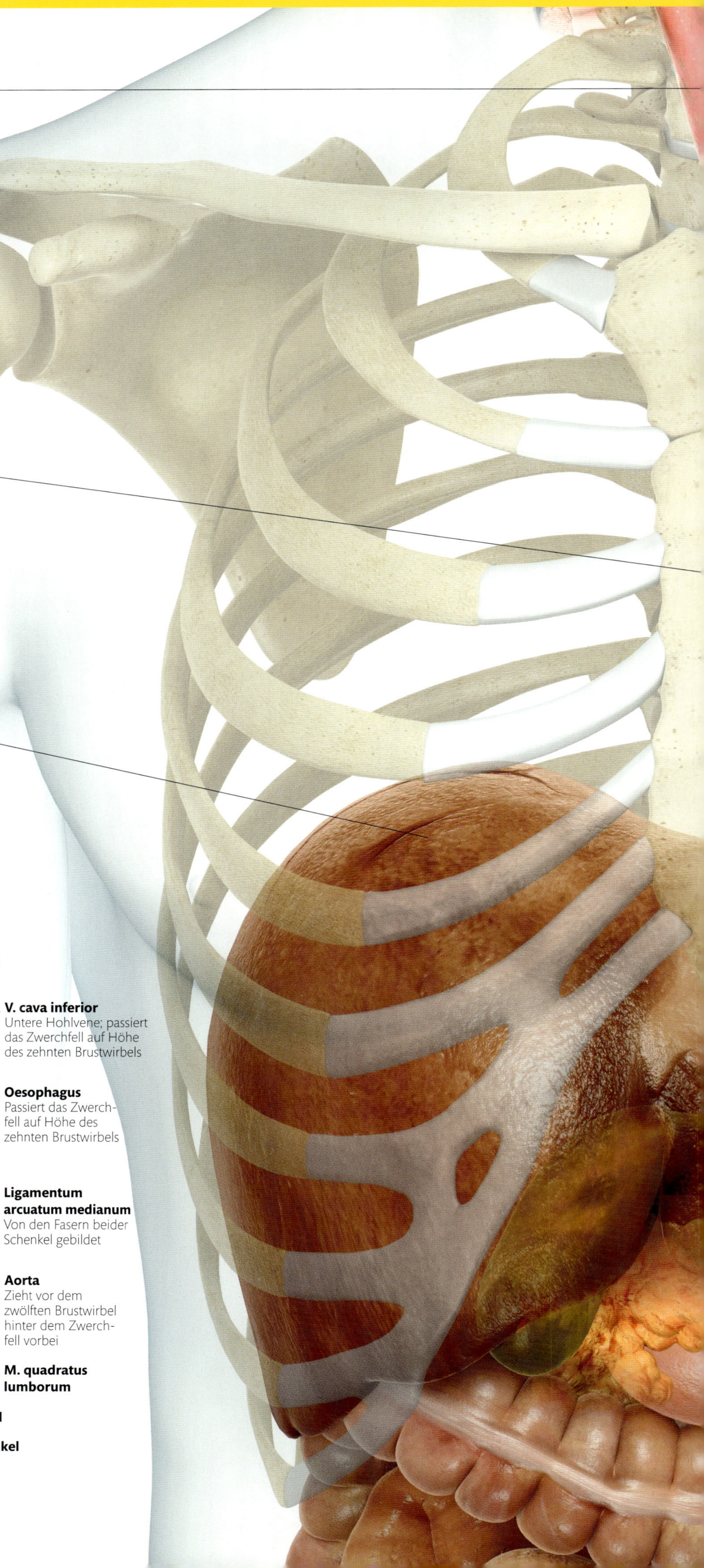

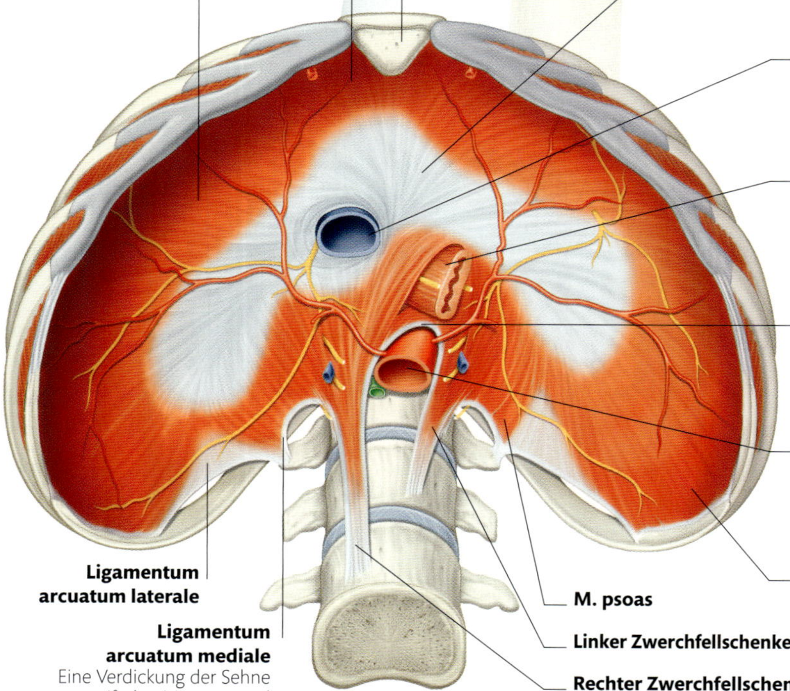

DIAPHRAGMA VON UNTEN

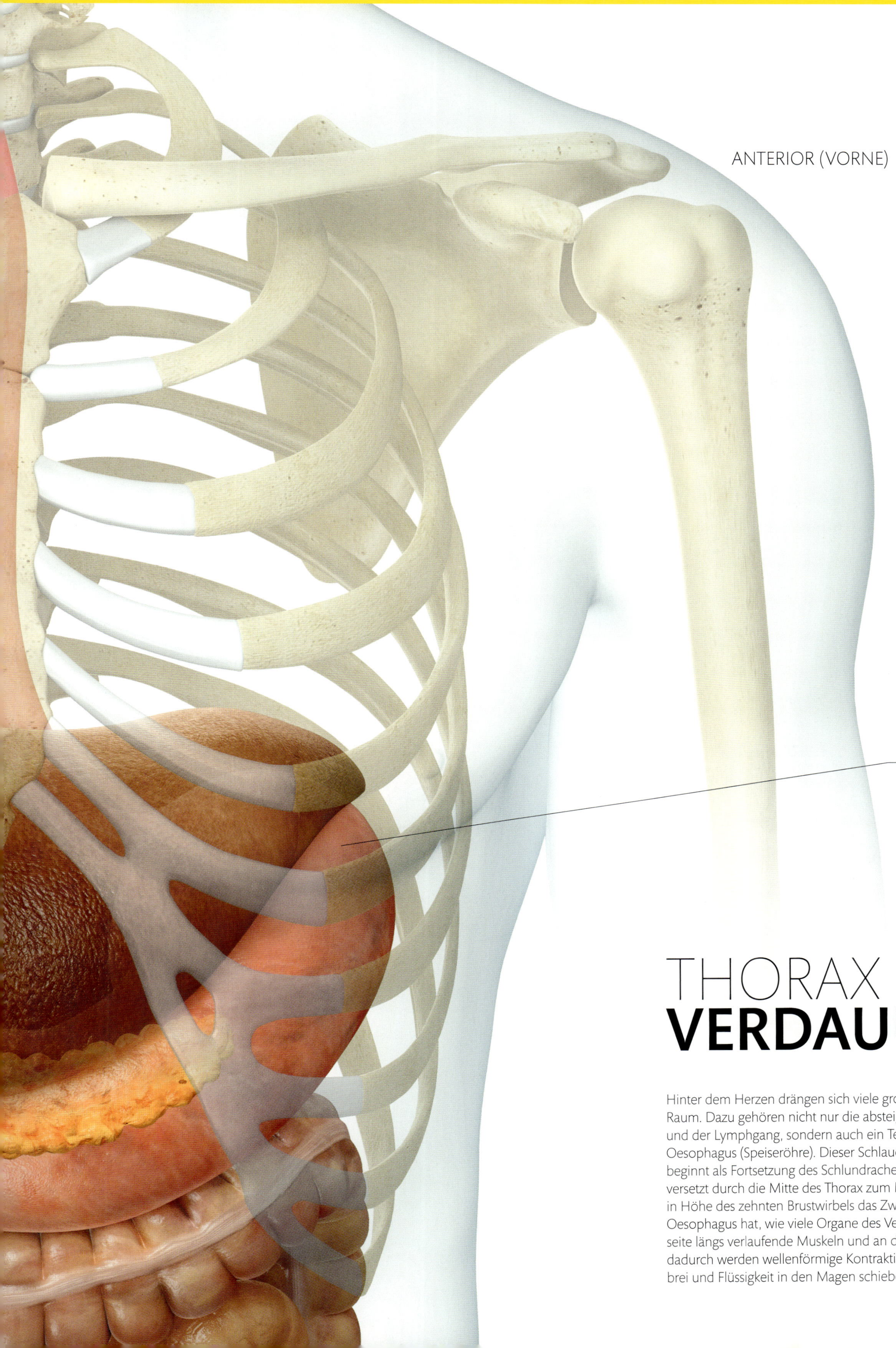

THORAX
VERDAUUNG

Hinter dem Herzen drängen sich viele große »Schläuche« auf engem Raum. Dazu gehören nicht nur die absteigende Aorta, die V. azygos und der Lymphgang, sondern auch ein Teil des Verdauungstrakts – der Oesophagus (Speiseröhre). Dieser Schlauch aus glatter Muskulatur beginnt als Fortsetzung des Schlundrachens und zieht leicht nach links versetzt durch die Mitte des Thorax zum Magen. Dabei passiert er in Höhe des zehnten Brustwirbels das Zwerchfell (Diaphragma). Der Oesophagus hat, wie viele Organe des Verdauungstrakts, an der Außenseite längs verlaufende Muskeln und an der Innenseite Ringmuskeln; dadurch werden wellenförmige Kontraktionen ermöglicht, die Speisebrei und Flüssigkeit in den Magen schieben.

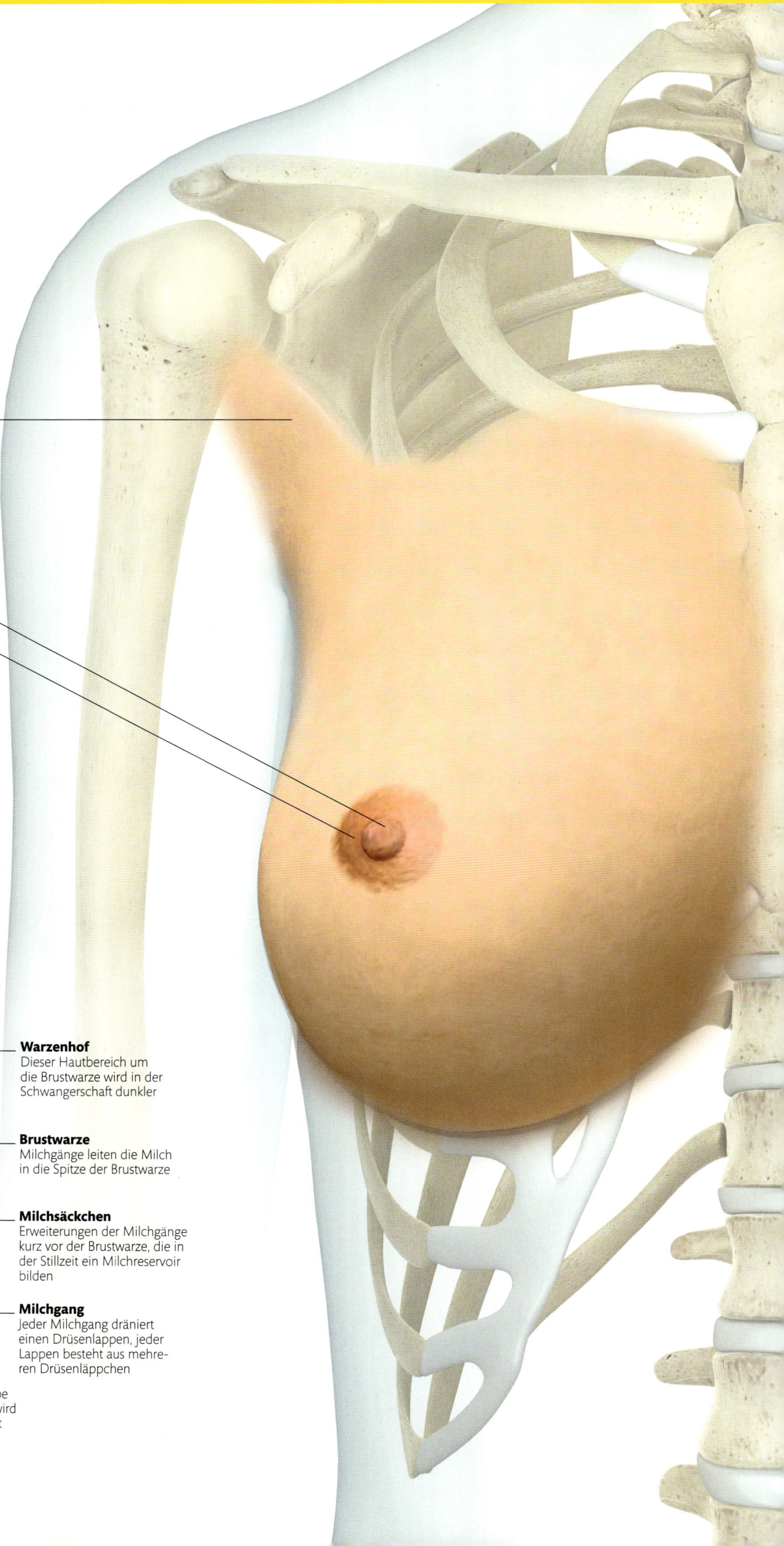

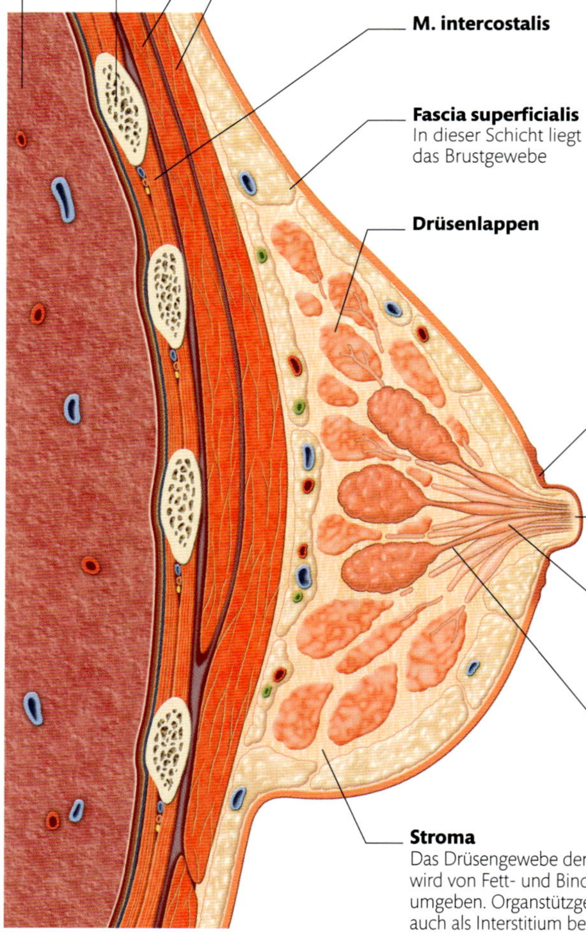

VERTIKALSCHNITT DER BRUST

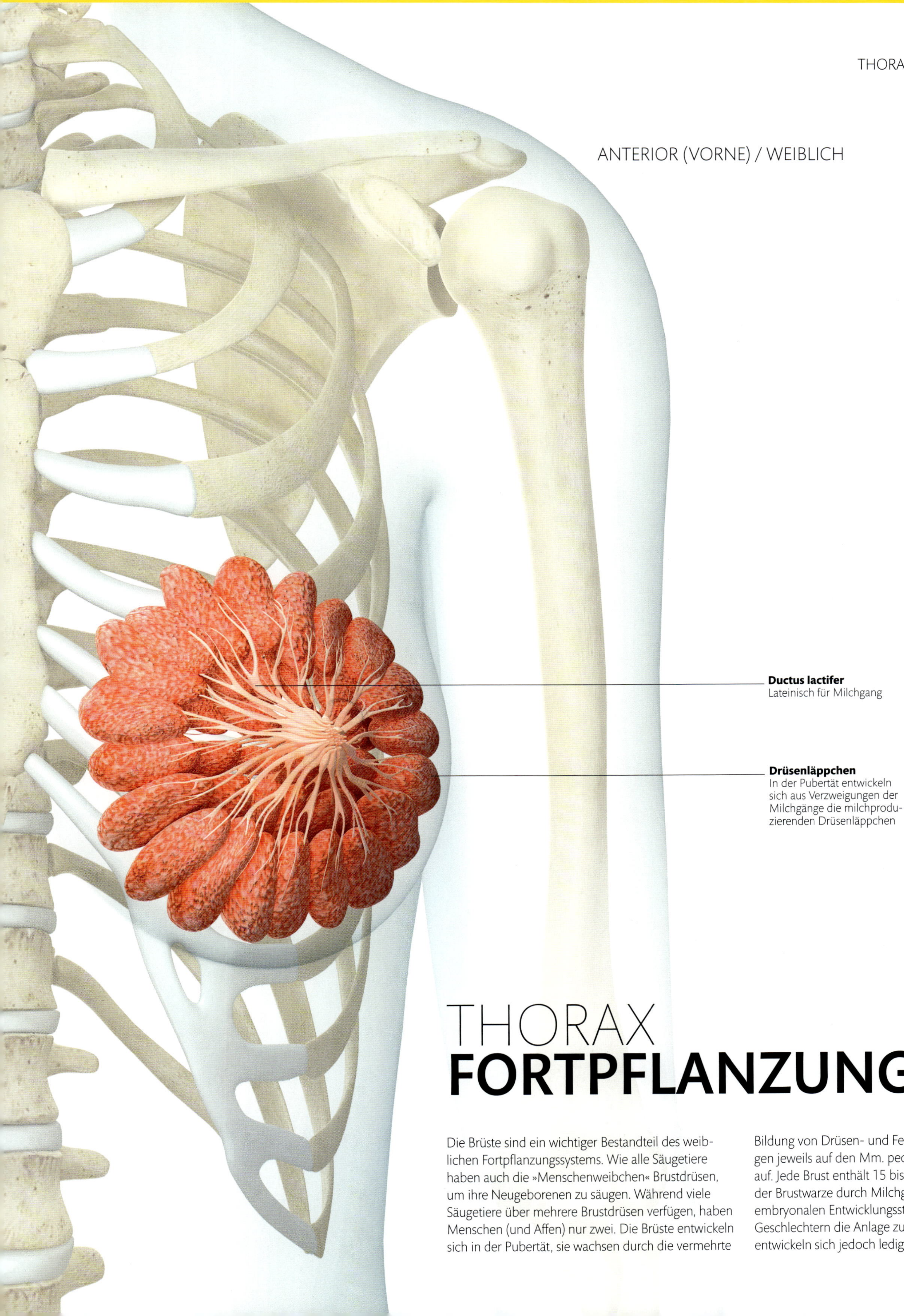

THORAX
FORTPFLANZUNG

Die Brüste sind ein wichtiger Bestandteil des weiblichen Fortpflanzungssystems. Wie alle Säugetiere haben auch die »Menschenweibchen« Brustdrüsen, um ihre Neugeborenen zu säugen. Während viele Säugetiere über mehrere Brustdrüsen verfügen, haben Menschen (und Affen) nur zwei. Die Brüste entwickeln sich in der Pubertät, sie wachsen durch die vermehrte Bildung von Drüsen- und Fettgewebe. Die Brüste liegen jeweils auf den Mm. pectorales major und minor auf. Jede Brust enthält 15 bis 20 Drüsenlappen, die mit der Brustwarze durch Milchgänge verbunden sind. Im embryonalen Entwicklungsstadium entsteht bei beiden Geschlechtern die Anlage zur Brustdrüse. Bei Männern entwickeln sich jedoch lediglich die Brustwarzen.

1
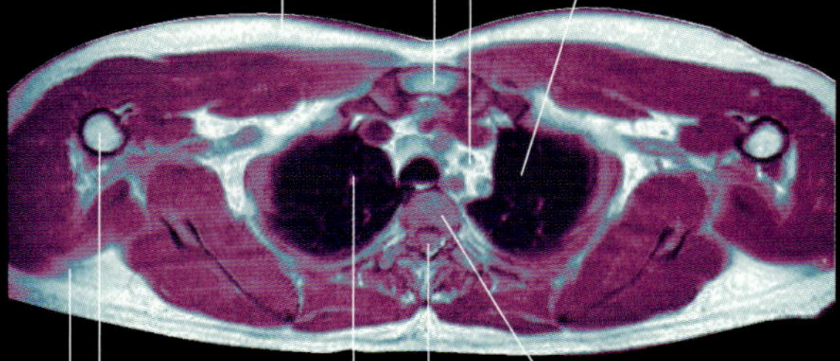
Clavicula
Sternum
Rechte A. carotis communis
Apex der linken Lunge
Fett
Trachea
Erster Brustwirbel
Humerus
Rückenmark

2
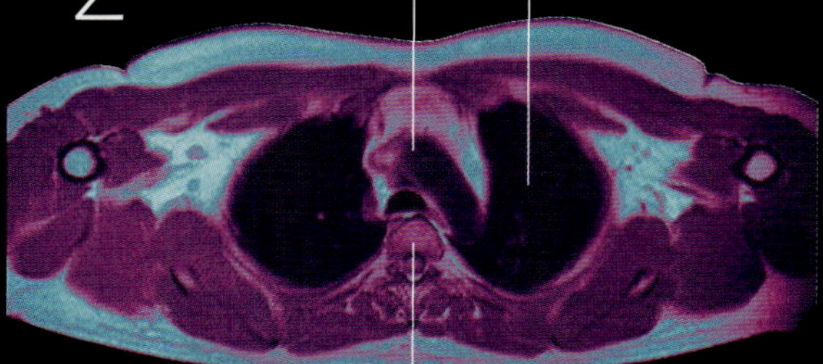
Aortenbogen
Lunge
Zweiter Brustwirbel

3
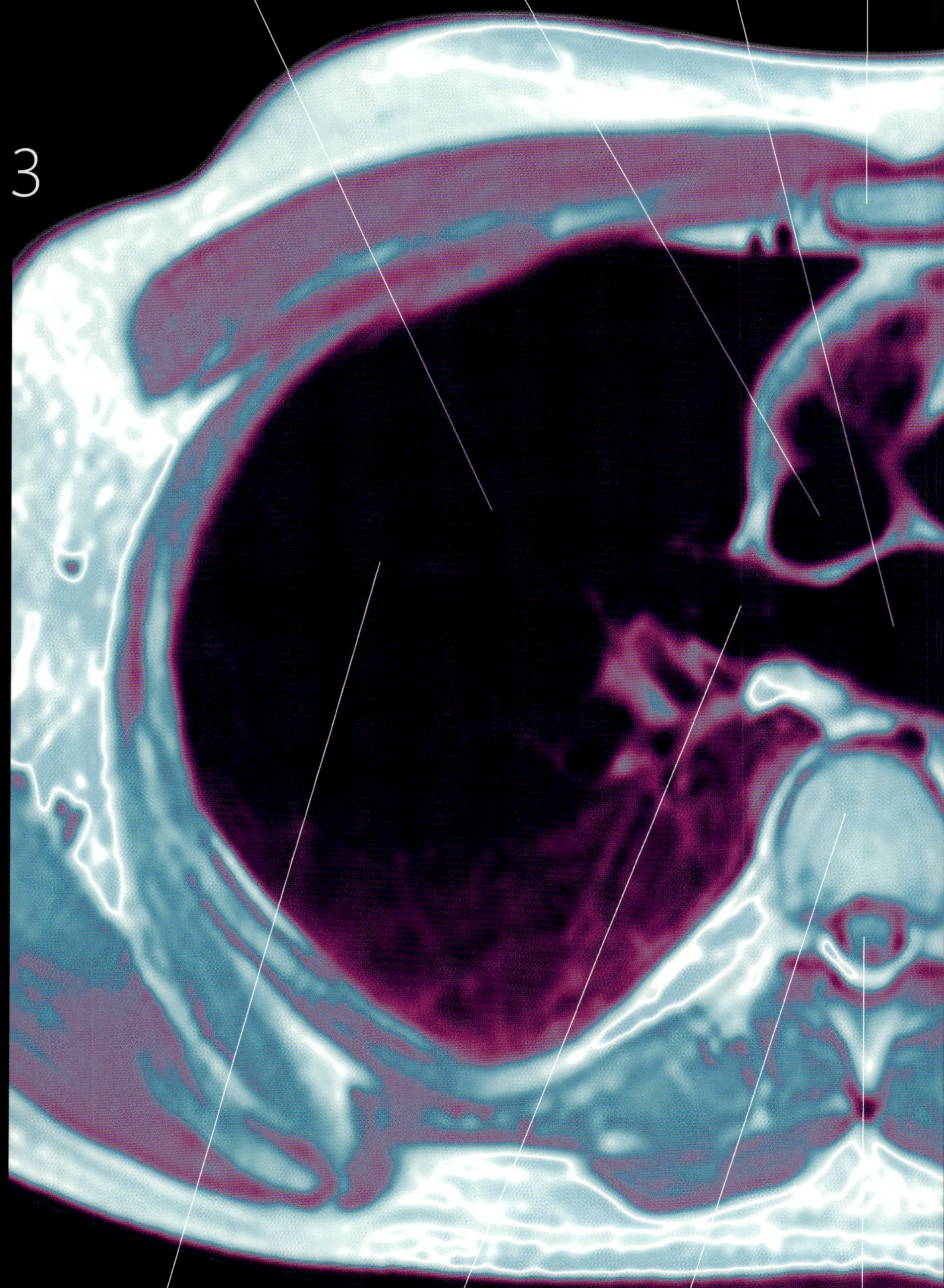
Lunge
V. cava superior
Linker Vorhof
Sternum
Unterer Lappen der rechten Lunge
Rechte A. pulmonalis inferior
Siebter Brustwirbel
Rückenmark

4
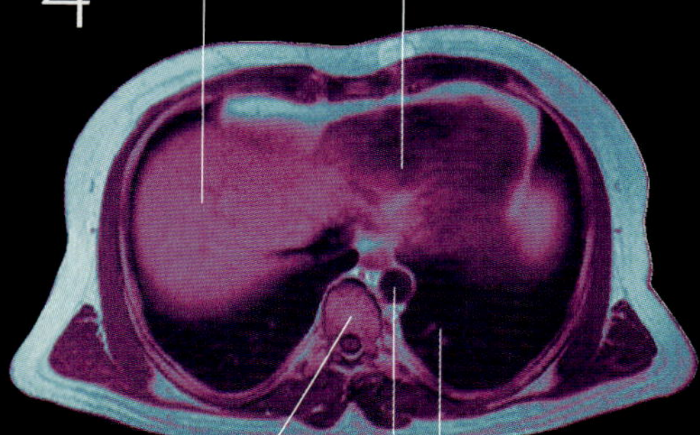
Leber
Herzspitze
Zehnter Brustwirbel
Aorta
Unterer Lappen der linken Lunge

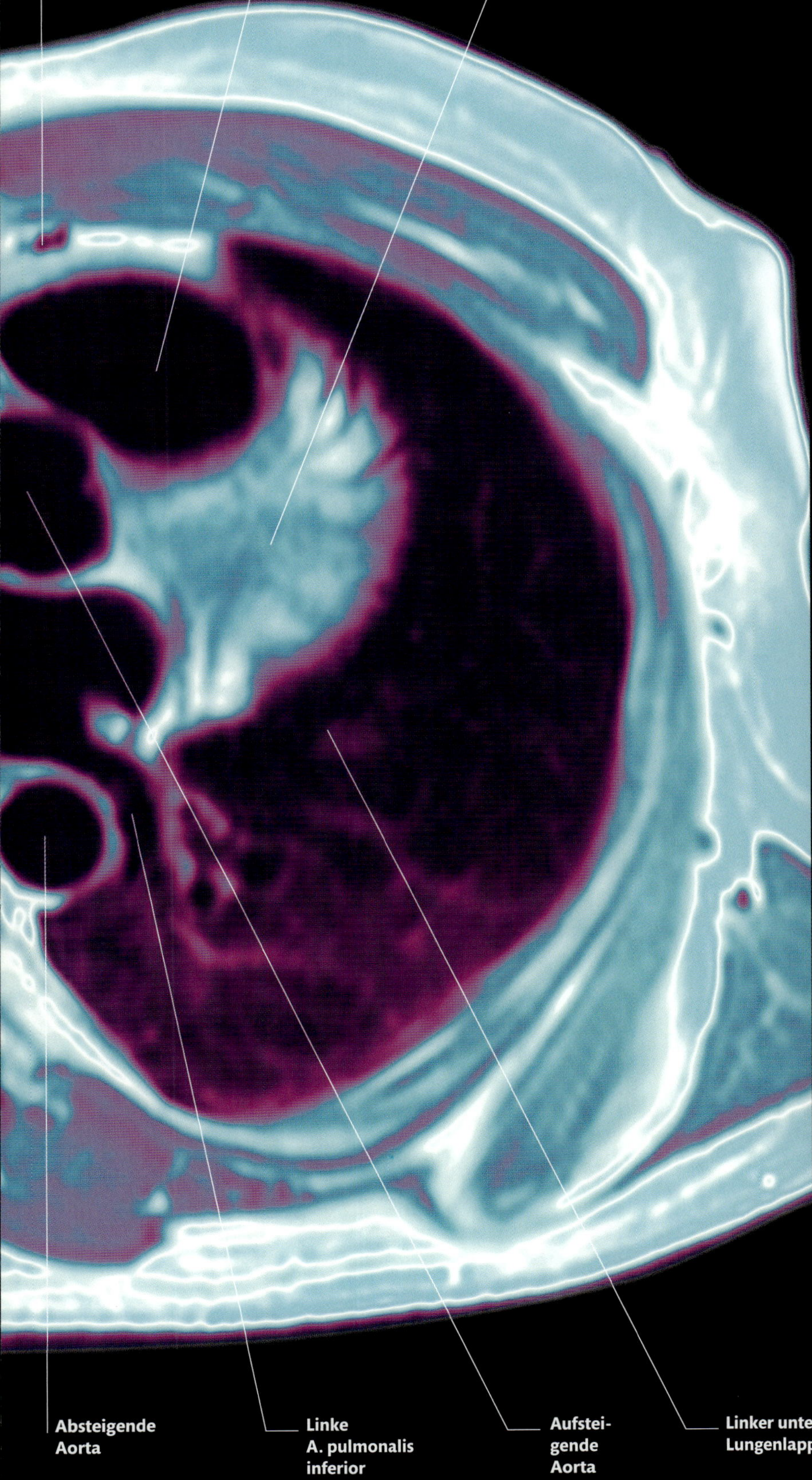

SCAN-EBENEN

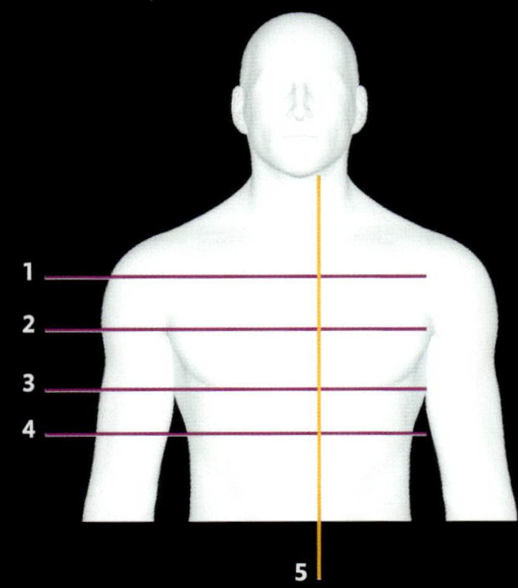

THORAX **MRT**

Die Transversalschnitte durch die Brust (Schnitte 1–4) zeigen das Herz und die großen Blutgefäße, die zentral im Thorax liegen, flankiert von den Lungen und umgeben vom schützenden Knochengerüst des Brustkorbs. Der erste Schnitt zeigt die Schlüsselbeine (Clavicula), die vorne mit dem Brustbein (Sternum) verbunden sind, die Lungenspitzen (Apex pulmonis) und die Blutgefäße, die in Hals und Thorax verlaufen. Der zweite Schnitt zeigt einen tieferen Brustabschnitt, direkt über dem Herzen, während im dritten Schnitt die Herzkammern zu sehen sind. Die Aorta scheint hier rechts der Wirbelsäule zu liegen statt links, aber das liegt an der üblichen Darstellungsweise solcher Scans. Steht man am Fußende des Betts und betrachtet den Patienten, erhält man ein seitenverkehrtes Bild. Der vierte Schnitt zeigt die Herzspitze und die unteren Lungenlappen.

5

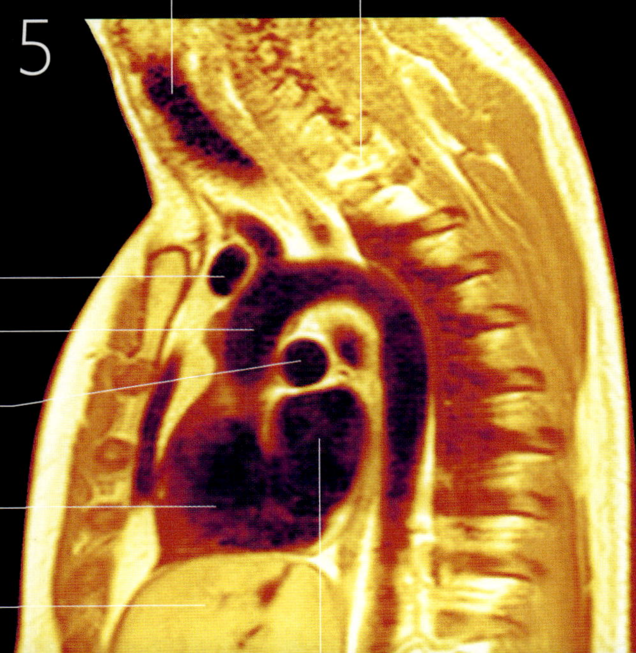

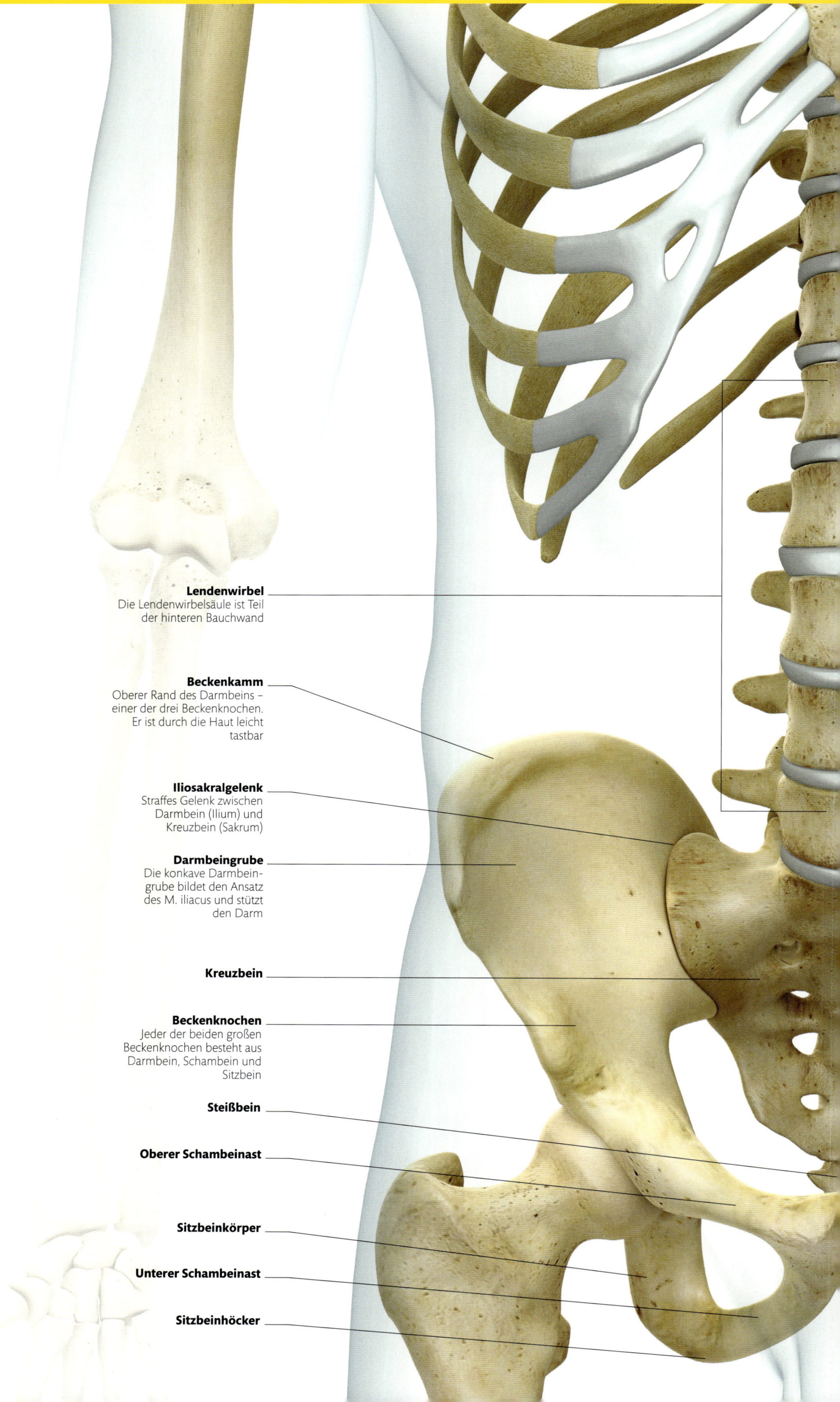
Lendenwirbel
Die Lendenwirbelsäule ist Teil der hinteren Bauchwand
Beckenkamm
Oberer Rand des Darmbeins – einer der drei Beckenknochen. Er ist durch die Haut leicht tastbar
Iliosakralgelenk
Straffes Gelenk zwischen Darmbein (Ilium) und Kreuzbein (Sakrum)
Darmbeingrube
Die konkave Darmbeingrube bildet den Ansatz des M. iliacus und stützt den Darm
Kreuzbein
Beckenknochen
Jeder der beiden großen Beckenknochen besteht aus Darmbein, Schambein und Sitzbein
Steißbein
Oberer Schambeinast
Sitzbeinkörper
Unterer Schambeinast
Sitzbeinhöcker

BAUCH UND BECKEN **KNOCHEN-BAU**

Die knöchernen Begrenzungen des Bauchraums bestehen nach hinten aus den fünf Lendenwirbeln, nach oben aus dem unteren Rand des Brustkorbs, gerade nach unten aus den Schambeinen und unten seitlich aus dem Beckenkamm der Darmbeine. Der Bauchraum selbst erstreckt sich im Innern des Brustkorbs durch die kuppelförmige Wölbung des Zwerchfells bis hinauf zum Spalt zwischen der fünften und sechsten Rippe. Dadurch befinden sich einige Bauchorgane wie Leber, Magen und Milz großenteils hinter den Rippen. Der Innenraum des Beckens ist durch die beiden großen Beckenknochen begrenzt. Jeder Beckenknochen besteht aus drei miteinander verschmolzenen Knochen: Darmbein, Schambein und Sitzbein.

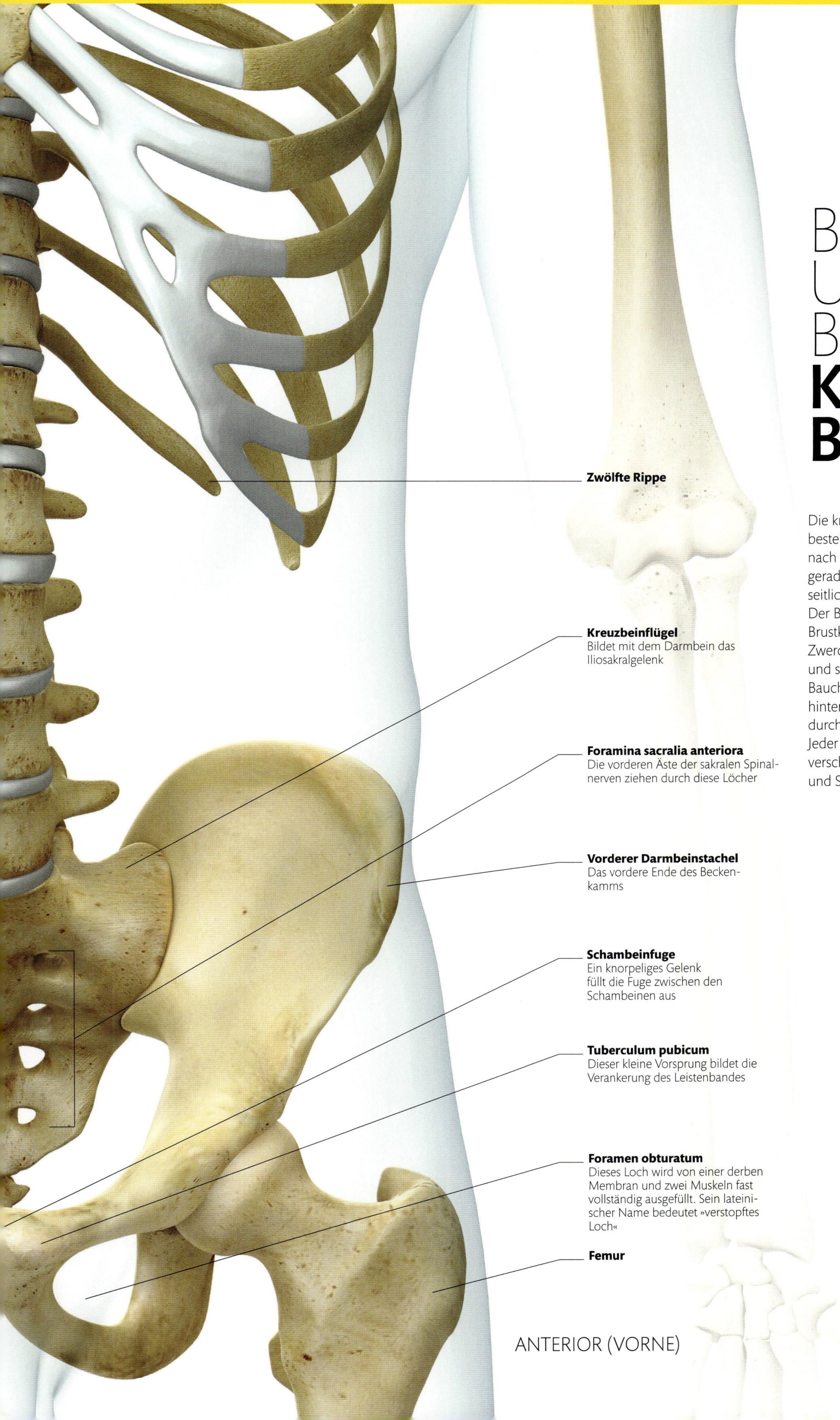

BAUCH UND BECKEN KNOCHEN-BAU

Die Ausrichtung der Wirbelbogengelenke (Facettengelenke) der Lendenwirbelsäule erlaubt nur eine begrenzte Drehbewegung der Wirbel. Beugen und Strecken sind jedoch im Normalfall ungehindert möglich. Im Lumbosakralgelenk findet jedoch eine gewisse Drehbewegung durch den Beckenschwung beim Gehen statt. Die Iliosakralgelenke sind, obwohl Synovialgelenke (normalerweise sehr bewegliche Gelenke), sehr straff und kaum beweglich: Kräftige Bänder bewirken eine starke Bindung zwischen Darm- und Kreuzbein. Weiter unten sorgen die Bänder Ligg. sacrospinale und sacrotuberale für weitere Stabilität.

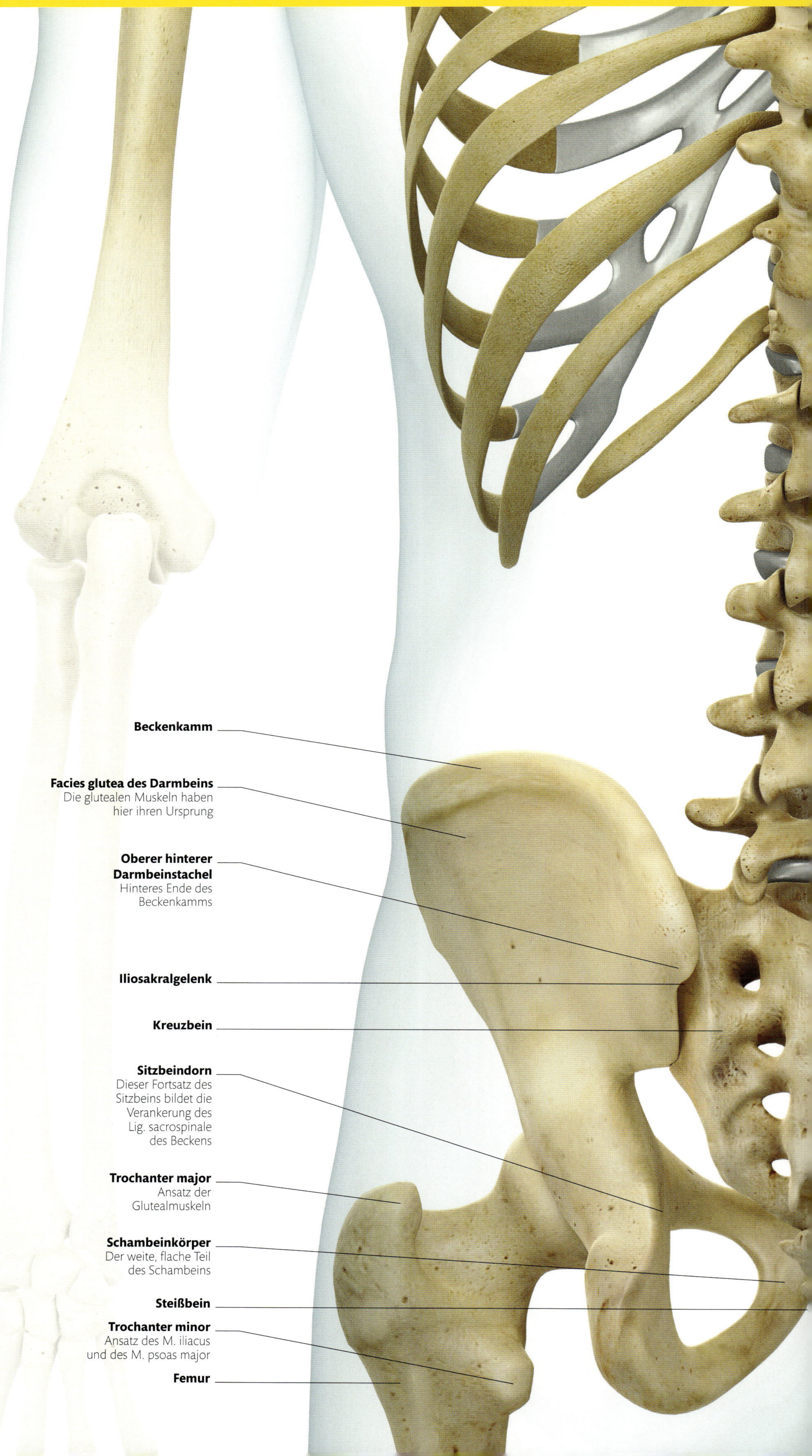

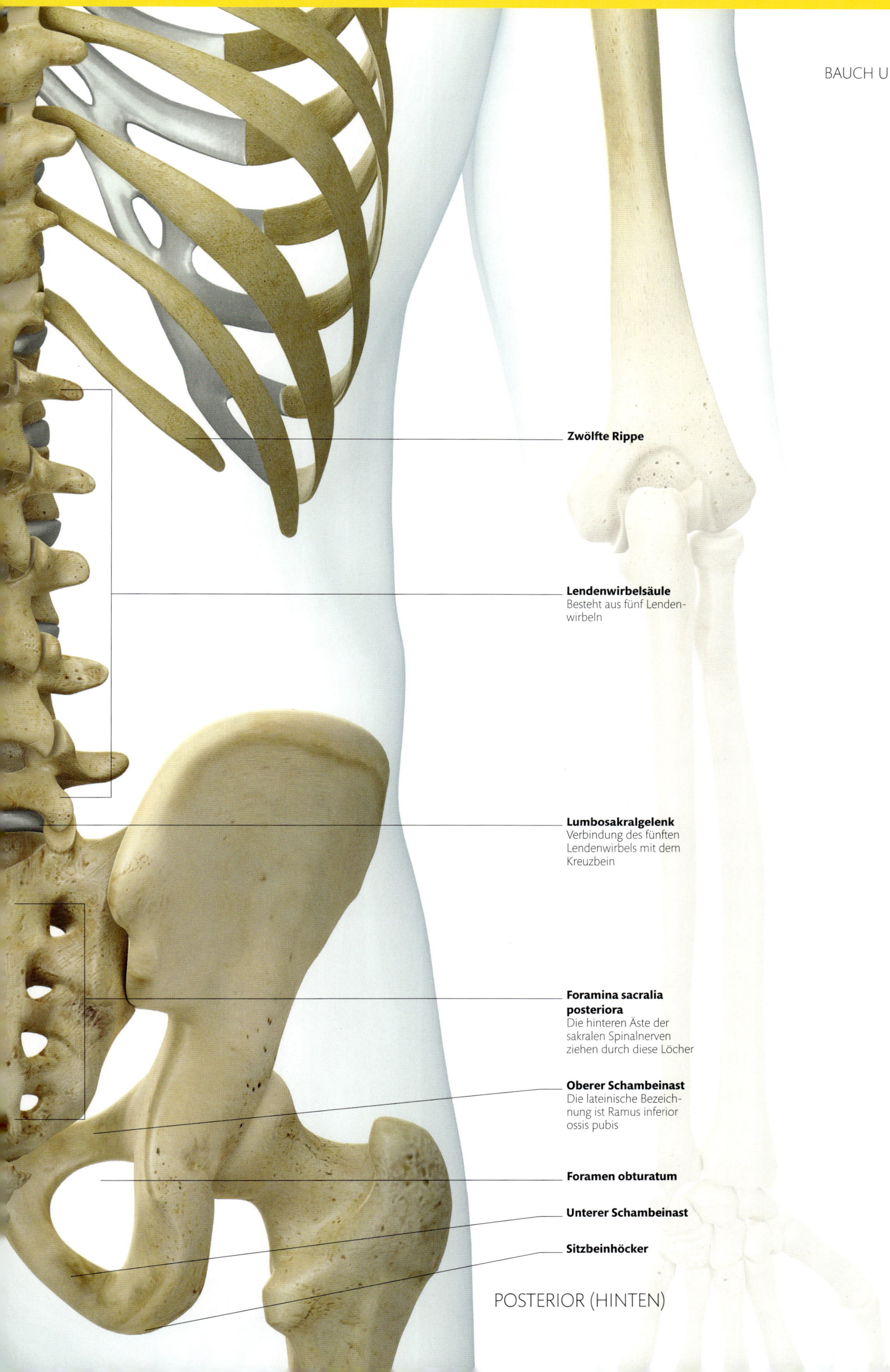

POSTERIOR (HINTEN)

DAS BECKEN
KNOCHENBAU

Beim knöchernen Becken ist der Unterschied im Knochenbau zwischen den Geschlechtern am größten, weil das weibliche Becken für die Geburt eines Kindes eingerichtet ist. Vergleicht man die Beckenknochen eines Mannes mit denen einer Frau, erkennt man deutliche Unterschiede. Die Form des Rings, den die beiden Beckenknochen zusammen mit dem Kreuzbein bilden – der sogenannte Einlass – ist bei der Frau üblicherweise weit und oval, während beim Mann die wesentlich engere Herzform dominiert, und auch der Auslass unter der Schambeinfuge ist beim Mann viel enger. Wie der gesamte Knochenbau sind auch die Beckenknochen beim Mann massiver und größer, und die Kämme zur Muskelverankerung sind ausgeprägter.

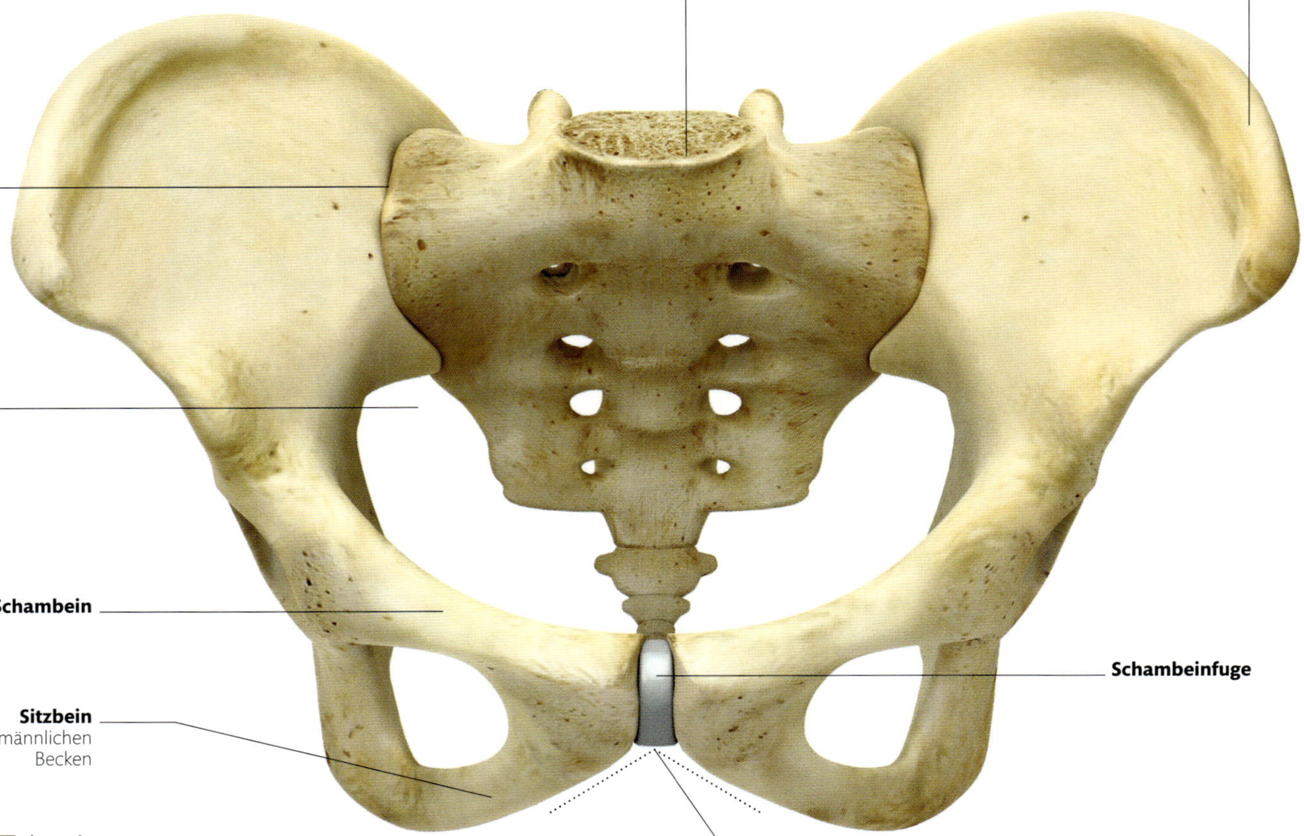

WEIBLICHES BECKEN (VORNE)

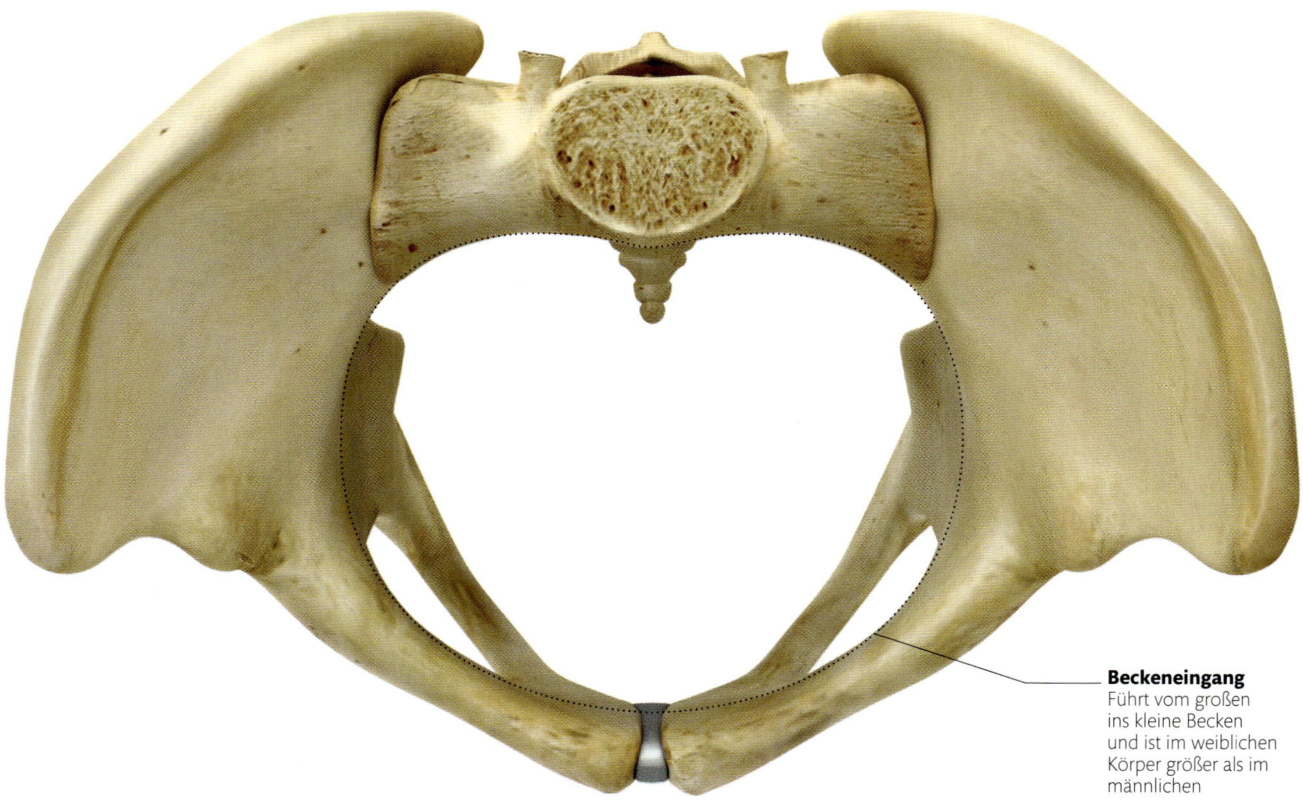

WEIBLICHES BECKEN VON OBEN

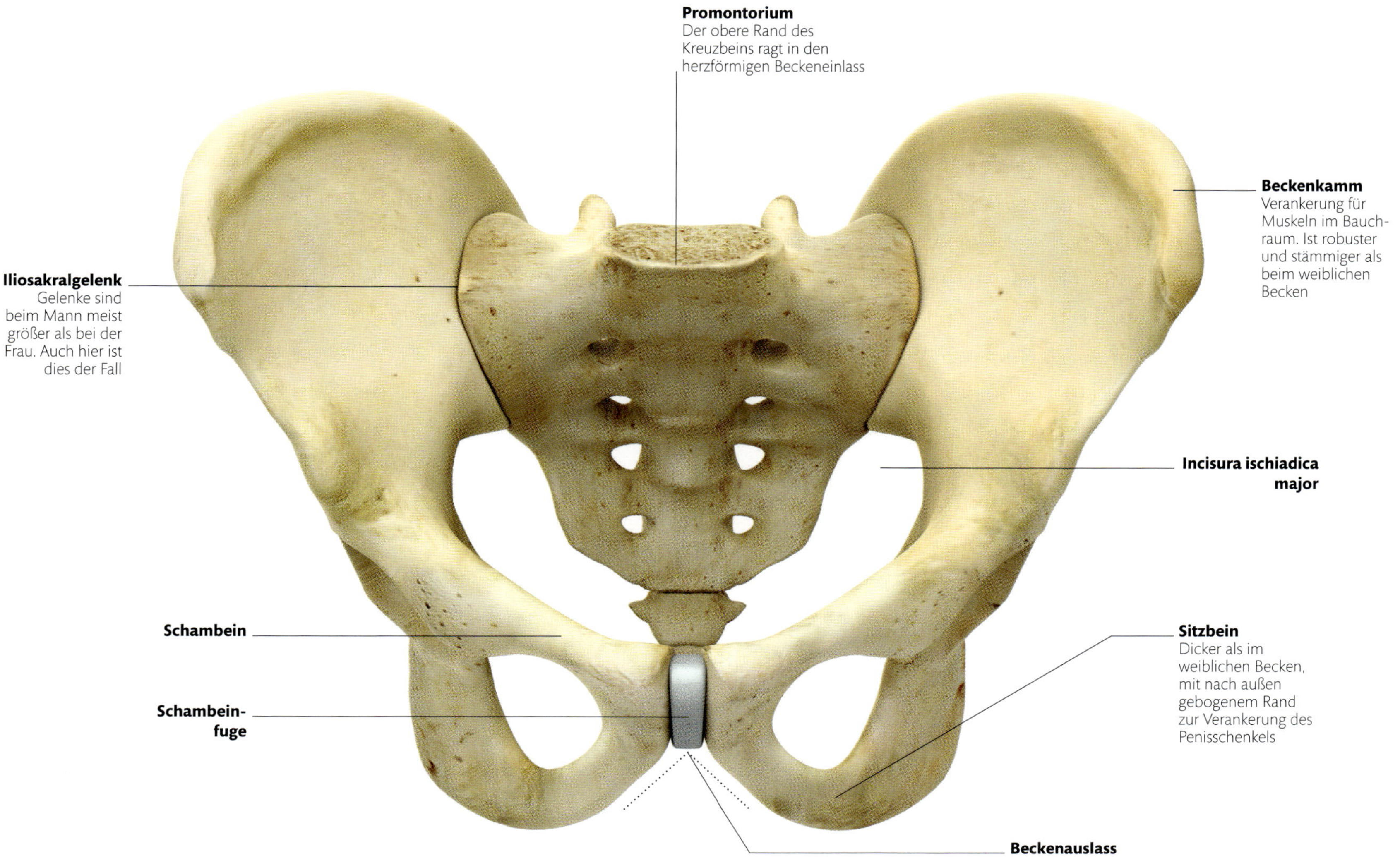

MÄNNLICHES BECKEN (VORNE)

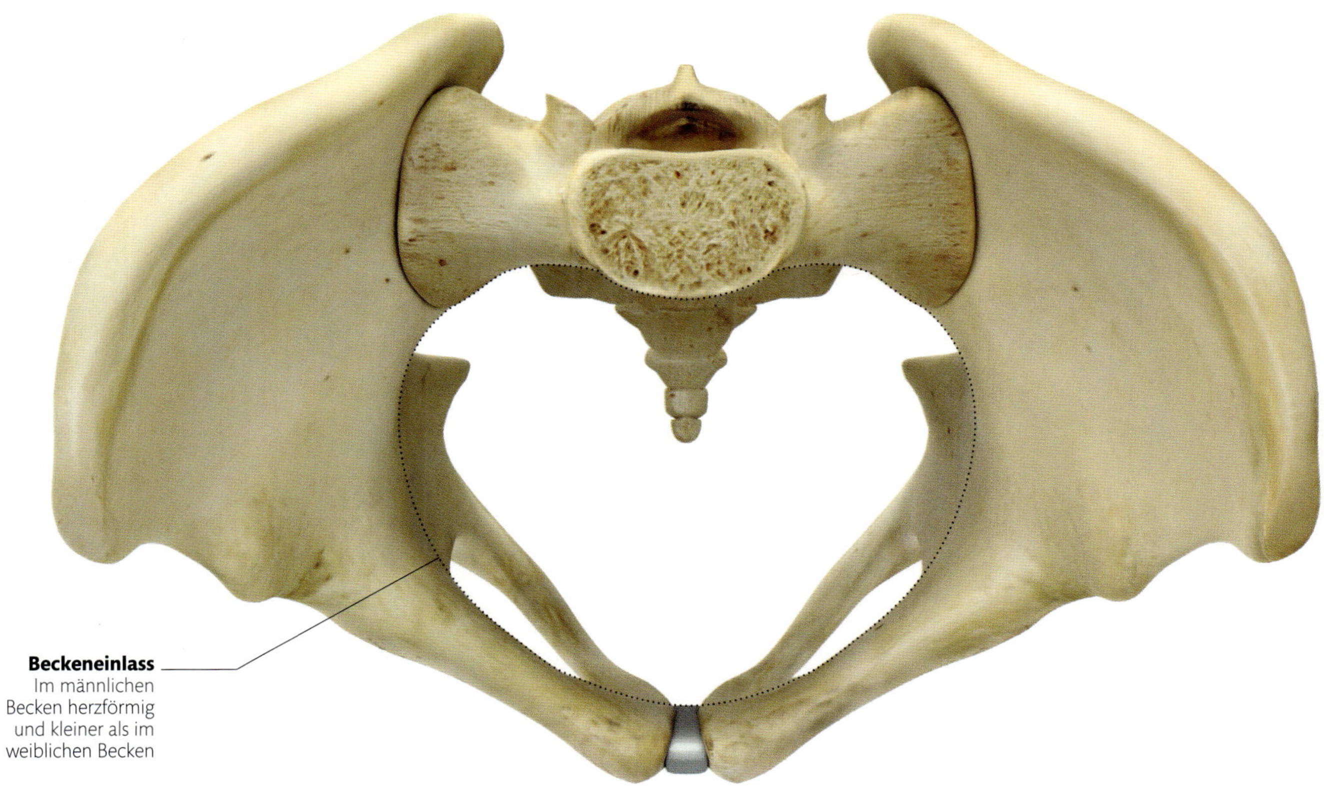

MÄNNLICHES BECKEN VON OBEN

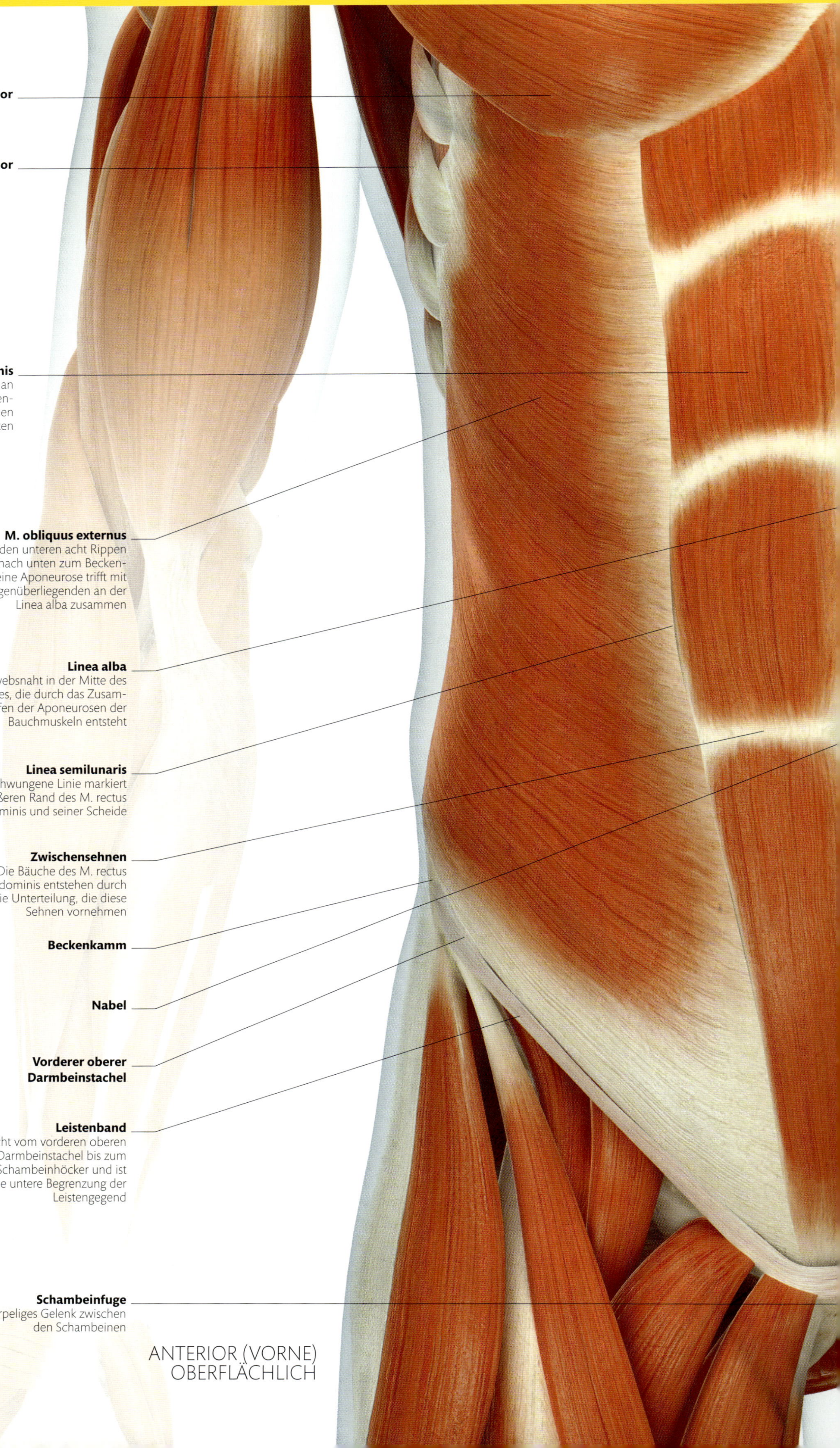

ANTERIOR (VORNE)
OBERFLÄCHLICH

BAUCH UND BECKEN MUSKULATUR

Die Bauchmuskeln bewegen den Rumpf – sie beugen die Wirbelsäule nach vorn und zur Seite und drehen das Becken. Diese Muskeln sind sehr wichtig für die Körperhaltung: Sie stützen die Wirbelsäule beim Stehen und Sitzen und treten in Aktion, wenn wir schwere Gegenstände heben. Weil sie den Bauchraum komprimieren können, spielen sie auch eine Rolle bei der Darm- und Blasenentleerung sowie bei der aktiven Ausatmung. Vorn am Rumpf, zu jeder Seite der Mittellinie, befinden sich die langen, geraden Bauchmuskeln (Mm. recti abdominis), die durch Zwischensehnen unterteilt sind. Werden diese Muskeln trainiert, entsteht durch diese Unterteilung bei schlanken Menschen der gefragte »Waschbrettbauch« (»Sixpack«). Flankiert werden die Rektusmuskeln jeder Seite von drei flachen, großflächigen Muskeln.

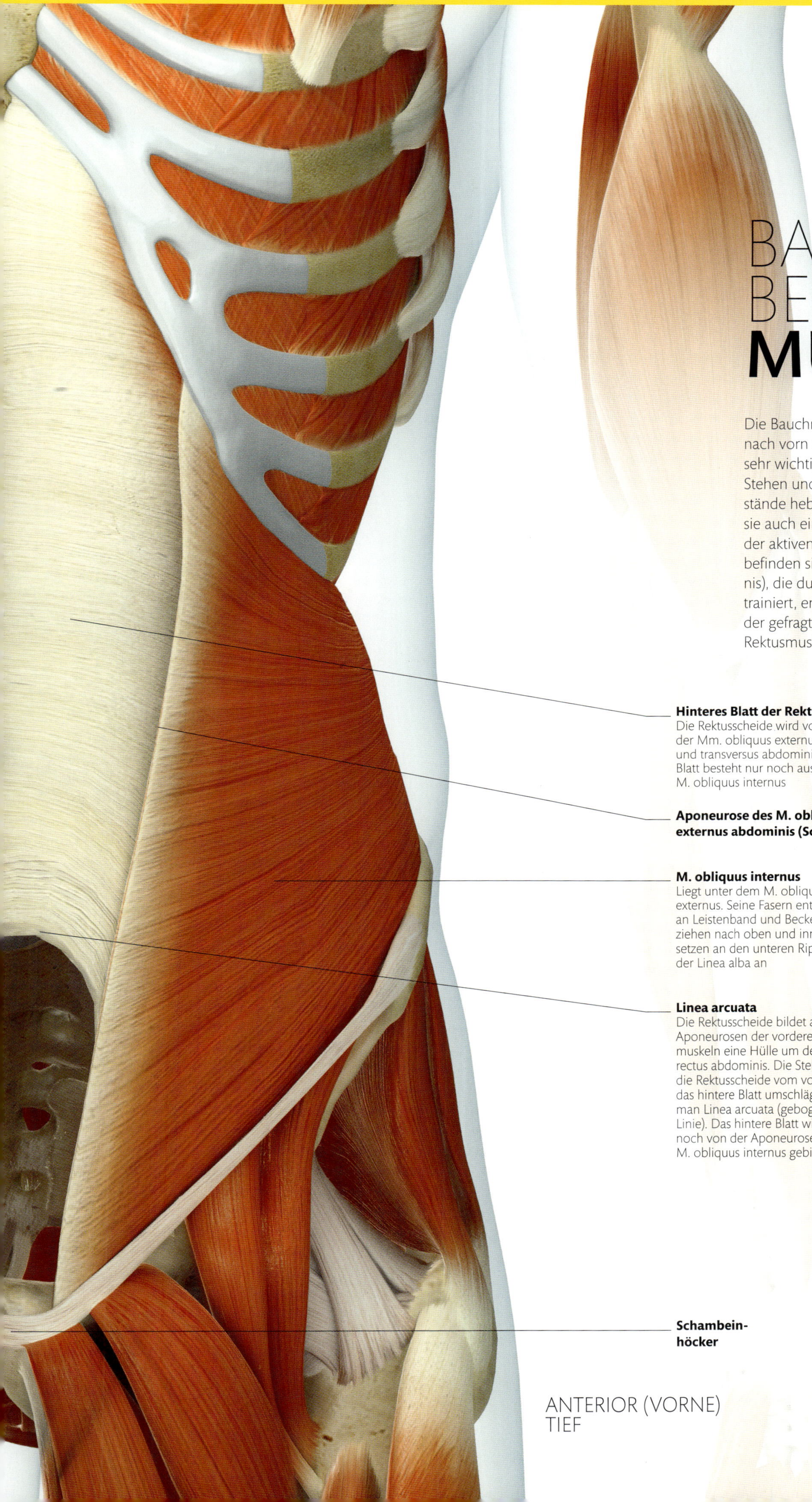

Hinteres Blatt der Rektusscheide
Die Rektusscheide wird von den Aponeurosen der Mm. obliquus externus, obliquus internus und transversus abdominis gebildet. Das hintere Blatt besteht nur noch aus der Aponeurose des M. obliquus internus

Aponeurose des M. obliquus externus abdominis (Schnittkante)

M. obliquus internus
Liegt unter dem M. obliquus externus. Seine Fasern entspringen an Leistenband und Beckenkamm, ziehen nach oben und innen und setzen an den unteren Rippen und der Linea alba an

Linea arcuata
Die Rektusscheide bildet aus drei Aponeurosen der vorderen Bauchmuskeln eine Hülle um den M. rectus abdominis. Die Stelle, an der die Rektusscheide vom vorderen in das hintere Blatt umschlägt, nennt man Linea arcuata (gebogene Linie). Das hintere Blatt wird nur noch von der Aponeurose des M. obliquus internus gebildet

Schambeinhöcker

ANTERIOR (VORNE)
TIEF

BAUCH UND BECKEN
MUSKULATUR

Der oberflächlichste Muskel des unteren Rückens ist der unglaublich breite M. latissimus dorsi. Darunter liegen entlang der Wirbelsäule zu jeder Seite die Muskeln der Erector-spinae-Gruppe, die bei gut trainierten Menschen zwei Erhöhungen in der Lendengegend bilden und die Funktion haben, die Wirbelsäule aufrecht zu halten. Sie können die Wirbelsäule aus einer gebeugten Position aufrichten und sogar überstrecken. Man spricht auch vom dreiteiligen M. erector spinae, bestehend aus den Mm. iliocostalis, longissimus und spinalis. Den größten Teil der Gesäßmuskulatur bildet der fleischige M. gluteus maximus, der sich bis zum Hüftgelenk zieht. Unter dem M. gluteus maximus befindet sich eine Reihe kleinerer Muskeln, die ebenfalls die Hüfte bewegen.

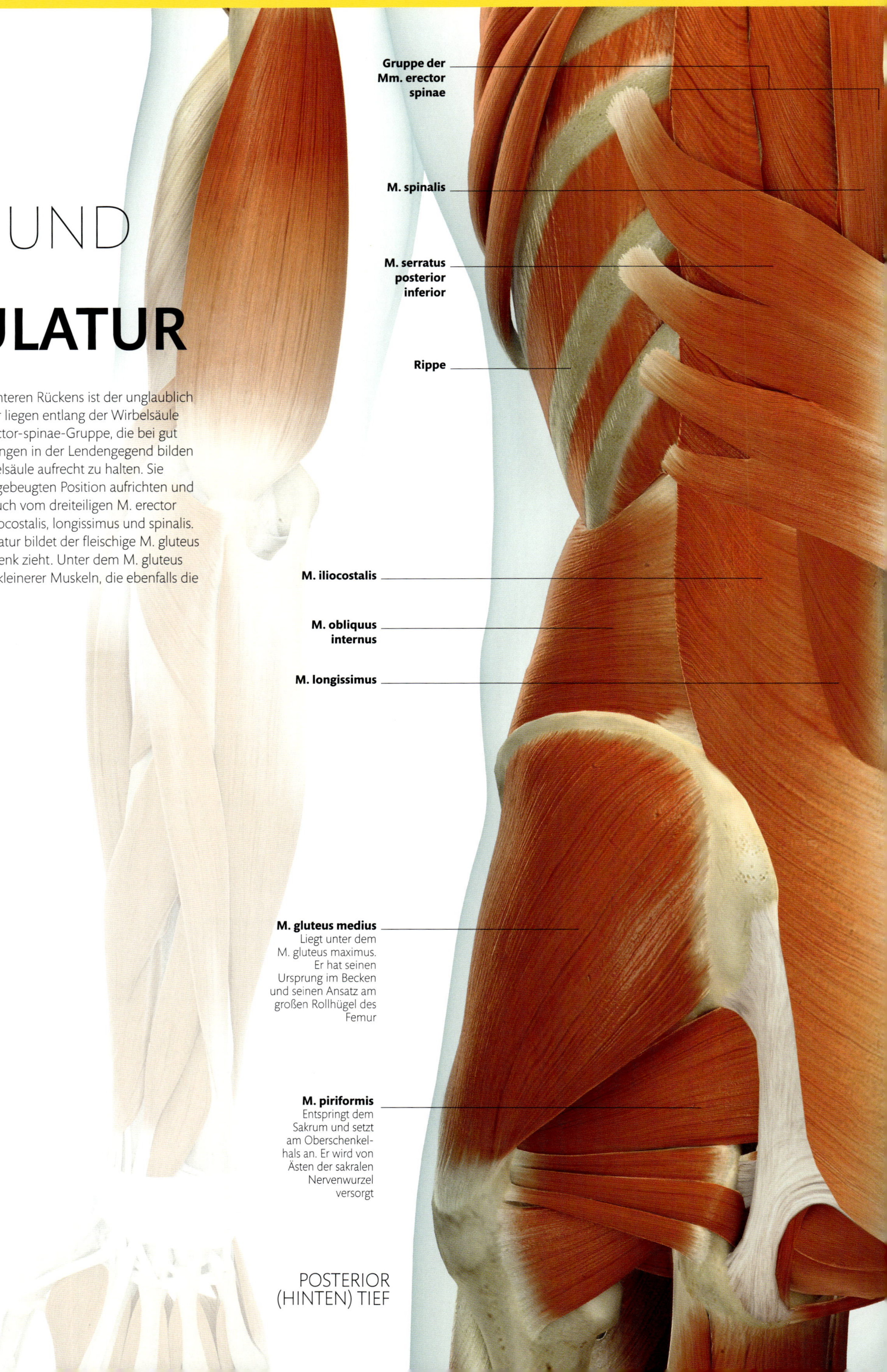

POSTERIOR (HINTEN) TIEF

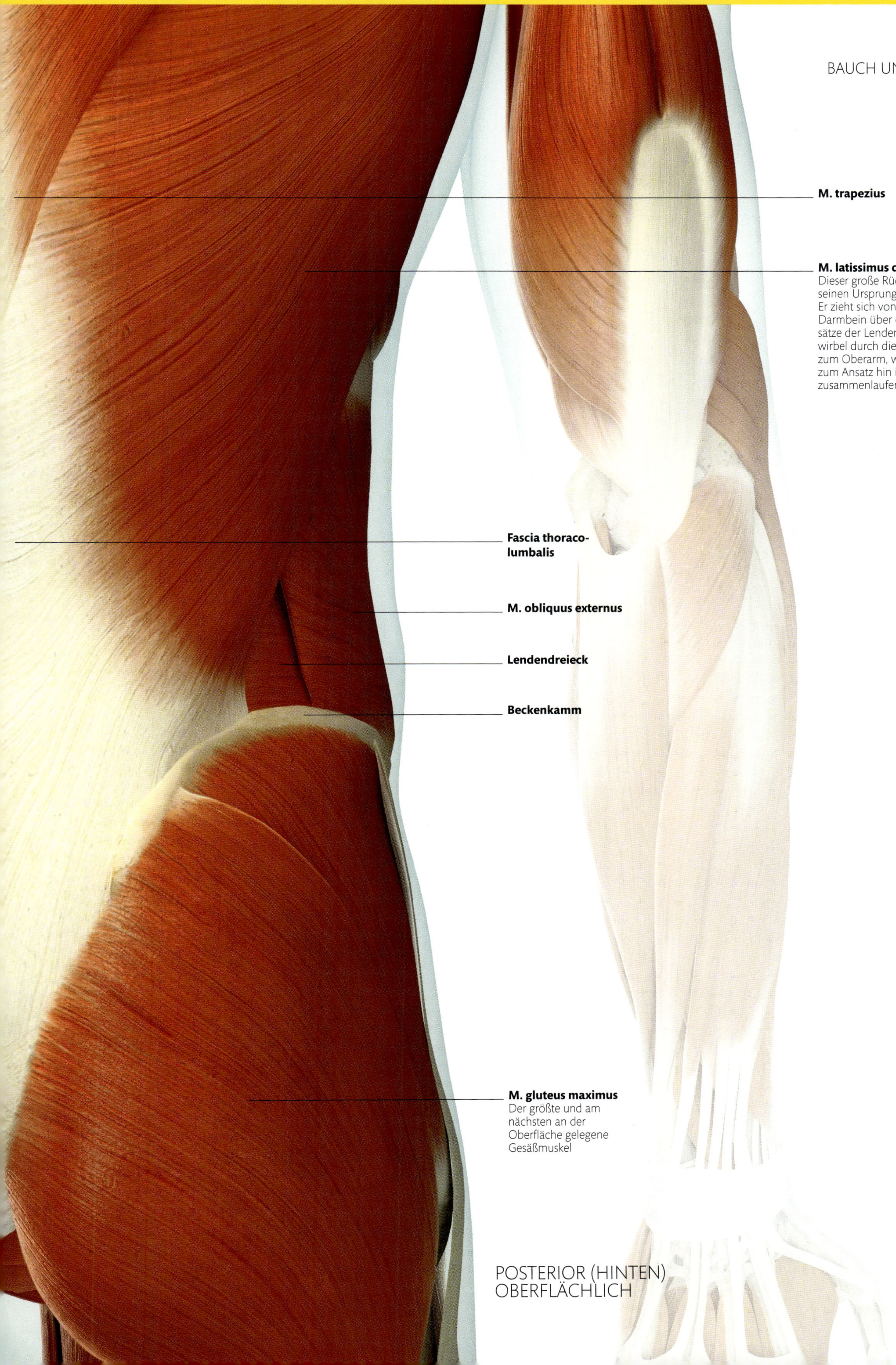

POSTERIOR (HINTEN)
OBERFLÄCHLICH

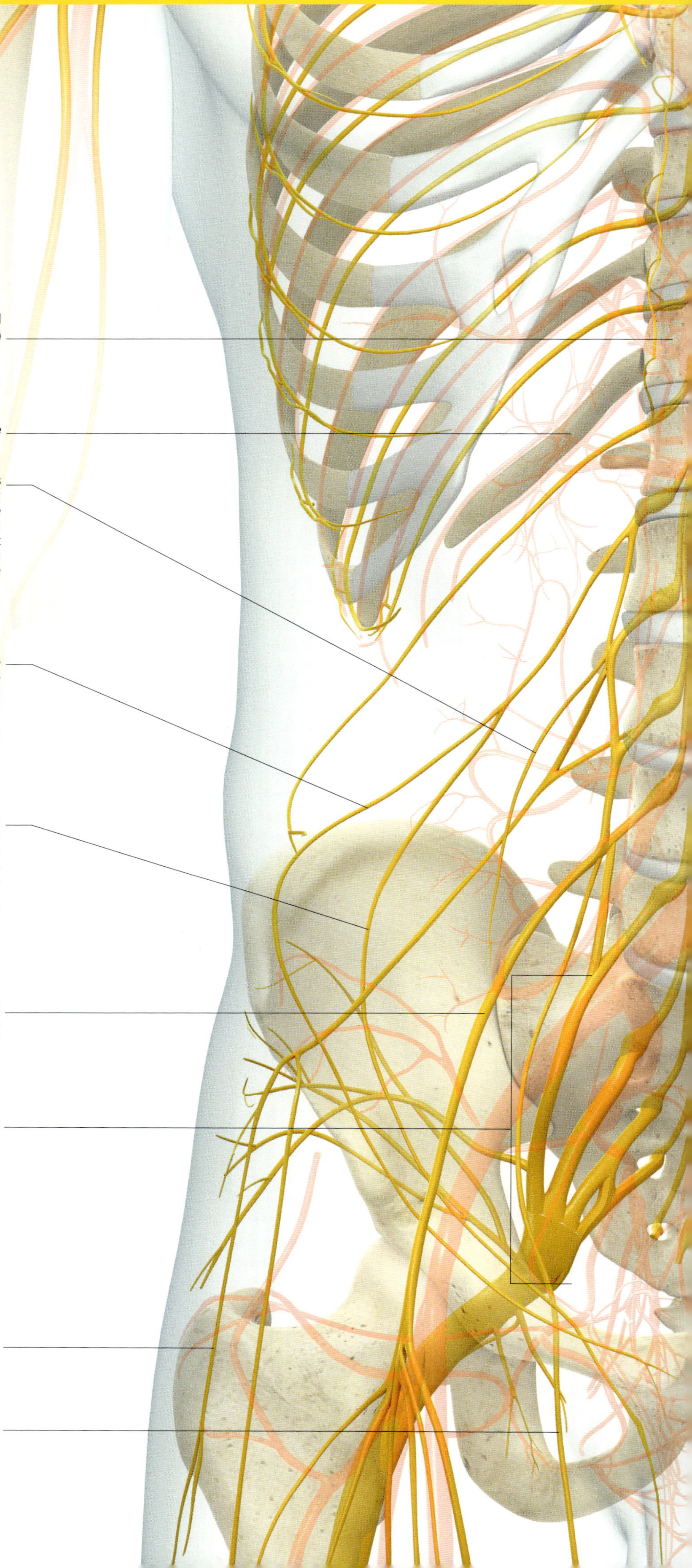

Zwölfter Brustwirbel (Th12)

Zwölfte Rippe

N. genitofemoralis
Verzweigt sich in zwei Äste: Der genitale Ast versorgt Teile des Skrotums bzw. der großen Schamlippen, der femorale Ast versorgt einen schmalen Bereich der Oberschenkelvorderseite

N. iliohypogastricus
Läuft um die Seite des unteren Bauchraums, um die untersten Muskeln und Hautbereiche der Bauchwand zu versorgen

N. ilioinguinalis
Zieht durch die Bauchdecke nach unten, um den vorderen Bereich des Skrotums bzw. die großen Schamlippen sensorisch zu versorgen

N. femoralis
Versorgt die Vorderseite des Oberschenkels

Plexus sacralis
Nervenwurzeln des vierten und fünften N. lumbalis verbinden sich mit den oberen vier Sakralnerven, um dieses Netzwerk zu bilden. Die Nn. splanchnici pelvici aus den zweiten bis vierten Nervenwurzeln führen parasymphatische Nervenfasern über den Plexus sacralis jeder Seite zu den Beckenorganen

N. cutaneus femoris lateralis
Versorgt die Haut an der Seite des Oberschenkels

N. obturatorius
Zieht entlang der Innenseite des Beckens, dann durch das Foramen obturatum, um die Innenseite des Oberschenkels zu versorgen

BAUCH UND BECKEN **NERVEN**

Die unteren Intercostalnerven ziehen über die unteren Ränder des vorderen Brustkorbs weiter zur Versorgung von Muskeln und Haut der Bauchdecke. Der untere Bauchraum wird von den Nn. subcostalis und iliohypogastricus versorgt. In den abdominalen Teil des Truncus sympathicus ziehen die thorakalen und die ersten beiden lumbalen Spinalnerven; er sendet Fasern zu allen Spinalnerven. Die lumbalen Spinalnerven entspringen der Wirbelsäule und ziehen zum M. psoas major im hinteren Bauchraum. Im Muskel laufen die Nerven zusammen, ihre Fasern bilden dort ein Netzwerk (Plexus). Äste des Plexus lumbalis entspringen im und um den M. psoas und ziehen in den Oberschenkel. Weiter unten versorgen Äste des Plexus sacralis die Beckenorgane und ziehen in den Gesäßmuskel. Einer dieser Äste, der N. ischiadicus (Ischiasnerv), ist der längste Nerv des ganzen Körpers. Er versorgt die Rückseite des Oberschenkels, den Rest des Beins und den Fuß.

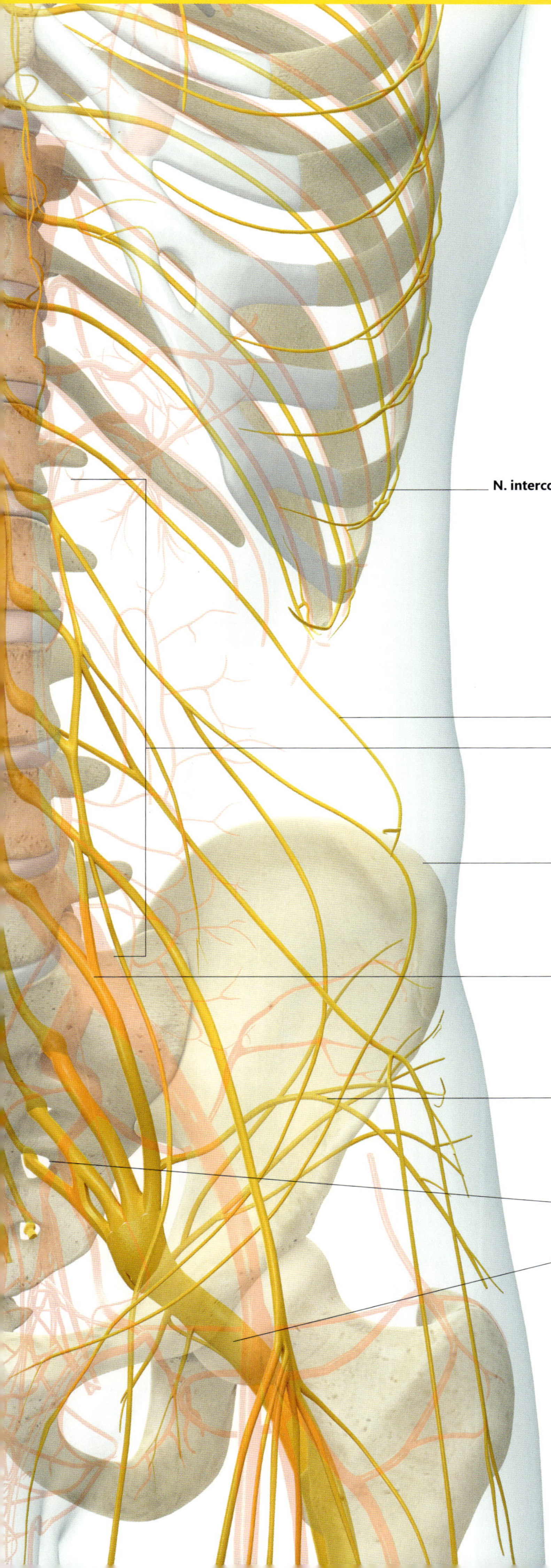

ANTERIOR (VORNE)

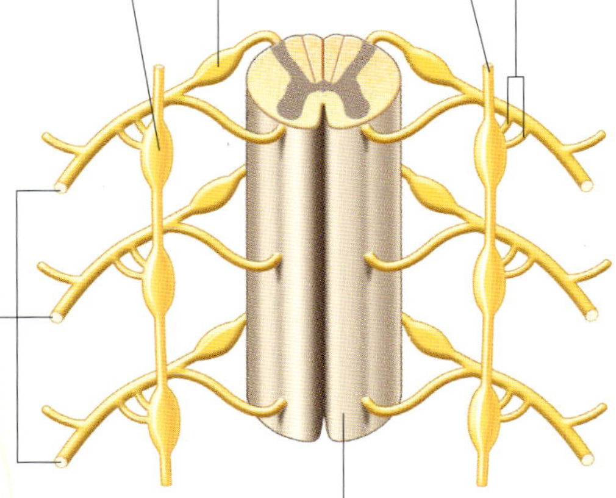

ABSCHNITT DES TRUNCUS SYMPATHICUS UND DES RÜCKENMARKS

BAUCH UND BECKEN
BLUTGEFÄSSE

Die Aorta zieht auf Höhe des zwölften Brustwirbels hinter dem Zwerchfell vorbei in den Bauchraum. Arterien zweigen paarweise von der Aorta ab, um Bauchwand, Nieren, Nebennieren und Eierstöcke bzw. Hoden mit sauerstoffreichem Blut zu versorgen. Äste der Bauchaorta versorgen die Bauchorgane: Der Bauchhöhlenstamm (Truncus coeliacus) teilt sich zur Versorgung von Leber, Magen, Pankreas und Milz, und die Aa. mesentericae führen Blut in den Darm. Die Bauchaorta endet mit ihrer Teilung in die linke und rechte A. iliaca communis, die sich wiederum jeweils in die A. iliaca interna (versorgt die Beckenorgane) und externa (zieht in den Schenkel und wird zur A. femoralis) verzweigen. Rechts von der Aorta verläuft die größte Vene des Bauchraums, die untere Hohlvene (V. cava inferior).

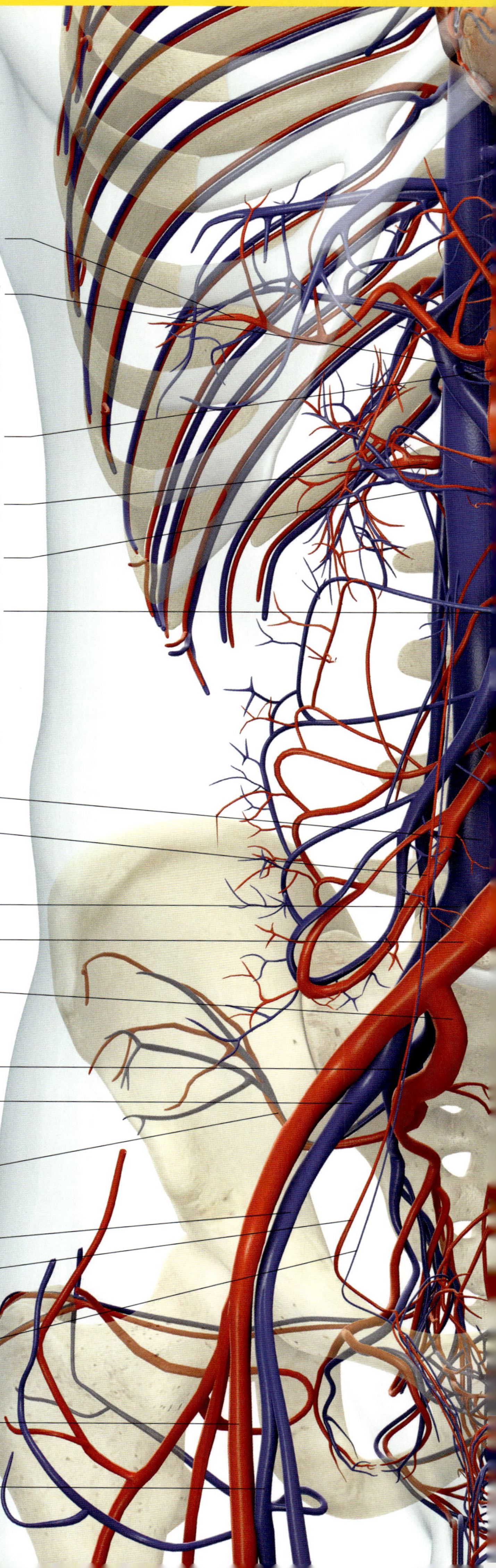

ANTERIOR (VORNE)

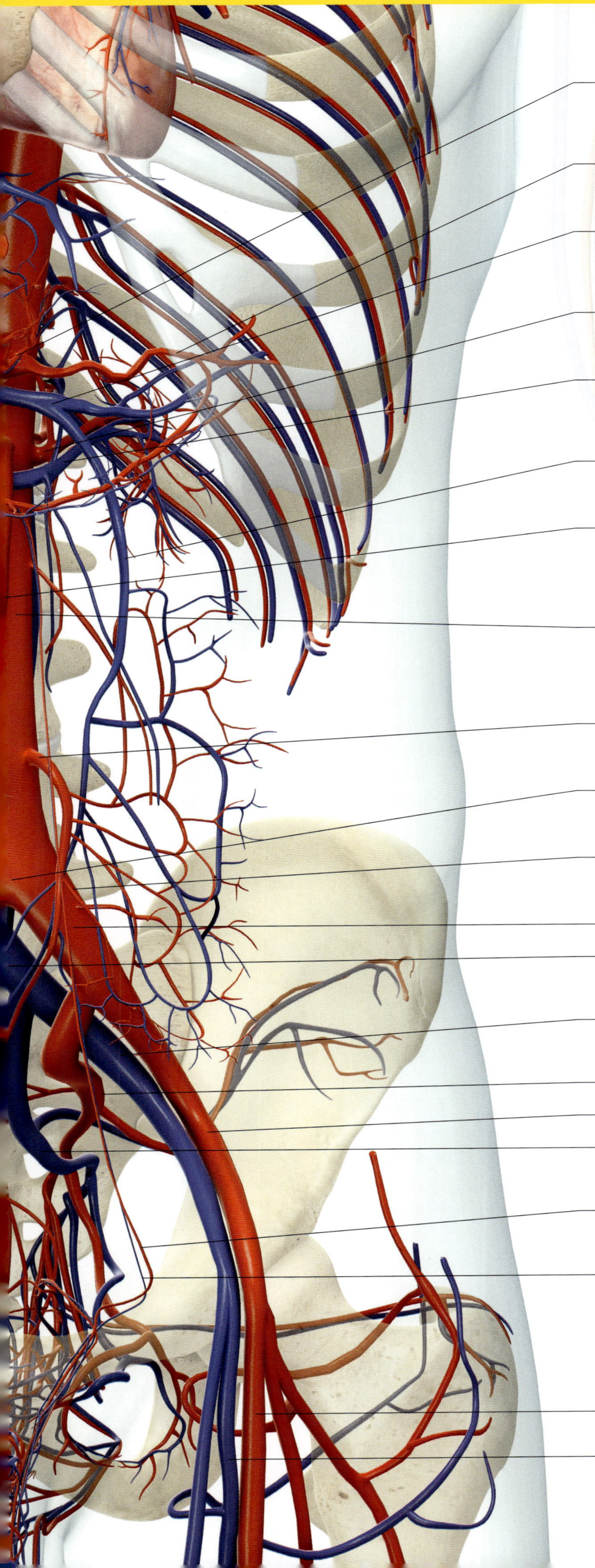
Truncus coeliacus
Nur wenig mehr als 1 cm lang, gabelt er sich in die linke A. gastrica, A. splenica und A. hepatica communis
A. splenica
Versorgt die Milz, den größten Teil des Pankreas und den oberen Bereich des Magens
V. splenica
Dräniert die Milz. Venen aus Magen und Pankreas sowie die V. mesenterica inferior münden in diese Vene
Linke A. renalis
Versorgt die linke Niere und ist kürzer als die rechte A. renalis
Linke V. renalis
Ist länger als ihr Gegenstück auf der rechten Seite, führt Blut aus der linken Niere und der linken V. gonadalis
V. mesenterica inferior
Führt Blut aus Colon und Rectum und mündet am Ende in die V. splenica
A. mesenterica superior
Verzweigt sich im Bauchraum zur Versorgung des gesamten Jejunums und Ileums und des halben Colons
Bauchaorta
Die Brustaorta wird zur Bauchaorta, wenn sie auf Höhe des zwölften Brustwirbels hinter dem Zwerchfell in den Bauchraum zieht
A. mesenterica inferior
Versorgt das letzte Drittel von Colon transversum, descendens und sigmoideum sowie das Rectum
Aortenbifurkation
Die Bauchaorta teilt sich vor dem vierten Lendenwirbel
A. rectalis superior
Die letzte Abzweigung der A. mesenterica inferior, bevor sie zur Versorgung des Rectums entlang des Beckens verläuft
Linke A. iliaca communis
Linke V. iliaca communis
Entsteht aus dem Zusammenfluss der Vv. iliaca interna und externa
Linke V. iliaca externa
Die Fortsetzung der V. femoralis, nachdem sie ins Becken gezogen ist
Linke A. iliaca interna
Linke A. iliaca externa
Linke V. iliaca interna
Dräniert Beckenorgane, Perineum und Gesäß
Linke A. gonadalis
Die Aa. gonadales zweigen von der Aorta direkt unter den Aa. renales ab
Linke V. gonadalis
Dräniert Eierstock bzw. Hoden und mündet in die linke V. renalis
Linke A. femoralis
Linke V. femoralis
Hauptbeinvene; wird im weiteren Verlauf zur V. iliaca externa

BAUCH UND BECKEN
LYMPH- UND IMMUN-SYSTEM

Die tiefen Bauchlymphknoten sind um die Arterien herum angeordnet. Lymphknoten zu beiden Seiten der Aorta erhalten Lymphe aus paarigen Strukturen wie Muskeln der Bauchwand, Nieren und Nebennieren sowie Hoden bzw. Eierstöcken. Iliakallymphknoten sammeln Lymphe aus Beinen und Becken, und Lymphknoten, die um die Abzweigungen der Aorta gruppiert sind, erhalten Lymphe aus Darm und Bauchorganen. Schließlich fließt die gesamte Lymphe aus Beinen, Becken und Bauch in ein großes Sammelgefäß, die Lendenzisterne, die sich zum durch die Brust verlaufenden Ductus thoracicus verjüngt. Die meisten Lymphknoten sind klein und bohnenförmig, jedoch gibt es im Bauchraum auch ein großes und wichtiges Organ des Immunsystems: die Milz.

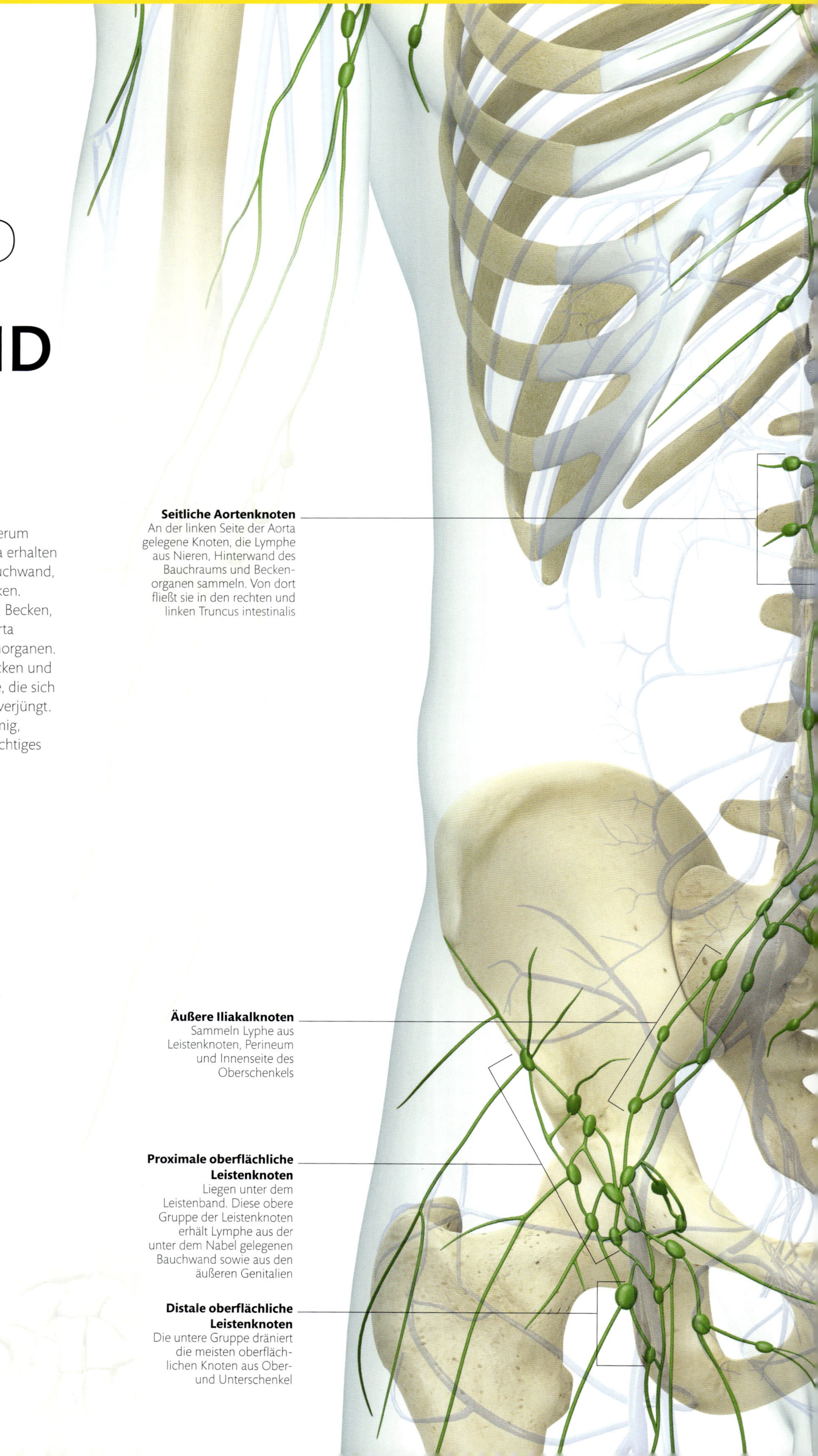

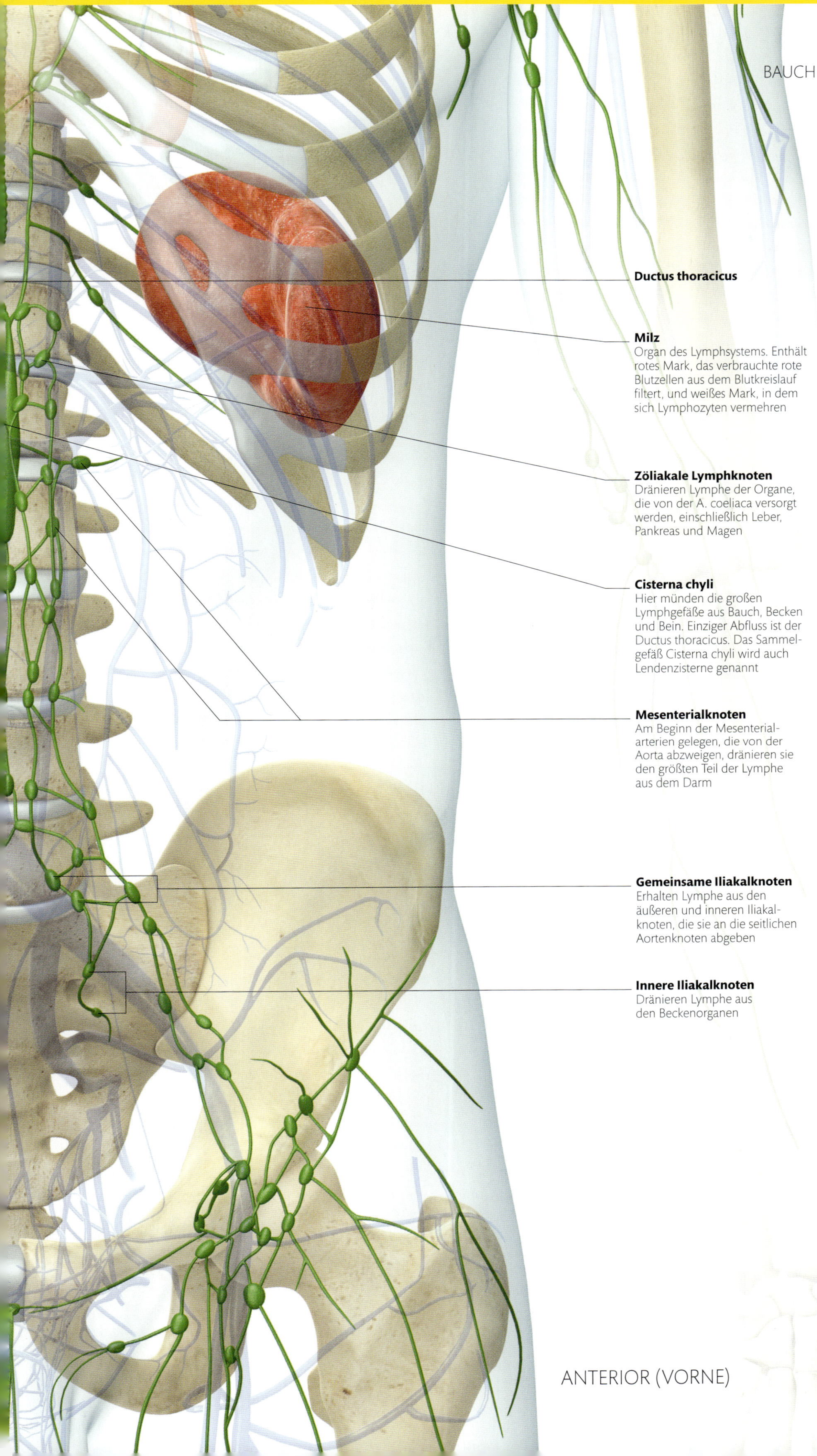
Ductus thoracicus
Milz
Organ des Lymphsystems. Enthält rotes Mark, das verbrauchte rote Blutzellen aus dem Blutkreislauf filtert, und weißes Mark, in dem sich Lymphozyten vermehren
Zöliakale Lymphknoten
Dränieren Lymphe der Organe, die von der A. coeliaca versorgt werden, einschließlich Leber, Pankreas und Magen
Cisterna chyli
Hier münden die großen Lymphgefäße aus Bauch, Becken und Bein. Einziger Abfluss ist der Ductus thoracicus. Das Sammelgefäß Cisterna chyli wird auch Lendenzisterne genannt
Mesenterialknoten
Am Beginn der Mesenterialarterien gelegen, die von der Aorta abzweigen, dränieren sie den größten Teil der Lymphe aus dem Darm
Gemeinsame Iliakalknoten
Erhalten Lymphe aus den äußeren und inneren Iliakalknoten, die sie an die seitlichen Aortenknoten abgeben
Innere Iliakalknoten
Dränieren Lymphe aus den Beckenorganen
ANTERIOR (VORNE)

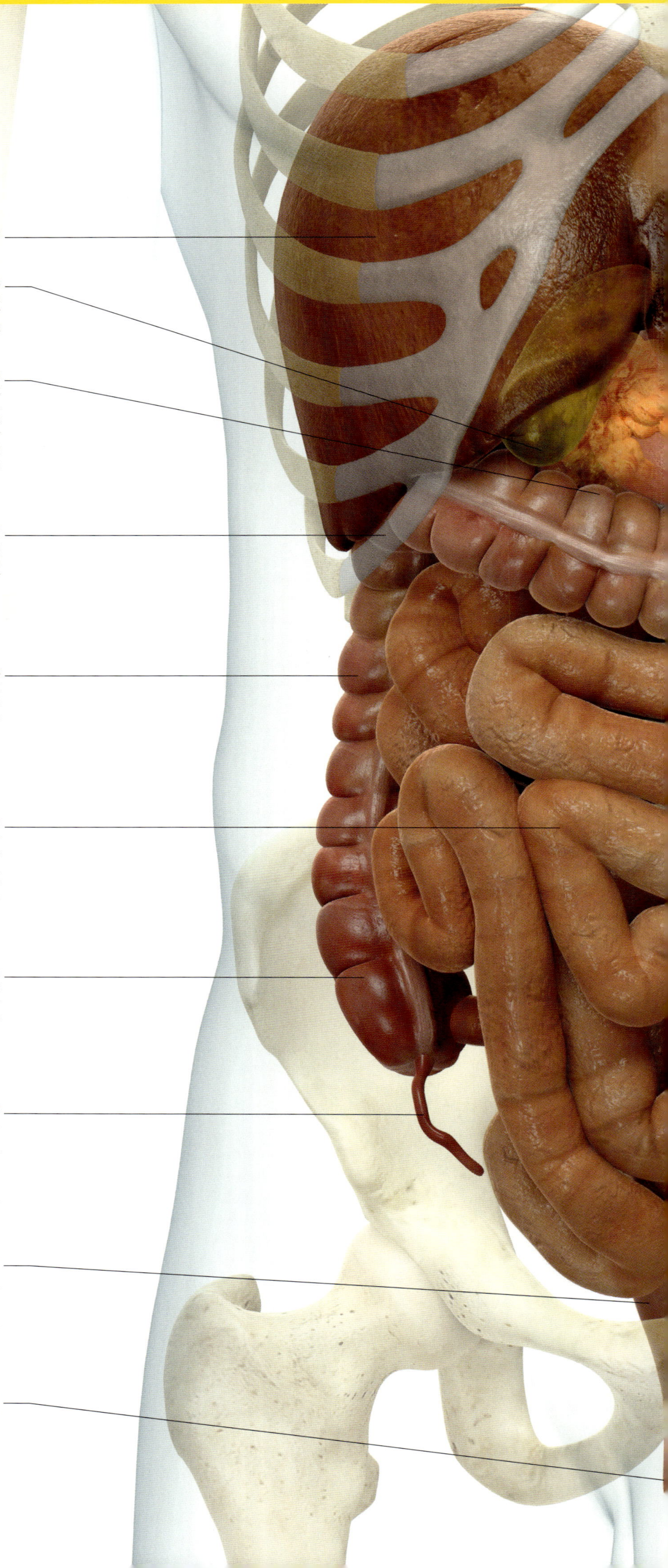

Rechter Leberlappen

Fundus vesicae biliaris
Boden der beutelähnlichen Gallenblase, die an der Leberunterseite sitzt

Colon transversum
Dieser Teil des Dickdarms hängt quer unter Leber und Magen. Durch sein Mesenterium (Falte des Bauchfells, die den Darm mit der hinteren Bauchwand verbindet) ziehen Blutgefäße und Nerven

Flexura hepatica coli
Verbindung zwischen aufsteigendem Colon und Quercolon unter der Leber

Colon ascendens
Aufsteigendes Colon; fest mit der hinteren Bauchwand verbunden

Ileum
Teil des Dünndarms, liegt hauptsächlich im suprapubischen Bereich des Bauchraums und ist ca. 4 m lang. Ileum bedeutet schlicht »Eingeweide« auf Lateinisch

Caecum
Blinddarm, erster Teil des Dickdarms, liegt in der rechten Darmbeingrube

Appendix
Richtig heißt der Wurmfortsatz des Blinddarms Appendix vermiformis. Normalerweise ist er nur ein paar Zentimeter lang, mit Lymphgewebe gefüllt und bildet so einen Teil des Immunsystems des Darms

Rectum
Der vorletzte Teil des Dickdarms ist ca. 12 cm lang und sehr dehnbar, damit er den Stuhl bis zu einer passenden Gelegenheit zur Entleerung speichern kann

Analkanal
Ringmuskeln in und um den Analkanal halten ihn geschlossen und entspannen sich beim Stuhlgang. Gleichzeitig kontrahieren Zwerchfell und Muskeln der Bauchwand, um Druck aufzubauen und den Stuhl nach draußen zu drücken

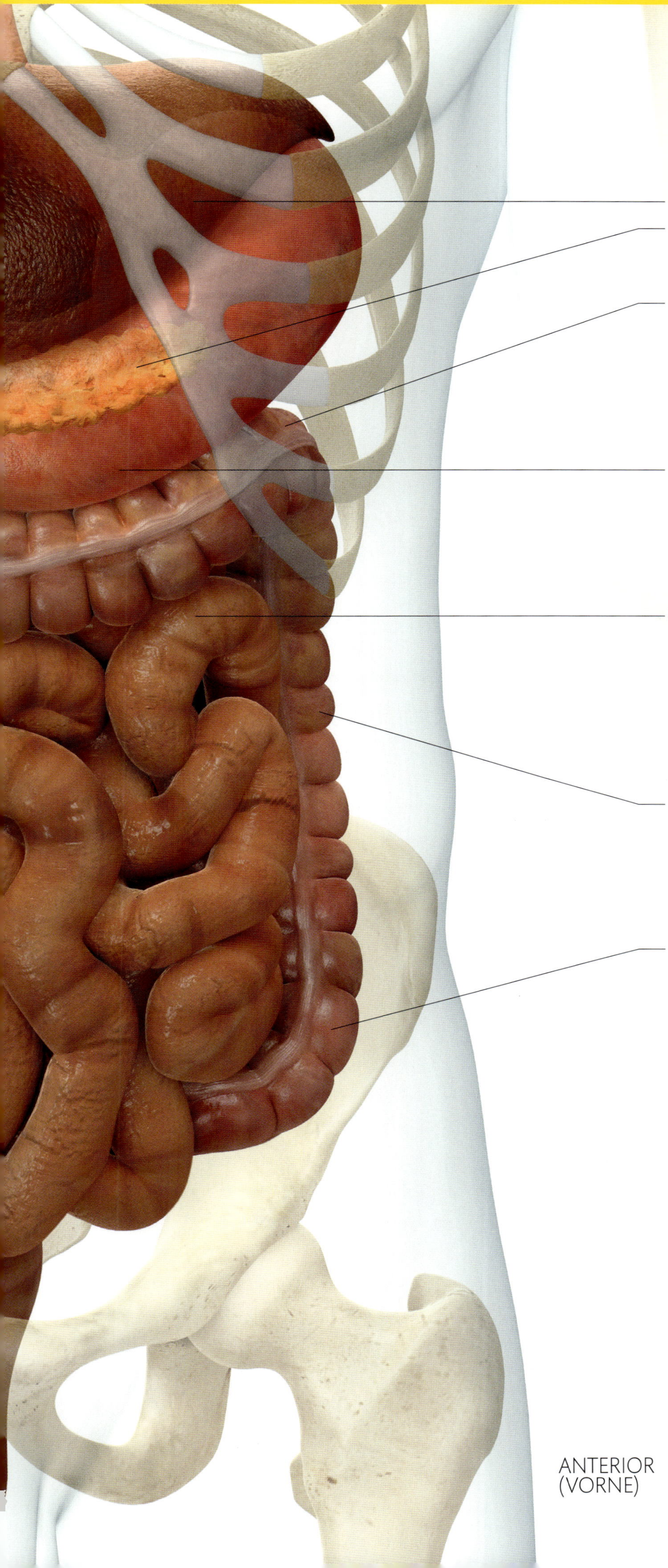

BAUCH UND BECKEN
VERDAUUNG

Bei natürlicher Lage aller Organe dehnt sich der Bauchraum bis unter die Rippen aus. Die oberen Bauchorgane, Leber, Magen und Milz, befinden sich zu großen Teilen innerhalb des Brustkorbs. Dadurch sind sie zwar geschützt, können bei Rippenbrüchen aber auch leicht verletzt werden. Der Verlauf des Dickdarms ist m-förmig und beginnt mit dem Caecum rechts unten im Bauchraum; das aufsteigende Colon zieht entlang der Seite nach oben und geht an der Leber in das Quercolon über, das unter Leber und Magen nach links verläuft. Links oben beginnt das absteigende Colon, das an der linken Seite nach unten zieht, in das s-förmige Sigmoid übergeht und im unteren Beckenbereich zum Rectum wird. In der Mitte des Bauchraums befinden sich die Schlingen des Dünndarms.

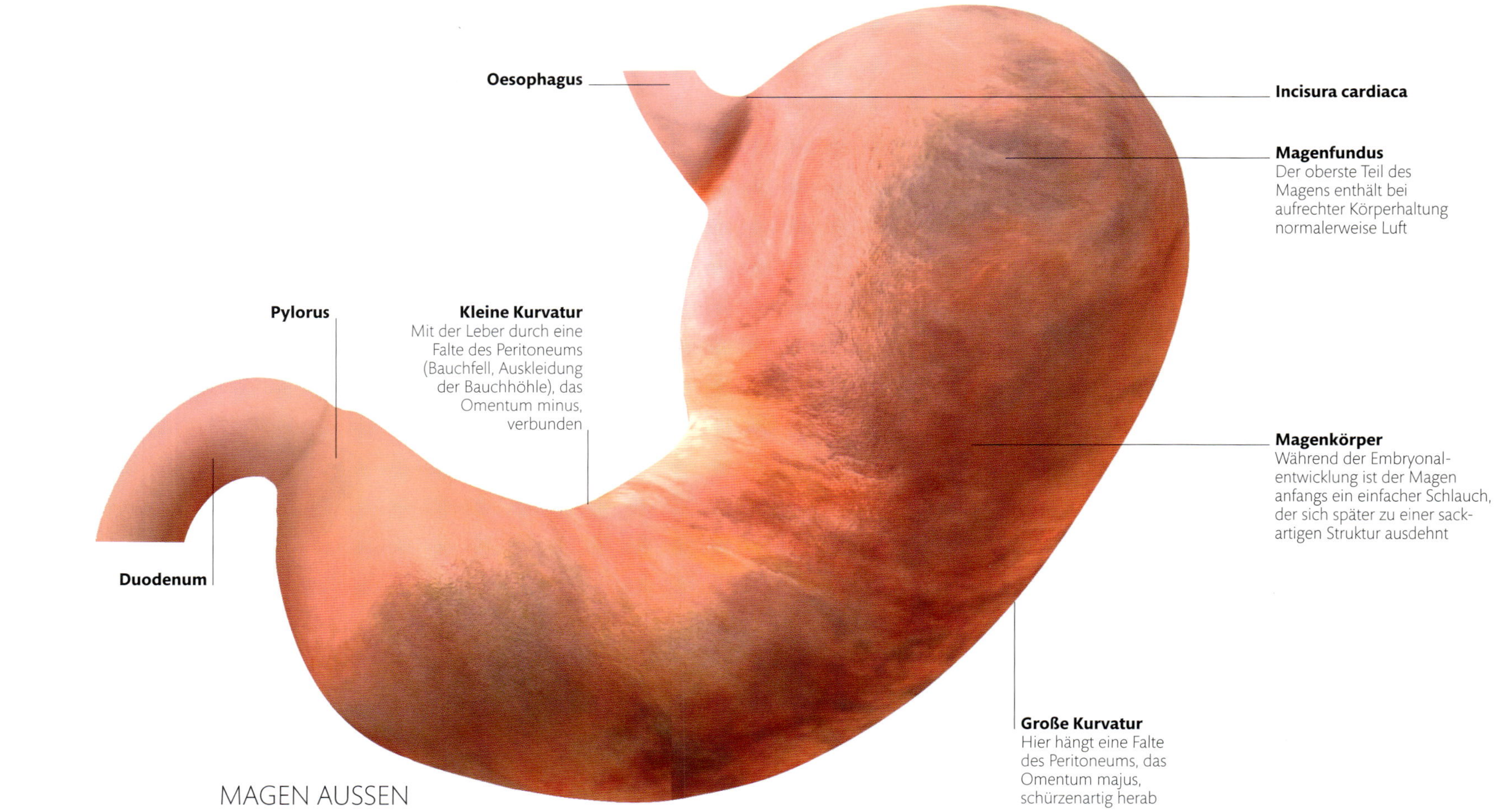

MAGEN AUSSEN

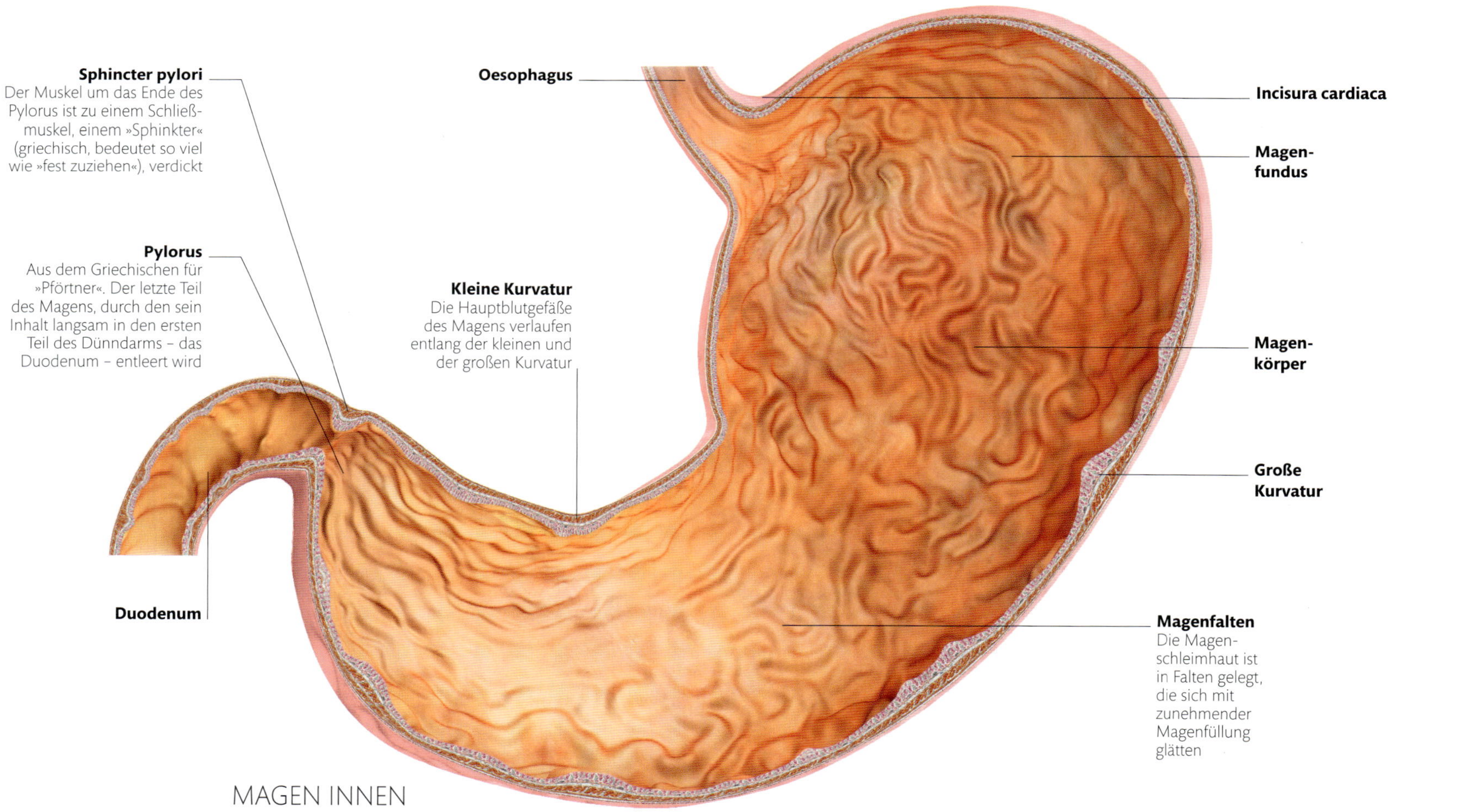

MAGEN INNEN

BAUCH UND BECKEN
VERDAUUNG

Der Magen ist ein muskulöser Sack, der die Nahrung aufnimmt, bevor sie an den Darm weitergeleitet wird. Im Magen wird die Nahrung mit einem Cocktail aus Salzsäure (zur Abtötung von Keimen) und eiweißspaltenden Enzymen vermengt. Dies geschieht durch Kontraktionen der Muskelschicht der Magenwand. Die halb verdaute Nahrung wird an den ersten Teil des Dünndarms, das Duodenum, abgegeben, in dem Galle und Pankreassäfte hinzugefügt werden. Kontraktionen der Darmwand schieben den flüssigen Nahrungsbrei zur weiteren Verdauung in die nächsten Darmabschnitte Jejunum und Ileum. Die unverdaulichen Nahrungsbestandteile gelangen in das Caecum, den Beginn des Dickdarms. Im zweiten Abschnitt des Dickdarms, dem Colon, wird der Speisebrei zu Stuhl verdickt, der zur Ausscheidung ins Rectum geschoben wird.

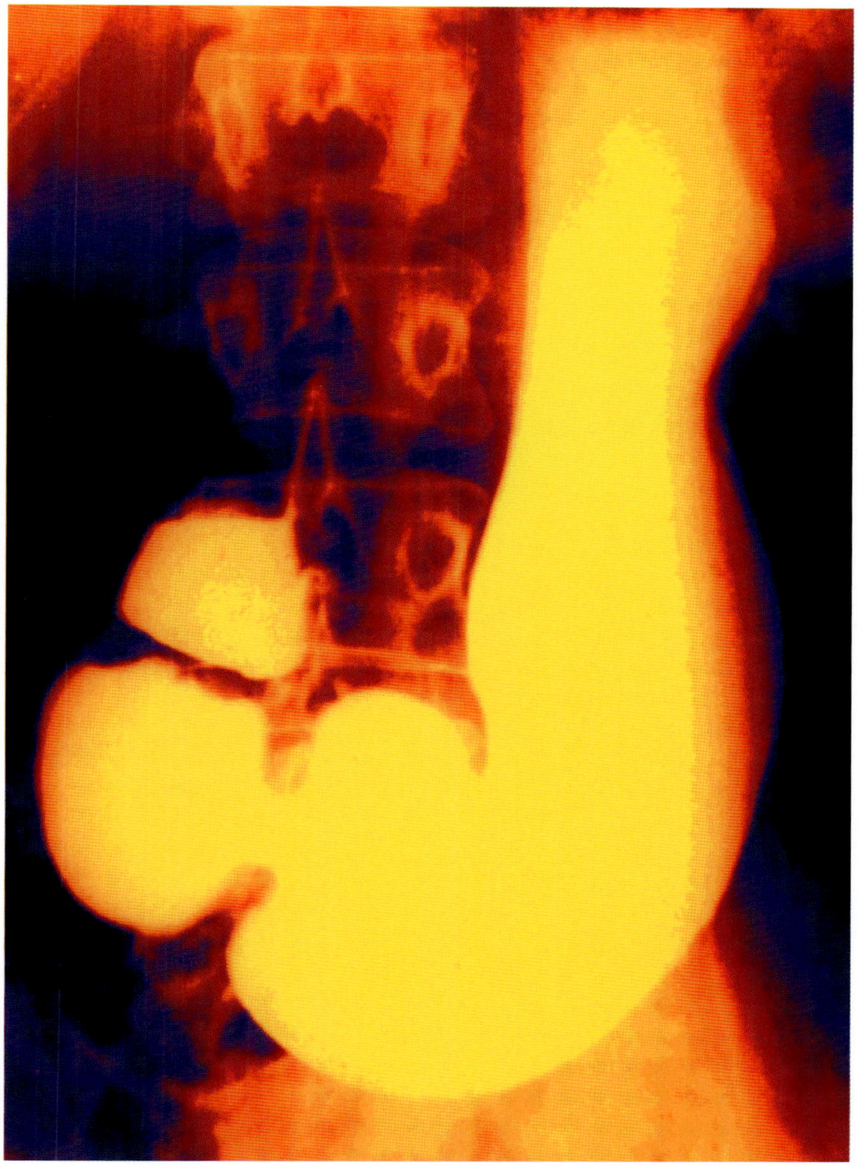

Kontrastmittelaufnahme
Diese eingefärbte Röntgenaufnahme entstand nach der Einnahme einer Bariumsuspension, die dazu verwendet wird, die Struktur von Magen und Darm sichtbar zu machen und mögliche Störungen zu diagnostizieren.

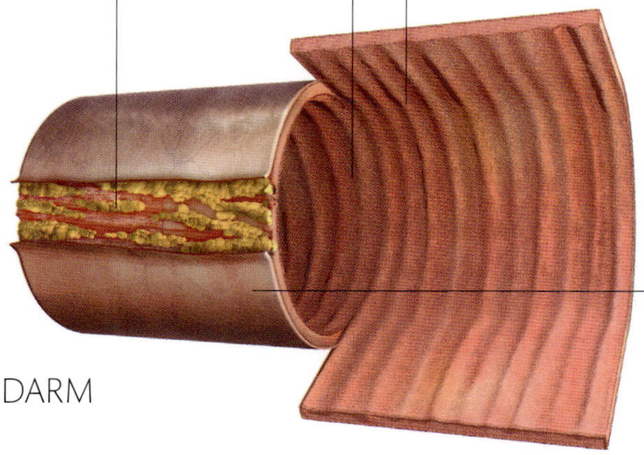

DÜNNDARM

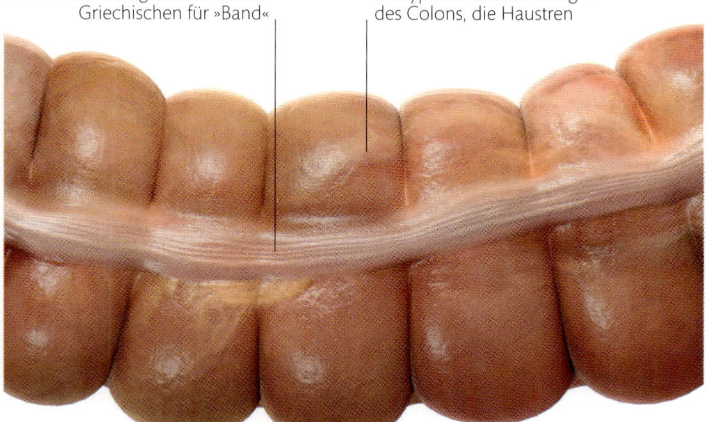

DICKDARM

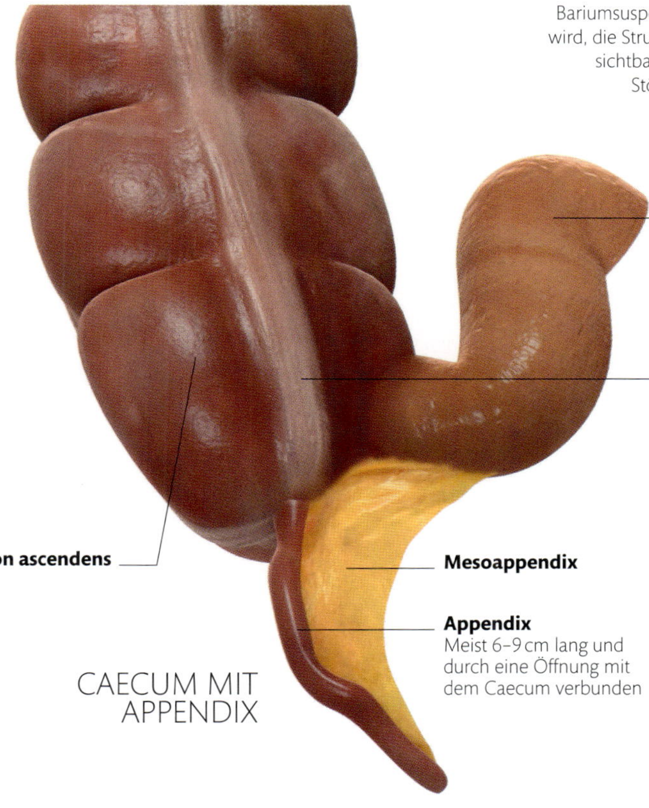

CAECUM MIT APPENDIX

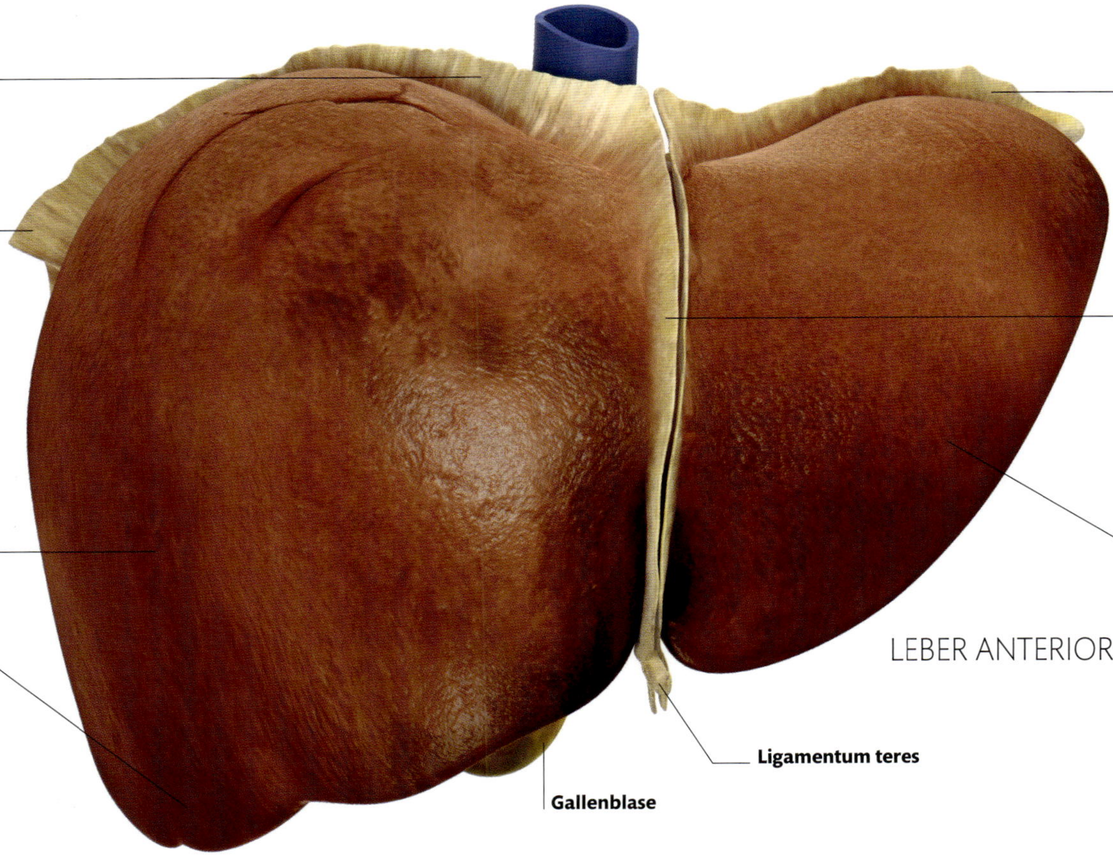

LEBER ANTERIOR (VORNE)

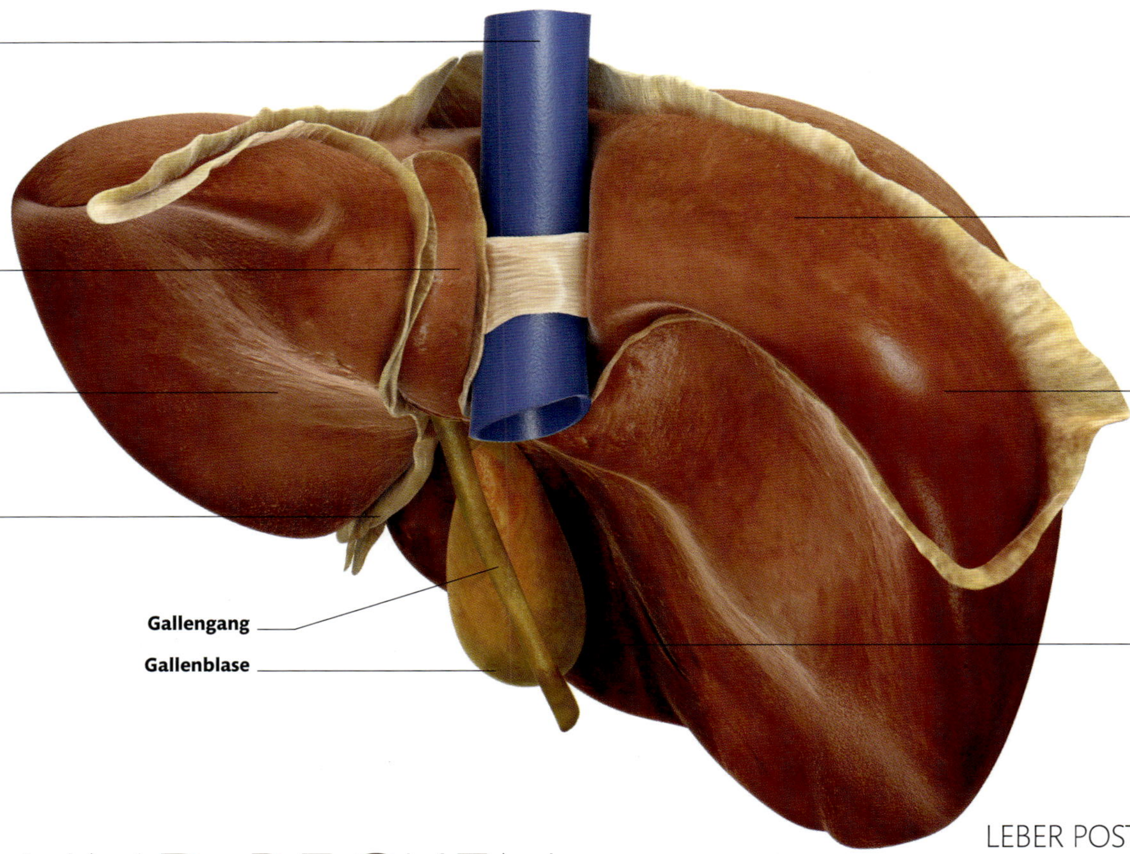

LEBER POSTERIOR (HINTEN)

BAUCH UND BECKEN
VERDAUUNG

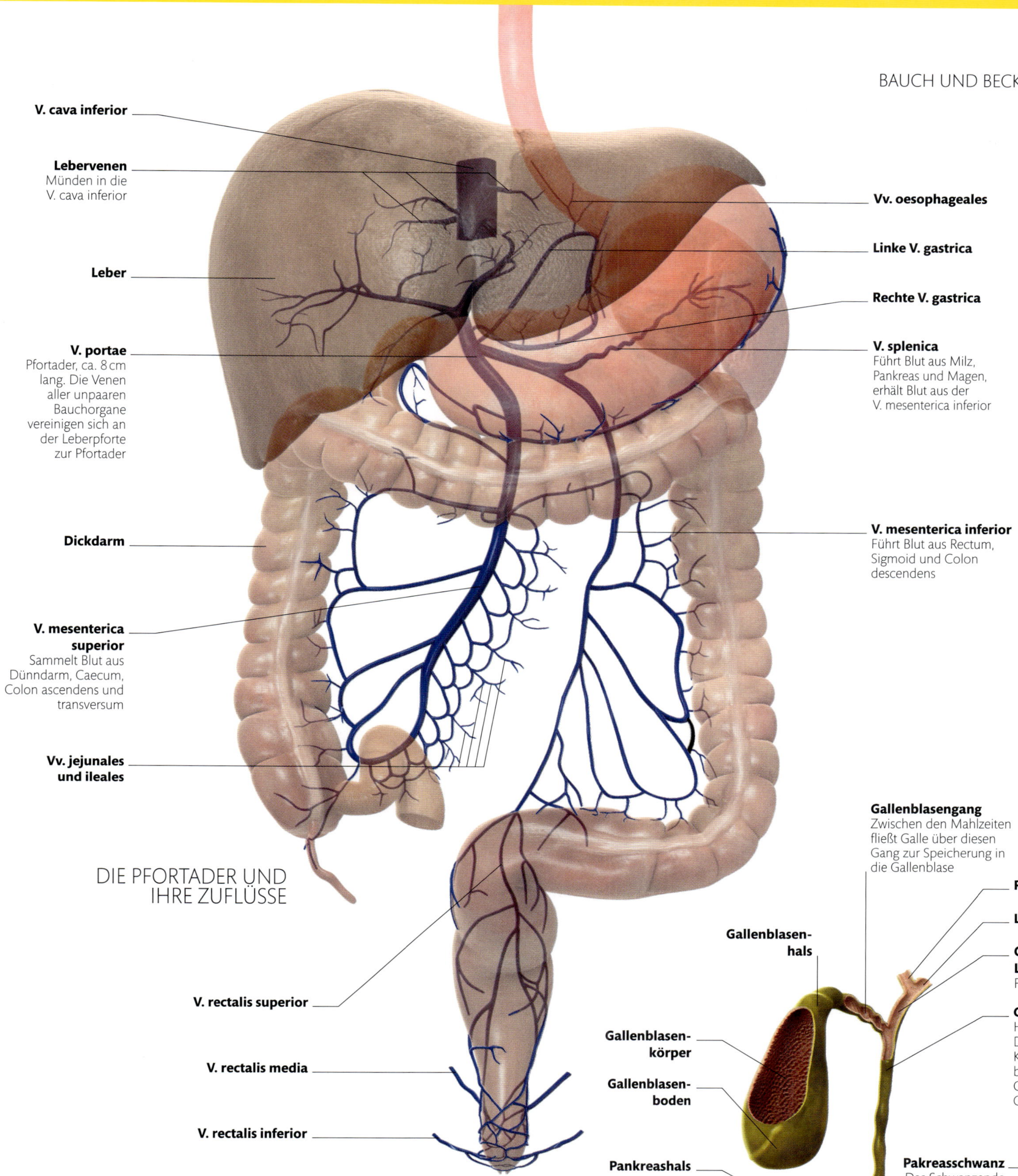

DIE PFORTADER UND IHRE ZUFLÜSSE

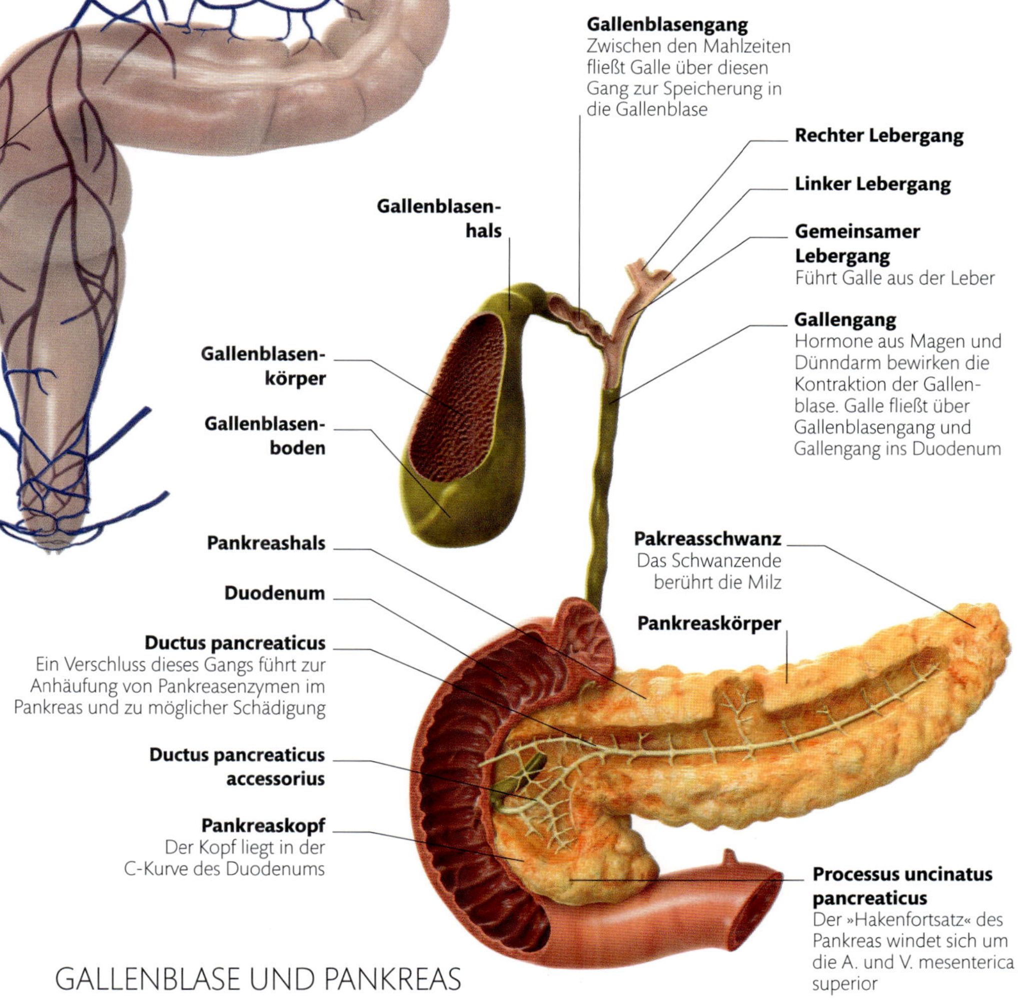

GALLENBLASE UND PANKREAS

Die Leber ist das größte Organ des Körpers und kann bis zu 3 kg wiegen. Sie erledigt Hunderte von Aufgaben gleichzeitig, viele davon im Zusammenhang mit der Verdauung. Sie produziert Galle zur Fettverdauung, die in der Gallenblase gespeichert wird. Über die Pfortader erhält sie Nährstoffe aus dem Darm, die sie verarbeitet. Sie spaltet Proteine, Kohlenhydrate und Fette oder setzt sie je nach Bedarf zusammen, deaktiviert toxische Substanzen wie Alkohol oder Drogen, und sie spielt eine Rolle im Immunsystem. Die Bauchspeicheldrüse (Pankreas), eine lange, blattförmige Drüse, liegt unter der Leber und hinter dem Magen. Sie produziert enzymhaltigen Verdauungssaft, den sie in das Duodenum entleert.

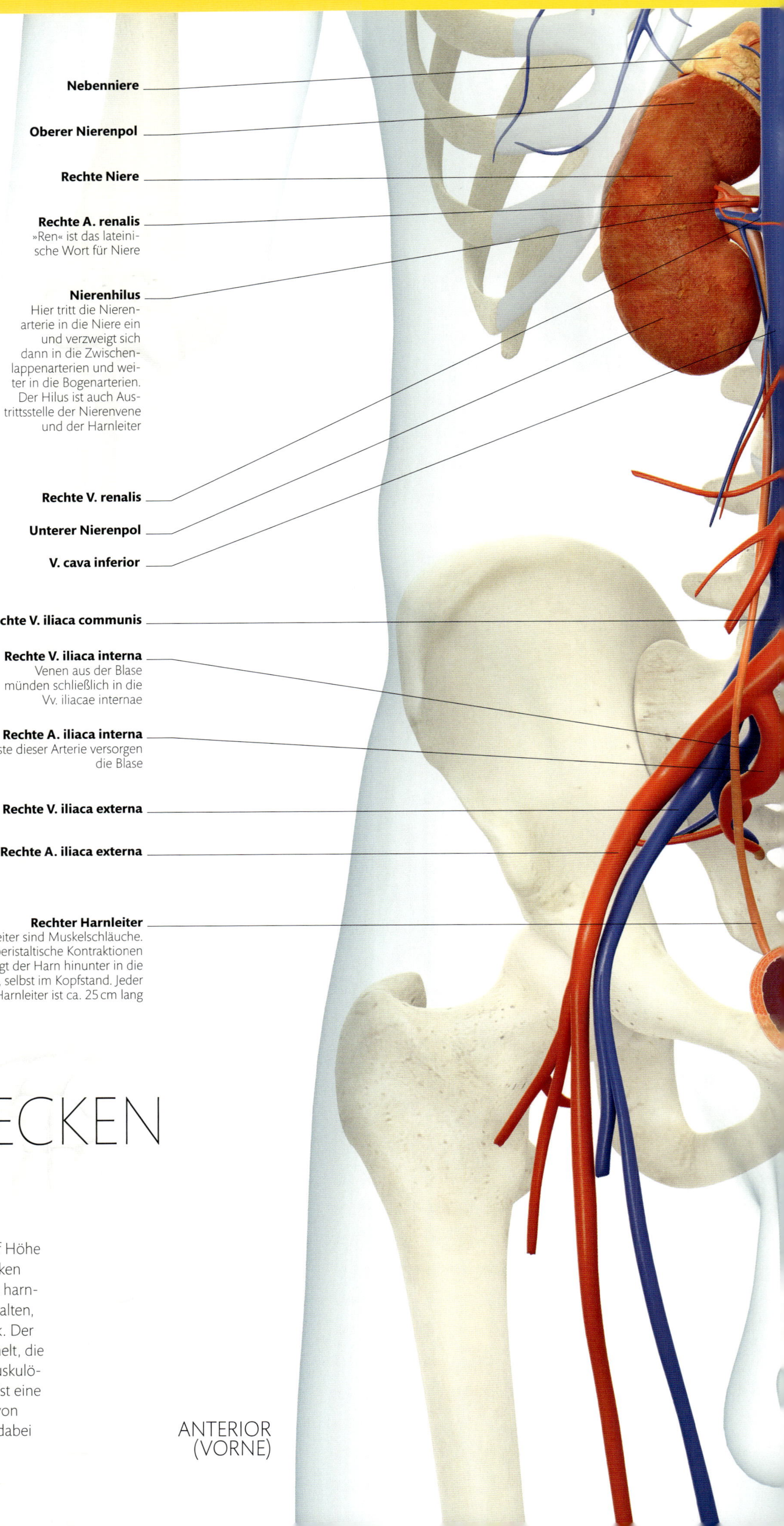

BAUCH UND BECKEN
HARNSYSTEM

Die Nieren befinden sich an der Hinterwand des Bauchraums auf Höhe der zwölften Rippen. Jede Niere ist zu ihrem Schutz von einer dicken Fettkapsel umgeben. Die Nieren filtern Giftstoffe und sogenannte harnpflichtige Stoffe aus dem Blut, das sie über die Nierenarterien erhalten, und regulieren das Blutvolumen und somit indirekt den Blutdruck. Der von den Nieren produzierte Harn wird in Nierenkelchen gesammelt, die zusammen das Nierenbecken bilden. Der Harn fließt über die muskulösen Harnleiter aus den Nieren hinunter zur Blase. Die Harnblase ist eine Art muskulöser Beutel, der sich bis zu einem Fassungsvermögen von ca. 0,5 l dehnen kann. Ihre Entleerung wird willkürlich gesteuert, dabei fließt der Harn über die Harnröhre aus dem Körper.

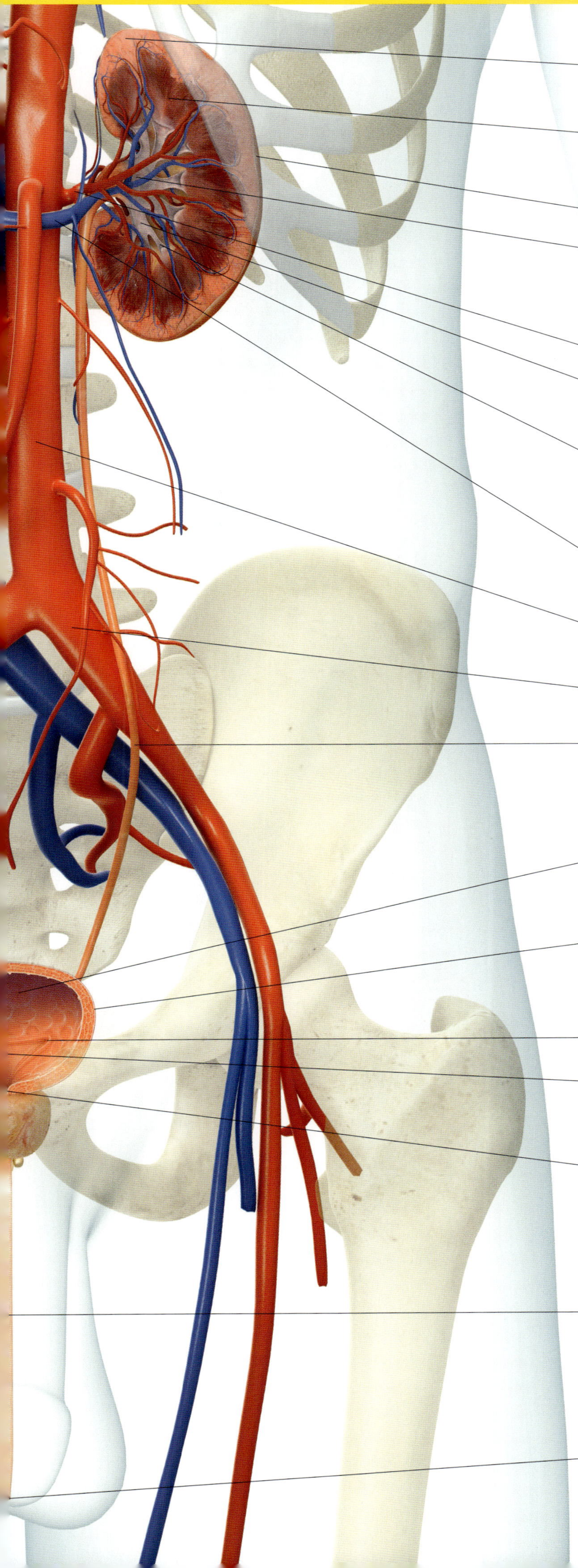

Nierenrinde
Äußeres Nierengewebe, ist in Mark und Rinde unterteilt

Nierenpyramide
Pyramidenförmig angeordnetes Markgewebe, das im Querschnitt als Dreiecksflächen erscheint

Linke Niere

Nierenbecken
Trichterförmiger Schlauch, zu dem die großen Nierenkelche verschmelzen und der sich zum oberen Harnleiter verjüngt. Es gibt den ampullären (kleine Nierenkelche) und den dendritischen Typ (lange, verzweigte Nierenkelche)

Linke A. renalis

Großer Nierenkelch
Die kleinen Nierenkelche vereinigen sich zu großen Nierenkelchen, die zusammen das Nierenbecken bilden

Kleiner Nierenkelch
Harn aus den Hauptsammelrohren fließt an der Nierenpapille in einen kleinen Nierenkelch. Ein kleiner Nierenkelch umschließt ein bis drei Nierenpapillen. In jeder Niere gibt es ca. zehn kleine Nierenkelche

Linke V. renalis

Bauchaorta

Linke A. iliaca communis

Linker Harnleiter
Die beiden Harnleiter führen den in den Nieren hergestellten Harn in die Harnblase

Harnblase
Die leere Harnblase liegt hinter der Schambeinfuge auf dem Beckenboden auf. Mit zunehmender Füllung dehnt sie sich in den Bauchraum aus

M. detrusor
Die kreuz und quer verlaufenden Muskelfaserbündel der Blasenwand geben der inneren Blasenoberfläche eine netzartige Struktur

Harnleitereingang

Trigonum
Dreieckige Fläche, die von den Eingängen der beiden Harnleiter und vom Ausgang der Harnröhre gebildet wird

Orificium urethrae internum
Ausgang der Harnröhre

Urethra
Harnröhre. Dieser Schlauch aus Muskel- und Bindegewebe leitet den Harn aus dem Körper. Die Harnröhre ist bei Frauen ca. 4 cm lang, bei Männern ca. 20 cm (weil sie sich durch die gesamte Länge des Penis zieht)

Orificium urethrae externum
Äußere Harnröhrenöffnung

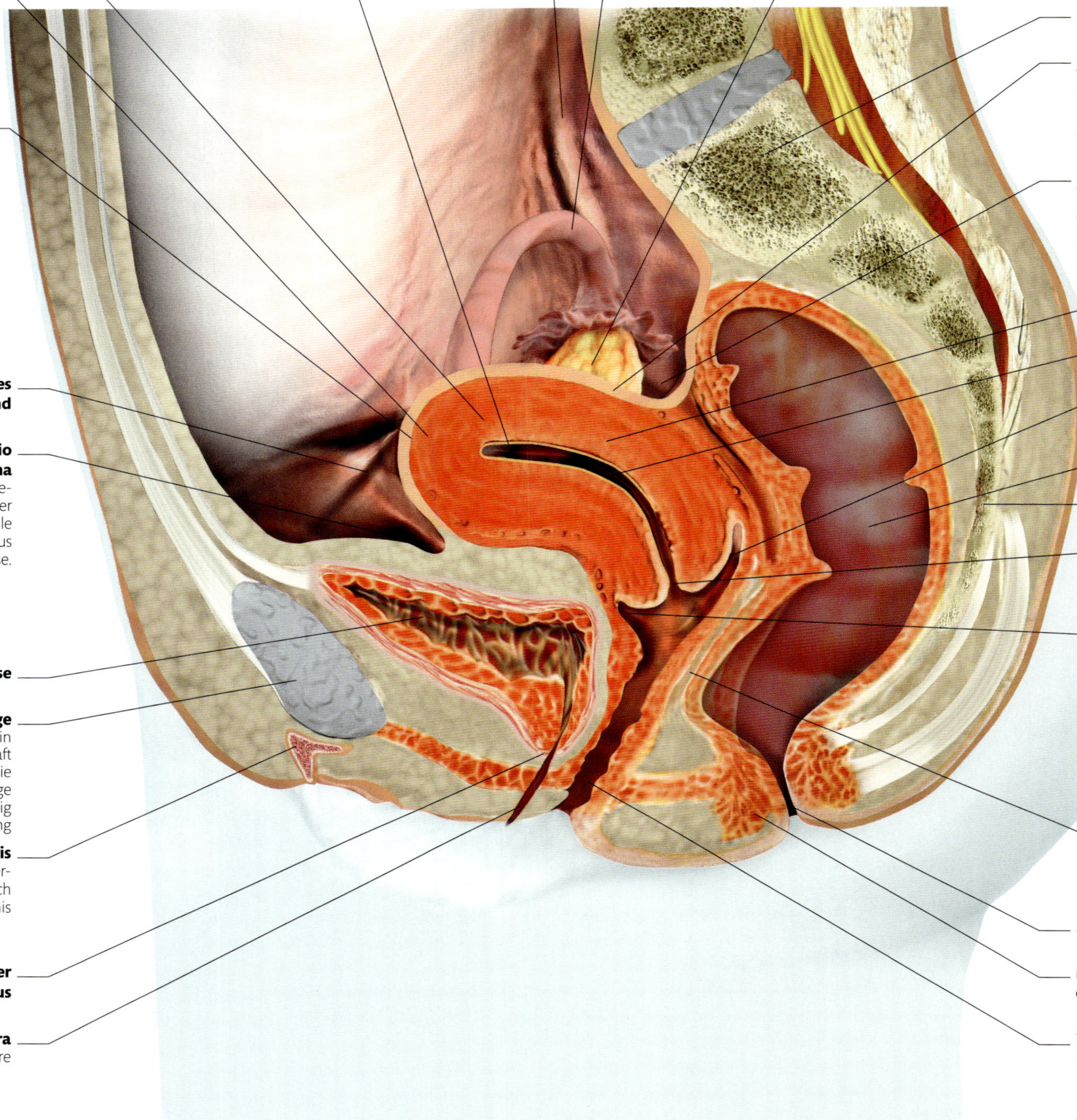

SAGITTALSCHNITT / WEIBLICH

BAUCH UND BECKEN
FORTPFLANZUNG

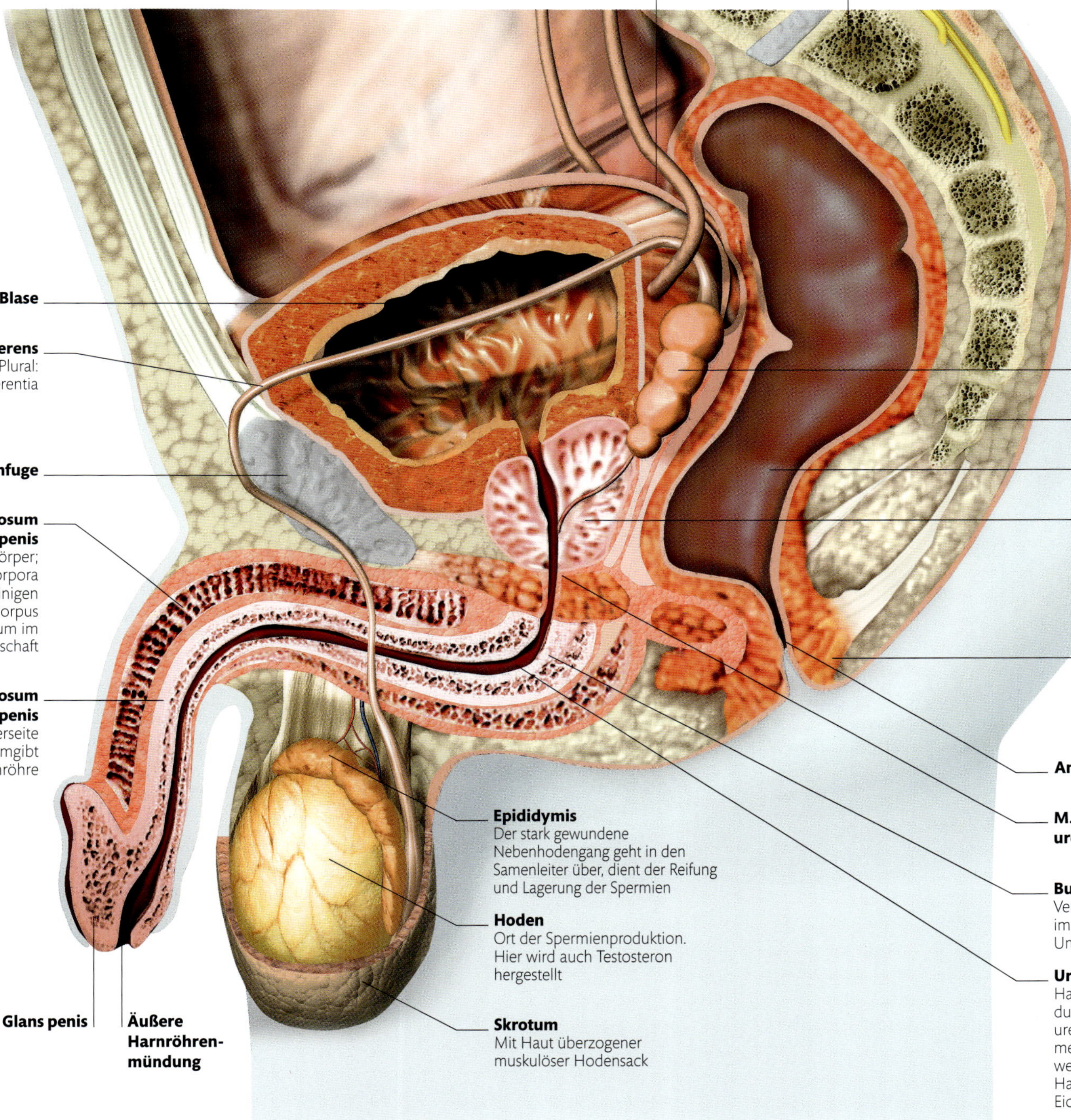

SAGITTALSCHNITT / MÄNNLICH

Die Fortpflanzungssysteme von Mann und Frau bestehen aus einer Reihe innerer und äußerer Organe, die strukturell große Unterschiede zwischen den Geschlechtern aufweisen. Beide haben zwar Keimdrüsen (Eierstöcke bei der Frau und Hoden beim Mann) und die dazugehörigen Leiter, aber damit hören die Gemeinsamkeiten auf. Betrachten wir die Anatomie des Beckens im Detail, sind die Geschlechtsunterschiede offensichtlich. Das Becken des Mannes enthält nur einen Teil des Fortpflanzungssystems sowie die unteren Teile des Verdauungs- und Harntrakts. Unter der Blase sitzt die Prostata. Hier münden die Samenleiter, die den Samen aus den Hoden führen, in die Harnröhre. Das Becken der Frau enthält mehr Organe des Fortpflanzungssystems. Vagina und Uterus liegen zwischen Blase und Rectum im Becken.

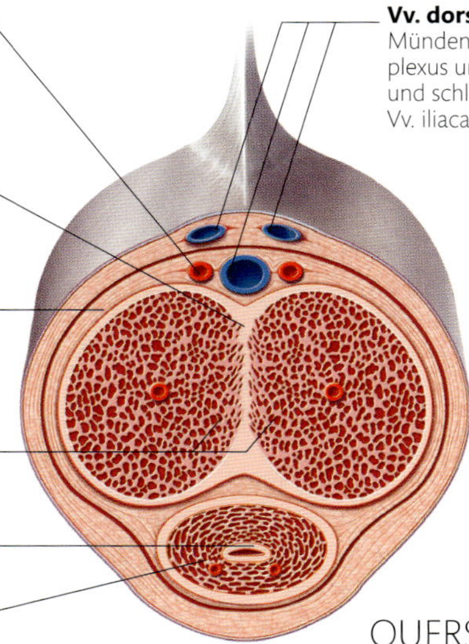

QUERSCHNITT DES PENIS

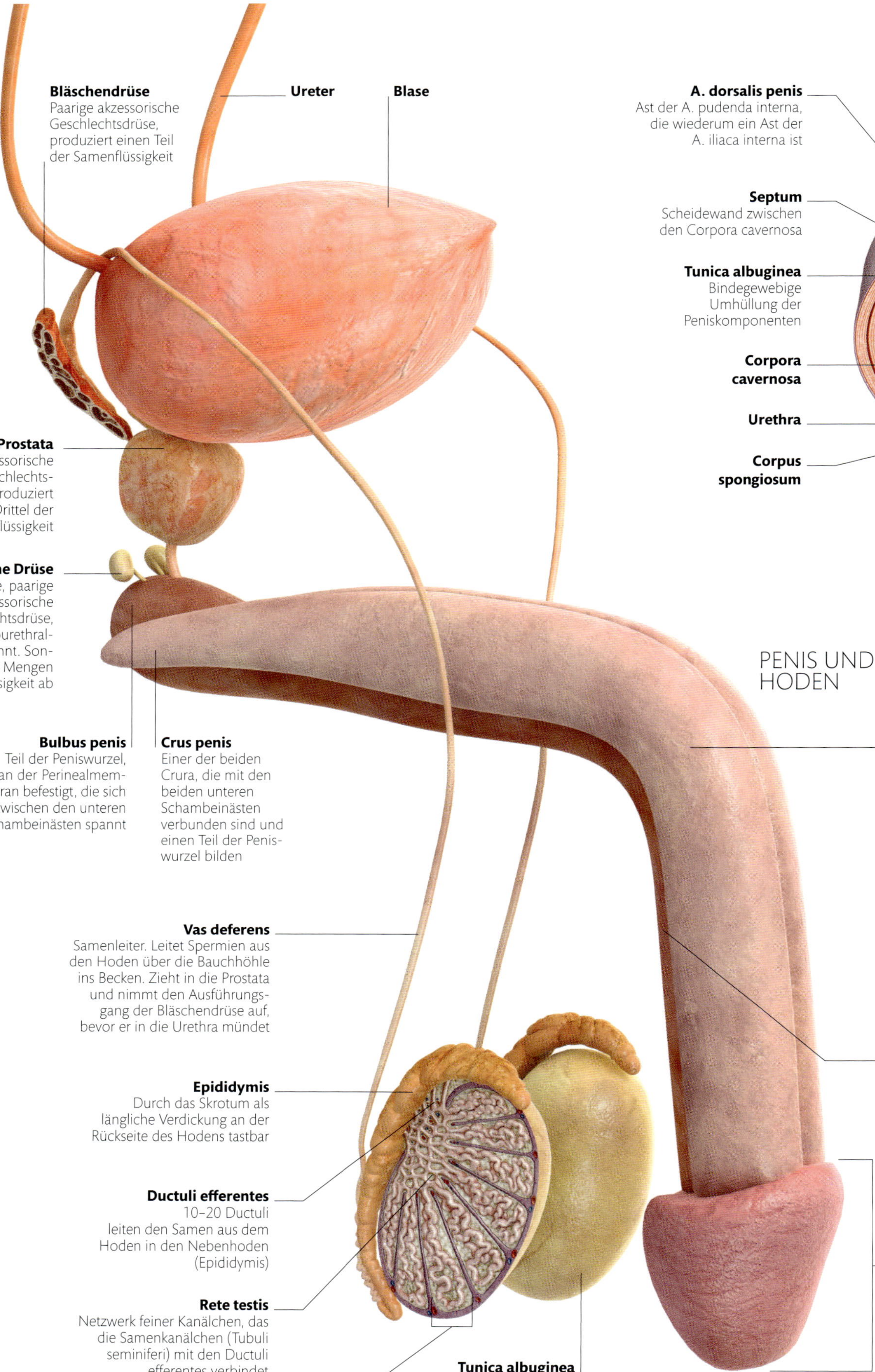

PENIS UND HODEN

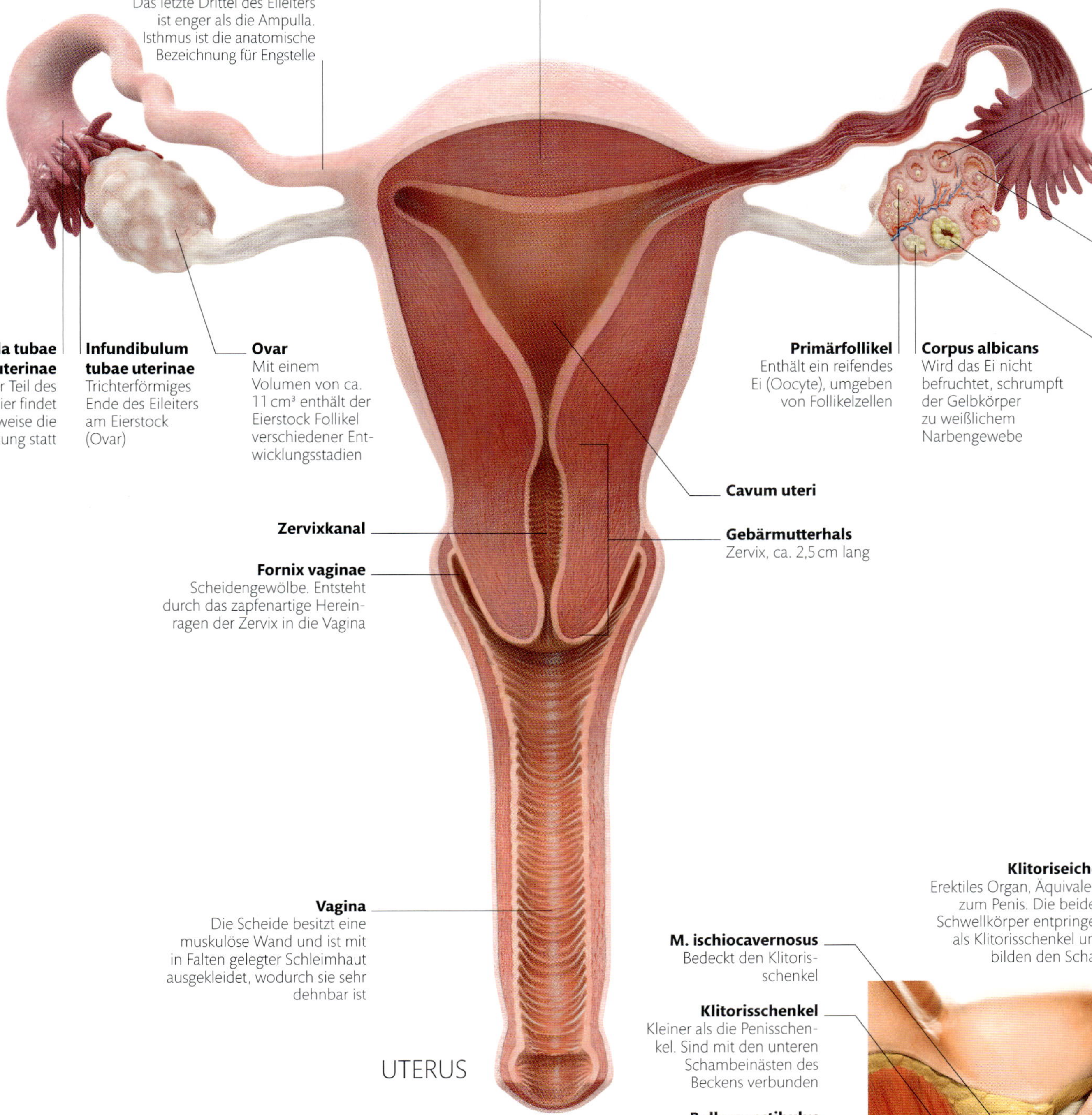

UTERUS

BAUCH UND BECKEN **FORTPFLANZUNG**

Die Fortpflanzungssysteme von Mann und Frau müssen auf grundlegende Weise zusammenarbeiten, damit eine Befruchtung der Eizelle durch das Spermium stattfinden kann. Die Darstellung der einzelnen Geschlechtsteile zeigt, wie dies anatomisch möglich ist. Die Eierstöcke, in denen die Eizellen reifen, liegen tief im Becken der Frau. Die Eileiter nehmen die Eizelle nach dem Eisprung auf, und dies ist auch der Ort, an dem die Befruchtung normalerweise stattfindet. Das befruchtete Ei (Embryo) wandert unter ständiger Zellteilung im Eileiter bis zum Uterus, der für die Einnistung und Unterstützung des wachsenden Fetus ausgerichtet ist. Die Vagina ermöglicht nicht nur das Eindringen der Spermien, sondern ist auch der Geburtskanal zur Entbindung des Säuglings.

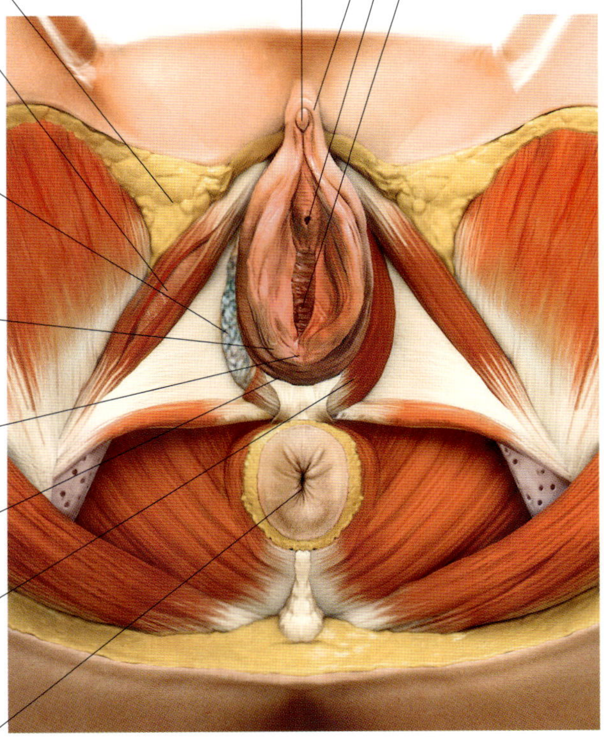

ÄUSSERE WEIBLICHE GENITALIEN

1

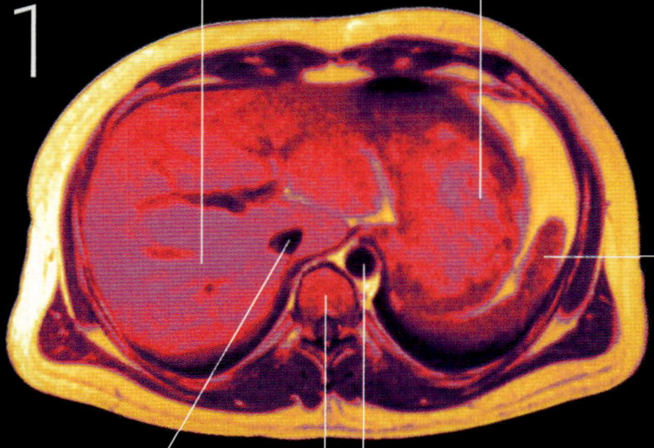
Leber
Magen
Milz
V. cava inferior
Lenden-wirbelsäule
Aorta

3

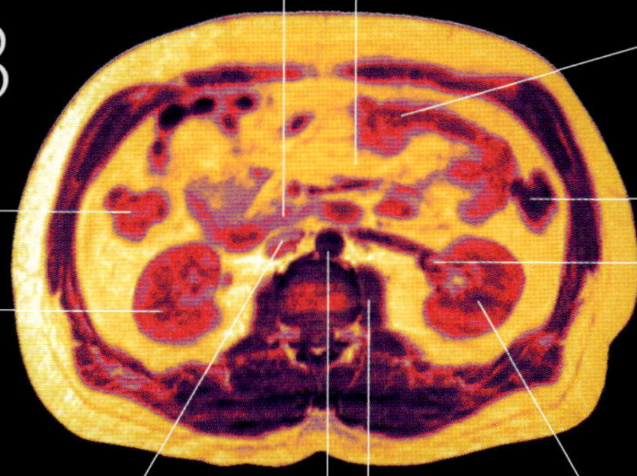
Duodenum
Pankreas
Magen
Colon ascendens
Colon descendens
Nierenhilus
Rechte Niere
V. cava inferior
Aorta
M. psoas
Linke Niere

2

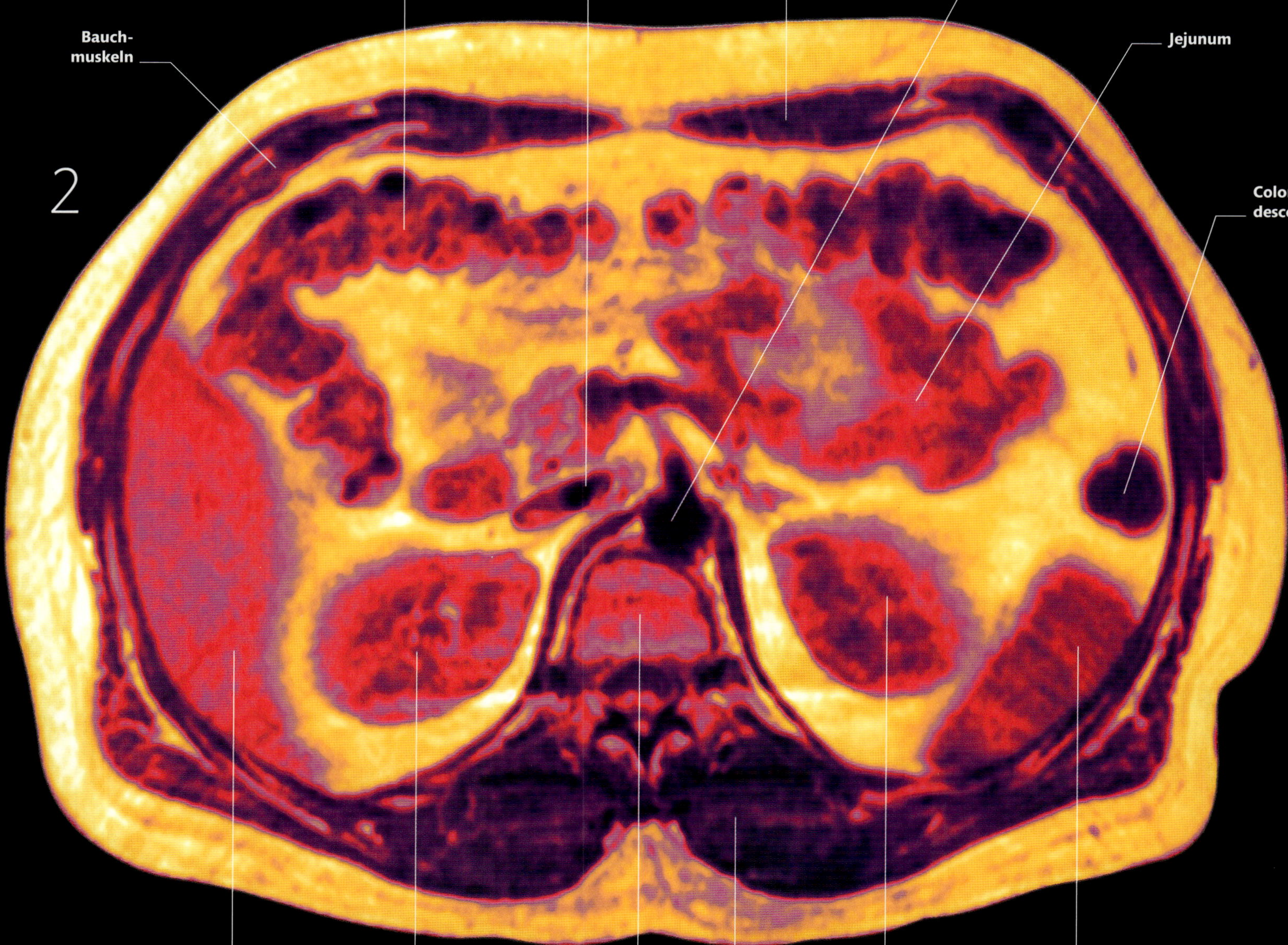
Colon
V. cava inferior
M. rectus abdominis
Aorta
Bauch-muskeln
Jejunum
Colon descendens
Leber
Rechte Niere
Lenden-wirbelsäule
M. erector spinae
Linke Niere
Milz

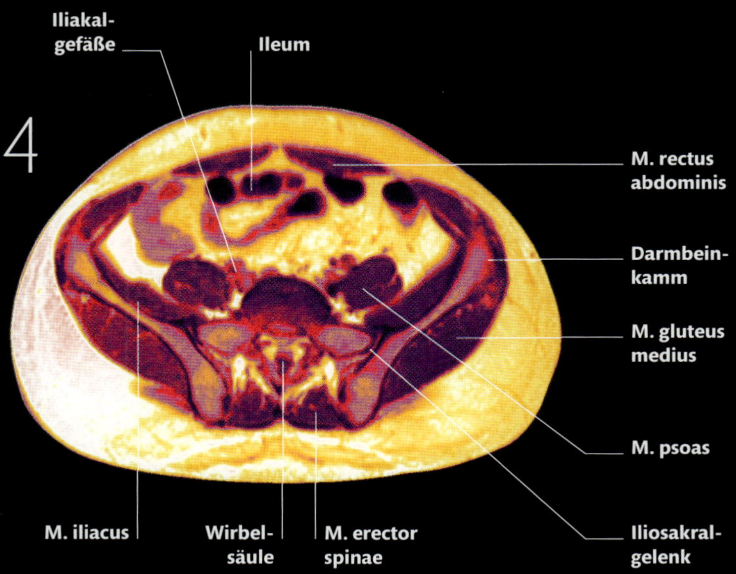

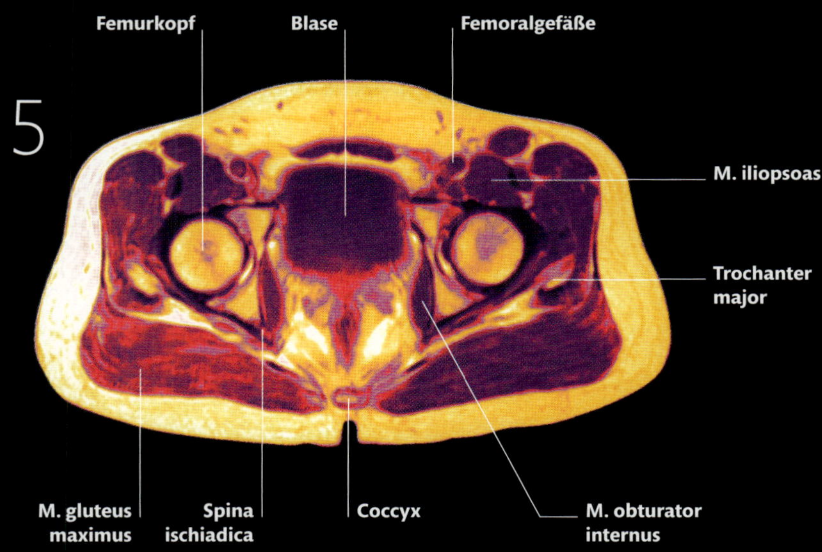

BAUCH UND BECKEN
MRT-SCANS

Die MRT ist eine nützliche Technik, um Weichteilgewebe zu betrachten, vor allem die Organe von Bauch und Becken, die in einem einfachen Röntgenbild nur schemenhaft dargestellt werden können. In den Transversalschnitten durch Bauch und Becken können wir das dichte Gewebe der Leber und ihre großen Blutgefäße deutlich erkennen (Schnitt 1). Die rechte Niere liegt nah an der Leber und die linke nah an der Milz (Schnitt 2). In Schnitt 3 sieht man die Nieren auf der Eintrittsebene der Nierenarterien sowie die vorgelagerten Organe Magen und Pankreas. Abschnitte des Dünndarms, des Ileums, tiefer im Bauchraum, sowie der Beckenknochen sind in Schnitt 4 abgebildet und die Beckenorgane auf Höhe des Hüftgelenks in Schnitt 5. Der Sagittalschnitt 6 zeigt, wie überraschend flach die Bauchhöhle vor der Lendenwirbelsäule eigentlich ist. Bei einem schlanken Menschen kann man durch Druck auf den Unterbauch den Puls der im hinteren Bauchraum liegenden absteigenden Aorta fühlen.

SCAN-EBENEN

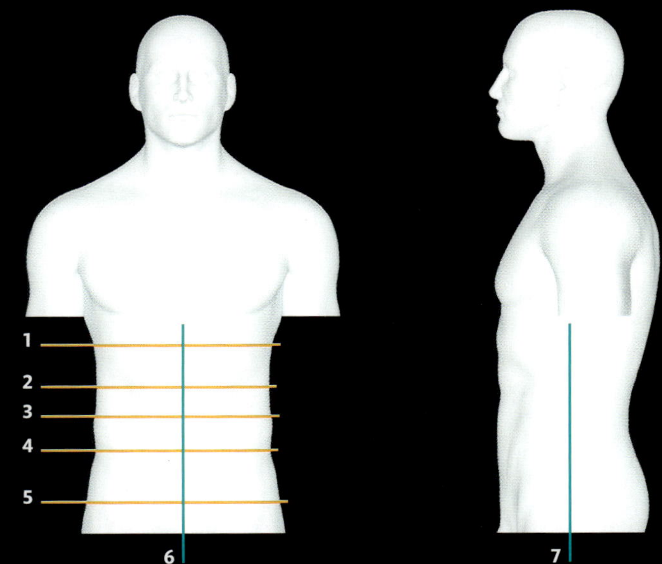

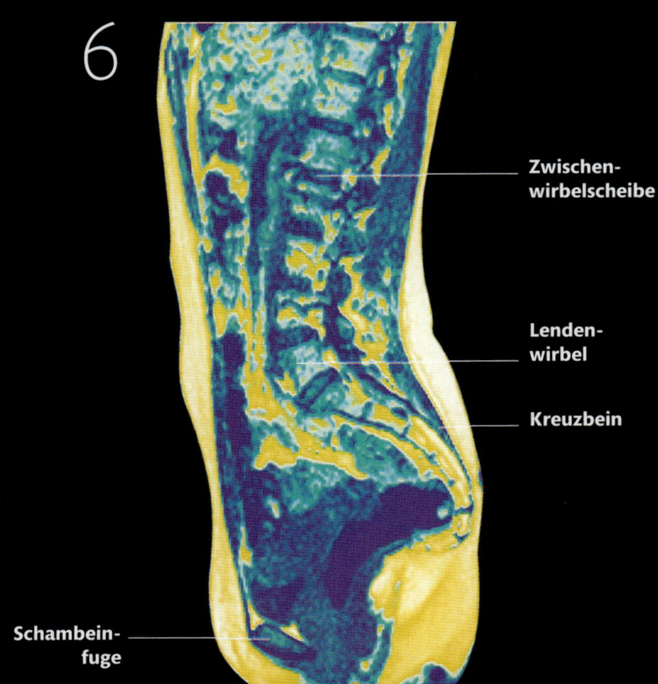

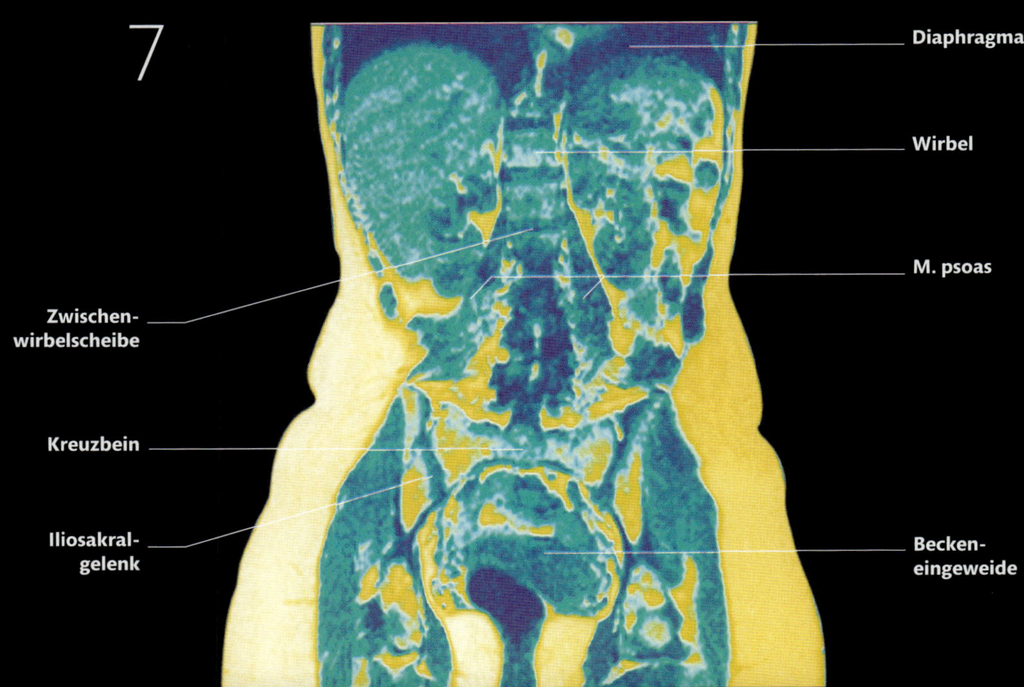

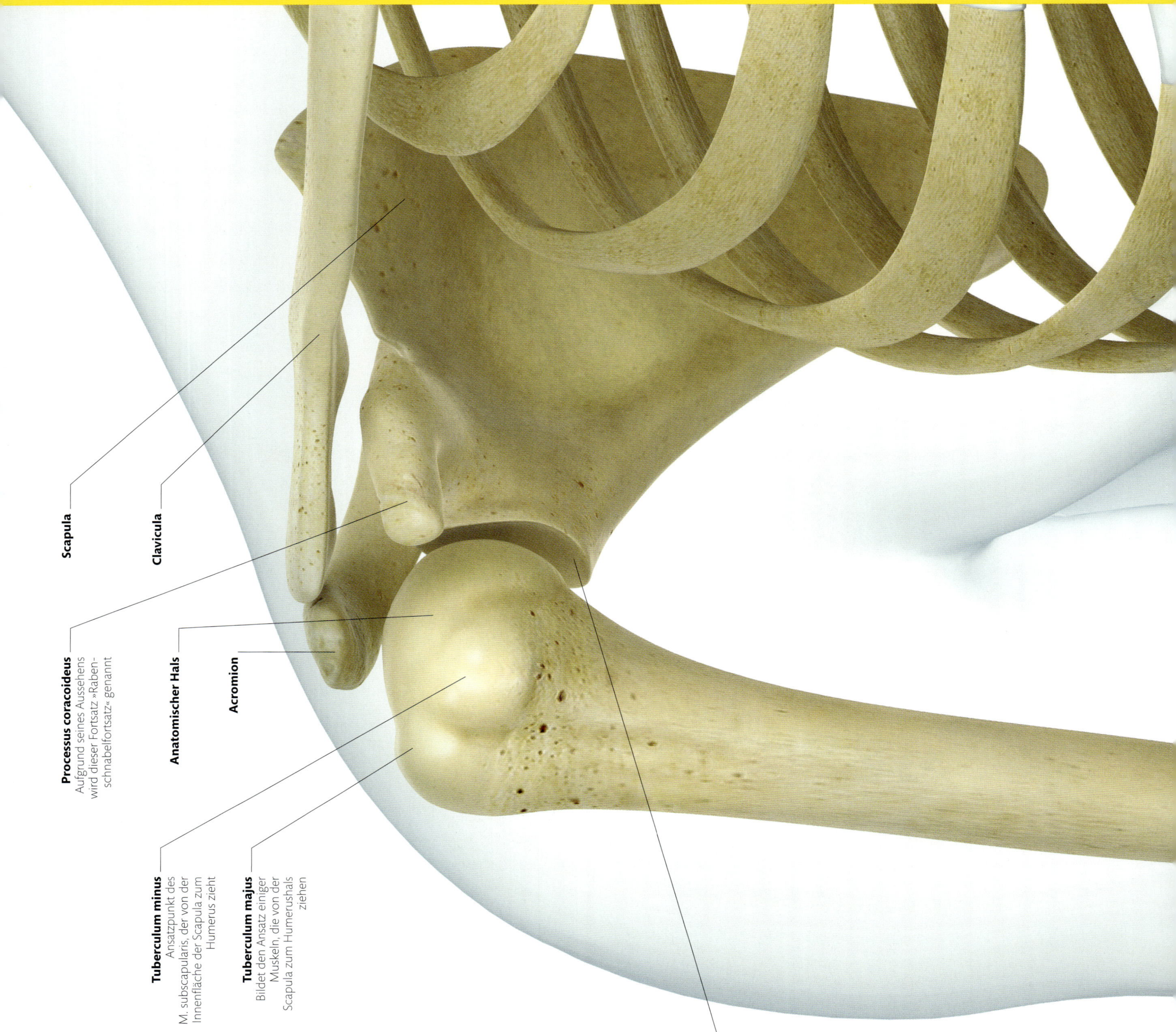

SCHULTER UND OBERARM **KNOCHENBAU**

Scapula (Schulterblatt) und Clavicula (Schlüsselbein) bilden den Schultergürtel und die Verankerung des Arms am Thorax. Das Schulterblatt ist mit dem Thorax nur durch Muskeln verbunden (statt mit einem echten Gelenk), die es in verschiedene Richtungen ziehen und so die Position des Schultergelenks verändern. Das Schlüsselbein hingegen besitzt Gelenke – zur einen Seite mit dem Acromion der Scapula und zur anderen mit dem Sternum. Es stützt die Schulter und erlaubt dem Schulterblatt dennoch große Bewegungsfreiheit. Das Schultergelenk ist ein Kugelgelenk und gleichzeitig das beweglichste des Körpers; der kleine, flache Sockel sorgt für größtmögliche Bewegungsfreiheit des Humeruskopfs.

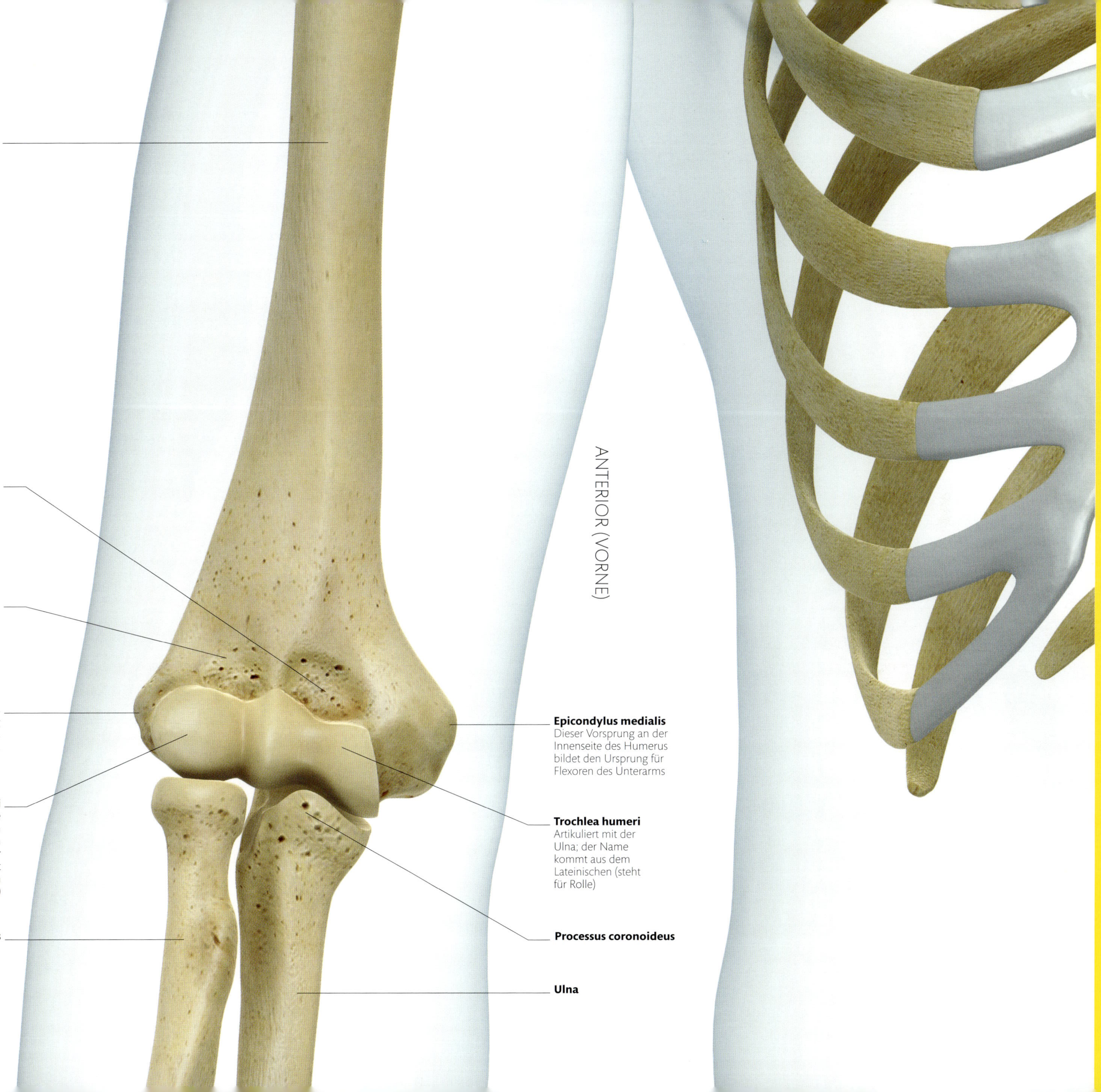

ANTERIOR (VORNE)
Humerusschaft
Wie bei anderen Röhrenknochen ein Zylinder aus kompaktem Knochen mit einer Markhöhle
Fossa coronoidea
Diese Vertiefung schafft Platz für den Processus coronoideus der Ulna bei vollständiger Beugung des Ellbogens
Fossa radialis
Der Kopf des Radius findet in dieser flachen Grube Platz, wenn der Ellbogen gebeugt wird
Epicondylus lateralis
Bildet eine Verankerung für die Mm. extensores des Unterarms
Capitulum humeri
Das ballförmige Humerusköpfchen artikuliert mit dem Radiuskopf. Der lateinische Name ist die Verkleinerungsform von »caput« (Kopf)
Radius
Epicondylus medialis
Dieser Vorsprung an der Innenseite des Humerus bildet den Ursprung für Flexoren des Unterarms
Trochlea humeri
Artikuliert mit der Ulna; der Name kommt aus dem Lateinischen (steht für Rolle)
Processus coronoideus
Ulna

SCHULTER UND OBERARM **KNOCHENBAU**

Das Schulterblatt (Scapula) ist durch die Schultergräte (Spina scapulae) in zwei Bereiche geteilt. Den Muskel, der im oberen Teil verankert ist, nennt man M. supraspinatus, den im unteren Teil M. infraspinatus. Beide gehören zur »Rotatorenmanschette«, die für Bewegung der Schulter und Stabilität des Schultergelenks sorgen. Die Schultergräte läuft seitlich zum Acromion (Schulterhöhe) aus, das oben auf der Schulter leicht tastbar ist. Hängt der Arm seitlich herab, hat das Schulterblatt die hier dargestellte Position. Hebt man den Arm über den Kopf, dreht sich das Schulterblatt, sodass die Cavitas glenoidalis nach oben zeigt und der Angulus inferior nach außen.

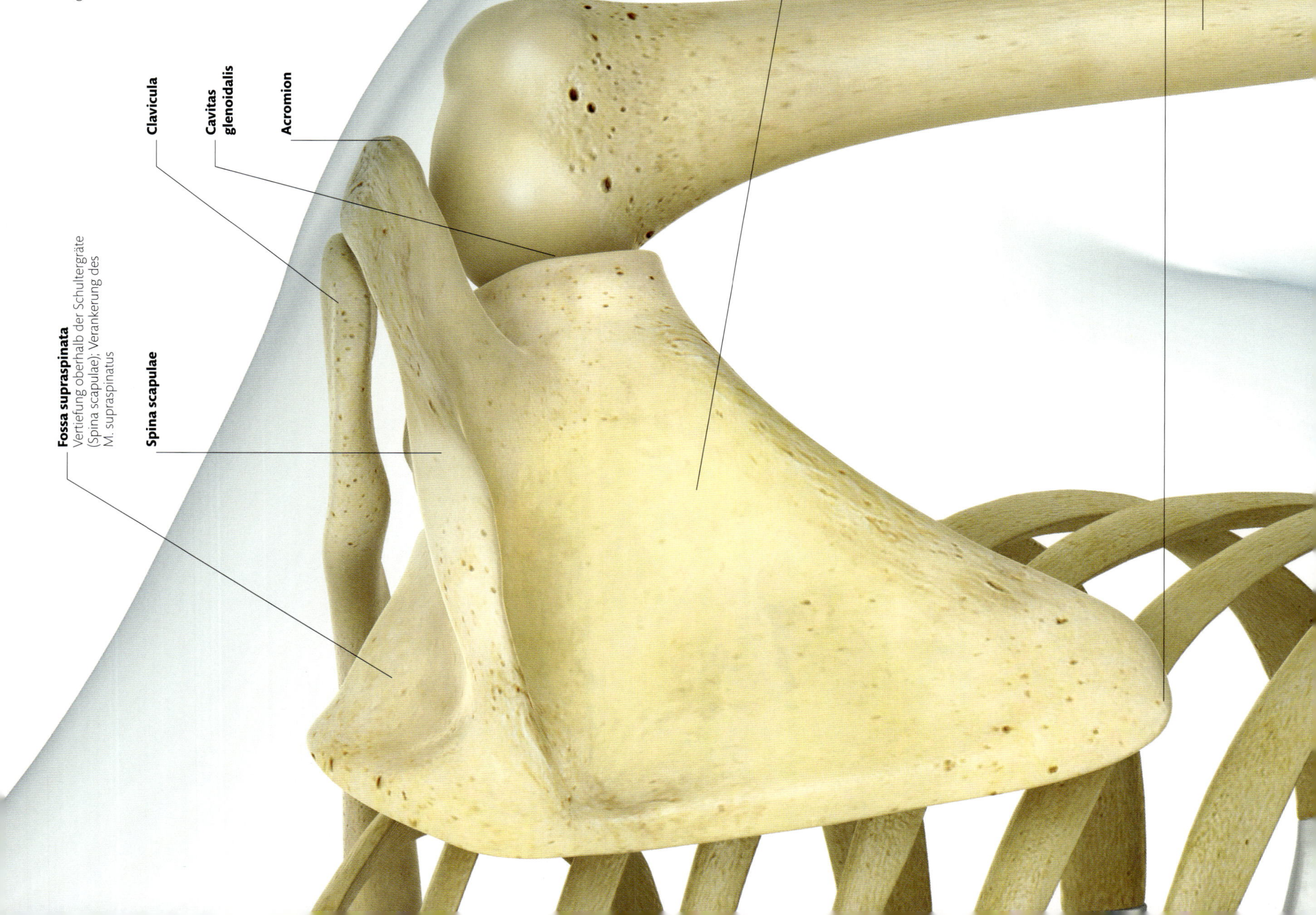

POSTERIOR (HINTEN)

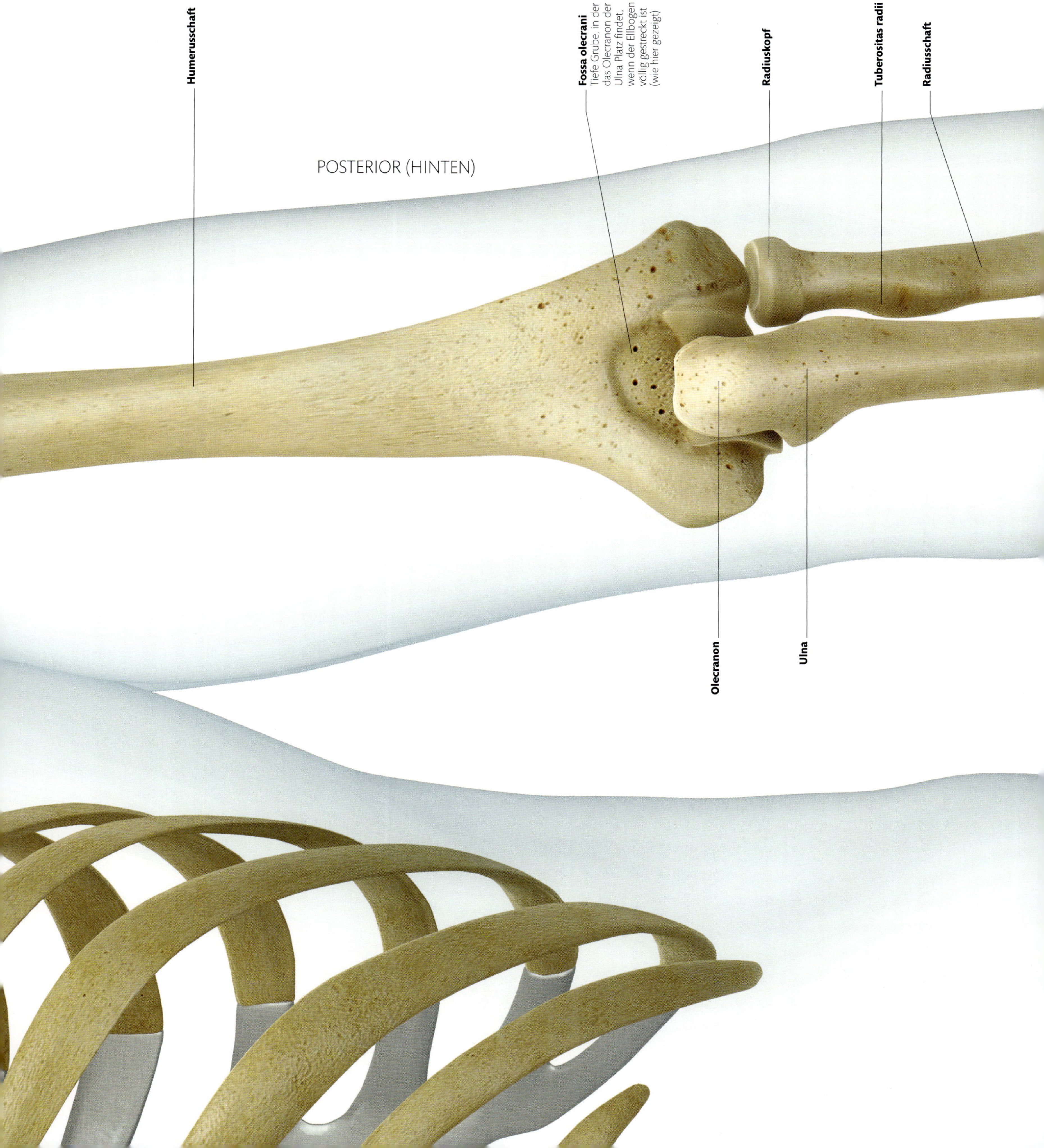

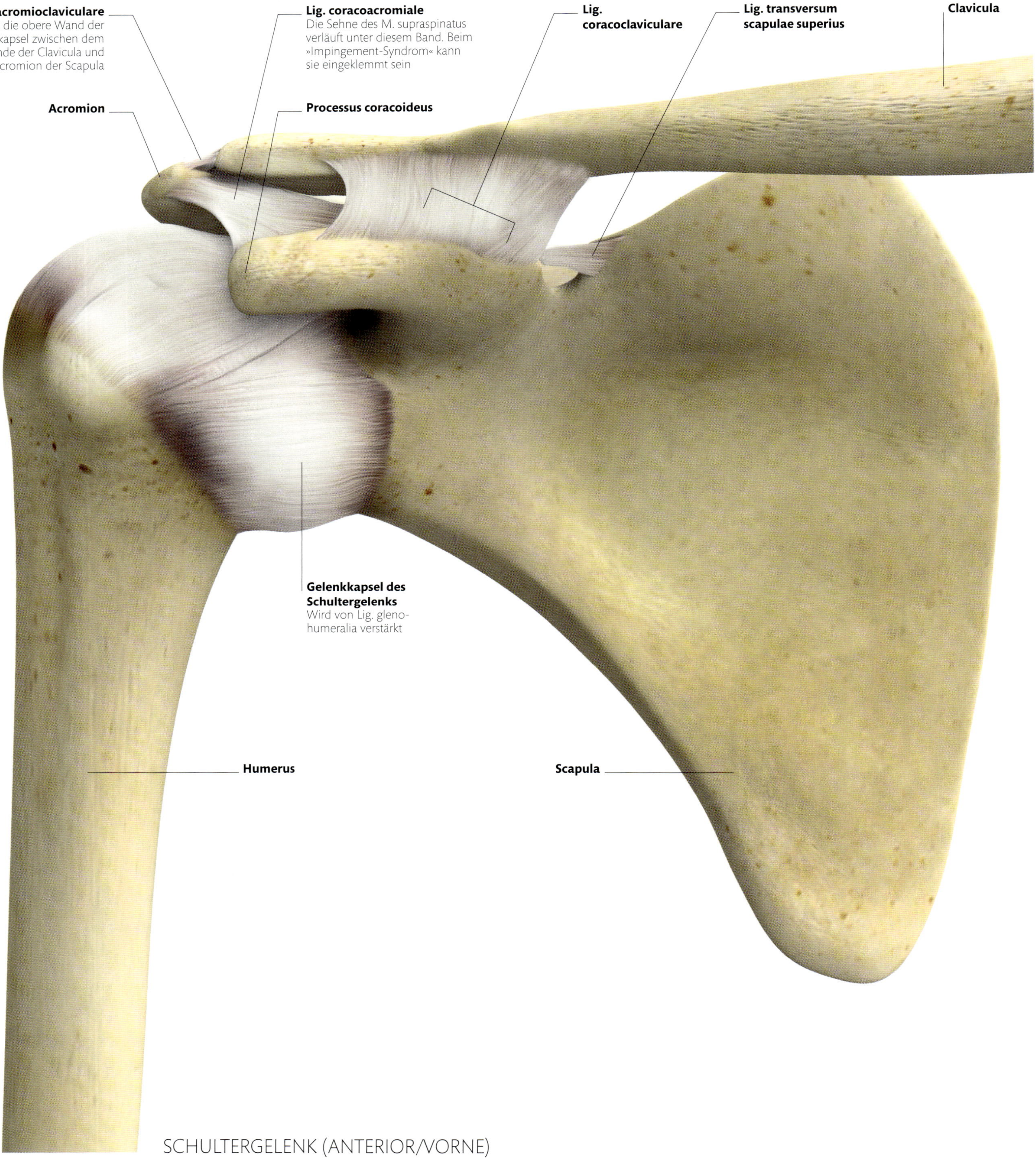

SCHULTERGELENK (ANTERIOR/VORNE)

SCHULTER UND OBERARM **KNOCHENBAU**

Bei jedem Gelenk geht eine hohe Beweglichkeit zu Lasten der Stabilität. Das extrem bewegliche Schultergelenk ist daher naturgemäß instabil, und deshalb überrascht es nicht, dass es das am häufigsten ausgerenkte Gelenk des Körpers ist. Der Processus coracoideus und das Acromion verhindern mit dem starken Ligamentum coracoacromiale, das zwischen diesen Fortsätzen gespannt ist, eine Dislokation nach oben. Ein »Auskugeln« der Schulter ist deshalb meist eine Dislokation nach unten. Der Ellbogen wird durch die Artikulation von Humerus und Unterarmknochen gebildet: Die Trochlea artikuliert mit der Ulna und das Capitulum mit dem Radiuskopf. Dieses Scharniergelenk wird durch Bänder an den Seiten stabilisiert.

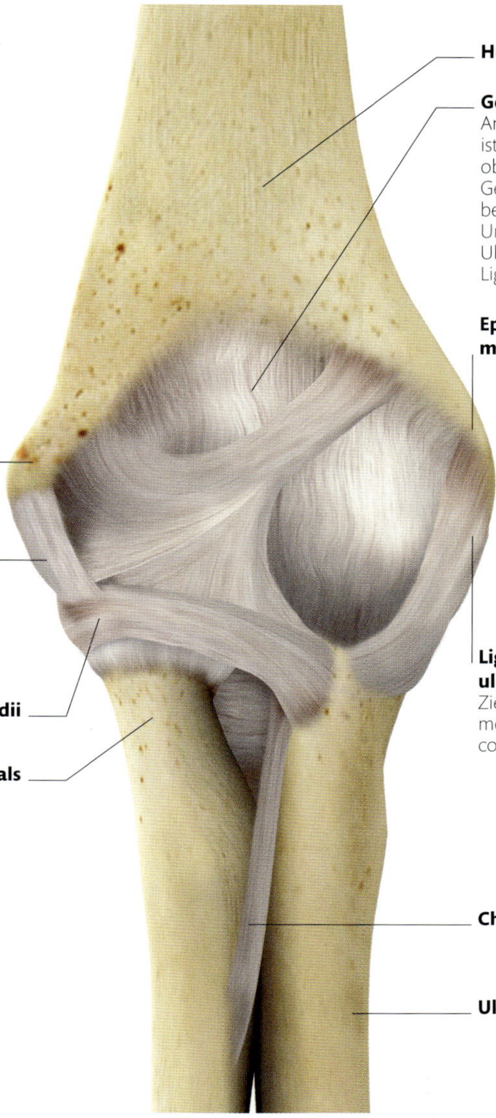

ELLBOGEN (ANTERIOR/VORNE)

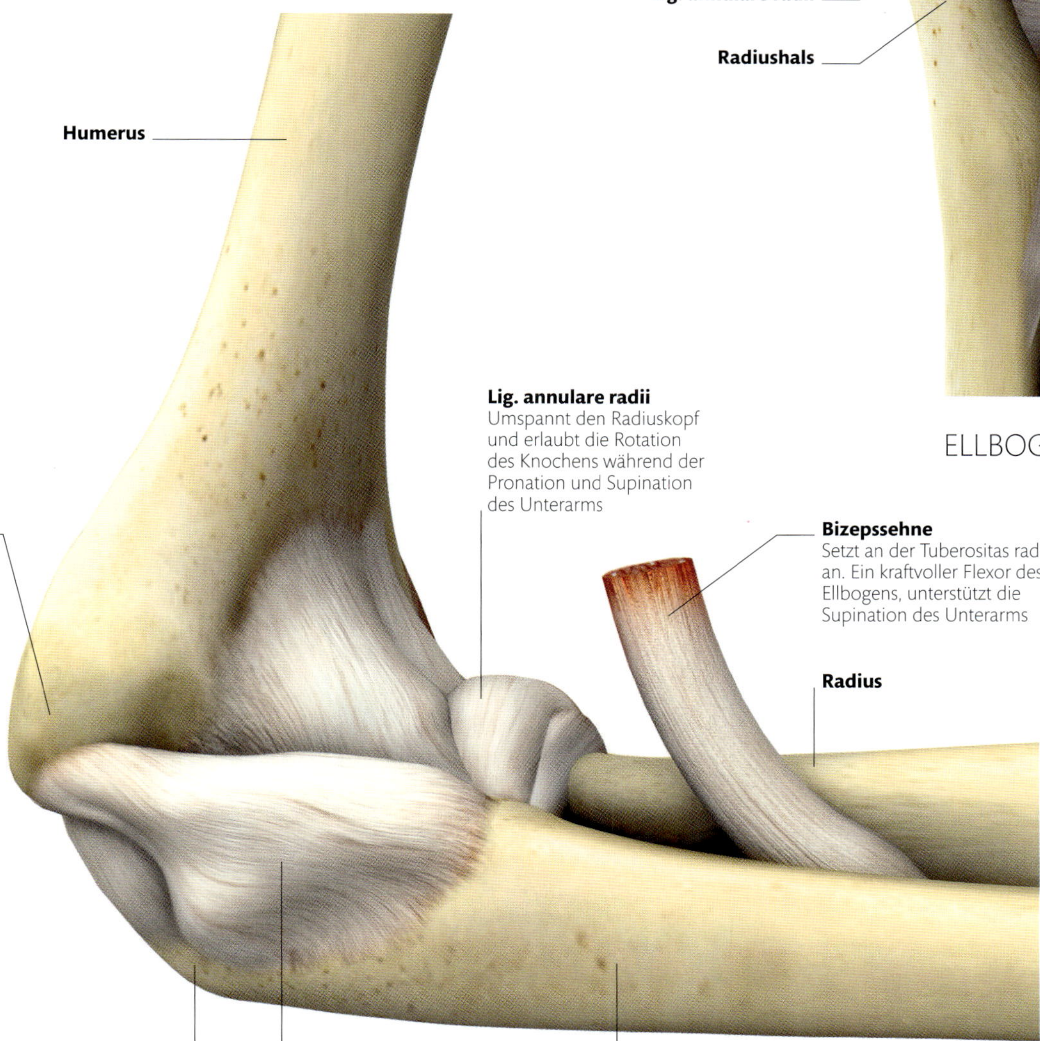

ELLBOGEN (LATERAL/SEITLICH)

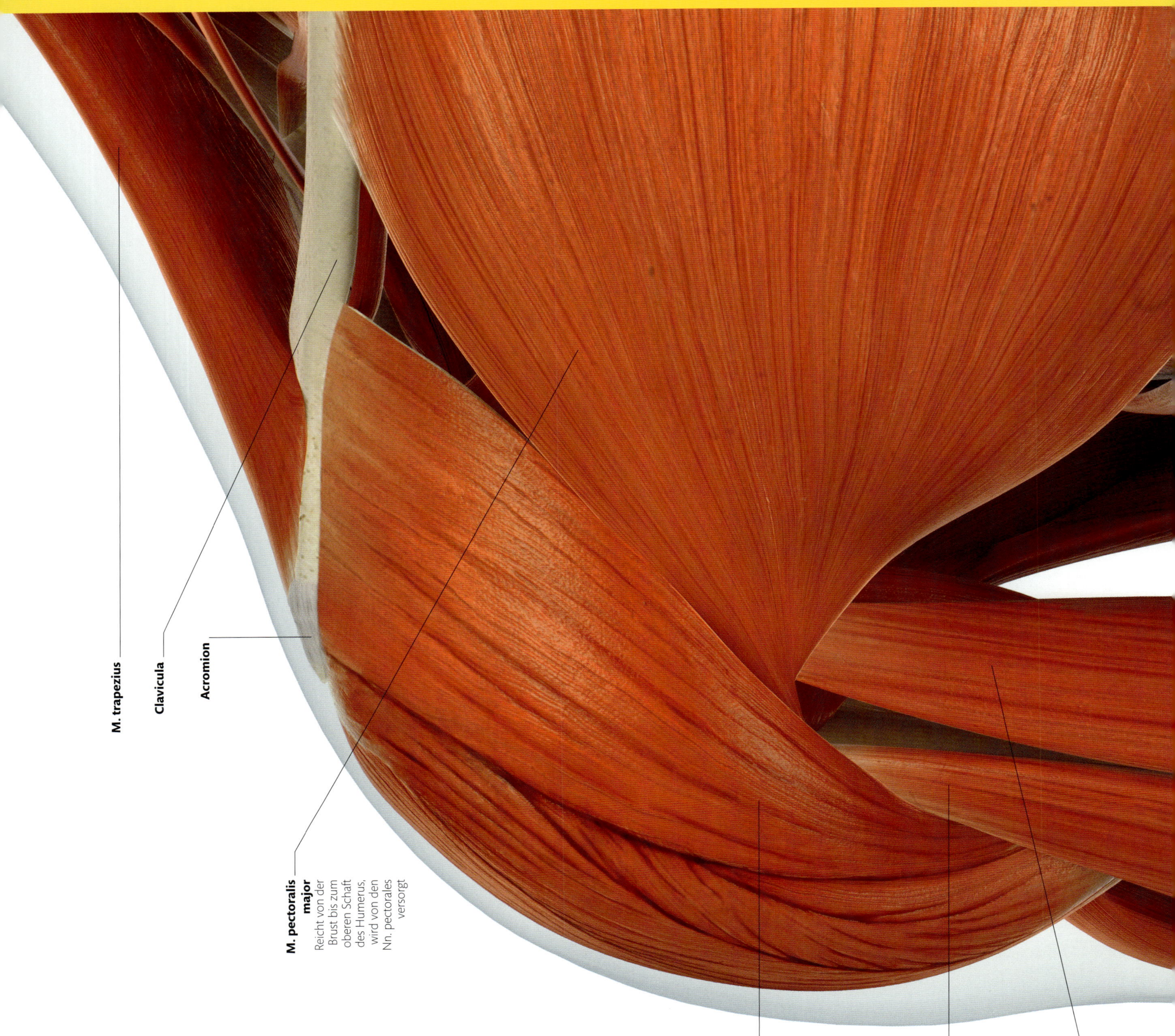

SCHULTER UND OBERARM **MUSKULATUR**

OBERFLÄCHLICHE MUSKELN

Der dreieckige M. deltoideus liegt über der Schulter. Als Ganzes hebt er den Arm zur Seite (Abduktion), die Fasern, die vorn an der Clavicula verankert sind, können den Arm jedoch auch nach vorn bewegen. Der M. pectoralis major wirkt ebenfalls auf das Schultergelenk: Er kann den Arm zum Körper (Adduktion) und nach vorn ziehen. Der M. biceps brachii bildet den größten Teil der Muskelmasse des vorderen Oberarms. Die Bizepssehne setzt an der Speiche (Radius) an und hat eine Aponeurose (Sehnenplatte), die über die Unterarmmuskeln zieht. Der M. biceps ist ein kraftvoller Flexor des Ellbogens; er kann auch den Radius drehen, sodass die Handfläche nach oben zeigt (Supination).

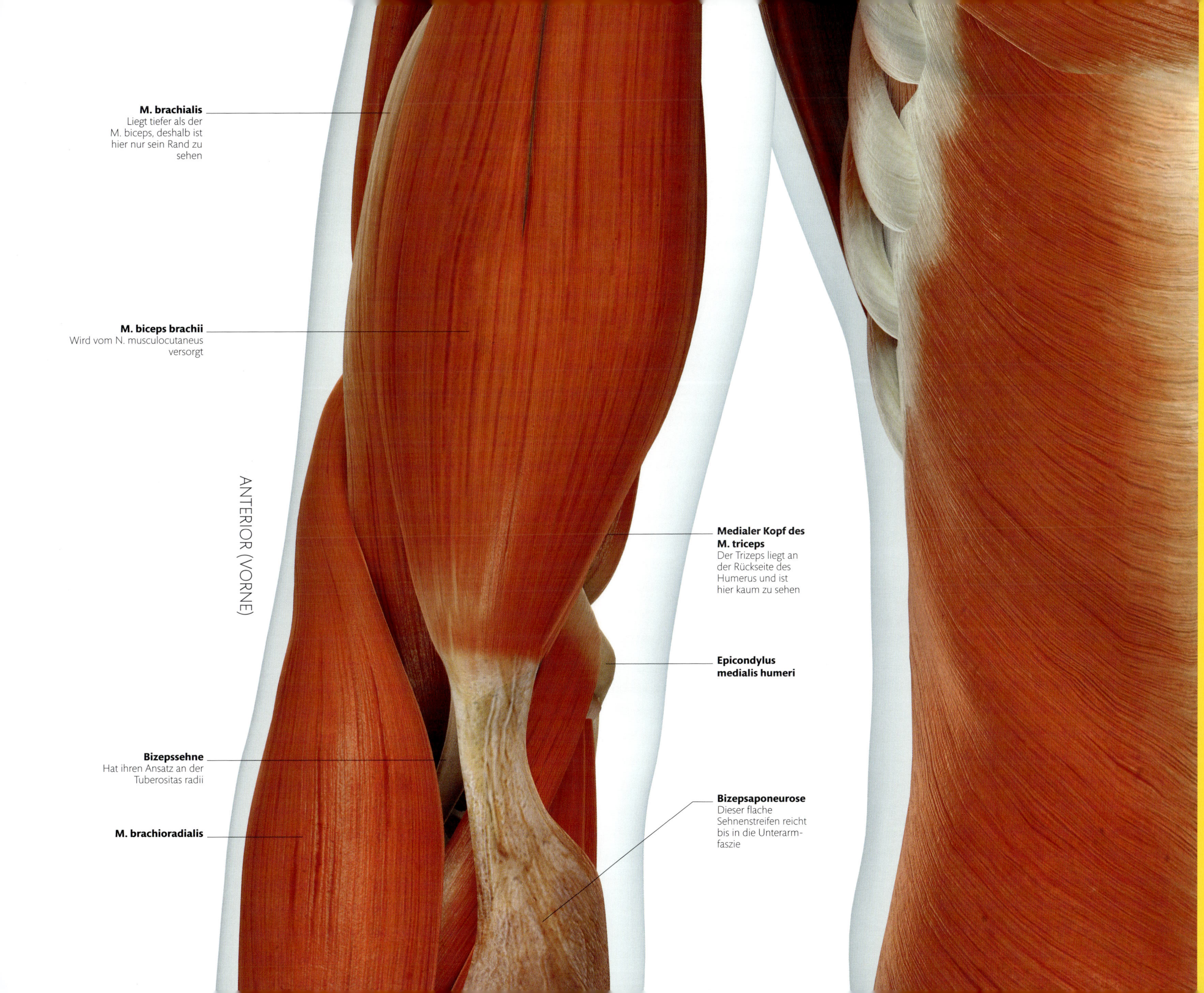
M. brachialis
Liegt tiefer als der M. biceps, deshalb ist hier nur sein Rand zu sehen
M. biceps brachii
Wird vom N. musculocutaneus versorgt
ANTERIOR (VORNE)
Medialer Kopf des M. triceps
Der Trizeps liegt an der Rückseite des Humerus und ist hier kaum zu sehen
Epicondylus medialis humeri
Bizepssehne
Hat ihren Ansatz an der Tuberositas radii
Bizepsaponeurose
Dieser flache Sehnenstreifen reicht bis in die Unterarm-faszie
M. brachioradialis

SCHULTER UND OBER-ARM **MUSKULATUR**

OBERFLÄCHLICHE MUSKELN

Die hinteren Fasern des M. deltoideus verlaufen von der Spina scapulae zum Humerus und können den Arm nach hinten ziehen. Der M. latissimus dorsi (ein breiter Muskel, der seinen Ursprung hinten am Rumpf und seinen Ansatz in einer schmalen Sehne am vorderen Humerus hat) kann den Arm ebenfalls nach hinten ziehen. Der M. triceps brachii ist der einzige Ellbogenstrecker; in dieser oberflächlichen Ansicht sind nur zwei seiner drei Köpfe sichtbar – der lange und der laterale Kopf. Die Trizepssehne setzt am hebelähnlichen Olecranon der Ulna an, das den knöchernen Höcker des Ellbogens bildet.

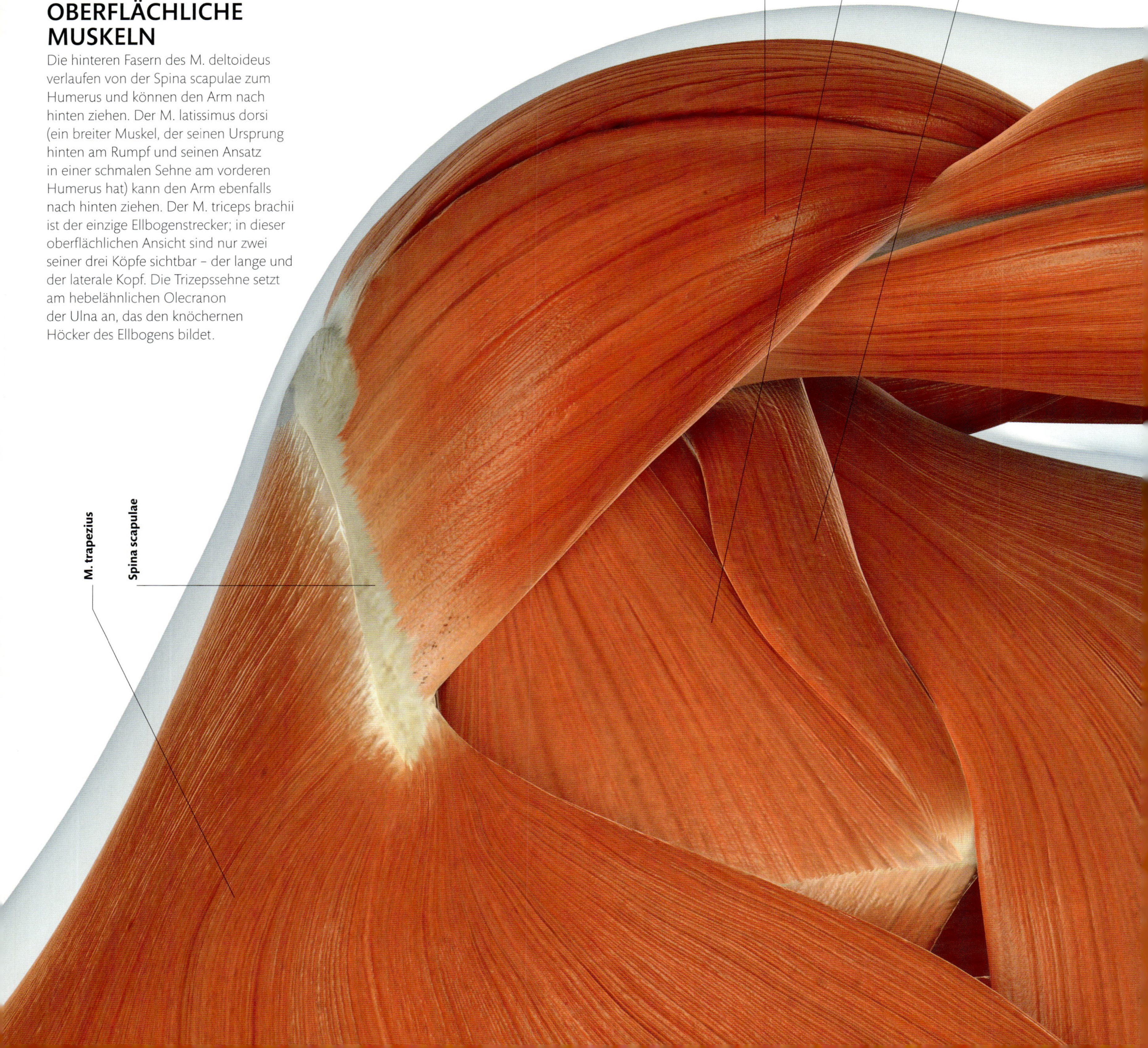
M. deltoideus
M. infraspinatus Zieht von der Fossa infraspinata unter der Spina scapulae zum hinteren Humerushals. Er sorgt für Abduktion, Adduktion und Außenrotation des Arms
M. teres major Zieht von der Scapula zum vorderen Humerushals und dreht den Humerus einwärts
M. trapezius
Spina scapulae

POSTERIOR (HINTEN)

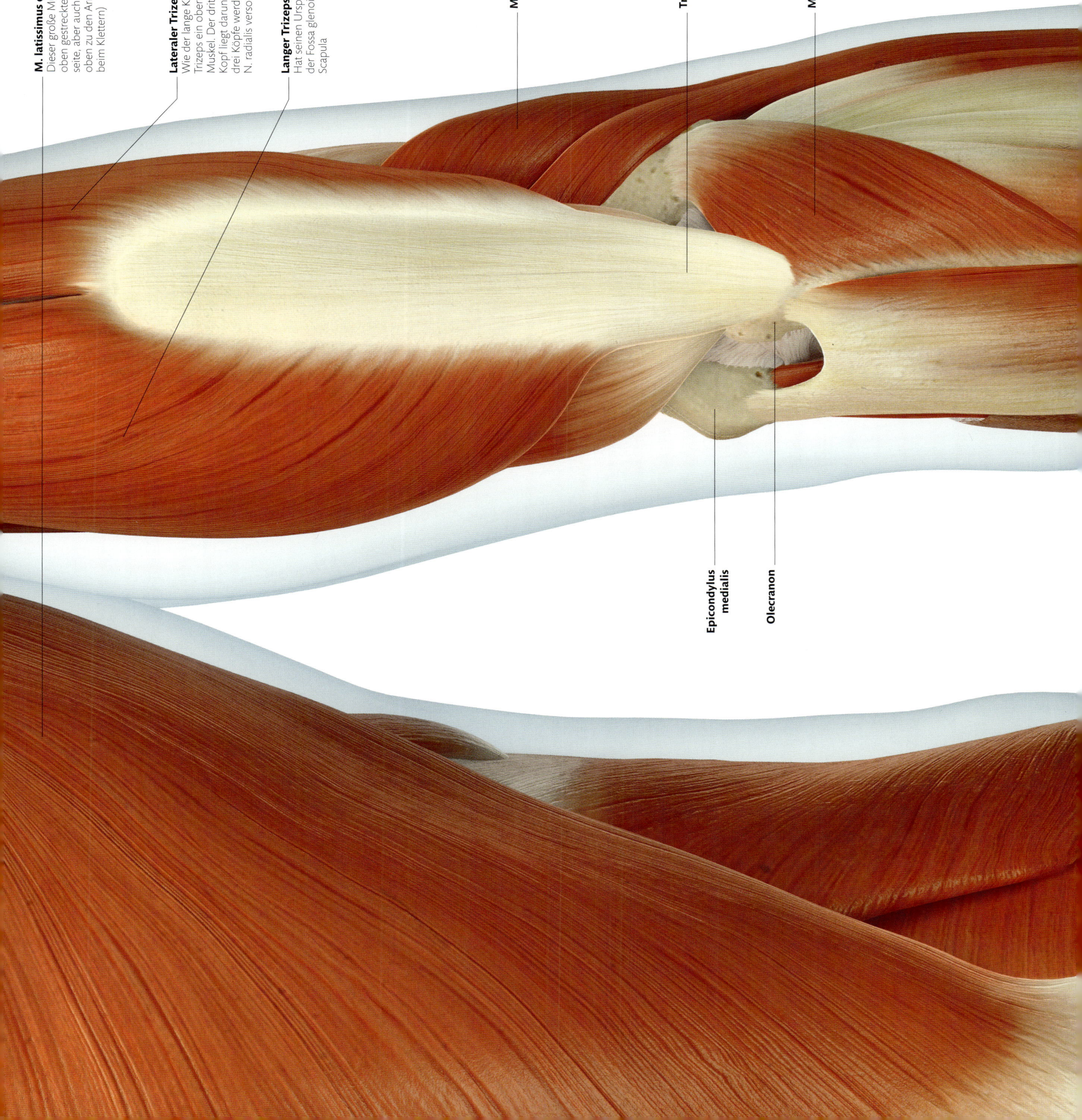
M. latissimus dorsi
Dieser große Muskel kann den nach oben gestreckten Arm zur Körperseite, aber auch den Körper nach oben zu den Armen ziehen (wichtig beim Klettern)
Lateraler Trizepskopf
Wie der lange Kopf des Trizeps ein oberflächlicher Muskel. Der dritte, mediale Kopf liegt darunter. Alle drei Köpfe werden vom N. radialis versorgt
Langer Trizepskopf
Hat seinen Ursprung unter der Fossa glenoidalis der Scapula
M. brachialis
Trizepssehne
M. anconeus
Epicondylus medialis
Olecranon

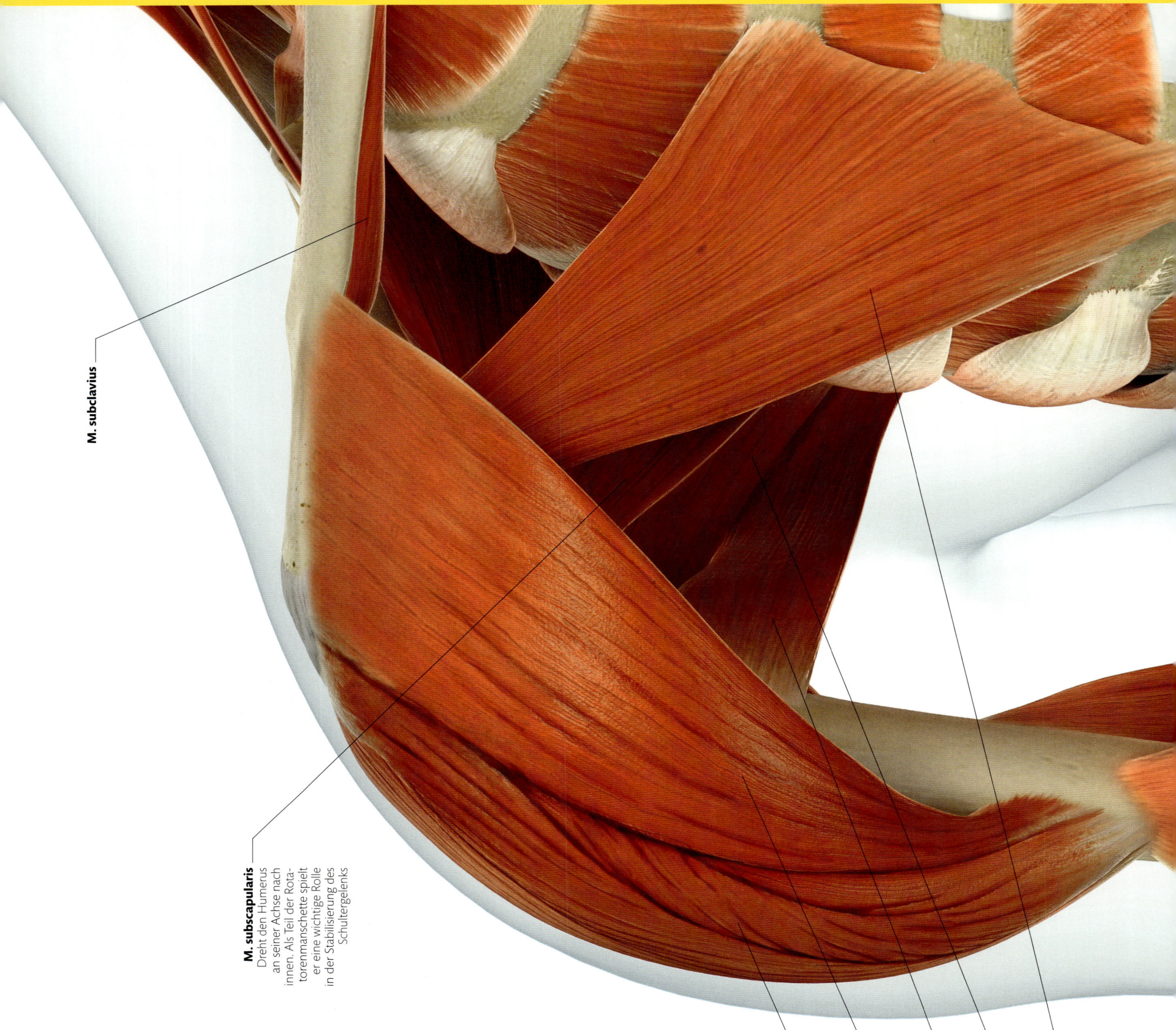

SCHULTER UND OBERARM **MUSKULATUR**

TIEFE MUSKELN

Zur tiefen Schultermuskulatur gehört die »Rotatorenmanschette«. Davon sind der M. subscapularis (entspringt an der Unterseite der Scapula) und der M. supraspinatus (zieht von der Scapula über das Schultergelenk zum Humerus) hier zu sehen. Die Sehne des M. supraspinatus passiert die enge Spalte zwischen Humeruskopf und Acromion. Wird sie gequetscht oder beschädigt, kommt es zum »Impingement-Syndrom«. Der M. biceps (s. S. 211) wurde hier entfernt, um den Blick auf den M. brachialis freizugeben, der vom unteren Humerus zur Ulna zieht. Wie der M. biceps ist auch der M. brachialis ein Ellbogenbeuger.

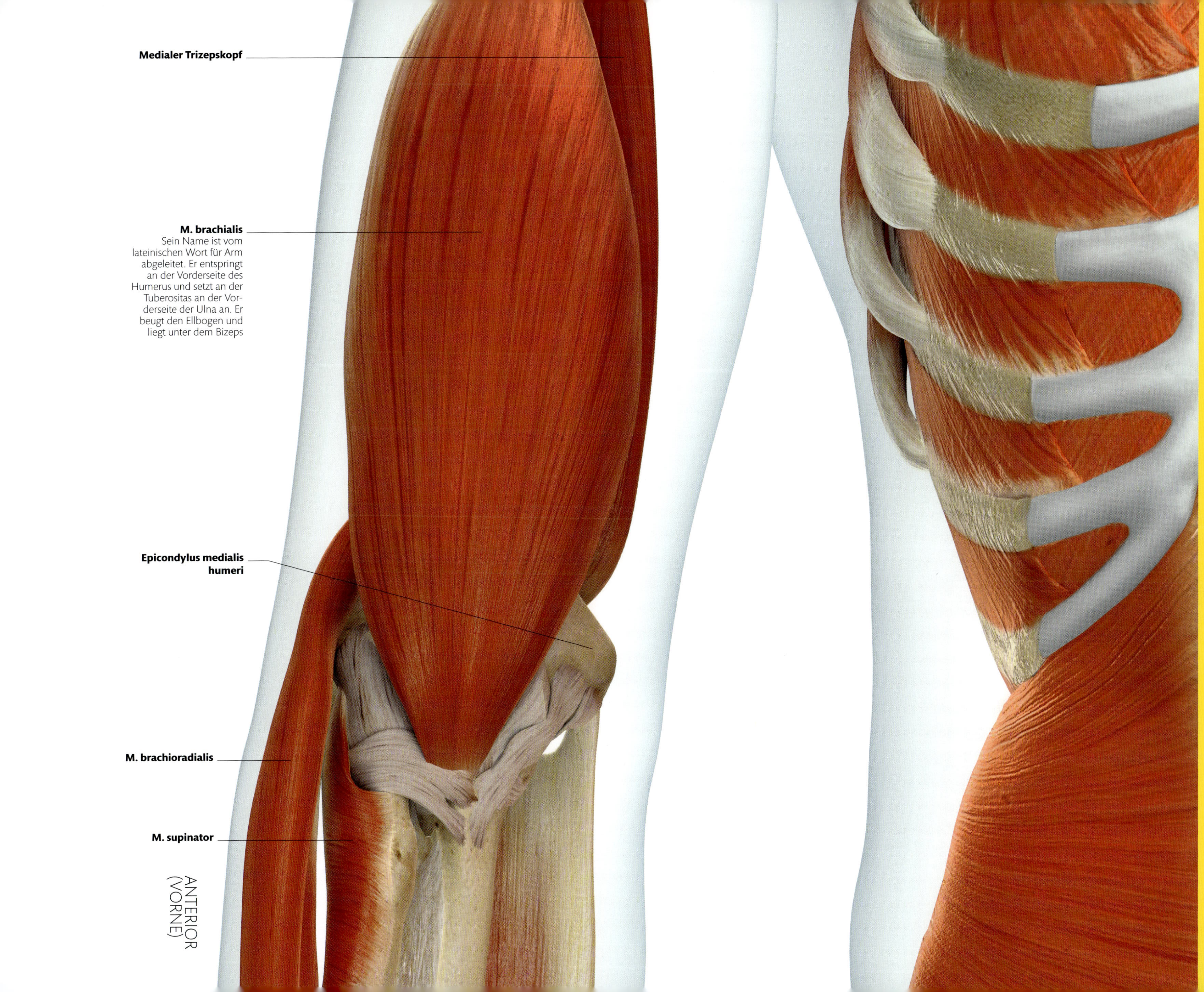

Medialer Trizepskopf
M. brachialis
Sein Name ist vom lateinischen Wort für Arm abgeleitet. Er entspringt an der Vorderseite des Humerus und setzt an der Tuberositas an der Vorderseite der Ulna an. Er beugt den Ellbogen und liegt unter dem Bizeps
Epicondylus medialis humeri
M. brachioradialis
M. supinator
ANTERIOR (VORNE)

SCHULTER UND OBERARM **MUSKULATUR**

TIEFE MUSKELN

Weitere Muskeln der Rotatorenmanschette – die Mm. supraspinatus, infraspinatus und teres minor – sind hier zu sehen. Sie bewegen nicht nur das Schultergelenk in verschiedene Richtungen, sondern sind auch wichtig für dessen Stabilisierung: Sie halten den Humeruskopf während der Bewegung der Schulter in der Gelenkpfanne. Ein Blick auf die tiefere Muskelschicht an der Rückseite des Arms zeigt den dritten, medialen Kopf des M. triceps, der seinen Ursprung am medialen Humerus hat. Er läuft zusammen mit den anderen beiden Köpfen in der Trizepssehne aus, die am Olecranon ansetzt. Die meisten Unterarmmuskeln entspringen den Epicondylen des Humerus, direkt über dem Ellbogen, die Mm. brachioradialis und extensor carpi radialis longus sind weiter oben am lateralen Humerus angewachsen, als das Bild vermuten lässt.

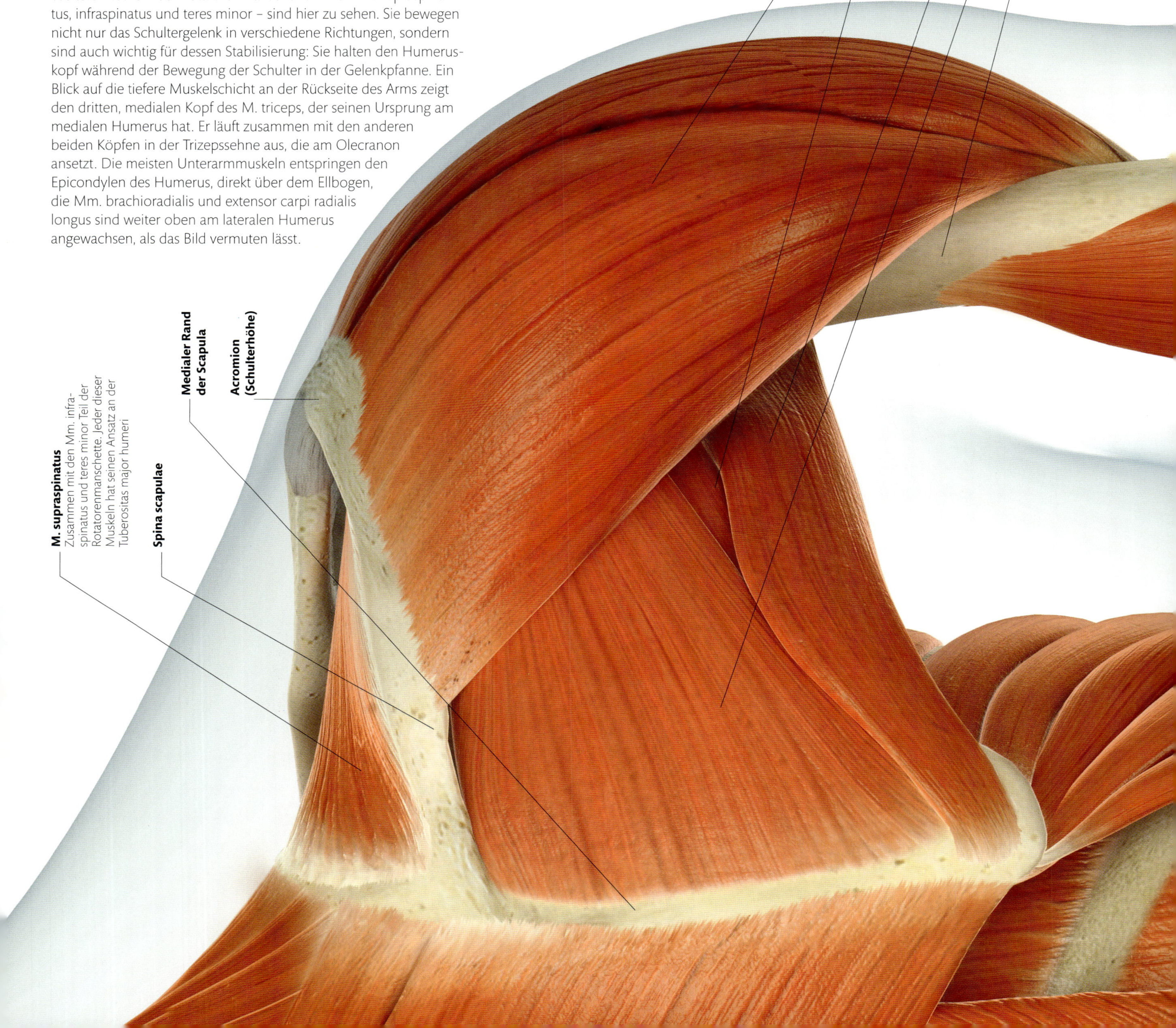

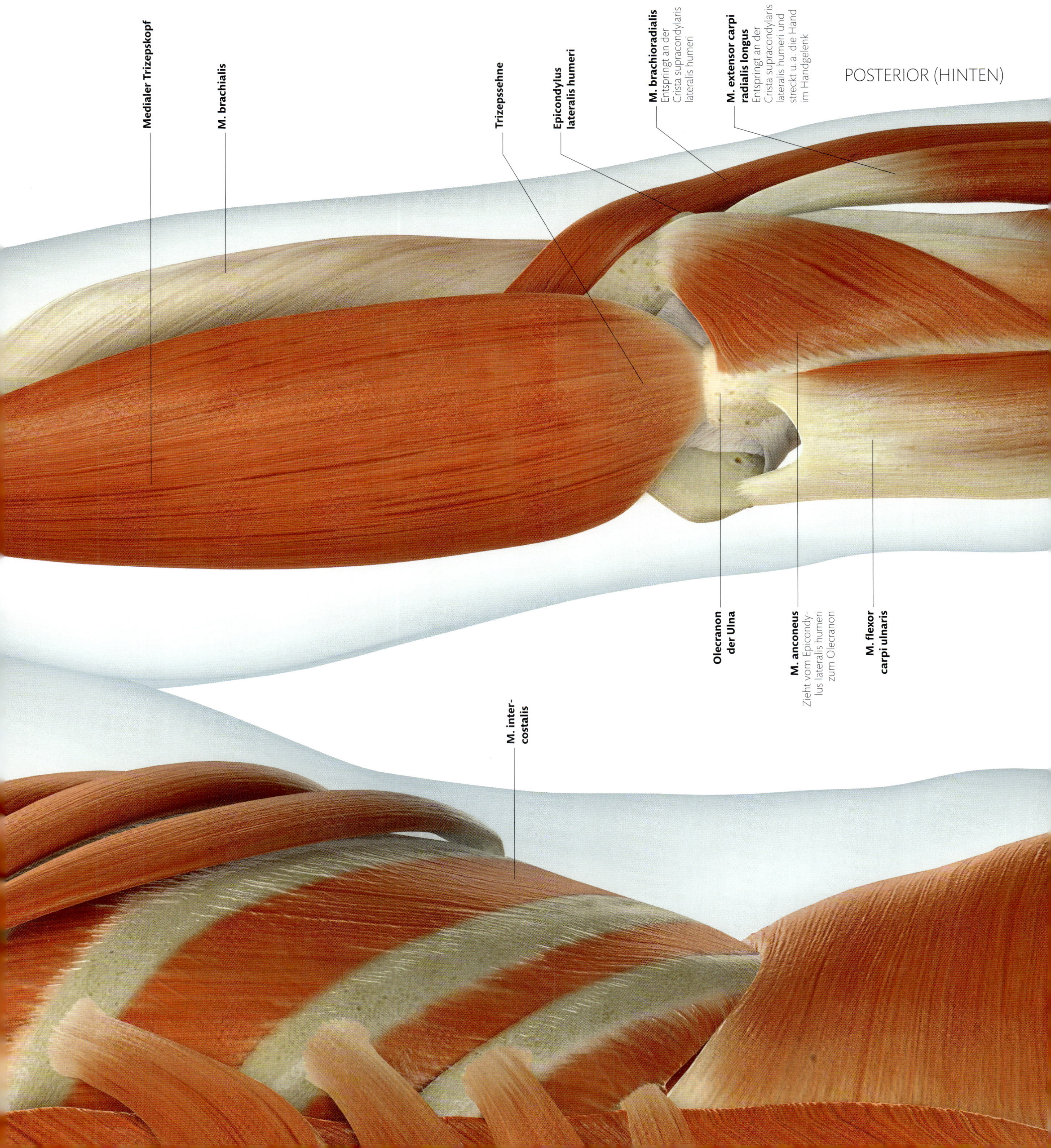
Medialer Trizepskopf
M. brachialis
Trizepssehne
Epicondylus lateralis humeri
M. brachioradialis
Entspringt an der Crista supracondylaris lateralis humeri
M. extensor carpi radialis longus
Entspringt an der Crista supracondylaris lateralis humeri und streckt u. a. die Hand im Handgelenk
POSTERIOR (HINTEN)
Olecranon der Ulna
M. anconeus
Zieht vom Epicondylus lateralis humeri zum Olecranon
M. flexor carpi ulnaris
M. intercostalis

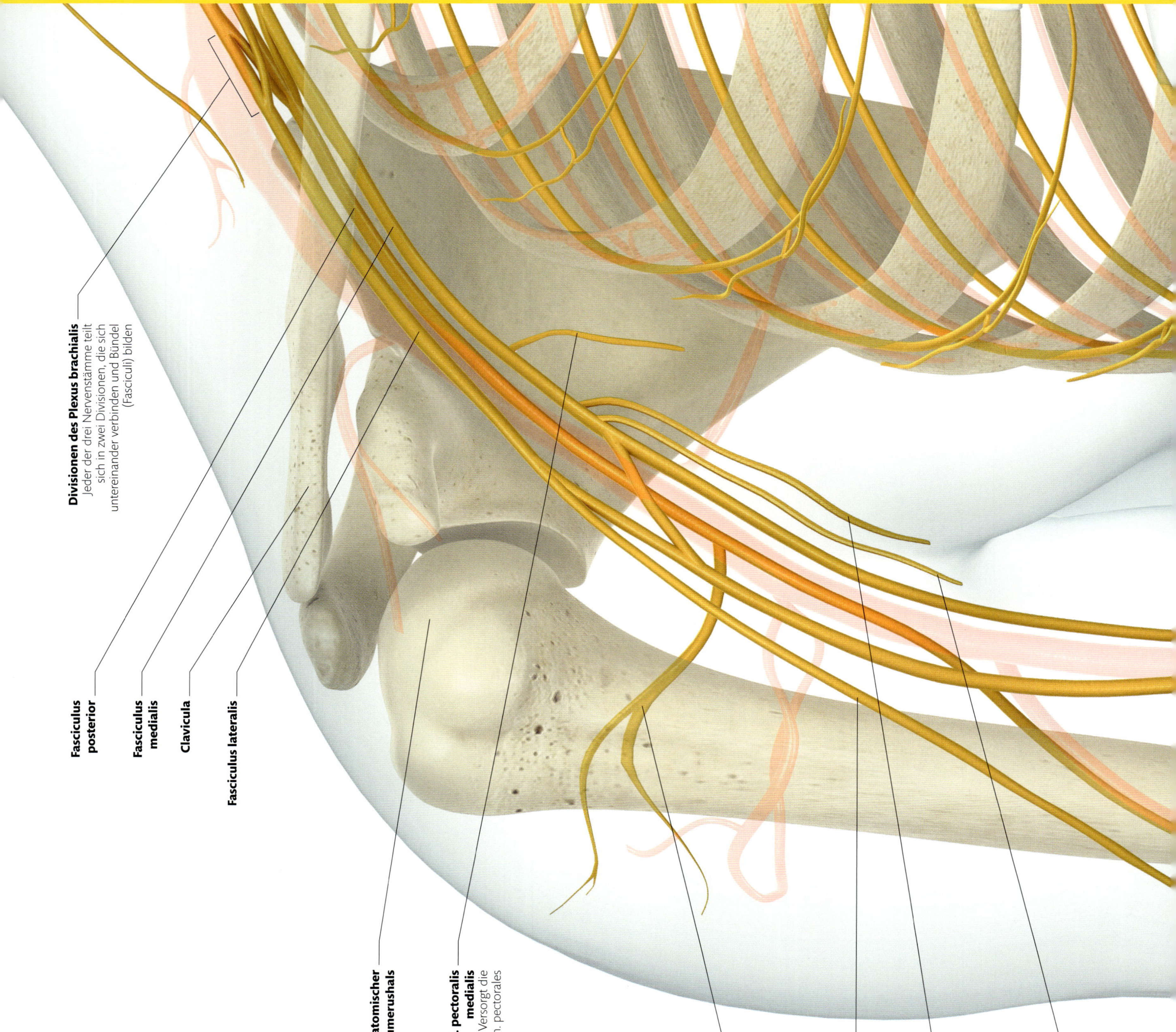

SCHULTER UND OBERARM **NERVEN**

Die oberen Gliedmaßen (Schulter bis Hand) werden jeweils von fünf dicken Nervenwurzeln aus den letzten vier zervikalen und dem ersten thorakalen Spinalnerv versorgt. Sie treten zwischen den Mm. scaleni hervor und verbinden sich, um ein komplexes Nervengeflecht, den Plexus brachialis, zu bilden. Er zieht unter dem Schlüsselbein in Richtung Achselbereich. An dieser Stelle umfasst der Plexus drei um die A. axillaris angeordnete Faszikel (Faserbündel). Fünf große Nerven gehen aus dem Plexus hervor – Nn. musculocutaneus, medianus, ulnaris, axillaris und radialis – und versorgen jeweils die oberen Gliedmaßen.

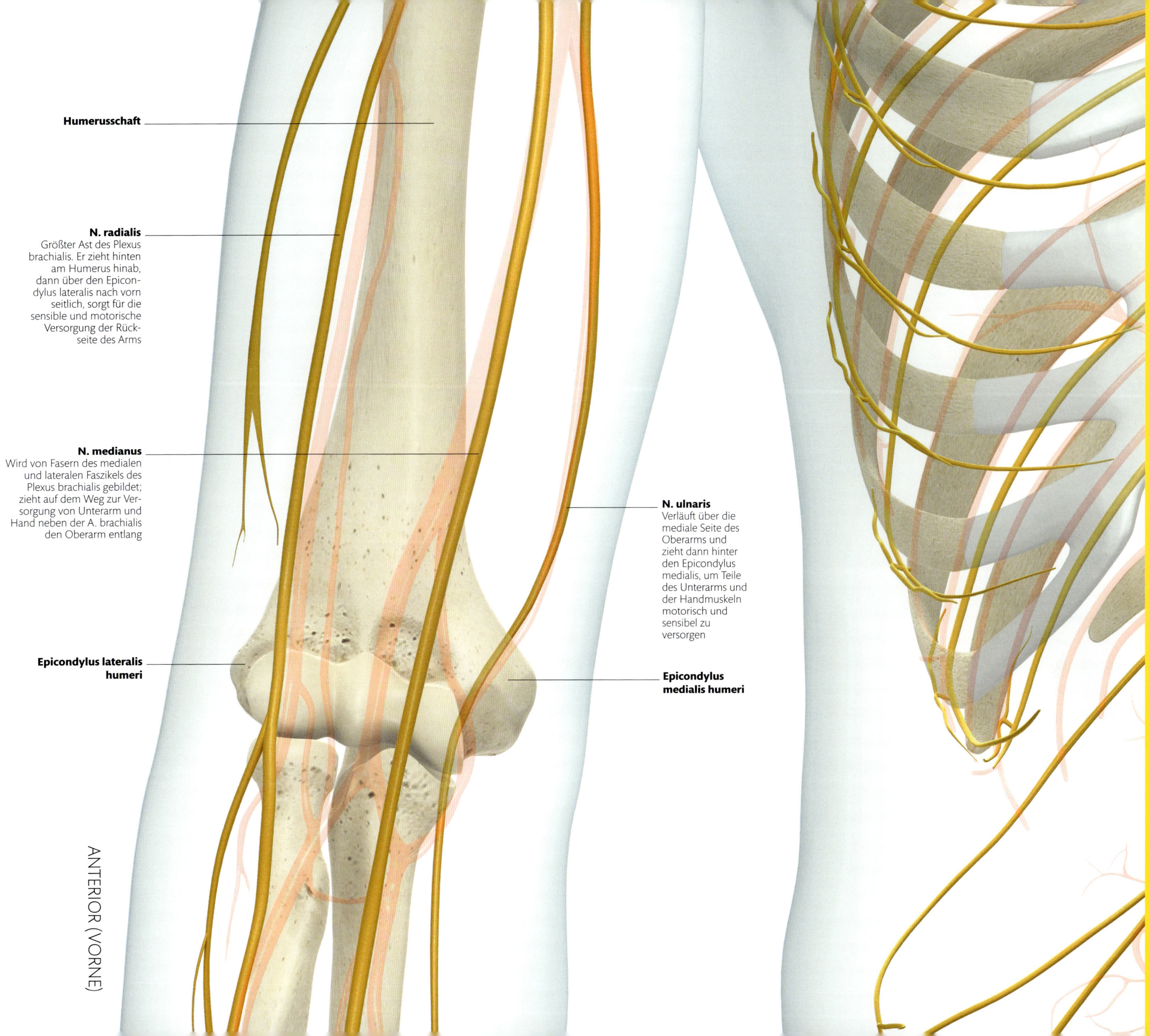

Humerusschaft
N. radialis
Größter Ast des Plexus brachialis. Er zieht hinten am Humerus hinab, dann über den Epicondylus lateralis nach vorn seitlich, sorgt für die sensible und motorische Versorgung der Rückseite des Arms
N. medianus
Wird von Fasern des medialen und lateralen Faszikels des Plexus brachialis gebildet; zieht auf dem Weg zur Versorgung von Unterarm und Hand neben der A. brachialis den Oberarm entlang
Epicondylus lateralis humeri
N. ulnaris
Verläuft über die mediale Seite des Oberarms und zieht dann hinter den Epicondylus medialis, um Teile des Unterarms und der Handmuskeln motorisch und sensibel zu versorgen
Epicondylus medialis humeri
ANTERIOR (VORNE)

SCHULTER UND OBER-ARM **NERVEN**

Die Nn. axillaris und radialis stammen aus den hinteren Faszikeln des Plexus brachialis und ziehen zur Rückseite des Humerus. Der N. axillaris windet sich um den Humerushals und versorgt den M. deltoideus. Der N. radialis – der größte Ast des Plexus brachialis – versorgt die Extensoren des Ober- und Unterarms. Er verläuft an der Rückseite des Humerus direkt am Knochen entlang; Abzweigungen des Nervs versorgen die Trizepsköpfe, während er seinen spiralförmigen Verlauf fortsetzt und im Ellbogen vorne über den Epicondylus medialis zieht.

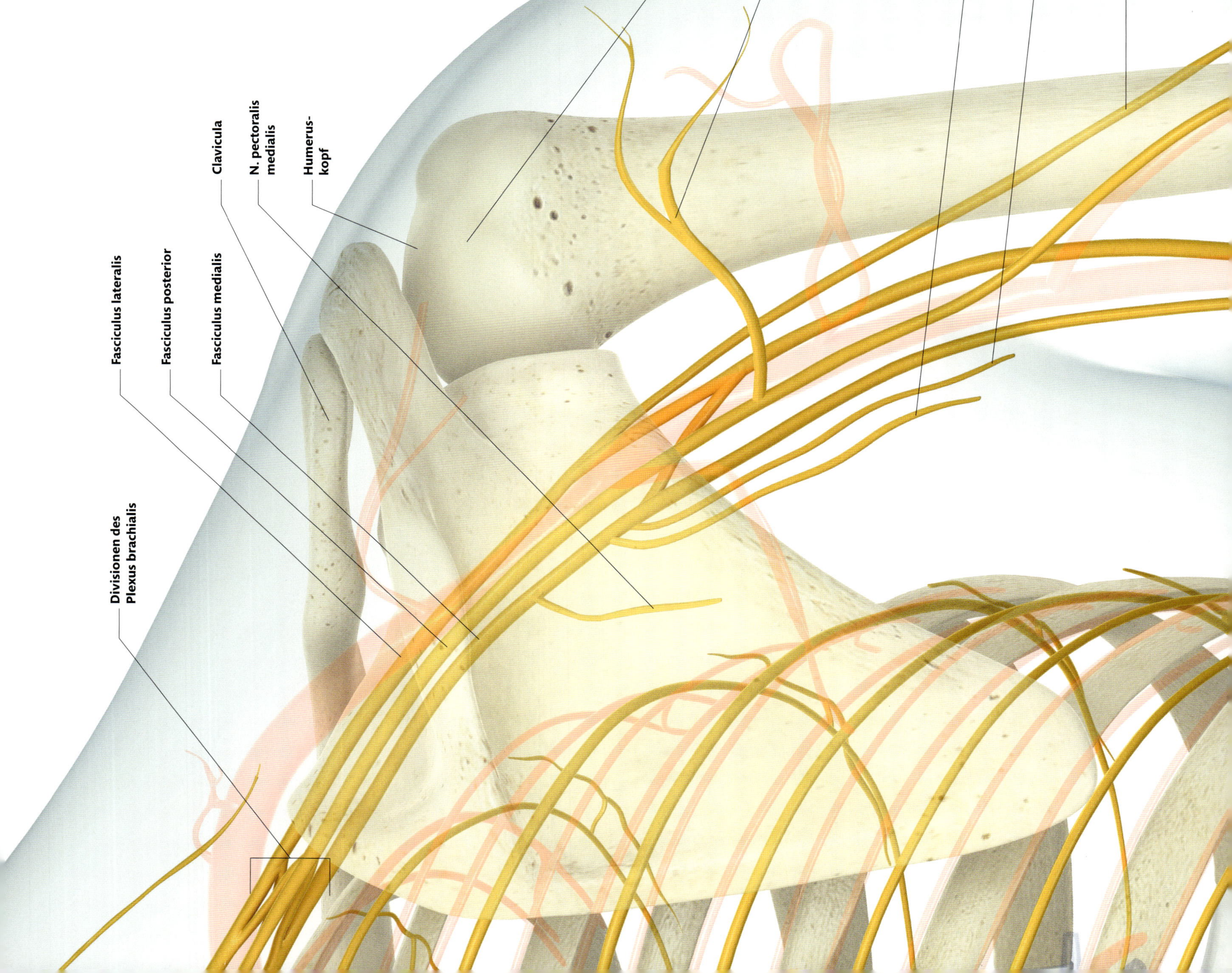

POSTERIOR (HINTEN)

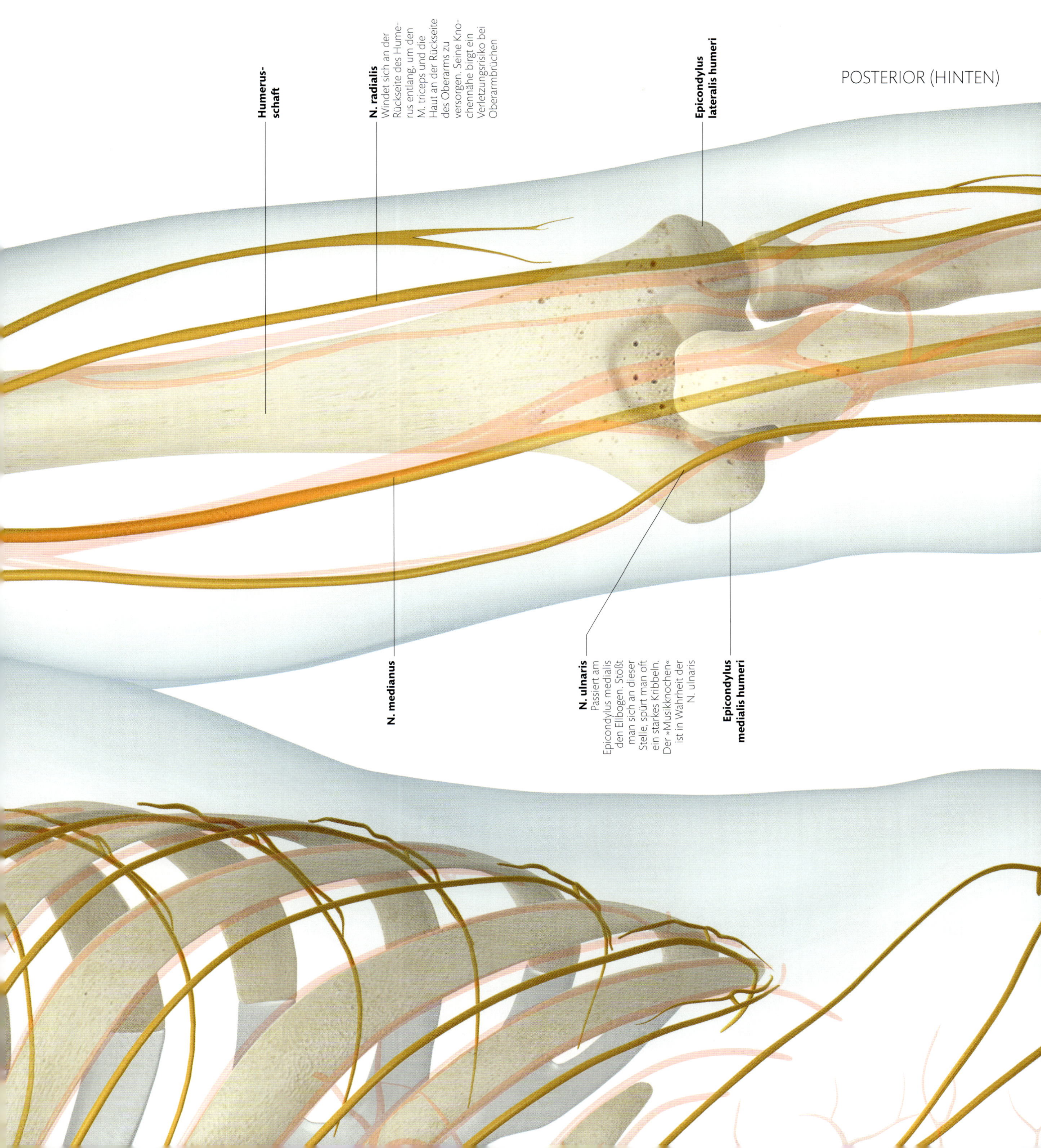

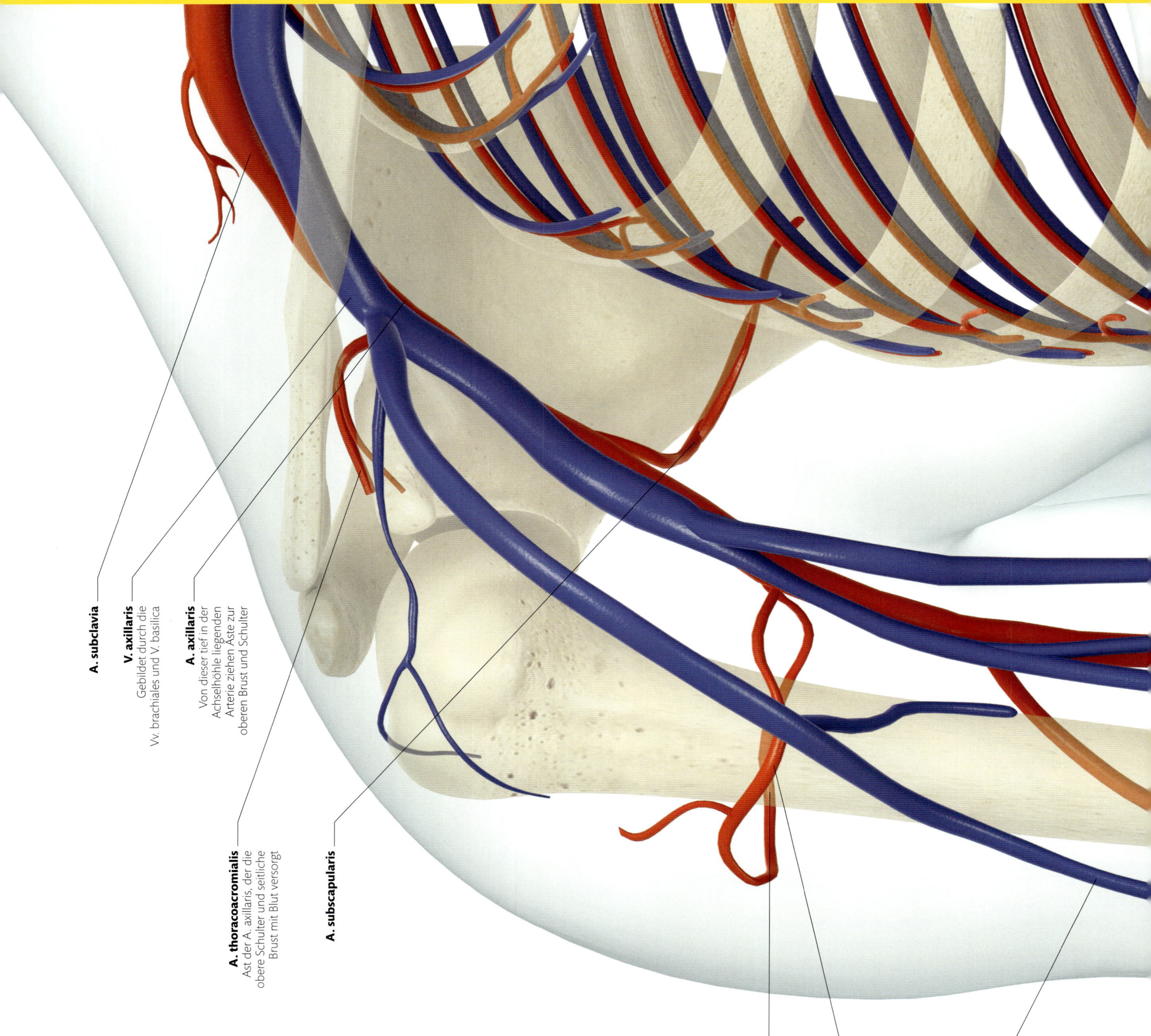

SCHULTER UND OBERARM **BLUTGEFÄSSE**

Die A. subclavia ist die wichtigste Arterie für die Blutversorgung des Oberarms. Sie zieht unter der Clavicula durch zur Achselhöhle (Axilla) und wird ab da A. axillaris genannt. Verschiedene Äste zweigen in diesem Bereich ab und ziehen zum Schulterblatt, zur Schulter und um den Humerus. Nach Verlassen des Achselbereichs verläuft sie als A. brachialis an der Vorderseite des Arms nach unten, begleitet von parallel verlaufenden Venen. Zwei oberflächliche Venen aus dem Handrücken münden im Arm in tiefer liegende Venen: die V. basilica in die ulnare V. brachialis und die V. cephalica weiter oben in die V. axillaris.

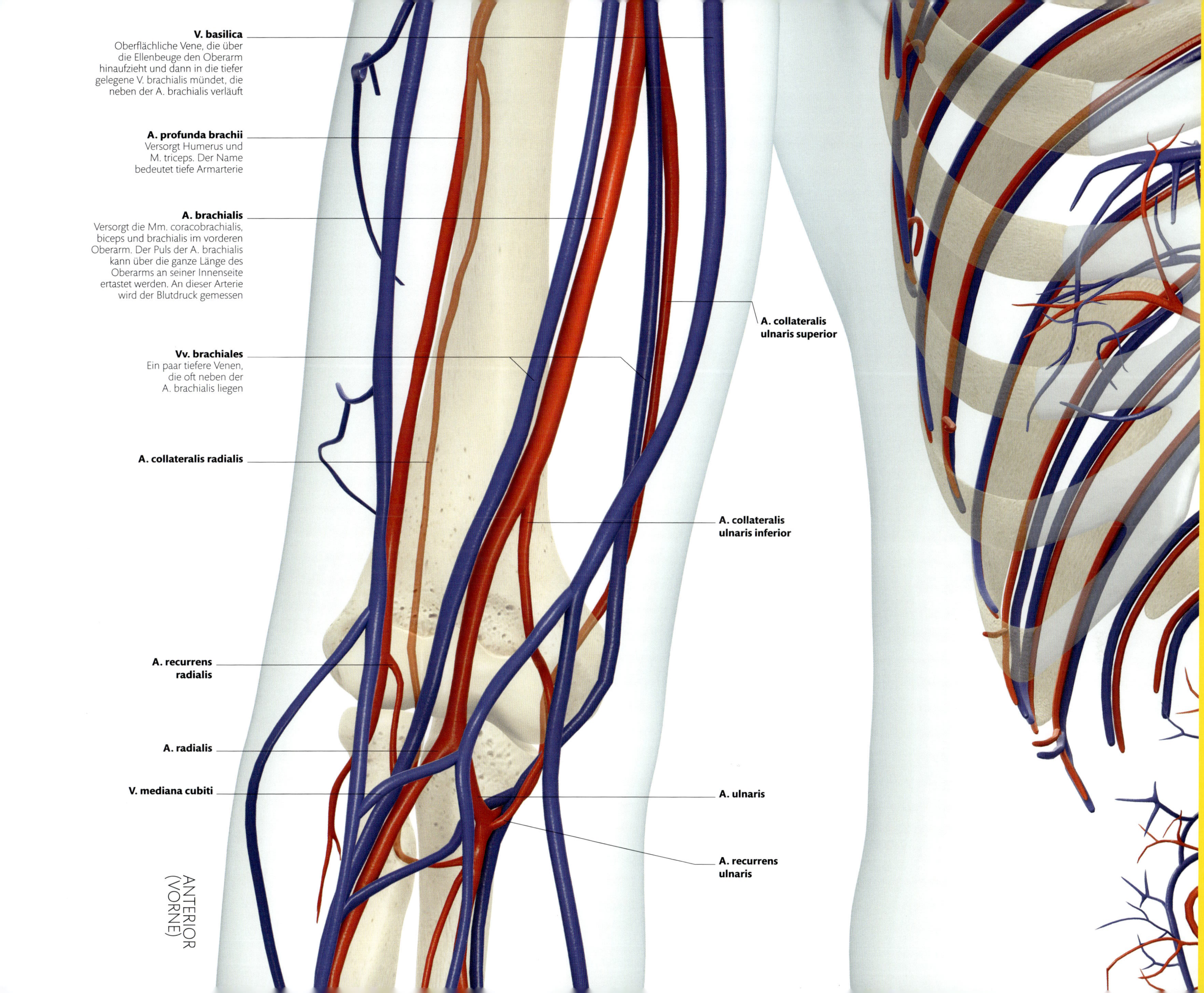

V. basilica
Oberflächliche Vene, die über die Ellenbeuge den Oberarm hinaufzieht und dann in die tiefer gelegene V. brachialis mündet, die neben der A. brachialis verläuft
A. profunda brachii
Versorgt Humerus und M. triceps. Der Name bedeutet tiefe Armarterie
A. brachialis
Versorgt die Mm. coracobrachialis, biceps und brachialis im vorderen Oberarm. Der Puls der A. brachialis kann über die ganze Länge des Oberarms an seiner Innenseite ertastet werden. An dieser Arterie wird der Blutdruck gemessen
Vv. brachiales
Ein paar tiefere Venen, die oft neben der A. brachialis liegen
A. collateralis radialis
A. recurrens radialis
A. radialis
V. mediana cubiti
A. collateralis ulnaris superior
A. collateralis ulnaris inferior
A. ulnaris
A. recurrens ulnaris
ANTERIOR (VORNE)

SCHULTER UND OBER-ARM **BLUTGEFÄSSE**

Verschiedene Äste der Aa. axillaris und brachialis versorgen die Rückseite der Schulter und des Oberarms. Die A. circumflexa humeri, die gemeinsam mit dem N. axillaris verläuft, windet sich um das obere Ende des Humerus, und die tiefe A. brachialis verläuft zusammen mit dem N. radialis und zieht spiralförmig an der Rückseite des Humerus hinab. Aus den Aa. brachiales entspringen Kollateralarterien, die mit zurücklaufenden Ästen (Aa. ulnaris recurrens und radialis recurrens) aus den Aa. ulnaris und radialis des Unterarms Querverbindungen (»Anastomosen«) eingehen. Solche Anastomosen gibt es auch zwischen Ästen der Aa. subclavia und axillaris, um bei Ausfall eines Gefäßes einen Umgehungskreislauf zu schaffen, der die Blutversorgung gewährleistet.

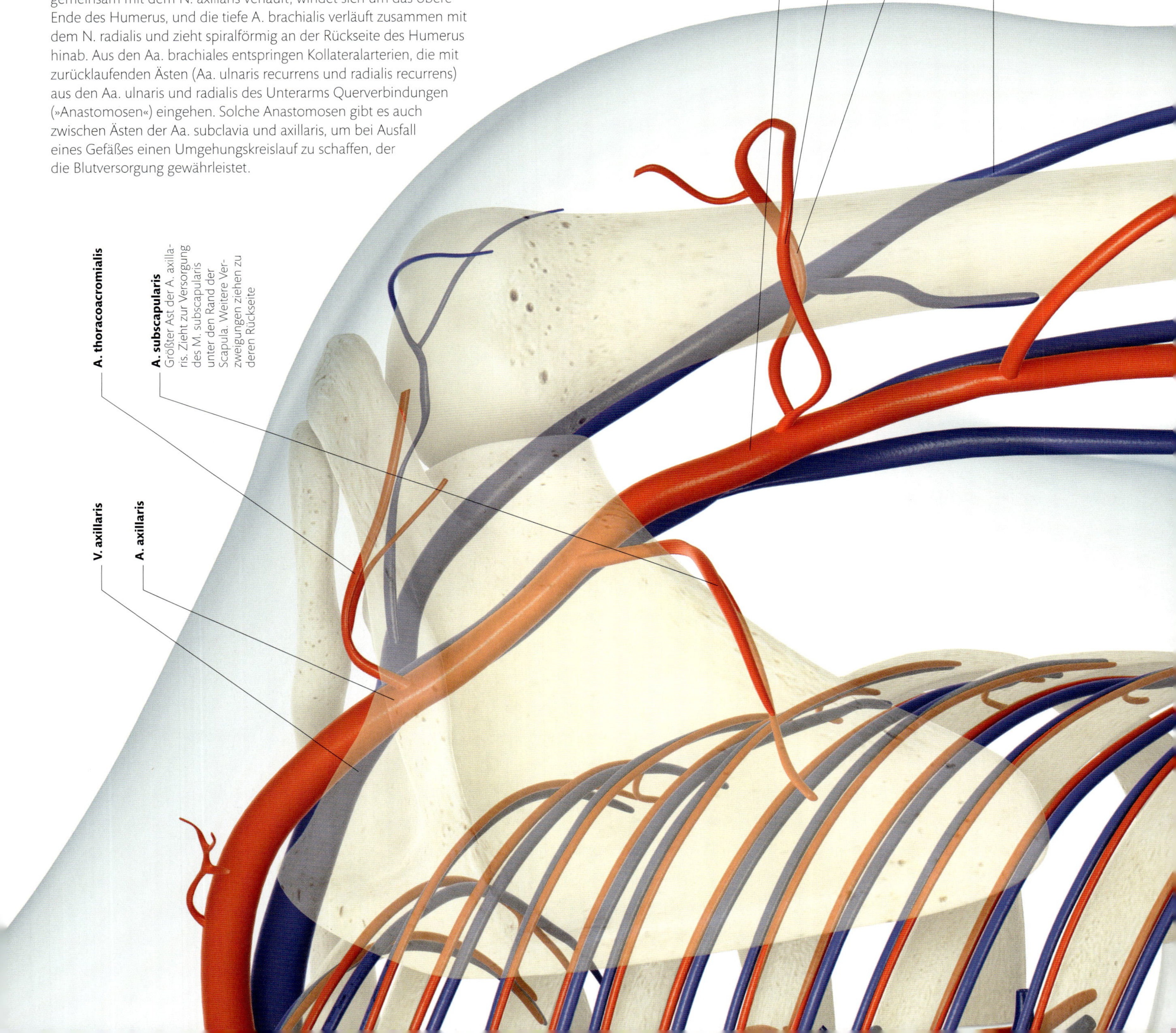

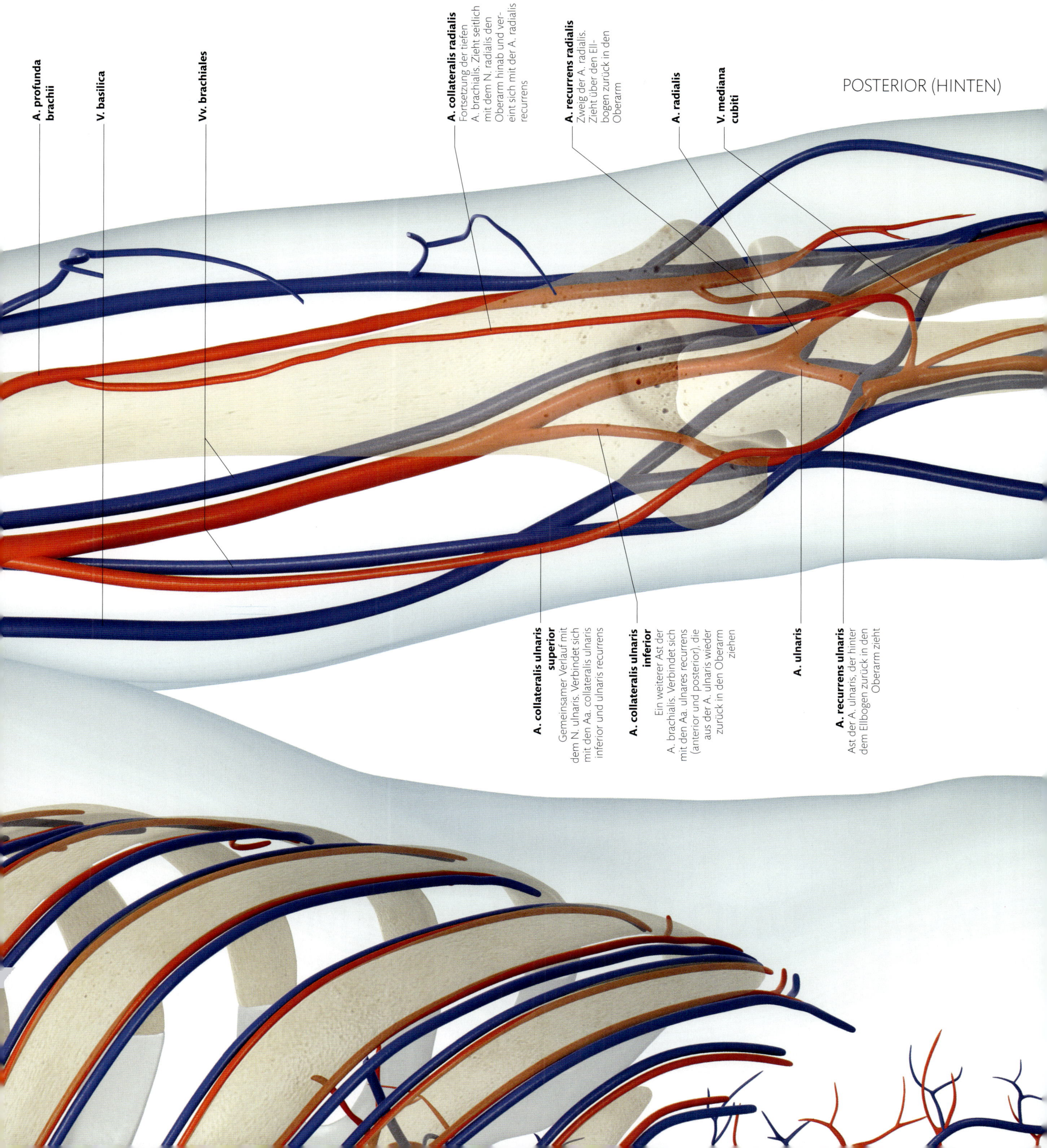
POSTERIOR (HINTEN)
A. profunda brachii
V. basilica
Vv. brachiales
A. collateralis radialis Fortsetzung der tiefen A. brachialis. Zieht seitlich mit dem N. radialis den Oberarm hinab und vereint sich mit der A. radialis recurrens
A. recurrens radialis Zweig der A. radialis. Zieht über den Ellbogen zurück in den Oberarm
A. radialis
V. mediana cubiti
A. collateralis ulnaris superior Gemeinsamer Verlauf mit dem N. ulnaris. Verbindet sich mit den Aa. collateralis ulnaris inferior und ulnaris recurrens
A. collateralis ulnaris inferior Ein weiterer Ast der A. brachialis. Verbindet sich mit den Aa. ulnares recurrens (anterior und posterior), die aus der A. ulnaris wieder zurück in den Oberarm ziehen
A. ulnaris
A. recurrens ulnaris Ast der A. ulnaris, der hinter dem Ellbogen zurück in den Oberarm zieht

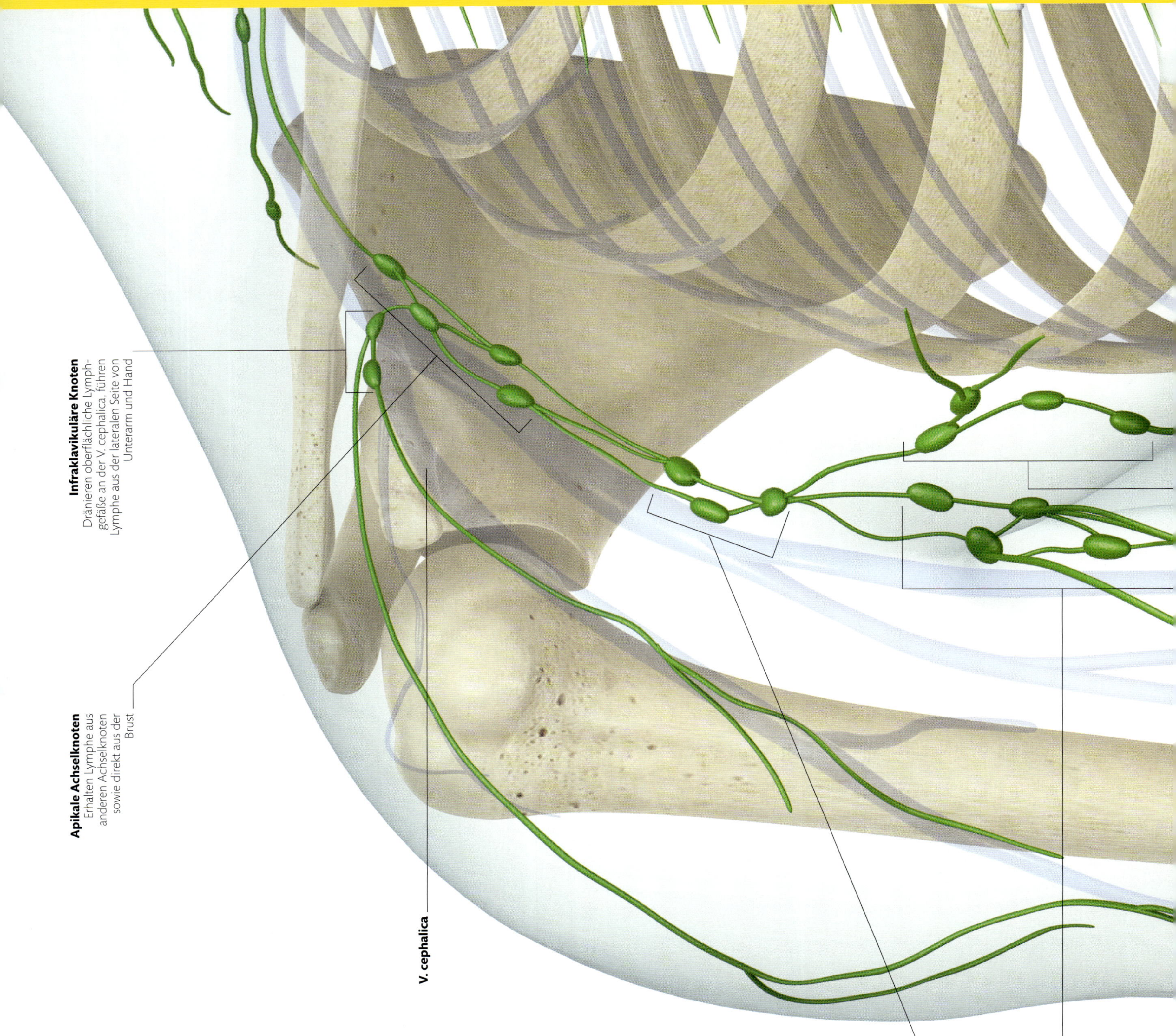

SCHULTER UND OBERARM
LYMPH- UND IMMUNSYSTEM

Die gesamte Lymphe aus Hand und Arm fließt am Ende in die Achsellymphknoten. Zuvor passiert sie jedoch einige weiter unten gelegene Lymphknoten, wie die supratrochlearen Knoten, die im Unterhautfett der Arminnenseite über dem Ellbogen liegen. Sie sammeln Lymphe aus der medialen Seite der Hand und des Unterarms. Die infraklavikulären Knoten, die entlang der V. cephalica unter dem Schlüsselbein liegen, erhalten Lymphe aus Gefäßen des Daumens und der lateralen Seite des Unterarms. Die Achsellymphknoten dränieren den Arm und erhalten Lymphe aus der Brustwand. Bei Brustkrebs sind diese Lymphknoten durch Streuung häufig ebenfalls von Krebszellen befallen.

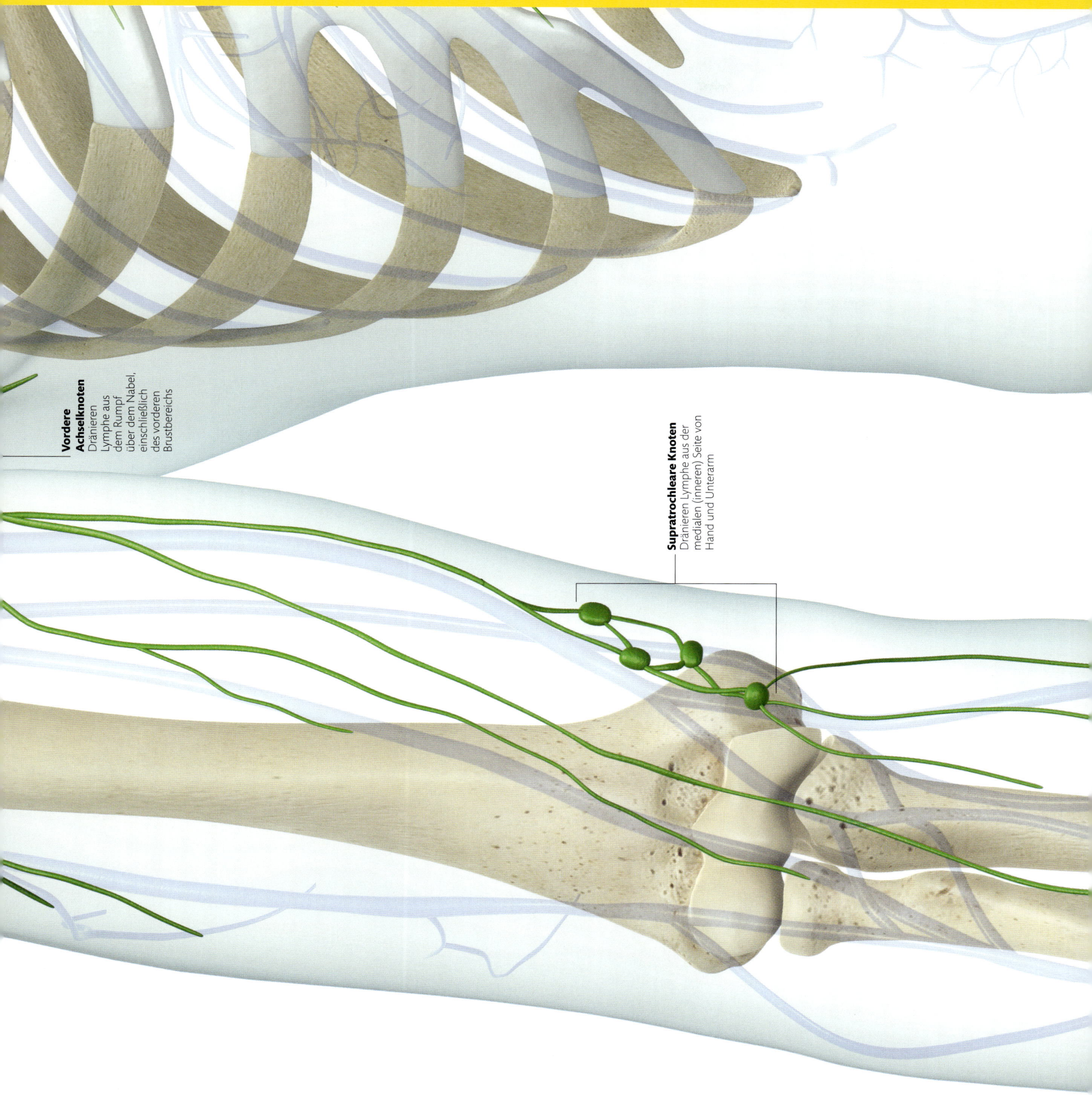

ANTERIOR (VORNE)

SCHULTER UND OBERARM
SCHULTER

Das Schultergelenk ist extrem beweglich und sorgt für eine große Reichweite der Arme. Wir haben diese Mobilität von unseren Vorfahren ererbt, affengleiche Baumbewohner, die bewegliche Arme brauchten, um in den Bäumen umherzuklettern. Die Fähigkeit, den Arm über die Schulter zu heben, macht auch den Menschen zu einem erstaunlich guten Kletterer und ermöglicht das Schwimmen und Werfen. Doch diese Beweglichkeit hat ihren Preis: Neben Dislokationen sind in der Schulter auch oft degenerative Veränderungen anzutreffen.

Die häufigste Ursache für Schulterschmerzen sind Verletzungen der Rotatorenmanschette: Die Sehnen, die das Gelenk stabilisieren, können eingeklemmt, abgenutzt und sogar gerissen sein. Manchmal ist auch der flüssigkeitsgefüllte Schleimbeutel unter dem Acromion entzündet.

Die Achsel (Axilla) ist der Bereich zwischen dem oberen Teil des Humerus und dem seitlichen Brustkorb. Wichtige Nerven und Arterien passieren sie und ziehen vom Hals unter das Schlüsselbein und dann in den Arm.

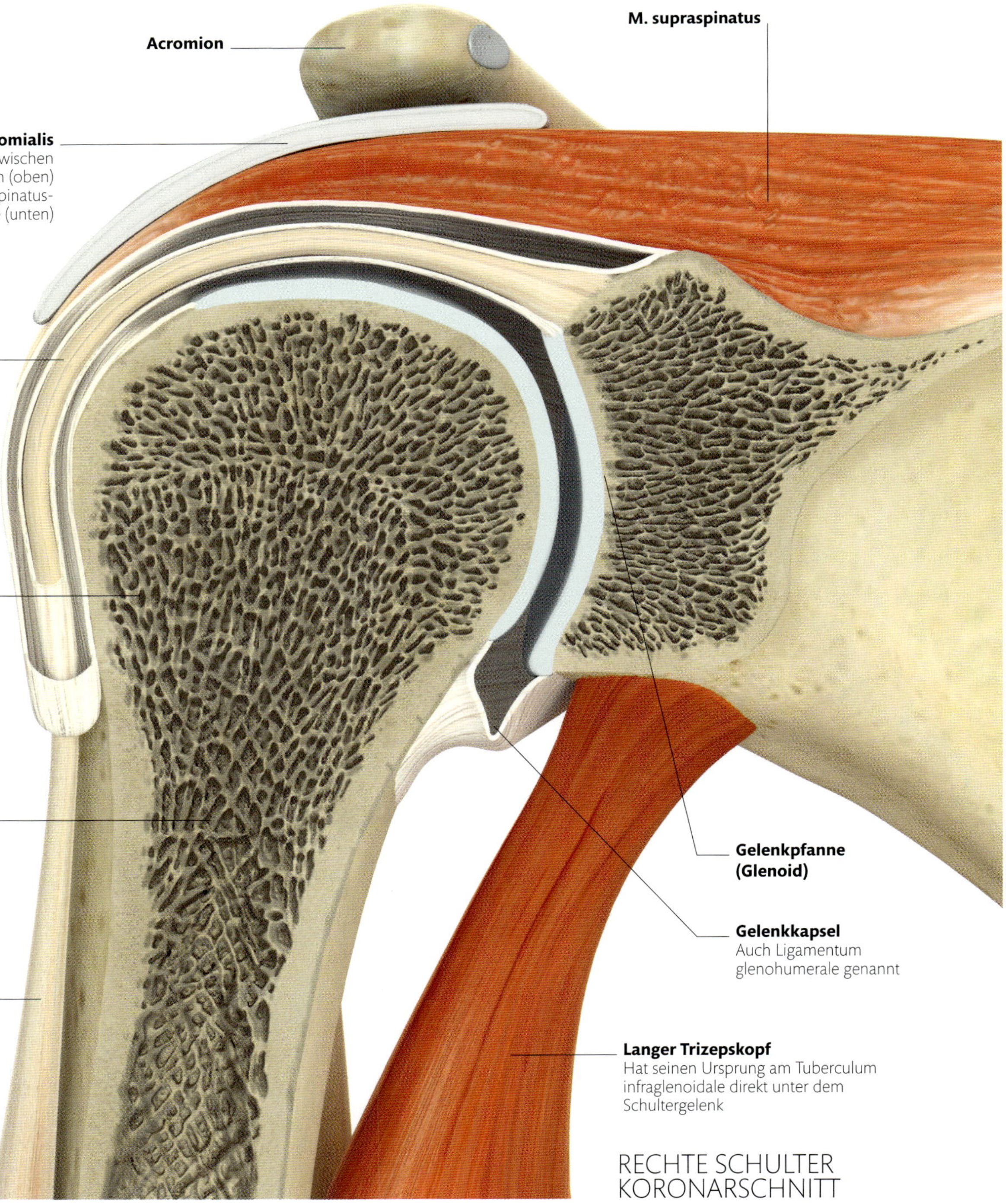

RECHTE SCHULTER
KORONARSCHNITT

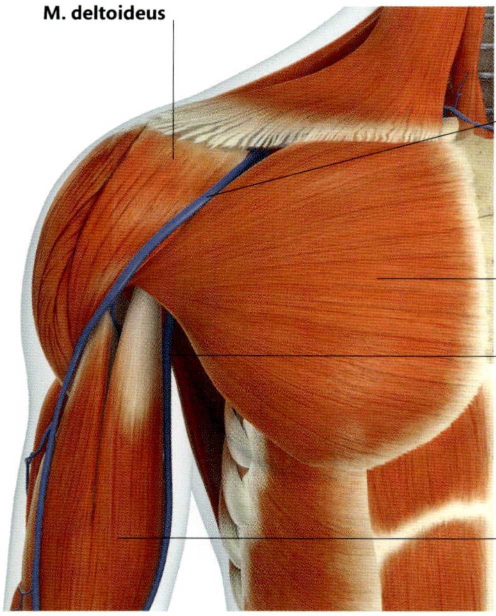

V. CEPHALICA (ANTERIOR/VORNE)

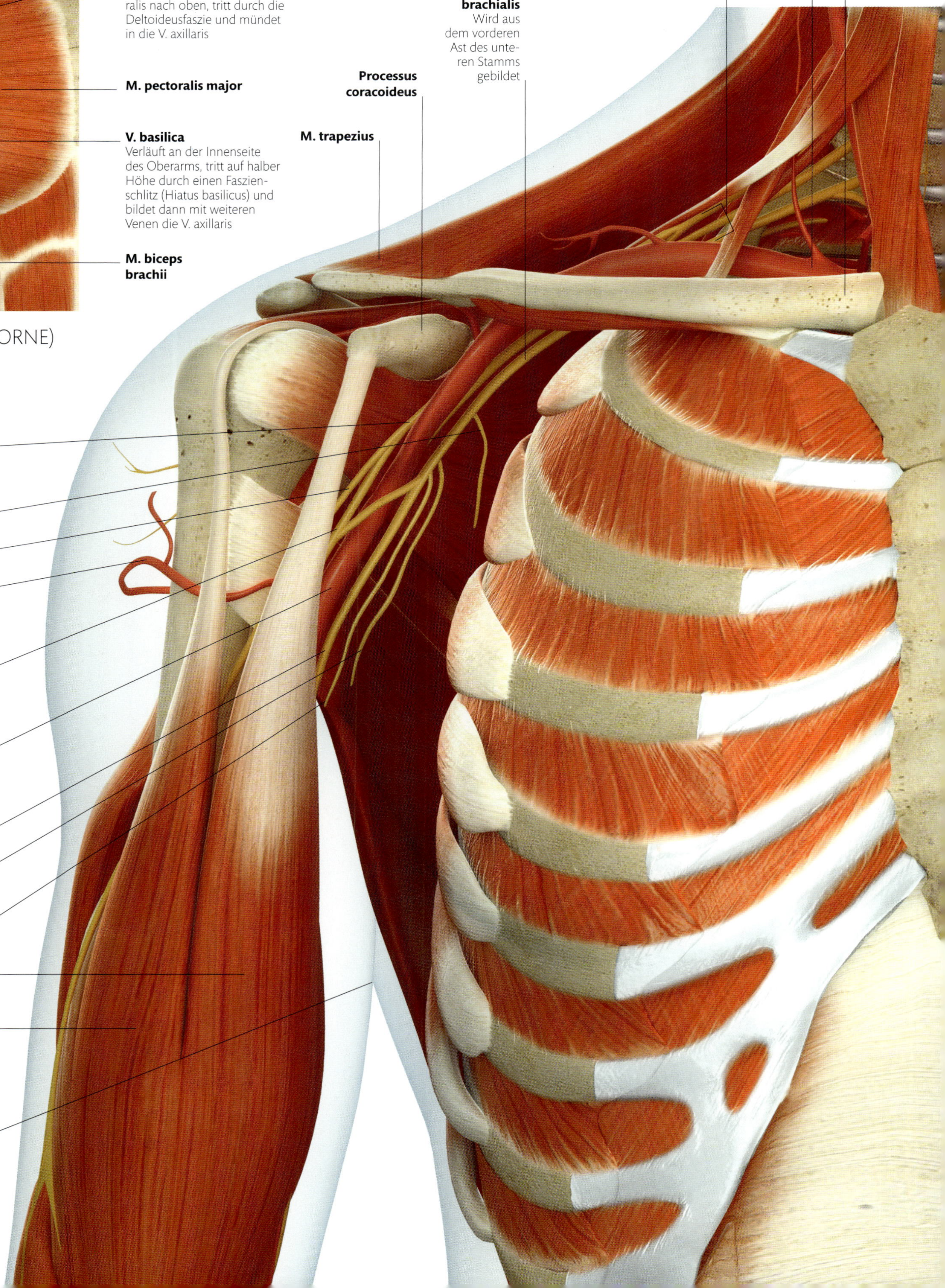

SCHULTER GESAMT
ANTERIOR (VORNE)

OBERE EXTREMITÄT
ANATOMISCHE LÜCKEN

Weiß man, wie die Strukturen in bestimmten anatomischen Lücken angeordnet sind, kann man sich viel besser vorstellen, wie die Nerven und Gefäße durch den Körper über Knochen, unter Bändern und zwischen Muskeln verlaufen. Das ist auch klinisch bedeutsam, denn an diesen Stellen kann man Pulse fühlen, Blutproben von Arterien oder Venen nehmen und Nerven gezielt mit Lokalanästhetika blockieren. Kennt man ihren Verlauf nicht, kann man die Nervenbahnen hier allerdings auch versehentlich verletzen.

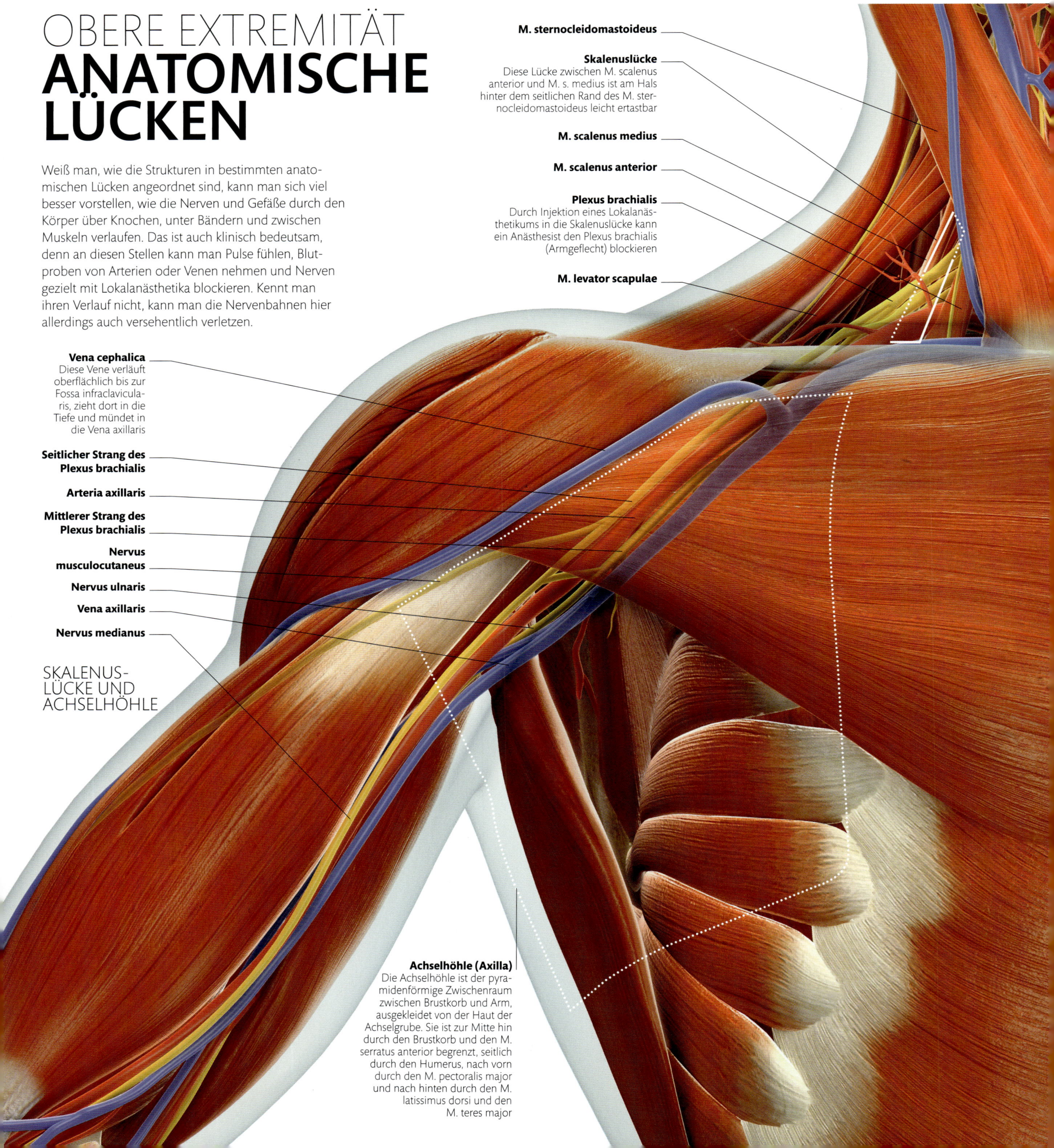

SKALENUSLÜCKE UND ACHSELHÖHLE

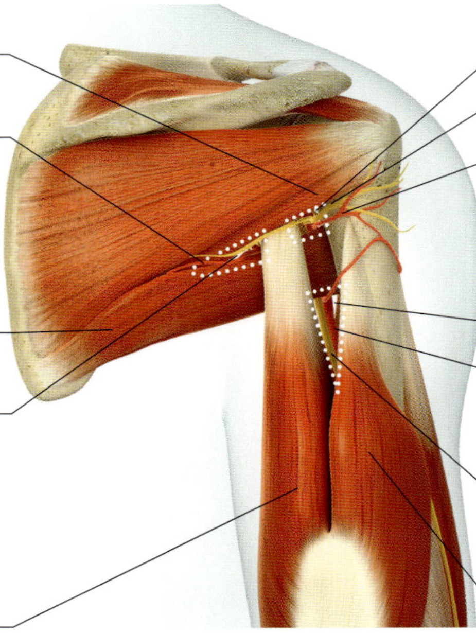

LÜCKEN IN DER SCHULTER

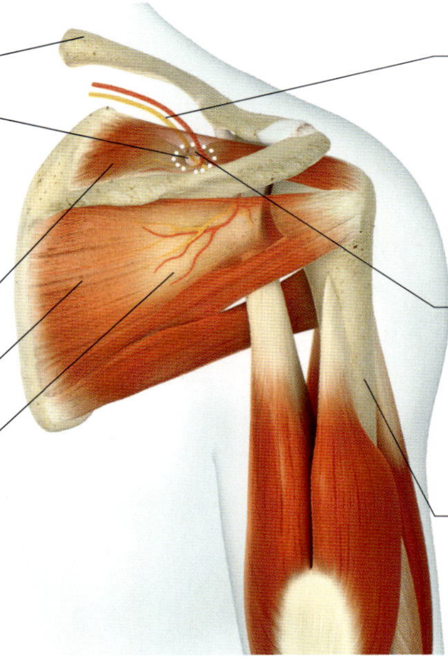

INCISURA SCAPULAE

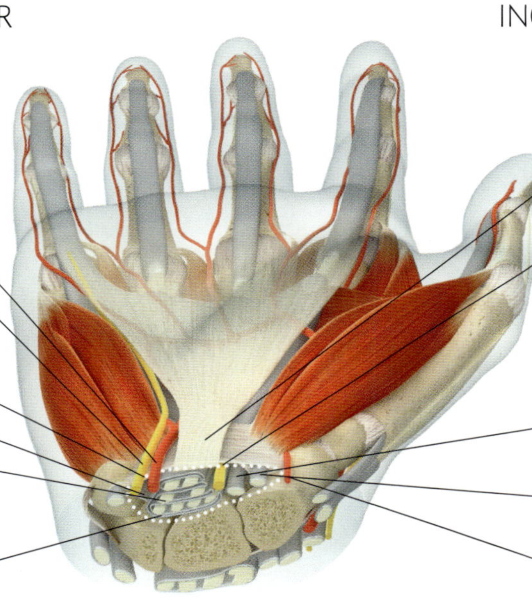

KARPALTUNNEL

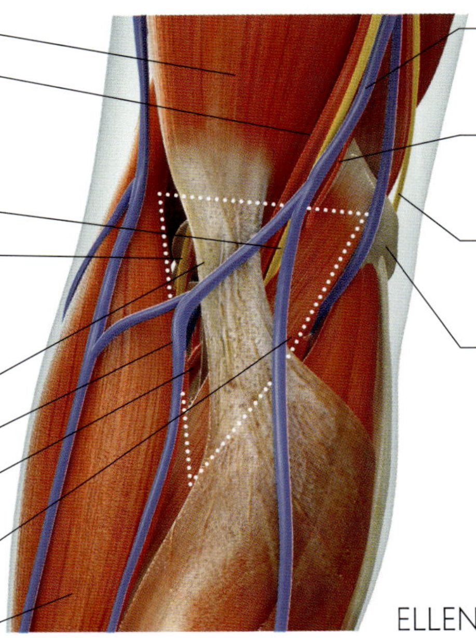

ELLENBEUGE

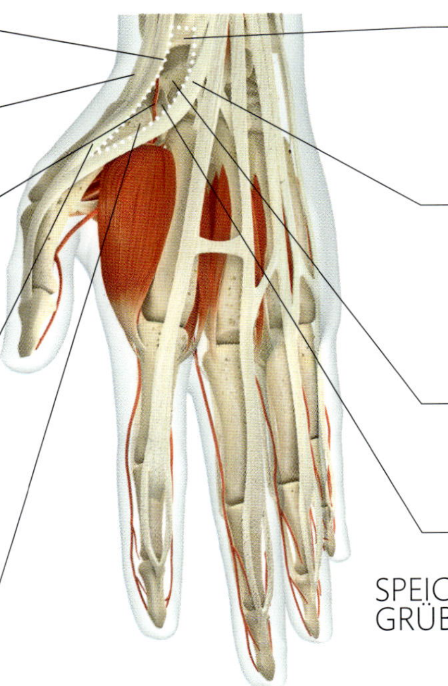

SPEICHEN-GRÜBCHEN

SCHULTER UND OBERARM
ELLBOGEN

Die Anatomie der Ellbogenregion ist klinisch von großer Bedeutung. Wichtige Nerven können hier eingeklemmt werden und Probleme in Unterarm und Hand verursachen. Der N. ulnaris kann im Kubitaltunnel gequetscht werden – hinter dem Epicondylus humeri medialis, wo er zwischen dem Caput humerale und dem Caput ulnare des M. flexor carpi ulnaris verläuft. Weit seltener ist der N. medianus betroffen, der durch die Ellenbeuge zieht und dort zwischen den Köpfen des M. pronator teres eingeklemmt werden kann.

In der Ellenbeuge (Fossa cubitalis) verlaufen oberflächliche Venen, die der Blutabnahme dienen. An der A. brachialis, die medial zur Bizepssehne am Ellbogen verläuft, kann man den Puls fühlen und den Blutdruck messen.

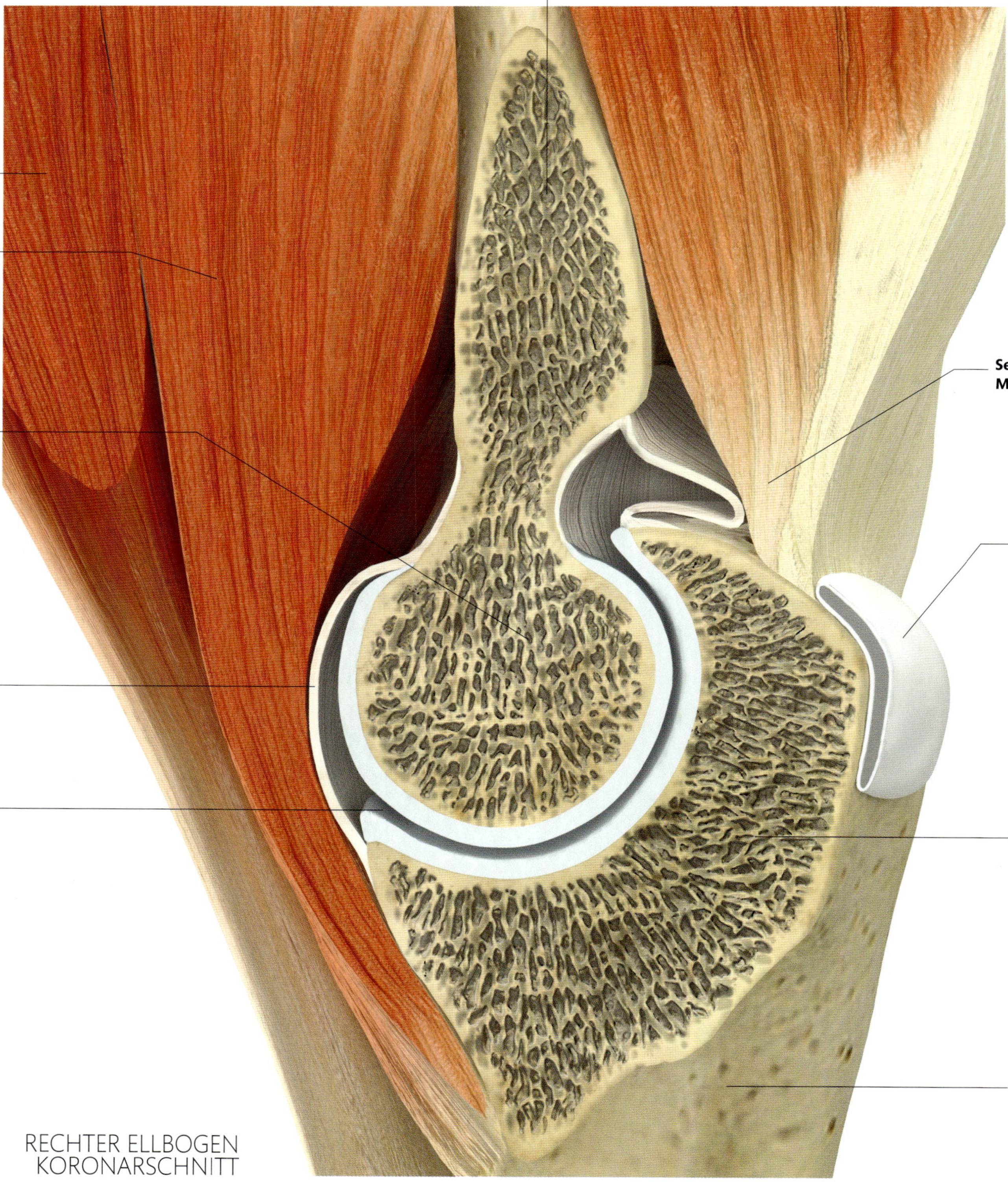

RECHTER ELLBOGEN
KORONARSCHNITT

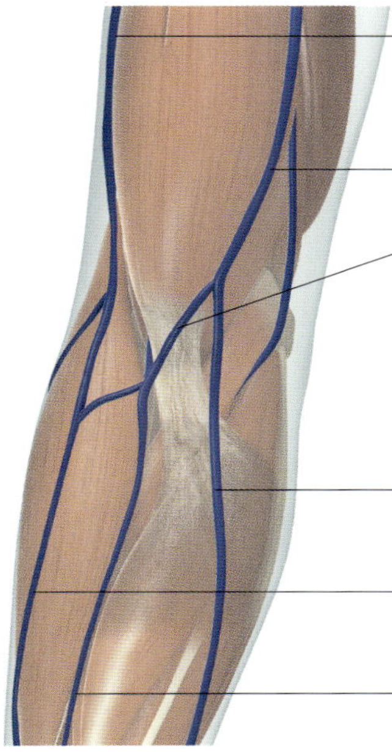

OBERFLÄCHLICHE VENEN DES OBER- UND UNTERARMS ANTERIOR (VORNE)

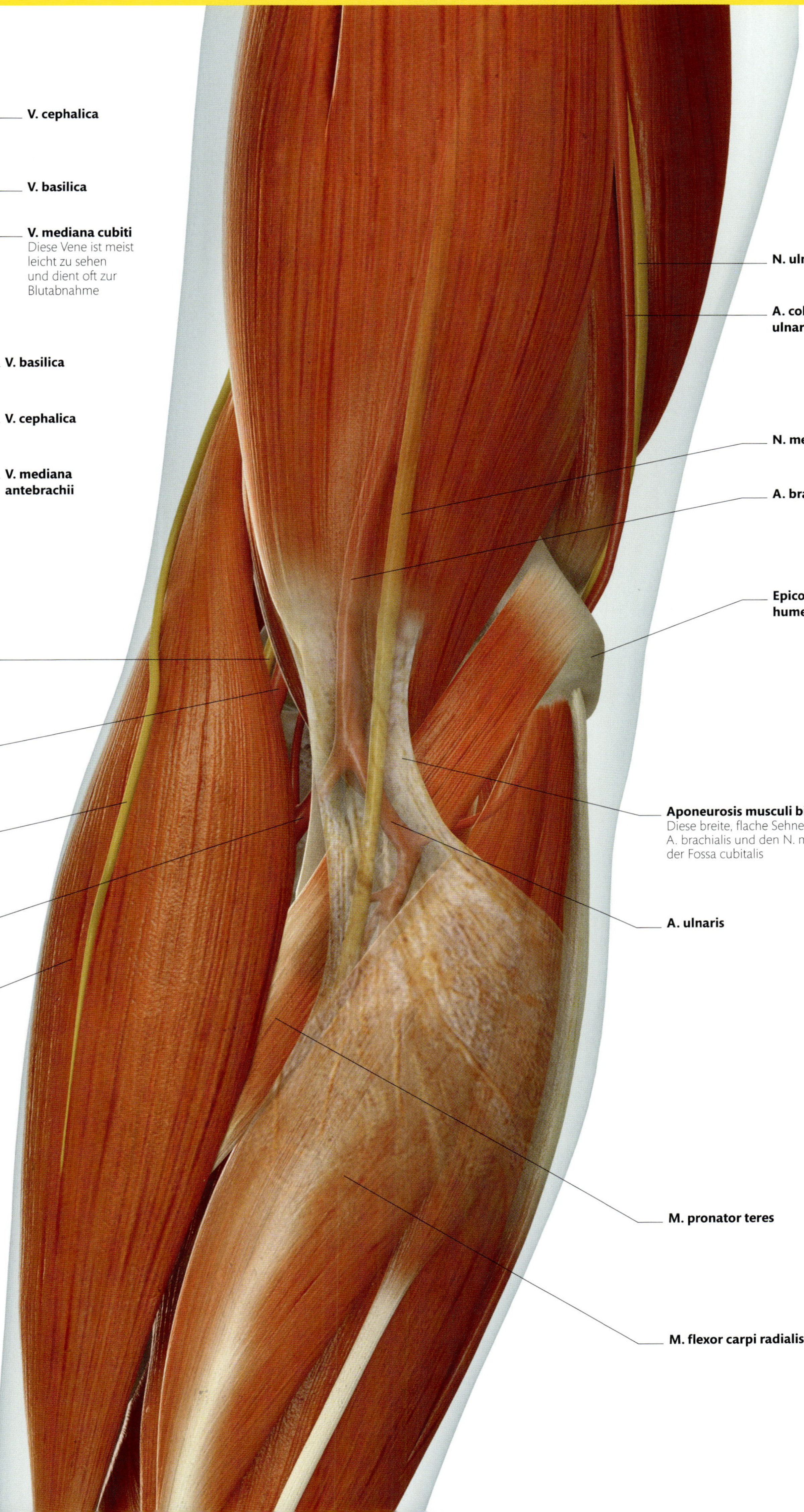

ELLBOGEN GESAMT ANTERIOR (VORNE)

UNTERARM UND HAND
KNOCHENBAU

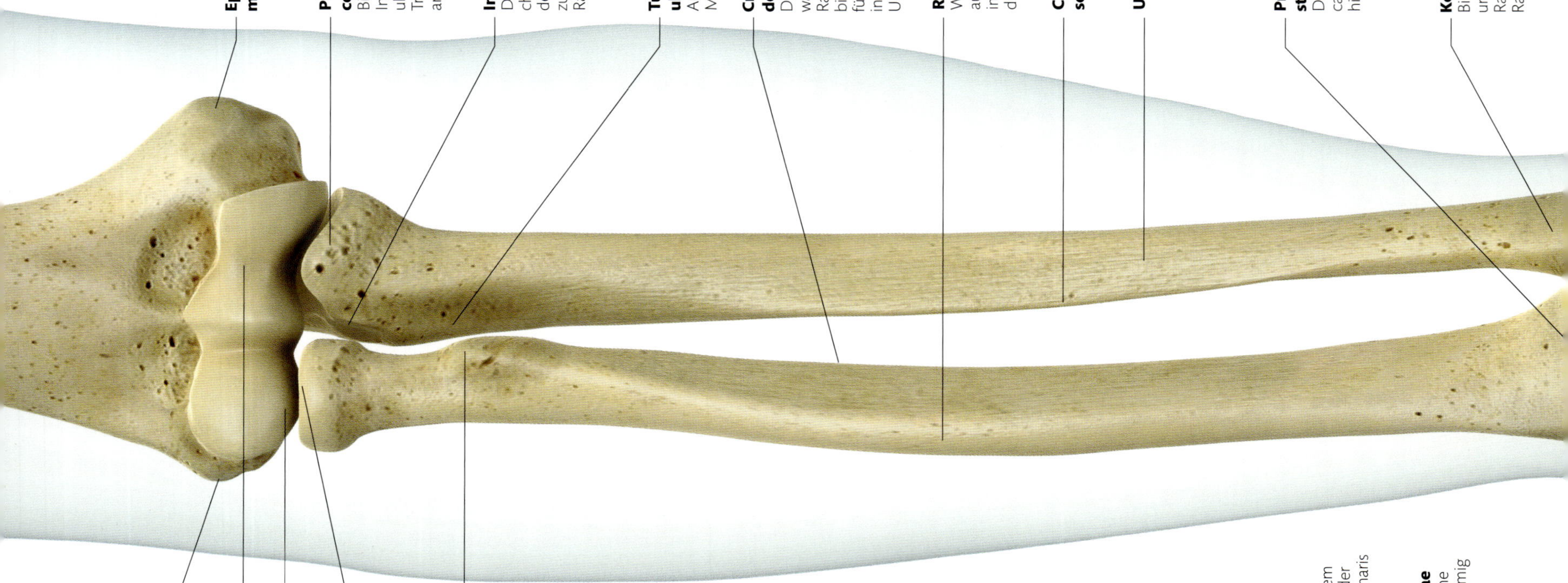

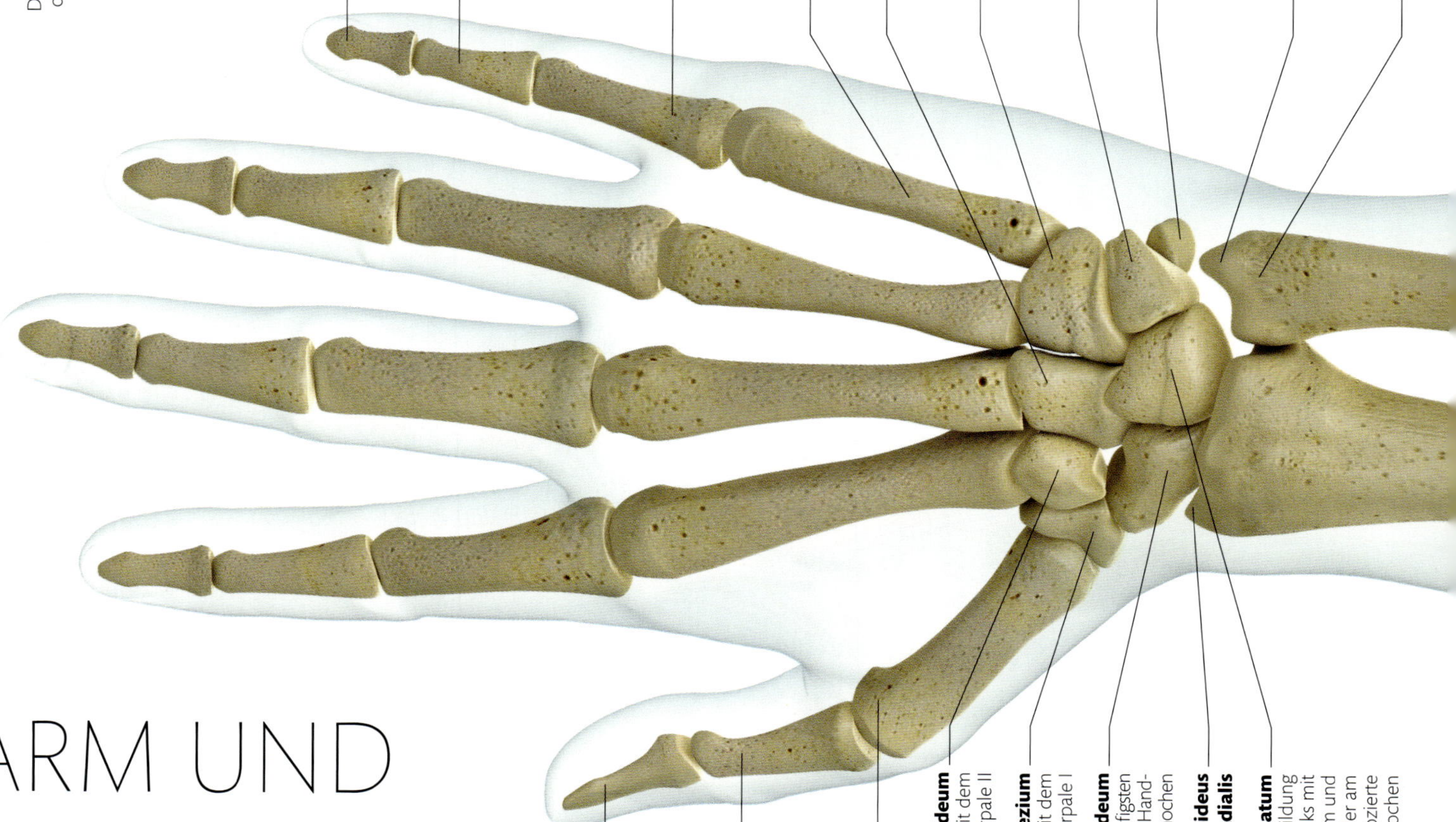

Die Schäfte der beiden Unterarmknochen Radius und Ulna sind durch eine Bindegewebsmembran (Membrana interossea) verbunden, ihre Enden durch Gelenke (distales und proximales Radioulnargelenk). Diese Gelenke erlauben dem Radius, sich um die Ulna zu bewegen. Strecken Sie einen Arm aus und halten Sie die Handfläche nach oben. Drehen Sie jetzt die Handfläche nach unten. Diese Bewegung nennt man Pronation; dabei kreuzt der Radius die Ulna. Die entgegengesetzte Bewegung, die die Handfläche wieder nach oben dreht, nennt man Supination. Weil die Unterarmknochen durch Bänder, Gelenke und Muskeln miteinander verbunden sind, sind bei einer schweren Verletzung des Unterarms oft beide Knochen beteiligt. Häufig ist einer von ihnen gebrochen und der andere disloziert (verschoben). Der Knochenbau der Hand umfasst acht Handwurzelknochen, fünf Mittelhandknochen (Os metacarpae I–V) und 14 Fingerknochen (Phalangen).

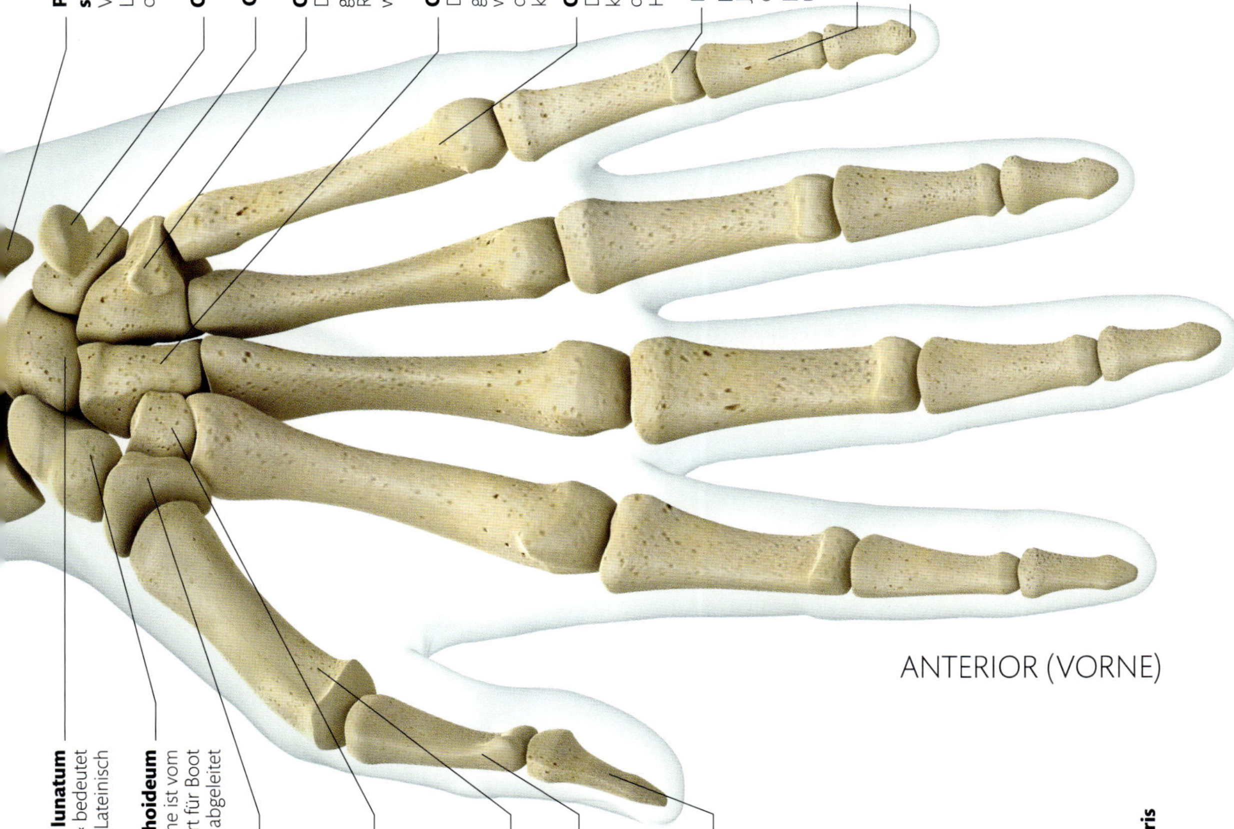

ANTERIOR (VORNE)

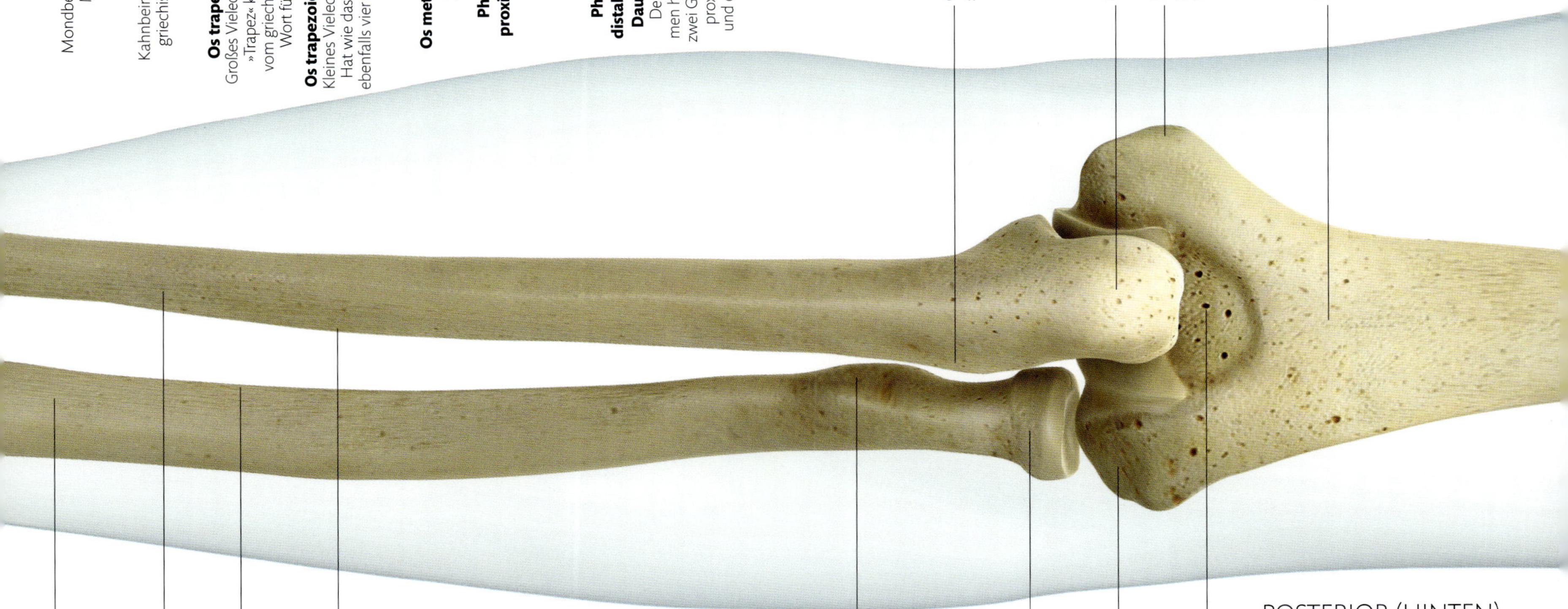

POSTERIOR (HINTEN)

UNTERARM UND HAND
KNOCHENBAU

HAND- UND FINGERGELENKE

Der Radius verbreitert sich an seinem distalen (unteren) Ende, um mit dem Kahnbein und dem Mondbein der Handwurzel das Handgelenk zu bilden. Es erlaubt Flexion, Extension, Adduktion und Abduktion (s. S. 34). Die Handwurzelknochen sind untereinander durch Synovialgelenke (s. S. 49) verbunden, die den Bewegungsradius während der Flexion und Extension des Handgelenks vergrößern. Synovialgelenke zwischen den Mittelhand- und Fingerknochen erlauben uns sowohl das Spreizen der Finger als auch die Flexion und Extension des gesamten Fingers. Gelenke zwischen den Fingergliedern ermöglichen das Abwinkeln und Strecken einzelner Finger.

Menschen haben, wie viele Primaten, opponierbare Daumen. Die beiden unteren Gelenke des Daumens unterscheiden sich von den anderen Fingergelenken. Das Daumensattelgelenk zwischen Handwurzel und Mittelhandknochen ist besonders beweglich und erlaubt es, den Daumen so vor die Handfläche zu stellen, dass die Daumenspitze die Spitze jedes Fingers berühren kann.

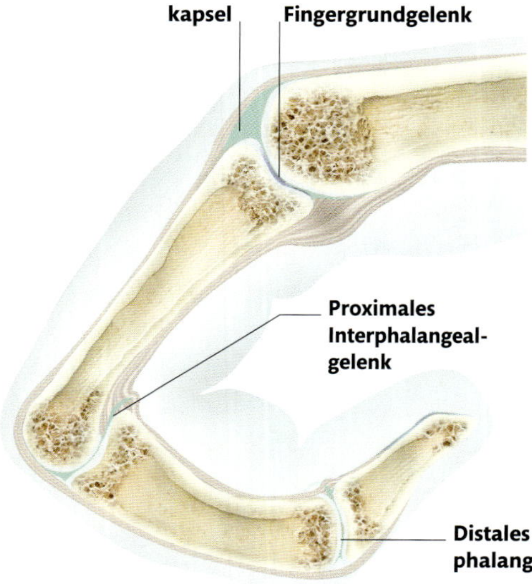

FINGER (SAGITTALSCHNITT)

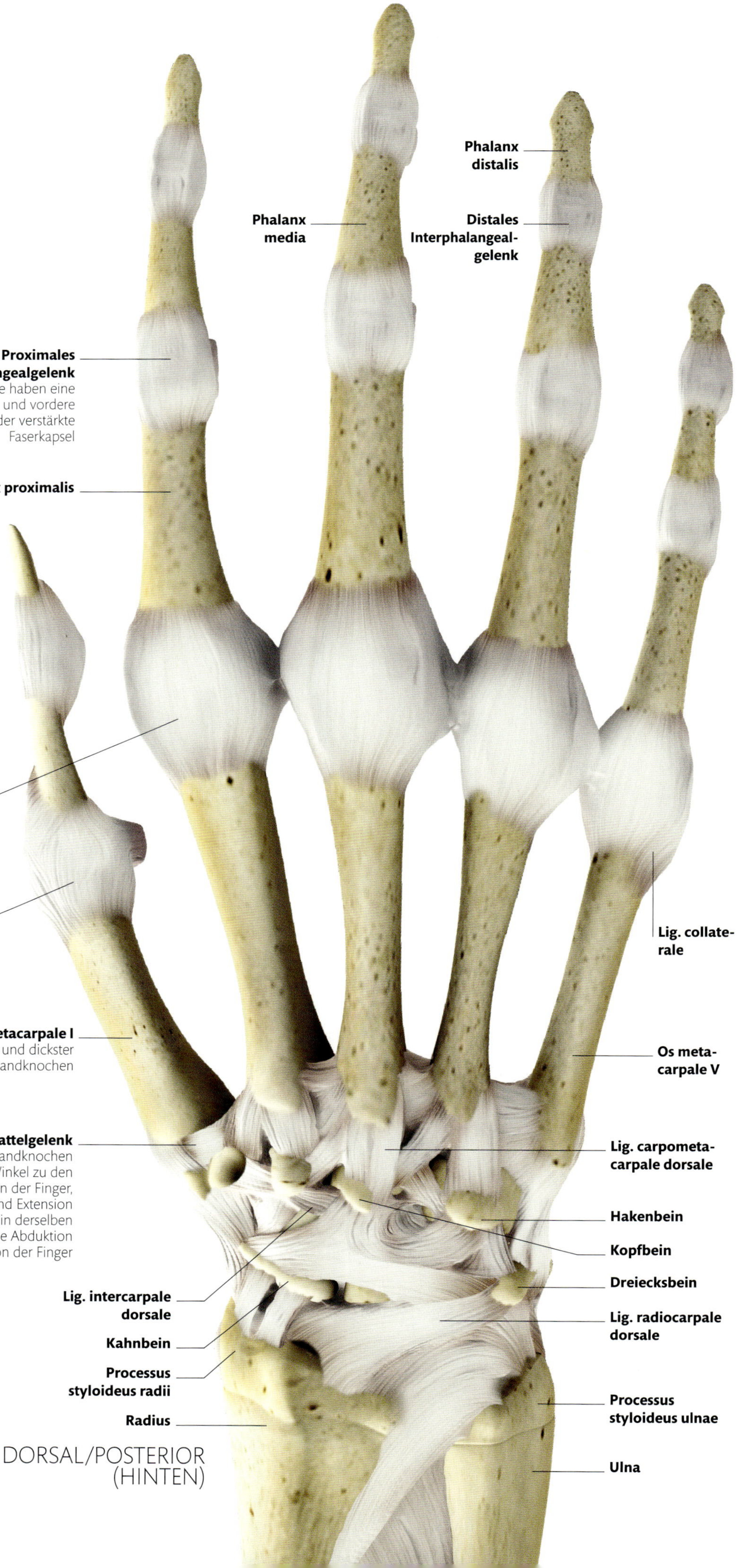

DORSAL/POSTERIOR (HINTEN)

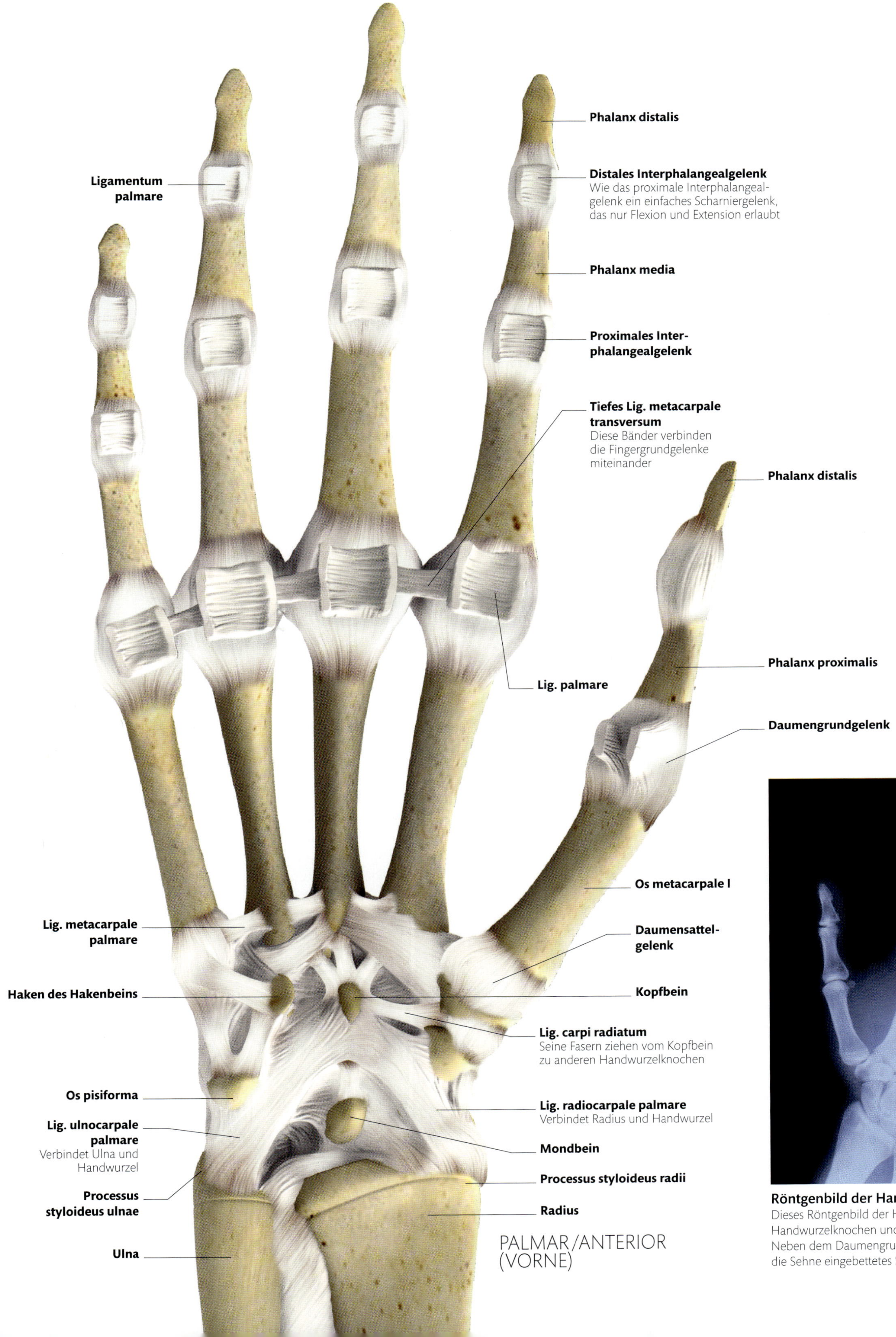

PALMAR/ANTERIOR (VORNE)

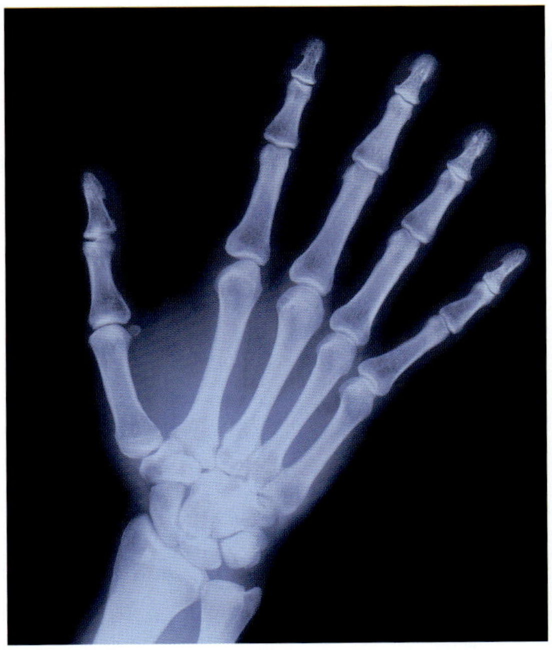

Röntgenbild der Hand
Dieses Röntgenbild der Hand zeigt deutlich die einzelnen Handwurzelknochen und die Gelenke dazwischen. Neben dem Daumengrundgelenk ist auch ein kleines, in die Sehne eingebettetes Sesambein zu erkennen.

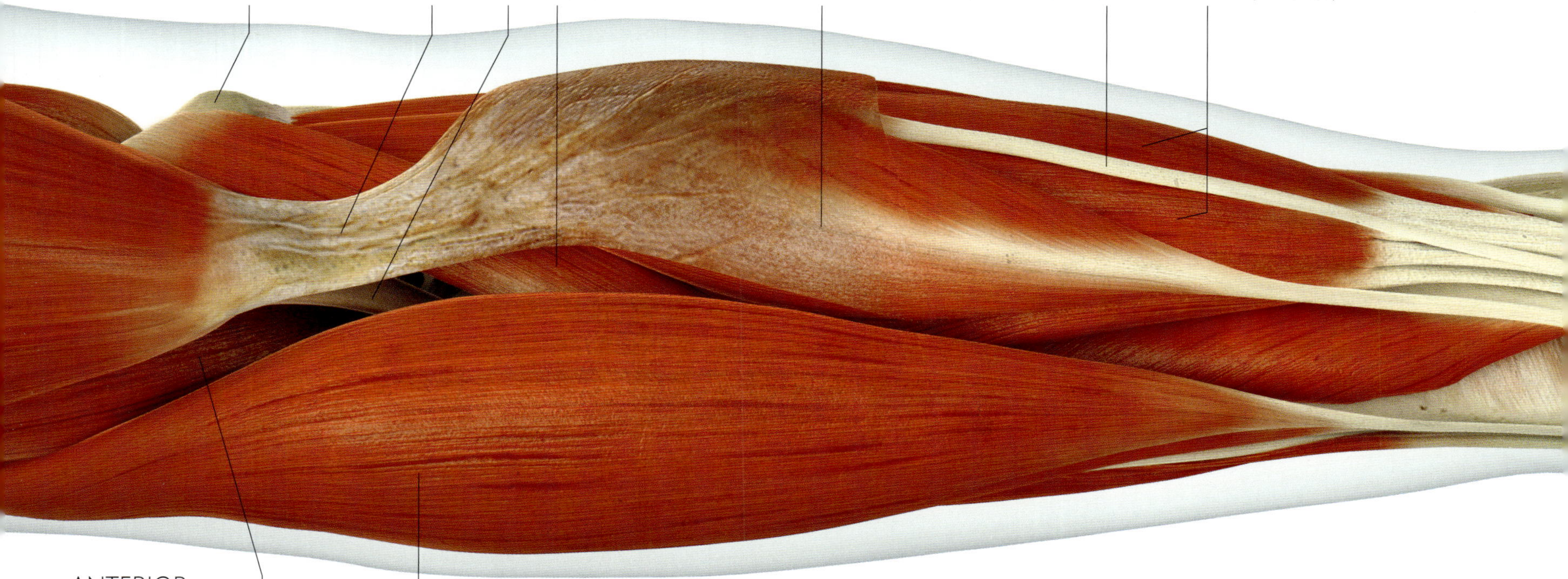

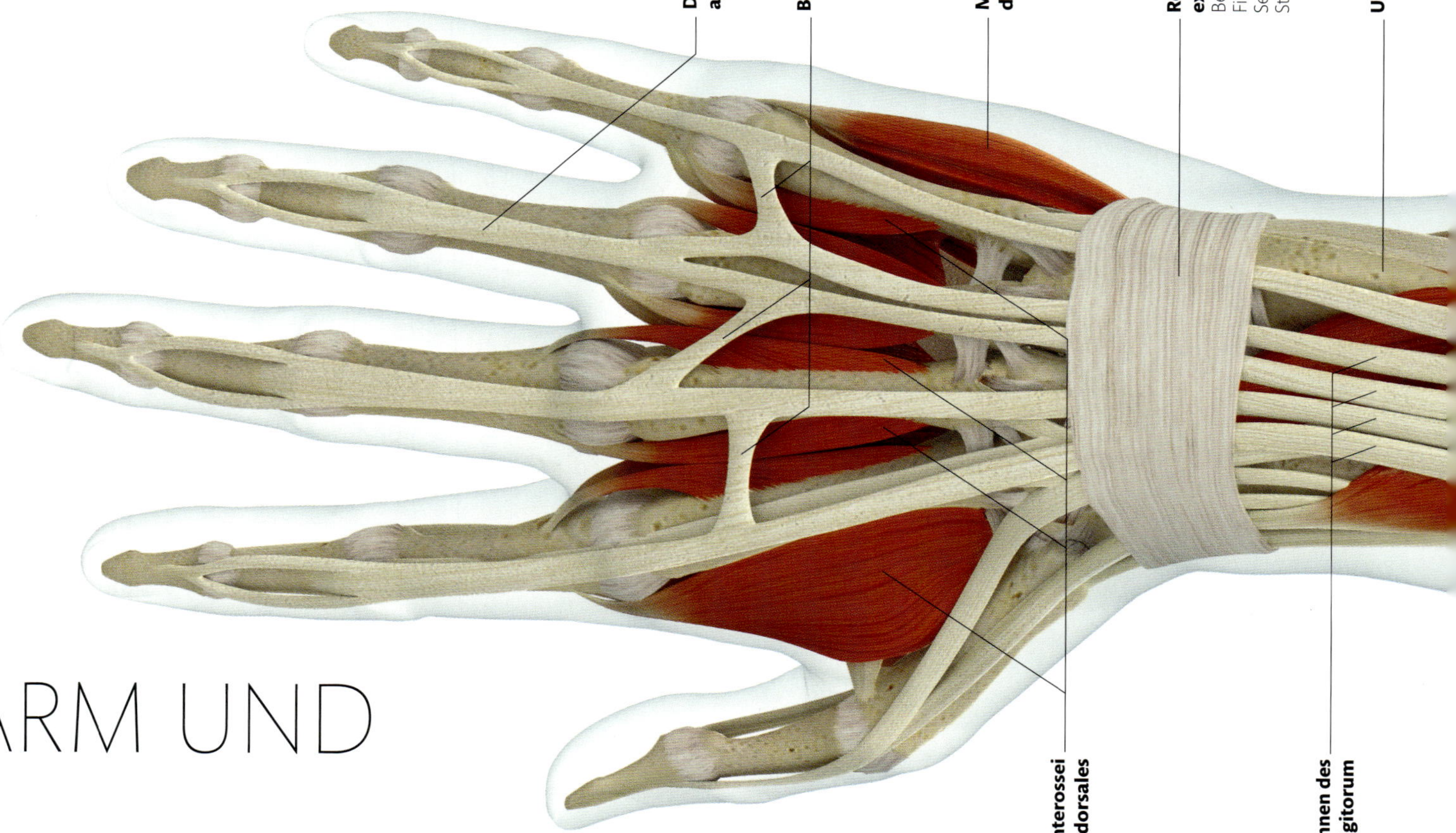

UNTERARM UND HAND
MUSKULATUR

OBERFLÄCHLICHE MUSKELN

An der Vorderseite des Unterarms gibt es fünf oberflächliche Muskeln, die alle dem medialen Epicondylus des Humerus entspringen. Der M. pronator teres setzt an der Außenseite des Radius an und kann ihn einwärts über die Ulna drehen, sodass die Handfläche nach unten zeigt (Pronation). Die anderen Muskeln ziehen weiter den Unterarm entlang und laufen in schlanken Sehnen aus, die am Handgelenk oder weiter in der Hand ansetzen. Der M. flexor digitorum superficialis läuft in vier Sehnen aus, eine für jeden Finger. Die Extensormuskeln der Rückseite des Unterarms entspringen dem lateralen Epicondylus des Humerus. Die meisten Sehnen dieser Muskeln ziehen ins Handgelenk oder in die Hand.

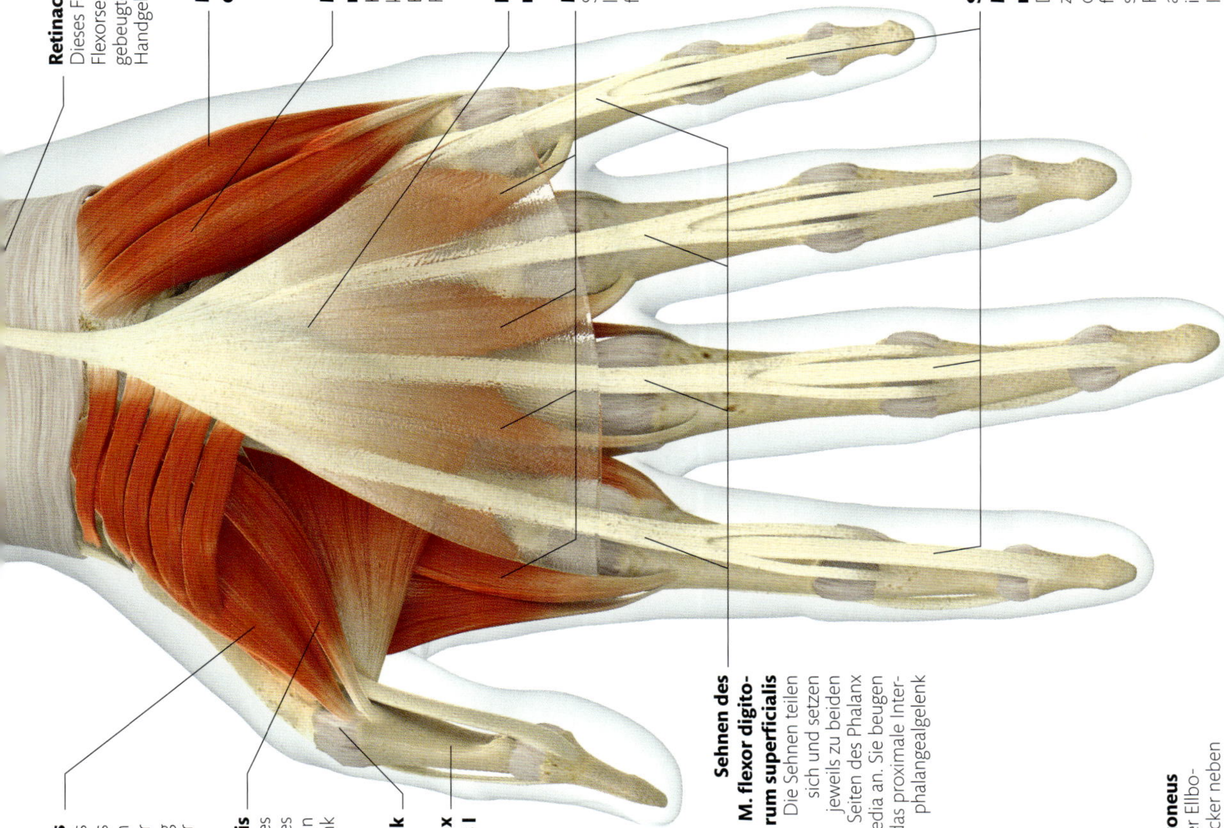

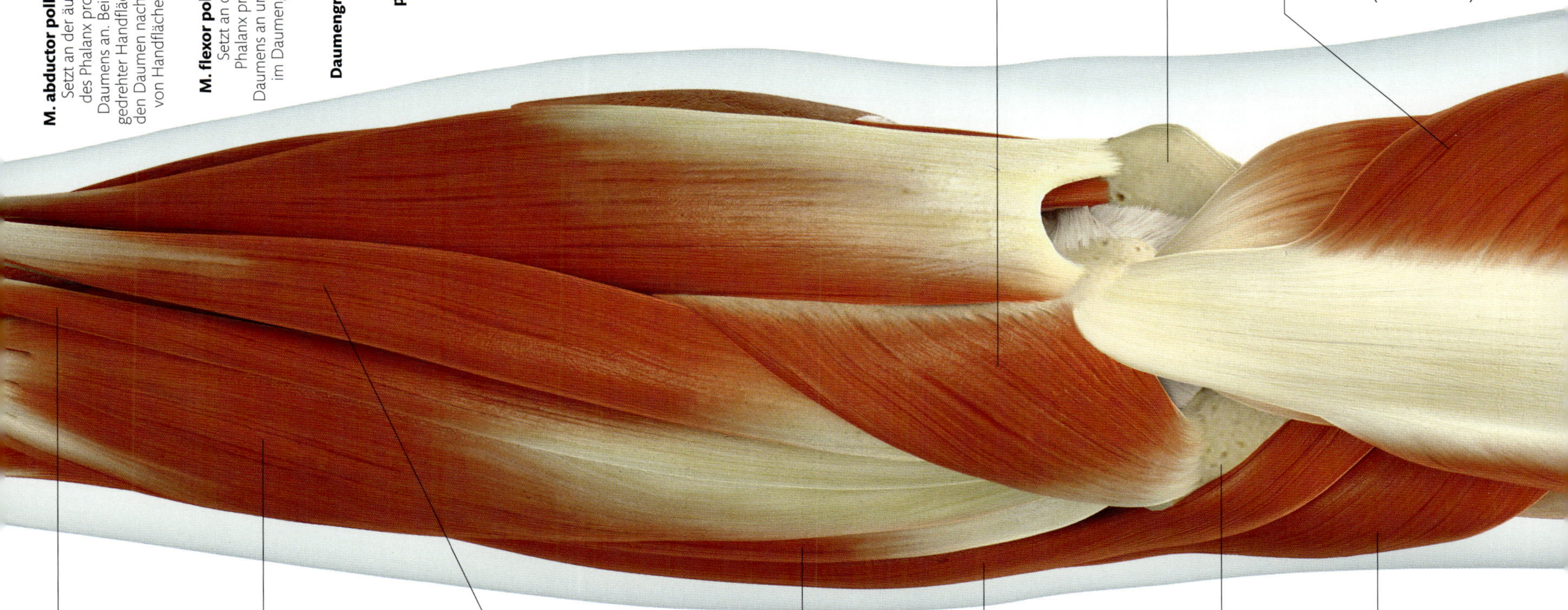

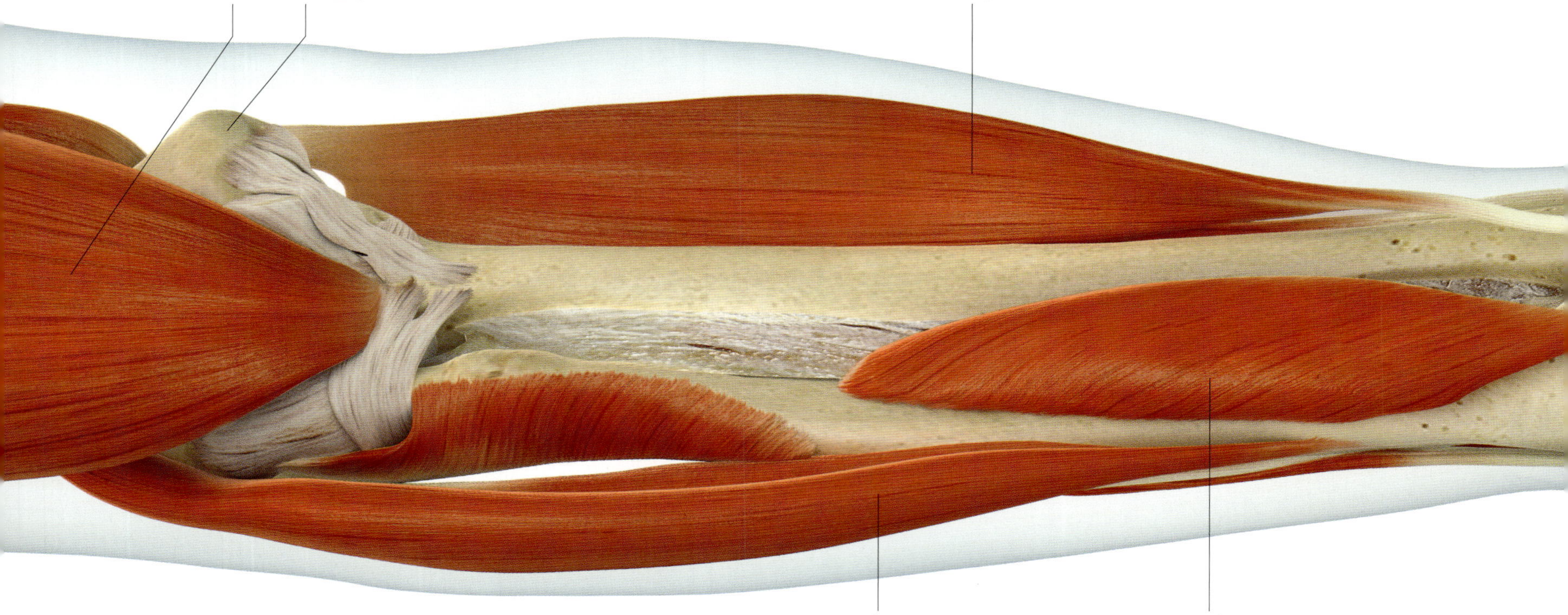

UNTERARM UND HAND **MUSKULATUR**

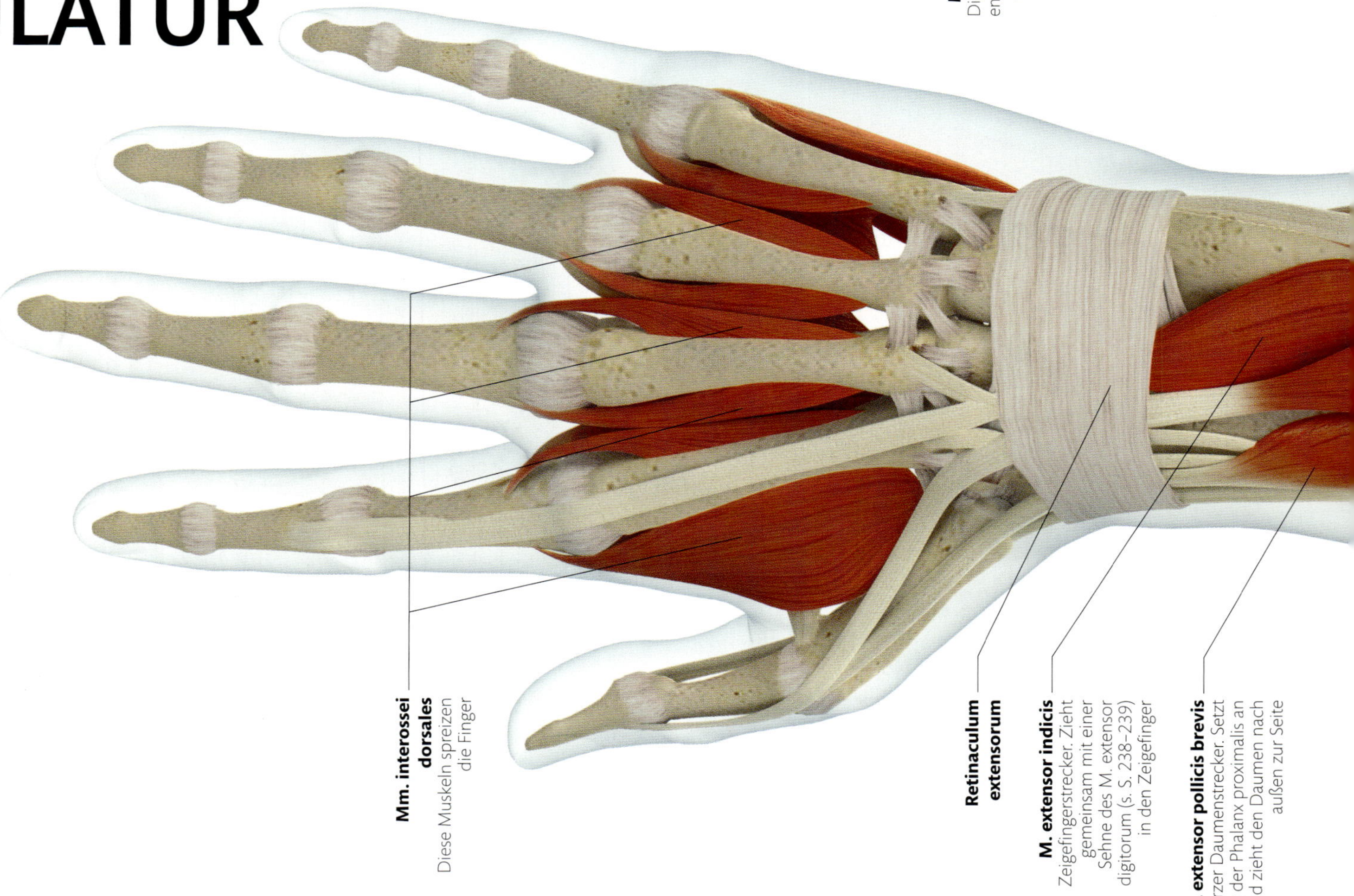

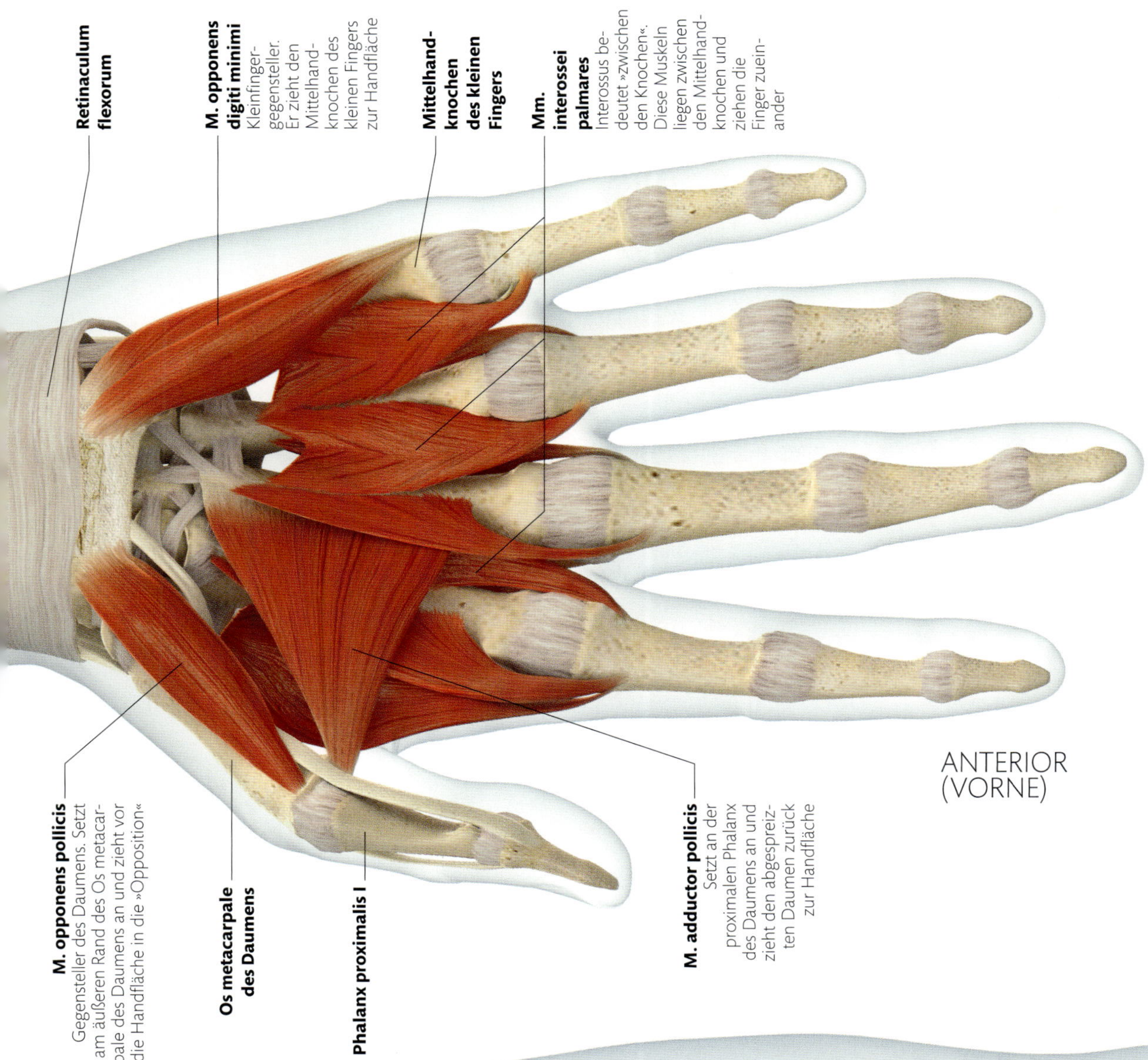

TIEFE MUSKELN

Entfernt man die oberflächlichen Muskeln der Vorderseite des Unterarms, sieht man die tiefen Muskeln, die dazwischen an Radius, Ulna und der Membrana interossea verankert sind. Der federähnliche lange Daumenbeuger (M. flexor pollicis longus) ist deutlich zu erkennen. Zu den tiefen Muskeln der Rückseite des Unterarms gehören die langen Extensoren von Daumen und Zeigefinger sowie der M. supinator, der den Radius aus der Pronation dreht, sodass die Handfläche nach vorn bzw. nach oben zeigt. Die Mm. interossei dorsales und palmares, die hier zu sehen sind, gehören zu den tiefen Handmuskeln und spreizen bzw. schließen die Finger.

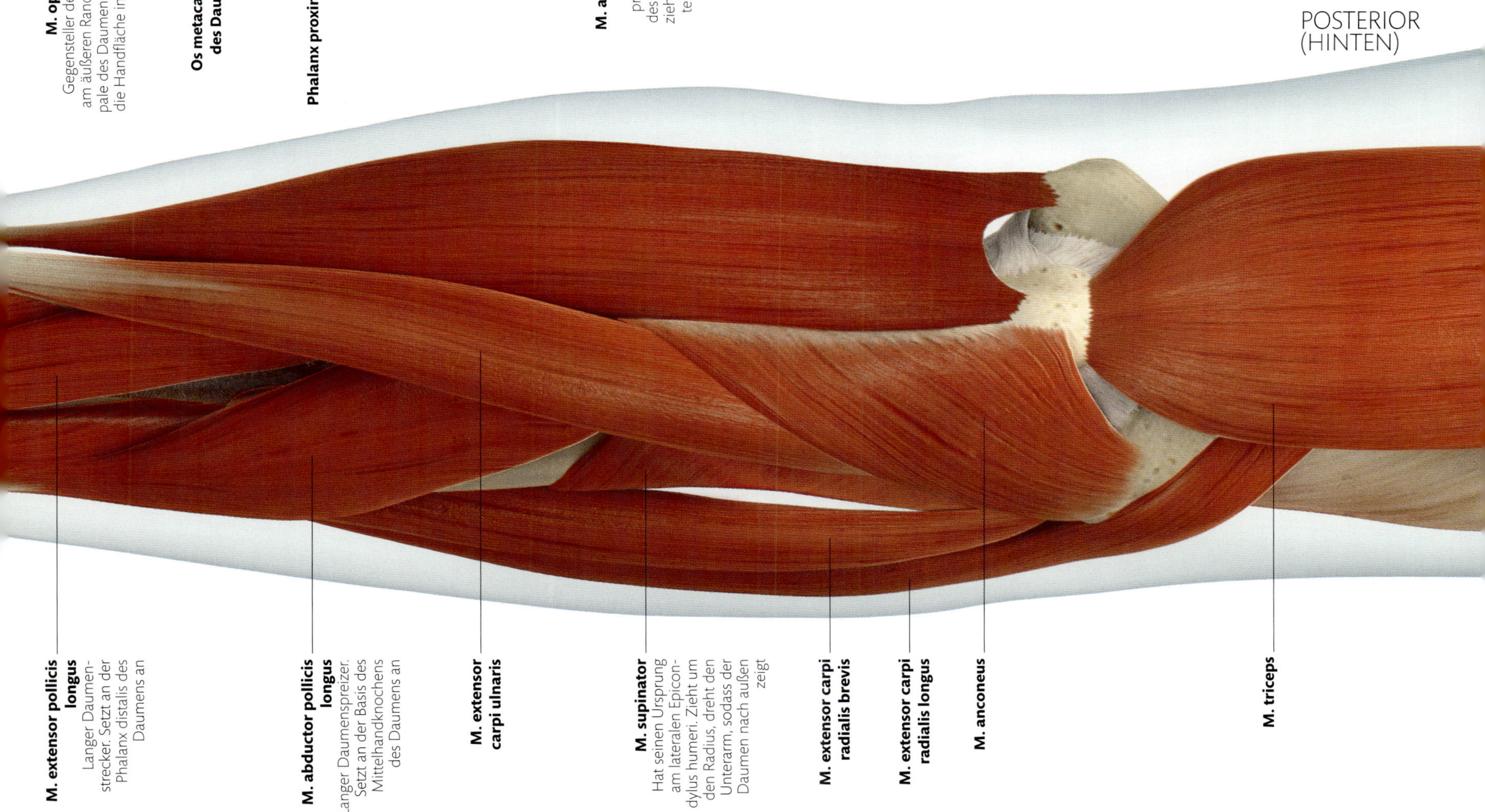

UNTERARM UND HAND **NERVEN**

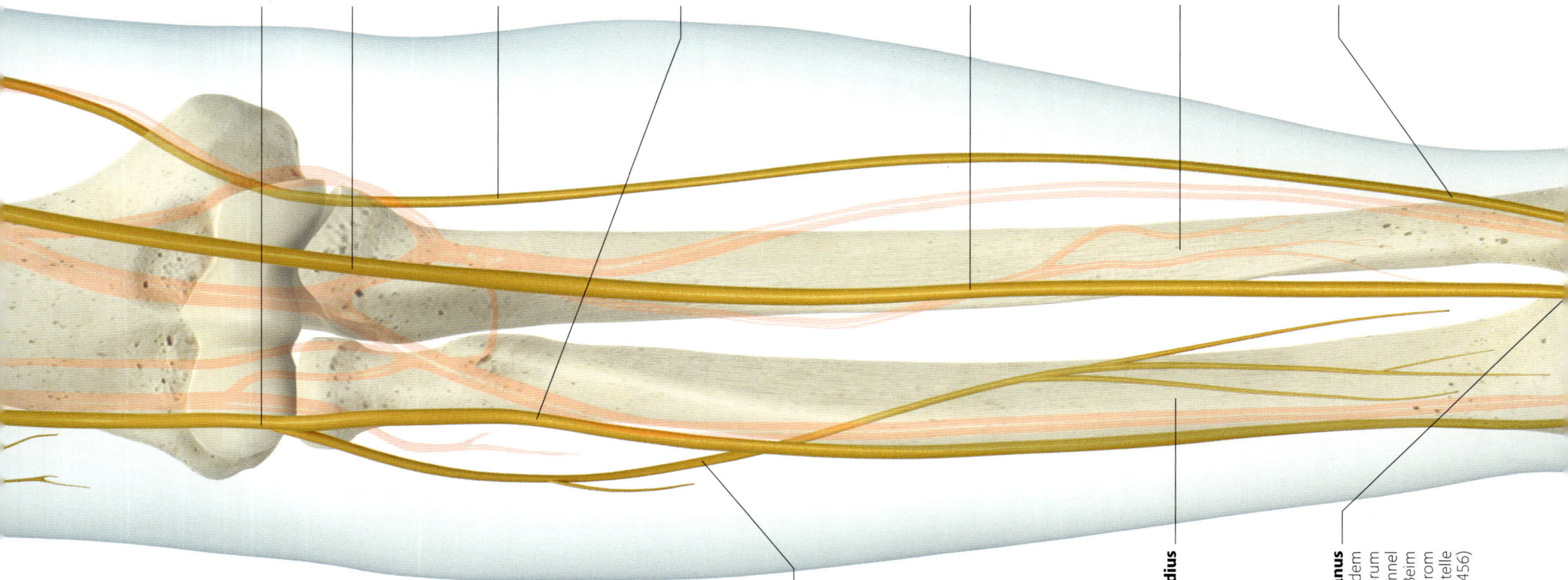

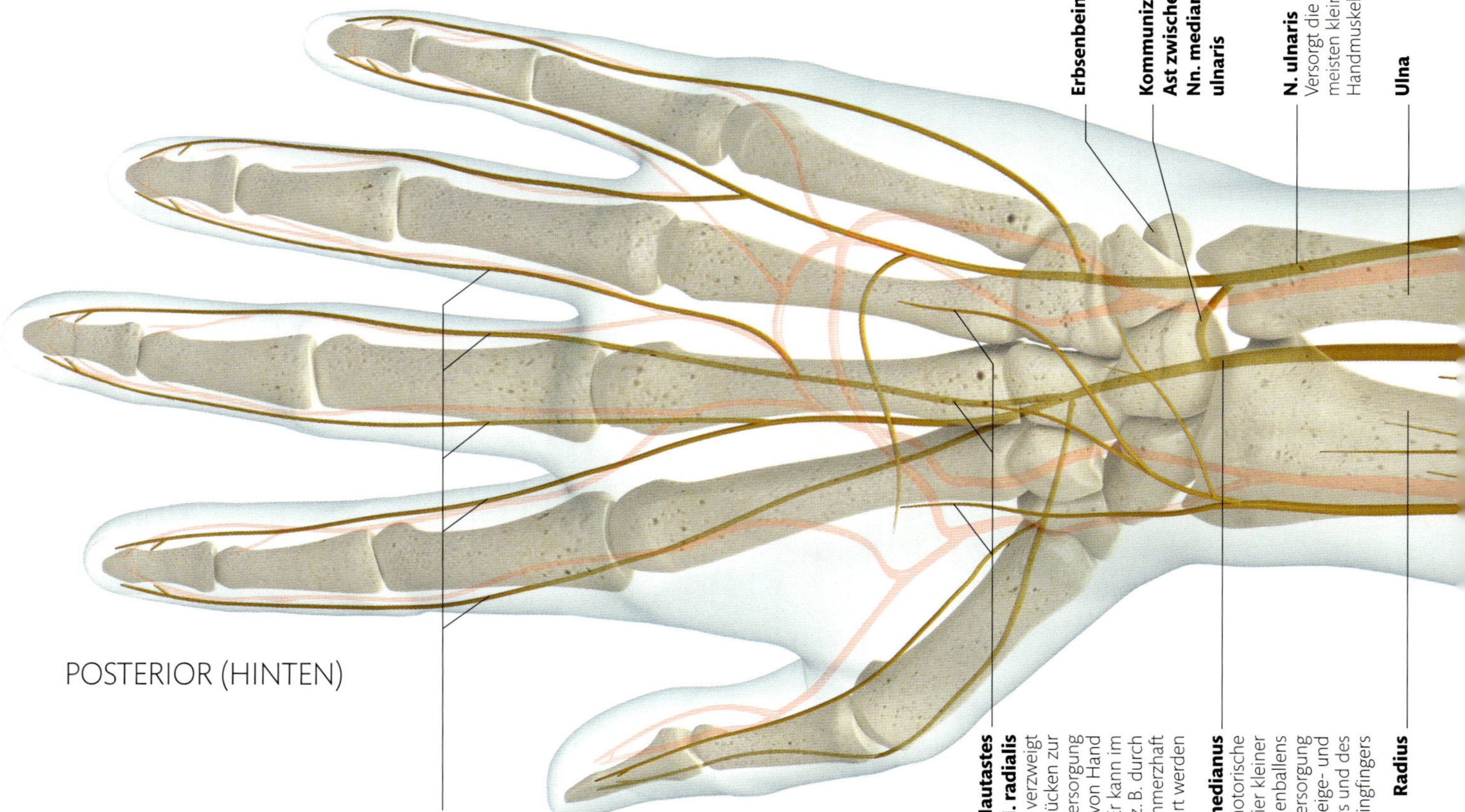

POSTERIOR (HINTEN)

Die Vorderseite des Unterarms wird von den Nn. musculocutaneus, medianus und ulnaris versorgt. Der N. musculocutaneus innerviert die laterale Seite des Unterarms sensibel. Der N. medianus zieht in der Mitte des Unterarms nach unten und versorgt die meisten Flexoren. Er zieht weiter über das Handgelenk in die Hand, um einige der Daumenmuskeln motorisch sowie Handfläche, Daumen und einige Finger sensibel zu versorgen. Der N. ulnaris verläuft an der Innenseite des Unterarms, wo er nur zwei Muskeln innerviert. Er zieht weiter zur Versorgung der meisten kleinen Handmuskeln und innerviert die Innenseite des Ringfingers sowie den kleinen Finger. In der Rückseite des Unterarms versorgen der N. radialis und seine Äste die Extensorenloge. Äste des N. radialis stellen die sensible Versorgung des Handrückens sicher.

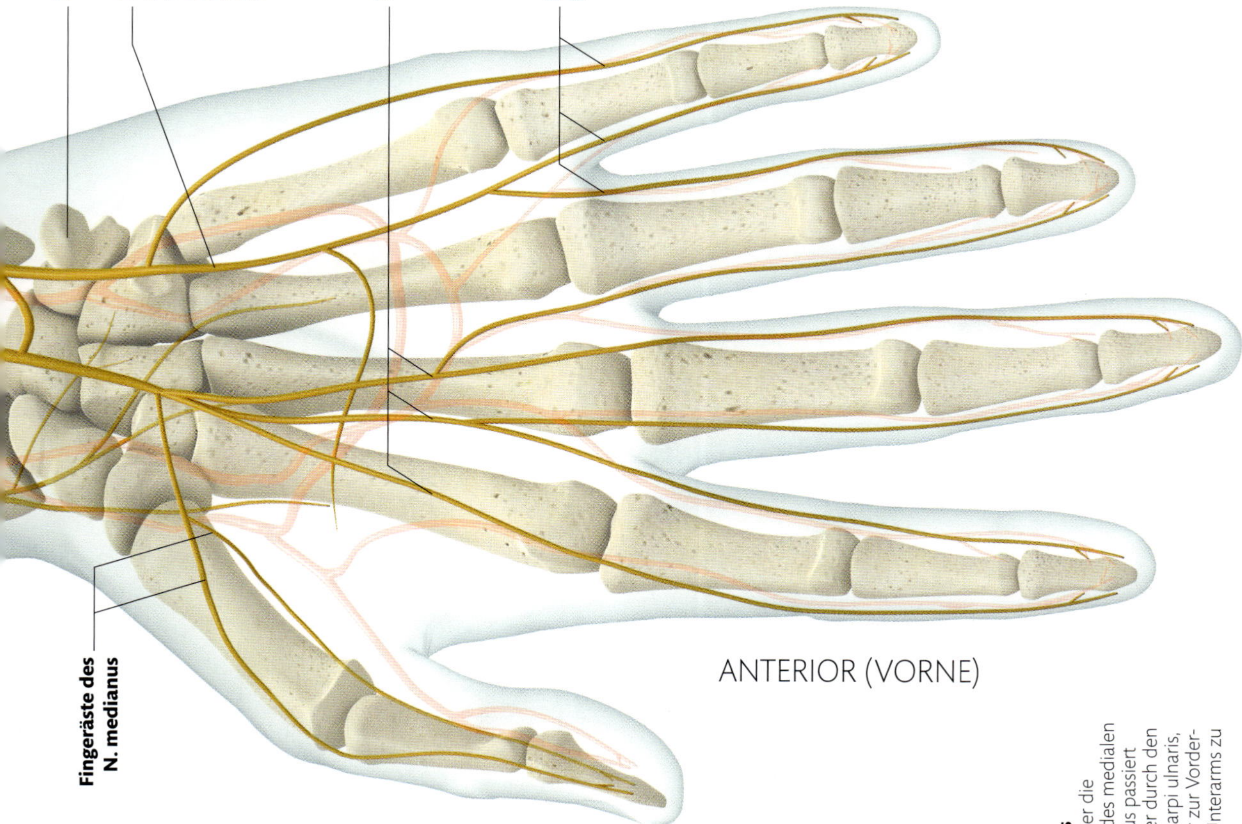

ANTERIOR (VORNE)

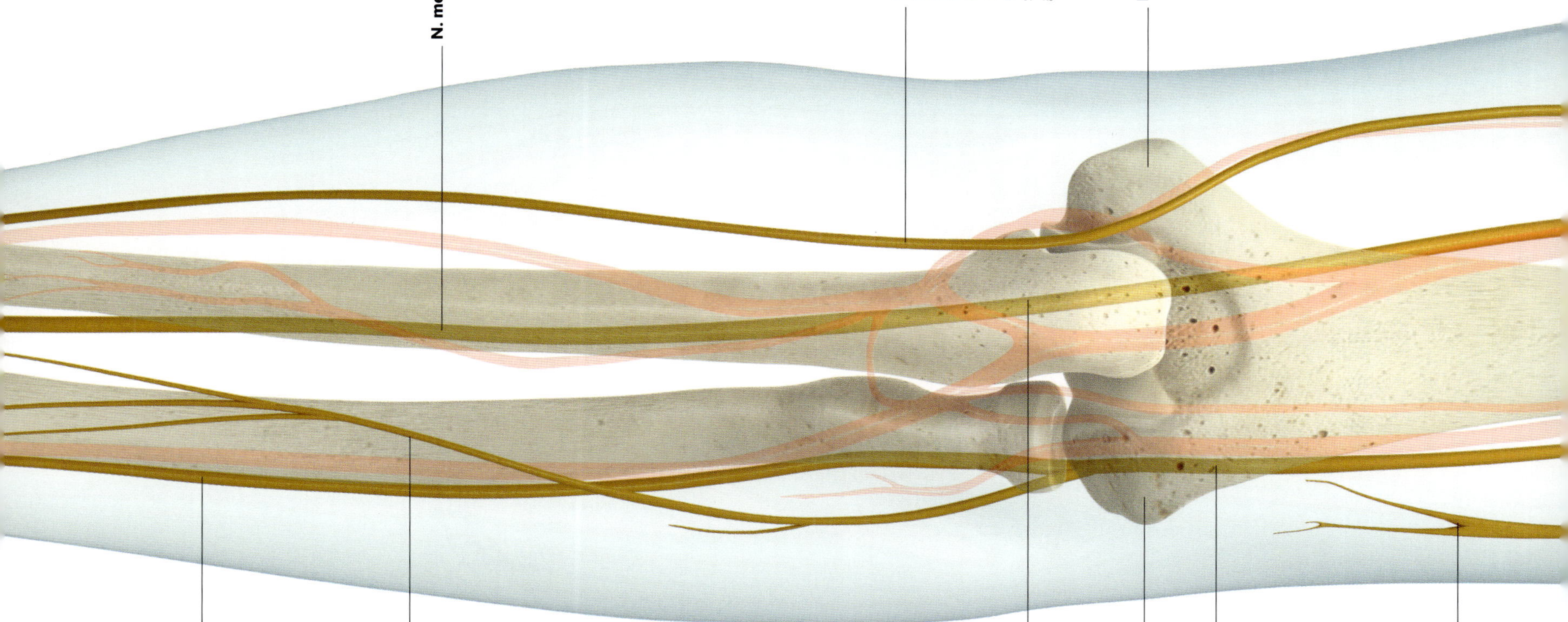

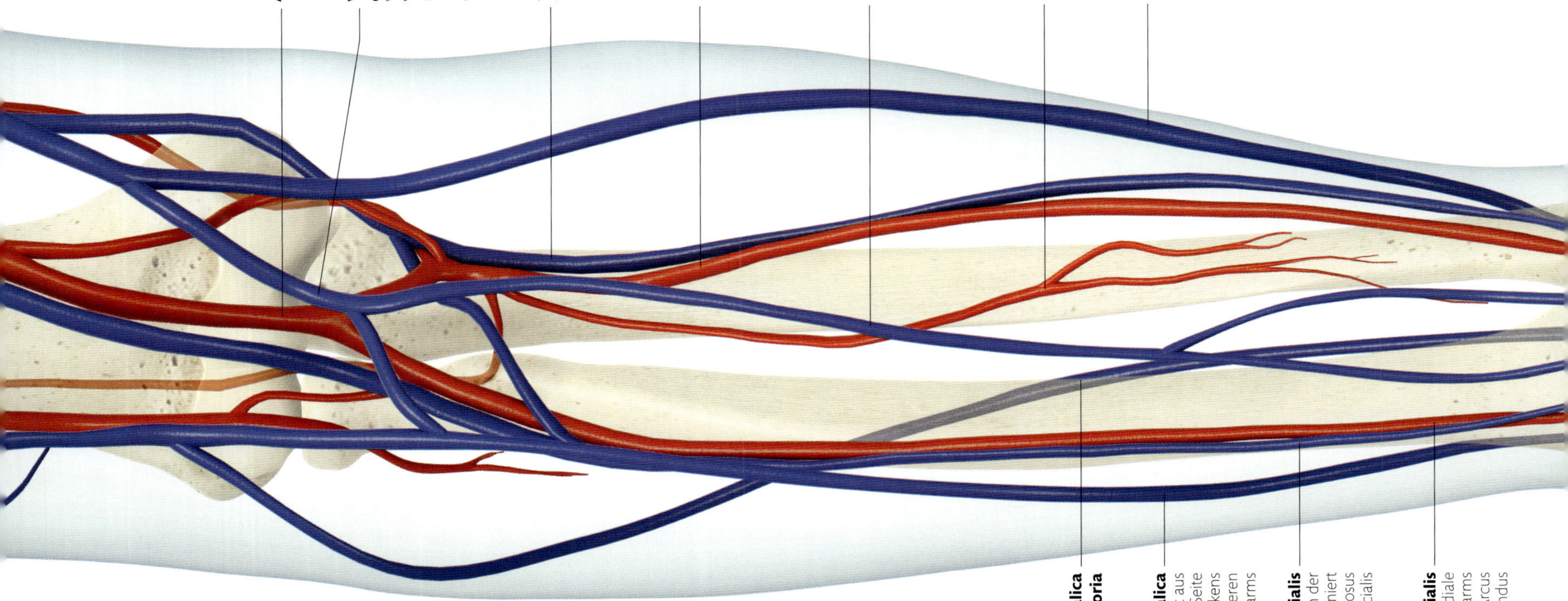

UNTERARM UND HAND
BLUTGEFÄSSE

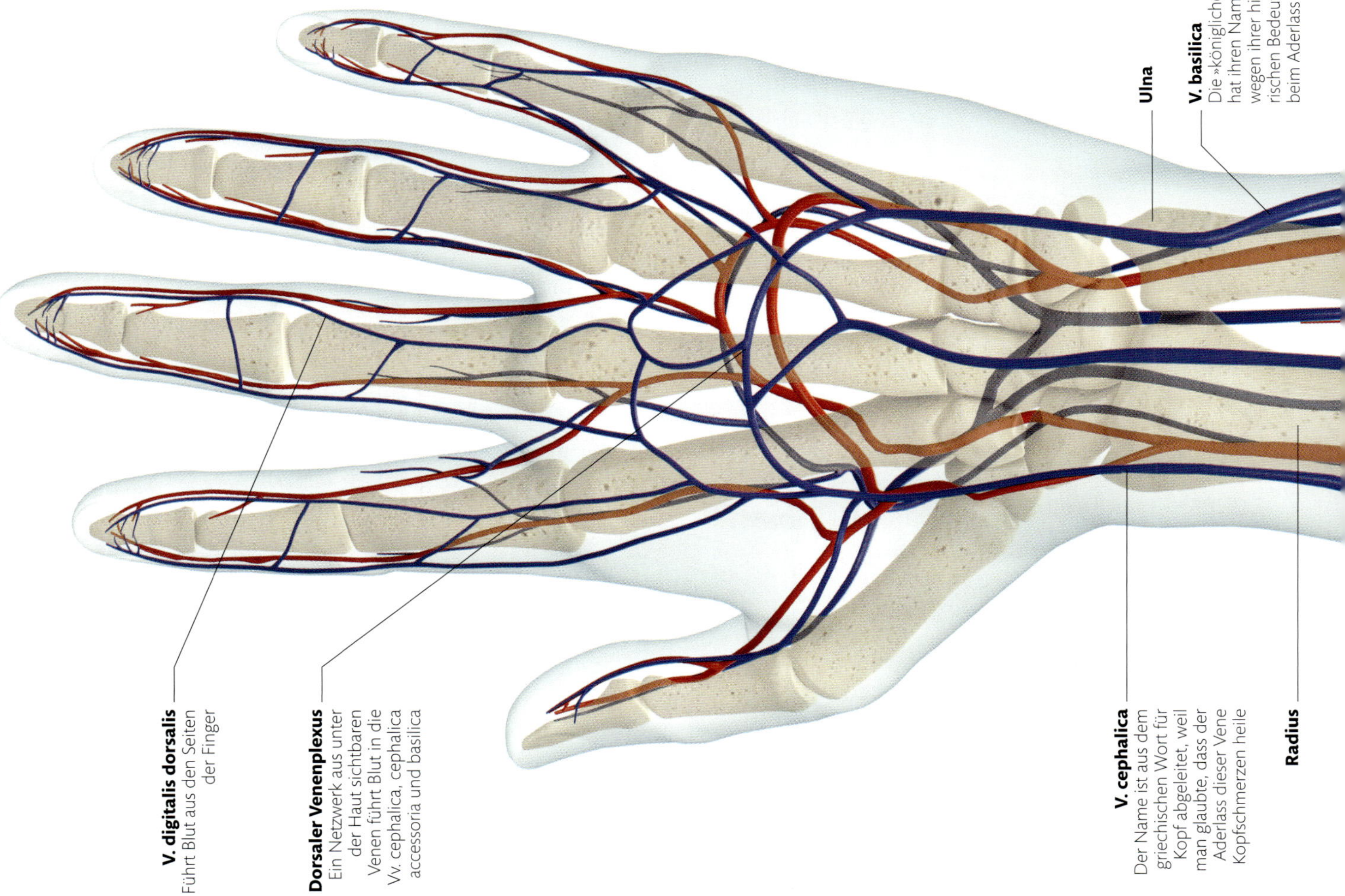

Die A. brachialis teilt sich in zwei Arterien, die nach den Unterarmknochen benannt sind: die Aa. radialis und ulnaris. Der Puls der A. radialis ist an der Innenseite des Handgelenks leicht tastbar. Um den Puls zu fühlen, wird die Arterie leicht an den Knochen gedrückt. Die Endäste der Aa. radialis und ulnaris bilden gemeinsam die arteriellen Bögen der Handfläche. Arterien zur Versorgung der Finger entspringen dem Arcus palmaris superficialis. Die oberflächlichen Venen sind auf dem Handrücken konzentriert, in der Handfläche würden diese dünnwandigen Gefäße bei jedem Umgreifen eines Gegenstandes komprimiert werden. Der dorsale Venenplexus der Hand leitet Blut in zwei Hauptgefäße: die Vv. basilica und cephalica.

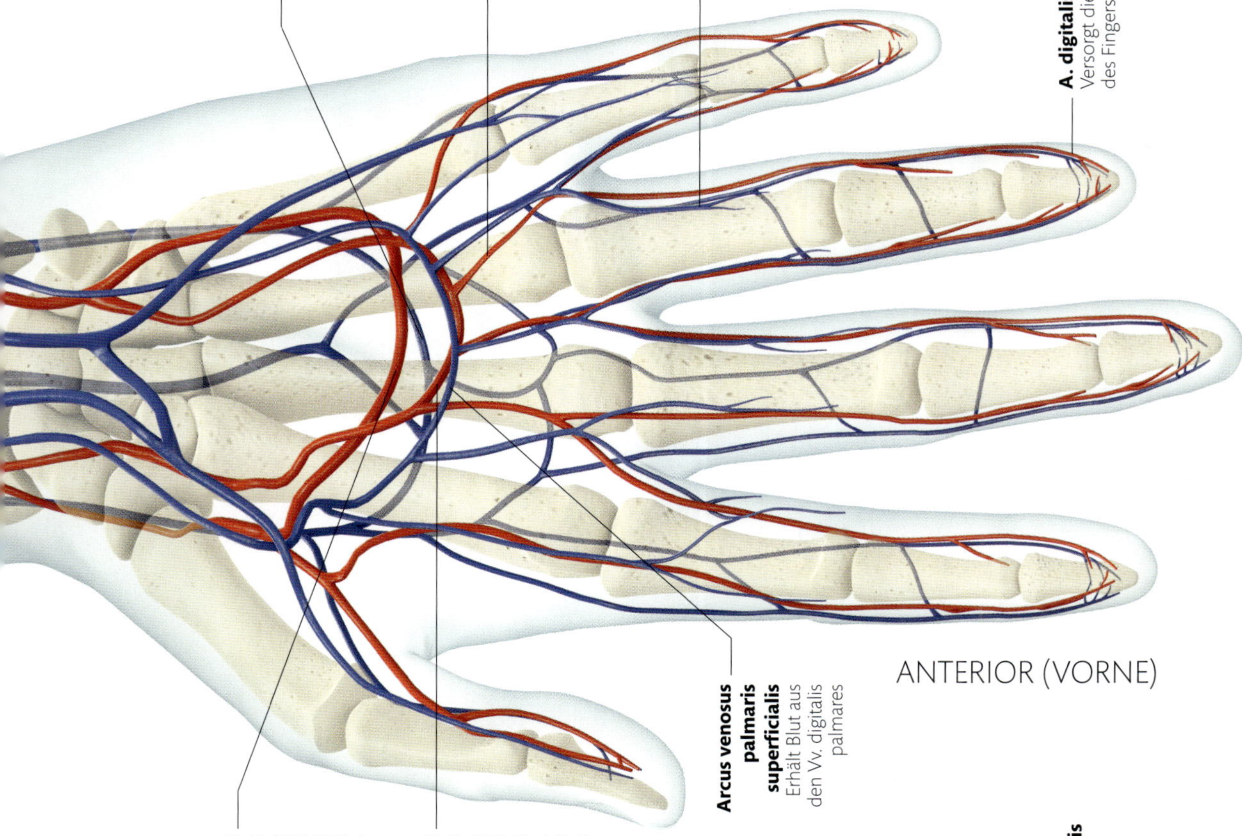

ANTERIOR (VORNE)

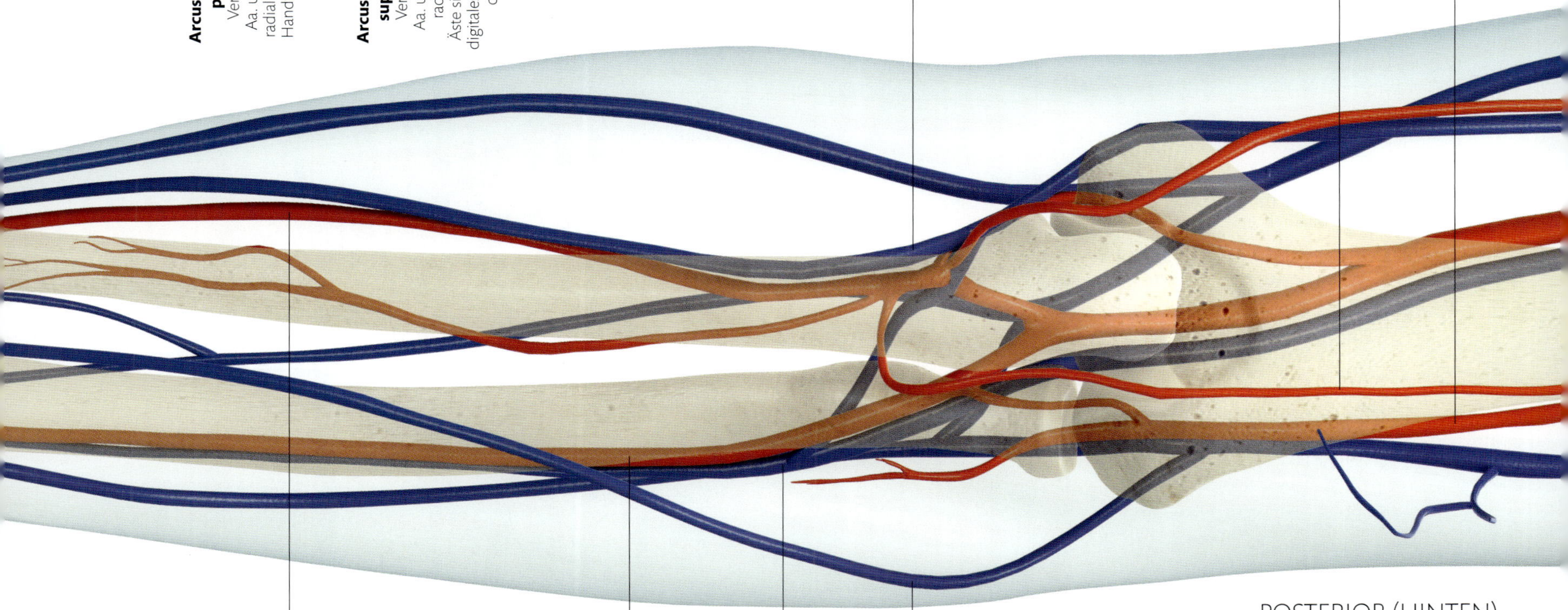

POSTERIOR (HINTEN)

UNTERARM UND HAND
HAND

Die oberflächlichen Venen des Handrückens, die den dorsalen Venenkomplex bilden, eignen sich gut, um einen Venenzugang zu legen. Dabei wird eine kleine Kanüle in die Vene geschoben, um Flüssigkeit in den Blutkreislauf zu leiten.

Unter der Haut der Handfläche befinden sich lange Flexorensehnen, die von den Muskeln im Unterarm in Finger und Daumen ziehen, sowie kurze Muskeln, die ihren Ursprung am Handgelenk oder tief in der Handfläche haben und an den Phalangen ansetzen. Die Gruppe kurzer Muskeln am Daumengrundgelenk bilden den Daumenballen, auch Thenar genannt. In der gegenüberliegenden Seite der Hand formen kleinere Muskeln den Kleinfingerballen (Hypothenar). Die Arterien ulnaris und radialis bilden einen Gefäßbogen in der Handfläche, aus dem die Arterien zur Versorgung von Fingern und Daumen abzweigen.

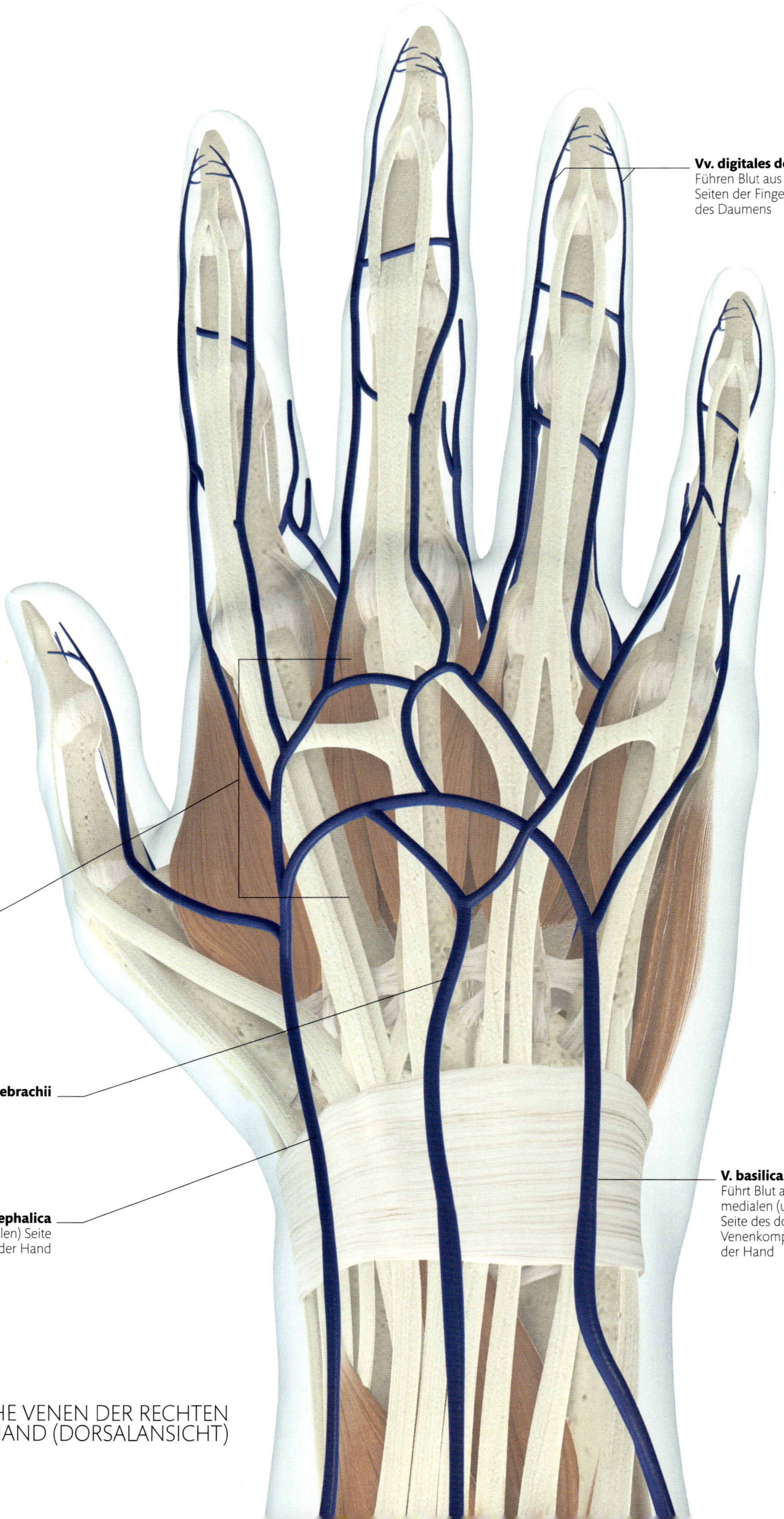

OBERFLÄCHLICHE VENEN DER RECHTEN HAND (DORSALANSICHT)

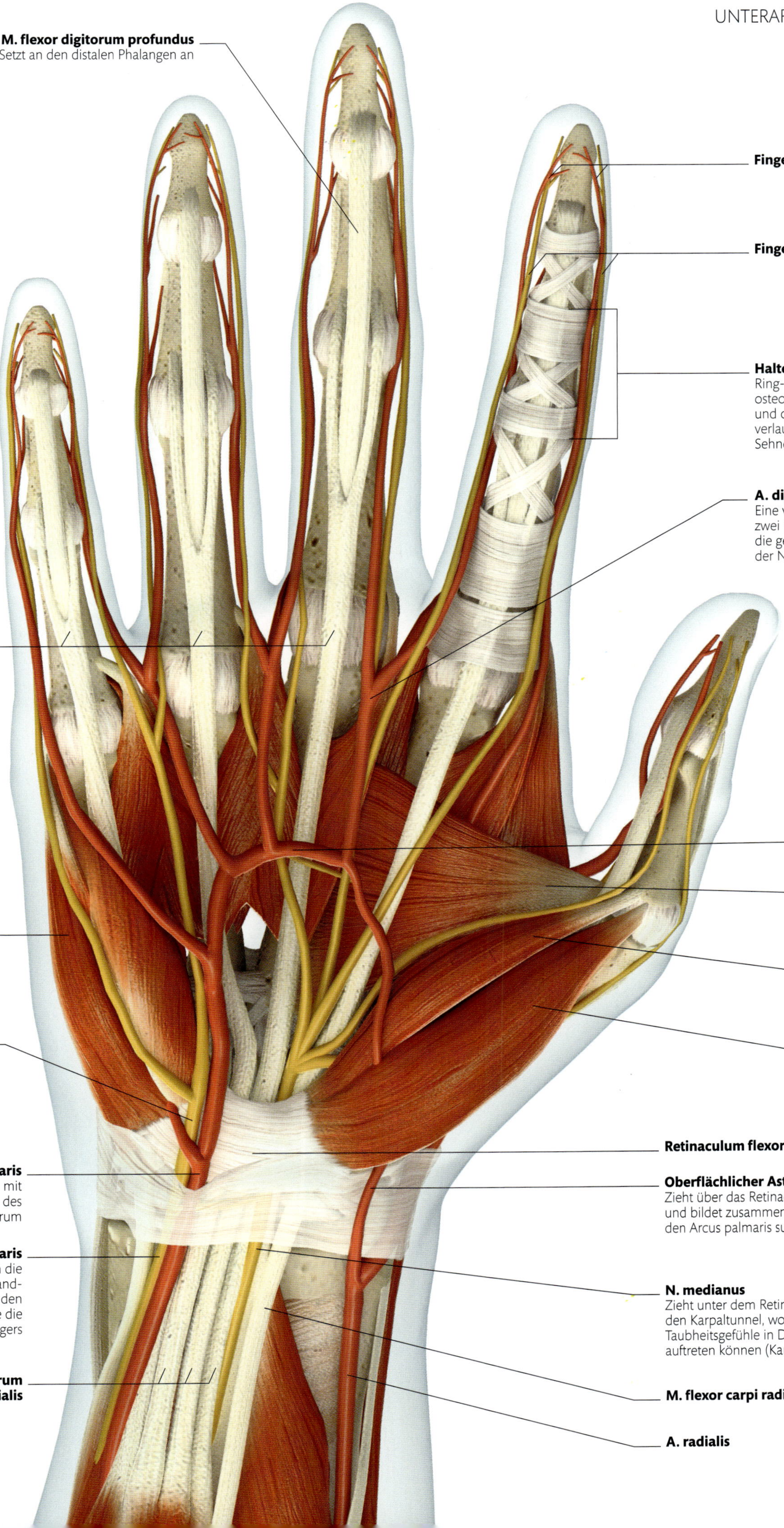

RECHTE HAND
(PALMARANSICHT)

UNTERARM UND HAND MRT-SCANS

Diese Scans zeigen die dichten Strukturen von Arm und Hand. Der erste Schnitt enthüllt die Handwurzelknochen, die wie die Teile eines Puzzles zusammengefügt sind. Das eigentliche Handgelenk ist die Verbindung zwischen Radius, Kahn- und Mondbein. Im zweiten Schnitt ist ein Teil des Ellbogengelenks sichtbar, mit der konkaven Gelenkfläche des Radius, die den runden Humeruskopf aufnimmt. Die Muskeln des Unterarms sind in zwei Logen eingeteilt, die Flexorenloge an der Vorderseite und die Extensorenloge an der Rückseite, hinter den Unterarmknochen und der Membrana interossea. Ein Vergleich der Schnitte 3–8 mit den Schnitten des Beins (s. S. 294–295) zeigt, dass beide Gliedmaßen im oberen Teil einen Knochen haben (Humerus oder Femur) und im unteren Teil zwei (Radius und Ulna im Unterarm, Tibia und Fibula im Unterschenkel), und dass sie eine Hand- bzw. Fußwurzel haben, die sich in fünf Fingern bzw. Zehen fortsetzt. In der Evolution entwickelten sich diese Elemente aus den Flossenstrahlen der Fische.

SCAN-EBENEN

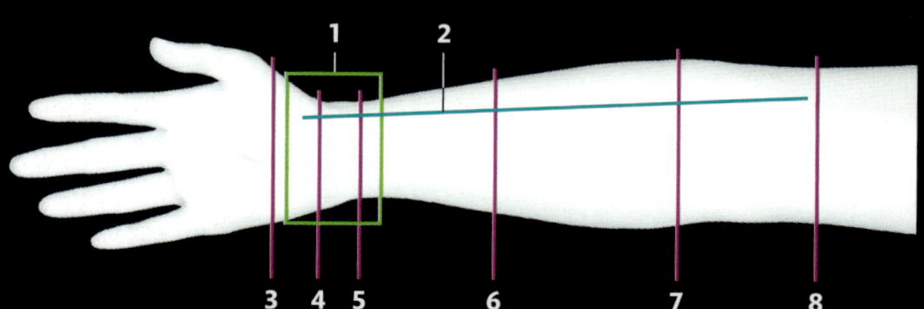

1

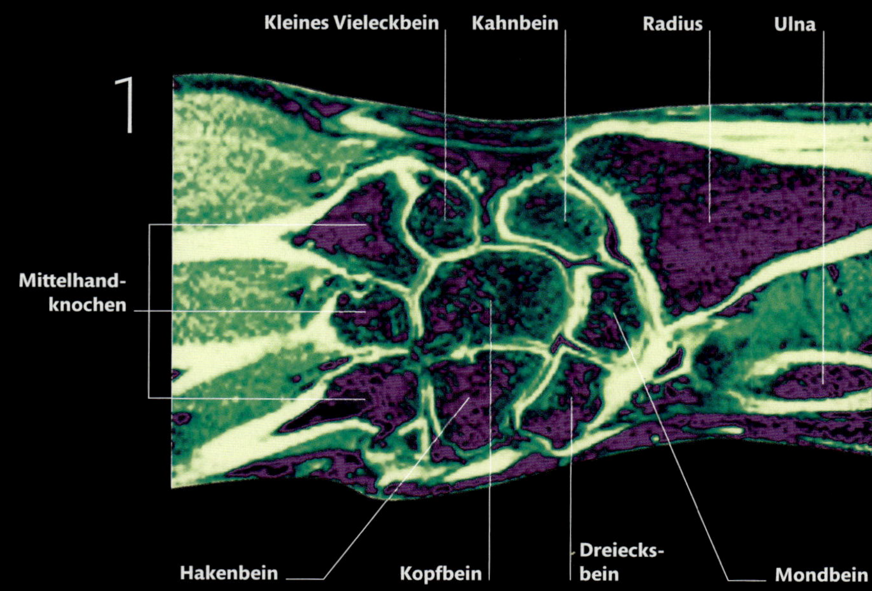

2

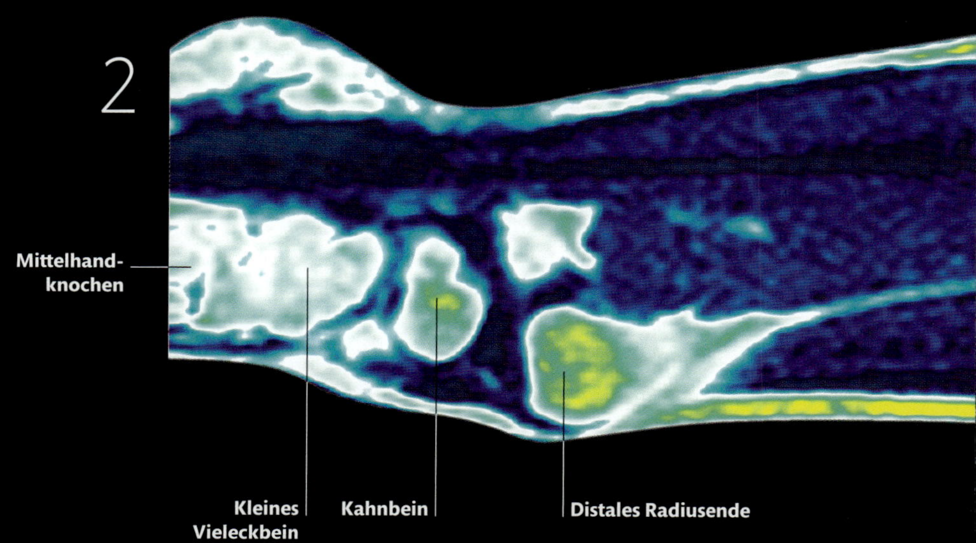

3

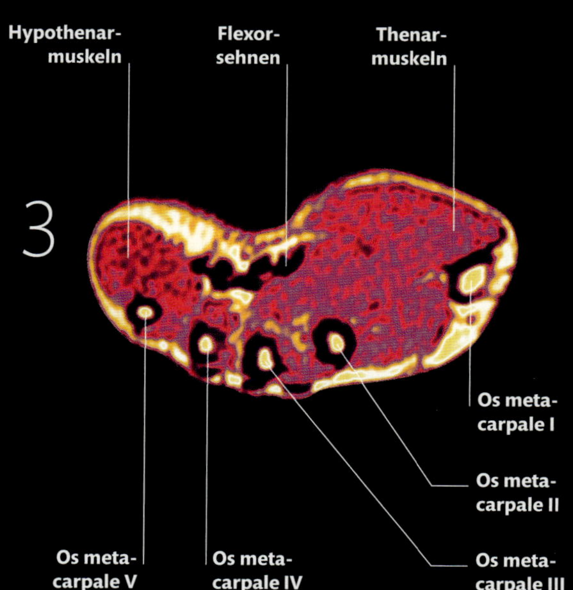

4

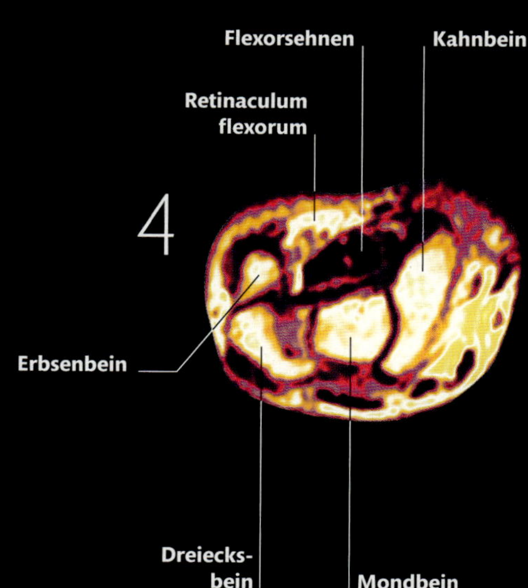

5

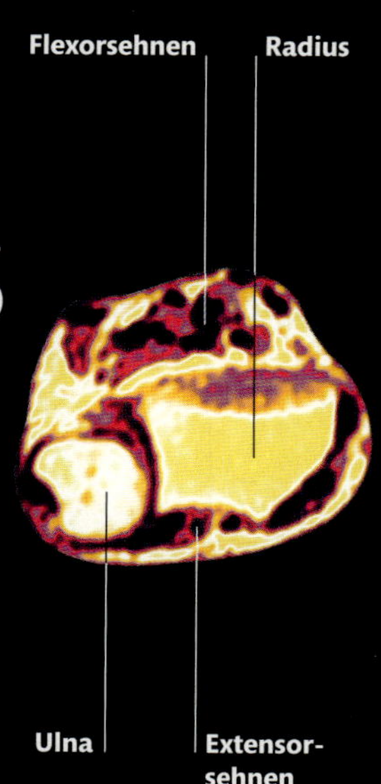

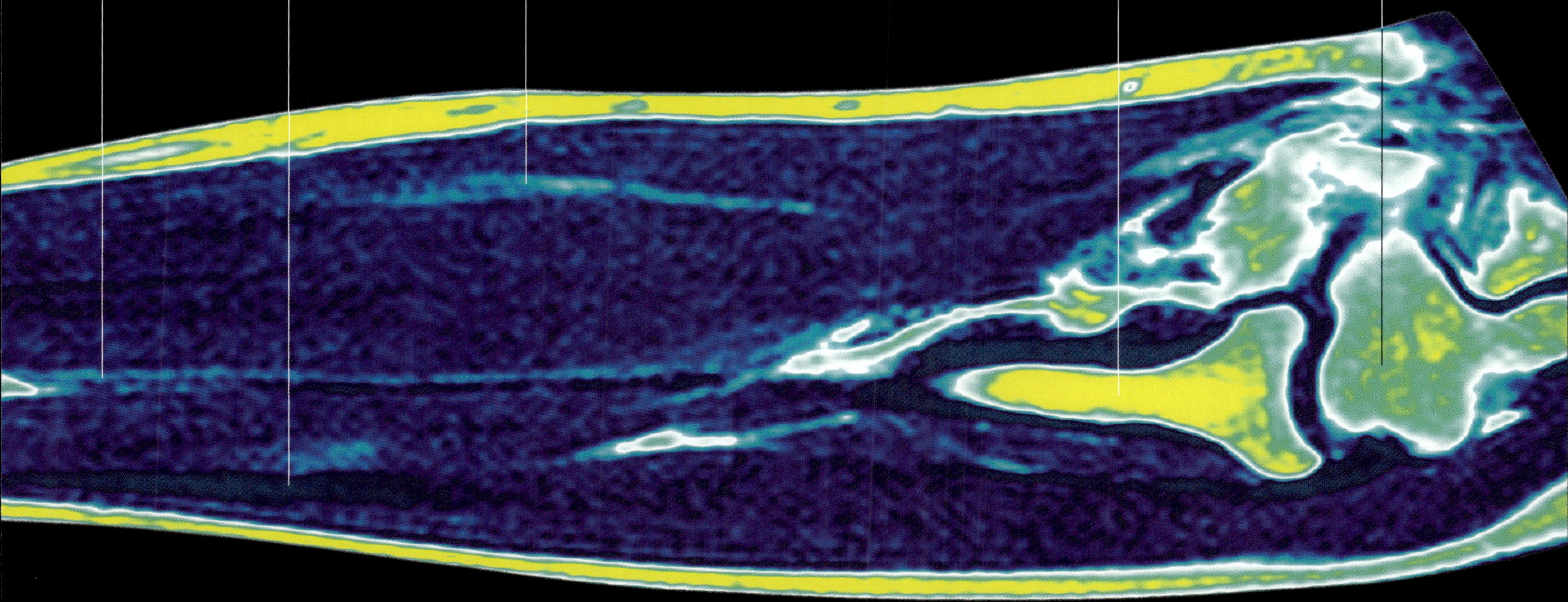
Membrana interossea
Extensorenloge des Unterarms
Flexorenloge des Unterarms
Radius
Humerus

6

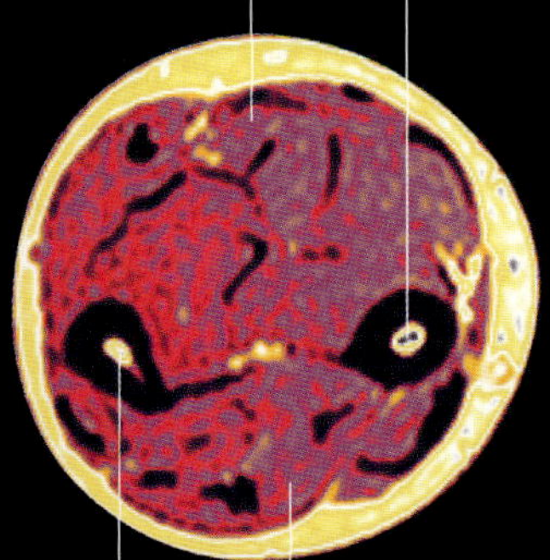
Flexorenloge des Unterarms
Radius
Ulna
Extensorenloge des Unterarms

7

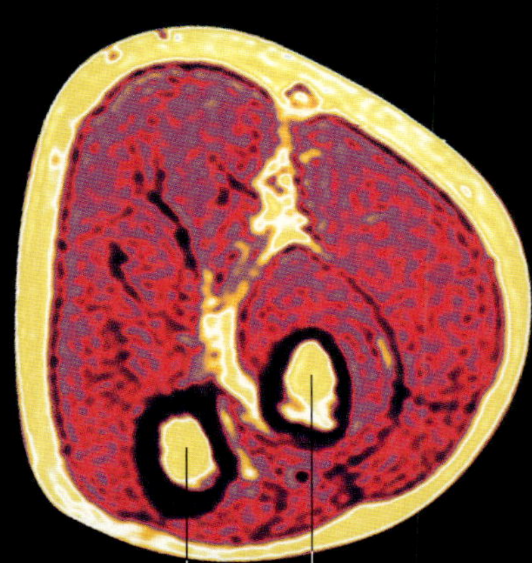
Ulna
Radius

8

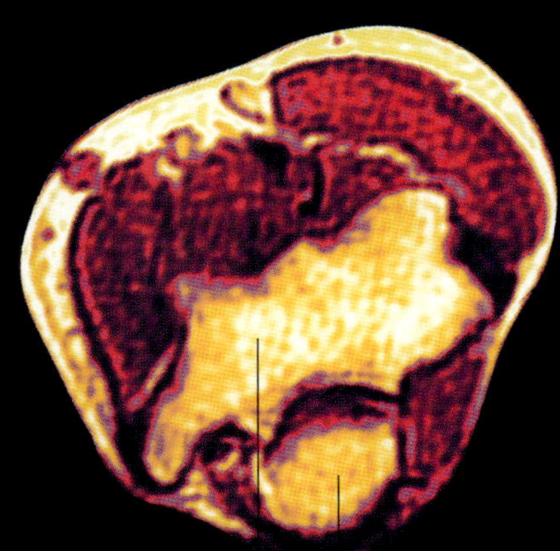
Ulna
Humerus

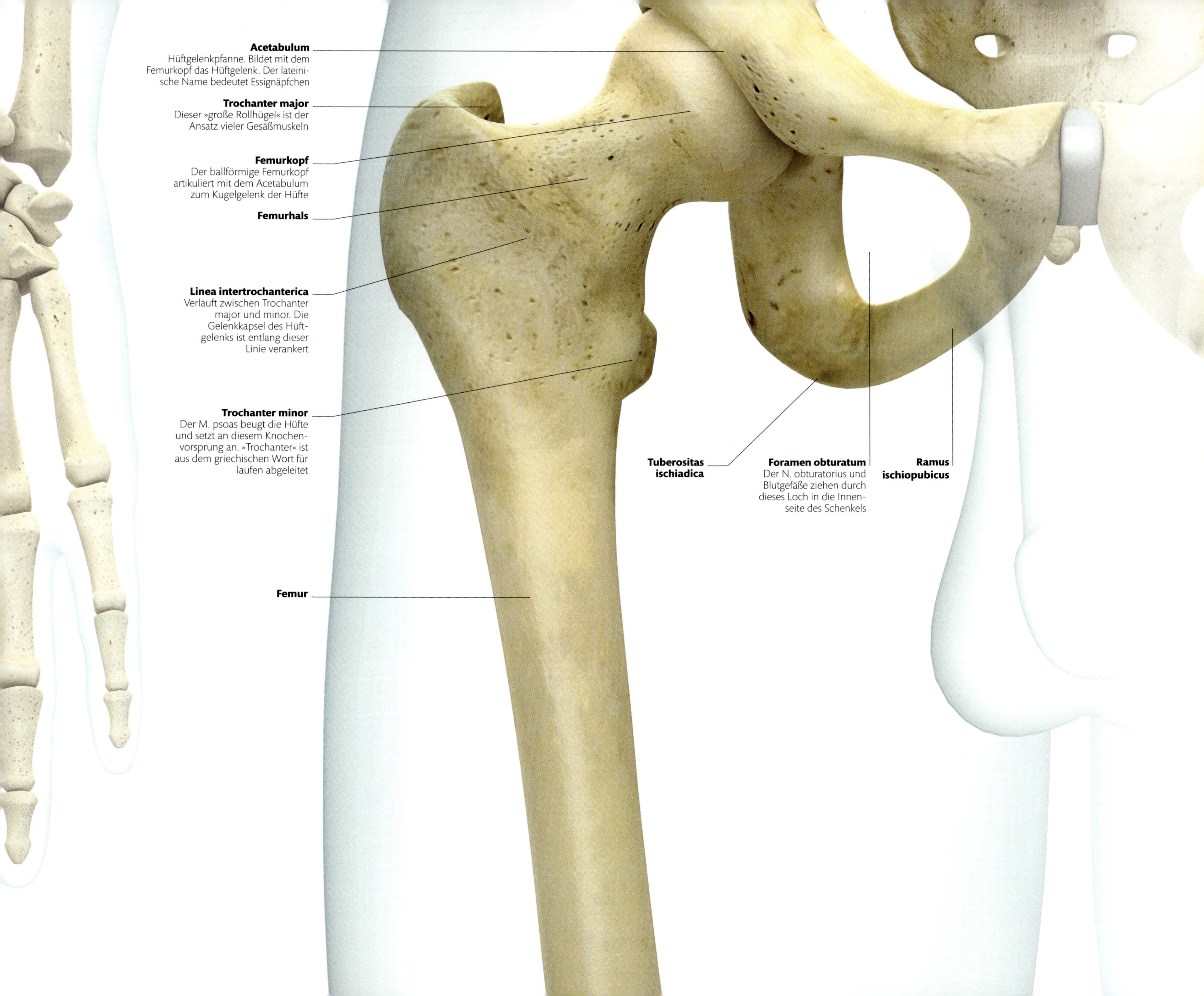

Acetabulum
Hüftgelenkpfanne. Bildet mit dem Femurkopf das Hüftgelenk. Der lateinische Name bedeutet Essignäpfchen
Trochanter major
Dieser »große Rollhügel« ist der Ansatz vieler Gesäßmuskeln
Femurkopf
Der ballförmige Femurkopf artikuliert mit dem Acetabulum zum Kugelgelenk der Hüfte
Femurhals
Linea intertrochanterica
Verläuft zwischen Trochanter major und minor. Die Gelenkkapsel des Hüftgelenks ist entlang dieser Linie verankert
Trochanter minor
Der M. psoas beugt die Hüfte und setzt an diesem Knochenvorsprung an. »Trochanter« ist aus dem griechischen Wort für laufen abgeleitet
Femur
Tuberositas ischiadica
Foramen obturatum
Der N. obturatorius und Blutgefäße ziehen durch dieses Loch in die Innenseite des Schenkels
Ramus ischiopubicus

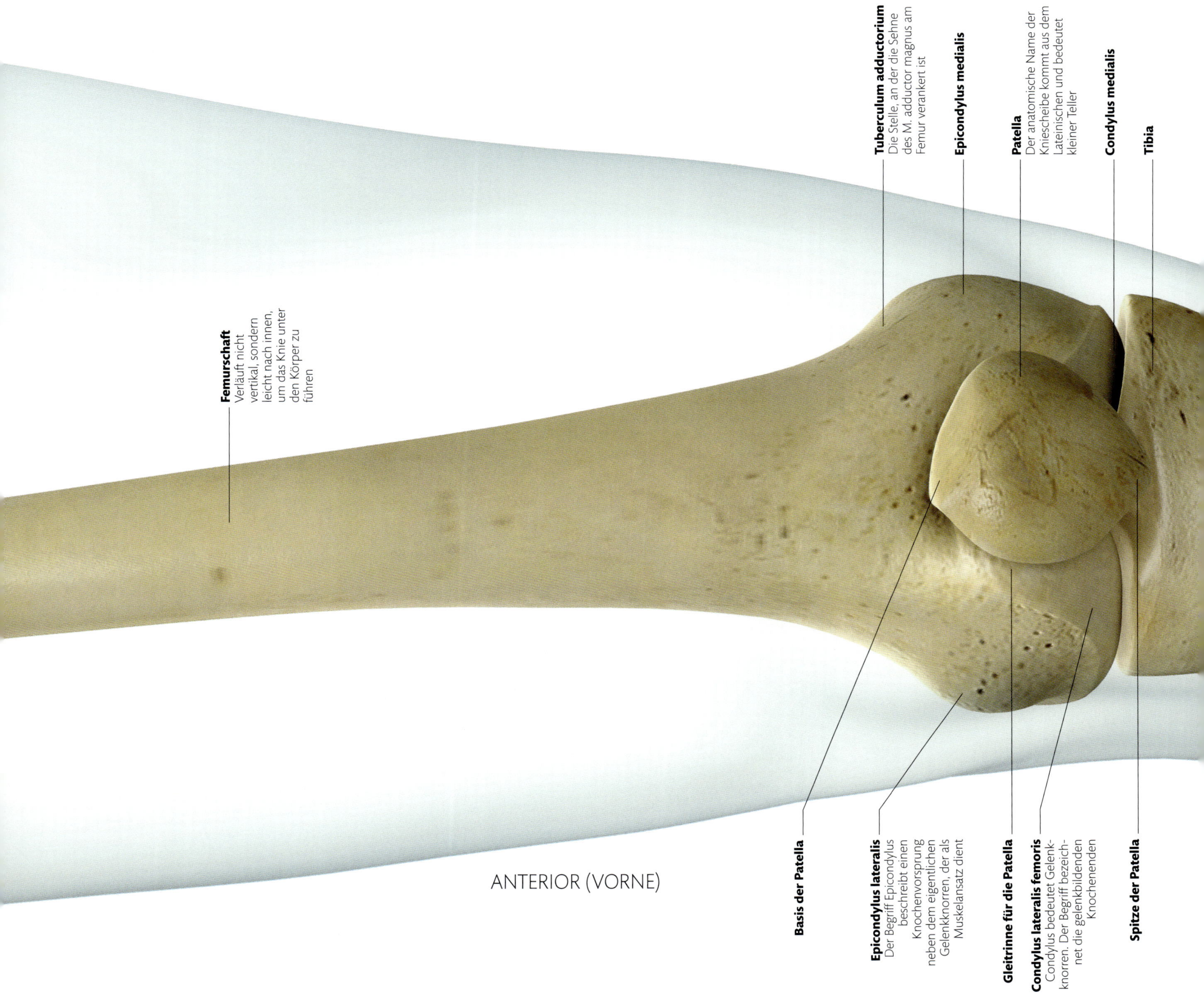

HÜFTE UND SCHENKEL **KNOCHENBAU**

Das Bein (anatomisch korrekt: die untere Extremität) ist mit der Wirbelsäule über die Beckenknochen verbunden – eine weit stabilere Struktur als die des Schultergürtels, an dem der Arm verankert ist, weil Beine und Becken das Körpergewicht tragen müssen, wenn wir gehen oder stehen. Das Iliosakralgelenk stellt eine starke Verbindung zwischen Ilium und Sacrum dar, und das Hüftgelenk ist ein wesentlich tieferes und stabileres Kugelgelenk als das Schultergelenk. Der Winkel zwischen Femurhals und Femurschaft beträgt bei einem Erwachsenen mit normalem Knochenbau ca. 125°. Die Linea intertrochanterica unter dem Schenkelhals bildet die Verankerung für die Gelenkkapsel an der Vorderseite des Femurs.

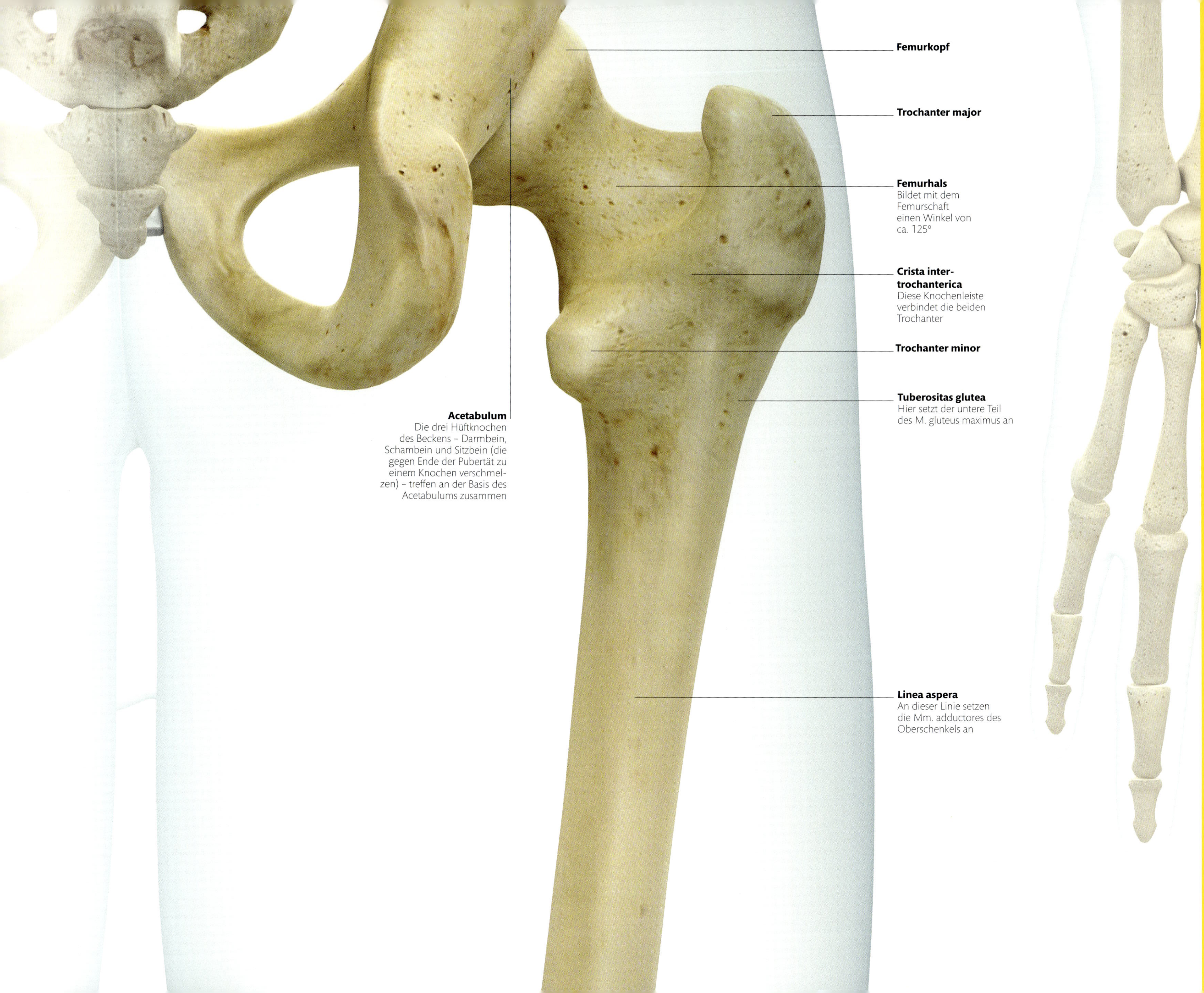
Femurkopf
Trochanter major
Femurhals
Bildet mit dem Femurschaft einen Winkel von ca. 125°
Crista intertrochanterica
Diese Knochenleiste verbindet die beiden Trochanter
Trochanter minor
Tuberositas glutea
Hier setzt der untere Teil des M. gluteus maximus an
Linea aspera
An dieser Linie setzen die Mm. adductores des Oberschenkels an
Acetabulum
Die drei Hüftknochen des Beckens – Darmbein, Schambein und Sitzbein (die gegen Ende der Pubertät zu einem Knochen verschmelzen) – treffen an der Basis des Acetabulums zusammen

HÜFTE UND SCHENKEL
KNOCHENBAU

Der Schaft des Oberschenkelknochens (Femur) ist zylindrisch und hat eine Markhöhle. Die Linea aspera verläuft an der Rückseite des Femurschafts. An dieser Linie setzen die Adduktoren der Oberschenkelinnenseite an. Auch Teile des M. quadriceps ziehen nach hinten und haben ihren Ansatz an der Linea aspera. Am unteren Ende erweitert sich der Femur, um mit Tibia (Schienbein) und Patella (Kniescheibe) das Kniegelenk zu bilden. Dazu hat der Femur hinten, am distalen Ende, die beiden Gelenkknorren (Condylen), die mit der Tibia artikulieren.

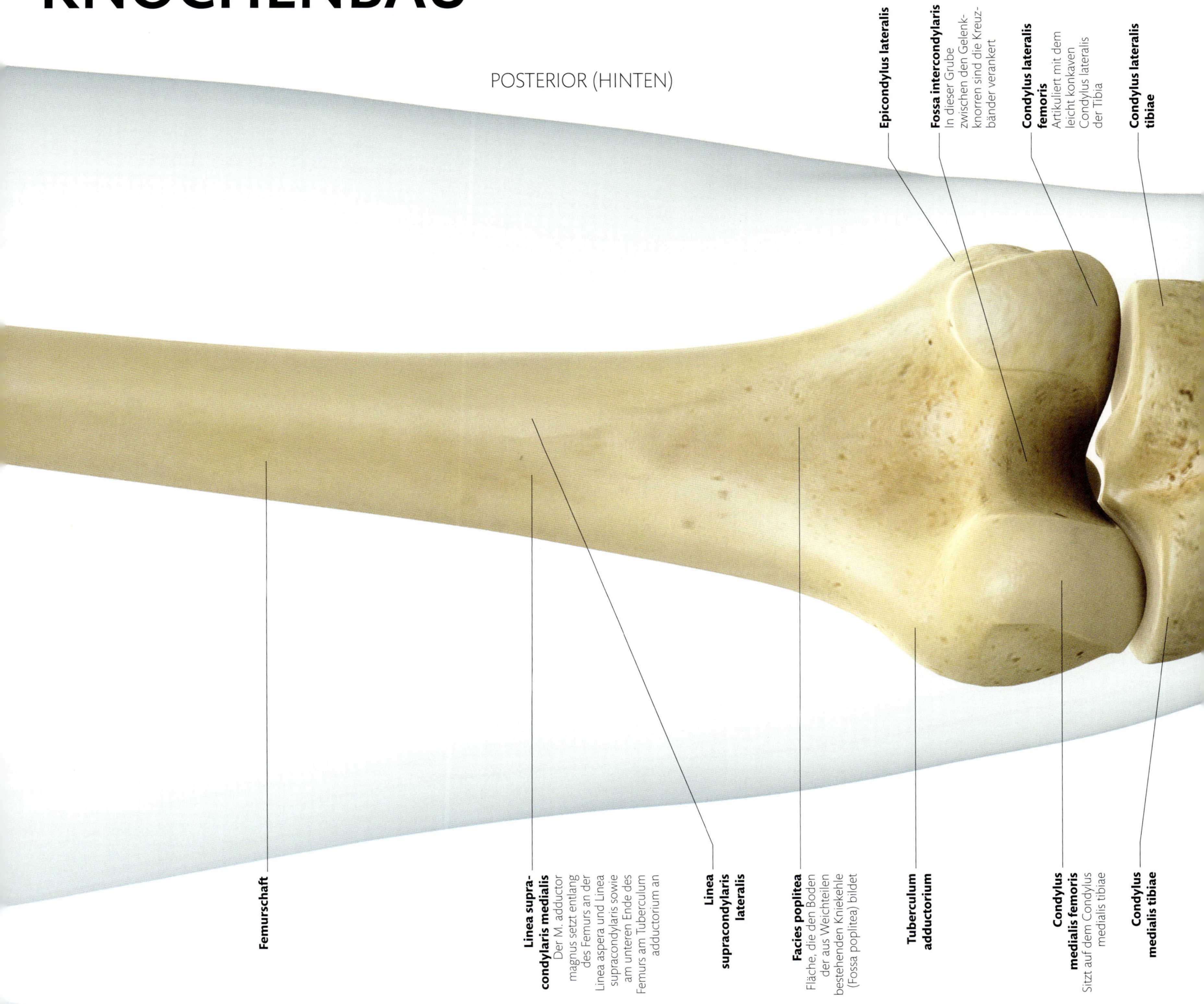

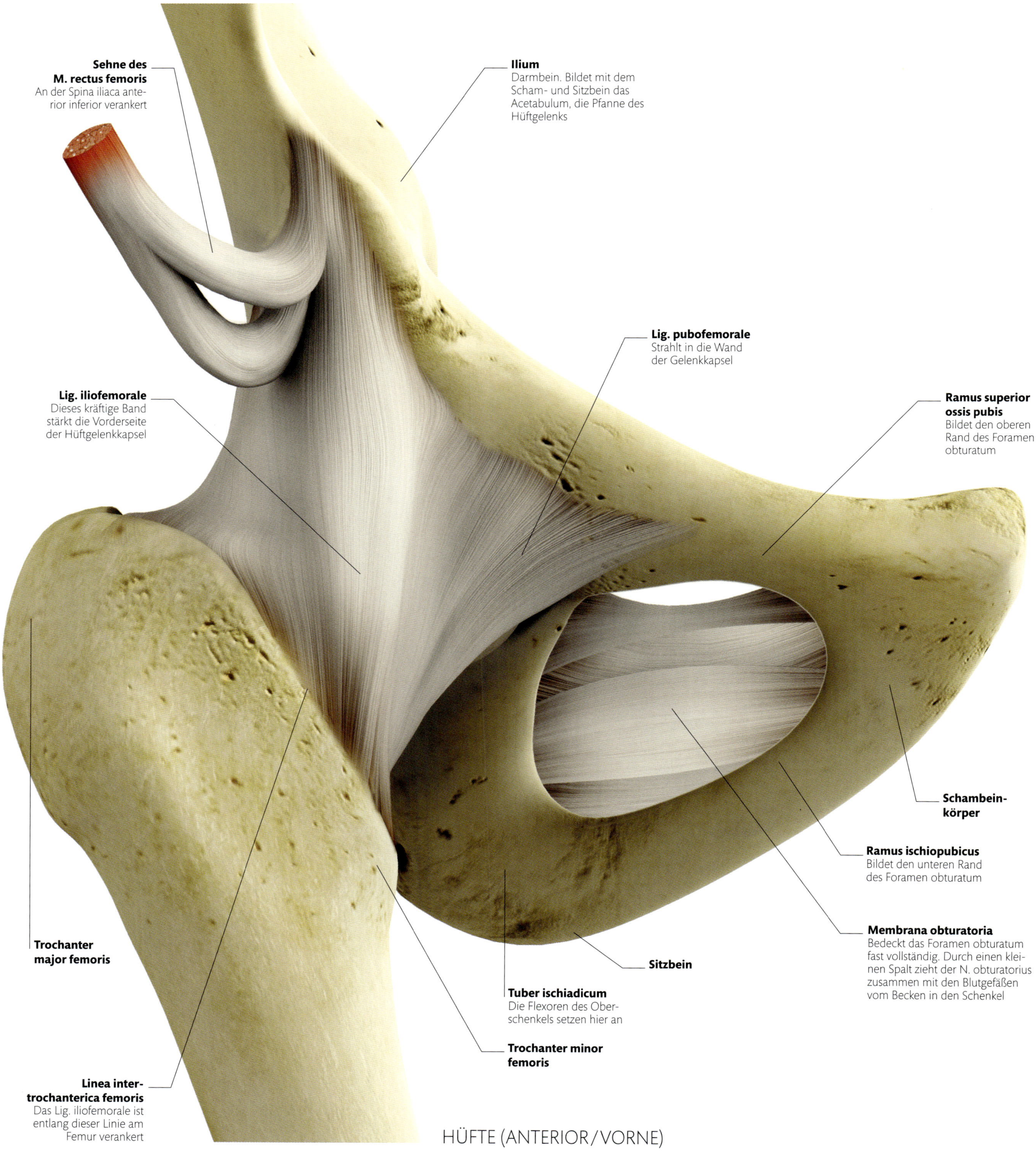

HÜFTE (ANTERIOR/VORNE)

HÜFTE UND SCHENKEL
KNOCHENBAU

Die Hüfte ist sehr stabil. Die Gelenkpfanne des Hüftgelenks wird aus dem knöchernen Acetabulum, der knorpeligen Gelenklippe und dem Lig. transversum gebildet. Die Gelenkkapsel der Hüfte entspringt an der Gelenklippe und umfasst den Femurhals. Sie wird von Bändern stabilisiert, die von Femurhals bis zum Beckenknochen reichen. Diese sind vorne das Lig. iliofemorale und das Lig. pubofemorale, und hinten das Lig. ischiofemorale. Durch das Innere der Gelenkkapsel zieht ein dünnes Band (Lig. teres) vom Acetabulum zum Femurkopf.

Das Hüftgelenk ist großen Belastungen ausgesetzt und deshalb oft von Arthrose betroffen. Dislokationen sind dagegen eher selten und entstehen durch große Krafteinwirkung, häufig in Zusammenhang mit einer Hüftfraktur.

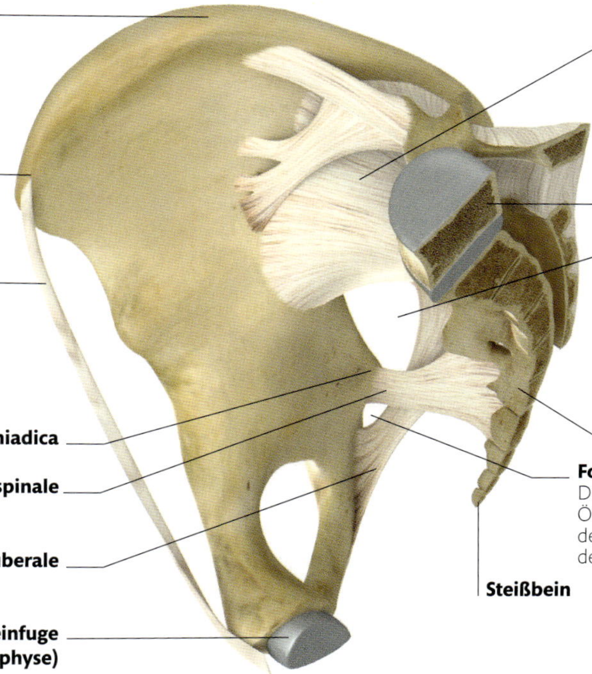

BECKENGÜRTEL

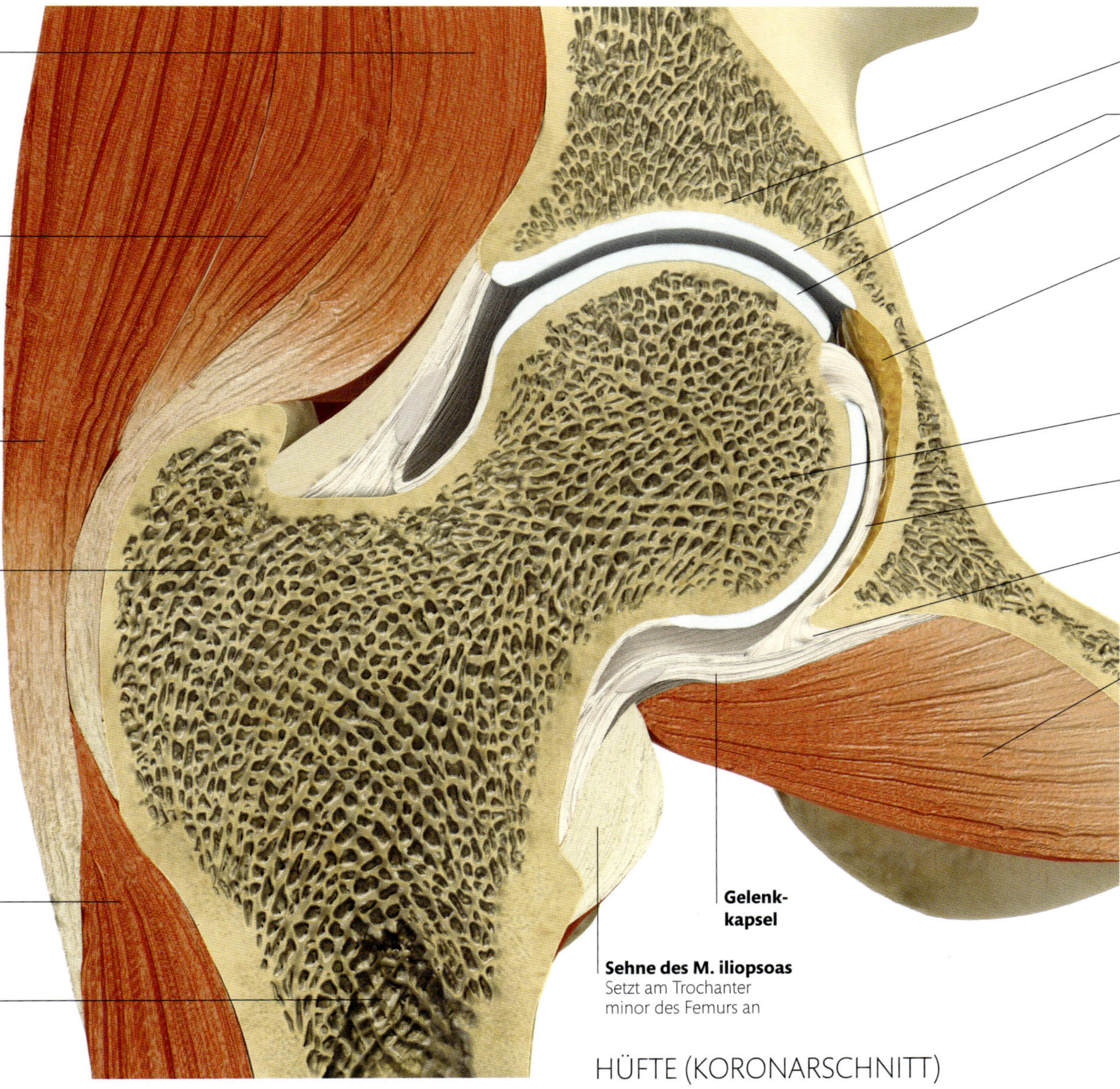

HÜFTE (KORONARSCHNITT)

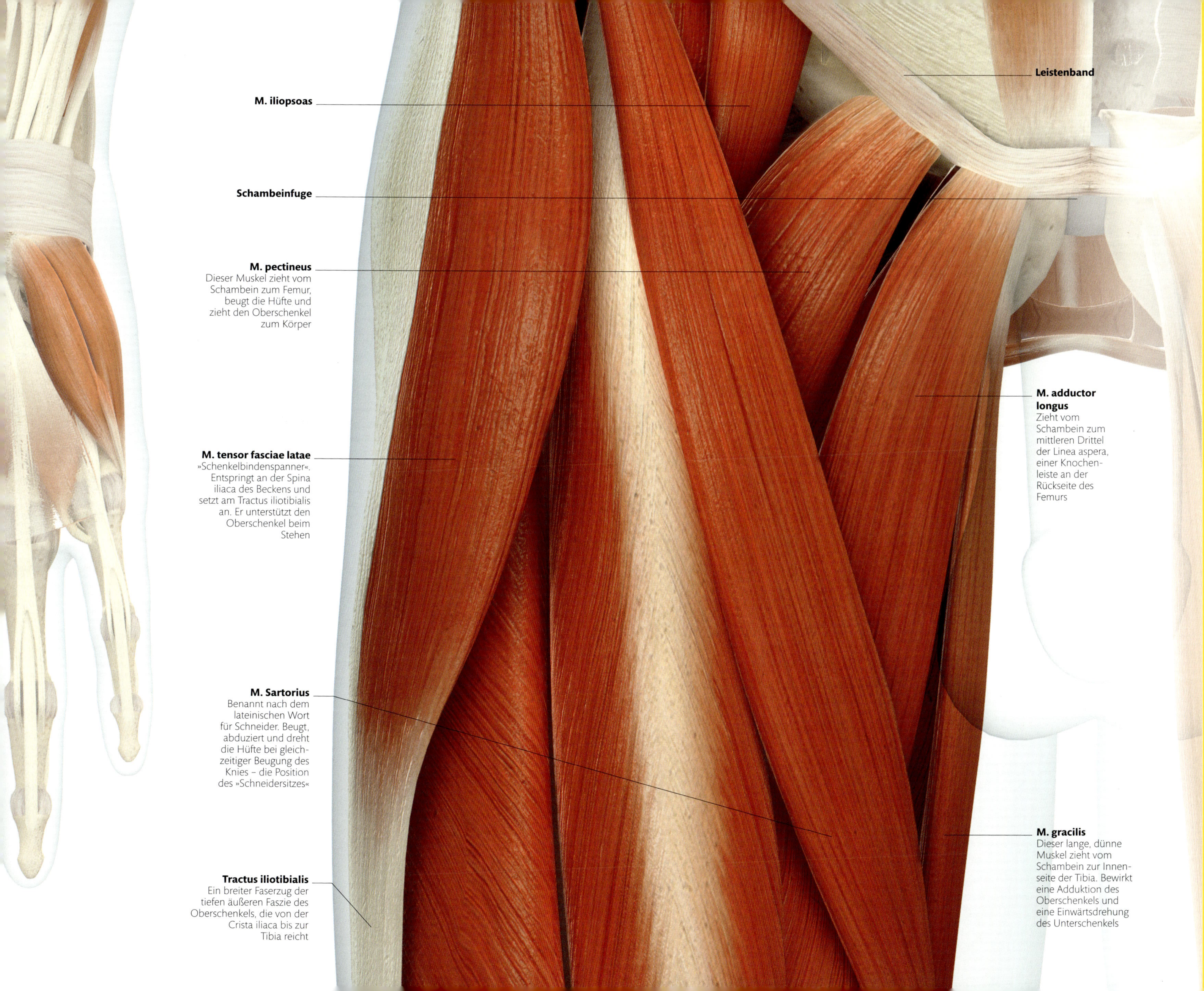

Leistenband
M. iliopsoas
Schambeinfuge
M. pectineus
Dieser Muskel zieht vom Schambein zum Femur, beugt die Hüfte und zieht den Oberschenkel zum Körper
M. adductor longus
Zieht vom Schambein zum mittleren Drittel der Linea aspera, einer Knochenleiste an der Rückseite des Femurs
M. tensor fasciae latae
»Schenkelbindenspanner«. Entspringt an der Spina iliaca des Beckens und setzt am Tractus iliotibialis an. Er unterstützt den Oberschenkel beim Stehen
M. Sartorius
Benannt nach dem lateinischen Wort für Schneider. Beugt, abduziert und dreht die Hüfte bei gleichzeitiger Beugung des Knies – die Position des »Schneidersitzes«
M. gracilis
Dieser lange, dünne Muskel zieht vom Schambein zur Innenseite der Tibia. Bewirkt eine Adduktion des Oberschenkels und eine Einwärtsdrehung des Unterschenkels
Tractus iliotibialis
Ein breiter Faserzug der tiefen äußeren Faszie des Oberschenkels, die von der Crista iliaca bis zur Tibia reicht

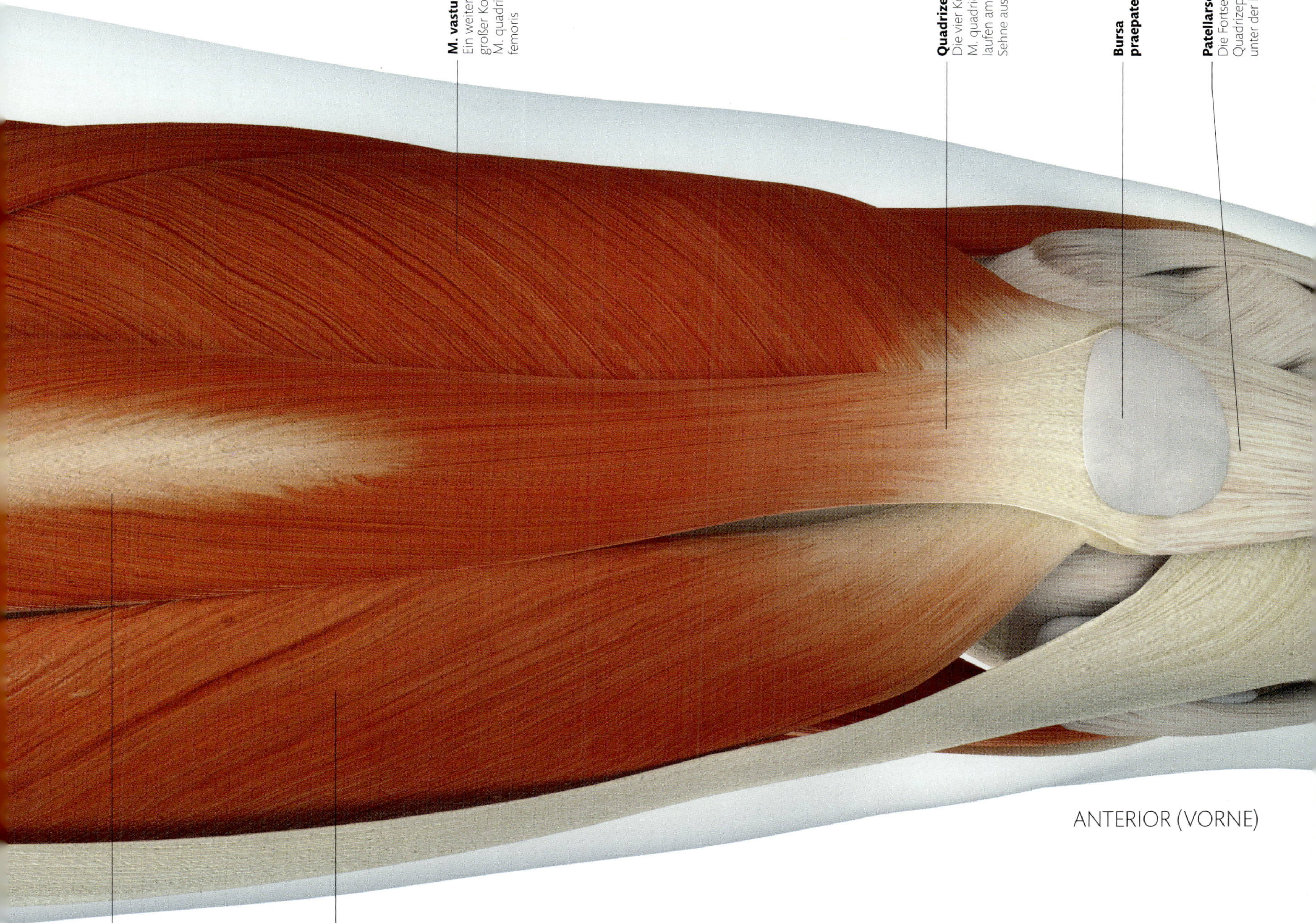

HÜFTE UND SCHENKEL **MUSKULATUR**

OBERFLÄCHLICHE MUSKELN

Der vierköpfige M. quadriceps bildet den größten Teil der Muskelmasse des vorderen Oberschenkels. Drei seiner Köpfe sind im oberflächlichen Schnitt des Schenkels zu sehen: Mm. rectus femoris, vastus lateralis und vastus medialis. Der M. quadriceps streckt das Knie, kann aber auch die Hüfte beugen. Die Kniescheibe (Patella) ist in die Quadrizepssehne eingebettet. Dadurch wird die Sehne vor Abnutzung geschützt und sorgt für eine Hebelwirkung beim Strecken des Knies. Die Fortsetzung der Sehne unterhalb der Kniescheibe wird Patellarsehne genannt. Ein leichter Schlag mit dem Reflexhammer gegen diese Sehne löst eine spontane Kontraktion des M. quadriceps aus, den »Kniesehnenreflex«.

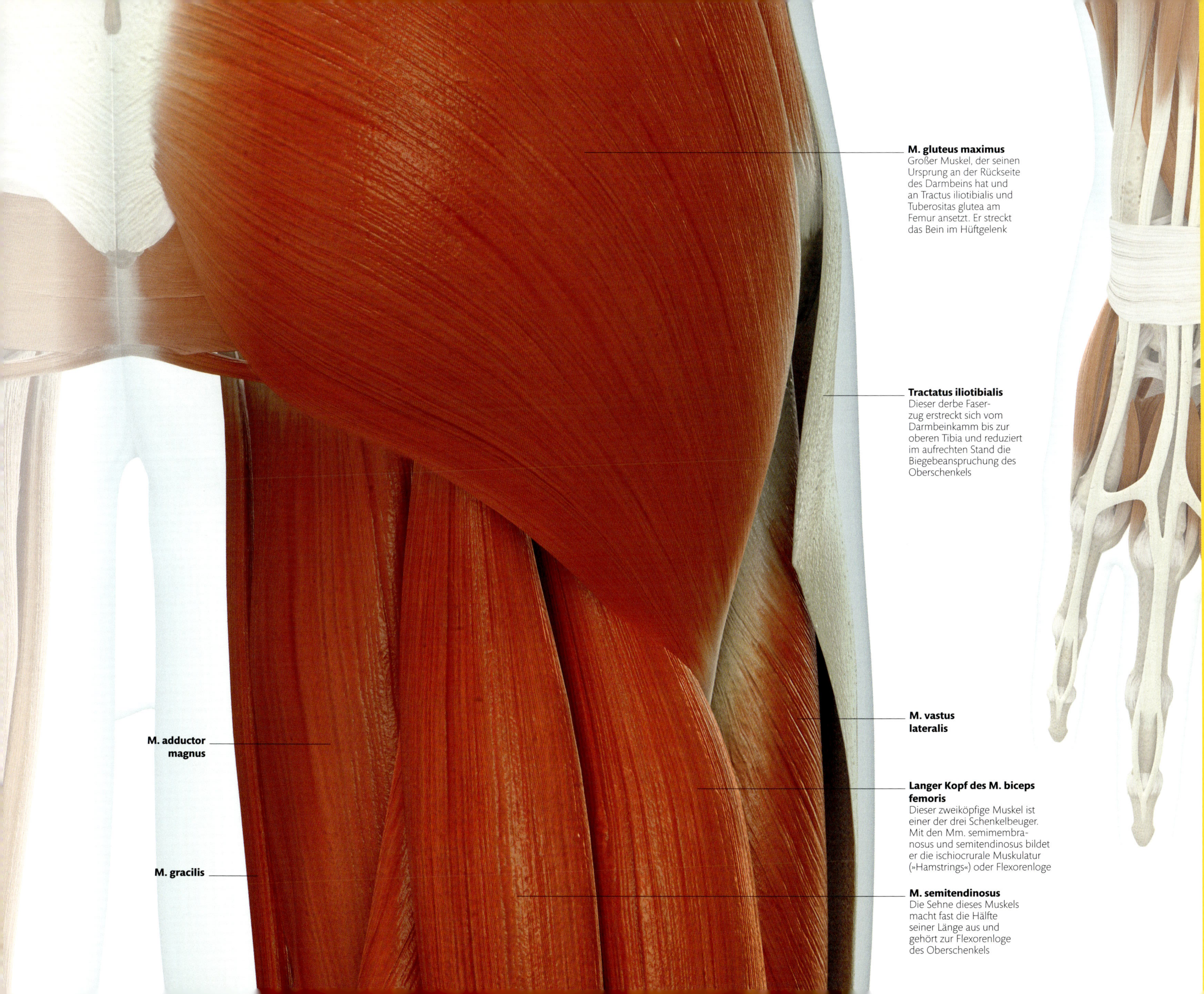

M. gluteus maximus
Großer Muskel, der seinen Ursprung an der Rückseite des Darmbeins hat und an Tractus iliotibialis und Tuberositas glutea am Femur ansetzt. Er streckt das Bein im Hüftgelenk
Tractatus iliotibialis
Dieser derbe Faserzug erstreckt sich vom Darmbeinkamm bis zur oberen Tibia und reduziert im aufrechten Stand die Biegebeanspruchung des Oberschenkels
M. vastus lateralis
Langer Kopf des M. biceps femoris
Dieser zweiköpfige Muskel ist einer der drei Schenkelbeuger. Mit den Mm. semimembranosus und semitendinosus bildet er die ischiocrurale Muskulatur (»Hamstrings«) oder Flexorenloge
M. semitendinosus
Die Sehne dieses Muskels macht fast die Hälfte seiner Länge aus und gehört zur Flexorenloge des Oberschenkels
M. adductor magnus
M. gracilis

HÜFTE UND SCHENKEL MUSKULATUR

OBERFLÄCHLICHE MUSKELN

Ein oberflächlicher Schnitt der Rückseite von Hüfte und Schenkel enthüllt den großen M. gluteus maximus, der das Hüftgelenk streckt, und die drei ischiocruralen Muskeln. Der M. gluteus maximus zieht das Bein zurück und streckt so das Hüftgelenk. Beim normalen Gehen spielt er kaum eine Rolle, ist aber umso wichtiger beim Laufen, Treppensteigen und beim Aufstehen z. B. aus dem Schneidersitz. Die ischiocruralen Muskeln – Mm. semimembranosus, semitendinosus und biceps femoris – entspringen dem Sitzbein, ziehen hinten am Oberschenkel hinab und setzen an Tibia und Fibula an. Sie bilden die Flexorenloge des Schenkels.

POSTERIOR (HINTEN)

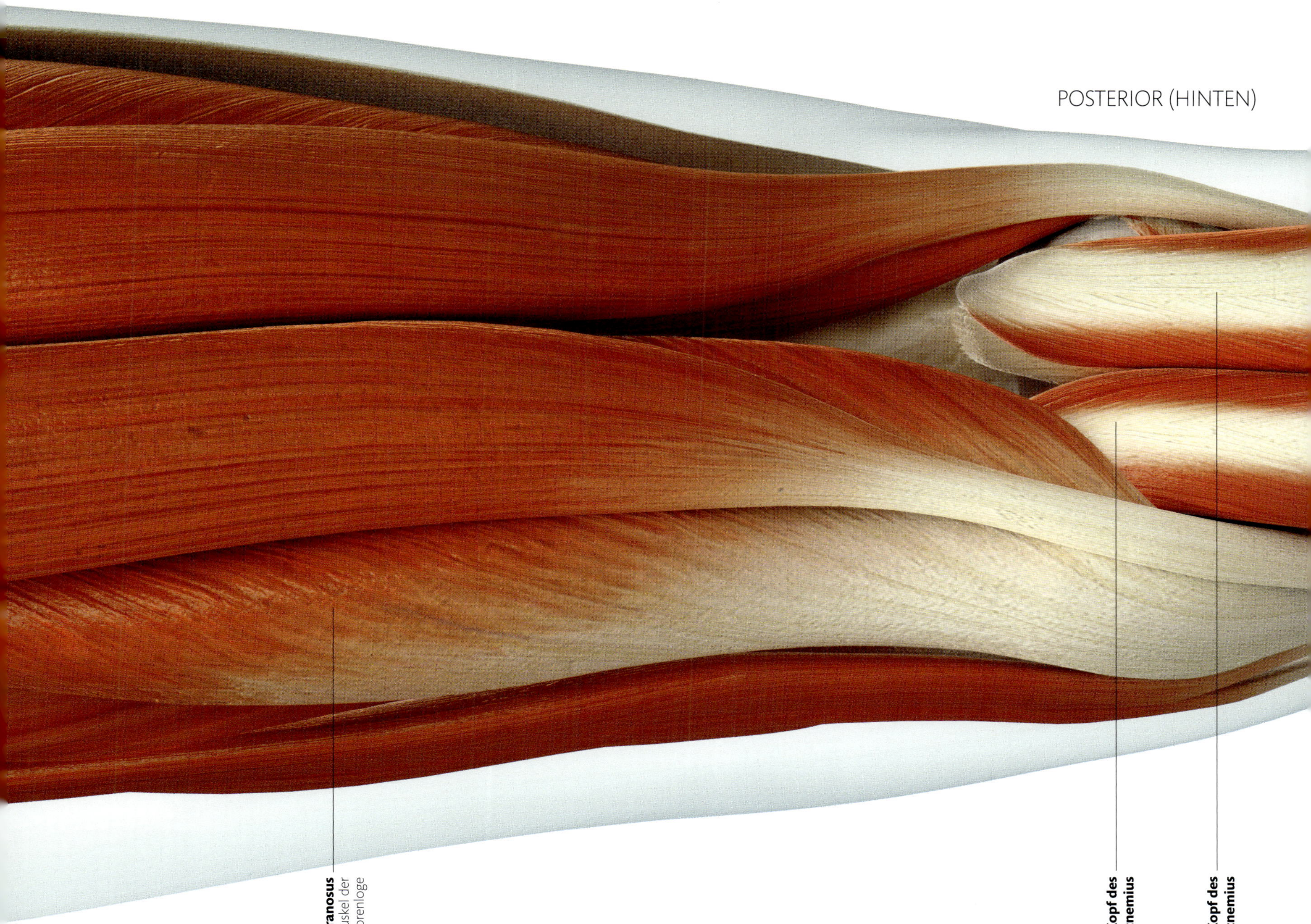

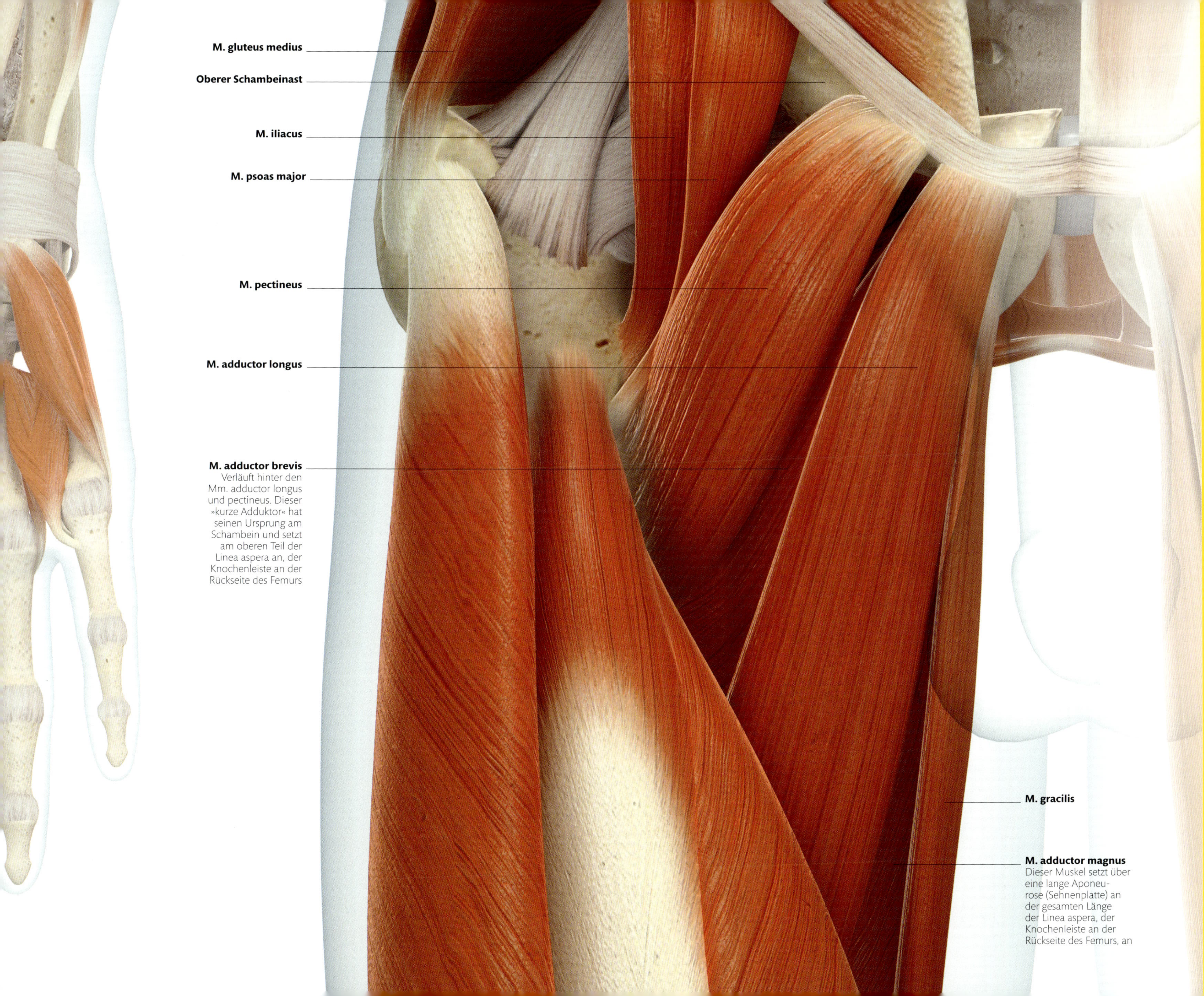
M. gluteus medius
Oberer Schambeinast
M. iliacus
M. psoas major
M. pectineus
M. adductor longus
M. adductor brevis
Verläuft hinter den Mm. adductor longus und pectineus. Dieser »kurze Adduktor« hat seinen Ursprung am Schambein und setzt am oberen Teil der Linea aspera an, der Knochenleiste an der Rückseite des Femurs
M. gracilis
M. adductor magnus
Dieser Muskel setzt über eine lange Aponeurose (Sehnenplatte) an der gesamten Länge der Linea aspera, der Knochenleiste an der Rückseite des Femurs, an

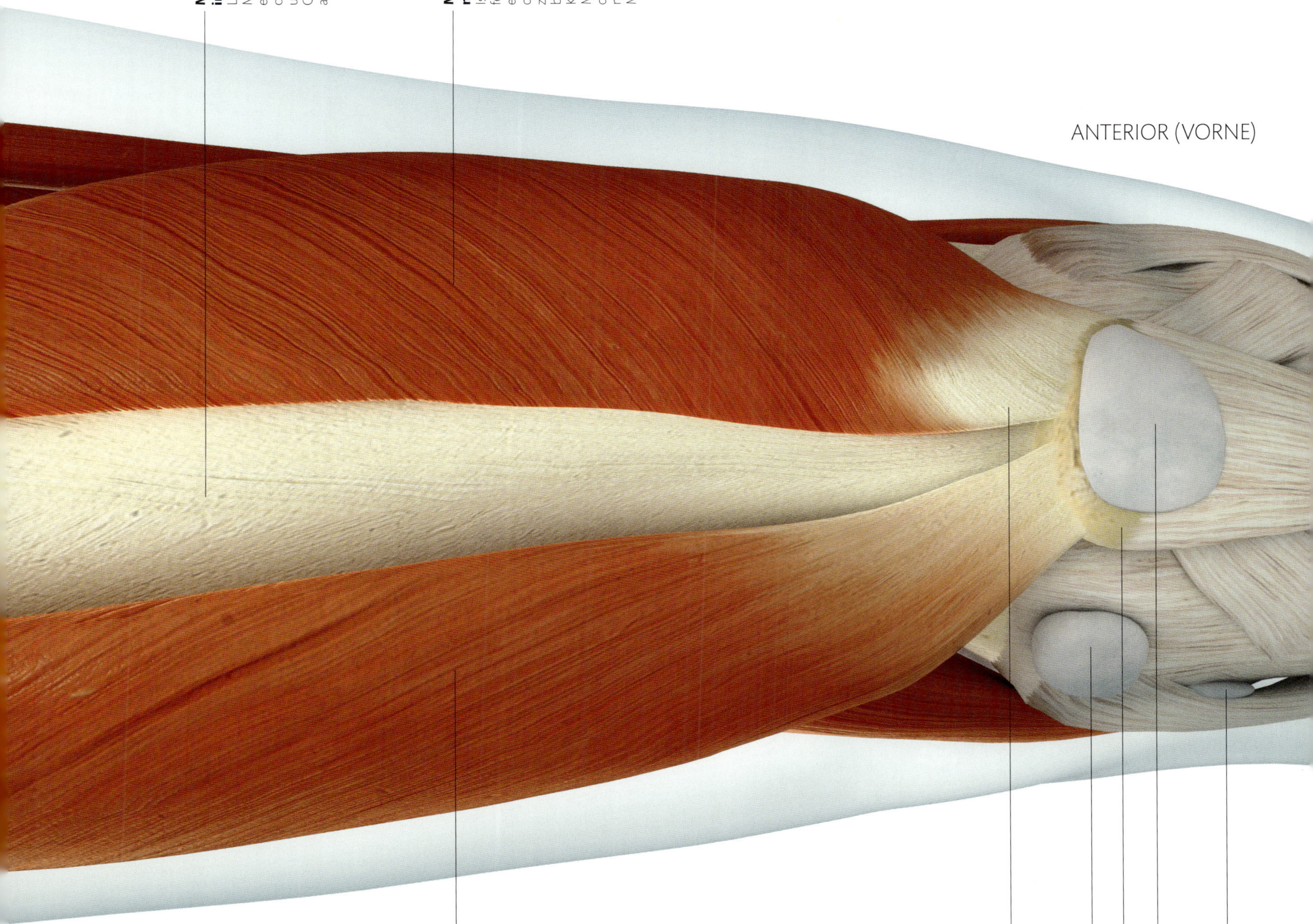

HÜFTE UND SCHENKEL MUSKULATUR

TIEFE MUSKELN

Sind die Mm. rectus femoris und sartorius entfernt, können wir den tiefen vierten Kopf des M. quadriceps femoris, den M. vastus intermedius, erkennen. Zu sehen sind auch die Adduktoren, die die Schenkel zusammenführen, einschließlich des M. gracilis, so benannt wegen seiner langen, schlanken Form. Der größte der Adduktoren – der M. adductor magnus – hat ein Loch in der Sehne, durch das die Hauptarterie des Beins, die A. femoralis, zieht. Die Adduktorensehnen entspringen am Sitz- und Schambein, die sogenannte Leistenzerrung ist eine der häufigsten Verletzungen dieser Sehnen.

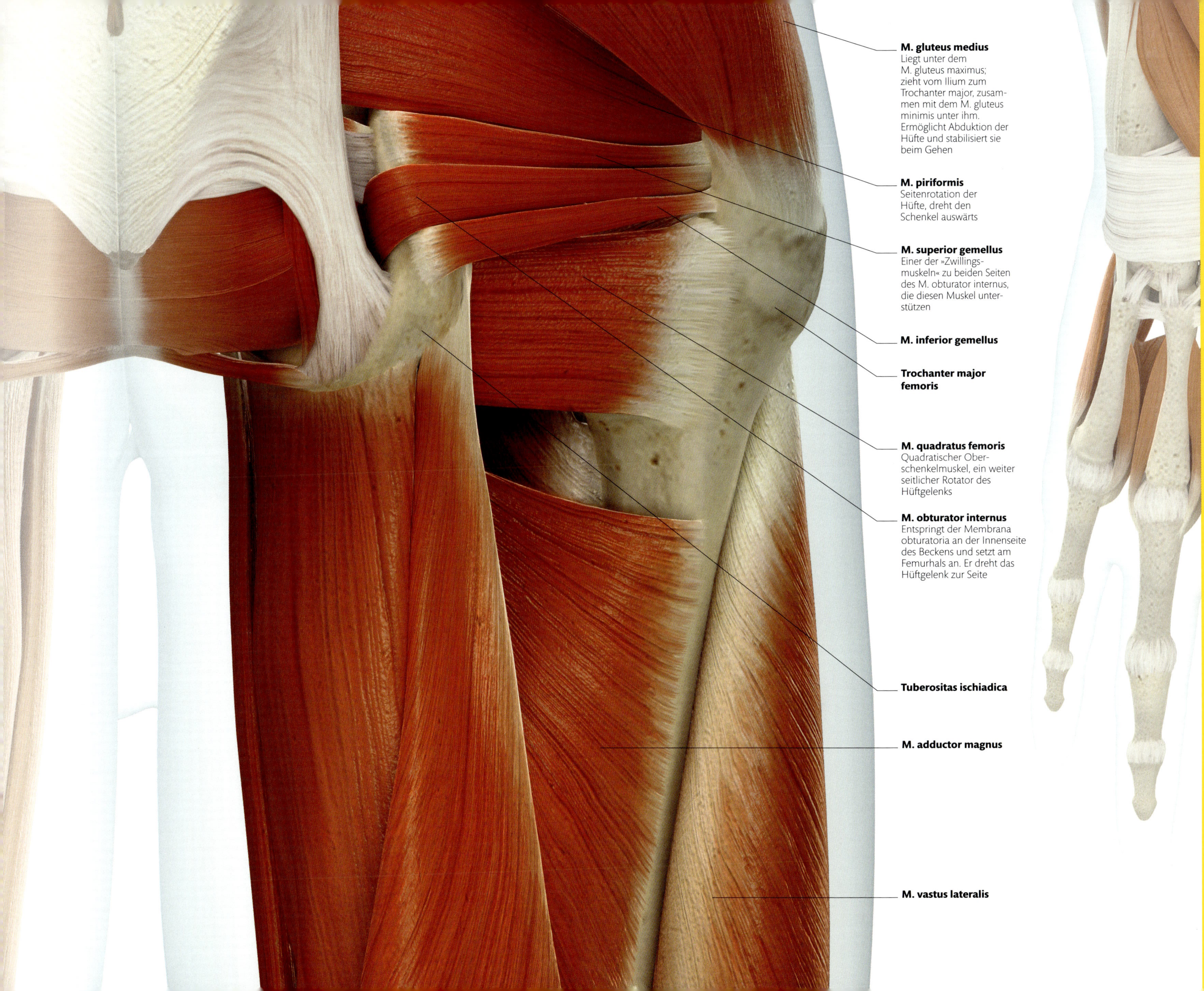
M. gluteus medius
Liegt unter dem M. gluteus maximus; zieht vom Ilium zum Trochanter major, zusammen mit dem M. gluteus minimis unter ihm. Ermöglicht Abduktion der Hüfte und stabilisiert sie beim Gehen
M. piriformis
Seitenrotation der Hüfte, dreht den Schenkel auswärts
M. superior gemellus
Einer der »Zwillingsmuskeln« zu beiden Seiten des M. obturator internus, die diesen Muskel unterstützen
M. inferior gemellus
Trochanter major femoris
M. quadratus femoris
Quadratischer Oberschenkelmuskel, ein weiter seitlicher Rotator des Hüftgelenks
M. obturator internus
Entspringt der Membrana obturatoria an der Innenseite des Beckens und setzt am Femurhals an. Er dreht das Hüftgelenk zur Seite
Tuberositas ischiadica
M. adductor magnus
M. vastus lateralis

HÜFTE UND SCHENKEL **MUSKULATUR**

TIEFE MUSKELN

Ist der M. gluteus maximus entfernt, sind an der Rückseite der Hüfte die kurzen Muskeln zu erkennen, die die Hüfte drehen. Dazu gehören Mm. piriformis, obturator internus und quadratus femoris. Ohne den langen Kopf des M. biceps femoris sieht man seinen tieferen, kurzen Kopf, der an der Linea aspera an der Rückseite des Femurs ansetzt. Um den darunterliegenden M. semimembranosus mit seiner flachen, membranartigen Sehne zu enthüllen, wurde der M. semitendinosus entfernt. An der Rückseite des Kniegelenks sieht man den M. popliteus sowie einen der vielen flüssigkeitsgefüllten Schleimbeutel des Knies.

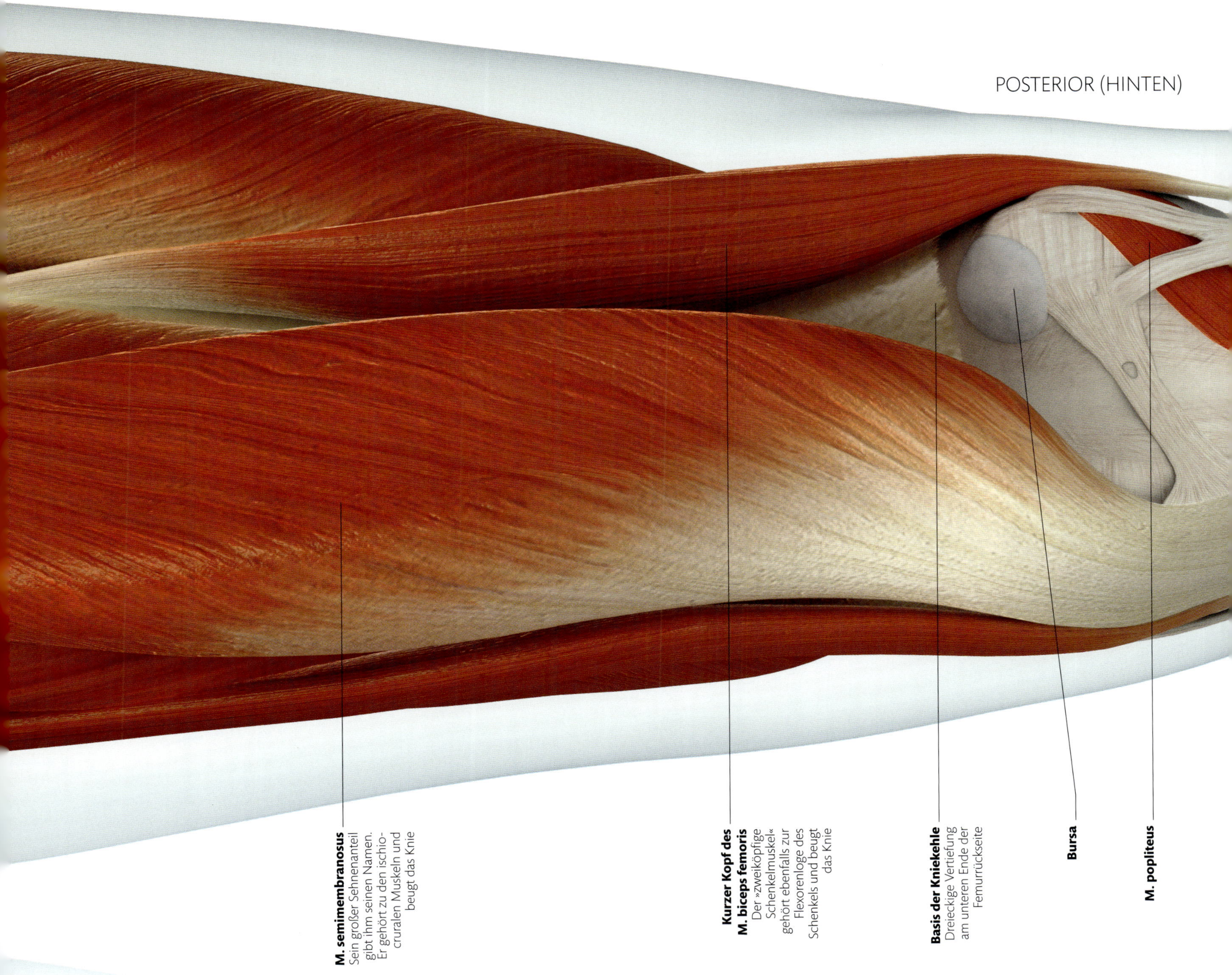

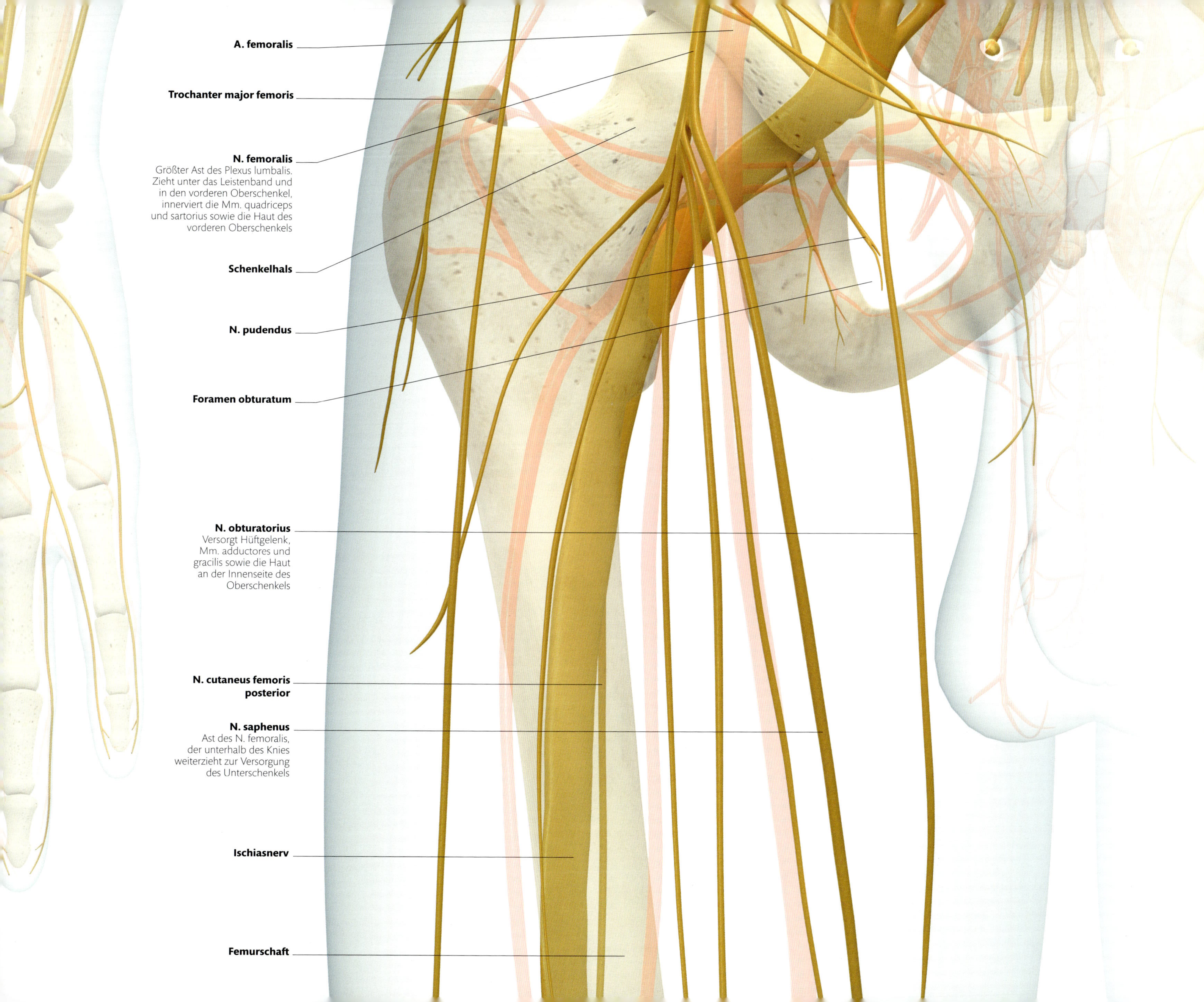
A. femoralis
Trochanter major femoris
N. femoralis
Größter Ast des Plexus lumbalis. Zieht unter das Leistenband und in den vorderen Oberschenkel, innerviert die Mm. quadriceps und sartorius sowie die Haut des vorderen Oberschenkels
Schenkelhals
N. pudendus
Foramen obturatum
N. obturatorius
Versorgt Hüftgelenk, Mm. adductores und gracilis sowie die Haut an der Innenseite des Oberschenkels
N. cutaneus femoris posterior
N. saphenus
Ast des N. femoralis, der unterhalb des Knies weiterzieht zur Versorgung des Unterschenkels
Ischiasnerv
Femurschaft

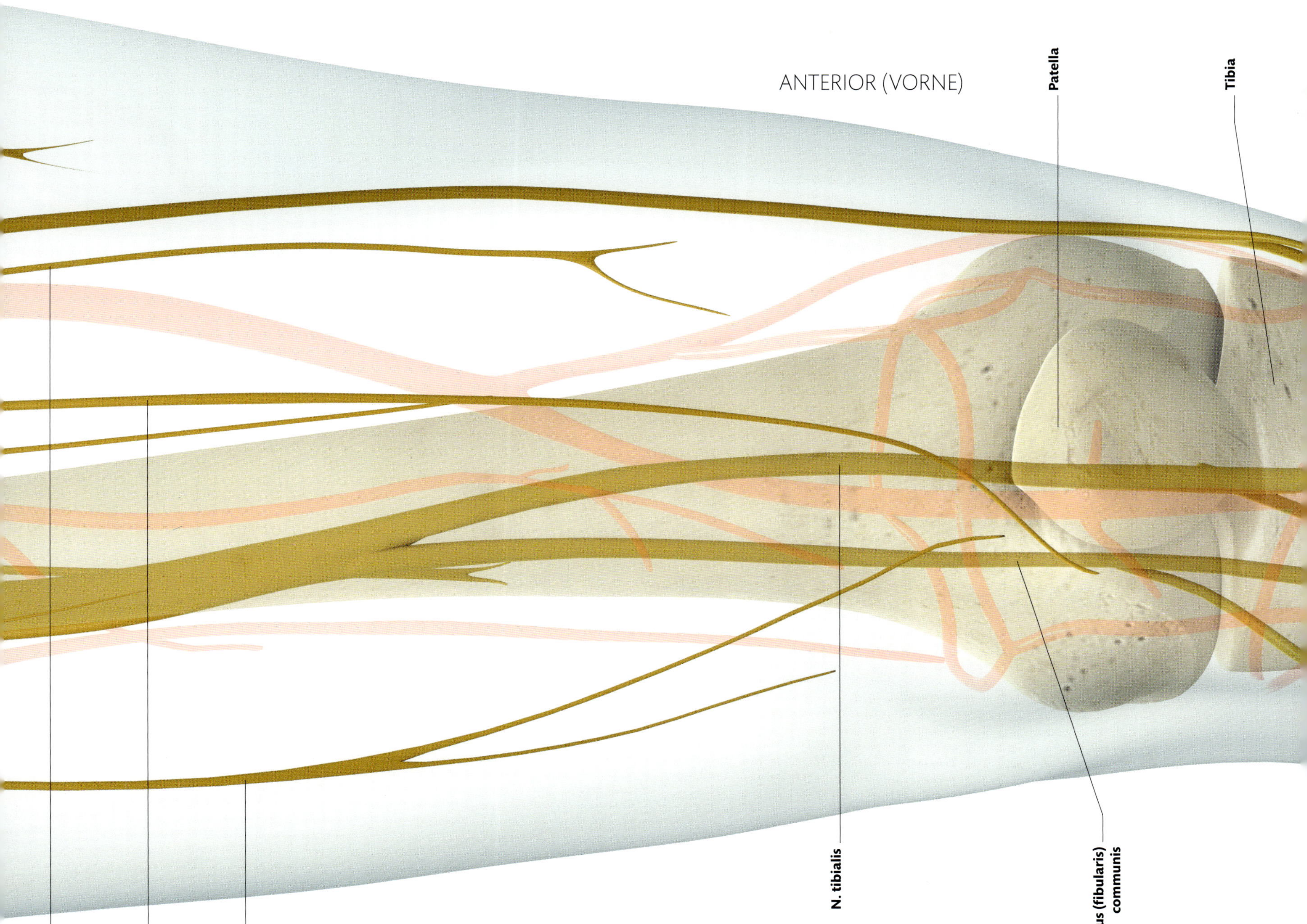

HÜFTE UND SCHENKEL **NERVEN**

Die Abschnitte der unteren Gliedmaßen (Hüfte, Ober-, Unterschenkel und Fuß) werden von Nerven aus dem Plexus lumbalis und dem Plexus sacralis durchzogen. Drei Hauptnerven versorgen den Oberschenkel: Nn. femoralis, obturatorius und ischiadicus (Ischiasnerv an der Rückseite). Der N. femoralis zieht über das Schambein zur Versorgung der Mm. quadriceps und sartorius. Der N. saphenus, ein schlanker Ast des N. femoralis, zieht über das Knie weiter und innerviert die Innenseiten von Unterschenkel und Fuß. Der N. obturatorius zieht durch das Foramen obturatum des Beckens, seine Wirkungsbereiche sind Adduktoren und Haut des Innenschenkels. Einige kleinere Nerven versorgen nur die Haut, wie die Nn. cutanei femoris.

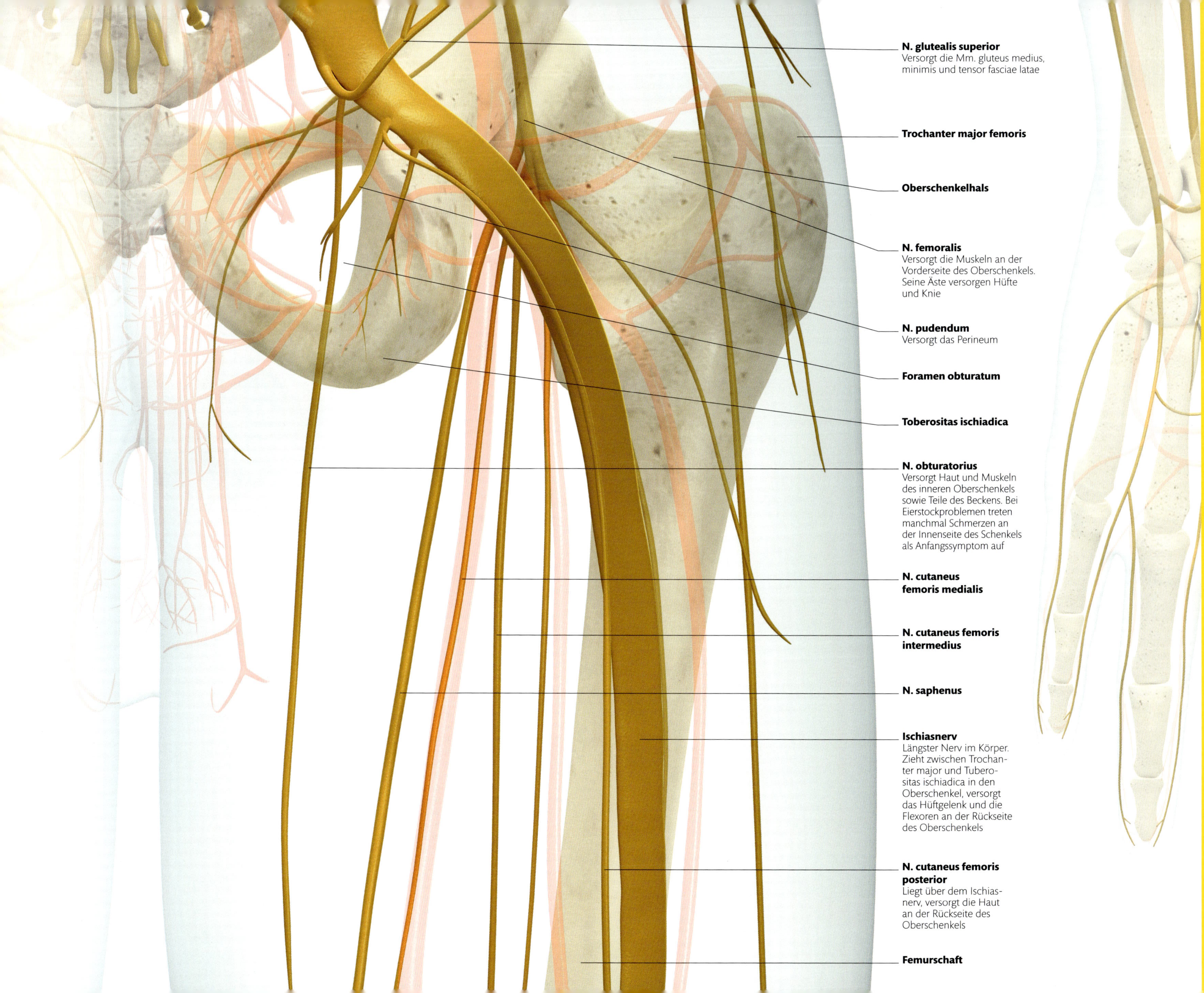
N. glutealis superior
Versorgt die Mm. gluteus medius, minimis und tensor fasciae latae
Trochanter major femoris
Oberschenkelhals
N. femoralis
Versorgt die Muskeln an der Vorderseite des Oberschenkels. Seine Äste versorgen Hüfte und Knie
N. pudendum
Versorgt das Perineum
Foramen obturatum
Toberositas ischiadica
N. obturatorius
Versorgt Haut und Muskeln des inneren Oberschenkels sowie Teile des Beckens. Bei Eierstockproblemen treten manchmal Schmerzen an der Innenseite des Schenkels als Anfangssymptom auf
N. cutaneus femoris medialis
N. cutaneus femoris intermedius
N. saphenus
Ischiasnerv
Längster Nerv im Körper. Zieht zwischen Trochanter major und Tuberositas ischiadica in den Oberschenkel, versorgt das Hüftgelenk und die Flexoren an der Rückseite des Oberschenkels
N. cutaneus femoris posterior
Liegt über dem Ischiasnerv, versorgt die Haut an der Rückseite des Oberschenkels
Femurschaft

HÜFTE UND SCHENKEL **NERVEN**

Die Nn. gluteales aus dem Plexus sacralis ziehen durch das Foramen ischiadicum majus an der Rückseite des Beckens, um Muskeln und Haut des Gesäßes zu versorgen. Der Ischiasnerv zieht ebenfalls durch das Foramen ischiadicum majus ins Gesäß. Intramuskuläre Injektionen werden für gewöhnlich in den M. gluteus maximus gegeben: Um den Ischiasnerv nicht zu treffen, wird in den äußeren oberen Quadranten des Gesäßmuskels injiziert. Der Ischiasnerv zieht zur Versorgung der Flexoren über das Gesäß in die Rückseite des Oberschenkels und teilt sich auf halber Höhe des Schenkels in zwei Äste, die Nn. tibialis und peronealis communis, die in die Kniekehle und weiter in den Unterschenkel ziehen.

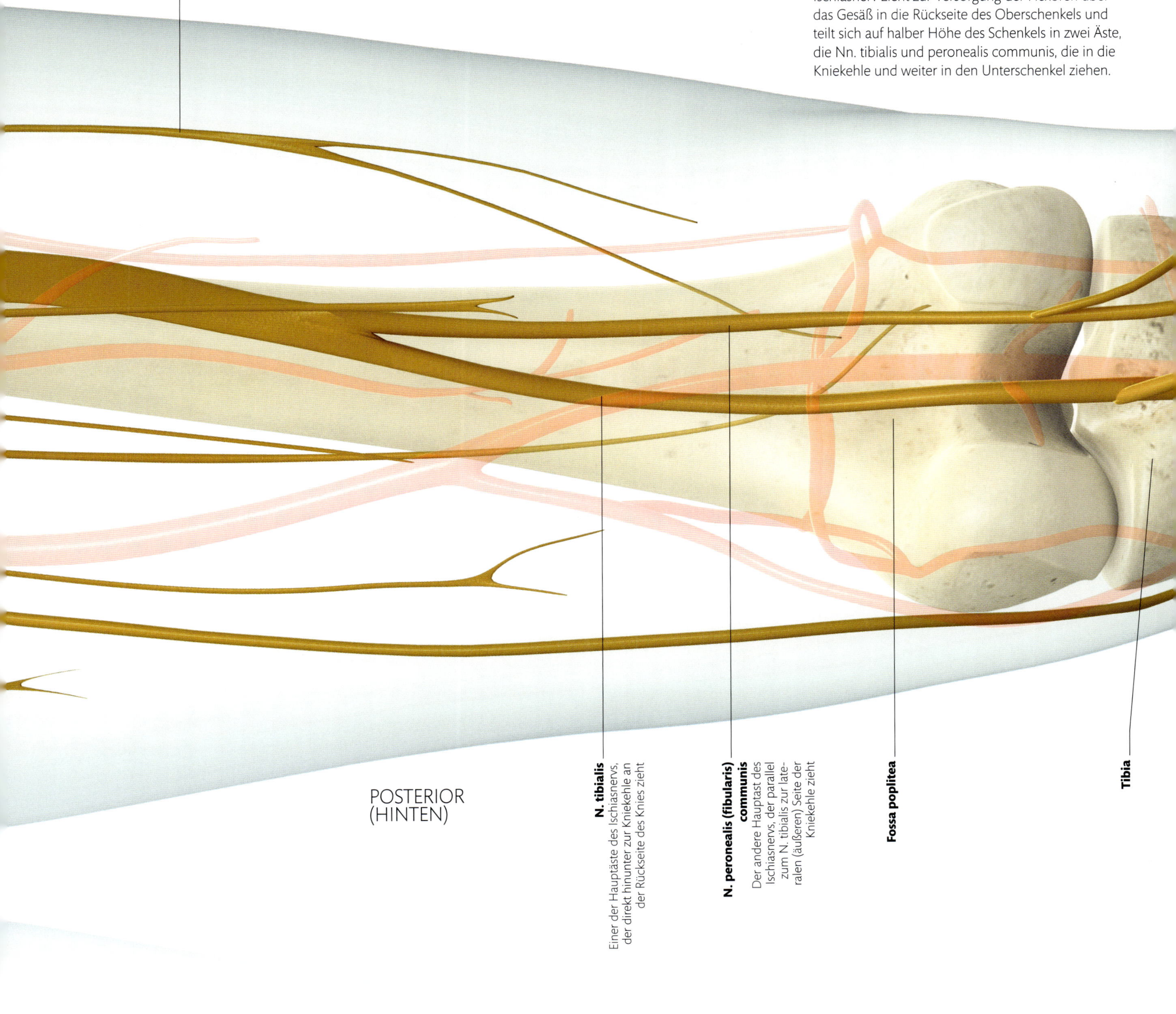

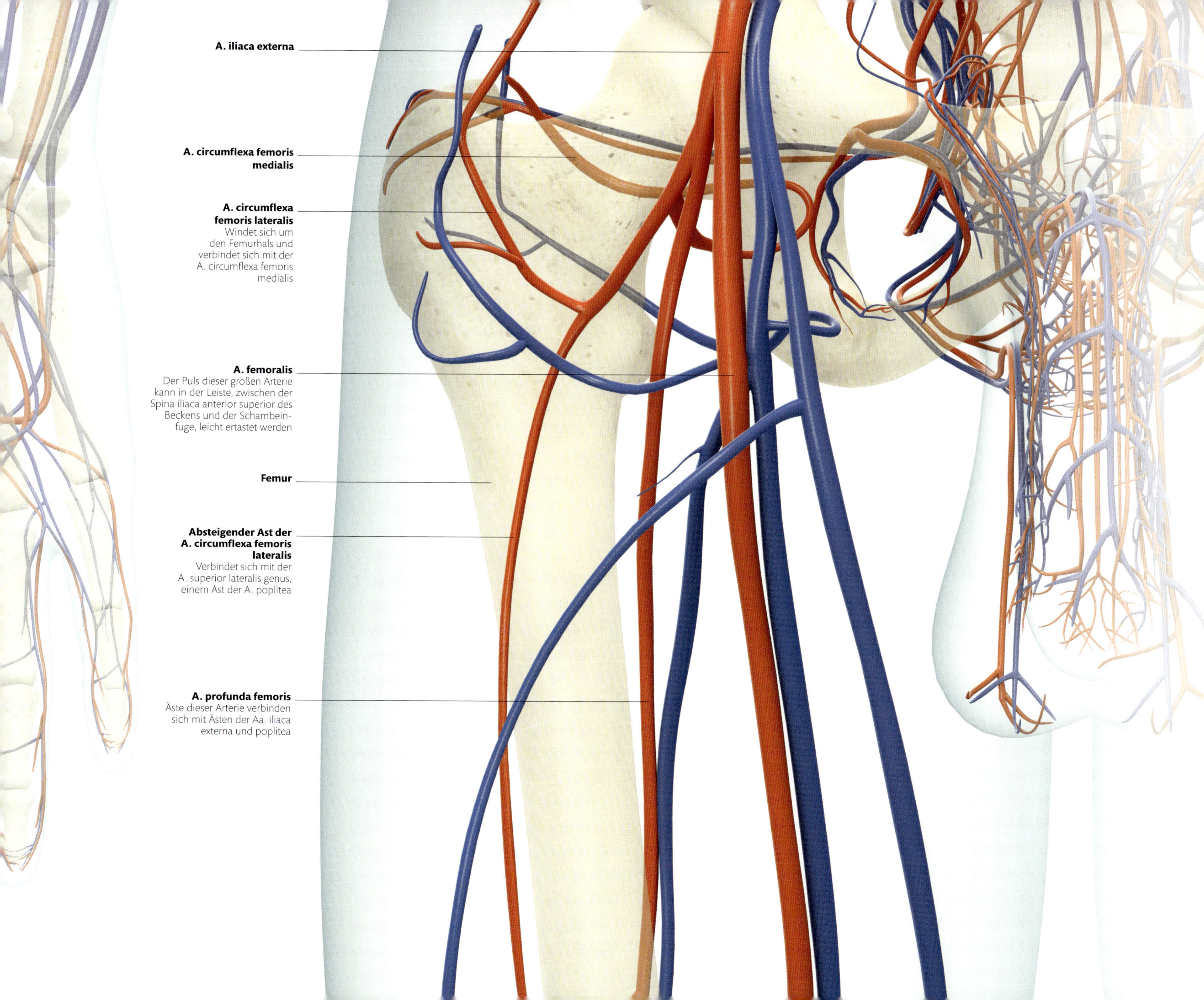

A. iliaca externa
A. circumflexa femoris medialis
A. circumflexa femoris lateralis Windet sich um den Femurhals und verbindet sich mit der A. circumflexa femoris medialis
A. femoralis Der Puls dieser großen Arterie kann in der Leiste, zwischen der Spina iliaca anterior superior des Beckens und der Schambeinfuge, leicht ertastet werden
Femur
Absteigender Ast der A. circumflexa femoris lateralis Verbindet sich mit der A. superior lateralis genus, einem Ast der A. poplitea
A. profunda femoris Äste dieser Arterie verbinden sich mit Ästen der Aa. iliaca externa und poplitea

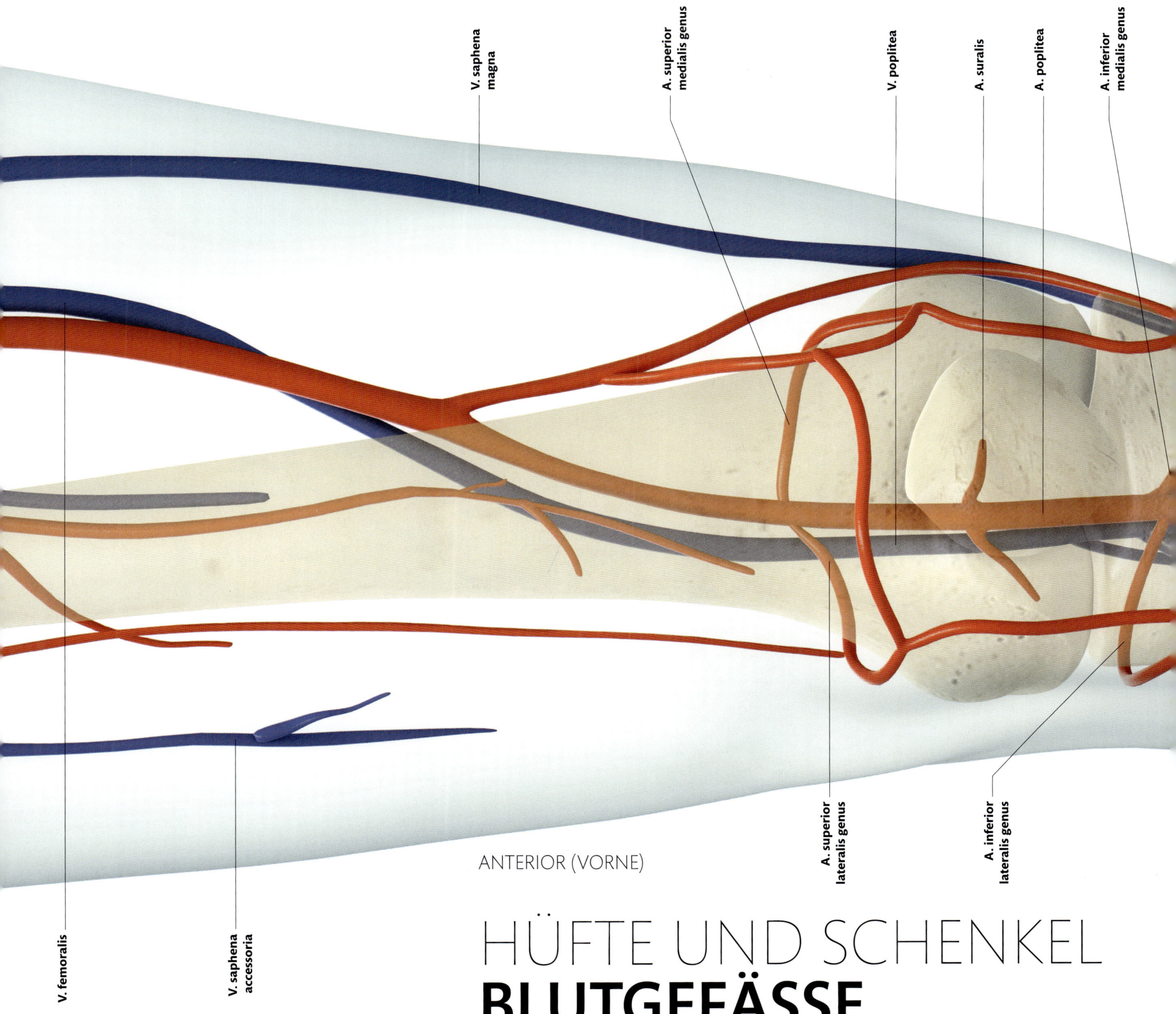

HÜFTE UND SCHENKEL **BLUTGEFÄSSE**

Die A. iliaca externa wird zur A. femoralis, der Hauptarterie zur Versorgung des Unterschenkels, wenn sie über das Schambein und unter dem Leistenband in den Schenkel zieht. Die A. femoralis liegt im Beckenbereich genau in der Mitte zwischen dem vorderen Darmbeinstachel und der Schambeinfuge. Ein großer Ast dieser Arterie, die A. femoralis profunda, versorgt den Oberschenkel.

Die A. femoralis zieht weiter zum Innenschenkel, passiert das Loch in der Sehne des M. adductor magnus und wird zur A. poplitea. Neben den Arterien liegen tiefe Venen. Wie im Arm gibt es auch hier oberflächliche Venen. Die V. saphena magna führt Blut aus der Innenseite von Unter- und Oberschenkel und mündet nahe der Hüfte in die V. femoralis.

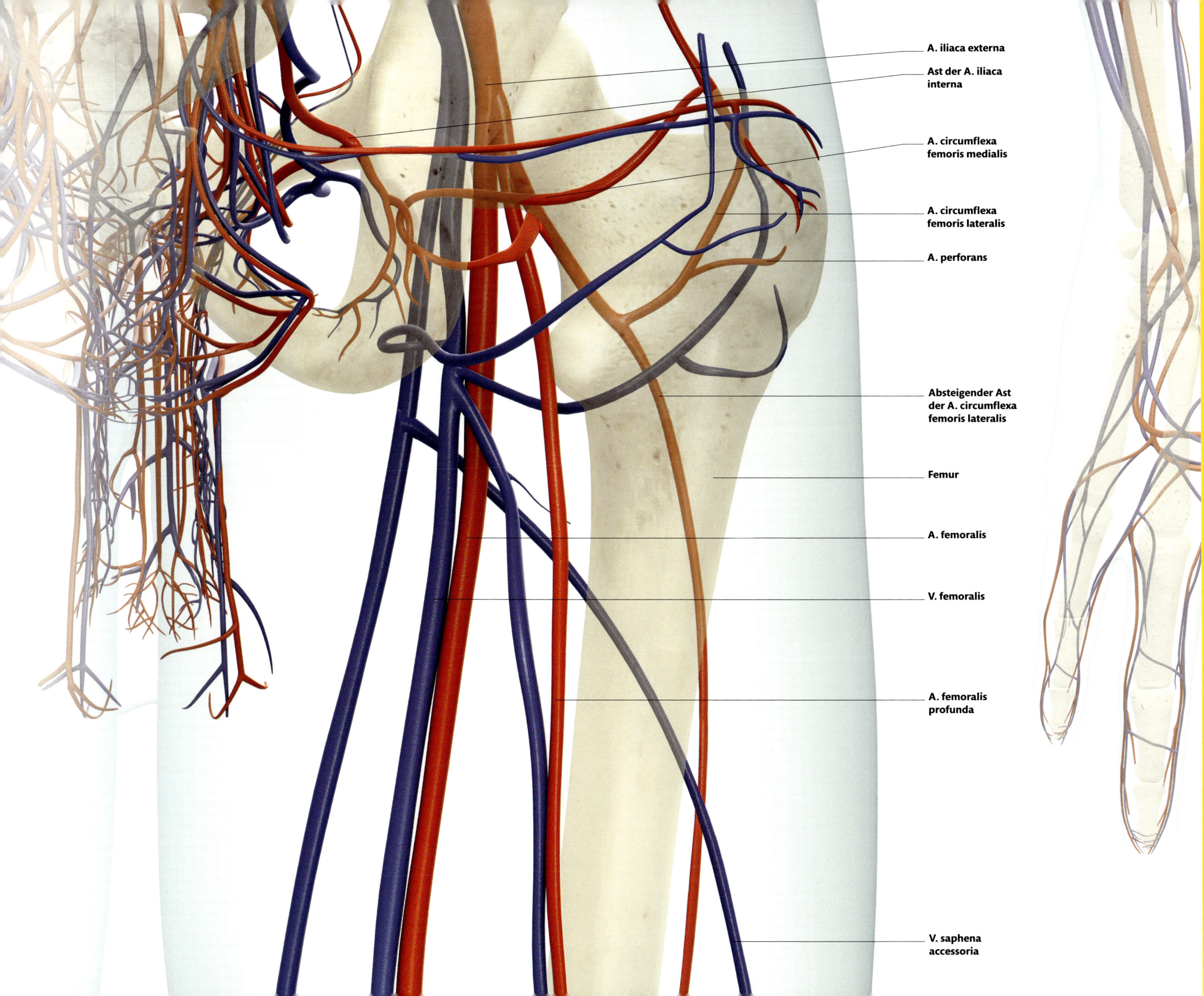
A. iliaca externa
Ast der A. iliaca interna
A. circumflexa femoris medialis
A. circumflexa femoris lateralis
A. perforans
Absteigender Ast der A. circumflexa femoris lateralis
Femur
A. femoralis
V. femoralis
A. femoralis profunda
V. saphena accessoria

HÜFTE UND SCHENKEL **BLUTGEFÄSSE**

In dieser Rückansicht sind die glutealen Äste der A. iliaca interna zu sehen, die durch das Foramen ischiadicum majus ziehen, um das Gesäß zu versorgen. Muskeln und Haut der Innen- und Rückseite des Oberschenkels werden von Ästen der A. femoralis profunda versorgt, den Aa. perforantes. Diese »perforierenden Arterien« werden so genannt, weil sie durch den M. adductor magnus ziehen. Weiter oben umschließen die Aa. circumflexae femorales den Femur. Die A. poplitea ist die Fortsetzung der A. femoralis nach der Passage durch den Hiatus adductorius und zieht vom Oberschenkel tief in die Kniekehle zur V. poplitea.

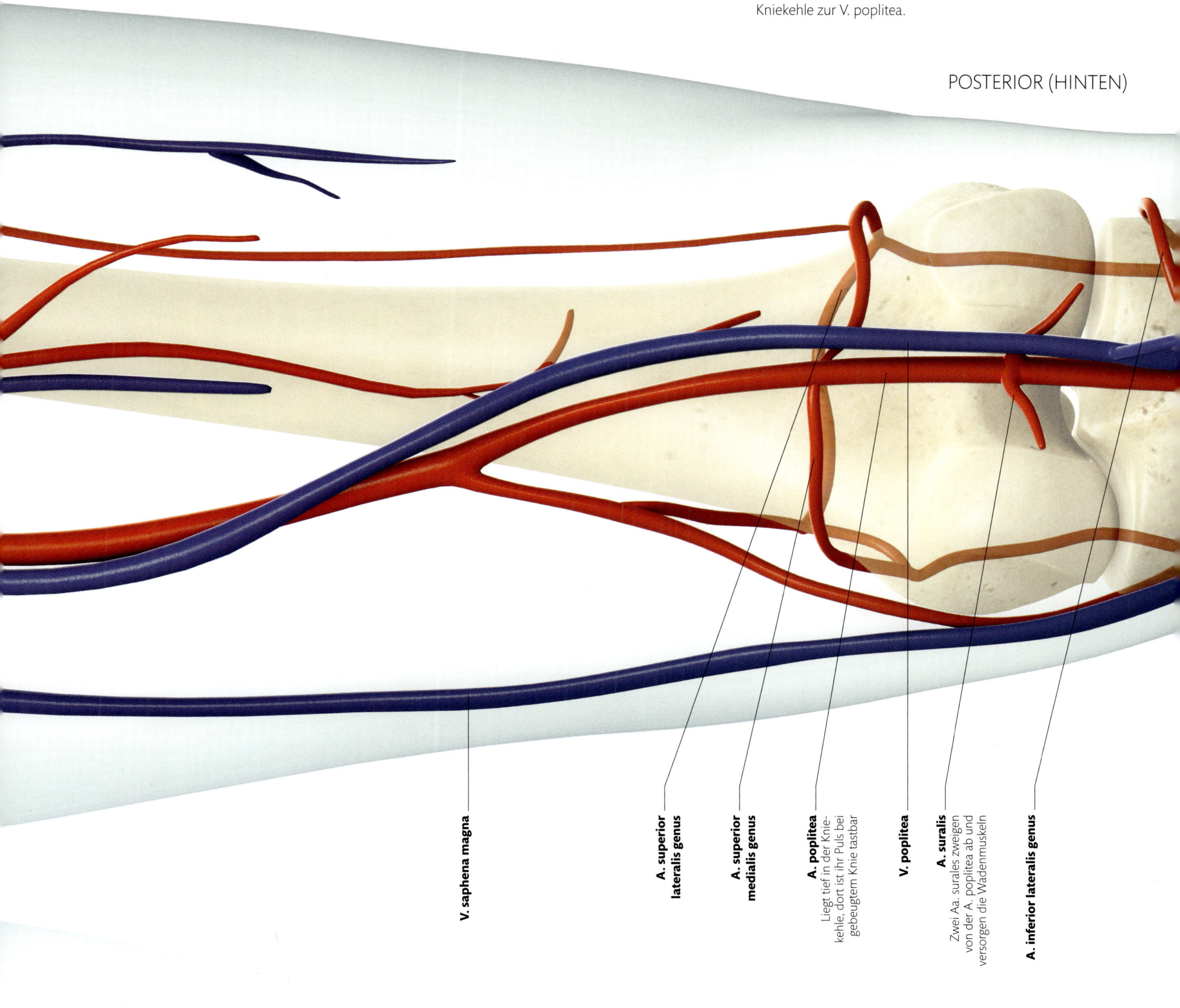

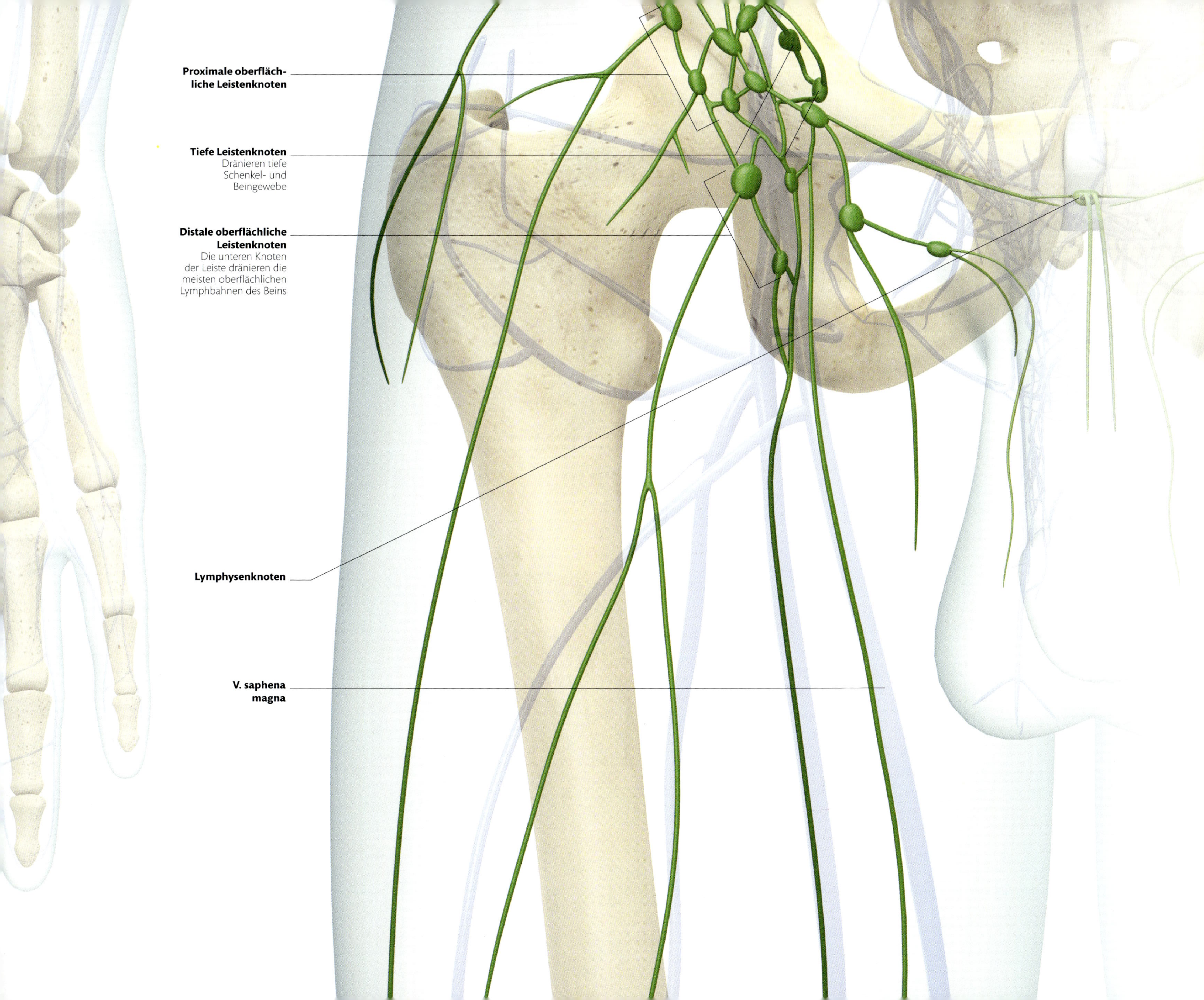
Proximale oberflächliche Leistenknoten
Tiefe Leistenknoten Dränieren tiefe Schenkel- und Beingewebe
Distale oberflächliche Leistenknoten Die unteren Knoten der Leiste dränieren die meisten oberflächlichen Lymphbahnen des Beins
Lymphysenknoten
V. saphena magna

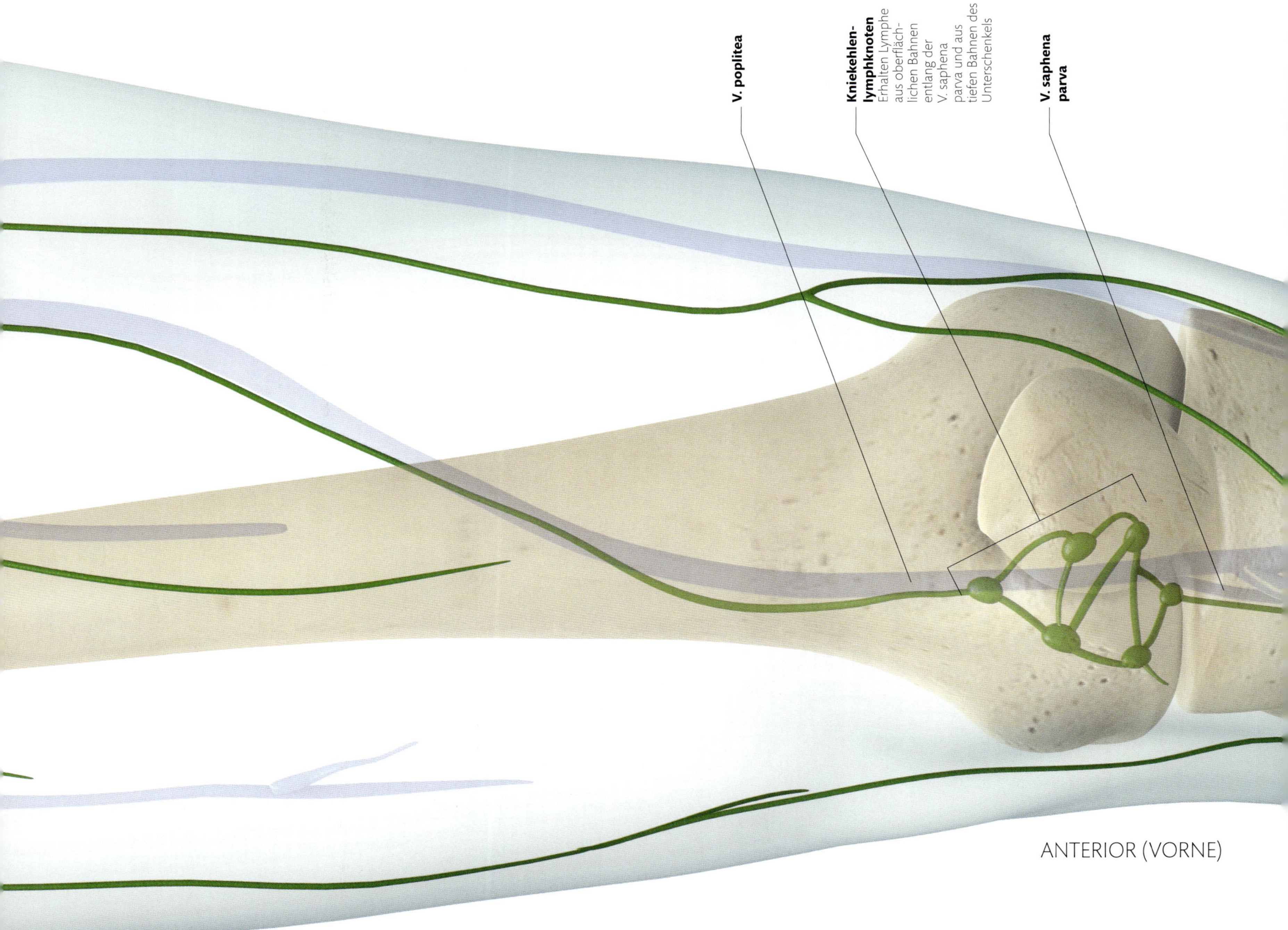

HÜFTE UND SCHENKEL
LYMPH- UND IMMUNSYSTEM

Die meiste Lymphe aus Ober- und Unterschenkel sowie aus dem Fuß passiert die Leistenlymphknoten. Lymphe aus dem tiefen Gesäßgewebe fließt direkt in die Beckenlymphknoten (s. S. 188), die entlang der Aa. iliaca interna und communis liegen. Schließlich gelangt die gesamte Lymphe aus dem Bein in die lateralen Aortenlymphknoten an der Hinterwand des Bauchraums. Wie im Arm gibt es auch im Bein Lymphknotengruppen an den Stellen, an denen oberflächliche Venen in tiefe Venen münden. Kniekehlenlymphknoten liegen an der Mündung der V. saphena parva in die V. poplitea, während oberflächliche Leistenlymphknoten an der Mündung der V. saphena magna in die V. femoralis liegen.

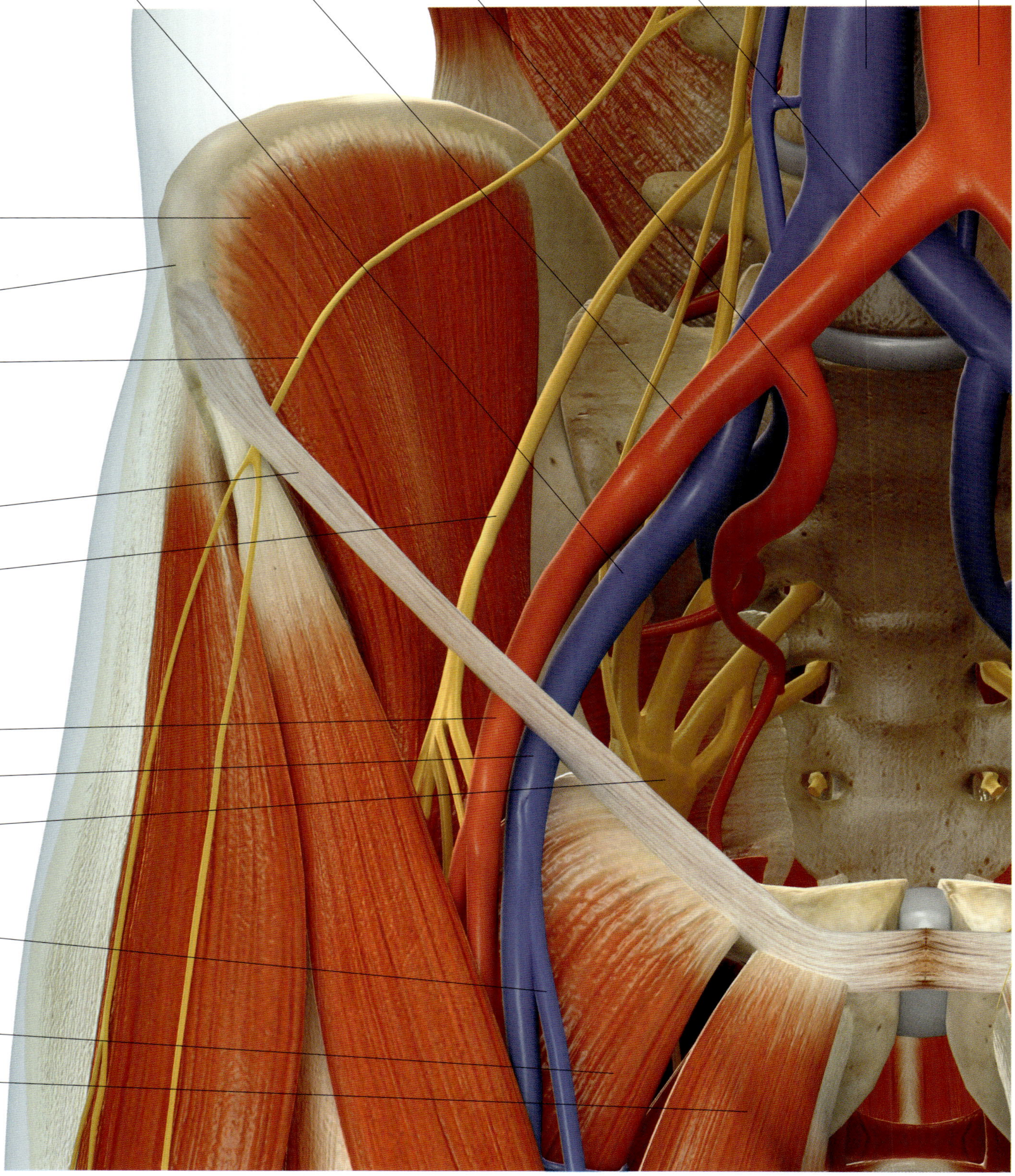

HÜFTE GESAMT
ANTERIOR (VORNE)

HÜFTE UND OBERSCHENKEL
HÜFTE

In der Hüftregion gibt es viele klinisch bedeutende Nerven und Blutgefäße. Das Schenkeldreieck an der vorderen Innenseite des Oberschenkels wird durch die Mm. sartorius und adductor longus sowie das Leistenband (Lig. inguinale) begrenzt. Es enthält den N. femoralis, die A. femoralis und die V. femoralis, deren Puls dort leicht zu fühlen ist. Die lange V. saphenus, die an der Innenseite (medial) des Beins nach oben zieht, mündet hier in die V. femoralis.

Der Gesäßbereich (Glutealregion) reicht vom Beckenkamm oben bis zur Gesäßfalte unten. Unter dem M. gluteus maximus ziehen verschiedene Nerven und Gefäße aus dem Becken in die Glutealregion. Darunter auch der N. ischiadicus (Ischiasnerv), der unter dem M. piriformis hervorzieht.

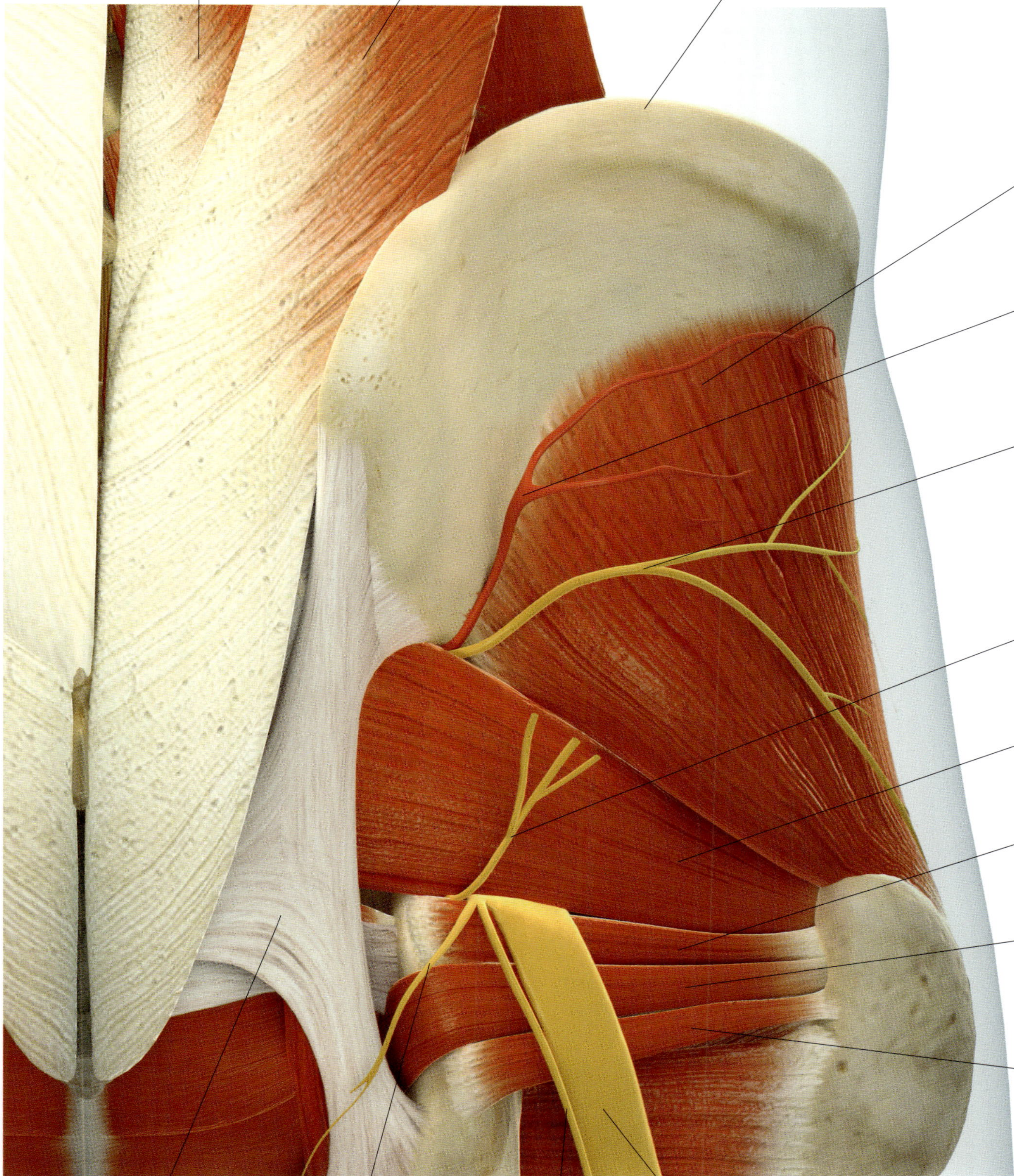

HÜFTE GESAMT
POSTERIOR (HINTEN)

UNTERE EXTREMITÄT
ANATOMISCHE LÜCKEN

Das Schenkeldreieck im Bein ist eine keilförmige Vertiefung zwischen Muskeln und wird nach oben begrenzt durch das Leistenband (Ligamentum inguinale), lateral durch den Innenrand des M. sartorius und medial durch den Innenrand des M. adductor longus. Letzterer schrägt sich ab und bildet zusammen mit dem M. pectineus und dem M. iliopsoas den Boden des Dreiecks. Im Schenkeldreieck verlaufen Oberschenkelarterie, -vene und -nerv.

Der hinter dem Hüftgelenk und unter dem M. gluteus maximus liegende Raum heißt Spatium subglutaeum. Seinen Boden bildet die posteriore Oberfläche des Oberschenkelhalses, die seitliche Begrenzung die Linea aspera (eine Knochenleiste auf dem Schaft des Femurs). Er enthält den M. piriformis, die Sehne des M. obturatorius internus, flankiert von den Mm. gemelli und dem M. quadratus femoris. Neben den Gesäßnerven und -gefäßen verläuft hier auch der Ischiasnerv.

Ebenfalls abgebildet sind eine mediale und laterale Ansicht des Knöchels, die den Tarsaltunnel zeigen. Die beiden Knöchel dienen zur Stabilisierung des Fußgelenks und bilden die Gelenkpfanne des Sprunggelenks. Sie können aber auch als eine Art Flaschenzug fungieren: Die langen Sehnen verschiedener Beinmuskeln verlaufen von hinten um die Knöchel nach vorne in den Fuß.

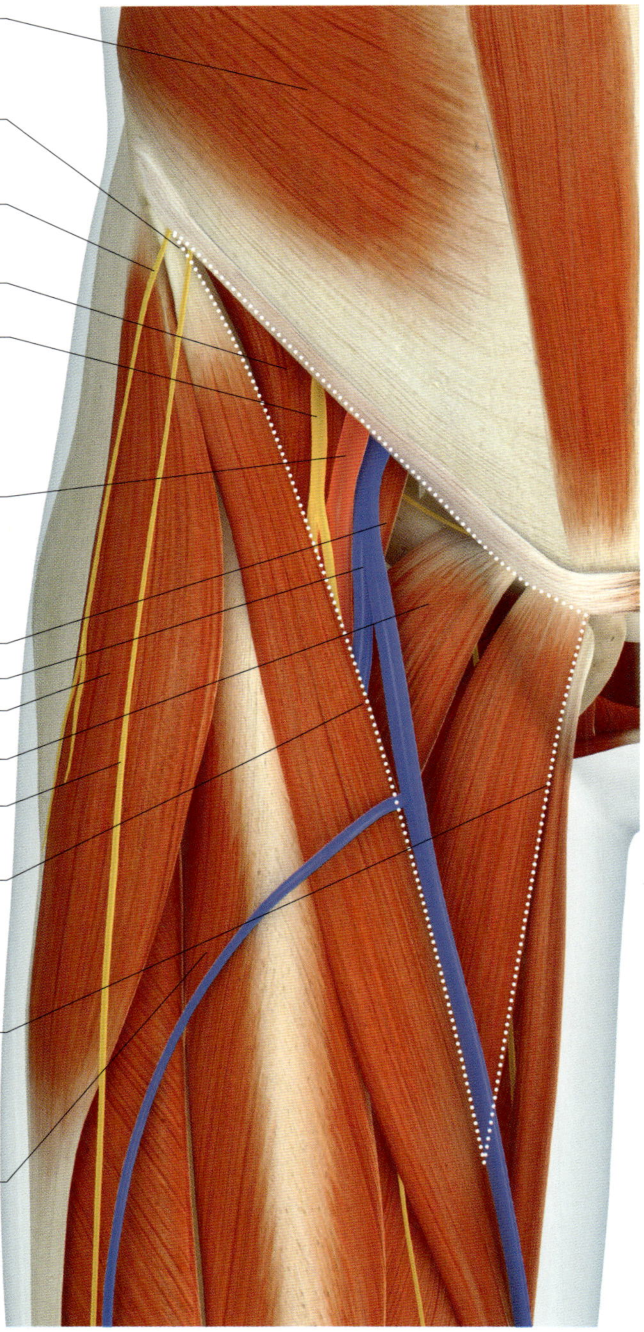

SCHENKEL-DREIECK

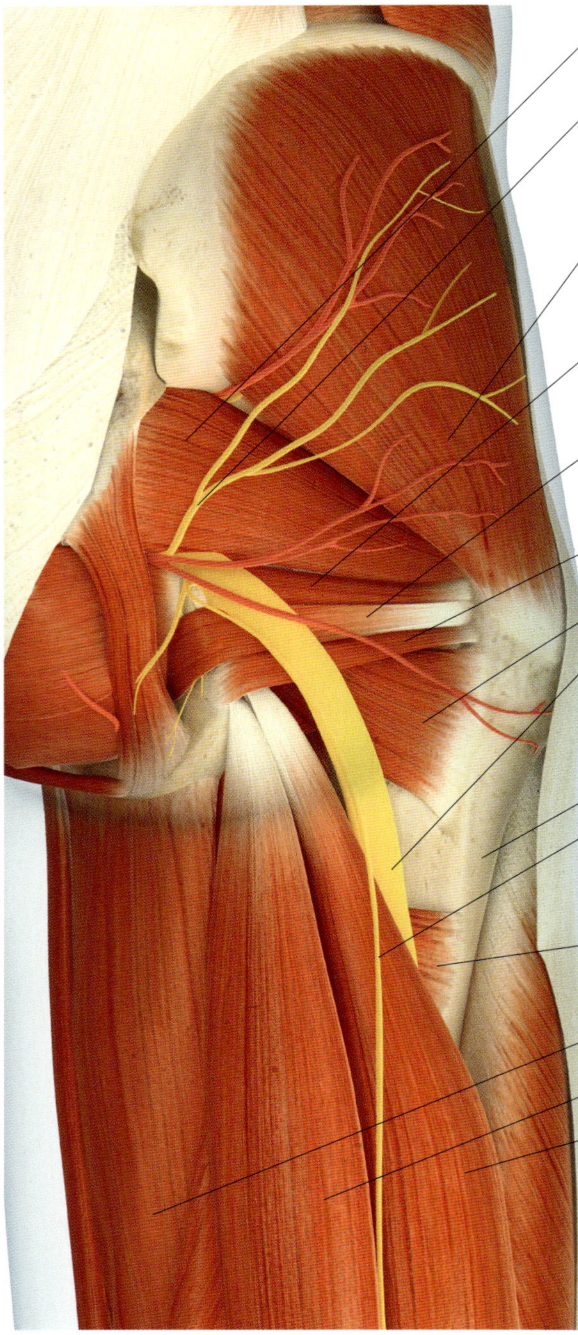

SPATIUM SUBGLUTAEUM

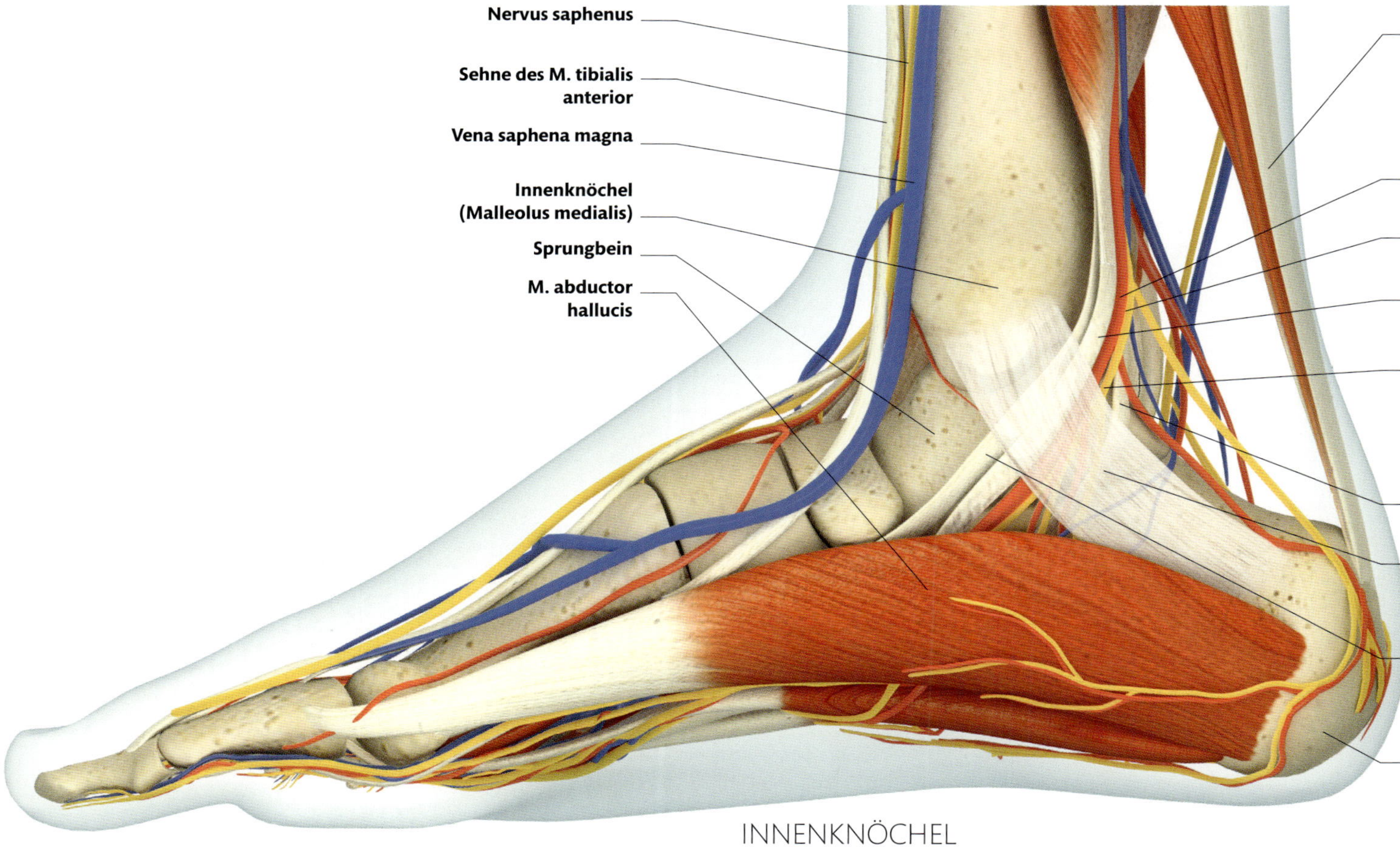

INNENKNÖCHEL

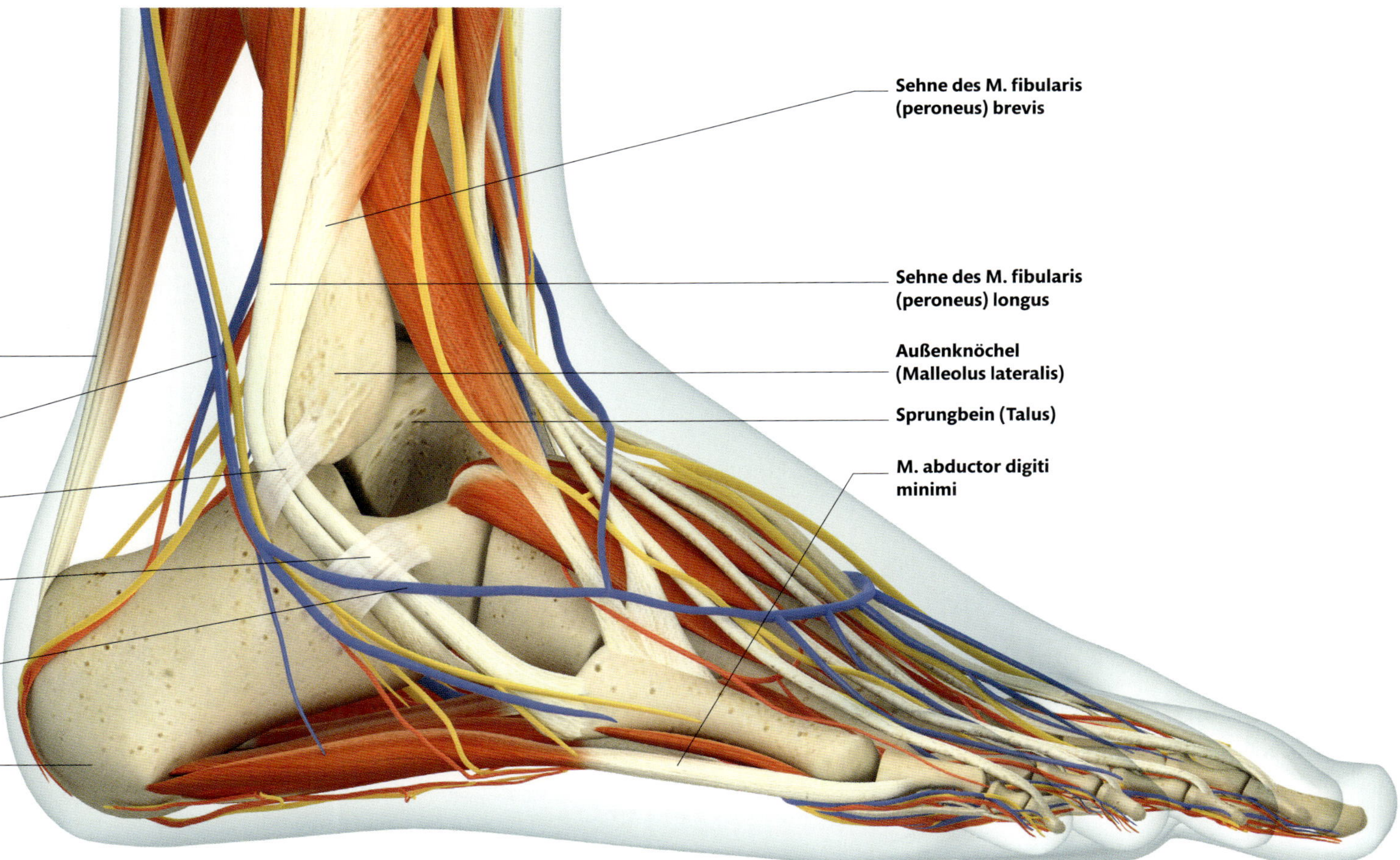

AUSSENKNÖCHEL

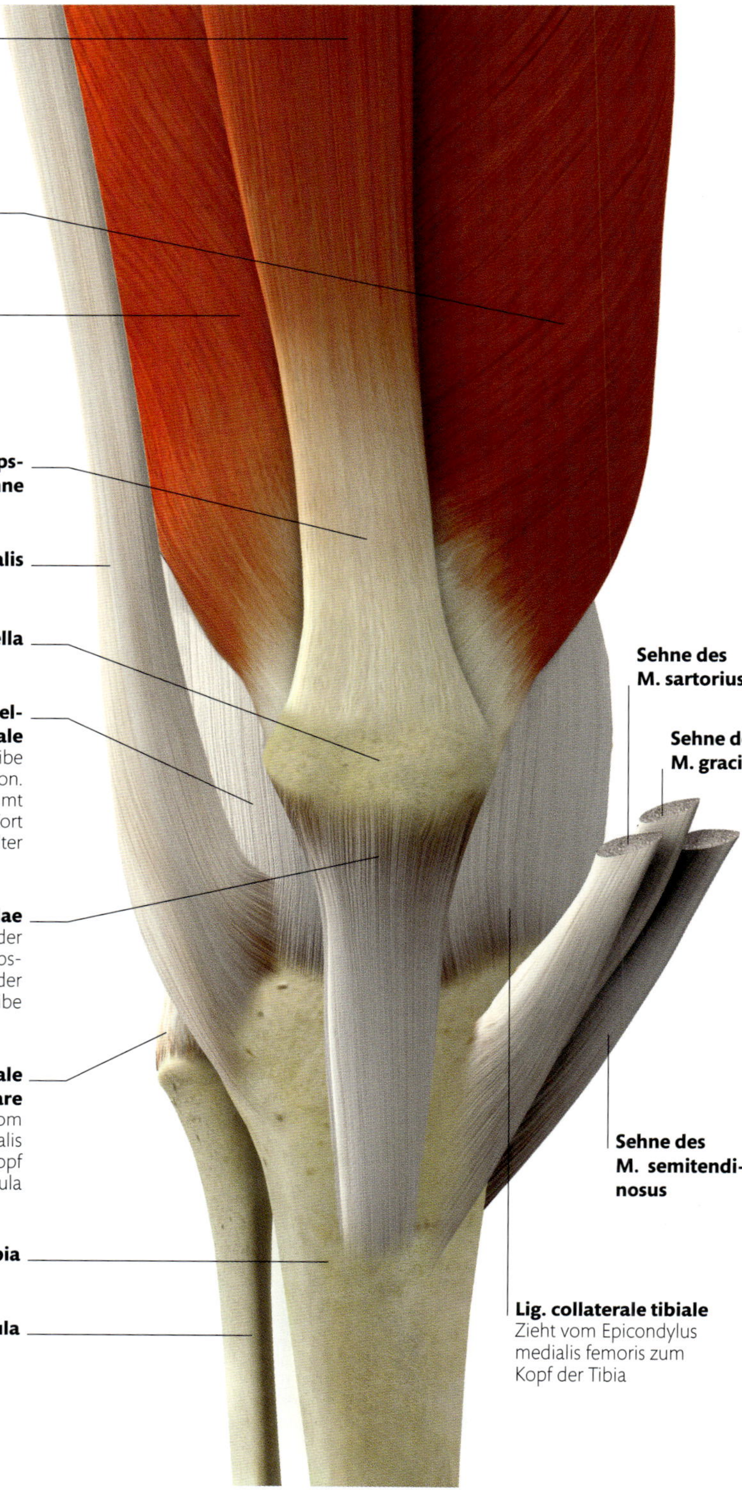

KNIE (GESTRECKT)

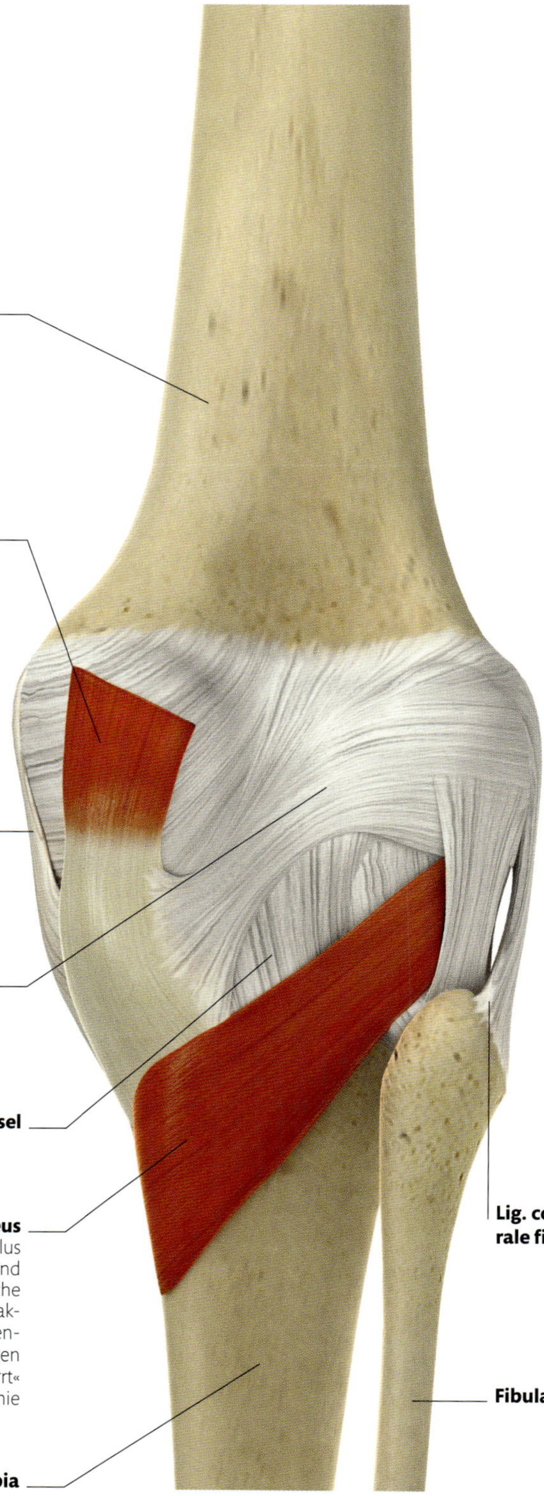

POSTERIOR (HINTEN)

HÜFTE UND SCHENKEL
KNIE

Das Kniegelenk ist die Artikulation zwischen Femur, Tibia und Patella. Obwohl dieses Gelenk in erster Linie ein Scharniergelenk ist, erlaubt es neben Beugen und Strecken auch leichte Verschiebungen und Axialrotationen. Die Komplexität der Bewegungen spiegelt sich im Aufbau des Gelenks wider: Im Inneren des Knies bilden die beiden Kreuzbänder die Verbindung zwischen Femur und Tibia. Sie liegen kreuzweise übereinander, wie ihr Name ahnen lässt. Zwei halbmondförmige Knorpelscheiben sind auf der Gelenkfläche der Tibia verankert: der Innen- und der Außenmeniskus. Um das gesamte Kniegelenk, zwischen Knochen, Bändern und Sehnen, sind viele kleine Schleimbeutel zu finden – gefüllt mit Synovialflüssigkeit, die für möglichst geschmeidige Bewegungen sorgt.

Auf der Rückseite des Kniegelenks befindet sich die Kniekehle (Fossa poplitea), durch die wichtige Nerven und Gefäße auf ihrem Weg zwischen Ober- und Unterschenkel hindurchziehen.

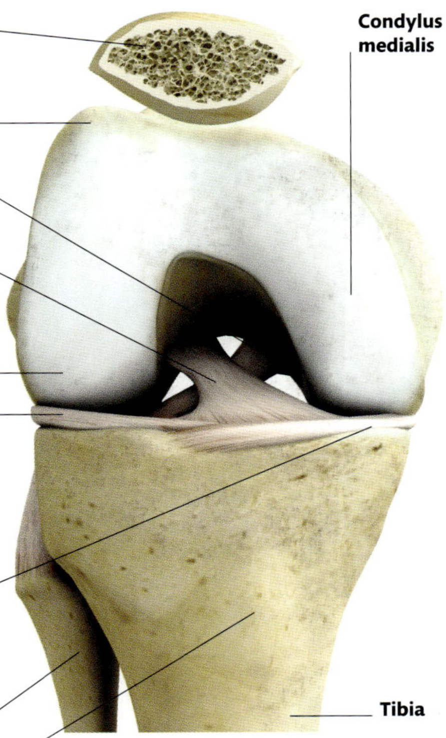

KNIE (GEBEUGT)

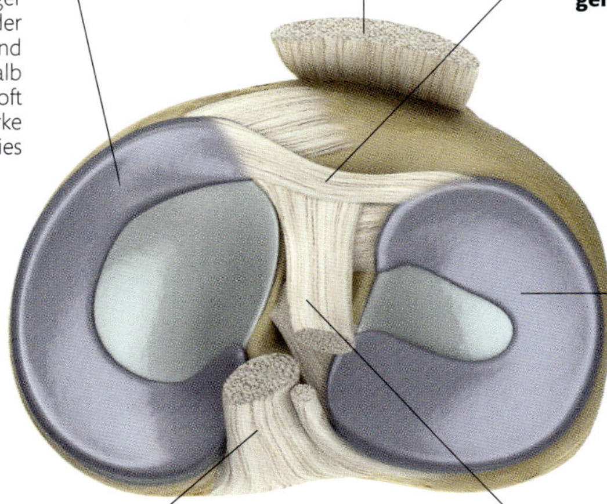

TIBIAPLATEAU (VON OBEN)

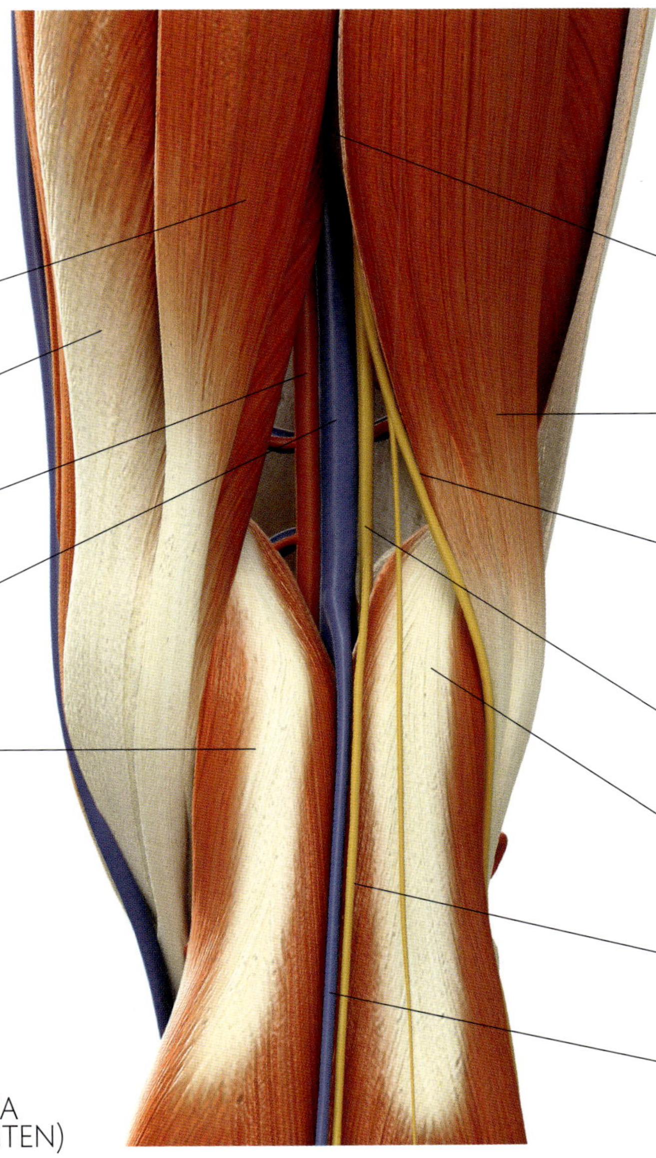

FOSSA POPLITEA POSTERIOR (HINTEN)

UNTERSCHENKEL UND FUSS
KNOCHENBAU

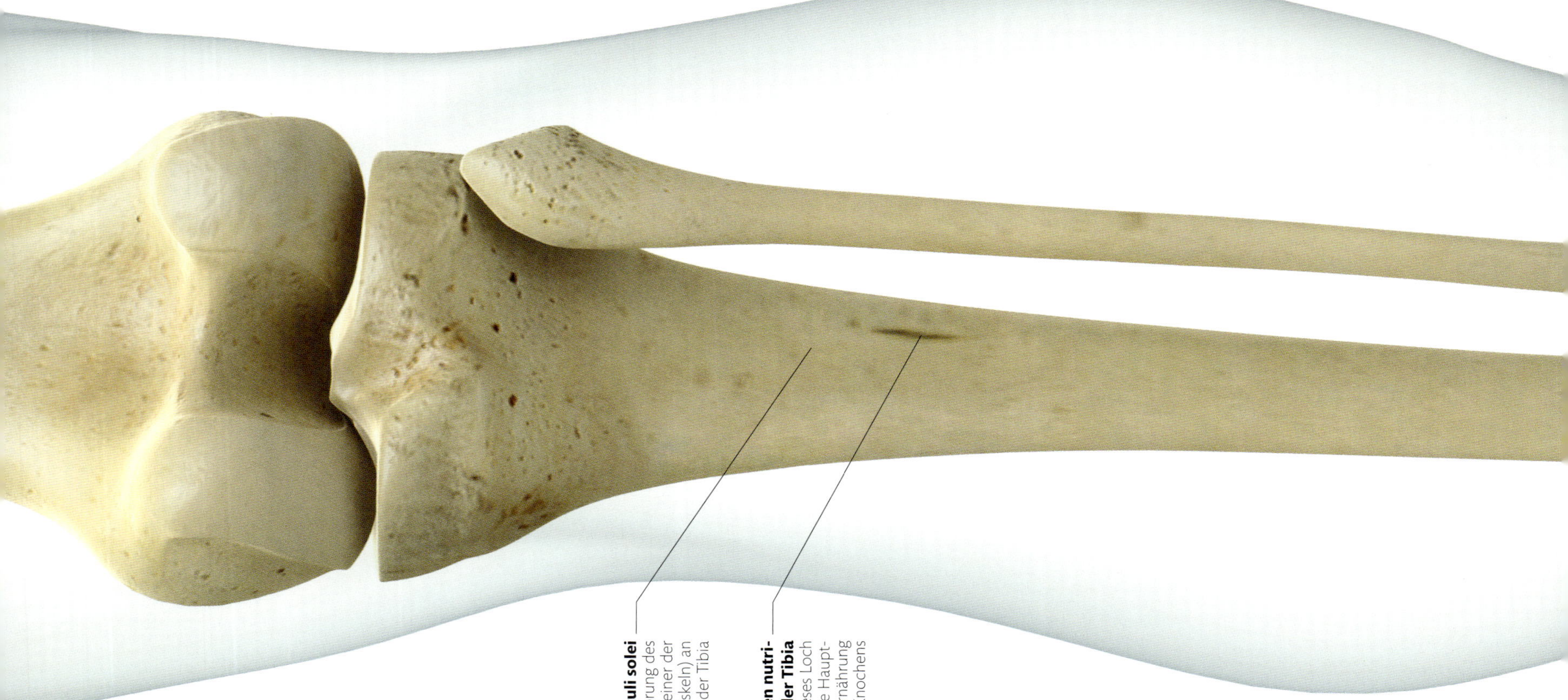

POSTERIOR (HINTEN)

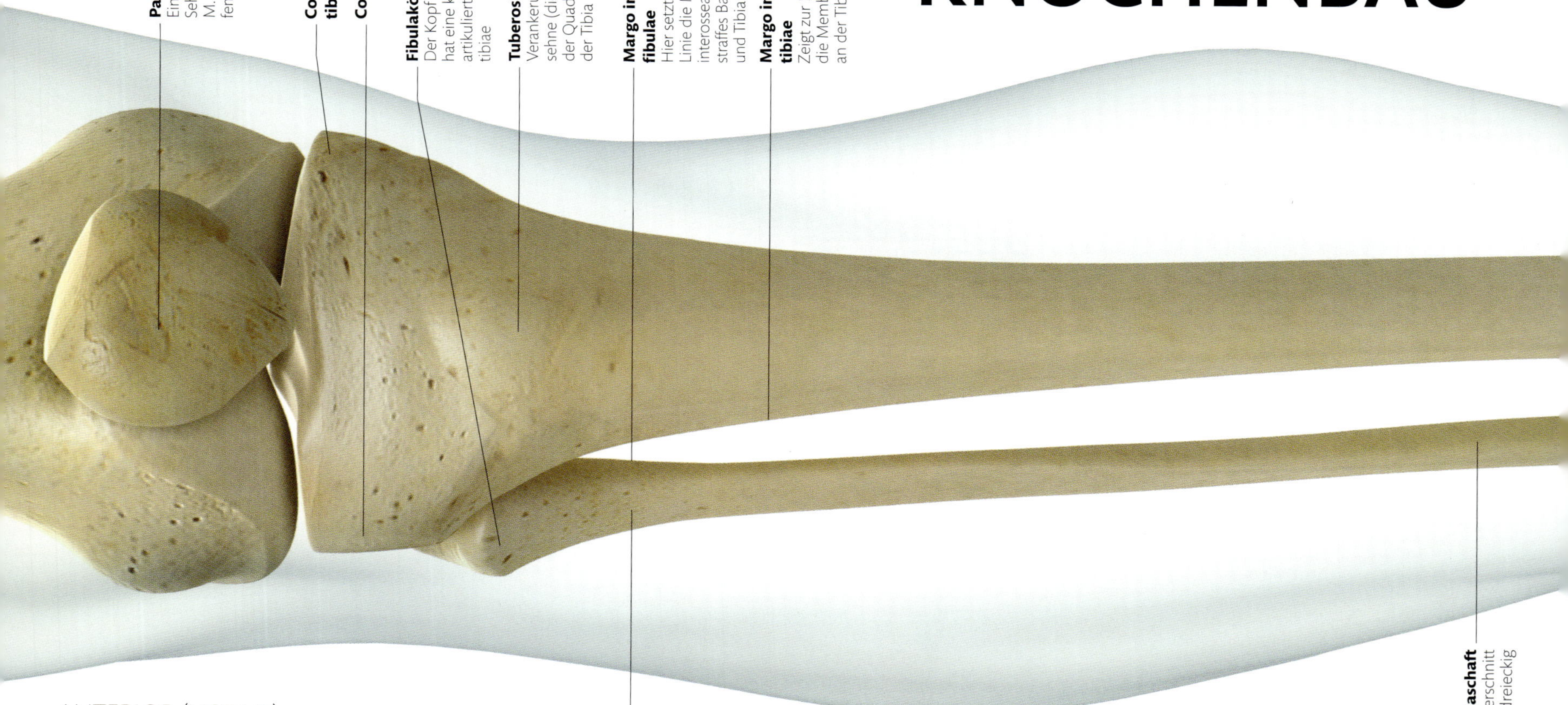

ANTERIOR (VORNE)

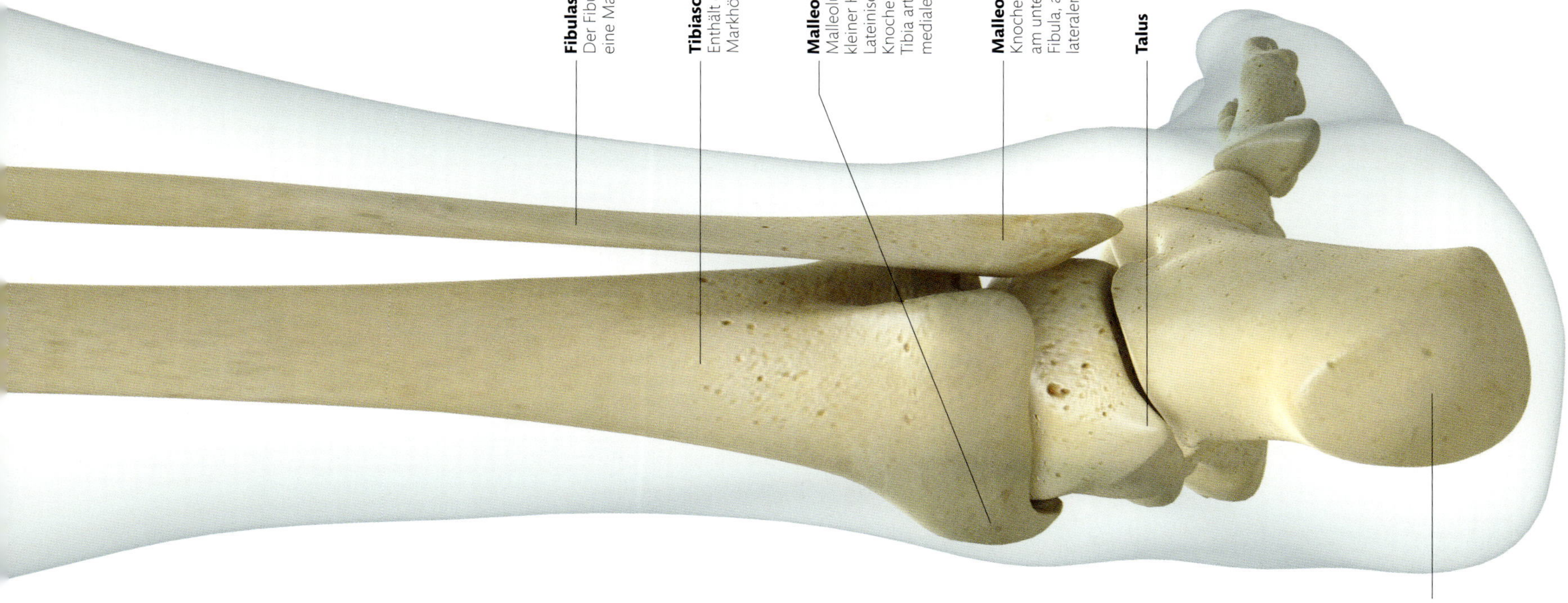

Die Tibia (Schienbein) ist der Knochen des Unterschenkels, der das meiste Gewicht trägt. Die Fibula (Wadenbein), die unter dem Knie mit der Tibia verbunden ist, stellt zusätzliche Verankerungen für die Muskeln des Unterschenkels und bildet einen Teil des Knöchels. Der Fuß umfasst Fußwurzel, Mittelfußknochen und Zehen (Ossa tarsales, metatarsales und Phalangen) und ähnelt dem Aufbau der Hand (Ossa carpales, metacarpales und Phalangen). Der gemeinsame Bauplan der oberen und unteren Gliedmaßen ist unverkennbar: Schulter- bzw. Beckengürtel als Verbindung zum Rumpf, ein kräftiger Röhrenknochen im oberen und zwei Röhrenknochen im unteren Segment, eine Ansammlung kleiner Knochen als Hand- oder Fußwurzel und Reihen langer, schmaler Knochen, die schließlich Finger oder Zehen bilden.

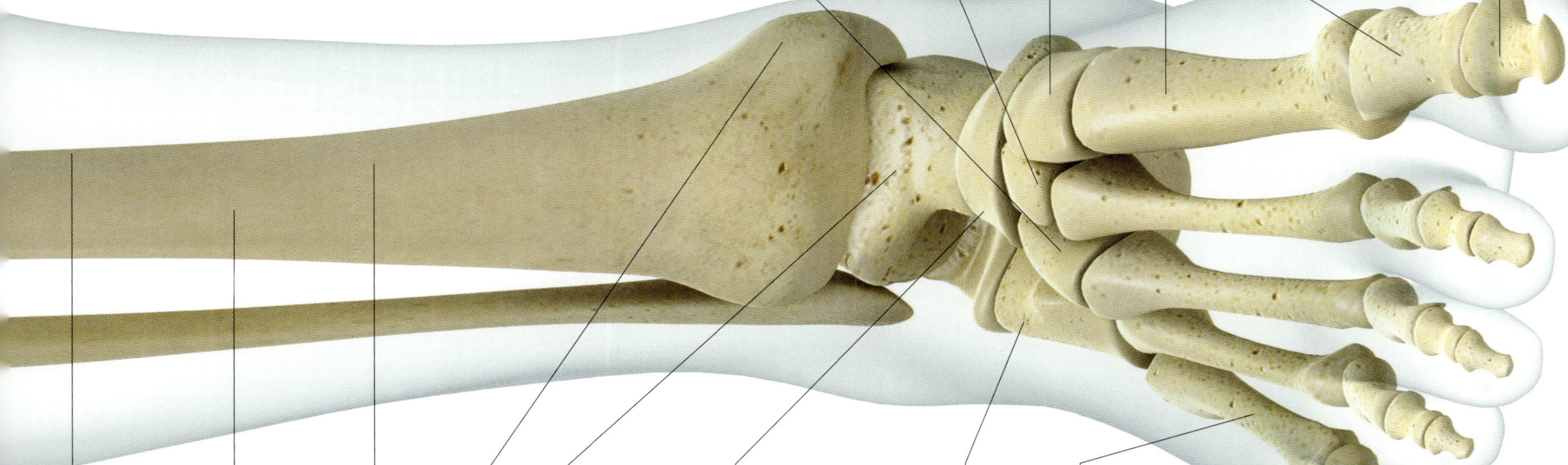

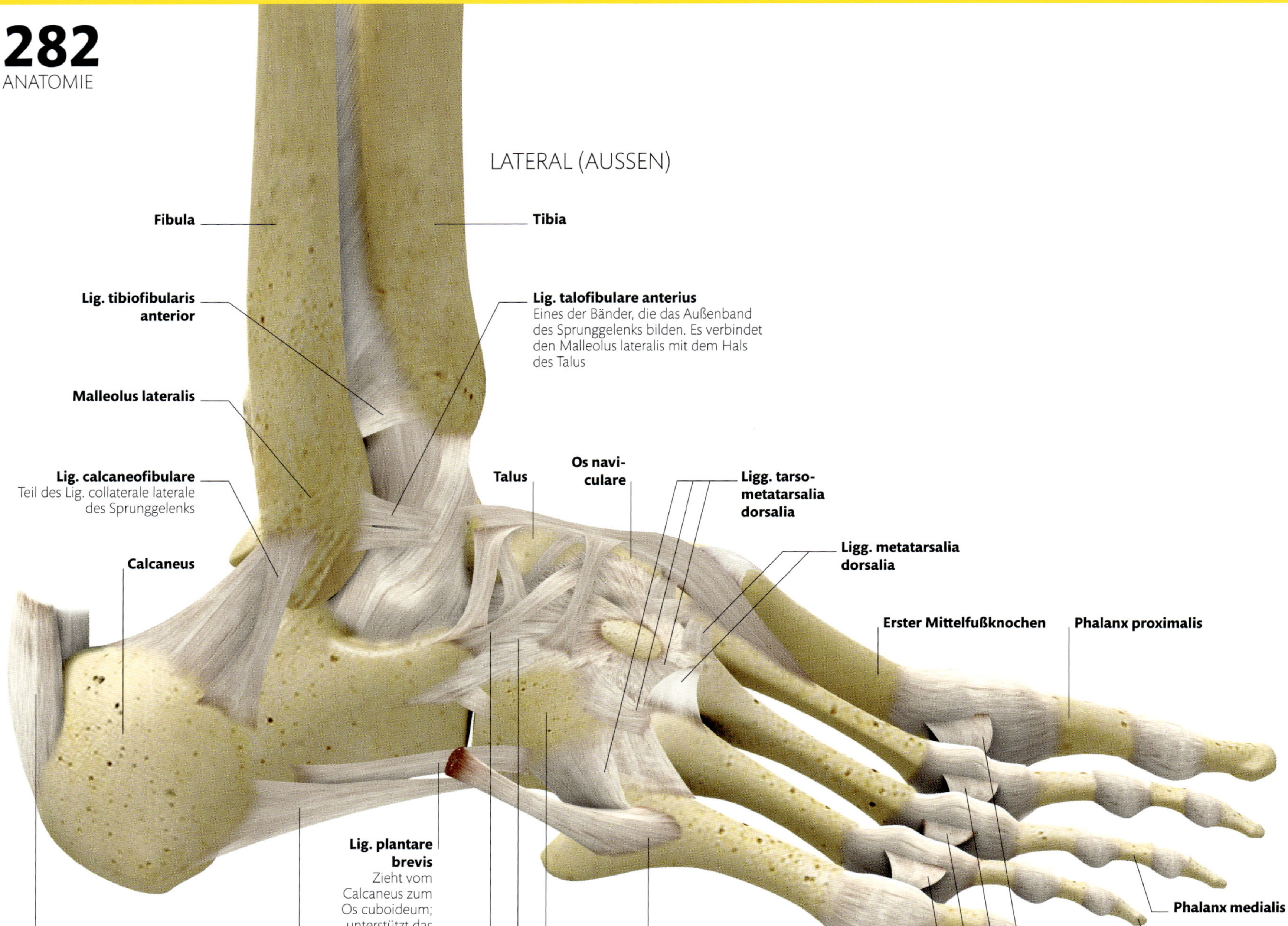

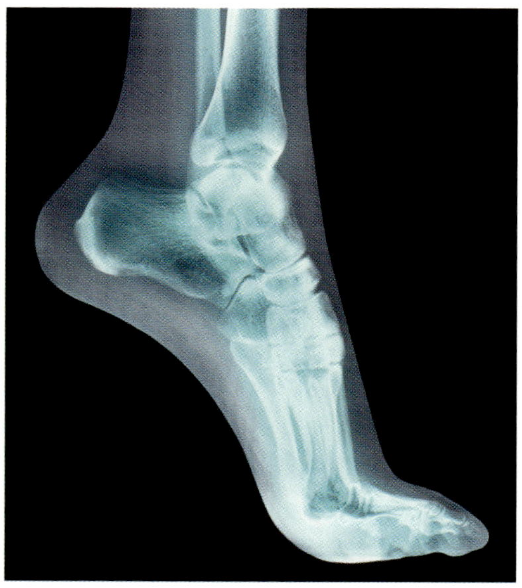

Röntgenbild im Zehenstand
Eine Momentaufnahme der Fußbewegung. Die Wadenmuskeln ziehen das Fersenbein nach oben, um das Sprunggelenk zu strecken, während die Mittelfußzehengelenke gebeugt sind.

UNTERSCHENKEL UND FUSS KNOCHENBAU

Das Sprunggelenk ist ein einfaches Scharniergelenk. Die unteren Enden von Tibia und Fibula sind durch starke Bänder verbunden, die eine sogenannte »Bandhaft« bilden. Stabilisiert wird das Gelenk durch kräftige Kollateralbänder zu beiden Seiten des Gelenks. Der Talus bildet mit dem Calcaneus darunter und dem Os naviculare davor Synovialgelenke (s. S. 49). Auf Höhe des Gelenks zwischen Talus und Os naviculare befindet sich ein weiteres Gelenk zwischen Calcaneus und Os cuboideum. Die Gesamtheit dieser Gelenke erlaubt die Einwärts- und Auswärtsbewegung des Fußes. Der Knochenbau des Fußes bildet ein Längs- und ein Quergewölbe, das durch Muskelsehnen und Bänder verspannt und aufrechterhalten wird.

POSTERIOR (HINTEN)

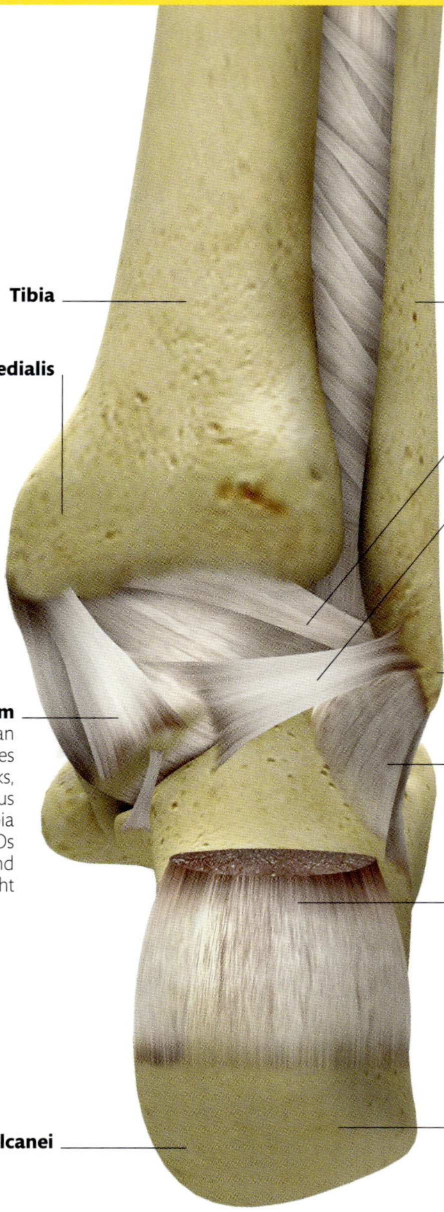

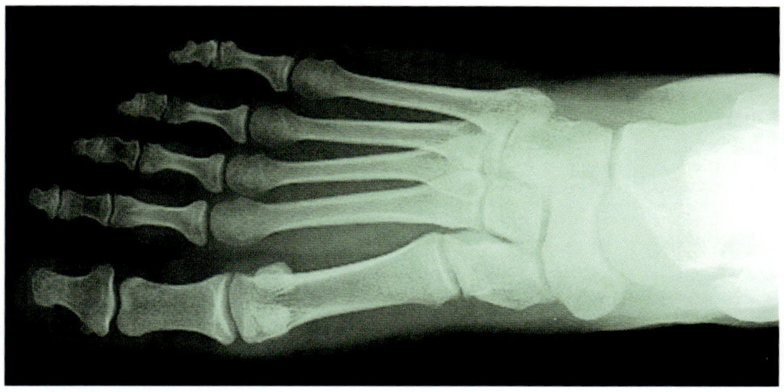

Fußknochen, Ansicht von oben
Diese Dorsal-plantar-Aufnahme des Fußes zeigt die Knochen des Fußes so, als würden Sie auf Ihren rechten Fuß hinunterblicken. Die beiden kleinen Knochen nahe dem Kopf des ersten Mittelfußknochens sind »Sesambeine«, die in die Sehnen der kurzen Muskeln eingebettet sind, die den großen Zeh bewegen.

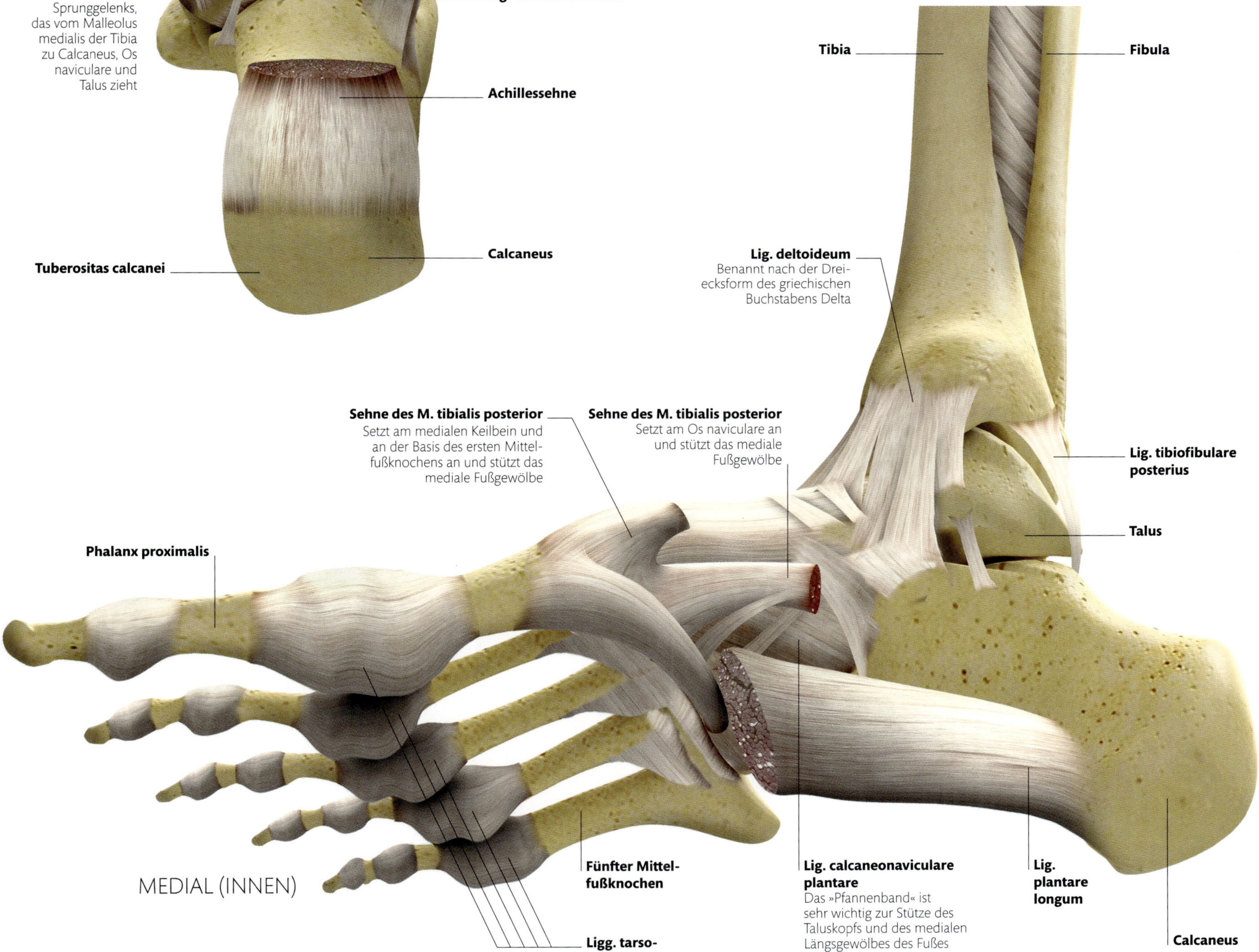

MEDIAL (INNEN)

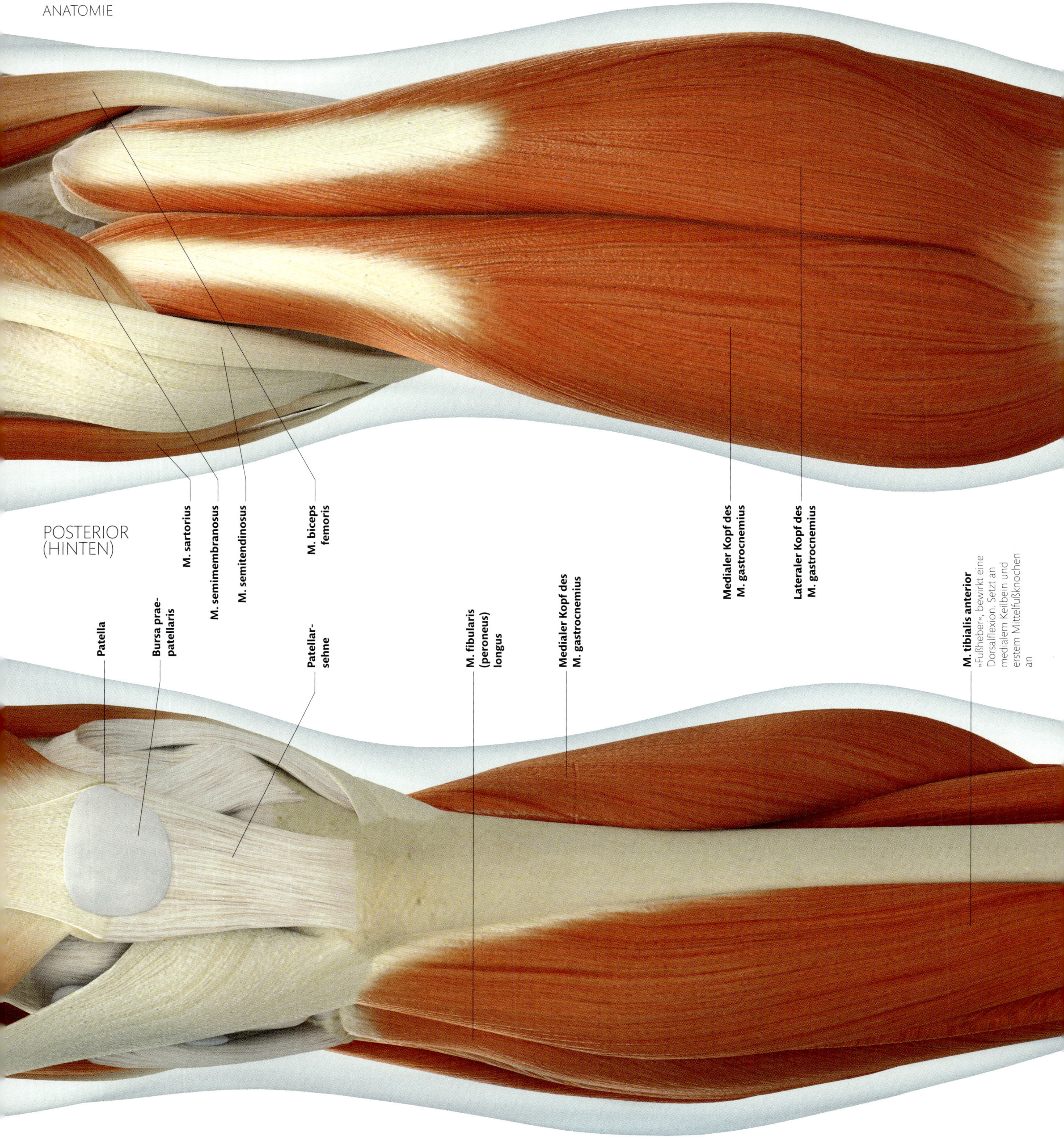
POSTERIOR
(HINTEN)
M. sartorius
M. semimembranosus
M. semitendinosus
M. biceps femoris
Medialer Kopf des M. gastrocnemius
Lateraler Kopf des M. gastrocnemius
Patella
Bursa praepatellaris
Patellarsehne
M. fibularis (peroneus) longus
Medialer Kopf des M. gastrocnemius
M. tibialis anterior
»Fußheber«, bewirkt eine Dorsalflexion. Setzt an medialem Keilbein und erstem Mittelfußknochen an

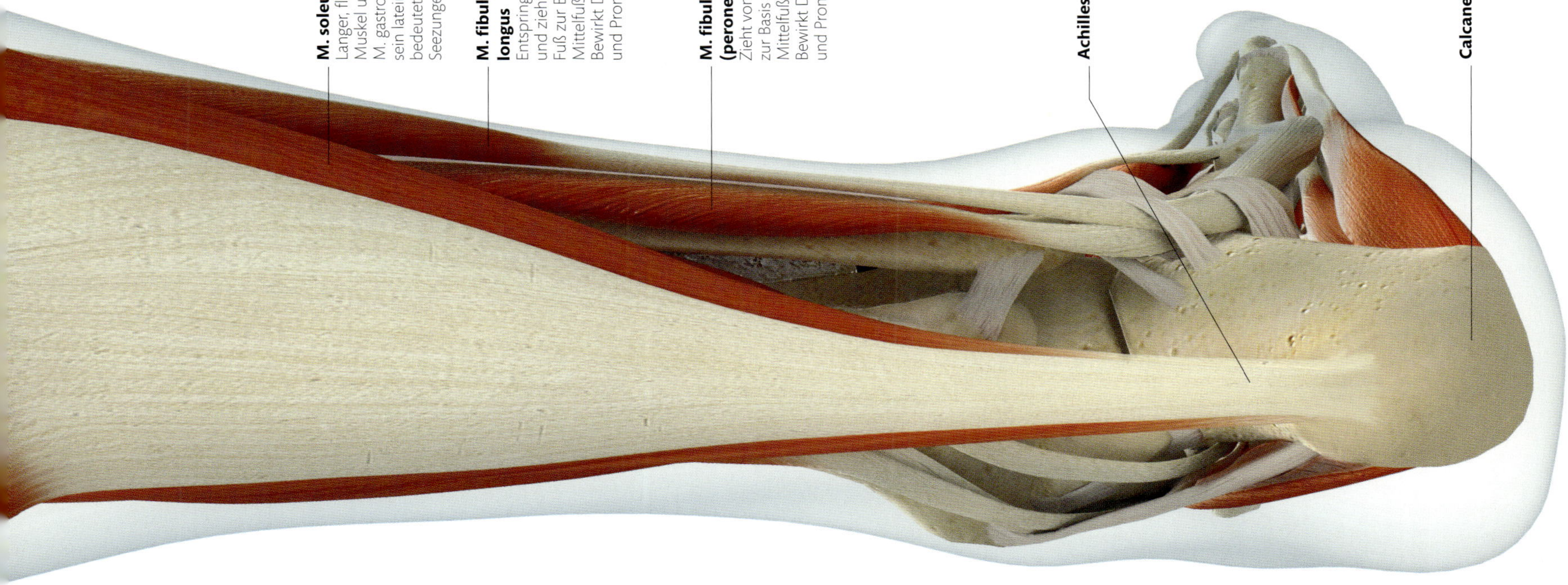

UNTERSCHENKEL UND FUSS **MUSKULATUR**

OBERFLÄCHLICHE MUSKELN

Sie können die mediale Oberfläche des Schienbeins (Tibia) an der Vorderseite des Unterschenkels leicht ertasten. Wenn Sie Ihre Finger auswärts bewegen, fühlen Sie die scharfe Kante des Knochens und die Muskeln an der Seite, deren lange Sehnen bis in den Fuß reichen. Diese können den Fuß am Sprunggelenk nach oben in die Dorsalflexion ziehen. Einige Streckersehnen ziehen bis in die Zehen.

Die Muskeln an der Rückseite des Unterschenkels sind wesentlich massiger und bilden die Wade. Die Sehnen der Mm. gastrocnemius und soleus darunter bilden zusammen die Achillessehne, die das Fersenbein (Calcaneus) nach oben zieht, wodurch der Fußballen nach unten gedrückt wird. So kann sich der Fuß beim Gehen und Laufen vom Boden abstoßen.

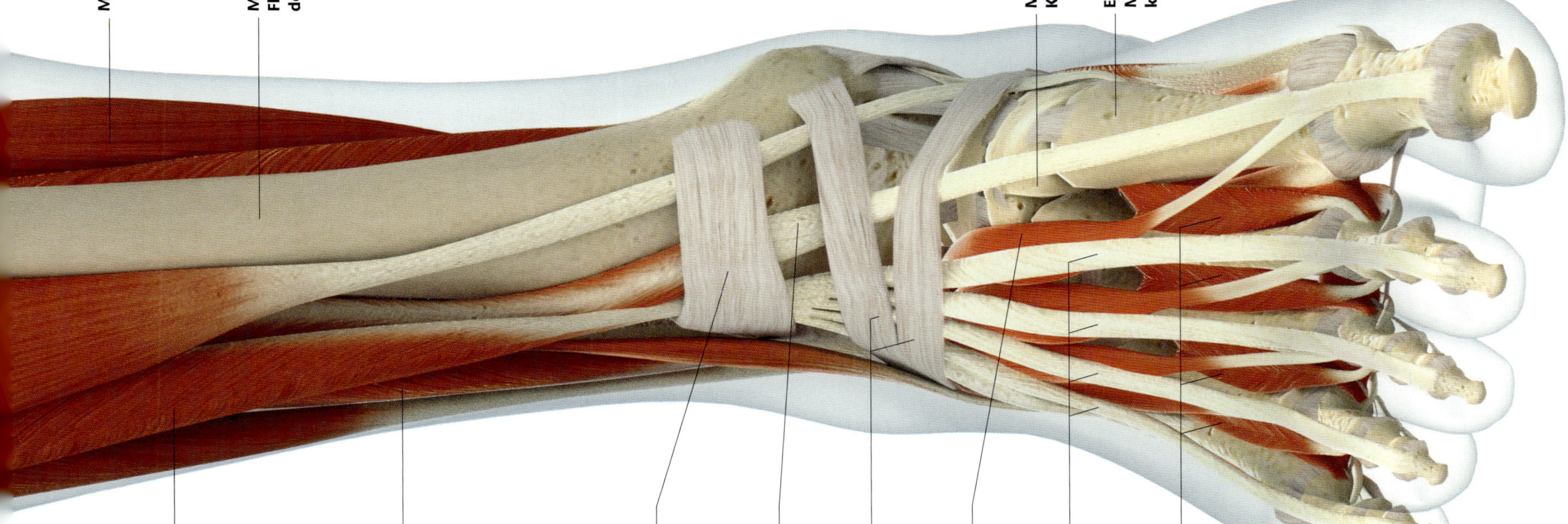

UNTERSCHENKEL UND FUSS
MUSKULATUR

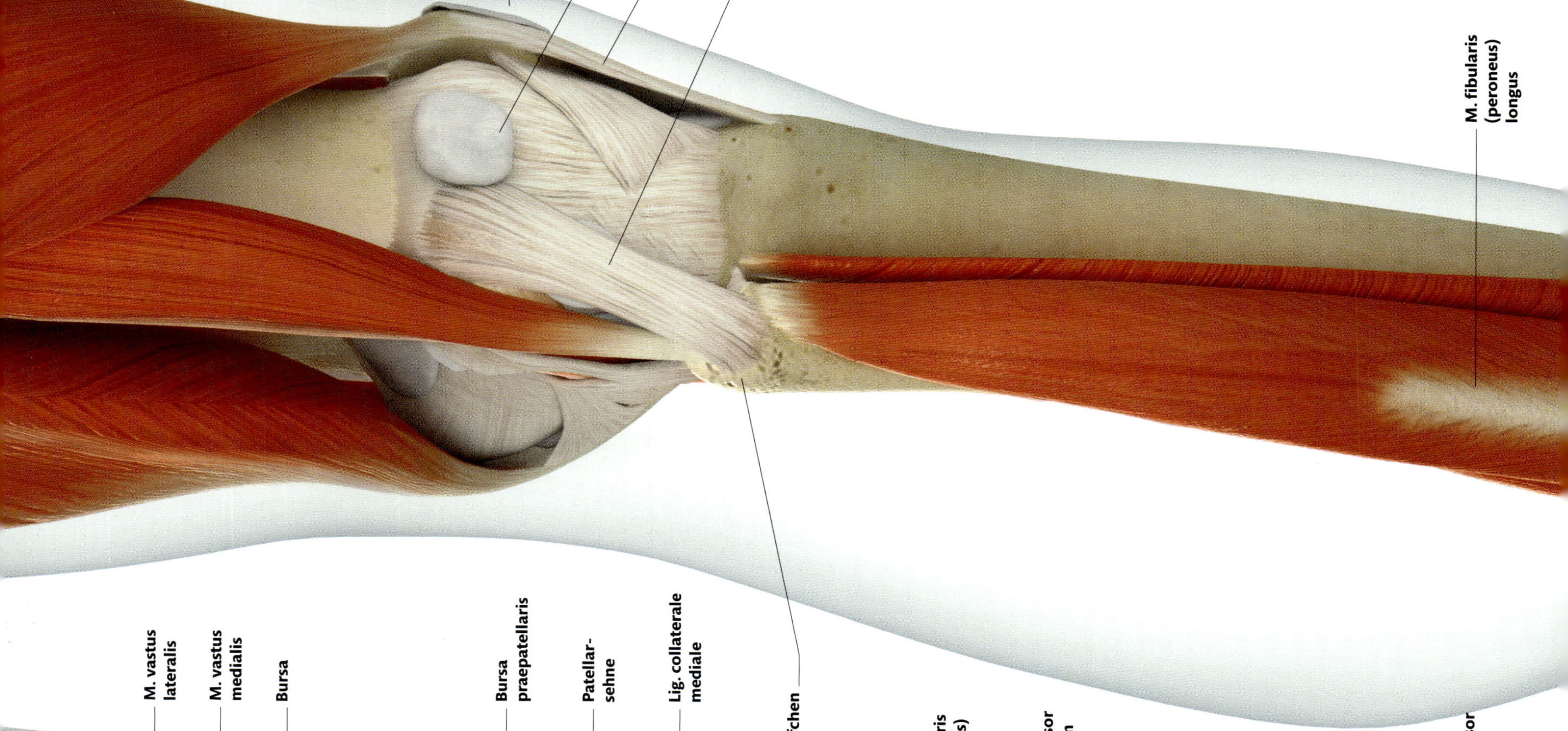

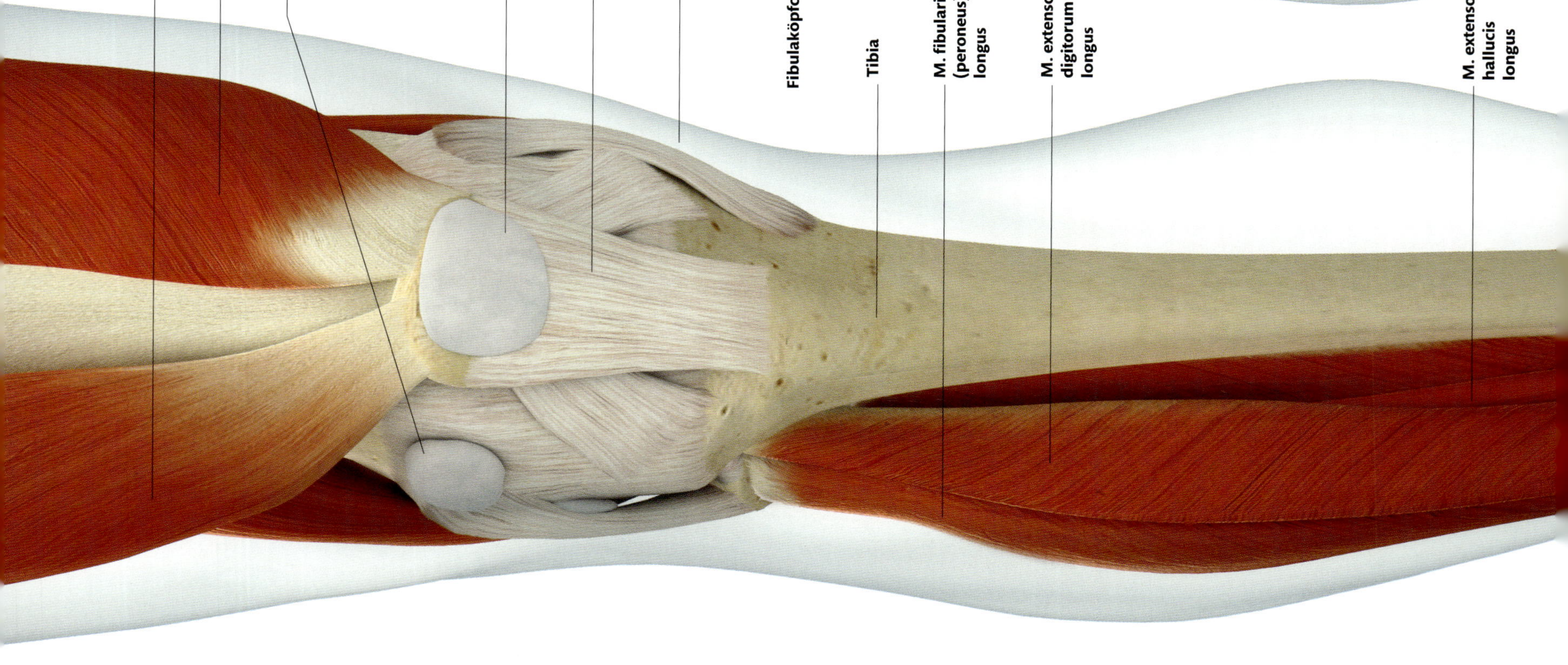

TIEFE MUSKELN

Zwei Muskeln laufen an der lateralen Seite des Unterschenkels in den Fuß: die Mm. fibularis longus und brevis (s. S. 285). Diese Muskeln verlaufen entlang der Außenseite des Fußes nach oben in die Pronation. Die Sehne des M. fibularis longus zieht unter den Fuß, um an der Innenseite anzusetzen und das Quergewölbe des Fußes zu unterstützen. Der M. flexor hallucis longus entspringt an Fibula und Membrana interossea und läuft in einer Sehne aus, die hinter dem Malleolus medialis in die Fußsohle hinunter verläuft, wo sie an der distalen Phalanx des großen Zehs ansetzt.

LATERAL (AUSSEN)

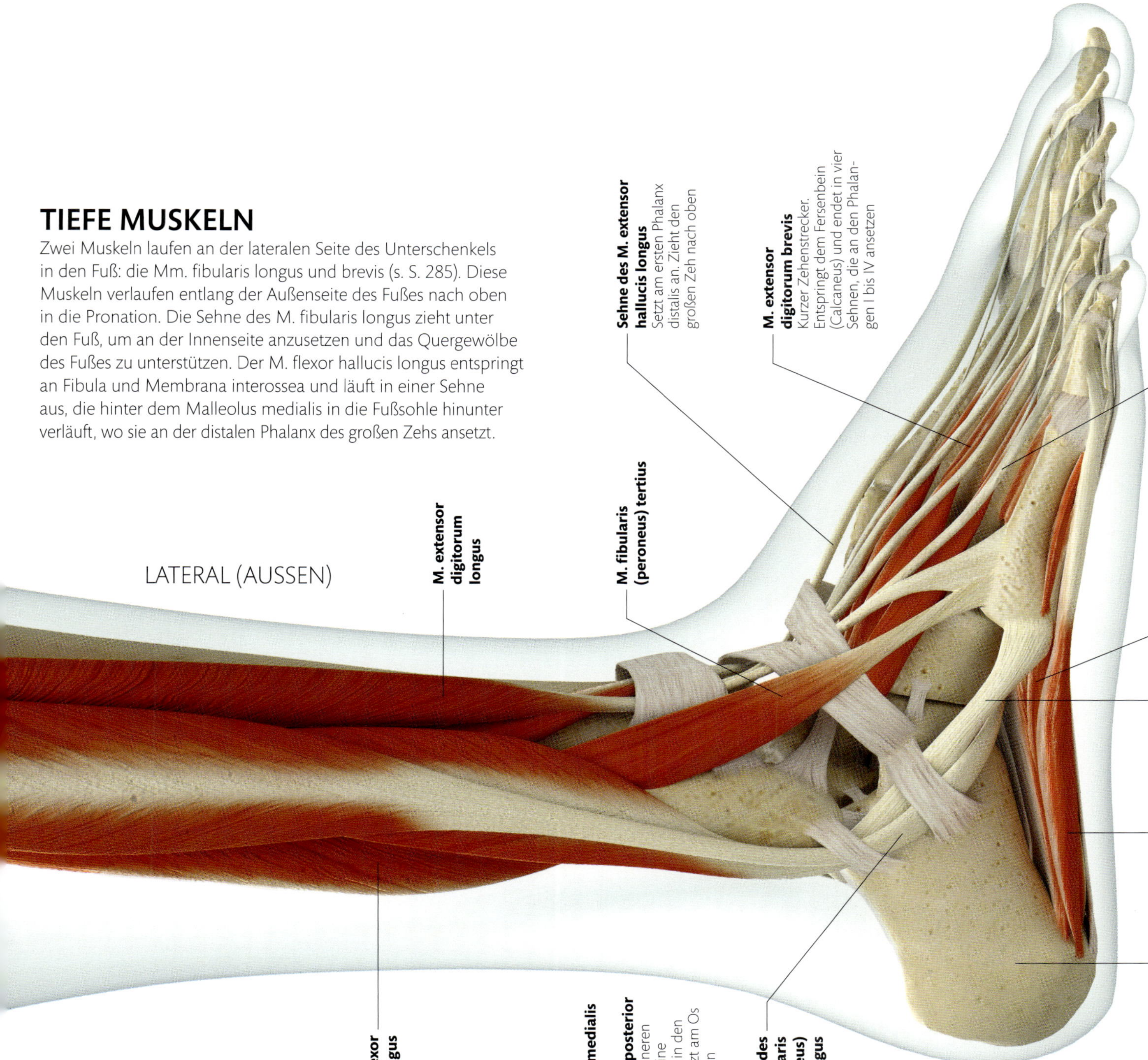

ANTERIOR (VORNE)

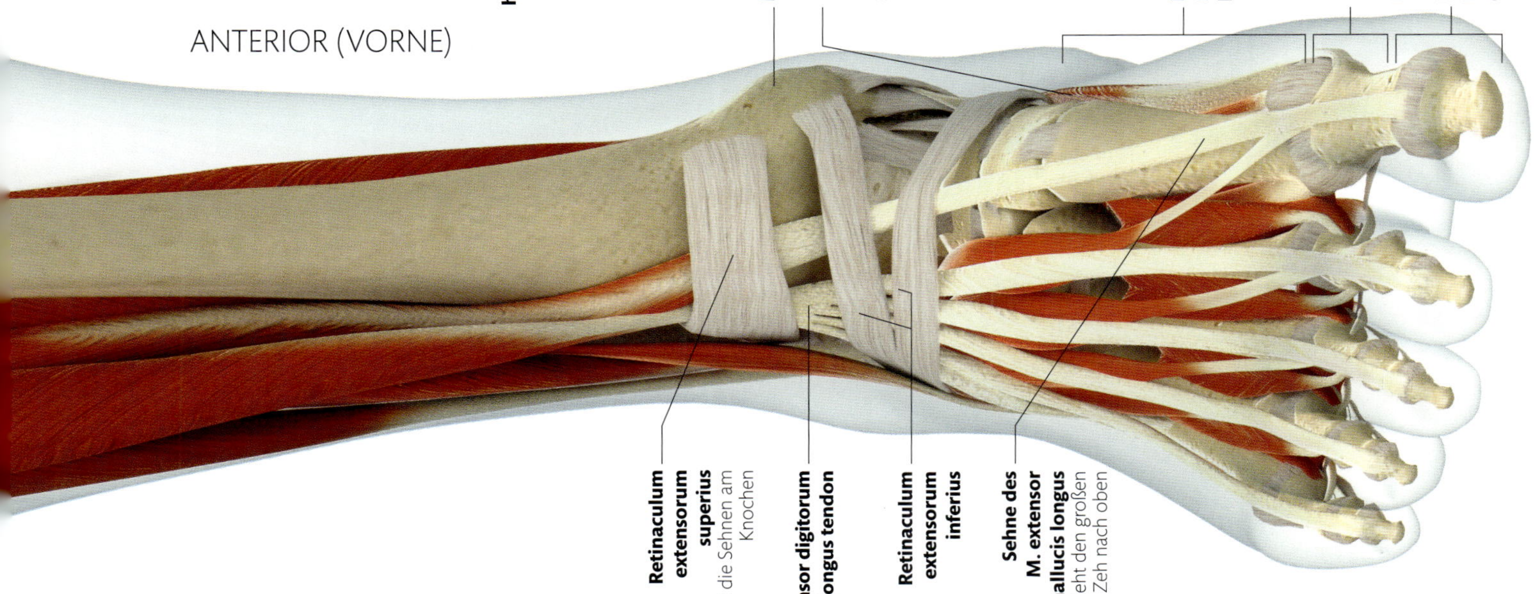

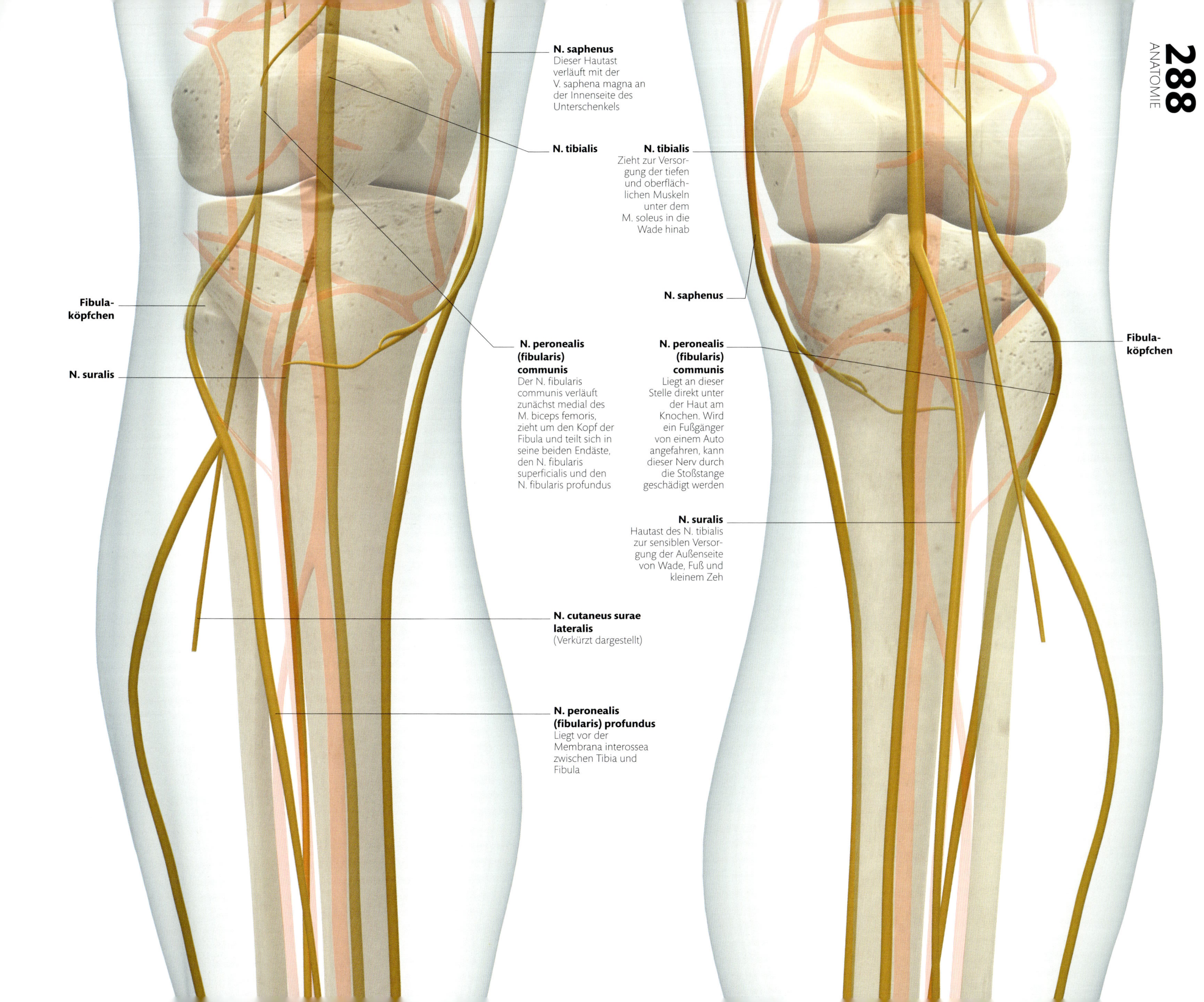

N. saphenus
Dieser Hautast verläuft mit der V. saphena magna an der Innenseite des Unterschenkels
N. tibialis
Fibula-köpfchen
N. suralis
N. peronealis (fibularis) communis
Der N. fibularis communis verläuft zunächst medial des M. biceps femoris, zieht um den Kopf der Fibula und teilt sich in seine beiden Endäste, den N. fibularis superficialis und den N. fibularis profundus
N. cutaneus surae lateralis
(Verkürzt dargestellt)
N. peronealis (fibularis) profundus
Liegt vor der Membrana interossea zwischen Tibia und Fibula
N. tibialis
Zieht zur Versorgung der tiefen und oberflächlichen Muskeln unter dem M. soleus in die Wade hinab
N. saphenus
N. peronealis (fibularis) communis
Liegt an dieser Stelle direkt unter der Haut am Knochen. Wird ein Fußgänger von einem Auto angefahren, kann dieser Nerv durch die Stoßstange geschädigt werden
N. suralis
Hautast des N. tibialis zur sensiblen Versorgung der Außenseite von Wade, Fuß und kleinem Zeh
Fibula-köpfchen

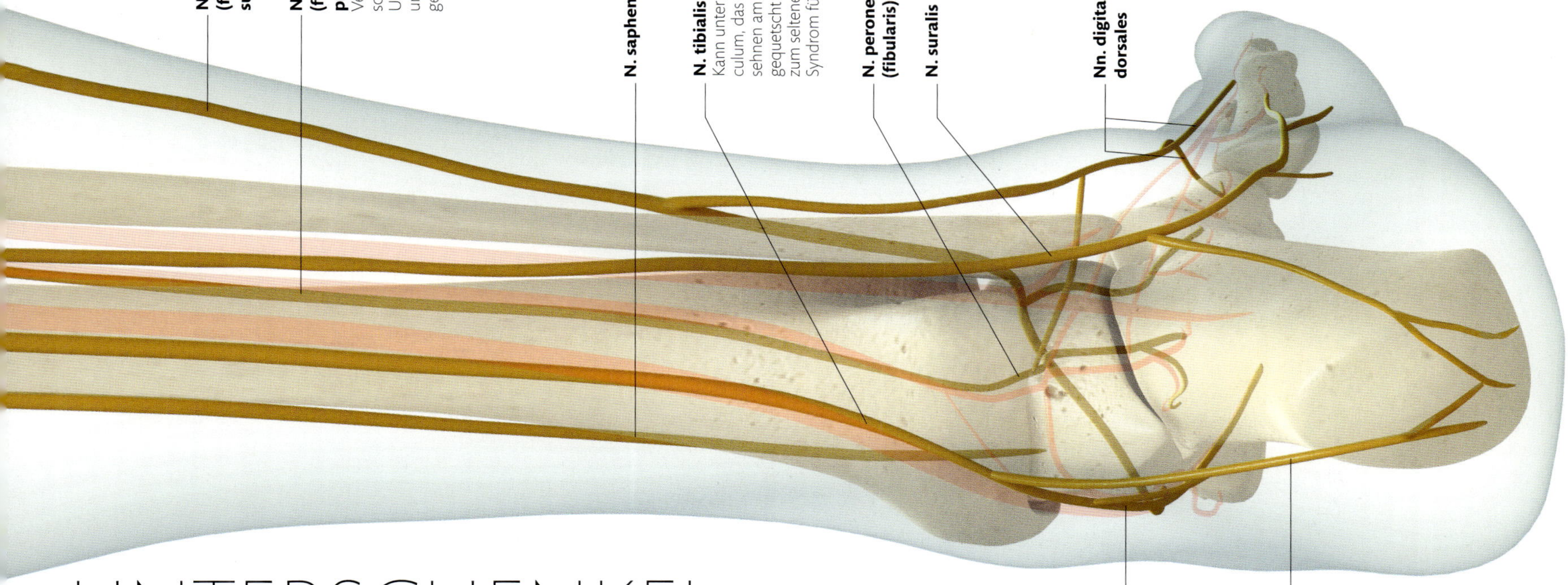

UNTERSCHENKEL UND FUSS **NERVEN**

Der N. peronealis communis läuft über das Knie und um den Fibulahals. Dann teilt er sich in die Nn. peronealis profundus und superficialis. Der N. peronealis profundus versorgt die Extensoren des Schienbeins und verzweigt sich im weiteren Verlauf zur Versorgung des Fußrückens. Der N. peronealis superficialis verläuft seitlich am Unterschenkel und versorgt die Mm. peroneales. Der N. tibialis zieht durch die Kniekehle unter den M. soleus und weiter zwischen die oberflächlichen und tiefen Wadenmuskeln, die er innerviert. Im weiteren Verlauf zieht er hinter dem Malleolus medialis unter den Fuß und teilt sich in zwei Nn. plantares, die die kleinen Muskeln des Fußes und die Haut der Fußsohle versorgen.

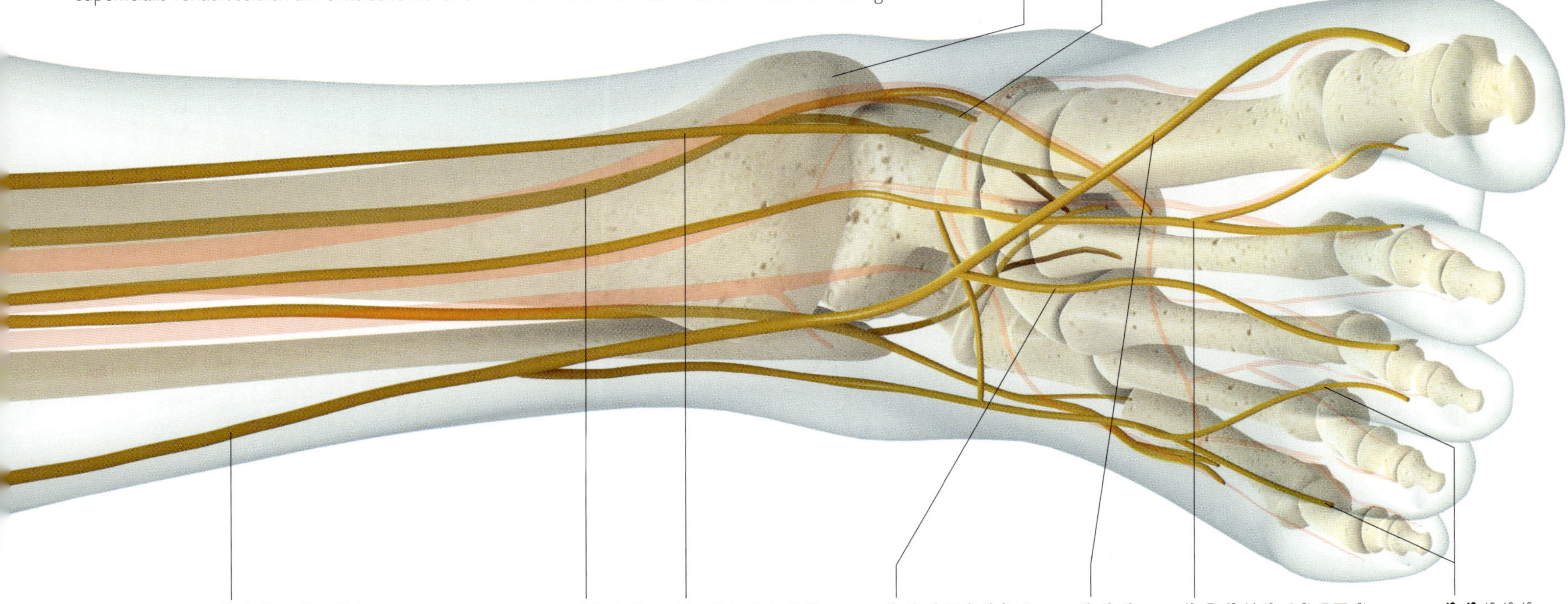

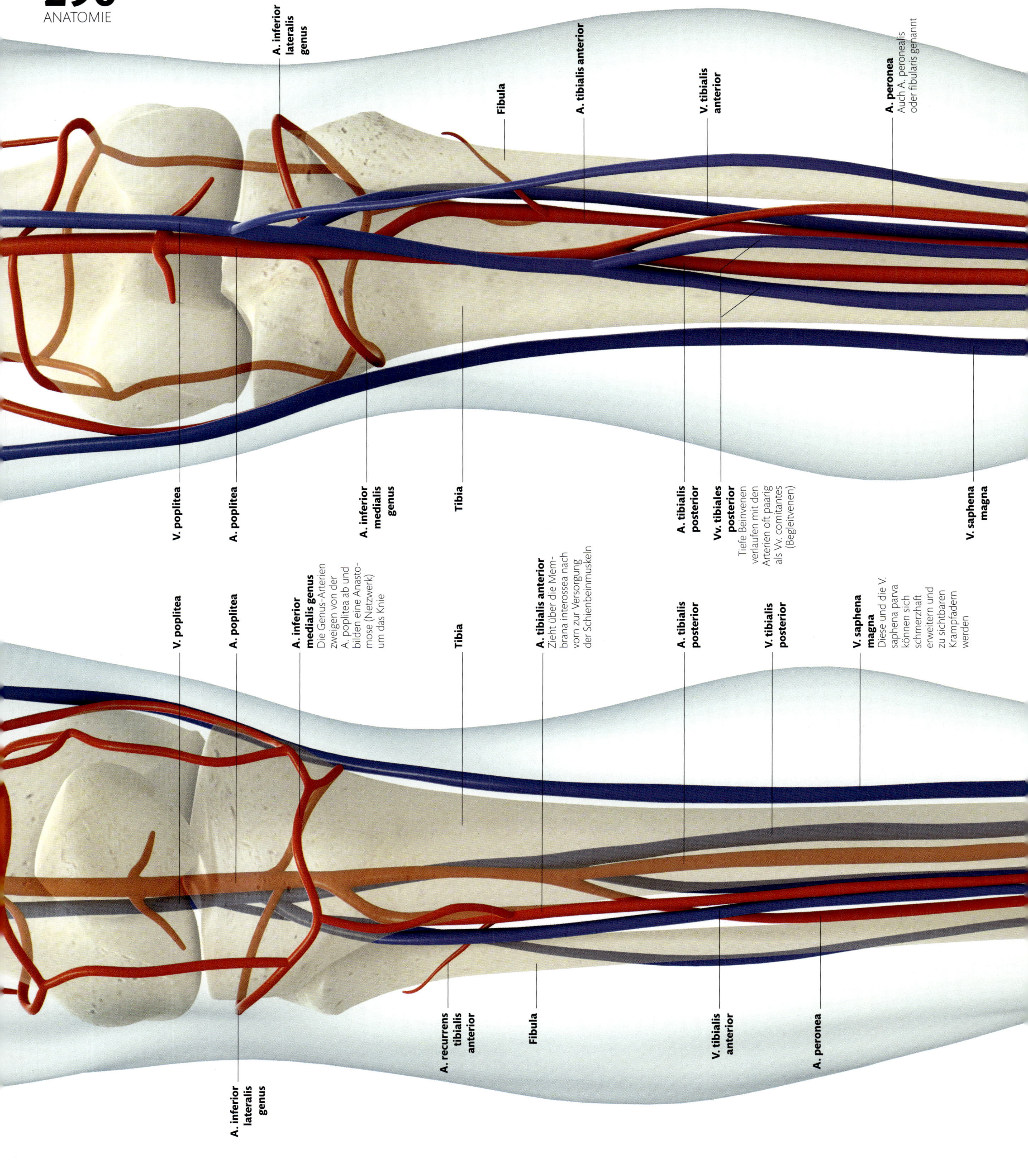
A. inferior lateralis genus
Fibula
A. tibialis anterior
V. tibialis anterior
A. peronea
Auch A. peronealis oder fibularis genannt
V. poplitea
A. poplitea
A. inferior medialis genus
Tibia
A. tibialis posterior
Vv. tibiales posterior
Tiefe Beinvenen verlaufen mit den Arterien oft paarig als Vv. comitantes (Begleitvenen)
V. saphena magna
V. poplitea
A. poplitea
A. inferior medialis genus
Die Genus-Arterien zweigen von der A. poplitea ab und bilden eine Anastomose (Netzwerk) um das Knie
Tibia
A. tibialis anterior
Zieht über die Membrana interossea nach vorn zur Versorgung der Schienbeinmuskeln
A. tibialis posterior
V. tibialis posterior
V. saphena magna
Diese und die V. saphena parva können sich schmerzhaft erweitern und zu sichtbaren Krampfadern werden
A. inferior lateralis genus
A. recurrens tibialis anterior
Fibula
V. tibialis anterior
A. peronea

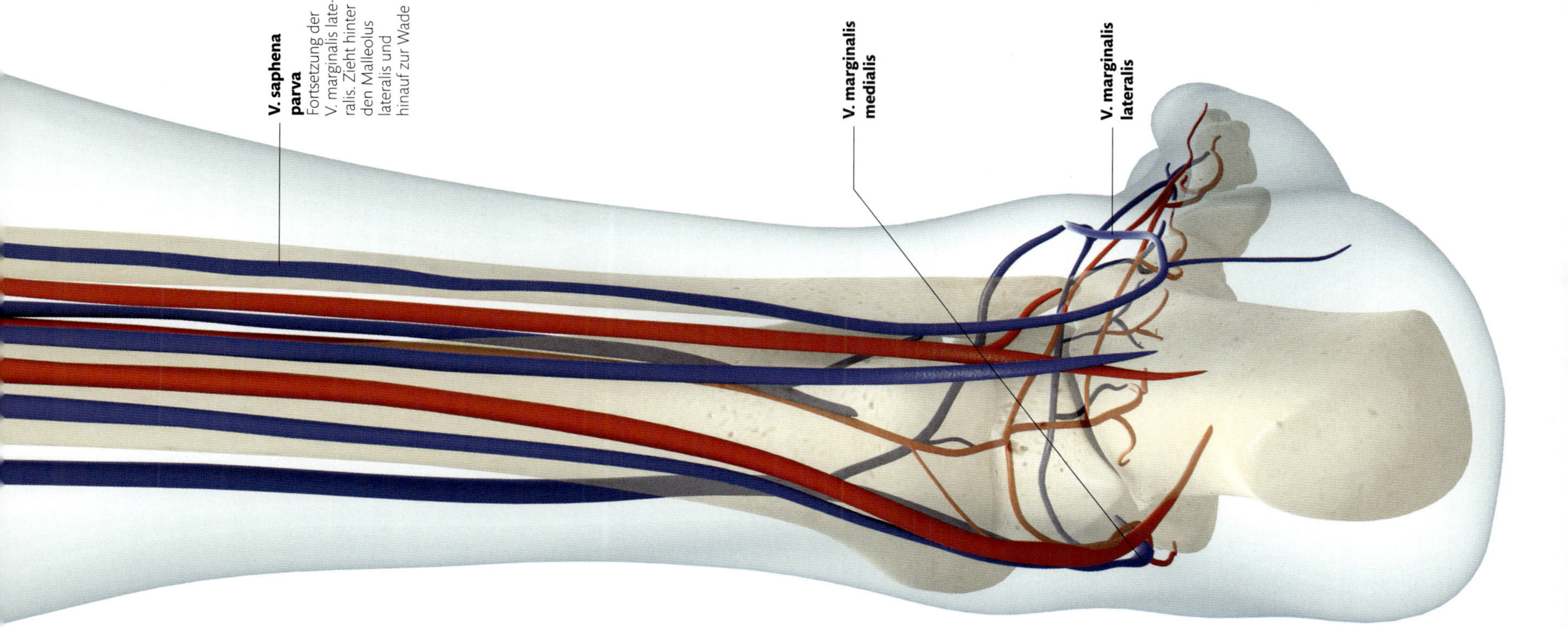

POSTERIOR (HINTEN)

UNTERSCHENKEL UND FUSS **BLUTGEFÄSSE**

Die A. poplitea verläuft tief in der Kniekehle und teilt sich im weiteren Verlauf in die Aa. tibialis anterior und posterior. Erstere zieht nach vorn durch die Membrana interossea zwischen Tibia und Fibula, um die Extensoren des Schienbeins zu versorgen, dann als A. dorsalis pedis weiter in den Fußrücken. Die A. tibialis posterior hat einen peronealen Ast, der Muskeln und Haut an der Außenseite des Unterschenkels innerviert. Sie selbst zieht mit dem N. tibialis in die Wade und teilt sich wie der Nerv in plantare Äste, um die Fußsohle zu versorgen. Ein Netzwerk oberflächlicher Venen im Fußrücken wird von der V. saphena dräniert.

ANTERIOR (VORNE)

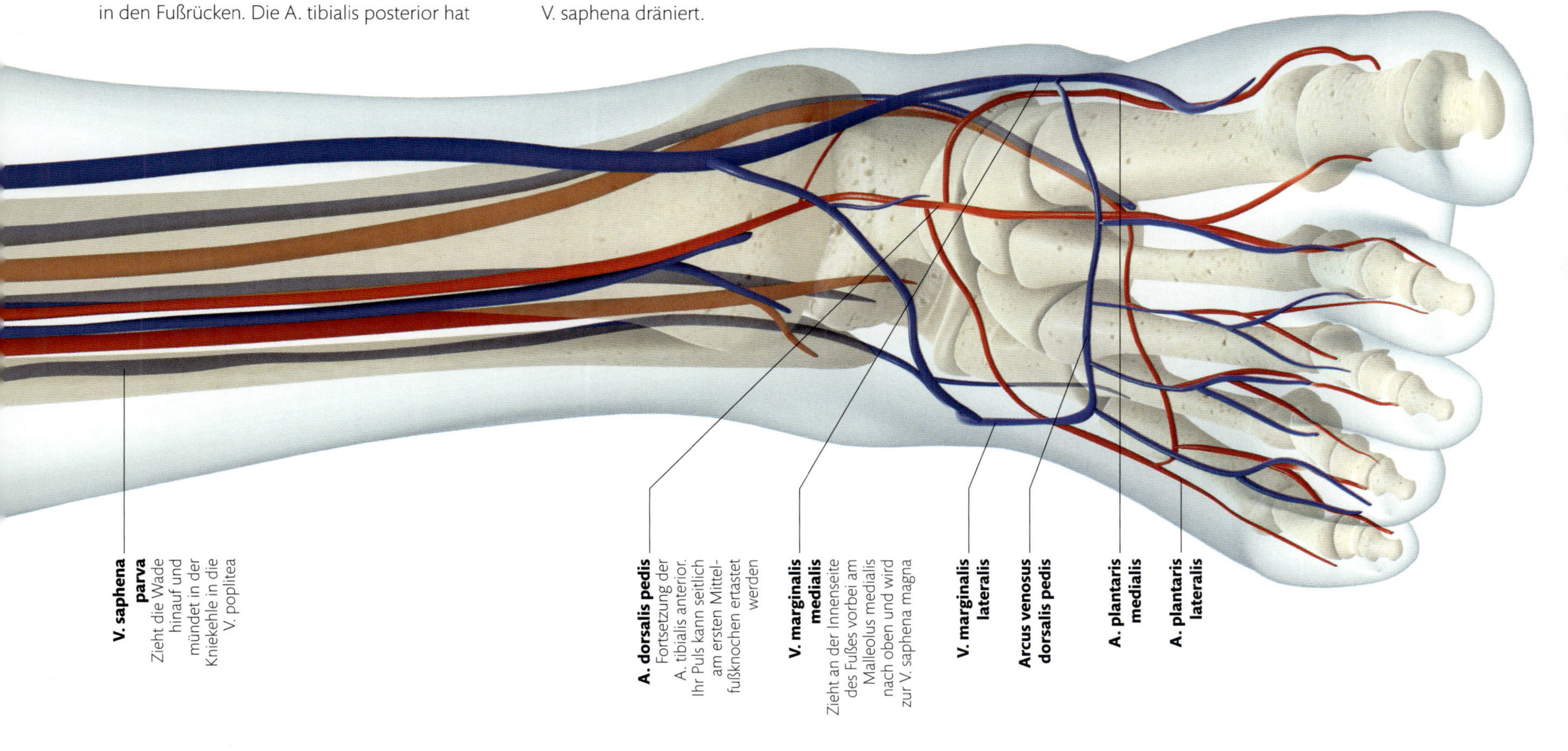

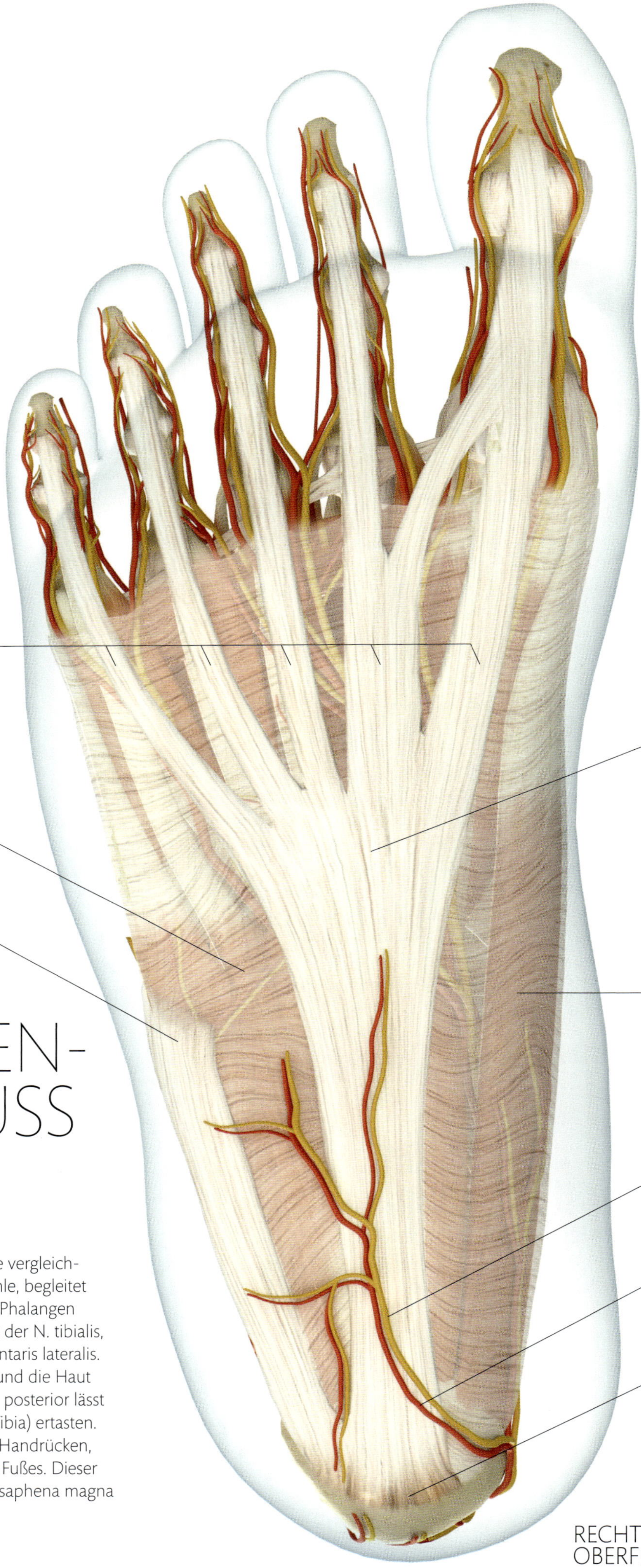

RECHTER FUSS
OBERFLÄCHLICHE PLANTARANSICHT

UNTERSCHENKEL UND FUSS
FUSS

Die Fußsohle ist anatomisch mit der Handfläche vergleichbar: Lange Flexorensehnen ziehen in die Fußsohle, begleitet von einem ganzen Satz kurzer Muskeln, die die Phalangen bewegen – in diesem Fall die Zehen. Hier endet der N. tibialis, er teilt sich in die Nn. plantaris medialis und plantaris lateralis. Sie versorgen diese kurzen Muskeln motorisch und die Haut an der Fußsohle sensibel. Der Puls der A. tibialis posterior lässt sich am Innenknöchel (Malleolus medialis der Tibia) ertasten. Ähnlich wie bei den oberflächlichen Venen am Handrücken, erstreckt sich ein Venengeflecht am Rücken des Fußes. Dieser Plexus venosus dorsalis gibt sein Blut an die Vv. saphena magna und saphena parva ab.

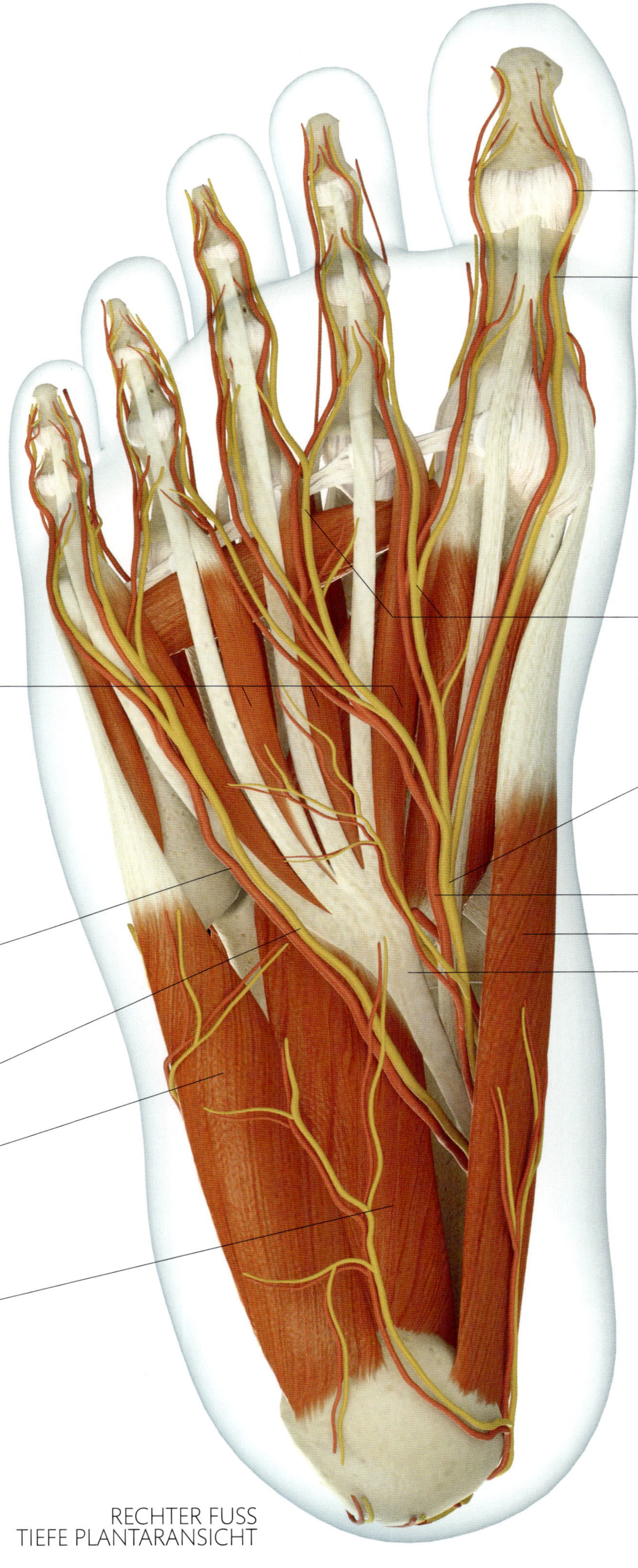

RECHTER FUSS
TIEFE PLANTARANSICHT

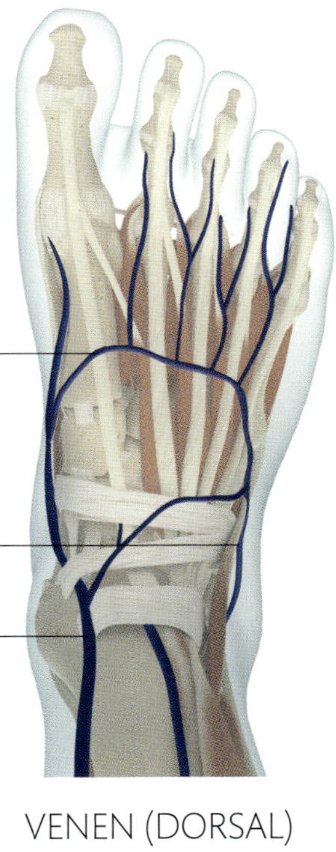

VENEN (DORSAL)

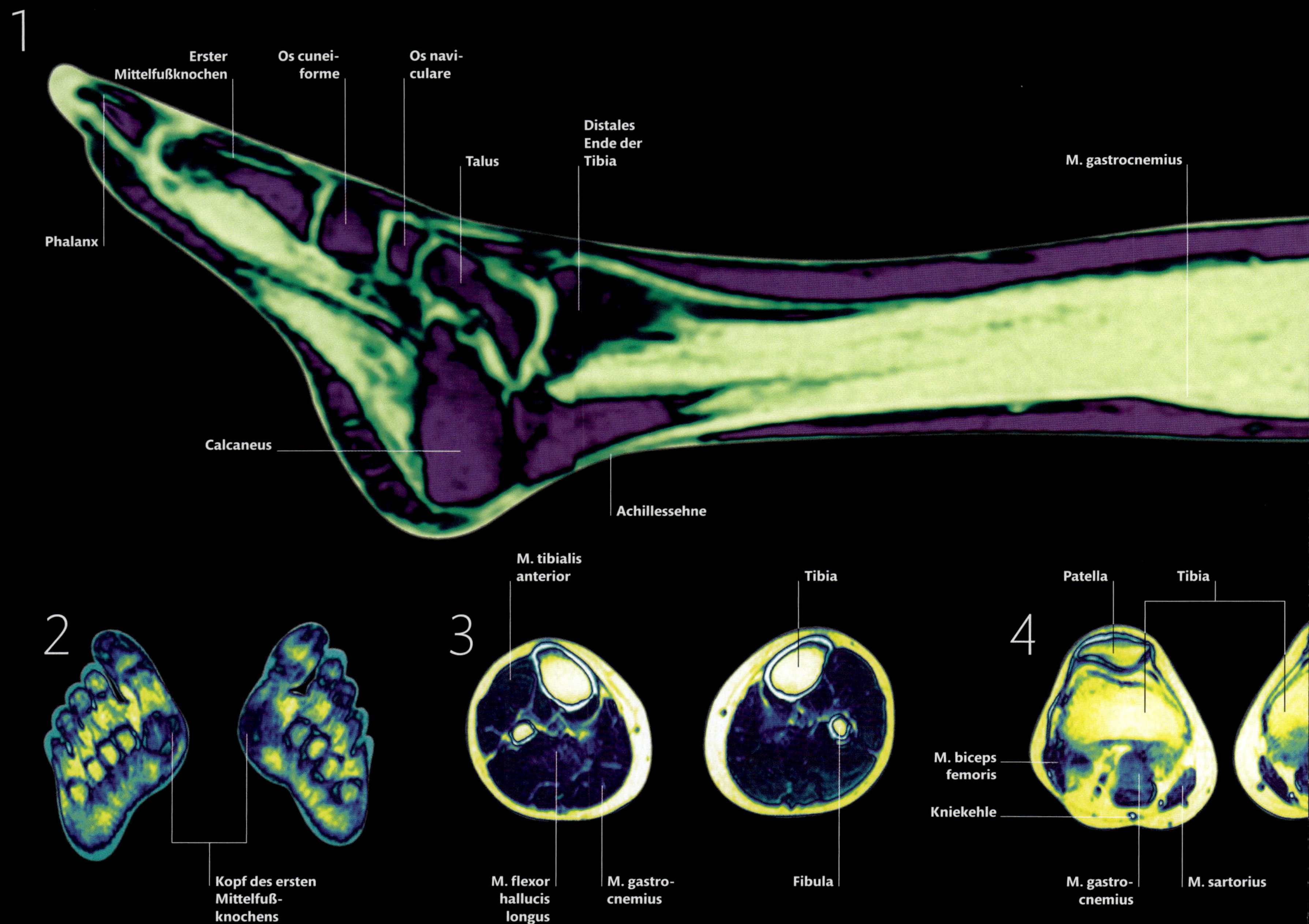

UNTERSCHENKEL UND FUSS **MRT-SCANS**

Die Längs- und Querschnitte zeigen, wie die Muskeln um die Knochen herum angeordnet sind. Von Faszien umgebene Muskeln bilden je drei Gruppen im Oberschenkel (Flexoren, Extensoren und Adduktoren) und im Unterschenkel (Flexoren, Extensoren und Peronealmuskeln). Nerven und tiefe Blutgefäße sind ebenfalls von Faszien umhüllt und bilden neurovaskuläre Bündel. Schnitt 2 zeigt die Knochen des vorderen Fußes; in Schnitt 3 sind die Muskeln des Unterschenkels um Tibia und Fibula zu sehen. Am Kniegelenk in Schnitt 4 erkennt man, wie die Form der Patella und der Kondylen des Femurs aufeinander abgestimmt sind. An der Rückseite des Knies sind das neurovaskuläre Bündel und die ischiocrurale Muskulatur deutlich erkennbar. Die Schnitte 5 und 6 des Oberschenkels zeigen die kräftigen Mm. quadriceps und ischiocrurales, die den Femur umgeben.

SCAN-EBENEN

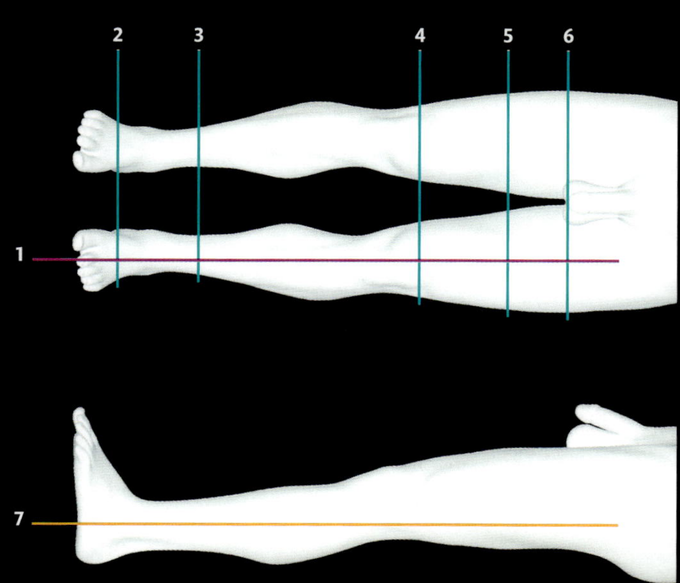

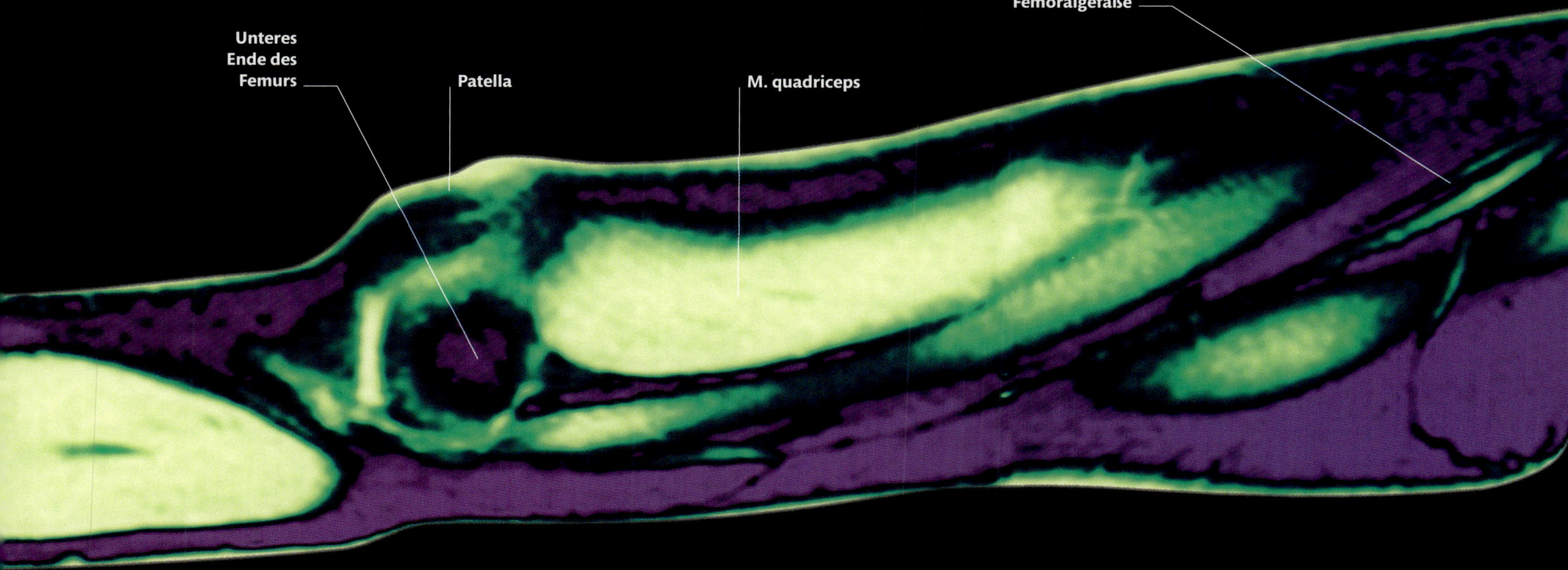
Femoralgefäße
Unteres Ende des Femurs
Patella
M. quadriceps

5

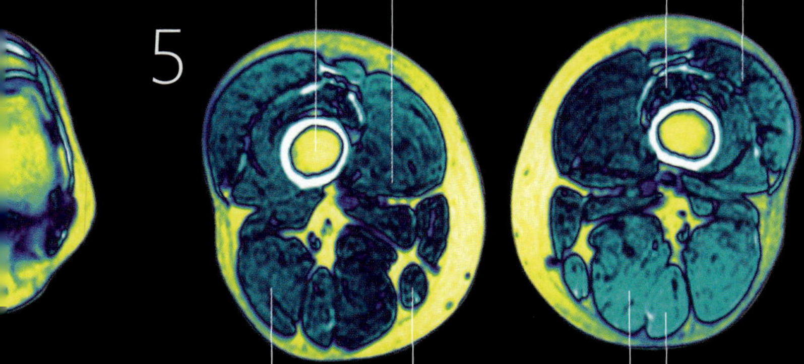
Femur
M. vastus medialis
M. vastus intermedius
M. vastus lateralis
M. biceps femoris
M. gracilis
M. semi-membranosus
M. semitendinosus

6

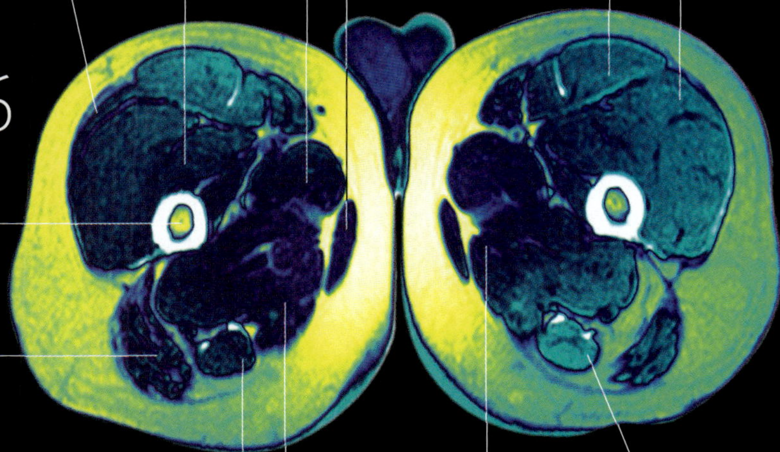
M. tensor fasciae latae
M. vastus medialis
M. adductor longus
M. gracilis
M. rectus femoris
M. vastus lateralis
Femur
M. gluteus maximus
M. semitendinosus
M. adductor magnus
M. adductor brevis
Langer Kopf des M. biceps femoris

7

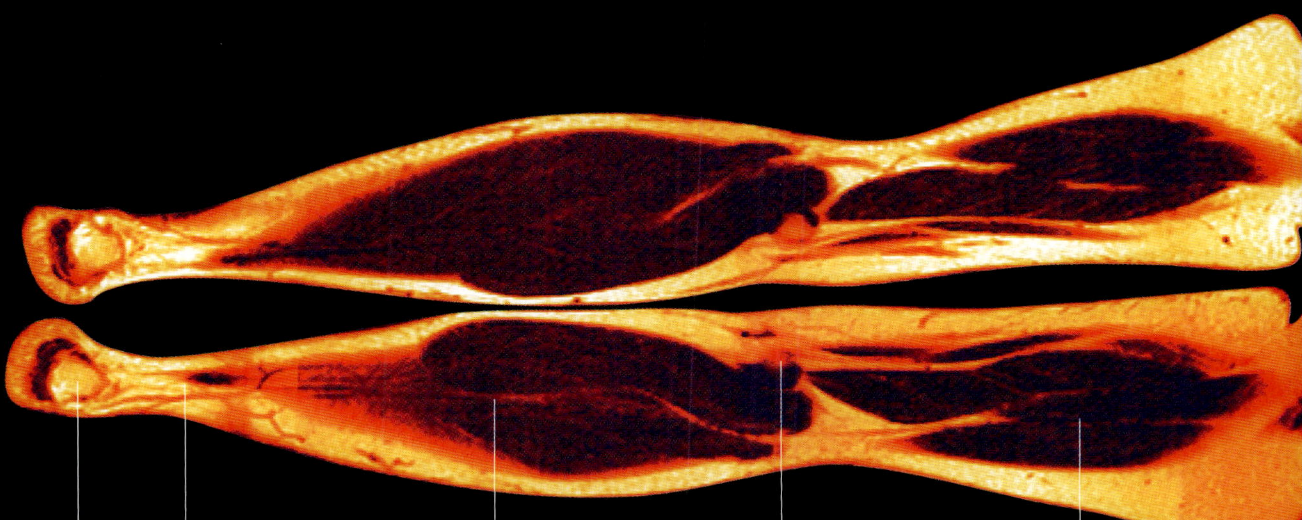
Calcaneus
Achilles-sehne
M. gastro-cnemius
Tibia
Mm. ischio-crurales

Wie der Körper arbeitet

Die Funktion des Körpers beginnt auf der Molekularebene – selbst bewusste Wahrnehmungen können bis zur kleinsten biochemischen Reaktion an der Zellwand zurückverfolgt werden. Ununterbrochen finden unzählige Prozesse im Körper statt, von den Grundlagen der Lebenserhaltung bis zur willkürlichen Bewegung.

03

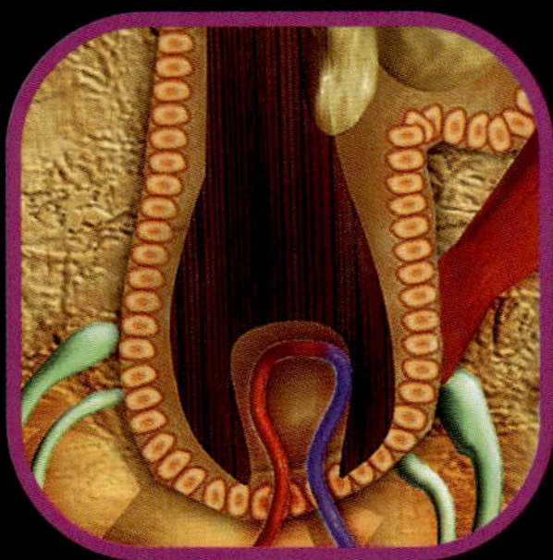

HAARE

Kräftige Haare halten den Kopf warm, feine Haare erhöhen die Sensibilität der Haut. Die sichtbaren Haare sind tot. Das Haar lebt nur in der Haarwurzel, die in Wachstums- und Ruhephasen neue Zellen produziert.

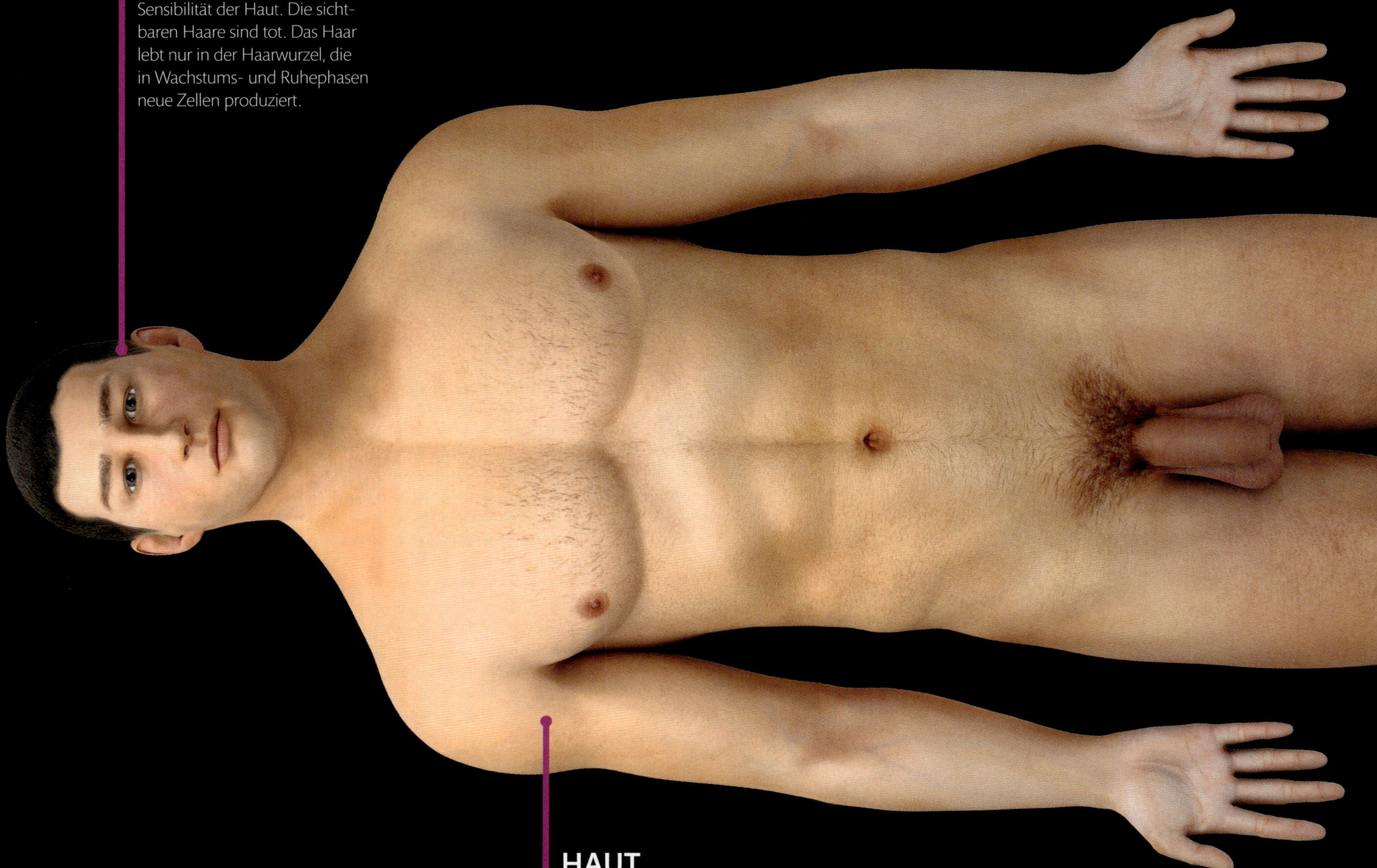

HAUT

Jeden Monat erneuert die Haut ihre gesamte äußere Schicht, die sich von Mensch zu Mensch unterscheidet. Deshalb sind unsere Fingerabdrücke unverwechselbar.

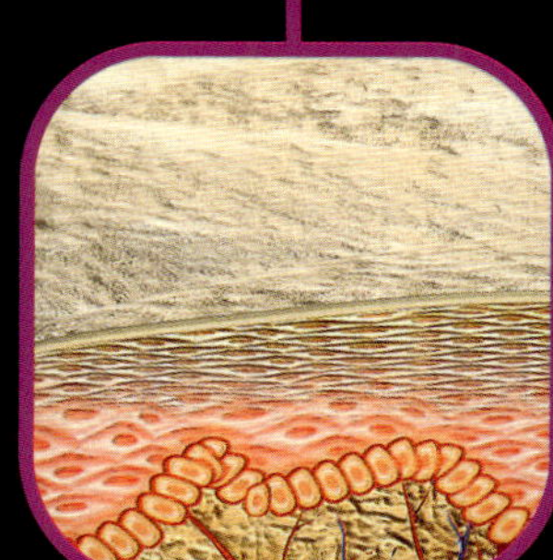

HAUT, HAARE, NÄGEL

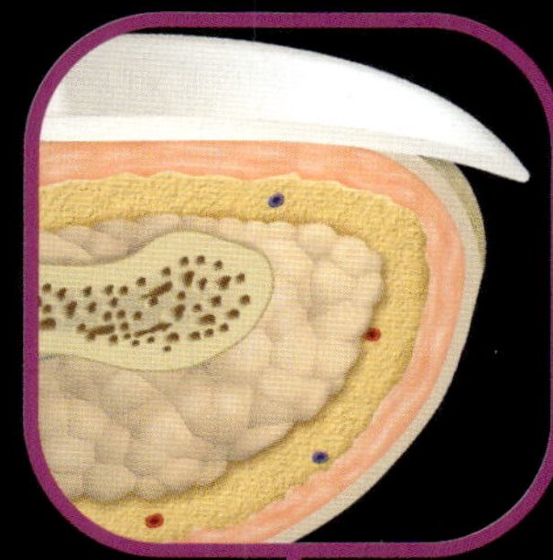

NÄGEL

Nägel wachsen ständig und schützen nicht nur unsere Finger und Zehen, sondern erhöhen auch deren Sensibilität.

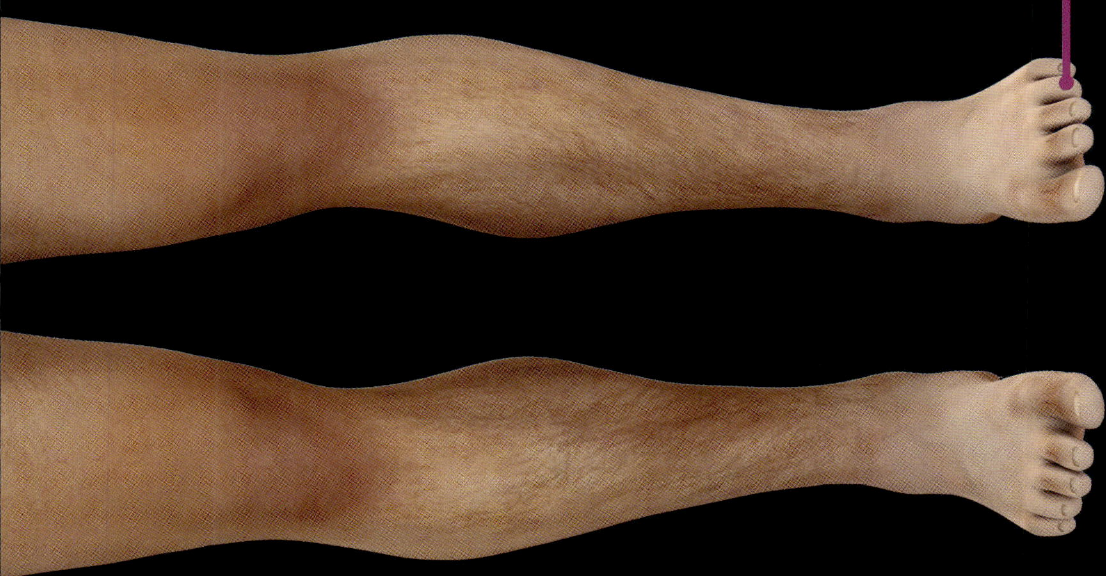

Der Körper ist durch die äußere Hautschicht sowie durch Haare und Nägel geschützt. Ihre Widerstandsfähigkeit verdanken sie einem Faserprotein, dem Keratin. Glänzendes Haar und strahlende Haut spiegeln eine ausgewogene Ernährung und einen gesunden Lebensstil wider.

HAUT, HAARE UND NÄGEL

Die Haut bildet zusammen mit Haaren und Nägeln die äußere Körperhülle, das Integumentum. Sie hat zahlreiche Funktionen, darunter der Tastsinn, die Regulierung der Körpertemperatur, die Vitamin-D-Produktion und der Schutz der inneren Körpergewebe.

SCHUTZ

Die Haut ist ein komplexes Organ und spielt als lebendige Hülle eine wichtige Rolle zum Schutz des Körpers, die zu einem großen Teil von der Epidermis, der äußersten Hautschicht, wahrgenommen wird. Der oberste Teil der Epidermis besteht aus abgestorbenen, flachen Hautzellen, die vollständig mit dem wasserundurchlässigen Protein Keratin gefüllt sind. Die Epidermis stellt eine physikalische Barriere dar, die sich ständig erneuert. Sie verhindert Flüssigkeitsverlust und zugleich das Eindringen von Wasser in den Körper und schützt vor schädlicher Sonneneinstrahlung.

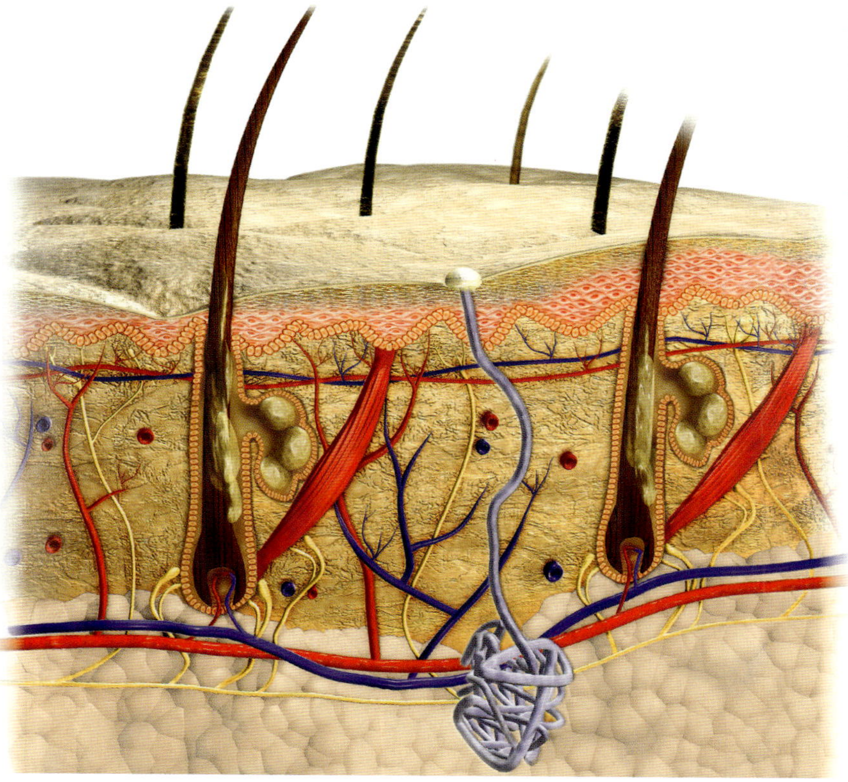

Hautstruktur
Dieser Querschnitt zeigt die beiden Hautschichten: Die dünnere Epidermis aus Epithelzellen liegt über der Dermis, die aus einer dicken Bindegewebsschicht besteht. Unter der Dermis liegt eine wärmende Fettschicht.

Epidermis
Äußere Schutzschicht. Besteht hauptsächlich aus flachen, verhornenden Zellen

Dermis
Enthält Blutgefäße, Schweißdrüsen und Sinnesrezeptoren

Unterhautfett
Isolierende Schicht, Stoßdämpfer und Energiespeicher

WUNDHEILUNG

Durch ihre exponierte Position wird die Haut oft verletzt. Kleine Kratzer und Schnitte werden durch ihr Reparatursystem schnell verschlossen, das Eindringen von Schmutz und Keimen verhindert. Wird die Haut verletzt, setzen die beschädigten Zellen Stoffe frei, die Thrombozyten zur Gerinnselbildung, Granulozyten zur Aufnahme von Keimen und Fibroblasten zur Reparatur des Bindegewebes anziehen.

Verletzung
Ein kleiner Schnitt verursacht eine Blutung. Beschädigte Zellen setzen Stoffe frei, die Abwehr- und Reparaturzellen anziehen.

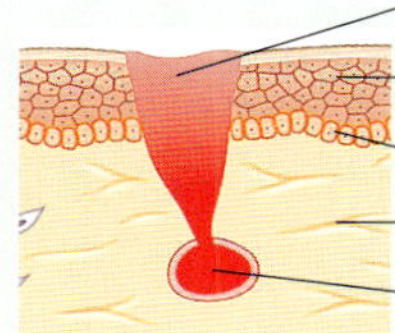

Gerinnung
Thrombozyten bewirken die Umwandlung von Fibrinogen in ein Fibrinnetz, das als Gerinnsel die Wunde verschließt.

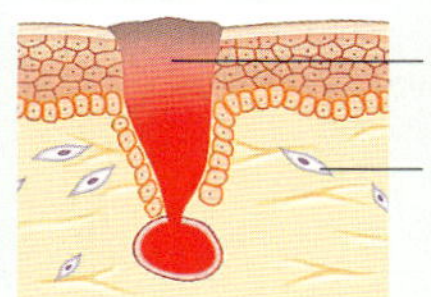

Pfropf
Fibroblasten bilden einen schrumpfenden Pfropf aus Fasergewebe. Narbengewebe granuliert von unten nach.

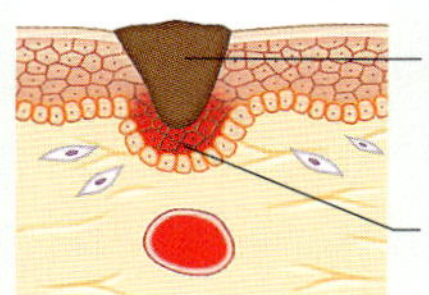

Verkrustung
Der Pfropf verhärtet sich und trocknet als Schorf ab. Es kann eine Narbe bleiben, die aber mit der Zeit blasser wird.

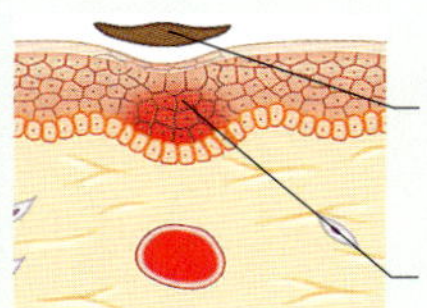

UV-SCHUTZ

Die Sonne sendet nicht nur sichtbares Licht, sondern auch infrarote und ultraviolette (UV) Strahlen. Eine Form des UV-Lichts, die UVB-Strahlung, kann die DNA der Hautbasalzellen schädigen und Hautkrebs verursachen. Die Haut schützt sich vor UV-Strahlen durch Melanin – braunschwarze Pigmente, die UVB-Strahlen absorbieren und von Pigmentzellen (Melanozyten) produziert werden, die in der Basalschicht zwischen den Keratinozyten liegen.

Melaninfreisetzung
Melanin wird in membrangebundenen Organellen, den Melanosomen, hergestellt. Diese wandern an den Dendriten der Melanozyten entlang zu benachbarten Zellen und setzen dort Melaninkörnchen frei.

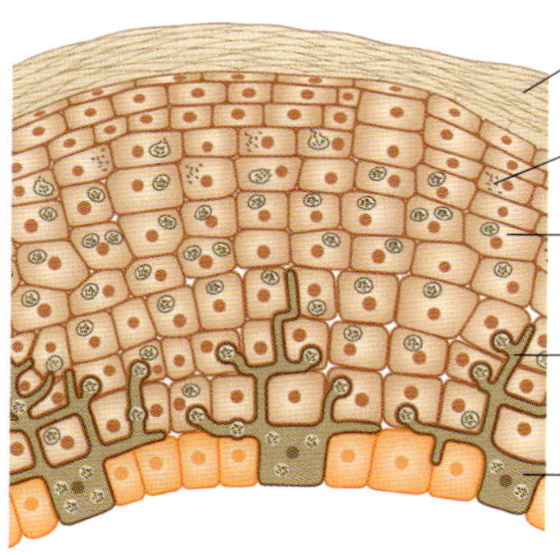

HAUTDICKE

Die Dicke der Haut variiert je nach Körperregion. Sie reicht von lediglich 0,5 mm bei der zarten Haut der Augenlider und Lippen bis zu 4 mm an den Fußsohlen (sie ist noch dicker bei Menschen, die immer barfuß laufen), was ihre starke Beanspruchung an dieser Stelle widerspiegelt. Obwohl die Dermis den größten Teil der Hautdicke ausmacht, ist es die kräftige, verhornte Epidermis, die bei erhöhter Reibung dicker wird.

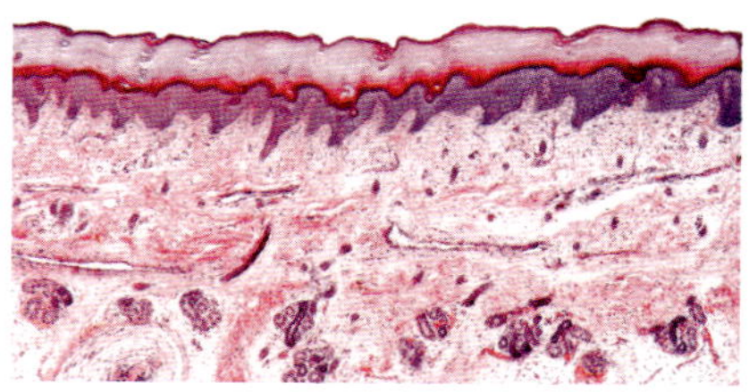

Dünne Haut
Dieser Schnitt durch ein Augenlid zeigt, um wie viel dünner die Epidermis – begrenzt durch die dunkle gezackte Linie – im Verhältnis zur Dermis ist.

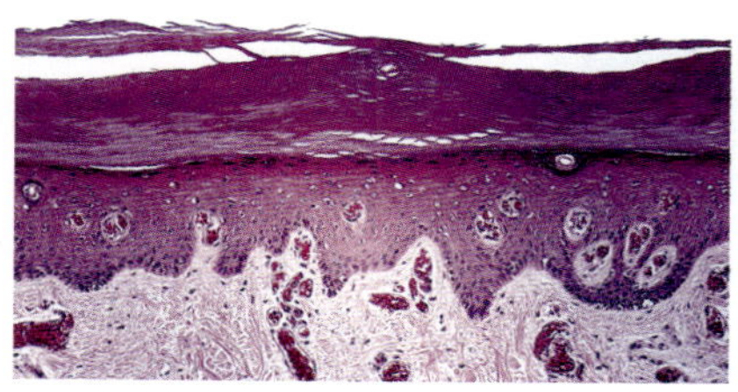

Dicke Haut
Dieser Schnitt durch die Haut an der Fußsohle zeigt eine deutliche Verdickung der Epidermis (violett) zum Schutz vor Verletzung.

WAHRNEHMUNG

Die Haut ist ein Sinnesorgan, das unterschiedliche Berührungen wahrnimmt. Sie reagiert auf äußere Stimulationen und sendet Signale in den sensorischen Bereich des Gehirns (s. S. 343), der uns zur »Beschreibung« unserer Umgebung befähigt. Die Sinnesrezeptoren der Haut sind nicht auf eine Stelle konzentriert, wie beim Auge, sondern über den ganzen Körper verteilt. Besondere Stellen, wie Fingerspitzen oder Lippen, haben wesentlich mehr Sinnesrezeptoren als beispielsweise die Rückseite des Beins und sind deshalb gefühlsempfindlicher. Die meisten Rezeptoren reagieren auf mechanische Reize wie Berührung oder Druck. Thermorezeptoren registrieren Temperaturveränderungen, und Nozirezeptoren reagieren auf Schmerz (s. S. 333). Sie erkennen Stoffe, die von beschädigten Zellen freigesetzt werden.

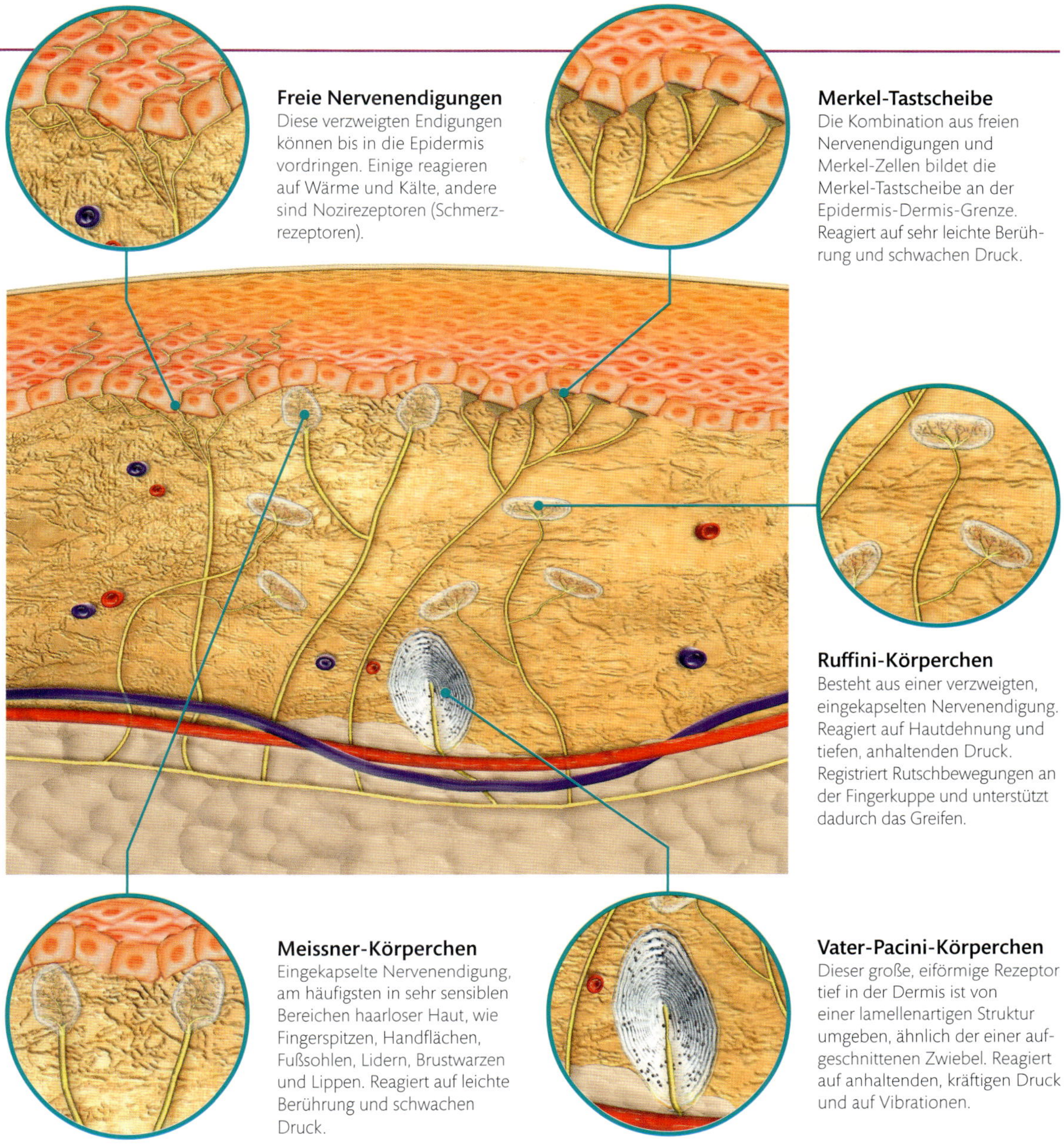

Sinnesrezeptoren der Haut
Die Lage jedes Rezeptortyps in der Dermis entspricht seiner jeweiligen Rolle. Große Rezeptoren tief in der Dermis reagieren auf Druck, während kleinere Rezeptoren nahe der Hautoberfläche leichte Berührungen registrieren. Rezeptoren bestehen aus Nervenenden. Man unterscheidet zwischen Enden, die von einer Bindegewebskapsel umgeben sind, und freien Nervenendigungen.

Freie Nervenendigungen
Diese verzweigten Endigungen können bis in die Epidermis vordringen. Einige reagieren auf Wärme und Kälte, andere sind Nozirezeptoren (Schmerzrezeptoren).

Merkel-Tastscheibe
Die Kombination aus freien Nervenendigungen und Merkel-Zellen bildet die Merkel-Tastscheibe an der Epidermis-Dermis-Grenze. Reagiert auf sehr leichte Berührung und schwachen Druck.

Ruffini-Körperchen
Besteht aus einer verzweigten, eingekapselten Nervenendigung. Reagiert auf Hautdehnung und tiefen, anhaltenden Druck. Registriert Rutschbewegungen an der Fingerkuppe und unterstützt dadurch das Greifen.

Meissner-Körperchen
Eingekapselte Nervenendigung, am häufigsten in sehr sensiblen Bereichen haarloser Haut, wie Fingerspitzen, Handflächen, Fußsohlen, Lidern, Brustwarzen und Lippen. Reagiert auf leichte Berührung und schwachen Druck.

Vater-Pacini-Körperchen
Dieser große, eiförmige Rezeptor tief in der Dermis ist von einer lamellenartigen Struktur umgeben, ähnlich der einer aufgeschnittenen Zwiebel. Reagiert auf anhaltenden, kräftigen Druck und auf Vibrationen.

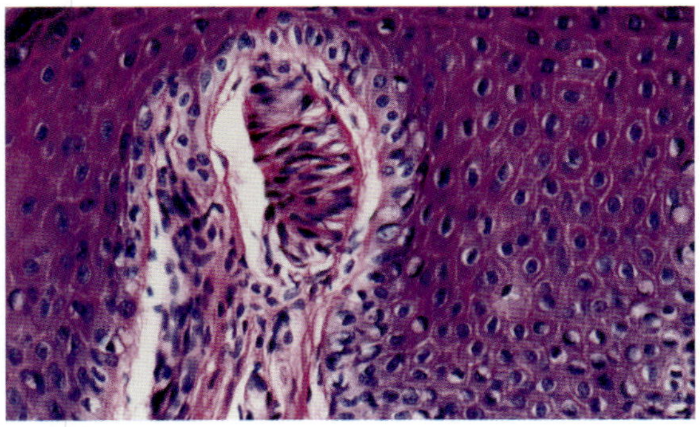

Tastkörperchen
Diese Mikroskopaufnahme eines Schnitts durch die Fingerkuppe zeigt ein Meissner-Körperchen, eines ihrer zahlreichen Tastrezeptoren, die direkt unter der Basalschicht der Epidermis sitzen.

THERMOREGULATION

Die Haut wird vom autonomen Nervensystem (s. S. 319) kontrolliert und spielt eine wichtige Rolle in der Aufrechterhaltung der Körpertemperatur, die zur optimalen Zellaktivität konstante 37 °C betragen sollte. Die Regulation erfolgt durch Eng- oder Weitstellung der Gefäße in der Dermis oder durch Schwitzen. Das Aufrichten der Körperhaare soll eine isolierende Luftschicht schaffen, hat aber beim sehr schwach behaarten Menschen kaum noch Bedeutung.

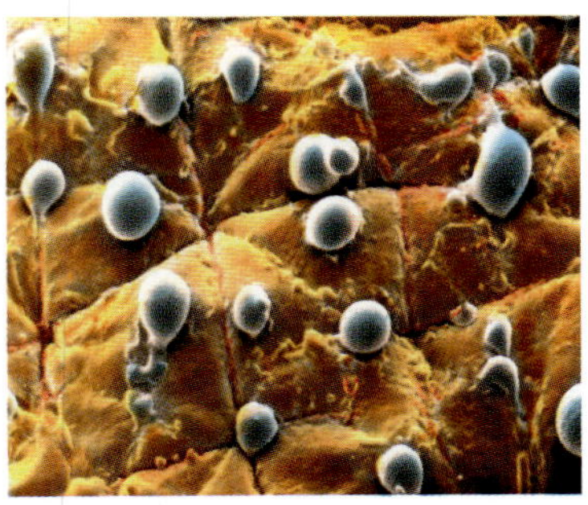

Schweiß
Kleine Tröpfchen, die von den Schweißdrüsen produziert werden, gelangen über feine Poren an die Hautoberfläche. Die bei ihrer Verdunstung entstehende Kälte sorgt für eine Abkühlung der Haut.

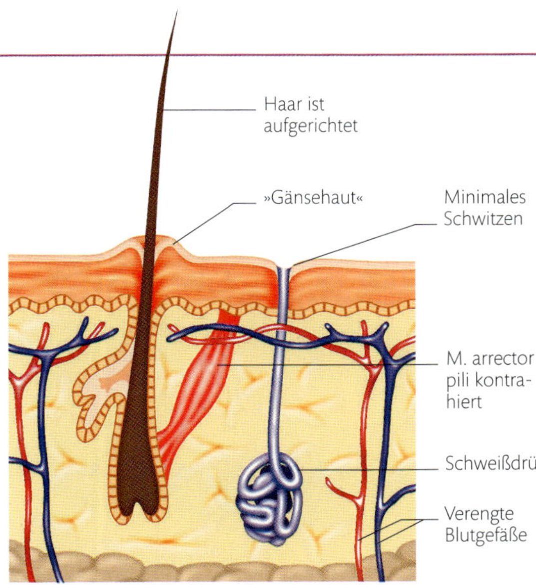

Frieren
Die Blutgefäße sind eng gestellt und vermindern die Durchblutung, sodass weniger Wärme über die Haut entweicht. Die Aktivität der Schweißdrüsen ist auf ein Minimum reduziert.

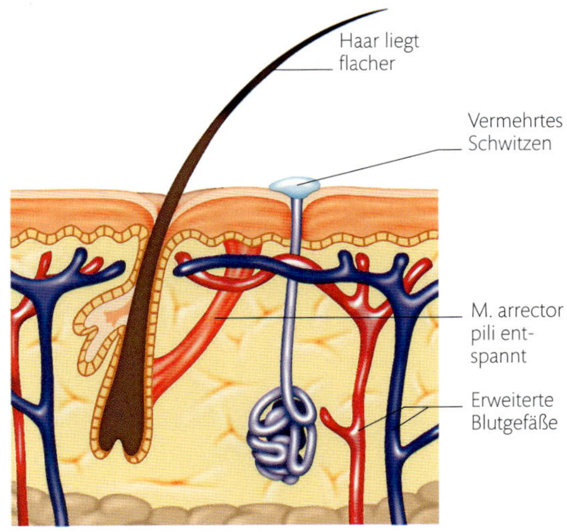

Schwitzen
Die Blutgefäße sind erweitert und verstärken die Durchblutung, sodass mehr Wärme über die Haut abgegeben wird. Erhöhte Schweißproduktion sorgt für Kühlung durch Verdunstung.

FINGERABDRÜCKE

Die Unterseiten der Hände und Füße sind die einzigen Körperstellen, an denen die Haut Papillarleisten ausbildet, die ein bei jedem Menschen einzigartiges Linienmuster darstellen. Diese Papillarleisten erhöhen die Reibung und verbessern dadurch die Haftung beim Greifen oder Laufen. Die Papillarleisten sind mit zahlreichen Schweißdrüsen ausgestattet. Fingerabdrücke sind eigentlich die Schweißrückstände an den berührten Gegenständen, durch die jeder Mensch identifiziert werden kann.

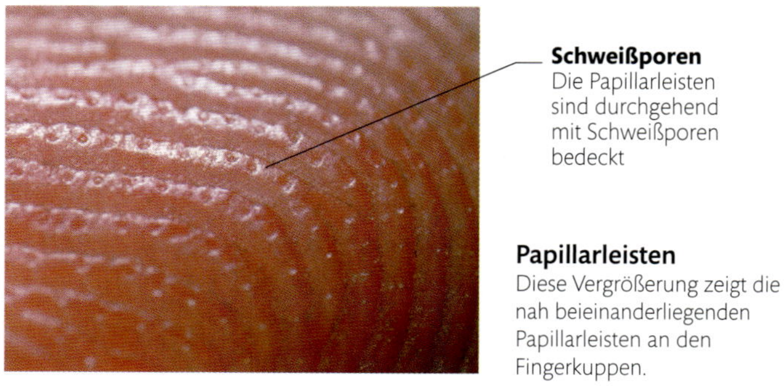

Papillarleisten
Diese Vergrößerung zeigt die nah beieinanderliegenden Papillarleisten an den Fingerkuppen.

HAUTERNEUERUNG

Die oberste Schicht der Epidermis aus verhornten, abgestorbenen, flachen Hautzellen wird kontinuierlich als kleine Hornschüppchen abgetragen. Pro Minute lösen sich Tausende abgestorbener Zellen, die durch neue ersetzt werden. Die Basalzellen vermehren sich durch mitotische Teilung (s. S. 21) in der Basalschicht. Während die neuen Zellen an die Oberfläche wandern, füllen sie sich mit Keratin (Verhornung), werden flacher und sterben schließlich ab. Der gesamte Prozess dauert etwa einen Monat.

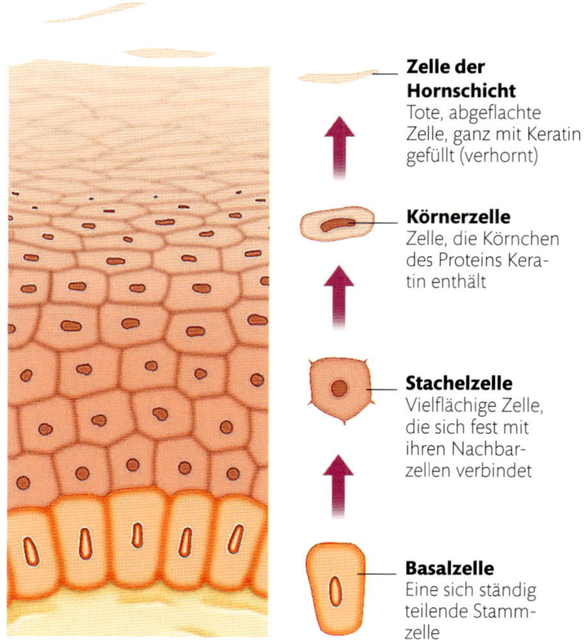

Die Schichten der Epidermis
Die verschiedenen Schichten der Epidermis bestehen aus kubischen Basalzellen, vielflächigen Stachelzellen, flachen Körnerzellen und abgestorbenen Zellen der Hornschicht.

HAUTPIGMENTIERUNG

Die Hautfarbe einer Person hängt von der Menge und Verteilung des Pigments Melanin in der Haut ab. Das Melanin wird von Melanozyten produziert und zu Melanosomen gepackt. Jeder Melanozyt hat fingerähnliche Dendriten, die Kontakt zu benachbarten Keratinozyten haben und durch die die Melanosome freigesetzt werden. Dunklere Haut hat größere (nicht mehr) Melanozyten, die mehr und dichtere Melanosome produzieren, die auf die Keratinozyten verteilt werden. Hellere Haut hat kleinere Melanozyten mit weniger Melaninproduktion. UV-Strahlen im Sonnenlicht stimulieren die Melaninproduktion jedes Hauttyps. So entsteht Sonnenbräune.

Von dunkel zu hell
Der Vergleich von dunkler, mittlerer und heller Hauttönung zeigt deutlich die Unterschiede in Größe und Melaninproduktion der Melanozyten, die eine Vielzahl von Hautpigmentierungen erzeugen.

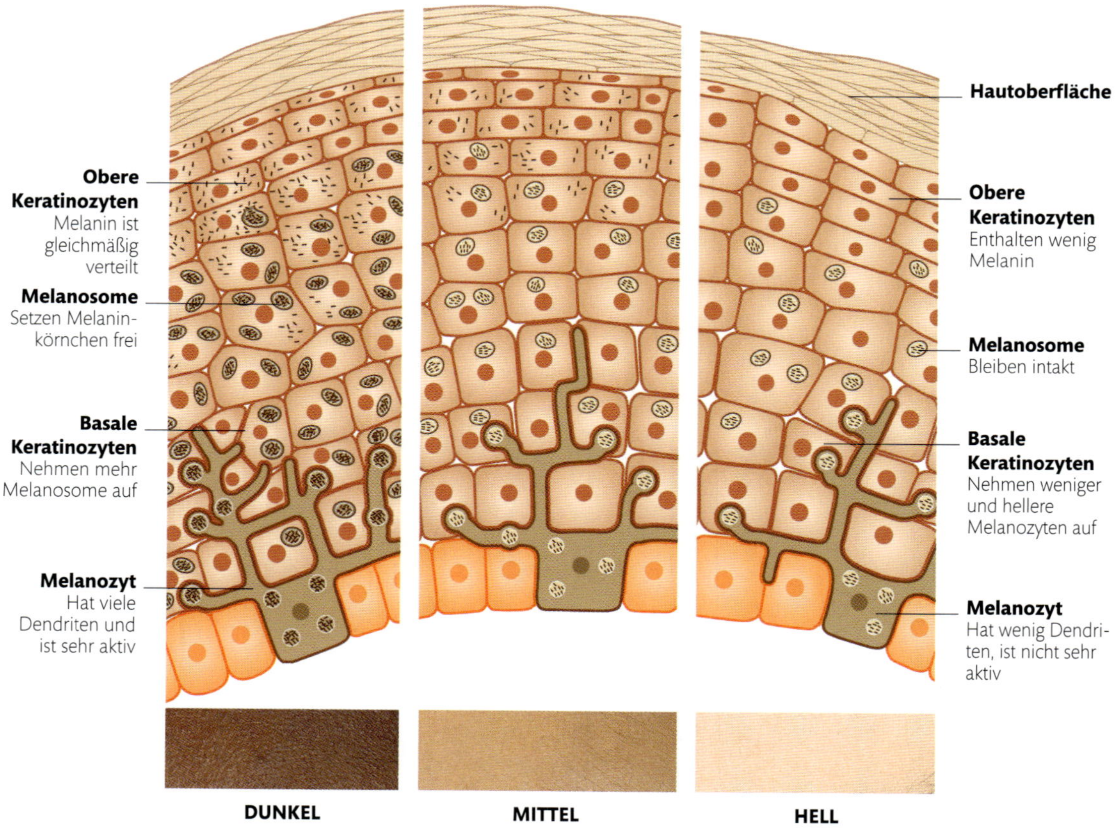

4 Kilogramm

Dieses **Gewicht** der Haut eines durchschnittlichen Erwachsenen macht sie zum **schwersten Organ**.

VITAMIN-D-SYNTHESE

Der Körper nimmt Vitamin D nicht nur über die Nahrung auf, sondern produziert es auch mithilfe von Sonnenlicht in der Haut. UVB-Strahlen wandeln 7-Dehydrocholesterol in Cholecalciferol um, eine relativ inaktive Form des D-Vitamins, das auf dem Blutweg in die Nieren gelangt, wo es wiederum zu Vitamin D3 synthetisiert wird. Da Melanin die UV-Strahlung filtert, benötigen dunkelhäutige Menschen mehr Sonnenlicht, um die gleiche Menge Vitamin D herzustellen, als helle Typen.

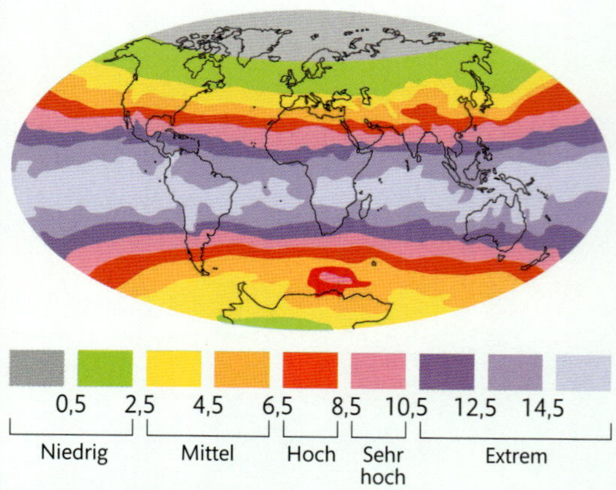

Index der UV-Strahlung
Die Karte zeigt die tägliche UV-Strahlung aller Gebiete der Erde. Ein schlecht ernährter dunkelhäutiger Mensch in einer Gegend mit geringer UV-Strahlung kann einen Vitamin-D-Mangel haben.

HAARFUNKTION

Der menschliche Körper ist mit Millionen von Haaren bedeckt, mehr als 100 000 allein auf dem Kopf. Die einzigen haarlosen Bereiche sind Lippen, Brustwarzen, Handflächen, Fußsohlen und Teile der Genitalien. Unsere stärker behaarten Vorfahren benötigten die Körperbehaarung als Kälteschutz, bei uns übernimmt die Kleidung diese Aufgabe. Es gibt zwei Haararten: dickes Terminalhaar wie die Behaarung am Kopf und in den Nasenlöchern (auch bei Kindern) sowie die Achsel- und Schambehaarung des Erwachsenen und das sehr feine Vellushaar, das bei Frauen und Kindern den größten Teil des Körpers bedeckt. Das Haar hat je nach seinem Wachstumsort verschiedene Funktionen.

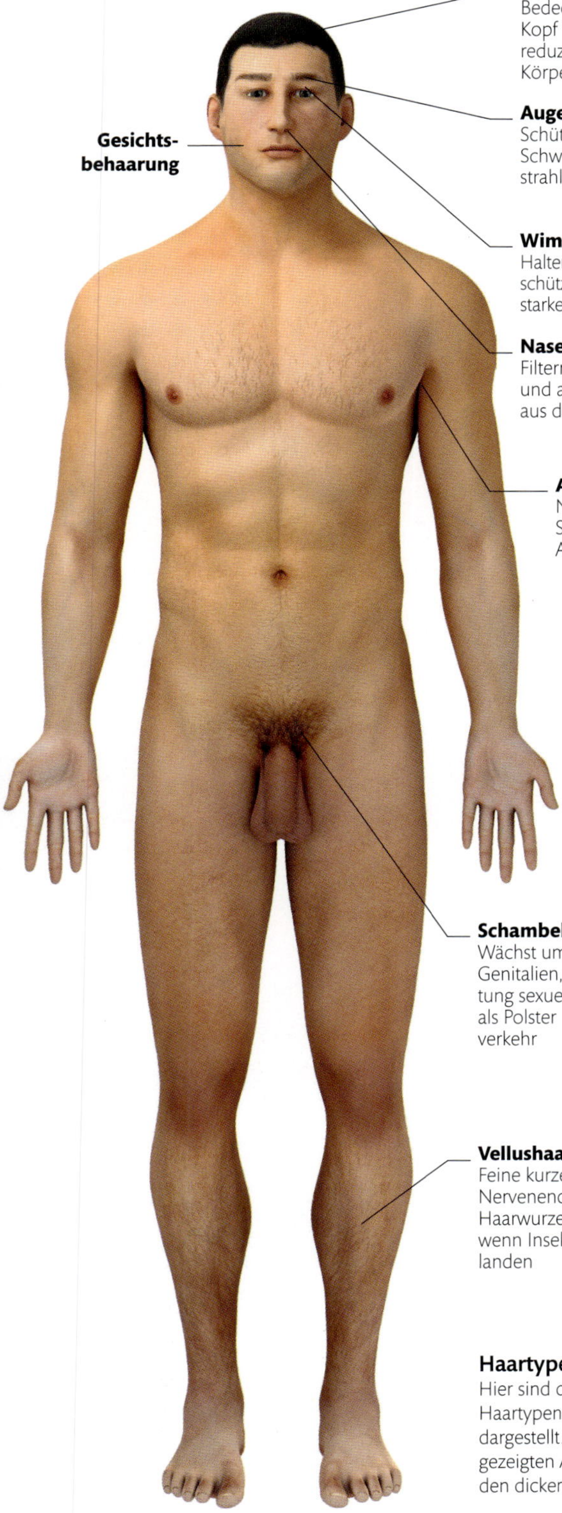

Haartypen
Hier sind die wichtigsten Haartypen und ihre Rollen dargestellt. Die meisten hier gezeigten Arten gehören zu den dickeren Terminalhaaren.

HAARWACHSTUM

Haare sind Fäden aus verhornten, abgestorbenen Zellen, die aus tiefen Haarfollikeln in der Dermis wachsen. Der Haarschaft ist der sichtbare Teil des Haares, die Haarwurzel befindet sich in der Haut und ist in der Papille verankert. Das untere Ende der Haarwurzel verdickt sich zur Haarzwiebel, in der die Zellteilung stattfindet. Die neuen Zellen schieben die älteren nach oben, das Haar wird länger. Das Haarwachstum unterliegt einem Zyklus aus Wachstums- und Ruhephase. In der Wachstumsphase wächst das Haar ca. 1 cm im Monat und fällt nach drei bis fünf Jahren aus. In der Ruhephase löst sich das Haar aus der Haarpapille. Etwa 100 Haare fallen täglich aus und werden durch nachwachsende ersetzt.

UNGEWÖHNLICH LANGES HAAR

Manche Menschen haben sehr langes Kopfhaar – in Extremfällen mehr als 5,5 m lang. Der Grund dafür ist eine überdurchschnittlich lange Wachstumsphase, in der das Haar eine außergewöhnliche Länge erreicht, bevor die Ruhephase einsetzt.

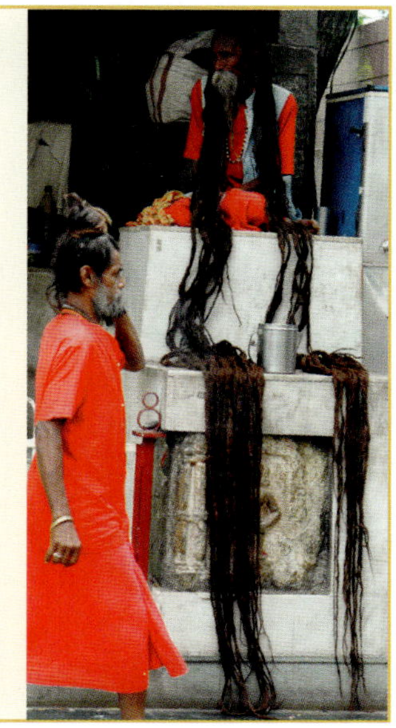

Rekordverdächtig
Das Haar dieses indischen Mönchs erreicht eine Länge von mehr als 4,5 m.

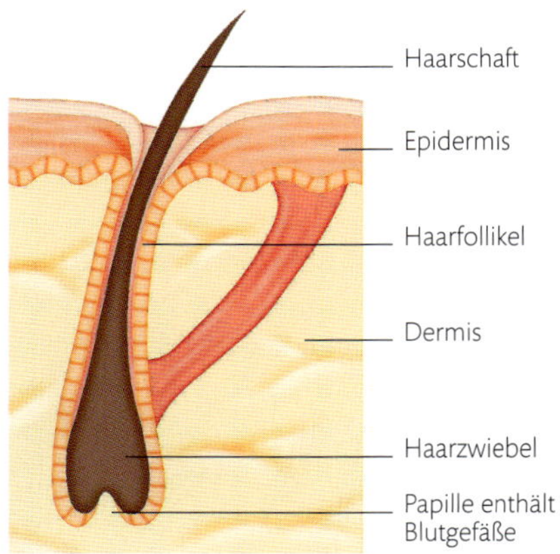

Ruhephase
Wenn das Haar seine maximale Länge erreicht hat, beginnt die einige Monate lange Ruhephase, in der die Haarzwiebel die Zellteilung einstellt und schrumpft. Das Haar stirbt ab.

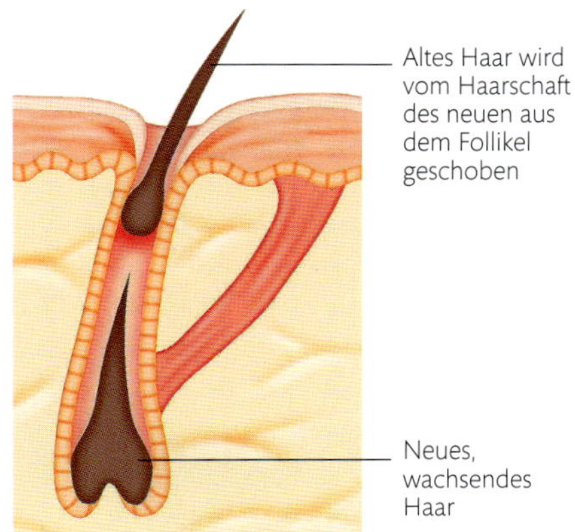

Wachstumsphase
Nach der Ruhephase erneuert sich die Haarpapille, und ein neues Haar entsteht. Sein schnell wachsender Schaft schiebt das alte, abgestorbene Haar aus dem Haarfollikel.

AUFBAU DES NAGELS

Harte Hornplatten bedecken und schützen die empfindlichen Finger- und Zehenspitzen. Fingernägel helfen auch beim Greifen kleiner Gegenstände. Jeder Nagel hat eine in die Haut eingebettete Wurzel und ein freies Ende. Die in der Matrix entstehenden Zellen werden nach vorn über das Nagelbett geschoben und verhornen. Fingernägel wachsen dreimal so schnell wie Fußnägel und im Sommer schneller als im Winter.

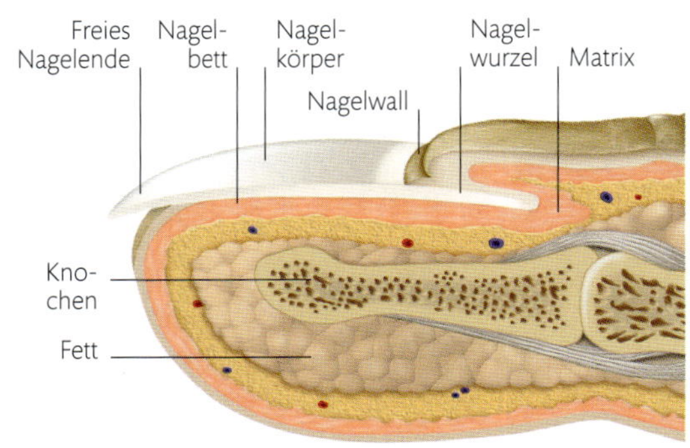

KERATIN

Nägel bestehen aus abgestorbenen, abgeflachten Zellen, die mit dem harten Strukturprotein Keratin gefüllt sind. Das Mikroskop zeigt, wie diese Zellen dünne, ineinander verkeilte Platten bilden, die dem Nagel Härte und zugleich Transparenz verleihen, sodass die darunterliegende Haut durchscheint. Keratin findet sich auch im Haarschaft und in den Zellen der Epidermis (Keratinozyten).

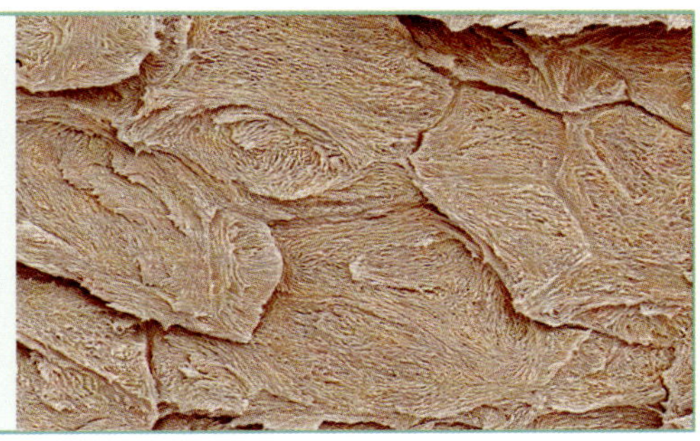

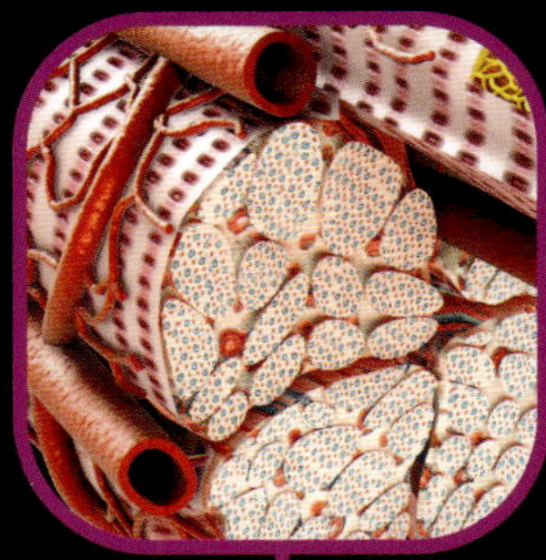

MUSKEL

Der Skelettmuskel enthält dicke und dünne Myofilamente, die durch ihre starke Kontraktionsfähigkeit die Bewegung des Körpers ermöglichen.

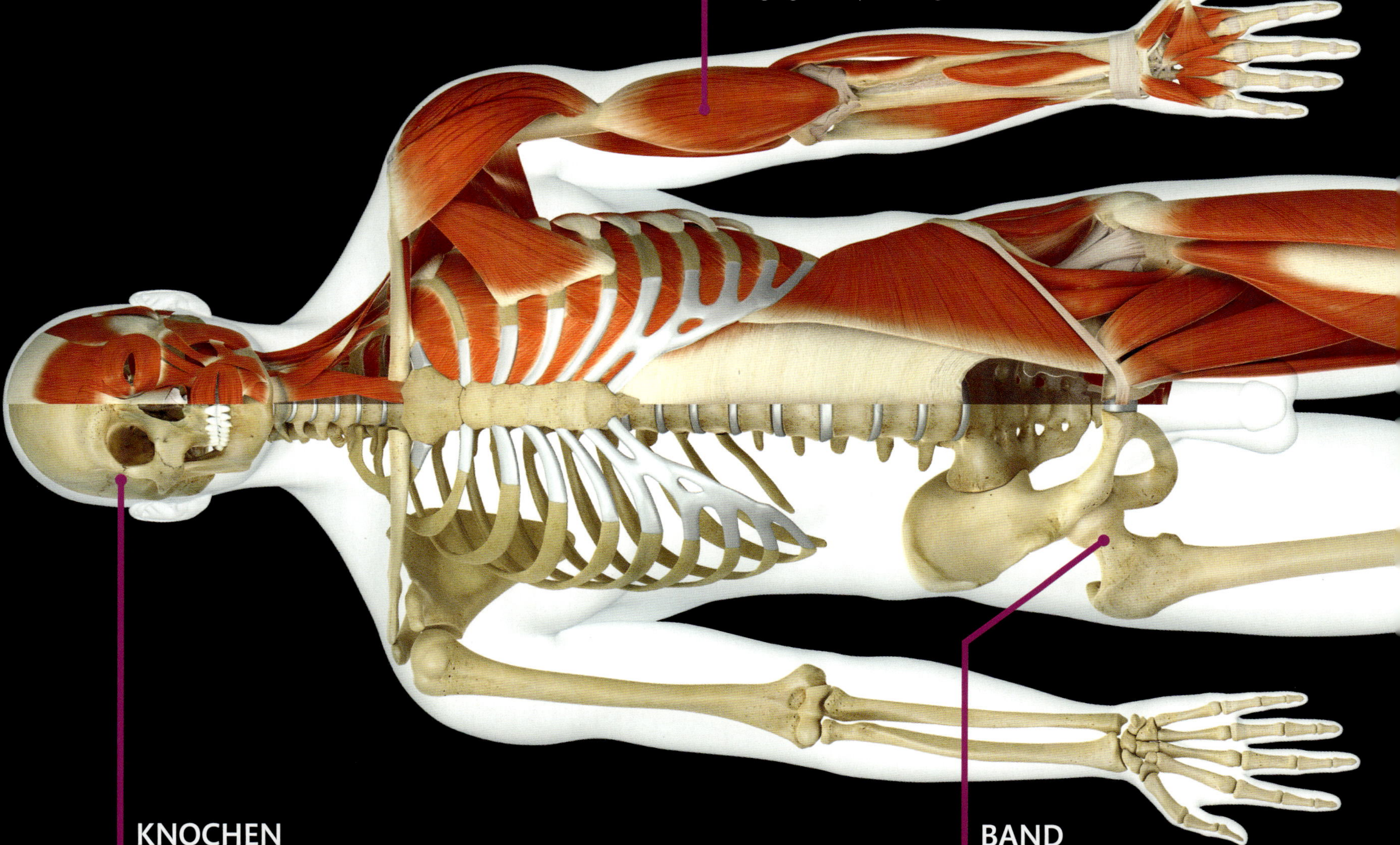

KNOCHEN

Das Skelett besteht aus etwa 206 Knochen. Sie sind sehr stabil. Manche enthalten Mark, das rote Blutzellen produziert.

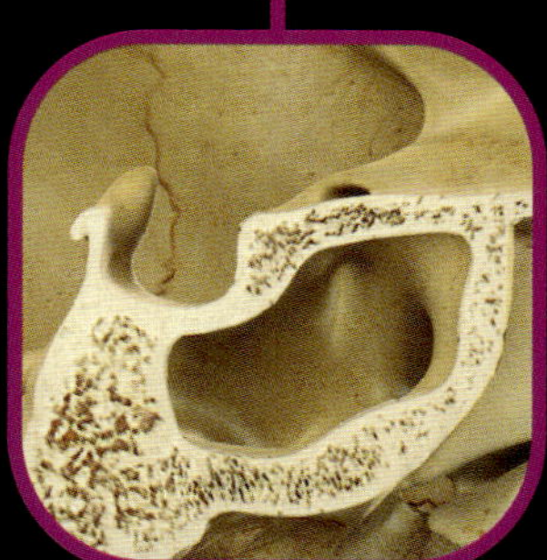

BAND

Bänder verbinden Knochen miteinander. Sie sind elastisch genug, um Bewegung zu ermöglichen, und kräftig genug, um Gelenke zu stabilisieren.

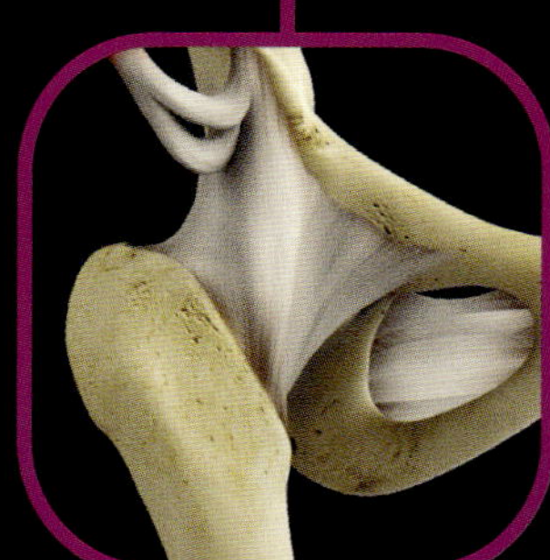

BEWEGUNGS-APPARAT

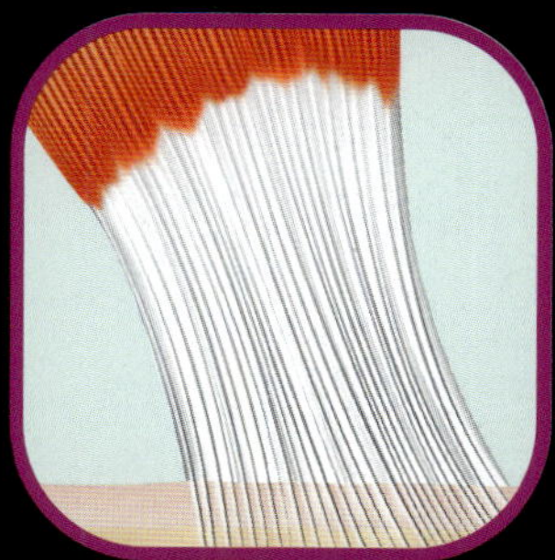

SEHNE

Kräftige, elastische Sehnen verbinden den Muskel mit dem Knochen. Sie halten dem Zug der Muskeln stand, ohne sich aus der Verankerung am Knochen zu lösen.

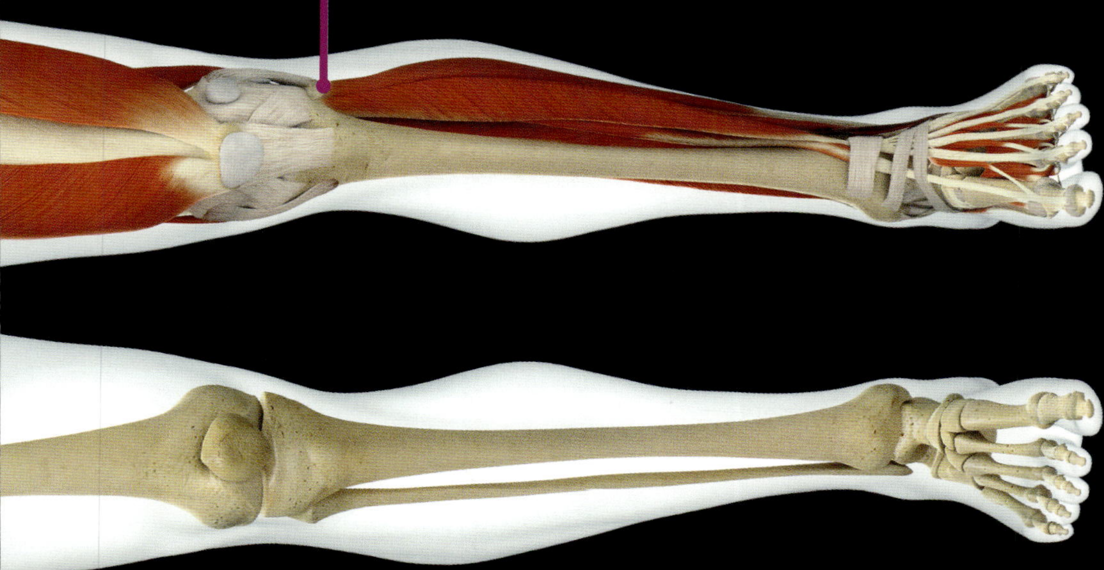

Ein komplexes System aus Knochen, Muskeln, Sehnen und Bändern ermöglicht gezielte Bewegungen, bei denen entweder der gesamte Körper beteiligt ist, wie beim Gehen, oder einzelne Körperteile, wie die Finger beim Tippen auf einer Tastatur.

SKELETT-FUNKTION

Der Knochenbau ist keine starre Struktur, sondern ein lebendes, flexibles Gerüst, stabil und doch leicht, das unseren Körper stützt, den Organen Schutz bietet und Bewegung ermöglicht. Unsere Knochen speichern Mineralstoffe, und ihr rotes Mark produziert Blutzellen.

UNTERTEILUNG DES SKELETTS

Um seine Bestandteile und Funktion besser beschreiben zu können, wird das Skelett in zwei Bereiche unterteilt: Das Skeleton axiale besteht aus 80 der insgesamt 206 Knochen des Körpers und bildet die Körperachse, die Schädel, Wirbelsäule, Rippen und Brustbein umfasst. Das Skeleton appendiculare besteht aus 126 Knochen und befähigt uns zur Fortbewegung und zum Greifen von Gegenständen. Es umfasst die Knochen der Gliedmaßen und ihre Verankerung am Skeleton axiale, die aus Schulter- bzw. Beckengürtel besteht. Zum Schultergürtel zählen Schulterblätter und Schlüsselbeine, der kräftigere Beckengürtel aus zwei Hüftbeinen und dem Kreuzbein ist mit den Oberschenkelknochen verbunden.

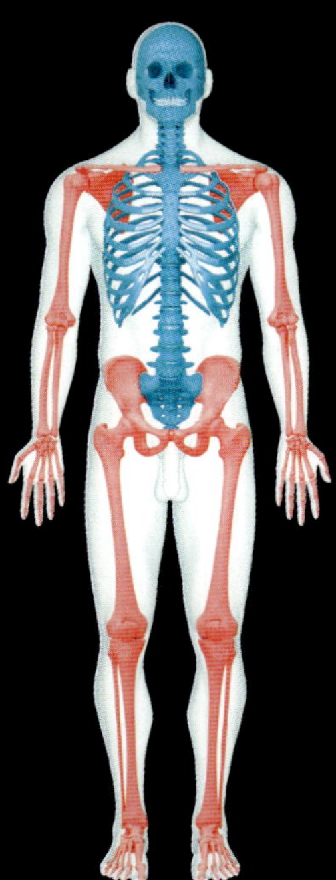

Achse und Gliedmaßen
Diese eingefärbte Darstellung zeigt deutlich das Skeleton axiale, das die Körpermitte bildet, und die Verankerung des Skeleton appendiculare aus Knochengürteln und Gliedmaßen.

FARBENSCHLÜSSEL

- Skeleton appendiculare
- Skeleton axiale

STÜTZFUNKTION

Ohne den Knochenbau würde der Körper zusammenfallen. Er verleiht ihm seine Form und hält ihn aufrecht, egal ob im Sitzen oder im Stehen oder in einer anderen Position (siehe rechts). Die einzelnen Bestandteile des Skeletts üben unterschiedliche Stützfunktionen aus. Die Wirbelsäule, die Hauptachse des Körpers, stützt den Rumpf und trägt das Gewicht des Schädels. An ihr befinden sich die Ansätze für den Brustkorb, der das Gerüst der Brusthöhle bildet. Zudem hält die Wirbelsäule Kopf und Rumpf aufrecht und verlagert deren Gewicht über das Becken auf die Beine, die unser gesamtes Körpergewicht tragen, wenn wir stehen. Das Becken selbst stützt die Beckenorgane wie die unteren Bereiche des Darms und die Blase.

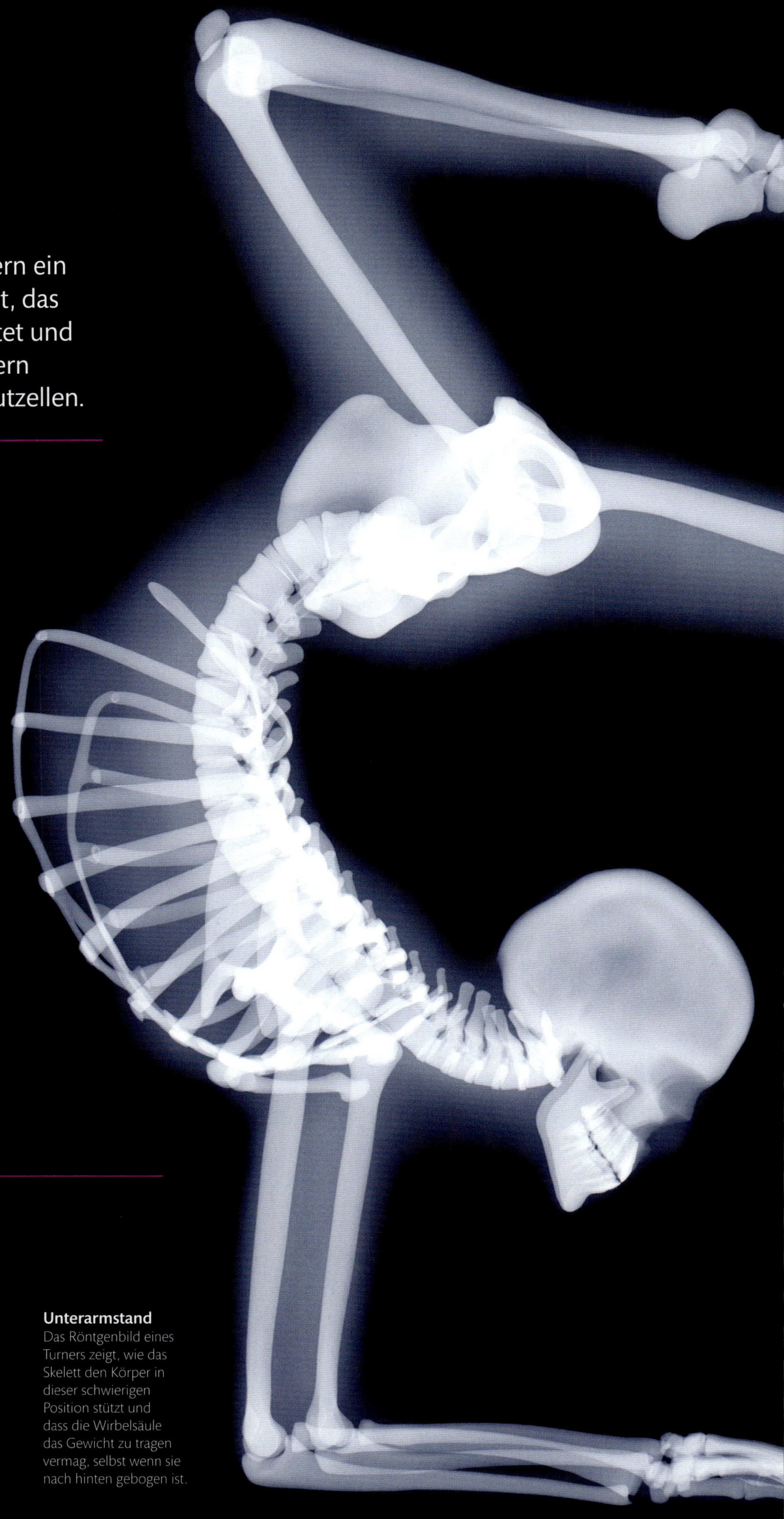

Unterarmstand
Das Röntgenbild eines Turners zeigt, wie das Skelett den Körper in dieser schwierigen Position stützt und dass die Wirbelsäule das Gewicht zu tragen vermag, selbst wenn sie nach hinten gebogen ist.

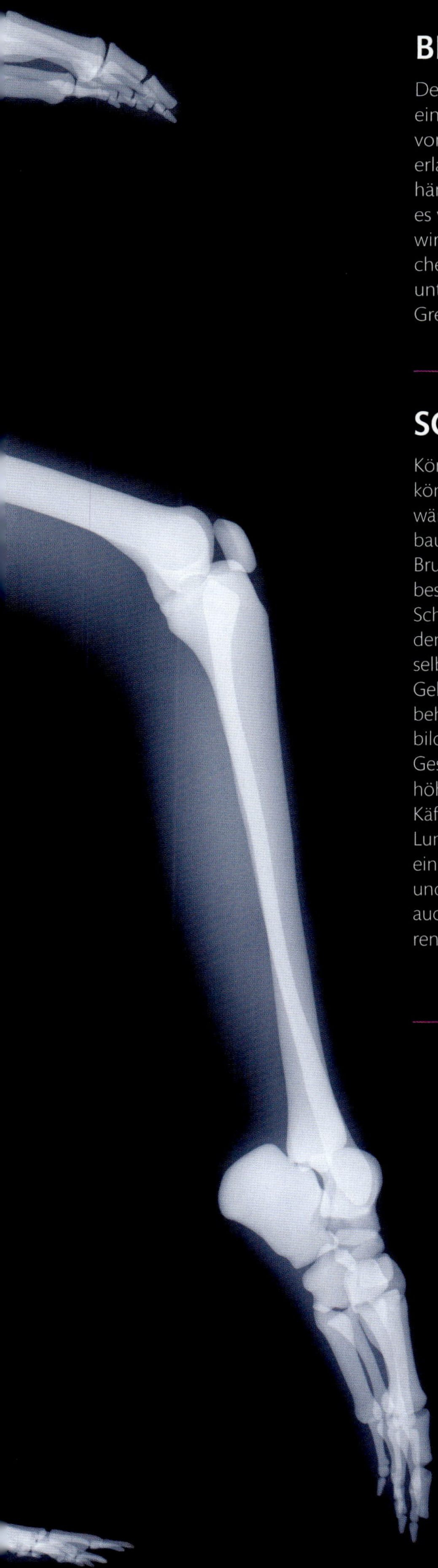

BEWEGUNG

Der menschliche Knochenbau ist nicht starr. Die einzelnen Knochen sind durch Gelenke verbunden, von denen die meisten flexibel sind und Bewegungen erlauben. Der Bewegungsradius jedes einzelnen Gelenks hängt von seiner Beschaffenheit ab und davon, wie stark es von Bändern und Skelettmuskeln zusammengehalten wird. Die Muskeln kontrahieren und ziehen den Knochen in eine bestimmte Richtung. Dadurch kommen unterschiedlichste Bewegungen zustande, wie Laufen, Greifen oder Atmen.

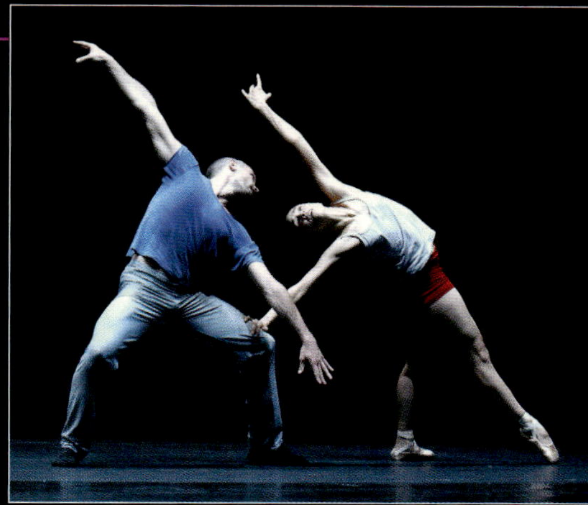

Hartes Training
Tänzer müssen jahrelang üben, um die Flexibilität ihrer Gelenke und die Muskelkraft zu erreichen, die sie für solche graziösen, genau ausbalancierten Bewegungen benötigen.

SCHUTZ

Körperorgane wie Gehirn und Herz könnten sehr leicht beschädigt werden, wären sie nicht durch den Knochenbau, vor allem durch Schädel und Brustkorb, geschützt. Der Schädel besteht aus miteinander verbundenen Schädelknochen, von denen acht den Hirnschädel bilden, eine stabile, selbsttragende Konstruktion, die das Gehirn umgibt. Die Schädelknochen beherbergen auch das Innenohr und bilden zusammen mit den Knochen des Gesichtsschädels die schützenden Augenhöhlen. Der Brustkorb ist ein konischer Käfig, der die Brusthöhle bildet und Herz, Lungen sowie die großen Blutgefäße einschließlich der Aorta sowie der oberen und unteren Hohlvene schützt. Er bietet auch einen gewissen Schutz für die oberen Bauchorgane wie Leber und Magen.

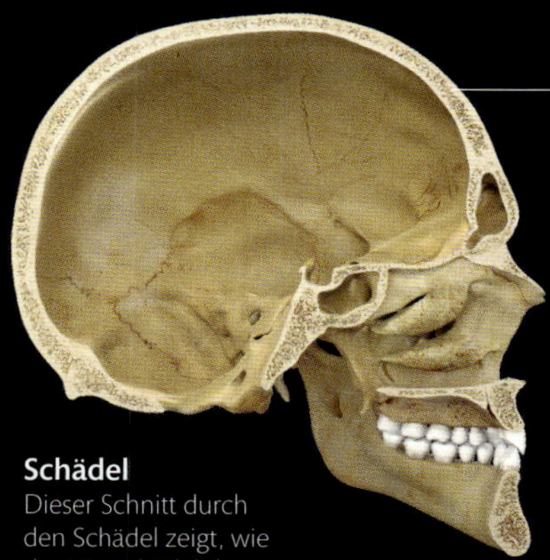

Cranium
Das Schädeldach schützt das Gehirn

Schädel
Dieser Schnitt durch den Schädel zeigt, wie der Hirnschädel das Gehirn umschließt, und dazu einige Knochen des Gesichtsschädels, die den Unterbau des Gesichts bilden.

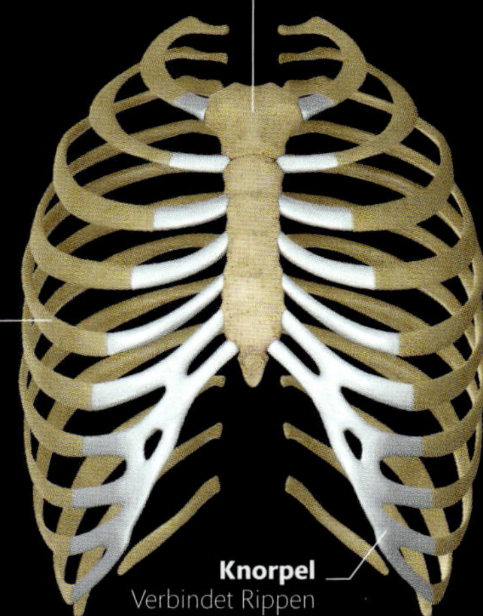

Sternum
Durch flexible Rippenknorpel mit den Rippen verbunden

Rippen
Ziehen bogenförmig von der Wirbelsäule zum Brustbein

Knorpel
Verbindet Rippen und Sternum

Brustkorb
Besteht aus Sternum, Rippenknorpel, zwölf Rippenpaaren und der Brustwirbelsäule, die von zwölf Brustwirbeln gebildet wird (hier nicht dargestellt).

PRODUKTION VON BLUTZELLEN

Das rote Knochenmark im Knocheninneren produziert täglich Milliarden neuer Blutzellen. Beim Erwachsenen findet es sich im Skeleton axiale, im Schulter- und Beckengürtel und in den Enden von Humerus und Femur. Im roten Knochenmark werden Blutzellen aus unspezifischen Stammzellen, den Hämozytoblasten, gebildet, die sich teilen. Die entstandenen Zellen folgen verschiedenen Entwicklungsreihen und werden zu roten oder weißen Blutzellen. Rote Blutzellen entstehen dadurch, dass sie in verschiedenen Entwicklungsstufen ihren Zellkern ausstoßen und durch Hämoglobin ersetzen (s. S. 349).

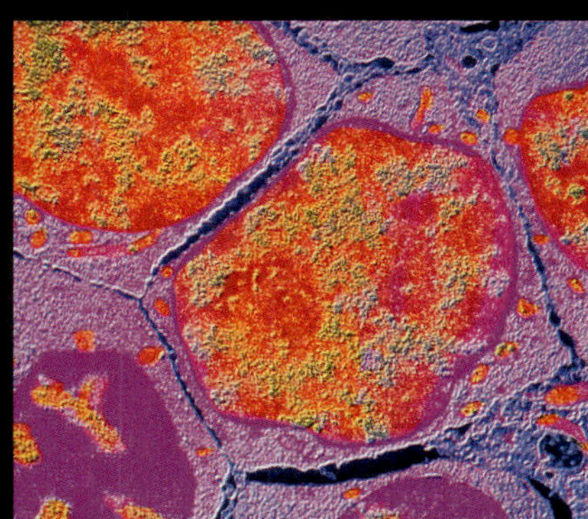

Erythroblasten
In ihrem frühen Entwicklungsstadium haben diese Erythroblasten (rote Blutzellen) noch einen Zellkern (rot) und teilen sich schnell.

MINERALIENSPEICHER

Knochen enthalten 99 Prozent des gesamten Kalziums des Körpers und speichern noch weitere Mineralstoffe. Kalzium- und Phosphationen werden je nach Bedarf an den Blutstrom abgegeben oder dem Blut entzogen. Kalziumionen werden zur Muskelkontraktion, zur Weiterleitung von Nervenimpulsen und zur Blutgerinnung benötigt. Kalziumsalze härten Knochen und Zähne. Knochen befinden sich in ständigem Auf- und Abbau, je nach Belastung und als Reaktion auf die antagonistische Wirkung von Calcitonin und Parathormon (PTH), die die Ein- bzw. Auslagerung von Kalzium stimulieren. Dieser Mechanismus garantiert einen konstanten Kalziumspiegel im Blut.

KNOCHEN

Knochen mögen leblos erscheinen, aber sie bestehen aus aktiven Zellen und Geweben, die ihnen ein Wachstum im Fetus und im kindlichen Körper erlauben. Ausgewachsene Knochen können sich ein Leben lang regenerieren, um sicherzustellen, dass sie stabil genug sind, um den täglichen Belastungen standzuhalten.

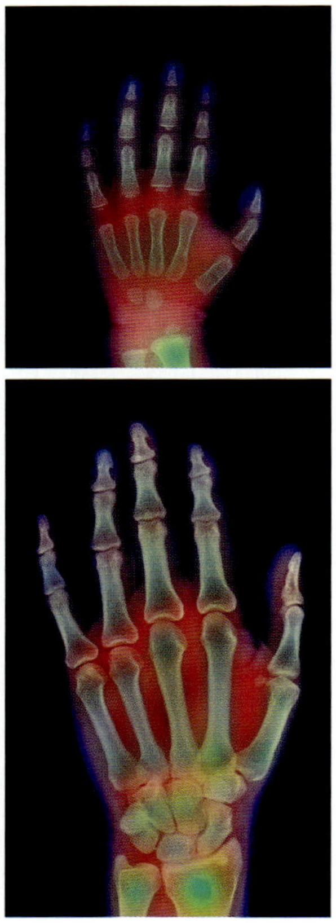

WIE KNOCHEN WACHSEN

Wachstum und Entwicklung des Knochenbaus beginnt bereits im frühen Embryonalstadium und endet in den späten Teenagerjahren. Das Skelett eines Embryos besteht anfänglich aus embryonalem Bindegewebe (Mesenchym) und hyalinem Knorpel. In der achten Woche hat die Ossifikation bereits begonnen, die flexiblen Strukturen werden durch hartes Knochengewebe ersetzt, und während der darauffolgenden Monate und Jahre wachsen und entwickeln sich die Knochen. Dabei unterscheidet man zwei Arten der Ossifikation: Die desmale Ossifikation ersetzt das Bindegewebe und lässt die Schädelknochen entstehen, die chondrale Ossifikation ersetzt das hyaline Knorpelskelett und bildet die Mehrheit der Knochen aus. Die Sequenz rechts zeigt den Fortschritt der chondralen Ossifikation eines Röhrenknochens vom embryonalen Knorpel zum harten Knochen eines sechsjährigen Kindes, der an Länge und Breite weiter zunehmen wird und so das Wachstum des Kindes ermöglicht.

Entwicklung des Knochens
Das Röntgenbild der Hand eines Dreijährigen (oben) zeigt große Knorpelbereiche an Hand- und Fingergelenken, die langsam ossifizieren. In der Hand eines Erwachsenen (unten) sind alle Handwurzelknochen und Gelenke voll entwickelt.

SCHÄDELKNOCHEN

Die flachen Schädelknochen entwickeln sich durch die desmale Ossifikation, die bereits im Fetus, zwei Monate nach der Befruchtung, einsetzt (s. S. 421). Mesenchymzellen differenzieren sich zu Osteoblasten aus, die dann die Produktion von Osteoid (Knochengrundsubstanz) aufnehmen. Es entsteht spongiöser Knochen, umgeben von kompaktem Knochen. Bei der Geburt ist die Ossifikation noch nicht abgeschlossen, und die Schädelknochen sind an den Fontanellen noch durch Bindegewebe verbunden (s. S. 426). Die Fontanellen schließen sich im Alter von zwei Jahren. Die flexiblen Schädelnähte erlauben die Verformung des Schädels und vereinfachen so die Passage durch den Geburtskanal.

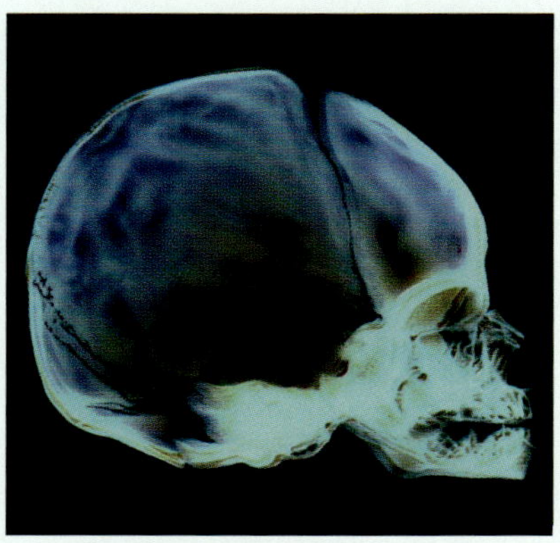

Der Schädel eines Babys
Dieses Röntgenbild zeigt die vordere Fontanelle (dunkler Bereich) zwischen zwei Knochen, die das Gehirn umgeben. Die Fontanellen erlauben das Gehirnwachstum.

Embryo in der 7. Woche
Knorpelzellen bilden das Modell für den späteren Knochen. Kopf und Schaft sind klar erkennbar. Durch Zellteilung der Knorpelzellen wird die Matrix des Knochens länger und breiter.

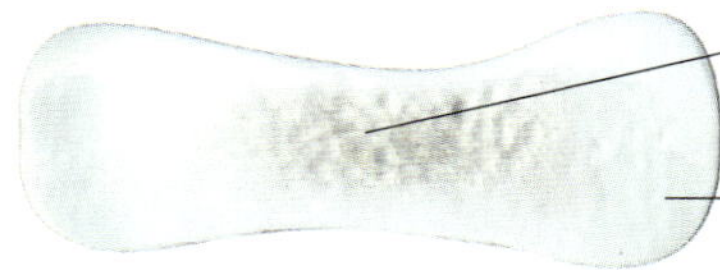

Fetus in der 10. Woche
Knorpelzellen in der Mitte der Diaphyse bewirken die Kalzifikation der umliegenden Matrix. Dadurch öffnen sich kleine Höhlen, in die Blutgefäße und Osteoblasten (knochenbildende Zellen) einwandern und im »primären Ossifikationszentrum« spongiösen Knochen bilden.

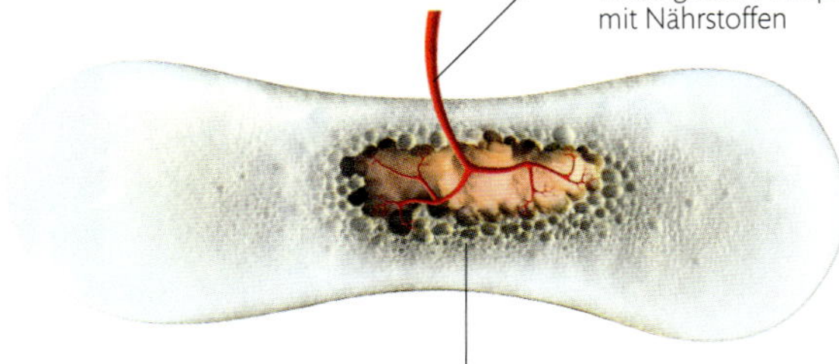

Fetus in der 12. Woche
Das primäre Ossifikationszentrum hat sich fast über die gesamte vergrößerte Diaphyse ausgeweitet. Osteoklasten (knochenabbauende Zellen) bauen den neu geformten Knochen wieder ab, um die Markhöhle zu schaffen. Knorpelzellen teilen sich in der Epiphyse und bewirken ein Längenwachstum. Gleichzeitig wird der Knorpel an der Basis jeder Epiphyse stetig durch Knochen ersetzt.

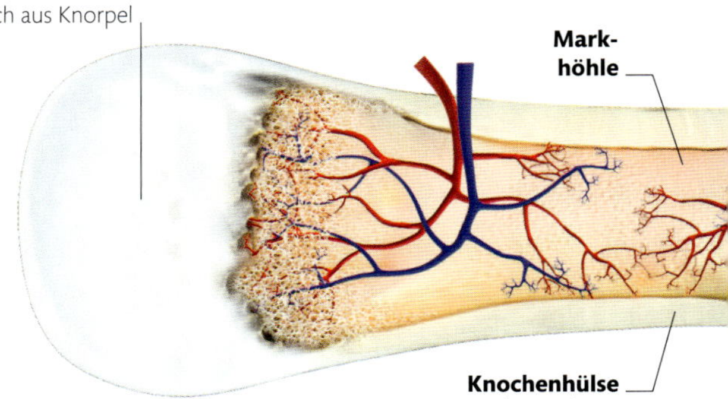

Baby nach der Geburt
Die Knochen werden durch die Aktivität des primären Ossifikationszentrums länger. Im Zentrum jeder Epiphyse entwickelt sich ein sekundäres Ossifikationszentrum mit eigener Blutversorgung. Hier entsteht der endgültige spongiöse Knochen. In den Epiphysen werden keine Markhöhlen ausgebildet. Die Markhöhle der Diaphyse ist mit rotem Knochenmark gefüllt, das Blutzellen bildet.

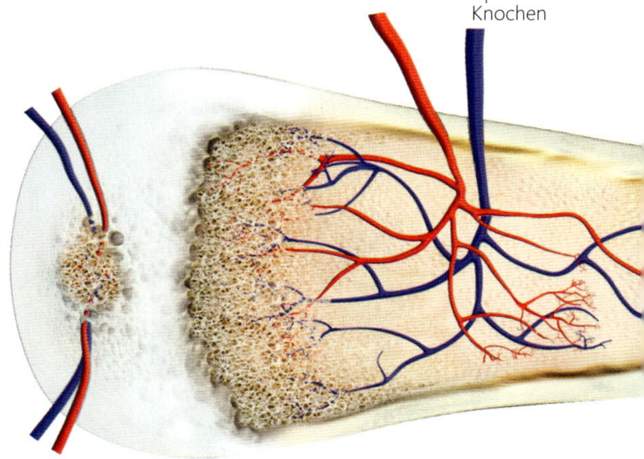

Während der Kindheit
Hyaliner Knorpel kommt nur noch an zwei Stellen vor: als Gelenkknorpel an den Knochenenden und in der Wachstumsfuge, wo er das Längenwachstum des Knochens ermöglicht. Während der Knorpel in Richtung Epiphyse wächst, verknöchert er von der Diaphyse her. Dieser Prozess setzt sich bis in die späten Teenagerjahre fort. Schließt sich die Wachstumsfuge, ist das Knochenwachstum abgeschlossen.

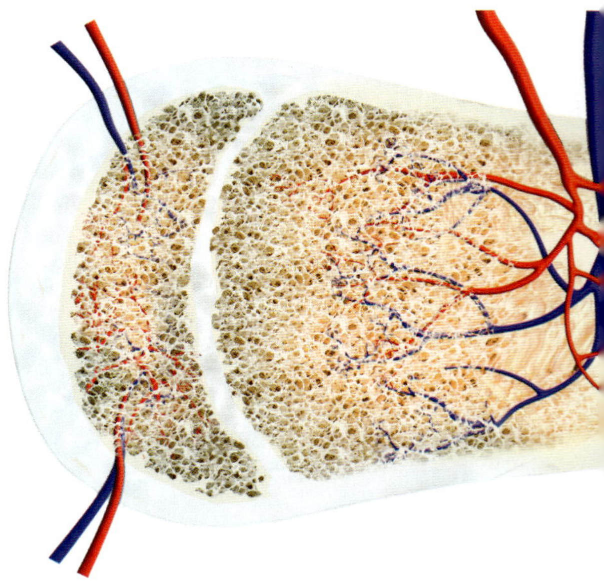

NEUBILDUNG

Während des ganzen Lebens wird alter Knochen abgebaut und neuer gebildet. Dadurch wird der Knochen als Reaktion auf veränderte Anforderungen stabiler. Bis zu zehn Prozent des Skeletts eines Erwachsenen können jährlich erneuert werden. Die Neubildung findet in zwei Phasen statt – Knochenabbau und Knochenaufbau – und erfolgt durch Knochenzellen, die Osteoblasten und Osteoklasten genannt werden. Osteoklasten spalten und entfernen alte Knochenmatrix, Osteoblasten bauen eine neue Matrix auf. Die Neubildung wird durch zwei Faktoren gesteuert: Osteoblasten und Osteoklasten reagieren auf veränderte mechanische Belastungen der Knochen durch Schwerkraft und Muskelspannung. Zwei Hormone, Parathormon (PTH) und Calcitonin, stimulieren bzw. hemmen die Osteoklastenaktivität und steuern so die Freisetzung von Kalziumionen aus der Knochenmatrix. Dadurch wird ein konstanter Kalziumspiegel aufrechterhalten, der für die Muskelkontraktion und viele weitere Prozesse im Körper notwendig ist.

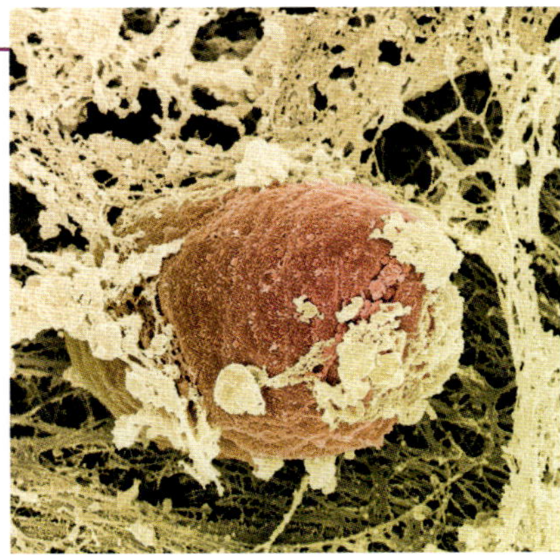

Osteoblast
Ein Osteoblast (rot) sondert organisches Material der Knochenmatrix ab, das dann durch Kalziumsalze mineralisiert wird, um die Matrix zu verhärten.

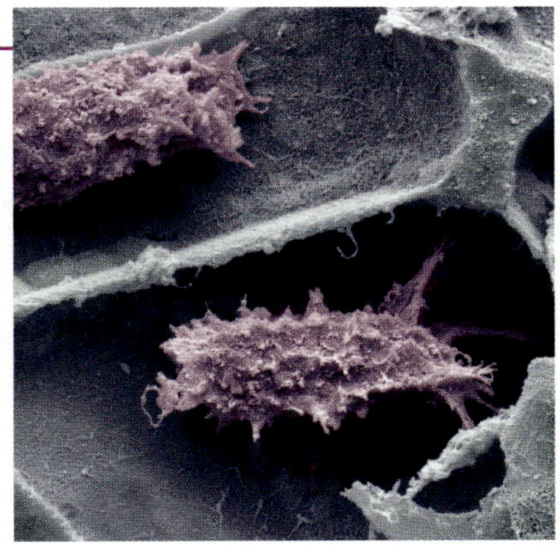

Osteoklasten
Osteoklasten (violett) wandern an der Knochenoberfläche entlang und bauen die Matrix durch enzymatische Spaltung und Säure ab.

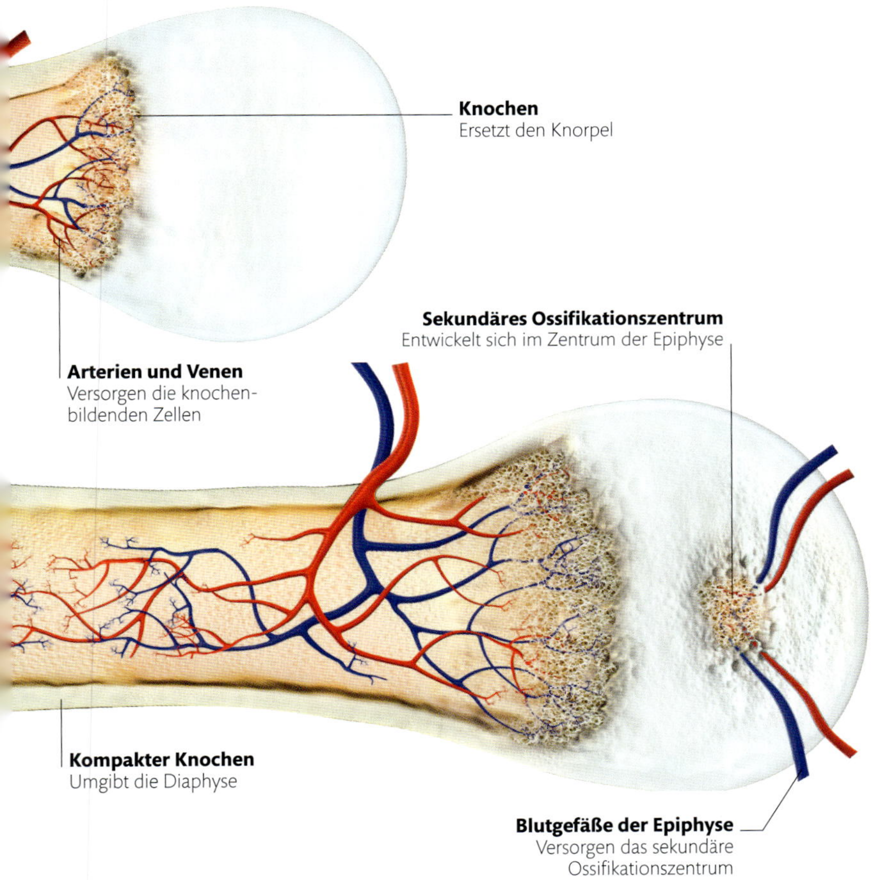

SPORT

Knochen sind zwei Hauptbelastungen ausgesetzt: dem Körpergewicht, das durch die Schwerkraft nach unten drückt, und den Spannungskräften, die durch den Zug der Muskulatur entstehen. Diese Belastungen erhöhen sich durch Sportarten wie Walking, Jogging, Tanzen und Tennis, die, wenn sie mehrmals wöchentlich ausgeübt werden, die Knochenzellen zur Knochenneubildung anregen, wodurch die Stabilität und Dichte der Knochen signifikant erhöht wird.

Die Knochendichte erreicht ihren Höhepunkt zwischen Anfang zwanzig und Ende dreißig. Danach verringert sie sich. Wurde die Knochenmasse durch regelmäßige Bewegung und gesunde Ernährung im frühen Erwachsenenalter gut aufgebaut, verlangsamt sich jedoch der altersbedingte Knochenschwund. Sport kann auch bei älteren Menschen die Knochendichte erhöhen und das Risiko einer Osteoporose (s. S. 449) verringern.

EXTREMSITUATIONEN

ÜBUNGEN IM WELTALL

Ein Astronaut an Bord der Internationalen Raumstation trainiert auf einem Fahrradergometer gegen die Auswirkungen der Schwerelosigkeit. Auf der Erde werden Stabilität und Dichte der Knochen durch die einwirkenden Kräfte der Schwerkraft aufrechterhalten. Im All sind sie diesen Belastungen nicht ausgesetzt und verlieren monatlich bis zu 1 % ihrer Masse. Obwohl Übungen den Knochenabbau im All reduzieren, können sie ihn nicht völlig verhindern.

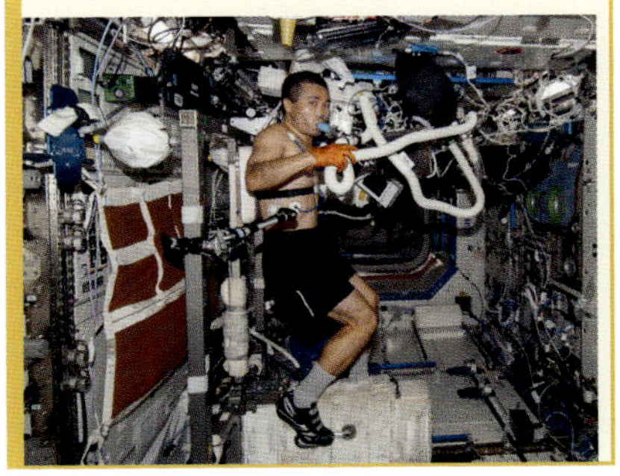

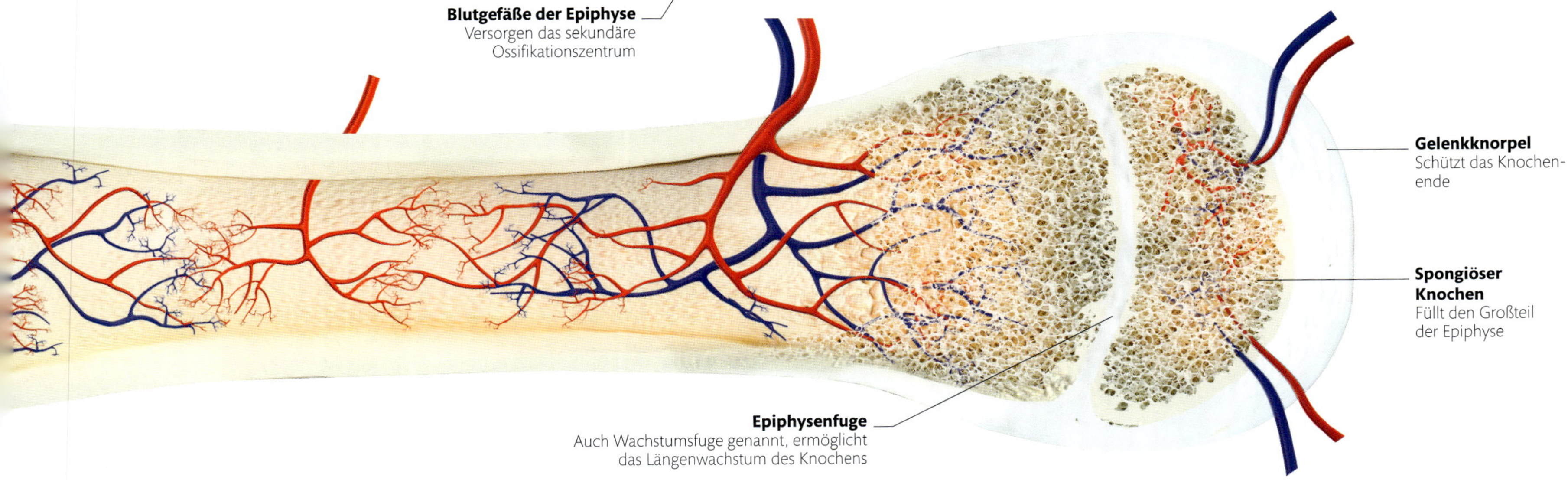

GELENKE

Wo immer zwei oder mehr Knochen aufeinandertreffen, bilden sie ein Gelenk. Diese Artikulation verleiht dem Knochenbau seine Flexibilität, wenn ein Muskel über ein Gelenk an einem Knochen zieht. Gelenke werden gemäß ihrem Aufbau und der Bewegung eingeteilt, die sie ermöglichen.

WIE GELENKE ARBEITEN

Die Mehrheit der ca. 320 Gelenke des Körpers, einschließlich derer in Knie und Schulter, sind frei bewegliche Synovialgelenke. Sie erlauben dem Körper eine Vielzahl von Bewegungen, wie Gehen, Kauen oder Schreiben. In einem Synovialgelenk sind die Knochenenden mit Gelenkknorpel aus glattem, weichem Hyalinknorpel geschützt. Diese Art von Knorpel kommt im Körper am häufigsten vor. Er ist kräftig, aber auch komprimierbar. Im Gelenk vermindert er die Reibung und federt Stöße ab. Das Synovialgelenk ist immer von einer Kapsel aus Fasergewebe umgeben, die mithilfe der Bänder das Gelenk stabilisiert. Sie ist mit der Synovialmembran ausgekleidet, die Synovialflüssigkeit in die Gelenkhöhle abgibt. Dadurch bewegt sich das Gelenk mit weniger Reibung als zwei Eiswürfel, die übereinandergleiten. Es gibt sechs Typen von Synovialgelenken (rechts), die je nach ihrer Form unterschiedliche Bewegungen ermöglichen.

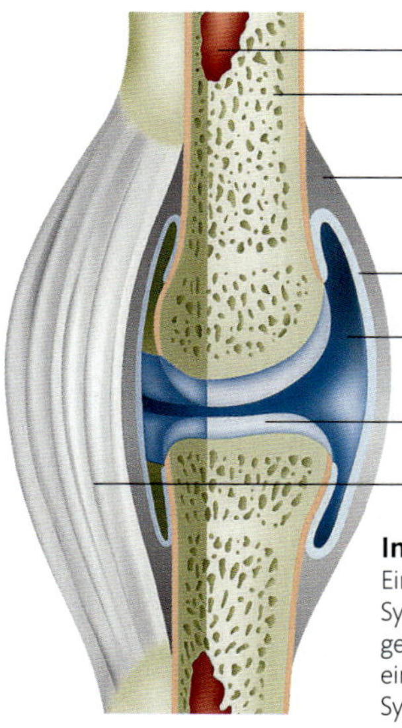

Im Innern des Gelenks
Ein Blick ins Innere eines typischen Synovialgelenks. Die gegenüberliegenden Gelenkknorpel sind durch einen extrem dünnen Film aus Synovialflüssigkeit getrennt.

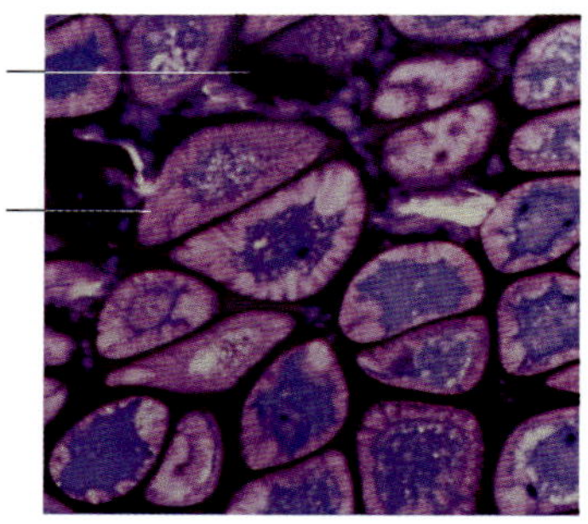

Hyaliner Knorpel
Besteht aus Knorpelzellen, die in einer gelartigen Matrix eingebettet sind. Mikroskopdarstellung.

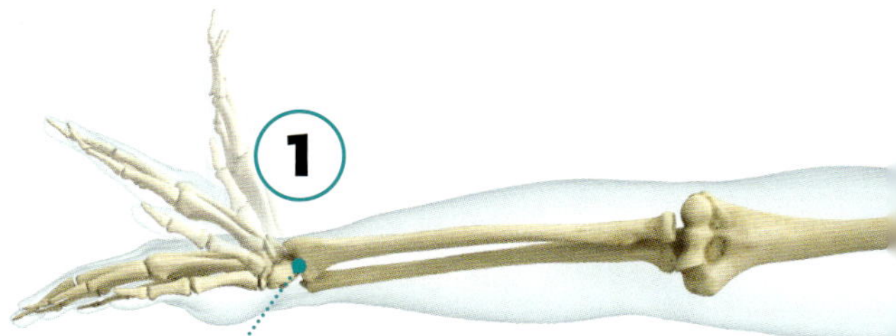

1 EIGELENK

Der eiförmige Kopf eines Knochens passt in die Gelenkpfanne des anderen, wie bei der Verbindung zwischen Radius (Pfanne) und Kahnbein (Ei). Es erlaubt Beugen und Strecken sowie Seitwärtsbewegungen.

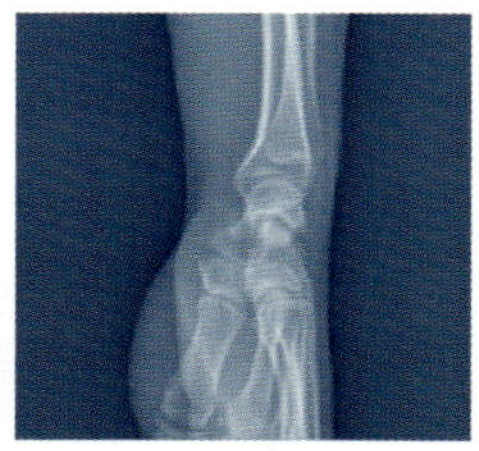

HANDGELENK

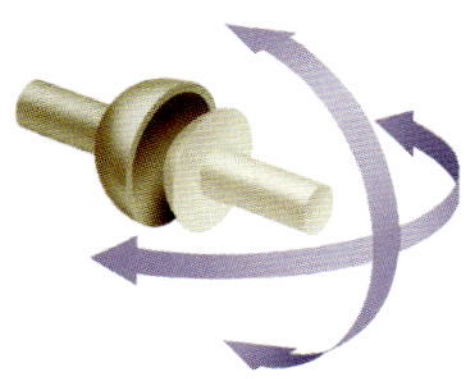

2 FLACHES GELENK

Die beiden flachen Knochenenden verschieben sich gegeneinander. Die Bewegung ist durch straff anliegende Bänder eingeschränkt. Solche Gelenke gibt es zwischen Fuß- und Handwurzelknochen.

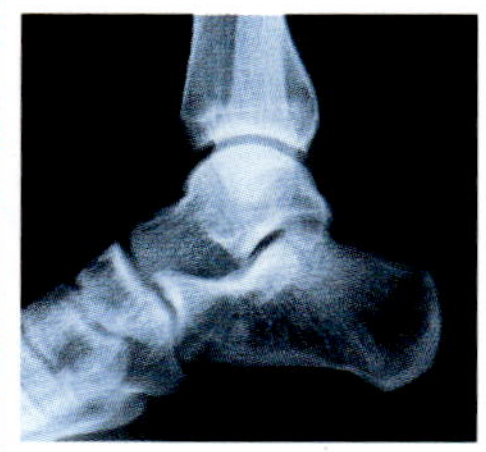

FUSS

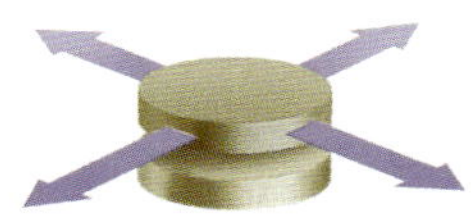

BAND- UND KNORPELHAFTEN

Einige Gelenke erlauben kaum Bewegung, sind aber im Vergleich zu Synovialgelenken sehr stabil. Bei der Knorpelhaft sind die Knochen durch eine elastische, komprimierbare Faserknorpelscheibe verbunden, wie in der Schambeinfuge des Beckengürtels, die sehr eingeschränkte Bewegungen erlaubt. Als Bandhaften bezeichnet man die Schädelnähte (Suturen), die durch Fasergewebe eine feste Verbindung zwischen den welligen Rändern der angrenzenden Schädelknochen bilden. Bei Kindern sind diese Bandhaften noch flexibler, um ein Wachstum der Schädelknochen zu ermöglichen.

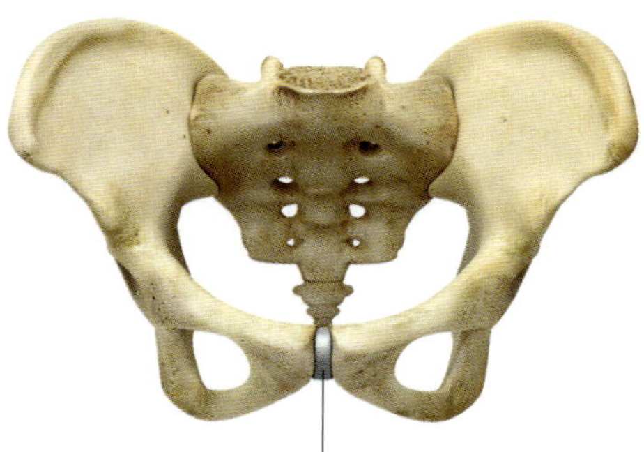

Schambeinfuge
Die beiden Schambeine sind durch eine Knorpelhaft verbunden, die vorderen Äste der Schambeine bilden mit dem Kreuzbein den Beckengürtel.

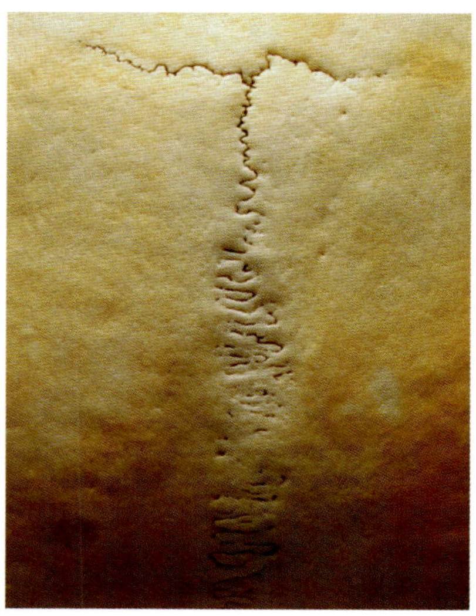

Suturen
Ansicht des Schädels beim Erwachsenen. Die Bandhaften sind verknöchert, die angrenzenden Knochen miteinander verschmolzen.

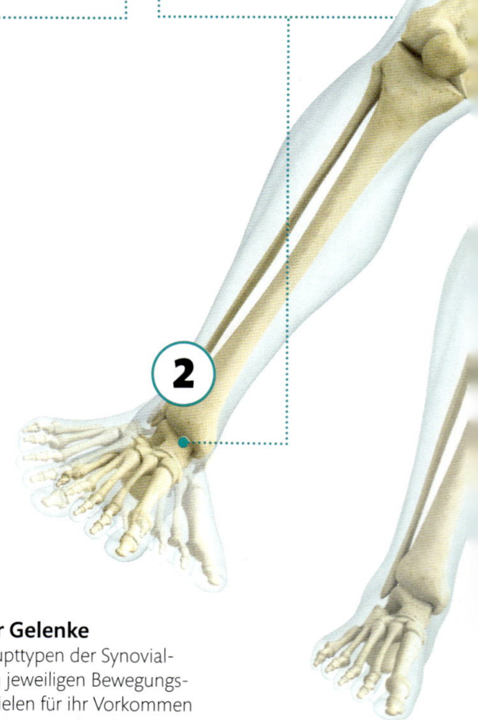

Bewegung der Gelenke
Hier sind die Haupttypen der Synovialgelenke mit ihren jeweiligen Bewegungsradien und Beispielen für ihr Vorkommen in verschiedenen Körperteilen dargestellt.

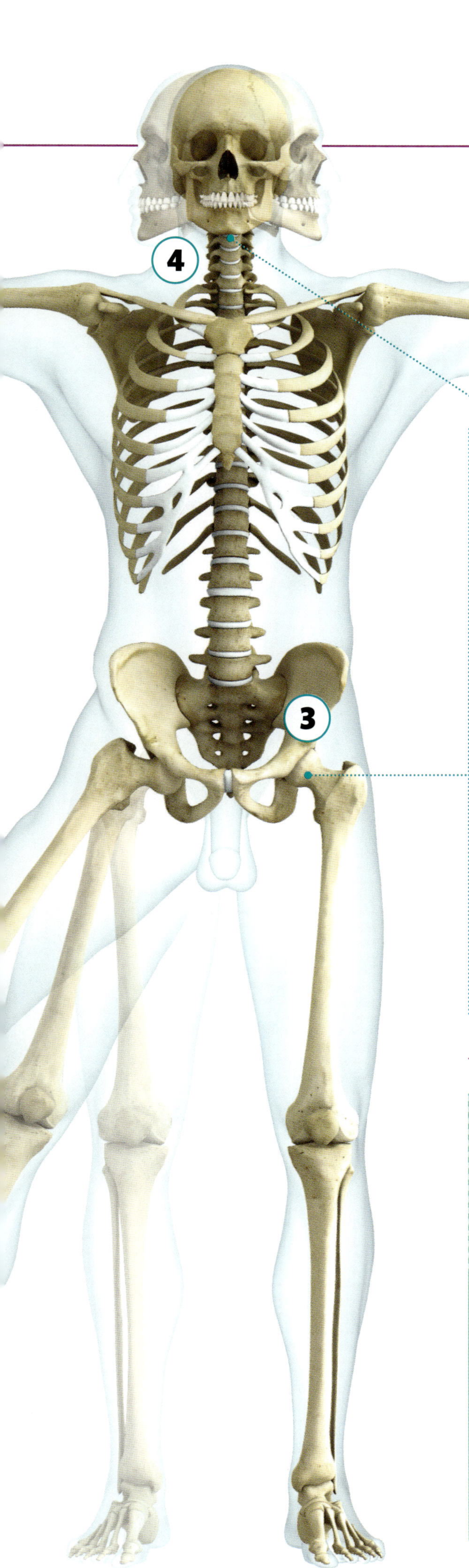

3 KUGELGELENK

In Hüfte und Schulter bietet dieses Gelenk den größten Bewegungsradius. In der Hüfte passt der kugelförmige Kopf des Femurs in die Pfanne des Beckenknochens und erlaubt dadurch die Bewegung in fast alle Richtungen.

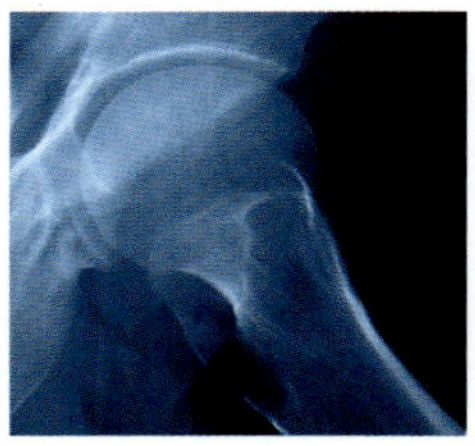

HÜFTE

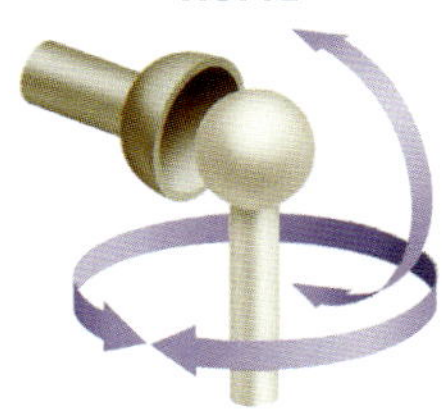

4 ZAPFENGELENK

Der zapfenartige Fortsatz eines Knochens dreht sich im ringförmigen Sockelende des anderen. Das Zapfengelenk zwischen den ersten beiden Halswirbeln erlaubt dem Kopf Drehbewegungen auf der Wirbelsäule, wie beim Kopfschütteln.

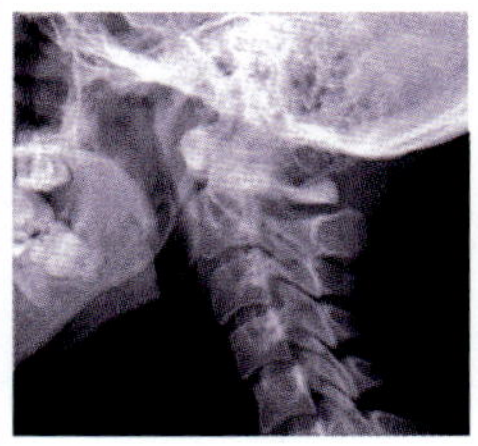

NACKEN

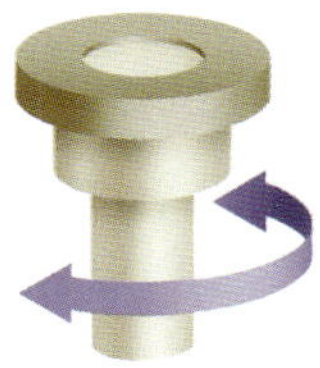

5 SCHARNIERGELENK

Die konvexe Oberfläche eines Knochens passt in die konkave des anderen, sodass ein Scharnier entsteht. Es erlaubt Beugung und Streckung um eine Achse. Ellbogen- und Kniegelenk sind Scharniergelenke.

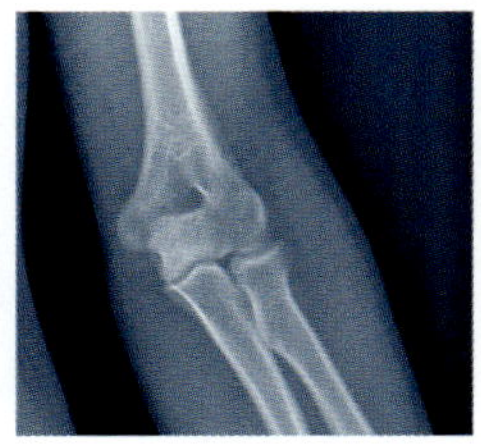

ELLBOGEN

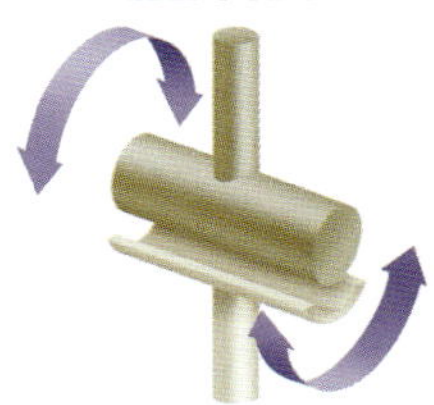

6 SATTELGELENK

Zwei sattelförmig ein- und ausgewölbte Gelenkflächen gleiten aufeinander und ermöglichen die Bewegung in zwei Ebenen. Das Daumengrundgelenk ist ein Sattelgelenk und erlaubt die Gegenüberstellung des Daumens zu den Fingern.

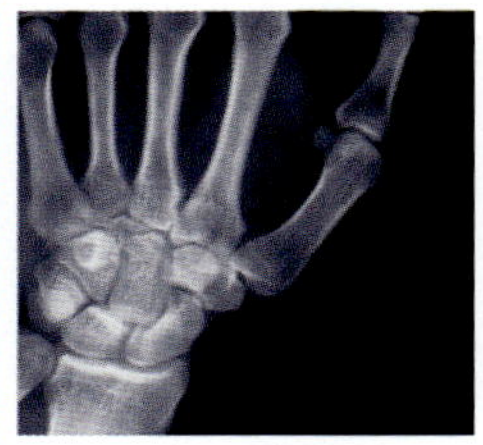

DAUMEN

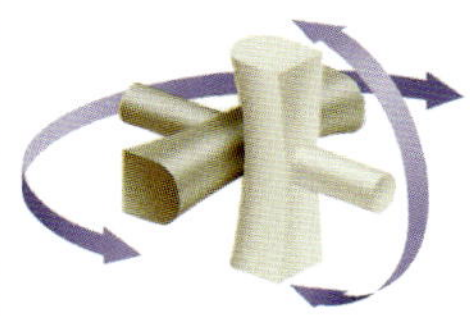

BEWEGLICHKEIT DER WIRBELSÄULE

In der Wirbelsäule erlauben zwei Arten von Gelenken eine eingeschränkte Bewegung zwischen zwei angrenzenden Wirbeln. Zwischenwirbelscheiben (Bandscheiben) bilden Knorpelhaften, die Beuge- und Drehbewegungen erlauben und zudem Stöße abfedern, die beim Laufen und Springen auftreten. Synovialgelenke zwischen den Gelenkfortsätzen ermöglichen eingeschränkte Gleitbewegungen und verhindern ein Verrutschen der Wirbel.

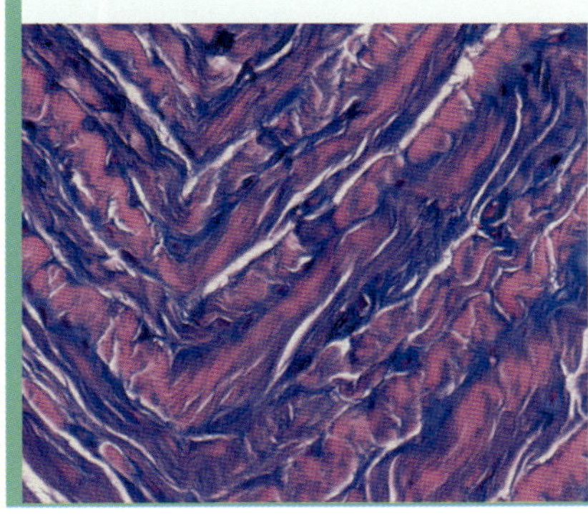

Faserknorpel
Schichten aus Kollagenfaserbündel (pink) und Matrix. Der Knorpel hält starken Spannungen und Druck stand.

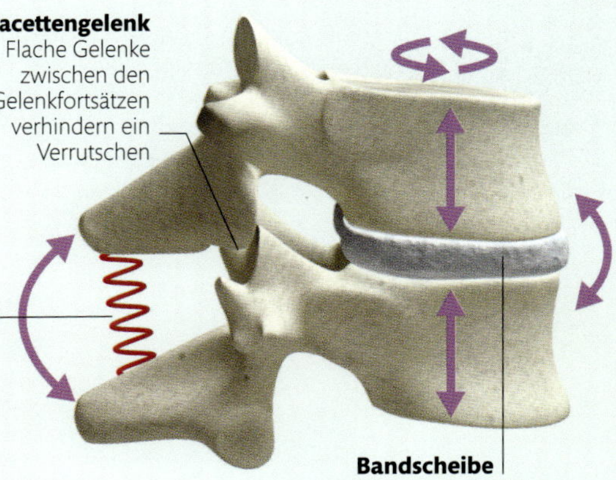

Facettengelenk
Flache Gelenke zwischen den Gelenkfortsätzen verhindern ein Verrutschen

Elastisches Band
Bänder zwischen den Dornfortsätzen sichern das Gleichgewicht und sparen Muskelarbeit

Bandscheibe
Besteht aus flexiblem Faserknorpel und gallertartigem Kern

Wirbelgelenke
Durch Bänder eingeschränkt, erlauben die Gelenke zwischen zwei Wirbeln nur geringen Bewegungsumfang. In Summe jedoch ermöglichen sie das Beugen und Drehen.

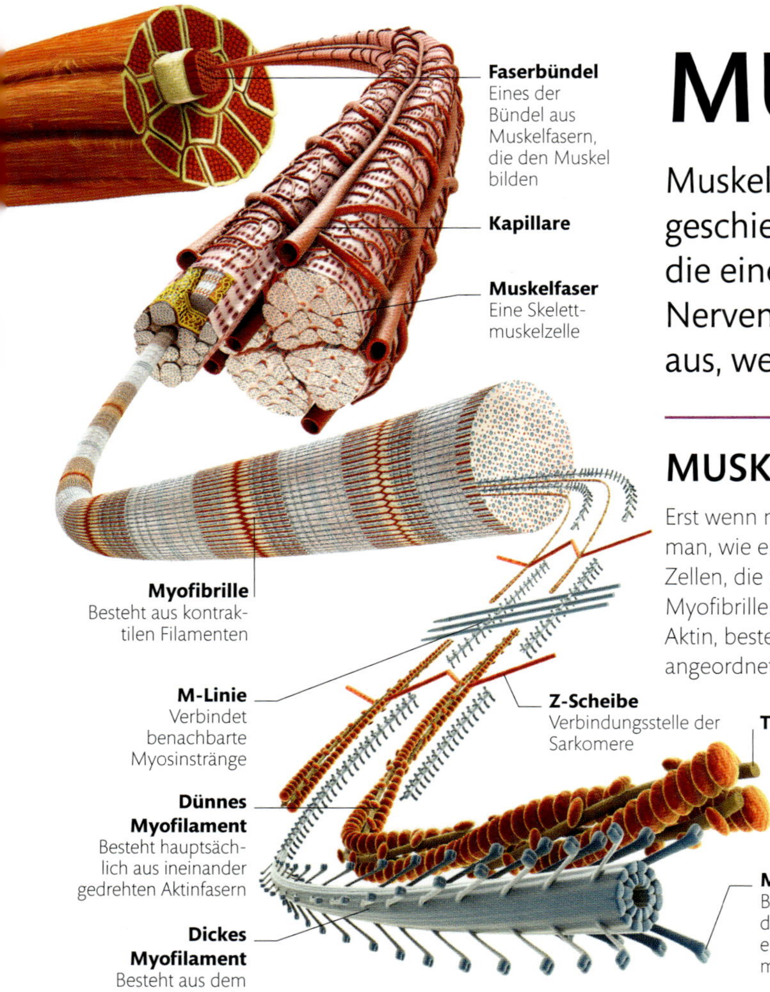

MUSKELFUNKTION

Muskeln haben die Fähigkeit, durch Kontraktion Zugkraft auszuüben. Dies geschieht unter Anwendung von chemischer Energie aus der Nahrung, die eine Interaktion zwischen Proteinfilamenten in ihren Zellen bewirkt. Nervenimpulse aus dem Gehirn lösen in Skelettmuskeln eine Kontraktion aus, wenn wir uns bewegen wollen.

MUSKELKONTRAKTION

Erst wenn man die Struktur eines Skelettmuskels analysiert, versteht man, wie er kontrahiert. Ein Muskel besteht aus langen, zylindrischen Zellen, die parallel in Faserbündeln verlaufen. Jede Muskelfaser enthält Myofibrillen, die aus zwei Arten von Proteinfilamenten, Myosin und Aktin, bestehen. Diese Filamente sind in überlappenden Segmenten angeordnet, den Sarkomeren, die den Myofibrillen und Muskelfasern ein gestreiftes Aussehen verleihen. Dünne Aktinfilamente laufen von der Z-Scheibe, der Verbindung zweier Sarkomere, einwärts und überlappen die dicken Myosinfilamente im Zentrum des Sarkomers. Erhält der Muskel den Nervenimpuls zur Kontraktion, binden sich die kleinen Köpfe der Myosinfilamente an Aktinfilamente und ziehen sie einwärts, wodurch die Myofibrille verkürzt wird.

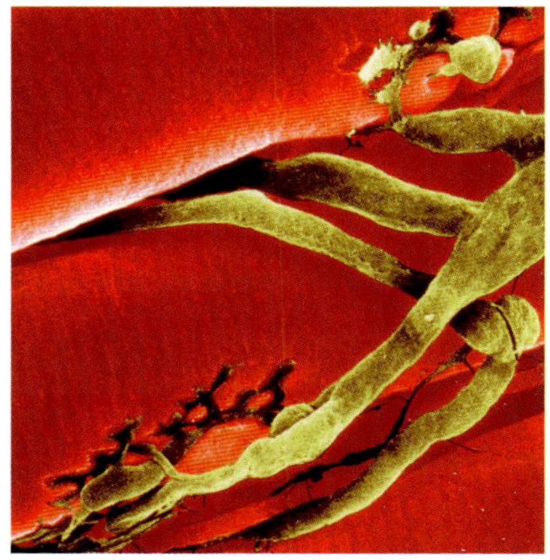

Neuromuskuläre Synapsen
Motorische Nervenfasern (grün) leiten Kontraktionsimpulse an Muskelfasern (rot) weiter. Die Enden der Axone (Fortsätze der Nervenzellen) bilden Verbindungen mit Muskelfasern, sogenannte Synapsen.

KONTRAKTIONSZYKLUS

Ein Nervenimpuls löst einen Aktionszyklus im Innern einer Muskelfaser aus, der eine Kontraktion bewirkt. Vom Energiemolekül ATP aktivierte Myosinköpfchen binden sich an Aktinfilamente, beugen und lösen sich und binden sich von Neuem. Dieser Vorgang zieht die dünnen Filamente in Richtung des Sarkomerzentrums, was eine Kontraktion der Muskelfaser bewirkt.

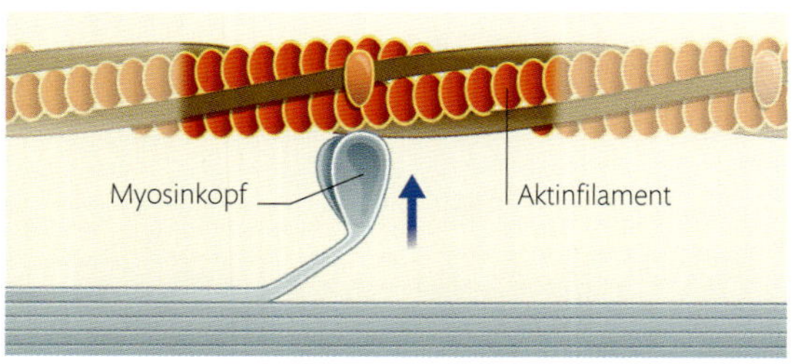

1 **Bindung**
Das energiereiche, aktivierte Myosinköpfchen bindet sich an exponierte Bindungsstellen des Aktinfilaments und stellt eine Querbrücke zwischen den Filamenten her.

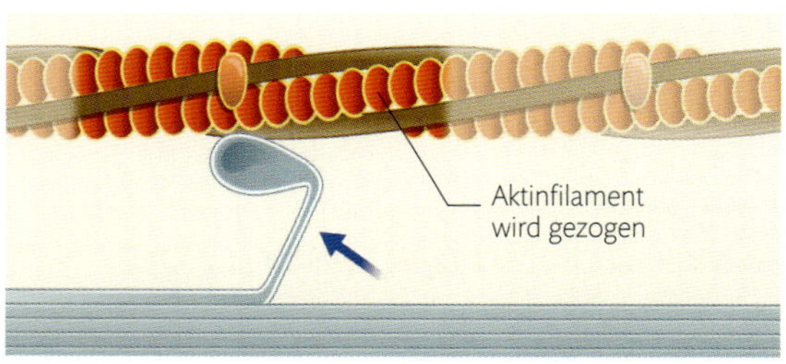

2 **Kraftschlag**
Während eines Kraftschlags beugt sich das Myosinköpfchen und zieht so das Aktinfilament in Richtung Zentrum des Sarkomers.

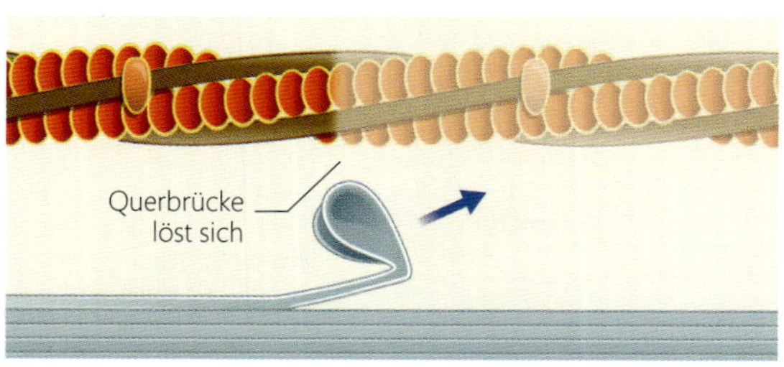

3 **Lösung**
Ein ATP Molekül bindet sich an das Myosinköpfchen und bewirkt seine Lösung vom Aktinfilament und somit eine Aufhebung der Querbrücke.

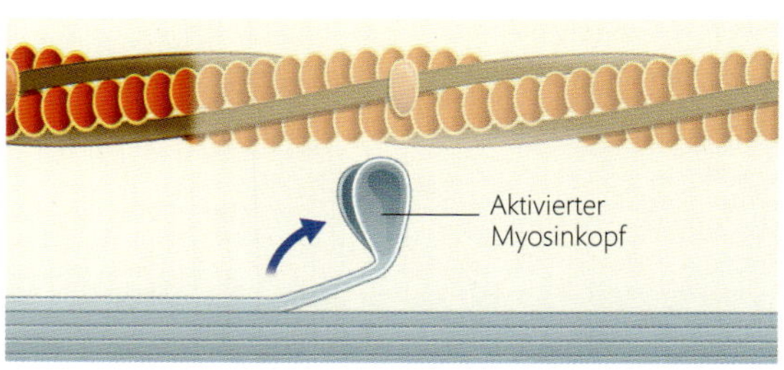

4 **Energiefreisetzung**
ATP setzt Energie frei, die das Myosinköpfchen von seiner gebeugten, energiearmen Position in eine energiereiche, aktivierte Position bringt, bereit für den nächsten Zyklus.

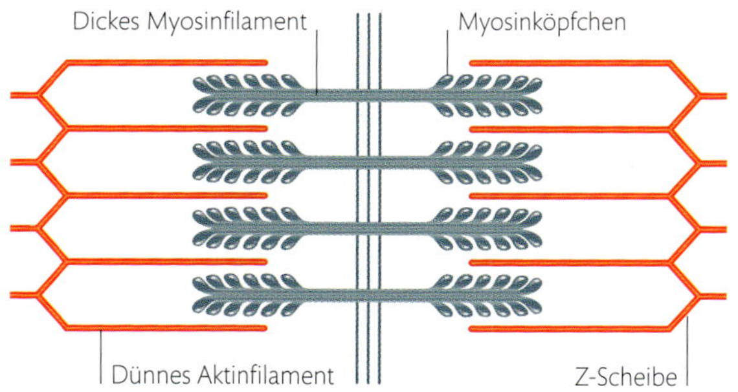

Entspannter Muskel
Dieser schematische Längsschnitt durch ein Sarkomer (den Abschnitt zwischen zwei Z-Scheiben) zeigt: Dicke und dünne Filamente überlappen nur gering. Die Myosinköpfchen sind aktiviert, aber nicht mit den Aktinfilamenten verbunden.

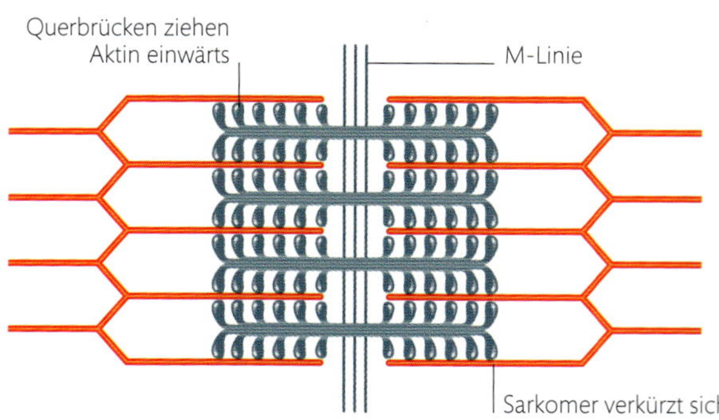

Kontrahierter Muskel
Während der Muskelkontraktion ziehen wiederholte Zyklen der Querbrückenbildung und -lösung die Aktinfilamente einwärts. Sie gleiten über die dicken Filamente, verkürzen das Sarkomer und vergrößern die Überlappung zwischen den Filamenten. Der Muskel (rot) ist deutlich kürzer als im entspannten Zustand.

KONTRAKTIONSARTEN

Ein aktivierter Muskel übt Zugkraft auf das Objekt aus, das er bewegt oder hält. Entspricht die Zugkraft des Muskels der Gewichtskraft der Last, verkürzt sich der Muskel nicht, die Kontraktion ist isometrisch, z. B. wenn ein Buch zum Lesen gehalten wird. Isometrische Kontraktionen der Nacken-, Rücken- und Beinmuskulatur stabilisieren die Haltung. Ist die Zugkraft des Muskels größer als die Last, entsteht Bewegung. Eine dauerhafte Bewegung erfordert eine dauerhafte Kraftausübung, die Kontraktion ist isotonisch. Alltägliche Bewegungen, wie das Hochheben eines Buches, sind komplexe Kombinationen aus isotonischen und isometrischen Kontraktionen.

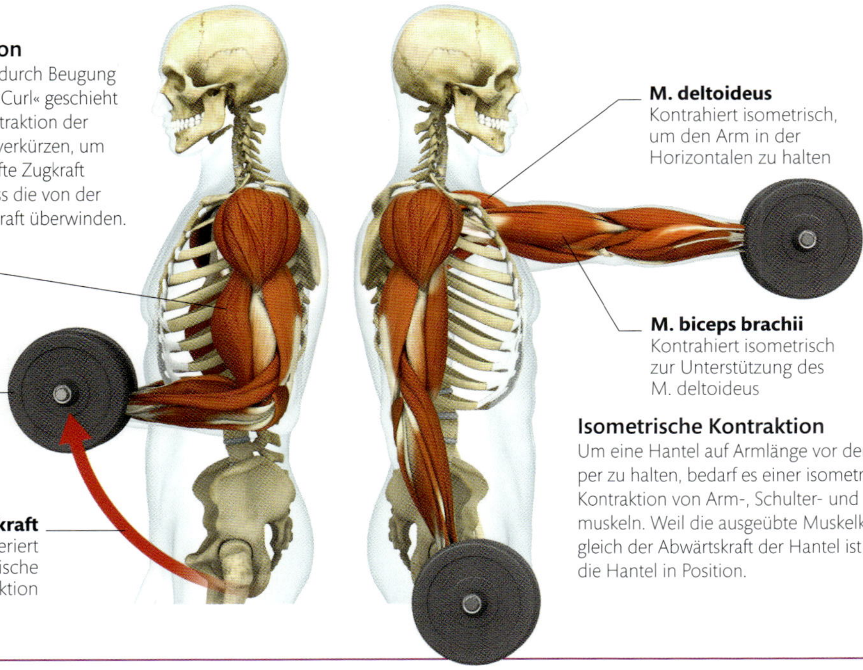

Isotonische Kontraktion
Das Anheben einer Hantel durch Beugung des Arms in einem »Bizeps-Curl« geschieht durch eine isotonische Kontraktion der Oberarmmuskeln, die sich verkürzen, um eine ausreichende dauerhafte Zugkraft aufrechtzuerhalten. Sie muss die von der Hantel ausgeübte Abwärtskraft überwinden.

M. biceps brachii
Kontrahiert isotonisch zur Beugung des Arms

Hantel
Übt Abwärtskraft aus

Aufwärtskraft
Wird generiert durch isotonische Kontraktion

M. deltoideus
Kontrahiert isometrisch, um den Arm in der Horizontalen zu halten

M. biceps brachii
Kontrahiert isometrisch zur Unterstützung des M. deltoideus

Isometrische Kontraktion
Um eine Hantel auf Armlänge vor dem Körper zu halten, bedarf es einer isometrischen Kontraktion von Arm-, Schulter- und Brustmuskeln. Weil die ausgeübte Muskelkraft gleich der Abwärtskraft der Hantel ist, bleibt die Hantel in Position.

EXTREME STEIGERUNG
BODYBUILDER

Gewichtheber vergrößern ihre Muskeln durch Übungen, die die Anzahl der Myofibrillen in den Muskelfasern erhöhen, um mehr Kraft zu erhalten. Bodybuilder zielen jedoch auf eine Vermehrung des Sarkoplasmas der Muskelzelle, um an Muskelmasse zu gewinnen. Gekoppelt mit einer proteinreichen Ernährung und Übungen zur Reduzierung des Körperfetts entsteht das typische Erscheinungsbild eines Bodybuilders.

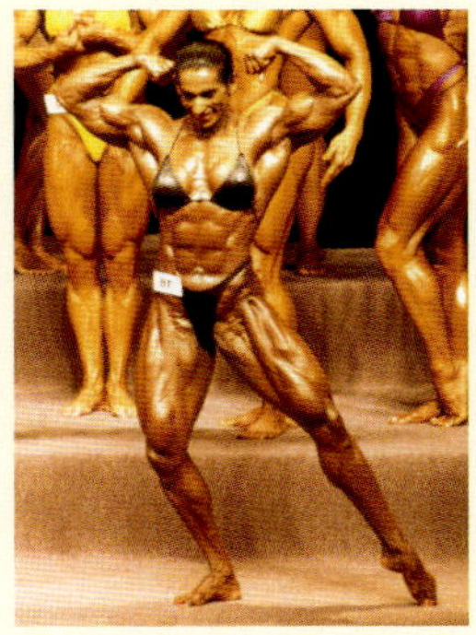

Überentwickelte Muskeln
Eine Bodybuilderin stellt sich in Pose, um ihre ausgeprägten Muskeln zur Schau zu stellen.

WACHSTUM UND REPARATUR

Skelettmuskelfasern haben die Fähigkeit zum Längenwachstum in der Kindheit und zur Umfangszunahme im Erwachsenenalter. Eine Muskelhypertrophie ist eine Größenzunahme der Muskelfasern durch Krafttraining. Eine Ursache dieser Hypertrophie sind Mikrotraumen. Kleinste Muskelfaserrisse entstehen durch anstrengende Übungen. Satellitenzellen im Muskel reparieren das gerissene Gewebe; der Muskel nimmt dadurch an Umfang zu.

MUSKELSTOFFWECHSEL

Energiereiche »Treibstoffe« wie Glukose können nicht direkt zur Muskelkontraktion verwendet werden. Sie müssen zuerst in ATP (Adenosintriphosphat) umgewandelt werden, eine Substanz, die Energie speichert, transportiert und freisetzt. ATP wird durch zwei Arten der Zellatmung – aerob und anaerob – in den Muskelfasern generiert. Eine Muskelfaser verfügt über genug ATP, um eine Muskelkontraktion zu initiieren und einige Sekunden zu halten, danach muss für eine gleichmäßige ATP-Konzentration gesorgt werden.

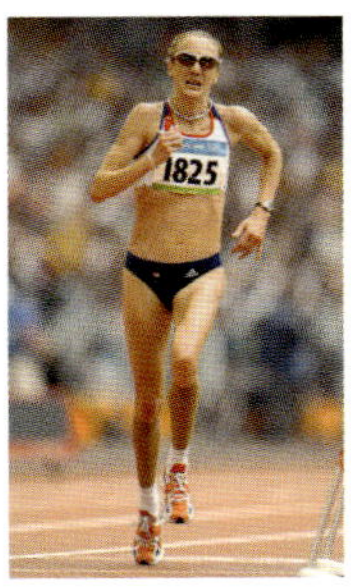

Langstreckenläufer
Bei längerer sportlicher Betätigung, z. B. beim Langstreckenlauf, wird über den Blutstrom ausreichend Sauerstoff in die Muskeln transportiert, um Glukose und Fettsäuren zur Gewinnung von ATP aufzuspalten.

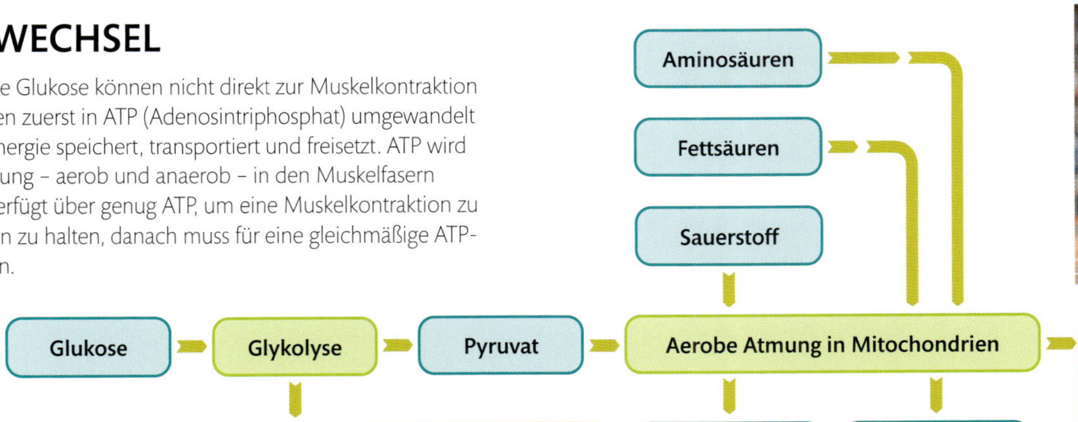

Aerobe Atmung
In Ruhestellung oder bei leichten bis mittelschweren Übungen wird durch die aerobe Zellatmung das meiste ATP für die Muskelkontraktion zur Verfügung gestellt. Während der aeroben Zellatmung werden Glukose und andere Stoffe, wie Amino- und Fettsäuren, durch eine Reaktionsabfolge in den Mitochondrien zu Wasser und Kohlendioxid aufgespalten. Dieser Vorgang bedarf der Aufnahme von Sauerstoff.

Zwei ATP-Moleküle
Dieses Anfangsstadium der aeroben Zellatmung findet im Zytoplasma statt. Glukose wird zu Pyruvat aufgespalten und generiert wenig ATP, das zum nächsten Stadium der aeroben Zellatmung in die Mitochondrien wandert.

Abfallprodukt
Während der Zellatmung fällt Kohlendioxid als Abfallprodukt an, das über die Lungen abgeatmet wird.

36 ATP-Moleküle
Das Pyruvat wandert in ein Mitochondrion. Dort wird es in einem chemischen Reaktionszyklus verarbeitet. Dadurch werden Kohlendioxid und Wasserstoff freigesetzt. Der Wasserstoff läuft über eine Elektronentransportkette, die die Energie des Wasserstoffs dazu nutzt, bis zu 36 ATP-Moleküle aus einem Glukosemolekül zu generieren. Am Ende dieses Prozesses bindet sich der Wasserstoff an Sauerstoff und wird so zu Wasser.

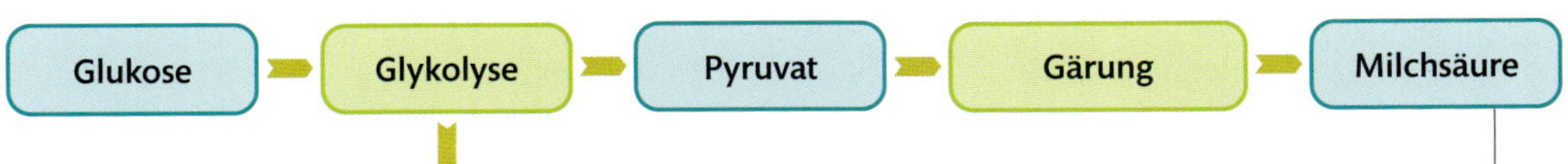

Anaerobe Atmung
Bei starker Anstrengung mit maximaler Muskelkontraktion werden die Blutgefäße, die den Muskel mit Sauerstoff versorgen, komprimiert. Dadurch erhalten die Muskelfasern zu wenig Sauerstoff für die aerobe Zellatmung. Deshalb stellt der Körper auf anaerobe Zellatmung um, die ohne Sauerstoff abläuft. Dadurch wird zwar wesentlich weniger Energie bereitgestellt, dies jedoch um vieles schneller.

Zwei ATP-Moleküle
Die Glykolyse findet auf gleiche Weise wie bei der aeroben Zellatmung statt und setzt pro Glukosemolekül zwei ATP-Moleküle frei. Dies ist die gesamte Energieausbeute der anaeroben Atmung.

Muskelermüdung
Pyruvat wird zu Milchsäure vergoren, die eine Ermüdung der Muskeln verursacht. Viel Milchsäure in den Muskeln führt zu Krämpfen. Sie wird deshalb wieder zu Pyruvat konvertiert und recycelt.

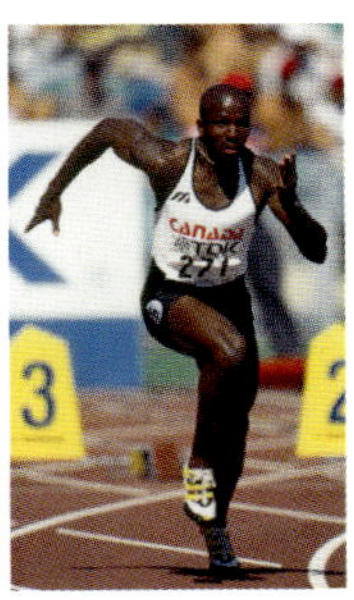

Sprinter
Ein Sprint dauert nur einige Sekunden. Während dieser kurzzeitigen großen Anstrengung werden durch anaerobe Zellatmung große Mengen Glukose ohne Sauerstoff »verbrannt«, um die Muskeln sehr schnell mit ausreichend ATP zu versorgen.

MUSKELMECHANIK

Die Muskeln sind in besonderer Weise angeordnet und können daher sehr effizient arbeiten. Sie sind durch kompakte Sehnen in den Knochen verankert und arbeiten nach dem Hebelprinzip, als Antagonisten mit gegenläufiger Wirkung, sodass sie eine Vielzahl kontrollierter Bewegungen der Körperteile ermöglichen.

MUSKELVERANKERUNG

Kräftige Sehnen verbinden die Muskeln mit den Knochen und übertragen ihre durch Kontraktion erzeugte Kraft. Sehnen sind mit enormer Zugkraft ausgestattet, weil sie parallel angeordnete Bündel aus starken Kollagenfasern besitzen, die in das Periost, die äußere Knochenmembran, einstrahlen, um eine stabile Verankerung am Knochen zu schaffen. Muskeln sind über Sehnen mit einem Ende an einem Knochen verankert, ziehen über ein Gelenk zum nächsten Knochen, an dem das andere Muskelende verankert ist. Kontrahiert ein Muskel, bewegt sich einer der Knochen, an dem er verankert ist, der andere nicht. Die Verankerung am unbewegten Knochen nennt man »Ursprung«, die am bewegten Knochen »Ansatz« (s. S. 56–57).

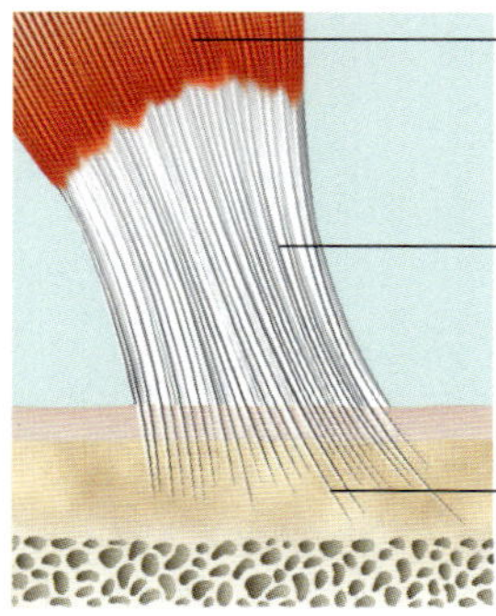

Muskelverankerung
Eine Sehne bildet eine starke Verbindung zwischen Muskel und Knochen. Dabei ist sie stabil und weniger anfällig für Risse und Zerrungen als Muskeln.

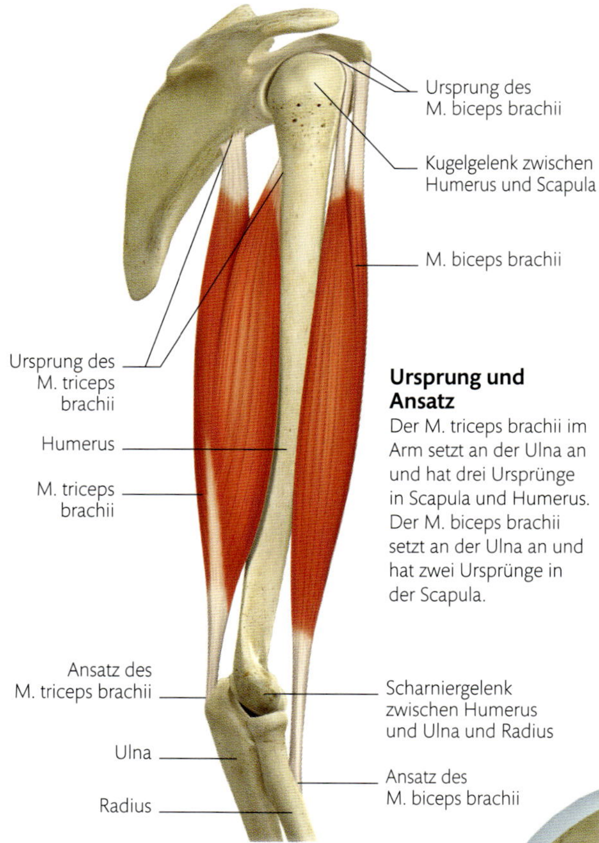

Ursprung und Ansatz
Der M. triceps brachii im Arm setzt an der Ulna an und hat drei Ursprünge in Scapula und Humerus. Der M. biceps brachii setzt an der Ulna an und hat zwei Ursprünge in der Scapula.

ANTAGONISTISCHE MUSKELN

Die Tatsache, dass Muskeln mithilfe von Kontraktion bzw. Verkürzung arbeiten, bedeutet, dass sie zwar ziehen, aber nicht schieben können, da die Muskelentspannung bzw. -verlängerung ein passiver Prozess ist. Das bedeutet, dass jeder Agonist – ein Muskel, der eine bestimmte Bewegung verursacht – einen Antagonisten benötigt, der die gegenläufige Bewegung ausführt. Das Zusammenspiel der Mm. biceps brachii und triceps brachii des Oberarms ist ein anschauliches Beispiel für dieses System. Die gegenläufige Zugkraft dieser beiden Muskeln macht es möglich, dass Bewegungen, wie das Heben eines Objekts, präzise und kontrolliert ausgeführt werden.

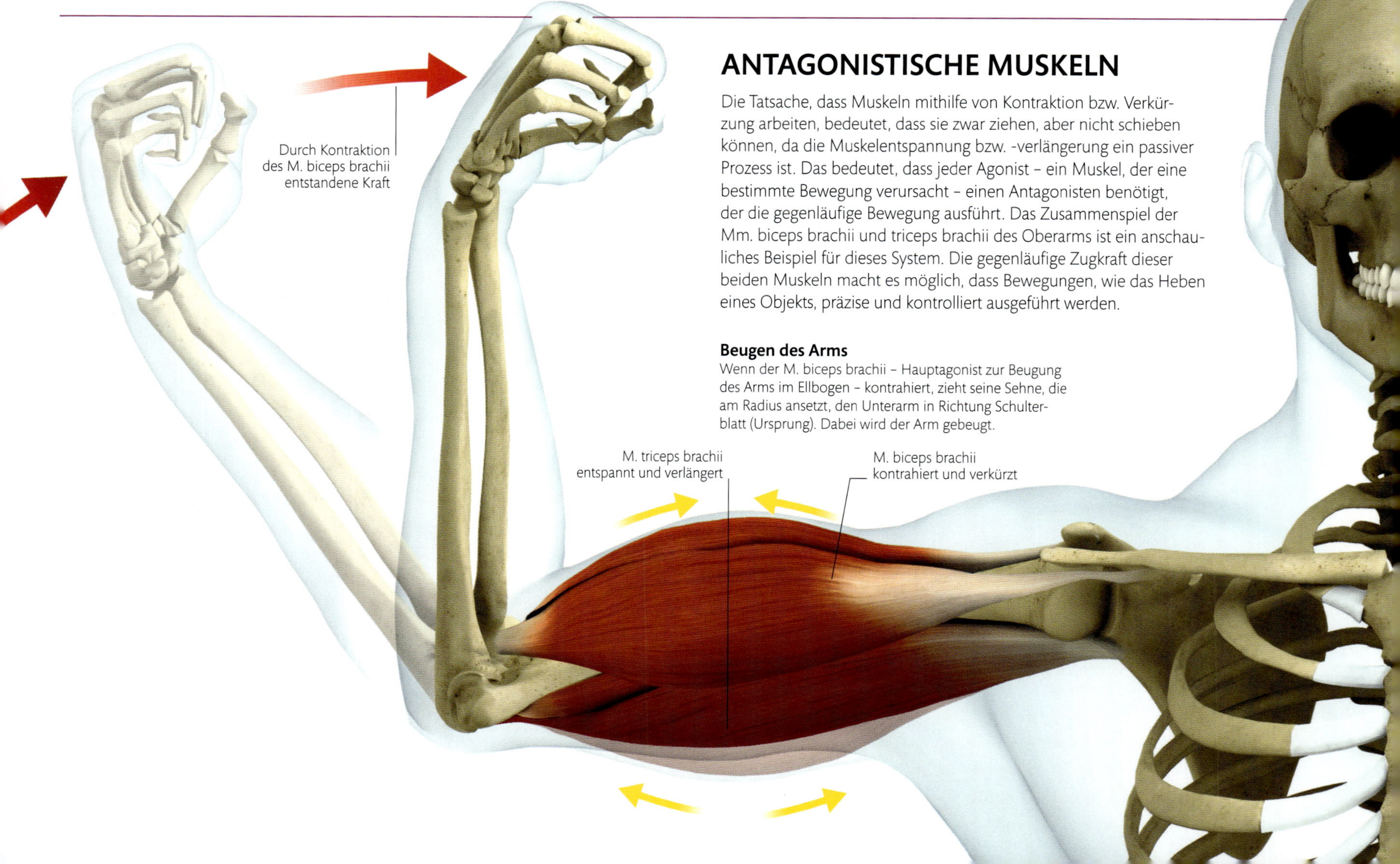

Beugen des Arms
Wenn der M. biceps brachii – Hauptagonist zur Beugung des Arms im Ellbogen – kontrahiert, zieht seine Sehne, die am Radius ansetzt, den Unterarm in Richtung Schulterblatt (Ursprung). Dabei wird der Arm gebeugt.

KÖRPERHEBEL

Die einfachste Maschine ist der Hebel. Ein starrer Hebel bewegt sich um einen Drehpunkt, um eine Last an einer Stelle des Hebels durch Krafteinwirkung an einer anderen zu heben. Viele Dinge des alltäglichen Lebens funktionieren nach diesem Prinzip. Auch das Zusammenspiel von Knochen, Gelenken und Muskeln folgt exakt den Hebelgesetzen. Knochen dienen als Hebel, Gelenke als Drehpunkte und Muskelkontraktionen sorgen für die nötige Krafteinwirkung, um einen Körperteil oder ein Objekt zu bewegen. Verschiedene Möglichkeiten des Hebelprinzips erlauben dem Körper, sich zu bewegen, Lasten anzuheben und zu tragen. Die roten Pfeile bezeichnen die Richtung der Kraft, die blauen die Bewegungsrichtung der Last.

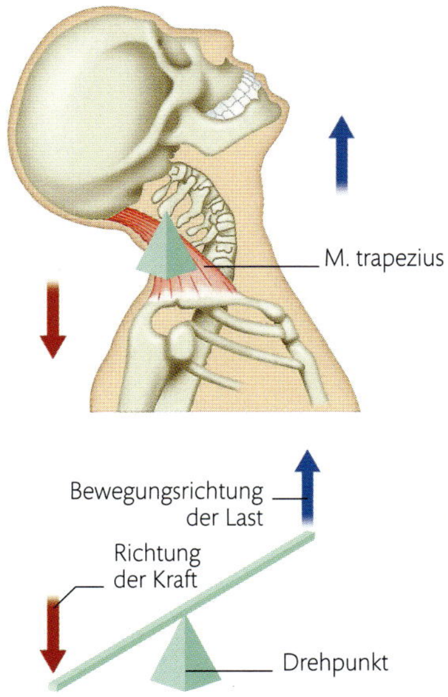

Erste Möglichkeit
Wie bei einer Wippe ist der Drehpunkt genau zwischen Krafteinwirkung und Last positioniert. Die Nackenmuskeln ziehen am Hinterkopf und drehen das Gesicht an den Halswirbeln nach oben.

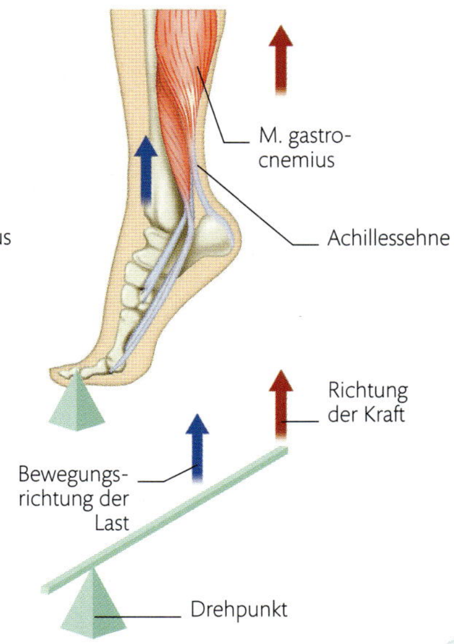

Zweite Möglichkeit
Wie bei der Schubkarre liegt die Last zwischen Drehpunkt und Krafteinwirkung. Die Zehen bilden den Drehpunkt, Fuß und Ferse den Hebel und die Wadenmuskeln die Kraft, die den Körper hochdrückt.

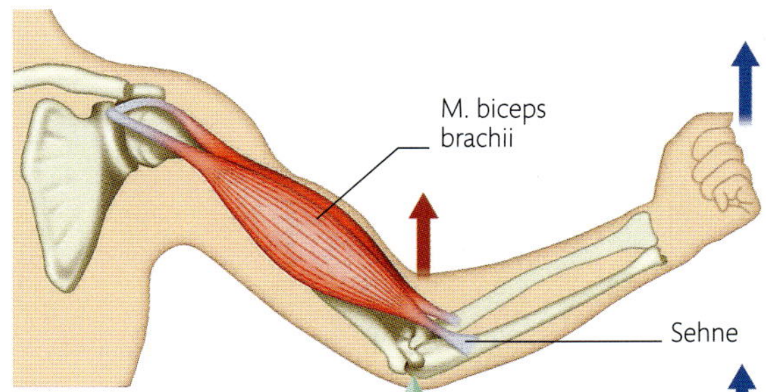

Dritte Möglichkeit
Sie kommt im Körper am häufigsten vor. Die Kraft wirkt zwischen Last und Drehpunkt. Ein Beispiel dafür ist die Beugung des Ellbogengelenks (Drehpunkt) durch die Kontraktion des M. biceps brachii.

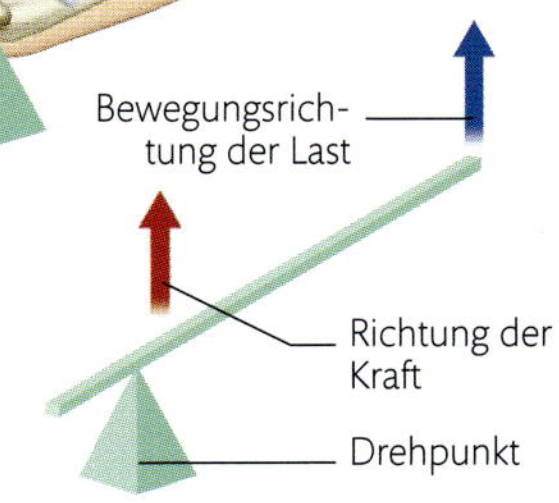

Antagonistische Muskeln, die Gelenke beugen und strecken, nennt man **Flexoren** (Beuger) bzw. **Extensoren** (Strecker).

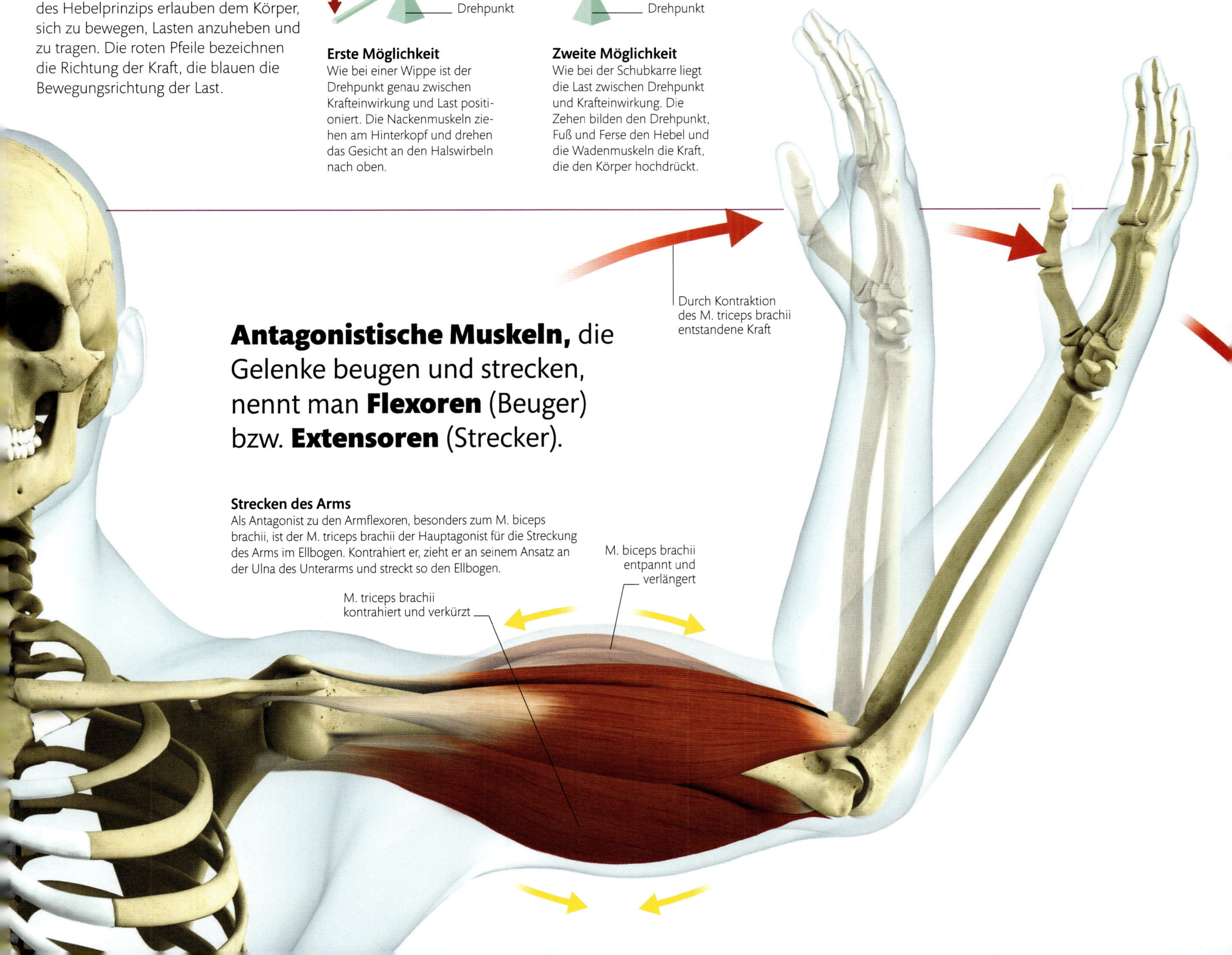

Strecken des Arms
Als Antagonist zu den Armflexoren, besonders zum M. biceps brachii, ist der M. triceps brachii der Hauptagonist für die Streckung des Arms im Ellbogen. Kontrahiert er, zieht er an seinem Ansatz an der Ulna des Unterarms und streckt so den Ellbogen.

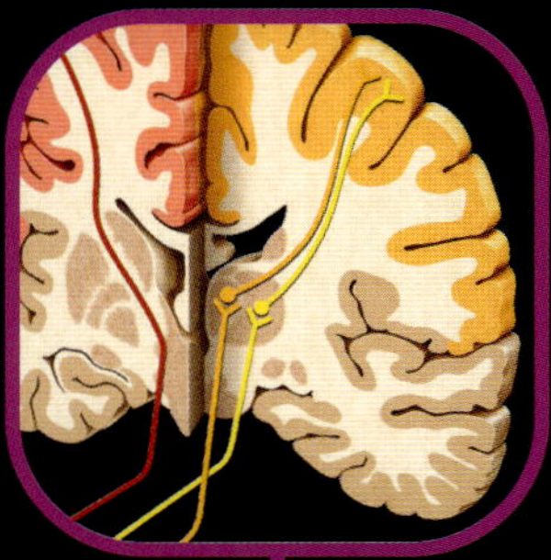

GEHIRN

Bestehend aus 100 Milliarden Nervenzellen, arbeitet das Gehirn mit dem Rückenmark zusammen, um jede unserer Empfindungen und Tätigkeiten zu steuern.

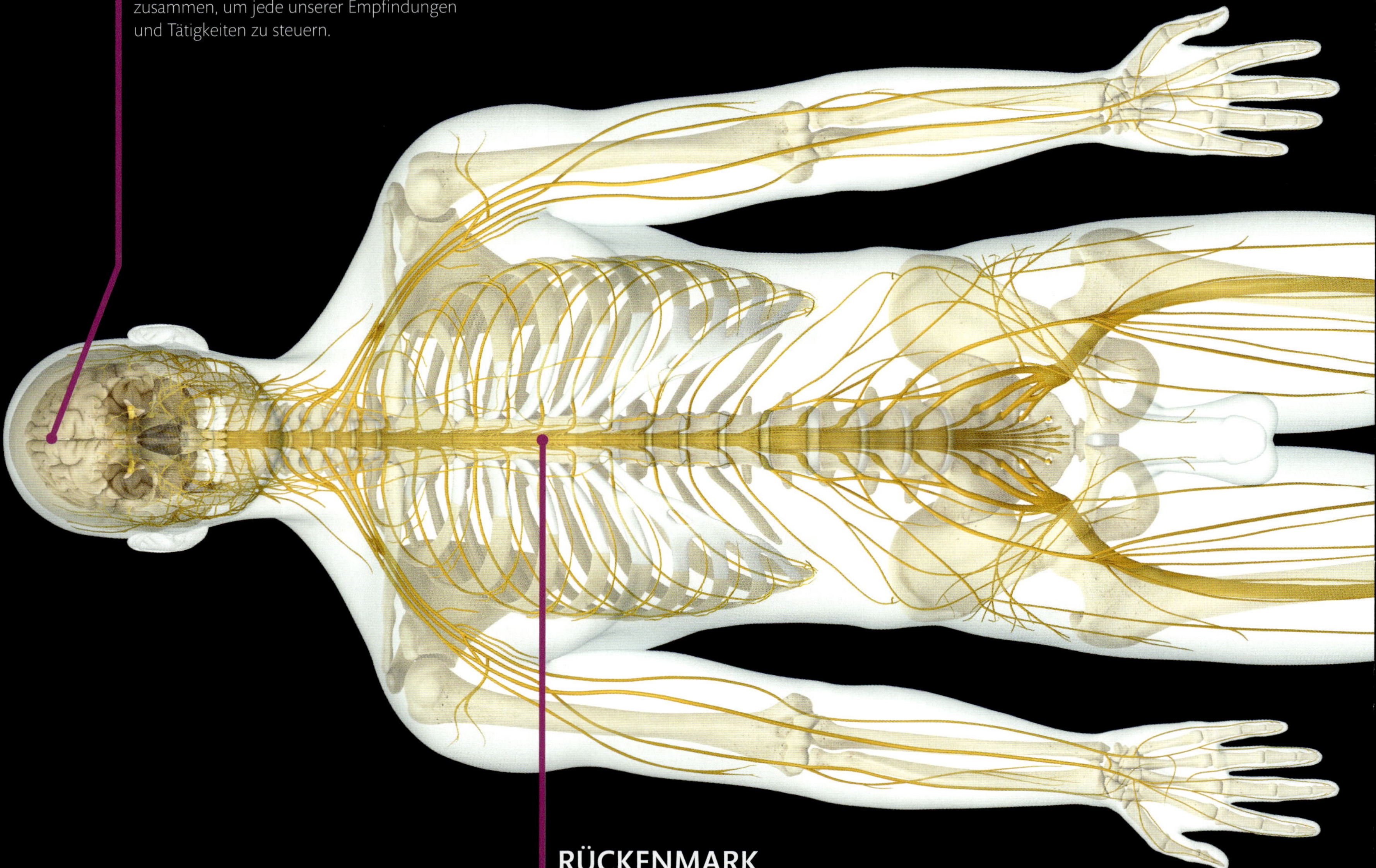

RÜCKENMARK

Dieses hoch organisierte Nervenbündel verschaltet Informationen und leitet sie an das Gehirn weiter oder verarbeitet sie zum Teil auch selbst.

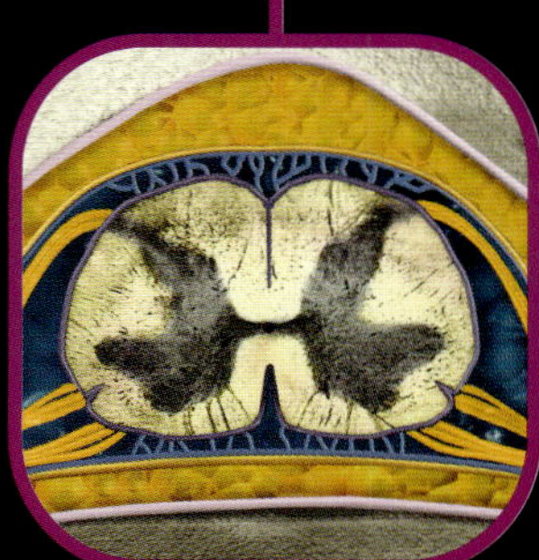

NERVENSYSTEM

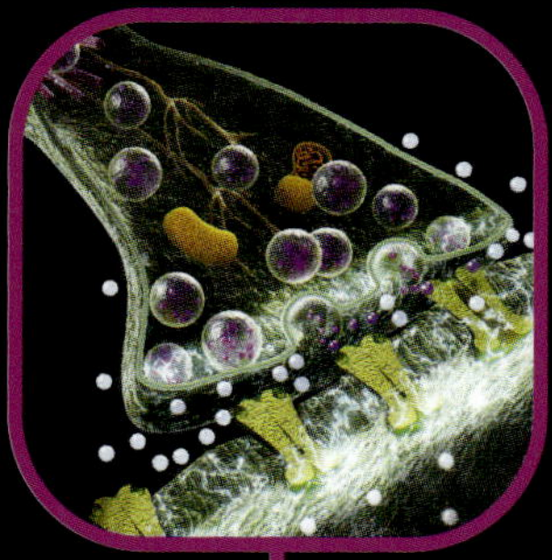

NERV

Informationen werden in Nervenbahnen zum und vom Gehirn und Rückenmark in Form kleiner elektrischer Impulse geleitet.

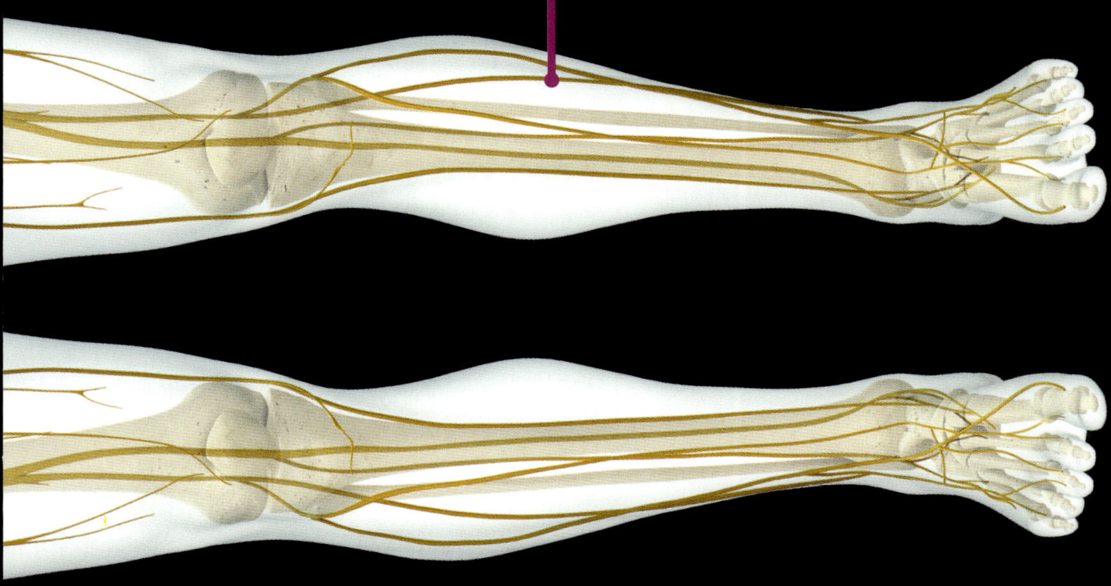

Steuerung, Kontrolle und Koordination – das Nervensystem ist der Kern unserer Existenz. Es befähigt uns zur Wahrnehmung unserer Umgebung und ermöglicht uns dadurch die Anpassung an unsere Umwelt.

DAS NERVEN-NETZWERK

Wir unterscheiden zwischen dem zentralen, dem peripheren und dem autonomen Nervensystem. Sie sind teils durch ihre Anatomie, teils durch ihre Funktion definiert. Manche unterliegen unserer bewussten Steuerung, andere agieren eigenständig, um die Körperfunktionen aufrechtzuerhalten.

UNTERTEILUNG DES NERVENSYSTEMS

Das Zentralnervensystem (ZNS) besteht aus dem Gehirn und seiner Fortsetzung außerhalb des Schädels, dem Rückenmark, das in der Wirbelsäule abwärts verläuft. Das periphere Nervensystem (PNS) beinhaltet alle Nerven, die aus dem ZNS abzweigen – zwölf Hirnnervenpaare aus dem Gehirn und 31 Spinalnervenpaare aus dem Rückenmark. Der dritte Hauptteil ist das autonome Nervensystem (ANS), das einige Strukturen mit dem ZNS und PNS teilt, aber auch über eigene Merkmale verfügt.

DER SOMATISCHE TEIL

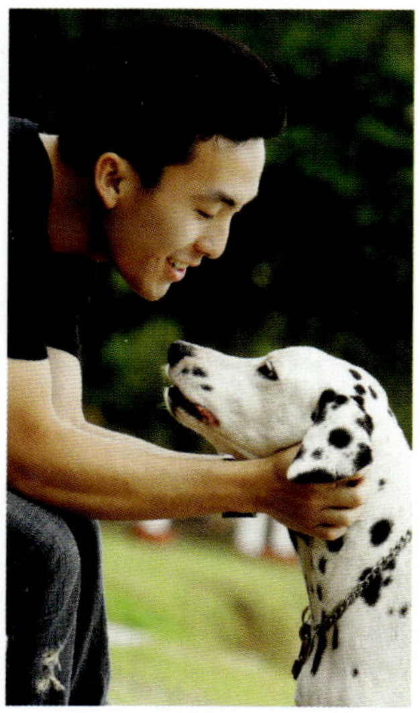

Der somatische Teil des PNS befasst sich mit willkürlichen Bewegungen, bewussten Aktionen aus freiem Willen, die wir durch Auswahl steuern. Das Gehirn sendet Informationen an die Skelettmuskeln, um deren Kontraktion und Entspannung präzise zu steuern. Gleichzeitig erhält der somatische Teil sensorische Informationen aus der Haut und den anderen Sinnesorganen, die er verarbeitet.

Die Macht der Berührung
Der somatische Teil des PNS vermittelt vertrauliche Gefühle durch Berührung und koordiniert zugleich die sanfte Bewegung der Finger.

DER ENTERISCHE TEIL

Der enterische Teil des PNS steuert die meisten Bauchorgane, hauptsächlich Magen und Darm und bis zu einem gewissen Teil auch das Harnsystem, und arbeitet größtenteils automatisch, ohne Stimulation oder Überwachung des Gehirns. Die Kontraktionen des Verdauungstrakts bedürfen sorgfältiger Koordination, sodass die verdaute Nahrung in richtiger Abfolge und Zeit den Darm durchläuft. Das enterische Nervensystem hat eigene motorische und sensible Nervenzellen mit zwischengeschalteten informationsverarbeitenden Interneuronen. Teile dieses Systems arbeiten parallel zum ANS.

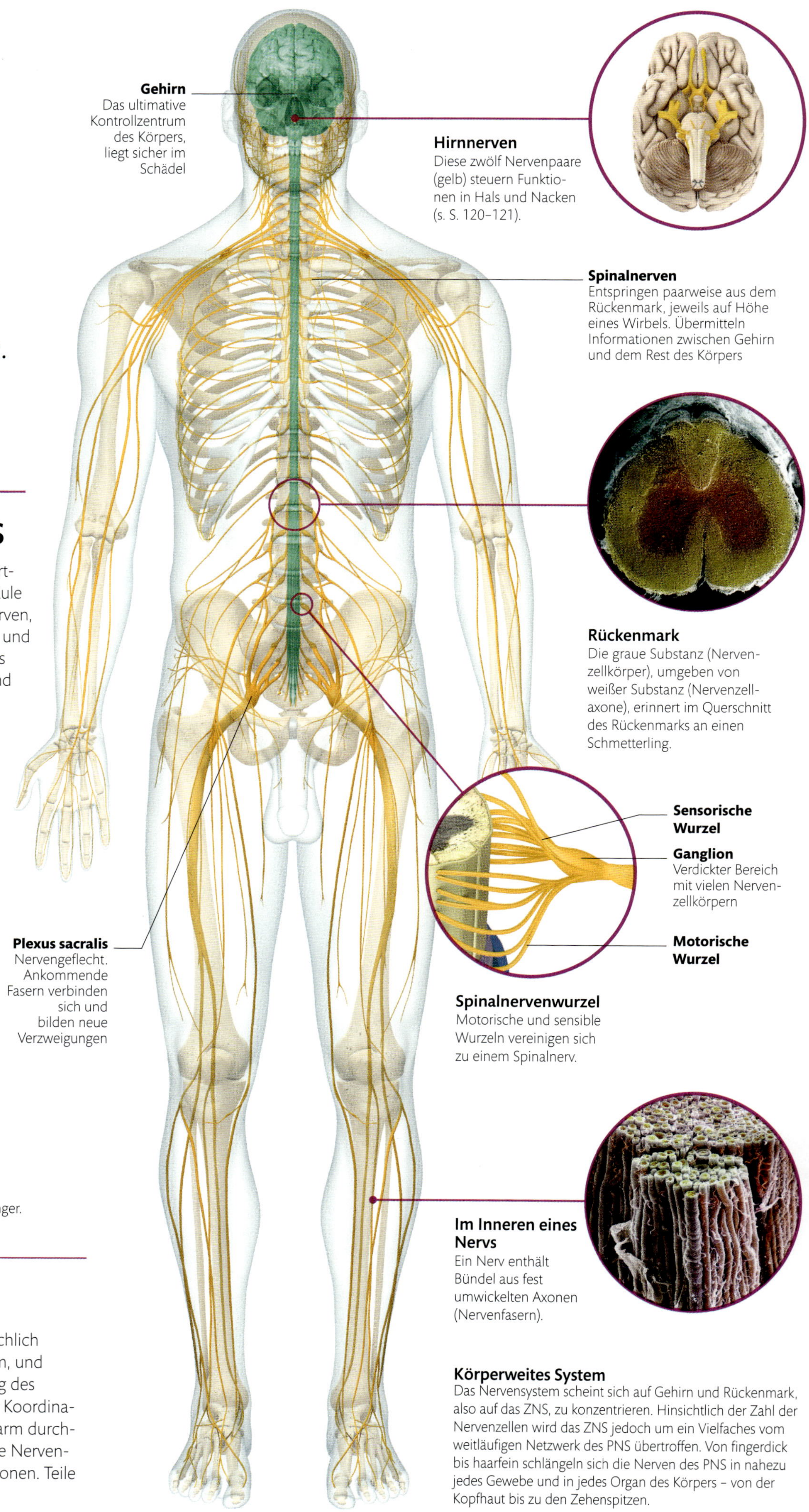

Körperweites System
Das Nervensystem scheint sich auf Gehirn und Rückenmark, also auf das ZNS, zu konzentrieren. Hinsichtlich der Zahl der Nervenzellen wird das ZNS jedoch um ein Vielfaches vom weitläufigen Netzwerk des PNS übertroffen. Von fingerdick bis haarfein schlängeln sich die Nerven des PNS in nahezu jedes Gewebe und in jedes Organ des Körpers – von der Kopfhaut bis zu den Zehenspitzen.

DURCHBRUCH DER FORSCHUNG

JOHN NEWPORT LANGLEY

1921 wurde der erste Teil des einflussreichen Werks *Das autonome Nervensystem* veröffentlicht. Der Autor, John Newport Langley, Professor an der Universität von Cambridge, prägte den Begriff »autonom«, um das zu beschreiben, was zuvor »vegetatives Nervensystem« genannt wurde. In seinem Werk diskutierte er antagonistische Untersysteme, erbrachte den Nachweis, dass das ANS Komponenten des ZNS und PNS besitzt und begründete Theorien zur Signalübertragung.

DAS AUTONOME NERVENSYSTEM

Wir machen uns keine Vorstellung vom Ausmaß der Aktivität, die unser Nervensystem jenseits unseres Bewusstseins an den Tag legt. Die unbewussten Vorgänge sind hauptsächlich die Domäne des ANS (zusammen mit dem enterischen Teil). Wir können uns das ANS als unseren »Autopiloten« vorstellen, der unsere Temperatur und unseren biochemischen Haushalt überwacht. Das ANS steuert Prozesse, über die wir uns kaum Gedanken machen, wie Herzfrequenz, Atmung und Verdauung. Es stimuliert Muskeln zur Kontraktion und Drüsen zur Ausscheidung. Das ANS ist in den sympathischen und den parasympathischen Bereich unterteilt, deren komplementäre Aufgaben unten dargestellt sind.

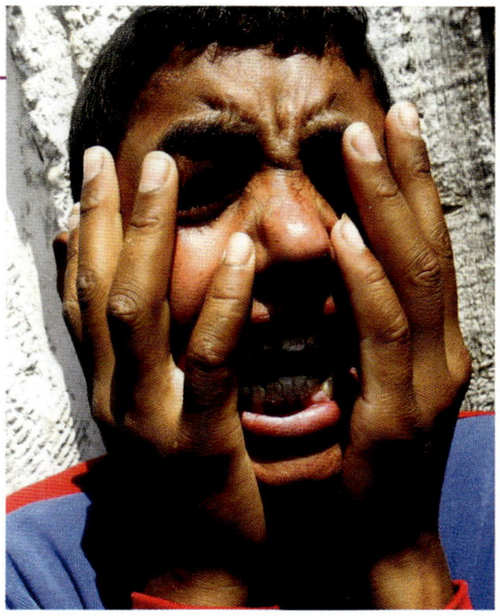

Außer Kontrolle
Wenn uns überwältigende Emotionen wie plötzliche Trauer erfassen, ist das hauptsächlich das Ergebnis der Aktivität des ANS. Es dauert einige Zeit, bis unser Gehirn wieder die bewusste Kontrolle übernimmt.

DER SYMPATHISCHE TEIL

Der sympathische Teil des ANS ist hauptsächlich stimulierend. In Stresssituationen erhöht er die Aktivität seiner Zielgewebe und -organe: Herzschlag, Atmung und verschiedene Hormone bereiten den Körper auf eine Flucht-oder-Kampf-Reaktion vor. Informationen aus dem Gehirn werden ins Rückenmark und dann an zwei Ganglienketten (Grenzstränge) zu beiden Seiten der Wirbelsäule geleitet, die sie dann an die entsprechenden Muskeln oder Organe weitergeben, z. B. an die Nebennieren zur Freisetzung von Adrenalin.

DER PARASYMPATHISCHE TEIL

Im parasympathischen Teil werden Informationen aus Gehirn und Rückenmark direkt über die großen Nervenbahnen zu den Zielorganen geleitet, in denen sich die parasympathischen Ganglien befinden. Als Gegenspieler zum Sympathikus bewirkt dieser Teil des Nervensystems eine Normalisierung der Organ- und Drüsentätigkeit und sorgt so für Entspannung und die Aktivierung der Verdauung. Die beiden Teile des ANS halten so die Körperfunktionen auf einem ausgeglichenen Niveau und ermöglichen die schnelle Anpassung an äußere Gegebenheiten.

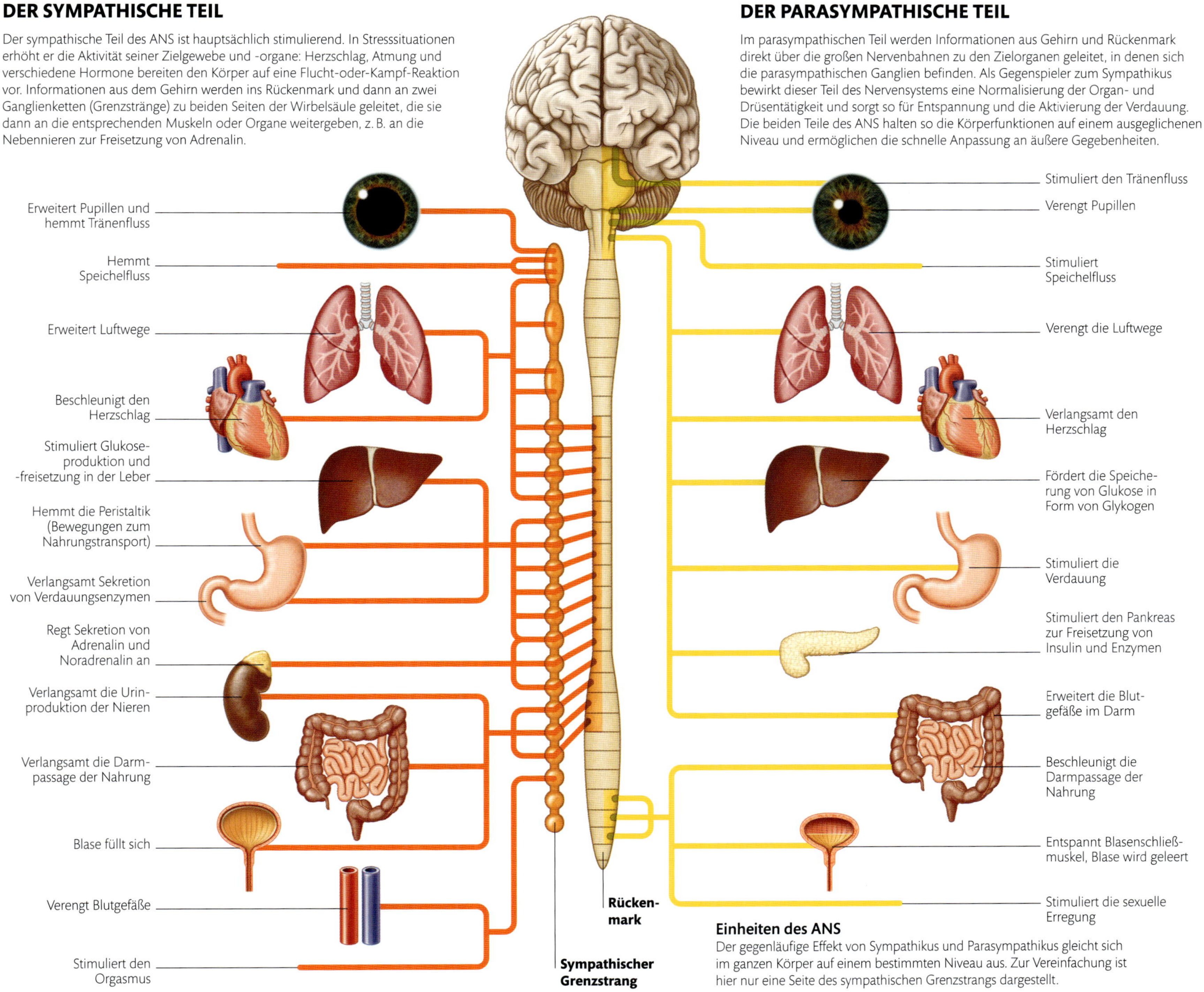

Einheiten des ANS
Der gegenläufige Effekt von Sympathikus und Parasympathikus gleicht sich im ganzen Körper auf einem bestimmten Niveau aus. Zur Vereinfachung ist hier nur eine Seite des sympathischen Grenzstrangs dargestellt.

NERVENZELLEN

Alle Körperteile bestehen aus Zellen. Die wichtigsten Zellen des Nervensystems nennt man Neuronen. Im Gehirn sind mindestens 100 Milliarden davon, die mittels kleiner elektrischer Nervensignale kommunizieren.

WIE NEURONEN ARBEITEN

Die Grundbausteine eines Neurons gleichen denen anderer Zellen (s. S. 20–21). Was die Neuronen zu den empfindlichsten und spezialisiertesten Zellen des Körpers macht, ist das Weiterleiten von Nervensignalen über die äußere Membran. Jedes Signal läuft, angetrieben durch elektrisch geladene Teilchen, sogenannte Ionen, als elektrischer Impuls die Membran entlang (s. gegenüberliegende Seite). Jedes Neuron wiederum besitzt eine individuelle Form, mit kurzen Fortsätzen, den Dendriten, und langen, dünnen Fortsätzen, den Axonen (s. S. 64–65). Dendriten empfangen Signale anderer Neuronen, die der Zellkörper zusammenfasst und über die Axone an andere Nerven-, Muskel- oder Drüsenzellen weiterleitet.

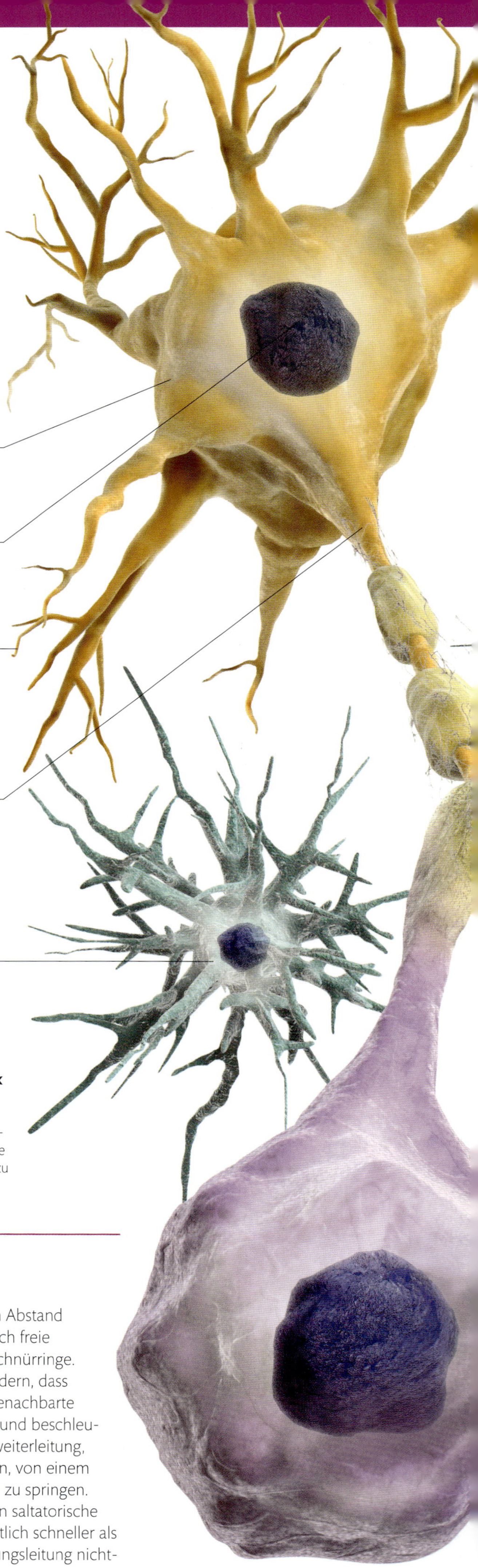
Zellkörper (Soma)
Gefüllt mit Zytoplasma, in dem sich die Zellorganellen befinden
Nukleus
Steuereinheit der Zelle, enthält DNA
Dendrit
Verzweigter Fortsatz, der Signale von anderen Neuronen erhält
Axonhügel
Verengung des Zellkörpers zur Bildung des Axons. Hier werden Nervensignale generiert
Astrozyt
Unterstützt und ernährt das Neuron

GLIAZELLEN

Knapp die Hälfte aller Gehirnzellen sind Neuronen, die meisten anderen sind verschiedene Gliazellen, die das Stützgewebe des Nervensystems (Neuroglia) bilden und die Neuronen unterstützen, ernähren und reparieren. Dendriten und Axone schlängeln sich durch ein Rahmenwerk aus Astrozyten, während sie neue Fortsätze bilden. Astrozyten sind wichtig zur Reparatur von Schäden, die durch mangelnde Durchblutung, Toxine oder Keime hervorgerufen sein können. Oligodendrozyten produzieren die Myelinschicht bestimmter Axone des ZNS, im PNS übernehmen diese Aufgabe die Schwann-Zellen. Ependymzellen kleiden die Liquorräume aus und produzieren Liquor (s. S. 324–325).

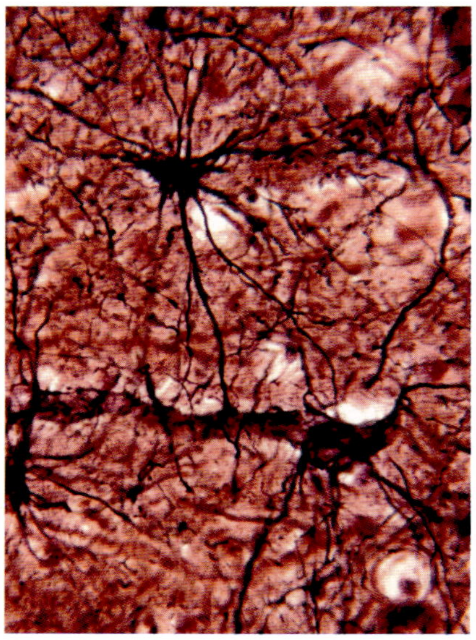

Astrozyten-Rahmenwerk
Sternförmige Astrozyten kommunizieren über den Mineralstoff Kalzium miteinander, um ihr Wachstum und ihre Unterstützung der Neuronen zu koordinieren.

SPEZIALISIERTE ISOLIERUNG

Die fettige Substanz Myelin bildet eine Barriere für elektrische Impulse. In Gehirn und Rückenmark wird sie von Oligodendrozyten hergestellt, die sich spiralförmig um die Axone bestimmter Neuronen wickeln und so eine mehrlagige Isolationsschicht bilden, die man Markscheide nennt. Diese Isolationsschicht ist nicht durchgehend: Im Abstand von ca. 1 mm befinden sich freie Abschnitte, die Ranvier-Schnürringe. Die Markscheiden verhindern, dass elektrische Impulse auf benachbarte Strukturen überspringen, und beschleunigen zudem die Impulsweiterleitung, da sie den Impuls zwingen, von einem Schnürring zum nächsten zu springen. Diesen Prozess nennt man saltatorische Erregungsleitung, die deutlich schneller als die kontinuierliche Erregungsleitung nichtmyelinisierter Axone ist.

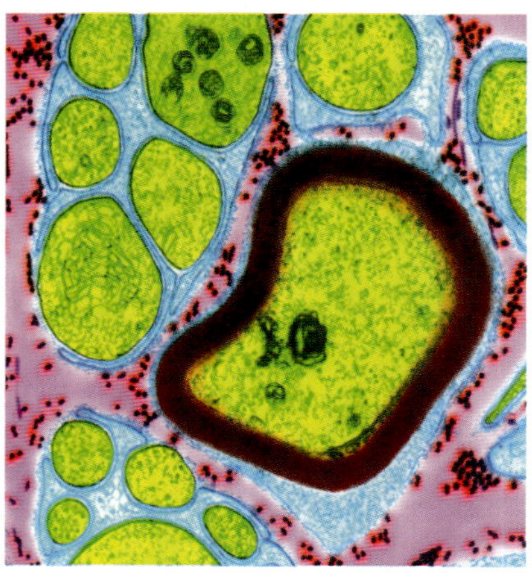

Superschnelle Signale
Die isolierende Myelinschicht (braun) um ein Axon sorgt für superschnelle Signale, anders als nichtmyelinisierte Axone (grün).

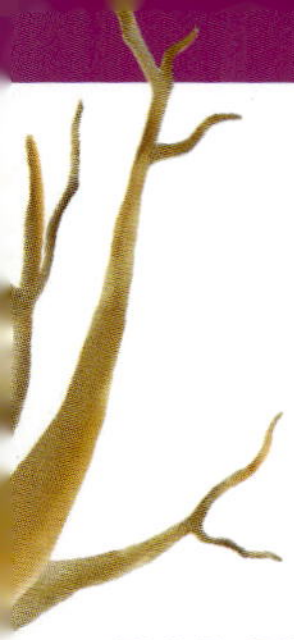

DIE ELEKTRISCHE NATUR DER NERVENSIGNALE

Nervensignale sind elektrische Impulse, die durch die Massebewegung von Ionen entstehen. Elektrische Ladung ist eine grundlegende Eigenschaft der Materie. Mineralstoffe wie Natrium und Kalium befinden sich in gelöstem Zustand als positiv geladene Ionen in den Körperflüssigkeiten. Je mehr Ionen an einem Ort, desto höher die Ladung. Flüssigkeiten in und um die Zelle sind elektrisch neutral, jedoch ist jede Zellmembran mit einer polarisierenden »Ladungshülle« umgeben, die das Ruhepotenzial darstellt. Bewegen sich Ionen über die Membran, entsteht aus der Ladungsänderung ein elektrischer Impuls, das Aktionspotenzial. Dies misst in der Spitze ca. 100 Millivolt und dauert etwa eine Millisekunde.

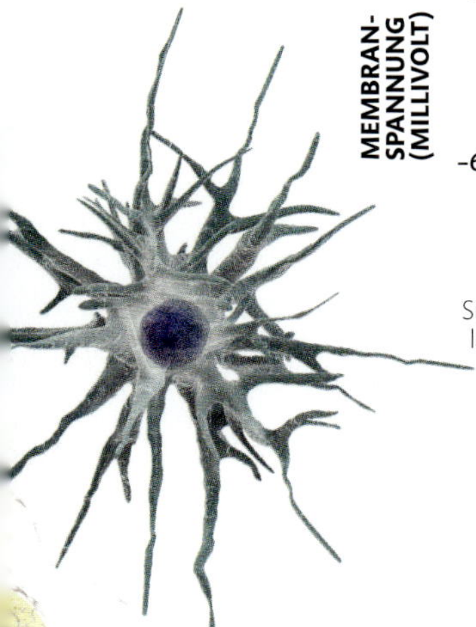

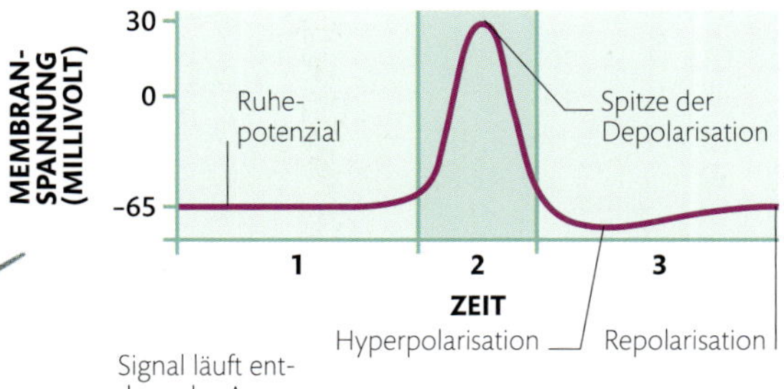

Aktionspotenzial
Ionen wandern durch kleine Kanäle in der Axonmembran und schaffen durch Ladungsänderung ein Aktionspotenzial.

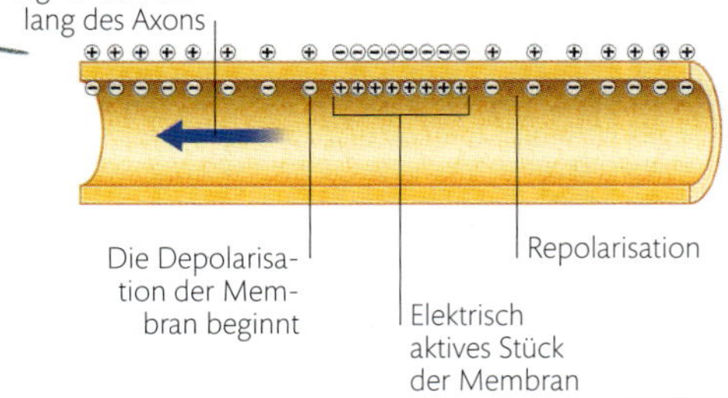

Impulsleitung
Der Bereich der umgekehrten Ladung »britzelt« wie eine brennende Lunte entlang des Axons, bis der Impuls an der Synapse weitergegeben wird (s. S. 322). Die Ladung der Membran ist vor und nach der Depolarisation unterbrochen.

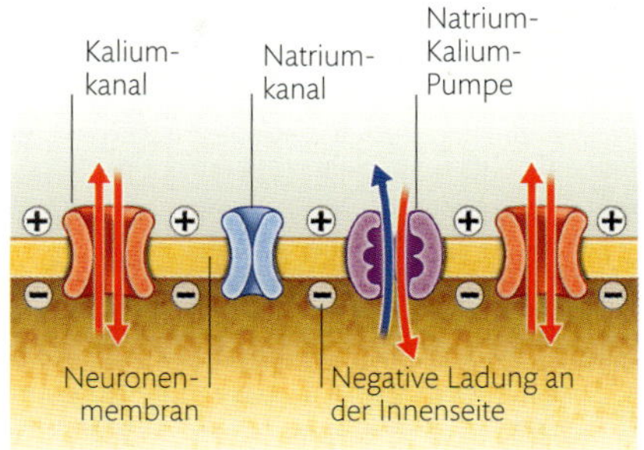

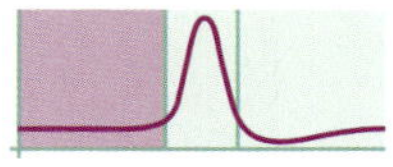

1 Ruhepotenzial
Jede Natrium-Kalium-Pumpe des Neurons verteilt Natrium und Kalium entlang der Zellmembran, was zu Konzentrationsunterschieden und zur Polarisation an der Zellmembran führt – zum Ruhepotenzial. Hierbei ist die Innenseite der Zellwand negativ geladen.

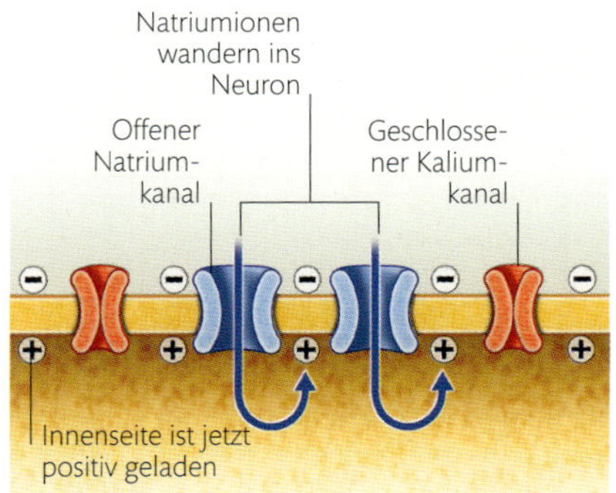

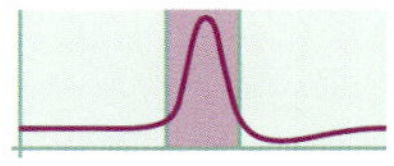

2 Depolarisation
Kommt ein Impuls an, löst er die Öffnung der Natriumkanäle aus. Positiv geladene Natriumionen strömen ins Neuron und kehren die Ladung der Membraninnenseite um. Strömen genügend Natriumionen ein, entsteht ein Aktionspotenzial an der Innenseite der Membran. Sie ist jetzt positiv geladen.

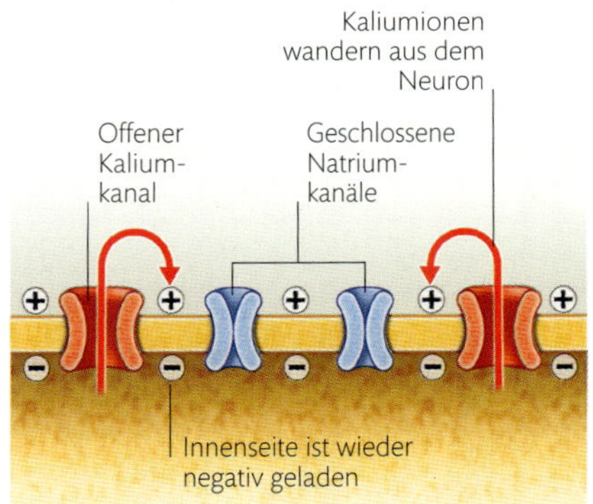

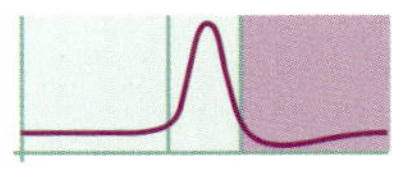

3 Repolarisation
Die Spannungsänderung durch die Depolarisation löst die Schließung der Natrium- und die Öffnung der Kaliumkanäle aus. Jetzt wandern die positiv geladenen Kaliumionen aus dem Neuron. Es entsteht eine kurzzeitige Hyperpolarisation, bevor das Ruhepotenzial wiederhergestellt ist. Die Membraninnenseite ist wieder negativ geladen.

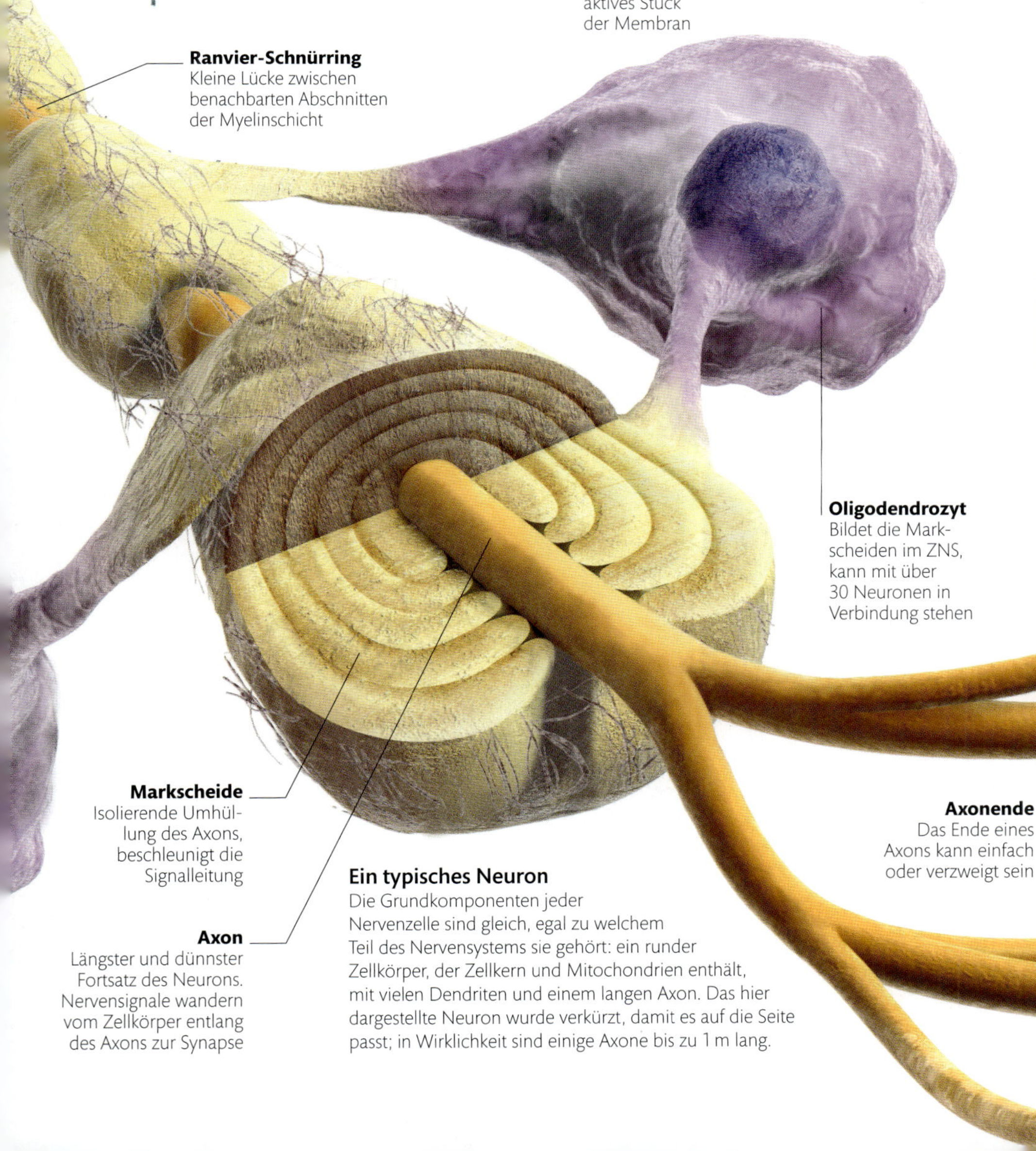

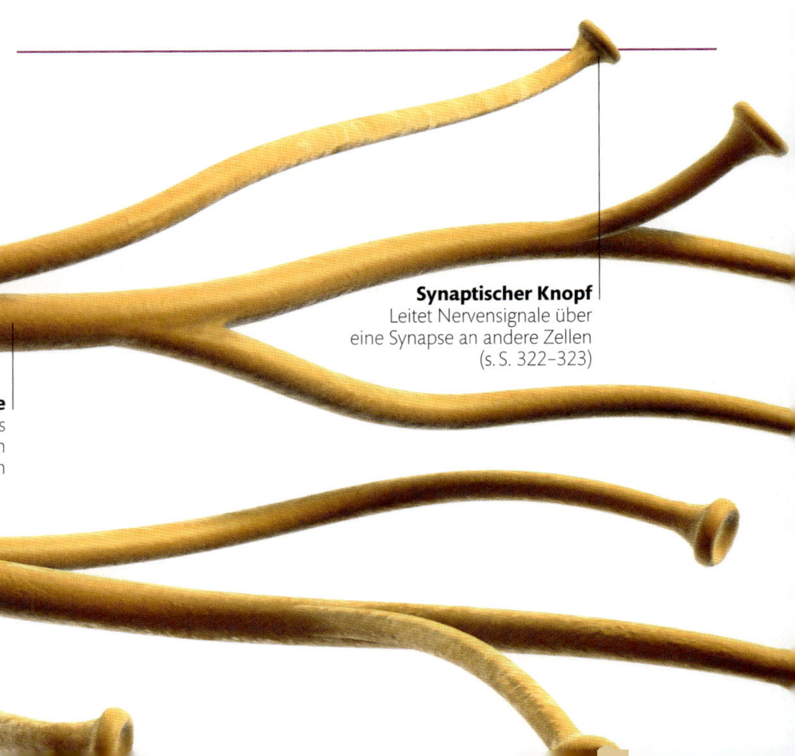

Ranvier-Schnürring
Kleine Lücke zwischen benachbarten Abschnitten der Myelinschicht

Oligodendrozyt
Bildet die Markscheiden im ZNS, kann mit über 30 Neuronen in Verbindung stehen

Synaptischer Knopf
Leitet Nervensignale über eine Synapse an andere Zellen (s. S. 322–323)

Axonende
Das Ende eines Axons kann einfach oder verzweigt sein

Markscheide
Isolierende Umhüllung des Axons, beschleunigt die Signalleitung

Axon
Längster und dünnster Fortsatz des Neurons. Nervensignale wandern vom Zellkörper entlang des Axons zur Synapse

Ein typisches Neuron
Die Grundkomponenten jeder Nervenzelle sind gleich, egal zu welchem Teil des Nervensystems sie gehört: ein runder Zellkörper, der Zellkern und Mitochondrien enthält, mit vielen Dendriten und einem langen Axon. Das hier dargestellte Neuron wurde verkürzt, damit es auf die Seite passt; in Wirklichkeit sind einige Axone bis zu 1 m lang.

REIZLEITUNGSSYSTEM

Nervensignale wandern als kleine elektrische Impulse entlang einzelner Neuronen. An der Synapse, ein kleiner Spalt an der Verbindung zweier Neuronen, werden die Impulse zur Weiterleitung in chemische Neurotransmitter umgewandelt.

An der Synapse
Neuronen berühren sich an ihren Verbindungsstellen, den Synapsen, nicht ganz. Ihre Zellmembranen sind durch den nur 20 Nanometer breiten synaptischen Spalt getrennt. Erreicht ein Nervenimpuls des sendenden Neurons die Synapse, löst er die Freisetzung von Neurotransmittern aus. Diese überqueren den Spalt und initiieren einen Nervenimpuls im Zielneuron.

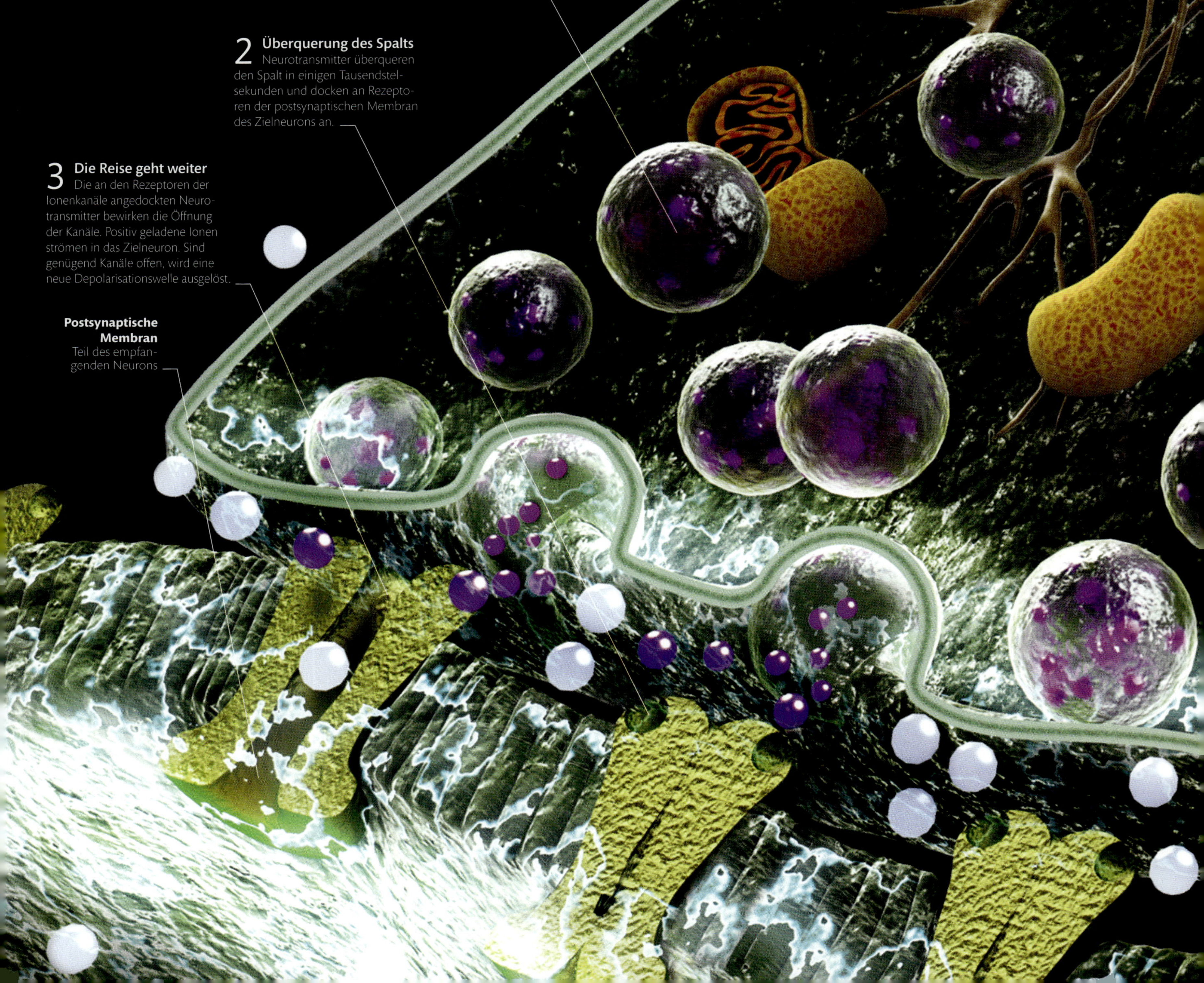

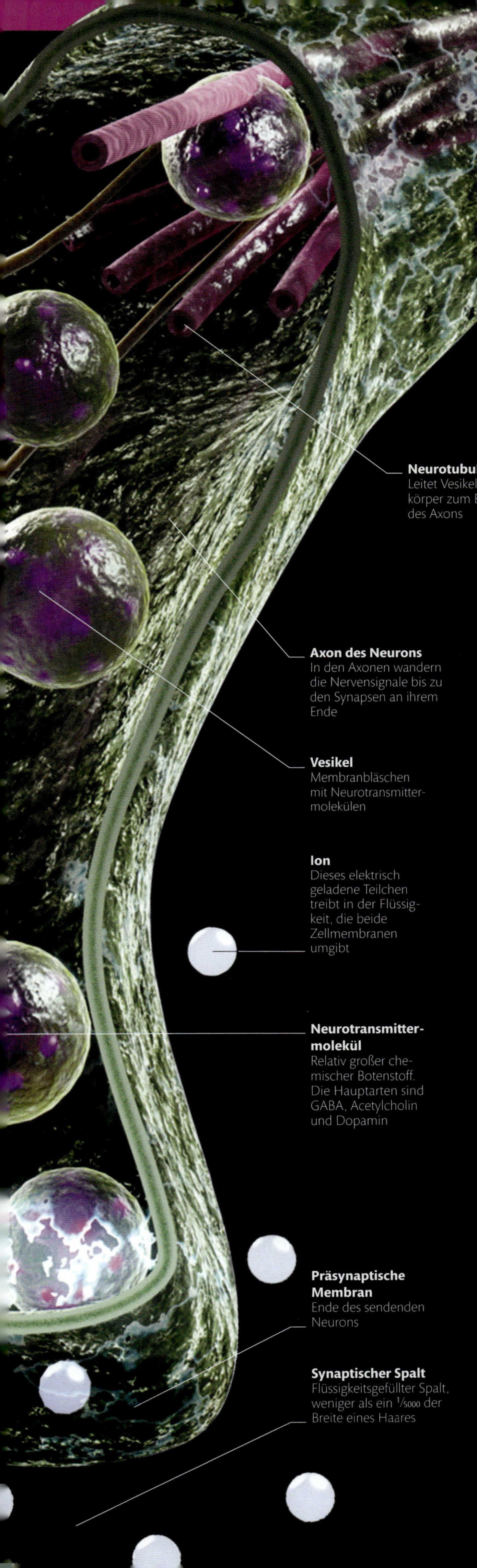

WIE ZELLEN KOMMUNIZIEREN

Die Sprache des Nervensystems besteht aus Nervensignalen oder -impulsen. Sie basiert auf Frequenzen, funktioniert also digital statt analog. Die Präzisierung der Information, die die Nervenzellen transportieren, hängt ab von der Menge der Impulse, der Geschwindigkeit ihrer Abfolge, ihrem Entstehungs- und Zielort. Neuronen in Ruhe können alle ein bis zwei Sekunden einen Impuls senden, ein z. B. durch plötzlichen Druck auf der Haut stark stimuliertes Neuron bis zu 50 Impulse. Diese Signale werden an andere Neuronen weitergeleitet, mit denen das Neuron über Synapsen in Verbindung steht. Die synaptischen Verschaltungen verändern sich mit der Zeit durch die natürliche körperliche Entwicklung und durch Lernen (s. S. 329). In der Hirnrinde kann ein Neuron mit 200 000 weiteren in Verbindung stehen, ein Stück Hirnrinde der Größe dieses »o« enthält über 100 Milliarden Synapsen. Wie Neuronen ankommende Signale verarbeiten und was sie weiterleiten, ist unten auf dieser Seite dargestellt.

ERREGENDE UND HEMMENDE SIGNALE

Die Neurotransmitter können ihre Zielzelle entweder erregen oder hemmen. Die Erregung der Zielzelle erfolgt mittels positiv geladener Natriumionen, die in sie einströmen und ähnlich einem Nervenimpuls die Membran für einige Millisekunden depolarisieren. Die Hemmung der Zelle basiert auf der Einströmung negativ geladener Chlorionen, die ihre Erregung verhindern. Ob die Zielzelle ihrerseits einen weiteren Impuls abfeuert, hängt von der Summe aus erregenden und hemmenden Signalen ab, die sie erhält. Der Neurotransmittertyp und die Struktur der Rezeptoren spielen ebenfalls eine wichtige Rolle.

Signalauswertung
Das Neuron ist ständig mit der Auswertung der Signale nach Anzahl, Typ und Lage beschäftigt. Je näher eine ankommende Synapse am Zellkörper ansetzt, desto stärker ist ihr Einfluss.

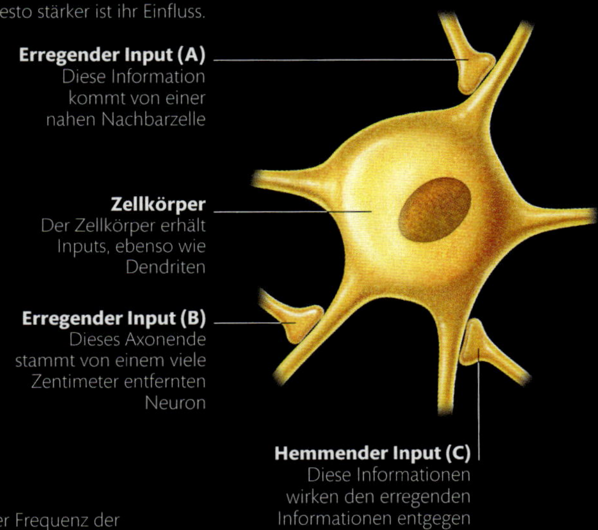

Senden oder nicht senden?
Die Inputs (A, B oder C) jedes Neurons variieren nach der Frequenz der ankommenden Signale, ihrer Positionierung an den Synapsen und ihrer erregenden oder hemmenden Natur. Ein komplexes Netz aus Informationen erreicht die Zelle, die sie weiterleitet – oder auch nicht.

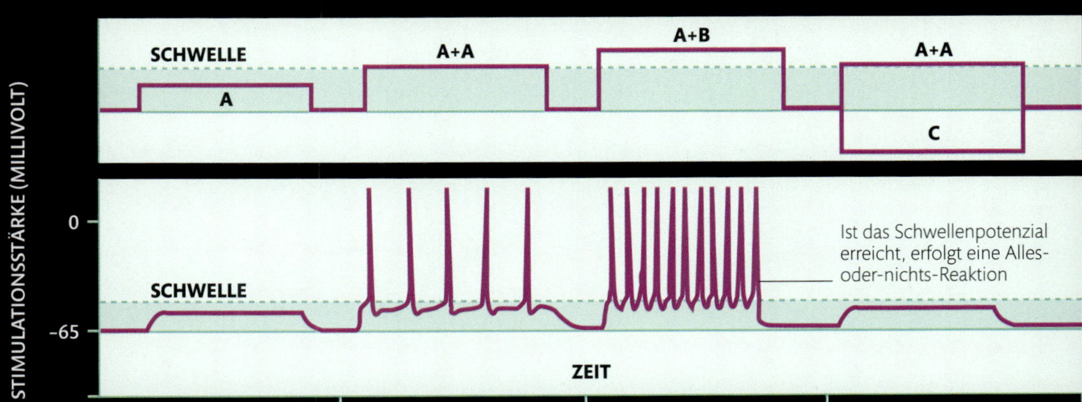

Stimulation erreicht die Schwelle nicht
Die Depolarisation dieser Erregung (A) ist zu schwach, um das Schwellenpotenzial zu erreichen. Das Neuron feuert keinen Impuls ab.

Erreicht die Schwelle
Je größer der erregende Input (A+A), desto größer die Chance, das Schwellenpotenzial zu überschreiten. Eine Reihe von Impulsen sorgt für eine längere Erregung.

Hyperstimulation
Gehen noch stärkere stimulierende Impulse ein (A+B), die die Schwelle weit überschreiten, werden ausgehende Signale in höherer Frequenz abgefeuert.

Hemmung
Der hemmende Input (C) hebt die erregenden Impulse (A+A) auf, deren Depolarisation sonst die Schwelle erreichen würde. Deshalb wird kein Signal abgefeuert.

GEHIRN UND RÜCKENMARK

Das Zentralnervensystem – Gehirn und Rückenmark – erhält Informationen aus allen Körperteilen und antwortet mit Instruktionen an alle Gewebe und Organe. Es wird durch ein ausgeklügeltes System aus Membranen und Flüssigkeiten einschließlich des Blutes geschützt und ernährt.

INFORMATIONSVERARBEITUNG

Das Rückenmark sammelt Informationen aus Rumpf und Gliedmaßen und leitet sie an das Gehirn weiter. Das Rückenmark ist jedoch mehr als eine passive Signalleitung. Es kann Signale empfangen und senden, ohne das Gehirn einzuschalten (z. B. bei Reflexhandlungen). Grundsätzlich gilt: Je »höher« die Information steigt – bis hin zur Großhirnrinde –, desto näher gelangt sie an unsere bewusste Wahrnehmung. Die Verbindung von Gehirn und Rückenmark ist der Hirnstamm. Er steuert und überwacht Vitalfunktionen, wie Herzschlag und Atmung, im Normalfall ohne Einbeziehung des Großhirns. Die nächste Stufe nach oben ist der Thalamus, der »Türsteher«, der entscheidet, welche Informationen in die höchste Ebene, die Großhirnrinde, gelangen. Die komplexesten mentalen Vorgänge, wie Gedanken, Vorstellungswelten, Lernen und bewusste Entscheidungen, finden in der Großhirnrinde statt.

SCHUTZ DES GEHIRNS

Fast das gesamte Gehirn ist durch das stabile Dach des Hirnschädels geschützt. Drei Membranen, die Meningen, umgeben das Gehirn. Die äußerste ist die derbe Dura mater, die die Innenseite des Schädels auskleidet, dann folgt die faserige, spinnenwebartige Arachnoidea. Zwischen Dura mater und Arachnoidea liegen die venösen Blutleiter, die langsam zum Herzen fließendes venöses Blut enthalten und als »Stoßdämpfer« dienen. Unter der Arachnoidea liegt ein mit cerebrospinaler Flüssigkeit gefüllter Raum als weitere Polsterung. Die unterste und dünnste Membran ist die Pia mater, die am Gehirn anliegt und auch die Furchen auskleidet.

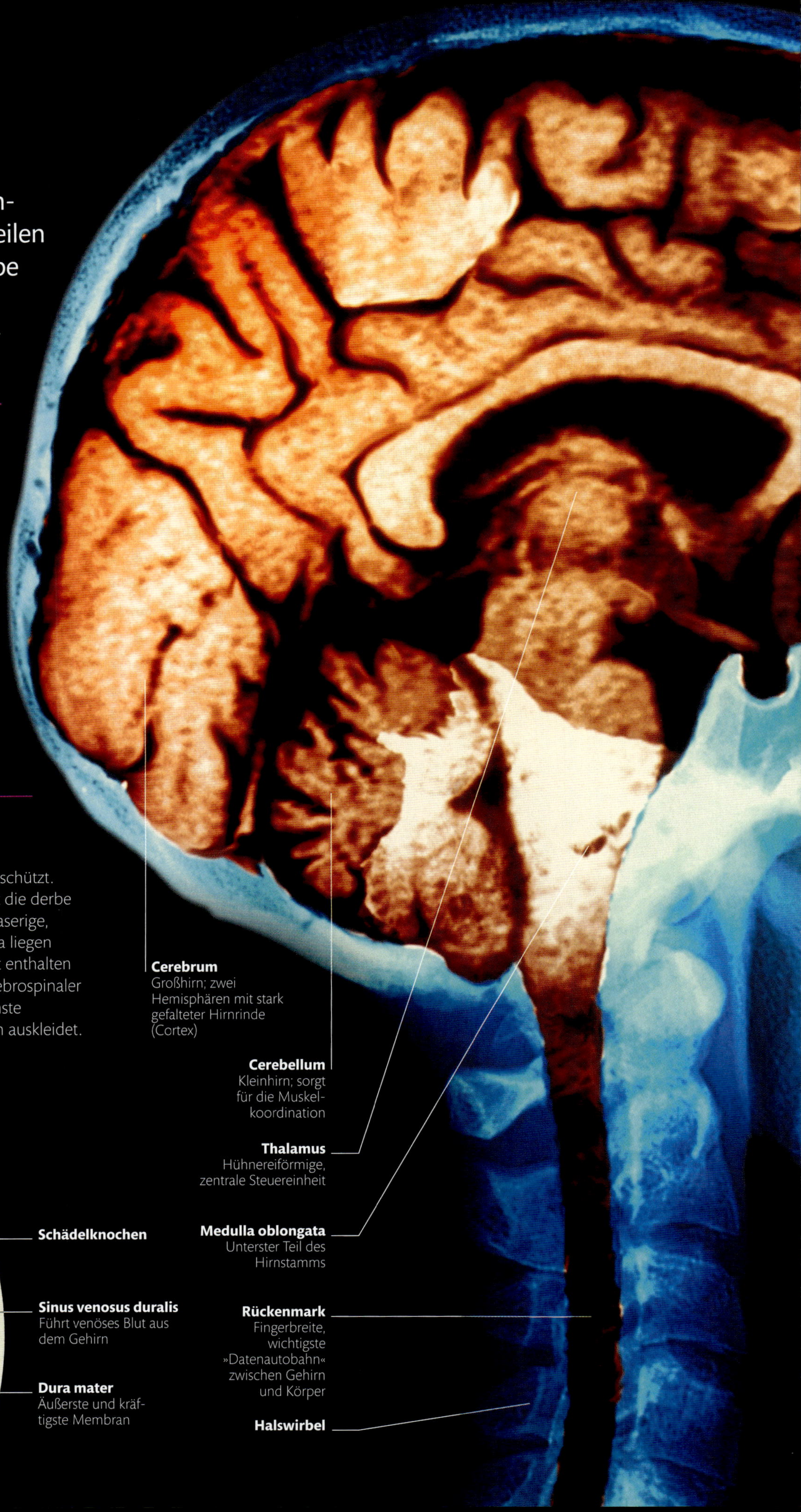

Zwischen Gehirn und Schädel
Cerebrospinale Flüssigkeit (Liquor) fließt durch einen schmalen Spalt, den Subarachnoidalraum zwischen Arachnoidea und Pia mater. Meningen und Liquor absorbieren Stöße und leiten sie ab, um eine Verletzung des Gehirns zu vermeiden.

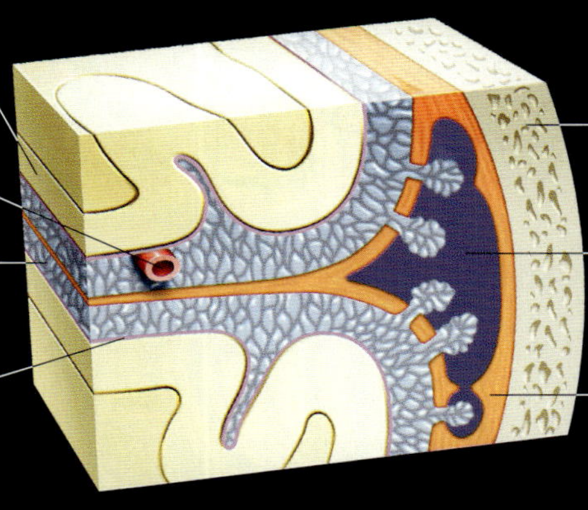

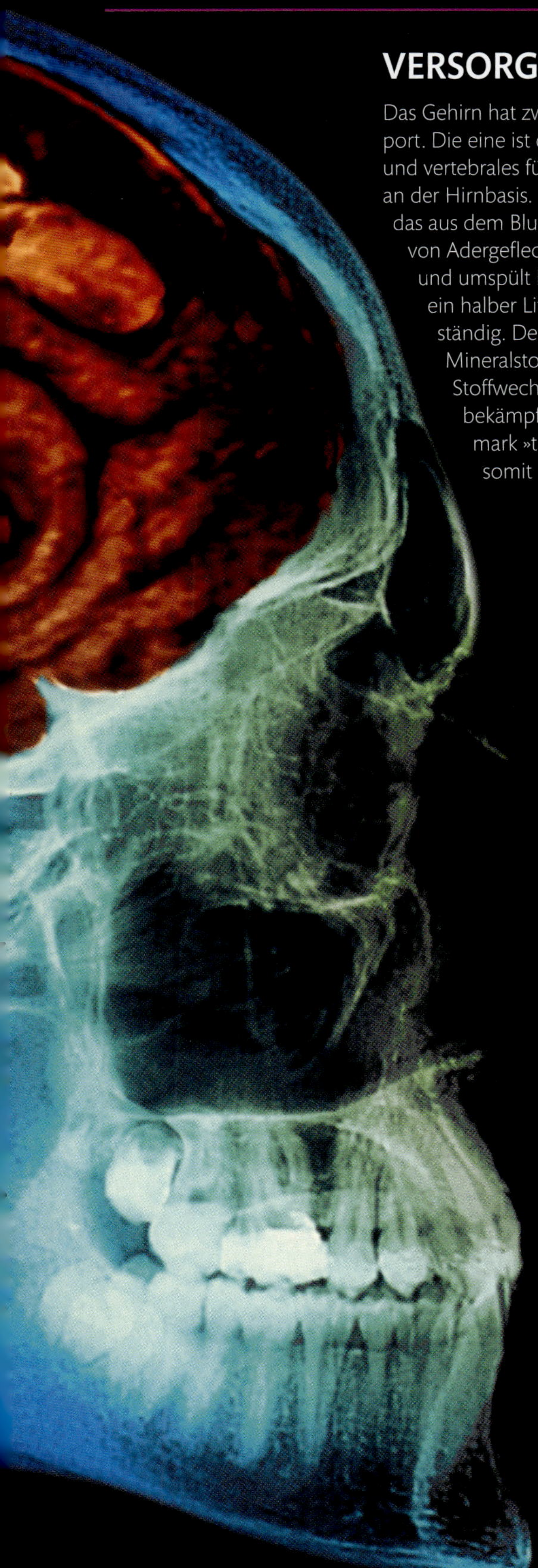

VERSORGUNG DES GEHIRNS

Das Gehirn hat zwei Hauptquellen für Zufluss und Abtransport. Die eine ist der Blutkreislauf. Vor allem die Aa. carotes und vertebrales führen Blut über den Hals in den Arterienring an der Hirnbasis. Die zweite ist der Liquor cerebrospinalis, das aus dem Blut gewonnene »Hirnwasser«. Der Liquor wird von Adergeflechten in den lateralen Ventrikeln produziert und umspült Hirn und Rückenmark. Täglich wird etwa ein halber Liter produziert, bis zu 150 ml zirkulieren ständig. Der Liquor transportiert Glukose, Proteine und Mineralstoffe in die Gewebe des Gehirns und führt Stoffwechselprodukte ab. Er enthält auch infektionsbekämpfende weiße Blutzellen. Gehirn und Rückenmark »treiben« praktisch in der Flüssigkeit und sind somit normalerweise keinem Druck ausgesetzt.

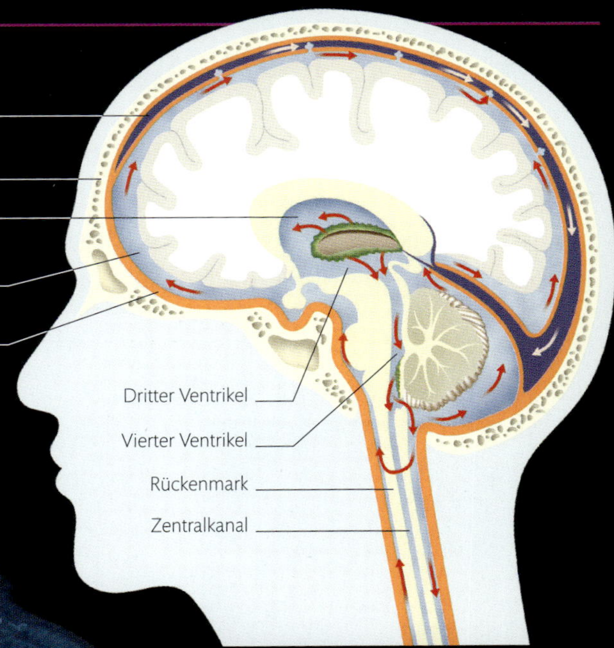

Liquorfluss
Aus den lateralen Ventrikeln fließt der Liquor in den dritten und vierten Ventrikel im Kleinhirn, dann in den Subarachnoidalraum, der Gehirn und Rückenmark umgibt und zwischen Arachnoidea und Pia mater liegt. Der Liquor wird von Zotten der Arachnoidea resorbiert und ins venöse Blut abgeleitet.

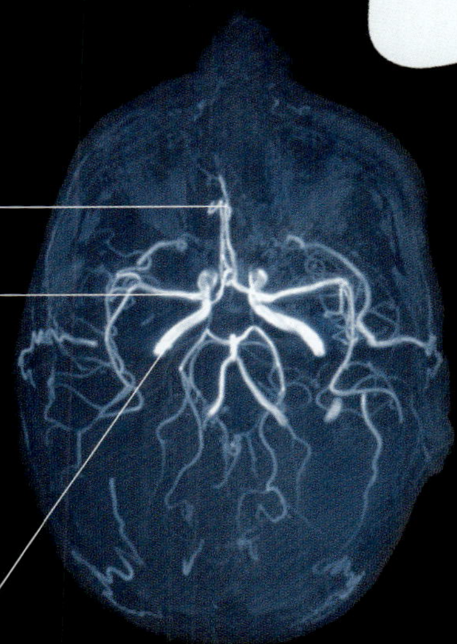

Circulus arteriosus cerebri
Ein Ring aus miteinander verbundenen Arterien, der die Hirnbasis umschließt (früher Willis-Ring genannt). Mit ihm steht und fällt die Blutversorgung des Gehirns. Ist eine der Arterien blockiert, wird die Versorgung von einer anderen Arterie dieses Rings als »Bypass« übernommen.

RÜCKENMARK

Das Rückenmark weist ähnliche Merkmale wie das Gehirn auf. Es ist von schützenden Knochen umgeben: die Wirbelsäule aus verbundenen Wirbeln, deren Löcher zusammen einen Tunnel für das Rückenmark bilden. Auch ist es von den drei Meningen umhüllt, und nährender Liquor zirkuliert im Subarachnoidalraum um das Rückenmark und im schmalen Zentralkanal in seinem Innern. Meningen und Liquor schützen das Rückenmark vor Verletzungen, während sich die Wirbelsäule beugt und dreht. Bei Verdacht auf eine Infektion, z. B. Meningitis (s. S. 463), entnimmt man mit einer Hohlnadel eine Liquorprobe aus dem Lumbalkanal im Bereich der Lendenwirbel. Dieses Verfahren heißt Lumbalpunktion.

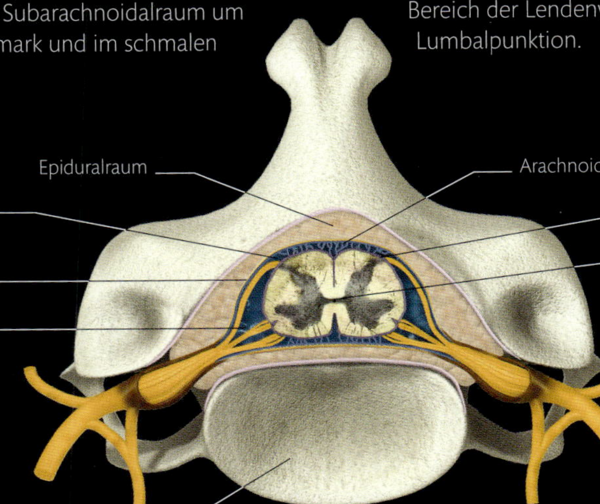

Rückenmark im Querschnitt
Das Rückenmark liegt im Wirbelkanal im Innern der Wirbelsäule. Seine Nervenwurzeln (gelb) treten durch die Zwischenwirbellöcher aus der Wirbelsäule.

Längsschnitt des Gehirns
Dieser MRT-Scan durch die Mitte von Gehirn und Rückenmark zeigt deren Hauptmerkmale. Die dunklen Bereiche des Gehirns sind flüssigkeitsgefüllte Räume und Hirnkammern, die Ventrikel. Die schützenden Knochen um das Gehirn sind in Blau dargestellt, ebenso die Wirbelknochen (Halswirbelsäule) zu beiden Seiten des Rückenmarks.

DAS ZNS IN AKTION

Unser Gehirn und Rückenmark sind immer aktiv – in ständiger Kommunikation miteinander und mit dem Rest des Körpers. Informationen aus dem peripheren Nervensystem (PNS) strömen ins Zentralnervensystem (ZNS), das die eingehenden Signale verarbeitet und Instruktionen aussendet.

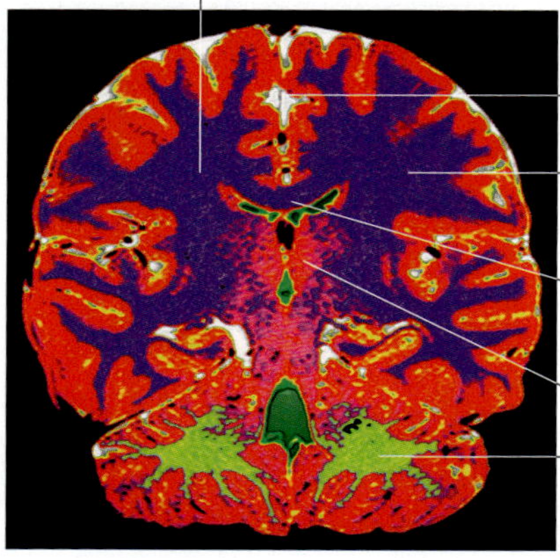

Zwei Seiten arbeiten zusammen
Dieser Schnitt des Gehirns zeigt die Fissura longitudinalis als tiefe Furche zwischen linker und rechter Hemisphäre. An ihrer Basis verbindet der Corpus callosum, eine Brücke aus über 200 Millionen Nervenfasern, die beiden Hemisphären.

RECHTE UND LINKE HÄLFTE

Anatomisch sind rechter und linker Teil des Nervensystems symmetrisch (s. S. 60–63), funktional ist das aber nicht so einfach. Das gefaltete Großhirn ist durch eine tiefe Längsfurche in eine linke und rechte Hemisphäre unterteilt. Obwohl äußerlich gleich, steuert jede Hemisphäre im Wesentlichen andere geistige Funktionen (s. Tabelle). Die Hemisphären kommunizieren ununterbrochen über eine bandähnliche Verbindung aus Nervenfasern, den Corpus callosum, miteinander.

Informationen aus dem Körper wechseln auf dem Weg zum Gehirn die Seiten. Nervensignale laufen Nervenbahnen entlang, die von der rechten auf die linke Seite ziehen und umgekehrt. So enden z. B. sensorische Informationen aus der linken Körperhälfte in der rechten Hemisphäre, und motorische Informationen aus der linken Hemisphäre kontrollieren Muskeln in der rechten Körperhälfte.

LINKE HIRNHÄLFTE	RECHTE HIRNHÄLFTE
Zerlegt das Ganze in einzelne Bestandteile	Fügt Einzelteile zu einem Ganzen zusammen
Logisches, lineares Denken	Neigt zu Gedankensprüngen und Abschweifungen
Eher objektiv, unparteiisch und nüchtern	Eher subjektiv und individualistisch
Aktiver mit Worten und Zahlen	Geräusche, Beobachtungen im Raum
Zuständig für logische Schlussfolgerungen	Zuständig für Ideen und Kreativität
Eher rationale Problemlösung	Wechselt zwischen möglichen Lösungen
Dominiert Sprech- und Sprachzentren	Dominiert kaum Sprechvorgang und Sprache
Speichert wörtliche Bedeutung, Grammatik	Verleiht Sprache Kontext und Akzentuierung
Bessere Erinnerung an Namen	Bessere Wiedererkennung von Gesichtern
Kontrolliert die rechte Körperhälfte	Kontrolliert die linke Körperhälfte

Welche Seite macht was?
Hirnscans und Studien über Hirnverletzungen und -krankheiten zeigen, dass die »analysierende« linke Seite mehr für Logik und Vernunft steht, die »harmonisierende« rechte Seite mehr für Intuition. Beide Hälften unterstützen sich jedoch gegenseitig.

ZUM GEHIRN UND WIEDER ZURÜCK

Informationen aus unserer Umgebung erreichen das Gehirn über Sinnesorgane (s. S. 332). Ein äußerer Stimulus wird von spezialisierten Rezeptorzellen in Nervenimpulse umgewandelt. Der Impuls nimmt seinen Weg über die sensorischen Nerven des PNS zu den höheren Gehirnzentren. Die Route bis zur Großhirnrinde kann aus einer Nervenbahn bestehen, die sich aus bis zu zehn durch Synapsen (s. S. 322) verbundenen Neuronen zusammensetzt. An jeder Schaltstation dieser Sequenz werden über andere Pfade zusätzliche Informationen gesendet. In der Großhirnrinde wird der Stimulus bewusst gemacht, und wir entscheiden zu handeln. Daraufhin erfolgt eine Kaskade ausgehender motorischer Signale, die wiederum zu Muskeln und Drüsen geleitet werden.

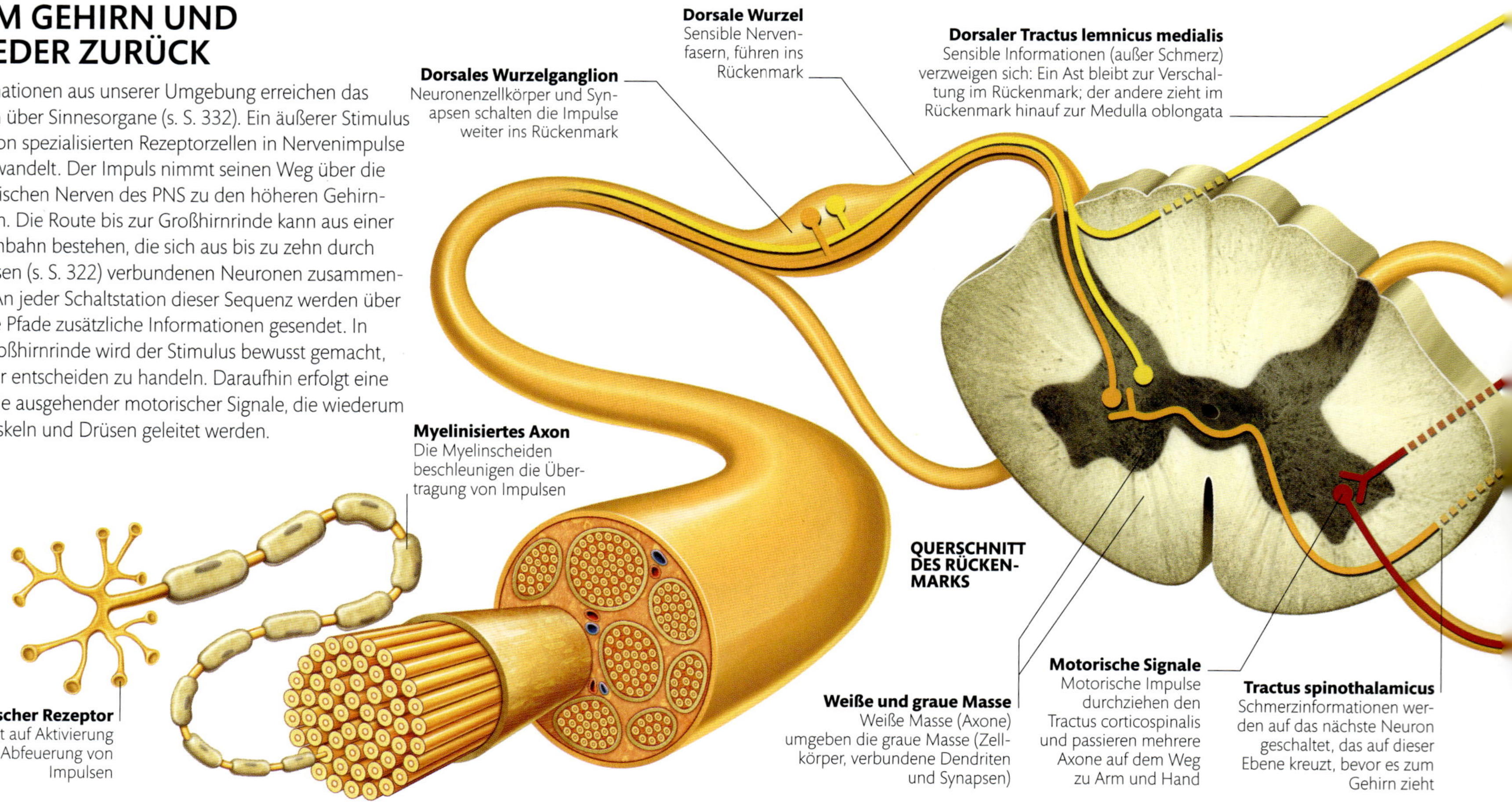

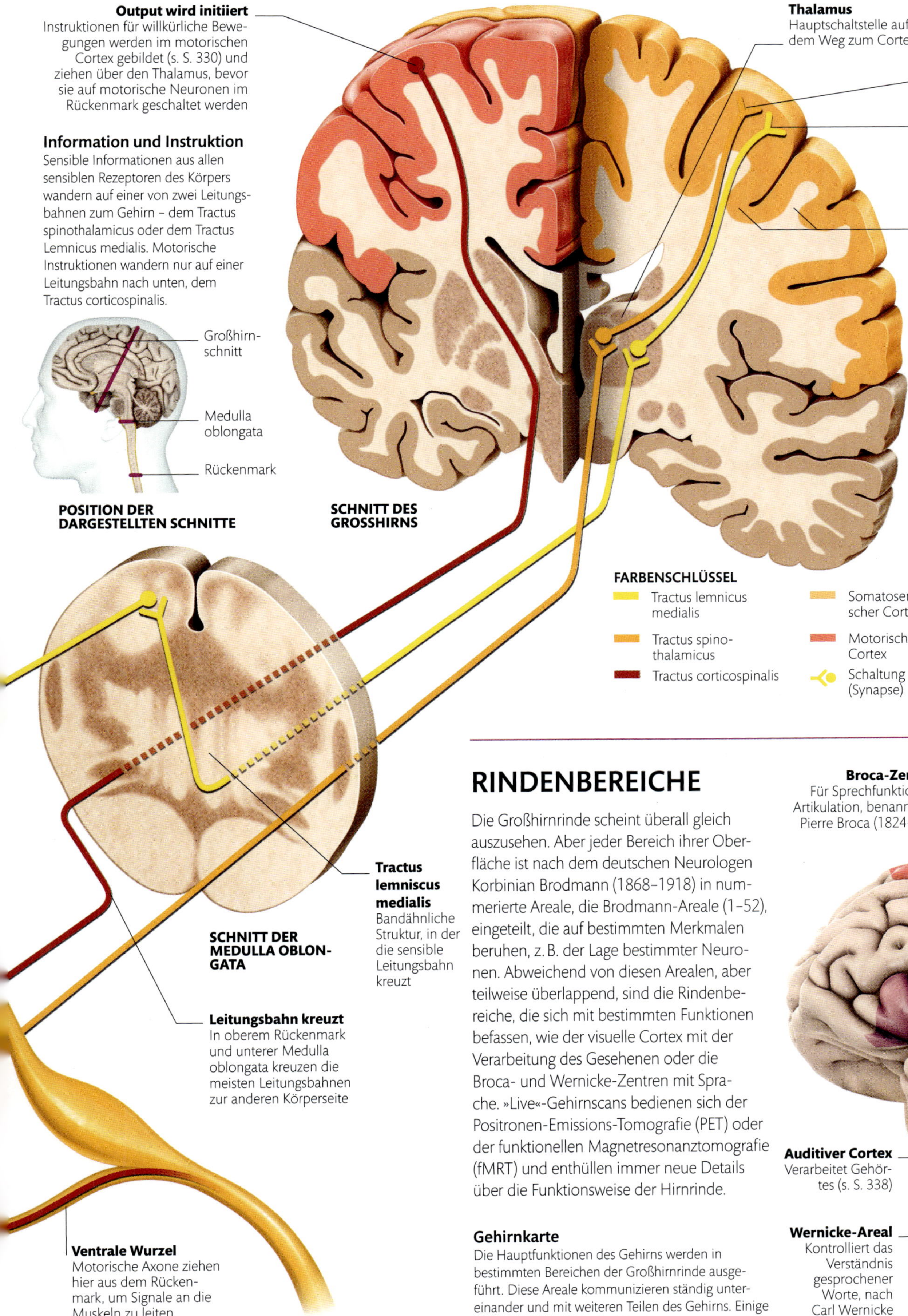

Information und Instruktion

Sensible Informationen aus allen sensiblen Rezeptoren des Körpers wandern auf einer von zwei Leitungsbahnen zum Gehirn – dem Tractus spinothalamicus oder dem Tractus Lemnicus medialis. Motorische Instruktionen wandern nur auf einer Leitungsbahn nach unten, dem Tractus corticospinalis.

POSITION DER DARGESTELLTEN SCHNITTE

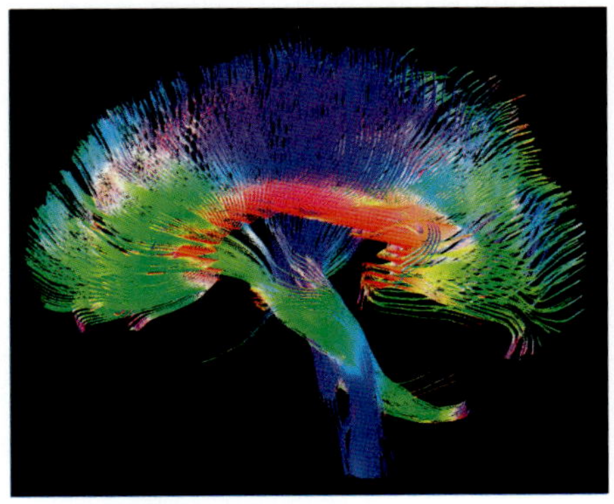

Leitungsbahnen im Gehirn
Ein eingefärbter Scan zeigt die Leitungsbahnen von der Großhirnrinde zum Hirnstamm in Blau, von der Vorderseite (links) zur Rückseite des Gehirns in Grün und im Corpus Callosum zwischen den Hemisphären in Rot.

RINDENBEREICHE

Die Großhirnrinde scheint überall gleich auszusehen. Aber jeder Bereich ihrer Oberfläche ist nach dem deutschen Neurologen Korbinian Brodmann (1868–1918) in nummerierte Areale, die Brodmann-Areale (1–52), eingeteilt, die auf bestimmten Merkmalen beruhen, z. B. der Lage bestimmter Neuronen. Abweichend von diesen Arealen, aber teilweise überlappend, sind die Rindenbereiche, die sich mit bestimmten Funktionen befassen, wie der visuelle Cortex mit der Verarbeitung des Gesehenen oder die Broca- und Wernicke-Zentren mit Sprache. »Live«-Gehirnscans bedienen sich der Positronen-Emissions-Tomografie (PET) oder der funktionellen Magnetresonanztomografie (fMRT) und enthüllen immer neue Details über die Funktionsweise der Hirnrinde.

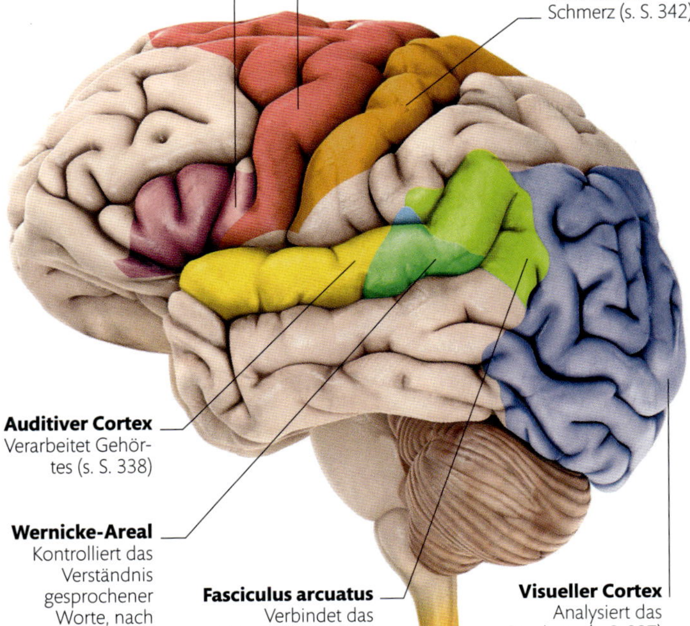

Gehirnkarte
Die Hauptfunktionen des Gehirns werden in bestimmten Bereichen der Großhirnrinde ausgeführt. Diese Areale kommunizieren ständig untereinander und mit weiteren Teilen des Gehirns. Einige sind nach ihrer Hauptfunktion benannt, während andere die Namen ihrer Entdecker tragen.

GEFÜHL UND GEDÄCHTNIS

Das Gedächtnis ist nicht nur ein Faktenspeicher. Es schließt Wissen, Ereignisse, Erfahrungen und Zusammenhänge ein – von Namen über Gesichter und Orte bis hin zu unserem damaligen emotionalen Zustand.

Am Gedächtnis beteiligte Hirnareale
Es gibt kein spezielles »Gedächtniszentrum«. Informationen werden verarbeitet und in verschiedenen Hirnarealen gespeichert. Bei der Erinnerung z. B. an eine Achterbahnfahrt ist das, was wir sahen, in visuellen Arealen, die Geräuschkulisse in auditiven Bereichen abgespeichert. Die einzelnen Komponenten werden beim Erinnern wieder zusammengesetzt.

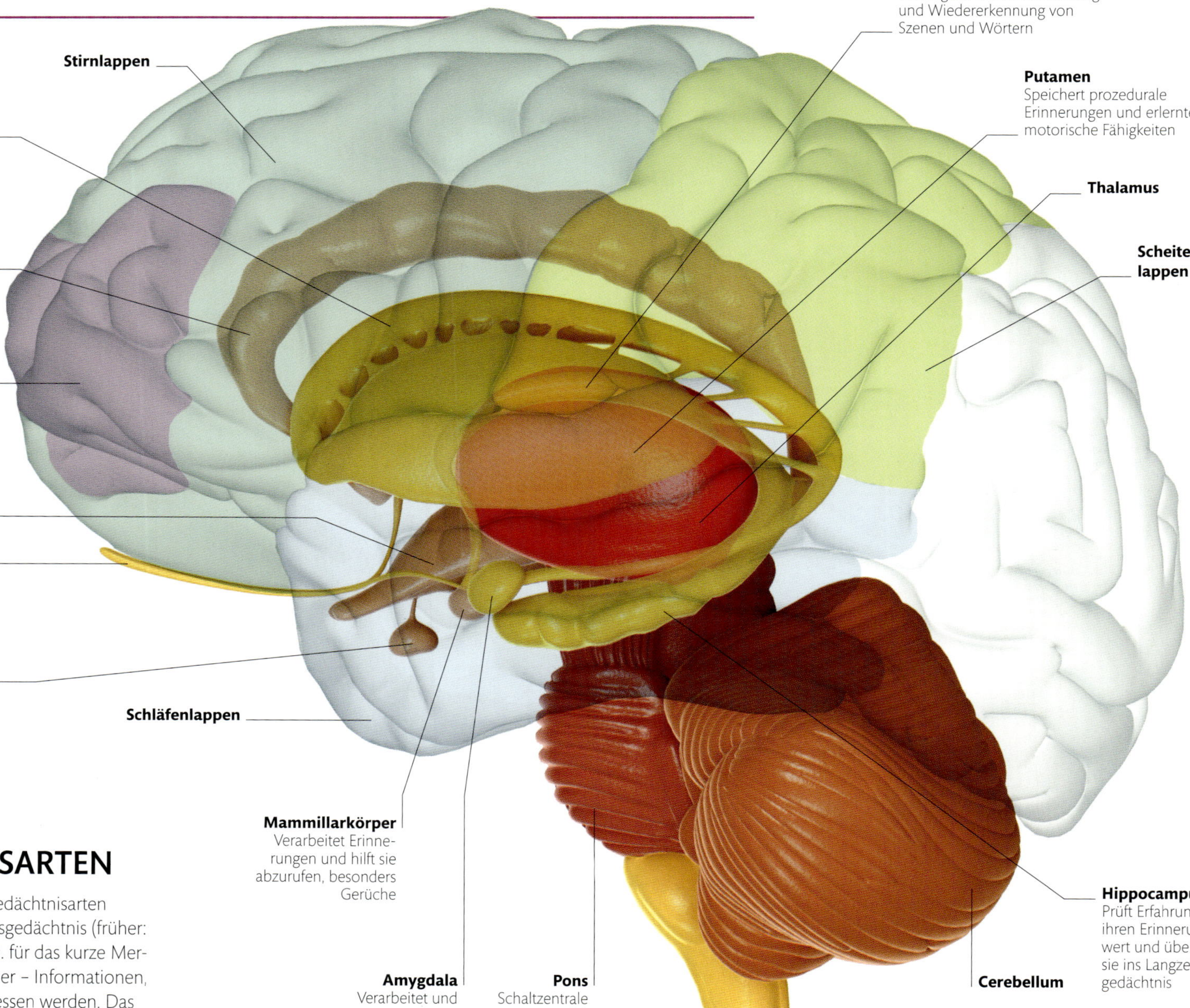

GEDÄCHTNISARTEN

Es wurden fünf Hauptgedächtnisarten beschrieben: das Arbeitsgedächtnis (früher: Kurzzeitgedächtnis), z. B. für das kurze Merken einer Telefonnummer – Informationen, die schnell wieder vergessen werden. Das semantische Gedächtnis ist für Fakten ohne persönlichen Bezug, wie das Datum eines berühmten historischen Ereignisses, zuständig. Im episodischen Gedächtnis werden Ereignisse aus persönlicher Sichtweise abgespeichert, einschließlich der Empfindungen und Gefühle. Das prozedurale Gedächtnis befasst sich mit erlernten, praktizierten physischen Aktionen, wie Gehen, Radfahren oder Schuhbänder-Binden. Das implizite Gedächtnis speichert unbewusst. So sind wir beispielsweise geneigter, etwas für wahr zu halten, nur weil wir es öfter gehört haben.

Areale des Erinnerns
Die vier besterforschten Gedächtnisarten können verschiedenen Hirnarealen zugeordnet werden. Der Thalamus ist der allgemeine »Türsteher«, und besonders der Stirnlappen steht für die generelle Lernfähigkeit und das Abrufen der meisten Gedächtnisarten.

GEDÄCHTNISART	THALAMUS	SCHEITELLAPPEN	NUCLEUS CAUDATUS	MAMMILLARKÖRPER	STIRNLAPPEN	PUTAMEN	AMYGDALA	SCHLÄFENLAPPEN	HIPPOCAMPUS	CEREBELLUM	GYRUS CINGULI	BULBUS OLFACTORIUS	FORNIX	ZENTRALE EXEKUTIVE
ARBEITSGEDÄCHTNIS	■	■	■		■	■			■		■		■	■
SEMANTISCHES GEDÄCHTNIS	■				■		■	■	■				■	
EPISODISCHES GEDÄCHTNIS	■			■	■		■	■	■		■	■	■	
PROZEDURALES GEDÄCHTNIS	■		■			■			■	■				

DER EINFLUSS VON GEFÜHLEN

Der Ausdruck »emotionales Gehirn« wird oft für das limbische System verwendet, das zwischen Großhirn und Hirnstamm sitzt und aus Amygdala, Thalamus, Hypothalamus, Fornix, Mamillarkörpern, Gyrus cinguli und den medialen Anteilen des Großhirns besteht.

Das limbische System ist der Sitz tief verwurzelter Gefühle und von Instinktreaktionen, die in stark emotionalen Momenten in uns aufkeimen und von den rational denkenden Anteilen des Gehirns nur mit Mühe kontrollierbar sind. Besonders der fingerkuppengroße Hypothalamus, nahezu im anatomischen Zentrum des Gehirns, spielt eine wichtige Rolle im Selbsterhaltungstrieb, mit Instinkten wie Hunger, Durst und Sexualität und den starken Emotionen, die damit verbunden sein können. Der Hypothalamus sendet Nervensignale an verschiedene Teile des Gehirns, die wiederum eigene Nervensignale an verschiedene Muskeln senden, oft über das autonome Nervensystem (s. S. 319). Als Reaktion auf plötzliches Erschrecken beispielsweise übernimmt der Hypothalamus die Kontrolle und sendet Signale zur Beschleunigung des Herzschlags, zum Anspannen der Muskeln und zur Ausschüttung von Adrenalin und versetzt so den Körper in sofortige Handlungsbereitschaft. Der Hypothalamus ist über einen dünnen Stiel mit der Hypophyse (s. S. 408) verbunden, die verschiedene Hormone und andere Substanzen produziert, die auf andere Drüsen wirken, um das Nervensystem zu stärken und zu unterstützen.

Verschiedene Bereiche des limbischen Systems sind eng mit der Gedächtnisbildung verbunden, besonders mit dem episodischen Gedächtnis. Das erklärt, warum wir uns an Situationen, die mit starken Gefühlen verbunden sind, besonders gut erinnern und diese Gefühle nochmals durchleben, wenn wir die Erinnerung abrufen.

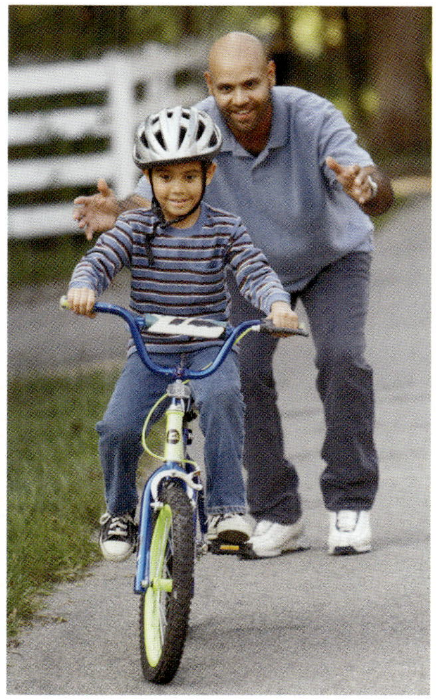

Ein durchschnittliches **Arbeitsgedächtnis** behält fünf Wörter, sechs einzelne Buchstaben oder sieben einstellige Zahlen. Durch **Gedächtnistraining** kann diese Leistung **verdoppelt** werden.

Bleibende Erinnerungen
Ereignisse wie der erste Schultag, der erste Versuch, Fahrrad zu fahren, oder die eigene Hochzeit sind mit starken Gefühlen wie Aufregung oder Stolz verbunden, sodass die Erinnerung daran lebendig bleibt.

GEDÄCHTNISBILDUNG

Jede Erinnerung besteht aus einem einzigartigen Verbindungsmuster zwischen den Milliarden Neuronen in verschiedenen Teilen des Gehirns, besonders in der Hirnrinde. Bei jedem Ereignis erfolgt eine Initialbildung der Erinnerung: Bestimmte Neuronen bilden durch das Senden von Signalen Verknüpfungen. Durch erneutes Abrufen des Ereignisses wird das gleiche Impulsmuster wiederholt, und die Verknüpfung zwischen den Neuronen festigt sich. Nach mehrmaligem Aktivieren dieser Verknüpfungen werden sie »semi-permanent«. Werden durch ein neues Ereignis nur Teilbereiche dieser Verknüpfungen stimuliert, wird dennoch der gesamte Regelkreis aktiv und ruft die Erinnerung ab.

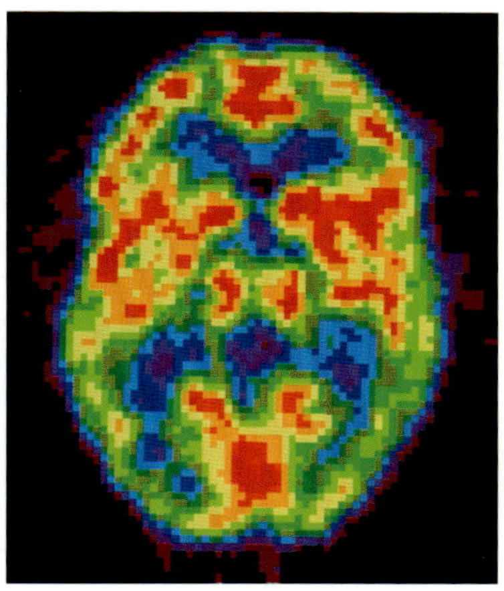

Schlaf und Gedächtnis
Durch Elektroenzephalografie und PET-Scans wird sichtbar, dass das Gehirn sehr aktiv ist, während wir schlafen. Das Gehirn »sichtet« kürzlich Erlebtes, »verschiebt« einiges in den Langzeitspeicher und festigt bereits bestehende Erinnerungen.

FARBENSCHLÜSSEL
Gehirnaktivität, basierend auf der Aufnahme von Glukose

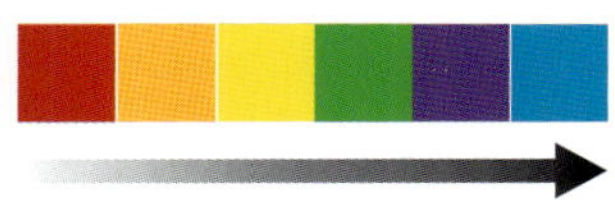

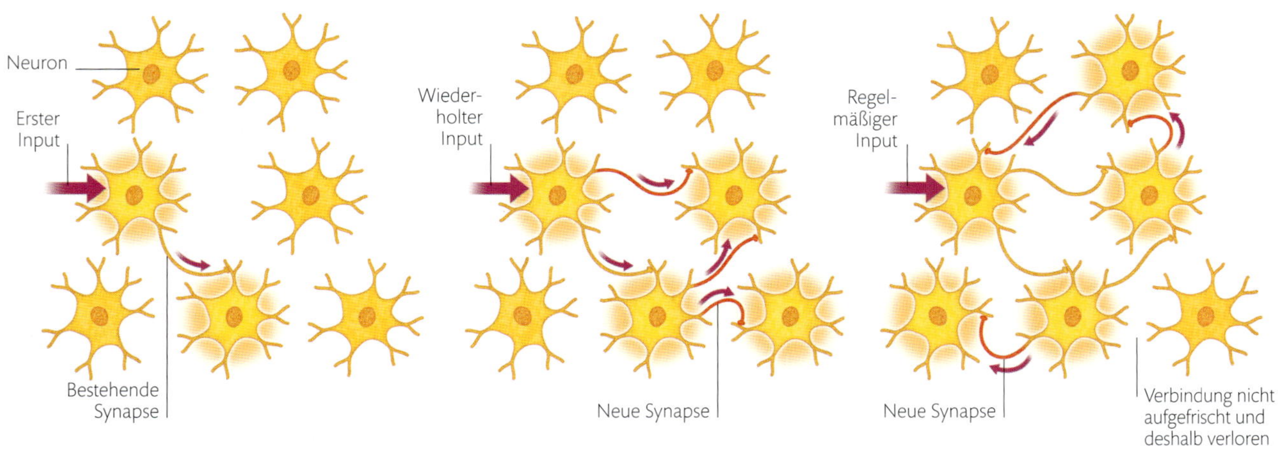

1 Initialerfahrung Durch einen Stimulus feuert ein Neuron eine bestimmte Abfolge von Nervensignalen an ein anderes Neuron ab. Das ist der bewusste Denkprozess während einer Erfahrung oder beim Lernen.

2 Regelkreisbildung Die Wiederholung des Stimulus festigt die erste Verschaltung. Weitere Neuronen kommen hinzu und bilden einen Regelkreis. Dieser Prozess findet unter Beteiligung Tausender Neuronen statt.

3 Mögliche Konsolidierung Durch regelmäßige Aktivierung des Regelkreises wird er aufrechterhalten. Verschaltungen, die nicht regelmäßig »aufgefrischt« werden, können irgendwann verloren gehen.

AUSSERGEWÖHNLICHES

MENSCHEN, DIE NICHT VERGESSEN KÖNNEN

Menschen mit hyperthymestischem Syndrom haben die seltene Fähigkeit, ihr Leben über Jahrzehnte von Tag zu Tag nachzuzeichnen. Sie erinnern sich an wichtige Ereignisse genauso wie an unbedeutende Kleinigkeiten. Auch wenn sie versuchen zu vergessen, gelingt es ihnen nicht. Das episodische Gedächtnis ist sehr stark ausgeprägt, auf Befragung erinnern sie sich z. B. an Datum, Ort und Personen eines Ereignisses, aber nicht an ihre Kleidung. Die meisten Erinnerungen betreffen persönliche Erfahrungen und weniger globale Ereignisse. Betroffene neigen oft zu Zwangsstörungen wie Sammelwahn und zwanghaftes Tagebuchschreiben.

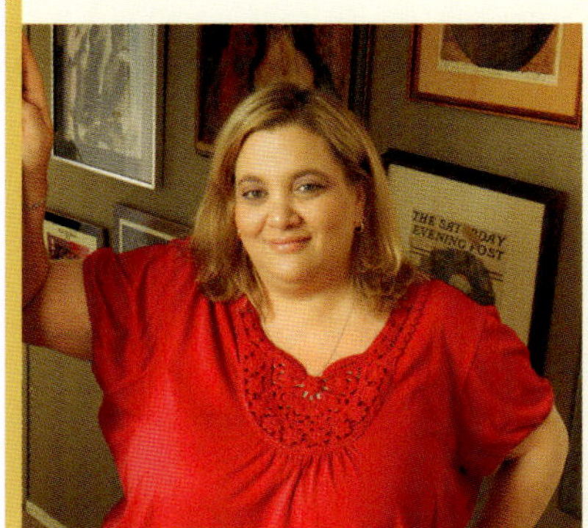

Hyperthymestisches Syndrom
Jill Price war der erste in den USA untersuchte Fall. Sie kann sich an jeden Tag ihres Lebens bis zum 14. Lebensjahr zurückerinnern.

BEWEGUNGEN

In Sekundenbruchteilen koordiniert das Gehirn die Dehnung und Verkürzung der mehr als 600 Muskeln des Körpers, beim schnellen Laufen wie beim Wimpernschlag. Das wäre nicht zu leisten, wenn jeder Muskel bewusst kontrolliert würde. Im Gehirn muss es also eine hierarchische Abstufung der Verarbeitung geben.

WILLKÜRLICHE BEWEGUNGEN

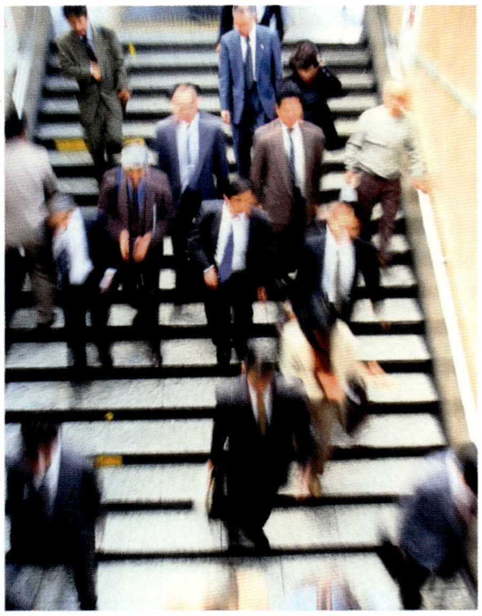

Bewegung – Bestandteil täglichen Lebens
Der motorische Cortex arbeitet eng mit anderen Teilen des Gehirns zusammen, die an Bewegungen beteiligt sind, z. B. dem Kleinhirn. Um uns zu bewegen, brauchen wir daher nicht weiter nachzudenken.

Vielleicht merken wir es gar nicht, wenn wir eine Buchseite umblättern, oder wir konzentrieren uns im Gegenteil sogar darauf, aber in beiden Fällen handelt es sich um eine willkürliche, zielgerichtete Bewegung. Dahinter steht ganz wesentlich der motorische Cortex, auch motorische Rinde genannt, ein Streifen grauer Substanz, der sich außen am Gehirn von Ohr zu Ohr zieht (s. S. 327). Er sendet und empfängt Millionen von Nervenimpulsen in der Sekunde – selbst wenn wir uns nicht bewegen: Die Muskeln halten auch den Körper aufrecht.

Unterschiedliche Teile des motorischen Cortex sind für bestimmte Teile des Körpers zuständig – vergleichbar mit der »Karte« beim somatosensorischen Cortex (s. S. 343). Körperteilen mit einem komplexen Muskelspiel, z. B. Lippen und Fingern, ist dementsprechend ein größerer Bereich des motorischen Cortex zugeordnet als beispielsweise dem Oberschenkel mit seinem vergleichsweise bescheidenen Bewegungsrepertoire.

Eine einfache Bewegung
Diese Bilder zeigen mithilfe von Pfeilen, welche Teile unseres Gehirns bei einer einfachen Bewegungsfolge wie »Auf die Plätze, fertig, los!« miteinander kommunizieren.

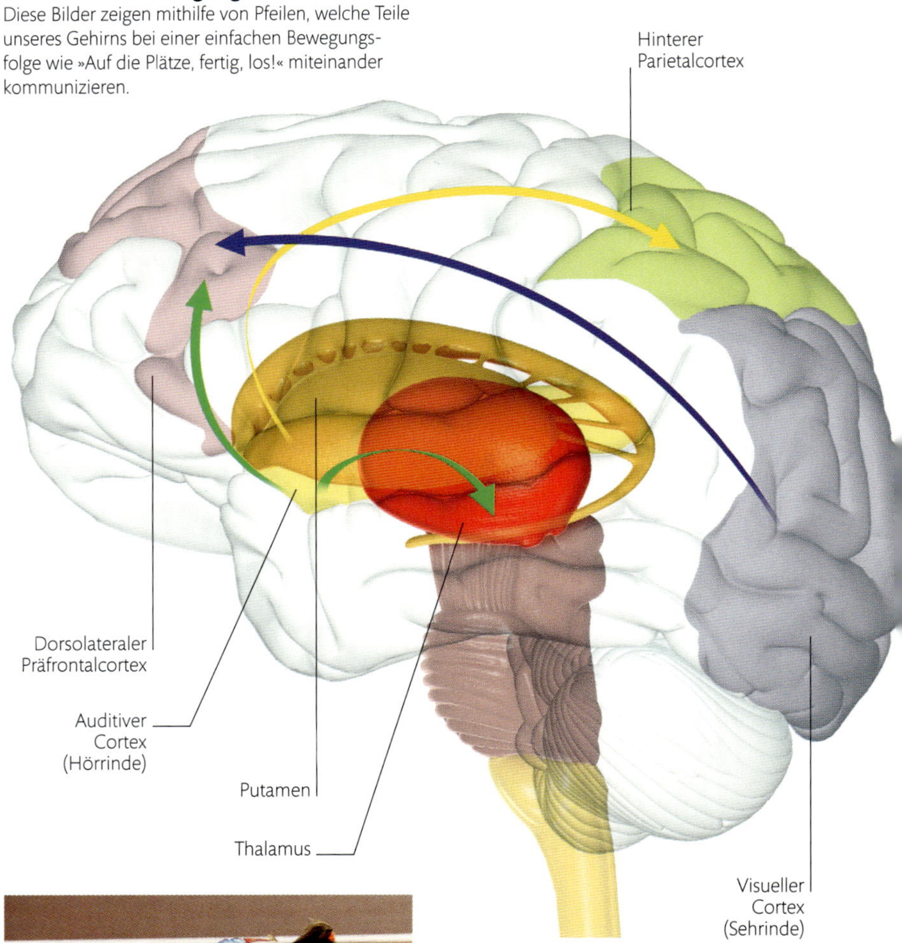

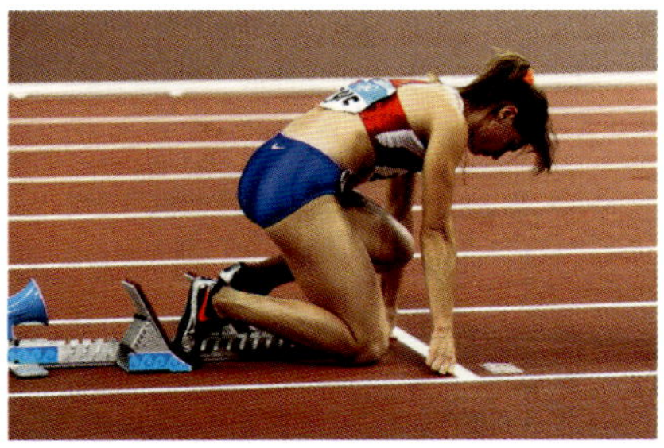

AUF DIE PLÄTZE …

Die visuellen und auditiven Gehirnzentren vermitteln sensorische Informationen an den dorsolateralen Präfrontalcortex, der regelmäßig den vermuteten Startzeitpunkt abschätzt. Das Putamen gibt seine Informationen zu eingespielten Bewegungsmustern an den hinteren Parietalcortex weiter, der unterbewusst agiert.

UNWILLKÜRLICHE BEWEGUNGEN – REFLEXE

Die meisten unwillkürlichen Handlungen laufen automatisch ab, auch wenn wir mitbekommen, dass sie beginnen, und sie dann modifizieren können. Viele unwillkürliche Bewegungen sind Reflexe – vorgegebene Bewegungsmuster als Antwort auf bestimmte Situationen oder Auslöser. Reflexe wie der, dass wir den Fuß heben, wenn wir auf etwas Spitzes treten, haben Überlebenswert. Sie schützen den Körper, indem sie schnell auf Gefahren reagieren, auch wenn wir nicht aufpassen. An einem Reflex sind ein Rezeptor und ein Effektor beteiligt, die über Nerven zu einem Reflexbogen verbunden sind. Sensorische Nerven melden einen Reiz und es erfolgt eine Muskelaktion, ohne eine »Erlaubnis« abzuwarten. Wenn die Nervenschaltkreise ihre Impulse abfeuern, senden sie auch Signale in die höheren Zentren des Gehirns, wo sie uns Sekundenbruchteile später bewusst werden, sodass wir die Kontrolle übernehmen können.

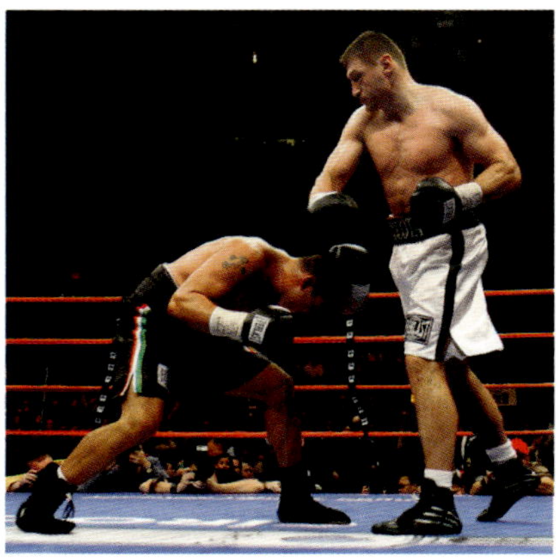

Wegducken und Ausweichen
Schützende Reflexe wie Wegducken oder Ausweichen gründen tief in unserer evolutionären Vergangenheit. Es handelt sich um eine Abfolge von vier Reflexen, die als Einheit »gelernt« werden. Die Reihenfolge zeigt den Weg, den die motorischen Signale vom Gehirn über das Rückenmark bis in den Körper nehmen.

Gefahr erkannt
Langzeittraining und Echtzeitbeobachtung warnen, dass ein Schlag zu erwarten ist.

Verarbeitung läuft
Der Reiz wird registriert, über sensorische Nerven wird vor allem der Thalamus alarmiert.

Motorische Reaktion
Motorische Areale organisieren die Reaktion Sekundenbruchteile vor dem Bewusstsein.

Lidschlussreflex
Reflex 1: Die Augenlider schließen sich, um die Augen zu schützen.

Kopfdrehung
Reflex 2: Die Nackenmuskeln drehen den Kopf zur Seite.

Kopf ruckt nach hinten
Reflex 3: Die oberen Muskeln ziehen den Kopf nach hinten.

Hände werden gehoben
Reflex 4: Die Armmuskeln heben die Hände zum Schutz.

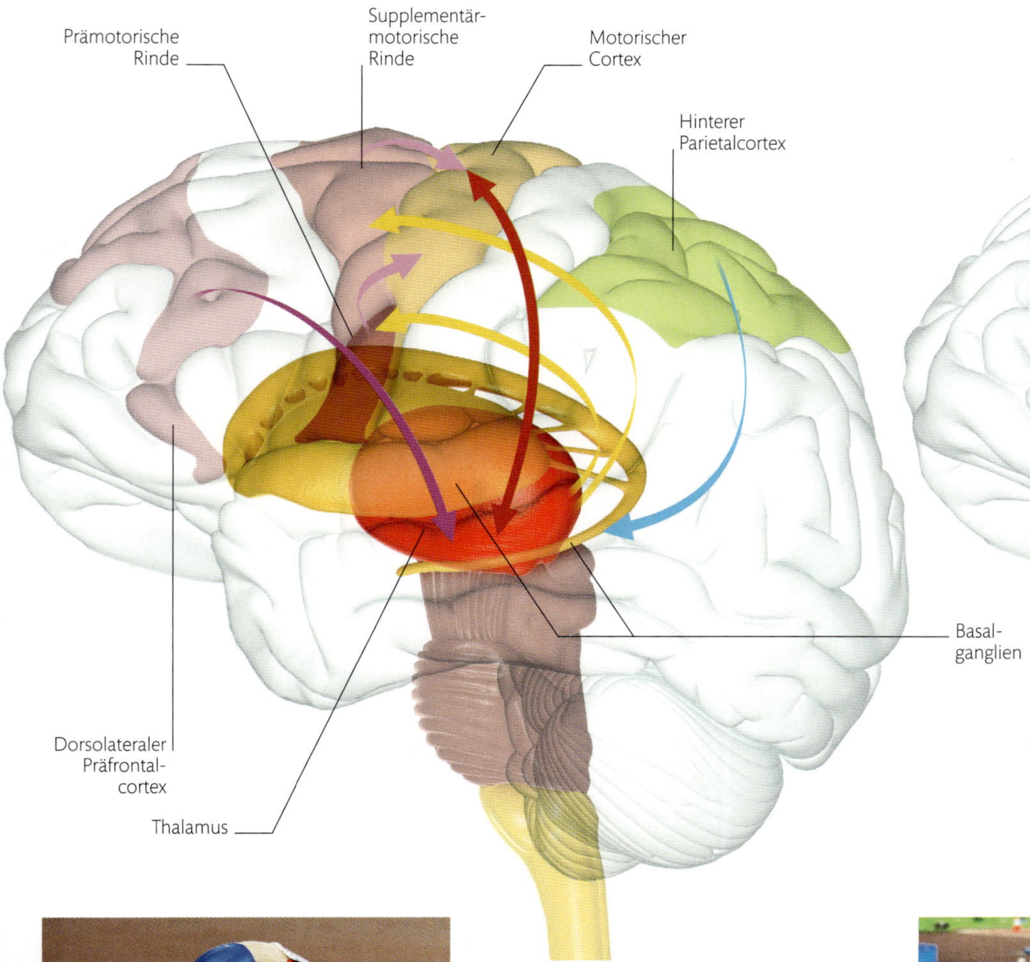

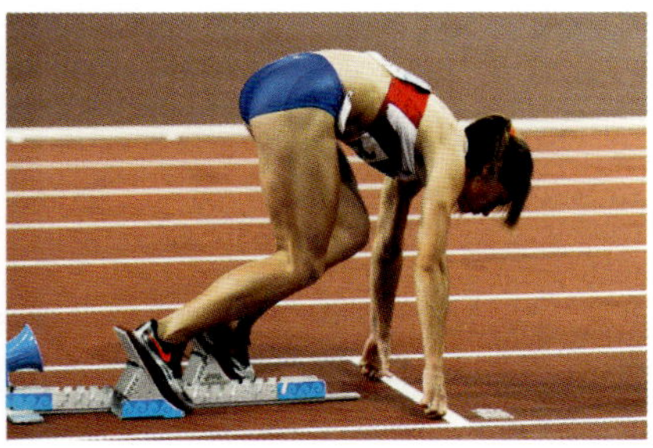

... FERTIG ...

Der dorsolaterale Präfrontalcortex arbeitet eine Bewegungsabsicht aus, der hintere Parietalcortex signalisiert (über die Basalganglien) dasselbe. Beide alarmieren den Thalamus, Signale an die supplementärmotorische und prämotorische Rinde auszusenden, die mit dem motorischen Cortex »Aktionspläne aufstellen«.

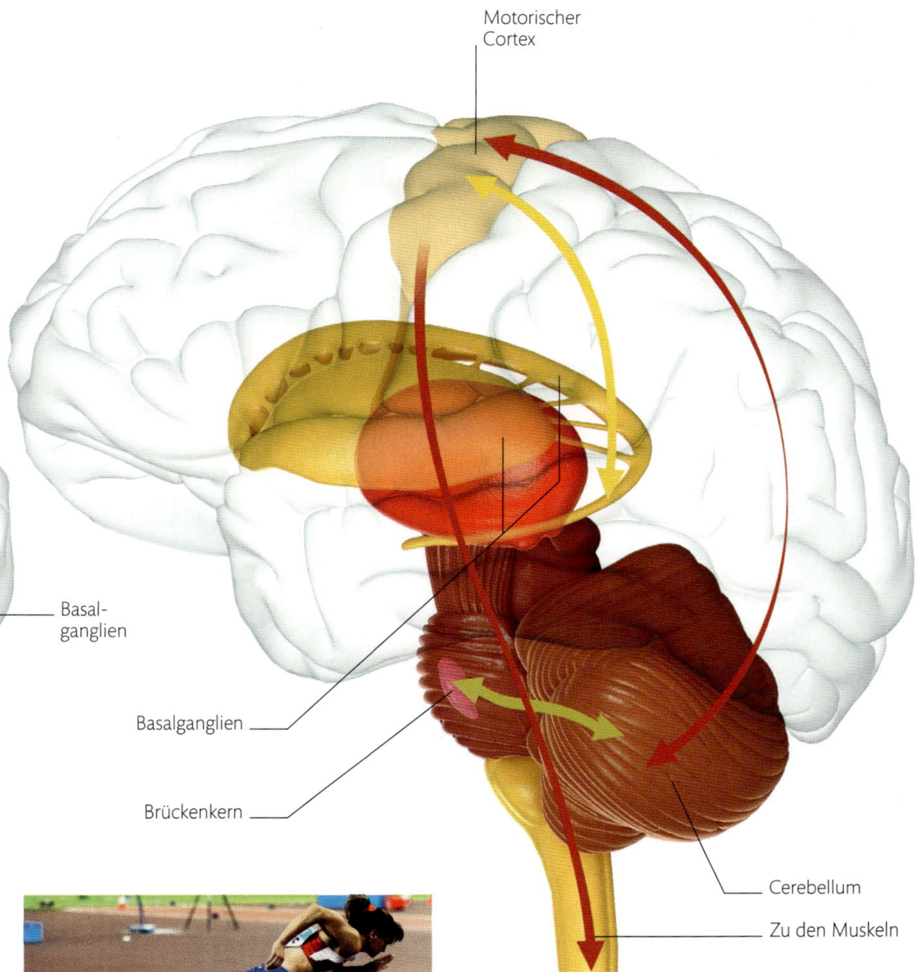

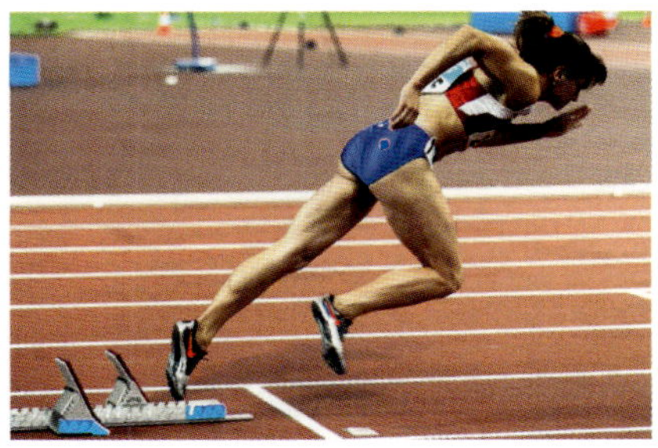

... LOS!

Der motorische Cortex gibt den Befehl. Er ist mit dem Cerebellum (dies seinerseits mit dem Brückenkern verbunden) und den Basalganglien rückgekoppelt. Das Cerebellum liefert Details zur Muskelkoordination und leitet sie zurück zum motorischen Cortex, der sie an die Muskeln weitergibt.

DAS »KLEINE GEHIRN«

In mancher Hinsicht ist das gerundete, gefurchte Cerebellum (»kleines Gehirn«) am hinteren unteren Ende des Gehirns ein Spiegel des dominierenden gewölbten Cerebrums oder Großhirns oberhalb. Wie das Großhirn hat es eine Rinde (Cortex), die aus Nervenzellkörpern, Dendriten und Synapsen besteht. Im Innern liegt die Medulla (Mark), die überwiegend aus Nervenaxonen (Fasern) besteht, die in Bahnen oder Bündeln angeordnet sind und das Kleinhirn mit vielen anderen Teilen des Gehirns verbinden. Die Kleinhirnrinde ist sogar noch stärker gefaltet als die Großhirnrinde.

Aufgrund seiner anatomischen Lage bekommt das Cerebellum alle sensorischen Informationen auf ihrem Weg ins Gehirn mit und ebenso alle motorischen Anweisungen auf ihrem Weg vom Gehirn zum Rückenmark und in den Körper. Es ist also über alle motorischen Abläufe informiert. Das Kleinhirn hat auch engste Verbindungen mit anderen Gehirnzonen, die Bewegung kontrollieren, wie die Basalganglien. Seine Hauptaufgabe ist die Feinabstimmung der Motorik. Durch Überwachung des Feedbacks von den Muskeln sorgt es dafür, dass alle Bewegungen geschmeidig und kontrolliert ablaufen.

Das **Cerebellum** macht nur **10 Prozent des Gehirnvolumens** aus. Trotzdem enthält es mehr als **doppelt so viele Neuronen** wie die anderen **90 Prozent** zusammen.

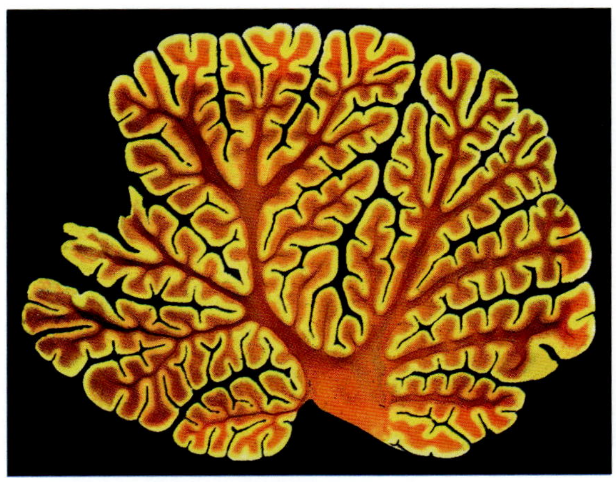

Schnitt durch das Cerebellum
Die Kleinhirnrinde (blassgelb) ist um ein baumähnlich verzweigtes System von Nervenfaserbündeln (rot) gefaltet. An den dicksten »Stämmen« finden sich Anhäufungen von Neuronen (graue Substanz), die Kleinhirnkerne, die als Koordinationszentren für die Feinabstimmung der Motorik zuständig sind.

WIE WIR DIE WELT WAHRNEHMEN

Das Gehirn selbst ist überraschend unempfindlich. Es besitzt kaum eigene Nervenrezeptoren und spürt daher Berührungen und Verletzungen nicht. Durch die Tätigkeit der Sinnesorgane, die auf verschiedenste Reize reagieren, ist es aber sehr gut darüber informiert, was im restlichen Körper – und dessen Umwelt – geschieht.

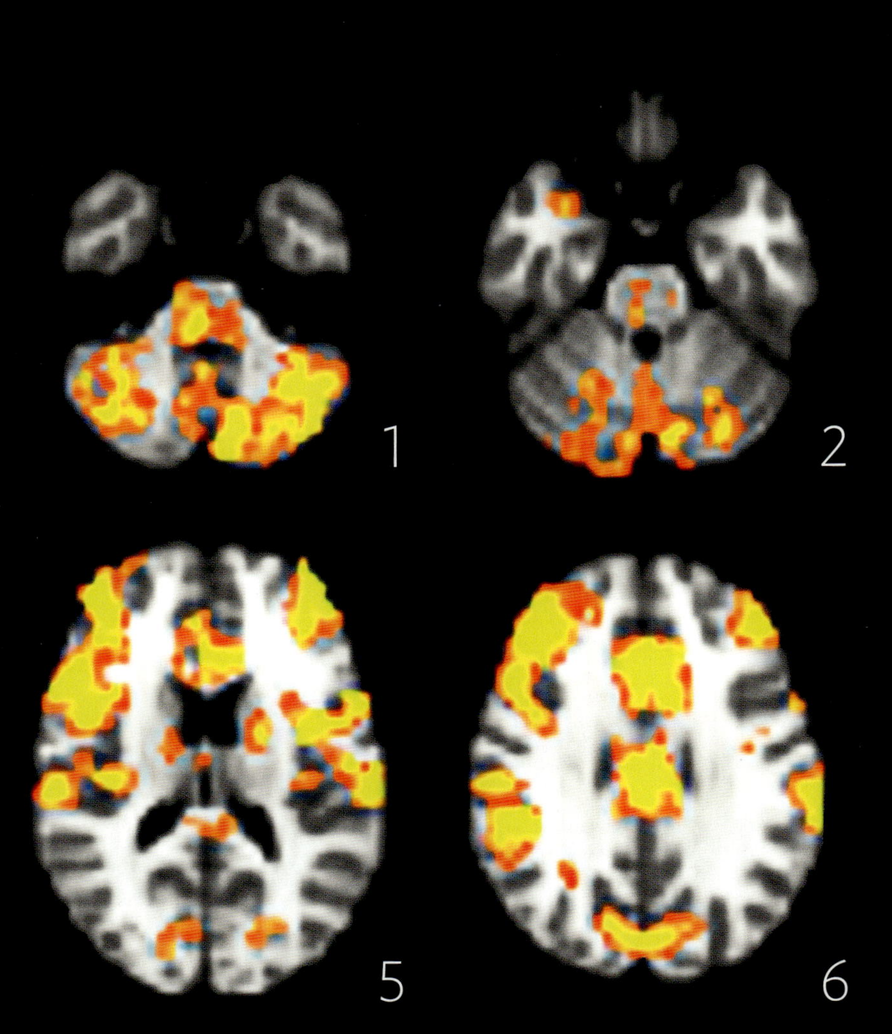

UNSERE WICHTIGSTEN SINNE

Wir machen es uns zu einfach, wenn wir von fünf Sinnen sprechen. Vier Sinne und die zugehörigen Reize sind gut definiert: Lichtsinn und Lichtstrahlen (s. S. 334), Gehörsinn und Schallwellen (s. S. 338), Geruchssinn und Duftmoleküle in der Luft (s. S. 340) sowie Geschmackssinn und wassergebundene Aromastoffe (s. S. 340).

Andere Sinne sind komplexer. Der Gleichgewichtssinn (s. S. 338) ist weniger ein eigenständiger Sinn als vielmehr ein Prozess, an dem mehrere Sinne und das Muskelsystem beteiligt sind. Die Hautsinne hängen vor allem, aber nicht nur, mit der Haut zusammen und sind multifaktoriell, da sie sowohl auf physischen Kontakt als auch auf Erschütterungen und Temperatur reagieren (s. S. 342). Schmerzen behandelt das Nervensystem anders als sonstige Empfindungen.

Der Körper hat auch interne sensorische Rezeptoren in Muskeln, Gelenken und anderen Teilen. Aber auf der untersten Ebene machen alle sensorischen Teile dasselbe. Wissenschaftlich gesprochen sind sie Signalumwandler, die Energie von ihren spezifischen Stimuli in die allgemeine »Sprache« des Nervensystems, die Nervenimpulse, übersetzen.

Eine Welt der Sinne
Bei der Betrachtung der Bilder können wir uns jeweils den wesentlichen sensorischen Input vorstellen. Der einzige hier wirksame Reiz ist allerdings das Licht für das Sehen.

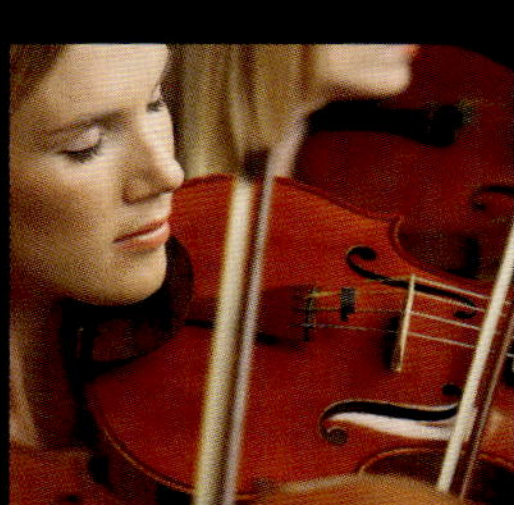
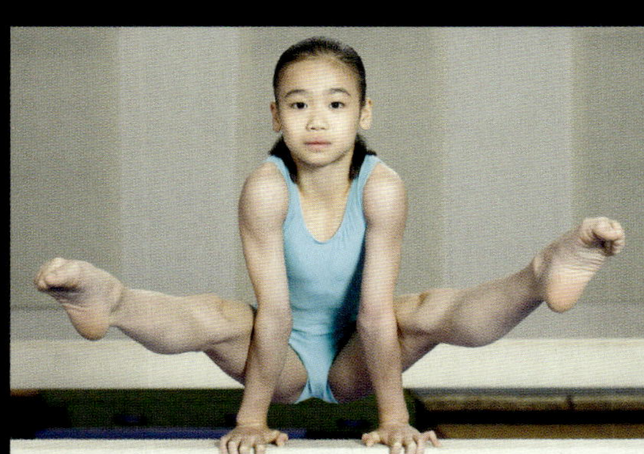
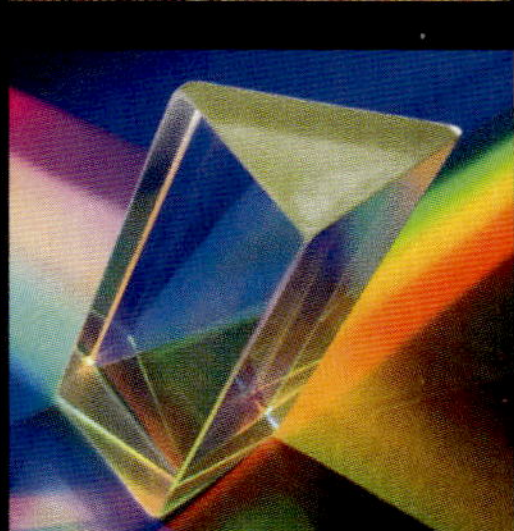
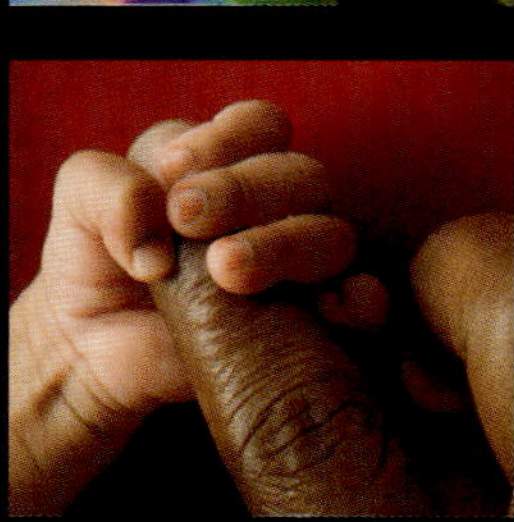
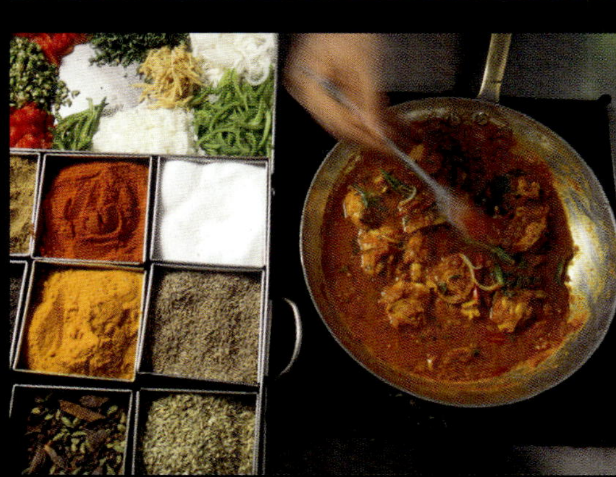

SYNÄSTHESIE

Normalerweise wandern Informationen von einem Sinnesorgan in eine spezifische Gehirnregion, insbesondere zur Großhirnrinde, wo sie uns bewusst werden. In seltenen Fällen kommt es zu einer neuronalen Vernetzung im Gehirn, wodurch mehrere Sinne gleichzeitig aktiviert werden. In diesen Fällen löst ein Reiz bei den Betroffenen mehrere Wahrnehmungen aus. Beispielsweise kann die Farbe Blau mit dem Geschmack von Käse verbunden sein, während es nach Sardinen schmeckt, wenn ein bestimmtes Instrument erklingt. Dieses Phänomen nennt man Synästhesie. Es betrifft einen von 25 Menschen, allerdings in unterschiedlichem Ausmaß. Verschiedene chemische Substanzen, besonders wahrnehmungsverändernde oder psychedelische Drogen, wirken fördernd.

Malen mit Musik
Der britische Künstler David Hockney erzählte von seinen Bühnenbildern für die Oper in Los Angeles, dass sich die Farben und Formen »von selbst malten«, wenn er die Musik hörte.

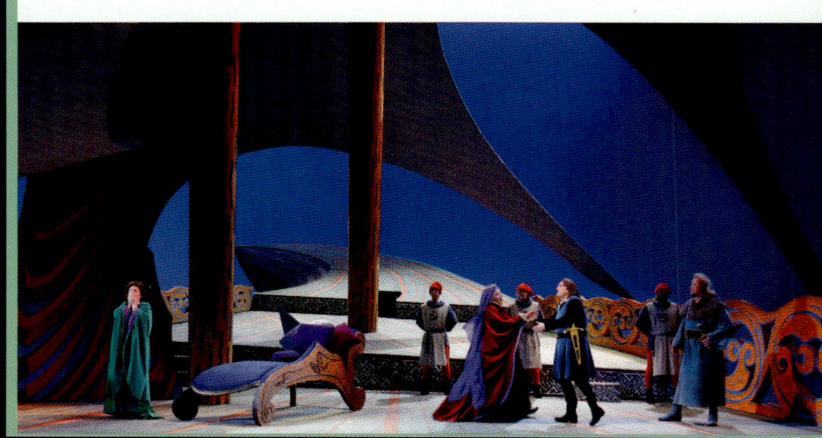

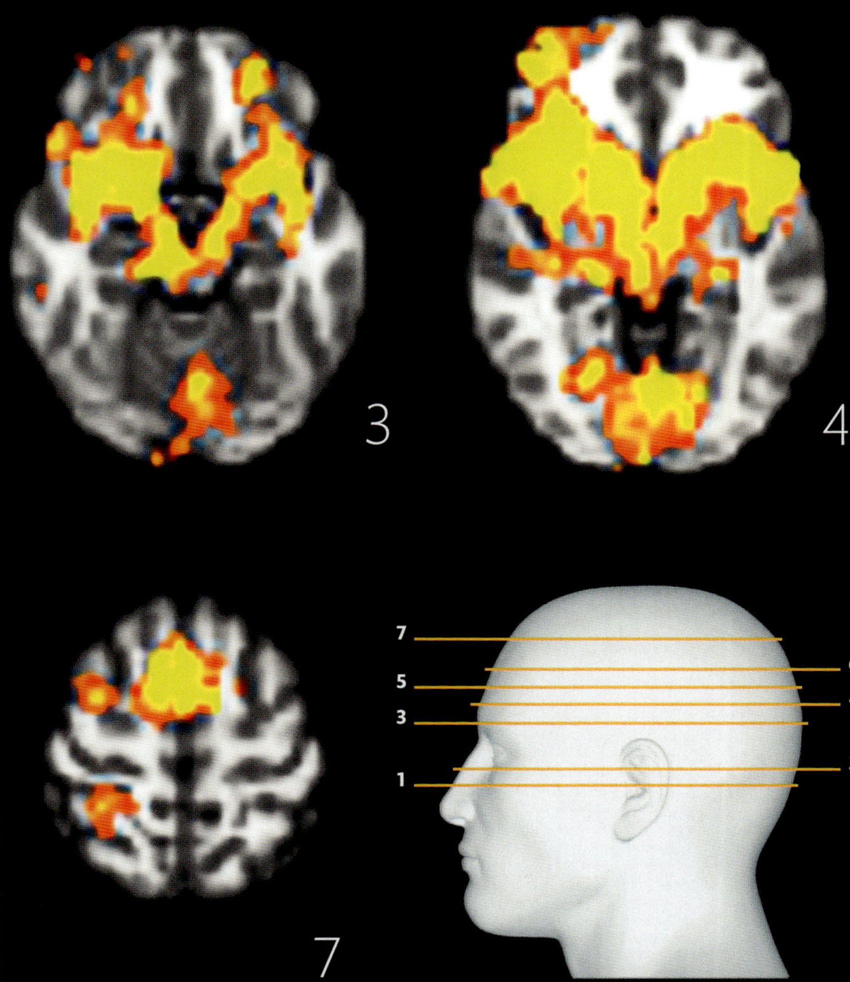

SCHMERZEMPFINDEN

Schmerz ist eine Empfindung, die kaum objektiv gemessen werden kann. Wir können Schmerz u. a. als dumpf, stechend, brennend oder pochend beschreiben. Schmerz beginnt in spezialisierten Nervenendigungen – Nozizeptoren – in der Haut und vielen anderen Körperstellen. Wenn Gewebe oder Nozizeptoren beschädigt werden, setzen sie Substanzen wie Prostaglandine, Adenosintriphosphat (ATP) und Bradykinin frei. Die Nozizeptoren senden daraufhin Schmerzsignale aus, die einer anderen Bahn als Berührung oder andere Empfindungen des betreffenden Körperteils folgen, insbesondere im Rückenmark. Die meisten enden in der Großhirnrinde, wo wir sie als Schmerzen in einem speziellen Körperteil wahrnehmen.

Gehirnaktivität bei Schmerzen
Links: Die MRT-Scans zeigen aufeinanderfolgende horizontale »Schnitte« durch das Gehirn eines gesunden Menschen, der einem Schmerzreiz ausgesetzt ist. Gelb zeigt Gehirnaktivität an.

Schmerzbahnen
Rechts: Bei allen Empfindungen dauert es, bis Nervensignale von uns bewusst wahrgenommen werden. Innerhalb von rund einer Sekunde kann die Schädigung schon beträchtlich sein.

SCHMERZEMPFINDUNG WIRD AUSGELÖST
Verletzungen führen u. a. zur Freisetzung von Prostaglandinen und Bradykinin, die Nozizeptoren aktivieren.

RÜCKENMARK
Nervensignale wandern in schmerzleitenden Axonen (Fasern) ins Hinterhorn des Rückenmarks zum Weitertransport.

HIRNSTAMM
Die Signale wandern über die Medulla und aktivieren den Sympathikus (s. S. 319).

MITTELHIRN
Schmerzregistrierende Regionen lösen die Freisetzung körpereigener Schmerzhemmer in Hirnstamm und Rückenmark aus.

GROSSHIRNRINDE
Die Signale erreichen die Großhirnrinde. Der Schmerz wird bewusst empfunden und einem Körperteil zugeordnet.

SELBSTWAHRNEHMUNG

Ohne sie anzuschauen oder zu berühren, wissen wir, wo unsere Arme und Beine sind, ob wir aufrecht stehen oder liegen, wie unsere Körperhaltung ist und wie wir uns im Raum bewegen. Dieser Sinn für Lage und Bewegung ist als Propriozeption bekannt.

Propriozeption beruht auf meist mikroskopisch kleinen inneren Sensoren, den Propriozeptoren. Viele Tausend von ihnen sind über den ganzen Körper verteilt, besonders zahlreich in Muskeln und Sehnen und in den Ligamenten und Kapseln der Gelenke. Sie reagieren auf Veränderungen der Spannung, der Länge und des Drucks, beispielsweise wenn ein Muskel gedehnt wird. Solche Informationen werden mit Signalen verbunden, die Veränderungen der Orientierung und Lage im Raum betreffen, etwa über die Haarzellen im Vorhof und die Bogengänge des Innenohrs (s. S. 338).

Werden Propriozeptoren angeregt, senden sie Nervensignale über das periphere Nervensystem ins Gehirn. Beispielsweise informieren Nachrichten, die von Propriozeptoren im Bizepsmuskel des Oberarms kommen, das Gehirn darüber, dass sie gestaucht und verkürzt werden, was bedeutet, dass der Ellbogen gebeugt wird.

SCHMERZEMPFINDEN BLOCKIEREN

Zwar ist er unerwünscht, aber Schmerz hat einen Überlebenswert. Er warnt uns, dass ein Teil unseres Körpers Probleme hat, dass diesen Problemen auf den Grund gegangen werden muss und die Ursachen behoben werden sollten. Wir verfügen über körpereigene schmerzreduzierende Substanzen, im Wesentlichen die Endorphine, die von Hypothalamus und Hypophyse freigesetzt werden und sich in Blut und Nervensystem ausbreiten. Sie beeinflussen die Weiterleitung von Schmerzinformationen, indem sie beispielsweise auf der Ebene der Synapsen (s. S. 322) eingreifen. Sie verhindern die Produktion bestimmter Neurotransmitter oder blockieren Rezeptoren, sodass sich die Impulse nicht weiter fortpflanzen.

Ebenen der Schmerzlinderung
Schmerzbotschaften wandern entlang einer Reihe von Neuronen und ihrer Synapsen. Daher gibt es mehrere Möglichkeiten, diese Bahnen zu blockieren und den empfundenen Schmerz zu lindern.

SCHMERZMITTEL	WIRKUNGSWEISE
OPIOIDE (beispielsweise Morphin)	Wie Endorphine wirken sie hauptsächlich im Zentralnervensystem und unterbinden die Schmerzwahrnehmung.
PARACETAMOL	Dieses Analgetikum ähnelt einem schwachen Opioid. Es hemmt die Prostaglandinbildung und beeinflusst die Bildung des Neurotransmitters AEA (Anandamid), vorwiegend im zentralen Nervensystem.
NSAR Nichtsteroidale Antirheumatika	Ibuprofen und andere NSAR unterdrücken die Bildung bestimmter Prostaglandine, die Schmerzempfindungen hervorrufen. Sie wirken vornehmlich im peripheren Nervensystem.

ANÄSTHETIKA	WIRKUNGSWEISE
ALLGEMEIN-ANÄSTHETIKA	Wirken hauptsächlich auf das Gehirn, aber auch im Rückenmark, führen zu Muskelentspannung und Bewusstlosigkeit. Der genaue Wirkmechanismus ist unklar.
LOKAL-ANÄSTHETIKA	Hemmen periphere Nervenimpulse in einem Teil des Körpers, indem sie z. B. Natriumkanäle in den Membranen der Neuronen (s. S. 321) blockieren. Damit werden Bildung und Fortleitung sämtlicher Empfindungen reduziert.
EPIDURAL-ANÄSTHETIKA	Werden in die Rückenmarksflüssigkeit um die Dura mater (die äußerste der Rückenmarkshäute) injiziert, um alle Empfindungen unterhalb der Injektionsstelle zu unterdrücken.

WIE WIR SEHEN

Für die meisten Menschen ist der Sehsinn der wichtigste. Unter Verwendung von Informationen in Form von Lichtstrahlen, die von unseren Augen aufgenommen werden, erzeugt das Gehirn klare Bilder, die es uns erlauben, unsere Umwelt zu erfahren.

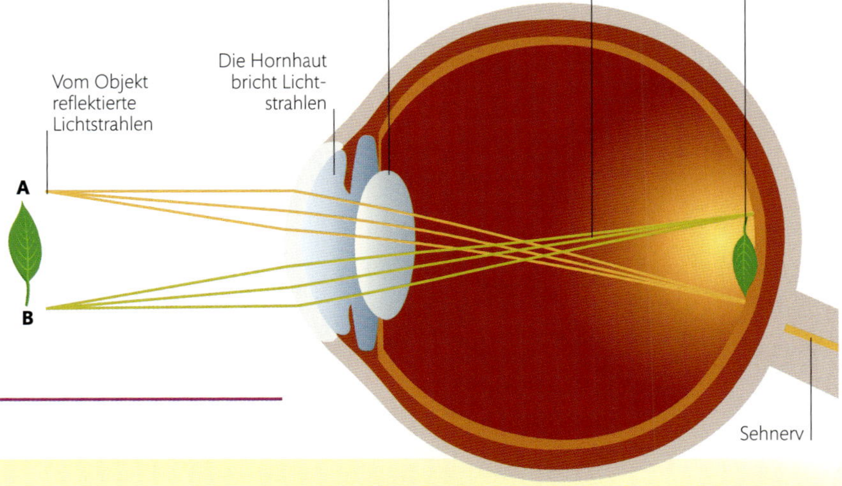

DAS VISUELLE SYSTEM

Die Augen liegen geschützt in knöchernen Höhlen des Schädels, ihre Vorderseite wird durch ständiges Benetzen mit Tränenflüssigkeit vor dem Austrocknen geschützt. Sie scannen unaufhörlich die Umgebung, um Lichtstrahlen zu erfassen, die von Gegenständen reflektiert oder ausgesandt werden. Die Lichtstrahlen treten durch ein klares, gewölbtes Fenster, die Cornea oder Hornhaut, in das Auge. Unterstützt durch die dahinterliegende Linse, fokussiert die Cornea Lichtstrahlen auf die Netzhaut (Retina), die dünne Schicht lichtempfindlicher Rezeptoren, die die Innenseite des hinteren Augapfels bedeckt. Die Fokussierung erfolgt automatisch, ebenso die Regulierung des Lichteinfalls durch die Iris. Trifft Licht auf die Photorezeptoren in der Netzhaut, werden von ihnen Milliarden Nervenimpulse über den Sehnerv in die Sehfelder des Gehirns gesandt, das die Signale analysiert und einen mentalen Eindruck von dem Gesehenen erzeugt.

Bilderzeugung
Die Lichtstrahlen werden durch Hornhaut und Linse gebrochen, überkreuzen sich im Augeninnern und erzeugen auf der Netzhaut ein scharf begrenztes, umgekehrtes Bild.

LICHTBRECHUNG

Lichtstrahlen verlaufen normalerweise in gerader Linie von einem Objekt zum anderen. Wenn sie durch die Hornhaut und die transparente Linse hindurchtreten, werden sie gebrochen. Dadurch wird ein klares, umgekehrtes Bild auf die Netzhaut projiziert. Die Hornhaut ist für den Großteil der Lichtbrechung verantwortlich, aber ihre Form und Brechkraft können nicht verändert werden. Es ist die elastische Linse, die ihre Form verändert, um Licht genau zu fokussieren.

Cornea (Hornhaut)
Gewölbte transparente Membran, die die Vorderseite des Auges bedeckt und Licht bricht

REFRAKTION

Wenn Lichtstrahlen von einem transparenten Medium in ein anderes übergehen, werden sie gebrochen, z. B., wenn Licht in die Linse übertritt. Die Linse ist konvex – auf beiden Seiten nach außen gewölbt. Je größer der Winkel, in dem Licht auf die Oberfläche einer konvexen Linse trifft, desto stärker wird es gebrochen.

Konvexlinsen
Die gebrochenen Lichtstrahlen werden auf einen einzigen Punkt fokussiert. Je dicker die Linse, desto mehr werden die Lichtstrahlen abgelenkt.

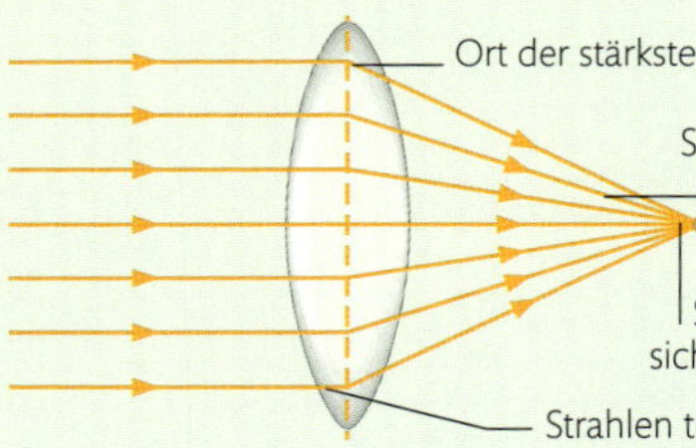

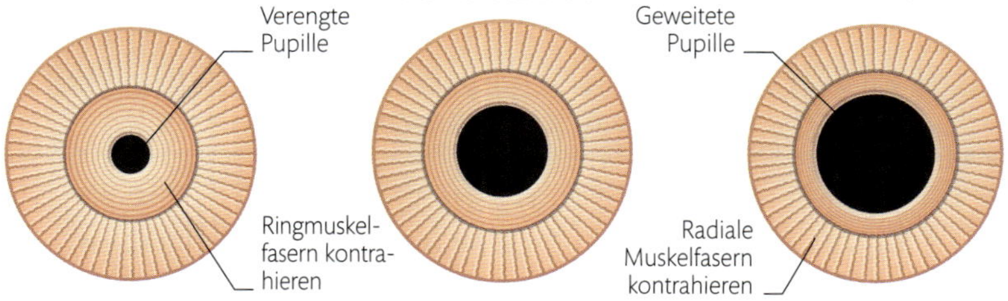

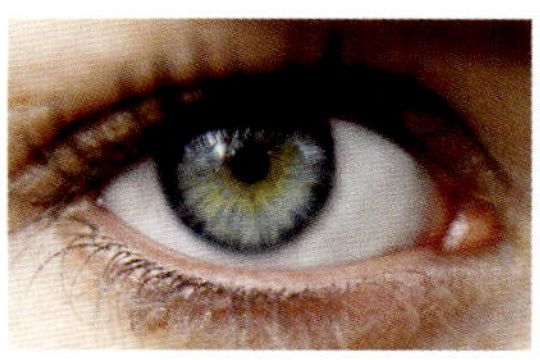

Verengte Pupille
Die parasympathisch innervierten Ringmuskelfasern der Iris ziehen sich zusammen: Weniger Licht fällt ins Auge.

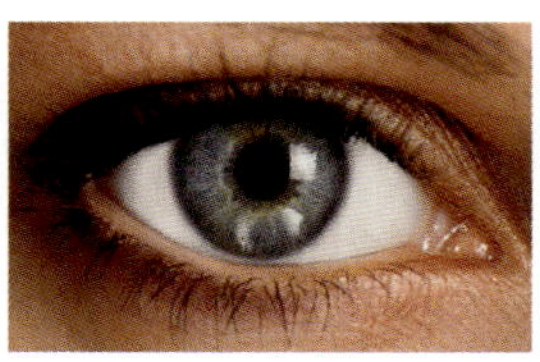

Normale Pupille
Unter normalen Lichtverhältnissen kontrahieren beide Muskelfasertypen teilweise. Die Pupille ist weder zu weit noch zu eng.

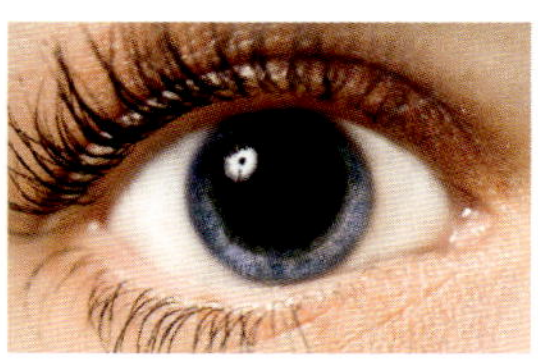

Geweitete Pupille
Die sympathisch innervierten radialen Muskelfasern der Iris ziehen sich zusammen: Mehr Licht fällt ins Auge.

LICHTREGULATION

Die Augen können unter den verschiedensten Lichtverhältnissen arbeiten. Das hängt mit einem Kontrollsystem zusammen, das automatisch die Lichtmenge reguliert, die durch die Pupille ins Auge fällt. Die Muskulatur der Iris besteht zum einen aus ringförmig angeordneten Muskelfasern, zum anderen aus radialen Fasern, die wie die Speichen eines Rades angeordnet sind. Diese Muskeln kontrahieren aufgrund von Signalen des autonomen Nervensystems (s. S. 319). Es stellt sicher, dass die Pupille in hellem Licht enger wird, um Blendung zu verhindern, und sich bei gedämpfter Beleuchtung weitet, damit genügend Licht ins Auge fällt.

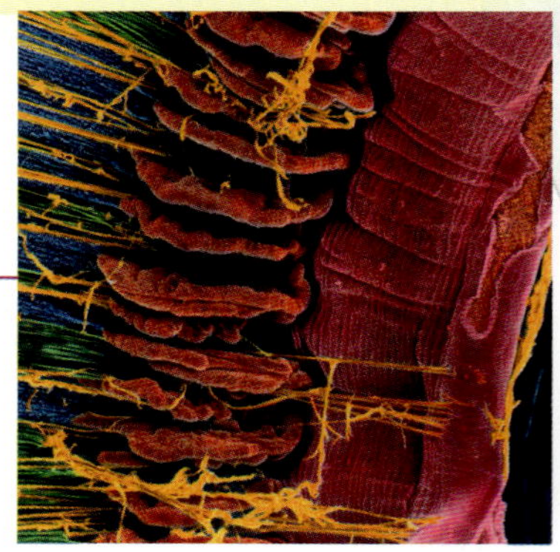

Innenseite der Iris
Diese farbige Elektronenmikroskopaufnahme zeigt die innere Oberfläche der Iris (pink). Rechts (dunkelblau) ist der Rand der Pupille zu sehen, die gefaltete rote Struktur links von der Iris sind die Ziliarfortsätze.

Unter normalen Bedingungen reagieren beide Pupillen **identisch** auf einen Lichtreiz, **unabhängig** davon, welches Auge stimuliert wird.

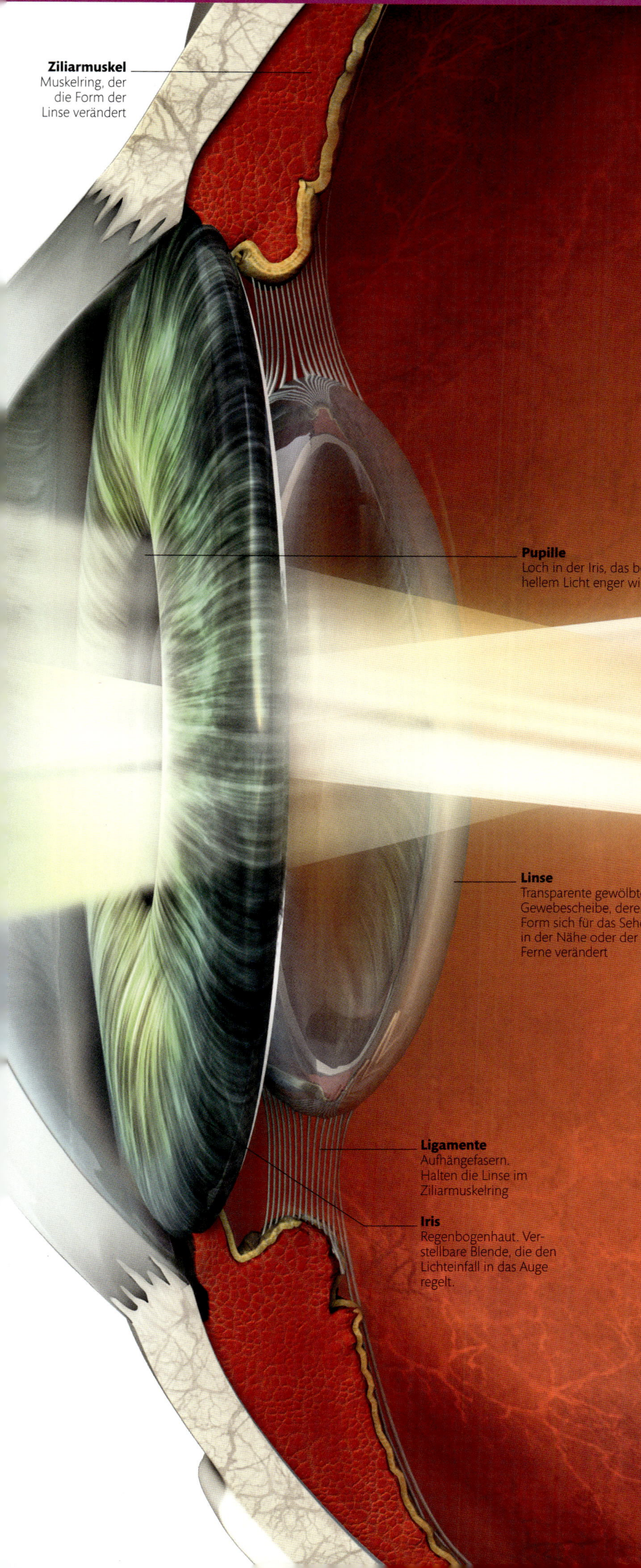

AKKOMODATION

Wie nah oder weit entfernt Objekte auch sein mögen, es entsteht automatisch ein scharfes Bild auf der Netzhaut. Dieser Scharfstellmechanismus, die Akkomodation, beruht auf einer Veränderung der Form der Linse und damit deren Brechkraft. Die Brechkraft der Hornhaut ist unveränderlich. Für die Naheinstellung zieht sich der ringförmige Ziliarmuskel um die Linse zusammen, die Ligamente oder Aufhängefasern, die die Linse halten, erschlaffen, die elastische Linse wölbt sich. Für das Sehen in der Ferne entspannt sich die Ziliarmuskulatur, strafft die Ligamente, die Linse wird abgeflacht.

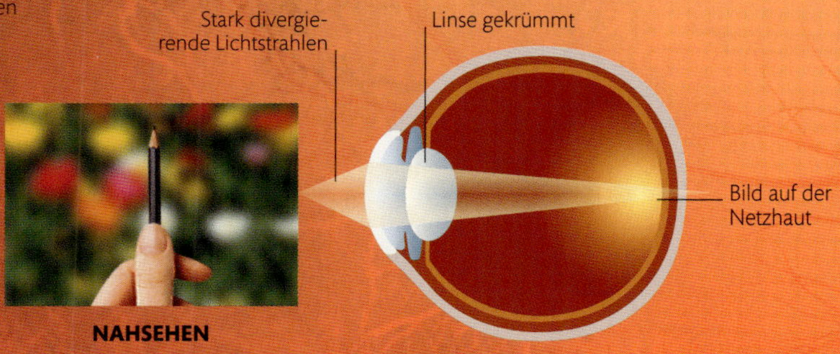

Objekt in der Nähe
Lichtstrahlen von nahe liegenden Objekten divergieren stark, wenn sie auf das Auge treffen. Eine dickere Linse ist erforderlich, um die Strahlen so zu brechen, dass ein scharfes Bild auf der Netzhaut entsteht.

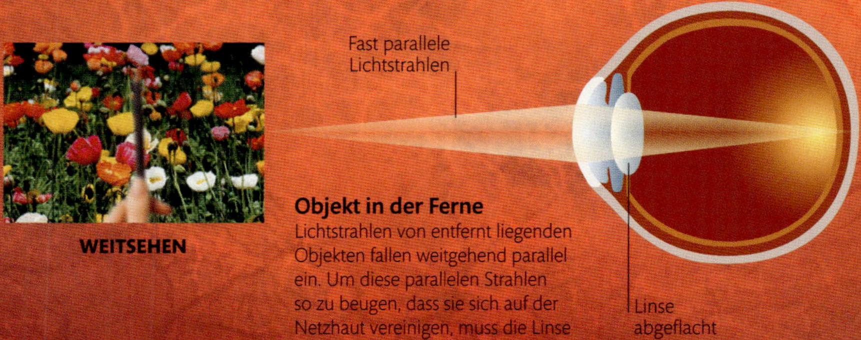

Objekt in der Ferne
Lichtstrahlen von entfernt liegenden Objekten fallen weitgehend parallel ein. Um diese parallelen Strahlen so zu beugen, dass sie sich auf der Netzhaut vereinigen, muss die Linse flacher und weniger gewölbt sein.

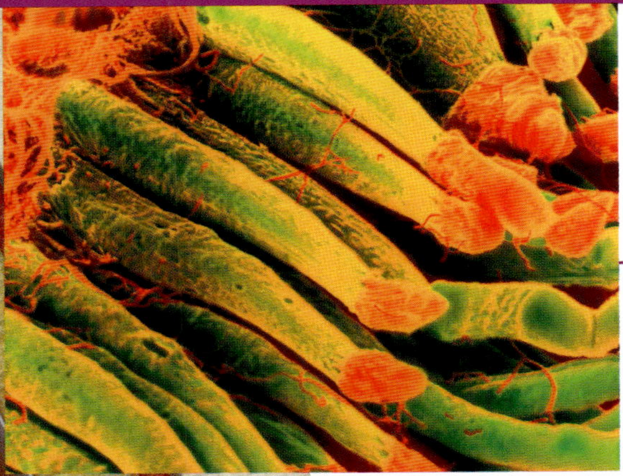

Stäbchen
Die zylinderförmigen Stäbchen im Bild oben können keine Farben unterscheiden. Sie reagieren auf die meisten Wellenlängen des Lichts wie Helligkeitssensoren. Wenn Licht oberhalb einer gewissen Intensität auf das Stäbchen trifft, sendet es Nervensignale aus.

RETINA UND MACULA

Die Retina (Netzhaut) hat nur die zweifache Größe eines Daumennagels, trotzdem sorgt sie für ein genaues, farbenprächtiges Bild der Welt. Sie liegt der Choroidea (Aderhaut) an und besteht aus vielen Schichten. In der äußersten Schicht befinden sich photorezeptive Zellen, die Stäbchen und Zapfen, die Nervenimpulse erzeugen, wenn Licht auf sie fällt. Die 120 Millionen Stäbchen finden sich vorwiegend vorn, die fünf Millionen Zapfen hauptsächlich hinten. Die Zapfen sind in der Macula, dem Gelben Fleck, konzentriert. Es gibt drei Arten von Zapfen – rote, grüne und blaue –, die uns das Farbensehen ermöglichen. Jeder Typ reagiert auf eine bestimmte Wellenlänge oder Farbe des Lichtstrahls. Die kombinierten Nervensignale werden im Gehirn analysiert, woraus sich die Millionen Farben, die wir wahrnehmen, ergeben. Zapfen benötigen mehr Licht, um zu reagieren. Wird das Licht schwächer, arbeiten sie weniger gut, und die Stäbchen liefern die meiste Information, sodass alles zu vergrauen scheint.

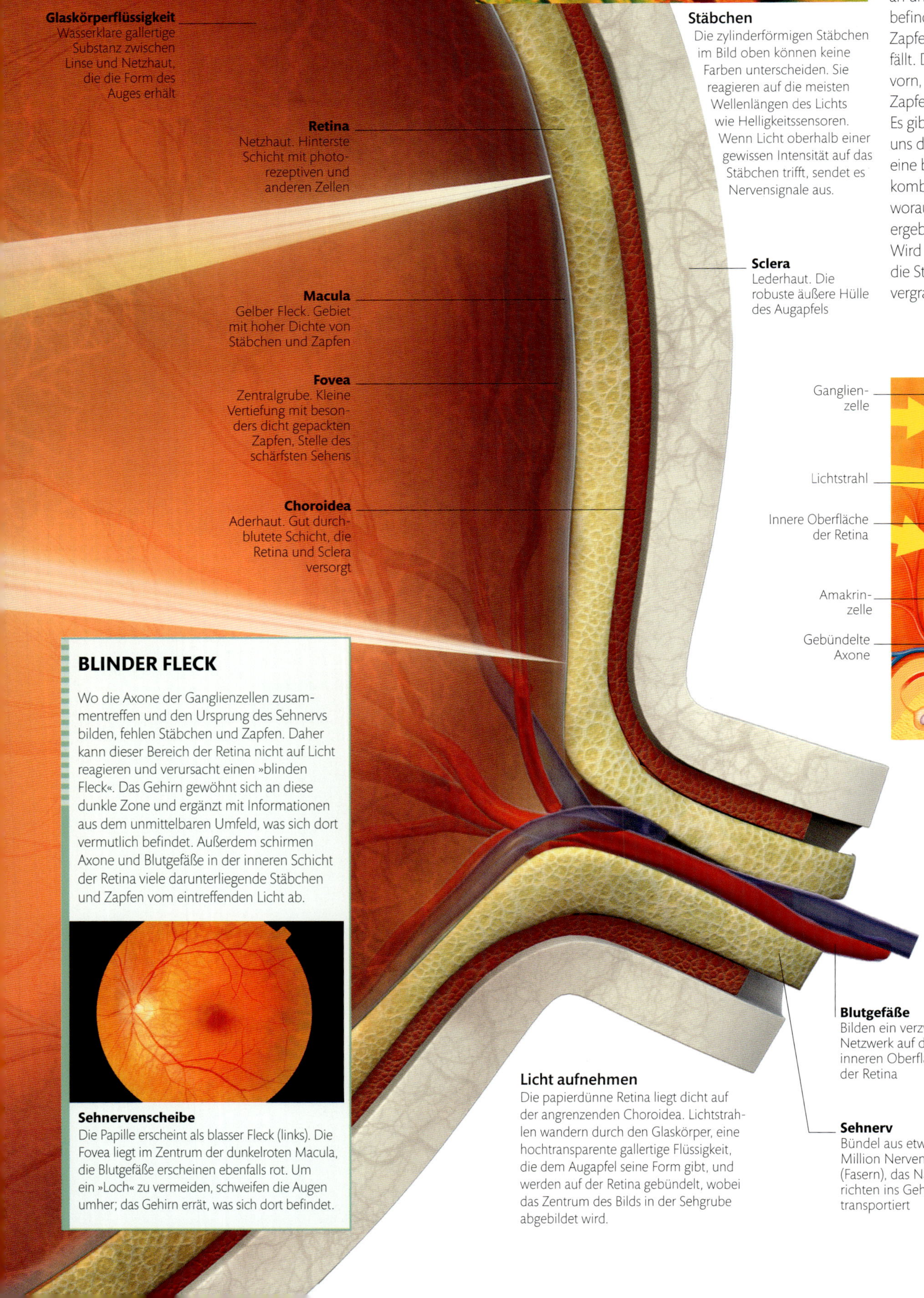

Licht aufnehmen
Die papierdünne Retina liegt dicht auf der angrenzenden Choroidea. Lichtstrahlen wandern durch den Glaskörper, eine hochtransparente gallertige Flüssigkeit, die dem Augapfel seine Form gibt, und werden auf der Retina gebündelt, wobei das Zentrum des Bilds in der Sehgrube abgebildet wird.

BLINDER FLECK

Wo die Axone der Ganglienzellen zusammentreffen und den Ursprung des Sehnervs bilden, fehlen Stäbchen und Zapfen. Daher kann dieser Bereich der Retina nicht auf Licht reagieren und verursacht einen »blinden Fleck«. Das Gehirn gewöhnt sich an diese dunkle Zone und ergänzt mit Informationen aus dem unmittelbaren Umfeld, was sich dort vermutlich befindet. Außerdem schirmen Axone und Blutgefäße in der inneren Schicht der Retina viele darunterliegende Stäbchen und Zapfen vom eintreffenden Licht ab.

Sehnervenscheibe
Die Papille erscheint als blasser Fleck (links). Die Fovea liegt im Zentrum der dunkelroten Macula, die Blutgefäße erscheinen ebenfalls rot. Um ein »Loch« zu vermeiden, schweifen die Augen umher; das Gehirn errät, was sich dort befindet.

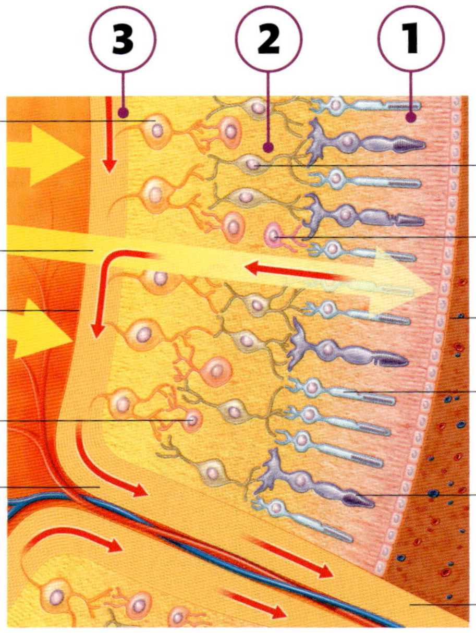

AM SEHEN BETEILIGTE ZELLEN

1 Stäbchen und Zapfen reagieren auf Licht
Licht muss durch die ersten Schichten der Retina dringen, um die lichtempfindlichen Zellen zu erreichen. Sogenannte Sehfarbstoffe in diesen Zellen ändern ihre Form, wenn sie durch Photonen oder Lichtpakete angeregt werden. Das führt zu einer Veränderung der Membranpolarisation, die ein Nervensignal auslöst (s. S. 320–323).

2 Bipolar- und Horizontalzellen
Innerhalb der Schicht aus Stäbchen und Zapfen liegt eine Schicht langer, schlanker Bipolarzellen, die kreuzweise durch Horizontalzellen verbunden sind. Hierbei handelt es sich um den Teil des neuralen Netzwerks der Retina, der die von den Stäbchen und Zapfen generierten Impulse verarbeitet und bündelt.

3 Ganglien- und Amakrinzellen
In der bipolaren Schicht liegen auch mit Amakrinzellen verbundene Ganglienzellen. Diese fassen die von Stäbchen und Zapfen ausgehenden Impulse ein weiteres Mal zusammen und transportieren sie über ihre Nervenfasern oder Axone weiter, die an der Innenseite der Retina gebündelt werden und den Sehnerv bilden.

SEHBAHN

Die Augen liegen vor dem Gehirn, die Gehirnregionen, welche die Informationen der Augen verarbeiten, jedoch auf der abgewandten Seite des Gehirns. Nervenimpulse werden von den Sehnerven, die aus rund einer Million Axone (Nervenfasern) bestehen, übertragen. Die beiden Sehnerven treffen auf der Unterseite des Gehirns in der Sehnervenkreuzung zusammen, wo die von der nasenseitigen Netzhauthälfte kommenden Fasern zur Gegenseite kreuzen. Vom Chiasma opticum setzt sich die Sehbahn als Tractus opticus fort und erreicht als Nächstes die seitlichen Kniehöcker des Thalamus (s. S. 324). Axone von jedem der Kniehöcker verzweigen sich und gehen als Sehstrahlung zum primären visuellen Cortex, wo die eingehende Information verarbeitet, sortiert und weiterverteilt wird, z. B. auf den sekundären visuellen Cortex, der Winkel, Farben, Formen und Bewegungen unterscheiden kann, und den Temporallappen, der bekannte Objekte erkennt.

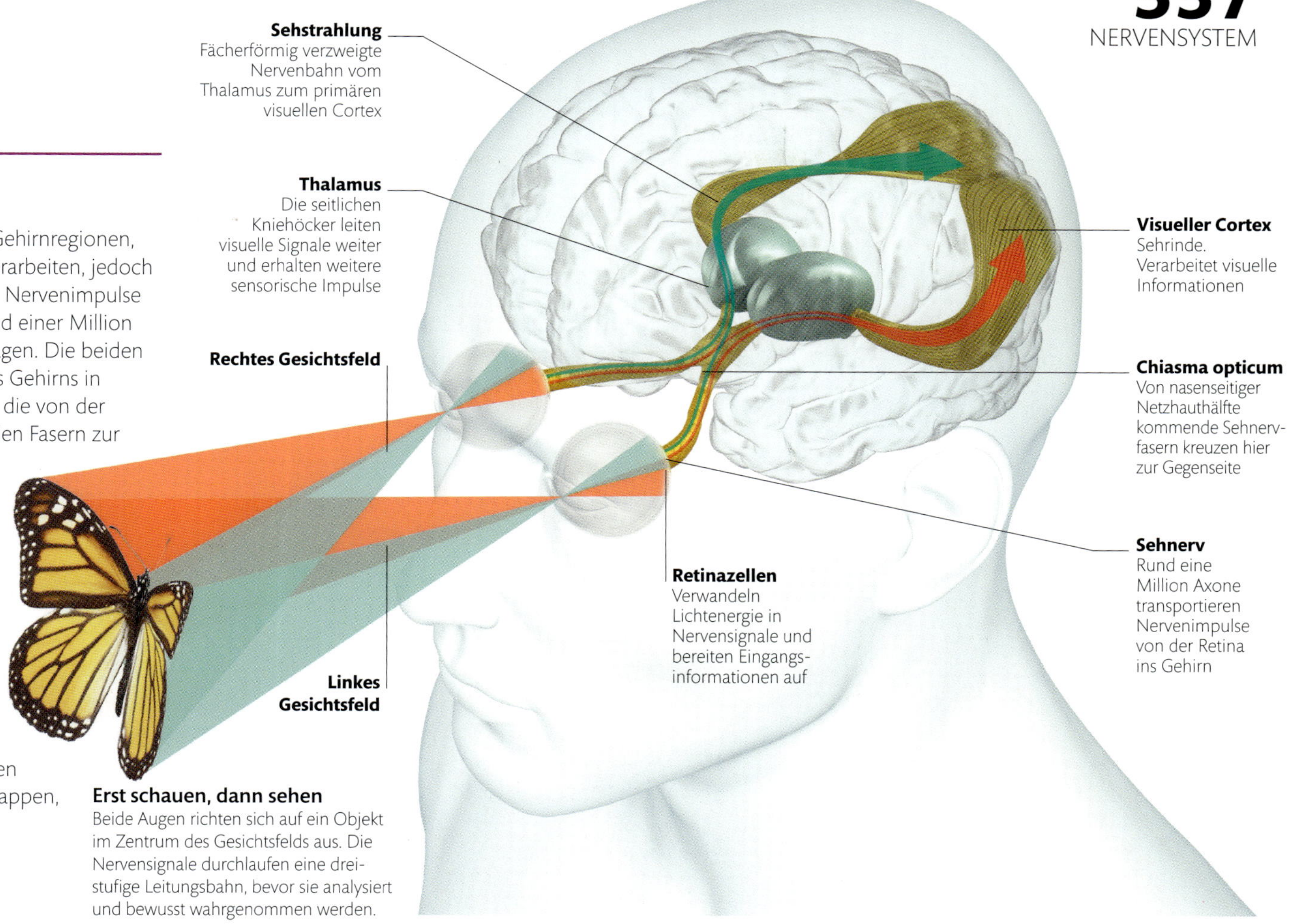

Erst schauen, dann sehen
Beide Augen richten sich auf ein Objekt im Zentrum des Gesichtsfelds aus. Die Nervensignale durchlaufen eine dreistufige Leitungsbahn, bevor sie analysiert und bewusst wahrgenommen werden.

WEITE UND TIEFE

Wir erleben das Gesichtsfeld in drei Dimensionen und können feststellen, ob ein Objekt näher als ein anderes ist. Das Gehirn kombiniert dafür Informationen aus verschiedenen Quellen.

Gedächtnis ist wichtig. Wir erinnern uns, dass Mäuse klein und Elefanten groß sind. Daher gehen wir davon aus, dass eine Maus, die uns groß erscheint, näher ist als ein kleiner erscheinender Elefant. Bewegungen im Auge liefern ebenfalls Informationen über die Entfernung der betrachteten Objekte. Je stärker die Augen nach innen gerichtet sind und je mehr die Linse gekrümmt ist, desto näher liegt das Objekt.

Dass die Sehbahnen Informationen zwischen links und rechts austauschen, spielt ebenfalls eine Rolle. Die Gesichtsfelder beider Augen überlappen sich in der Mitte, wo sie ein binokulares Gesichtsfeld bilden. Am Chiasma opticum kreuzen die von der nasenseitigen Netzhauthälfte kommenden Fasern eines Sehnervs zur Gegenseite. Daher gelangen die Informationen aus dem linken Teil des Gesichtsfelds jedes Auges in den linken visuellen Cortex und die aus der rechten Hälfte in den rechten. Aus dem Vergleich der unterschiedlichen Bilder entsteht der räumliche Gesamteindruck.

17 000

So oft **blinzelt** das menschliche Auge **täglich – alle fünf Sekunden einmal**.

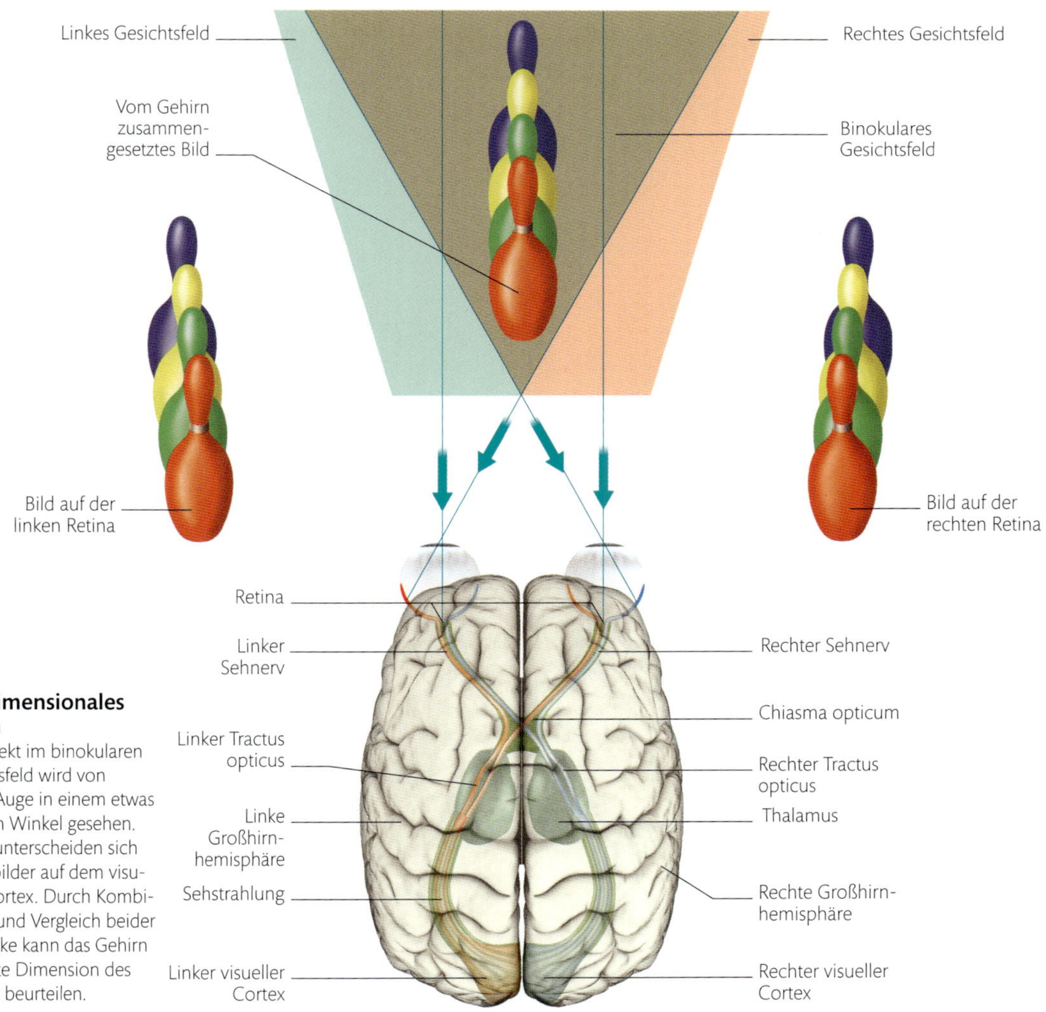

Dreidimensionales Sehen
Ein Objekt im binokularen Gesichtsfeld wird von jedem Auge in einem etwas anderen Winkel gesehen. Daher unterscheiden sich die Abbilder auf dem visuellen Cortex. Durch Kombination und Vergleich beider Eindrücke kann das Gehirn die dritte Dimension des Objekts beurteilen.

SINNESORGAN OHR

Wie die Augen stellen uns die Ohren große Mengen an Informationen über unsere Umwelt zur Verfügung. Häufig können wir hören, was wir nicht sehen. Gleichgewichts- und Hörsinn hängen anatomisch zusammen, haben aber keine direkte Verbindung.

WIE WIR HÖREN

Beim Hören nehmen wir Schallwellen wahr, Luftdruckschwankungen, die sich in der Luft fortsetzen. Die Schallwellen treffen zunächst auf das Trommelfell, eine dünne Bindegewebsmembran. Die Druckwellen wandern dann vom Trommelfell durch das Mittelohr, wobei sie die Kette der Gehörknöchelchen – das sind die kleinsten Knochen des Körpers – in Schwingung versetzen. Das letzte Gehörknöchelchen schlägt an eine andere flexible Membran, das ovale Fenster, das in einer flüssigkeitsgefüllten Kammer im Innenohr liegt. Die Luftschwingungen wandeln sich in Flüssigkeitsdruckwellen um, die sich durch die schneckenförmige Cochlea fortsetzen. In der Cochlea liegt das Cortische Organ, das eine feine Membran enthält, in die Haarzellen eingelagert sind. Die Schwingungen verbiegen deren Fortsätze. Die daraufhin ausgesandten Signale wandern entlang des Nervus cochlearis zum auditiven Cortex (Hörrinde) – direkt unter dem Schädel, fast parallel zum Ohr. Hier werden die Nervenimpulse analysiert, um Frequenz (Tonhöhe) und Intensität (Lautstärke) der ursprünglichen Luftdruckwellen zu ermitteln – wir hören.

Schallwellen kommen an
Luftdruckwellen gelangen durch die Ohrmuschel in den leicht s-förmigen äußeren Gehörgang. Sie treffen auf das Trommelfell, das etwa die Größe eines Kleinfingernagels hat, und versetzen es in Schwingungen.

Die Schwingungen im Mittelohr
Das Trommelfell ist mit dem ersten Gehörknöchelchen, dem Hammer, verbunden. Schwingungen setzen sich von hier durch das luftgefüllte Mittelohr, die Paukenhöhle, über Amboss und Steigbügel fort. Die Steigbügelplatte ist beweglich in das ovale Fenster eingefügt. Schwingt der Steigbügel, drückt und zieht er daran.

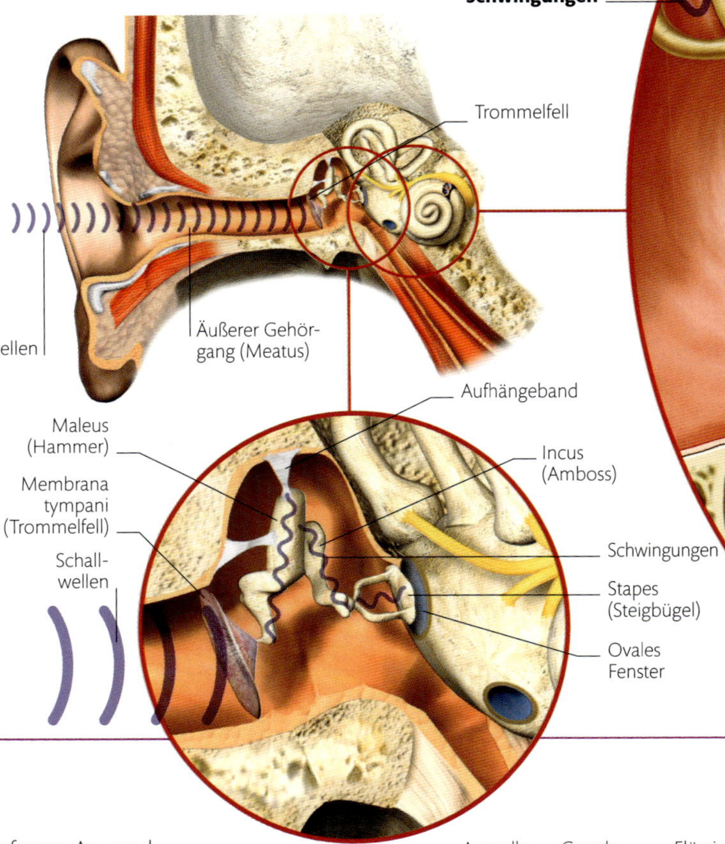

Cochlea (Schnecke)
Drei übereinanderliegende flüssigkeitsgefüllte Gänge transportieren Schallschwingungen. Vorhoftreppe (Scala vestibuli) und Paukentreppe (Scala tympani) vereinigen sich an der Spitze der Spirale. Zwischen ihnen liegt der Schneckengang (Ductus cochlearis), von der Paukentreppe durch die Basilarmembran abgetrennt, die das Cortische Organ trägt.

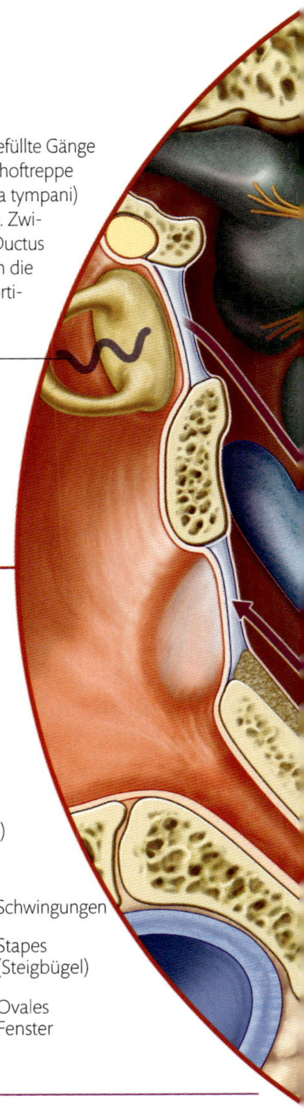

GLEICHGEWICHT

Gleichgewicht halten ist ein Prozess, bei dem viele Sinnesreize eine Rolle spielen. Er verläuft überwiegend im Unterbewusstsein. Der Sehsinn beobachtet den Winkel zwischen Kopf und Horizontalen wie dem Boden, die Haut registriert Druck, wenn wir uns beugen, und Muskeln und Gelenke erfassen An- und Entspannung (s. S. 333). Gleichgewichtsinformation kommt aus den flüssigkeitsgefüllten Organen des Innenohrs über den Gleichgewichtsnerv (Nervus vestibularis).

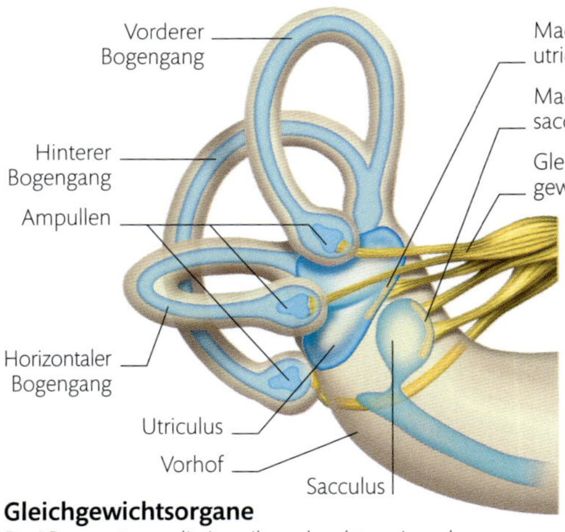

Gleichgewichtsorgane
Drei Bogengänge, die jeweils senkrecht zueinander stehen, erfassen Kopfbewegungen. Zwei benachbarte Kammern, Utriculus und Sacculus, geben Auskunft über die Lage des Kopfes im Raum.

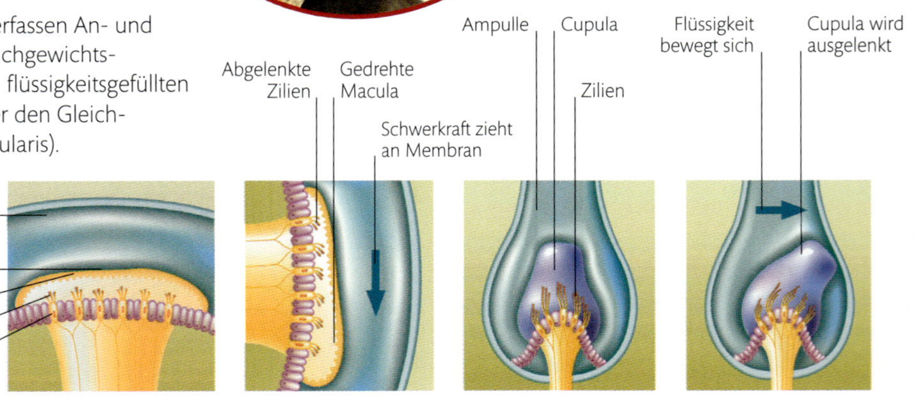

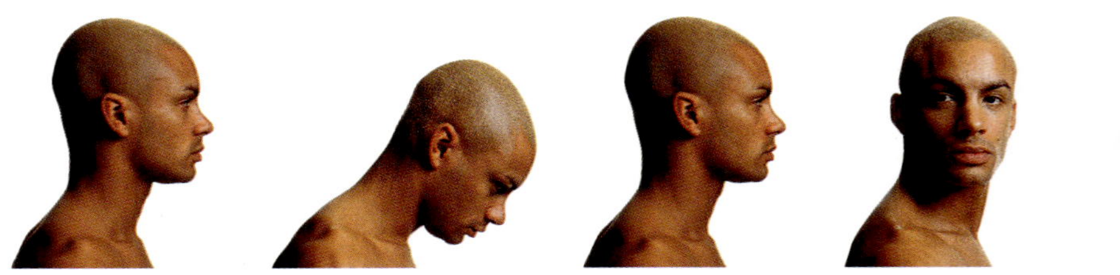

Reaktion auf Bewegung
Utriculus und Sacculus haben Sinnesflächen, die Maculae. Die Spitzen der Haarzellen ragen in eine Gallertschicht, in die winzige Kalzitkristalle eingelagert sind. Der Zug der Schwerkraft auf die Membran hängt von der Lage des Kopfes ab. An einem Ende jedes Bodengangs befindet sich eine Erweiterung, die Ampulle, mit Haarzellen, die in der Cupula liegen.

Utriculus und Sacculus
Bei gerader Haltung zieht die Schwerkraft gleichmäßig an der Membran. Wird der Kopf geneigt, verbiegt sie die Zilien, deren Zellen Nervensignale produzieren.

Bogengänge
Eine Kopfdrehung setzt die Flüssigkeit in Bewegung, führt zur Auslenkung der Cupula und zur Verbiegung der Haarzellen, was Nervenimpulse hervorruft.

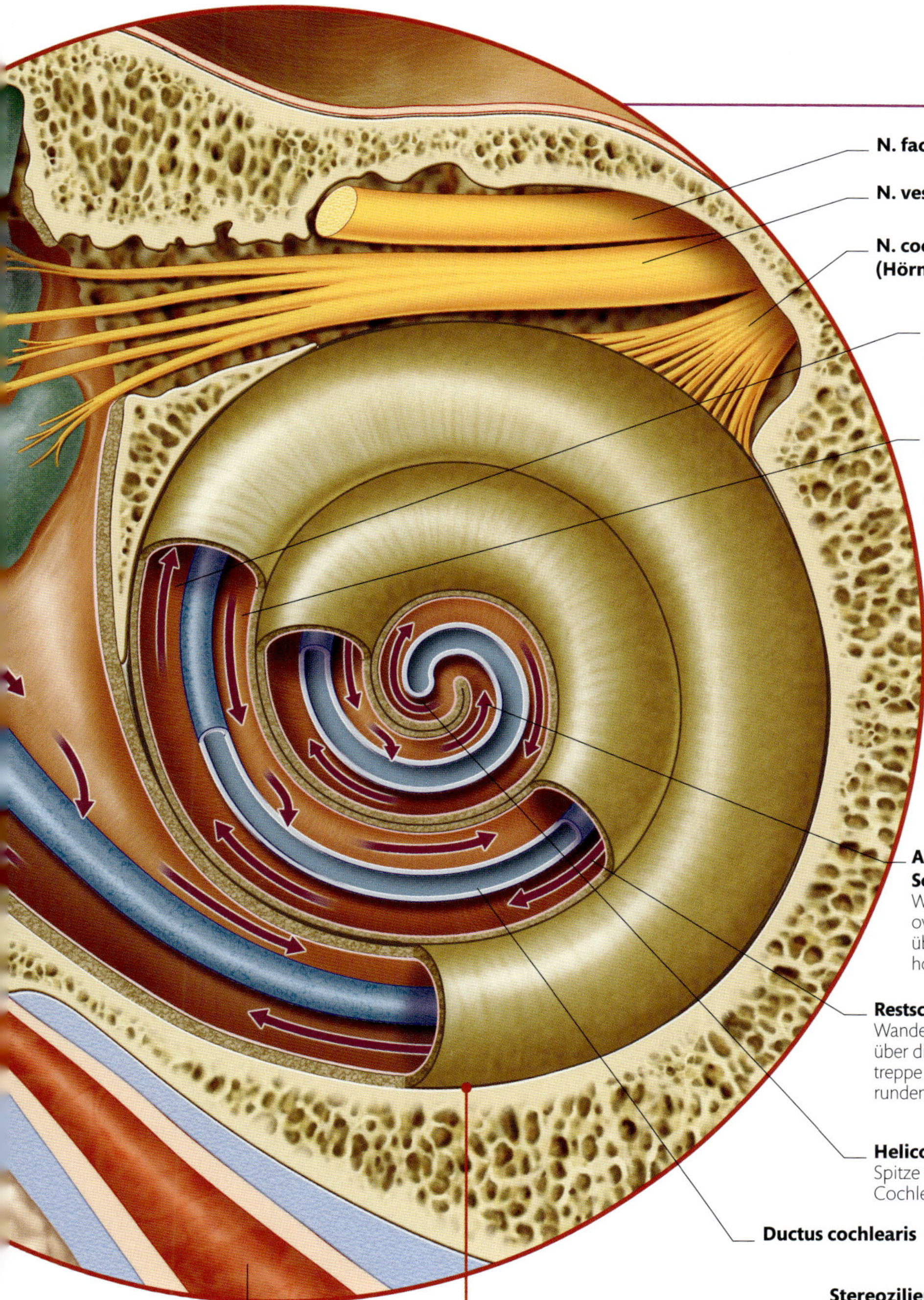

WISSENSCHAFT

HÖRBEREICH

Unsere Ohren erkennen eine Spanne von Schallfrequenzen (Tonhöhen), von sehr tiefen 20 Hz (Schwingungen pro Sekunde) bis zu schrillen 16 000 Hz. Frequenzen darüber (Ultraschall) und darunter (Infraschall) kann der Mensch nicht hören. Der Hörbereich unterscheidet sich jedoch individuell und wird mit dem Alter kleiner, besonders in höheren Frequenzen.

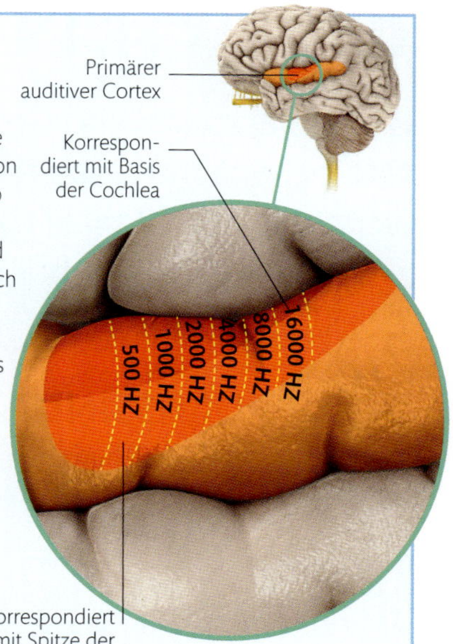

Wahrnehmung von Schallfrequenzen

Die Cochlea reagiert an ihrer Spitze am besten auf niedrigere Frequenzen, zur Basis hin auf höhere. Das spiegelt sich entlang des primären auditiven Cortex, des Hörzentrums im Gehirn, wider.

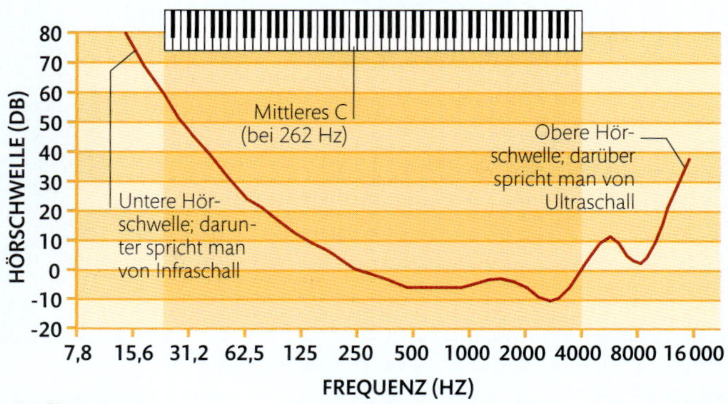

Audiogramm

Das Audiogramm ist eine Kurve, die die Hörschwelle des leisesten Tons, den eine Person bei verschiedenen Frequenzen hören kann, zeigt. Es zeigt, dass das Ohr im mittleren Frequenzbereich (Sprechen) am empfindlichsten ist.

Im Innern der Cochlea

Ein Blick in die eröffnete Schnecke zeigt, wie sich die Bogengänge um eine knöcherne Achse, den Modiolus, winden und wie Nervenfasern von den Haarzellen als Spiralganglion gebündelt werden.

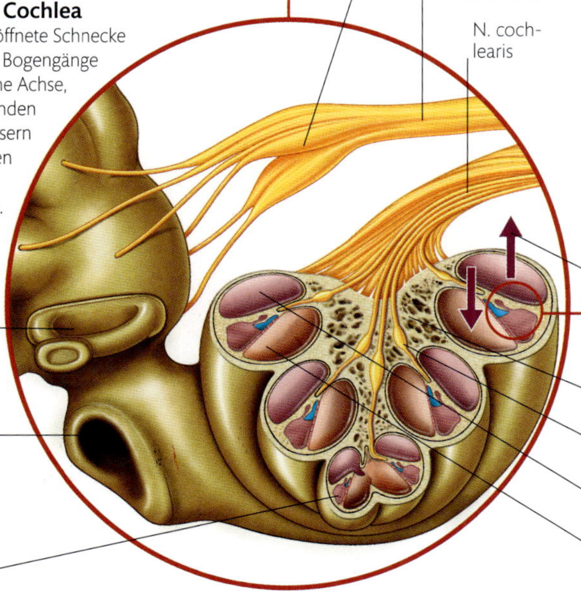

Cortisches Organ

Die Basilarmembran trägt Tausende von Haarzellen. Die Spitzen der Haarzellen oder Stereozilien sind in die Tektorialmembran eingebettet. Druckwellen versetzen die Membranen in Schwingungen, die die Haare verbiegen, sodass ihre Zellen Nervensignale aussenden.

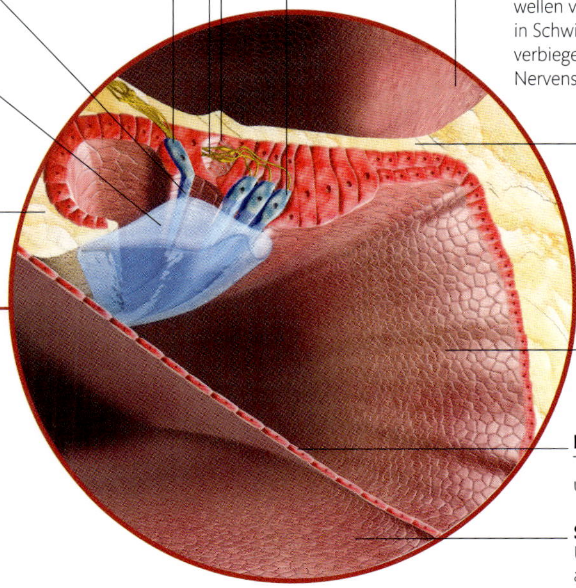

RIECHEN UND SCHMECKEN

Geschmackssinn und Geruchssinn reagieren auf chemische Substanzen, sind benachbart, arbeiten ähnlich und scheinen untrennbar verbunden, wenn wir eine Mahlzeit genießen. Jedoch besteht keine direkte Verbindung zwischen ihnen, bis ihre Empfindungen das Gehirn erreichen.

DER GERUCHSSINN

Geruchsstoffe werden von den Riechschleimhäuten oder Riechepithelien wahrgenommen – zwei jeweils daumennagelgroße Sinnesflächen im Dach jeder Nasenhöhle. Diese Schleimhäute enthalten mehrere Millionen spezialisierte Riechsinneszellen, deren untere Enden in die Schleimschicht (Mucus) der Nasenhöhle ragen und haarähnliche Fortsätze, Zilien, tragen, auf denen Rezeptoren liegen. Wenn entsprechende Duftstoffe sich im Mucus lösen und Rezeptoren anregen, feuern die Zellen Impulse ab. Das passiert, wenn ein Geruchsstoff zum Rezeptor passt wie ein Schlüssel ins Loch. Darüber hinaus löst jeder Geruch charakteristische Impulsmuster aus, was wir noch nicht vollständig verstehen. Geruchsinformation wird durch das Riechzentrum analysiert, das enge Verbindungen ins limbische System hat. Daher haben Geruchserlebnisse starke emotionale Komponenten (s. S. 329).

Epithelzellen
Von der Oberfläche der Riechschleimhaut hängen von den Riechsinneszellen ausgehende Zilienbüschel herab, die durch Stützzellen getrennt sind.

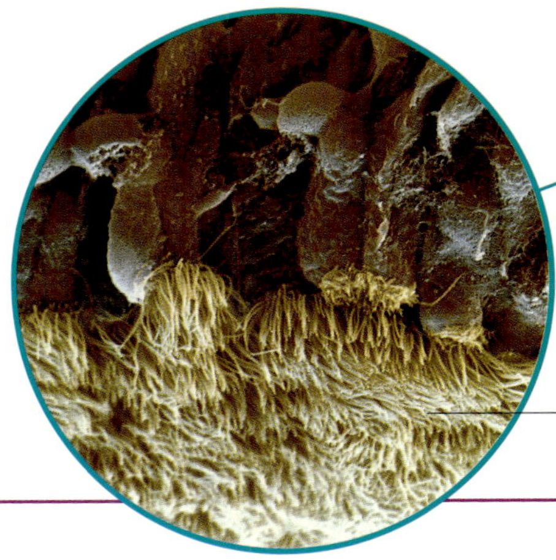

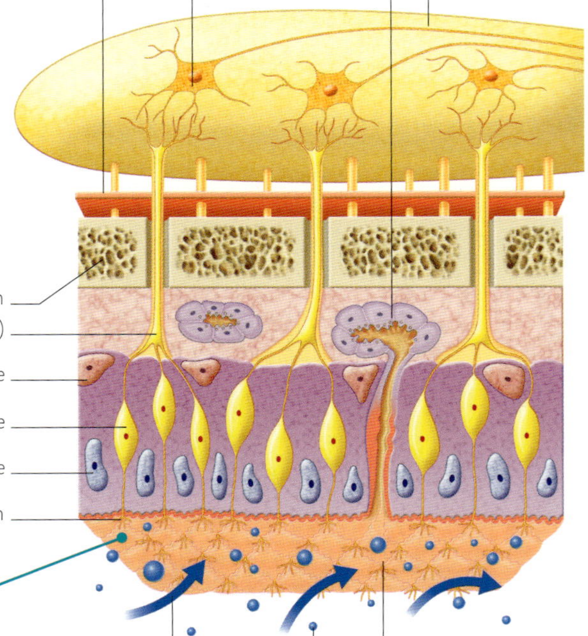

Riechepithel
Rezeptorzellen senden Signale entlang ihrer Axone durch Öffnungen im Siebbein zum Riechkolben. Dieser Auswuchs des Gehirns verarbeitet Signale in ballförmigen Gruppen von Nervenenden (Glomeruli) und sendet sie weiter.

DER GESCHMACKSSINN

Wie der Geruchssinn ist der Geschmackssinn ein chemischer Sinn. Stimuliert wird er durch chemische Substanzen, in diesem Fall Geschmacksstoffe, die in Nahrungssäften und dem Speichel, der die Zunge und die Mundinnenseite bedeckt, gelöst sind. Das Hauptsinnesorgan für Geschmack ist die Zunge, auf der mehrere Tausend kleine Geschmacksknospen sitzen. Diese Knospen erkennen verschiedene Kombinationen der fünf Hauptgeschmacksrichtungen – süß, salzig, umami (herzhaft), sauer und bitter. Die meisten werden gleichmäßig überall auf der Zunge, wo sich Geschmacksknospen befinden, erkannt. Vermutlich gibt es ein Schlüssel-Schloss-System wie beim Geruch (siehe oben) mit Rezeptoren für unterschiedliche Geschmacksmoleküle auf den Zilien der Geschmackssinneszellen.

Bis zu drei Viertel dessen, was wir als Geschmack ansehen, ist **eine Kombination** von Geschmack und Geruch – eine verstopfte Nase lässt Lebensmittel sehr fad schmecken.

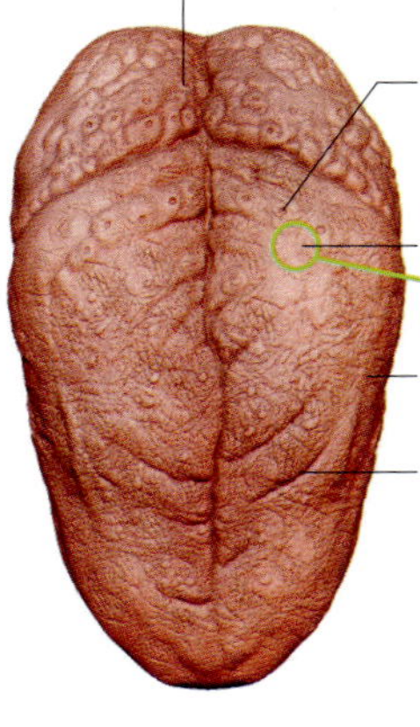

Die Zunge
Auf der Zunge liegen Papillen, in deren Seitenwänden Geschmacksknospen eingebettet sind. Papillen rauen die Zungenoberfläche auf, sodass ein Bissen besser auf der Zunge haftet, und bewegen ihn beim Kauen.

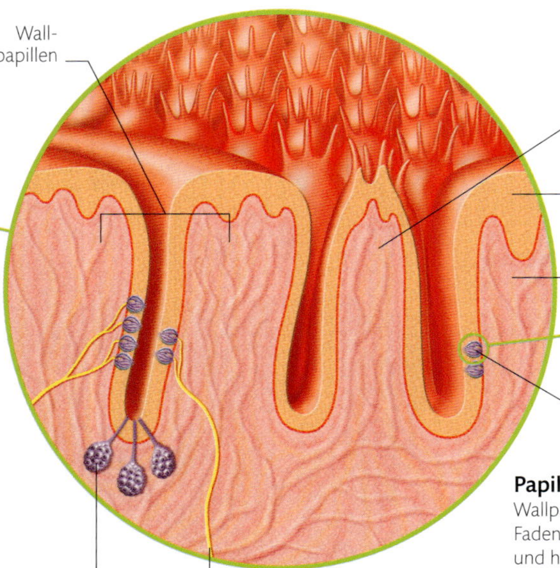

Papillen
Wallpapillen sind erhaben. Fadenpapillen sind schlanker und haben verzweigte Spitzen. Blätterpapillen ähneln gefalteten Blättern; Pilzpapillen sehen wie Pilze aus.

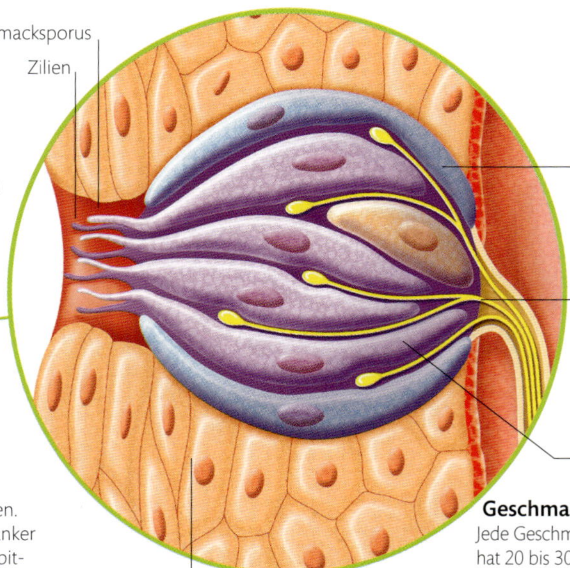

Geschmacksknospen
Jede Geschmacksknospe hat 20 bis 30 Geschmackssinneszellen, deren Zilien in eine Öffnung, den Geschmacksporus, ragen.

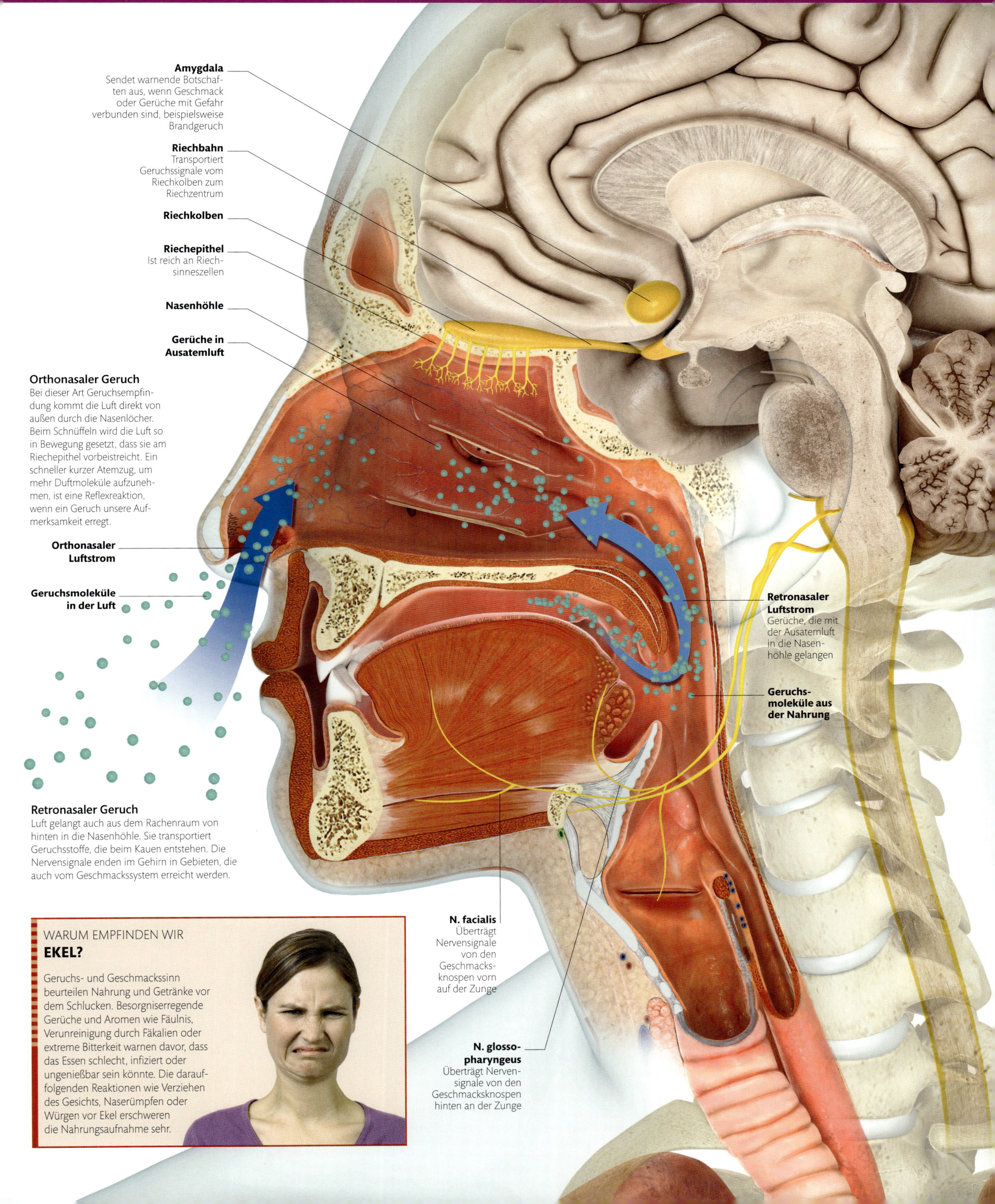

Orthonasaler Geruch

Bei dieser Art Geruchsempfindung kommt die Luft direkt von außen durch die Nasenlöcher. Beim Schnüffeln wird die Luft so in Bewegung gesetzt, dass sie am Riechepithel vorbeistreicht. Ein schneller kurzer Atemzug, um mehr Duftmoleküle aufzunehmen, ist eine Reflexreaktion, wenn ein Geruch unsere Aufmerksamkeit erregt.

Retronasaler Geruch

Luft gelangt auch aus dem Rachenraum von hinten in die Nasenhöhle. Sie transportiert Geruchsstoffe, die beim Kauen entstehen. Die Nervensignale enden im Gehirn in Gebieten, die auch vom Geschmackssystem erreicht werden.

WARUM EMPFINDEN WIR

EKEL?

Geruchs- und Geschmackssinn beurteilen Nahrung und Getränke vor dem Schlucken. Besorgniserregende Gerüche und Aromen wie Fäulnis, Verunreinigung durch Fäkalien oder extreme Bitterkeit warnen davor, dass das Essen schlecht, infiziert oder ungenießbar sein könnte. Die darauffolgenden Reaktionen wie Verziehen des Gesichts, Naserümpfen oder Würgen vor Ekel erschweren die Nahrungsaufnahme sehr.

HAUTSINNE

Die Hautsinne erkennen nicht nur physischen Kontakt. Sie informieren uns über Temperatur, Druck, Oberflächen, Bewegung und Lage unseres Körpers. Schmerzsinn scheint dazuzugehören, verfügt aber über eigene Rezeptoren und Sinnesbahnen.

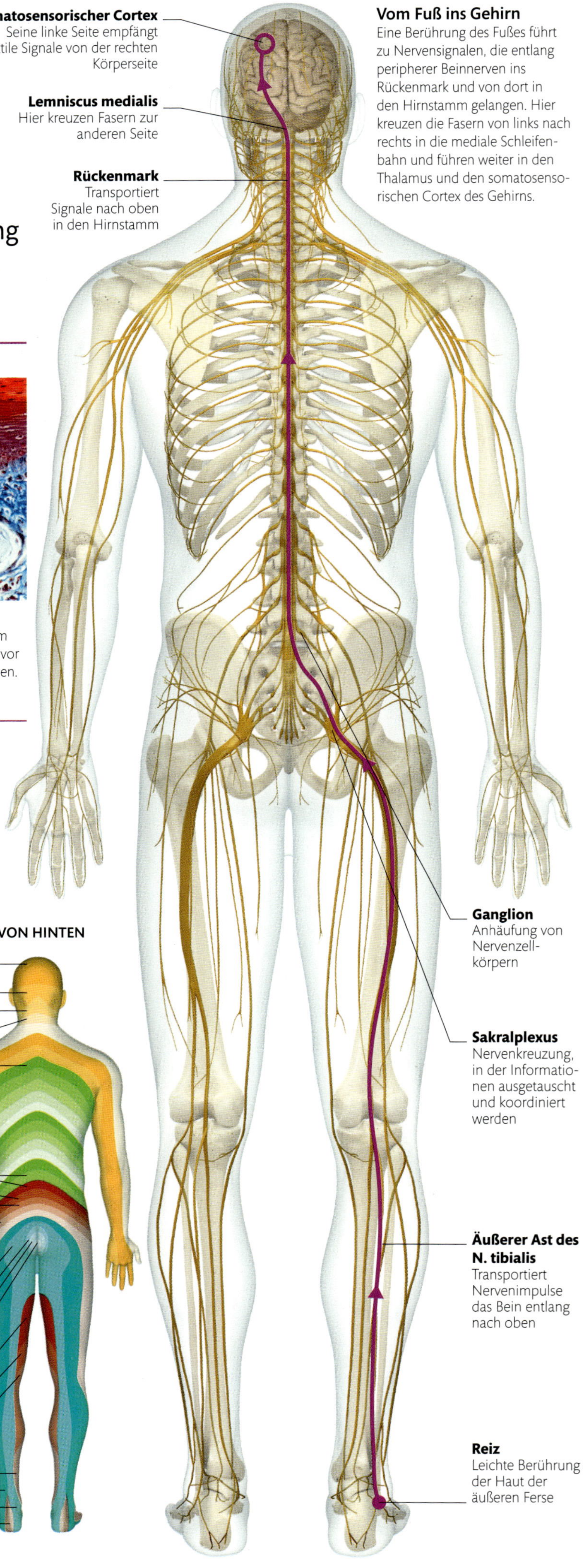

Vom Fuß ins Gehirn
Eine Berührung des Fußes führt zu Nervensignalen, die entlang peripherer Beinnerven ins Rückenmark und von dort in den Hirnstamm gelangen. Hier kreuzen die Fasern von links nach rechts in die mediale Schleifenbahn und führen weiter in den Thalamus und den somatosensorischen Cortex des Gehirns.

SINNESBAHNEN

Die Haut enthält Millionen von Rezeptoren, darunter Merkel-Zellen, Meissner-Körperchen, Vater-Pacini-Körperchen und freie Nervenendigungen (s. S. 301). Auch wenn die meisten dieser Rezeptoren auf viele Reize zumindest etwas reagieren, sind sie doch spezialisiert. Meissner-Körperchen beispielsweise reagieren stark auf Licht. Je mehr ein Rezeptor stimuliert wird, umso schneller produziert er Nervenimpulse. Diese wandern über das periphere ins zentrale Nervensystem und von dort im dorsalen Tractus lemnicus medialis des Rückenmarks (s. S. 326) ins Gehirn, das anhand des Impulsmusters die Art des Kontakts ermittelt.

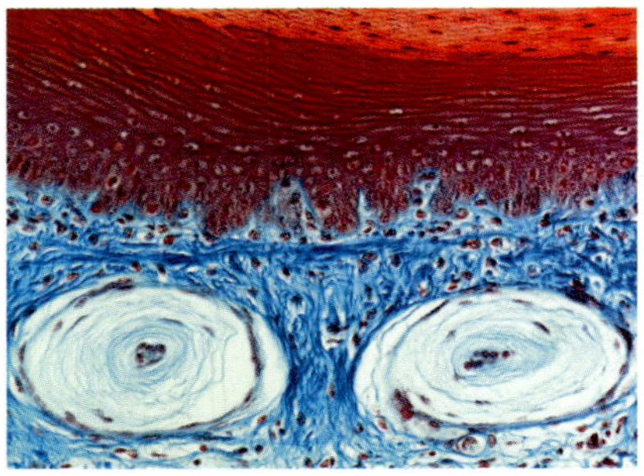

Unter Druck
Die größten Hautsinneszellen sind die etwa 1 mm langen Vater-Pacini-Körperchen. Sie registrieren vor allem Druckunterschiede und schnelle Vibrationen.

SPINALNERVEN

Vom Rückenmark gehen durch enge Lücken zwischen den Wirbeln 31 Paar Spinalnerven ab (s. S. 154–155 und 184–185). Sie spalten sich in kleinere periphere Nerven auf, die sich in alle Organe und Gewebe, einschließlich der Haut, erstrecken. Die meisten dieser Nerven transportieren sowohl sensorische Nervensignale aus der Haut ins Rückenmark als auch motorische Signale vom Rückenmark in die Muskeln.

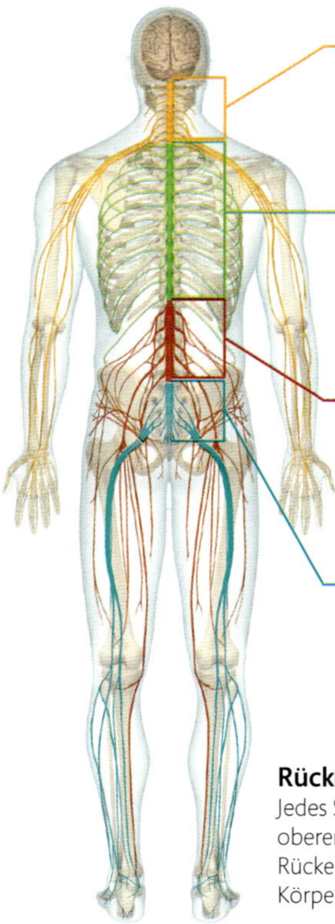

Rückenmarkssegmente
Jedes Spinalnervenpaar, vom oberen Nacken bis zum unteren Rücken, ist mit einem der vier Körperbereiche verbunden.

Dermatome
Jeder Spinalnerv transportiert sensorische Informationen von einem spezifischen Hautbereich (Dermatom) über seine dorsale Wurzel ins Rückenmark. Die Gesichtshaut (HNI–III) wird von Hirnnerven (s. S. 120) versorgt.

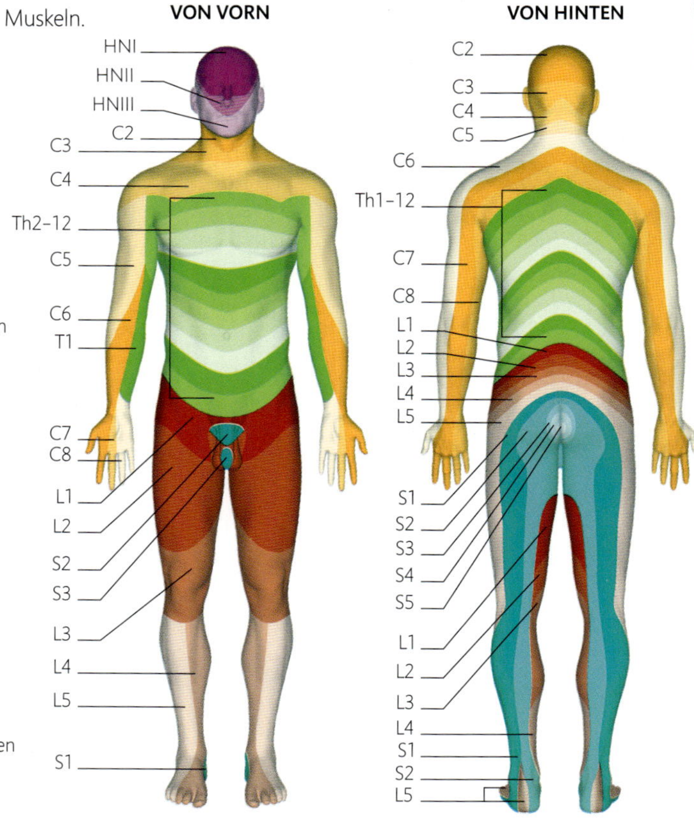

SENSIBILITÄTSFELDER

Das Hauptzentrum des Gehirns für die Hautsinne ist der primäre somatosensorische Cortex. Er liegt über dem Scheitellappen unmittelbar hinter dem motorischen Cortex und hat eine linke und eine rechte Hälfte. Da Nervenfasern in die andere Seite des Hirnstamms kreuzen, erhält der linke somatosensorische Cortex Informationen von Haut und Augen der rechten Körperhälfte und umgekehrt. Hautsinnesinformationen, die als Nervensignale von einer bestimmten Region des Körpers ausgehen, wie z. B. den Fingern, enden immer an einer spezifischen Region des somatosensorischen Cortex. Hautbereichen mit dichter gepackten Sinneszellen – wie die Finger – sind proportional größere Regionen im Cortex zugeordnet.

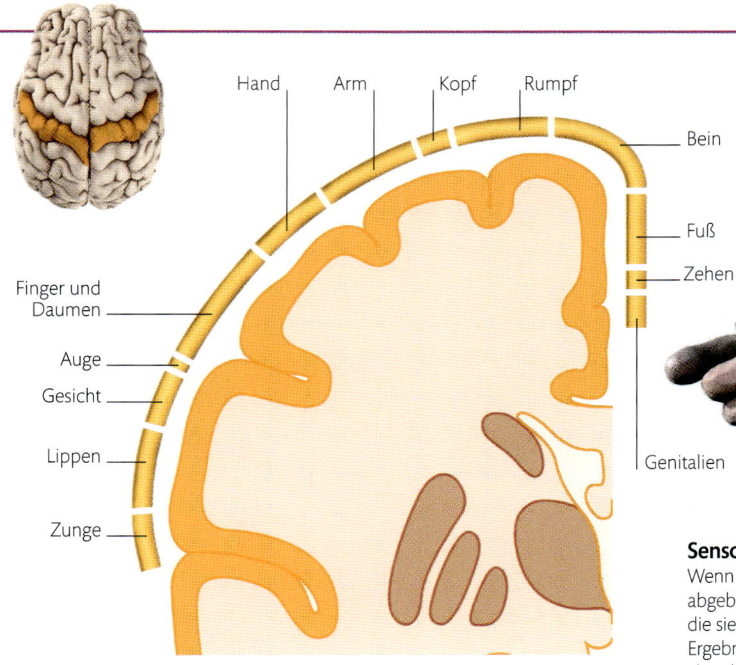

Somatosensorische Karte
Im somatosensorischen Cortex findet sich eine nach Körperregionen angeordnete Projektion der Körperoberfläche. Die Reihenfolge der Sensibilitätsfelder von der unteren Außenseite nach oben und zur inneren Oberfläche spiegelt die Körperteile vom Kopf bis zu den Zehen wider.

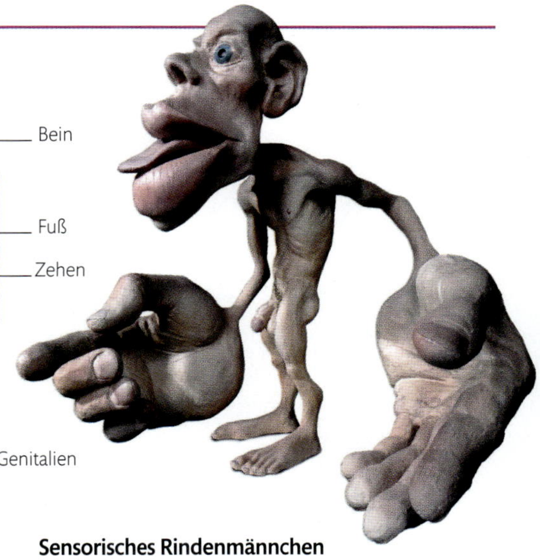

Sensorisches Rindenmännchen
Wenn Körperteile nach ihrer Berührungsempfindlichkeit abgebildet werden – und damit nach der relativen Größe, die sie im somatosensorischen Cortex haben –, ist das Ergebnis diese Gestalt, die als sensorisches Rindenmännchen bekannt ist.

SCHMERZ EMPFINDEN

Schmerzinformation kommt von den Nozizeptoren, die nicht nur in der Haut, sondern im ganzen Körper zu finden sind. In der Haut liegen jedoch die meisten, sodass wir Schmerzen hier leichter lokalisieren können – z. B. in der Fingerspitze –, wogegen Schmerzen in Organen und anderen Geweben nur schwer genau zu lokalisieren sind. Nozizeptoren reagieren auf verschiedenartige Reize wie Temperaturextreme, Druck, Spannung und bestimmte chemische Substanzen, insbesondere solche, die von Zellen freigesetzt werden, wenn der Körper verletzt oder infiziert wird (s. S. 333). Die Nozizeptoren senden ihre Nervensignale über zwei Arten spezialisierter Nervenfasern ins Rückenmark, die A-Delta- und C-Fasern. Schmerzinformationen wechseln bereits beim Eintritt ins Rückenmark auf die andere Seite (s. S. 326–327). Die Signale wandern dann über das Rückenmark zur Medulla und zum Thalamus, wo automatische Reaktionen wie Reflexe ausgelöst werden.

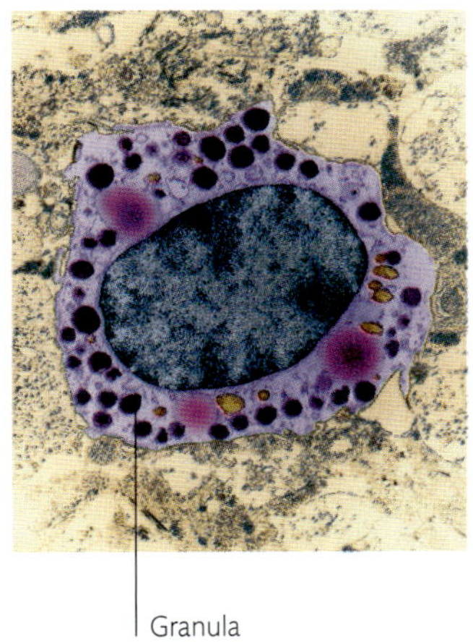

Mastzellen mit Histamin
Mastzellen sind über die Gewebe verteilt und spielen bei Entzündungen und bei allergischen Reaktionen eine Rolle. Wenn sie beschädigt werden oder an der Abwehr von Mikroorganismen beteiligt sind, setzen sie Granula (dunkellila im Mikrofoto) frei, die Heparin und Histamin enthalten. Heparin verhindert die Blutgerinnung, und Histamin führt zu erhöhtem Blutfluss und Schwellungen.

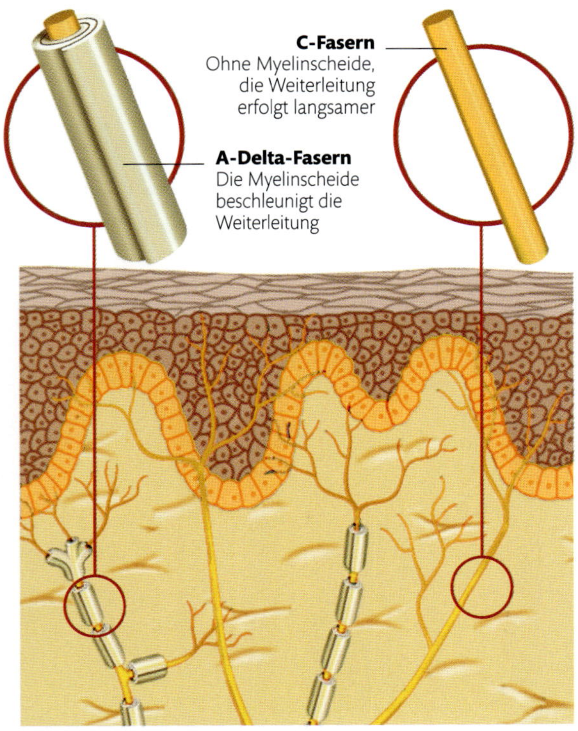

Schmerzleitende Nervenfasern
Spezielle sensorische Nervenfasern vermitteln Schmerzinformationen ans Gehirn. A-Delta-Fasern haben eine Myelinscheide, leiten schnell und versorgen kleine Hautflächen, üblicherweise 1 mm^2 groß. C-Fasern sind weiter verteilt und leiten langsamer.

Entzündung
Wird der Körper verletzt, werden Zellen beschädigt, die verschiedene Substanzen in die Extrazellulärflüssigkeit freisetzen, die Entzündungen verursachen und die Reparatur einleiten. Manche dieser Substanzen, z. B. Bradykinin, Prostaglandine und ATP, stimulieren Nozizeptoren.

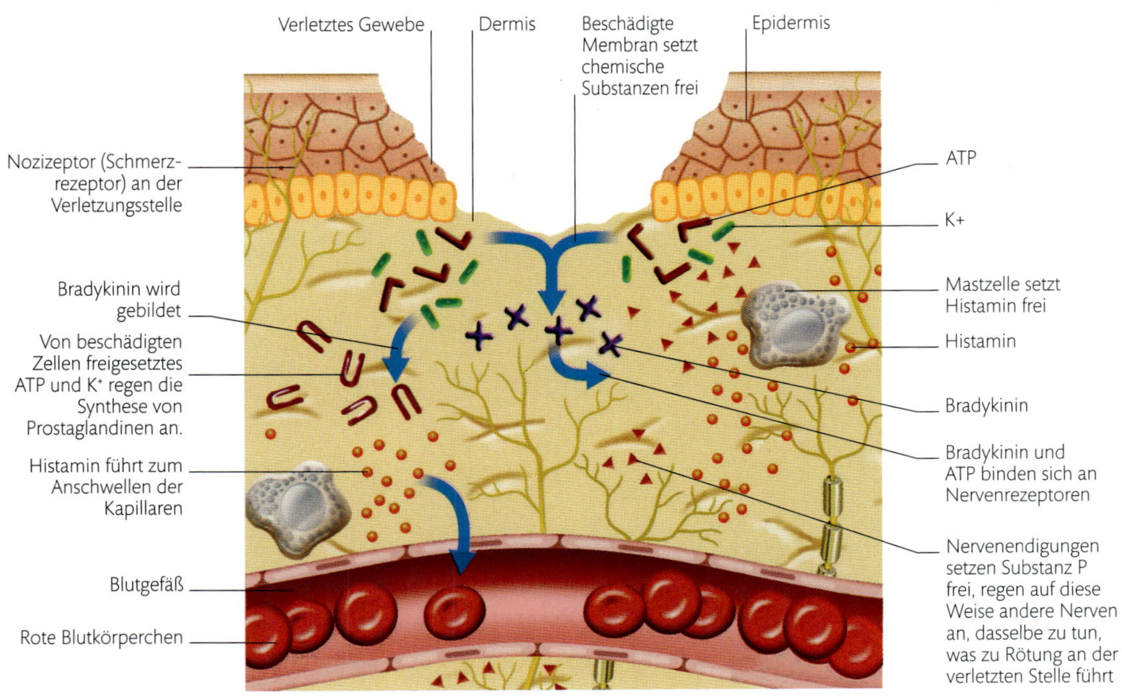

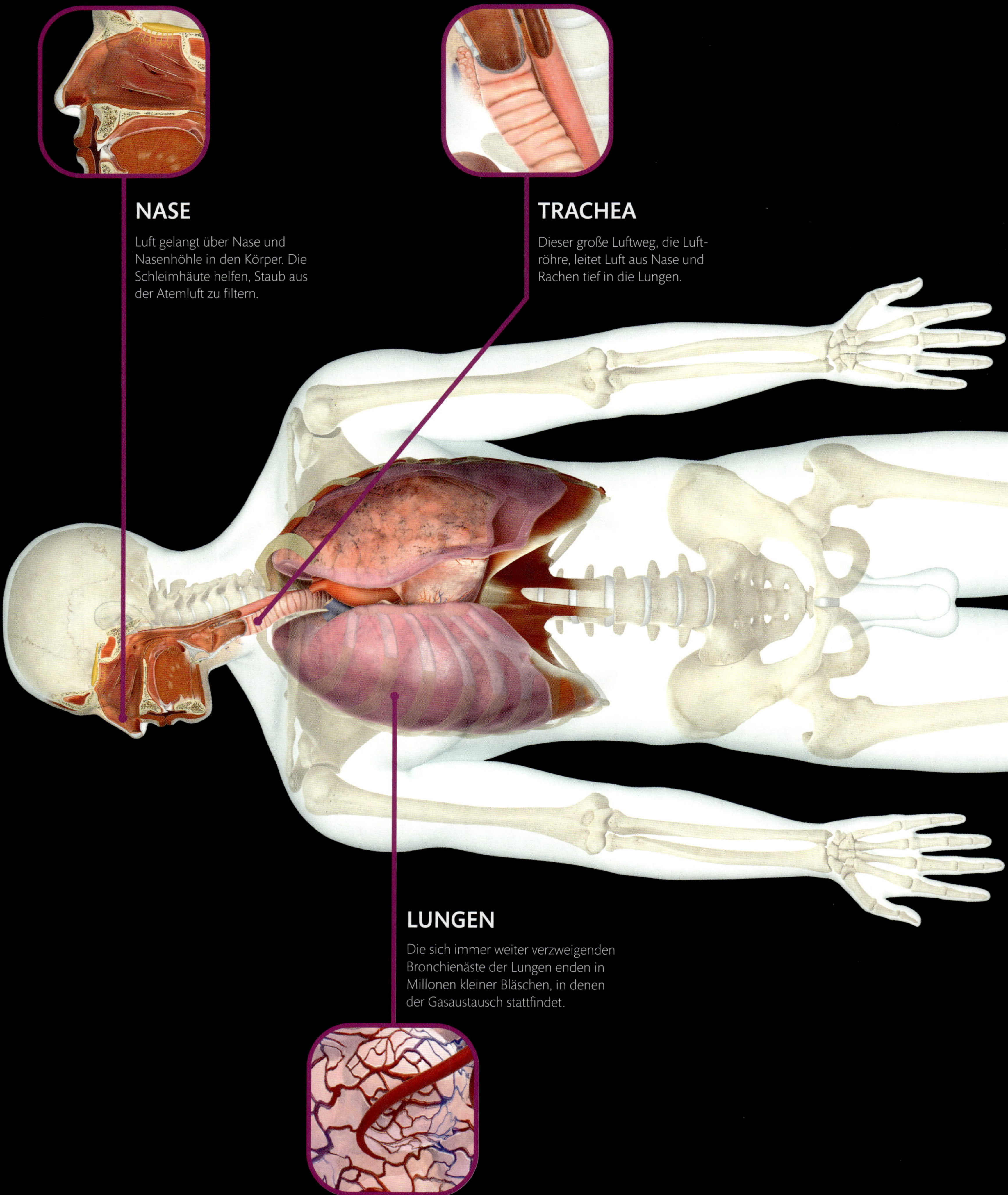
NASE
Luft gelangt über Nase und Nasenhöhle in den Körper. Die Schleimhäute helfen, Staub aus der Atemluft zu filtern.
TRACHEA
Dieser große Luftweg, die Luftröhre, leitet Luft aus Nase und Rachen tief in die Lungen.
LUNGEN
Die sich immer weiter verzweigenden Bronchienäste der Lungen enden in Millonen kleiner Bläschen, in denen der Gasaustausch stattfindet.

ATEMTRAKT

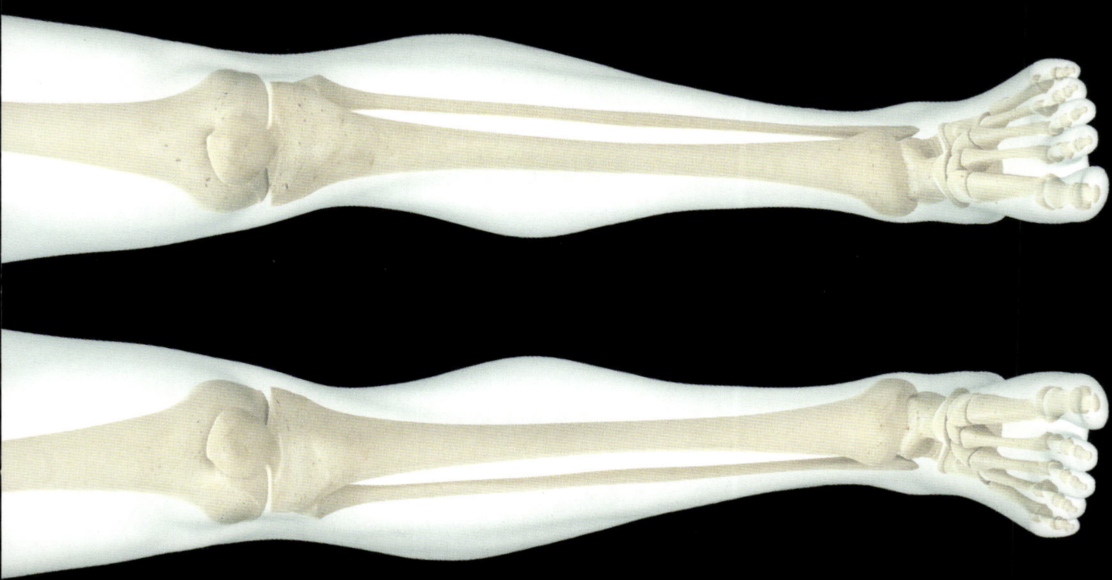

Jede lebende Zelle in unserem Körper ist auf die kontinuierliche Versorgung mit Sauerstoff und den Abtransport von Kohlendioxid angewiesen. Der Atemtrakt führt die Luft aus der Atmosphäre in den Körper, damit dieser lebenswichtige Gasaustausch stattfinden kann.

ATEMWEGE

Der Atemtrakt transportiert die Luft in die Lungen und wieder hinaus und ist damit für den lebenswichtigen Austausch von Sauerstoff und Kohlendioxid zwischen dem Blut im Körper und der Luft in den Lungen zuständig. Auch schützt er den Körper vor potenziell gefährlichen Partikeln und Staub.

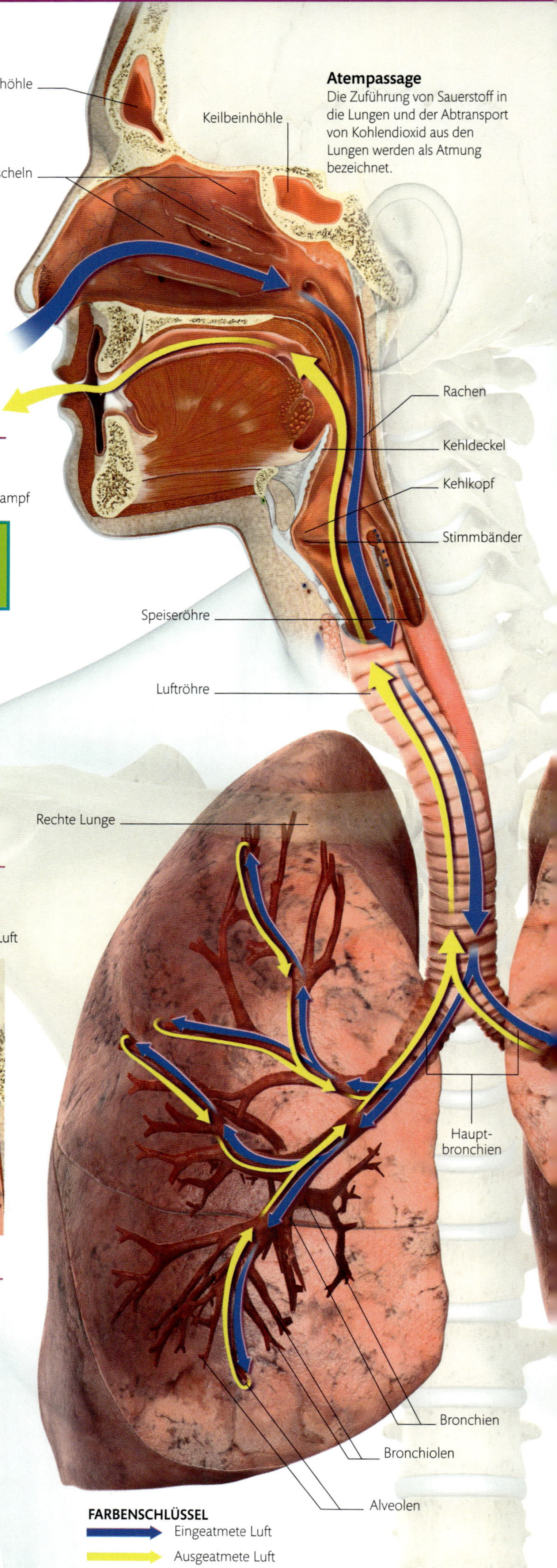

Atempassage
Die Zuführung von Sauerstoff in die Lungen und der Abtransport von Kohlendioxid aus den Lungen werden als Atmung bezeichnet.

LUFTWEG

Mit jedem Atemzug wird Luft über den Atemtrakt in die Lungenbläschen (Alveolen) gesogen. Durch Nase oder Mund gelangt sie in den Rachen und über den Kehlkopf in die Luftröhre (Trachea), die sich in zwei kleinere Röhren teilt, von denen jede in eine Lunge führt. Diese beiden Hauptbronchien teilen sich in immer kleinere Bronchien und Bronchiolen, die schließlich in kleinen Luftsäckchen (Alveolen) enden. Unterwegs wird die Luft auf Körpertemperatur erwärmt, alle Partikel werden ausgefiltert. Die verbrauchte Luft tritt die gleiche Reise rückwärts an und kann im Kehlkopf zur Lautbildung benutzt werden.

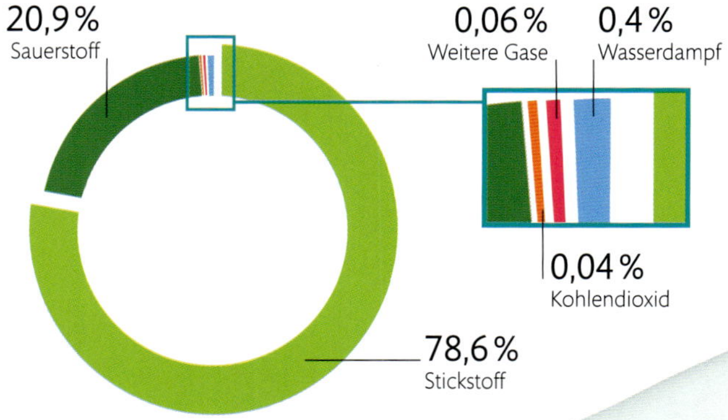

Atemluft
Stickstoff bildet den größten Teil der Atmosphäre, löst sich aber bei einem Luftdruck etwa auf Meereshöhe nur in geringen Anteilen im Blut. Deshalb kann er hier gefahrlos ein- und ausgeatmet werden.

NASENMUSCHELN

Die Atemluft muss drei Vorsprünge in der Nasenhöhle passieren, die einen Widerstand bilden, der ihre Geschwindigkeit verlangsamt. Dadurch kann die feuchte Schleimhaut dieser Nasenmuscheln die Atemluft besser befeuchten, eingeatmete Staubpartikel können durch den Schleim gebunden werden, und zudem wird sie erwärmt, bevor sie in die Lungen gelangt. Nerven in den Nasenmuscheln prüfen den Zustand der Luft und sorgen, wenn nötig, für die Vergrößerung ihrer Oberfläche, z. B. bei kalter Luft. Dadurch entsteht das Gefühl der »verstopften« Nase.

Schutz
Die kalte Atemluft wird bei der Passage der feuchten Nasenmuscheln erwärmt und befeuchtet.

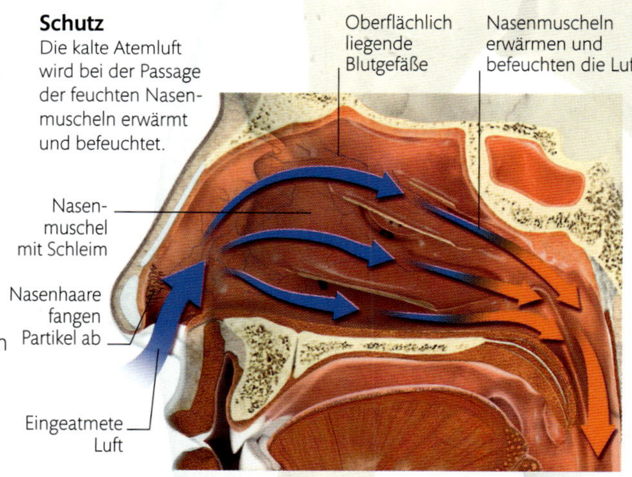

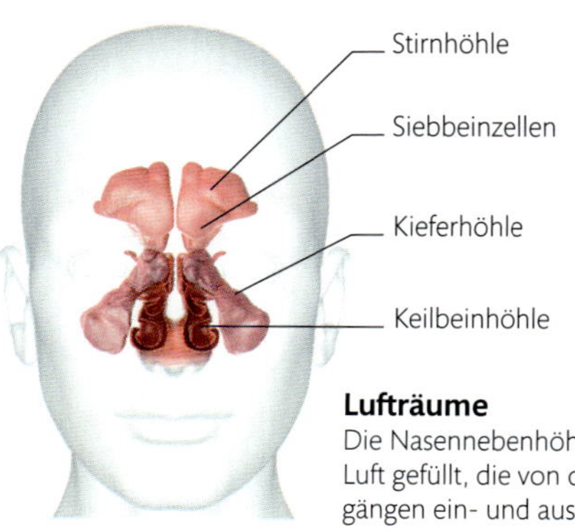

Lufträume
Die Nasennebenhöhlen sind mit Luft gefüllt, die von den Nasengängen ein- und ausströmt.

NASENNEBENHÖHLEN

Vier Paare luftgefüllter Höhlen, die Sinus paranasales, liegen in den Knochen des Gesichtsschädels. Sie sind mit schleimbildenden Zellen ausgekleidet. Dieser Schleim fließt durch sehr kleine Öffnungen in die Nasengänge. Die Nebenhöhlen machen den knöchernen Schädel leichter und schaffen einen Resonanzraum für die Stimme. Wenn die kleinen Öffnungen zur Nase z. B. bei einer Erkältung blockiert sind, hört unsere Stimme sich »nasal« an.

LUFTRÖHRE

Die Luftröhre (Trachea) leitet die Luft vom Kehlkopf in die Lungen. Sie wird von c-förmigen Knorpelspangen offen gehalten, die in Abständen die Luftröhre umschließen. Ihre Enden sind mit Muskeln verbunden, die kontrahieren, um den Luftausstoß, z. B. beim Husten, zu beschleunigen. Beim Schlucken wird die Luftröhre durch den Kehldeckel und Engstellung der Stimmritze verschlossen. Die Luftröhre ist mit schleimbildenden Becherzellen und Flimmerepithel ausgekleidet, dessen feine Härchen (Zilien) den Schleim aus der Luftröhre in den Mund befördern.

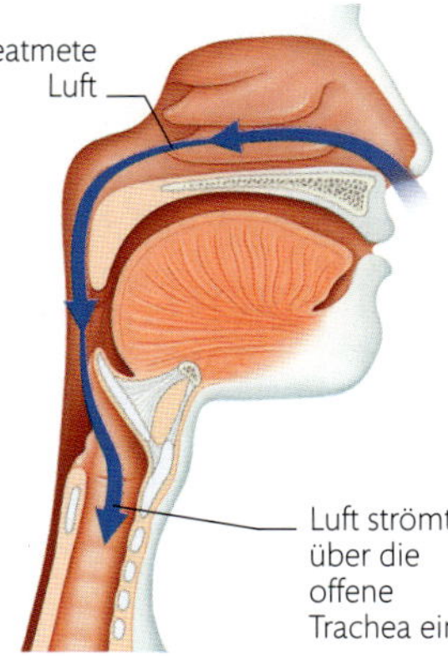

Atmen
Die Trachea bleibt offen und erlaubt den ungehinderten Luftstrom in und aus den Lungen.

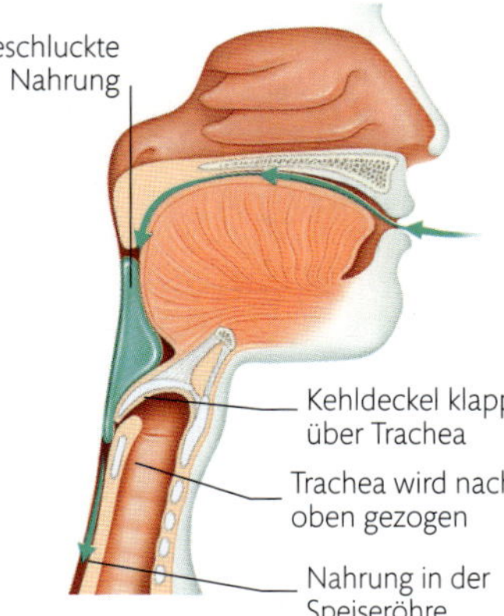

Schlucken
Die Trachea wird nach oben gezogen und durch den Kehldeckel verschlossen. Die Nahrung gelangt in die Speiseröhre.

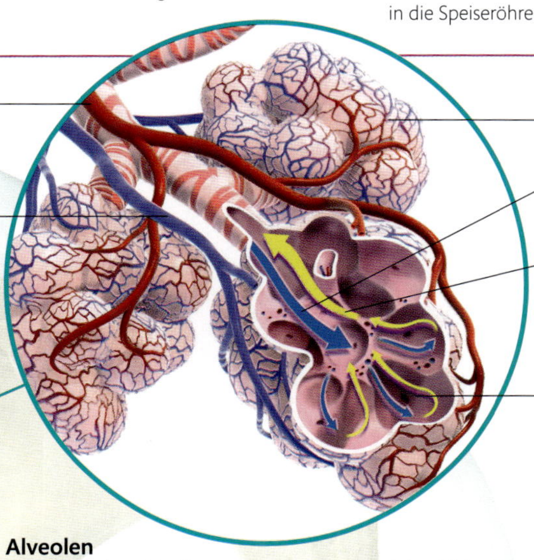

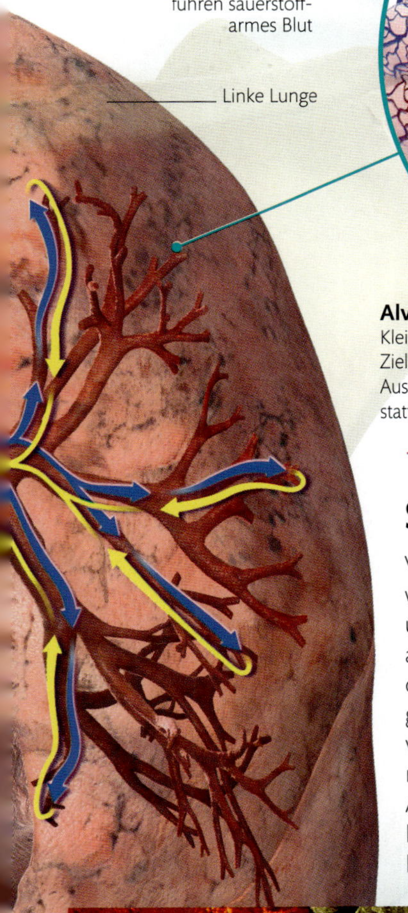

Alveolen
Kleine, mit einem Kapillarnetz umgebene Luftsäckchen bilden das Ziel der eingeatmeten Luft. In jedem Alveolarsäckchen findet der Austausch zwischen Sauerstoff und Kohlendioxid (Gasaustausch) statt (s. S. 348).

SCHNARCHEN

Viele Menschen schnarchen, wobei die Wahrscheinlichkeit bei älteren und übergewichtigen Menschen höher ist. Das Geräusch wird durch Vibrationen der weichen Gewebe der Atemwege erzeugt. Wegen des Muskeltonus blockiert das weiche Gewebe des oberen Rachens die Atemwege im Wachzustand nicht. Beim Schlafen entspannen sich diese Muskeln und die des weichen Gaumens, der dadurch die Luftwege verengt und Vibrationen erzeugt, die sich als Schnarchgeräusch äußern.

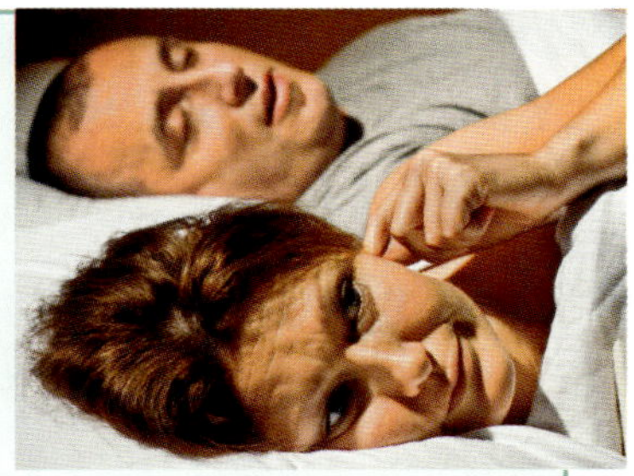

Schlaflose Nächte
Schweres Schnarchen kann ein Anzeichen für eine Schlafapnoe sein, die mit Atemstillständen während des Schlafens einhergeht.

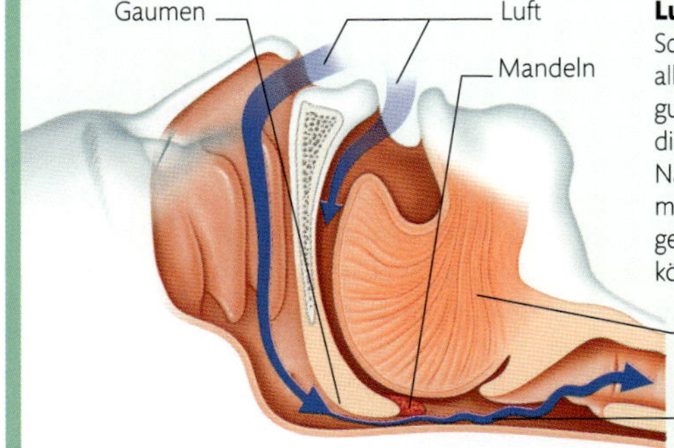

Luftstrom
Schnarchen wird vor allem durch eine Verengung der Luftwege durch die weichen Gewebe der Nasenwege und des Gaumens verursacht. Auch geschwollene Mandeln können dazu beitragen.

STAUBPARTIKEL

Viele Partikel verschiedener Größe werden mit der Atemluft eingesogen und können sich in den Atemwegen absetzen. Um zu verhindern, dass diese Partikel die Luftwege schädigen oder Infektionen verursachen, verfügen sie über Abwehrmechanismen wie Schleim und Zilien. In den Alveolen patrouillieren weiße Blutkörperchen, Makrophagen, die kleinste Partikel »auffressen«.

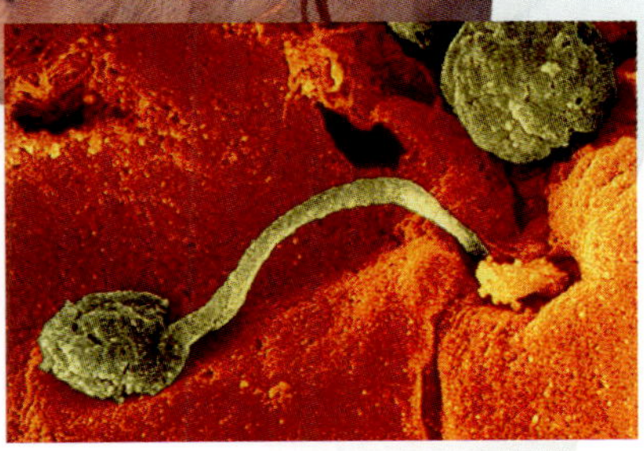

Letzte Bastion
Ein Makrophage (grün) prüft eine Lungenzelle auf Fremdkörper. Hat er den Eindringling umschlossen, wandert er zu den Bronchiolen, um mit dem Schleim aus dem Luftweg zu gelangen.

PARTIKELGRÖSSE

- Groß – 6 µm oder mehr
- Klein – 1–5 µm
- Kleinst – unter 1 µm

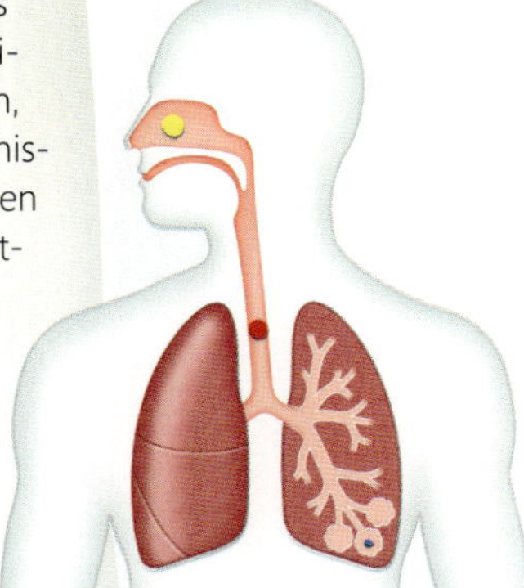

Staubfilter
Große Partikel, z. B. Staub, setzen sich in der Nasenhöhle ab, kleinere, wie Kohlenstaub, in der Luftröhre und die kleinsten, z. B. Rauchpartikel, erreichen die Alveolen.

ZILIEN

Die Luftwege von der Nase bis zu den Bronchien sind mit Flimmerepithel und Becherzellen ausgekleidet. Die zahlreicheren Flimmerzellen haben kleine Flimmerhärchen, die man Zilien nennt, an ihrer Oberfläche. Zilien »schlagen« kontinuierlich in die Richtung der oberen Luftwege. Die Becherzellen produzieren Schleim, der die Auskleidung der Luftwege überzieht und so eingeatmete Partikel binden kann. Die Zilien fungieren als eine Art Fließband und transportieren den Schleim mit den Staubpartikeln in die oberen Luftwege, wo er abgehustet, ausgeniest oder geschluckt werden kann.

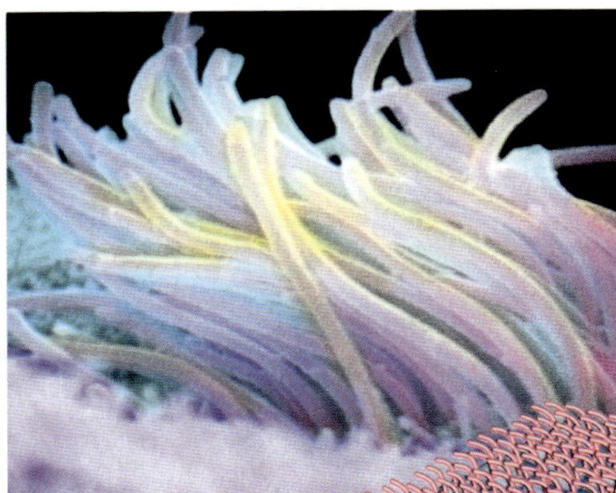

Zilienschlag
Der Zilienschlag ist temperaturabhängig. Er verlangsamt sich unter 32 °C und über 40 °C.

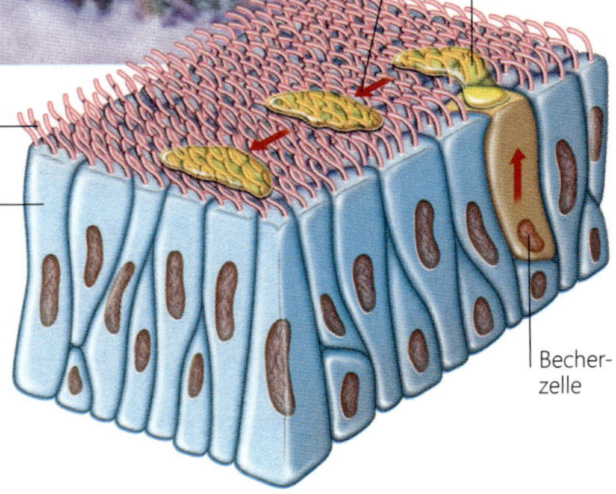

Schleimtransport
Schleim ist eine viskose Absonderung der Atemwege. Seine Klebrigkeit schützt die Lungen durch das Binden von Partikeln.

GASAUSTAUSCH

Zellen brauchen eine kontinuierliche Versorgung mit Sauerstoff, um Glukose in Energie umzuwandeln. Kohlendioxid ist ein ständig anfallendes Abfallprodukt dieser »Verbrennung« und wird in den Lungen gegen den wertvollen Sauerstoff ausgetauscht.

Hunderte **Millionen** von **Alveolen** bilden eine **Gesamtoberfläche** von 70 m^2, über die der Gasaustausch stattfindet.

DER VORGANG DES GASAUSTAUSCHES

Der Atemtrakt transportiert die Luft in die Millionen kleiner Luftsäckchen (Alveolen), in die Kohlendioxid aus dem Blutstrom und aus denen Sauerstoff in den Blutstrom gelangt. Dieser Austausch kann nur in den Alveolen stattfinden. Während der normalen Atmung gelangt die Luft nur bis in die Bronchiolen. Die Alveolen werden nicht bei jedem Atemzug mit frischer Atemluft gefüllt, der Austausch von Kohlendioxid gegen Sauerstoff findet erst statt, wenn ein ausreichendes Konzentrationsgefälle erreicht ist. Dann wandern Sauerstoffmoleküle in die sauerstoffarme Luft der Alveolen und Kohlendioxidmoleküle in die kohlendioxidarme Luft der Bronchiolen. Sauerstoffmoleküle gelangen von den Alveolen durch Diffusion in den Blutstrom, Kohlenstoffmoleküle diffundieren aus dem Blutstrom in die Alveolen, von dort in die Bronchiolen und Bronchien und werden schließlich abgeatmet.

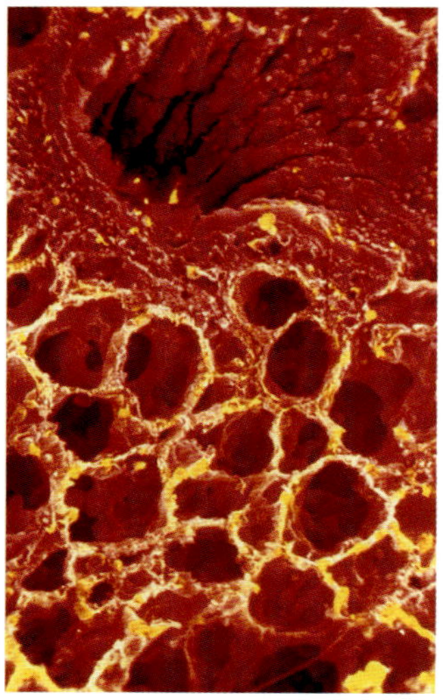

Lungengewebe
Ein mikroskopischer Falschfarbenschnitt eines Abschnitts der menschlichen Lunge zeigt deutlich die vielen Alveolen, in denen der Gasaustausch stattfindet.

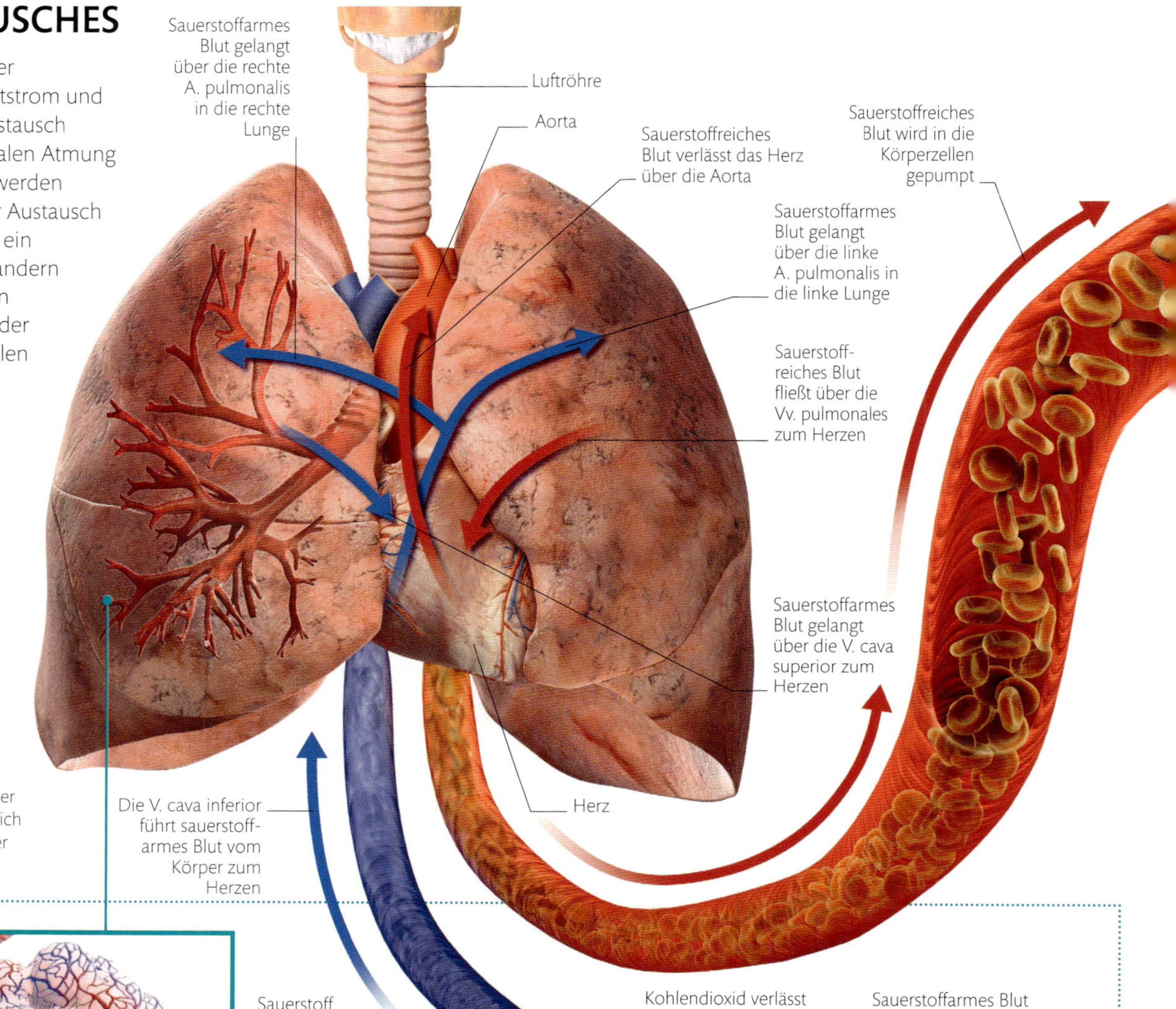

DER DIFFUSIONSVORGANG

In den Lungen des Menschen befinden sich nahezu 500 Millionen Alveolen, jede mit einem Durchmesser von ca. 0,2 mm. Zusammen bilden sie eine große Fläche für den Gasaustausch. Um aus der Luft ins Blut bzw. aus dem Blut in die Luft zu gelangen, müssen Sauerstoff- und Kohlendioxidmoleküle die respiratorische Membran passieren, die aus den Wänden der Alveolen und ihrer umgebenden Kapillaren besteht, die jeweils nur die Dicke einer Zelle haben, sodass sie für die hin- und herwandernden Sauerstoff- und Kohlendioxidmoleküle leicht zu überwinden sind. Der Gasaustausch über die respiratorische Membran findet passiv durch Diffusion statt, bei der die Gase von Bereichen hoher Konzentration in Bereiche niedriger Konzentration des jeweiligen Stoffes diffundieren. Sauerstoff löst sich in der Surfactant- (s. S. 351) und Wasserauskleidung der Alveolen, bevor er ins Blut übergeht, während Kohlendioxid in die entgegengesetzte Richtung diffundiert.

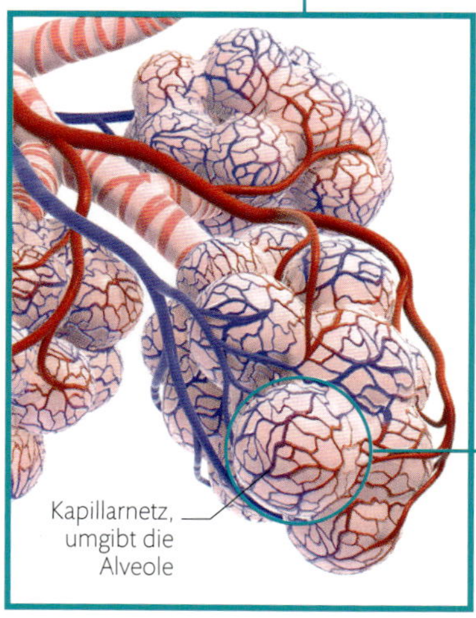

Respiratorische Membran
Die große Zahl der Kapillaren, die die Alveolen umgeben, sorgt dafür, dass bis zu 900 ml Blut zur gleichen Zeit am Gasaustausch beteiligt sind.

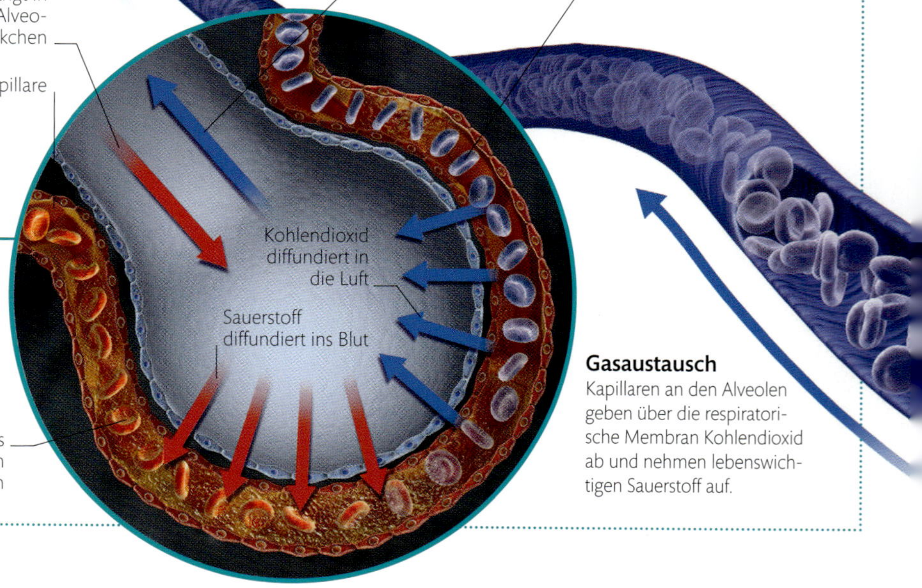

Gasaustausch
Kapillaren an den Alveolen geben über die respiratorische Membran Kohlendioxid ab und nehmen lebenswichtigen Sauerstoff auf.

HÄMOGLOBIN

Hämoglobin ist ein Bestandteil roter Blutzellen und ein auf den Sauerstofftransport spezialisiertes Molekül. Es besteht aus bandähnlichen Proteineinheiten, die je ein Häm-Molekül enthalten. Häm enthält Eisen, das Blut an das Hämoglobin bindet und so in der roten Blutzelle hält. Ist das Sauerstoffniveau hoch, z. B. in den Lungen, gehen Sauerstoff und Hämoglobin eine Verbindung ein. Ist es niedrig, z. B. in einem arbeitenden Muskel, lösen sich die Sauerstoffmoleküle vom Hämoglobin und bewegen sich frei in den Körperzellen.

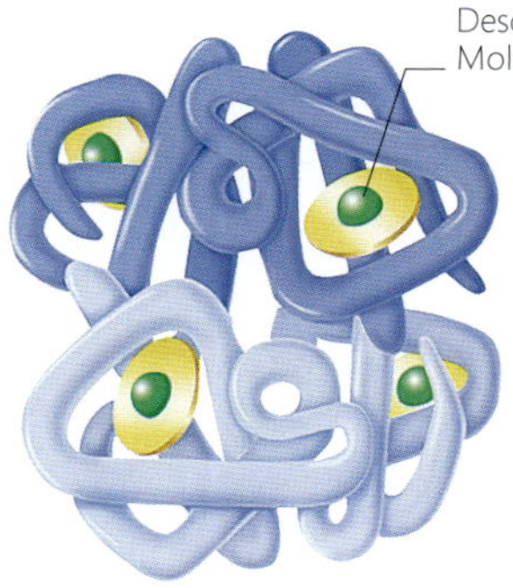

Desoxyhämoglobin
Desoxyhämoglobin ist sauerstoffarmes Hämoglobin. Hat es ein Sauerstoffmolekül abgegeben, verändert es seine Form, um die Abgabe des verbleibenden Sauerstoffs zu erleichtern.

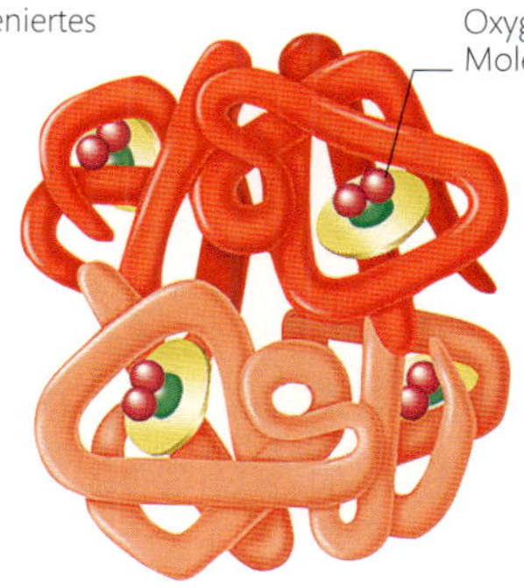

Oxyhämoglobin
Sauerstoff bindet sich in den Lungen an Desoxyhämoglobin, um Oxyhämoglobin zu bilden. Hat es ein Sauerstoffmolekül aufgenommen, ändert es seine Struktur, um die weitere Aufnahme zu erleichtern.

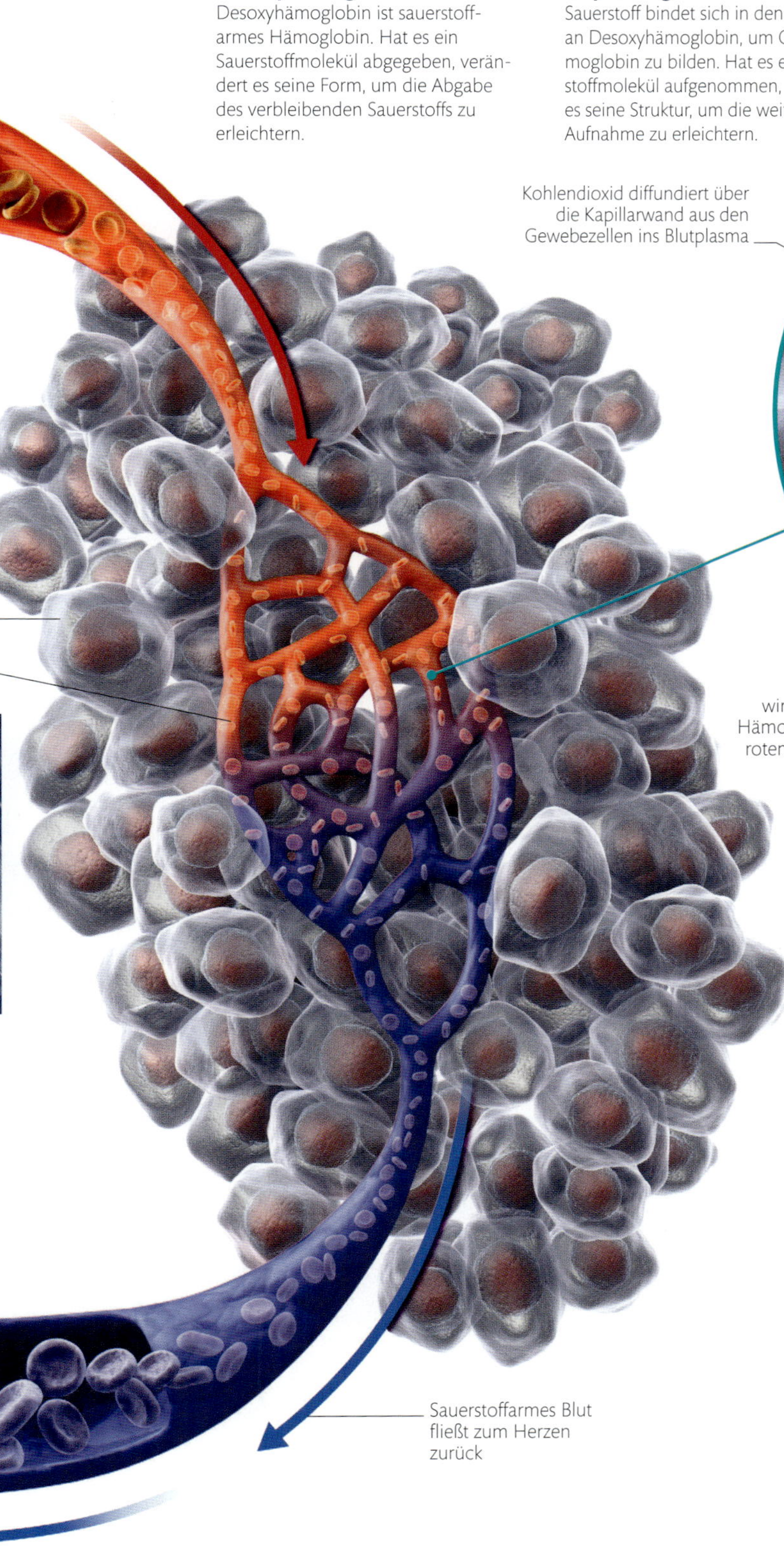

Lebenswichtige Versorgung
Der in den Lungen absorbierte Sauerstoff gelangt im Blut in die linke Seite des Herzens, die es in den Körper pumpt. Erreicht das Blut die Kapillaren, gibt es Sauerstoff ab und nimmt Kohlendioxid auf, der dann im venösen Blutstrom in die rechte Seite des Herzens gelangt, die es mit dem Blut in die Lunge zur Abatmung pumpt.

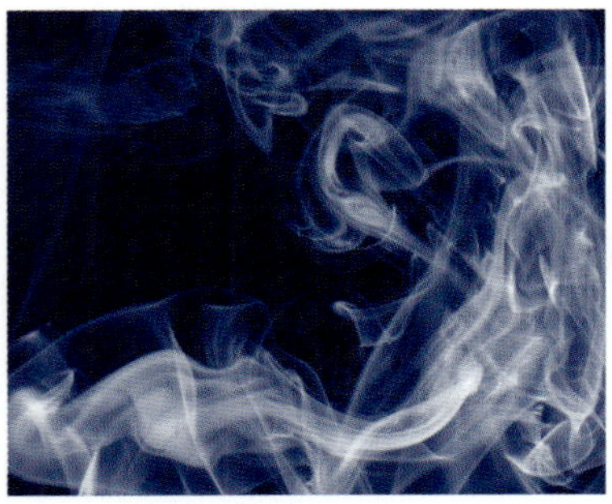

Das Inhalieren von Rauch
Eingeatmete Rauchpartikel gelangen tief in die Lungen und schädigen die Alveolarwände, die sich als Folge überdehnen und dünner werden. Mehrere Alveolen verschmelzen miteinander und verringern dadurch die Oberfläche für den Gasaustausch. Im späteren Leben können dadurch Atembeschwerden entstehen.

DIFFUSION INS ZELLGEWEBE

Körperzellen entnehmen in einem konstanten Kreislauf dem Hämoglobin den Sauerstoff und geben ihre Abfallprodukte an den Blutkreislauf ab. Das Ergebnis ist eine geringe Sauerstoffkonzentration und eine hohe Kohlendioxidkonzentration in den Kapillaren. Dadurch wird das Hämoglobin angeregt, seinen Sauerstoff freizugeben. Der ungebundene Sauerstoff diffundiert in die Zellen, wo er zur Energiegewinnung benötigt wird, während Kohlendioxid aus den Zellen ins Blut diffundiert. Das Hämoglobin nimmt rund 20 Prozent davon auf, das meiste jedoch gelangt im Blutplasma gelöst in die Lungen.

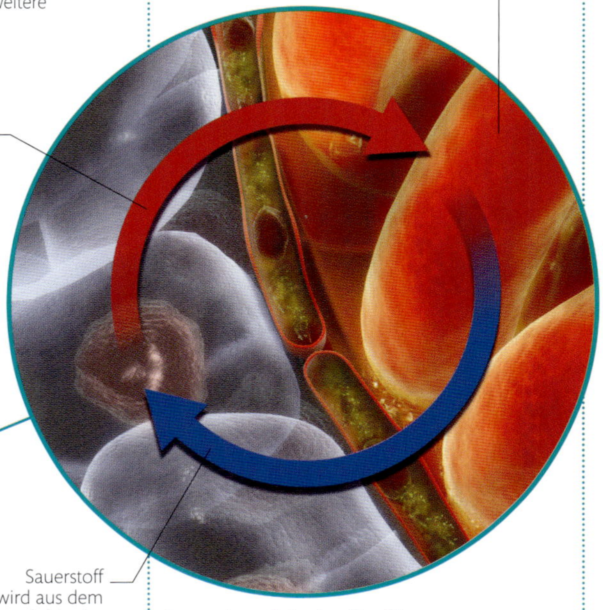

Gasaustausch in den Kapillaren
Blut fließt in die Kapillaren, wo das Hämoglobin Sauerstoff abgibt, und Kohlendioxid wird im Blutplasma gelöst zu den Lungen transportiert.

TAUCHERKRANKHEIT

Taucher atmen Druckluft, wodurch mehr Stickstoff als sonst ins Blut gelangt (s. S. 346). Tauchen sie zu schnell auf, bildet der Stickstoff große Blasen im Blut, die die Kapillaren verstopfen und eine ausreichende Durchblutung verhindern. Diesen Zustand nennt man Taucherkrankheit. Die Blasen müssen in der Dekompressionskammer aufgelöst und abgeatmet werden.

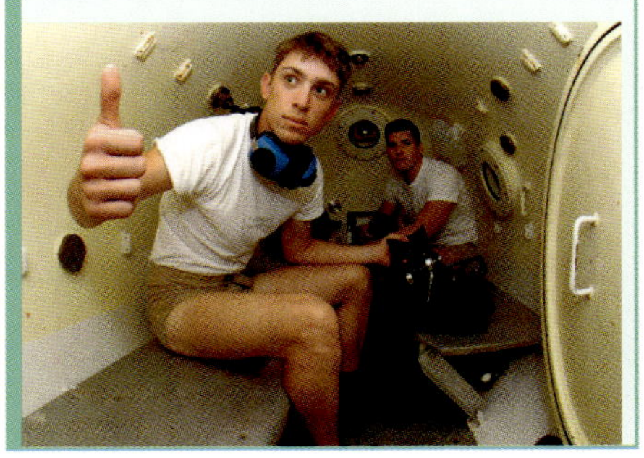

ATEMMECHANIK

Die Bewegung der Luft in die und aus den Lungen wird durch Nacken-, Brust- und Bauchmuskulatur erzeugt, die in Zusammenarbeit das Volumen der Brusthöhle verändern. Während der Inhalation wird frische Atemluft in die Lungen gesogen, und während der Exhalation wird die verbrauchte Luft in die Atmosphäre ausgestoßen.

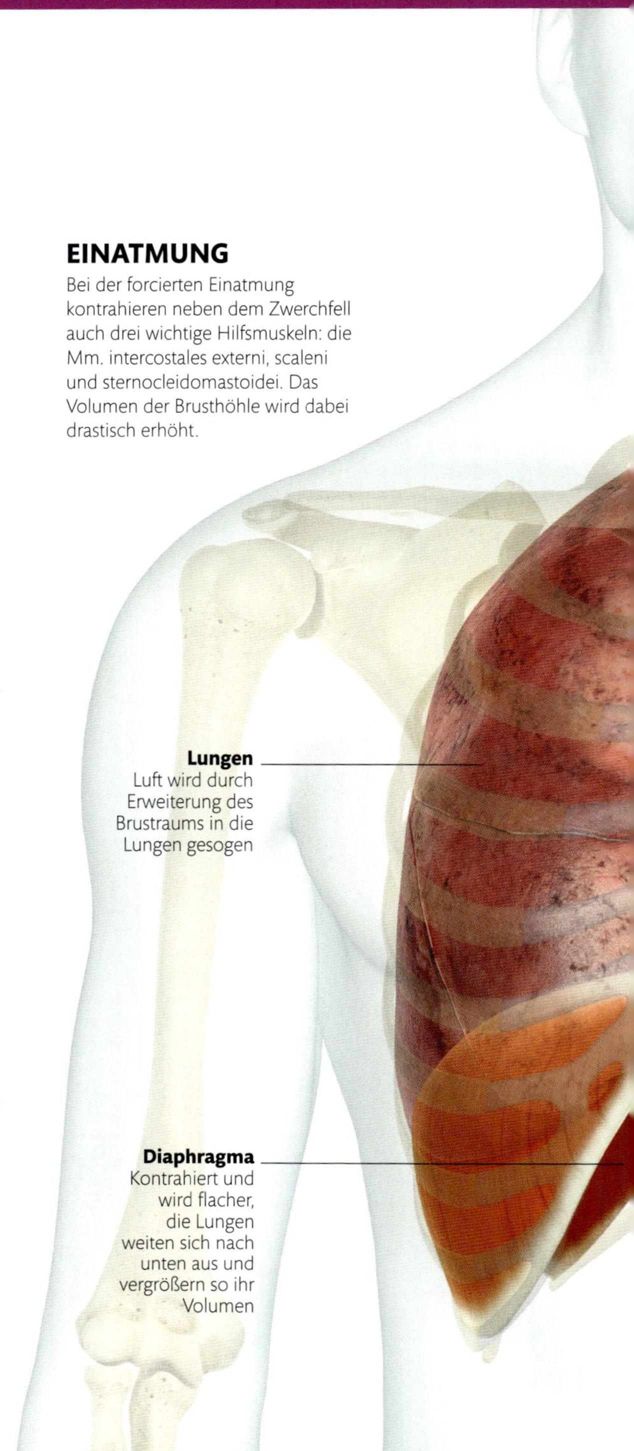

ATEMMUSKULATUR

Das Zwerchfell (Diaphragma) ist der wichtigste Atemmuskel. Der kuppelförmige Muskel bildet die Abgrenzung zwischen Brust- und Bauchhöhle und ist vorn am Brustbein, hinten an der Lendenwirbelsäule und an den Innenseiten der siebten bis letzten Rippe verankert. Verschiedene Atemhilfsmuskeln in Brustkorb, Nacken und Bauch unterstützen das Zwerchfell, treten aber nur bei forcierter Atmung in Aktion. Bei normaler ruhiger Einatmung kontrahiert das Zwerchfell, wird flach und zieht so durch die Vergrößerung der Brusthöhle Luft in die Lungen. Die normale Ausatmung ist passiv und entsteht durch das Entspannen des Zwerchfells und das Zusammenziehen der Lungen. Benötigt der Körper unter Belastung, z. B. beim Sport, eine erhöhte Sauerstoffzufuhr, unterstützt die Atemhilfsmuskulatur die Tätigkeit des Zwerchfells, um eine tiefere und schnellere Atmung zu erlauben. Bei Inhalation und Exhalation werden jeweils unterschiedliche Hilfsmuskeln aktiv.

PLEURASPALT

Der Pleuraspalt ist ein schmaler Spalt zwischen Lungen- und Brustfell. Im Pleuraspalt befinden sich geringe Mengen Pleuraflüssigkeit, um eine reibungsfreie Bewegung der Lungen beim Ein- und Ausatmen zu gewährleisten. Im Pleuraspalt herrscht leichter Unterdruck, sodass zwischen Lungen und Brusthöhle ein Ansaugeffekt entsteht, der verhindert, dass die Lungen am Ende der Ausatmung in sich zusammenfallen und sich die Alveolen verschließen. In diesem Fall wäre eine enorme Anstrengung erforderlich, die Lungen beim Einatmen wieder aufzublasen.

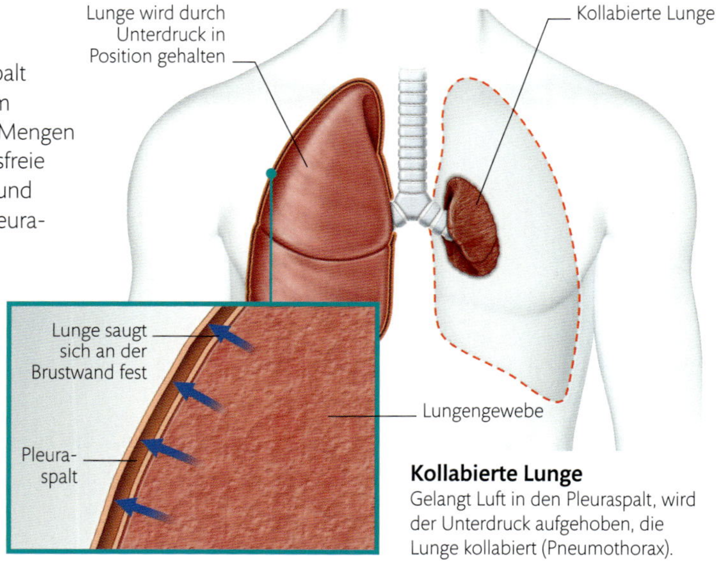

Kollabierte Lunge
Gelangt Luft in den Pleuraspalt, wird der Unterdruck aufgehoben, die Lunge kollabiert (Pneumothorax).

Bei Zirkularatmung kann **eine kontinuierliche Ausatmung** auch während der Einatmung durch **in den Wangen** gespeicherte Luft erfolgen – der Rekord liegt bei **über einer Stunde**.

UNTER- UND ÜBERDRUCK

Die Erzeugung von Druckunterschieden ermöglicht das Ein- und Ausströmen der Luft in die Lungen und aus ihnen heraus. Wenn die Atemmuskulatur kontrahiert, weiten sich auch die Lungen, die durch den Adhäsionseffekt der Pleuraflüssigkeit mit der Brustwand verbunden sind. Der Druck in den Lungen wird dadurch niedriger als der in der Atmosphäre, und die Luft strömt durch die Sogwirkung dieses Unterdrucks in die Lungen. Beim Ausatmen entsteht durch das Zusammenziehen der Lungen ein Überdruck, durch den die Luft herausgepresst wird.

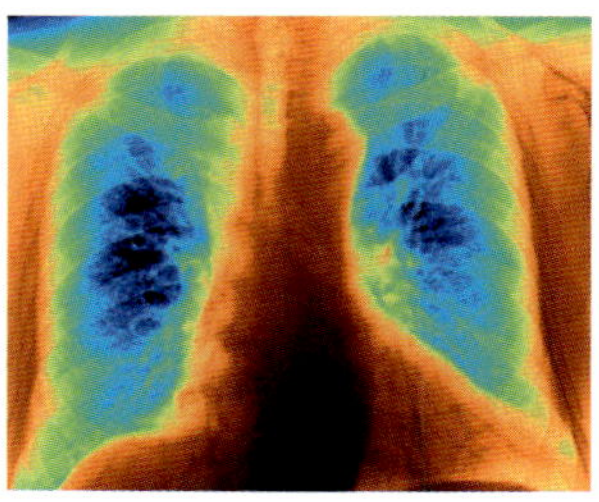
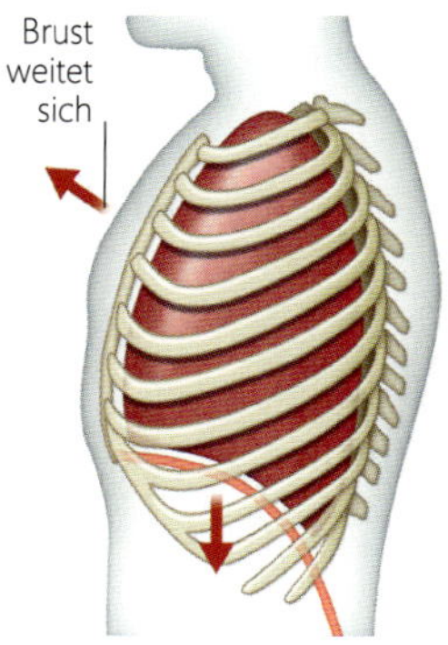

Inhalation
Durch die Erweiterung der Brusthöhle entsteht Unterdruck in den Lungen, Luft wird eingesogen.

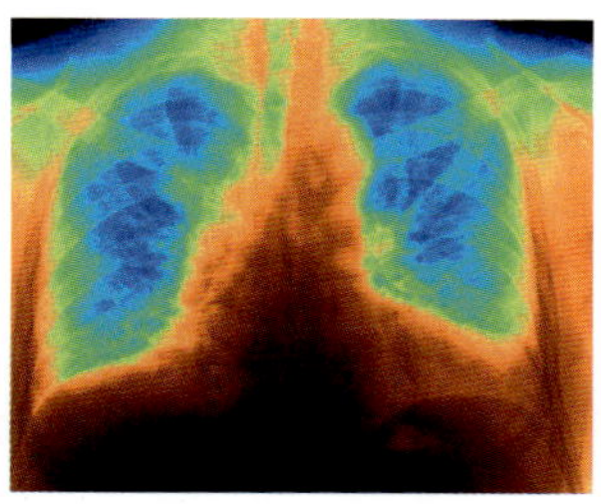
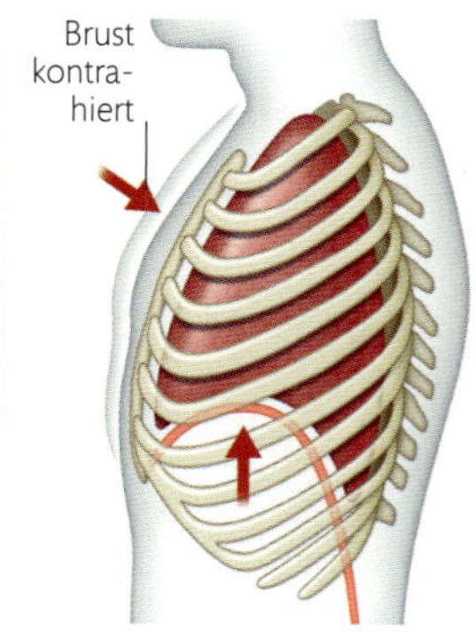

Exhalation
Die Verkleinerung der Brusthöhle übt Druck auf die Lungen aus. Die Luft wird nach außen gepresst.

AUSATMUNG

Für die forcierte Ausatmung ist die passive Entspannung des Zwerchfells nicht ausreichend. Atemhilfsmuskeln, z. B. die Mm. intercostales interni, obliqui externi und recti abdominis kontrahieren ebenfalls, um die Volumenreduzierung der Brusthöhle zu forcieren.

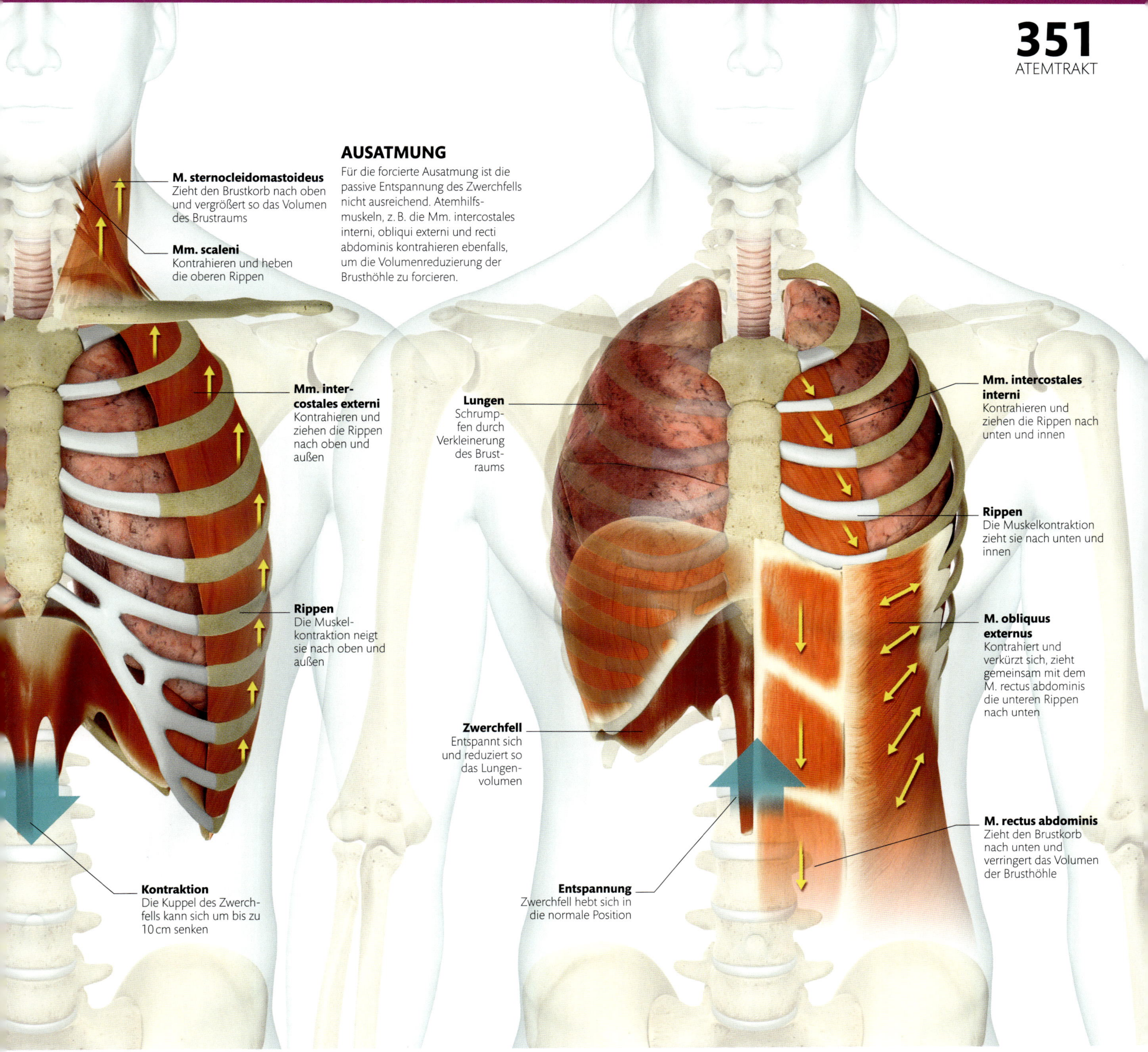

SURFACTANT

Die Innenseite der Alveolen ist durch einen Feuchtigkeitsfilm bedeckt. Durch die Anziehung der Wassermoleküle entsteht eine hohe Oberflächenspannung, das Wasser versucht die Alveolen zusammenzuziehen. Damit sie sich nicht unter diesem Druck verschließen, liegt über dem Wasserfilm eine Schicht Surfactant. Die auf Fett basierenden Surfactantmoleküle ziehen sich nicht an und können deshalb dem Druck durch die Wassermoleküle entgegenwirken. Alveolen bestehen aus zwei Zelltypen: Typ I bildet die Alveolarwände, Typ II sondert Surfactant ab.

Ölige Schicht
Der wasserlösliche Teil des Surfactantmoleküls löst sich im Wasser, die Fettanteile gehen eine Bindung mit der Luft ein.

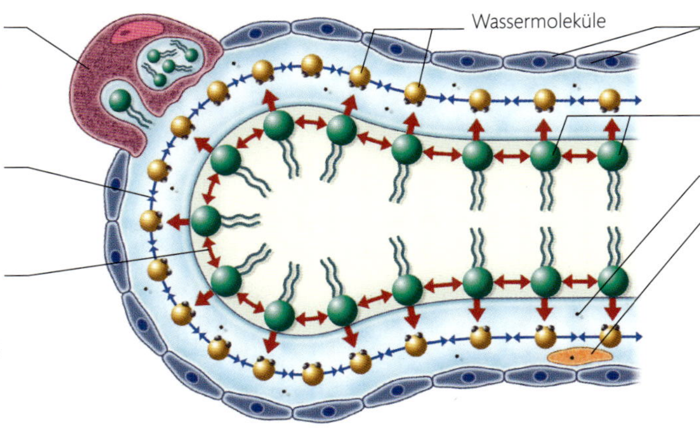

INSTINKTIVES ATMEN

Die Atmung sorgt dafür, dass für jede Körperaktivität die notwendige Blutsättigung von Sauerstoff und Kohlendioxid gewährleistet ist. Der Atemreflex und die Atmung selbst funktionieren unbewusst, aber Frequenz und Tiefe der Atemzüge können bewusst gesteuert werden.

ATEMREFLEX

Sauerstoff ist essenziell für die Zellfunktion, jedoch wird der Atemreiz hauptsächlich durch die Blutsättigung von Kohlendioxid ausgelöst. Das sauerstoffbindende Molekül Hämoglobin (s. S. 349) verfügt über eine eingebaute Sauerstoffreserve, die bei niedrigem Sauerstoffgehalt im Blut freigesetzt werden kann. Kohlendioxid löst sich leicht im Blutplasma, wo es zu Kohlensäure wird, die schnell die normale Zellfunktion beeinträchtigen kann. Deshalb wird der Atemreiz durch die steigende Blutsättigung von Kohlendioxid oder -säure ausgelöst.

Chemorezeptoren (spezialisierte Zellen) messen die Sättigung und senden Impulse an das Atemzentrum in der Medulla oblongata im Hirnstamm. Entsprechende Impulse des Gehirns aktivieren dann die Atemmuskulatur.

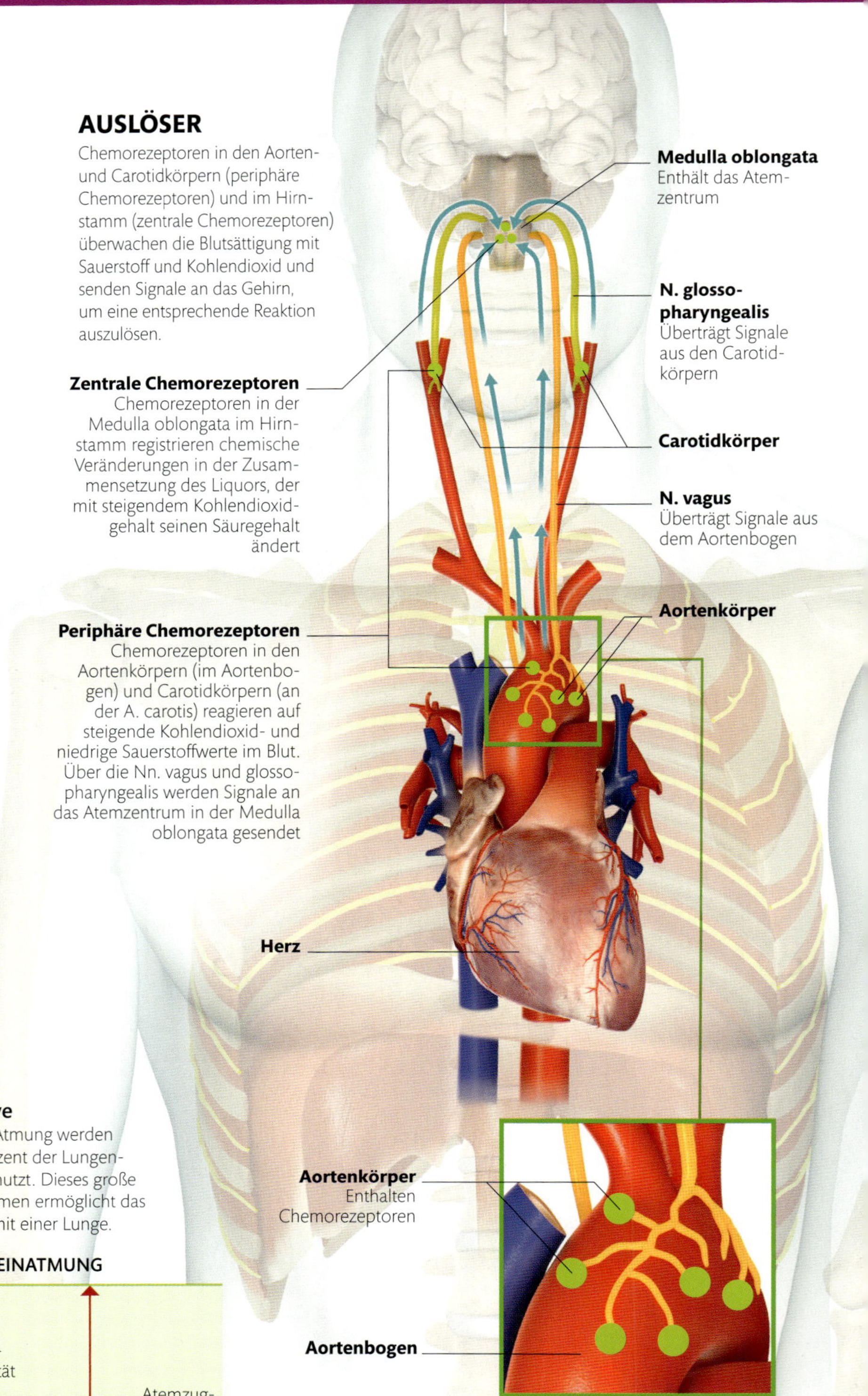

Blutmessung
Die Aortenkörper befinden sich entlang des Aortenbogens. Wie die Carotidkörper haben sie ihre eigene Blutversorgung, aus der sie Gas- und Säurewerte messen.

PHYSIOLOGIE DER ATMUNG

Während der normalen Atmung strömen nur 0,5 l Luft in und aus den Lungen. Man spricht hier vom Atemzugvolumen. Die Lungen haben eine Reservekapazität, die »Vitalkapazität«, sowohl für die Ein- als auch für die Ausatmung, sodass die aufgenommene Sauerstoffmenge bei körperlicher Anstrengung entsprechend erhöht werden kann.

Die maximale Vitalkapazität liegt bei ca. 5,8 l. Nach dem Ausatmen verbleiben ca. 1,5 l als »Residualvolumen« in Atemwegen und Lungen, das auch nicht willkürlich ausgeatmet werden kann.

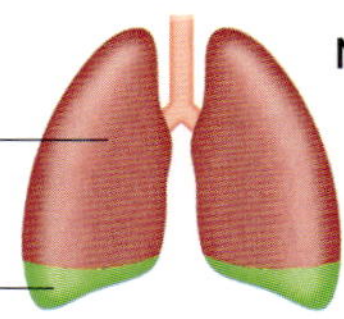

Notfallreserve
Bei normaler Atmung werden nur zehn Prozent der Lungenkapazität genutzt. Dieses große Reservevolumen ermöglicht das Überleben mit einer Lunge.

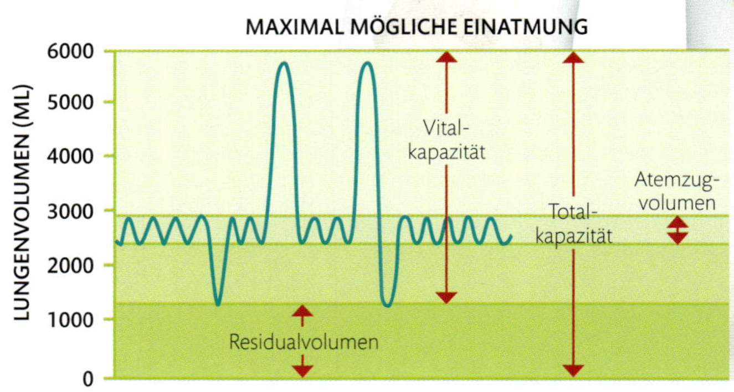

Spirometeraufzeichnung
Das Atemvolumen kann durch das Blasen in ein Spirometer bestimmt werden. Die Ergebnisse werden als Graph dargestellt (links).

Taucher erreichen oft Tiefen von **über 100 m**. Dazu müssen sie jedes Mal einige Minuten lang die **Luft anhalten**.

AUSSERGEWÖHNLICHES
APNOETAUCHEN

Beim Apnoetauchen versuchen Taucher, ohne Sauerstoffflaschen so tief wie möglich zu tauchen. Sie trainieren an Land durch langes Luftanhalten, um ihre Muskeln an die geringe Sauerstoffversorgung zu gewöhnen. Manche hyperventilieren auch vor dem Tauchgang, um so viel Kohlendioxid wie möglich abzuatmen, damit der Atemreiz später einsetzt und so der Tauchgang verlängert werden kann. Dieses Vorgehen ist jedoch sehr gefährlich, weil die Sauerstoffsättigung des Blutes ein gefährlich niedriges Niveau erreichen kann, bevor die Kohlenstoffkonzentration wieder hoch genug ist, um den Atemreiz auszulösen. Die Taucher riskieren, unter Wasser ohnmächtig zu werden und zu ertrinken.

In die Tiefe
Flossen sorgen für zusätzlichen Antrieb. Taucher erreichen damit Tiefen, die sie sonst in der gleichen Zeit nicht schaffen würden.

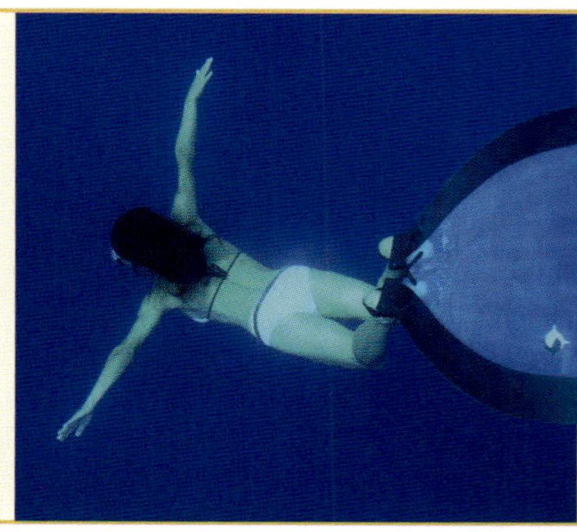

REAKTION

Wenn das Kohlendioxidniveau steigt oder das Sauerstoffniveau sinkt, sendet das Atemzentrum der Atemmuskulatur über die Nerven die Aufforderung zu schnellerer und tieferer Atmung. Diese Signale werden kontinuierlich gesandt, sodass die Atmung immer den körperlichen Anforderungen entspricht.

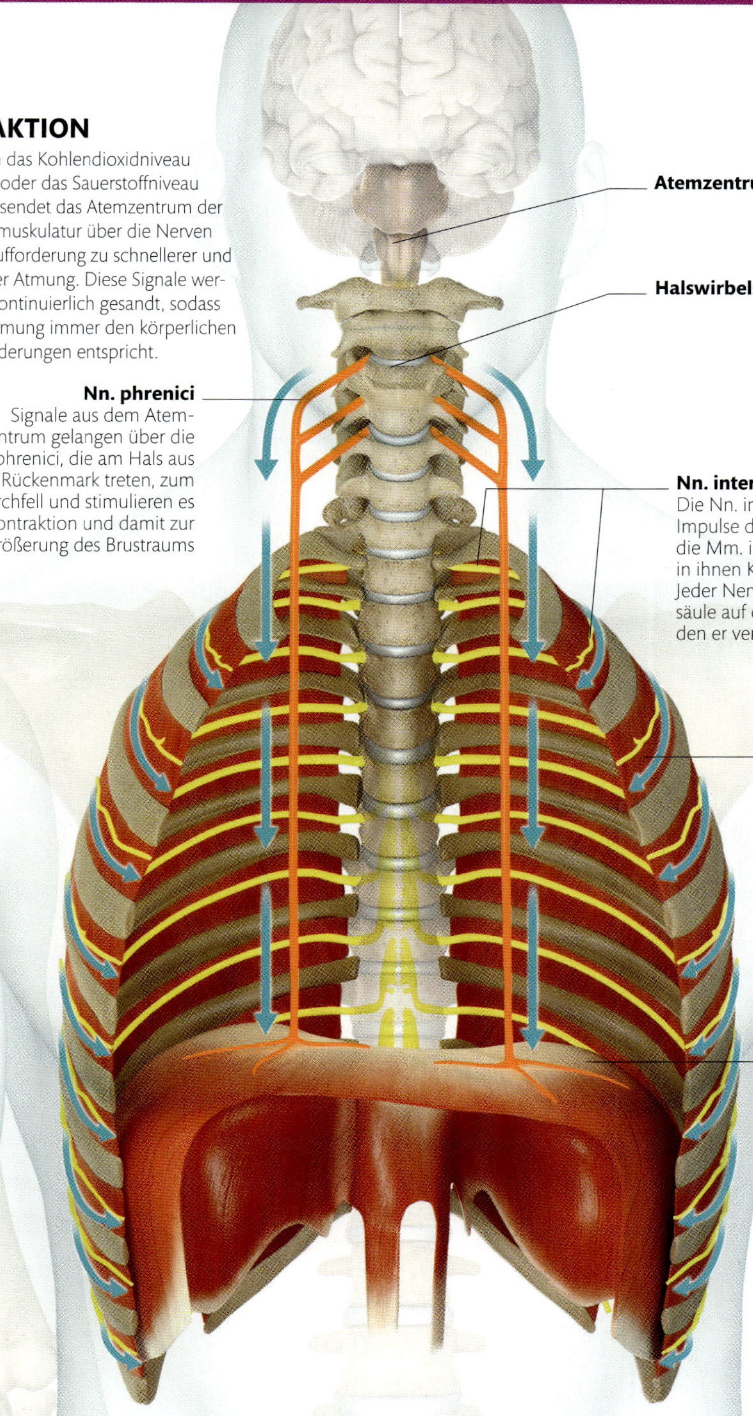

SCHUTZREFLEXE

Die eingeatmete Luft enthält Staubpartikel oder Partikel ätzender Chemikalien, die die Lungen schädigen könnten. Die Husten- und Niesreflexe spüren diese Partikel auf und schleudern sie aus den Atemwegen, bevor sie die Alveolen erreichen. Nervenendigungen im Atemtrakt reagieren sehr empfindlich auf Berührung und chemische Reize. Werden sie stimuliert, senden sie Impulse an das Gehirn, um eine Abfolge von Reaktionen auszulösen, die dazu führt, den »Angreifer« auszuhusten oder auszuniesen.

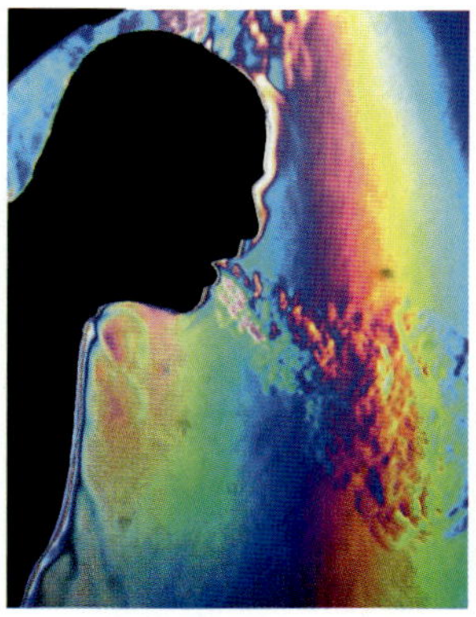

Heftiger Ausstoß
Die Schlierenfotografie macht durch Husten ausgelöste Luftturbulenzen sichtbar.

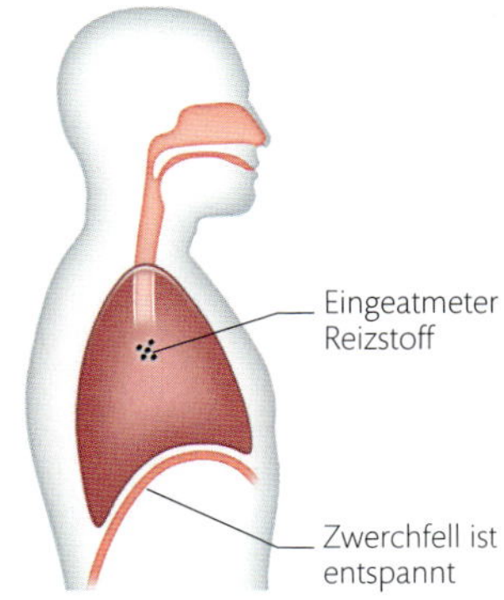

1. Reizung
Eingeatmete Partikel reizen die empfindlichen Nervenendigungen; sie signalisieren das Eindringen dem Gehirn.

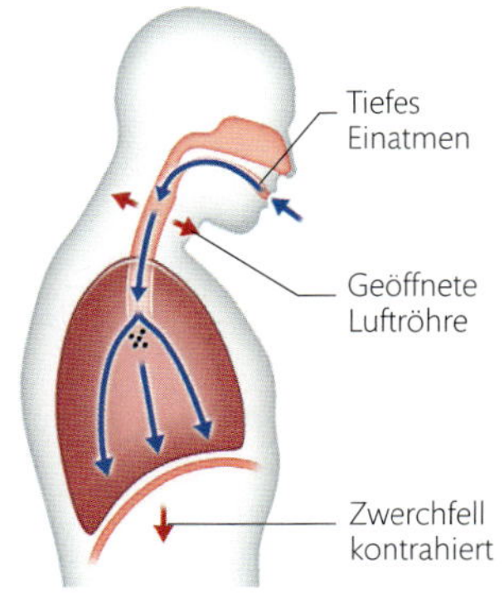

2. Inhalation
Das Gehirn signalisiert den Atemmuskeln zu kontrahieren, es folgt eine plötzliche, tiefe Inhalation (0,25 l).

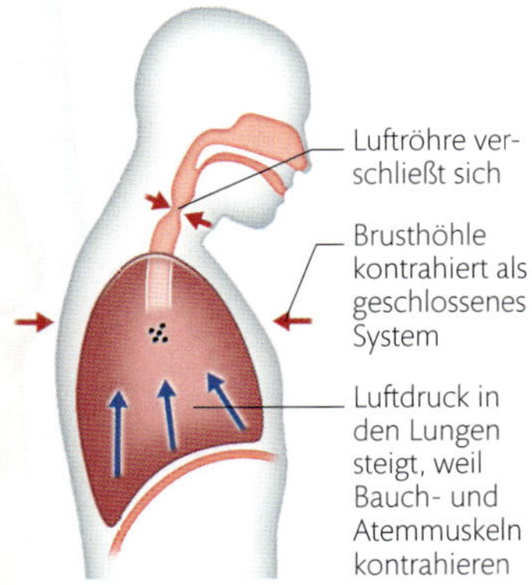

3. Komprimierung
Kehldeckel und Stimmbänder verschließen die Trachea, Bauchmuskeln kontrahieren, der Druck in den Lungen steigt.

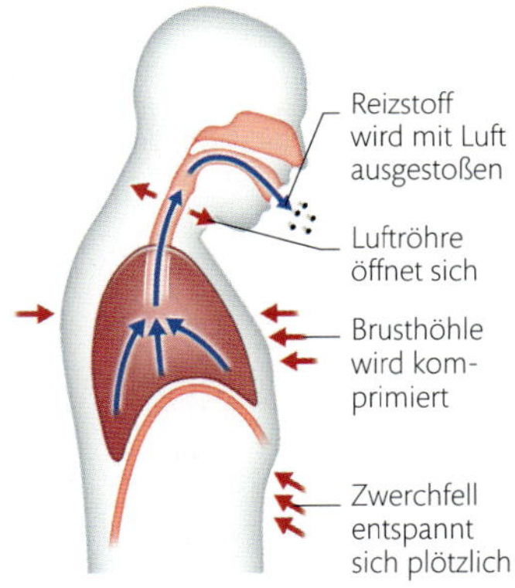

4. Ausstoß
Kehldeckel und Stimmbänder öffnen sich plötzlich, Luft und Reizstoff werden mit hoher Geschwindigkeit ausgestoßen.

STIMMERZEUGUNG

Das Sprechen ist ein komplexes Zusammenspiel aus Gehirn, Stimmbändern, weichem Gaumen, Zunge und Lippen. Beim Ausatmen lässt die Luft die Stimmbänder vibrieren und erzeugt so die Stimme. Muskeln im Kehlkopf ziehen die Stimmbänder zur Atmung auseinander und zur Stimmerzeugung zusammen und dehnen sie zur Erhöhung der Tonlage. Weicher Gaumen, Lippen und Zunge formen aus den Tönen Worte. Eine größere Lautstärke wird durch höheren Luftdruck erzielt. Die Nasennebenhöhlen dienen als Resonanzkörper (s. S. 346).

Die Stimmbänder vibrieren in verschiedenen Geschwindigkeiten, je nachdem, wie fest sie gespannt sind. Schnellere Vibrationen erzeugen höhere Töne. Die Stimmbänder eines Basssängers vibrieren rund 60-mal pro Sekunde, die einer Sopranistin bis zu 2000-mal.

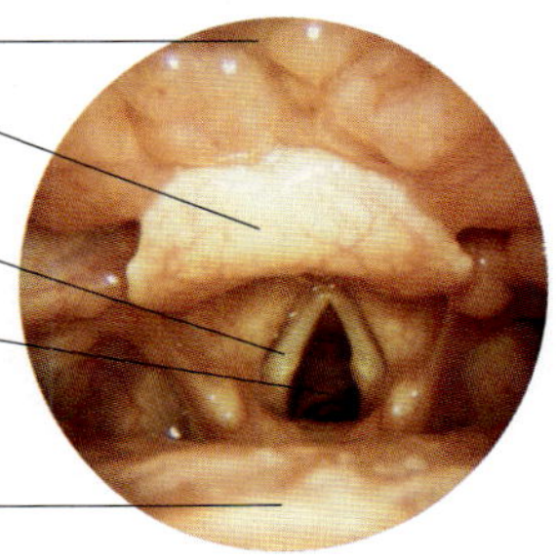

Atmen
Die Stimmbänder werden beim Atmen offen gehalten. Die Luft passiert ungehindert und verursacht keine Schwingungen, es entstehen keine Töne.

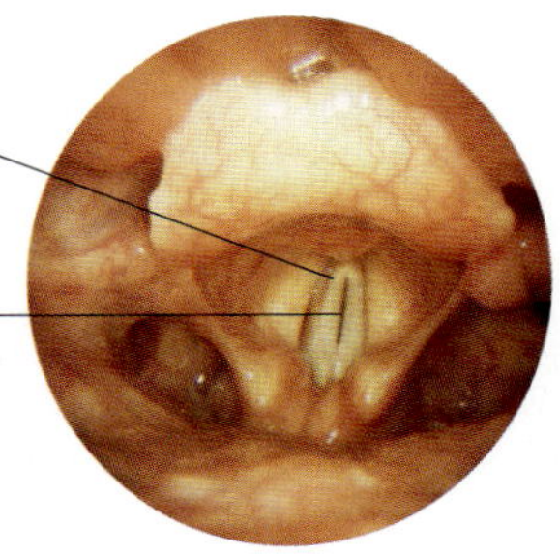

Sprechen
Beim Sprechen bewegen Kehlkopfmuskeln den Stellknorpel und bringen die Stimmbänder nebeneinander. Die Luft bringt die Stimmbänder zum Schwingen.

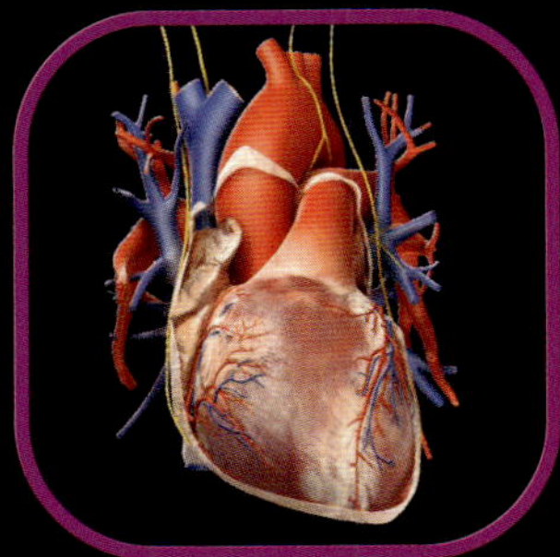

HERZ

Als Mittelpunkt des Blutkreislaufs pumpt das muskulöse Herz das gesamte Blut einmal pro Minute durch den ganzen Körper.

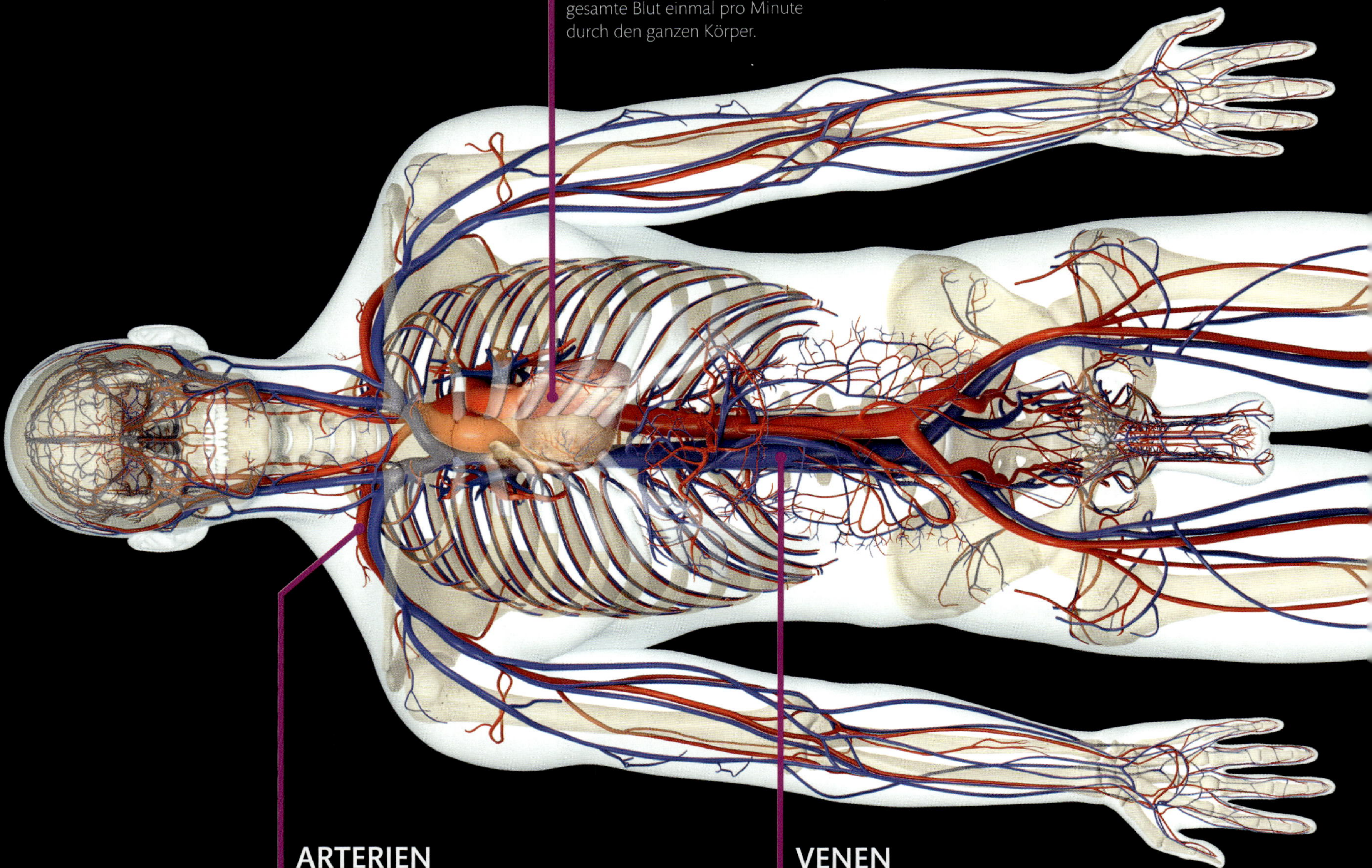

ARTERIEN

Vom Herzen wegführende Blutgefäße haben dicke, elastische Muskelwände, um dem Druck, der durch den Herzschlag entsteht, standzuhalten.

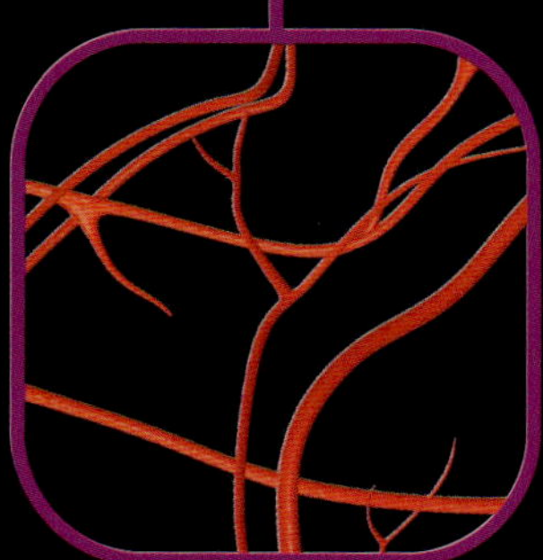

VENEN

Zum Herzen führende Blutgefäße haben dünnere, dehnbare Wände und Venenklappen (Ventile), die den Rückfluss verhindern.

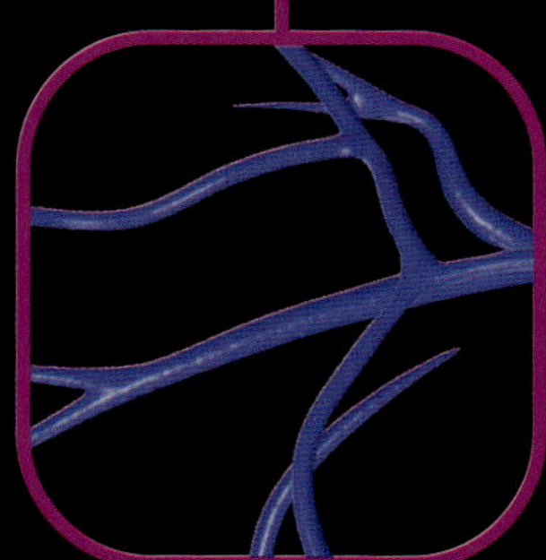

HERZ-KREISLAUF-SYSTEM

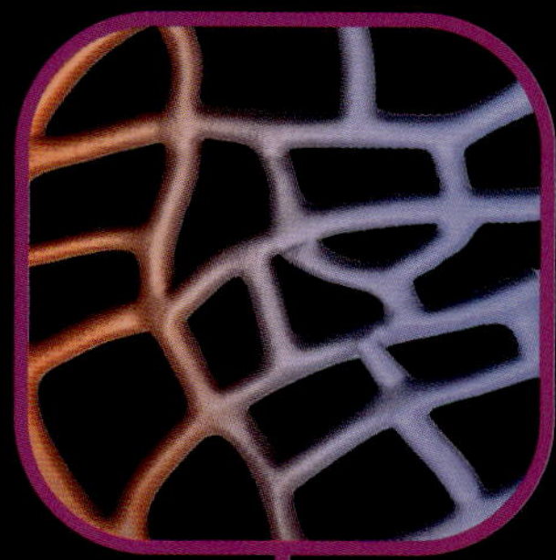

KAPILLAREN

Sauerstoff diffundiert aus diesen winzigen, dünnwandigen Gefäßen, um die Zellen zu versorgen, während Kohlendioxid hineindiffundiert.

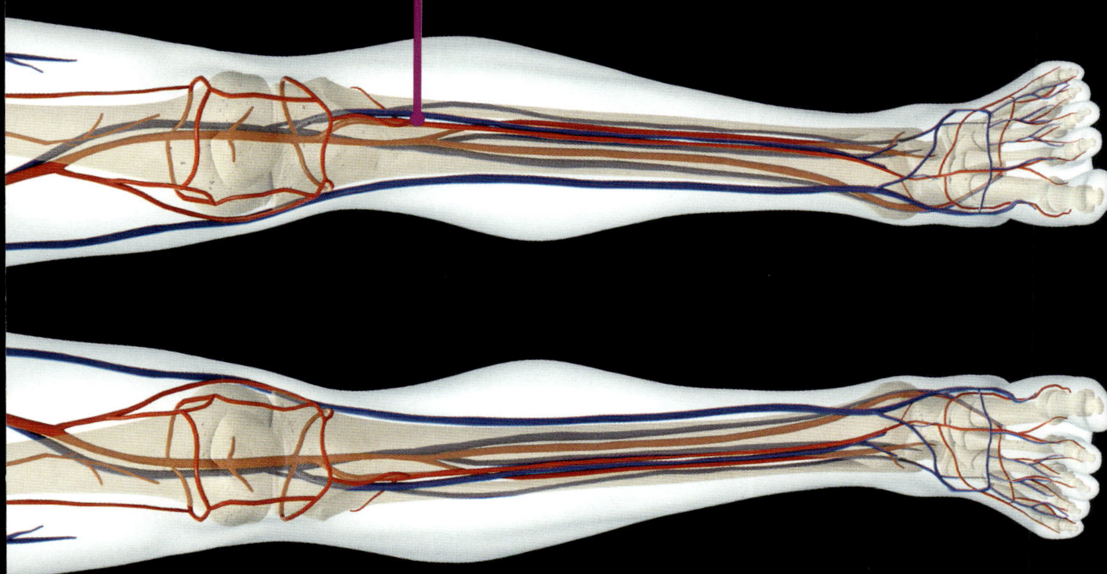

Das Herz ist wie eine Maschine, die das Leben spendende Blut durch den Körper pumpt. Das Blut leitet Sauerstoff, Nährstoffe und Immunzellen über arterielle Gefäße in jeden Körperteil und transportiert über die Venen die Abfallprodukte ab.

BLUT

Erwachsene haben im Schnitt fünf Liter Blut im Körper, das aus Blutplasma und spezialisierten Blutzellen besteht. Es versorgt die Zellen mit Nährstoffen und Sauerstoff und transportiert Hormone, Antikörper sowie Zellen zur Infektionsbekämpfung.

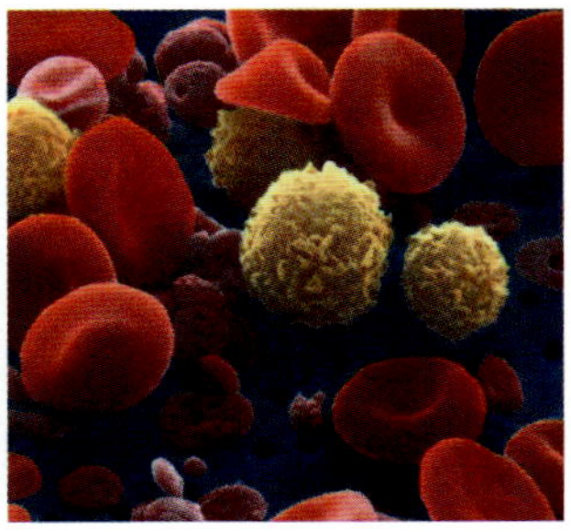

Im Blutstrom
Diese Vergrößerung zeigt die Blutzellen und -plättchen im Plasma.

TRANSPORTSYSTEM BLUT

Blut ist das Haupttransportsystem des Körpers. Das Herz pumpt die gesamten fünf Liter Blut einmal pro Minute durch den Körper eines ruhenden Erwachsenen. Bestandteile des Bluts nehmen aus dem Darm absorbierte Nährstoffe und Sauerstoff aus den Lungen auf und liefern sie den Körperzellen. Das Blut transportiert auch die Stoffwechselprodukte der Zellen, wie Harnstoff und Milchsäure, zu Leber und Nieren, wo sie gespalten oder ausgeschieden werden, sowie Kohlendioxid zur Lunge, wo es abgeatmet wird. Blut befördert auch die Hormone von den Drüsen, die sie produzieren, zu den Zellen, auf die sie wirken (s. S. 406). Zellen und weitere Substanzen, die zur Immunabwehr und Wundheilung benötigt werden, zirkulieren im Blutstrom und werden im Bedarfsfall aktiv.

Konstante Versorgung
Blut fließt zu jeder Zelle. Im ganzen Körper setzen die Zellen chemische Stoffe frei, die eine ausreichende Blutzufuhr zur Versorgung mit Nährstoffen und zum Abtransport ihrer Stoffwechselprodukte gewährleisten.

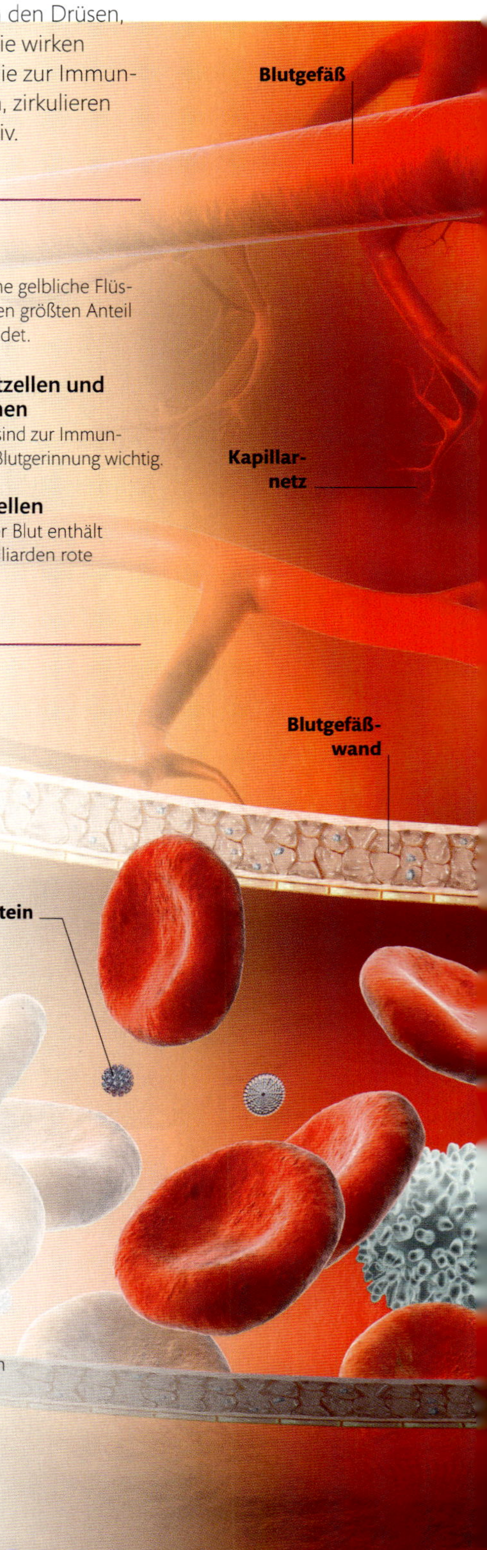

KOMPONENTEN DES BLUTS

Die flüssige Komponente des Bluts, das Plasma, besteht zu 92 Prozent aus Wasser. Der Rest sind Glukose, Mineralstoffe, Enzyme, Hormone und Stoffwechselprodukte wie Kohlendioxid, Harnstoff und Milchsäure. Einige dieser Substanzen, wie Kohlendioxid, sind im Plasma gelöst, andere, wie die Mineralstoffe Eisen und Kupfer, sind an spezielle Plasmatransportproteine gebunden. Antikörper gegen Infektionen befinden sich ebenfalls im Plasma.

Größtenteils Wasser
Die Festbestandteile des Bluts (Zellen) machen 46 Prozent aus, die in den 54 Prozent Plasmaanteil schwimmen.

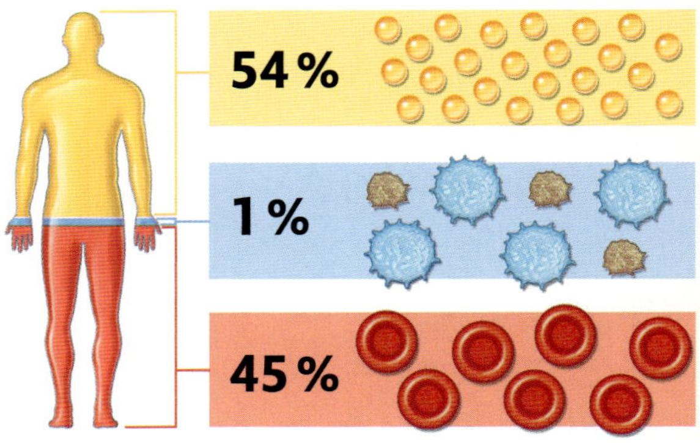

Plasma
Plasma ist eine gelbliche Flüssigkeit, die den größten Anteil des Blutes bildet.

Weiße Blutzellen und Blutplättchen
Diese Zellen sind zur Immunabwehr und Blutgerinnung wichtig.

Rote Blutzellen
Jeder Milliliter Blut enthält rund fünf Milliarden rote Blutzellen.

BLUTGERINNUNG

Ist ein Blutgefäß beschädigt, lagern sich zum ersten Verschluss Thrombozyten (Blutplättchen) an die offene Stelle an und setzen Stoffe frei, die den Gerinnungsvorgang aktivieren. Fibrinfasern bilden ein Maschenwerk, das zusammen mit darin eingeschlossenen Blutplättchen und roten Blutkörperchen zu einem stabilen Pfropf wird.

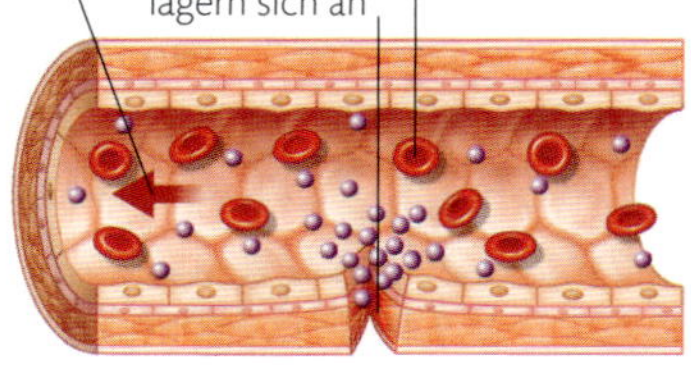

Wundschluss
Blutplättchen lagern sich an Kollagenfasern der beschädigten Gefäßwand an und bilden einen ersten Wundschluss.

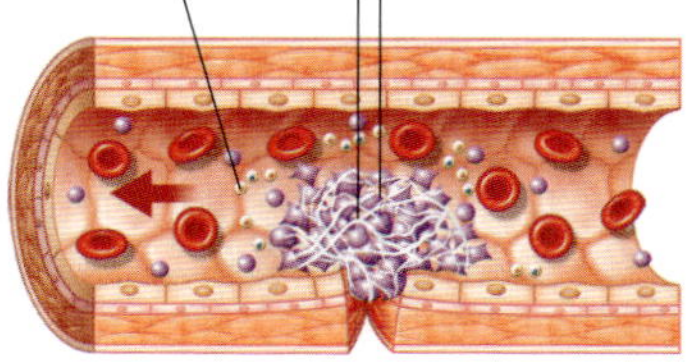

Blutpfropf
Chemische Stoffe lösen die Fibrinbildung aus. Blutplättchen und rote Blutzellen verkleben miteinander.

PRODUKTION VON BLUTZELLEN

Rote und weiße Blutzellen werden ebenso wie die Blutplättchen im Knochenmark hergestellt und gelangen von dort in den Blutkreislauf. Die weißen Immunzellen können auch in das Lymphsystem einwandern (s. S. 366–371). Die kernlosen roten Blutzellen bleiben im Blutstrom und leben durchschnittlich 120 Tage.

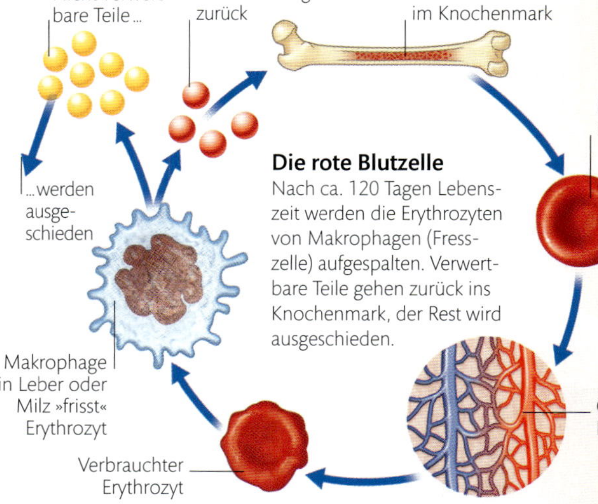

Die rote Blutzelle
Nach ca. 120 Tagen Lebenszeit werden die Erythrozyten von Makrophagen (Fresszelle) aufgespalten. Verwertbare Teile gehen zurück ins Knochenmark, der Rest wird ausgeschieden.

BLUTGRUPPEN

Blutgruppen sind erblich. Sie werden durch Proteine, die Antigene an der Oberfläche der roten Blutzellen, festgelegt. Die wichtigsten Antigene nennt man A und B. Auf den Zellen können sich A-Antigene (Blutgruppe A), B-Antigene (Gruppe B), beide (AB) oder keine (0) befinden. Antigene sind wichtig für das Immunsystem. Das Immunsystem ignoriert die eigenen Antigene, bildet aber Antikörper, um fremde Zellen zu erkennen und zu zerstören, die andere Antigene haben. Bei Blutgruppe A haben die Zellen A-Antigene, die das Immunsystem ignoriert, produziert aber Antikörper gegen das B-Antigen und zerstört sie.

Antigene
Es gibt 30 Antigene, die die Erythrozyten tragen können. Die hier gezeigten A-, B- und 0-Antigene sind die bekanntesten.

	GRUPPE A	GRUPPE B	GRUPPE AB	GRUPPE 0
BLUT-GRUPPE				
ANTIGENE	A-Antigen	B-Antigen	A- und B-Antigene	Keine
ANTIKÖRPER	Anti-B	Anti-A	Keine	Anti-A und Anti-B

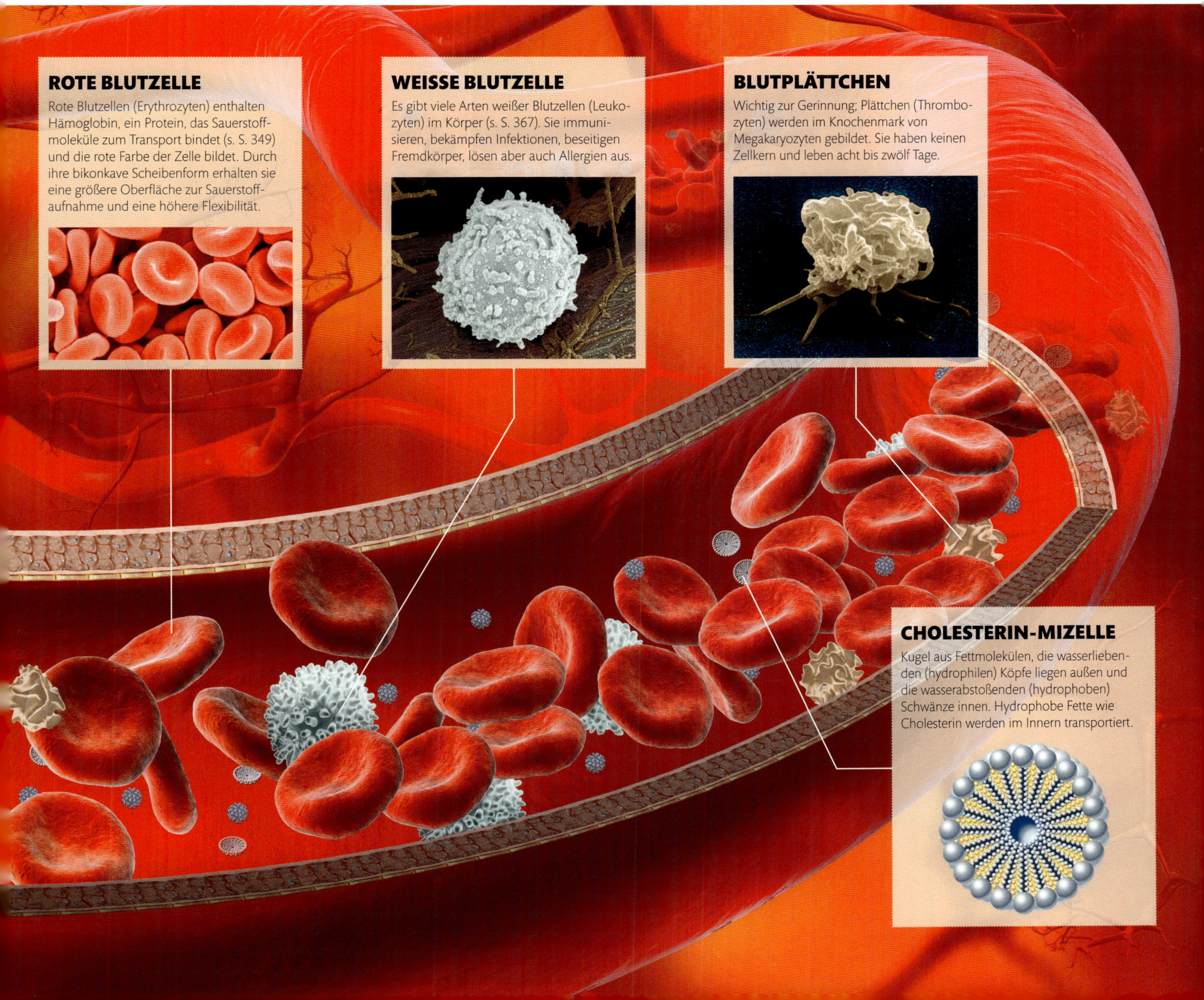

ROTE BLUTZELLE

Rote Blutzellen (Erythrozyten) enthalten Hämoglobin, ein Protein, das Sauerstoffmoleküle zum Transport bindet (s. S. 349) und die rote Farbe der Zelle bildet. Durch ihre bikonkave Scheibenform erhalten sie eine größere Oberfläche zur Sauerstoffaufnahme und eine höhere Flexibilität.

WEISSE BLUTZELLE

Es gibt viele Arten weißer Blutzellen (Leukozyten) im Körper (s. S. 367). Sie immunisieren, bekämpfen Infektionen, beseitigen Fremdkörper, lösen aber auch Allergien aus.

BLUTPLÄTTCHEN

Wichtig zur Gerinnung; Plättchen (Thrombozyten) werden im Knochenmark von Megakaryozyten gebildet. Sie haben keinen Zellkern und leben acht bis zwölf Tage.

CHOLESTERIN-MIZELLE

Kugel aus Fettmolekülen, die wasserliebenden (hydrophilen) Köpfe liegen außen und die wasserabstoßenden (hydrophoben) Schwänze innen. Hydrophobe Fette wie Cholesterin werden im Innern transportiert.

HERZZYKLUS

Das Herz ist eine muskulöse Doppelpumpe. Seine rechte Seite erhält sauerstoffarmes Blut aus dem Körper und pumpt es in die Lungen, wo es mit Sauerstoff angereichert wird. Die linke Seite erhält sauerstoffreiches Blut aus den Lungen und pumpt es durch den Körper.

HERZTÄTIGKEIT

Das Herz besteht praktisch aus zwei Pumpen – eine für sauerstoffreiches Blut (links) und eine für sauerstoffarmes (rechts). In Ruhe schlägt es durchschnittlich 100 000 Mal täglich. Jeder Herzschlag besteht aus einer Kontraktionsphase (Systole) und einer Entspannungsphase (Diastole) der Vorhöfe und Herzkammern. Während eines Herzschlags wird Blut mithilfe eines Ventilsystems von den Vorhöfen (Atrien) in die Herzkammern (Ventrikel) gepumpt und von dort in Aorta und Lungenarterie getrieben. Dieser Herzzyklus besteht aus fünf Phasen (s. gegenüberliegende Seite).

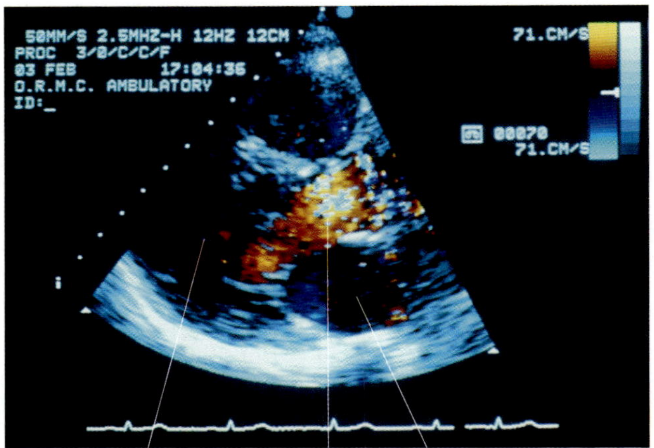

Herzecho
Eine Echokardiografie ist eine Ultraschalluntersuchung des Herzens. Dabei entstehen Echtzeit-Aufnahmen der Herztätigkeit. Mit ihrer Hilfe lassen sich Abnormitäten der Herzklappen oder der Pumpfähigkeit des Herzens feststellen.

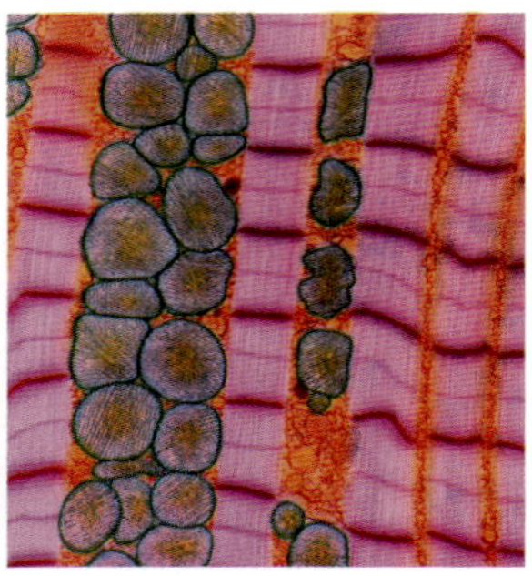

HERZMUSKEL

Der Herzmuskel (Myokard) unterscheidet sich von anderen Muskelarten durch Aussehen und Eigenschaften. Abgesehen von ihren Verzweigungen ähneln die Herzmuskelfasern optisch denen der Skelettmuskeln, sie haben jedoch andere Eigenschaften. Die Verbindungen zwischen den Myokardzellen sind stark durchlässig, damit sich elektrische Impulse schnell zwischen den Zellen fortpflanzen können, um so eine gleichzeitige Kontraktion aller Zellen eines Bereichs zu ermöglichen. Myokardzellen haben eine hohe Anzahl energieproduzierender Mitochondrien und ermüden deshalb im Gegensatz zu den Skelettmuskelzellen nicht.

Muskel im Detail
Die EM-Falschfarbenaufnahme zeigt Muskelfibrillen (pink) und zahlreiche Mitochondrien.

HERZKLAPPEN

Vier Herzklappen, zwei am Ende der Vorhöfe und zwei am Ende der Ventrikel, verhindern den Rückfluss des Blutes in Vorhöfe und Ventrikel. Sie öffnen und schließen sich passiv, je nach dem Druck des Blutes um sie herum. Ist der Druck hinter den Klappen höher als vor ihnen, öffnen sie sich, ist der Druck vor den Klappen höher, schließen sie sich – das Schließen der Klappen verursacht das vertraute Geräusch des Herzschlags. Mitral- und Trikuspidalklappe, jeweils zwischen Atrium und Ventrikel gelegen, haben spezielle Befestigungen, die Papillarmuskeln und Sehnenfäden (Chordae tendineae). Diese verhindern bei steigendem Druck ein Umklappen der Segel nach hinten in die Vorhöfe.

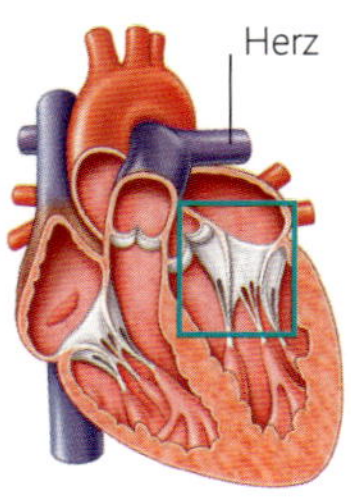

OFFENE KLAPPE

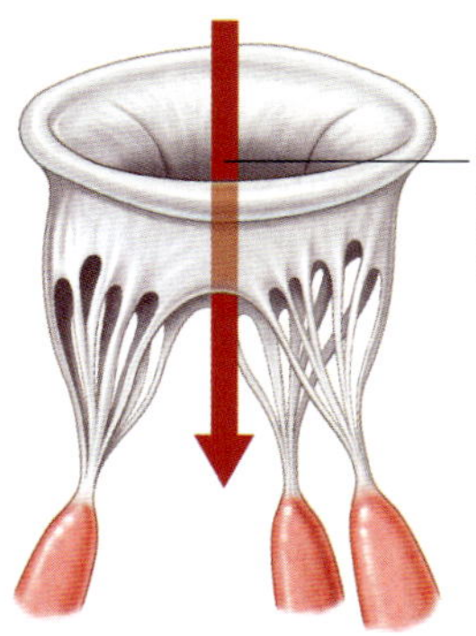

GESCHLOSSENE KLAPPE

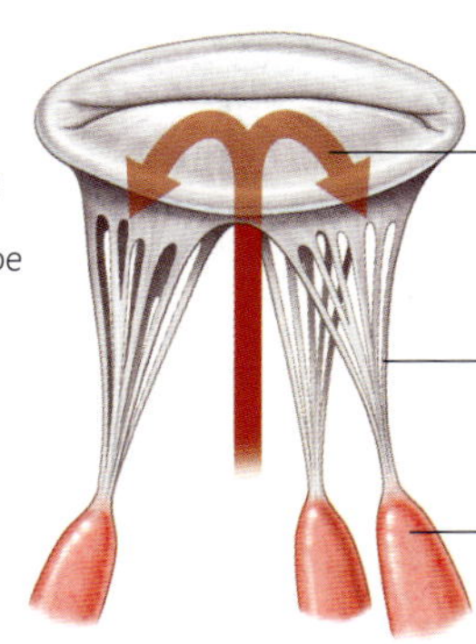

Fest geschlossen
Die Papillarmuskeln kontrahieren zusammen mit dem Ventrikel und spannen die an den Segelklappen befestigten Sehnenfäden, um die Klappe zu verschließen.

Herzzyklus
Die Kontraktion des Herzmuskels wird durch Impulse des Erregungsleitungssystems gesteuert (s. S. 360). Unter normalen Umständen folgen diese Impulse einem strikten Muster, das die Abfolge der Kontraktionen von Vorhöfen und Herzkammern steuert. Dennoch ist das Herz in der Lage, durch Änderung von Frequenz und Schlagvolumen schnell auf die Anforderungen des Körpers zu reagieren.

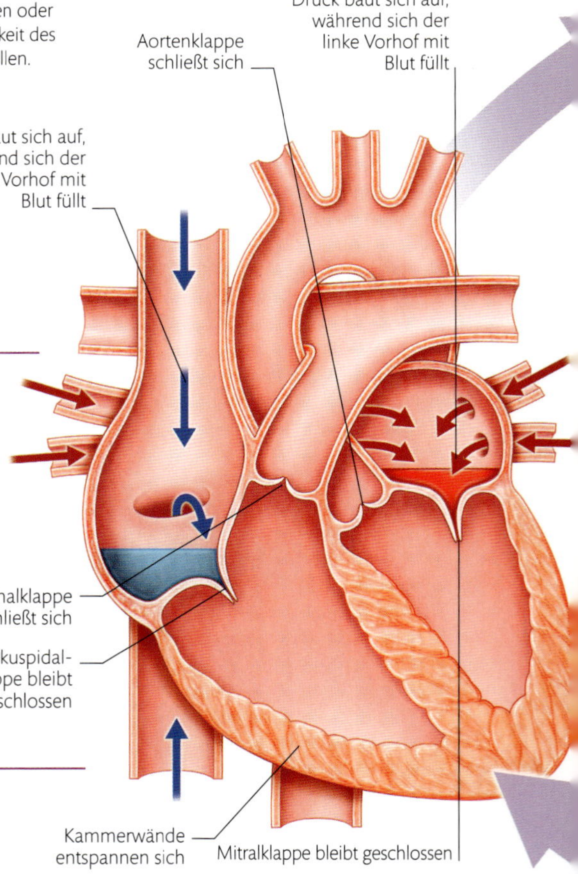

5 **ENTSPANNUNGSPHASE** Die Entspannungsphase ist die Frühphase der Diastole. Die Ventrikel beginnen sich zu entspannen, der Druck in ihnen fällt unter den der Aorta und der Pulmonalarterie, und deshalb schließen sich sowohl die Aorten- als auch die Pulmonalklappe. Der Druck ist jedoch immer noch so hoch, dass sich Mitral- und Trikuspidalklappe nicht öffnen.

Klappen und Druck
Der Ventrikeldruck sinkt, Pulmonal- und Aortenklappe schließen sich. Er ist jedoch noch nicht so niedrig, dass sich Mitral- und Trikuspidalklappe öffnen.

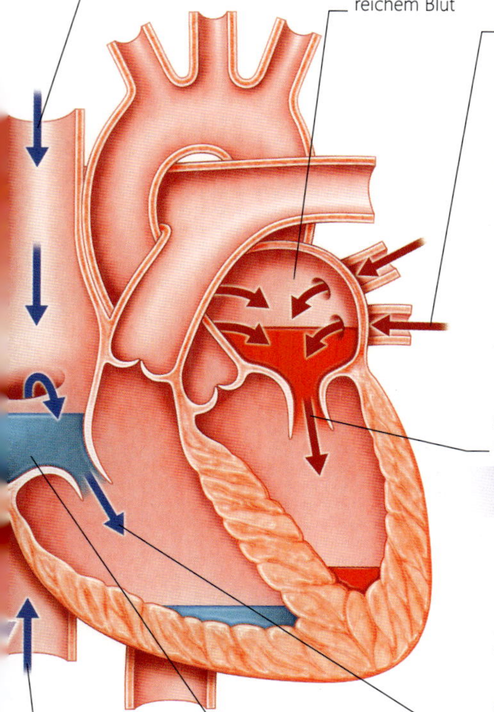

1 DIASTOLE

In diesem Stadium sind die Kammerwände entspannt. In der frühen Diastole öffnen sich Mitral- und Trikuspidalklappe. Das Blut, das sich während der Systole in den Vorhöfen gesammelt hat, fließt schnell in die Ventrikel. Weiteres Blut aus den Gefäßen fließt über die Vorhöfe nach. Am Ende dieser Phase sind die Ventrikel zu ca. 75 Prozent gefüllt.

Klappen und Druck

Durch den hohen Druck in der Arterie öffnen sich Mitral- und Trikuspidalklappe. Wegen des niedrigen Kammerdrucks bleiben Aorten- und Pulmonalklappe geschlossen.

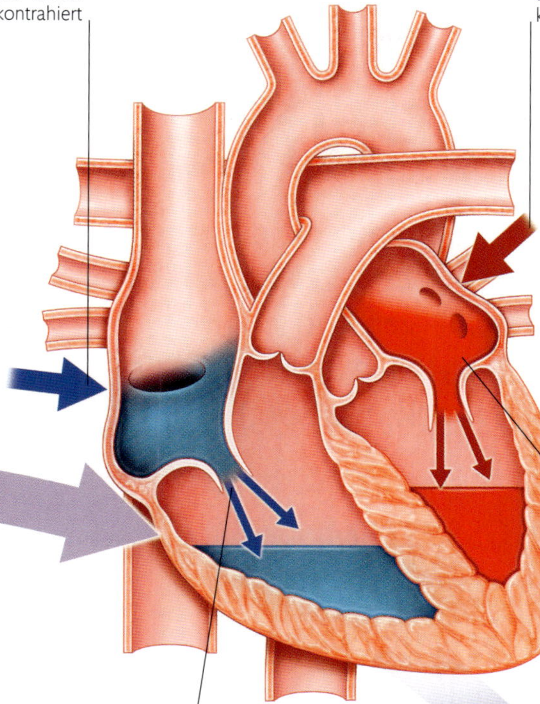

2 VORHOFSYSTOLE

Rechter und linker Vorhof kontrahieren gleichzeitig und treiben das verbleibende Blut durch Mitral- und Trikuspidalklappe in die immer noch entspannten Ventrikel. Nach der Vorhofsystole sind die Ventrikel vollständig gefüllt, die Kontraktion der Vorhöfe bewirkte jedoch nur die Füllung um die fehlenden 25 Prozent.

Klappen und Druck

Der jetzt noch höhere Druck in den kontrahierenden Vorhöfen hält Mitral- und Trikuspidalklappe offen. Aorten- und Pulmonalklappe bleiben geschlossen.

Das **Herz** eines **Erwachsenen** pumpt **täglich** durchschnittlich **7200 Liter Blut** durch den Körper.

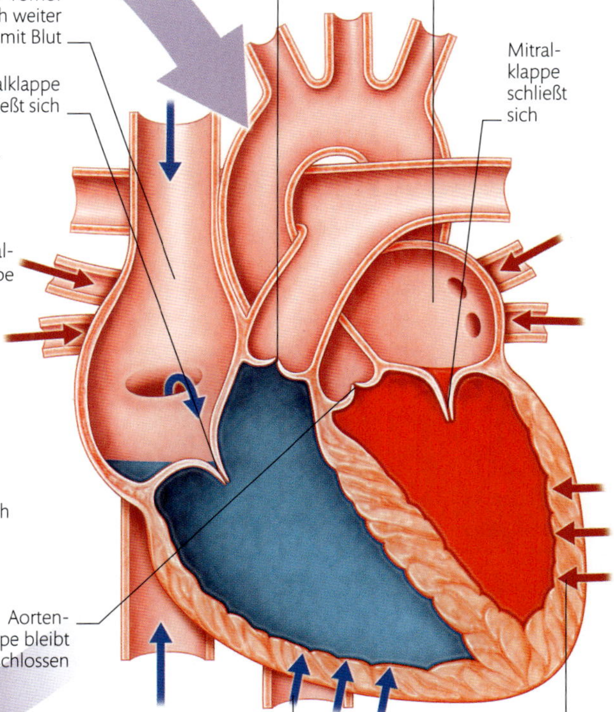

3 ANSPANNUNGSPHASE

Während der frühen Diastole beginnen die Ventrikel zu kontrahieren. Dadurch erhöht sich der Druck in ihnen. Durch den erhöhten Druck schließen sich Mitral- und Trikuspidalklappe, Aorten- und Trikuspidalklappe bleiben jedoch noch geschlossen, und deshalb kontrahieren die Ventrikel in dieser Phase als geschlossenes System.

Klappen und Druck

Durch den erhöhten Druck in den Ventrikeln schließen sich Mitral- und Trikuspidalklappe, der Druck ist jedoch noch nicht hoch genug, um Aorten- und Pulmonalklappe zu öffnen.

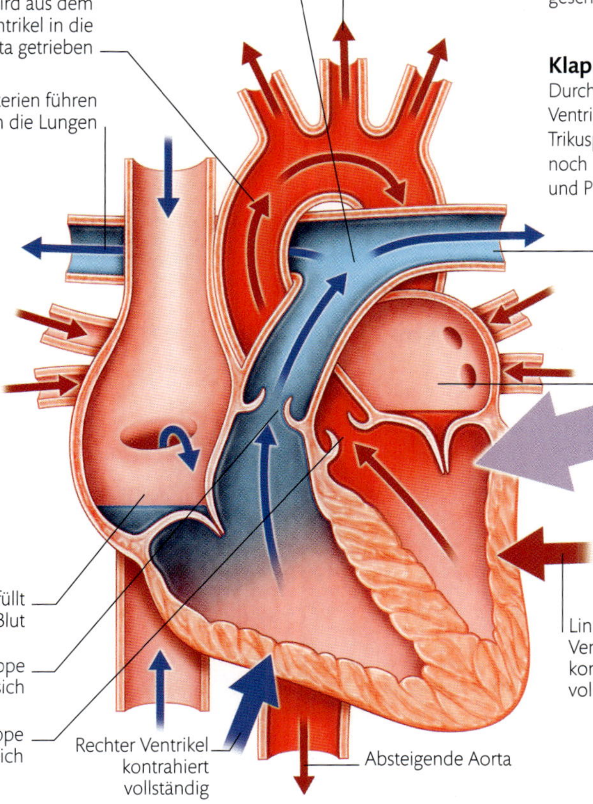

4 AUSTREIBUNG

Schließlich ist der Druck des Blutes in den Ventrikeln durch die Kontraktion der Kammerwände größer als in Aorta und Pulmonalarterien. Dadurch werden Aorten- und Pulmonalklappe aufgedrückt, und das Blut wird kräftig aus den Ventrikeln ausgetrieben. Die Papillarmuskeln verhindern, dass sich Mitral- und Trikuspidalklappe öffnen.

Klappen und Druck

Aorten- und Pulmonalklappe werden durch den hohen Druck der kontrahierenden Ventrikel aufgedrückt. Mitral- und Trikuspidalklappe bleiben geschlossen.

WISSENSCHAFT

KUNSTHERZ

Viele Menschen sterben, während sie auf ihre Herztransplantation warten. Es gibt nicht genügend Spenderherzen. Kunstherzen wurden dafür entwickelt, den Wartenden eine Überlebenschance zu geben, bis ein geeignetes Spenderherz verfügbar ist. Vielleicht werden sie eines Tages Herztransplantationen ganz ersetzen können.

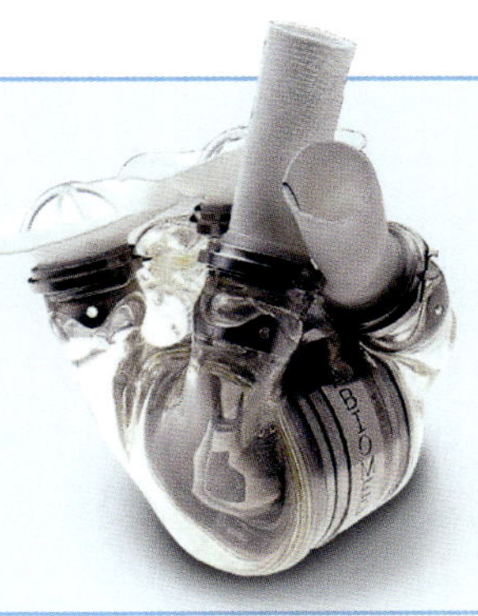

HERZSTEUERUNG

Das Herz schlägt rund 70-mal pro Minute. Die Herzfrequenz unterliegt aber während des Tages oft großen Schwankungen. Sie wird durch Nerven und zirkulierende Hormone so eingestellt, dass alle Zellen des Körpers zu jeder Zeit ausreichend mit Blut versorgt werden.

DAS ERREGUNGSLEITUNGSSYSTEM

Das herzeigene Erregungsleitungssystem besteht aus spezialisierten Zellen, die elektrische Impulse durch den Herzmuskel leiten, um Kontraktionen auszulösen. Die Erregung jedes Herzschlags beginnt im Sinusknoten im rechten Vorhof. Sie breitet sich schnell in den Vorhöfen aus und stimuliert deren Kontraktion (Vorhofsystole). Die Erregung geht nicht direkt auf die Ventrikel über, sie wird in den Atrioventrikularknoten (AV-Knoten) geleitet, damit die Kontraktion der Ventrikel erst beginnt, wenn die Vorhofsystole beendet ist. Vom AV-Knoten gelangt die Erregung in das His-Bündel, dann in die Purkinje-Fasern in den Ventrikelwänden, um die Kontraktion der Ventrikel zu stimulieren.

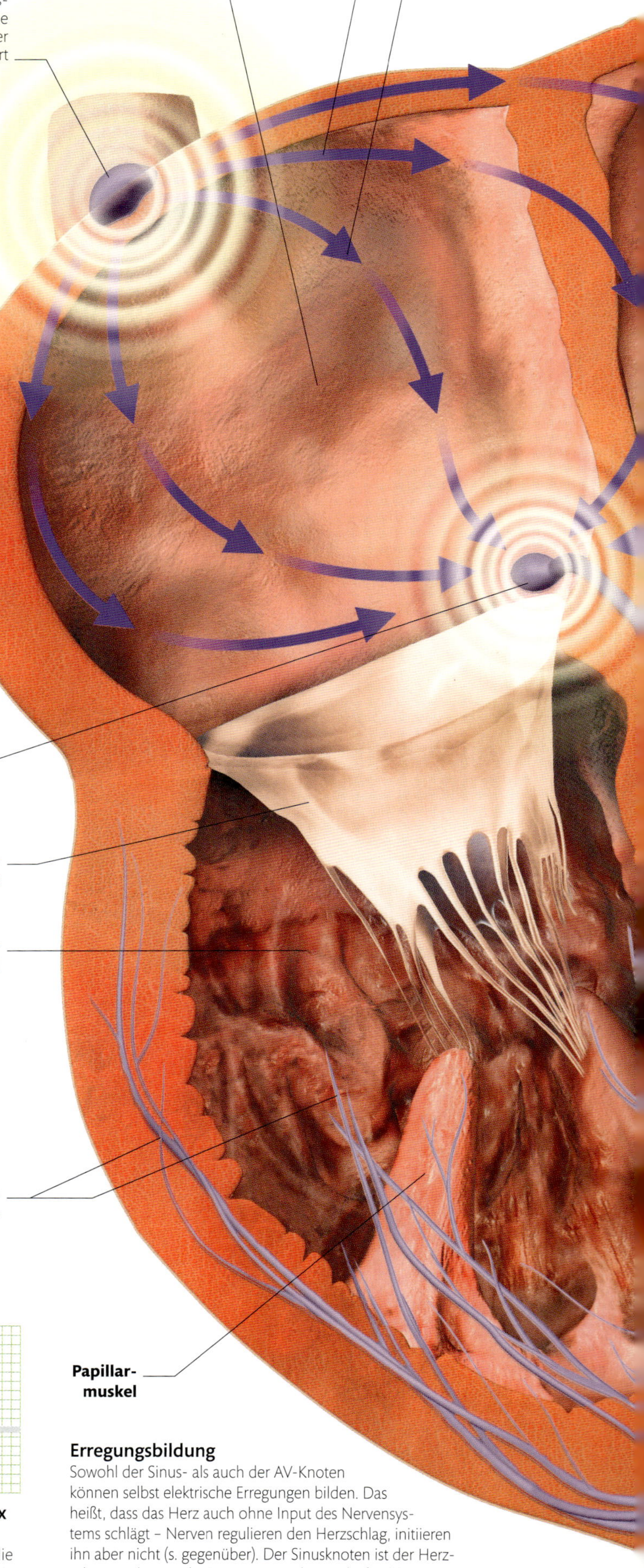

Erregungsbildung
Sowohl der Sinus- als auch der AV-Knoten können selbst elektrische Erregungen bilden. Das heißt, dass das Herz auch ohne Input des Nervensystems schlägt – Nerven regulieren den Herzschlag, initiieren ihn aber nicht (s. gegenüber). Der Sinusknoten ist der Herzschrittmacher. Ist die Erregung aus den Vorhöfen blockiert, kann der AV-Knoten selbstständig die Systole stimulieren.

ELEKTRISCHE AKTIVITÄT

Die elektrische Aktivität des Herzens kann mittels eines Elektrokardiogramms (EKG) aufgezeichnet werden. Elektroden werden an Brust und Gliedmaßen angebracht. Gemessen werden jeweils die Spannungen zwischen bestimmten Elektrodenpaaren. In einem typischen EKG produziert jeder regelmäßige Herzschlag drei unterschiedliche Wellen (P, QRS und T). Das EKG zeichnet Herzfrequenz und -rhythmus auf, Störungen der Erregungsleitung können anhand von Abweichungen von der typischen Kurve genau diagnostiziert werden.

Herzrhythmus
Jeder Herzschlag wird durch den Elektrizitätsfluss im Herzmuskel nach einem bestimmten Muster ausgelöst, der mittels EKG dargestellt werden kann. Jede Abweichung von der horizontalen Linie des EKGs bezeichnet die elektrische Tätigkeit bei bestimmten Aktionen des Herzens.

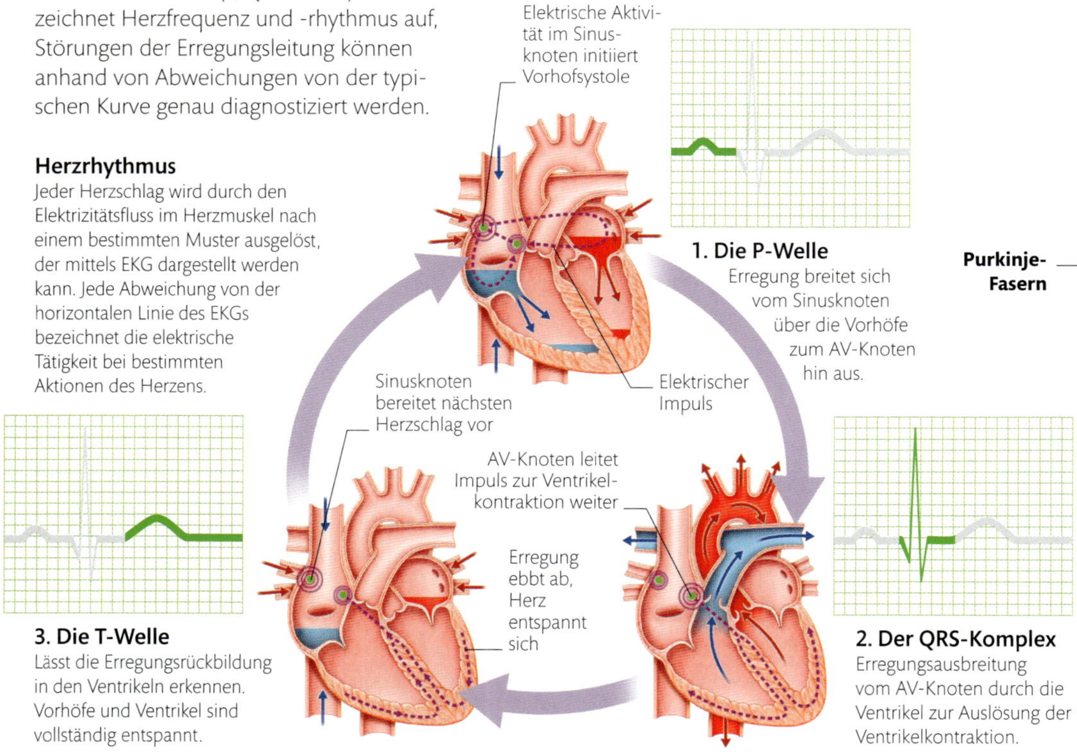

1. Die P-Welle
Erregung breitet sich vom Sinusknoten über die Vorhöfe zum AV-Knoten hin aus.

2. Der QRS-Komplex
Erregungsausbreitung vom AV-Knoten durch die Ventrikel zur Auslösung der Ventrikelkontraktion.

3. Die T-Welle
Lässt die Erregungsrückbildung in den Ventrikeln erkennen. Vorhöfe und Ventrikel sind vollständig entspannt.

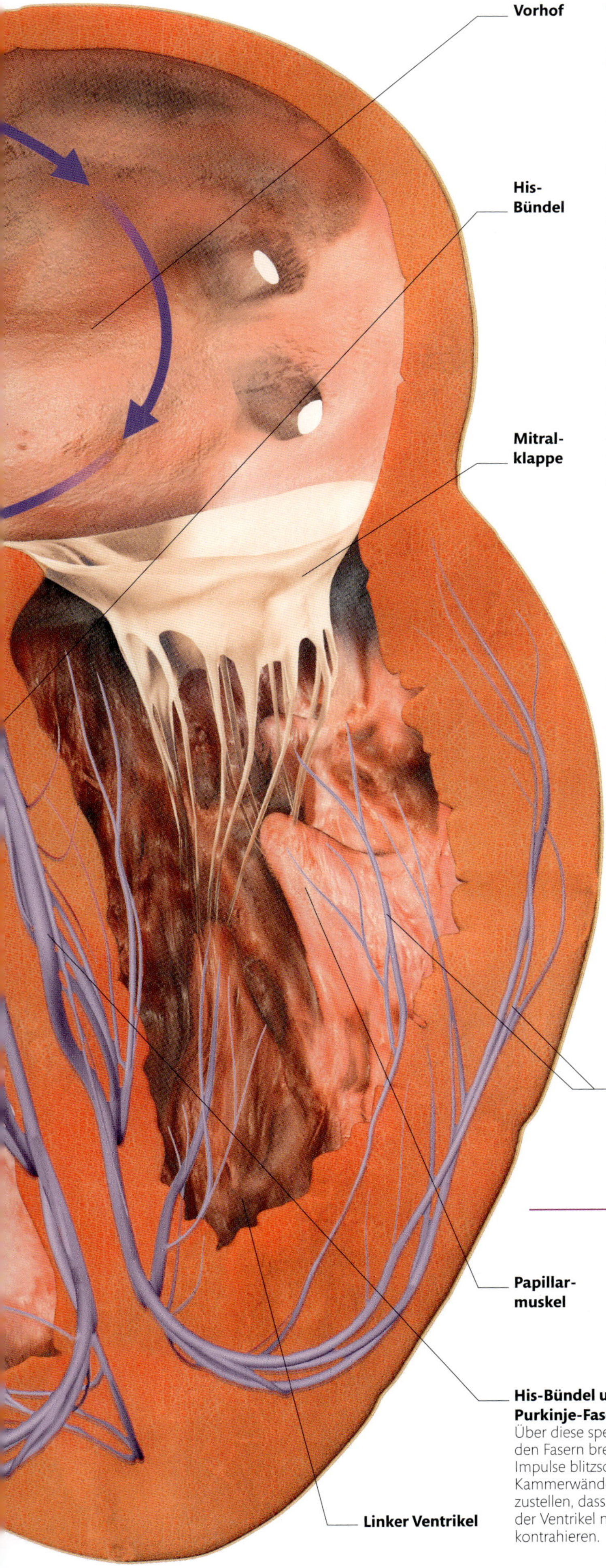

His-Bündel und Purkinje-Fasern
Über diese spezialisierten, leitenden Fasern breiten sich elektrische Impulse blitzschnell in den Kammerwänden aus, um sicherzustellen, dass alle Muskelzellen der Ventrikel nahezu gleichzeitig kontrahieren.

STEUERUNG DURCH NERVEN UND GEHIRN

Nerven des Sympathikus und Parasympathikus (s. S. 319) versorgen das Erregungsbildungssystem des Herzens selbst und sind auch im Myokard weit verzweigt. Sympathische Nerven setzen Noradrenalin frei, das sowohl Frequenz als auch Schlagkraft des Herzens erhöhen und dadurch das Blutvolumen, das pro Minute vom Herzen gepumpt wird, beträchtlich steigern kann. Die Vagusnerven des Parasympathikus setzen Acetylcholin frei, einen chemischen Stoff, der die Herzfrequenz und somit das Herz-Minuten-Volumen senkt. Diese gegensätzlichen Systeme ergänzen sich in der Steuerung des Herzmuskels, um sicherzustellen, dass ausreichend Blut umläuft, um den Anforderungen des Körpers gerecht zu werden.

Das Herz ist **selbsterregend** und **schlägt weiter,** auch wenn es von der nervlichen Versorgung völlig **abgetrennt** ist.

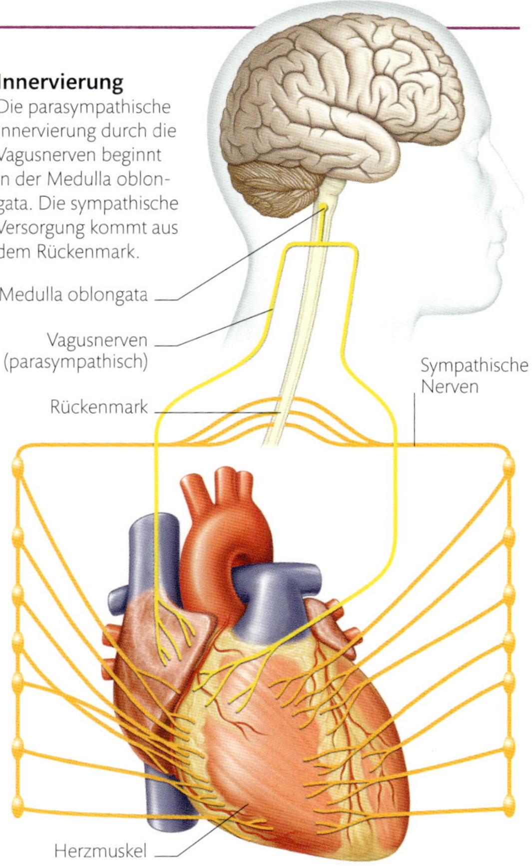

Innervierung
Die parasympathische Innervierung durch die Vagusnerven beginnt in der Medulla oblongata. Die sympathische Versorgung kommt aus dem Rückenmark.

BLUTVERSORGUNG

Die Zellen des Herzens benötigen eine konstante Versorgung mit Sauerstoff und Nährstoffen sowie den Abtransport ihrer Stoffwechselprodukte über das Blut. Eine Versorgung aller Zellen des dicken Myokards von den mit Blut gefüllten Herzkammern aus ist unmöglich. Deshalb hat das Herz eigene Blutgefäße: die Koronargefäße. Die Koronararterien, die das Herz versorgen, werden unter dem Druck der Herzkontraktion zusammengedrückt und können sich nur während der Diastole mit Blut füllen, wenn das Herz entspannt ist.

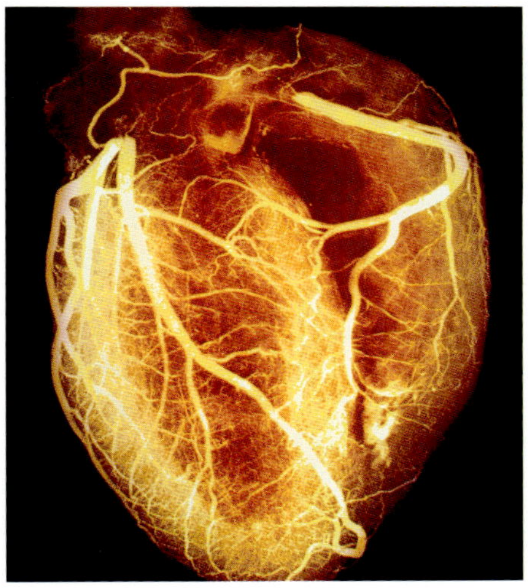

Blut für das Herz
Das Angiogramm zeigt die Koronararterien, die sich zur Versorgung des Herzens in ein Netzwerk aus kleineren Gefäßen verzweigen.

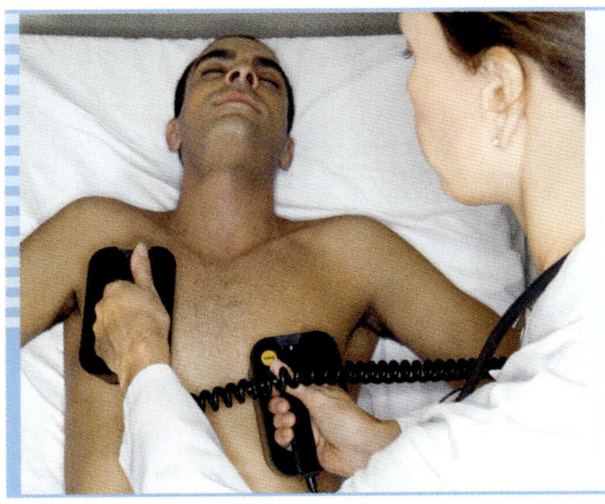

WISSENSCHAFT

DEFIBRILLATOR

Defibrillatoren können durch gezielte Stromstöße den normalen Herzrhythmus wiederherstellen. Sie werden eingesetzt, um Herzrhythmusstörungen wie Vorhofflimmern zu beenden. Die Stromstöße bewirken eine gleichzeitige Kontraktion aller Myokardzellen. Dadurch wird das lebensgefährliche Kammerflimmern unterbrochen, und die koordinierte Erregung kann wiederaufgenommen werden. Es gibt auch implantierbare Defibrillatoren für Patienten mit häufigen Rhythmusstörungen.

BLUTGEFÄSSE

Blutgefäße sind ein Verbundsystem aus verzweigten Schläuchen. Sie können sich erweitern oder zusammenziehen, um den Blutfluss zu steuern und so die »Feineinstellung« der Blutversorgung der Organe zu übernehmen. Sie sind auch wichtig zur Thermoregulation.

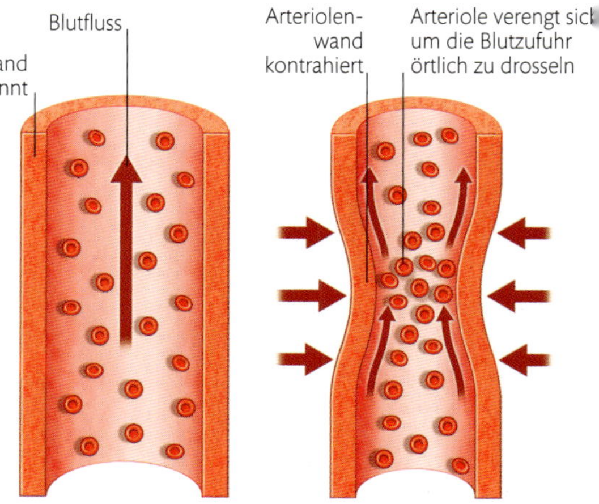

Arteriolen
Die Muskelwände der Arteriolen erlauben ihnen eine Änderung ihres Durchmessers, um die Blutzufuhr zu nahegelegenen Zellen deren Bedürfnissen anzupassen.

FUNKTIONEN DER BLUTGEFÄSSE

Die Blutgefäße unterscheiden sich in Aufbau, Größe und Funktion. Die größten Arterien führen Blut vom Herzen weg. Sie weiten sich, um sich mit Blut zu füllen, und treiben es vorwärts, indem sie sich wieder auf ihren normalen Durchmesser zusammenziehen. Die weniger muskulösen Venen führen das Blut mithilfe eines Ventilsystems wieder zum Herzen zurück. Kapillaren sind die kleinsten Gefäße und sorgen für den Gasaustausch zwischen Arterien und Venen (s. S. 348–349). Ihre Wände sind nur eine Zelle dick und erlauben eine einfache Diffusion der Gase. Der Durchmesser der kleinsten Gefäße liegt bei nur 7 µm, der der größten Arterie, der Aorta, bei 2,5 cm. Ihre Wände sind so dick, dass sie ihre eigene Blutversorgung brauchen.

ZWEI KREISLÄUFE

Der Blutkreislauf besteht aus zwei Hauptteilen: Lungen- und Körperkreislauf. Der Lungenkreislauf führt Blut aus der rechten Herzhälfte in die Lungen, wo es Kohlendioxid abgibt und Sauerstoff aufnimmt, und zurück in die linke Herzseite. Der Körperkreislauf bringt sauerstoffreiches Blut zu den Körperzellen und nimmt Kohlendioxid und weitere Stoffwechselprodukte auf und führt das sauerstoffarme Blut wieder in die rechte Herzhälfte.

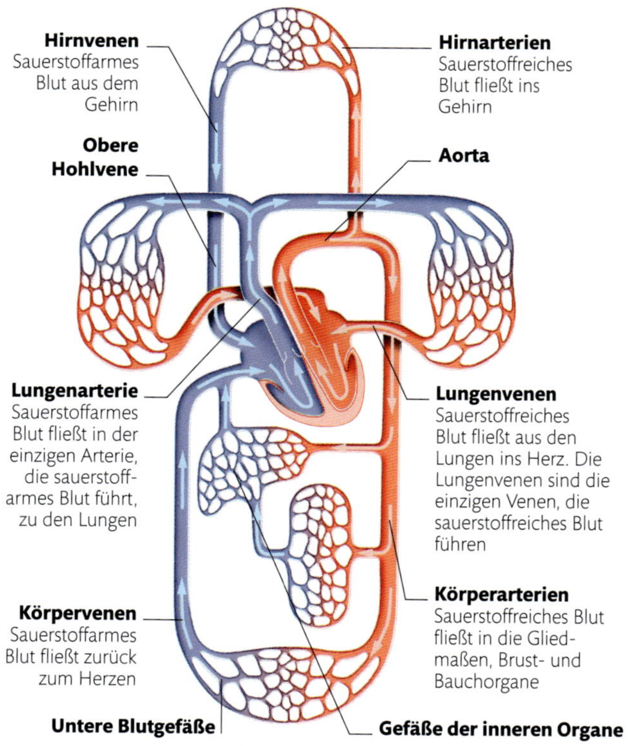

Versorgungssysteme
Lungen- und Körperkreislauf sorgen für den konstanten Bluttransport zu den Lungen und in den Körper. Ein drittes System – der Koronarkreislauf – versorgt das Herz selbst direkt mit Blut (s. S. 361).

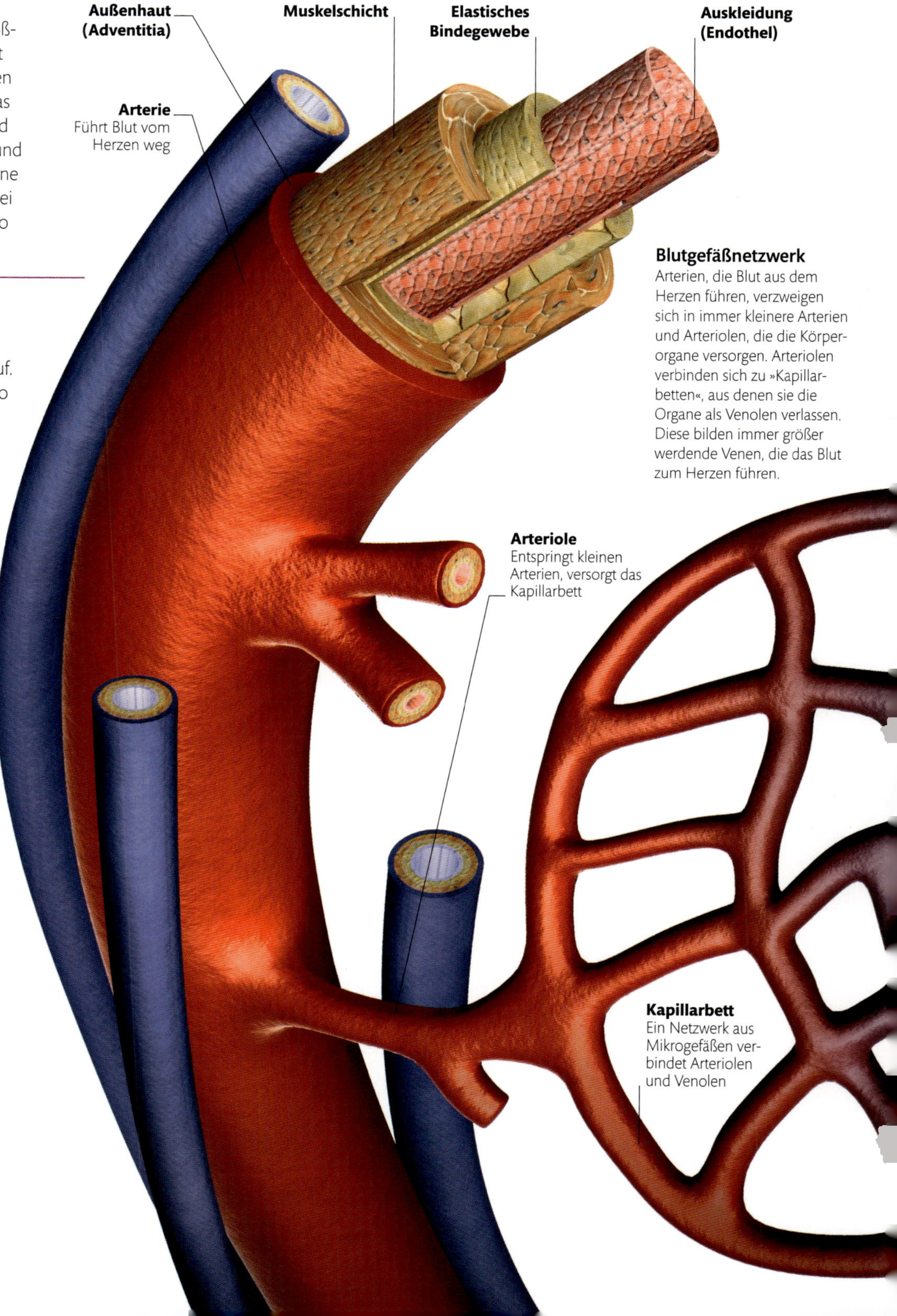

Blutgefäßnetzwerk
Arterien, die Blut aus dem Herzen führen, verzweigen sich in immer kleinere Arterien und Arteriolen, die die Körperorgane versorgen. Arteriolen verbinden sich zu »Kapillarbetten«, aus denen sie die Organe als Venolen verlassen. Diese bilden immer größer werdende Venen, die das Blut zum Herzen führen.

THERMOREGULATION

Wenn die Umgebungstemperatur steigt, signalisieren im Blut zirkulierende chemische Stoffe den Gefäßen der Haut, sich zu erweitern. Auf diese Weise wird mehr warmes Blut unter die Hautoberfläche gebracht, wo es Wärme an die Umgebungsluft abgeben kann. Bei sinkenden Temperaturen ziehen sich die Blutgefäße zusammen, um mehr warmes Blut im Körperinnern zu halten, wo sich die lebenswichtigen Organe befinden. Dieser Mechanismus hilft, die Körpertemperatur bei ca. 37°C konstant zu halten.

Thermografie
Ganz rechts zeigt ein Wärmebild eine heiße Hand, die rote Hitze abstrahlt, während warmes Blut durch ihre Gefäße fließt. Links daneben eine kalte Hand: Die Durchblutung ist vermindert, und weniger Wärme wird abgestrahlt.

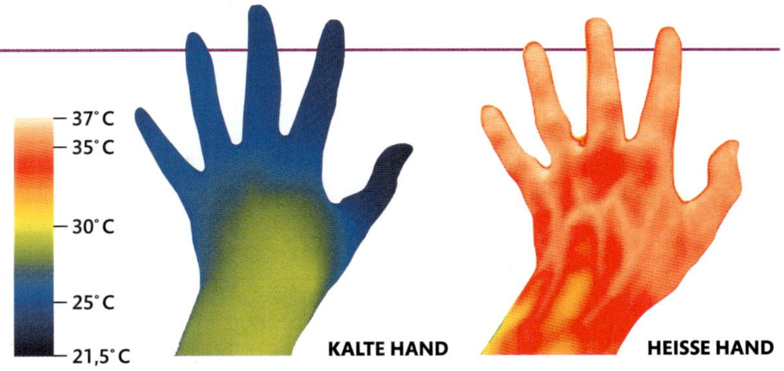

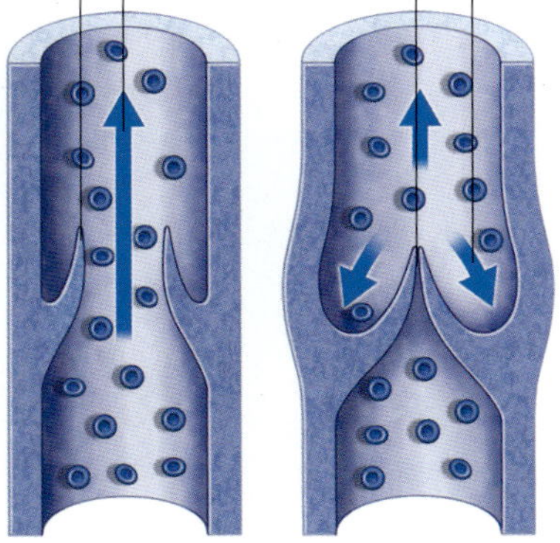

Venenklappen
Der Druck in den Venen erreicht nur 5–8 mmHg (Millimeter-Quecksilbersäule). Deshalb verhindern Venenklappen den Rückfluss des Blutes durch die Schwerkraft.

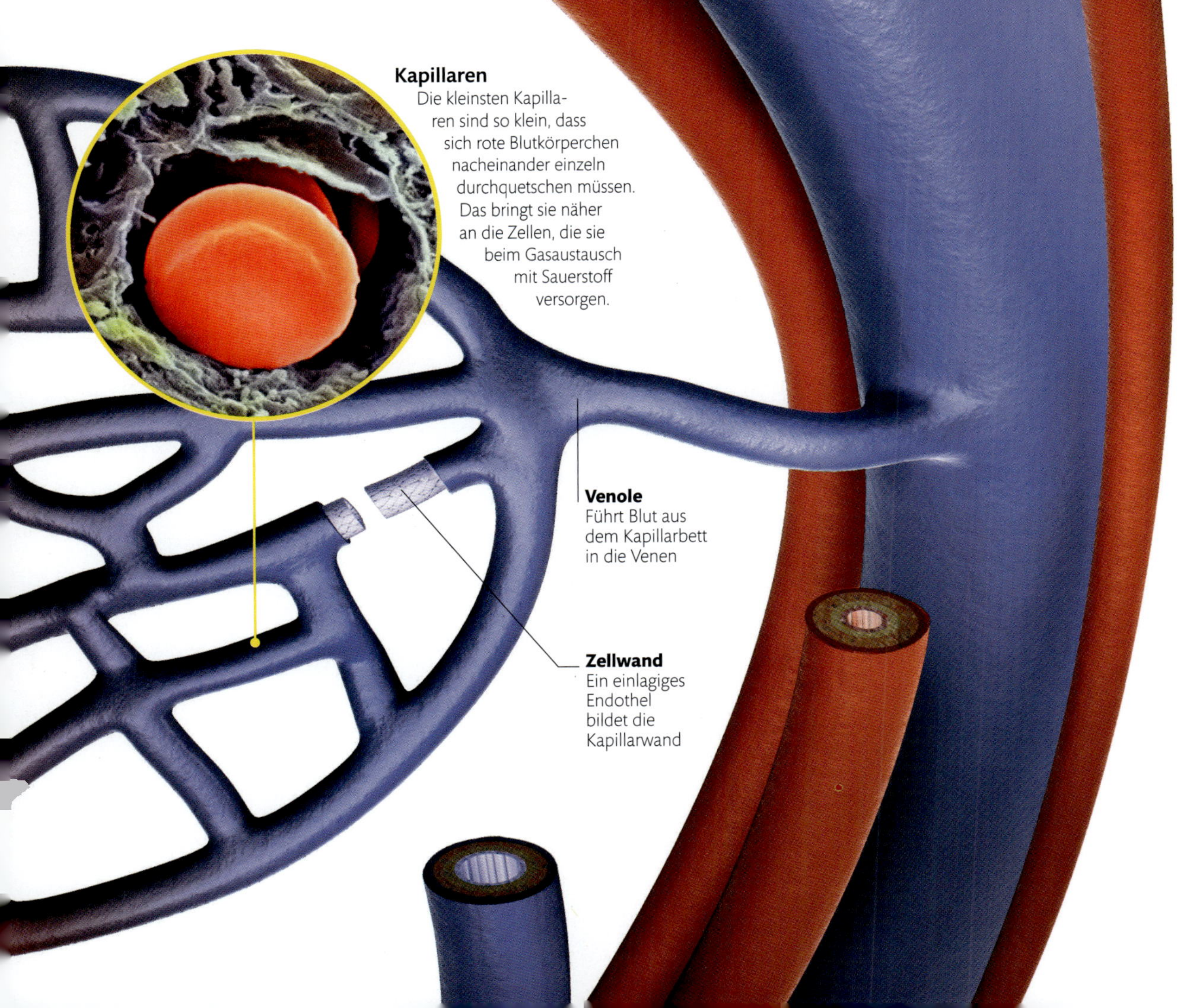

SKELETTMUSKELPUMPE

Der Druck in den Venen ist zu niedrig, um das Blut aktiv gegen die Schwerkraft zum Herzen zu pumpen. Deshalb verlassen sich die Venen auf den Druck der umliegenden Gewebe, um das Blut in Richtung Herz zu drücken. In Brust und Bauch übernehmen das Organe wie die Leber, in den Gliedmaßen wird durch die Kontraktion und Entspannung der Muskeln wirksam in Richtung Herz gepumpt.

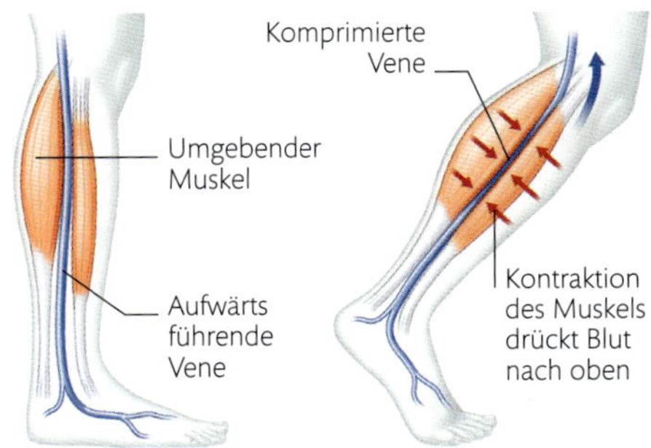

Pumpender Muskel
Kontrahiert der Muskel, wird das Blut nach oben gedrückt, entspannt sich der Muskel, verhindern die Venenklappen den Rückfluss des Blutes.

BLUTDRUCK

Der Blutdruck wird in Millimeter-Quecksilbersäule (mmHg) gemessen. Der höhere Wert ist der systolische Druck, der durch die Druckwelle der Systole in den Arterien entsteht. Entspannt sich das Herz während der Diastole, sinkt der Druck, geht aber durch den Tonus der Arterien niemals gegen null. Diesen Wert nennt man diastolischen Druck.

Spitzen und Täler
Ein Herzschlag, zwei Werte: systolisch (Spitze) und diastolisch (Tal).

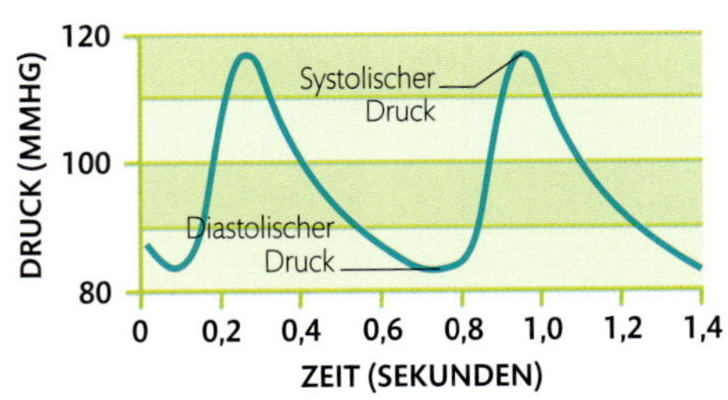

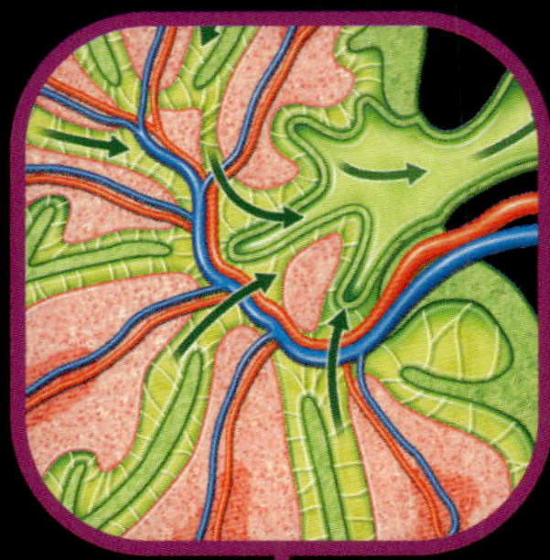

LYMPHKNOTEN

Lymphe fließt zur Filterung langsam durch die Lymphknoten, die Antikörper produzieren und bei Infektionen anschwellen.

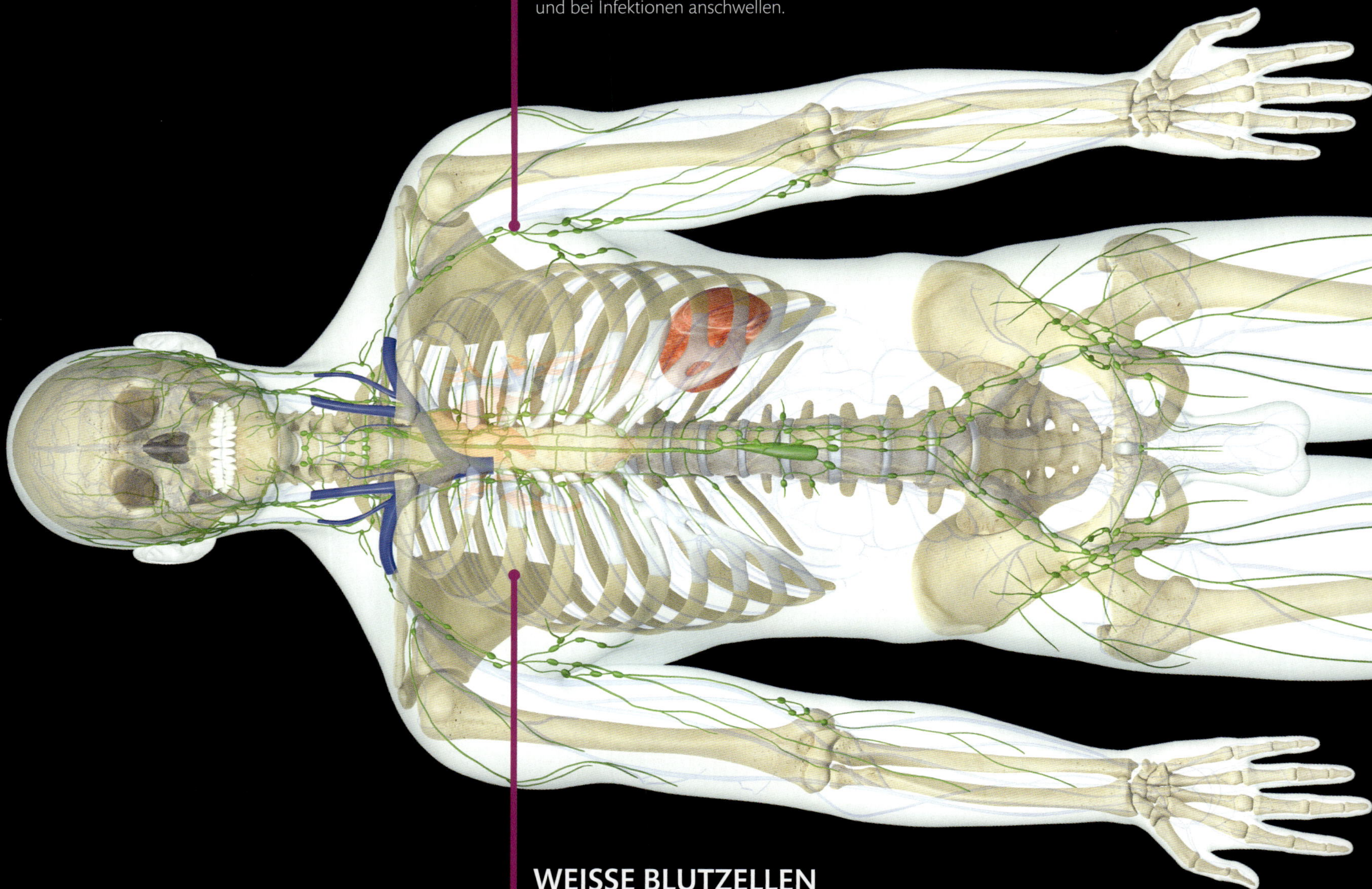

WEISSE BLUTZELLEN

Weiße Blutzellen werden im Knochenmark produziert. Lymphozyten, die wichtigsten Immunzellen, werden in Milz und Lymphknoten gespeichert.

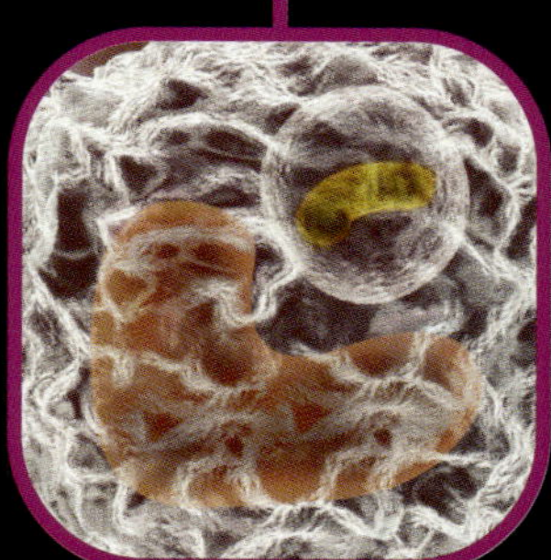

LYMPH- UND IMMUN-SYSTEM

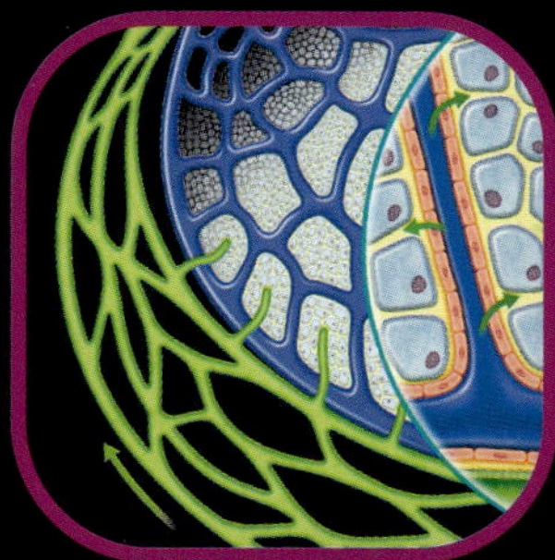

LYMPHGEFÄSS

Dünnwandige Lymphgefäße haben Klappen und arbeiten ähnlich wie Venen. Sie transportieren klare Lymphflüssigkeit durch den Körper.

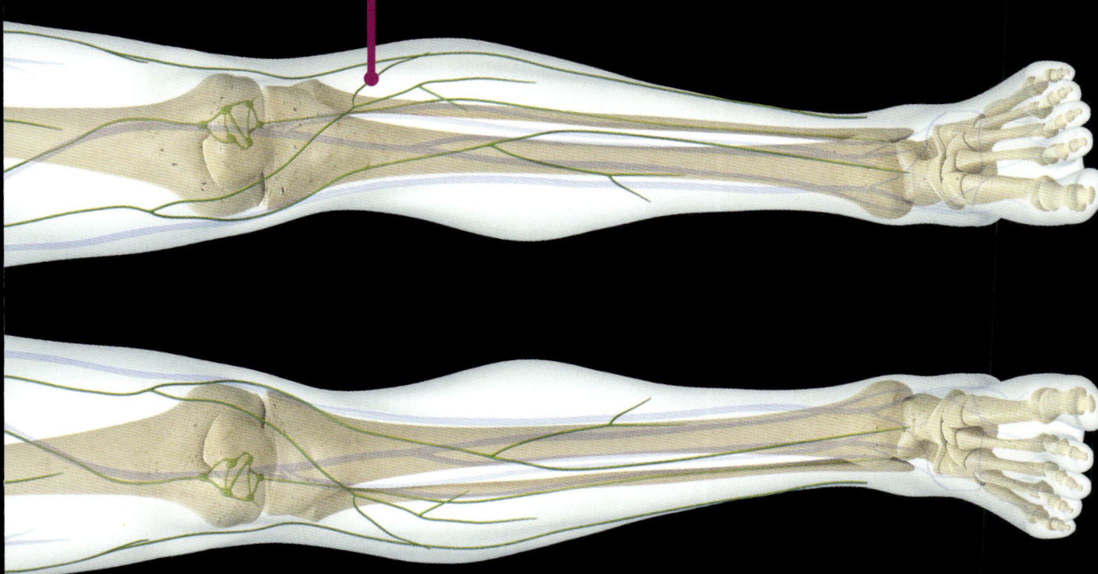

Das Lymphsystem verläuft parallel zum Blutkreislauf, sammelt über ein Netzwerk aus Lymphknoten und -gefäßen überschüssige Gewebsflüssigkeit aus dem Körper und gibt sie ans Blut ab. Dieses System hat lebenswichtige Immunfunktionen.

LYMPHSYSTEM

Das Lymphsystem ist ein Netzwerk aus Gefäßen, Gängen und Lymphknoten, das Flüssigkeit aus den Geweben dräniert und sammelt. Es spielt eine wichtige Rolle im Flüssigkeitshaushalt, im Transport von Nahrungsfetten und in der Funktion des Immunsystems.

LYMPHGEFÄSS-SYSTEM

Das Lymphgefäßsystem ist eng mit dem Blutkreislauf verbunden und spielt eine Schlüsselrolle in der Dränage der Gewebsflüssigkeit. Die Versorgung der Körperzellen mit Nährstoffen und Sauerstoff sowie der Abtransport ihrer Stoffwechselprodukte durch das Blut ist kein direkter Vorgang, sondern läuft über die Plasma-ähnliche interstitielle Flüssigkeit ab, die alle Körperzellen umgibt. Das Lymphsystem dräniert diese Flüssigkeit über im ganzen Körper verteilte Gefäße, um eine Ödembildung zu vermeiden. Ist die interstitielle Flüssigkeit im Lymphsystem, spricht man von der Lymphe. Die Lymphe gelangt über Lymphgänge, die in die rechte bzw. linke V. subclavia münden, wieder zurück ins Blut (s. rechts).

Auch bildet das Lymphsystem die Grundlage eines wirkungsvollen Infektionsüberwachungssystems durch die Immunzellen des Körpers, die in der Lymphe über die Lymphknoten durch den Körper »patrouillieren«.

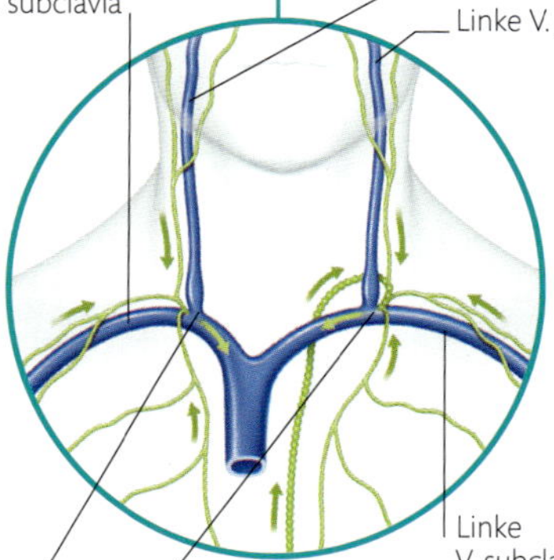

Ductus lymphaticus dexter
Lymphe fließt am Zusammenfluss der rechten Vv. subclavia und jugularis interna ins Blut

Ductus thoracicus
Lymphe fließt am Zusammenfluss der linken Vv. subclavia und jugularis interna ins Blut

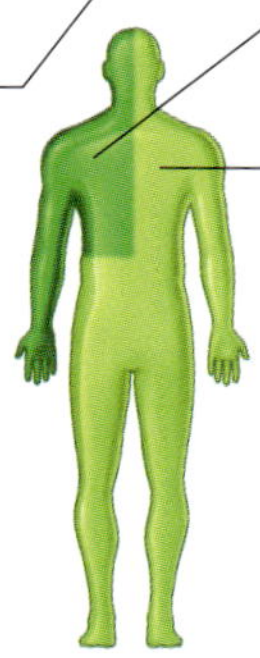

Dränage des Körpers
Der Ductus lymphaticus dexter dräniert Flüssigkeit aus der rechten Seite von Kopf und Hals, dem rechten Arm und einem Teil des Brustkorbs. Der Rest des Körpers wird durch den Ductus thoracicus dräniert.

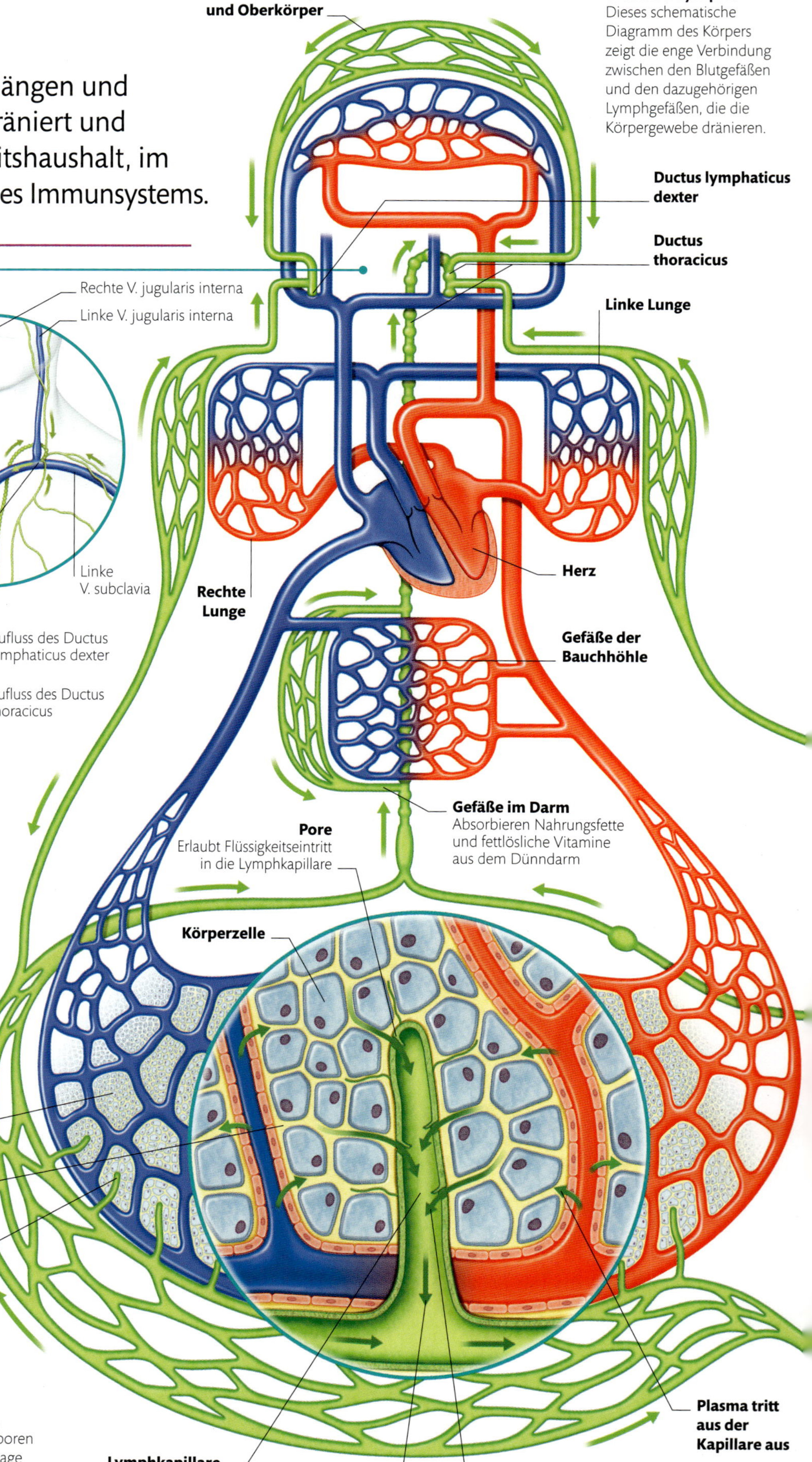

Blut und Lymphe
Dieses schematische Diagramm des Körpers zeigt die enge Verbindung zwischen den Blutgefäßen und den dazugehörigen Lymphgefäßen, die die Körpergewebe dränieren.

Flüssigkeitsdruck
Wenn der Druck der Flüssigkeit außerhalb der Lymphkapillaren größer ist als in ihnen, öffnen sich die Gefäßporen und erlauben die Passage der Flüssigkeit in die Lymphkapillaren.

LYMPHKREISLAUF

Flüssige Komponenten des Blutplasmas, die Nährstoffe, Hormone und Aminosäuren enthalten, treten durch die Kapillarwände in die Interstitialräume der Körpergewebe. Diese Interstitialflüssigkeit wird schneller an das Gewebe abgegeben, als sie wieder resorbiert werden kann. Über blind endende Lymphkapillaren, auch Initialgefäße genannt, gelangt die überschüssige Flüssigkeit ins Lymphgefäßsystem und bildet die Lymphe. Auf diese Weise wandern auch weiße Blutzellen ins Lymphsystem.

Die Lymphkapillaren münden in die Lymphbahnen, die die Lymphe durch den Körper transportieren. Diese Gefäße haben kontraktile Wände, die die Zirkulation der Lymphe unterstützen, und Ventile, die ihren Rückfluss verhindern.

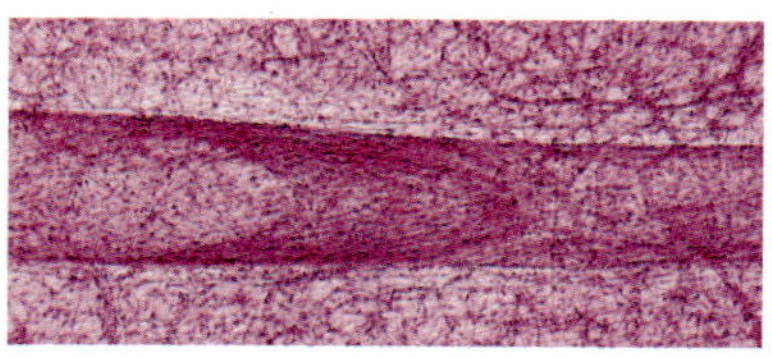

Gefäßklappe
Eine Klappe erlaubt den Lymphfluss nur in eine Richtung. Ein Rückfluss bewirkt das Schließen der Klappe.

LYMPHGEWEBE UND -ORGANE

Die primären Lymphgewebe sind der Thymus und das Knochenmark, die mit der Reifung und Entstehung der Immunzellen zu tun haben. Sekundäre Lymphgewebe – Lymphknoten, Milz, Rachen- und Gaumenmandeln sowie das darmassoziierte Lymphgewebe – sind Entstehungsorte der erworbenen Immunität (s. S. 370–371). Lymphknoten sind Bestandteile des Lymphgefäßsystems, während die Milz als Lymphknoten für das Blut agiert. Rachen- und Gaumenmandeln sowie das darmassoziierte Lymphgewebe sind für die Immunantwort der Schleimhäute maßgeblich.

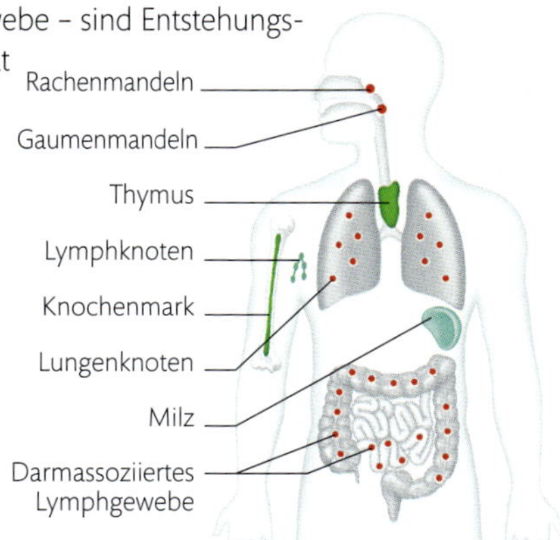

FARBENSCHLÜSSEL

- Primäres Lymphgewebe
- Lymphknoten und Milz
- Schleimhautassoziiertes Lymphgewebe

Wachposten
Der Sitz lymphatischer Strukturen steht in engem Zusammenhang mit Eintrittsstellen für Infektionen.

BILDUNG VON IMMUNZELLEN

Weiße Blutzellen, die Immunzellen, werden im Knochenmark produziert. Die Zellen der angeborenen Immunität (s. S. 368–369) wandern nach ihrer Reifung in Blut und Gewebe. T- und B-Lymphozyten sind Zellen der erworbenen Immunität: T-Lymphozyten reifen im Thymus und B-Lymphozyten im Knochenmark. Durch die Reifung erlangen sie die Fähigkeit, einen weiten Bereich spezifischer Krankheitserreger zu erkennen (s. S. 370–371). Reife Lymphozyten wandern in die sekundären Lymphgewebe, wo sie zirkulieren, um Erreger aufzuspüren.

Produktionsstätten
Die Produktion von Blutzellen findet anfangs fast in allen Knochen statt. Ab der Pubertät ist sie auf Sternum, Wirbel, Becken und Rippen konzentriert.

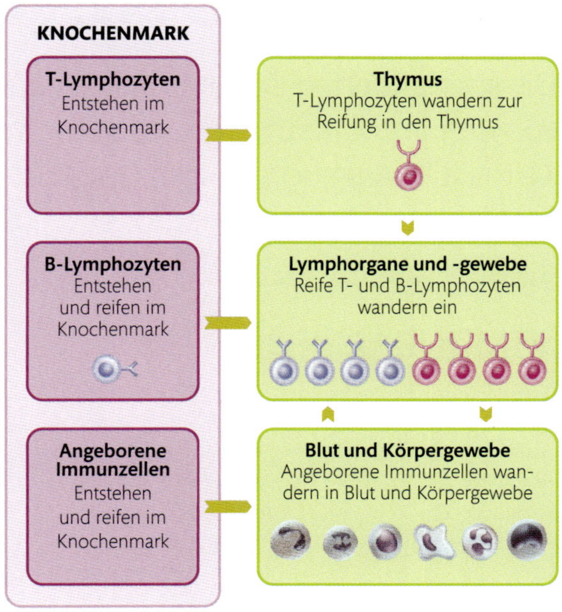

FILTERUNG DER LYMPHE

Lymphknoten sind kleine, eingekapselte Strukturen, Filterstationen des Lymphsystems. Sie beherbergen Immunzellen, hauptsächlich T- und B-Lymphozyten, aber auch andere, wie dendritische Zellen. B-Lymphozyten kommen im Cortex und T-Lymphozyten im Paracortex konzentriert vor. Lymphe gelangt über afferente Lymphgefäße in den Knoten und verlässt ihn über efferente Gefäße. Während die Lymphe durch den Knoten fließt, wird sie von den Immunzellen auf Krankheitserreger »gesichtet«. Ein Keim kann einfach über die Lymphe in den Knoten gelangen oder von einem Makrophagen gebracht werden, um ihn den Lymphozyten zu präsentieren. Das Erkennen eines Erregers führt zu einer erworbenen Immunantwort (s. S. 370–371). Zahlreiche Lymphknoten befinden sich in Abständen entlang der dränierenden Lymphgefäße, um jeweils bestimmte Körperpartien zu überwachen.

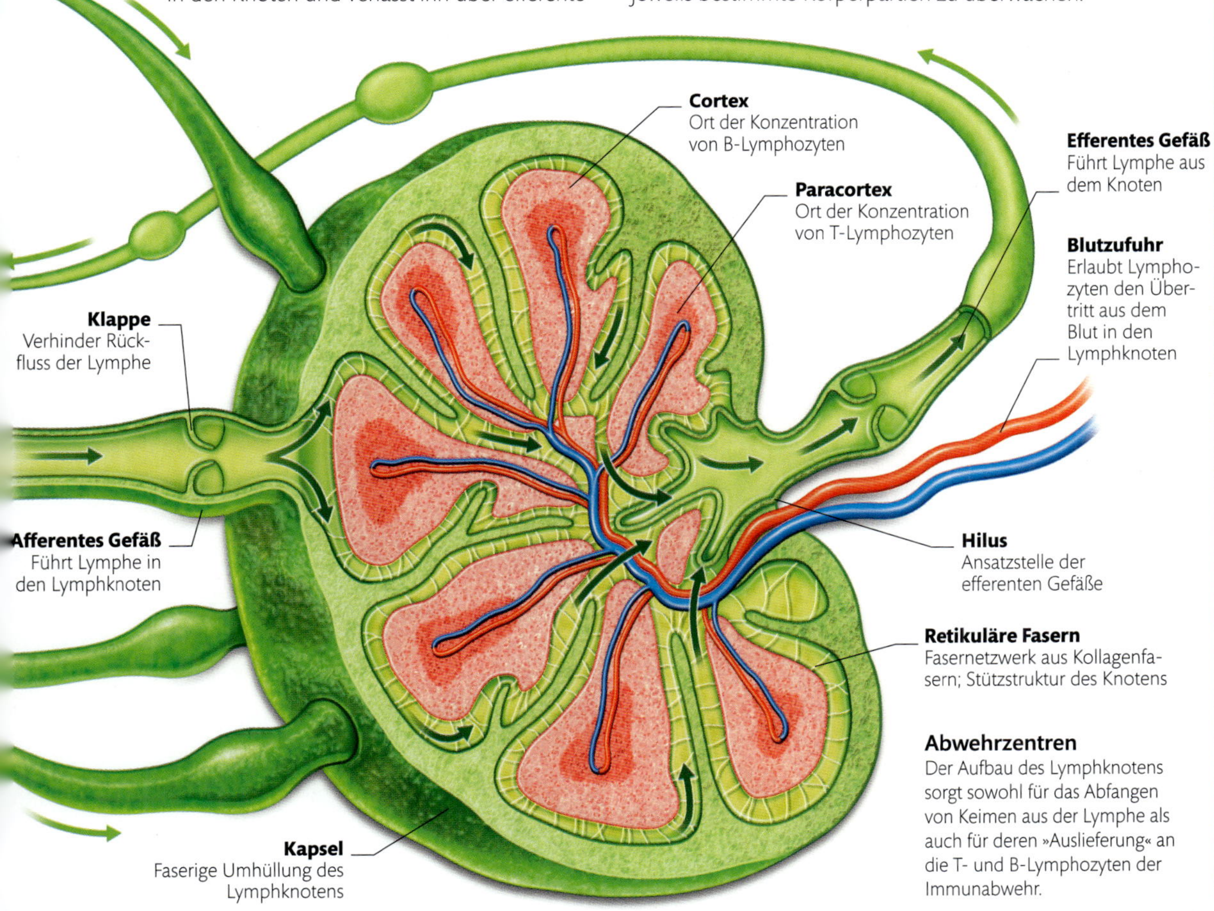

Abwehrzentren
Der Aufbau des Lymphknotens sorgt sowohl für das Abfangen von Keimen aus der Lymphe als auch für deren »Auslieferung« an die T- und B-Lymphozyten der Immunabwehr.

IMMUNZELLEN

Verschiedene Typen weißer Blutzellen haben bestimmte Aufgaben bei der Infektionsbekämpfung. Immunzellen sind grob in zwei Arten eingeteilt: Angeborene reagieren gleich auf alle Keime, erworbene reagieren auf bestimmte Keime und entwickeln die Immunität gegen diese Erreger.

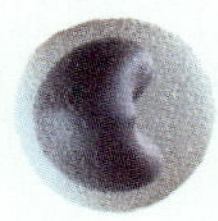

Monozyt (angeboren)
Im Blut zirkulierende Vorläuferzellen, die in Gewebe einwandern und sich dort zu Makrophagen und dendritischen Zellen differenzieren.

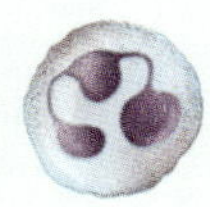

Neutrophiler Granulozyt (angeboren)
Phagozyt (Fresszelle). Oft die erste Immunzelle am Infektionsort. Kurzlebige Zelle, die den Eindringling umfließt und vernichtet (s. S. 369).

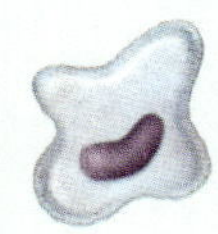

Makrophage (angeboren)
Phagozyt. Diese Zelle ist oft in Geweben zu finden. Im Zusammenspiel mit den Lymphozyten fördert sie die erworbene Immunantwort.

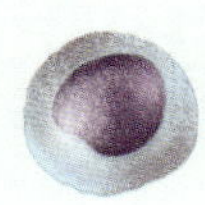

Natürliche Killerzelle (angeboren)
Zytotoxische Zelle. Spezialisiert auf intrazellulare Pathogene (Keime in Körperzellen) und maligne Tumorzellen.

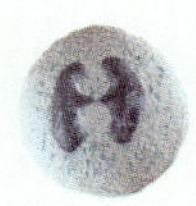

Mastzelle/basophiler Granulozyt (angeboren)
Entzündungszellen. Werden sie aktiviert, setzen sie u. a. Histamin frei, das eine Immunantwort auslöst. Auch verantwortlich für allergische Reaktionen.

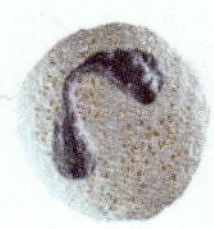

Eosinophiler Granulozyt (angeboren)
Entzündungszelle. Spezialisiert auf größere Erreger, wie parasitäre Würmer. Steht in Verbindung mit allergischen Reaktionen.

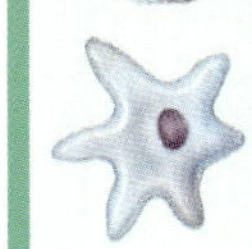

Dendritische Zelle (angeboren)
Antigenpräsentierende Zelle (s. S. 370). Sie setzt den Lymphozyten körperfremdes Material vor, um die spezifische Immunantwort einzuleiten.

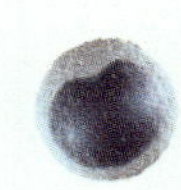

T- und B-Lymphozyten (erworben)
T-Lymphozyten zielen auf Körperzellen, die mit spezifischen Pathogenen infiziert sind. B-Lymphozyten bilden Antikörper gegen infizierte Flüssigkeiten.

ANGEBORENE IMMUNITÄT

Die spezialisierten Zellen und Moleküle des angeborenen Immunsystems reagieren, unterstützt von den Immunbarrieren, schnell auf die typischen Zeichen einer Infektion durch eingedrungene Keime. Die angeborene Immunität ist sehr wirkungsvoll, verlässt sich aber auf die Identifizierung allgemeiner Merkmale pathogener Keime und kann deshalb nicht alle Infektionen erkennen.

IMMUNBARRIEREN

Die wirkungsvollste Infektionsbekämpfung ist, Krankheitserreger erst gar nicht in den Körper zu lassen. Die Immunbarrieren sind die erste Abwehr gegen pathogene Keime und schützen den Körper durch physische und chemische Barrieren an der Körperoberfläche. Dazu gehören die Haut als äußere Oberfläche und die mit Schleimhaut ausgekleideten inneren Oberflächen, wie Luftwege und Darm.

Jede Körperoberfläche bildet eine physische Barriere, die dann durch eine Reihe von Sekreten mit antimikrobieller Wirkung unterstützt wird. Dazu gehören auch Enzyme, die Bakterien aufspalten. Zusätzliche Mechanismen wie Husten, Schwitzen und Urinieren schleudern, schwemmen oder spülen Mikroben aus dem Körper.

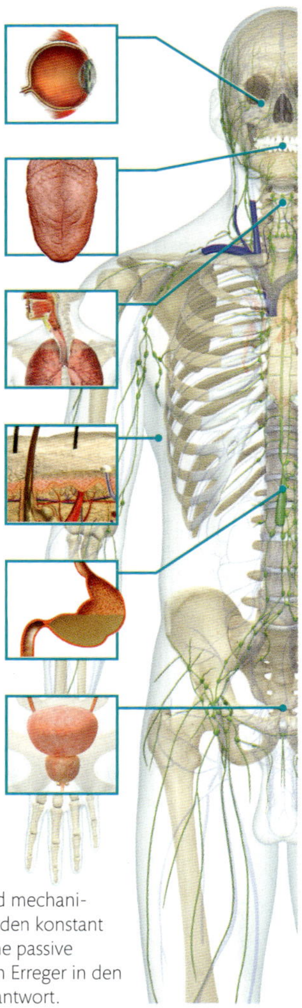

Erste Verteidigungslinie
Die physischen, chemischen und mechanischen Barrieren des Körpers werden konstant aufrechterhalten und bilden seine passive Verteidigung. Gelangen dennoch Erreger in den Körper, folgt eine aktive Immunantwort.

UNSPEZIFISCHE IMMUNABWEHR

Werden die Immunbarrieren des Körpers z. B. durch eine Hautverletzung durchbrochen, können Keime in den Körper gelangen. Dann wird das angeborene Immunsystem aktiv. Zuerst erfolgt eine Entzündungsreaktion und Immunzellen wandern ein (s. S. 367).

Die Entzündung der verletzten Hautstelle hindert Mikroben daran, sich weiter im Körper zu verbreiten. Die Kapillarwände der betroffenen Stelle werden durchlässiger, sodass Immunzellen leichter zum infizierten Bereich gelangen. Beschädigte Zellen setzen Stoffe frei, die die Immunzellen anziehen, wenn sie aus dem Blutstrom ausgewandert sind. Die ersten Zellen, die an der Wunde eintreffen, sind normalerweise Phagozyten (hauptsächlich neutrophile Granulozyten), aber auch natürliche Killerzellen. Auch das Komplementsystem kann aktiviert werden. Werden die angeborenen Immunzellen mit der Infektion nicht fertig, wird eine spezifische Abwehrreaktion ausgelöst (s. S. 370–371).

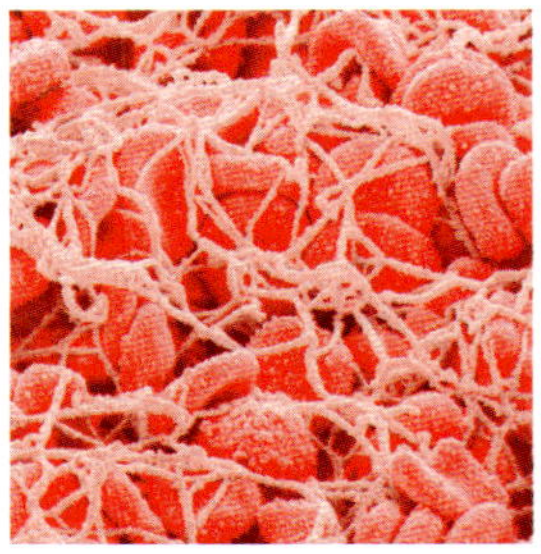

Blutgerinnsel im Mikroskop
Blutgerinnsel (s. S. 356) verschließen verletzte Gewebe und verhindern das Eindringen schädlicher Mikroben.

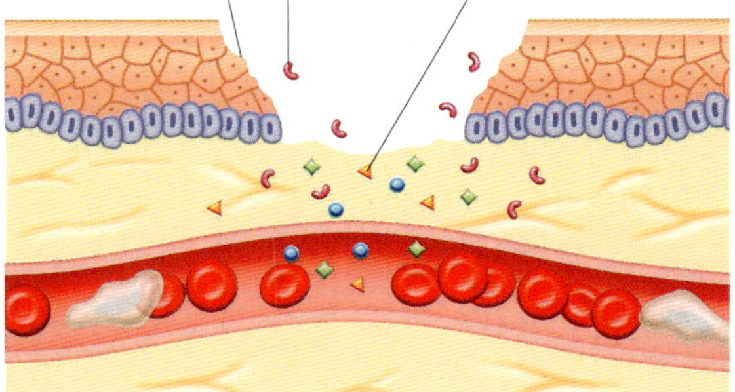

Durchbrochene Barriere
Durch eine Verletzung der Körperoberfläche gelangen Bakterien in innere Körpergewebe. Sofort setzt eine Entzündungsreaktion ein, um den Schaden zu minimieren: Verletzte Zellen setzen Stoffe frei, die anziehend auf Phagozyten wirken. Die vier Entzündungskennzeichen sind: Schwellung, Hitze, Schmerz und Rötung.

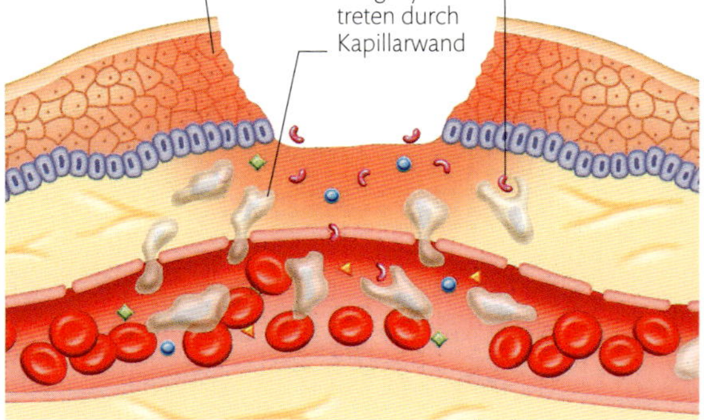

Entzündungsreaktion
Lokale Blutgefäße weiten sich zur besseren Durchblutung der verletzten Stelle, die Plasmadurchlässigkeit der Gefäße erhöht sich, wodurch mehr Phagozyten in die interstitielle Flüssigkeit gelangen. Die »chemische Spur« der zerstörten Gewebe führt die Phagozyten zu den infizierten Stellen, wo sie die Invasoren angreifen.

INTRAZELLULARE INFEKTIONEN

Das Ziel natürlicher Killerzellen (NK-Zellen) sind mit Erregern infizierte Körperzellen. Körperzellen haben Oberflächenrezeptoren, den »Haupthistokompatibilitätskomplex« (MHC), der Informationen über das Innere der Zelle enthält und Aufschluss über eine mögliche Infizierung gibt. NK-Zellen scannen diese Rezeptoren genau, da infizierte Zellen vielleicht versuchen, ihre Entdeckung zu vermeiden. Die NK-Zellen werden jedoch aktiv, wenn sie einen entarteten MHC an einer Zelloberfläche aufspüren, und vernichten diese Zellen.

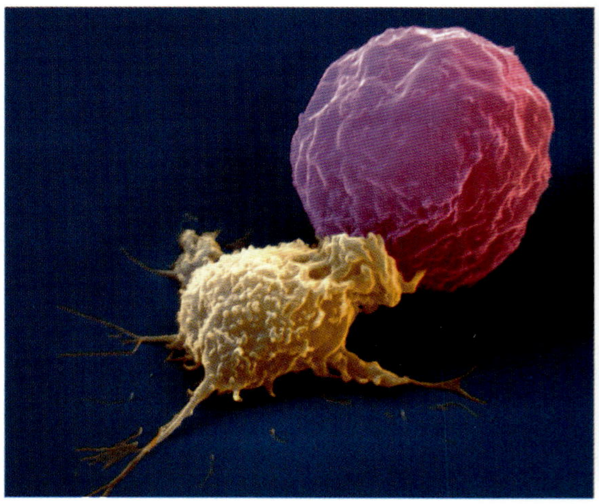

Bösartige Zellen im Visier
NK-Zellen können auch Krebszellen identifizieren und angreifen, wie in dieser Mikroskopaufnahme. Die NK-Zelle (weiß) fährt Fortsätze aus, um die Krebszelle (pink) damit zu umschließen.

EXTRAZELLULARE INFEKTIONEN

Phagozyten (Makrophagen und neutrophile Granulozyten) sind die »Fresszellen« und Grundlage der angeborenen Immunantwort. Sie erkennen und umfließen infizierte Mikroben. Diesen Prozess nennt man Phagozytose. Die Zelloberfläche von Bakterien unterscheidet sich in ihrer Zusammensetzung von der Oberfläche der Körperzellen, deshalb werden sie als »körperfremd« erkannt. Einmal identifiziert, wird das eingedrungene Bakterium vom Phagozyten absorbiert und verdaut.

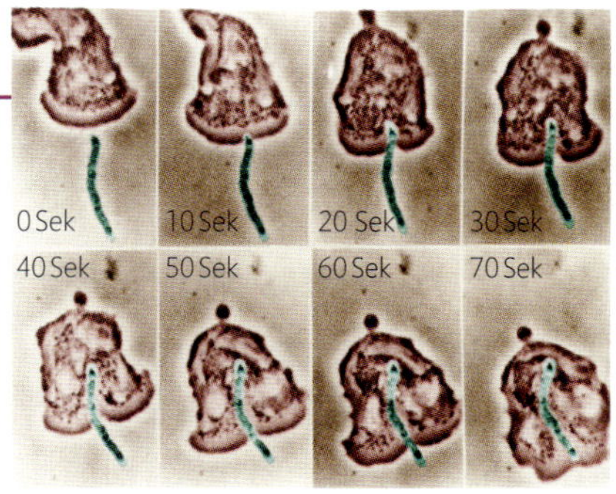

Phagozytose
Diese Mikroskopaufnahmen demonstrieren den Prozess der Phagozytose im Zeitraffer. Das Bakterium (grün) wird vom Phagozyten (rot) durch Oberflächenkontakt identifiziert und innerhalb von 70 Sekunden vollständig »verschluckt«.

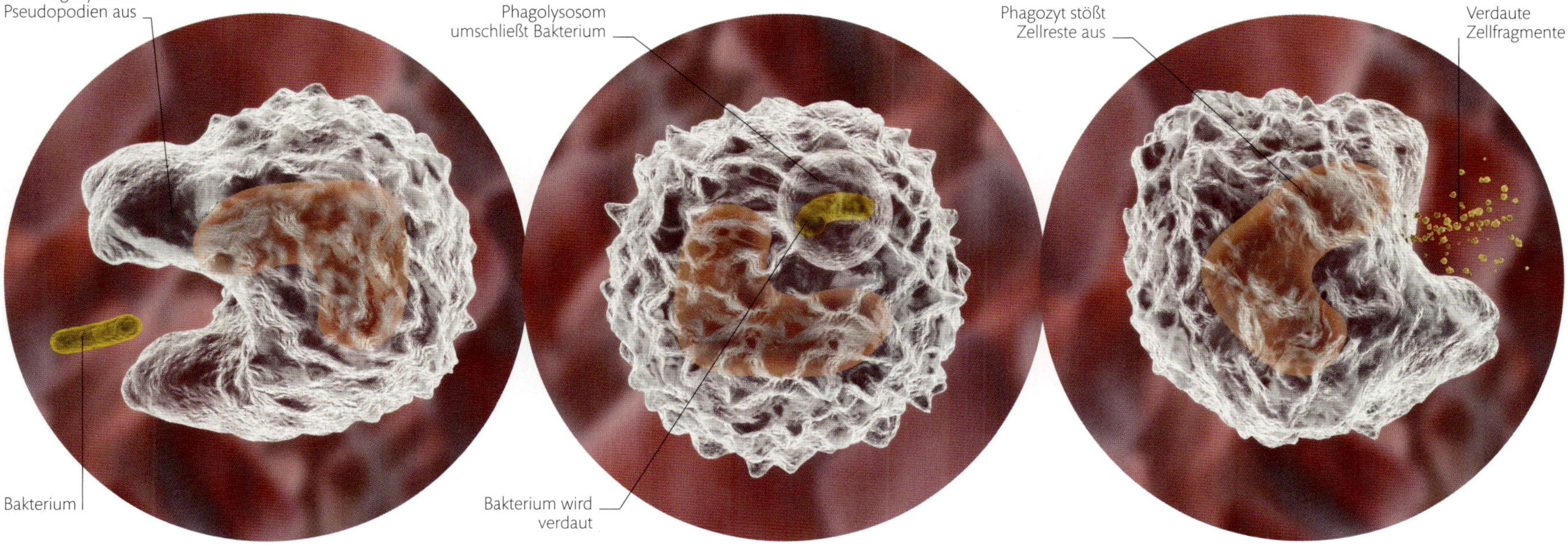

Erkennung
Der Phagozyt erkennt ein Zielbakterium durch den Kontakt mit seiner Oberfläche und fährt Fortsätze (Pseudopodien) aus, die das Bakterium umfließen und absorbieren.

Verdauung
Das Bakterium befindet sich in einem spezialisierten Vesikel, das man Phagolysosom nennt, in dem es durch eine enzymatische Spaltung, die Phagozytose, unschädlich gemacht wird.

Ausstoß
Aggressive chemische Reaktionen stellen sicher, dass das Bakterium schnell vernichtet wird. Verdaute Zellfragmente, die durch die Phagozytose nicht weiter aufgespalten werden können, werden ausgestoßen.

KOMPLEMENTSYSTEM

Spezialisierte Proteine, die zusammen das Komplementsystem bilden, zirkulieren ungebunden im Blutplasma, wo sie Mikroben aufspüren. Werden sie aktiviert, wird eine Komplementkaskade in Gang gesetzt, ein Protein aktiviert das nächste usw., um die Mikroben anzugreifen und zu zerstören. Wie Phagozyten können Komplementproteine durch Merkmale an der Bakterienoberfläche aktiviert werden, über Entzündungen in die Gewebe einwandern und sofort auf Infektionen oder auf antikörpergebundene Pathogene (s. S. 371) im ganzen Körper reagieren.

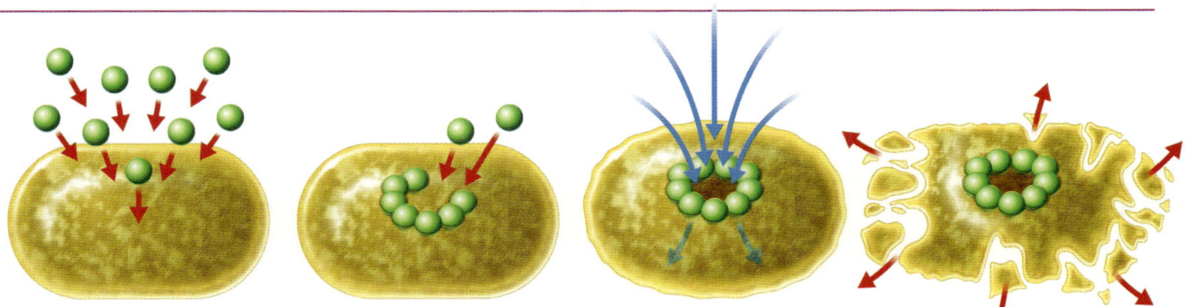

Annäherung
Proteine der Bakterienoberfläche aktivieren das Komplementsystem, einzelne Proteine versammeln sich auf der Zelloberfläche.

Angriff auf die Membran
Die Proteine bilden einen Komplex, um die Membran anzugreifen. Sie zersetzen die Oberfläche, bis ein Loch entsteht.

Perforation
Durch das Loch dringt extrazelluläre Flüssigkeit in das Bakterium ein. Der Prozess wiederholt sich auf der gesamten Zelloberfläche.

Platzen der Zelle
Durch die eindringende Flüssigkeit schwillt die Zelle so lange an, bis sie schließlich platzt.

KRANKHEITSERREGER

Die Erreger von Infektionskrankheiten werden in fünf Hauptkategorien unterteilt. Bakterien und Viren sind die kleinsten und häufigsten, sie verursachen viele bekannte Infektionskrankheiten. Pilze befallen Haut und Schleimhaut und können systemische Erkrankungen bewirken. Einzeller (Protozoen) sind Auslöser schwerer Erkrankungen wie Malaria. Parasitäre Würmer infizieren z. B. den Darm und verursachen oft lange, auszehrende und sogar tödliche Erkrankungen.

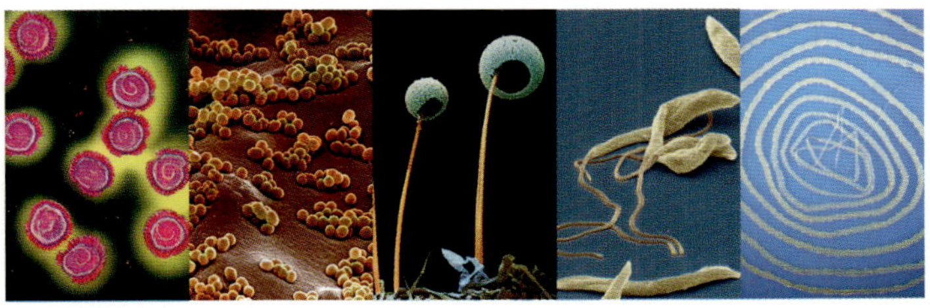

VIRUS **BAKTERIUM** **PILZ** **PROTOZOON** **PARASITÄRER WURM**

FREUNDLICHE BAKTERIEN

Der menschliche Darm stellt eine große infektionsanfällige Fläche dar. Eine zahlreiche Population harmloser Bakterien, die die Darmwand besiedeln, ist eine wichtige Barriere für Infektionen. Diese »freundlichen« Bakterien verhindern, dass schädliche Bakterien Fuß fassen und den Körper infizieren können.

ERWORBENE IMMUNITÄT

Das Immunsystem erlaubt dem Körper, auch hoch spezifische Immunantworten auf Krankheitserreger zu entwickeln, auf die er im Laufe seines Lebens trifft. Einmal gebildete Antikörper können im Bedarfsfall schnell wieder nachgebaut werden.

SPEZIFISCHE IMMUNABWEHR

T- und B-Lymphozyten sind die Schlüsselzellen der erworbenen Immunantwort. Anders als bei den angeborenen Immunzellen erhöht sich ihre Zahl, wenn spezifische Pathogene in den Körper eindringen. So entsteht eine Population von Zellen, die sich an diese Erreger erinnert und diese bei einer erneuten Infektion rasch vernichtet. T- und B-Lymphozyten sind durch Rezeptoren an ihrer Zelloberfläche in der Lage, spezielle Moleküle, die Antigene, als körperfremd zu erkennen. Diese Rezeptoren sind jeweils auf die Erkennung eines bestimmten Antigens programmiert.

Zwei Typen von T-Lymphozyten – die T-Killerzellen (zytotoxische T-Zellen) und T-Helferzellen – reagieren auf infizierte Zellen. B-Lymphozyten reagieren auf infizierte Flüssigkeiten (siehe gegenüber). Diese Zellen zirkulieren auf der Suche nach ihrem Zielantigen in den sekundären Lymphgefäßen.

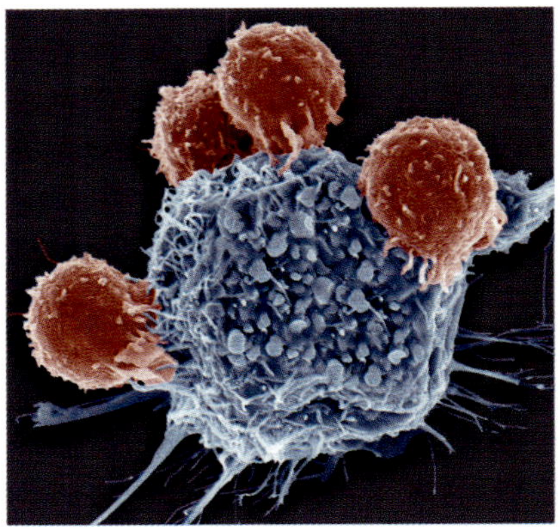

Mehrfach-Attacke
T-Lymphozyten können entartete Körperzellen erkennen. Die Mikroskopaufnahme zeigt vier T-Lymphozyten beim Angriff auf eine Krebszelle.

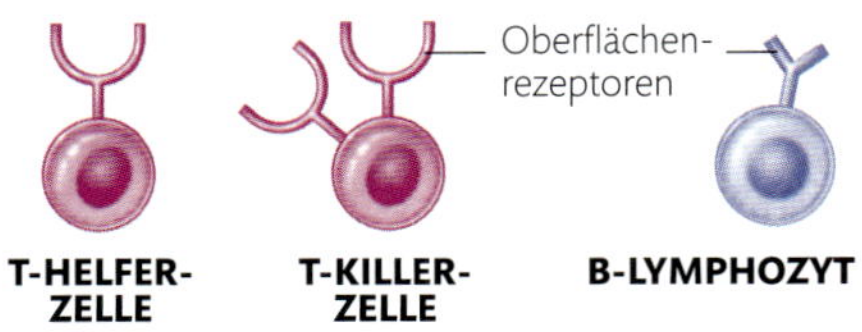

Reifung von T- und B-Lymphozyten
Während der Reifung entwickeln T- und B-Lymphozyten Rezeptoren, die eine große Bandbreite an Antigenen erkennen. Lymphozyten, die körpereigene Zellen angreifen, werden eliminiert. Dadurch wird sichergestellt, dass alle Antigene, die erkannt werden, körperfremden Ursprungs sind.

ANTIGENPRÄSENTATION

T-Lymphozyten können ein Antigen nur erkennen, wenn es ihnen von anderen Immunzellen, meist dendritischen Zellen und Makrophagen, »präsentiert« wird. Diese werden als antigenpräsentierende Zellen (AP-Zellen) bezeichnet und sind in Körpergeweben weit verbreitet. Während einer Infektion erzeugen sie Antigenfragmente und wandern über die Lymphgefäße zu den nächsten Lymphknoten. Dort präsentieren sie das Fragment den T-Lymphozyten, sodass diese mit den passenden Rezeptoren den Angriff starten können. B-Lymphozyten können direkt auf Antigene in der Lymphe reagieren, ohne vorherige Präsentation durch AP-Zellen. Das Lymphsystem stellt deshalb auch ein wirksames Überwachungsnetzwerk für die spezifische Immunabwehr dar.

Aufnahme eines Antigens
Eine virusinfizierte Körperzelle platzt und setzt das Virusantigen frei. AP-Zellen absorbieren es, um es den T-Lymphozyten im Lymphknoten zu präsentieren.

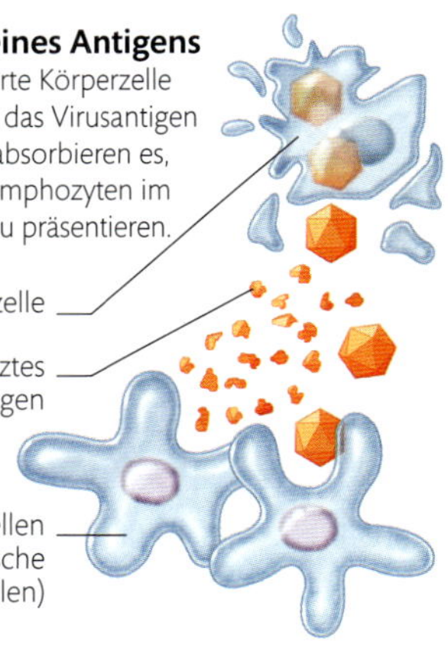

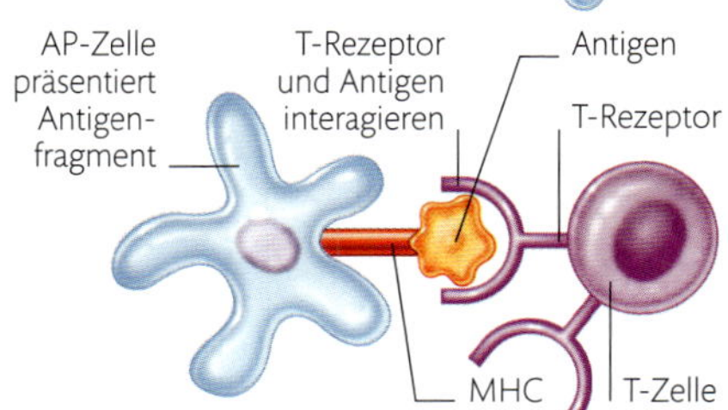

Präsentation eines Antigens
Eine AP-Zelle präsentiert einem T-Lymphozyten über einen Rezeptor, den Haupthistokompatibilitätskomplex (MHC), ein Antigen. Ist das Antigen erkannt, wird der T-Lymphozyt aktiviert.

Interaktion
Das Elektronenmikroskop zeigt das bemerkenswerte Zusammenspiel zwischen einem T-Lymphozyten (pink) und einer dendritischen Zelle (grün) bei der Antigenpräsentation.

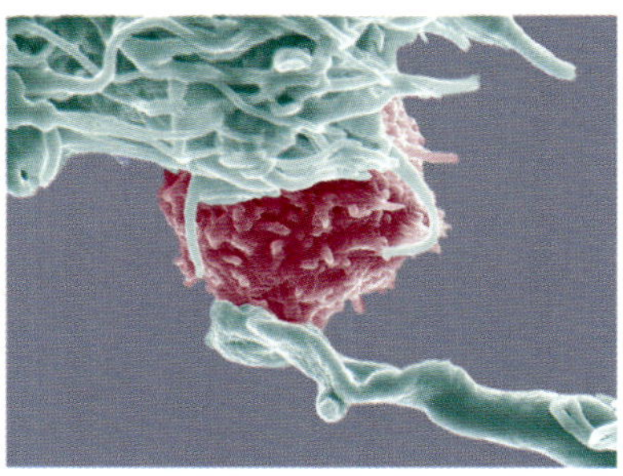

ZELLVERMITTELTE IMMUNITÄT

Diese Art der Immunantwort zielt auf Erreger, die Körperzellen infizieren (z. B. Viren). Sie tritt auf, wenn eine AP-Zelle mit einem Erregerantigen aus infiziertem Gewebe in einen Lymphknoten wandert und das Antigen einem T-Lymphozyten präsentiert. Erkennt dieser das Antigen, wird er aktiviert und löst eine Reihe von Reaktionen aus, die zu einem raschen koordinierten Angriff führen. Zytotoxische T-Killerzellen spüren die infizierte Körperzelle auf, während T-Helferzellen die Schlüsselmoleküle für die Immunantwort bilden. Es gibt nur wenige T-Lymphozyten pro Spezifizierung im Körper, aber ihre schnelle Zirkulation erhöht die Chance, auf ein Zielantigen zu treffen.

T-Zellenerkennung
Die Präsentation im Lymphknoten durch die AP-Zelle führt zur Erkennung des Antigens durch die T-Killerzelle. Ist die Erkennung von einer in der Nähe aktivierten T-Helferzelle durch Signale bestätigt worden, wird die T-Killerzelle aktiviert.

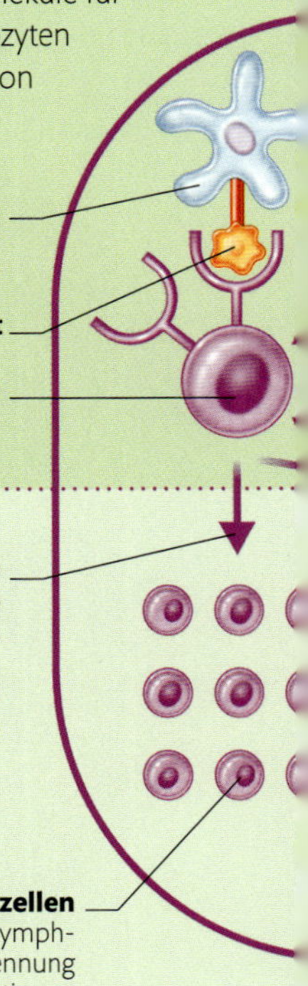

Klonale Expansion
Einmal aktiviert, unterläuft die zytotoxische T-Zelle einen Teilungsprozess, die klonale Expansion. Daraus entstehen Effektor- und Gedächtniszellen. Effektorzellen verlassen den Lymphknoten, um den Erreger aufzuspüren und anzugreifen – die AP-Zelle hat auf der originalen T-Killerzelle Informationen über den Ort der Infektion hinterlassen, die auf die Effektorzellen übertragen wurden. Gedächtniszellen bleiben im Lymphknoten und können aktiviert werden, um bei Wiederinfektion eine schnelle Immunantwort einzuleiten.

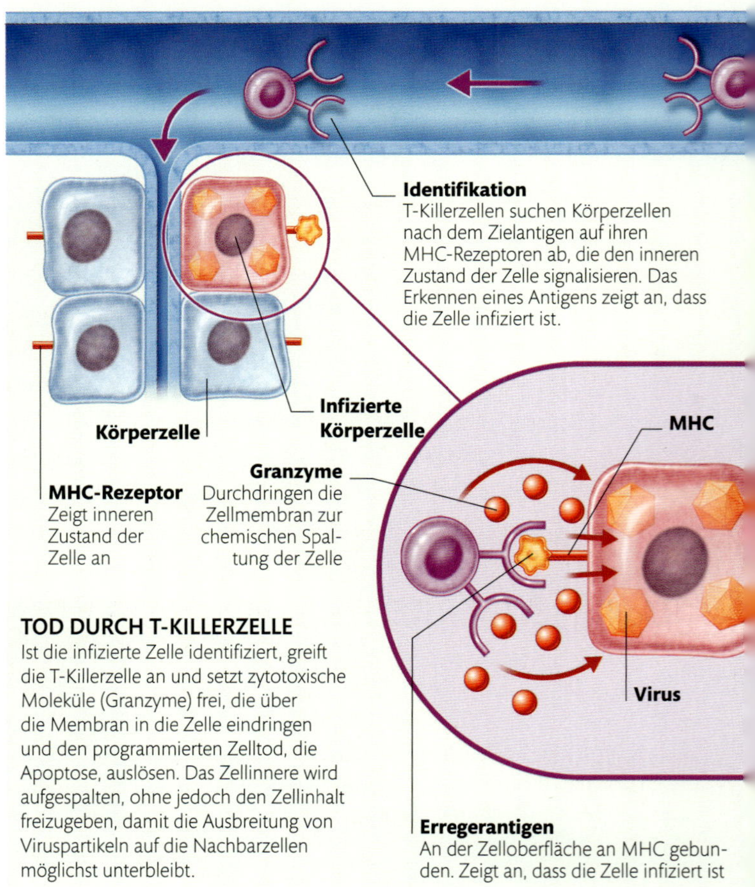

TOD DURCH T-KILLERZELLE

Ist die infizierte Zelle identifiziert, greift die T-Killerzelle an und setzt zytotoxische Moleküle (Granzyme) frei, die über die Membran in die Zelle eindringen und den programmierten Zelltod, die Apoptose, auslösen. Das Zellinnere wird aufgespalten, ohne jedoch den Zellinhalt freizugeben, damit die Ausbreitung von Viruspartikeln auf die Nachbarzellen möglichst unterbleibt.

ANTIKÖRPERVERMITTELTE IMMUNITÄT

Diese Immunantwort zielt auf Erreger außerhalb von Körperzellen, z. B. Bakterien, die Blut oder Gewebsflüssigkeit infizieren. Erreger gelangen über die Lymphe in einen Lymphknoten, wo ihre Erkennung durch B-Lymphozyten in einer Serie von Reaktionen eine Immunantwort auslöst. Mithilfe der T-Helferzellen führt die Erkennung zur Aktivierung der B-Lymphozyten und Entwicklung von Antikörpern.

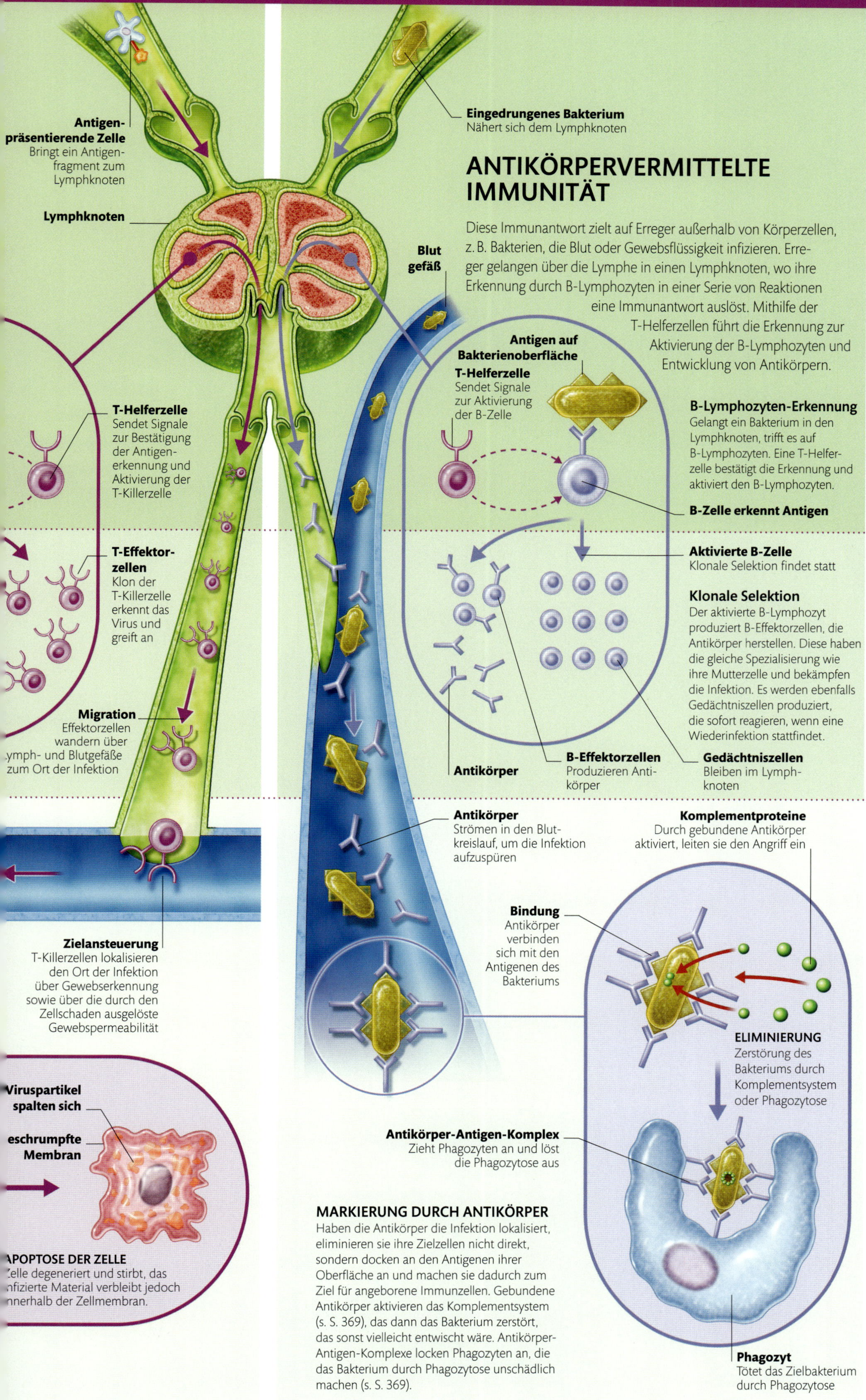

MARKIERUNG DURCH ANTIKÖRPER

Haben die Antikörper die Infektion lokalisiert, eliminieren sie ihre Zielzellen nicht direkt, sondern docken an den Antigenen ihrer Oberfläche an und machen sie dadurch zum Ziel für angeborene Immunzellen. Gebundene Antikörper aktivieren das Komplementsystem (s. S. 369), das dann das Bakterium zerstört, das sonst vielleicht entwischt wäre. Antikörper-Antigen-Komplexe locken Phagozyten an, die das Bakterium durch Phagozytose unschädlich machen (s. S. 369).

IMMUNOLOGISCHES GEDÄCHTNIS

Der Erhalt von Lymphozyten, die im Zuge einer adaptiven Immunantwort ein Antigen erkannt haben, ist grundlegend für die Entwicklung eines immunologischen Gedächtnisses durch T- und B-Zellen. Bei einer Erstinfektion entwickeln sich diese Lymphozyten erst langsam: Die undifferenzierten Zellen brauchen Zeit, um sich zu vermehren und zu Effektor- und Gedächtniszellen zu differenzieren. Deshalb ist das angeborene Immunsystem bei Erstinfektionen von entscheidender Bedeutung. Infiziert ein bekannter Erreger den Körper erneut, aktiviert er eine spezialisierte Population von Gedächtniszellen, und die Immunantwort erfolgt erheblich schneller.

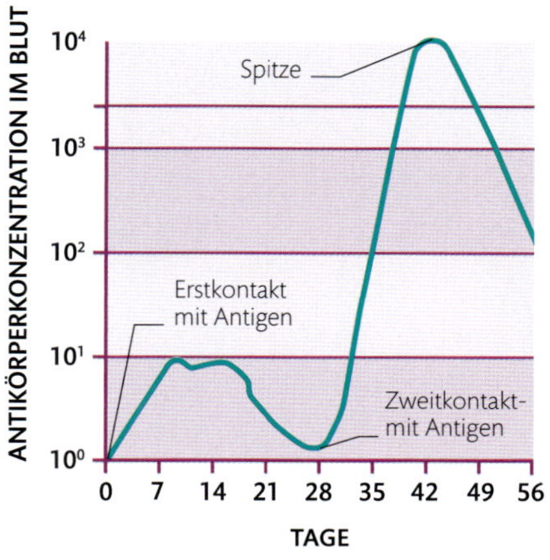

Erste und zweite Immunantwort
Das Diagramm zeigt den Unterschied zwischen dem ersten und dem zweiten Kontakt mit demselben Erreger. Die zweite Immunreaktion entwickelt sich merklich schneller und ausgeprägter.

IMMUNISIERUNG

Durch eine Impfung erlangen Geimpfte Immunität gegen einen Erreger, mit dem ihr Körper noch nicht in Kontakt gekommen ist. Dabei wird eine Infektion simuliert, die dem Körper nicht schadet, aber die Bildung spezifischer Gedächtniszellen und Antikörper initiiert. Teilweise wird dieser Effekt bereits durch die Einbringung extrahierter Antigene des entsprechenden Erregers erzielt, die meist mit Hilfsstoffen zur Wirkungsverstärkung (Adjuvantien) angereichert sind. Dadurch wird die erste Immunantwort ohne die Symptome einer Erstinfektion ausgelöst. Trifft der Körper nach einer Impfung auf den entsprechenden Erreger, wird durch die bereits vorhandenen Gedächtniszellen eine sofortige Immunreaktion eingeleitet, die die Infektion beseitigt, oft noch bevor sich körperliche Symptome entwickeln.

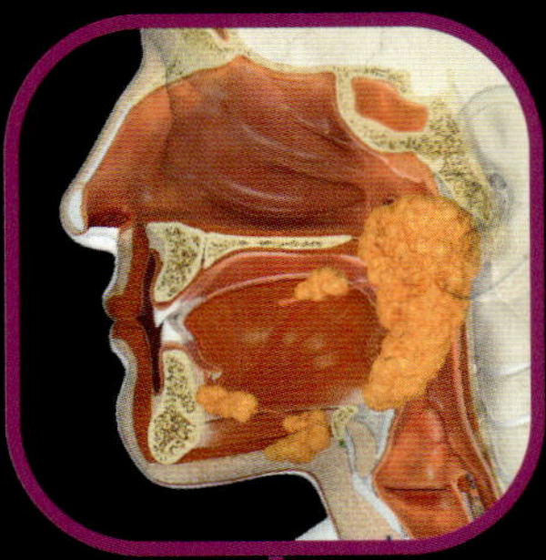

MUND

Drei paarige Speicheldrüsen sondern täglich 1,5 l Speichel ab, die die Nahrung durchfeuchtet, damit sie leichter zu schlucken ist.

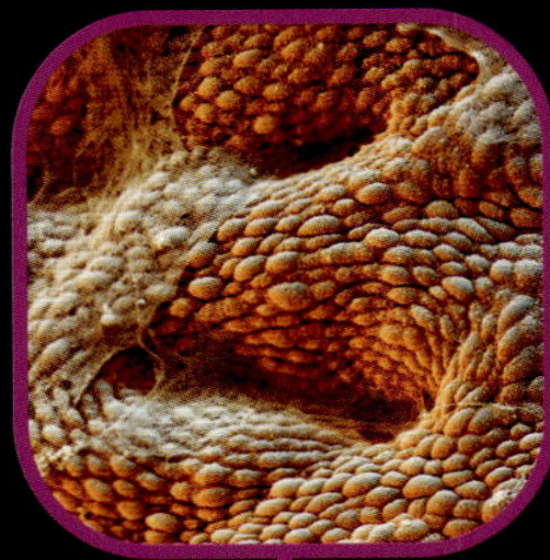

MAGEN

Säure und Enzyme schaffen ein bakterienfeindliches Milieu, perfekt für die physikalische und chemische Aufspaltung der Nahrung.

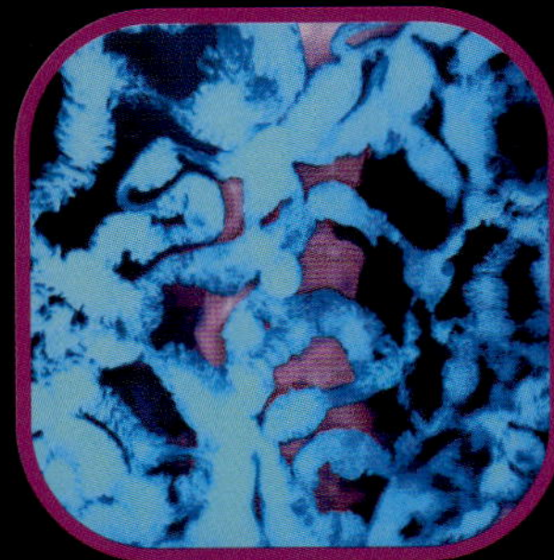

DÜNNDARM

Die stark gefaltete Innenseite dieses Schlauchs sorgt für eine Oberfläche von ca. 290 m^2, ideal zur Absorption von Nährstoffen.

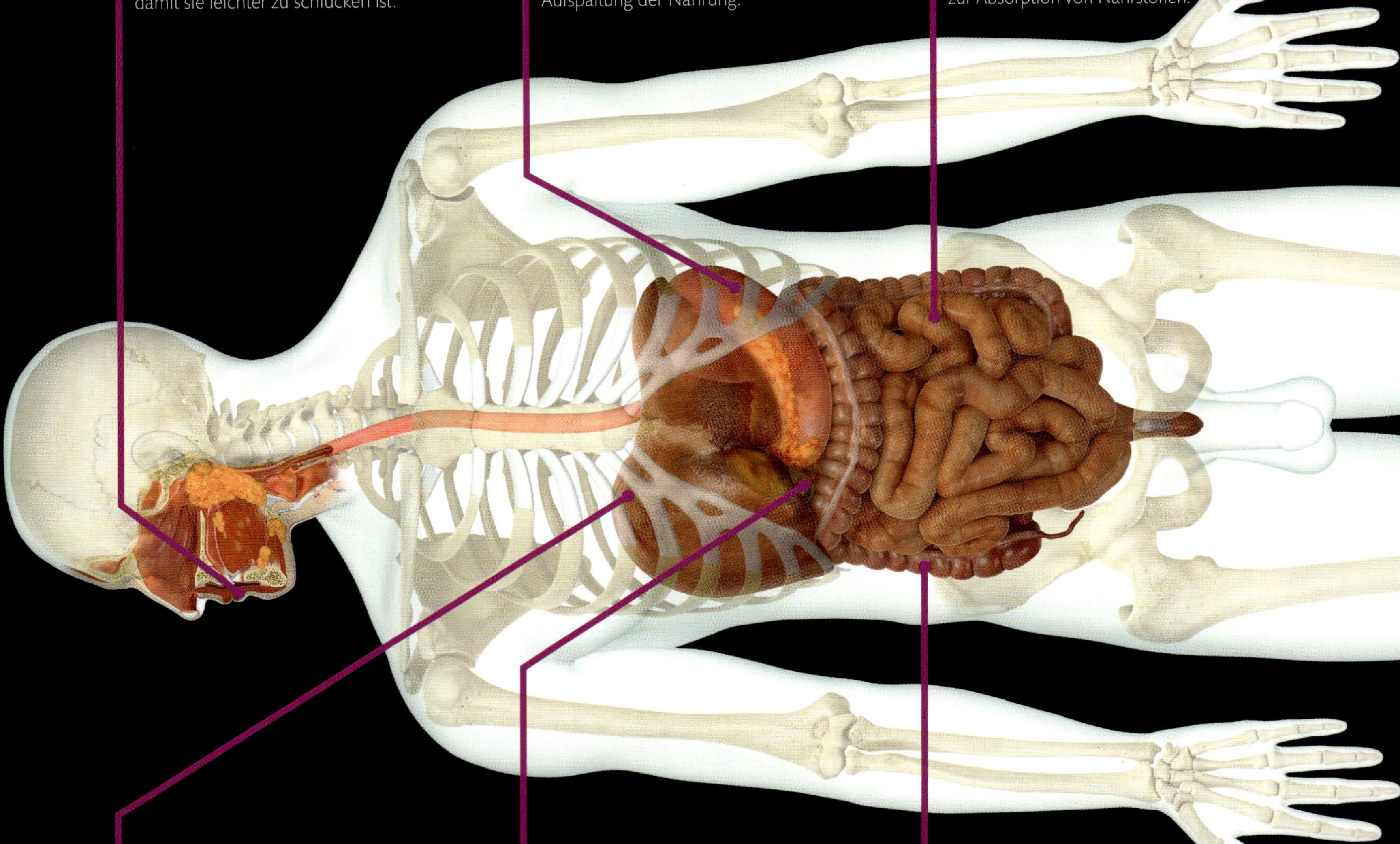

LEBER

Dieses keilförmige Organ speichert bestimmte Nährstoffe und steuert ihre Konzentration im Blut, damit die Zellen kontinuierlich versorgt werden.

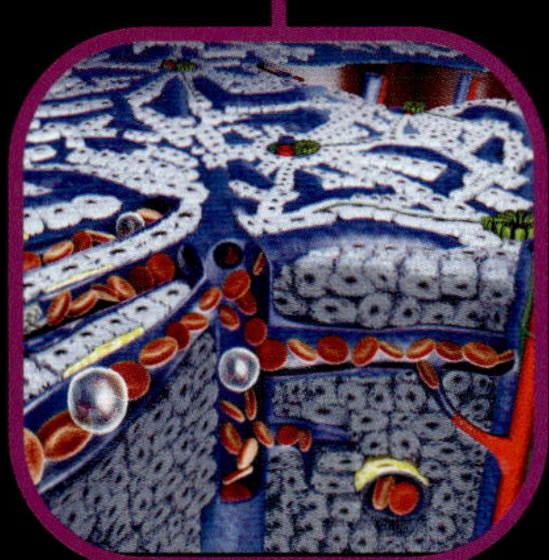

GALLENBLASE UND PANKREAS

Absonderungen dieser Organe spalten die Nahrung in der ersten Phase der Verdauung im Dünndarm auf.

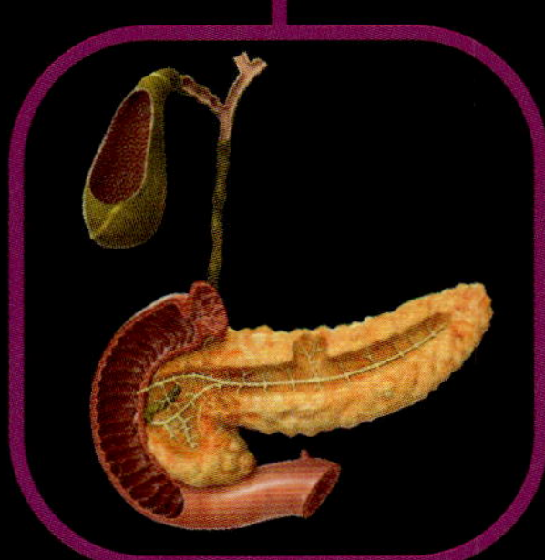

DICKDARM

Der Dickdarm transportiert unverdauliche Reste aus dem Dünndarm und entzieht ihnen Wasser und Salze auf dem Weg zum Rectum, wo sie ausgeschieden werden.

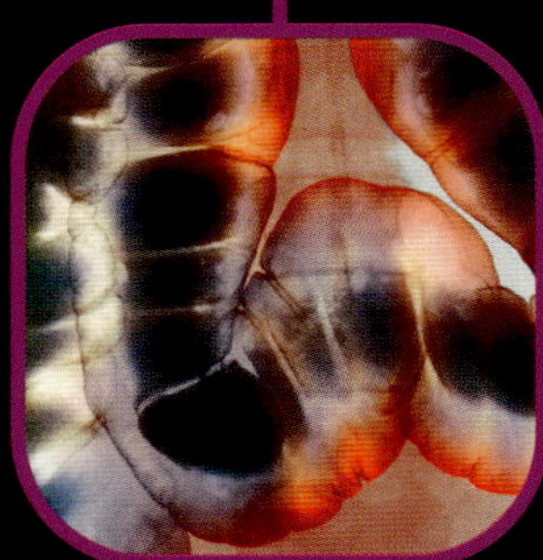

VERDAUUNGS-SYSTEM

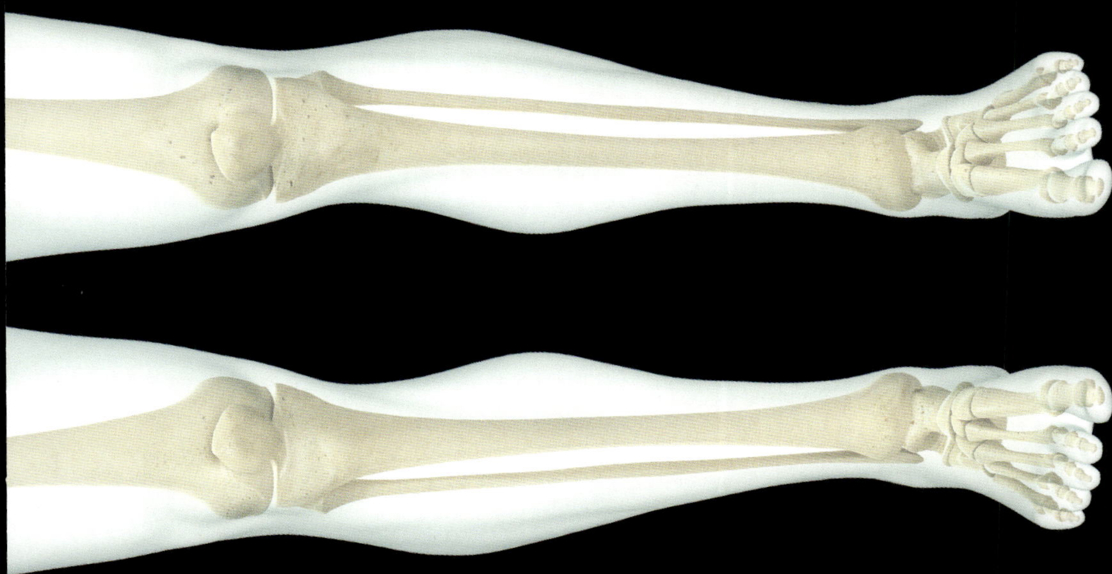

Hunger und Durst fordern uns zum Essen und Trinken auf, alles Weitere übernimmt unser Verdauungssystem automatisch. Während des Verdauungsvorgangs, der bis zu zwei Tage dauert, wird die Nahrung aufgespalten, damit sie lebenswichtige Nährstoffe freisetzt.

MUND UND RACHEN

Im Gegensatz zu Tieren können Menschen keine großen Nahrungsbrocken schlucken. Die Nahrung muss zerkleinert werden. Dieser Vorgang findet im Mund durch das Kauen statt. Der dadurch entstandene Nahrungsbrei wird in den Rachen geschoben und geschluckt, um ihn in den Magen zu befördern.

BEISSEN UND KAUEN

Vier Zahntypen sind in den Zahnfächern des Ober- und Unterkiefers verankert, beißen Nahrungsstücke ab und kauen sie, bis sie klein genug sind, um geschluckt zu werden: Meißelförmige Schneidezähne beißen und schneiden, die spitzeren Eckzähne sind zum Reißen, die Kronen der Prämolaren zum Kauen da, und die breiten Molaren können kräftig zubeißen und zermahlen die Nahrung in kleine Stücke. Starke Muskeln, die den Unterkiefer heben, um die einander gegenüberliegenden Zahnreihen in Kontakt zu bringen, ermöglichen uns das Beißen und Kauen.

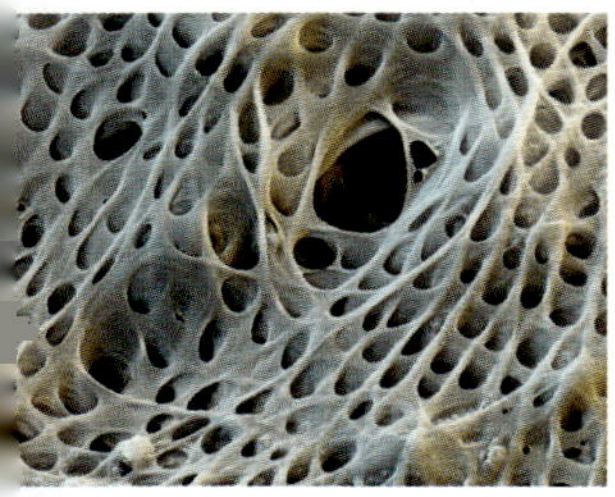

Dentin
Dieses knochenähnliche Gewebe bildet das innere Rahmenwerk und die Wurzel jedes Zahns.

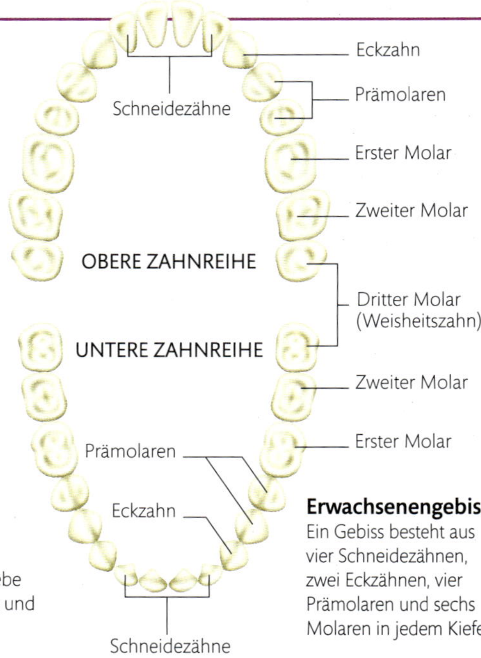

Erwachsenengebiss
Ein Gebiss besteht aus vier Schneidezähnen, zwei Eckzähnen, vier Prämolaren und sechs Molaren in jedem Kiefer.

BEWEGEN DER NAHRUNG

Die Zunge am Boden des Mundes ist ein hochflexibles, muskulöses Organ, das seine Form verändern, das vorgeschoben, zurückgezogen und von einer Seite zur anderen bewegt werden kann. Während des Kauens schiebt die Zunge die Nahrung hin und her, ohne selbst zerbissen zu werden, und vermischt sie mit Speichel. Die Oberseite der Zunge ist mit kleinen Erhebungen, den Papillen, bedeckt, die für Griffigkeit sorgen und die Geschmacksknospen enthalten, die zudem Wärme, Kälte und Berührung erkennen. Ist die Nahrung sorgfältig zerkleinert, drückt die Zunge sie gegen den Gaumen, um einen Klumpen (Bolus) daraus zu formen. Den schiebt sie in den Rachen und löst dadurch den Schluckreflex aus.

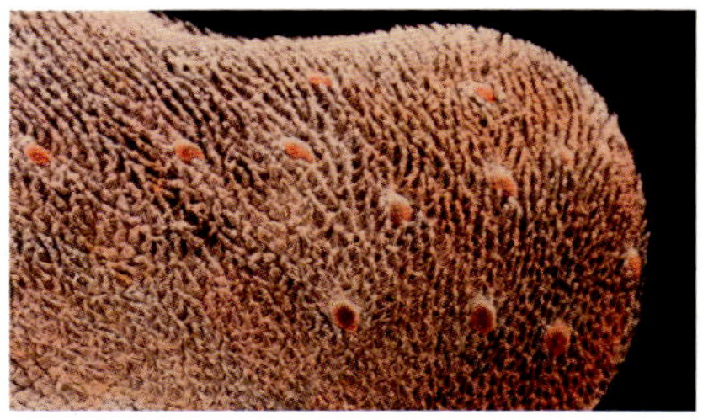

Oberfläche der Zunge
Stachelige Papillen an der Zungenoberfläche sorgen für den »Grip«, abgerundete Papillen enthalten Geschmacksknospen, die süß, sauer, salzig, bitter und umami (herzhaft) unterscheiden können.

10

Sekunden dauert es, bis die Nahrung vom **Mund** in den **Magen** gelangt.

AUSSERGEWÖHNLICHES
SCHWERTSCHLUCKEN

Bei diesem Vorgang wird ein Schwert mindestens 38 cm in den oberen Verdauungstrakt eingebracht, was jahrelange Übung erfordert. Obwohl das Schwert denselben Weg nimmt wie die Nahrung, handelt es sich um einen anderen Vorgang als das normale Schlucken. Schwertschlucker lernen, den Würgreflex zu unterdrücken, der verhindert, dass etwas anderes als Nahrung in den Rachen gelangt. Sie unterdrücken ebenso den Schluckreflex, der die Nahrung in Speiseröhre und Magen schiebt. Durch Überstrecken des Halses bringen sie Mund, Rachen, Speiseröhre und Mageneingang in eine Linie.

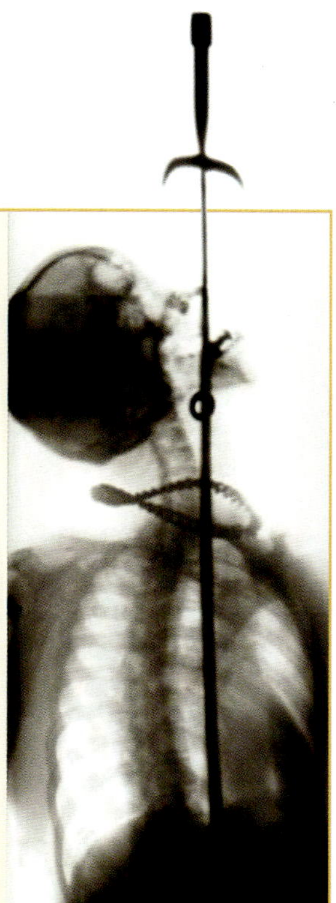

Die Kunst des Schwertschluckens
Die Röntgenaufnahme zeigt, dass ein echter Schwertschlucker ohne Tricks arbeitet. Der Kopf ist nach hinten geneigt, während das Schwert in Rachen und Speiseröhre geschoben wird.

SPEICHELDRÜSEN

Drei paarige Speicheldrüsen – Ohr-, Unterzungen-, und Unterkieferspeicheldrüsen – sind mit der Mundhöhle durch Speichelgänge verbunden, über die sie Speichel absondern. In kleinen Mengen wird er auch von der Mundschleimhaut produziert. Er besteht zu 99,5 % aus Wasser und enthält Schleim, das Verdauungsenzym Amylase und das Bakterien abtötende Lysozym. Um den Mund zu befeuchten und Mund und Zähne sauber zu halten, wird Speichel ständig in ausreichender Menge abgesondert. Geschmack, Geruch und Aussehen von Nahrung können starken Speichelfluss in Gang setzen. Speichel durchfeuchtet die Nahrung, damit sie leichter zu kauen und zu schlucken ist. Amylase spaltet Stärke aus der Nahrung in Maltose auf.

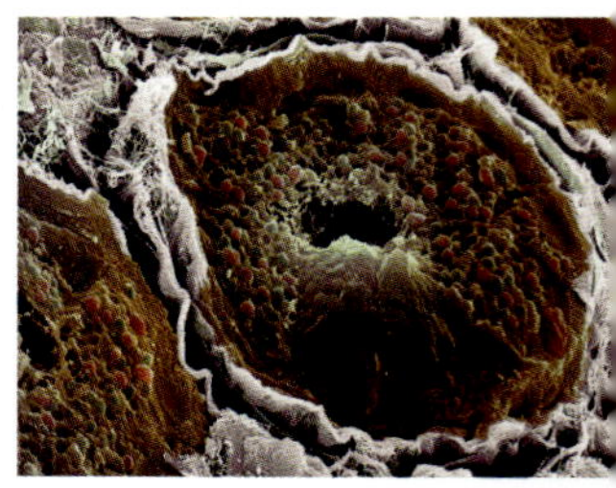

Bau der Speicheldrüse
Der Acinus in der Speicheldrüse besteht aus Zellen, die den Speichel in einen Zentralgang entleeren.

PERISTALTIK

Nach dem Schluckvorgang wird die Nahrung durch wellenartige Muskelkontraktionen über die Speiseröhre (Ösophagus) aktiv vom Rachen bis in den Magen gedrückt. Durch diese Bewegungen wird die Nahrung durch den gesamten Verdauungstrakt geschoben. Die Ösophaguswand enthält Schichten aus glatter Muskulatur, die nicht der Willkürmotorik unterliegen. Während der Peristaltik wird der Nahrungsbolus durch abwechselnde Wellen von Muskelanspannung und -entspannung entlang der Speiseröhre weitergedrückt. Die Peristaltik ist so kraftvoll, dass die Nahrung auch in den Magen gelangt, wenn man auf dem Kopf steht. Der untere Ösophagussphinkter am Ende der Speiseröhre entspannt, um die Nahrung in den Magen zu lassen.

Nahrungsbewegung
Die glatte Muskulatur der Ösophaguswand kontrahiert hinter dem Nahrungsbolus, um ihn nach unten zu schieben, und entspannt um und vor ihm, um ihm die weitere Passage zu ermöglichen.

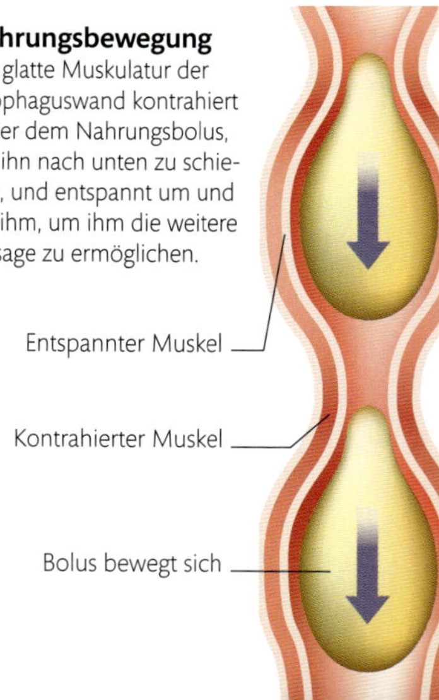

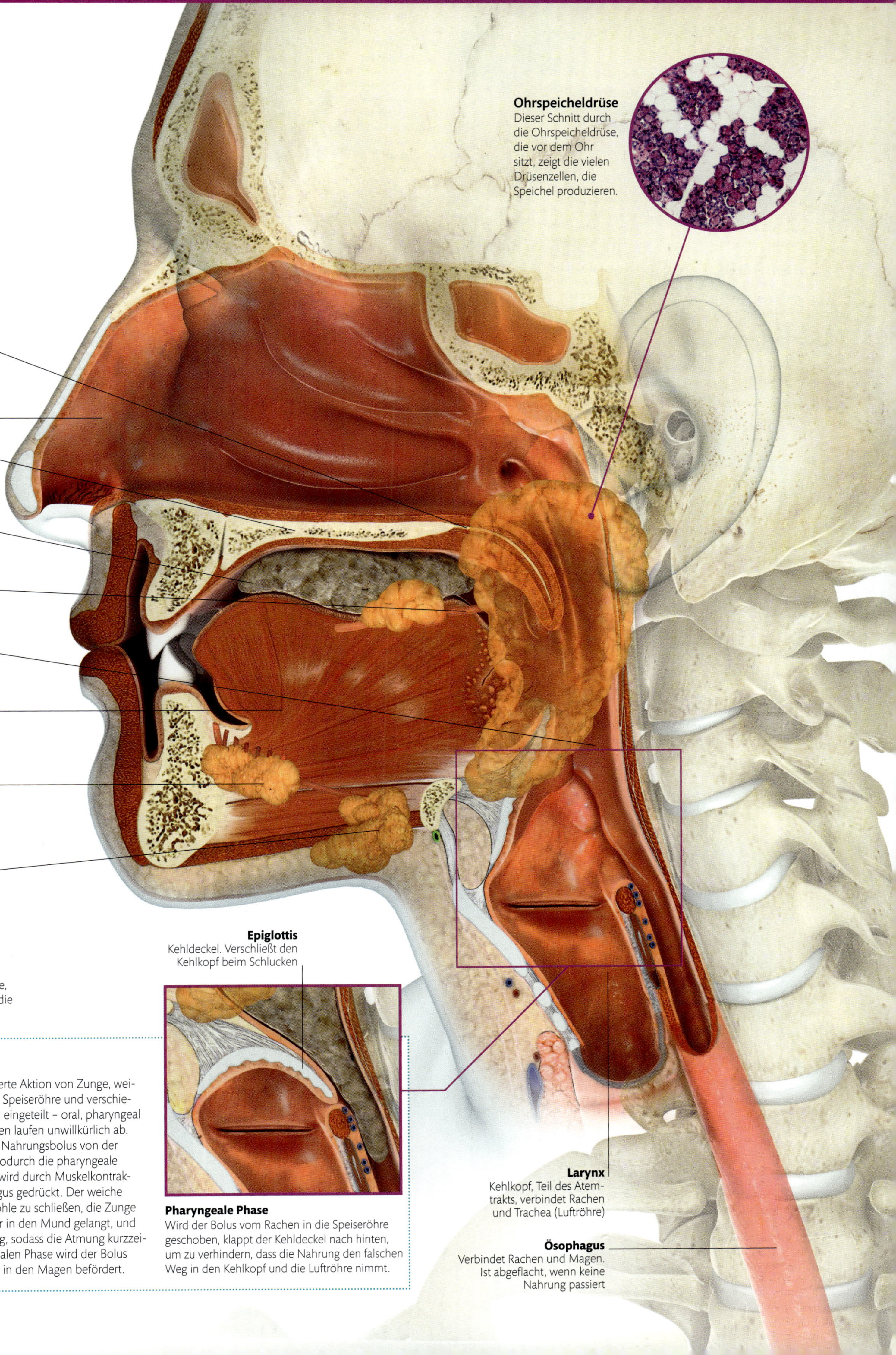

Mund und Rachen
Der erste Teil des Verdauungssystems besteht aus Mundhöhle, Zähnen, Zunge, Speicheldrüsen und dem Rachen, den die Nahrung beim Schlucken passiert.

SCHLUCKEN

Der Schluckvorgang ist die koordinierte Aktion von Zunge, weichem Gaumen, Rachen, Kehldeckel, Speiseröhre und verschiedenen Muskeln. Er ist in drei Phasen eingeteilt – oral, pharyngeal und ösophageal. Die beiden Letzteren laufen unwillkürlich ab. Während der oralen Phase wird der Nahrungsbolus von der Zunge in den Rachen geschoben, wodurch die pharyngeale Phase ausgelöst wird. Die Nahrung wird durch Muskelkontraktionen vom Rachen in den Ösophagus gedrückt. Der weiche Gaumen hebt sich, um die Nasenhöhle zu schließen, die Zunge verhindert, dass die Nahrung wieder in den Mund gelangt, und die Epiglottis verschließt den Luftweg, sodass die Atmung kurzzeitig aussetzt. Während der ösophagealen Phase wird der Bolus durch die Peristaltik der Speiseröhre in den Magen befördert.

Pharyngeale Phase
Wird der Bolus vom Rachen in die Speiseröhre geschoben, klappt der Kehldeckel nach hinten, um zu verhindern, dass die Nahrung den falschen Weg in den Kehlkopf und die Luftröhre nimmt.

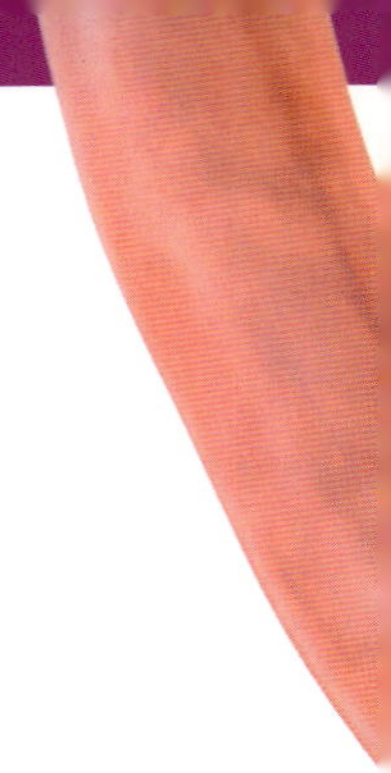

MAGEN

Der Magen ist der breiteste Teil der Nahrungspassage, ein gekrümmter Sack, der die Speiseröhre mit dem ersten Teil des Dünndarms verbindet und den Verdauungsprozess einleitet. Er tränkt die Nahrung mit Magensaft, der proteinspaltende Enzyme enthält.

MAGENFUNKTION

Der Magen weitet sich beträchtlich, sobald er Nahrung aufnimmt. Die Verdauungsprozesse, die im Magen stattfinden, verwandeln die Nahrung in einen flüssigen, angedauten Speisebrei. Die chemische Verdauung erfolgt durch das Enzym Pepsin in der Magensäure, das mit der Proteinspaltung beginnt. Drei Schichten glatter Muskulatur in der Magenwand sorgen für die mechanische Verdauung. In peristaltischen Kontraktionen vermengen sie die Nahrung mit dem Magensaft, bis sie verflüssigt ist, und schieben sie zum Ringmuskel des Pförtners (M. sphincter pylori) am Magenausgang. Der Magen dient auch als Nahrungsspeicher: Er entlässt nur kleine Mengen des Speisebreis zur weiteren Verdauung in den Dünndarm, der weniger Nahrung auf einmal aufnehmen kann (s. S. 378–379).

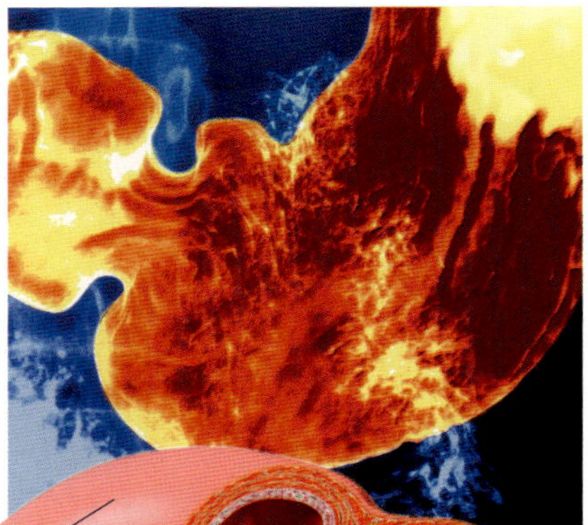

Ein gesunder Magen
Diese eingefärbte Kontrastmittelaufnahme des Magens zeigt die obere und untere Kurvatur und den Zwölffingerdarm (oben links).

MAGENSAFT

Die Magenschleimhaut ist mit Millionen von tiefen Magenfurchen übersät, die zu den Magendrüsen führen. Unterschiedliche Zellarten in den Drüsen produzieren die verschiedenen Bestandteile des Magensafts. Schleimzellen am Drüsenhals geben Schleim ab. Belegzellen produzieren Salzsäure, die den Mageninhalt sehr sauer macht, Pepsin aktiviert und Bakterien in der Nahrung abtötet. Hauptzellen sondern Pepsinogen ab, die inaktive Form des Pepsins. G-Zellen setzen Hormone frei, die die Magensekretion und -kontraktion steuern.

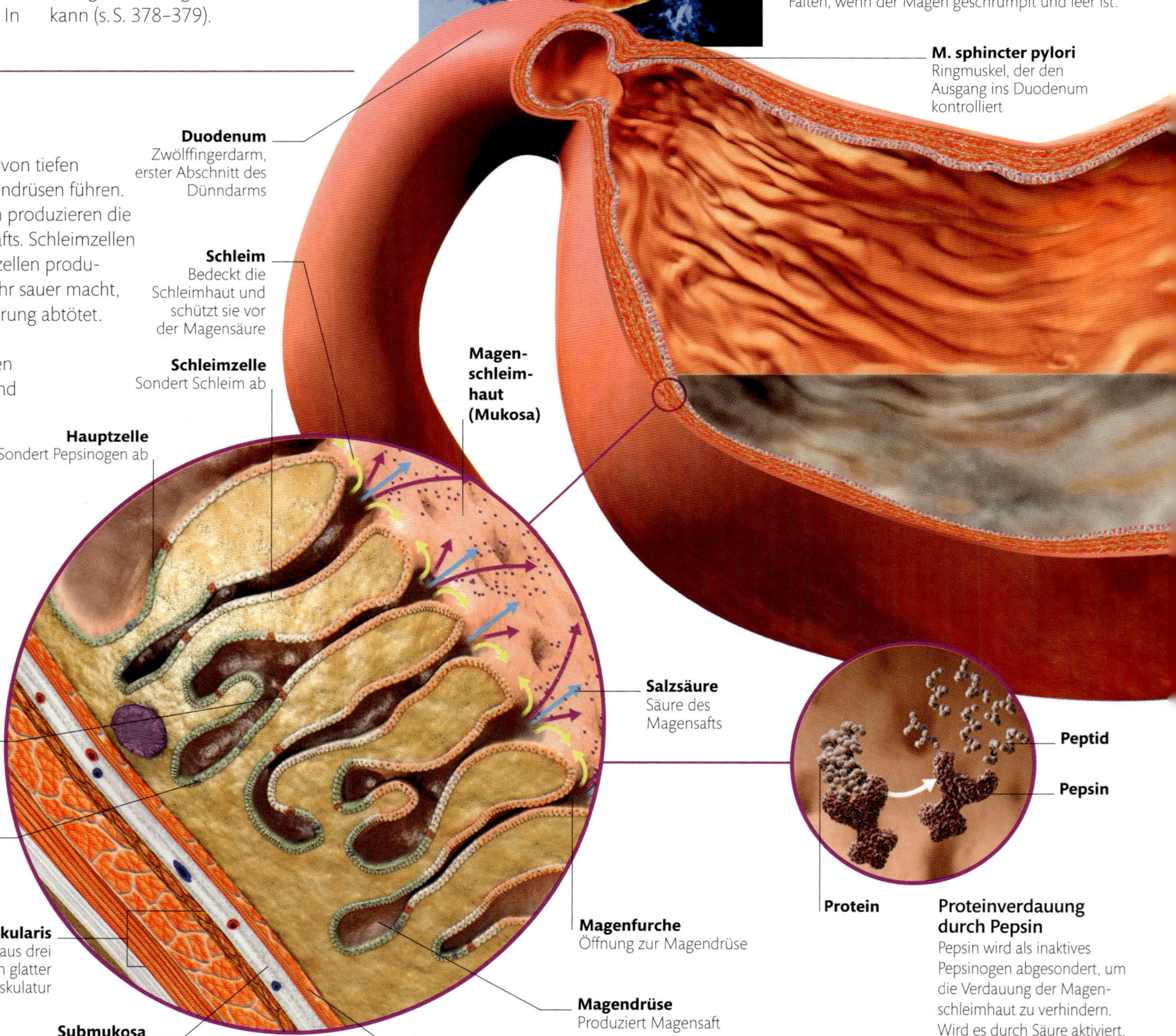

Bau des Magens (unten)
Die sehr dehnbare Magenwand besteht aus drei Muskelschichten, die winkelförmig zueinander angeordnet sind. Die Magenschleimhaut liegt in tiefen Falten, wenn der Magen geschrumpft und leer ist.

Magendrüsen
Ein Schnitt durch die Magenwand zeigt die tiefen Magendrüsen in der Schleimhaut und die unterschiedlichen Sekretionszellen in den Drüsen. Die Submukosa verbindet die dreilagige Muskularis mit der Mukosa.

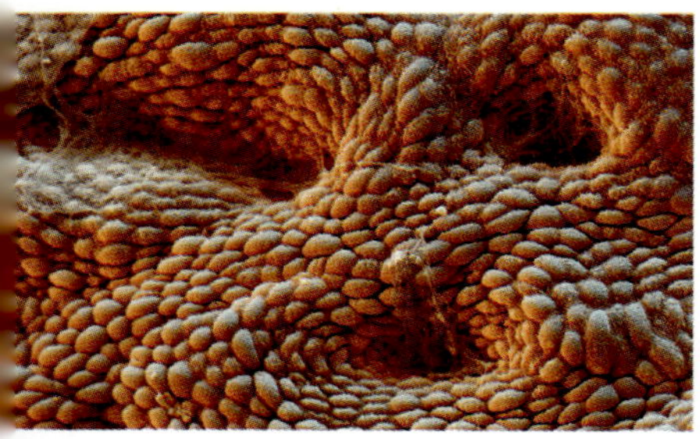

Auskleidung des Magens
Diese Vergrößerung der Magenschleimhaut zeigt die dicht gedrängten Epithelzellen und die Magenfurchen (dunkle Löcher), die zu den Drüsen führen.

Proteinverdauung durch Pepsin
Pepsin wird als inaktives Pepsinogen abgesondert, um die Verdauung der Magenschleimhaut zu verhindern. Wird es durch Säure aktiviert, spaltet es Proteine in kurze Aminosäureketten (Peptide) auf.

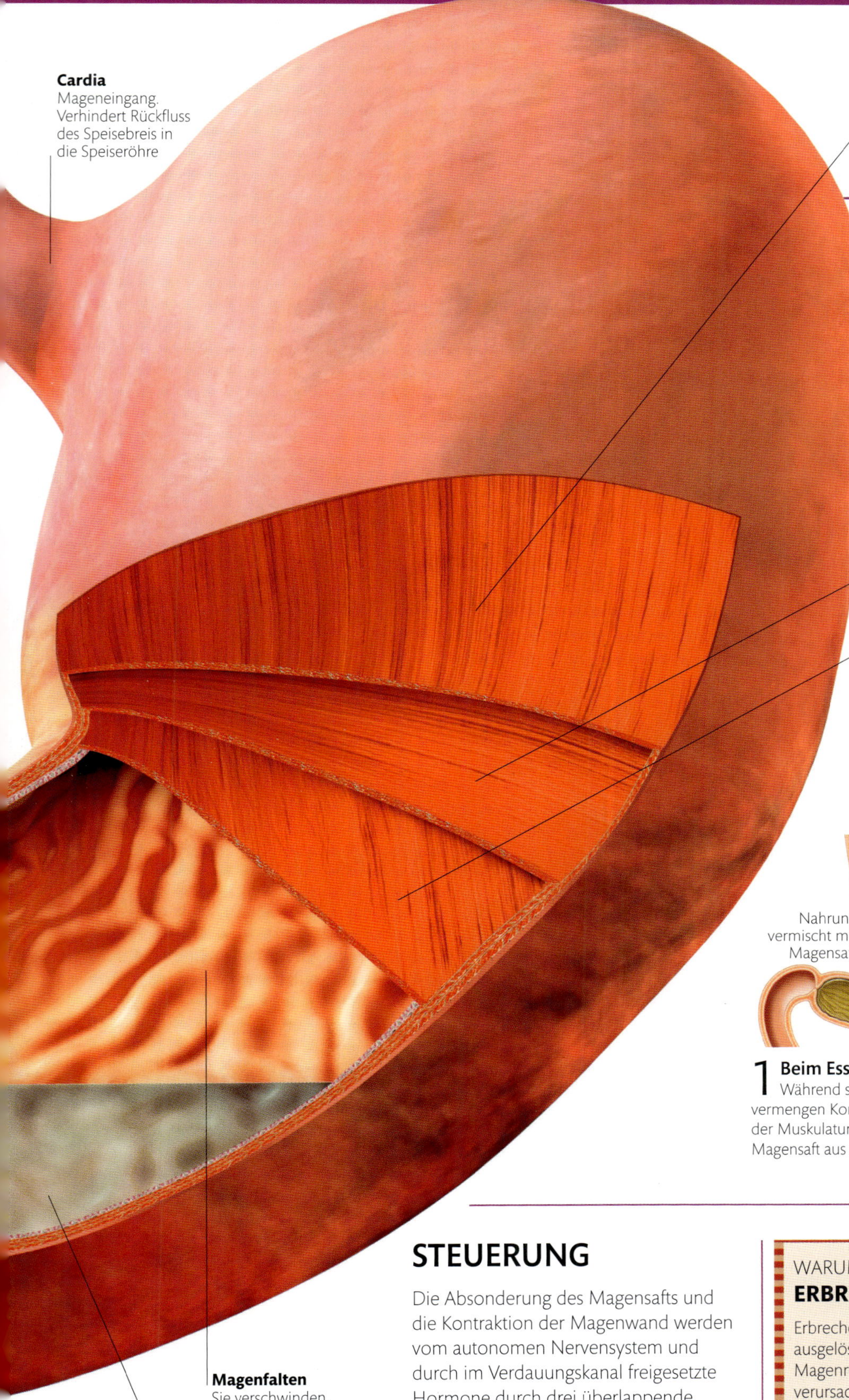

FÜLLUNG UND ENTLEERUNG

Der Magen dehnt sich sehr stark aus, während er sich mit zerkauter Nahrung füllt, die über die Speiseröhre hineingelangt. Die Nahrung wird durch peristaltische Kontraktionen der drei glatten Muskelschichten der Magenwand mit Magensaft vermischt. Diese Kontraktionswellen werden stärker, während sie den Mageninhalt zum geschlossenen Pförtner schieben und ihn dabei zu einem cremigen Speisebrei kneten. Ist der Mageninhalt verflüssigt und klumpenfrei, wird er nach und nach durch den Pförtner in den Dünndarm gespritzt.

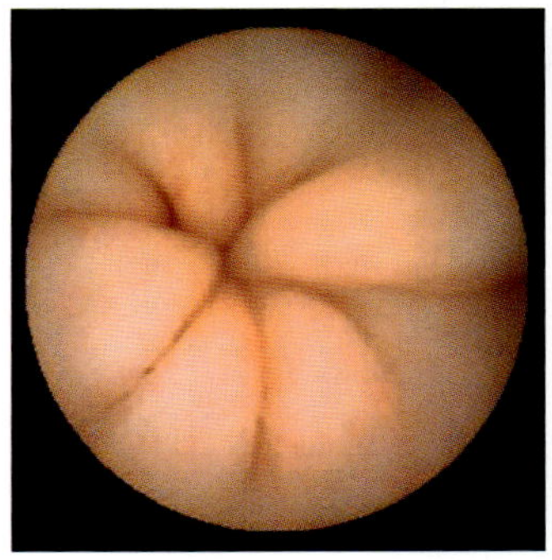

Sphinkter pylori
Die Endoskopansicht zeigt den fest verschlossenen Pylorus, der ein Austreten der Nahrung während des Verdauungsvorgangs im Magen verhindert.

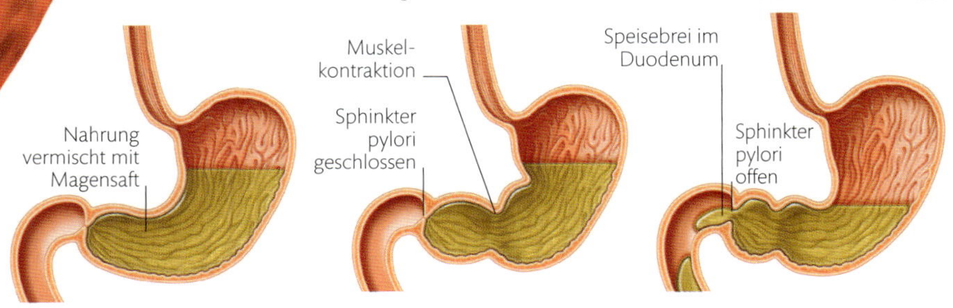

1 Beim Essen Während sich der Magen füllt, vermengen Kontraktionswellen der Muskulatur die Nahrung mit Magensaft aus den Magendrüsen.

2 1–2 Stunden später Die durch kräftige Kontraktionen geknetete, vom Magensaft angedaute Nahrung ist nun ein einheitlicher Speisebrei.

3 3–4 Stunden später Der Ringmuskel des Pförtners öffnet sich in Abständen, um kleine Mengen des Speisebreis ins Duodenum zu entlassen.

STEUERUNG

Die Absonderung des Magensafts und die Kontraktion der Magenwand werden vom autonomen Nervensystem und durch im Verdauungskanal freigesetzte Hormone durch drei überlappende Phasen gesteuert: Kopf-, Magen- und Darmphase. Vor dem Essen und während des Kauens bereitet die Kopfphase den Magen auf den Nahrungseingang vor. Anblick, Geruch und Geschmack der Nahrung sowie der Gedanke daran stimulieren die Magensekretion und -peristaltik. Die Magenphase beginnt, wenn die Nahrung in den Magen gelangt. Sekretion und Peristaltik verstärken sich beträchtlich. Wird der angedaute Speisebrei an das Duodenum abgegeben, beginnt die Darmphase, die die Magentätigkeit hemmt.

3

Stunden lang bleibt die Nahrung im **Magen**, bevor sie in den **Dünndarm** gelangt.

WARUM MÜSSEN WIR

ERBRECHEN?

Erbrechen kann durch viele Faktoren ausgelöst werden. Oft ist die Ursache eine Magenreizung, die durch Bakterientoxine verursacht wurde. Rezeptoren der Magenschleimhaut reagieren auf Reizstoffe und senden Impulse an das Brechzentrum im Hirnstamm, das den Brechreflex auslöst, um den Reizstoff auszuwerfen. Beim Erbrechen kontrahieren Zwerchfell und Bauchmuskulatur und komprimieren den Magen, sodass der angedaute Speisebrei nach oben in Speiseröhre, Rachen und Mund gedrückt wird.

Brechreflex
Das Schließen von Pylorus, weichem Gaumen und Epiglottis stellt sicher, dass die Nahrung ausgebrochen wird und nicht in Luftröhre oder Dünndarm gelangt.

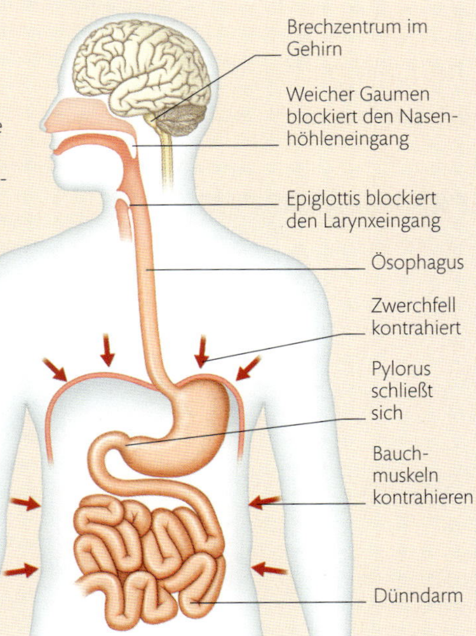

DÜNNDARM

Der gewundene Schlauch des Dünndarms füllt den Großteil der Bauchhöhle aus und ist der längste und wichtigste Teil des Verdauungstrakts. Hier werden der Nahrung Nährstoffe entzogen, und mithilfe von Pankreas und Gallenblase wird die Verdauung abgeschlossen.

FUNKTION DES DÜNNDARMS

Der Dünndarm erstreckt sich vom Magen zum Dickdarm und besteht aus drei Teilen. Das kurze Duodenum (Zwölffingerdarm) erhält die Nahrung aus dem Magen. Jejunum (Leerdarm) und Ileum (Krummdarm) bilden den längsten Abschnitt des Dünndarms. Hier finden die letzten Verdauungsvorgänge statt, und Nährstoffe werden absorbiert. Die Verdauung im Dünndarm erfolgt in zwei Phasen: Pankreasenzyme spalten Nahrungsmoleküle, während peristaltische Bewegungen des Darms die Nahrung weiterschieben. Dann spalten Enzyme an der Oberfläche der Darmzotten (Millionen von fingerähnlichen Schleimhautausstülpungen) die Nahrung weiter auf, bevor sie die Nährstoffe absorbieren.

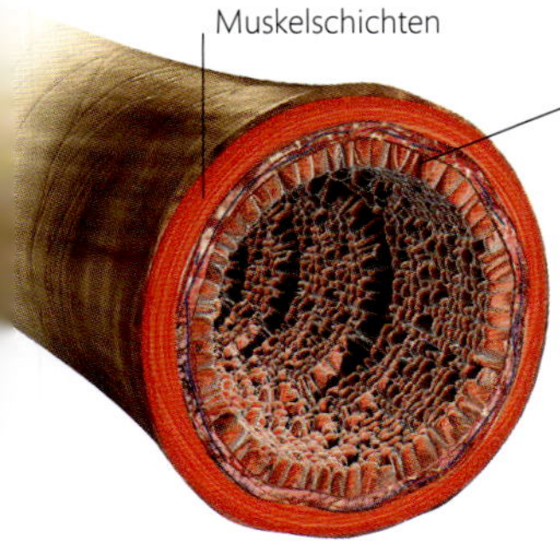

Dünndarmwand
Sie hat zwei Lagen glatte Muskulatur, die die Nahrung durchmischen und vorantreiben. Seine Schleimhaut ist mit kleinen Ausstülpungen, den Zotten, bedeckt.

GALLENBLASE UND PANKREAS

Diese beiden Organe spielen eine Schlüsselrolle für die Verdauung im Duodenum, dem ersten Teil des Dünndarms, wenn der angedaute Speisebrei aus dem Magen ankommt. Die Gallenblase ist ein kleiner, muskulöser Sack, der an der Unterseite der wesentlich größeren Leber sitzt und von der Leber produzierte Galle speichert, eindickt und schließlich über den Gallengang zur Fettverdauung in das Duodenum entlässt. Der vom Pankreas produzierte Saft enthält zahlreiche Verdauungsenzyme und wird über den Pankreasgang, der sich mit dem großen Gallengang vereinigt, in das Duodenum abgegeben.

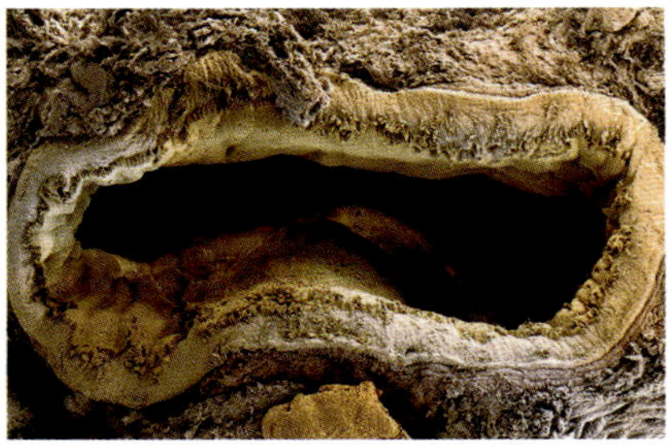

Großer Gallengang
Die Mikroskopaufnahme zeigt einen Schnitt durch den großen Gallengang, der ins Duodenum mündet und Galle aus der Gallenblase an das Duodenum abgibt.

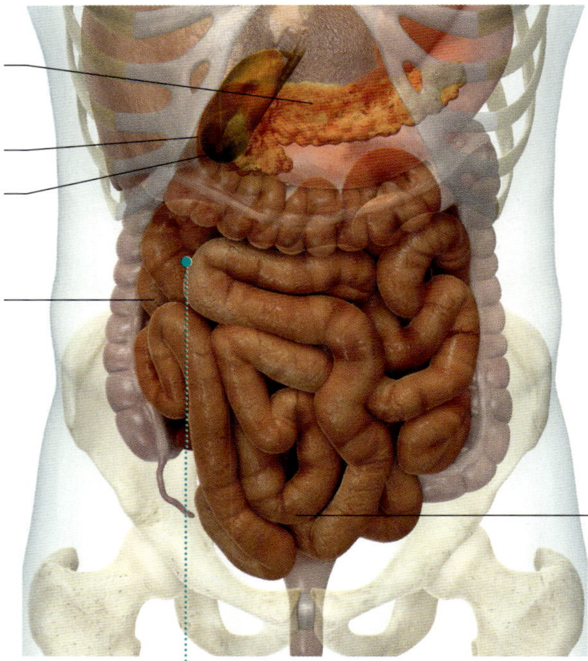

Der Dünndarm
Dünndarm, Pankreas und Gallenblase bilden den zentralen Teil des Verdauungskanals.

7 Meter
Die **Länge** des Dünndarms.

VERDAUUNG UND ABSORPTION

Während die Nahrung Jejunum und Ileum passiert, findet eine weitere Verdauung durch Enzyme an der Oberfläche der Darmzotten statt. Diese kleinen Ausstülpungen vergrößern die Darmoberfläche zur Verdauung und Absorption um ein Vielfaches. Eingebettete Enzyme wie Maltase und Peptidase spalten Maltose bzw. Peptide in kleinste Einheiten, Glukose und Aminosäuren, auf, die dann über die Kapillaren der Zotten ins Blut absorbiert und zur Leber transportiert werden. Die Fettsäuren und Monoglyceride, Spaltprodukte der Pankreasenzyme, werden über die Lymphgefäße aufgenommen und über Lymphgänge ebenfalls zur Leber transportiert.

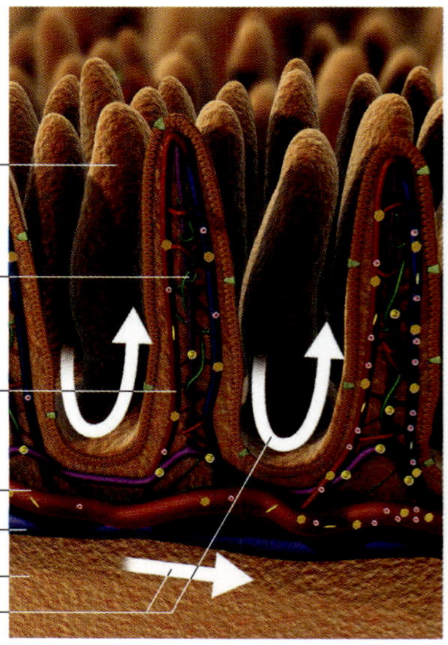

Absorption über die Zotten
Die Dünndarmzotten bilden eine riesige Oberfläche zur Absorption der Verdauungsprodukte. Hier sieht man, wie sie sich von links nach rechts im Blutstrom akkumulieren.

PANKREASENZYME

Saurer, angedauter und verflüssigter Nahrungsbrei gelangt in das Duodenum, wodurch die Hormonsekretion in der Darmwand angeregt wird. Die Hormone lösen die Absonderung von Pankreassaft und Galle über eine gemeinsame Öffnung ins Duodenum aus. Der alkalische Pankreassaft enthält über 15 verschiedene Enzyme, die eine Reihe von Nahrungsmolekülen aufspalten. Galle enthält Gallsalze, die große Fetttropfen zu kleinen Tröpfchen emulgieren, die so leichter durch die Lipase gespalten werden können. Nach der Verdauung durch die Pankreasenzyme werden die Nährstoffe an der Oberfläche der Zotten weiterverdaut und absorbiert.

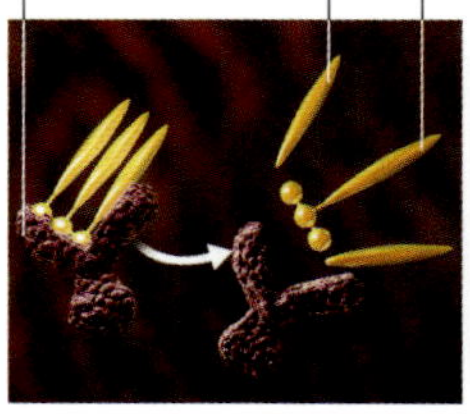

Fettspaltung
Nach der »Behandlung« durch die Gallsalze werden Triglyceride durch die Lipase in freie Fettsäuren und Monoglyceride aufgespalten.

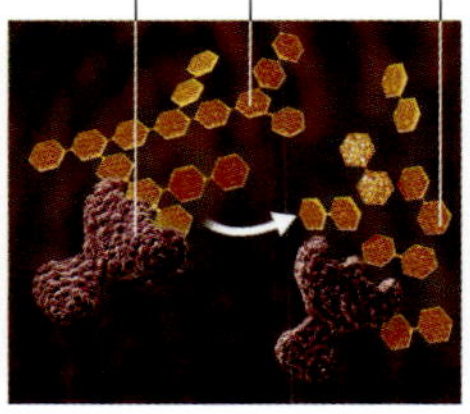

Kohlenhydratspaltung
Das Pankreasenzym Amylase spaltet langkettige Kohlenhydrate, wie Stärke, in Disaccharide, wie Maltose (zwei verbundene Glukosemoleküle), auf.

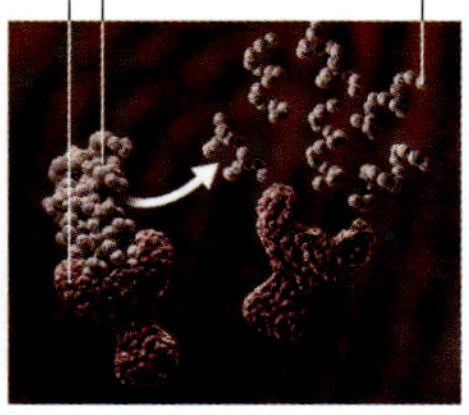

Proteinspaltung
Das Pankreasenzym Protease spaltet Proteine in kurze Aminosäureketten auf, die man Peptide nennt. Sie werden von Peptidase in einzelne Aminosäuren aufgespalten.

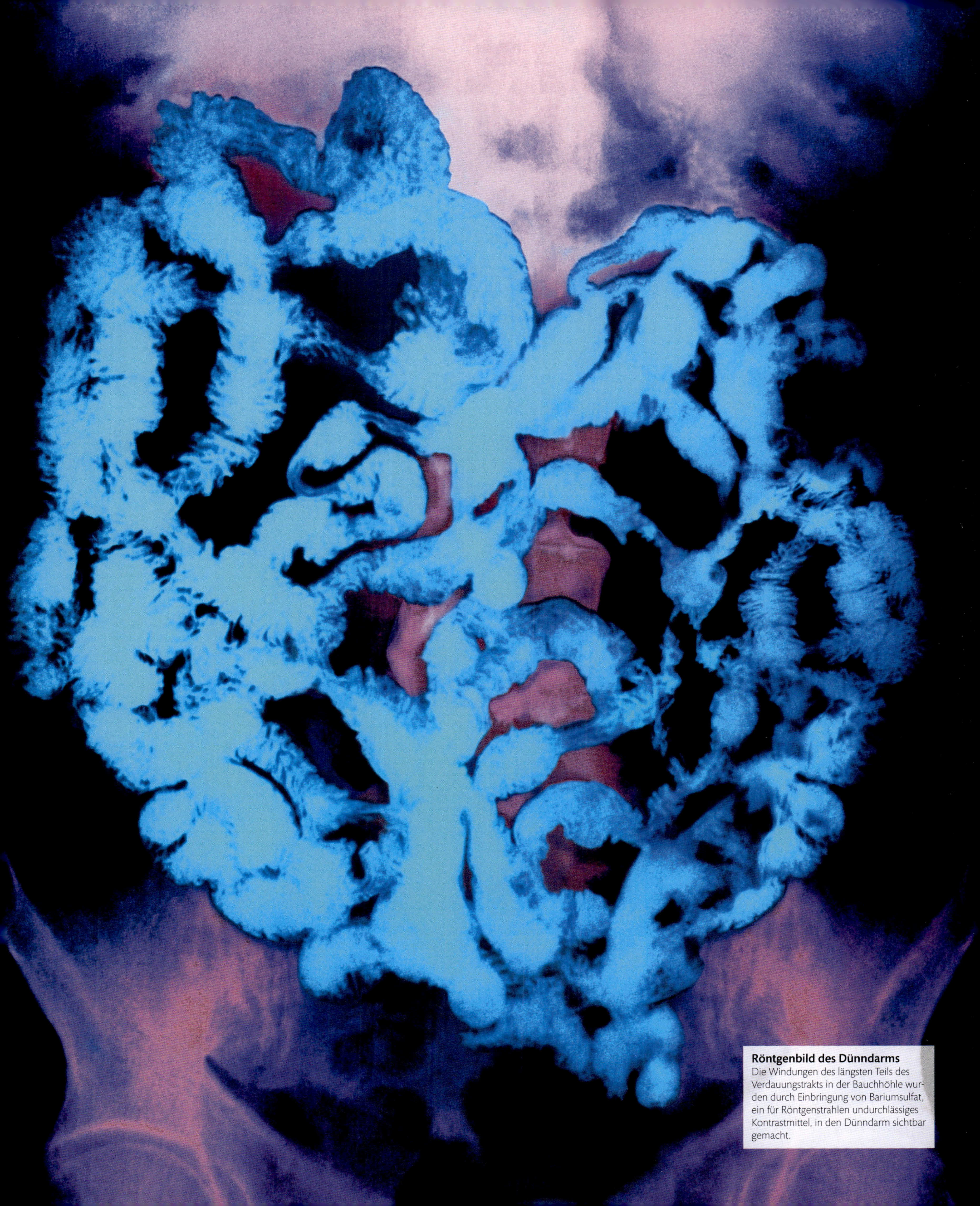

Röntgenbild des Dünndarms
Die Windungen des längsten Teils des Verdauungstrakts in der Bauchhöhle wurden durch Einbringung von Bariumsulfat, ein für Röntgenstrahlen undurchlässiges Kontrastmittel, in den Dünndarm sichtbar gemacht.

LEBER

Die Leber ist unser größtes inneres Organ. Sie spielt eine Schlüsselrolle in der Aufrechterhaltung der Homöostase – eines stabilen inneren Milieus – durch die vielen Stoffwechsel- und regulatorischen Funktionen, die sie ausführt, um die Zusammensetzung des Blutes konstant zu halten.

DIE ROLLE DER LEBER

Die tiefrote Farbe der Leber ist ein Hinweis auf ihre Tätigkeit – die Filterung großer Mengen von Blut und die Kontrolle seiner Zusammensetzung. Die meisten Leberfunktionen werden, außer von den säubernden Kupffer-Zellen, von den Milliarden Hepatozyten, den multitaskingfähigen Leberzellen, ausgeführt. Während Blut durch die Hepatozyten fließt, nehmen sie Nährstoffe und weitere Substanzen auf, die entweder gespeichert, verstoffwechselt oder aufgespalten werden. Gleichzeitig führen sie dem Blut auch Sekrete und gespeicherte Substanzen zu. Die einzige direkte Rolle der Leber in der Verdauung ist die Herstellung von Galle, die in der Gallenblase gespeichert und ins Duodenum abgegeben wird. Ist die Verdauung abgeschlossen, fängt sie die aus dem Darm ankommenden Nährstoffe ab und verarbeitet sie.

EINIGE FUNKTIONEN DER LEBER

Außer der Galleproduktion, der Kontrolle des Kohlenhydrat-, Fett- und Proteinstoffwechsels und der Speicherung von Nährstoffen stellt die Leber auch Proteine her, die im Blutplasma zirkulieren, baut Medikamente und Giftstoffe aus dem Blutstrom ab, zerstört verbrauchte rote Blutzellen, recycelt deren Eisengehalt (s. S. 356) und filtert Erreger und Zelltrümmer aus dem Blut.

Galleproduktion
Hepatozyten produzieren täglich bis zu einem Liter dieser grünlichen Flüssigkeit. Galle enthält eine Mischung aus Gallsalzen und Abbauprodukten, wie Bilirubin (aus der Hämoglobinspaltung), die mit dem Stuhl ausgeschieden werden. Gallsalze unterstützen die Fettverdauung im Duodenum. Sie werden der Leber wieder zugeführt und erneut an die Galle abgegeben.

Proteinsynthese
Hepatozyten bilden die meisten Plasmaproteine des Blutplasmas aus den Aminosäuren der verdauten Nahrung. Zu diesen Proteinen gehören Albumin, das eine Rolle im Wassergehalt des Blutes spielt, Transportproteine, die Lipide und fettlösliche Vitamine transportieren, und Fibrinogen zur Blutgerinnung.

Hormonproduktion
Hormone sind die chemischen Botenstoffe des Körpers und lösen Aktivitäten im Zielgewebe aus. Hat ein Hormon seine Aufgabe erfüllt, ist es zerstört. Viele Hormone werden von den Hepatozyten abgebaut. Ihre Spaltprodukte werden normalerweise mit dem Harn ausgeschieden.

Wärmegewinnung
Die große Vielzahl metabolischer Prozesse, die in den Hepatozyten stattfinden, produzieren als Nebenprodukt beträchtliche Wärmeenergie. Diese Wärme wird zusammen mit der Wärme aus Muskelarbeit auf dem Blutweg über den Körper verteilt und ermöglicht es ihm, eine konstante Temperatur aufrechtzuerhalten.

STRUKTUR UND BLUTVERSORGUNG

Die Leberzellen (Hepatozyten) sind in hochkomplexen Funktionseinheiten, den Leberläppchen (Lobuli), angeordnet, jedes so groß wie ein Sesamkorn. In den Läppchen sind Hepatozytenschichten strahlenförmig um die Zentralvene angeordnet. Die Leber verfügt über zwei Blutversorgungen: Sauerstoffreiches Blut gelangt über die Leberschlagader in die Leber und bildet ca. 20% ihrer gesamten Blutversorgung. Der Rest besteht aus sauerstoffarmem Blut, das reich an Nährstoffen und weiteren aus der Verdauung absorbierten Substanzen, z. B. Medikamenten, ist und über die Pfortader in die Leber gelangt. In jedem Leberläppchen fließt das Blut aus beiden Quellen zusammen und wird dort von den vielen Hepatozyten gefiltert.

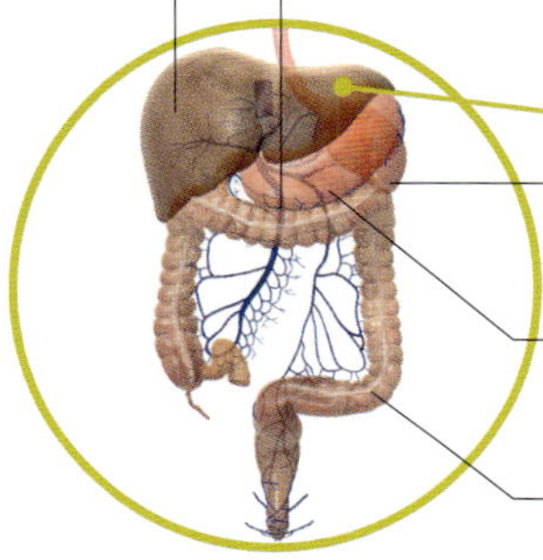

Pfortaderkreislauf
Ein Pfortaderkreislauf besteht aus Blutgefäßen, die an jedem Ende ein Kapillarnetz haben. Hier bilden Venen aus den Verdauungsorganen zusammen die Pfortader, die in die Leber eintritt.

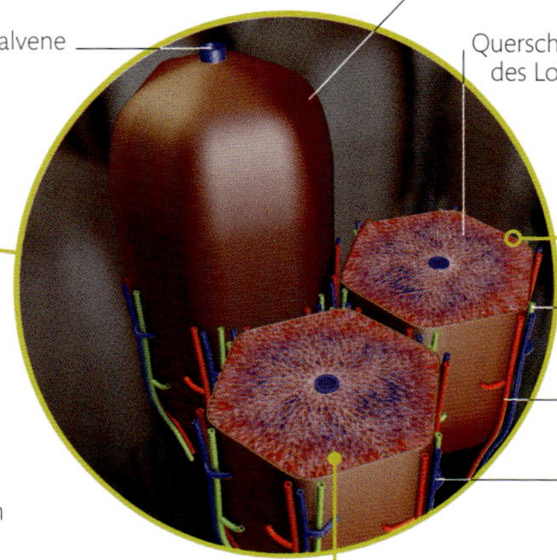

Struktur der Leberläppchen
Im Querschnitt sehen die Lobuli wie Sechsecke aus. An jeder vertikalen Kante verlaufen drei kleine Gefäße – Vene, Arterie und Gallengang – parallel, die den Lobulus mit Blut versorgen bzw. Galle abführen.

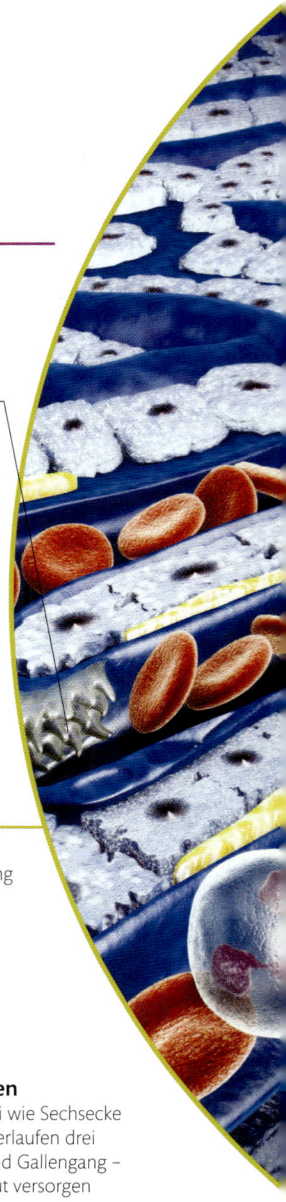
Kupffer-Zelle
Entfernt Bakterien, Abfallprodukte und alte rote Blutzellen aus dem Blut

Im Inneren eines Lobulus
Blut fließt über die Sinusoide vorbei an den Hepatozyten zur Zentralvene. Galle fließt in die entgegengesetzte Richtung.

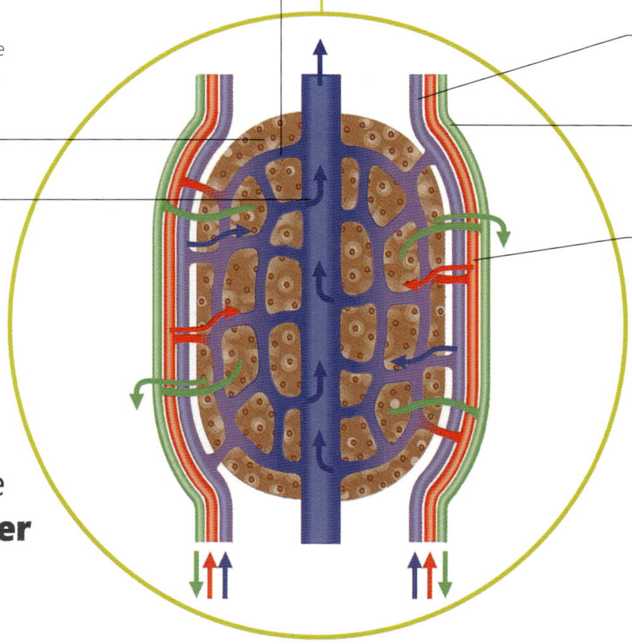

500
chemische Prozesse werden von der **Leber** ausgeführt.

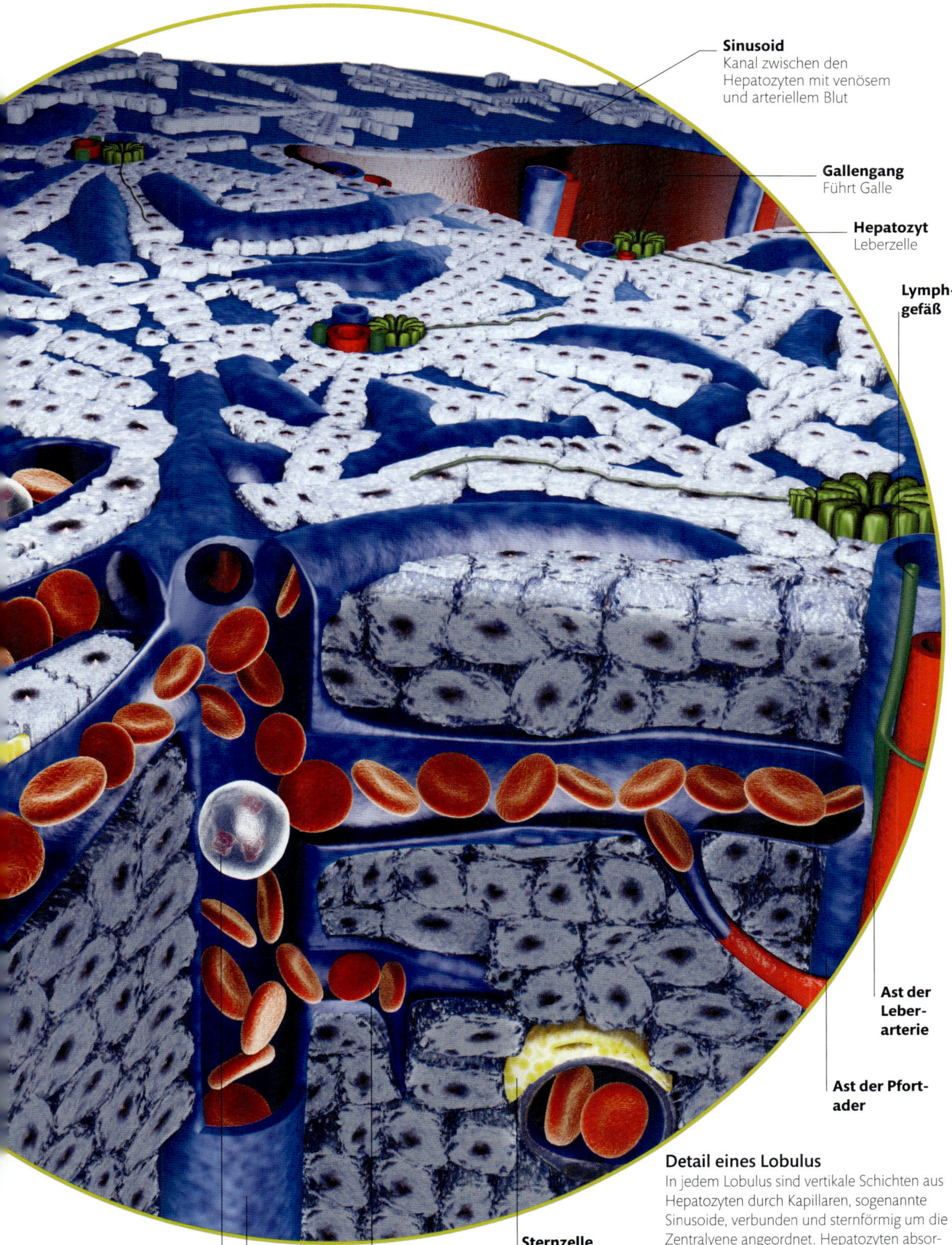

Detail eines Lobulus
In jedem Lobulus sind vertikale Schichten aus Hepatozyten durch Kapillaren, sogenannte Sinusoide, verbunden und sternförmig um die Zentralvene angeordnet. Hepatozyten absorbieren und verarbeiten Substanzen aus dem Blut der Sinusoide und setzen sie auch frei.

ENTGIFTUNG

Medikamente können dem Körper zwar kurzzeitig nutzen, aber auf Dauer auch schaden, wenn sie im Blutstrom verbleiben. Die Leber spielt eine wichtige Rolle in der Entgiftung, sie baut Medikamente, Bakterientoxine und Giftstoffe ab. Hepatozyten neutralisieren die schädlichen Substanzen, indem sie sie in Komponenten aufspalten, die dann ausgeschieden werden. Dennoch kann eine exzessive, häufige Entgiftung mit der Zeit, z. B. bei anhaltendem Alkoholmissbrauch, dazu führen, dass sich Bindegewebe in der Leber entwickelt, das ihre Funktion erheblich beeinträchtigt.

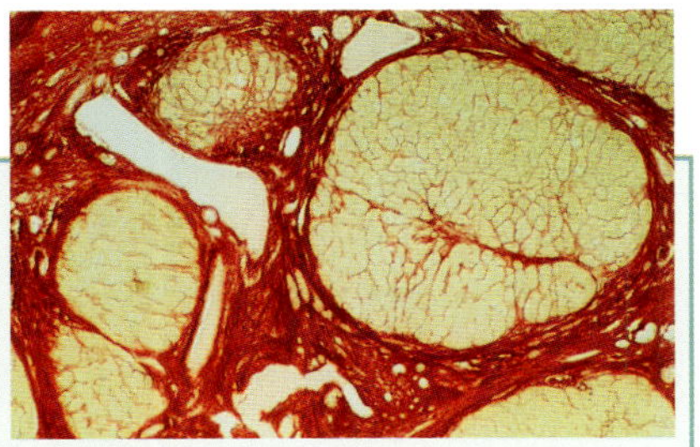

Leberzirrhose
Dieser Schnitt durch die Leber eines alkoholkranken Menschen mit Leberzirrhose zeigt die Leberläppchen (weiß) umgeben von faserigem Narbengewebe (rot), eine Folge ständiger Entgiftung.

NÄHRSTOFFVERARBEITUNG

Wenn die Nährstoffe – besonders Glukose, Fett- und Aminosäuren – nach der Verdauung in den Blutstrom gelangen, werden sie von der Leber verarbeitet. Glukose ist die Hauptenergiequelle des Körpers, ihr Spiegel im Blut muss konstant gehalten werden. Leberzellen speichern Glukose in Form von Glykogen, wenn der Blutzuckerspiegel steigt, und setzen es frei, wenn er sinkt. Sind die Glukosespeicher voll, wird es in Fett umgewandelt. Die Leber spaltet Fettsäuren zur Energiegewinnung oder speichert sie als Körperfett. Sie produziert Lipoproteine für den Transport von Fett zu und von den Körperzellen. Aminosäuren werden ebenfalls zur Energiegewinnung aufgespalten und verwandeln ihr Spaltprodukt Nitrogen in Harnstoff, der mit dem Urin ausgeschieden wird.

SPEICHERUNG VON VITAMINEN UND MINERALSTOFFEN

Verschiedene Vitamine, besonders Vitamin B_{12} und die fettlöslichen Vitamine A, D, E und K, werden von der Leber gespeichert und bei Bedarf freigesetzt. Die Leber kann einen Zweijahresvorrat an Vitamin A und einen Viermonatsvorrat der Vitamine D und B_{12} speichern. Da sie sie nicht ausscheiden kann, sollten fettlösliche Vitamine nicht überdosiert werden, denn sie können leberschädigend wirken. Die Leber speichert auch Eisen zur Hämoglobinproduktion (s. S. 349) und Kupfer, das für viele Stoffwechselvorgänge benötigt wird.

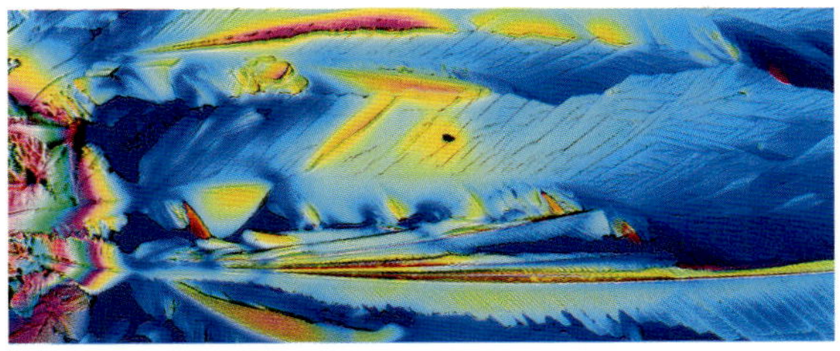

Kristallines Vitamin D
Eines der Vitamine, die in den Leberzellen gespeichert werden. Es ist grundlegend für die normale Absorption von Kalziumionen aus dem Dünndarm, die für die Knochenbildung und viele weitere Funktionen benötigt werden.

ABBAU ROTER BLUTZELLEN

Verbrauchte rote Blutzellen werden von den Kupffer-Zellen, den Makrophagen in den Sinusoiden, aufgespalten (rote Zellen werden auch in der Milz abgebaut). Das an Hämoglobin gebundene Eisen der Zelle wird recycelt und von den Hepatozyten für den Bedarfsfall gespeichert. Der Rest des Hämoglobinmoleküls wird weiter aufgespalten, das Pigment Bilirubin wird über die Galle ausgeschieden. Kupffer-Zellen vernichten außerdem Bakterien und Zelltrümmer im Blut und »fressen« sogar einige Giftstoffe.

Kupffer-Zelle
Diese Mikroskopaufnahme zeigt eine Kupffer-Zelle (gelb) beim Fangen und »Fressen« verbrauchter roter Blutzellen (rot) im Blut (blau) zwischen den Leberzellen (braun).

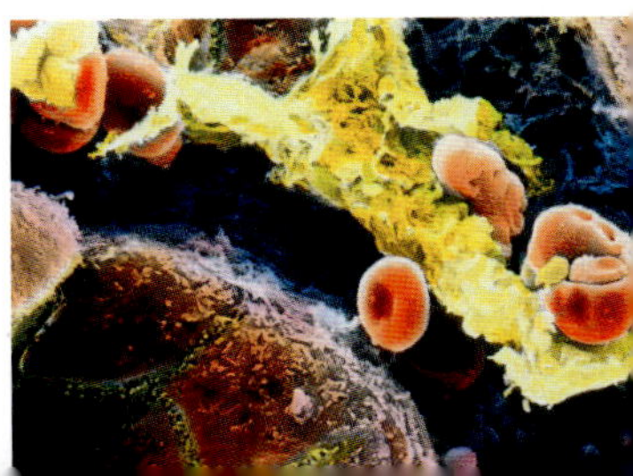

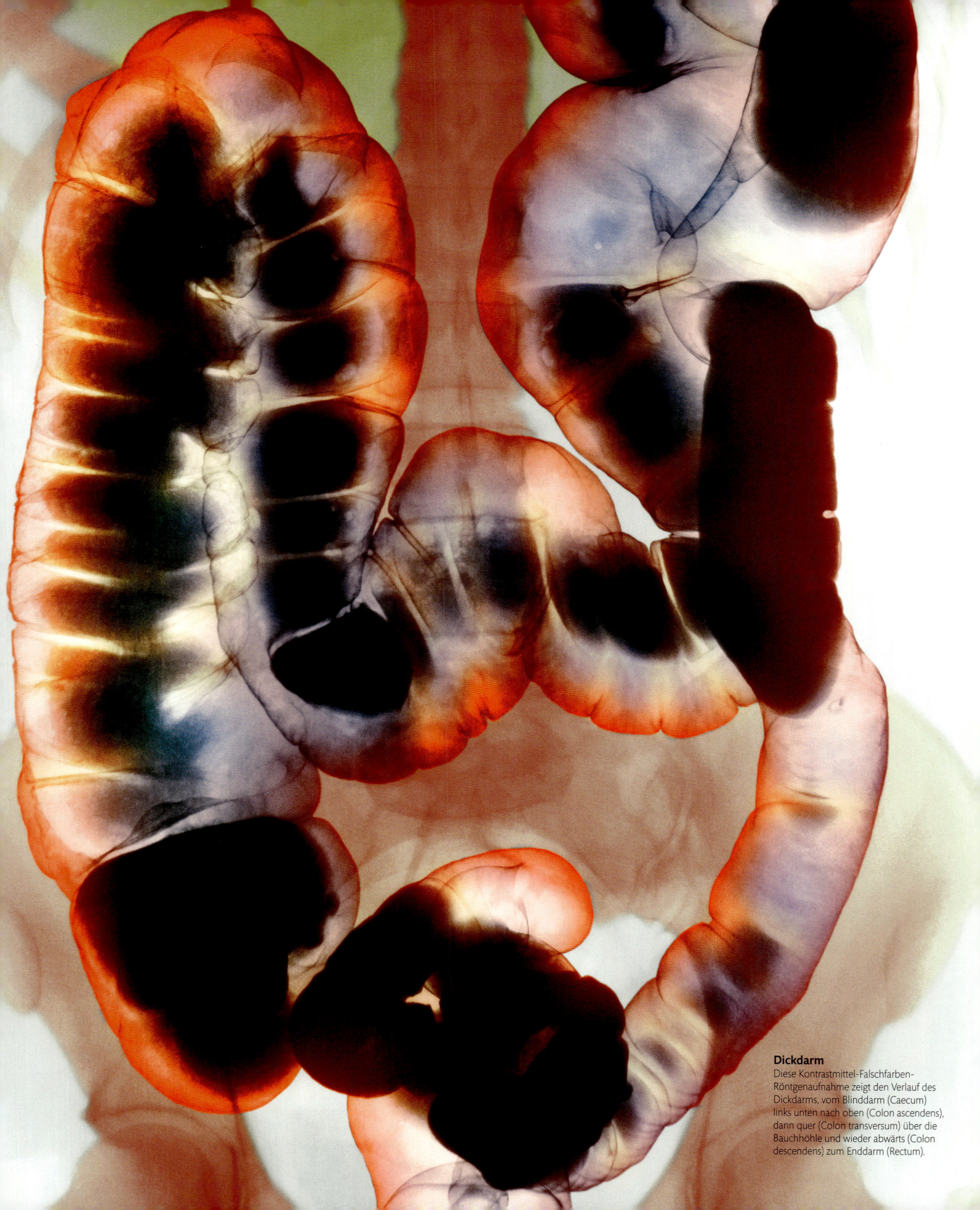

Dickdarm
Diese Kontrastmittel-Falschfarben-Röntgenaufnahme zeigt den Verlauf des Dickdarms, vom Blinddarm (Caecum) links unten nach oben (Colon ascendens), dann quer (Colon transversum) über die Bauchhöhle und wieder abwärts (Colon descendens) zum Enddarm (Rectum).

DICKDARM

Diese letzte Strecke des Verdauungstrakts hat die doppelte Breite des Dünndarms, aber nur ein Viertel seiner Länge. Bestehend aus Caecum, Colon und Rectum bildet er Stuhl aus unverdaulichen Nahrungsbestandteilen.

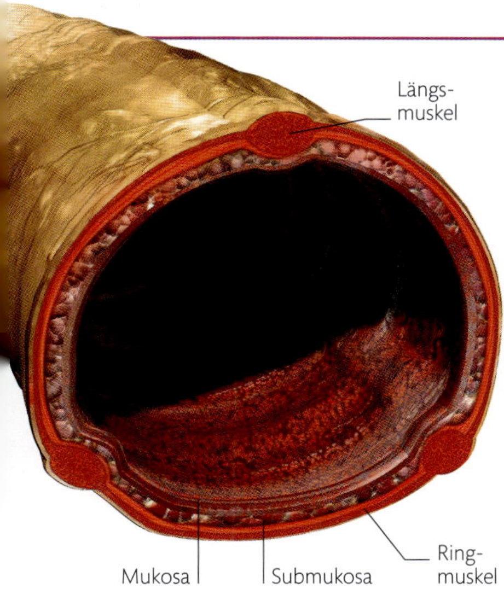

FUNKTIONEN VON COLON UND RECTUM

Mit 1,5 m Länge ist das Colon der längste Teil des Dickdarms. Täglich erhält es ca. 1,5 l einer wässrigen Suppe aus unverdaulichen Speiseresten aus dem Dünndarm. Die wichtigste Funktion des Colons ist, diese Abfälle aus dem Körper zu befördern und dabei Wasser und Salze – hauptsächlich Natrium- und Chloridionen – über seine Schleimhaut zu resorbieren. Die Wasserresorption hilft dem Körper, seinen normalen Wassergehalt aufrechtzuerhalten und eine Dehydrierung zu vermeiden, und zudem sorgt sie für die Verfestigung des Stuhls. Der Stuhl enthält neben Nahrungsbestandteilen auch abgestorbene Zellen aus der Darmschleimhaut sowie Bakterien, die bis zu 50 Prozent des Gewichts des Stuhls ausmachen können. Das Rectum am Ende des Colons speichert den Stuhl, um bei passender Gelegenheit zu kontrahieren und ihn durch den Anus aus dem Körper zu pressen.

Schichten der Colonwand
Dieser Schnitt zeigt die Längs- und Ringmuskelschichten, die für die Darmbewegung sorgen. Absonderungen der Mukosa erleichtern die Stuhlpassage.

WARUM HAT DER BLINDDARM
EINEN WURMFORTSATZ?

Der Appendix vermiformis (Wurmfortsatz), der oft fälschlicherweise als »Blinddarm« bezeichnet wird, befindet sich am eigentlichen Blinddarm (Caecum), der Dünndarm und Dickdarm verbindet. Lange hatte man angenommen, dass der Wurmfortsatz ein Überbleibsel der Evolution und heute ohne Bedeutung sei – abgesehen davon, dass er sich entzünden kann (Appendizitis). Neueren Erkenntnissen zufolge enthält er jedoch Lymphgewebe und ist Teil des Immunsystems. Zudem stellt er ein Reservoir »guter« Darmbakterien dar, um den Darm wieder zu bevölkern, sollte die Darmflora einmal zerstört sein.

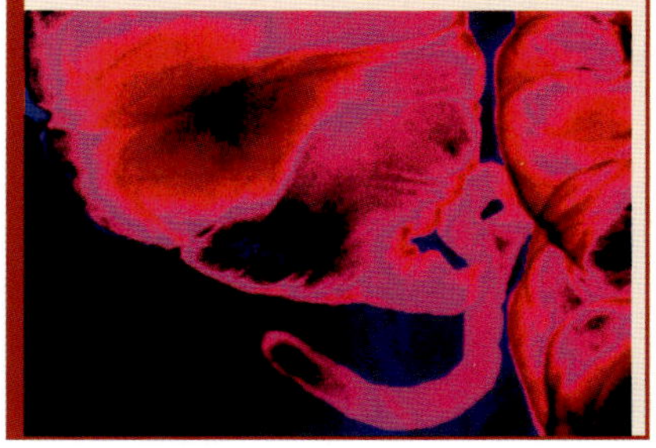

COLONBEWEGUNGEN

Es dauert zwölf bis 36 Stunden, bis der unverdauliche Abfall vom Dünndarm zum Rectum getrieben wird. Während dieses Transports finden drei unterschiedliche Darmbewegungen statt: Segmentierung, peristaltische Kontraktionen und Massenbewegung. Diese Bewegungen entstehen durch Kontraktionen des Ringmuskels und der drei Längsmuskelbänder und sind im Allgemeinen weniger kräftig und kürzer als in anderen Bereichen des Verdauungstrakts. So wird Zeit für die Wasserresorption gewonnen. Stärke und Effektivität der Colonkontraktionen nehmen bei ballaststoffreicher Ernährung zu.

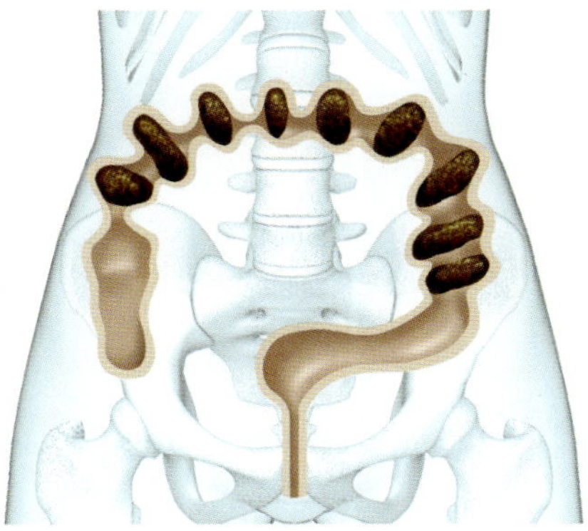

1 **Segmentierung**
Wenn die Längsmuskelbänder kontrahieren, bilden sich Ausbuchtungen (Haustren), wodurch der Stuhl (ca. alle 30 Minuten) durchmischt und geknetet, aber kaum vorwärtsgeschoben wird.

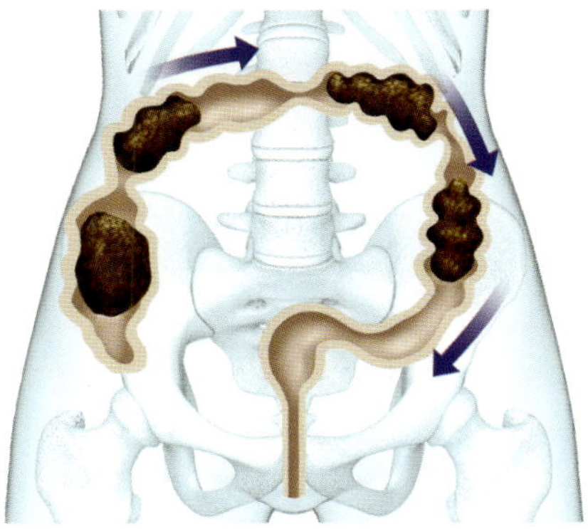

2 **Peristaltische Kontraktionen**
Diese Kontraktionen kennt man auch aus den anderen Bereichen des Verdauungstrakts. Wellen der Kontraktion und Entspannung entlang des Darms schieben den Stuhl weiter in Richtung Rectum.

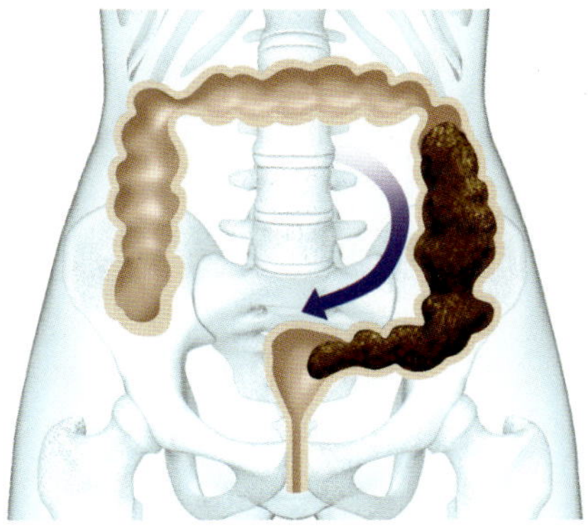

3 **Massenbewegung**
Etwa dreimal täglich, stimuliert durch im Magen ankommende Nahrung, treiben diese kräftigen, peristaltischen Bewegungen den Stuhl aus Colon transversum und descendens ins Rectum.

DIE ROLLE DER BAKTERIEN

Das Colon ist von Mikroorganismen bevölkert, vornehmlich von Bakterien, die die Darmflora bilden. Solange sie sich nicht auf andere Körperbereiche ausdehnen, sind sie harmlos. Sie zersetzen Zellulose aus Pflanzenfasern, die nicht enzymatisch gespalten werden können. Zu den Endprodukten der Verdauung durch Bakterien gehören Fettsäuren und die Vitamine B und K, die von der Colonschleimhaut absorbiert werden. Dabei entstehen aber auch Fäulnisgase – Wasserstoff, Methan und Kohlendioxid sind geruchlos, während Schwefelwasserstoff den Geruch von faulen Eiern aufweist. Die Darmflora kontrolliert schädliche Bakterien, indem sie ihre Vermehrung hemmt, und unterstützt das Immunsystem durch Anregung der Antikörper- und Lymphgewebsbildung in der Darmschleimhaut.

DEFÄKATION

Der Enddarm (Rectum) ist normalerweise leer, der unwillkürlich kontrollierte innere und der willkürlich kontrollierte äußere Schließmuskel sind kontrahiert, um den Anus geschlossen zu halten. Füllt sich das Rectum durch eine Massenbewegung, dehnt es sich aus. Rezeptoren registrieren diese Dehnung und senden über Nervenbahnen Signale ans Rückenmark, das den Defäkationsreflex auslöst. Motorische Signale bewirken die Entspannung des inneren Schließmuskels und die Kontraktion der Rectumwände. Dadurch entsteht Druck im Rectum. Die Bewusstmachung des Defäkationsdrangs geschieht durch sensible Signale an das Gehirn, und es erfolgt die Entscheidung, den äußeren Schließmuskel zu entspannen und den Stuhl aus dem offenen Anus hinauszudrücken.

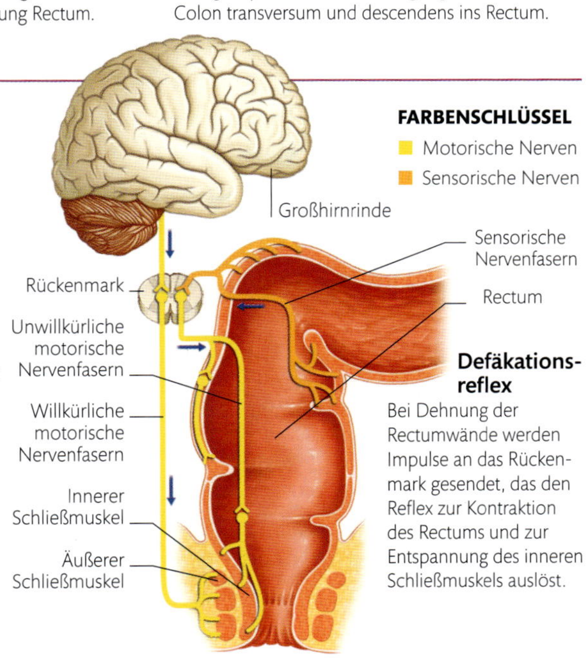

Defäkationsreflex
Bei Dehnung der Rectumwände werden Impulse an das Rückenmark gesendet, das den Reflex zur Kontraktion des Rectums und zur Entspannung des inneren Schließmuskels auslöst.

ERNÄHRUNG UND STOFFWECHSEL

Durch den Verdauungsprozess entstehen eine Reihe einfacher Nährstoffe, die die Basis für den Stoffwechsel bilden, der durch verschiedene Prozesse die Körperzellen am Leben erhält. Zuvor werden die meisten Nährstoffe jedoch von der Leber für die Verwendung aufbereitet.

NÄHRSTOFFABBAU

Während der Verdauung werden komplexe Kohlenhydrate, Fette und Proteine durch Enzyme jeweils zu Glukose, Fett- und Aminosäuren aufgespalten. Diese einfachen Moleküle bilden zusammen mit Vitaminen und Mineralstoffen die Nährstoffe – Nahrungssubstanzen, die lebenswichtige Energie und Baumaterialien für den Körper bedeuten und für einen effizienten Stoffwechsel sorgen. Nährstoffe werden aus dem Dünndarm absorbiert, die meisten davon gelangen über die Pfortader in die Leber. Fettsäuren werden zuerst über das Lymphsystem und dann über den Blutstrom in die Leber transportiert. Je nach unmittelbarem Bedarf des Körpers und zur Erhaltung eines konstanten Nährstoffspiegels im Blut speichert die Leber Nährstoffe, spaltet andere weiter auf oder lässt sie einfach im Blutstrom zu den Körperzellen weiterziehen.

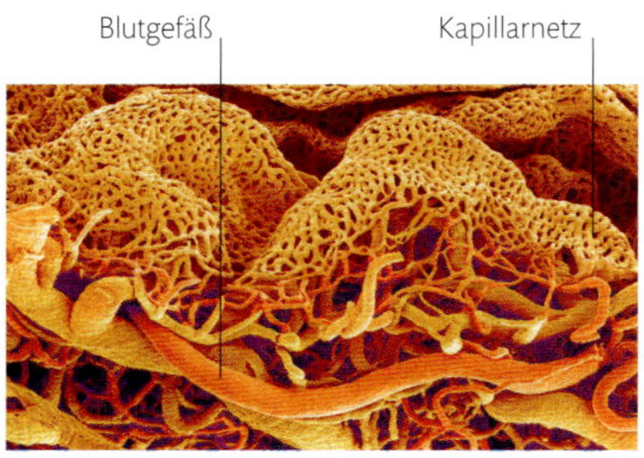

Blutgefäße des Dünndarms
Dieser Ausguss zeigt die feinen Blutkapillarnetze, die die Dünndarmwand durchziehen und die absorbierten Nährstoffe aufnehmen.

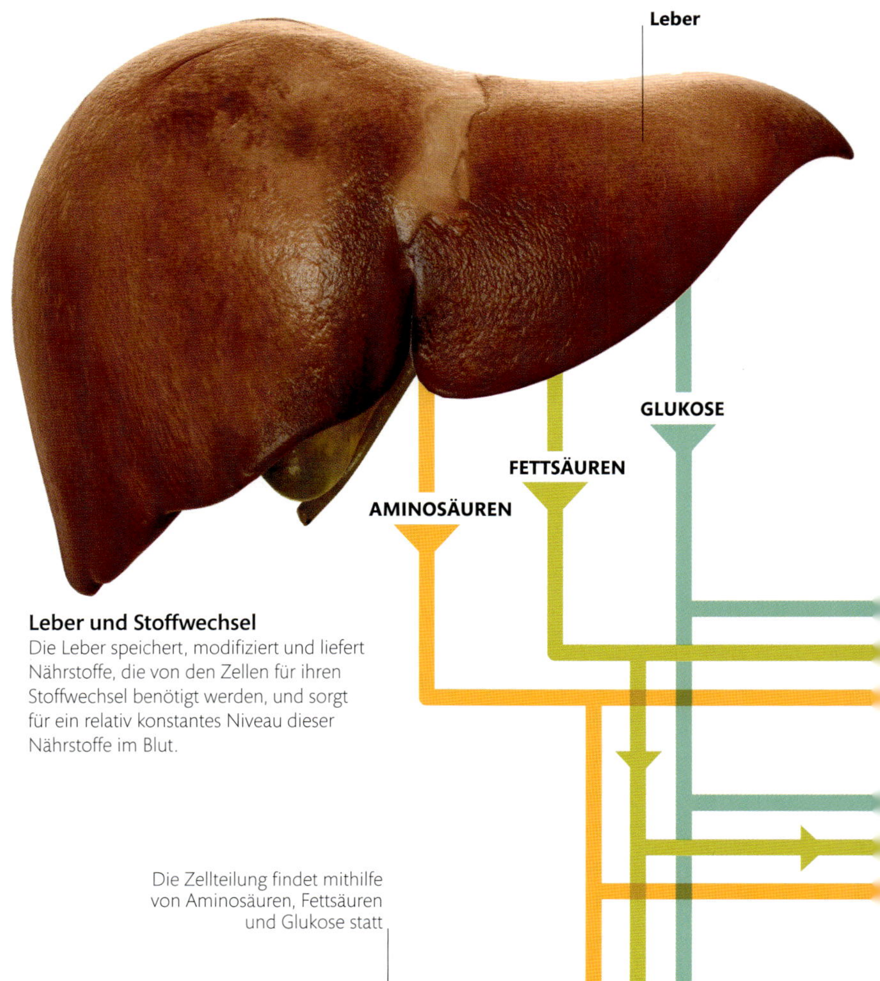

Leber und Stoffwechsel
Die Leber speichert, modifiziert und liefert Nährstoffe, die von den Zellen für ihren Stoffwechsel benötigt werden, und sorgt für ein relativ konstantes Niveau dieser Nährstoffe im Blut.

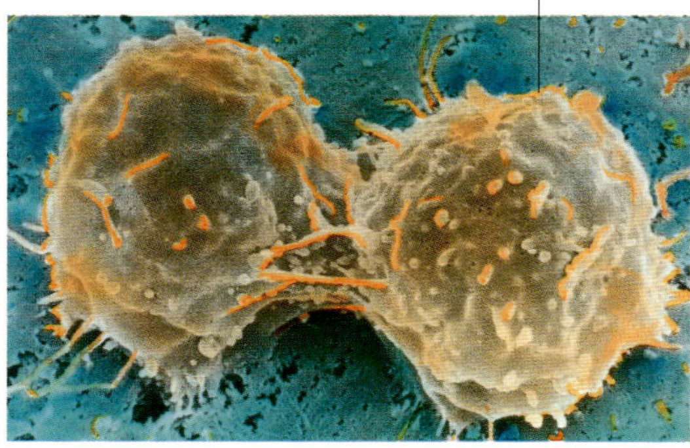

Wachstum und Erneuerung
Im Zellinnern werden Aminosäuren zu Proteinen zusammengesetzt, die für Teilung, Bau und Reparatur der Zelle benötigt werden. Fettsäuren bilden die Zellmembran und versorgen die Zelle mit Energie.

KATABOLISMUS UND ANABOLISMUS

Tausende chemischer Reaktionen finden zu jeder Zeit in jeder Körperzelle statt. Die meisten werden von Enzymen katalysiert. Die Summe dieser Reaktionen bildet den Stoffwechsel des menschlichen Körpers, der in zwei eng verbundene Komponenten eingeteilt werden kann: Katabolismus und Anabolismus. Der Katabolismus ist die Spaltung komplexer Moleküle in einfachere, oft unter Freisetzung von Energie. Im Verdauungstrakt wird die Nahrung durch katabolische Reaktionen aufgespalten. Der Anabolismus ist im Gegensatz dazu der Aufbau komplexer Moleküle aus einfacheren Bausteinen, wie die Proteinsynthese aus Aminosäuren.

Abbau und Aufbau
Im Stoffwechsel werden die bei der Verdauung absorbierten Nährstoffe, wie Glukose, Amino- und Fettsäuren, entweder gespalten oder zusammengebaut.

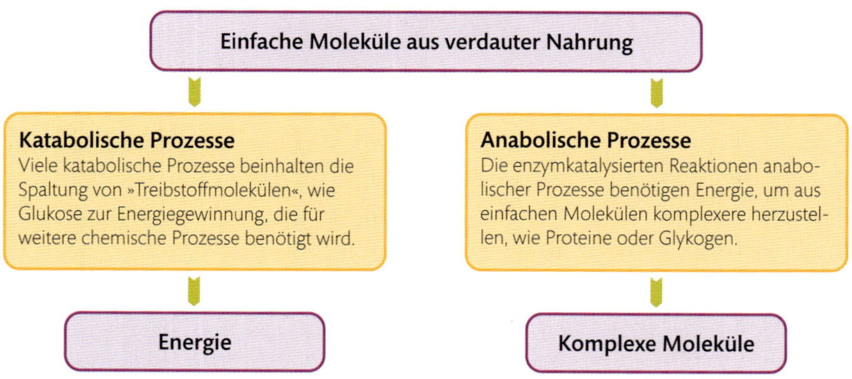

ENERGIEBILANZ

Das Diagramm unten zeigt den Energiebedarf in Kilokalorien (kcal) und Kilojoule (kJ). Der Energiebedarf des Einzelnen ist von Alter, Geschlecht und Aktivität abhängig. Ein männlicher Teenager zum Beispiel hat einen sehr hohen Energiebedarf, weil sein Körper schnell wächst. Aufgenommene und verbrauchte Energie sollte sich ungefähr die Waage halten, da jeder Überschuss als Körperfett gespeichert wird.

DURCHSCHNITTLICHER ENERGIE-TAGESBEDARF

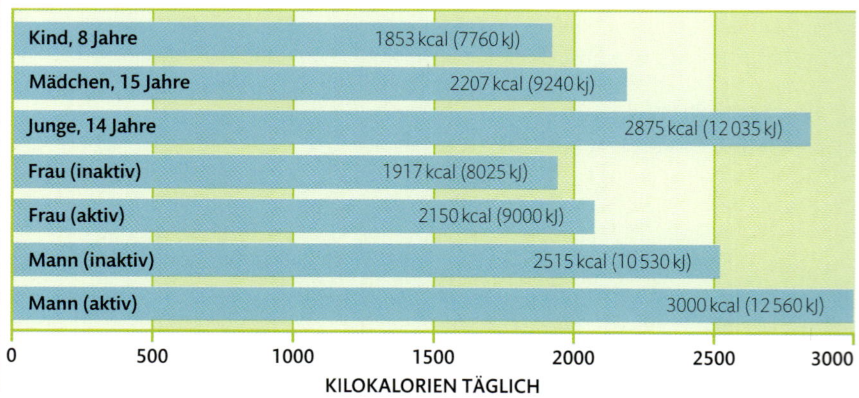

DIE VERARBEITUNG DER NAHRUNG

Glukose wird in der Leber (s. S. 380–381) entweder von den Leberzellen aufgenommen und als komplexes Glykogen gespeichert, oder aber sie verbleibt als sofort zur Verfügung stehende Energiequelle für die Zellen im Blut.

Fettsäuren werden im Fettgewebe des Körpers als Fett eingelagert, das sowohl als Energiereserve als auch als Isolationsschicht gegen starke Kälte dienen kann.

Einige Aminosäuren werden in den Leberzellen aufgespalten, andere dienen der Leber zur Herstellung von Plasmaproteinen, wie Fibrinogen für die Blutgerinnung. Die meisten Aminosäuren können nicht gespeichert werden und werden von der Leber in Glukose oder Fett umgewandelt.

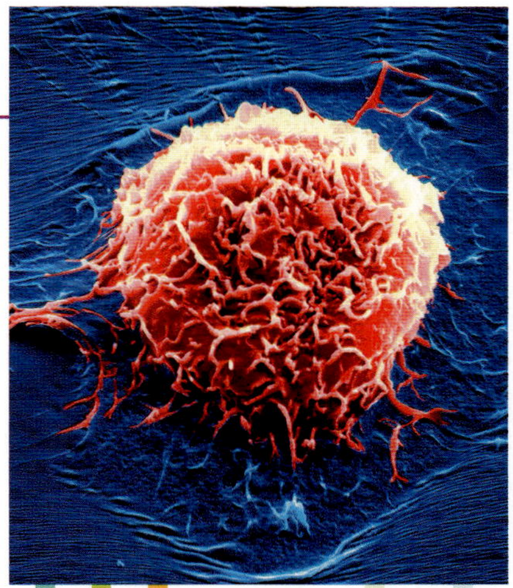

Energiefreisetzung
Wie alle Körperzellen braucht auch diese Hautzelle Energie, damit sie arbeitet. Die wichtigste Energiequelle ist Glukose, obwohl Muskelfasern und Leberzellen auch Fettsäuren nutzen. Ist beides nicht vorhanden, werden auch Aminosäuren »verbrannt«.

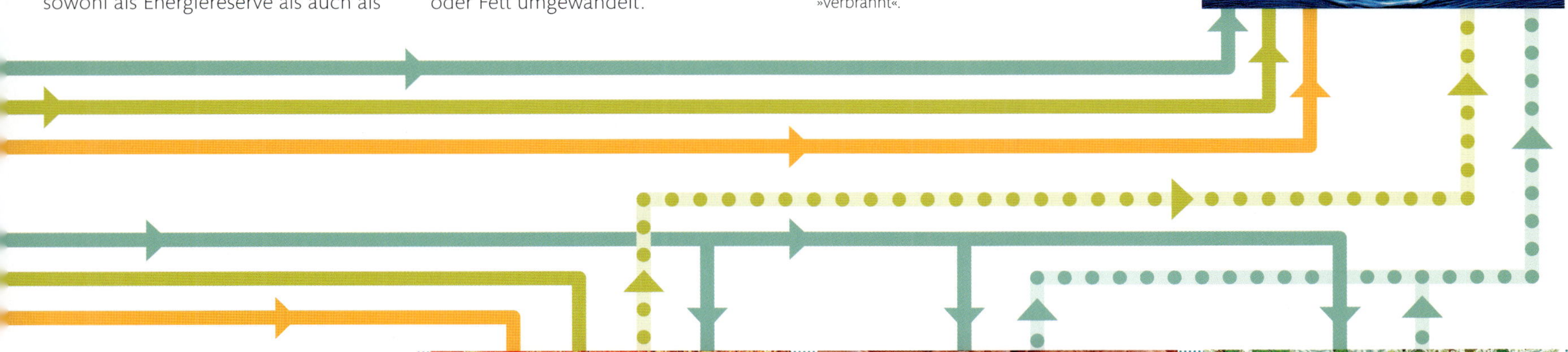

FARBENSCHLÜSSEL
- Glukose verlässt die Leber zum Verbrauch
- Glukose wird aus Speichern freigesetzt
- Fettsäuren verlassen die Leber zur Speicherung
- Fettsäure wird aus Speichern freigesetzt
- Aminosäuren verlassen die Leber zum Verbrauch

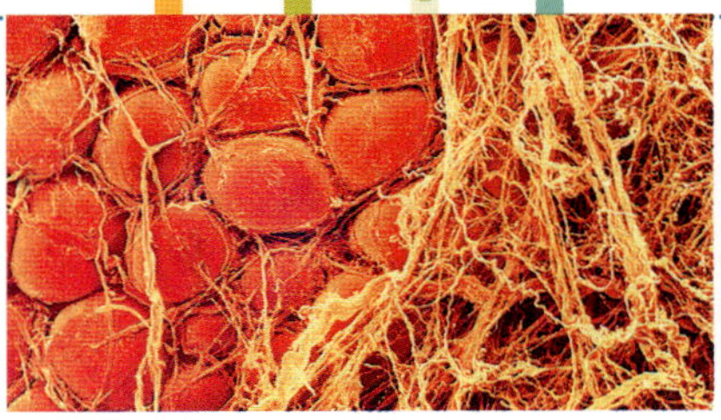

Fettzellen
Energiereiche Fettsäuren werden als Fett in Fettzellen gespeichert, wieder in den Blutstrom freigesetzt und von manchen Zellen als Energiequelle genutzt. Auch überschüssige Glukose wird als Fett gespeichert.

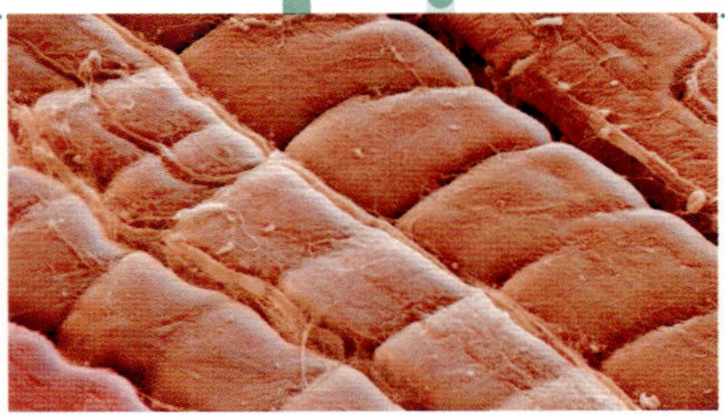

Muskelzellen
Auch Muskelzellen können Glukose als Glykogen speichern. Glukose wird aus den Speichern entweder als Energiequelle für Muskeln freigesetzt oder um einen sinkenden Blutzuckerspiegel auszugleichen.

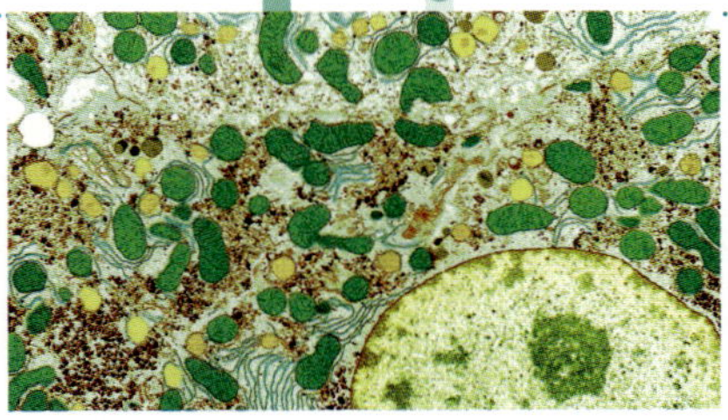

Leberzellen
In den Leberzellen wird Glukose als Glykogengranula (braun) gespeichert, um bei Bedarf freigesetzt zu werden. Zahlreiche Mitochondrien (grün) generieren die Energie, die für die Zellfunktion benötigt wird.

VITAMINE UND MINERALSTOFFE

Vitamine und Mineralstoffe sind grundlegend für die Körperfunktion. Unsere einzige Quelle für die meisten davon ist die aufgenommene Nahrung. Vitamine sind organische Substanzen, die als Coenzyme viele Enzyme bei der Steuerung von Stoffwechselvorgängen unterstützen. Sie sind in fettlösliche (A, D, E und K) und wasserlösliche (B-Komplex und C) eingeteilt. Mineralstoffe sind anorganische Substanzen, die zur Enzymfunktion und auch zur Knochenbildung benötigt werden. Einige davon, darunter Kalzium und Magnesium, werden in großen Mengen gebraucht, andere – Spurenelemente, wie Eisen oder Zink – in sehr geringen Mengen.

Vitamin- und Mineralstofffunktion
Einige Schlüsselrollen der Vitamine und Mineralstoffe sind hier dargestellt. Der anhaltende Mangel eines Vitamins oder Mineralstoffs stört die Körperfunktion und führt zu Mangelerkrankungen.

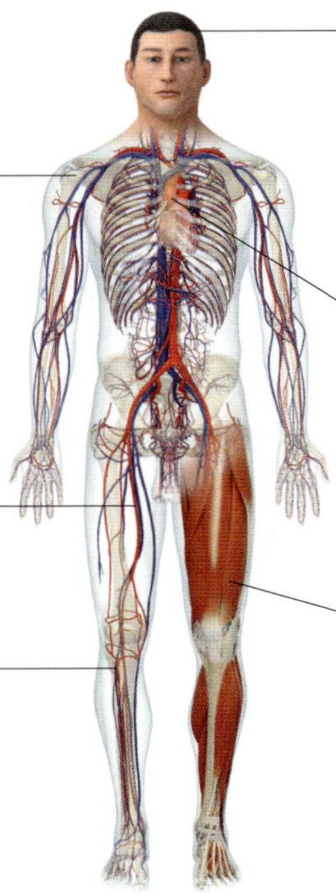

WARUM SIND
WIR HUNGRIG?

Das Hungergefühl, das uns zum Essen motiviert, entsteht im Hypothalamus als Reaktion auf verschiedene Körpersignale. So aktiviert z. B. das Hormon Ghrelin, das bei leerem Magen aus der Magenschleimhaut freigesetzt wird, Teile des Hypothalamus zur Stimulierung des Hungergefühls. Das Hormon Leptin, das nach dem Essen aus den Fettspeichern des Körpers freigesetzt wird, stimuliert den Hypothalamus, dem Bewusstsein ein Sättigungsgefühl zu vermitteln.

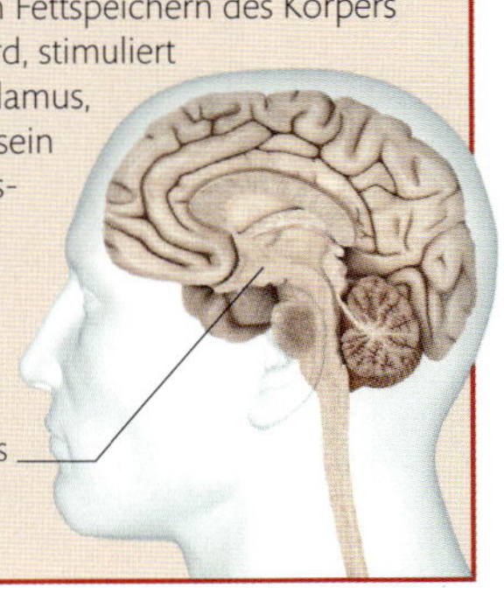

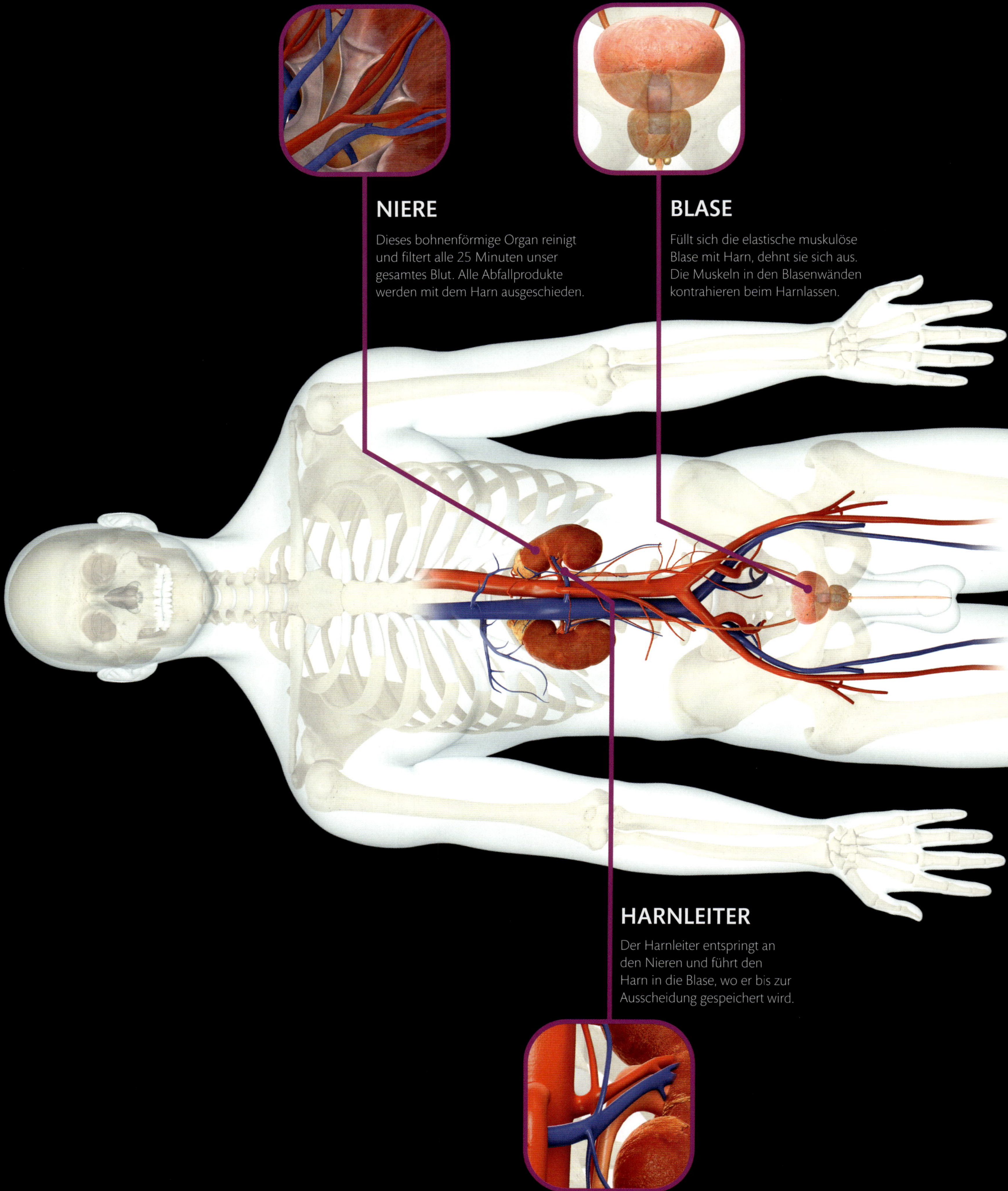

NIERE

Dieses bohnenförmige Organ reinigt und filtert alle 25 Minuten unser gesamtes Blut. Alle Abfallprodukte werden mit dem Harn ausgeschieden.

BLASE

Füllt sich die elastische muskulöse Blase mit Harn, dehnt sie sich aus. Die Muskeln in den Blasenwänden kontrahieren beim Harnlassen.

HARNLEITER

Der Harnleiter entspringt an den Nieren und führt den Harn in die Blase, wo er bis zur Ausscheidung gespeichert wird.

HARNSYSTEM

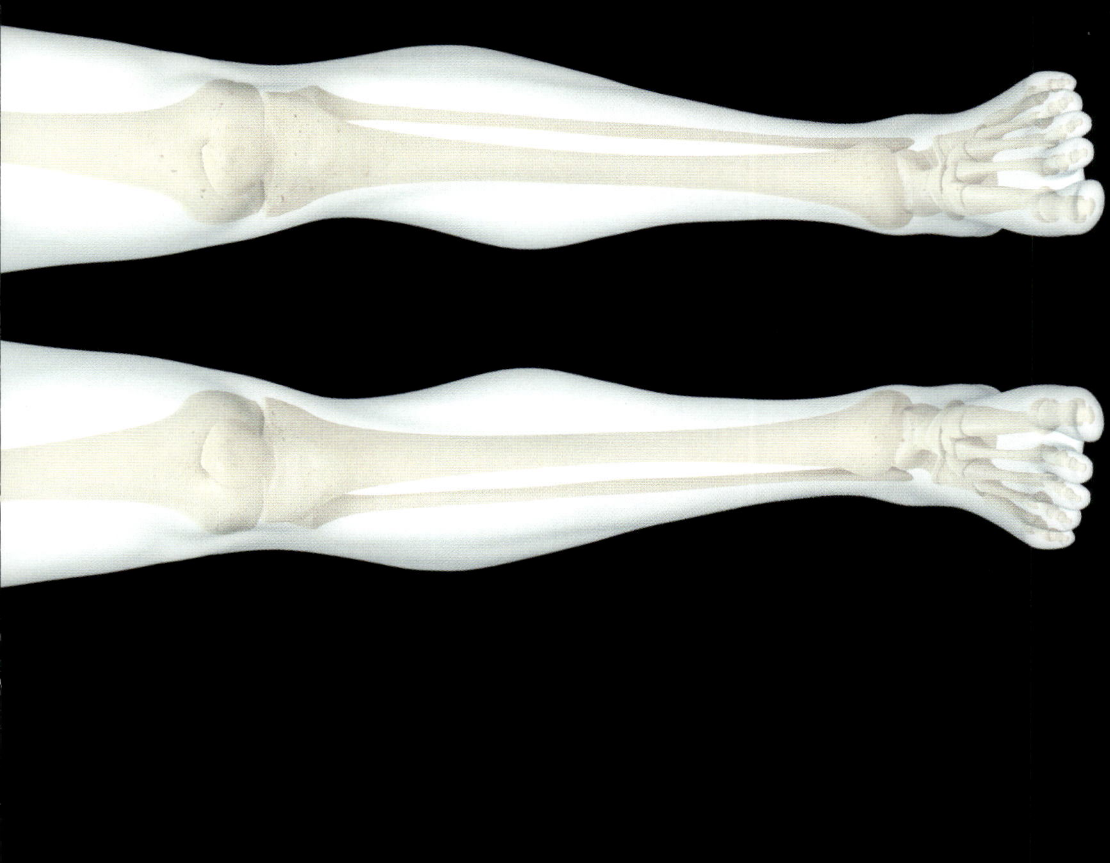

Die Entsorgung von Abfallprodukten der Körperzellen und die Aufrechterhaltung des chemischen Gleichgewichts im Körper sind die Aufgaben des Harnsystems. Blut wird von den Nieren gefiltert, um Giftstoffe und andere Substanzen mit dem Harn auszuscheiden.

NIERENFUNKTION

Das Harnsystem spielt eine grundlegende Rolle für den Flüssigkeitshaushalt, das chemische Gleichgewicht und die Entgiftung des Körpers. Die Nieren steuern Wassergehalt und pH-Wert des Blutes und reinigen es, indem sie Gift- und Abfallstoffe herausfiltern.

BAU DER NIERE

Die Rinde jeder Niere enthält ca. eine Million Nephrone (Nierenkörperchen). Diese Filtereinheiten bestehen aus Glomerulus und Tubulus. Der Glomerulus ist ein Kapillarknäuel, umgeben von der Bowman-Kapsel. Der Tubulus (Nierenkanälchen) ist ein gewundener, mit dem Glomerulus verbundener Schlauch. Zusammen filtern sie bis zu 180 Liter Blutplasma täglich, resorbieren das meiste Wasser und wertvolle Chemikalien aus dem Filtrat und produzieren ein bis zwei Liter Harn täglich als Ausscheidungsprodukt. Schleifen der Tubuli ziehen ins Nierenmark, wo der Wasser- und Salzgehalt des Harns kontrolliert wird. Ungefähr 85 Prozent der Nephrone sind kortikal (mit kurzen Schleifen), der Rest ist juxtamedullär (mit langen Schleifen). Sammelrohre führen den Ausfluss der Nephrone, den Harn, ins Nierenbecken, von wo er in Harnleiter und Blase fließt und schließlich ausgeschieden wird. Die Niere hat auch hormonelle Funktionen (s. S. 413).

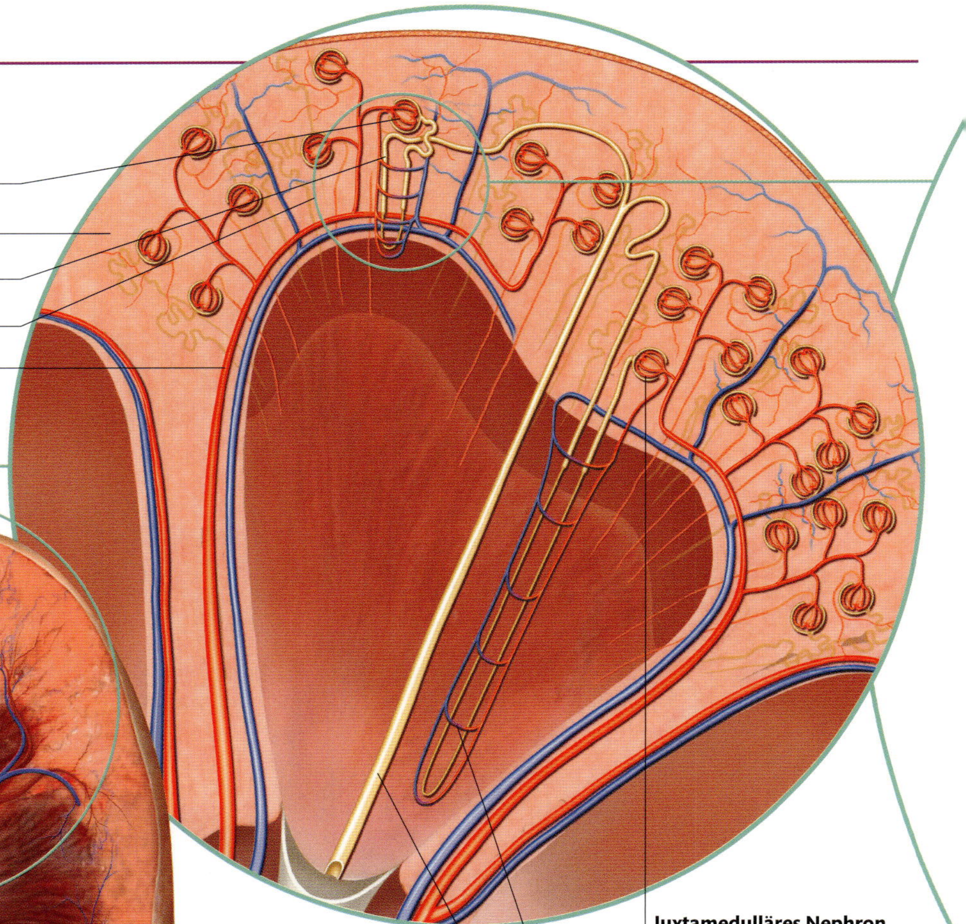

Nierenlappen (oben)
Die Niere ist in Lappen unterteilt. Jedes Nephron eines Lappens leitet Harn in das Sammelrohr, das ihn ins Nierenbecken leitet.

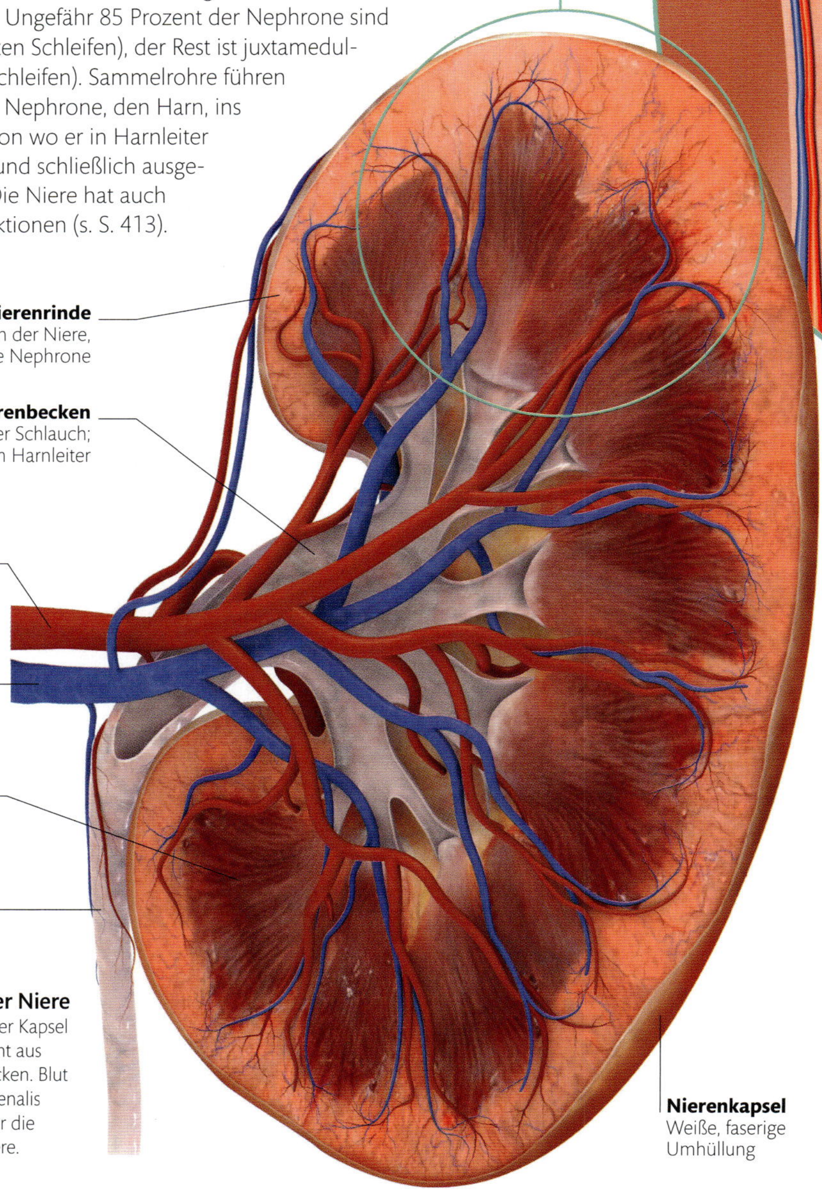

Längsschnitt einer Niere
Die Niere ist von einer Kapsel umgeben und besteht aus Rinde, Mark und Becken. Blut gelangt über die A. renalis in die Niere und über die V. renalis aus der Niere.

DURCHBRUCH

NIERENTRANSPLANTATION

Die erste erfolgreiche Nierentransplantation wurde 1957 zwischen eineiigen Zwillingen durchgeführt. Mittlerweile sind Transplantationen auch bei nicht verwandten Spendern zur Routine geworden und ermöglichen Menschen mit schweren Nierenschäden ein neues Leben. Wird kein geeignetes Spenderorgan gefunden, ist die Dialyse (künstliche Blutwäsche) die einzige Alternative. Die Regeneration kranker Nieren durch Stammzellen, Transplantation von Tierorganen oder Ersatz durch eine geklonte menschliche Niere werden vielleicht schon in naher Zukunft möglich sein.

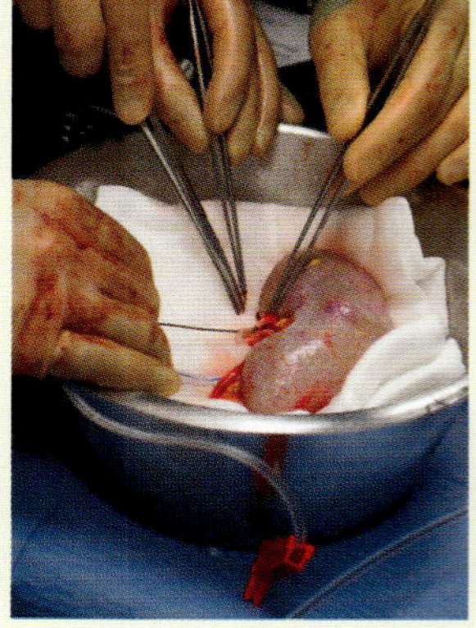

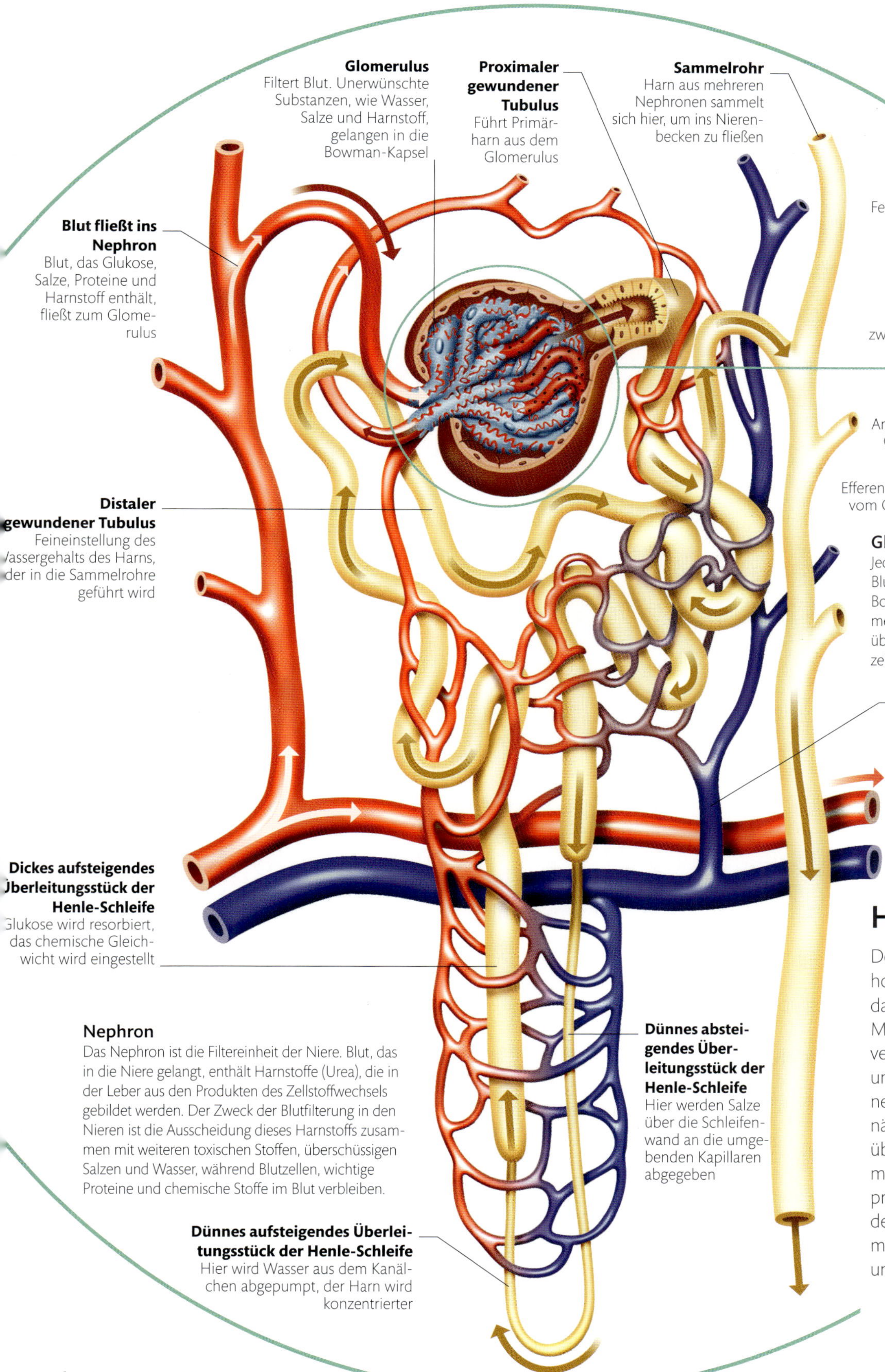

Nephron
Das Nephron ist die Filtereinheit der Niere. Blut, das in die Niere gelangt, enthält Harnstoffe (Urea), die in der Leber aus den Produkten des Zellstoffwechsels gebildet werden. Der Zweck der Blutfilterung in den Nieren ist die Ausscheidung dieses Harnstoffs zusammen mit weiteren toxischen Stoffen, überschüssigen Salzen und Wasser, während Blutzellen, wichtige Proteine und chemische Stoffe im Blut verbleiben.

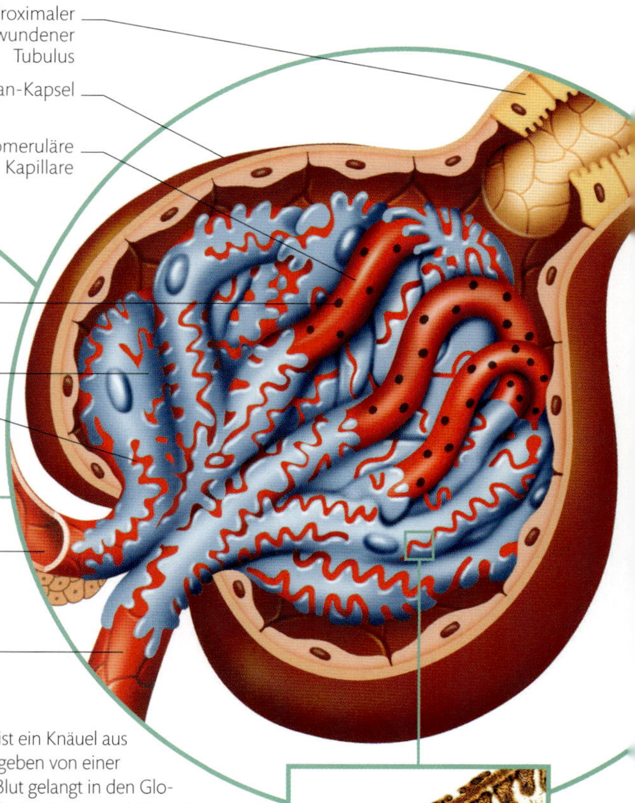

Glomerulus
Jeder Glomerulus ist ein Knäuel aus Blutkapillaren, umgeben von einer Bowman-Kapsel. Blut gelangt in den Glomerulus, und durch den Druck wird Flüssigkeit über Filtrationsschlitze aus dem Blut gepresst. Die zellfreie Flüssigkeit fließt in den Nierentubulus.

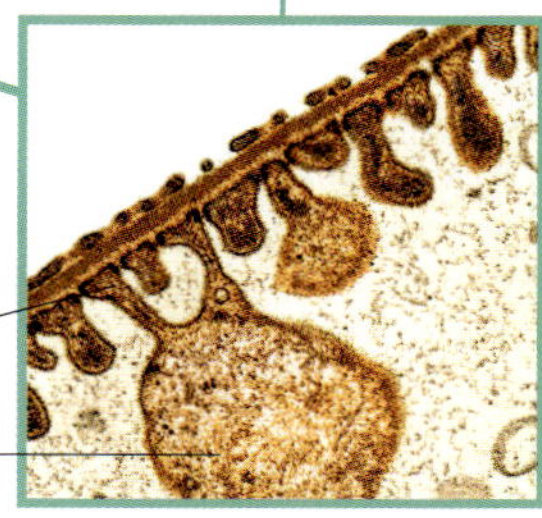

Längsschnitt eines Glomerulus
Verzahnte Zellen (Podozyten) umwickeln die glomerulären Kapillaren. Die Filtrationsschlitze entstehen durch die Lücken zwischen den Fortsätzen der Podozyten.

HARNBILDUNG

Der Glomerulus jedes Nephrons ist ein Kapillarknäuel, in das unter hohem Druck Blut aus der Nierenarterie einfließt. Durch den Druck wird das Blut durch die siebähnlichen Membranen gepresst, die nur für kleine Moleküle und Wasser durchlässig sind. Größere Zellen und Proteine verbleiben im Blut. Jeder Glomerulus ist von einer Bowman-Kapsel umgeben, die das Plasmafiltrat auffängt und in den proximalen gewundenen Tubulus leitet. Der proximale Tubulus ist der erste Teil des Nierenkanälchens, das in einer Schleife, der Henle-Schleife, ins Nierenmark und über den distalen Tubulus wieder nach oben zieht, wo es zusammen mit den Tubuli der Nachbarnephrone in ein Sammelrohr mündet. Im proximalen Tubulus wird Glukose resorbiert und über die ihn umgebenden Kapillaren wieder dem Blut zugeführt. Im distalen Tubulus werden die meisten Salze resorbiert. Übrig bleibt konzentrierter Harn, der Harnstoff und weitere harnpflichtige Stoffe enthält.

1700

Liter Blut strömen innerhalb von **24 Stunden** durch die Niere.

Harnzusammensetzung
Wasser, Harnstoff und weitere Abfallprodukte sind die Hauptbestandteile des Harns. Die Zusammensetzung variiert je nach Salz- und Flüssigkeitsaufnahme, Umweltfaktoren und körperlicher Gesundheit.

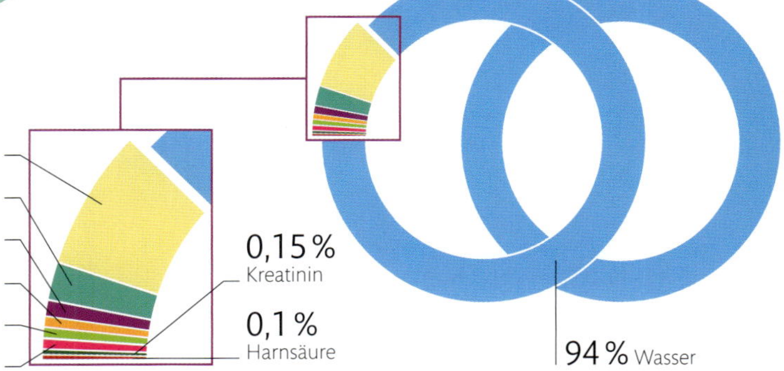

BLASENSTEUERUNG

Die Blase ist ein muskulöser Beutel, der sich weitet, um Harn zu speichern, und kontrahiert, um sich zu entleeren. Die Fähigkeit, Spontanentleerungen zu hemmen, wird in der frühen Kindheit erlernt und ist wichtig für die Erhaltung der Kontinenz, die durch Schädigung des Beckenbodens oder der ihn versorgenden Nerven verloren gehen kann.

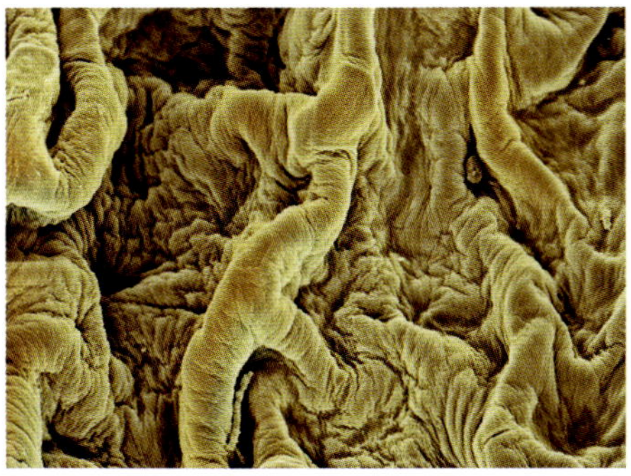

Auskleidung der Blase
Diese eingefärbte Mikroskopaufnahme zeigt die gefaltete Auskleidung der Blasenwand bei leerer Blase. Die Blase dehnt sich mit zunehmender Füllung.

HARNAUSTREIBUNG

Wellenartige Muskelkontraktionen der Harnleiterwände helfen, den Harn aus den Nieren in die Blase zu treiben. An den Eintrittspunkten der Harnleiter in die Blase befinden sich Ventile, die den Rückfluss des Harns verhindern. Dadurch wird auch vermieden, dass Erreger aus der Blase über die Harnleiter in die Nieren aufsteigen. Am Blasenausgang verhindern zwei Ringmuskeln das Austreten des Harns in die Harnröhre. Der innere Ringmuskel am Blasenhals öffnet und schließt sich autonom, der tiefer liegende äußere Ringmuskel unterliegt der willkürlichen Kontrolle. Ist die Blase leer, ist der M. detrusor in der Blasenwand entspannt, und beide Ringmuskeln sind geschlossen. Füllt sich die Blase, werden die Wände gedehnt und dünner. Dadurch erfolgt eine schwache Reflexkontraktion des Detrusormuskels, um den Harndrang auszulösen, der eine Weile durch bewusstes Geschlossenhalten des äußeren Ringmuskels verhalten werden kann, bis bei einer passenden Gelegenheit der äußere Ringmuskel und der Beckenboden zum Wasserlassen entspannt werden. Gleichzeitig kontrahiert der M. detrusor und treibt den Harn aus der Blase.

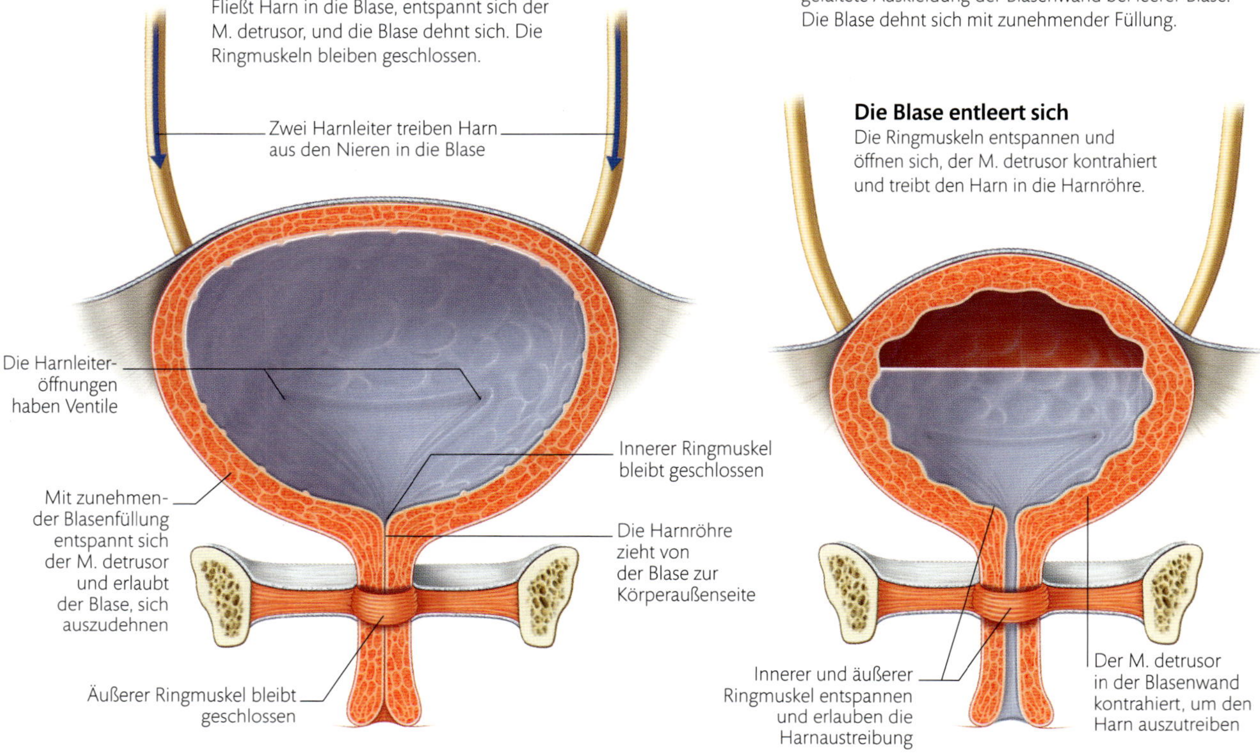

DIE GRÖSSE DER BLASE

Größe und Form der Blase wechseln mit ihrem Füllungsgrad. Die leere Blase ist flach und hat eine Dreiecksform. Mit zunehmender Füllung dehnt sie sich nach oben in die Bauchhöhle aus und wird kugelförmiger. Sie kann sich von ca. 5 cm auf 12 cm Länge oder mehr ausdehnen.

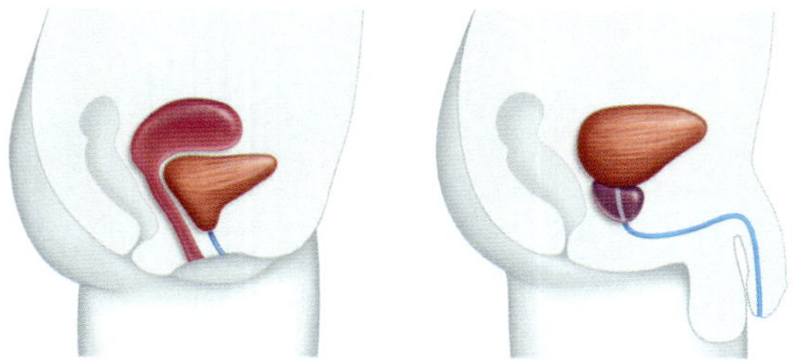

Verschiedene Blasengrößen
Die Blase der Frau ist meist kleiner als die des Mannes, hat weniger Raum zur Ausdehnung.

NERVENSIGNALE

An der Steuerung des Harnlassens (Miktionskontrolle) sind Nervenzentren in Gehirn und Rückenmark beteiligt sowie periphere Nerven zur Versorgung von Blase, Ringmuskeln und Beckenboden. Die Blase füllt und dehnt sich, Dehnungsrezeptoren in der Blasenwand senden Signale an das sakrale Miktionszentrum in den Rückenmarkssegmenten S2 bis S4, das eine Reflexkontraktion des Detrusormuskels auslöst. Signale an das Miktionszentrum im Gehirn sorgen für die Bewusstmachung des Harndrangs und die Unterdrückung des Sakralreflexes. Ist die Entscheidung zum Wasserlassen getroffen, kontrahiert der Detrusormuskel in der Blasenwand, der innere Ringmuskel entspannt sich, und der äußere Ringmuskel wird willkürlich entspannt. Während des Wasserlassens verursachen Reflexe der Harnröhre weitere Kontraktionen des Detrusormuskels und eine anhaltende Entspannung des inneren Ringmuskels.

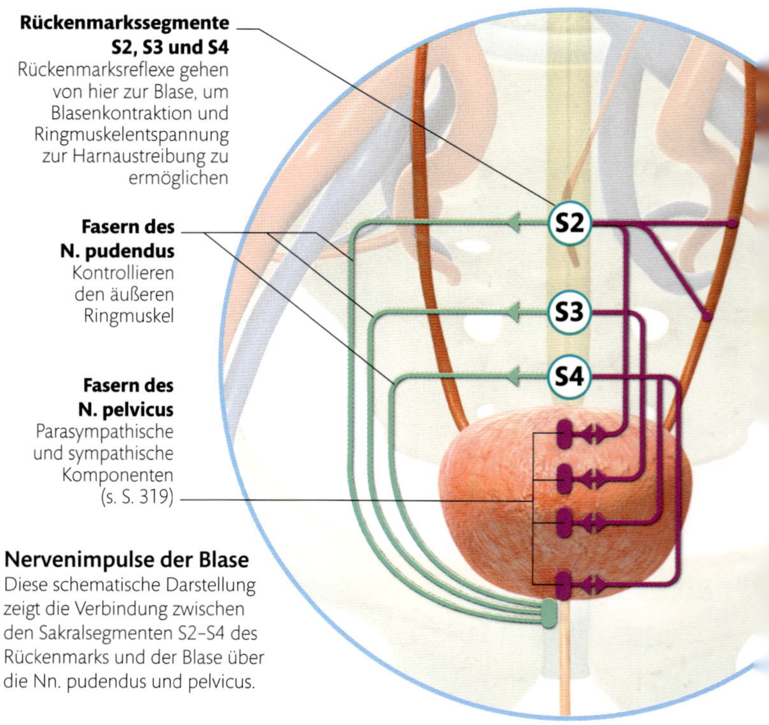

Nervenimpulse der Blase
Diese schematische Darstellung zeigt die Verbindung zwischen den Sakralsegmenten S2–S4 des Rückenmarks und der Blase über die Nn. pudendus und pelvicus.

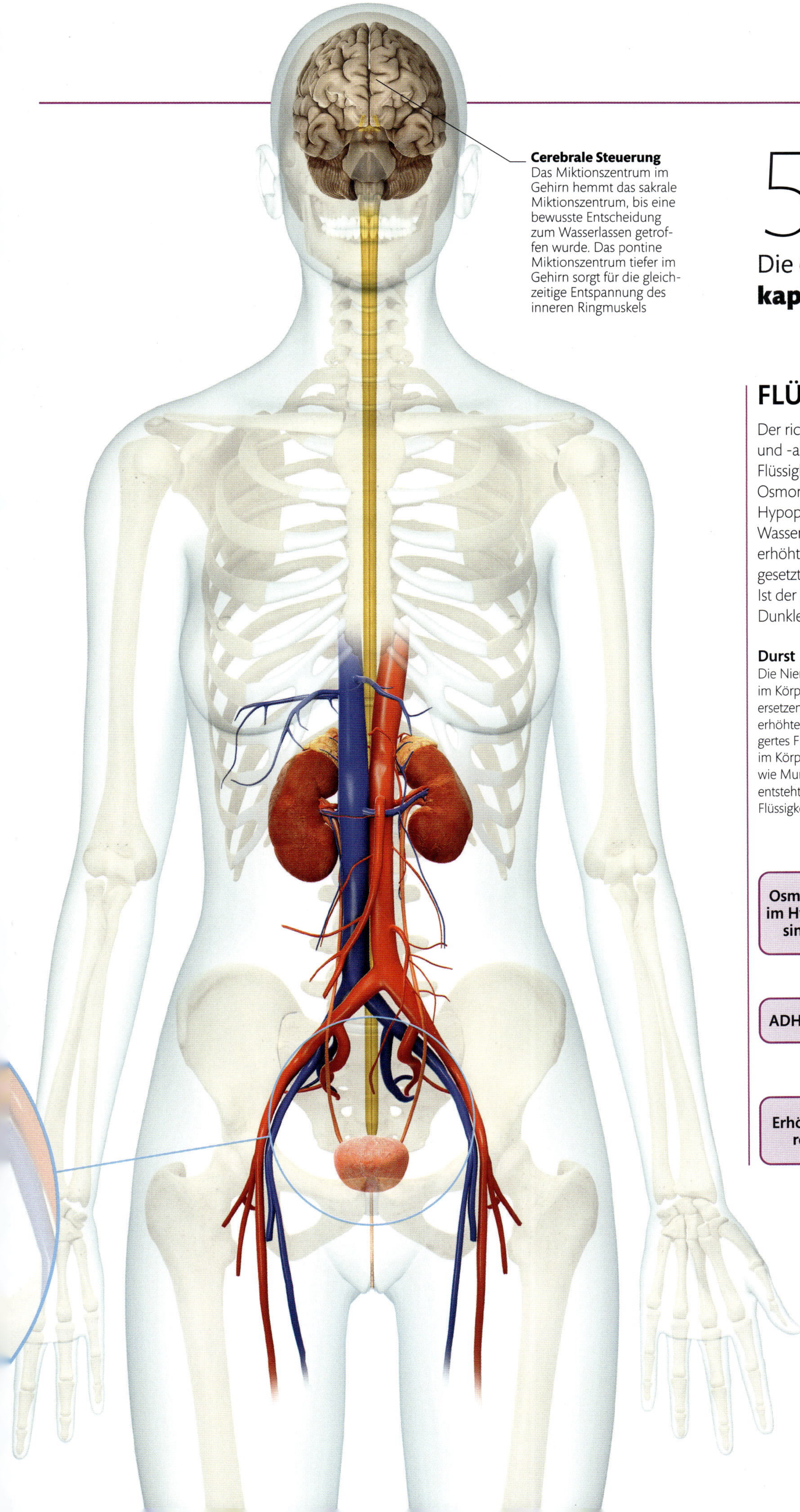

500 ml

Die **durchschnittliche Blasenkapazität** eines erwachsenen Mannes.

FLÜSSIGKEITSBILANZ

Der richtige Flüssigkeitsgehalt des Körpers wird durch Flüssigkeitsaufnahme und -abgabe geregelt. Die Osmolarität (Teilchenkonzentration pro Liter Flüssigkeit) der Körperflüssigkeiten wird von Nervenzellen im Gehirn, den Osmorezeptoren, gemessen. Steigt sie durch Flüssigkeitsmangel, wird aus der Hypophyse das antidiuretische Hormon (ADH) freigesetzt, was vermehrte Wasserresorption und verringerte Harnbildung in den Nieren bewirkt. Bei erhöhter Wasseraufnahme sinkt die Osmolarität, weniger ADH wird freigesetzt, weniger Wasser in den Nieren resorbiert und mehr Harn produziert. Ist der Körper ausreichend hydriert, hat der Harn eine blassgelbliche Farbe. Dunkler Harn signalisiert die Notwendigkeit erhöhter Wasseraufnahme.

Durst
Die Nieren können Wasser im Körper halten, aber nicht ersetzen. Durst, der durch erhöhte Osmolarität, verringertes Flüssigkeitsvolumen im Körper und Symptome wie Mundtrockenheit entsteht, animiert zur Flüssigkeitsaufnahme.

Negative Wasserbilanz

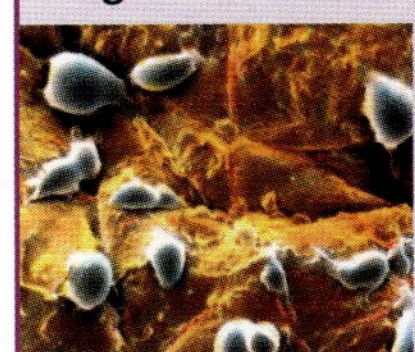

Durch Wasserlassen, Atmung, Schwitzen (hier gezeigt), Erbrechen, Durchfall oder Blutungen verliert der Körper Wasser. Die Wasserbilanz ist unausgeglichen, Gegenmaßnahmen werden eingeleitet.

Flüssigkeitskonzentration
Mit dem Flüssigkeitsverlust erhöht sich die Plasma-Osmolarität, was Durstgefühl und eine Aktivierung der Osmorezeptoren auslöst.

Osmorezeptoren im Hypothalamus sind aktiviert

ADH-Freisetzung

Erhöhte Wasserresorption

Durst

Erhöhte Flüssigkeitsaufnahme

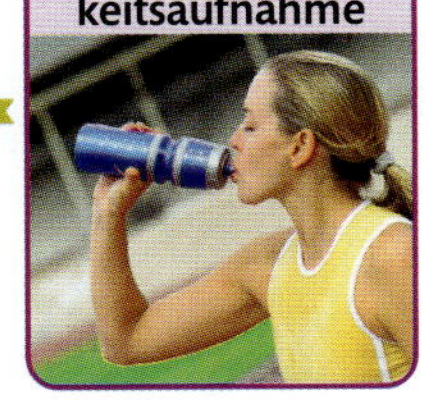

Sinkende Osmolarität
Mit steigendem Flüssigkeitsniveau im Körper sinkt die Osmolarität (Teilchenkonzentration pro Liter)

Hemmung der ADH-Freisetzung

Dursthemmung

Wasserbilanz wieder ausgeglichen

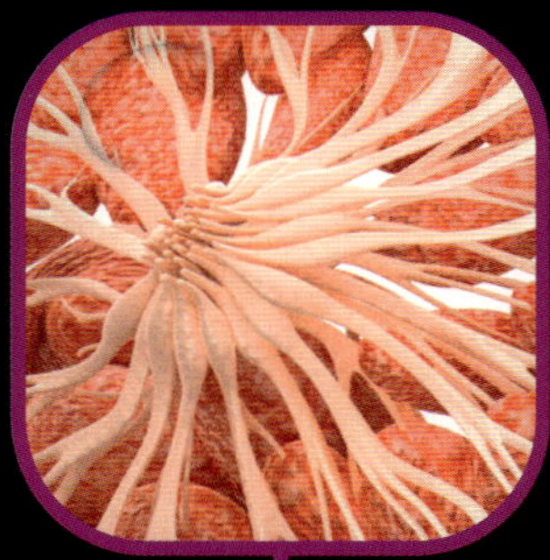

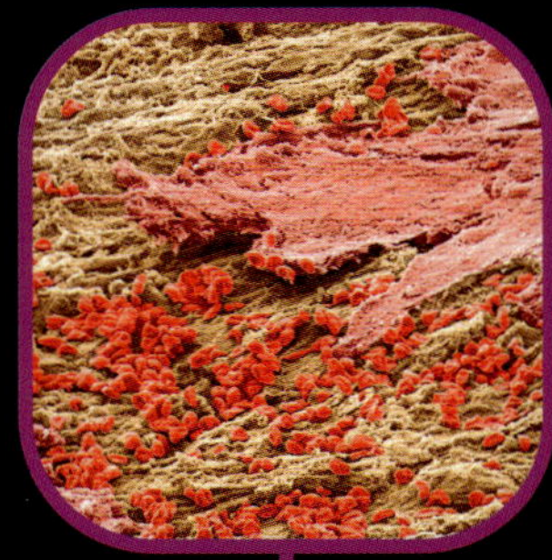

BRUST

Sowohl Männer als auch Frauen haben Brustdrüsen. Bei Frauen sind sie größer und produzieren Milch nach der Geburt eines Kindes.

UTERUS

Ein muskulärer Sack, der während der Menstruation seine Schleimhaut abstößt. Im Uterus entwickelt sich ein befruchtetes Ei zum Fetus.

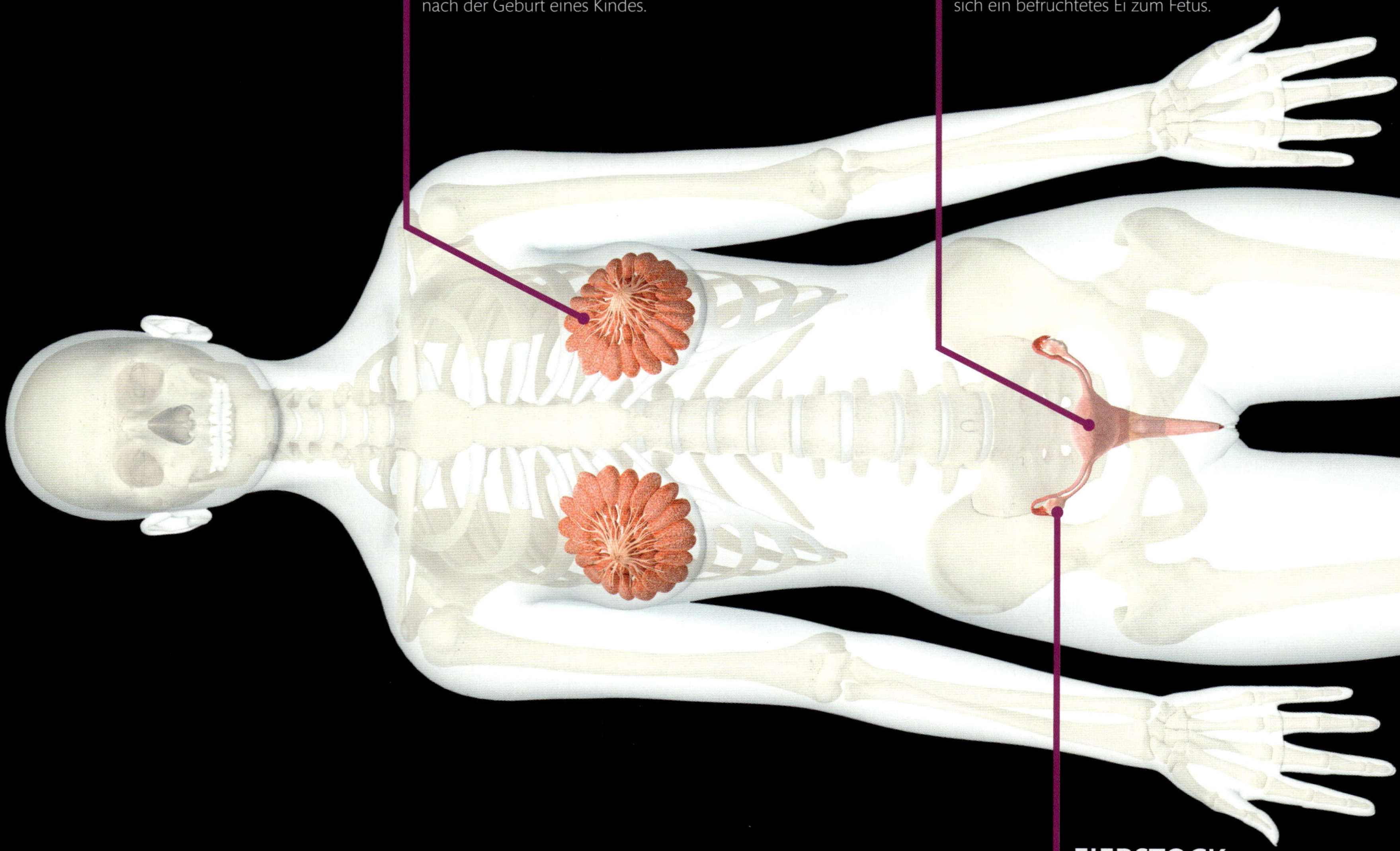

EIERSTOCK

Paariges, Eizellen enthaltendes Organ an jeder Seite des Uterus. Ein Ei reift pro Monat heran und wird beim Eisprung freigesetzt.

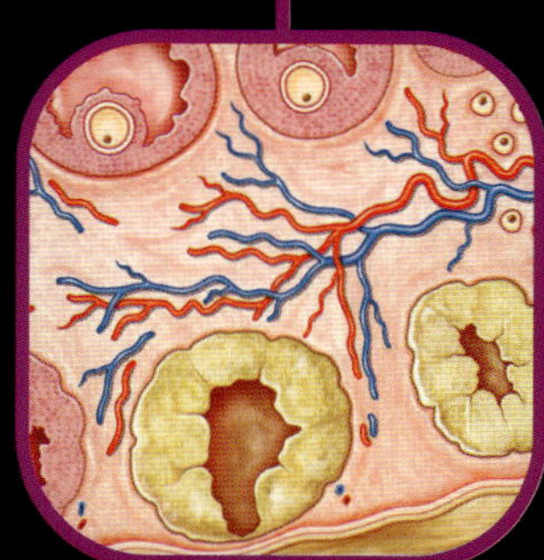

FORTPFLANZUNGS-SYSTEM

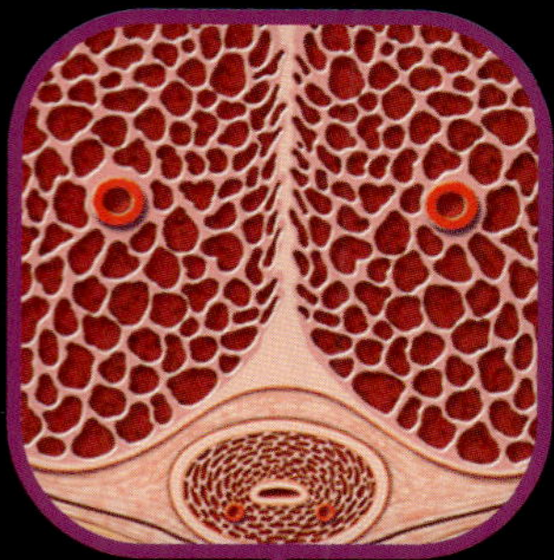

PENIS

Struktur und Blutversorgung des Penis erlauben ihm eine anhaltende Festigkeit, um während des Geschlechtsverkehrs Spermien abzugeben.

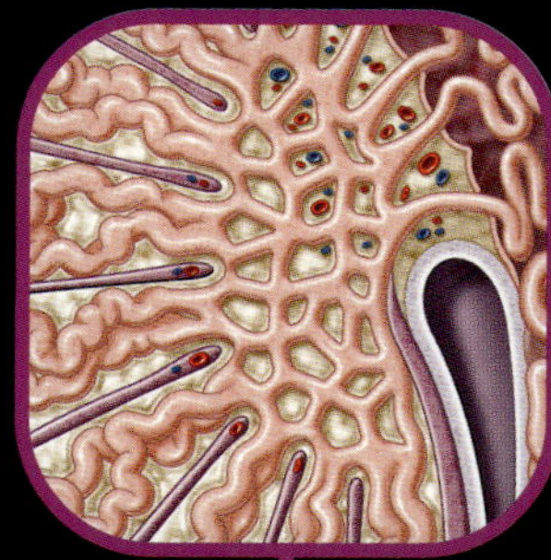

HODEN

Spermien wachsen und reifen in einem Röhrchen-Labyrinth in den Hoden des Mannes, bevor sie während der Ejakulation aus dem Penis geschleudert werden.

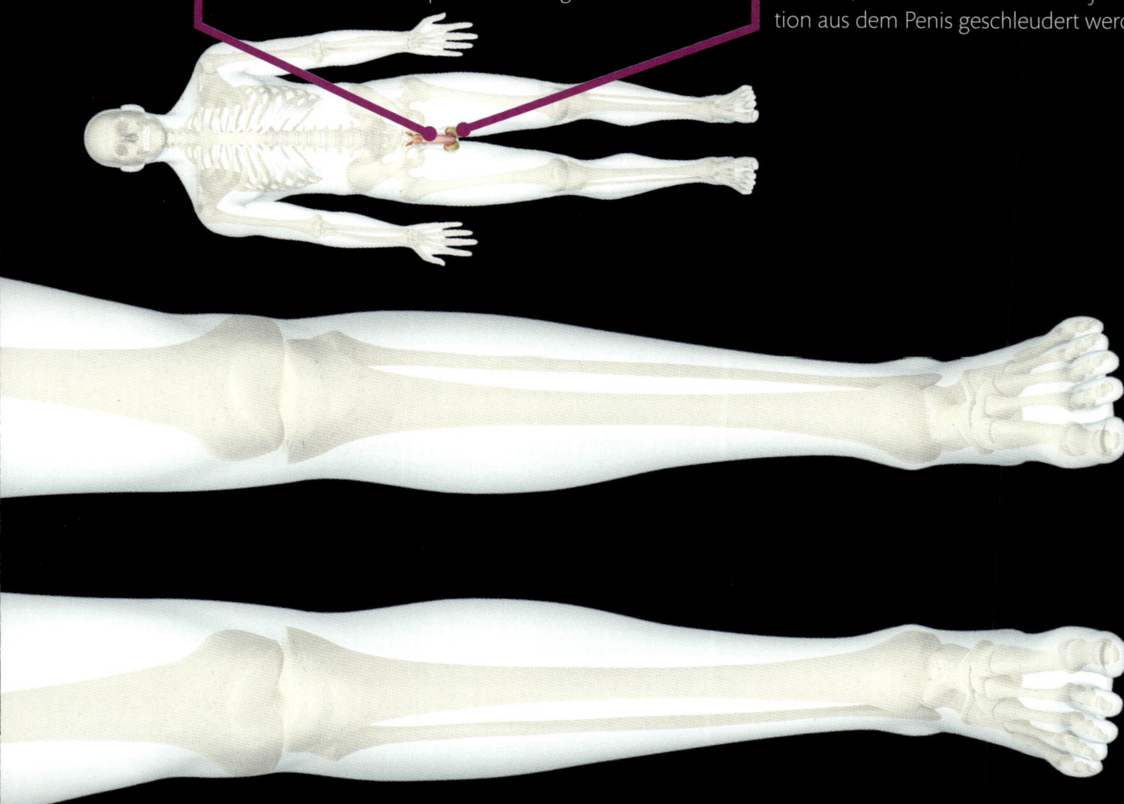

Das Fortpflanzungssystem ist das einzige System, das sich bei Männern und Frauen stark unterscheidet. Es ist dazu bestimmt, Nachkommen hervorzubringen – das einzige biologische Ziel des menschlichen Körpers und allen Seins.

FORTPFLANZUNGSSYSTEM DES MANNES

Die Fortpflanzungsorgane eines erwachsenen Mannes produzieren Spermien, die zusammen mit den Absonderungen verschiedener Drüsen das Ejakulat bilden. Die Hoden sind nicht nur Produktions- und Lagerstätte für Spermien, sondern produzieren auch das männliche Sexualhormon Testosteron.

SPERMIENPRODUKTION

Die Produktion von Samenzellen in den Hoden nennt man Spermatogenese. Jeder Hoden enthält ca. 500 gewundene Samenkanälchen, die Tubuli seminiferi, in denen sich die unreifen Keimzellen (Spermatogonien) befinden. Diese vermehren sich anfangs durch gewöhnliche Zellteilung (Mitose, s. S. 21) zur Produktion von Spermatozyten, die sich dann der Reifeteilung (Meiose, s. S. 418) unterziehen, bei der die Zahl der Chromosomen im Zellkern von 46 auf 23 reduziert wird. Diese Zellen enthalten die Hälfte des genetischen Materials, das für die Entstehung eines neuen Menschen benötigt wird, den haploiden Chromosomensatz (alle anderen Körperzellen haben einen diploiden Chromosomensatz). Durch weitere Teilungen entwickeln sich die Spermienvorläufer (Spermatiden) zu reifen Spermien. Von der Pubertät bis ins Alter werden täglich einige Hundert Millionen Spermien produziert.

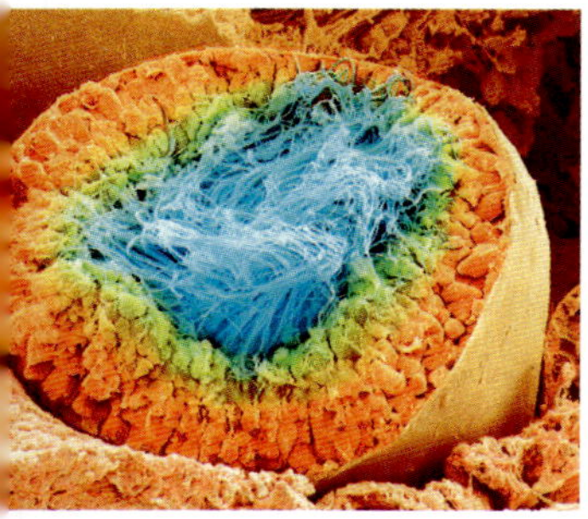

Samenkanälchen
Spermienköpfchen liegen in den Sertoli-Zellen (orange). Die Schwanzteile (blau) ragen in das Lumen des Tubulus.

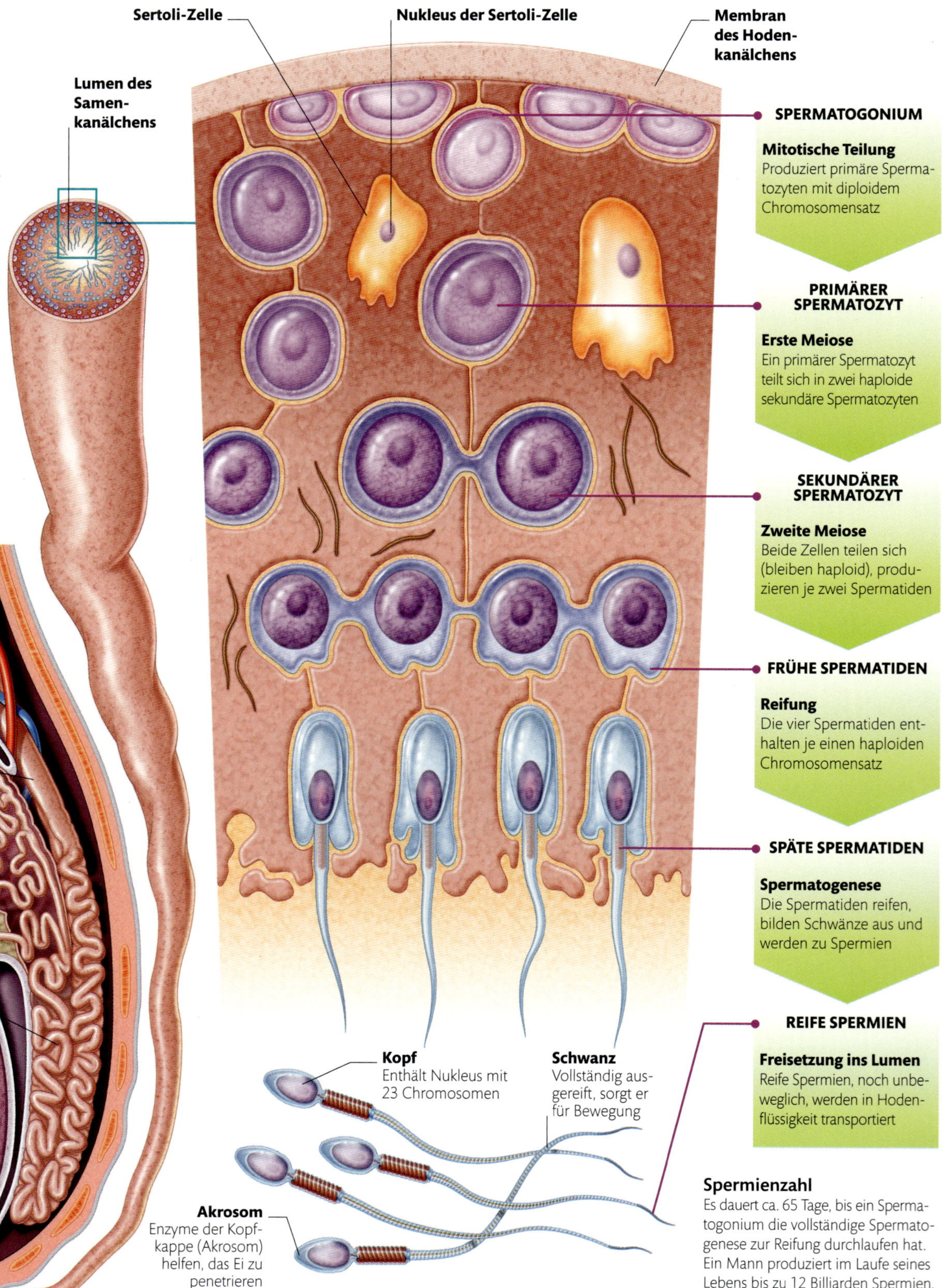

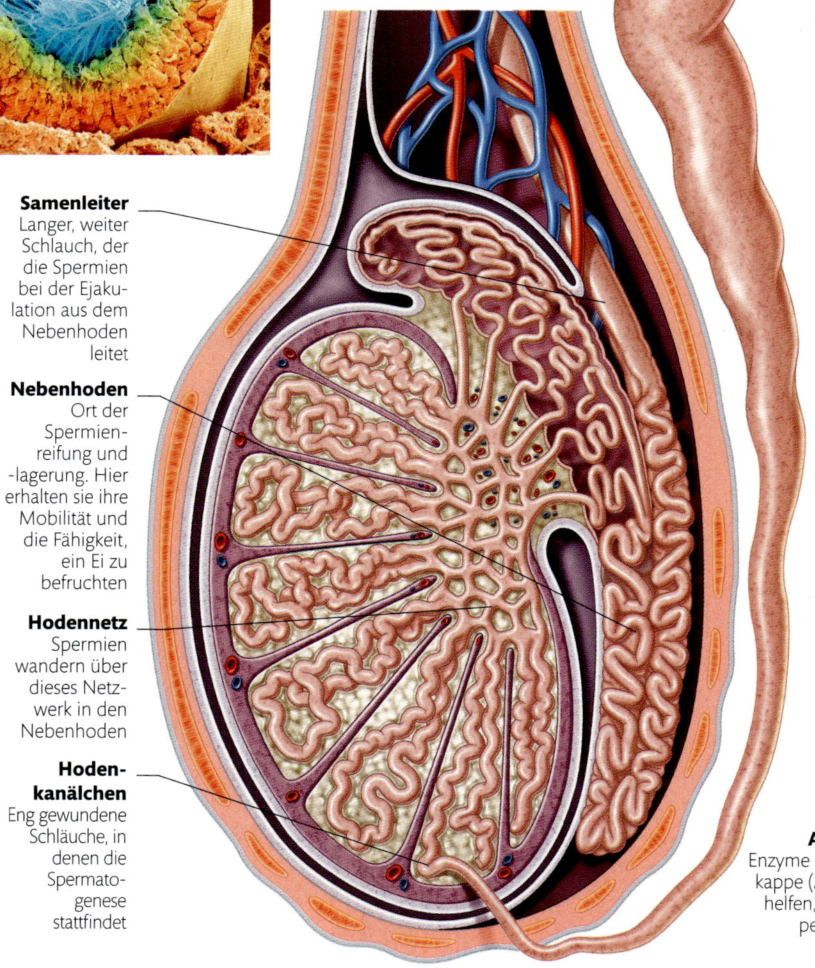

Spermienzahl
Es dauert ca. 65 Tage, bis ein Spermatogonium die vollständige Spermatogenese zur Reifung durchlaufen hat. Ein Mann produziert im Laufe seines Lebens bis zu 12 Billiarden Spermien.

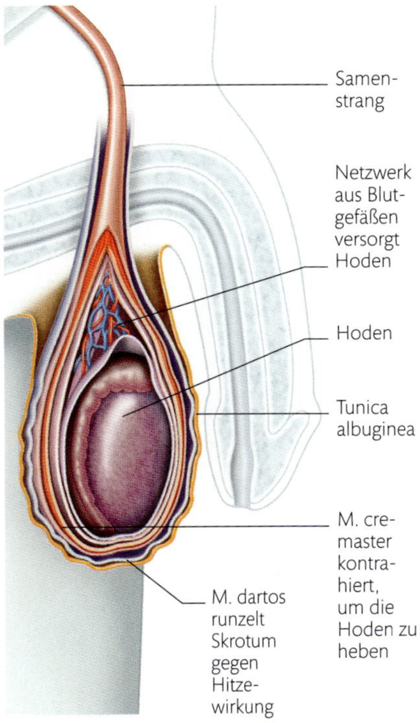

HODEN UND SKROTUM

Die Samenkanälchen bilden ungefähr 95 Prozent des Hodenvolumens. Sie enthalten männliche Keimzellen, die sich zu Spermien entwickeln, und Sertoli-Zellen, die die reifenden Spermien mit Nährstoffen versorgen. Fasergewebe zwischen den Kanälchen enthalten Leydig-Zellen, die Testosteron produzieren. Jeder Hoden hat eine kräftige Umhüllung, die Tunica albuginea, und liegt in einem Beutel aus Haut und Muskeln, dem Hodensack (Skrotum). Die Muskeln im Skrotum sind sehr wichtig für die Temperatur der Spermien, die konstant 2–3 °C unter der normalen Körpertemperatur liegen muss, damit sie nicht sterben. Das Skrotum hält die Hoden je nach Umgebungstemperatur entweder näher am Körper oder weiter entfernt.

Temperaturregulierung
Wenn es kalt ist, kontrahieren Muskeln im Skrotum und kräuseln die Haut, um die Hoden anzuheben, damit sie nicht auskühlen. Ist es warm, entspannen die Muskeln, die Hoden senken sich, um abzukühlen.

SPERMIENSCHUTZ

Verschlussleisten zwischen den Sertoli-Zellen in den Hodenkanälchen bilden die Blut-Hoden-Schranke, die die Kanälchen von den Blutgefäßen trennt und so verhindert, dass potenziell schädliche Substanzen im Blut das Erbgut kontaminieren. Ist diese Schranke beschädigt, können Spermien ins Blut gelangen und eine Immunantwort auslösen, weil sie der Körper mit fremden Angreifern verwechselt. Antikörper wiederum können in die Hodenkanälchen eindringen, die Spermien angreifen und dadurch Fruchtbarkeitsstörungen verursachen.

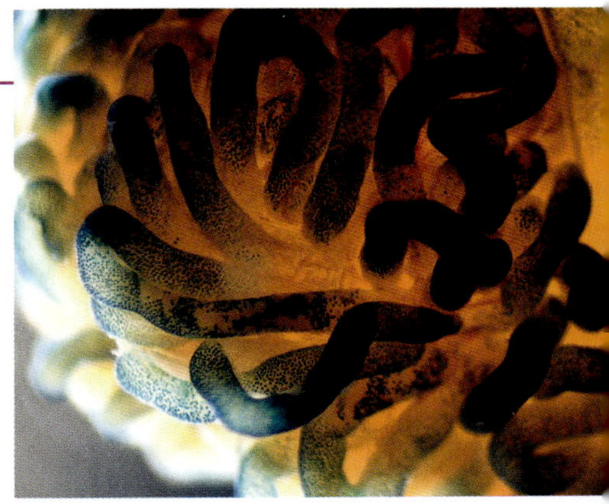

Sertoli-Zelle
Sertoli-Zellen (blau) ernähren die reifenden Spermien in den gewundenen Hodenkanälchen und bieten ihnen Schutz durch die Blut-Hoden-Schranke.

HORMONSTEUERUNG

Der Hypothalamus im Gehirn sondert das Gonadotropin-Releasing-Hormon (GnRH) ab, das die Freisetzung des luteinisierenden Hormons (LH) und des follikelstimulierenden Hormons (FSH) in der Hypophyse auslöst, die beide auf die Hoden wirken. LH stimuliert die Leydig-Zellen zur Produktion von Testosteron (verantwortlich für Spermatogenese und männliche sekundäre Geschlechtsmerkmale). FSH regt die Sertoli-Zellen zur Unterstützung der Spermienreifung an. Rückkopplungsschleifen unterdrücken die GnRH-Sekretion als Antwort auf den steigenden Testosteronspiegel.

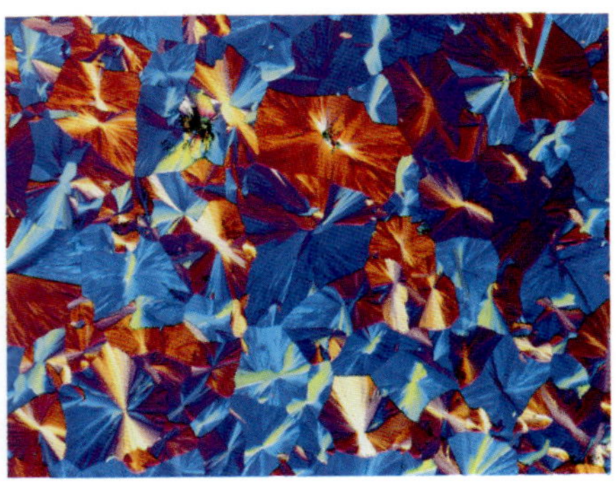

Testosteron unter dem Mikroskop
Testosteron fördert die Spermatogenese in den Hoden und ist zuständig für sekundäre Geschlechtsmerkmale, wie tiefe Stimme, Bart und Behaarung.

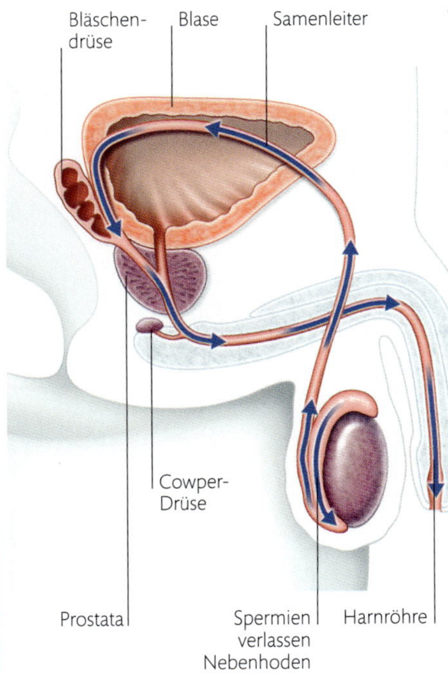

Ejakulation
Spermien werden durch den Samenleiter in den Spritzkanal getrieben, wo Drüsensekrete zur Bildung der Samenflüssigkeit einströmen, die dann durch Kontraktionen der Prostata in die Harnröhre gelangt.

WEG DER SPERMIEN

Spermien machen nur weniger als fünf Prozent der Samenflüssigkeit aus. Die Spermien wandern in die Nebenhoden (Epididymis), wo sie weiter reifen, um beweglich und fruchtbar zu werden, bevor sie in den Samenleiter gelangen, der den Ausführgang der Bläschendrüse (hinter der Blase) aufnimmt und als Spritzgang in die Harnröhre mündet. Die Bläschendrüse reichert den Samen mit einer fruktosereichen Lösung an, Energiespender und Nahrung für die Spermien, die ca. zwei Drittel der Samenflüssigkeit bildet. Sie ist sehr alkalisch (um den Säuregehalt der Vagina zu puffern) und enthält Prostaglandine, die die vaginale Immunreaktion auf die Spermien unterdrückt. Gelangt der Samen in die Harnröhre, wird ihm ein schwach alkalisches Sekret aus der Prostata beigefügt, das ca. ein Viertel der Samenflüssigkeit bildet. Schließlich kommt noch das Sekret der Cowper-Drüse (weniger als ein Prozent des Gesamtvolumens) hinzu, um die sauren Harnspuren in der Harnröhre zu neutralisieren.

EREKTION

Die Harnröhre leitet Harn und Sperma nach außen, deshalb ist der Penis sowohl Teil des Harn- als auch des Fortpflanzungssystems. Die Harnröhre ist von einem Schwellkörper, dem Corpus spongiosum, über die gesamte Länge des Penis umgeben. An der Oberseite der Harnröhre befinden sich zwei weitere Schwellkörper, die Corpora cavernosa, die je aus einer großen Zentralarterie bestehen. Sie sind umgeben von erektilem, schwammartigen Gewebe, das sich durch Nervensignale, die eine Erweiterung der Blutgefäße bewirken, bei einer Erektion mit Blut füllt.

Kurz vor der Ejakulation wird die Samenflüssigkeit durch Kontraktionen in die Harnröhre getrieben. Rhythmische Kontraktionen der Mm. perineales während des Orgasmus schleudern das Ejakulat aus dem Körper.

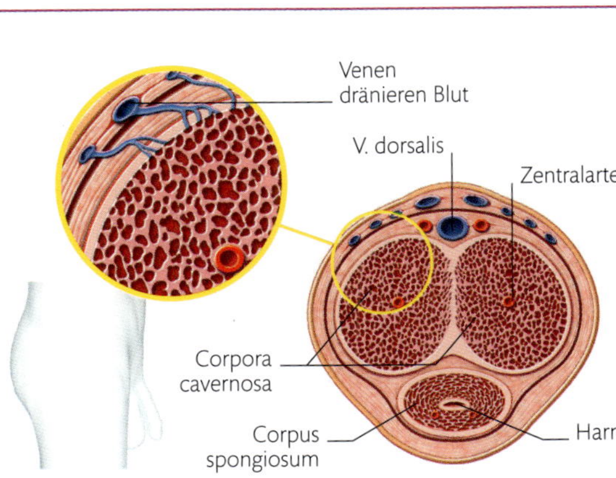

Schlaffer Penis
Beim schlaffen Penis sind die Corpora cavernosa minimal durchblutet, während die Penisvenen weit geöffnet und blutgefüllt sind. Der Penis hängt nach unten, er ist weich und flexibel.

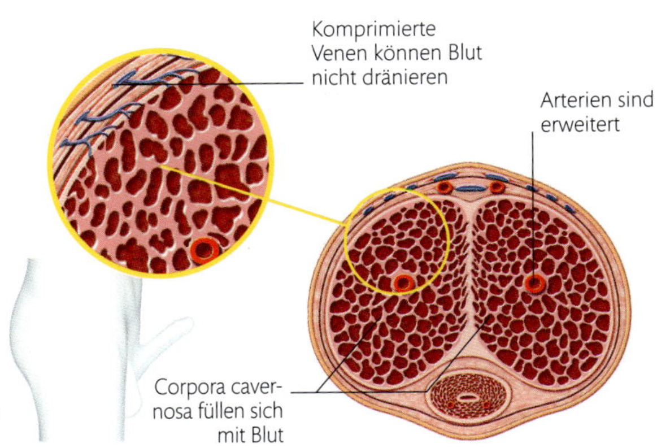

Erigierter Penis
Bei einer Erektion sind die Corpora cavernosa blutgefüllt und komprimieren die Venen, wodurch der Abfluss des Blutes verhindert wird. Der Penis schwillt an, wird länger und richtet sich auf.

FORTPFLANZUNGSSYSTEM DER FRAU

Die Fortpflanzungsorgane der Frau setzen monatlich ein Ei (Ovum) frei, das entweder für die Ablösung des Uterusschleims während der Menstruation sorgt oder befruchtet wird, sich einnistet und zu einem sich entwickelnden Embryo heranreift.

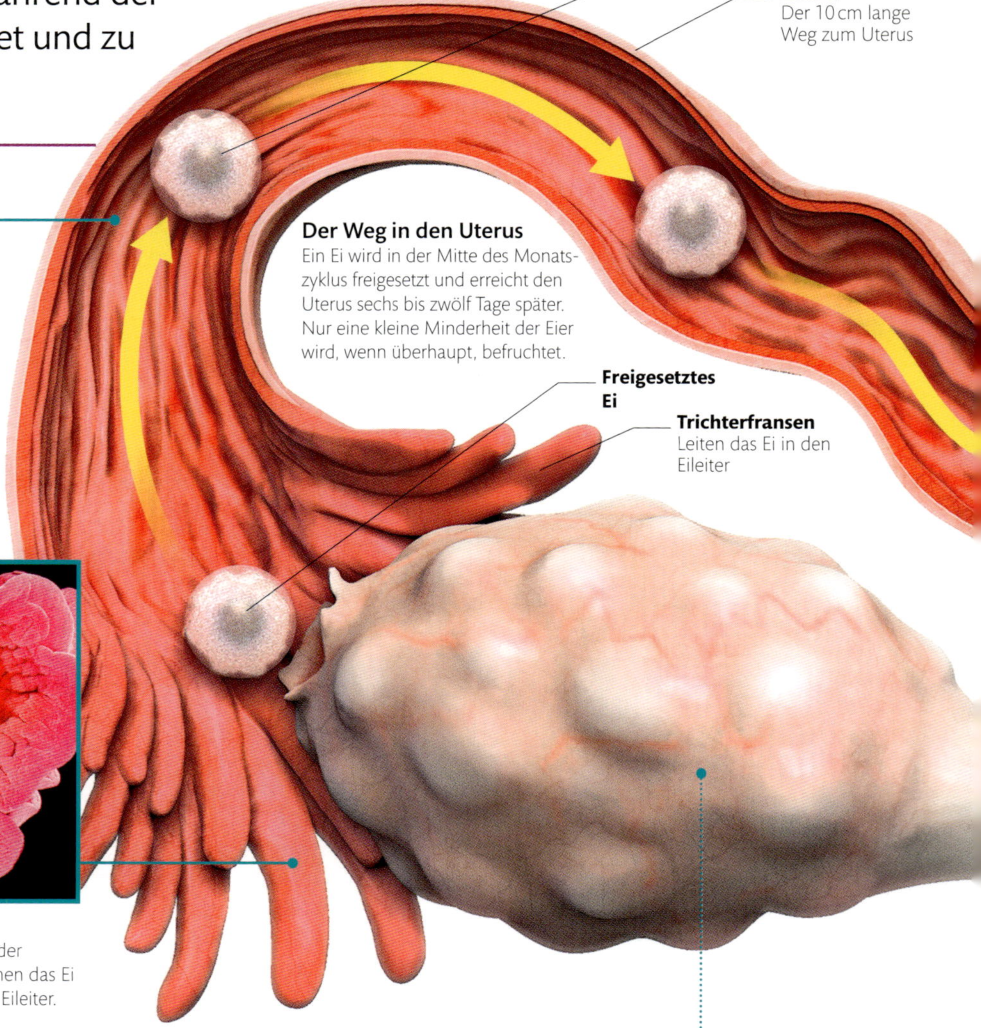

EISPRUNG

Die Eierstöcke sind paarige ovale Organe, jeder ist ungefähr so groß wie eine Mandel und liegt am Ende eines Eileiters. Die weiblichen Keimzellen (Eier oder Ova) reifen in den Eierstöcken und werden zyklisch beim Eisprung (Ovulation) freigesetzt.

Jeden Monat beginnen zehn oder mehr Follikel – die schützenden Eibläschen, die jedes Ei umgeben – zu reifen, aber normalerweise entlässt nur eines sein Ei aus dem Eierstock – in 60 Prozent aller Fälle aus dem rechten. Das Ei wandert den Eierstock hinab in die Gebärmutter (Uterus) und wird bei der darauffolgenden Menstruation mit Schleimhautgewebe ausgeschieden. Wird das Ei jedoch im Eileiter befruchtet, kann es sich in der Uterusschleimhaut einnisten.

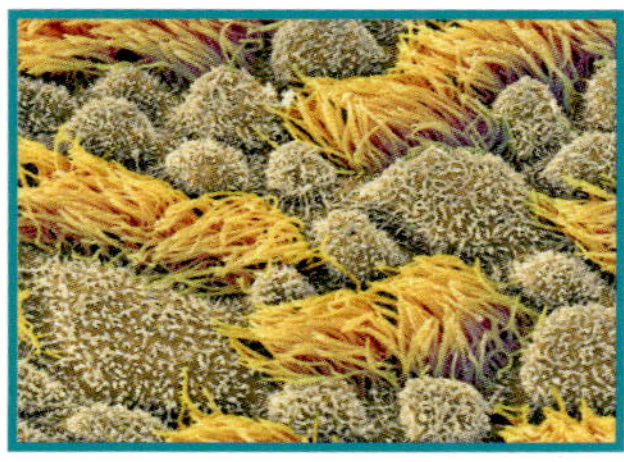

Zilien
Der Eileiter ist mit Zellen ausgekleidet, die kleine Härchen – Zilien (gelb) – haben, die das Ei in Richtung Uterus schieben.

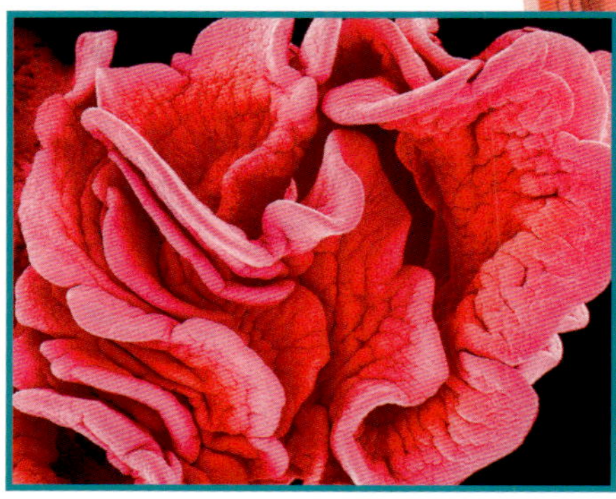

Trichterfransen
Kleine fransenartige Falten (Trichterfransen oder Fimbriae) am oberen Ende des Eileiters nehmen das Ei nach dem Eisprung auf und führen es in den Eileiter.

Ein **unbefruchtetes** Ei stirbt **12 bis 24 Stunden** nach dem Eisprung ab und löst sich auf.

FOLLIKELREIFUNG

Unreife Eier sind von schützenden Zellschichten, Follikeln, umgeben. Die kleinsten, die Primordialfollikel, bestehen nur aus einer Zellschicht. Jeden Monat reifen einige dieser Zellen zu Graafschen Follikeln heran. Kurz vor dem Eisprung wandert ein reifer Follikel an die Oberfläche des Eierstocks und bricht durch, um sein Ei freizusetzen. Der leere Follikel bildet den Gelbkörper und schrumpft, wenn das Ei nicht befruchtet wird, zu einem kleinen weißen Körper, dem Corpus albicans. Mädchen haben von Geburt an ca. eine Million Follikel pro Eierstock. Der Großteil degeneriert: In der Pubertät sind es noch ca. 350 000 und 1500 zu Beginn der Menopause.

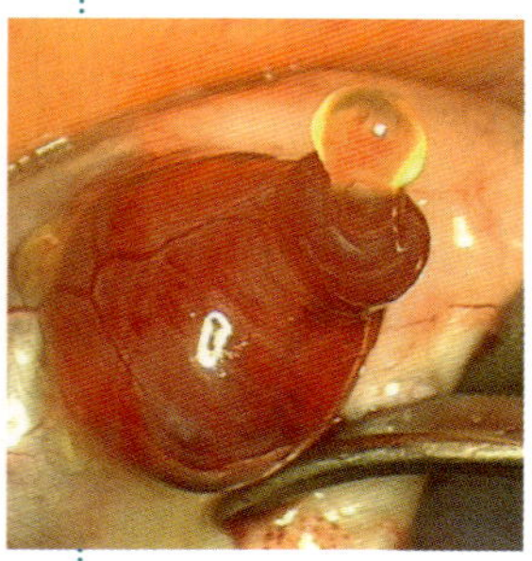

Eisprung
Das vergrößerte Bild (in Wirklichkeit nur punktgroß) zeigt ein Ei bei seiner Freisetzung aus dem Follikel.

Zyklische Entwicklung
Jeden Monat entwickeln sich einige Primordialfollikel zu Primär-, dann zu Sekundärfollikeln und schließlich zur vollständigen Reife. Die Follikelentwicklung ist ein ständiger Prozess in jedem Eierstock.

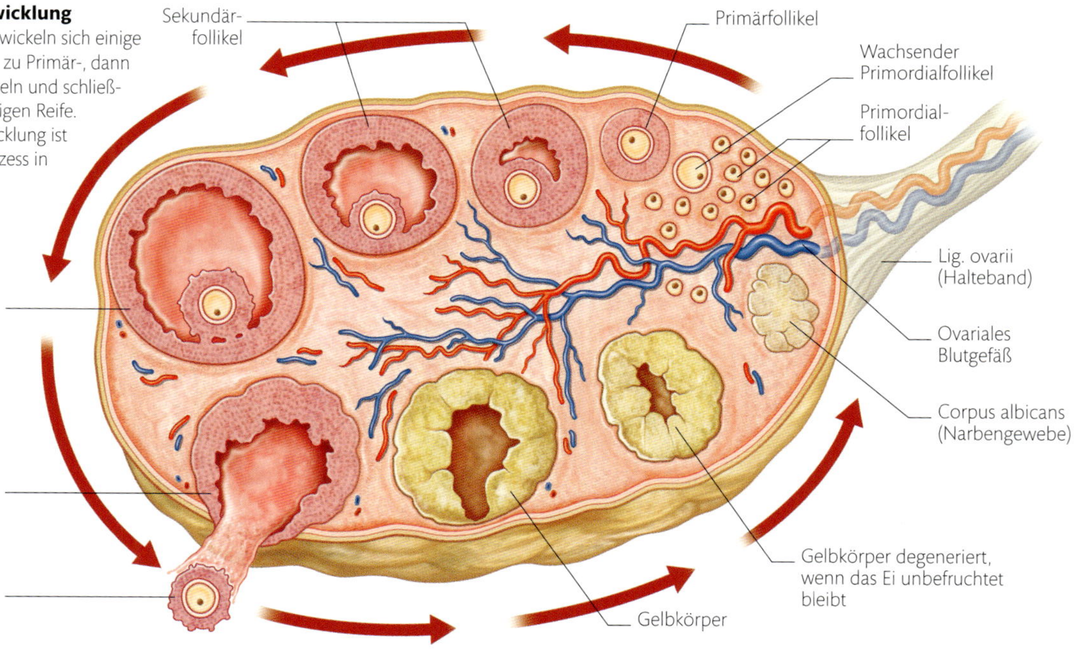

UTERUS UND MENSTRUATION

Der Menstruationszyklus beginnt mit dem ersten Tag der Menstruation und dauert 28 bis 32 Tage. Kurz vor dem Eisprung, der meist am 14. Zyklustag stattfindet, beginnt die Uterusschleimhaut (Endometrium) sich in Vorbereitung auf eine mögliche Schwangerschaft aufzubauen. Findet keine Befruchtung statt, wird die äußere, funktionelle Schicht während der Monatsblutung abgestoßen, regeneriert sich aber mit jedem neuen Zyklus aus der inneren Schicht (Basalis). Wird ein Ei befruchtet, bleibt das gesamte Endometrium als schützendes Bett für den Embryo erhalten.

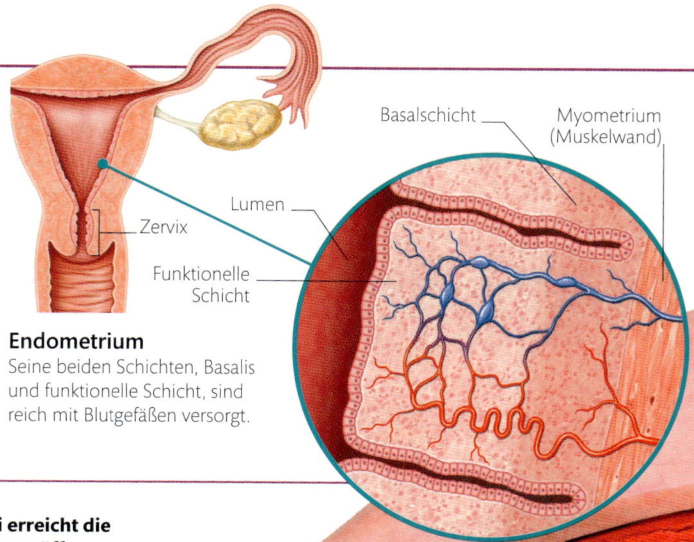

Endometrium
Seine beiden Schichten, Basalis und funktionelle Schicht, sind reich mit Blutgefäßen versorgt.

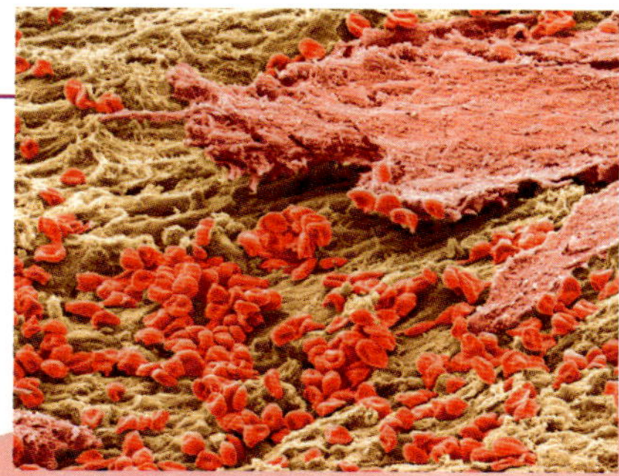

Schleimhautabstoßung
Das Elektronenmikroskop zeigt eine Ansicht vom Prozess der Menstruation: Teile des Endometriums (rot) lösen sich von der Uteruswand und fließen als Blut ab.

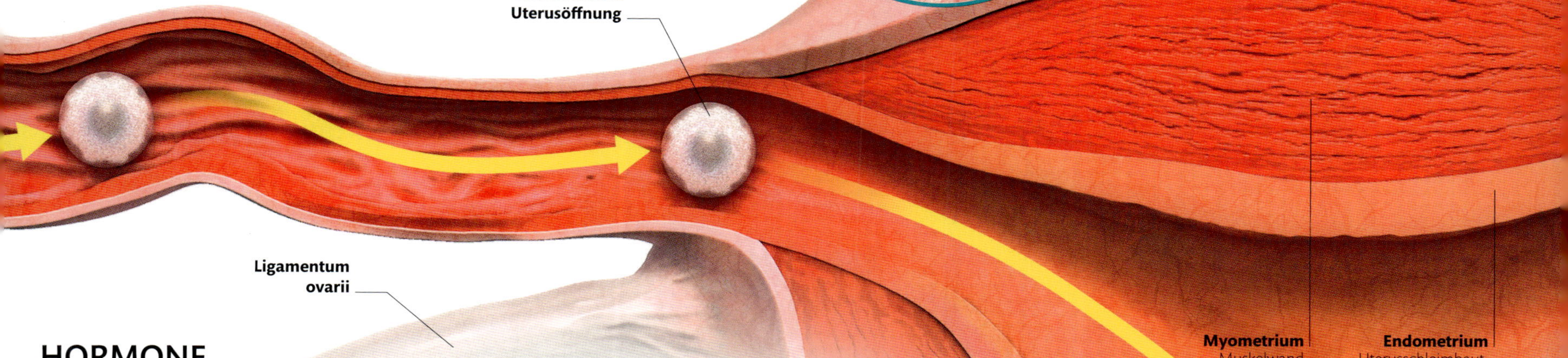

HORMONE

Der Monatszyklus wird von zwei Hormonen aus der Hypophyse gesteuert (s. S. 408). Das follikelstimulierende Hormon (FSH) sorgt für die Follikelreifung und die Östrogenproduktion. Ist der Östrogenspiegel hoch genug, setzt die Hypophyse das luteinisierende Hormon (LH) frei und löst die letzte Reifung und Freisetzung des Eies aus dem Eierstock aus. Nach dem Eisprung, wenn der Östrogenspiegel sinkt, stimuliert die steigende FSH-Produktion einen neuen Zyklus.

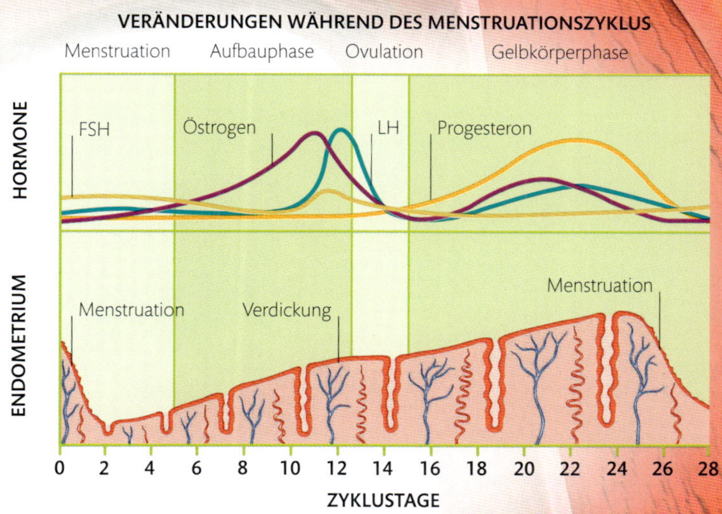

Schleimhautveränderungen
Östrogen stimuliert den Aufbau des Endometriums, Progesteron aus dem Gelbkörper sorgt vorübergehend für ihre Erhaltung. Fällt der Spiegel, erfolgt die Abstoßung.

FUNKTION DER ZERVIX

Der Gebärmutterhals (Zervix) verbindet Uterus und Vagina. Er sondert Schleim ab, der während des Zyklus in Konsistenz und Funktion variiert. Während der meisten Zyklustage und in der Schwangerschaft ist er dick und klebrig, um den Uterus vor Infektionen zu schützen. Zudem bildet er eine für Spermien undurchdringliche Barriere. Während der fruchtbaren Tage der Frau wird der Schleim durch den Östrogenanstieg dünn und eiweißähnlich. Jetzt können die Spermien die Zervix passieren und das Ei befruchten.

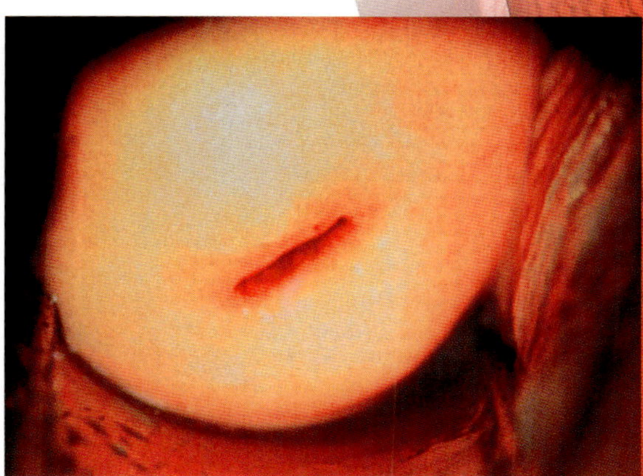

Gesunde Zervix
Die Abbildung zeigt deutlich den engen Zervixeingang. Der Zervixschleim schützt die Spermien vor dem sauren Milieu der Vagina.

NEUES LEBEN ENTSTEHT

Zur menschlichen Reproduktion gehört die Verschmelzung männlicher und weiblicher Keimzellen (Spermium und Ei). Zusammen erhalten sie die genetischen Informationen, die zur Entstehung neuen Lebens benötigt werden.

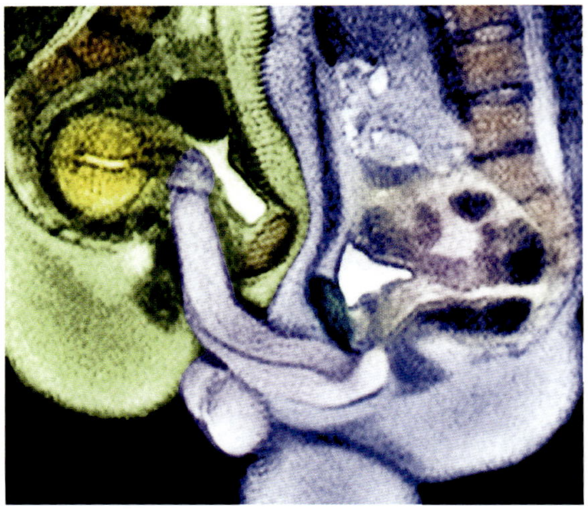

Geschlechtsverkehr
Dieser MRT-Scan zeigt ein Paar beim Geschlechtsverkehr. Der Penis (blau) ist wie ein Bumerang gebogen. Der Uterus ist in Gelb dargestellt.

SEX

Die sexuelle Erregung führt bei beiden Geschlechtern zur Schwellung der Genitalien. Durchblutung und Muskelspannung steigen zusammen mit Herzfrequenz und Blutdruck. Der Penis erigiert, Klitoris und Schamlippen der Frau schwellen an. Die Vagina verlängert sich, und ihre Wände sondern Gleitflüssigkeit ab, um dem Penis tiefes Eindringen und die Ejakulation des Samens ganz oben in der Vagina nahe der Zervixöffnung zu ermöglichen.

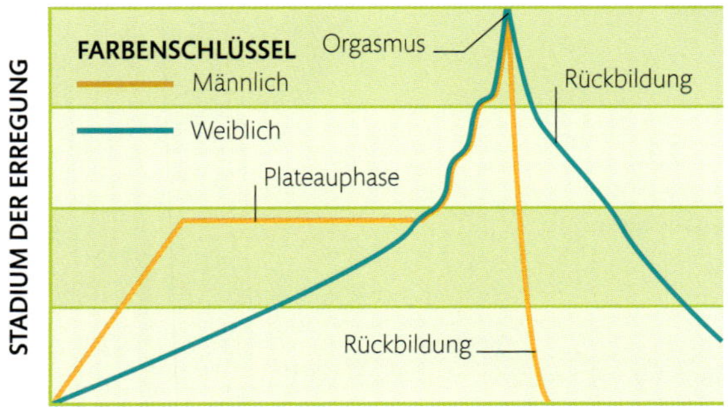

Erregung
Die sexuelle Erregung findet in verschiedenen Phasen statt, unterschiedlich bei Mann und Frau.

Nach dem **Sex** brauchen Männer eine **Refraktärphase**, in der sie keinen Orgasmus haben. Frauen können **multiple Orgasmen** erleben.

WETTLAUF DER SPERMIEN

Die männliche Fruchtbarkeit beruht auf einer immensen Überproduktion von Spermien – gemessen an dem einen, das zur Befruchtung der Eizelle benötigt wird. Das durchschnittliche Ejakulat enthält 280 Millionen Spermien in 2–5 ml Samenflüssigkeit. Nur um den Eisprung herum können Spermien den Säuregehalt der Vagina überleben und den Zervixschleim durchdringen.

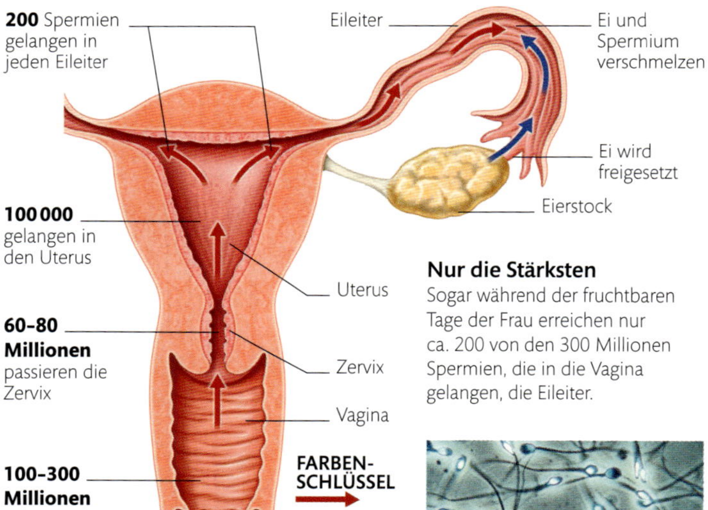

Nur die Stärksten
Sogar während der fruchtbaren Tage der Frau erreichen nur ca. 200 von den 300 Millionen Spermien, die in die Vagina gelangen, die Eileiter.

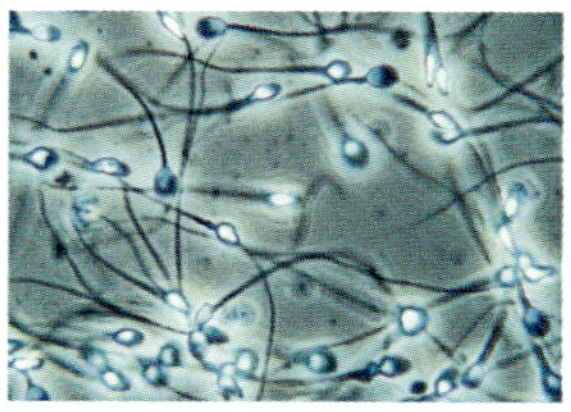

Starke Schwimmer
Spermien schwimmen auf der 10-cm-Strecke in den Eileitern zum Ei ca. 2 mm pro Stunde.

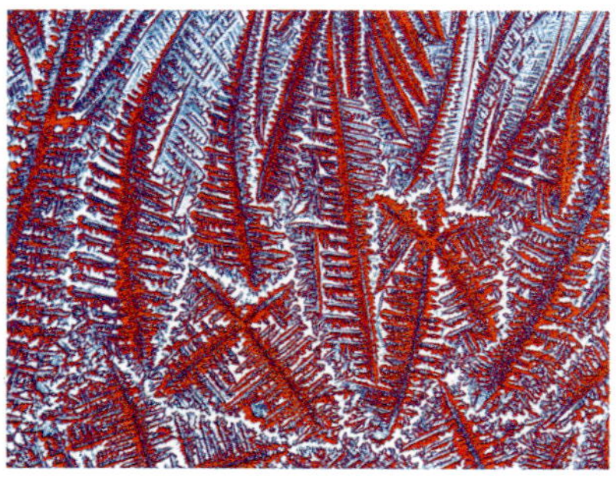

Zervixschleim
Während des Eisprungs ist der Zervixschleim klar und fadenziehend und durchlässiger für Spermien. Beim Trocknen zeigt er eine farnartige Struktur.

EMPFÄNGNIS UND EINNISTUNG

Das erste Spermiun, das das Ei im Eileiter erreicht, dockt an der Eioberfläche an und setzt Enzyme aus dem Akrosom, das seinen Kopf umgibt (s. S. 394), frei, um das Durchbrechen der Eihülle zu erleichtern. Das Ei reagiert mit der Freisetzung eigener Enzyme, um weitere Spermien am Eindringen zu hindern. Das erfolgreiche Spermium verliert seinen Schwanz und wird vom Ei absorbiert. Die Zellkerne von Spermium und Ei verschmelzen und vereinigen ihr genetisches Material: Die Empfängnis hat stattgefunden. Das frisch befruchtete Ei wandert im Eileiter hinab und durchläuft bereits verschiedene Stadien der Zellteilung, bis es sich schließlich als Blastozyste in die Uterusschleimhaut einnistet.

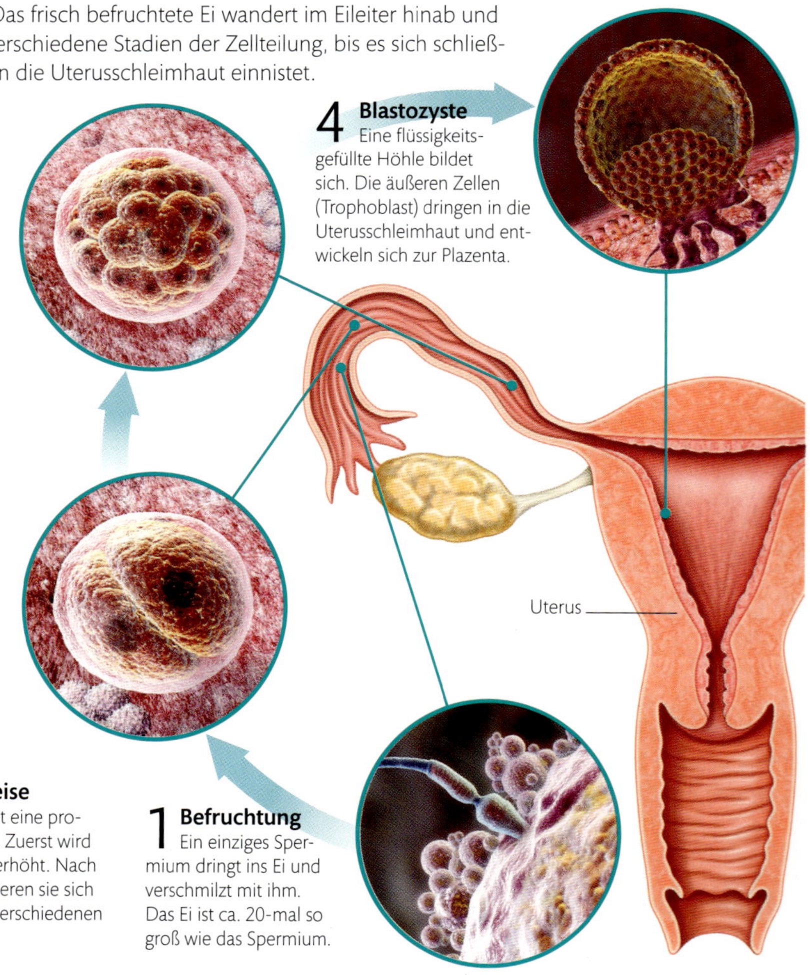

1 Befruchtung
Ein einziges Spermium dringt ins Ei und verschmilzt mit ihm. Das Ei ist ca. 20-mal so groß wie das Spermium.

2 Zygote
Nach der Verschmelzung hat die Zelle den kompletten Chromosomensatz und wird Zygote genannt. Nach ca. 24 Stunden hat sie sich in zwei geteilt.

3 Morula
Die Zygote teilt sich weiter in kleinere Zellen, die immer noch in der ersten Zellmembran Platz finden. Nach ca. vier Tagen enthält sie rund 30 Zellen und wird Morula genannt.

4 Blastozyste
Eine flüssigkeitsgefüllte Höhle bildet sich. Die äußeren Zellen (Trophoblast) dringen in die Uterusschleimhaut und entwickeln sich zur Plazenta.

Eine mehrtägige Reise
Im befruchteten Ei findet eine progressive Zellteilung statt. Zuerst wird nur die Zahl der Zellen erhöht. Nach der Einnistung differenzieren sie sich für die Herstellung der verschiedenen Gewebe des Embryos.

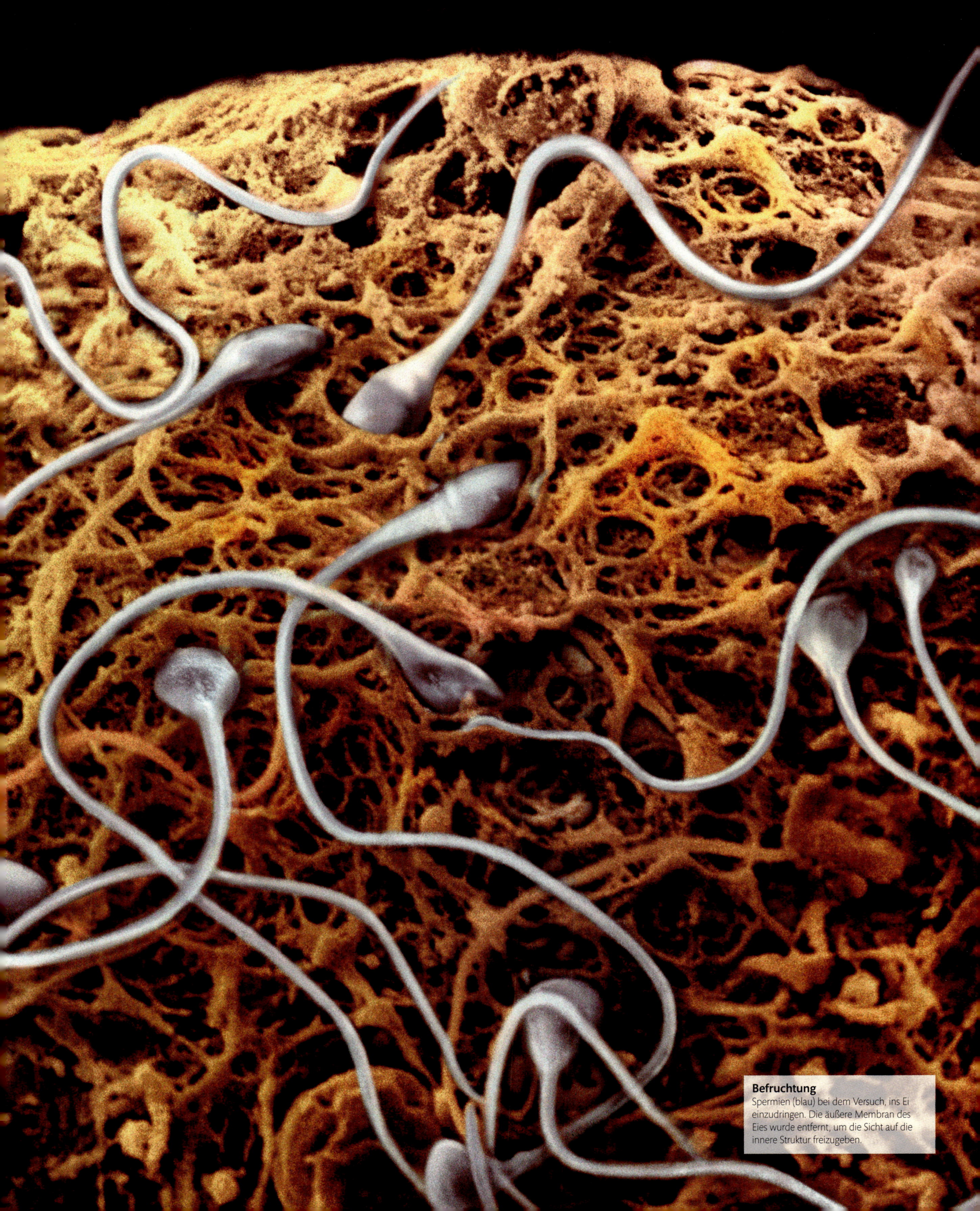

Befruchtung
Spermien (blau) bei dem Versuch, ins Ei einzudringen. Die äußere Membran des Eies wurde entfernt, um die Sicht auf die innere Struktur freizugeben.

SCHWANGERSCHAFT

Die Schwangerschaft verursacht erhebliche Veränderungen im Körper einer Frau: Hormonschübe und erhöhte Stoffwechselanforderungen wirken sich auf jedes Gewebe und Organ des Körpers aus. Blut, Kreislauf, Atmung, Verdauung, Wasserhaushalt – alles ist davon betroffen.

SCHWANGERSCHAFTSVERLAUF

Der Beginn der Schwangerschaft wird ab der letzten Menstruation errechnet, da der genaue Zeitpunkt der Empfängnis nur selten bekannt ist. Eine Schwangerschaft dauert ca. 40 Wochen. Üblicherweise wird sie in Drittel à 12 Wochen unterteilt. Die ersten Anzeichen einer Schwangerschaft sind das Ausbleiben der Menstruation (manchmal auch unregelmäßige Blutungen), Übelkeit, Erbrechen, empfindliche Brust, häufiges Wasserlassen und Müdigkeit. Mit fortschreitender Schwangerschaft hebt sich der Uterus schrittweise aus dem Becken. Die Höhe, auf der der Uterusfundus tastbar ist, gibt Aufschluss über Wachstum und Entwicklung des Fetus.

Gewicht (rechts)
Eine gesunde Frau nimmt während der Schwangerschaft ca. 11–16 kg zu. Das Baby wiegt nur ein Viertel davon.

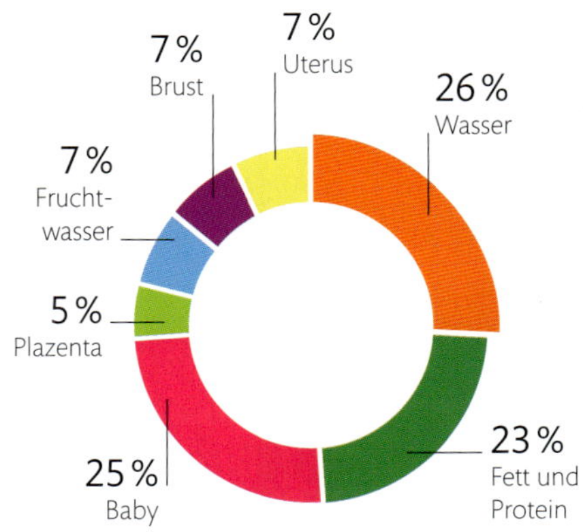

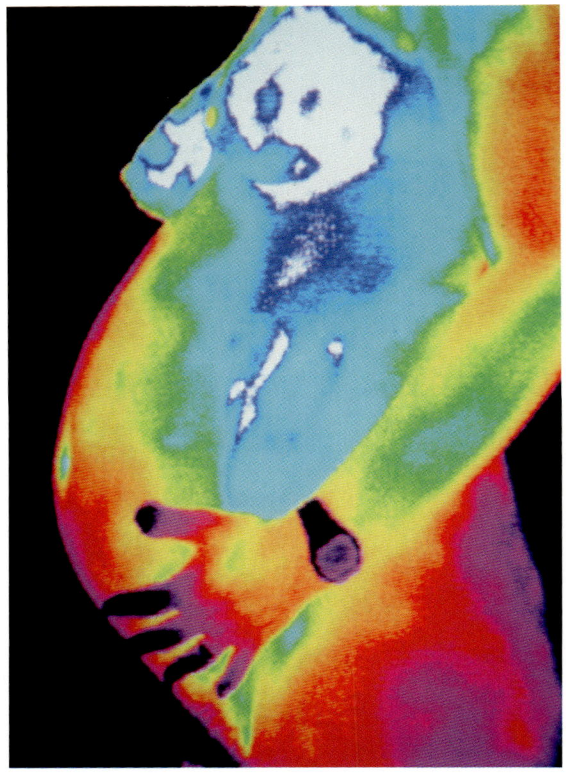

Schwangerschaftshaltung
Das Gewicht des vergrößerten Uterus verlagert den Körperschwerpunkt nach vorn. Dadurch lehnt sich die Schwangere nach hinten ins Hohlkreuz. Rückenbeschwerden sind häufig.

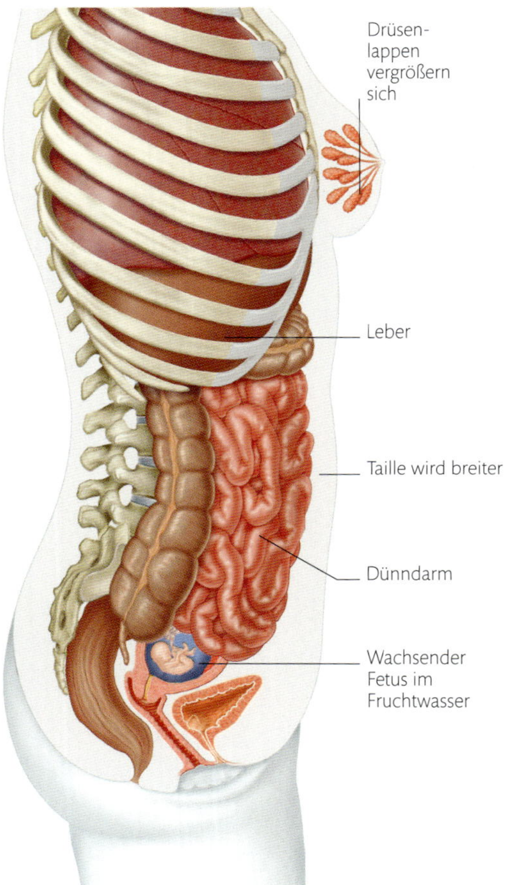

Erstes Drittel
Oft tritt Übelkeit auf, Brüste vergrößern sich und werden empfindlich, häufiger Harndrang setzt ein. Die Herzfrequenz steigt, und die Frau ist oft sehr müde. Die Darmpassage der Nahrung dauert länger, Sodbrennen und Verstopfung können auftreten.

1.–12. WOCHE

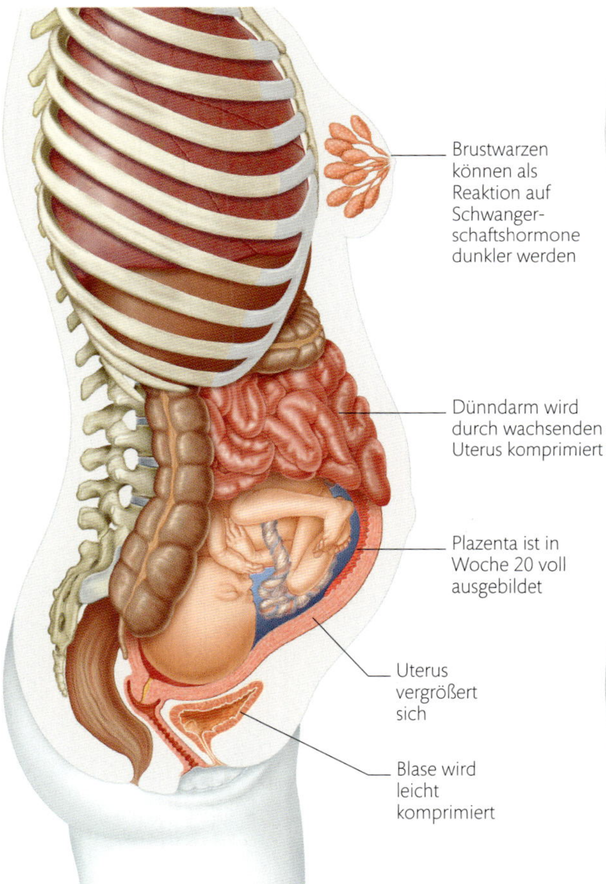

Zweites Drittel
Die Übelkeit lässt meist nach, oft treten Essgelüste auf. Die Frau nimmt schnell an Gewicht zu, Rückenschmerzen sind weit verbreitet, ebenso wie Dehnungsstreifen am Bauch. Erhöhter Blutdruck kann Nasen- und Zahnfleischbluten verursachen.

13.–24. WOCHE

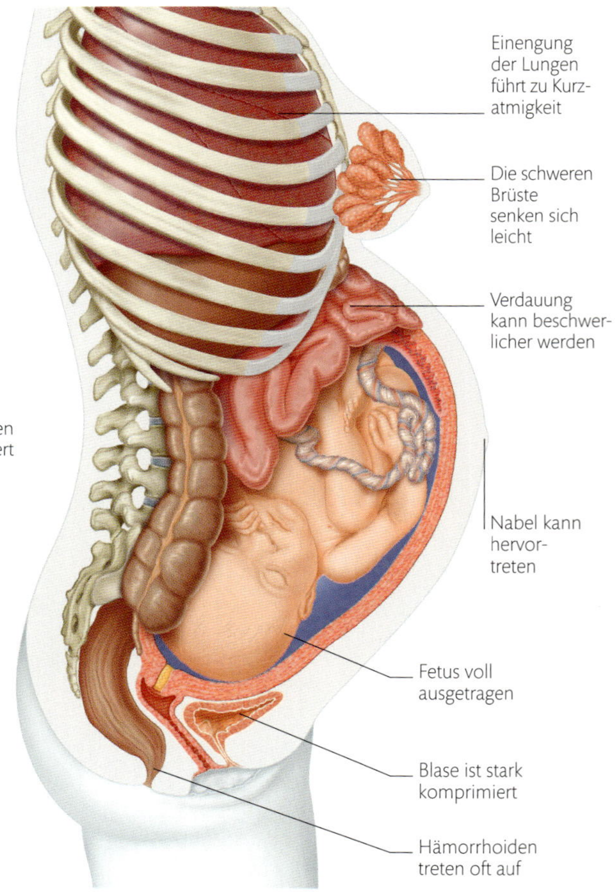

Letztes Drittel
Der Bauch ist weit nach vorne gewölbt, der Nabel kann hervortreten. Beinkrämpfe und Schwellung der Hände und Füße sind häufig. Unregelmäßige Braxton-Hicks-Kontraktionen (»falsche Wehen«) können sich Wochen vor der Entbindung einstellen.

25.–40. WOCHE

DIE PLAZENTA

Die Plazenta entwickelt sich aus dem Trophoblast (s. S. 398), stellt die Blutversorgung des Fetus her und schützt ihn vor Mikroorganismen. Der Fetus ist von klarem Fruchtwasser umgeben, in dem er sich bewegen und seine Lungen entwickeln kann. Fetaler und mütterlicher Blutkreislauf sind durch eine dünne Membran getrennt, die die Passage von Sauerstoff, Nährstoffen und Abfallprodukten erlaubt. Der Körper der Mutter erhöht sein Blut- und Flüssigkeitsvolumen und speichert Fett, um sich auf die Geburt vorzubereiten. Wichtig ist jetzt eine vitalstoffreiche Ernährung.

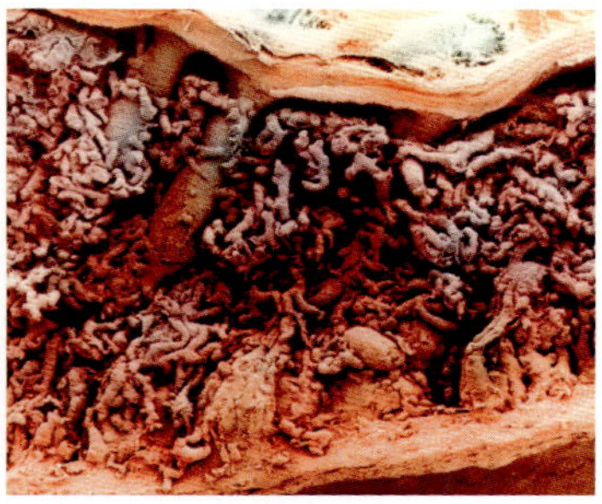

Versorgungssystem
Die Plazenta ist reich an Blutgefäßen, die den Fetus mit lebenswichtigem Sauerstoff und Nährstoffen versorgen.

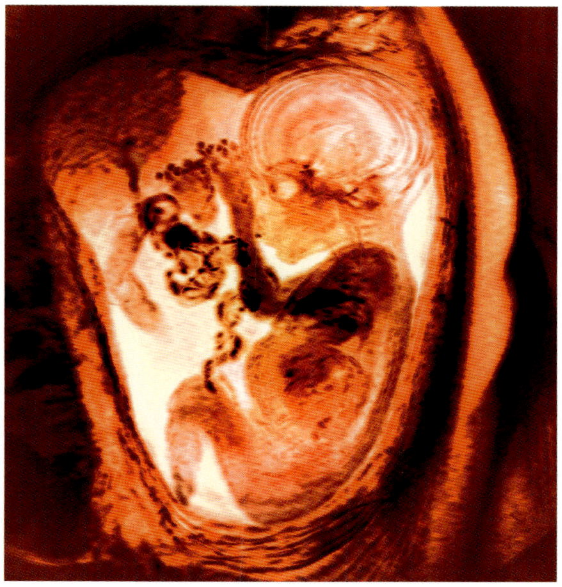

Sicherheit
Der Fetus ist in einem mit Fruchtwasser gefüllten Sack geborgen und durch die Plazenta über die Nabelschnur versorgt.

NICHT SCHWANGER		Birne
8. WOCHE	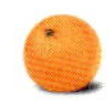	Orange
14. WOCHE	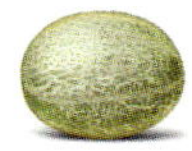	Canteloupe-Melone
20. WOCHE	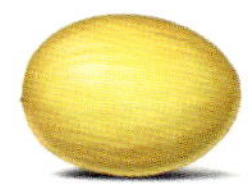	Honigmelone
ENTBINDUNG	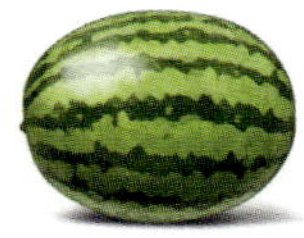	Wassermelone

Relative Uterusgröße
Obige Vergleiche stellen die Uterusgröße in verschiedenen Stadien der Schwangerschaft dar. Auch nach der Schwangerschaft kann er leicht vergrößert bleiben.

HORMONVERÄNDERUNGEN

Nach der Befruchtung regt das Progesteron des Gelbkörpers im Eierstock den Aufbau des Endometriums an, um ein »Bett« für das befruchtete Ei zu bilden. Wenige Tage nach der Einnistung produziert der Trophoblast humanes Choriongonadotropin (hCG), ein Hormon, das die Progesteron- und Östrogenproduktion im Gelbkörper anregt. Östrogen sorgt für das Uteruswachstum, stimuliert die fetale Entwicklung, die Brustvergrößerung und fördert die Durchblutung. Zusammen mit dem Hormon Oxytocin löst es auch Uteruskontraktionen aus. Progesteron sorgt für die Aufrechterhaltung von Uterusschleimhaut und Plazenta und entspannt den Uterus. Im zweiten Drittel wird Progesteron von der Plazenta produziert und lässt gemeinsam mit dem Hormon Relaxin Knorpel, Gelenke und Bänder weicher werden, um in Vorbereitung auf die Entbindung die Weitung des Beckens zu unterstützen. Humanes Plazentalaktogen (HPL) und Prolaktin regen die Milchproduktion an.

Hormonschub
Der gewaltige Schub des humanen Choriongonadotropins (hCG) während der frühen Schwangerschaft lässt den Schwangerschaftstest positiv ausfallen.

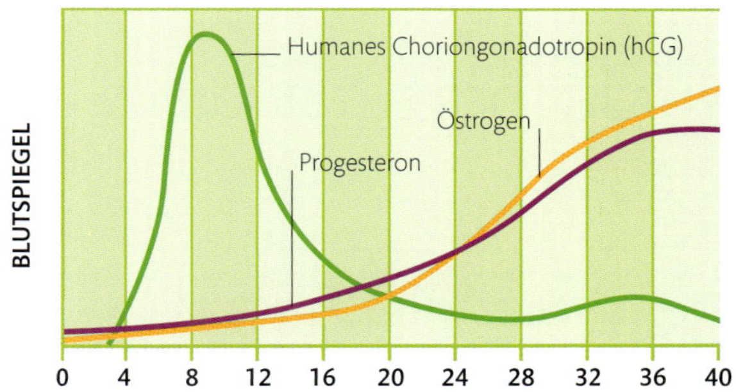

ZERVIXVERÄNDERUNGEN

Damit sich der Gebärmutterhals (Zervix) vor der Geburt weiten kann, muss er weicher und dünner werden. Während der Schwangerschaft produziert die Zervix besonders dicken Schleim, der einen Pfropf im Geburtskanal bildet, um den Fetus vor Infektionen zu schützen.

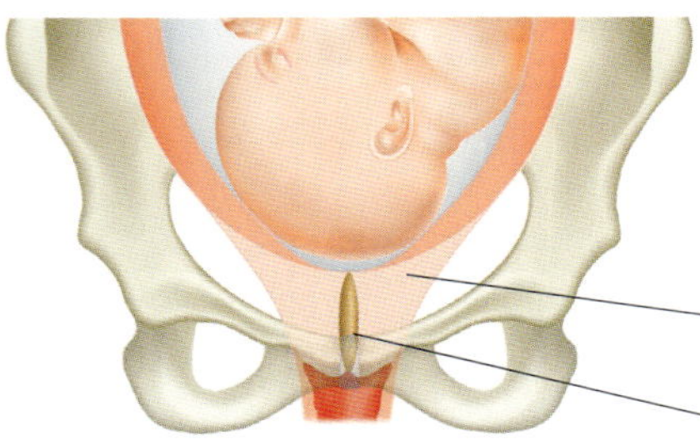

Zervix wird weicher
In der späten Schwangerschaft machen Prostaglandine im Blut das Gewebe der Zervix dehnbar und weich (ähnlich wie die Lippen).

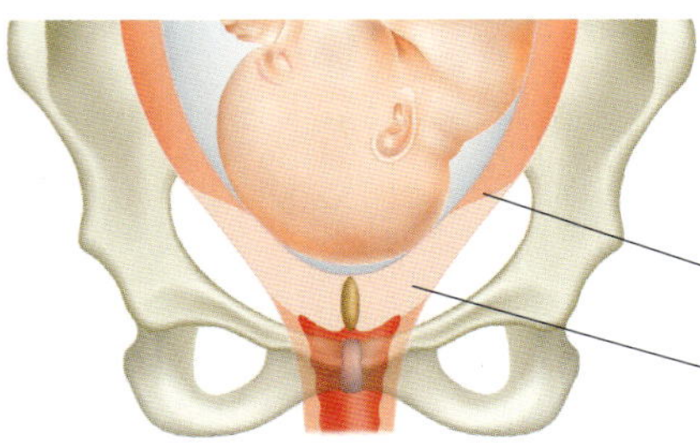

Zervix wird dünner
Die weiche Zervix wird dünner und vereinigt sich mit dem Uterus zu einem Geburtskanal.

VERÄNDERUNG DER BRUST

In der Schwangerschaft werden die Brüste größer und können empfindlich sein. Durch die Schwangerschaftshormone werden Brustwarzen und Warzenhöfe größer und dunkler, es bilden sich kleine Hautknötchen (»Montgomery-Tuberkel«) auf den Höfen. Durch die vermehrte Durchblutung können die Venen unter der Haut sichtbar werden. Nahe der Entbindung kann eine gelbliche Flüssigkeit aus den Brustwarzen austreten, das Kolostrum (Vormilch), das reich an Mineralstoffen und Antikörpern ist. Das erste Stillen nach der Entbindung stimuliert die Produktion von Oxytocin, das Uteruskontraktionen zum Ausstoß der Nachgeburt fördert.

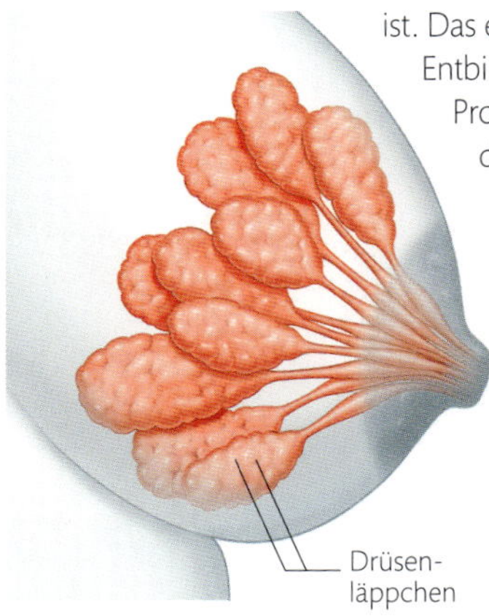

Milchproduktion
Milchdrüsen und -gänge vermehren und vergrößern sich in der frühen Schwangerschaft und können bereits im zweiten Drittel Milch produzieren.

ZWILLINGE

Zwillinge können aus einem einzigen befruchteten Ei entstehen, das sich in der Frühphase der Zellvermehrung durch zwei teilt. Es entstehen eineiige Zwillinge, die exakt die gleiche DNA haben und so genetisch identisch sind. Zweieiige Zwillinge – es werden zwei Eier von je einem anderen Spermium befruchtet – sind jedoch häufiger. Sie sind sich nicht ähnlicher als andere Geschwister auch. Mehrlingsschwangerschaften bergen für die Mütter eine größere Belastung und ein höheres Risiko.

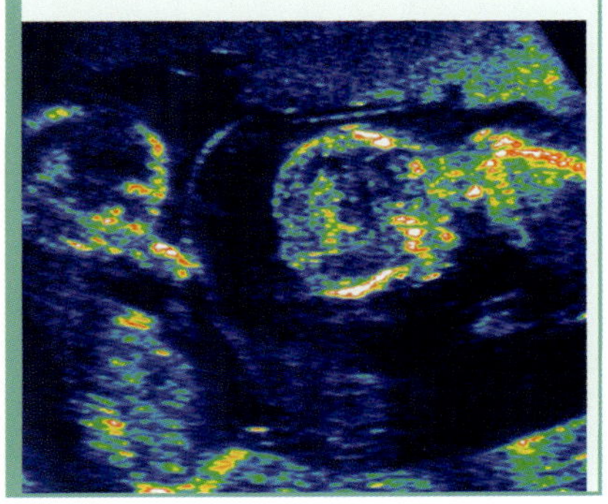

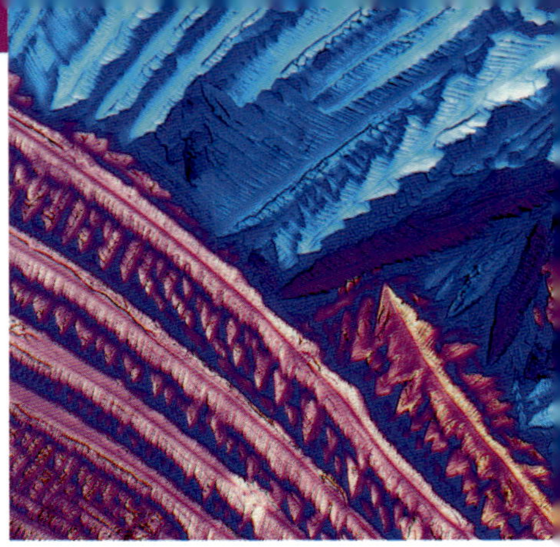

Oxytocin
Das Lichtmikroskop zeigt Oxytocinkristalle. Das Hormon wird von der Hypophyse freigesetzt, um die Wehen einzuleiten.

WEHEN UND GEBURT

Wehen leiten die Geburt eines Babys ein und können eine freudige, aber auch schmerzreiche Erfahrung sein. Die Mutter ist hohem physischem und emotionalem Stress ausgesetzt, von der ersten Kontraktion bis zur Nachgeburt.

KONTRAKTIONEN

Wehen sind starke Kontraktionen des Uterusmuskels, die die Zervix öffnen und das Baby durch den Geburtskanal ausstoßen. Unregelmäßige kurze Wehen (Braxton-Hicks-Kontraktionen) können bereits früher in der Schwangerschaft auftreten. Die Kontraktionen werden zunehmend stärker und dauern länger an. Sie treten in regelmäßigen, kürzer werdenden Abständen auf, sodass manchmal eine Schmerzlinderung gewünscht wird. Kontraktionen und Reaktionen des Fetus werden von einem Kardiotokographen durch Sensoren am Bauch und am Kopf des Babys (durch die geöffnete Zervix) überwacht.

Kardiotokograph (CTG)
Das CTG zeigt zwei korrespondierende Graphen: die Stärke der Uteruskontraktionen und die entsprechende Herzfrequenz des Fetus. Die normale Herzfrequenz beträgt 110–160 Schläge pro Minute. Abweichungen (z. B. Frequenzrückgang) deuten auf Komplikationen hin.

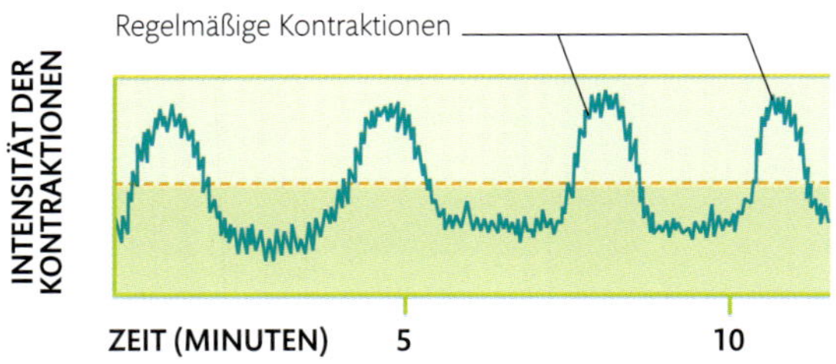

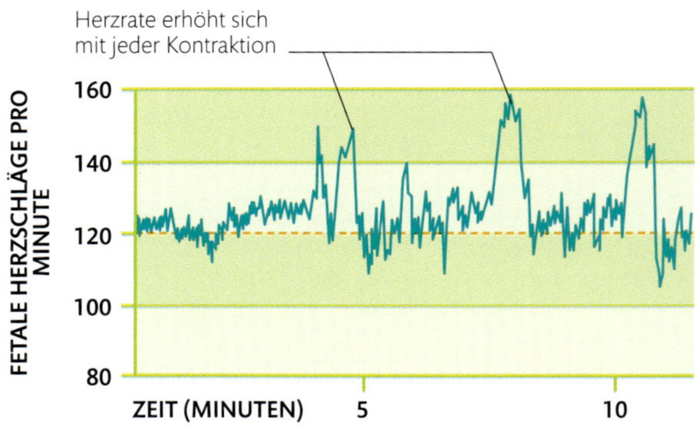

PHASEN DER ENTBINDUNG

Die Wehen beginnen mit der Freisetzung des Hormons Oxytocin, das die Uteruskontraktion stimuliert. In der ersten Phase der Entbindung weitet sich die Zervix durch Kontraktionen von vier auf zehn Zentimeter. Die zweite Phase beinhaltet die vollständige Erweiterung der Zervix, Presswehen und die Austreibung des Babys. In der dritten Phase wird die Nachgeburt ausgestoßen. Während der zweiten Phase unterstützt die Mutter durch kräftiges Pressen während der Wehen die Austreibung des Babys. Dies ist fast immer mit starken Schmerzen der Mutter verbunden, die durch Gabe von passenden Schmerzmitteln oder eine Epiduralanästhesie gelindert werden können.

Häufige Komplikationen sind das »Feststecken« des Babys, Steißlage, Reißen des Geburtskanals oder des Damms und Plazentaabnormitäten (s. S. 500–501). Das Baby kann mit einer Zange oder Saugglocke geholt werden. Ist das Risiko für Mutter oder Kind zu hoch, wird ein Kaiserschnitt vorgenommen.

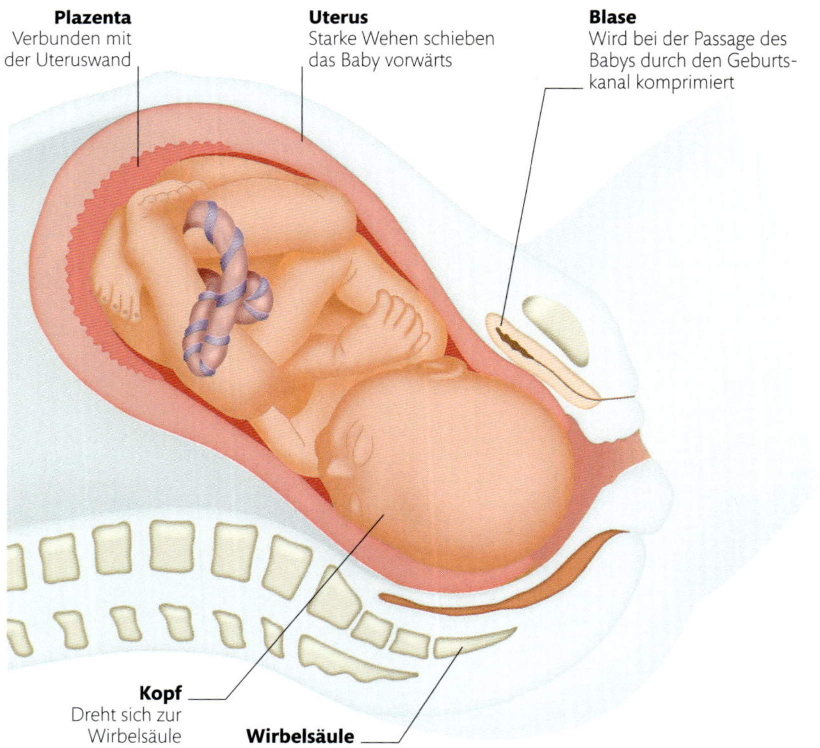

1 Eröffnung der Zervix
In der ersten Phase der Wehen weitet sich die Zervix von 4 auf 10 cm, was einige Stunden dauern kann. Die Entbindung kann erst beginnen, wenn die Zervix vollständig eröffnet ist. Das Baby liegt meist so, dass der breiteste Teil des Kopfes im breitesten Bereich des Beckens liegt.

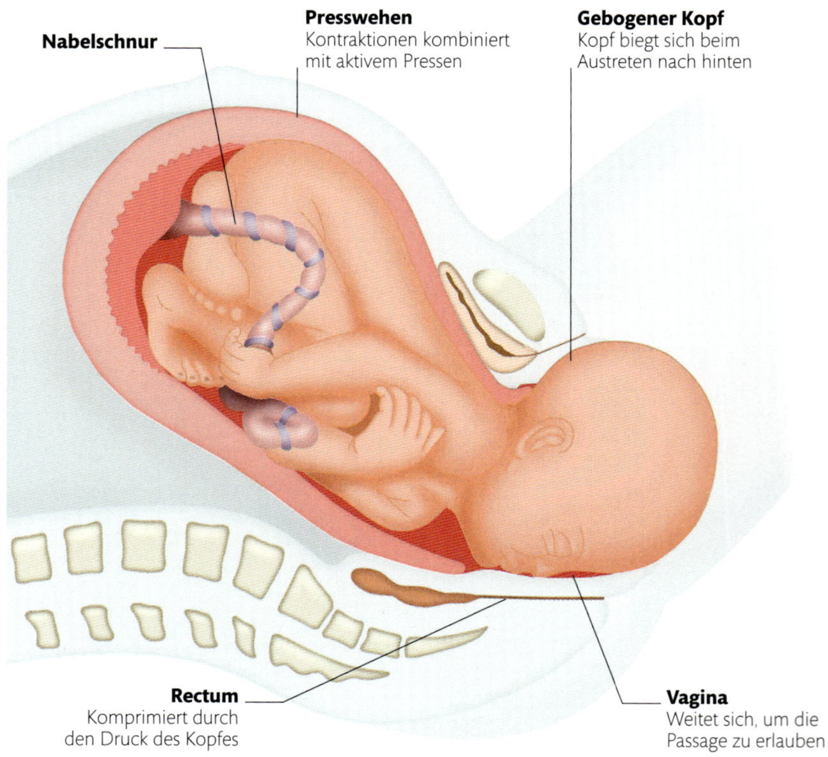

2 Passieren des Geburtskanals
Der sich präsentierende Teil, normalerweise der Kopf, wird durch wiederholte Presswehen vorwärtsgeschoben. Er schiebt sich aus der geöffneten Zervix durch die Vagina, bis er sichtbar wird (»durchschneidet«). Der Kopf biegt sich nach hinten, damit der Rest des Körpers folgen kann.

WEITUNG DER ZERVIX

Die erste Geburtsphase beginnt mit dem Einsetzen regelmäßiger schmerzhafter Kontraktionen, den Eröffnungswehen, die eine Erweiterung der Zervix (s. S. 401) bewirken. Sie finden vor allem im oberen Bereich des Uterus statt, der sich dadurch verkürzt und so den unteren Bereich und die Zervix dehnt. Während dieser Phase öffnet sich die Zervix nicht weiter als bis zu 4 cm. Dieser Vorgang kann sehr lange dauern und unangenehm sein.

Schließlich steigt die Uterusaktivität, und die Presswehen setzen ein, die durch regelmäßige, stärker werdende Kontraktionen gekennzeichnet sind und die vollständige Eröffnung der Zervix auf ein Maximum von 10 cm bewirken. Das Baby dreht sich zur Wirbelsäule der Mutter, der Kopf wird in die eröffnete Zervix gepresst und bewirkt eine leichte Verlagerung. Er dreht sich und biegt sich nach hinten, während er vollständig in den Geburtskanal eintritt.

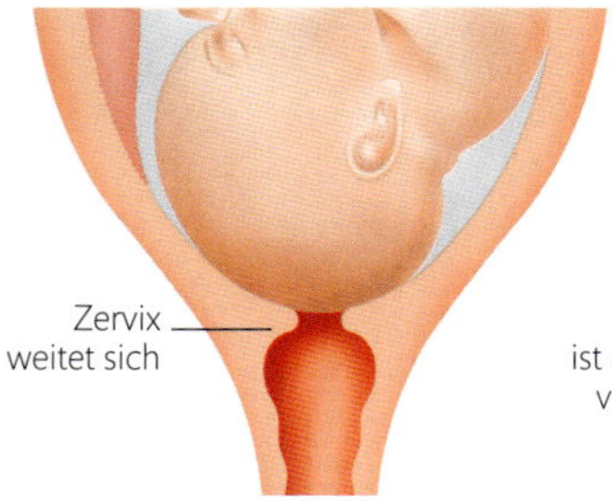

Beginn der Eröffnung
Die bereits verkürzte Zervix beginnt sich durch die Kontraktionen zu weiten. Bei Erstgebärenden weitet sich die Zervix um etwa einen Zentimeter pro Stunde. Bei folgenden Geburten weitet sie sich schneller.

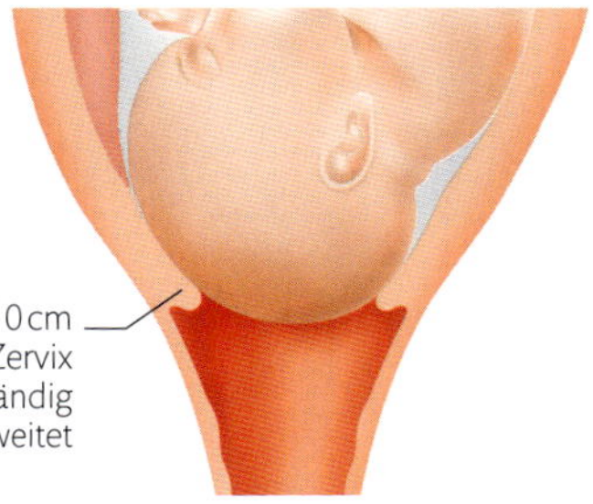

Vollständige Eröffnung
Mit zunehmender Stärke werden die Kontraktionen häufiger und regelmäßiger. Die Zervix öffnet sich durch den Druck der Kontraktionen und des Kopfes des Babys weiter bis zur vollständigen Eröffnung.

FRUCHTBLASE PLATZT

Steht die Entbindung bevor, reißt die Membran der Fruchtblase, die den Fetus umgibt, und das Fruchtwasser läuft über den Geburtskanal ab. Bei den meisten Frauen beginnen die Wehen innerhalb von 24 Stunden nach dem Blasensprung. Platzt die Fruchtblase vor der 37. Woche, spricht man von einem frühzeitigen Blasensprung, der das Risiko einer Infektion des Fetus oder einer Frühgeburt erhöht. Platzt die Fruchtblase nicht rechtzeitig, z. B. bei künstlich eingeleiteten Wehen, kann sie eröffnet werden, um die Entbindung zu beschleunigen und das Anbringen der Elektrode des Kardiotokographen am Kopf des Babys zu ermöglichen.

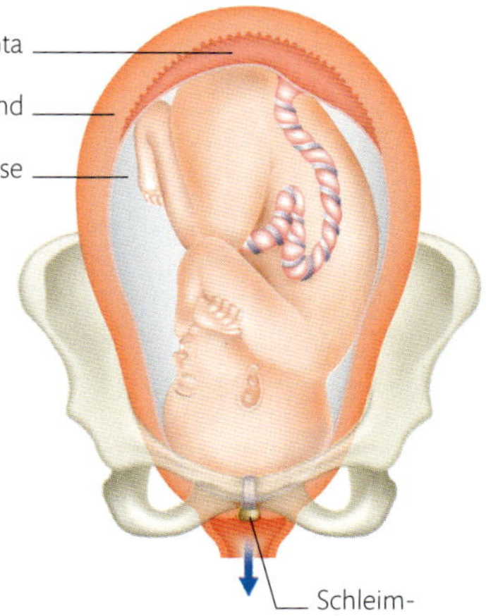

1 Pfropf geht ab
Mit Beginn der Zervixeröffnung geht der Schleimpfropf, der den Zervixkanal bisher verschlossen hat, entweder vor oder während der Eröffnungswehen ab.

2 Vorwehen
Die Kontraktionen beginnen im oberen Bereich des Uterus (Fundus) und treiben die Zervixeröffnung voran, um den Geburtskanal für den Fetus vorzubereiten.

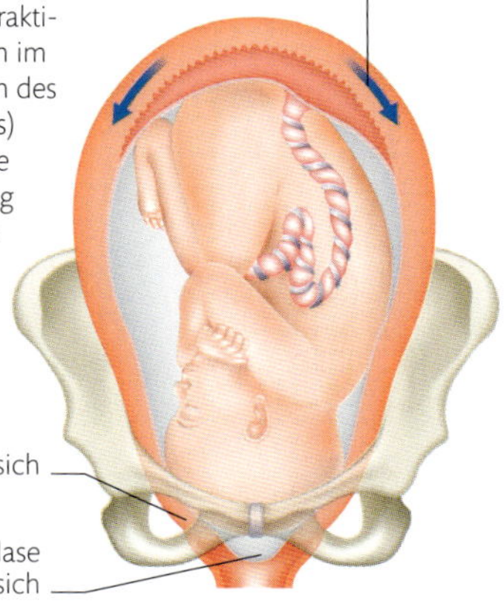

3 Fruchtblase platzt
Die Fruchtblase wölbt sich in die Zervix und platzt schließlich unter dem Druck der Kontraktionen. Das Wasser läuft ab, und der Kopf des Fetus senkt sich weiter.

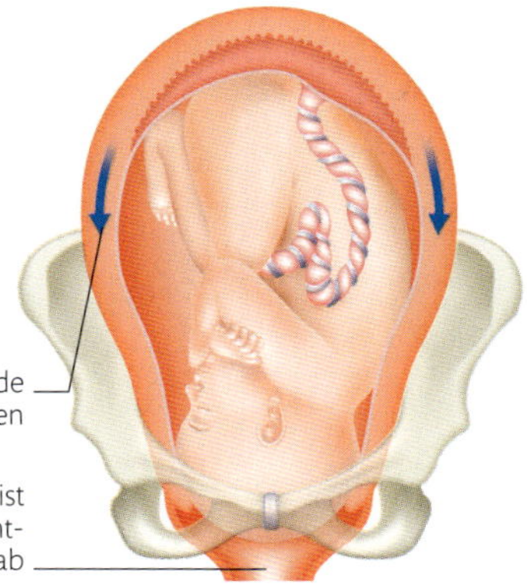

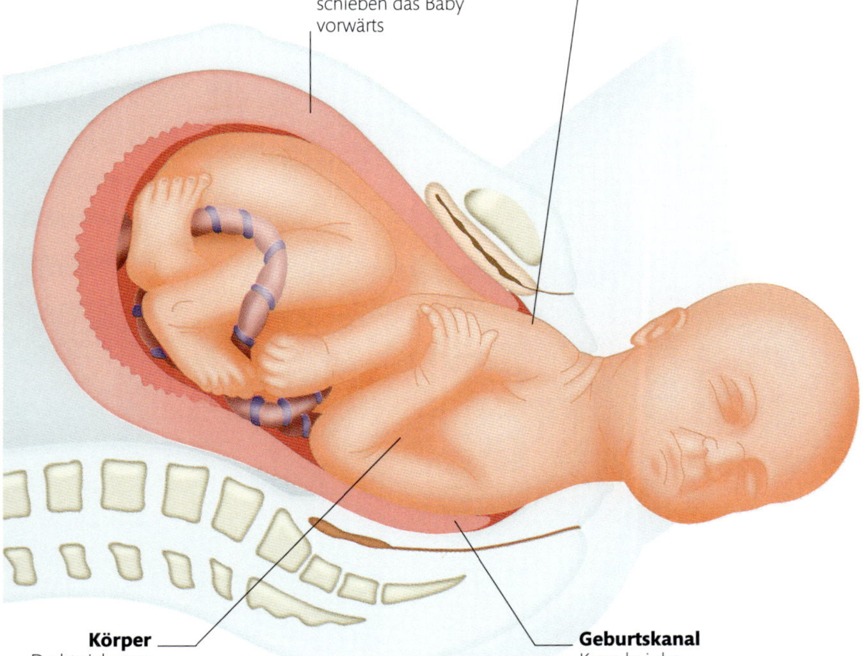

3 Entbindung des Babys
Tritt der Kopf durch die Vagina, stellt die Hebamme sicher, dass die Luftwege schleimfrei sind und die Nabelschnur nicht um den Hals gewickelt ist. Das Baby dreht sich im Geburtskanal, damit die Schultern herausgleiten können. Der Rest des Körpers rutscht leicht heraus.

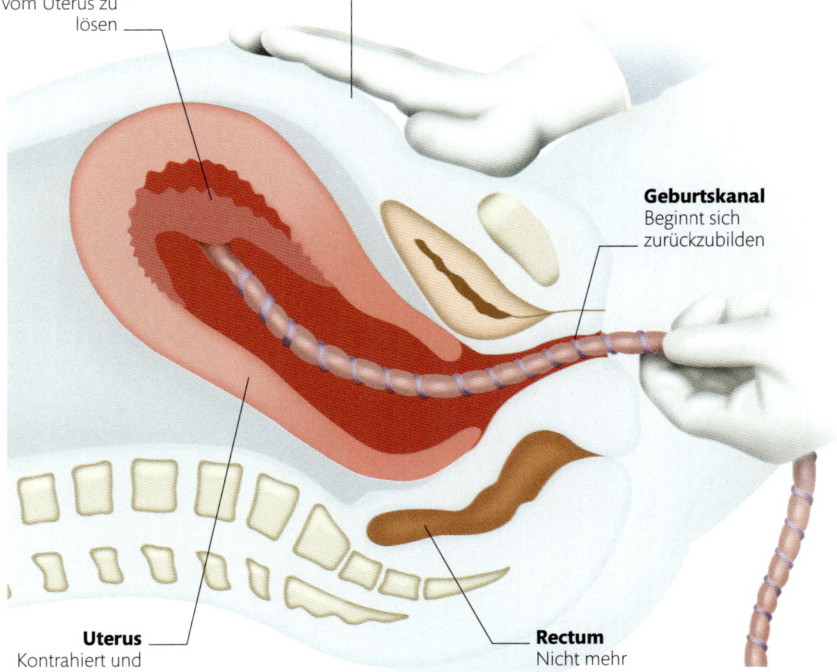

4 Ausstoßen der Nachgeburt
Der Uterus kontrahiert erneut nach der Geburt, um blutende Gefäße zu verschließen. Die Hebamme zieht an der Nabelschnur und drückt auf den Unterbauch, um das Ausstoßen der Plazenta zu vereinfachen. Die Verabreichung einer Oxytocin-Injektion beschleunigt diesen Prozess.

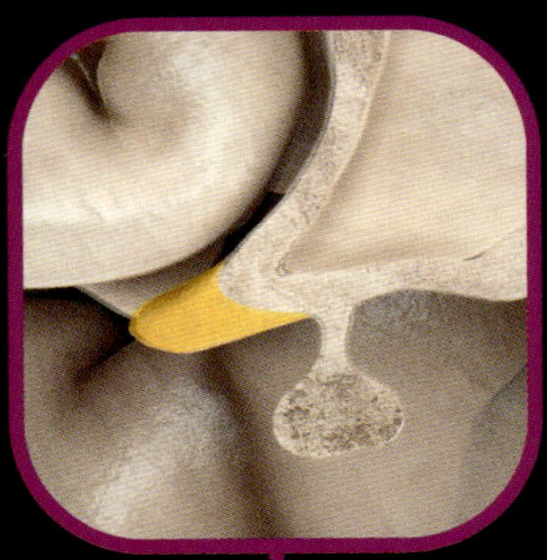

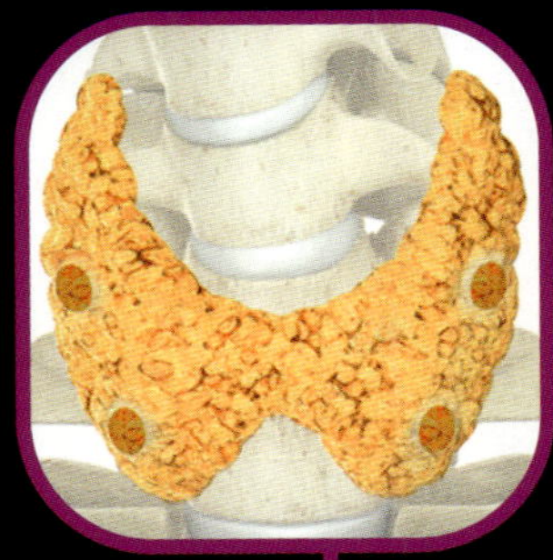

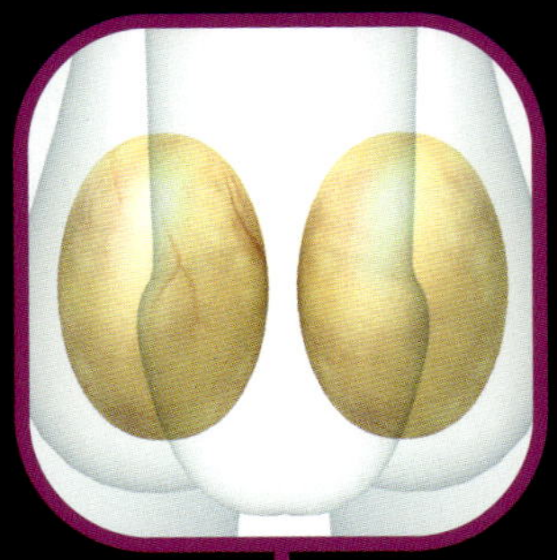

HYPOTHALAMUS

Der Hypothalamus ist die Verbindung zwischen endokrinem und Nervensystem. Er sondert Hormone ab, die die Hypophyse anregen.

SCHILDDRÜSE

Die schmetterlingsförmige Schilddrüse produziert Hormone, die an der Steuerung des Stoffwechsels und der Körpertemperatur beteiligt sind.

HODEN

Die Hoden produzieren Sexualhormone, die geschlechtliche Entwicklung und Spermienproduktion stimulieren.

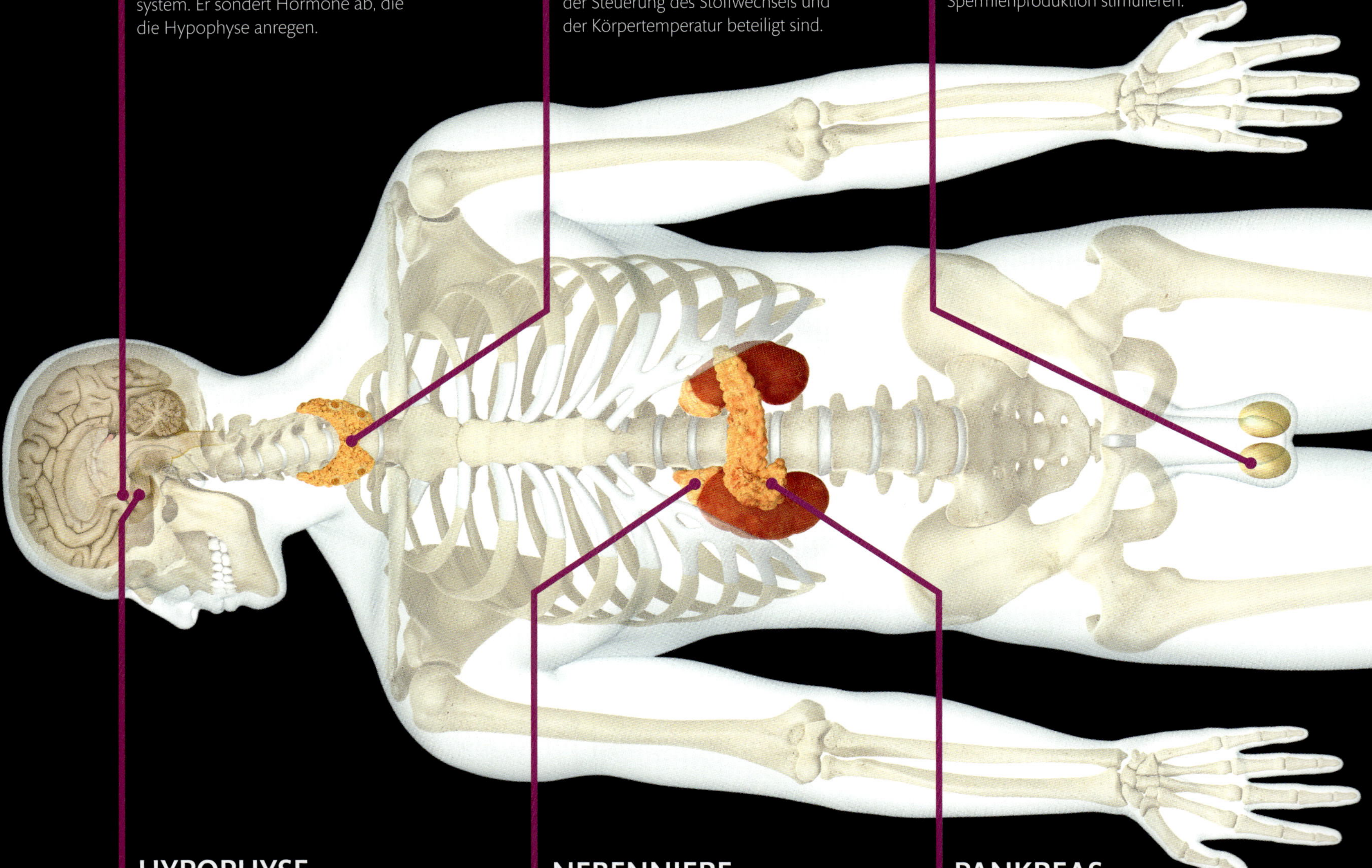

HYPOPHYSE

Oft als »Chefdrüse« bezeichnet, kontrolliert die Hypophyse die Aktivität vieler weiterer Drüsen. Sie ist eng mit dem Hypothalamus verbunden.

NEBENNIERE

Sie produziert in unterschiedlichen Bereichen (Mark und Rinde) Hormone, die uns in Stresssituationen helfen und die Homöostase aufrechterhalten.

PANKREAS

Diese Drüse produziert sowohl die Hormone Insulin und Glukagon als auch einige Verdauungsenzyme.

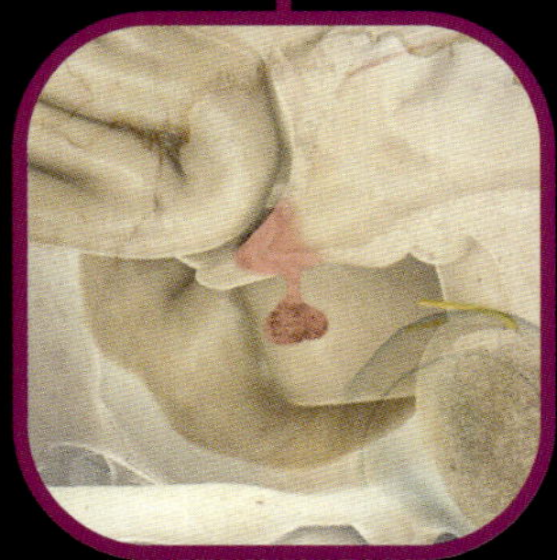

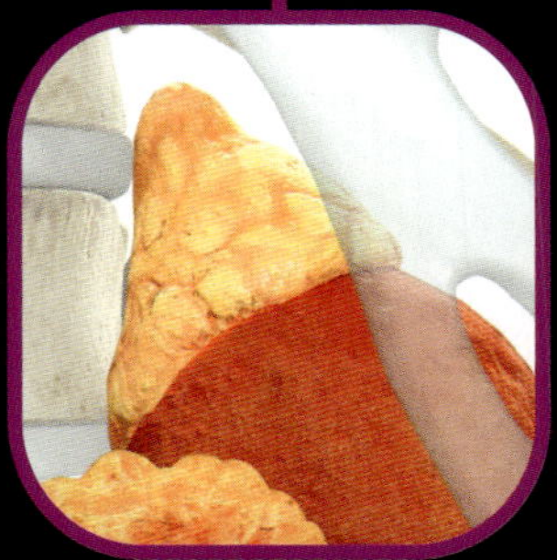

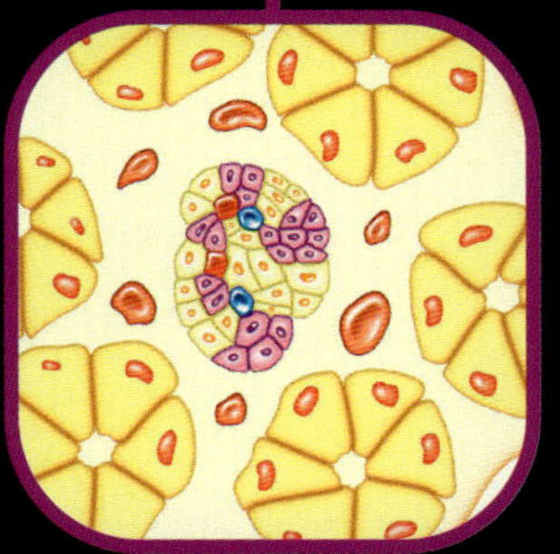

ENDOKRINES SYSTEM

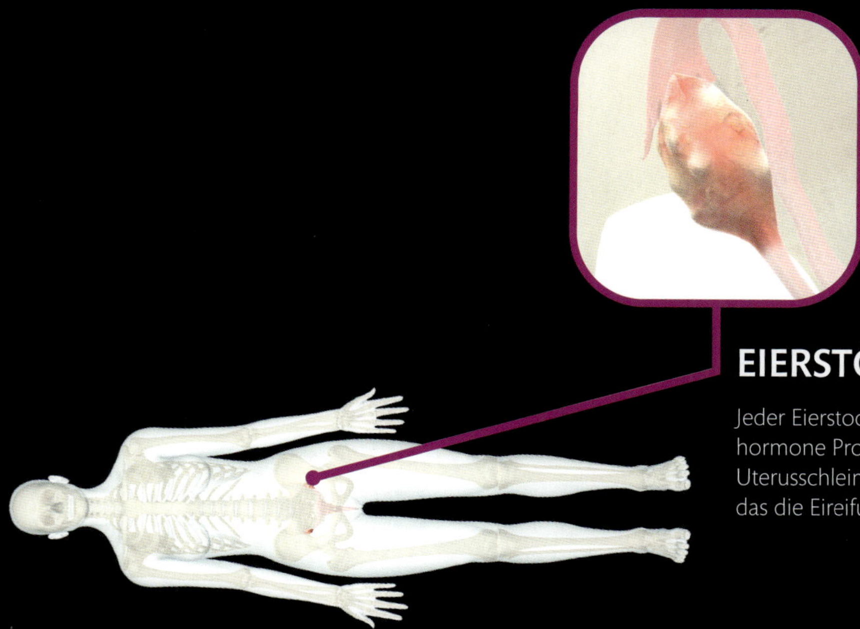

EIERSTÖCKE

Jeder Eierstock produziert die Sexualhormone Progesteron, das auf die Uterusschleimhaut wirkt, und Östrogen, das die Eireifung stimuliert.

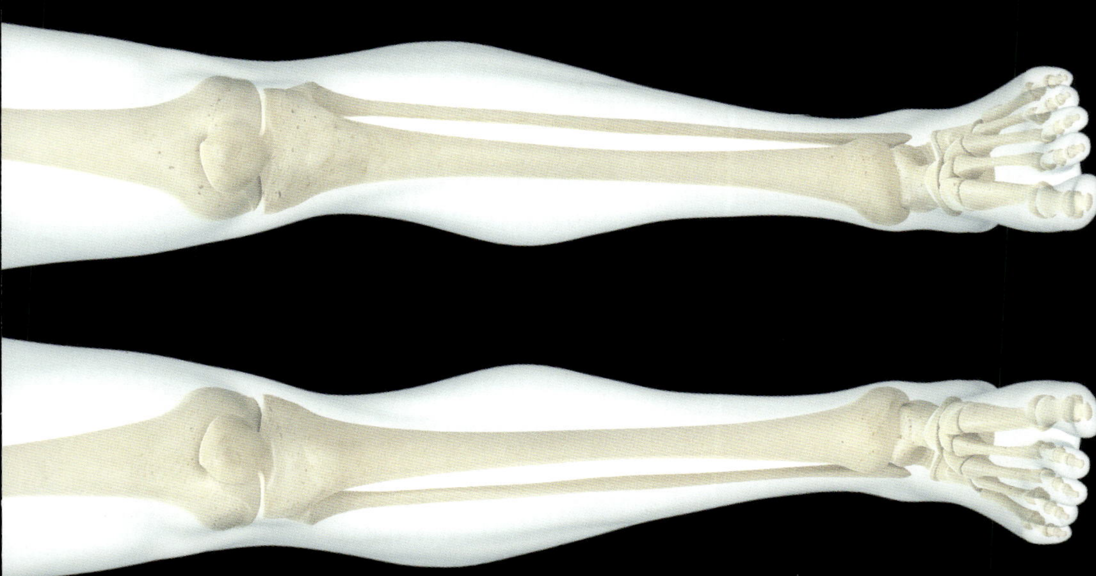

Die innere Umgebung des Körpers wird durch ein chemisches Kommunikationsnetzwerk überwacht und gesteuert. In Zusammenarbeit mit dem Nervensystem produzieren endokrine Drüsen Hormone, die viele Körperfunktionen steuern und koordinieren.

HORMON-FUNKTION

Hormone sind chemische Stoffe, die die Aktivität ihrer Zielzelle verändern. Ein Hormon initiiert nicht die biochemischen Reaktionen einer Zelle, sondern passt ihre Reaktionsrate an. Endokrine Zellen geben ihre Hormone an die sie umgebende Flüssigkeit ab. Die Hormone gelangen in den Blutstrom und können so auf weiter entfernte Zellen und Gewebe wirken.

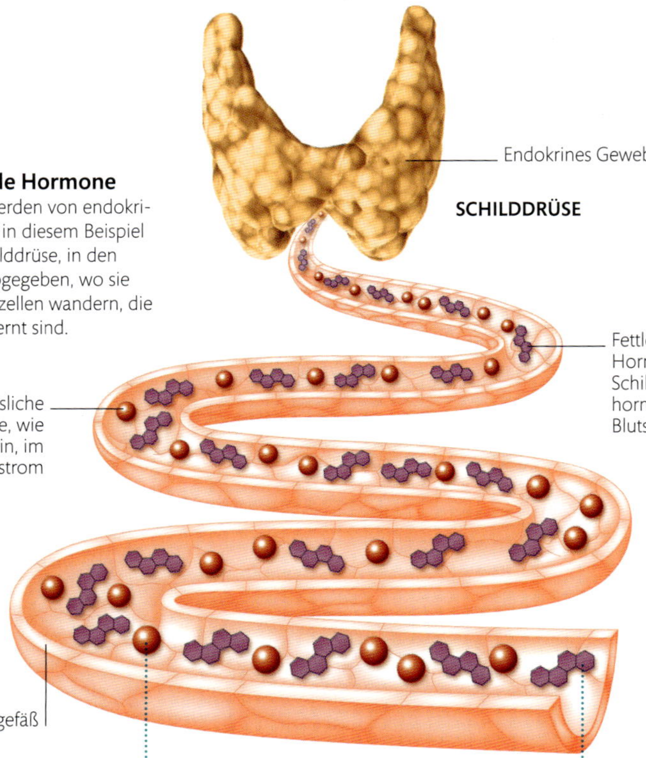

Wandernde Hormone
Hormone werden von endokrinen Drüsen, in diesem Beispiel von der Schilddrüse, in den Blutstrom abgegeben, wo sie zu ihren Zielzellen wandern, die oft weit entfernt sind.

WIE HORMONE WIRKEN

Obwohl Hormone im Wesentlichen mit allen Körperzellen in Kontakt kommen, wirken sie nur auf bestimmte Zellen, ihre Zielzellen. Diese haben Rezeptoren, die von den Hormonen erkannt werden und an die sie sich binden. Damit lösen sie eine Reaktion in der Zelle aus. Jedes Hormon passt nur zum Rezeptortyp der Zielzelle. Zum Beispiel bindet sich ein schilddrüsenstimulierendes Hormon nur an Rezeptoren, die auf Zellen der Schilddrüse sitzen. Der Mechanismus ist ähnlich dem eines Radiosenders: Obwohl seine Signale jeden in seiner Reichweite erreichen, muss am Empfänger die richtige Frequenz eingestellt sein, um sie zu hören.

Ein Hormon kann unterschiedliche Zielzellen haben, die aber nicht alle in gleicher Weise auf das Hormon reagieren. Insulin etwa stimuliert die Leberzellen, Glukose zu speichern, und gleichzeitig auch Fettzellen, Fettsäuren zu speichern. Erreicht ein Hormon seine Zielzelle, gibt es zwei Möglichkeiten der Rezeptorbindung, um eine Reaktion auszulösen, abhängig davon, ob es sich um ein wasser- oder um ein fettlösliches Hormon handelt. Wasserlösliche Hormone bestehen aus Aminosäuren (die Proteinbausteine) und die meisten fettlöslichen aus Cholesterin.

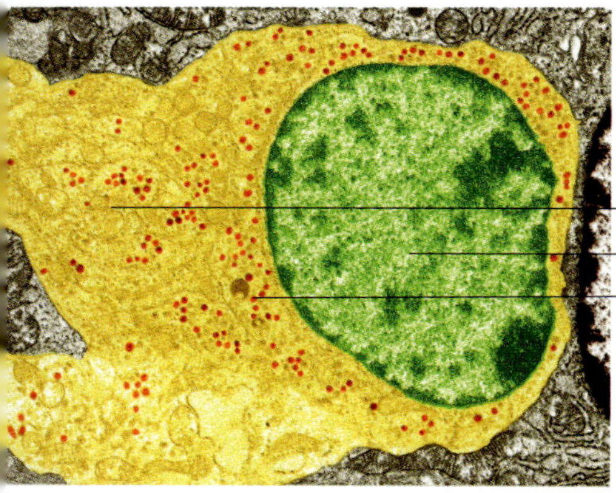

Endokrine Zelle
Das Bild zeigt eine parafollikuläre Zelle der Schilddrüse, die das Hormon Calcitonin produziert. Die roten Punkte im Zytoplasma sind sekretorische Granuli, in denen Calcitonin gespeichert wird.

WISSENSCHAFT
PROSTAGLANDINE

Prostaglandine sind chemische Stoffe, die, ähnlich wie Hormone, die Aktivität ihrer Zielzellen stimulieren. Jedoch wirken sie nur dort, wo sie freigesetzt werden, statt im Blutstrom zu entfernten Zielgeweben zu wandern. Prostaglandine werden von fast jeder Zellmembran freigesetzt und haben viele verschiedene Wirkungen, u. a. Senkung des Blutdrucks und Stimulation von Uteruskontraktionen während der Wehen. Sie stehen auch in Zusammenhang mit Entzündungen und tragen zum Schmerzempfinden bei.

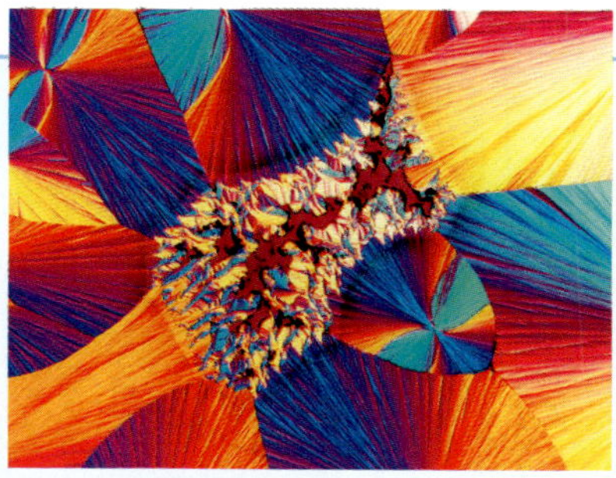

Prostaglandinkristalle
In dieser Mikroskopansicht, aufgenommen unter polarisiertem Licht, sind Prostaglandin-BI-Kristalle zu sehen. Es gibt über 20 Prostaglandinformen.

WASSERLÖSLICHE HORMONE

Diese Hormone können die fetthaltige Zellmembran nicht passieren. Deshalb binden sie sich an Rezeptoren auf der Zellmembran, um auf die Zielzelle zu wirken. Die meisten Hormone sind wasserlöslich.

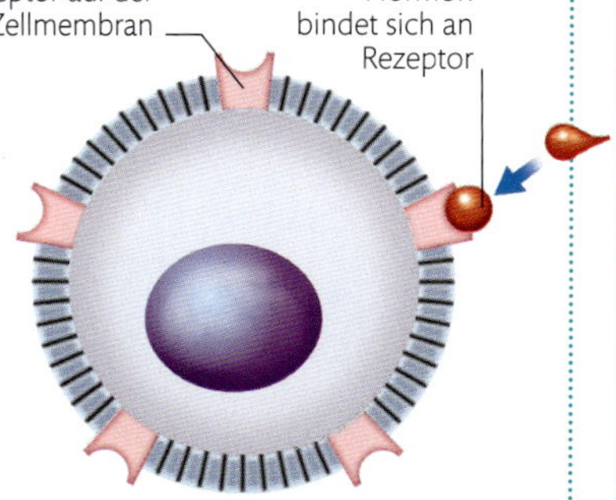

1 Rezeptorbindung
Das Hormon erkennt einen Rezeptor auf der Zellmembran der Zielzelle und bindet sich an ihn. Dieser Mechanismus funktioniert nach dem Schlüssel-Schloss-Prinzip.

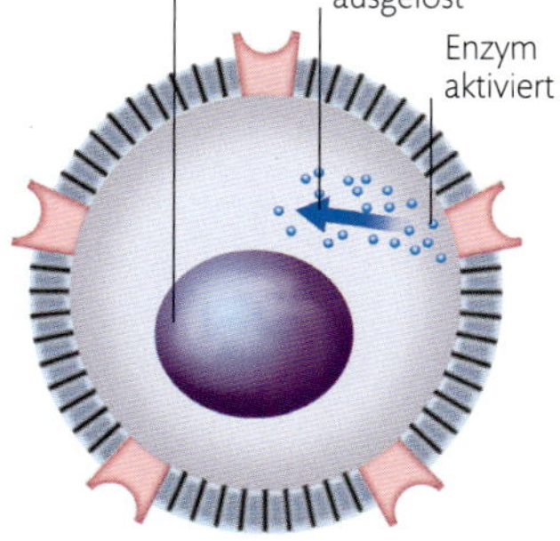

2 Aktivierung
Enzyme in der Zelle sind aktiviert und verändern die biochemische Aktivität der Zelle – der normale Prozess in der Zelle wird entweder stimuliert oder gehemmt.

FETTLÖSLICHE HORMONE

Fettlösliche Hormone können die Zellmembran passieren. Sie entfalten ihre Wirkung, indem sie sich an Rezeptoren in der Zelle binden. Zu den fettlöslichen Hormonen gehören Sexual- und Schilddrüsenhormone.

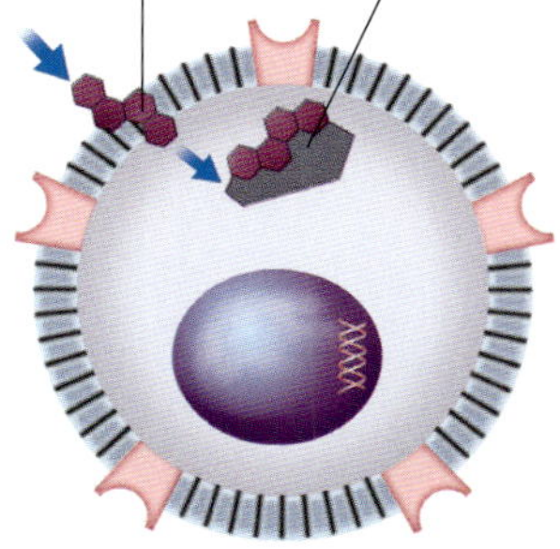

1 Bindung in der Zelle
Das Hormon diffundiert durch die Zellmembran und bindet sich an einen mobilen Rezeptor in der Zelle, der durch den Bindungsprozess aktiviert wird.

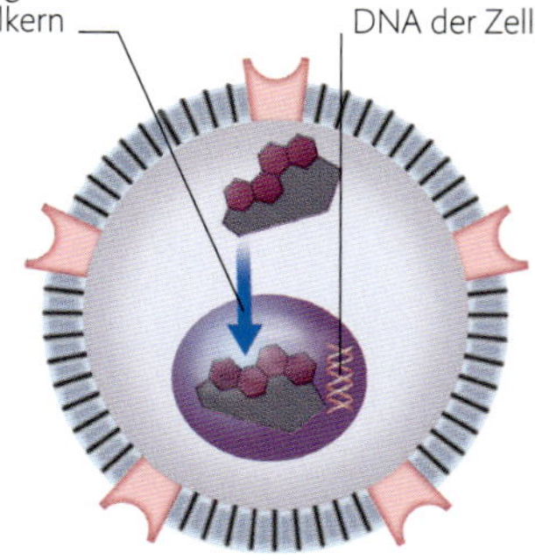

2 Genaktivierung
Der Hormon-Rezeptor-Komplex wandert in den Zellkern. Er bindet sich an einen Bereich der DNA und aktiviert so Gene, die Enzyme beeinflussen, die die Zellaktivität verändern.

AUSLÖSER DER HORMONAUSSCHÜTTUNG

Die Faktoren für die Stimulation der Hormonproduktion und -freisetzung variieren. Einige endokrine Drüsen werden durch die Ab- oder Anwesenheit bestimmter Mineral- oder Nährstoffe im Blut angeregt. So stimuliert ein niedriger Kalziumspiegel im Blut die Nebenschilddrüsen (s. S. 410) zur Freisetzung des Parathormons, während das im Pankreas hergestellte Insulin als Reaktion auf einen steigenden Blutzuckerspiegel ausgeschüttet wird.

Viele endokrine Drüsen reagieren auf Hormone anderer endokriner Drüsen. Im Thalamus hergestellte Hormone stimulieren den Hypophysenvorderlappen zur Produktion seiner Hormone, die wiederum andere Drüsen aktivieren. Beispielsweise stimuliert das adrenocorticotrope Hormon (ACTH) die Nebennierenrinde zur Produktion von Corticosteroiden.

Die hormonelle Stimulation führt, als Reaktion auf steigende oder fallende Hormonspiegel, zur Freisetzung weiterer Hormone. In einigen Fällen wird dies auch durch Signale aus dem Nervensystem ausgelöst. Ein Beispiel dafür ist das Nebennierenmark, das über sympathische Nervenfasern zur Freisetzung von Adrenalin (auch Epinephrin genannt) stimuliert wird. Die nervliche Stimulation bewirkt eher eine stoßweise Hormonausschüttung statt einer langsamen Freisetzung.

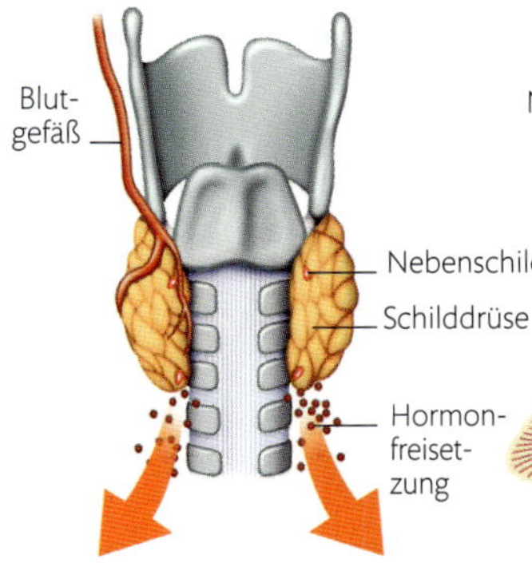

Reaktion auf Blutspiegel
Niedrige Kalziumwerte veranlassen die Nebenschilddrüse, Parathormon zu deren Erhöhung auszuschütten. Gleichzeitig wird die Calcitoninausschüttung der Schilddrüse gehemmt.

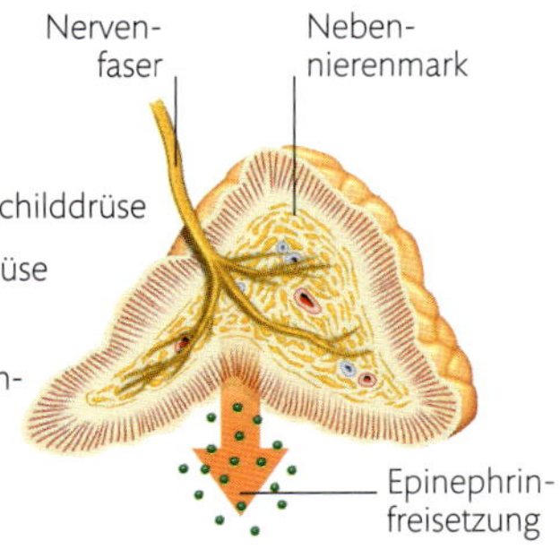

Nervenstimulation
Symphathische Nervenfasern leiten Signale aus dem Hypothalamus ans Nebennierenmark und stimulieren in Stresssituationen die Adrenalinausschüttung.

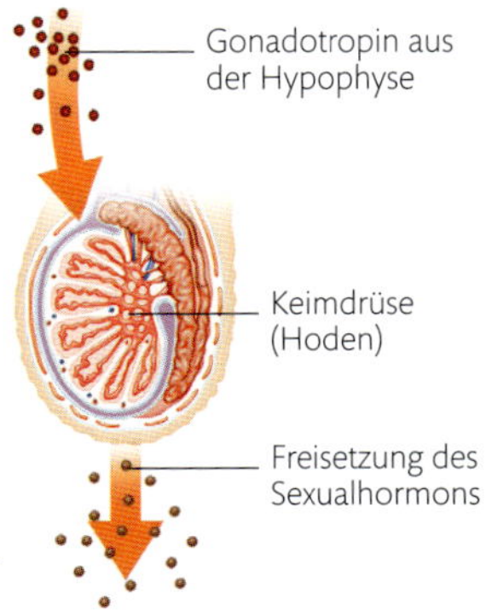

Reaktion auf Hormone
Gonadotropin aus der Hypophyse stimuliert die Keimdrüsen (Eierstöcke und Hoden), mehr Sexualhormone auszuschütten. In den Hoden ist es Testosteron.

HORMONELLE STEUERUNG

Hormone wirken auf ihre Zielgewebe und -organe bereits in geringer Konzentration, jedoch ist ihre Wirkungsdauer begrenzt – von Sekunden bis zu einigen Stunden. So werden Überschussreaktionen verhindert. Viele Hormone werden durch einen Rückkopplungsmechanismus gesteuert, der wie das Thermostat einer Heizung funktioniert: Es wird auf die gewünschte Temperatur eingestellt, und ein Sensor misst die Raumtemperatur. Sinkt sie, löst das Thermostat das Einschalten der Heizung aus, ist die gewünschte Temperatur erreicht, lässt die Kontrolleinheit die Heizung abschalten. In einem hormonellen Rückkopplungssystem entsprechen die Blutwerte eines Hormons oder anderen Stoffs der Raumtemperatur, und das Thermostat ist oft der Hypothalamus-Hypophysen-Komplex. Sinkt der Spiegel eines Hormons unter den Optimalwert, wird die endokrine Drüse zur Hormonfreisetzung angeregt. Ist der Blutspiegel wieder gestiegen, wird die Hormonausschüttung gehemmt.

Hormonfreisetzung
Schilddrüsenhormon (gelb) wird von der Schilddrüse nach Stimulation durch Hypophysenhormone freigesetzt. Die Hormone dringen in die Kapillaren (blau) und so in den Blutstrom ein.

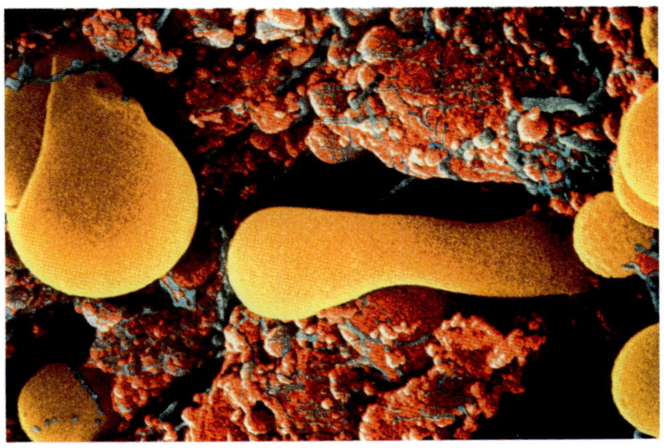

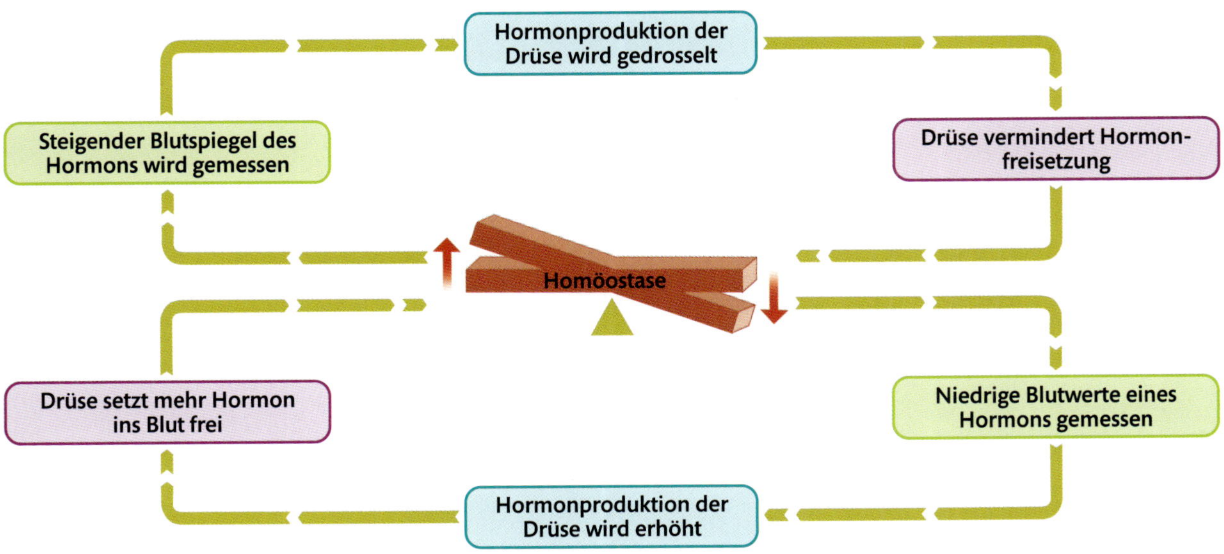

Negative Rückkopplung
Die Hormonkonzentration im Blut wird durch den Rückkopplungsmechanismus im optimalen Bereich gehalten (Homöostase). Steigt oder sinkt sie zu stark, wird ihre Produktion gehemmt bzw. ausgelöst.

HORMONRHYTHMUS

Der Blutspiegel einiger Hormone variiert nach Tageszeit oder Monatszyklus, wie z. B. der Spiegel weiblicher Sexualhorme (s. S. 397), der durch die Freisetzung des Gonadotropin-Releasing-Hormons (GnRH) aus dem Hypothalamus gesteuert wird. Das GnRH steuert die Freisetzung der Hypophysenhormone FSH (follikelstimulierendes Hormon), das die Eifollikelreifung stimuliert, und Gelbkörperhormon, das den Eisprung auslöst. Wachstumshormon (WH), Kortison aus den Nebennieren und Melatonin aus der Zirbeldrüse folgen einem zirkadianen (Tages-)Rhythmus. WH- und Melatoninspiegel sind nachts am höchsten, während Kortison morgens seine höchste Konzentration erreicht. Zirkadiane Hormonrhythmen sind mit dem Schlaf-wach-Rhythmus verbunden.

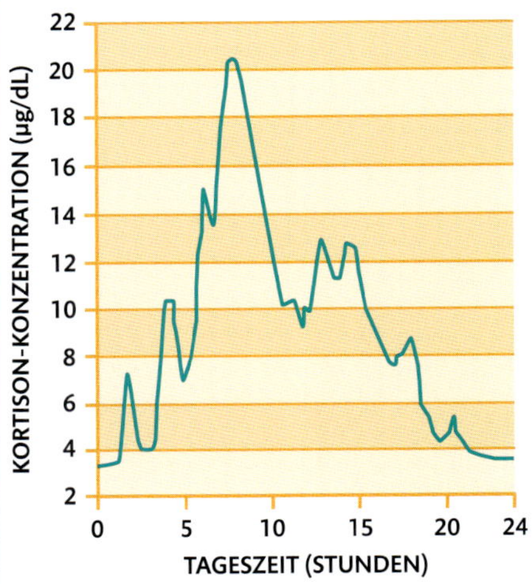

Kortisonspiegel
Das Hormon Kortison wirkt auf den Stoffwechsel und unterliegt einem 24-Stunden-Rhythmus. Die maximale Konzentration liegt täglich zwischen 7 und 8 Uhr morgens, der Tiefpunkt um Mitternacht.

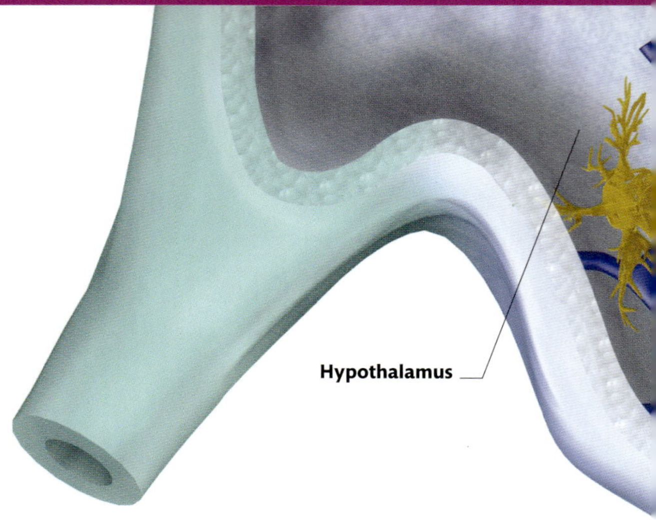

HYPOPHYSE

Die kleine Hypophyse an der Schädelbasis sondert Hormone ab, die andere Drüsen dazu stimulieren, eigene Hormone zu produzieren. Sie wird aufgrund ihres Einflusses oft als »Chefdrüse« bezeichnet, aber der wahre »Chef« ist der Hypothalamus, der endokrines und Nervensystem verbindet.

DIE CHEFDRÜSE

Die Hypophyse besteht aus zwei anatomisch und funktionell verschiedenen Einheiten: dem Vorder- und dem Hinterlappen. Der Vorderlappen bildet den Großteil der Hypophyse und besteht aus hormonproduzierendem Drüsengewebe. Der Hinterlappen ist eine Ausstülpung des Zwischenhirns, der keine eigenen Hormone herstellt, sondern vom Hypothalamus produzierte Hormone speichert.

Die beiden Lappen sind auf unterschiedliche Weise mit dem Hypothalamus verbunden: Der Vorderlappen steht über ein Gefäßnetz, das Hypophysenpfortadersystem, mit dem Hypothalamus in Verbindung. In einem Pfortadersystem findet ein direkter Austausch zwischen Venen und Arterien statt, ohne den Umweg über das Herz zu nehmen. Dadurch wird ein schneller Transport der Hypothalamushormone an den Hypophysenvorderlappen ermöglicht. Der Hinterlappen ist über Nervenfasern hormonbildender Nervenzellen aus dem Hypothalamus selbst mit diesem verbunden. Die Axone dieser Neuronen ziehen in den Hypophysenhinterlappen, wo ihre Hormone gespeichert werden. Ihre Nervensignale sorgen für eine sofortige Hormonfreisetzung.

Hypophysenvorderlappen
Hormonproduzierende sekretorische Zellen sind am Rand dieser eingefärbten Elektronenmikroskopansicht zu sehen. Steuerhormone aus dem Hypothalamus erreichen die sekretorischen Zellen über Kapillaren, von denen eine unten im Bild zu sehen ist. An der Innenseite der Kapillare befindet sich ein Makrophage, eine weiße Blutzelle, die eingedrungene Erreger bekämpft.

9 **Hormone** werden von der erbsengroßen **Hypophyse** hergestellt.

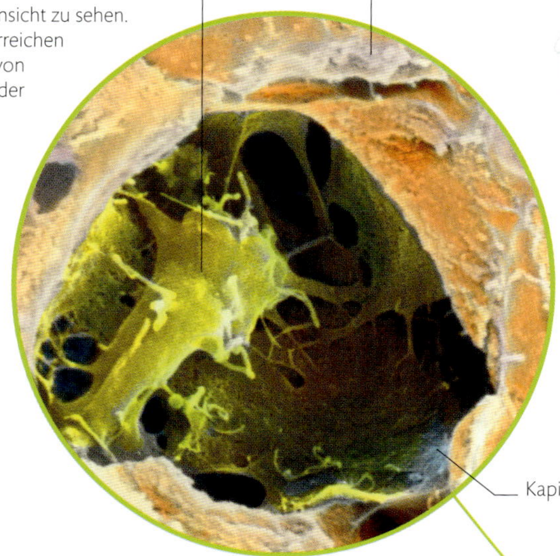

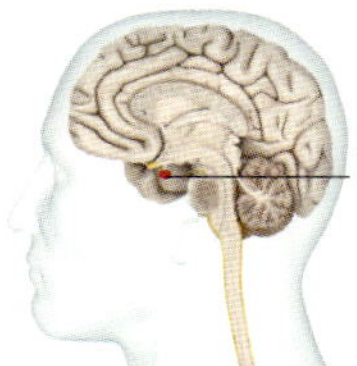

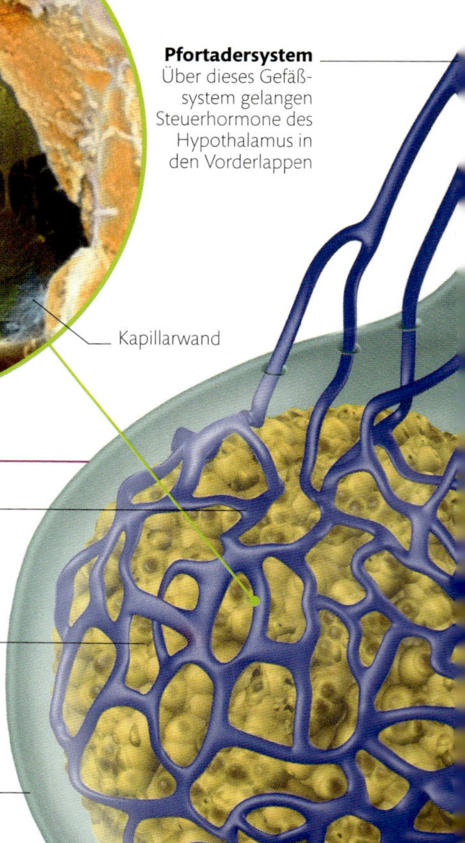

VORDERLAPPENHORMONE

Der Hypophysenvorderlappen produziert sieben verschiedene Hormone. Vier davon, die glandotropen Hormone, stimulieren die Hormonfreisetzung nachgelagerter endokriner Drüsen: thyroideastimulierendes Hormon (TSH), adrenocorticotropes Hormon (ACTH), follikelstimulierendes Hormon (FSH) und luteinisierendes Hormon (LH). Die restlichen drei – Wachstumshormon (WH), Prolaktin und melanozytenstimulierendes Hormon (MSH) – wirken direkt auf die Zielorgane.

Die Hormonfreisetzung aus dem Hypophysenvorderlappen wird vom Hypothalamus gesteuert, der sogenannte Releasing- (Freisetzungs-) bzw. Inhibiting- (hemmende) Hormone freisetzt. Obwohl unterschiedliche Hormone aus dem Hypothalamus den Hypophysenvorderlappen erreichen, erkennen die sekretorischen Zellen die für sie bestimmten Hormone und setzen ihrerseits die entsprechenden Hormone frei, die über den Blutkreislauf ihre Zielorgane erreichen.

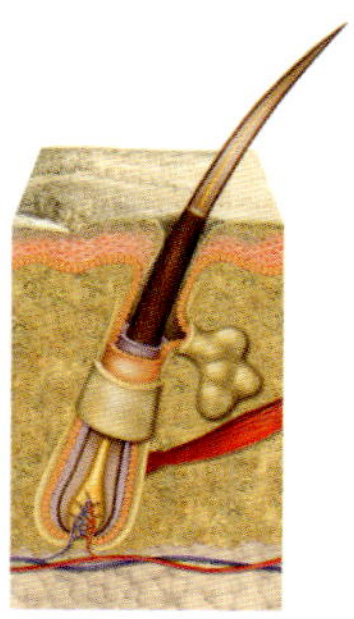

Haut
MSH wirkt auf melaninproduzierende Hautzellen, die Melanozyten. Eine starke Melaninproduktion bewirkt eine dunklere Hautfarbe.

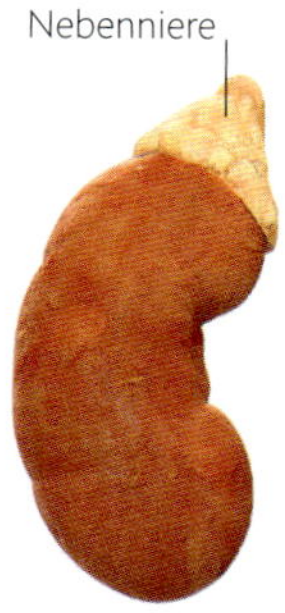

Nebenniere
ACTH stimuliert die Nebennierenrinde zur Freisetzung von Steroidhormonen, die den Körper bei Stress unterstützen und den Stoffwechsel anpassen.

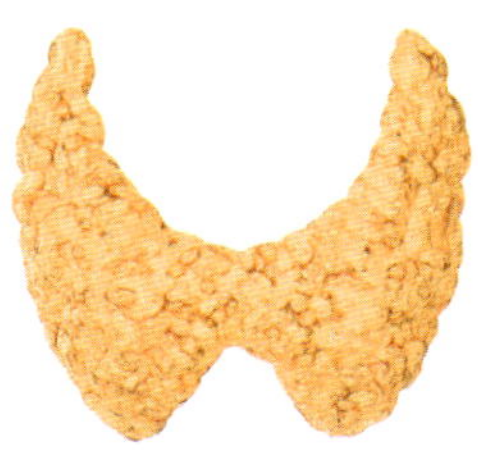

Schilddrüse
TSH stimuliert die Schilddrüse zur Ausschüttung von Hormonen, die auf Stoffwechsel und Körpertemperatur wirken und die normale Entwicklung vieler Körpersysteme fördern.

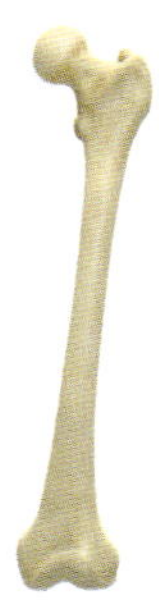

Knochen, Skelettmuskel und Leber
WH fördert das Wachstum von Knochen und Muskelmasse sowie den Aufbau und die Erneuerung von Geweben.

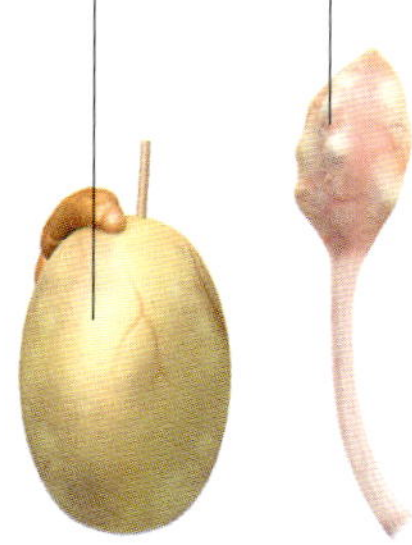

Keimdrüsen
LH und FSH lösen die Bildung von Sexualhormonen aus. Bei Frauen stimulieren sie Eireifung und -sprung, bei Männern die Spermienproduktion.

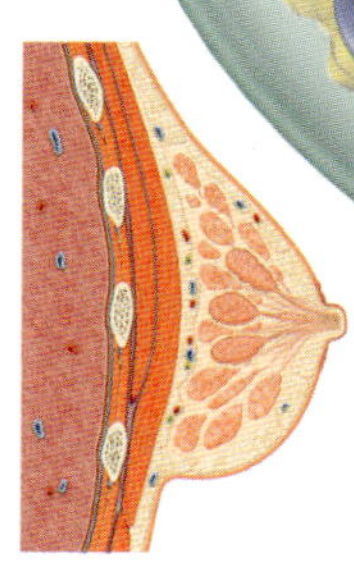

Brust
Prolaktin stimuliert u. a. die Milchproduktion. Der Prolaktinspiegel ist vor der Menstruation leicht erhöht, was zu Spannungsgefühlen in der Brust führen kann.

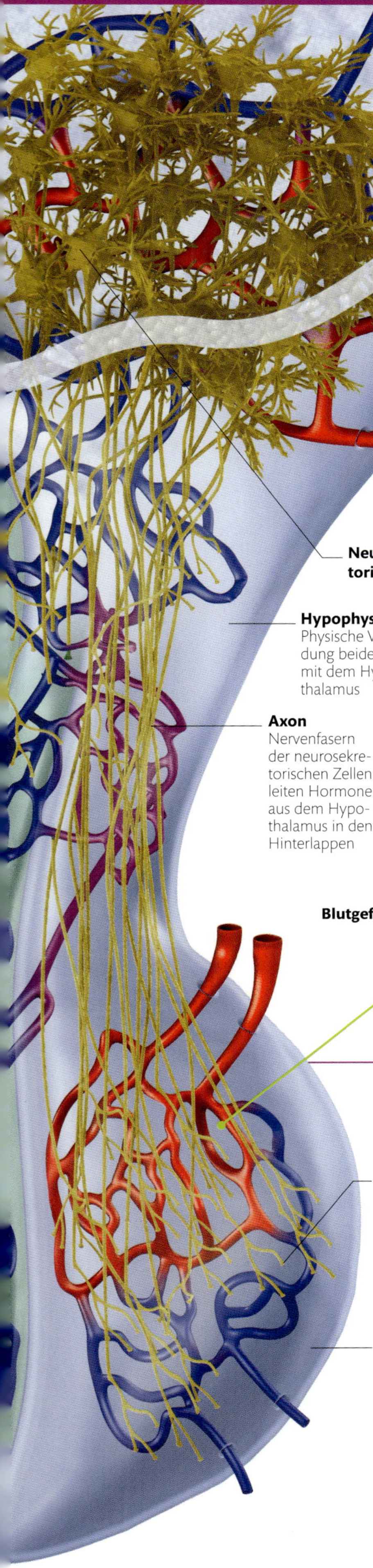

Hypophysenhinterlappen
In dieser eingefärbten Elektronenmikroskopansicht sieht man das hormongefüllte Ende eines Axons (Nervenfaser) an einem Blutgefäß im Hypophysenhinterlappen. Im Hypothalamus produzierte Hormone wandern die Axone entlang und werden in den Axonenden gespeichert. Signale aus dem Hypothalamus stimulieren im Bedarfsfall die Freisetzung dieser Hormone aus den Axonenden in das anliegende Blutgefäß, damit sie über den Blutstrom zum Zielgewebe transportiert werden.

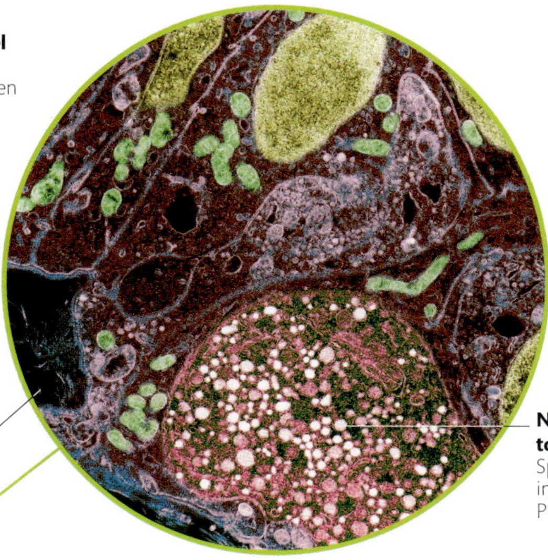

GESUNDHEIT

WACHSTUMSHORMON (WH)

In der Kindheit und den Teenagerjahren ist das Wachstumshormon essenziell für ein normales Wachstum. Bei Erwachsenen sorgt es für die Aufrechterhaltung von Muskelmasse und Knochendichte sowie für die Reparatur von Körpergeweben. Wird während der Kindheit zu viel WH produziert, findet ein starkes Wachstum der Röhrenknochen statt, was zu einer überdurchschnittlichen Körpergröße bei relativ normalen Proportionen führt. Zu wenig WH in der Kindheit führt zu Wachstumsstörungen. Ein hoher WH-Spiegel nach Abschluss des Wachstums der großen Röhrenknochen bewirkt eine Vergrößerung von Händen, Füßen und Gesicht (Akromegalie), weil deren Knochen weiterhin auf das Hormon ansprechen. Bei diagnostiziertem WH-Mangel vor der Pubertät kann durch eine Behandlung mit synthetischem WH eine fast normale Körpergröße erreicht werden.

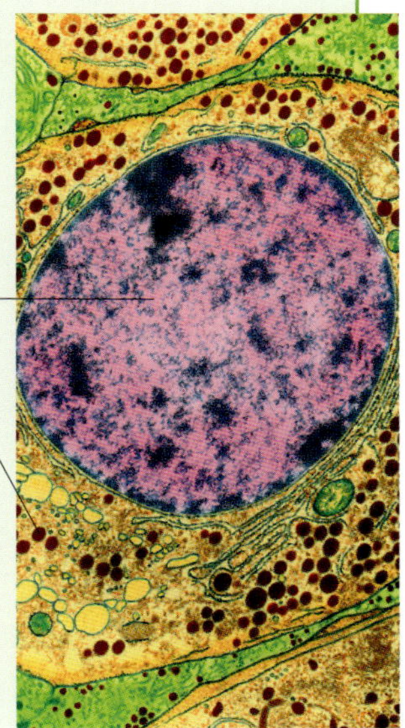

Somatotropin
Somatotropin kommt als WH im menschlichen Körper vor und wird von Alphazellen im Hypophysenvorderlappen gebildet. Diese eingefärbte Darstellung zeigt die vielen hormonproduzierenden Granuli im Zytoplasma der Alphazelle.

HINTERLAPPENHORMONE

Zwei Hormone – Oxytocin und antidiuretisches Hormon (ADH) – sind im Hypophysenhinterlappen gespeichert. Diese Hormone werden in den Zellkörpern von Neuronen in zwei verschiedenen Bereichen des Hypothalamus hergestellt. Dort werden die Hormone in kleine »Säckchen« gepackt und über die Axone (Nervenfasern) dieser Neuronen zu den Axonenden im Hinterlappen transportiert, wo sie bis zu ihrem Gebrauch gespeichert werden. Nervenimpulse derselben hormonproduzierenden Neuronen aus dem Hypothalamus lösen die Freisetzung der Hormone in Kapillaren aus. Von dort gelangen sie über den weiterführenden Blutstrom zu ihren Zielzellen. Oxytocin und ADH haben nahezu die gleiche Struktur: Beide bestehen aus neun Aminosäuren, von denen sieben identisch sind, und dennoch haben sie unterschiedliche Wirkungen. Oxytocin stimuliert glatte Muskeln zur Kontraktion, besonders in Uterus, Zervix und Brust. ADH beeinflusst den Wasserhaushalt des Körpers (s. S. 391).

Anatomie der Hypophyse
Die Hypophyse besteht aus zwei Lappen und einem Stiel, der die Lappen mit dem Hypothalamus verbindet. Im Hypophysenstiel befinden sich Blutgefäße und Nervenfasern, die die Hormone aus dem Hypothalamus transportieren.

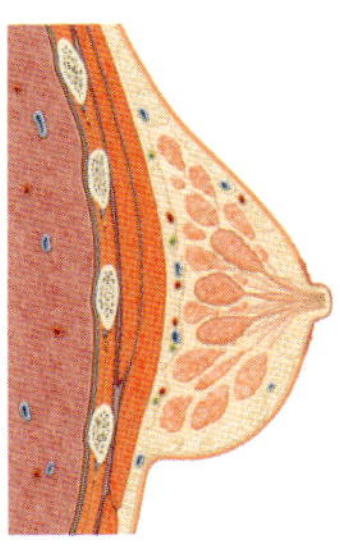

Brust
Oxytocin regt bei Stillenden die Milchproduktion in den Brustdrüsen an. Das Saugen des Babys löst diese Hormonreaktion aus.

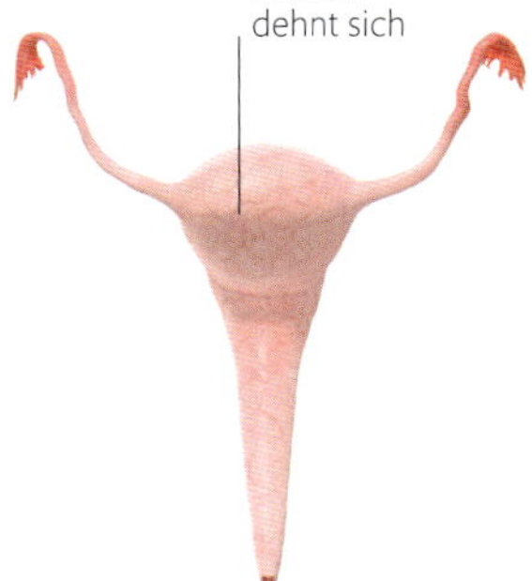

Uterus
Oxytocin stimuliert die Kontraktionen bei den Wehen. Seine Produktion und Freisetzung wird durch die Dehnung des Uterus ausgelöst.

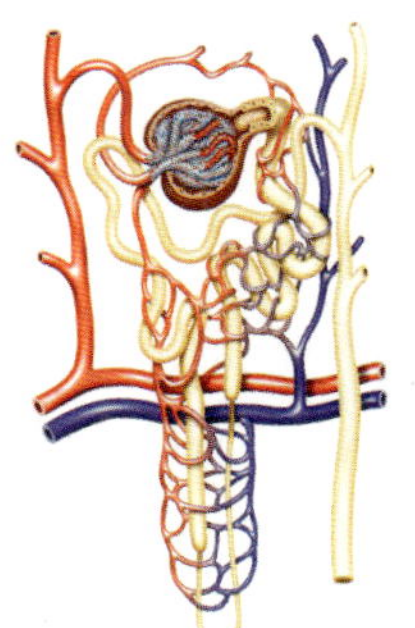

Nierenkanälchen
ADH bewirkt die Resorption von Wasser durch die filternden Nierenkanälchen. Dadurch wird der Urin konzentrierter. ADH wirkt auch auf den Blutdruck.

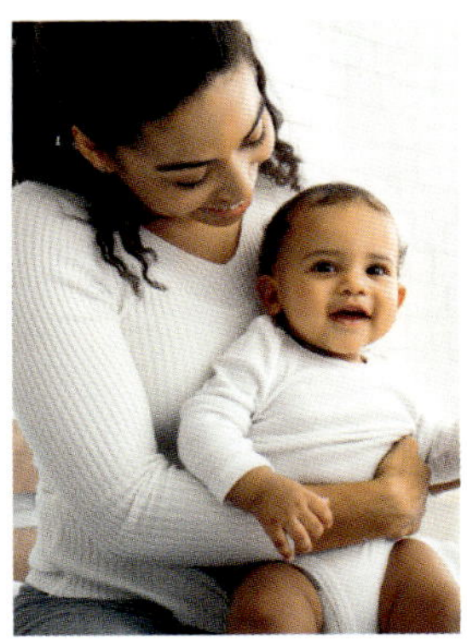

Kuschelhormon
Oxytocin wird während der Entbindung ausgeschüttet. Es soll eine wichtige Rolle bei der Entstehung von Muttergefühlen spielen. Oxytocin ist möglicherweise auch für das befriedigende Gefühl nach dem Geschlechtsverkehr verantwortlich.

HORMONPRODUZENTEN

Schilddrüse, Nebenschilddrüsen, Nebennieren und Zirbeldrüse sind Organe des endokrinen Systems, die ausschließlich Hormone produzieren. Organe, die ebenfalls zum endokrinen System gerechnet werden, aber nicht ausschließlich endokrine Funktionen haben, werden auf den Seiten 412 und 413 behandelt.

SCHILDDRÜSE

Das Drüsengewebe der schmetterlingsförmigen Schilddrüse besteht hauptsächlich aus kleinen Säckchen, den Schilddrüsenfollikeln, deren Zellen zwei wichtige Hormone, T3 (Trijodthyronin) und T4 (Thyroxin), herstellen. Fast jede Körperzelle besitzt Rezeptoren für diese Hormone, die eine vielfältige Wirkung haben. Die Schilddrüse nimmt unter den endokrinen Drüsen eine Ausnahmestellung ein, weil sie große Mengen Hormone speichern kann – durchschnittlich einen 100-Tage-Vorrat an Schilddrüsenhormonen. Sie produziert in den parafollikulären Zellen, die zwischen den Follikeln sitzen, auch Calcitonin, das die Kalziumabgabe aus den Knochen ins Blut hemmt. Dies ist für das schnelle Knochenwachstum in der Kindheit von Bedeutung.

T3 UND T4 SIND WICHTIG FÜR	WIRKUNG
Grundumsatz (benötigte Energiemenge zur Aufrechterhaltung der Körperfunktion)	Stimulation der Umwandlung von Glukose und Fett in Energie. Erhöht sich der Grundumsatz, erhöht sich der Kohlenhydrat-, Fett- und Proteinstoffwechsel
Thermoregulation (Kalorigenese)	Stimuliert Zellen zu vermehrter Energieproduktion und vermehrtem Energieverbrauch. Es entsteht Wärme, die die Körpertemperatur erhöht
Kohlenhydrat- und Fettstoffwechsel	Fördert den Verbrauch von Glukose und Fett zur Energiegewinnung. Erhöht Cholesterinumsatz und senkt damit den Cholesterinspiegel
Wachstum und Entwicklung	Fördert mit Wachstumshormon und Insulin die normale Entwicklung des Nervensystems bei Fetus und Kleinkind sowie die normale Entwicklung des Knochenbaus
Fortpflanzung	Notwendig für die normale Entwicklung des Fortpflanzungssystems bei beiden Geschlechtern sowie bei Frauen für die Fähigkeit zu stillen
Herzfunktion	Erhöht Frequenz und Schlagkraft des Herzmuskels sowie die Empfindlichkeit des Herz-Kreislauf-Systems für Signale des sympathischen Nervensystems (s. S. 319)

Steuerung der Schilddrüsenhormone
Das Thyreotropin-Releasing-Hormon (TRH) aus dem Hypothalamus und das thyroideastimulierende Hormon (TSH) aus dem Hypophysenvorderlappen stimulieren die Produktion und Freisetzung der Schilddrüsenhormone, die die Aktivität von Hypothalamus und Hypophyse beeinflussen.

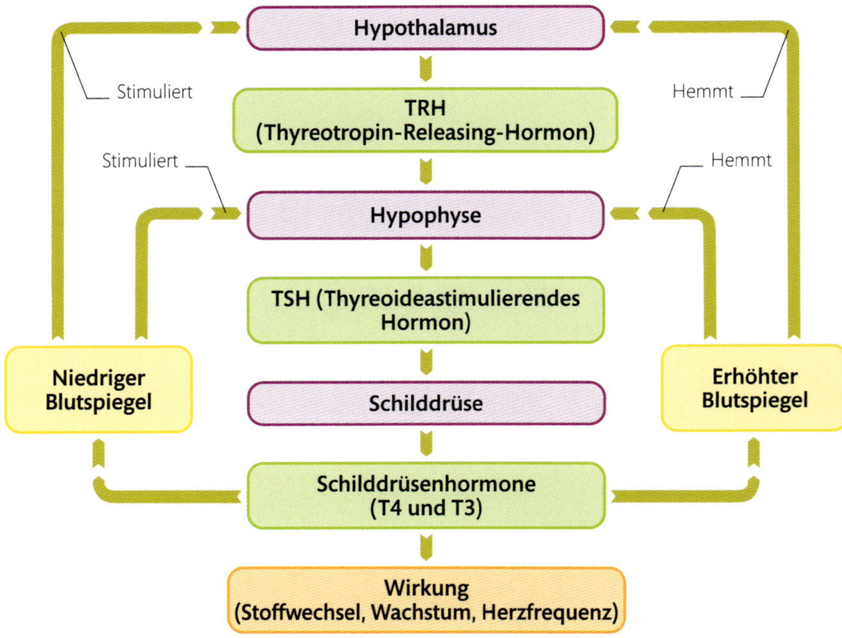

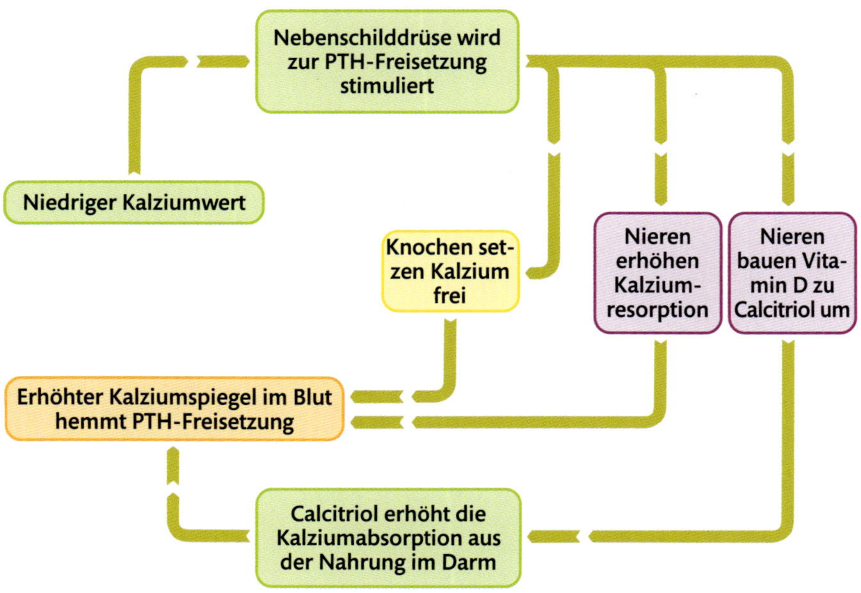

NEBENSCHILDDRÜSEN

Die vier kleinen Nebenschilddrüsen an der Rückseite der Schilddrüse produzieren das Parathormon (PTH), den wichtigsten Regulator für den Kalziumspiegel im Blut. Der richtige Kalziumspiegel ist grundlegend für viele Funktionen, darunter die Muskelkontraktion und die Übermittlung von Nervensignalen. Sinkt er zu weit ab, stimuliert das Parathormon die Kalziumfreisetzung aus den Knochen ins Blut und hemmt die Kalziumausscheidung über die Nieren. Indirekt fördert es auch die Kalziumaufnahme aus der Nahrung im Dünndarm. Um jedoch Kalzium aus der Nahrung absorbieren zu können, wird Vitamin D benötigt. Aufgenommenes Vitamin D ist inaktiv; deshalb stimuliert das Parathormon die Nieren, Vitamin D in seine aktive Form Calcitriol umzuwandeln.

Wirkung des Parathormons
Das Parathormon wirkt auf Knochen, Nieren und (indirekt) auch auf den Dünndarm, um den Kalziumspiegel im Blut zu erhöhen.

Parathormon hat eine relativ **kurze Lebenszeit.** Sein Blutspiegel **halbiert sich alle 4 Minuten**.

NEBENNIEREN

Äußere und innere Bereiche der Nebennieren unterscheiden sich voneinander in ihrer Struktur und produzieren auch unterschiedliche Hormone. Die Nebennierenrinde besteht aus Drüsengewebe, während das Mark Teil des sympathischen Nervensystems ist und Nervenfaserbündel enthält.

Die Nebennierenrinde stellt drei Hormongruppen her: Mineralocorticoide, Glucocorticoide und Androgene. Ein wichtiges Mineralocorticoid ist Aldosteron, wichtig für das Natrium-Kalium-Gleichgewicht im Körper und für die Anpassung des Blutdrucks (s. S. 413) und -volumens. Das wichtigste Glucocorticoid ist Kortison, das den Fett-, Protein-, Kohlenhydrat- und Mineralstoffverbrauch des Körpers steuert. Es ist außerdem wichtig für die Stressbewältigung des Körpers, z. B. bei Sport, Infektion, extremen Temperaturen und Blutverlust. Die Androgene der Nebennieren haben, im Vergleich zu den in Eierstöcken und Hoden ab der Pubertät produzierten Androgene, eine relativ schwache Wirkung. Dennoch scheinen sie bei beiden Geschlechtern eine Rolle in der Ausbildung der Achsel- und Schambehaarung zu spielen. Bei erwachsenen Frauen sind sie mit dem Sexualtrieb verbunden. Das Nebennierenmark produziert Adrenalin und Noradrenalin. Wird in Stresssituationen das sympathische Nervensystem aktiviert, stimuliert der Hypothalamus das Nebennierenmark zur Ausschüttung dieser Hormone, die die Stressreaktion unterstützen.

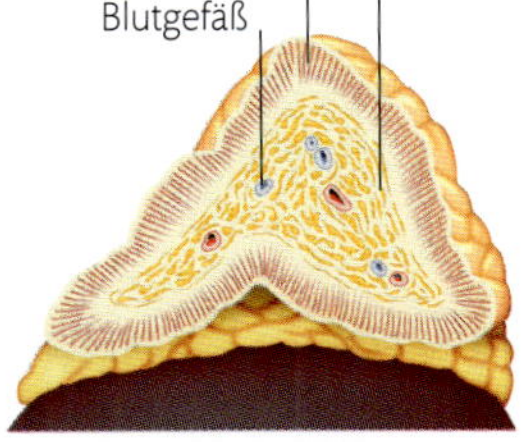

Bau der Nebenniere
Jede Nebenniere sitzt kappenartig in einem Fettpolster auf der Niere. Die Rinde bildet den Großteil der Drüse. Das Mark enthält Nervenfasern und Blutgefäße.

Nebennierenrindenzonen
Die Nebennierenrinde besteht aus drei Zonen mit unterschiedlichen Zelltypen. Die äußere Zona glomerulosa liegt direkt unter der Faserkapsel, die die Drüse umgibt. Die mittlere Zona fasciculata ist die breiteste und besteht aus großen, strangartig angeordneten Zellen. Die innere Zona reticularis hat netzartig angeordnete kleine Zellen.

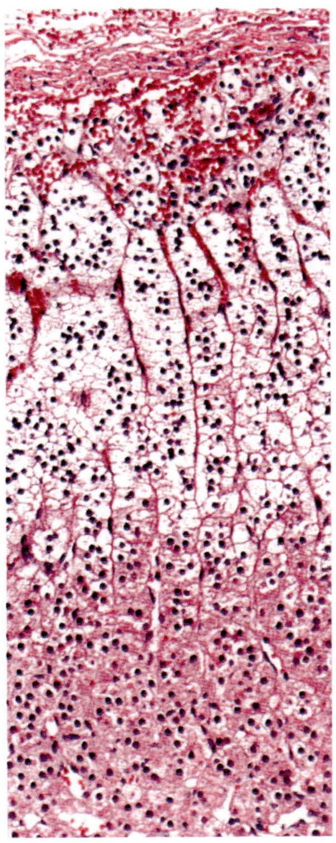

STRESSREAKTION

Wird eine Stresssituation erkannt, aktivieren Nervenimpulse aus dem Hypothalamus das sympathische Nervensystem. Hormone aus dem Nebennierenmark sorgen für anhaltende Aktionsbereitschaft. Der Körper versucht auf die Notsituation zu reagieren. Diese Reaktion wird hauptsächlich durch Releasing-Hormone des Hypothalamus initiiert, die den Hypophysenvorderlappen zur Freisetzung von Wachstums- und weiteren Hormonen stimuliert, die wiederum Schilddrüse und Nebennierenrinde zur Ausschüttung ihrer Hormone anregen. Diese Hormone mobilisieren dann Glukose und Proteine zur Energiegewinnung und Gewebsreparatur.

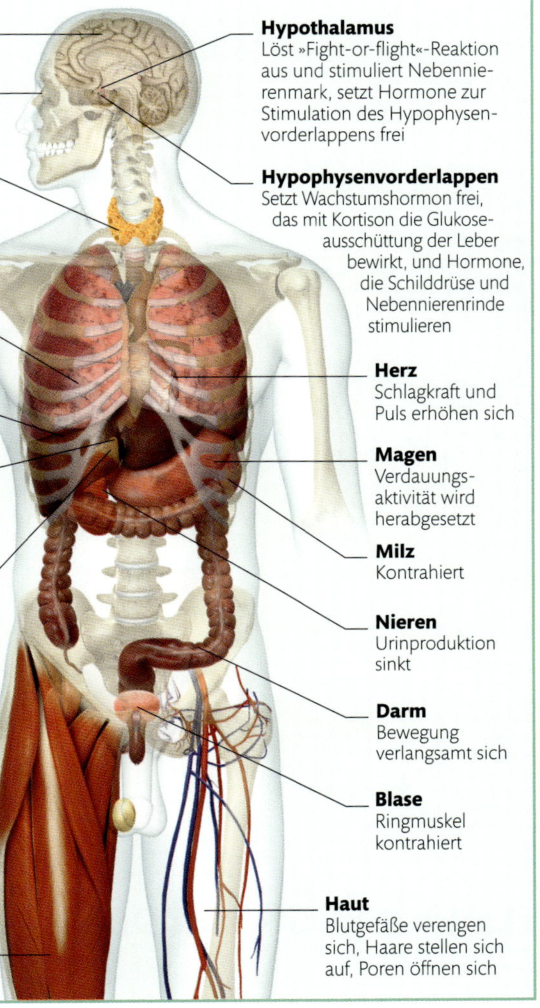

ZIRBELDRÜSE

Die kleine zapfenförmige Zirbeldrüse sitzt im Zentrum des Gehirns, hinter dem Hypothalamus. Sie sondert das Hormon Melatonin ab, das den Schlaf-wach-Rhythmus des Körpers beeinflusst. Die Aktivität der Zirbeldrüse sinkt bei hellem Licht, deshalb ist der Melatoninspiegel während des Tages niedrig. Nachts steigt er um das Zehnfache an und macht uns schläfrig. Helles Licht wirkt nicht direkt auf die Zirbeldrüse, sondern Informationen aus den Sehpfaden stimulieren den Nucleus suprachiasmaticus im Hypothalamus, der über Nervenverbindungen Signale an die Zirbeldrüse sendet. Der Nucleus suprachiasmaticus steuert auch andere Faktoren des Biorhythmus, wie Körpertemperatur und Appetit, die vermutlich durch den Melatoninzyklus beeinflusst werden. Melatonin ist auch ein Antioxidans und kann den Körper vor Schäden durch freie Radikale schützen. Bei Tieren, die saisonabhängig brüten, hemmt Melatonin die Fortpflanzung, jedoch ist nicht bekannt, ob es sich auf das menschliche Fortpflanzungssystem auswirkt.

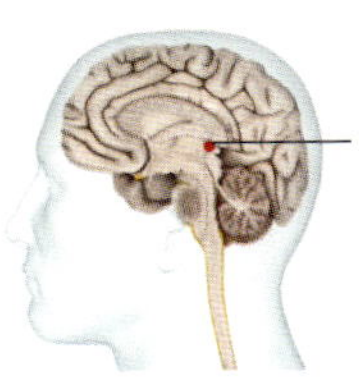

Melatoninspiegel
Der Melatoninspiegel steigt in der Dunkelheit an. Es entsteht ein Rhythmus von fallenden und steigenden Hormonwerten.

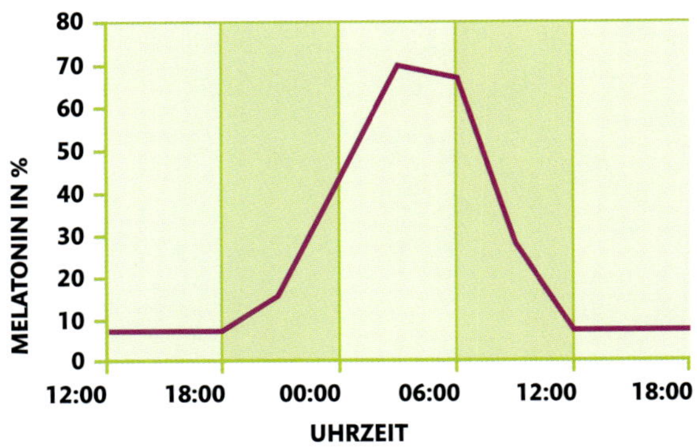

PANKREAS

Die Bauchspeicheldrüse (Pankreas) hat sowohl endokrine als auch Verdauungsfunktionen. Der Großteil der Drüse besteht aus Azini-Zellen, die Verdauungsenzyme (s. S. 384–385) produzieren. Zwischen diesen Zellen sind ungefähr eine Million Langerhans-Inseln verteilt, Zellverbände, die die Pankreashormone herstellen. Diese Inseln beinhalten vier hormonproduzierende Zelltypen: B-Zellen produzieren Insulin, das den Transport von Glukose in die Zellen fördert, wo es zur Energiegewinnung »verbrannt« oder zur Speicherung in Glykogen umgewandelt wird. Auf diese Weise wird der Blutzuckerspiegel gesenkt. A-Zellen schütten Glukagon aus, das den gegenteiligen Effekt von Insulin hat und die Freisetzung von Glukose aus der Leber stimuliert, wodurch der Blutzuckerspiegel steigt. Somatostatin, das von den D-Zellen abgesondert wird, steuert die A- und B-Zellen. F-Zellen gibt es nur wenige, sie setzen pankreatische Polypeptide frei, die die Sekretion von Galle und pankreatischen Verdauungsenzymen hemmen.

Langerhans-Inseln
Die Inseln enthalten vier unterschiedliche Zelltypen (A-, B-, D- und F-Zellen) und sind von enzymproduzierenden Azini-Zellen umgeben.

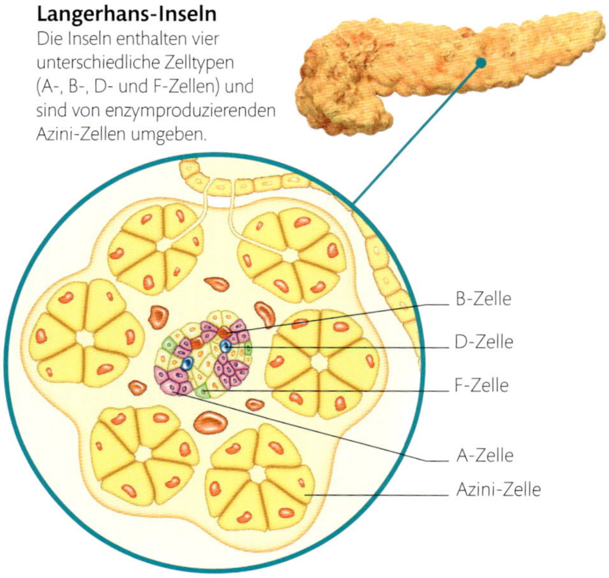

Regulation des Blutzuckerspiegels
Zellen benötigen Energie zur Ausführung ihrer Aufgaben. Die wichtigste Energiequelle ist Glukose. Deshalb bedarf es eines bestimmten Blutzuckerspiegels, um dies zu gewährleisten – überschüssige Glukose im Blut wird in Leber, Muskeln und Fettzellen gespeichert. Die Pankreashormone Insulin und Glukagon regen die Speicherung bzw. Freisetzung von Glukose an, um so den Blutzuckerwert stabil zu halten.

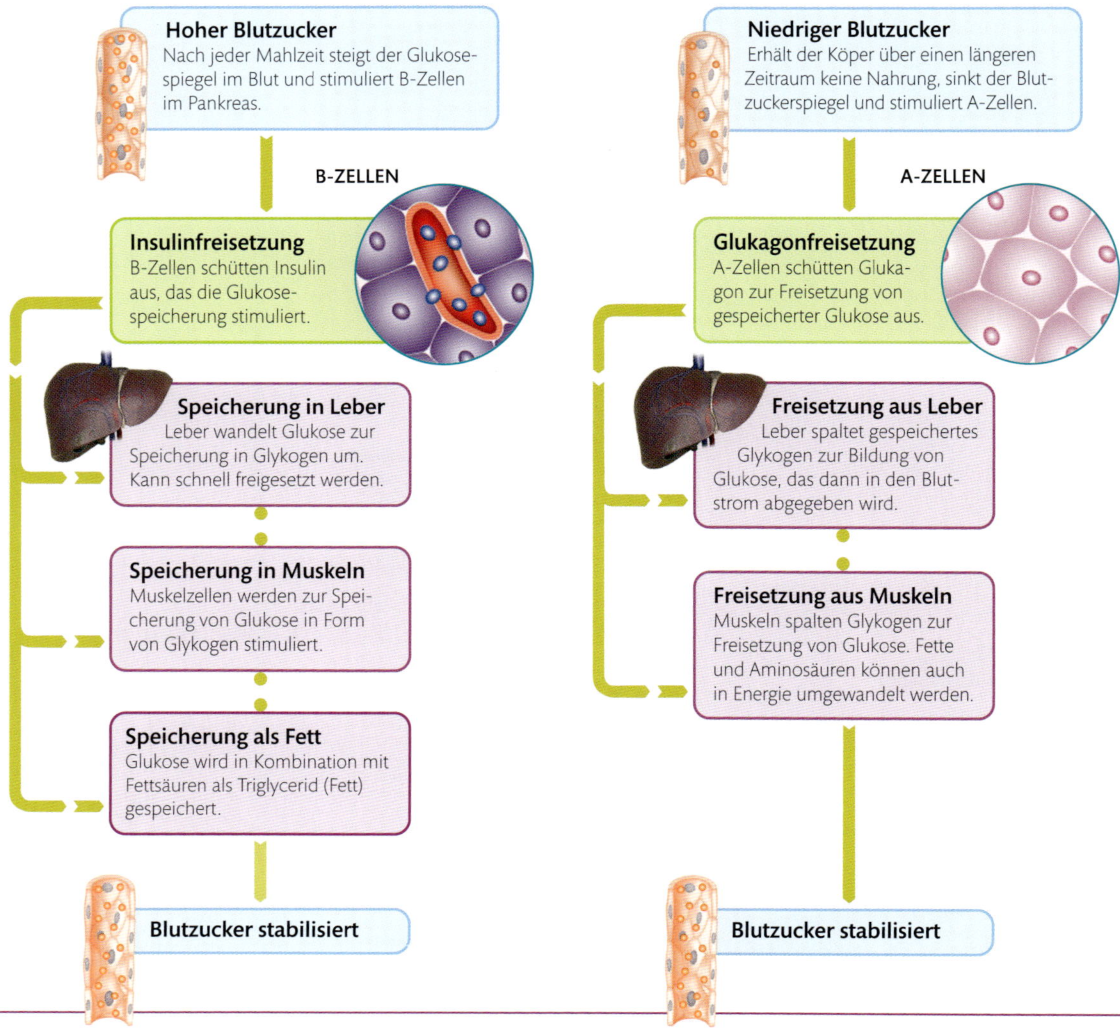

EIERSTÖCKE UND HODEN

Die Eierstöcke der Frau und die Hoden des Mannes produzieren neben Ei- bzw. Samenzellen auch Sexualhormone, von denen die wichtigsten weiblichen Östrogen und Progesteron sind, das wichtigste männliche ist Testosteron. Die Freisetzung dieser Sexualhormone wird durch das follikelstimulierende Hormon (FSH) und das luteinisierende Hormon aus dem Hypophysenvorderlappen ausgelöst. Erst ab der Pubertät sind diese Hormone im Blutstrom zu finden; sie regen Eierstöcke und Hoden zu erhöhter Hormonproduktion an. Dadurch bilden sich die sekundären Geschlechtsmerkmale aus. Das Hormon Inhibin hemmt die FSH- und LH-Freisetzung. Bei Männern steuert es die Spermienproduktion, und bei Frauen spielt es eine Rolle im Menstruationszyklus. Die Eierstöcke produzieren auch das Hormon Relaxin, das den Körper auf die Entbindung vorbereitet.

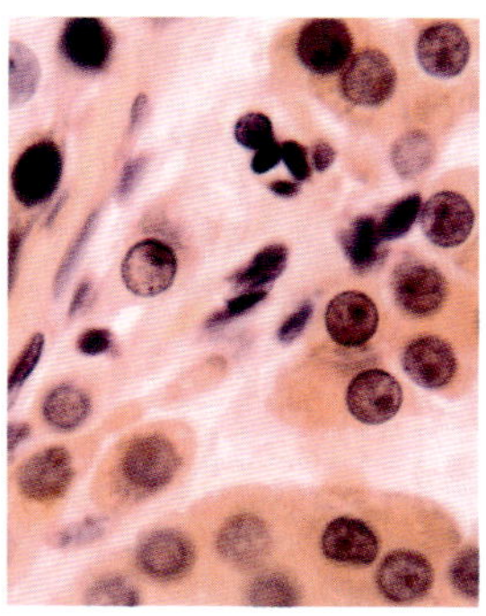
HODENGEWEBE

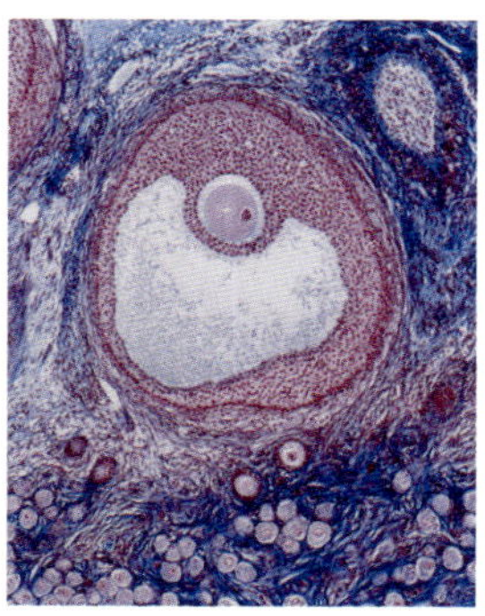
EIERSTOCKGEWEBE

Hormonproduzierende Zellen
In den Hoden sondern interstitielle Zellen (dunkle Kreise) Testosteron ab. In den Eierstöcken produzieren Granulosazellen (lilafarbene Punkte) Östrogen.

HORMONE DER EIERSTÖCKE	HORMONE DER HODEN
Östrogen und Progesteron Stimulieren Eireifung, steuern Menstruationszyklus, halten Schwangerschaft aufrecht, bereiten Brüste auf das Stillen vor, fördern Entwicklung sekundärer Geschlechtsmerkmale in der Pubertät	**Testosteron** Beeinflusst »Geschlecht« im Gehirn des Fetus, stimuliert Absenken der Hoden vor der Geburt, steuert Spermienproduktion, fördert Entwicklung sekundärer Geschlechtsmerkmale in der Pubertät
Relaxin Macht Schambeinfuge in der Schwangerschaft flexibler, unterstützt Weitung der Zervix während Wehen und Entbindung	**Inhibin** Hemmt Freisetzung des follikelstimulierenden Hormons aus dem Hypophysenvorderlappen
Inhibin Hemmt Freisetzung des follikelstimulierenden Hormons aus dem Hypophysenvorderlappen	

HORMONPRODUZENTEN

Viele Körperorgane, die andere Hauptfunktionen haben, produzieren auch Hormone. Dazu gehören Nieren, Herz, Haut, Fettgewebe und Verdauungstrakt. Diese Hormone sind ebenso wichtig zur Steuerung lebenswichtiger Funktionen wie die bekannteren Hormone reiner endokriner Drüsen. Hormone aus Nieren und Herz helfen den Blutdruck zu regulieren und stimulieren die Bildung roter Blutzellen. Die Haut ist für den Großteil der Vitamin-D-Versorgung verantwortlich, indem sie einen Vorläufer des Vitamins, Cholecalciferol, produziert. Endokrine Zellen im Verdauungstrakt sondern eine Reihe verschiedener Hormone ab, wovon die meisten eine Rolle im Verdauungsprozess spielen. Einige dieser Hormone, die man Inkretine nennt, sind von besonderem Interesse, weil sie auf viele verschiedene Körpergewebe wirken. Inkretine stimulieren die Insulinproduktion im Pankreas, fördern die Knochenbildung, helfen die Energiespeicherung anzuregen und unterdrücken im Gehirn den Appetit. Forscher hoffen, Inkretin zukünftig zur Behandlung von Diabetes mellitus und krankhaftem Übergewicht einsetzen zu können. Das im Fettgewebe produzierte Hormon Leptin wirkt ebenfalls auf den Appetit und ist als möglicher Wirkstoff zur Gewichtskontrolle wissenschaftlich interessant.

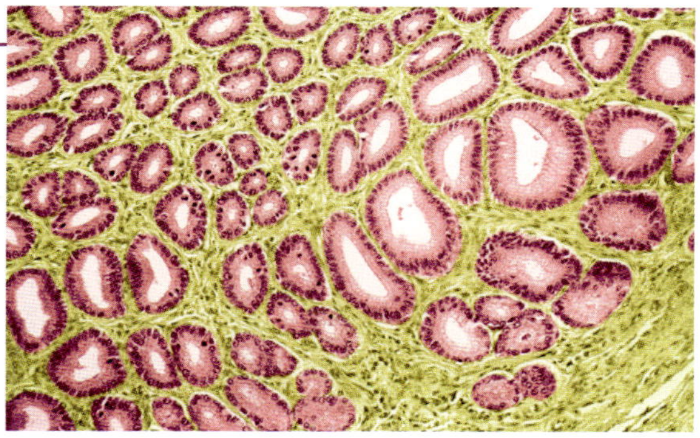

Pylorusdrüsen
Die Mikroskopansicht zeigt einen Schnitt durch Pylorusdrüsen (pink) am Mageneingang. Diese Drüsen enthalten endokrine Zellen, die Gastrin produzieren.

Fettgewebe ist nicht nur ein Energiespeicher, sondern auch ein aktives endokrines Organ, vielleicht der **Schlüssel zur Kontrolle von Übergewicht** und seinen Auswirkungen.

Hormonproduzierende Gewebe
Verschiedene Körperorgane, die nicht zu den endokrinen Drüsen gehören, enthalten vereinzelte Zellansammlungen, die Hormone freisetzen. Diese Hormone steuern viele wichtige Vorgänge im Körper.

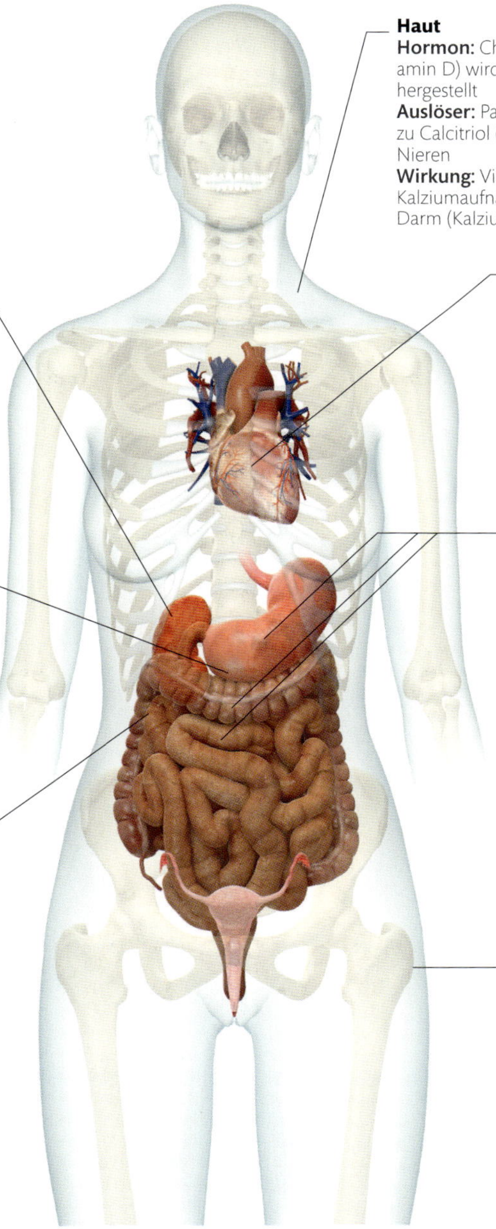

GESUNDHEIT

HORMONELLE BLUTDRUCKKONTROLLE

Das Nervensystem reagiert zwar auf plötzliche Blutdruckschwankungen, aber die längerfristige Kontrolle wird von den Hormonen übernommen. Ein niedriger Blutdruck stimuliert die Nieren zur Freisetzung von Renin. Renin generiert Angiotensin, das durch Arterienverengung den Blutdruck erhöht. Nebennieren, Hypophyse und Herz reagieren ebenfalls auf niedrigen oder hohen Blutdruck durch Ausschüttung von Aldosteron, ADH (antidiuretisches Hormon) bzw. ANP (atriales natriuretisches Peptid). Diese Hormone bewirken eine Änderung der Flüssigkeitsausscheidung durch die Nieren und somit durch das veränderte Blutvolumen auch eine Druckänderung.

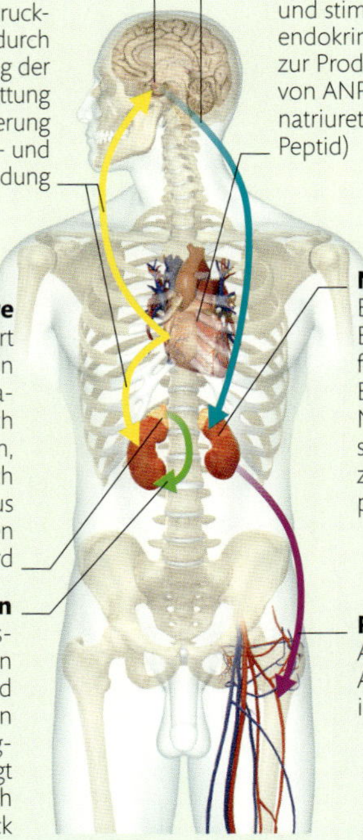

Hormonwirkung
Die Wirkung der Hormone, die den Blutdruck erhöhen oder senken, setzt innerhalb einiger Stunden ein und kann über Tage anhalten.

Lebenszyklus

Jeder Mensch ist mit seiner individuellen genetischen Aufmachung einzigartig. Dieser Teil befasst sich mit den Veränderungen, die ein Mensch im Laufe seines Lebens durchläuft, angefangen bei den von den Eltern vererbten Charakteristika über Kindheit, Pubertät, Alter und schließlich bis zum Tod.

04

LAUF DES LEBENS

Wie jeder lebende Organismus besteht auch der Mensch aus Elementen beider Elternteile. Im Laufe seines Lebens entwickelt er sich vom Kleinkind zum fortpflanzungsfähigen Erwachsenen, um dann langsam zu altern und seinem Ende entgegenzugehen.

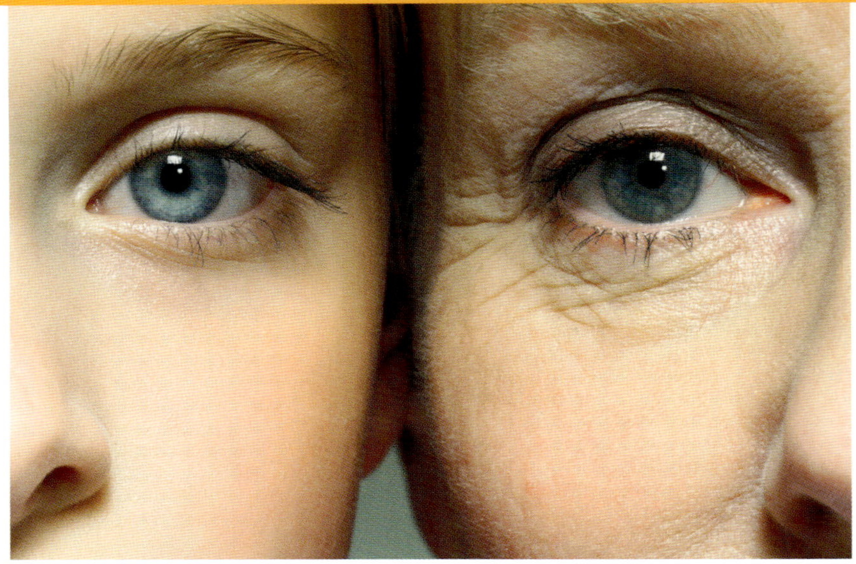

Zeichen der Alterung
Mit dem Altern bilden sich Falten, weil die Haut dünner, schlaffer und unelastischer wird.

VON DER ZEUGUNG BIS ZUM TOD

Vom Moment der Befruchtung an entwickelt sich der menschliche Fetus von einem Zellhaufen, der eine neue Genkombination enthält, zu einem wachsenden und komplexer werdenden Lebewesen. Bei seiner Geburt besitzt der Mensch bereits funktionierende Organe, deren Größe und Proportion sich seinem Wachstum anpassen.

Die einschneidendste Veränderung durchläuft er in der Pubertät, wenn sich unter hormonellem Einfluss die sekundären Geschlechtsmerkmale entwickeln und der Körper auf eine mögliche Fortpflanzung vorbereitet wird. Frauen sind nur über einen begrenzten Zeitraum fruchtbar, Männer produzieren Spermien bis an ihr Lebensende, obwohl zunehmend weniger effizient. Im Laufe des Alterungsprozesses nimmt die Regenerationsfähigkeit des Körpers ab, Krankheiten führen schließlich zum Tod.

2018 überstieg zum ersten Mal in der Geschichte weltweit die Zahl der Menschen **über 65 Jahre** die Zahl der Kinder **unter fünf Jahren**.

ENTWICKLUNG UND ALTERUNG

Man weiß immer noch wenig über den Alterungsprozess, darüber, wie und warum er eintritt. Während der Entwicklung kann bereits eine degenerative Veränderung vieler Zellkomponenten festgestellt werden. Faktoren, die Funktion, Teilung und Reparatur der Zelle beeinträchtigen, wie freie Radikale und UV-Strahlung, verkürzen die Lebenszeit der Zelle und dadurch die der Organfunktion. Man könnte sagen, dass der Krankheitsprozess bereits in der Kindheit beginnt, z. B. mit Fettablagerungen in den Gefäßwänden bei Arteriosklerose. Vermehrung, Regeneration und Tod der Zellen sind notwendige Bestandteile des Lebens, aber irgendwann können sie sich nicht mehr erfolgreich regenerieren. Krebs entwickelt sich, wenn die Zellen entarten und sich unkontrolliert vermehren. Regenerieren sich die Zellen nicht mehr, kommt es zum Organversagen. Die Sterberate steigt ab dem Alter von 30, Frauen leben häufig länger als Männer, vielleicht aufgrund der schützenden Wirkung weiblicher Hormone vor der Menopause. Altersbedingtes Nachlassen der Zellfunktion hängt von vielen Faktoren ab, der Tod jedoch ist schließlich das Ergebnis von Organversagen.

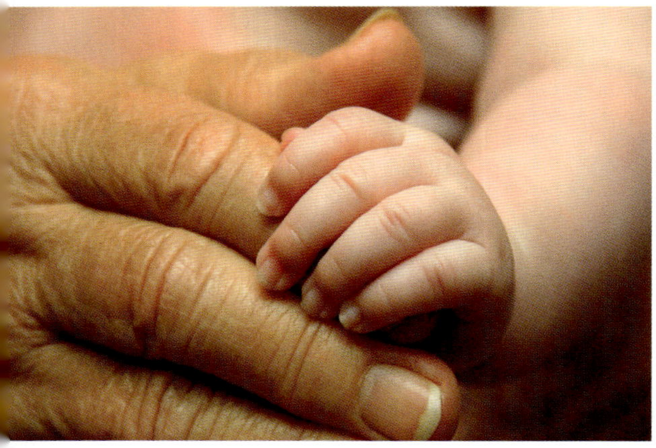

Jung und alt
Die Hände eines Babys und eines Erwachsenen gleichen sich in Struktur und Form, aber Größe, Muskulatur, Hautfarbe und -beschaffenheit lassen das Alter des Einzelnen erkennen.

Lebensstadien des Menschen
Alle Organe und Gewebe des Körpers wachsen bis zum Ende der Pubertät. Die Entwicklung des Gehirns ermöglicht frühe motorische Fähigkeiten, z. B. das Laufen und den Gebrauch von Werkzeugen, später dann Fähigkeiten wie Sprache und logisches Denken. Ab dem mittleren Lebensalter nehmen diese Fähigkeiten ab, Körpergewebe werden schwächer und unempfindlicher gegenüber Signalen aus dem Gehirn.

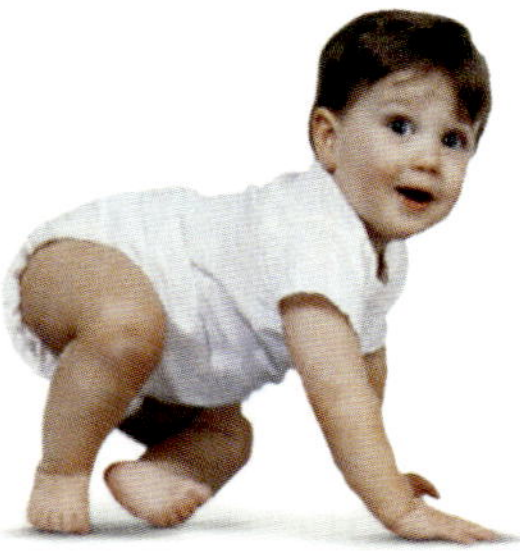

Kleinkindalter
Im ersten Jahr entwickelt ein Kleinkind viele motorische Fähigkeiten wie Krabbeln und Laufen.

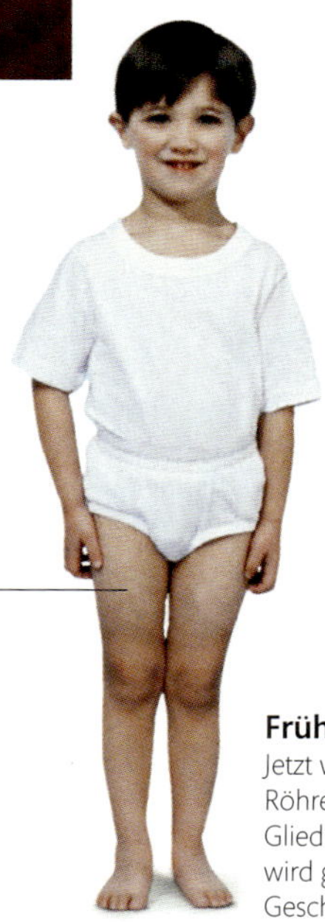

Frühe Kindheit
Jetzt wachsen die Röhrenknochen der Gliedmaßen, das Kind wird größer, entwickelt Geschick und Sprache.

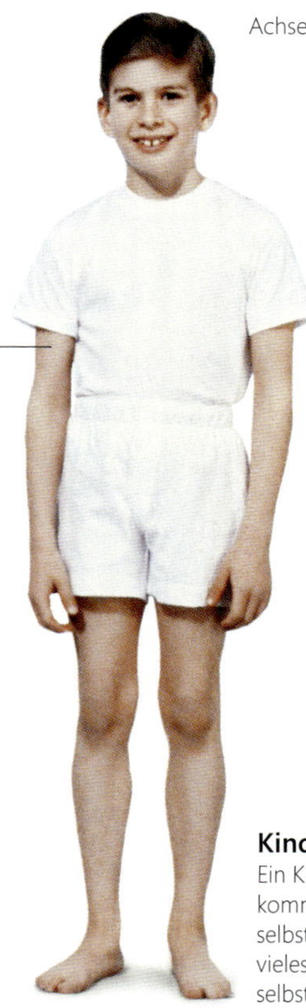

Kindheit
Ein Kind kann wirkungsvoll kommunizieren, wird selbstständiger, kann nun vieles allein und lernt, sich selbst zu beschäftigen.

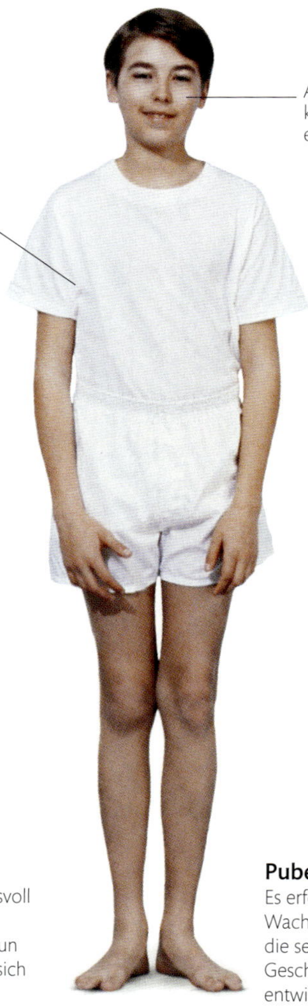

Pubertät
Es erfolgt ein Wachstumsschub, und die sekundären Geschlechtsmerkmale entwickeln sich.

LEBENSERWARTUNG

Unsere Lebenserwartung wird von vielen Faktoren beeinflusst. Frauen leben für gewöhnlich länger als Männer – Hormone, die bis zur Menopause ausgeschüttet werden, können ein Grund dafür sein. Die durchschnittliche Lebenserwartung variiert weltweit, von unter 50 Jahren in Teilen Afrikas, bis zu über 80 Jahren in Japan, Kanada, Australien und Teilen Europas. Ausschlaggebend sind genetische Disposition, Lebensstil, Hygiene und die Verbreitung von Infektionskrankheiten. Historisch betrachtet, sorgen vor allem Verbesserungen in Hygiene, Ernährung und medizinischer Versorgung für die gestiegene Lebenserwartung.

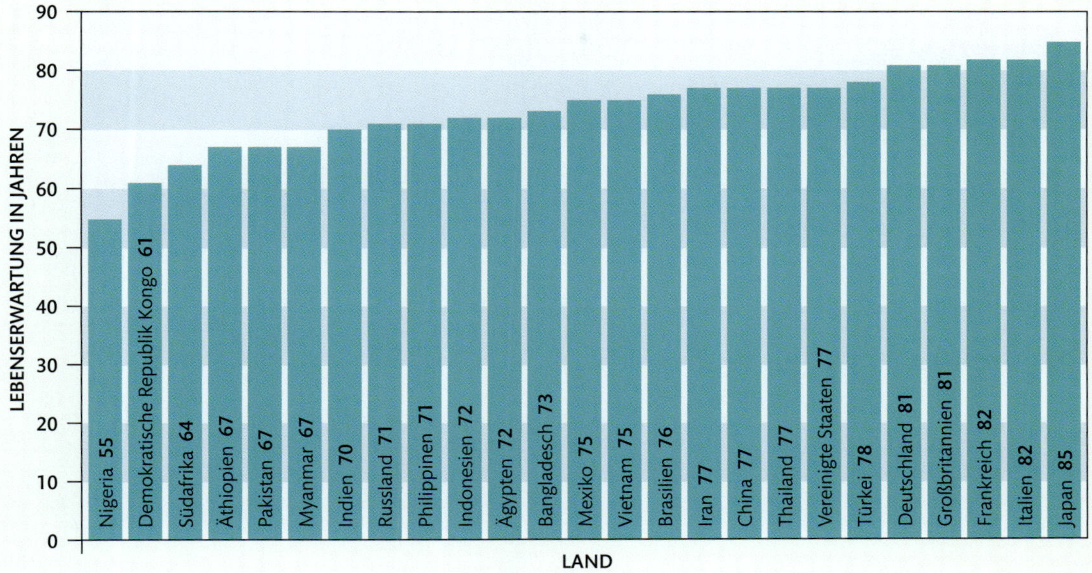

Lebenserwartung weltweit
Diese Grafik zeigt die Lebenserwartung in den 25 bevölkerungsreichsten Ländern der Erde im Jahr 2020. In armen Ländern und Kriegsgebieten ist die Lebenserwartung am niedrigsten, die höchste Lebenserwartung finden wir dagegen in den Industrieländern.

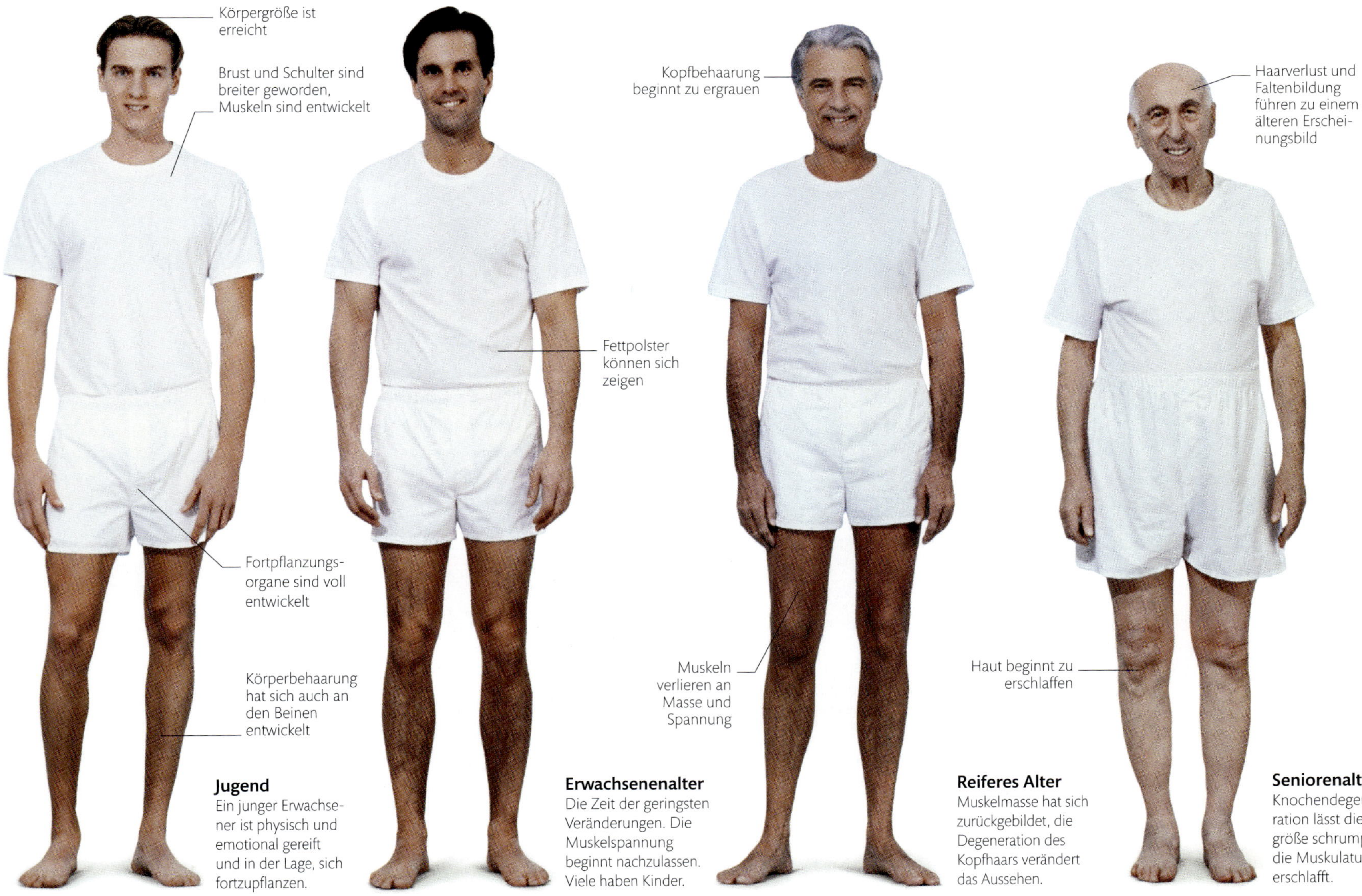

Jugend
Ein junger Erwachsener ist physisch und emotional gereift und in der Lage, sich fortzupflanzen.

Erwachsenenalter
Die Zeit der geringsten Veränderungen. Die Muskelspannung beginnt nachzulassen. Viele haben Kinder.

Reiferes Alter
Muskelmasse hat sich zurückgebildet, die Degeneration des Kopfhaars verändert das Aussehen.

Seniorenalter
Knochendegeneration lässt die Körpergröße schrumpfen, die Muskulatur erschlafft.

VERERBUNG

Die Erbinformation ist in einer einzigartigen Genkombination in unseren Chromosomen festgelegt. Entstanden aus den Genen unserer Eltern im Moment der Befruchtung, ist diese Kombination die Vorlage für alle Zellarten und -funktionen des Körpers.

ÜBER GENERATIONEN

Chromosomen werden als einzigartige Kombination elterlicher Gene ererbt. Die meisten Gewebe bestehen aus Zellen, die 23 Chromosomenpaare (diploider Satz) enthalten. Durch mitotische Teilung entstehen neue Zellen mit identischen Chromosomen. Keimzellen (Ei oder Spermium) enthalten jedoch nur den halben Chromosomensatz (haploider Satz). Durch die Verschmelzung der beiden Keimzellen enthalten die embryonalen Zellen wieder einen diploiden Chromosomensatz, je einen halben von der Mutter und vom Vater. Welche Merkmale beider Elternteile weitergegeben werden, hängt davon ab, welche Gene vererbt werden und ob sie dominant oder rezessiv vererbbar sind. Die Genexpression (Phänotyp) kann offensichtlich sein, wie die Haarfarbe, aber auch Dispositionen für bestimmte Krankheiten können ererbt werden. Mutationen, die während der Zellteilung entstehen, sind über Generationen vererbbar.

Die Geschlechtschromosomen, wegen ihrer Form als X und Y bezeichnet, bestimmen das biologische Geschlecht. Weibliche Individuen besitzen zwei X-Chromosomen, männliche ein X und ein Y. Mitunter besteht jedoch eine Diskrepanz zwischen den Geschlechtschromosomen eines Menschen und dem Erscheinungsbild seiner Genitalien und Fortpflanzungsorgane. Man bezeichnet die verschiedenen Zustände als Intersexualität (im Englischen als DSD, »differences in sex development«). Diese Störungen können chromosomal bedingt sein oder auf der Reaktion des Körpers auf Hormone beruhen. Manchmal wird die Intersexualität schon bei der Geburt festgestellt, in anderen Fällen erst durch die Veränderungen in der Pubertät. Manche Menschen können sich nicht mit ihrem biologischen Geschlecht identifizieren. Man spricht dann von »Genderinkongruenz«.

ENTSTEHUNG VON KEIMZELLEN

Keimzellen teilen sich im Gegensatz zu anderen nicht mitotisch (s. S. 21), sondern meiotisch. Die Meiose unterscheidet sich von der Mitose durch einen weiteren Teilungsschritt, in dem der Chromosomensatz halbiert und gemischt wird.

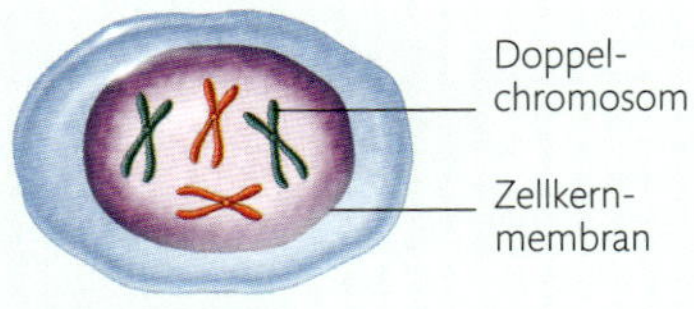

1 Vorbereitung Die DNA-Stränge replizieren und verdrehen sich zu zwei identischen Chromosomensätzen. Die Kernmembran beginnt sich aufzulösen.

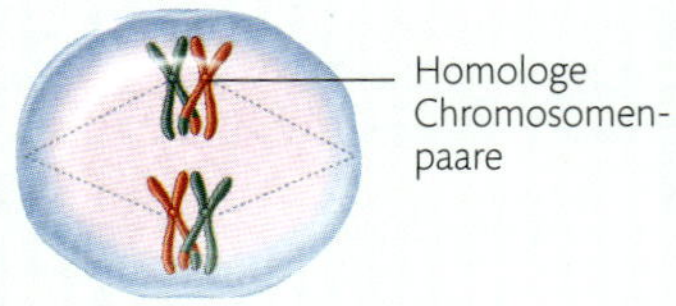

2 Paarung Die Chromosomen ordnen sich in homologen Paaren an, verkleben, tauschen Genmaterial aus und trennen sich wieder.

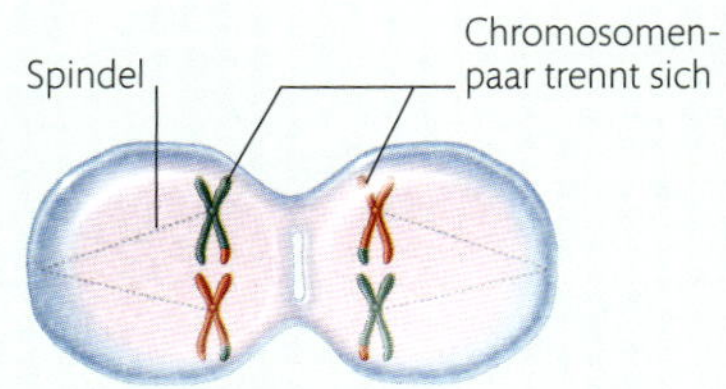

3 Erste Teilung Die Spindelfäden ziehen die Chromosomen auseinander. Die neuen Zellen bekommen je einen vollständigen Chromosomensatz.

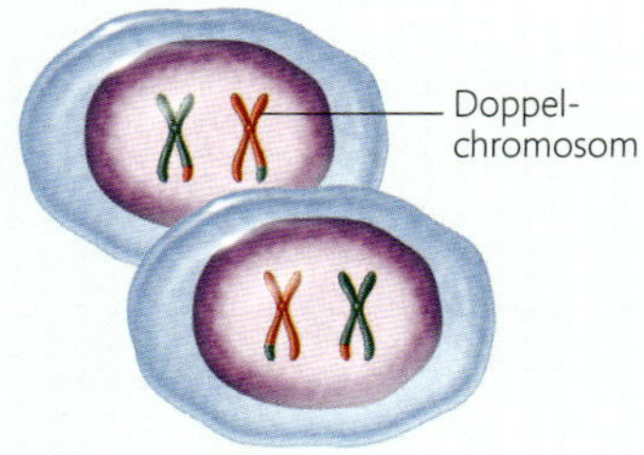

4 Zwei Tochterzellen Die beiden Tochterzellen haben je 23 Chromosomenpaare, die sich durch Zufallsauswahl etwas von der Mutterzelle unterscheiden.

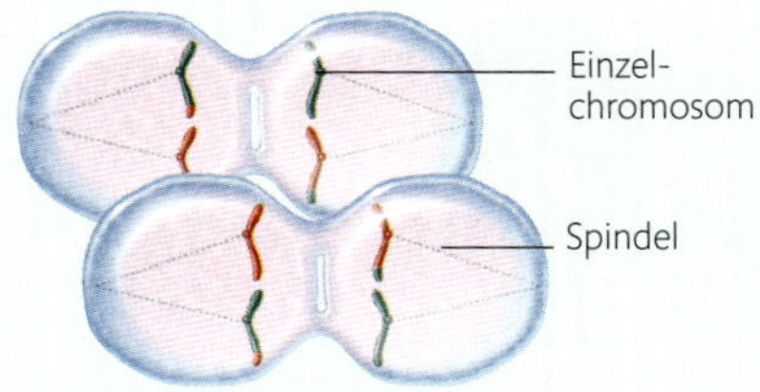

5 Zweite Teilung Der diploide Chromosomensatz teilt sich erneut, jede Keimzelle erhält einen haploiden Satz mit 23 Chromosomen.

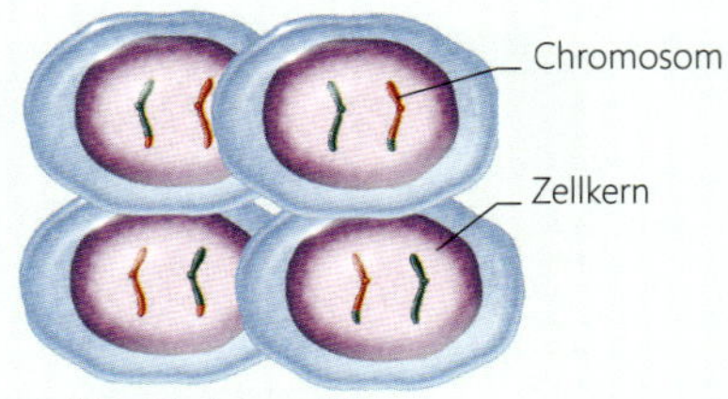

6 Vier Tochterzellen Die vier entstandenen Zellen haben je 23 Chromosomen mit einem Mix aus den Genen des ursprünglichen Chromosomenpaares.

WISSENSCHAFT

EPIGENETISCHE PRÄGUNG

Obwohl das menschliche Genom entschlüsselt ist und teilweise auch Muster für die Vererbung von Krankheiten entdeckt wurden, spielen auch Umweltfaktoren eine Rolle. Die Epigenetik befasst sich mit allen Genveränderungen, die nicht in der DNA-Sequenz festgelegt sind. In der Zelle verändern epigenetische Prozesse die Genaktivität – sie können bestimmte Gene ein- oder ausschalten. Obwohl jede Zelle einen kompletten DNA-Satz hat, ist sie epigenetisch geprägt: Es bleiben nur die Gene aktiv, die sie für ihre Spezialisierung benötigt. Wird dieser Prozess durch äußere Umweltfaktoren beeinflusst, können sich abnorme Zellen bilden, die unkontrolliert zu einem Tumor wachsen. Mit wachsenden Erkenntnissen in der Epigenese verstehen Wissenschaftler immer besser, wie umweltbedingte Genmutationen entstehen und wie resultierende Krankheiten verhindert und behandelt werden können.

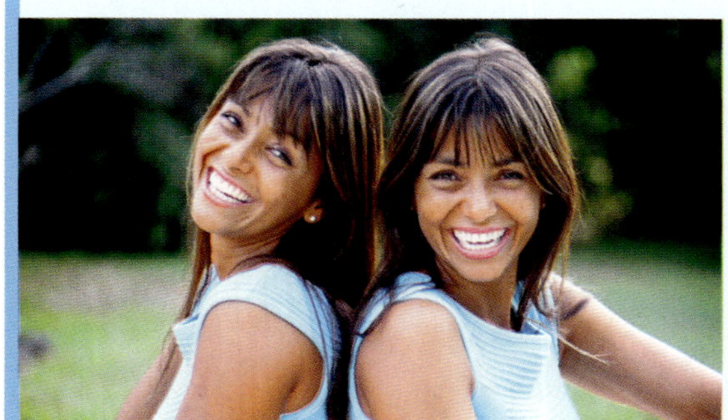

Zwillingsstudien
Studien mit genetisch identischen (eineiigen) Zwillingen haben gezeigt, wie Umweltfaktoren ihre genetische Expression mit der Zeit verändern.

ERBFOLGE

Hoch entwickelte Technologien erlauben es, Gensequenzen verschiedener Generationen innerhalb einer Familie zu untersuchen. Dadurch erkennen Genforscher den Ursprung eines bestimmten Gens und können das Erkrankungsrisiko vorhersagen, das ein bestimmtes Genmerkmal für momentane und zukünftige Generationen birgt. Das genetische Material eines Kindes ist von beiden Elternteilen ererbt, die das ihre von ihren jeweiligen Eltern geerbt haben, und so geht es über Generationen zurück.

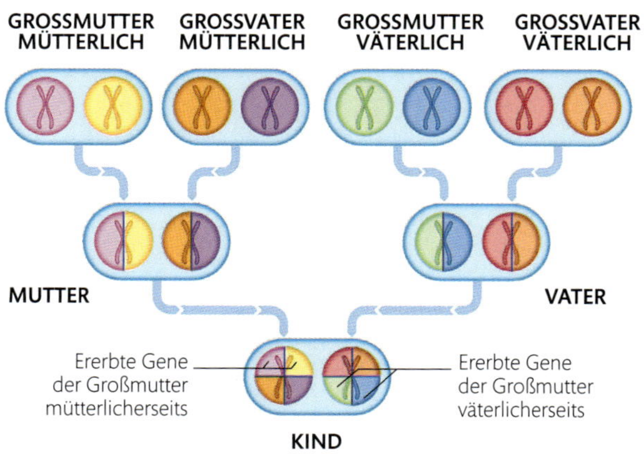

Erbeinheiten
Dieses Diagramm zeigt, wie Gene über Generationen vererbt und gemischt – nicht verschnitten – werden, um neue Kombinationen zu schaffen.

REZESSIVE UND DOMINANTE GENE

Ob die Information eines Gens in einem Chromosomenpaar zum Tragen kommt, hängt größtenteils davon ab, ob es rezessiv oder dominant vererbbar ist. Sind beide Gene gleich, spricht man von homozygot, sind sie unterschiedlich, von heterozygot. Die Information dominanter Gene setzt sich gegenüber der rezessiver Gene durch, deshalb muss nur ein Gen eines Paares dominant sein, damit seine Information sichtbar wird. Rezessive Gene zeigen ihre Informationen nur dann, wenn beide Gene eines Paares rezessiv sind, bei nur einem rezessiven Gen wird seine Information von der Präsenz des dominanten Gens unterdrückt.

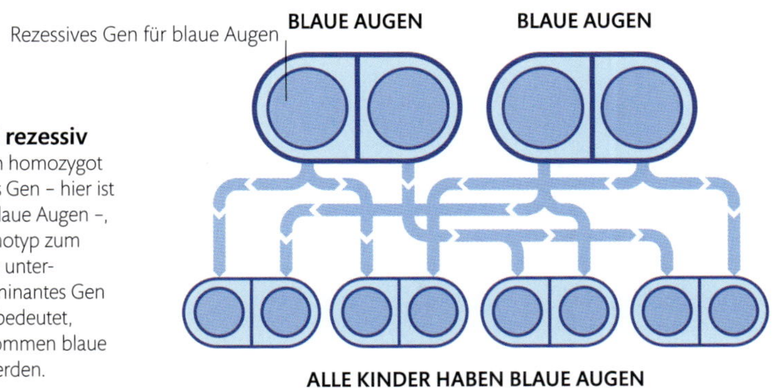

Rezessiv und rezessiv
Sind beide Eltern homozygot für ein rezessives Gen – hier ist es das Gen für blaue Augen –, kommt der Phänotyp zum Tragen, weil kein unterdrückendes, dominantes Gen präsent ist. Das bedeutet, dass alle Nachkommen blaue Augen haben werden.

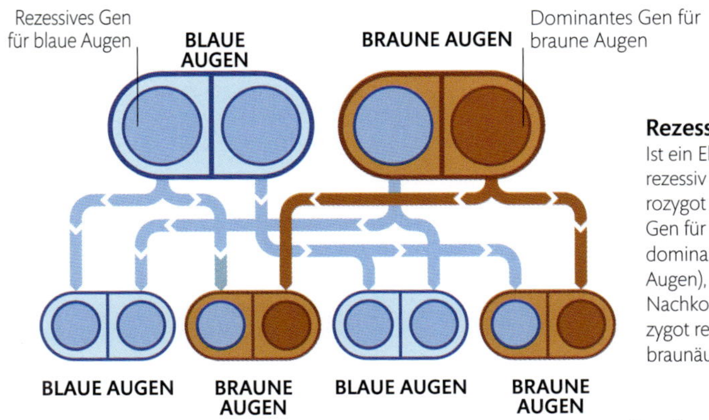

Rezessiv und gemischt
Ist ein Elternteil homozygot rezessiv und der andere heterozygot (er hat ein rezessives Gen für blaue Augen und ein dominantes Gen für braune Augen), wird eine Hälfte der Nachkommen blauäugig homozygot rezessiv und die andere braunäugig heterozygot sein.

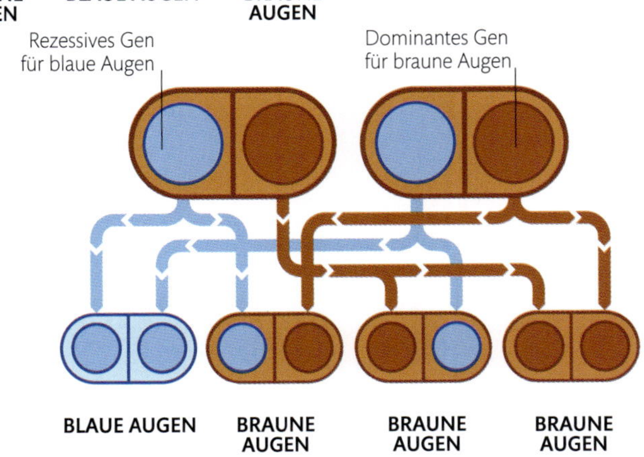

Gemischt und gemischt
Sind beide Elternteile braunäugig heterozygot, wird die Hälfte der Nachkommen braunäugig heterozygot, ein Viertel wird zwei rezessive Gene erben und homozygot blauäugig sein, und ein Viertel wird zwei dominante Gene erben und homozygot braunäugig sein.

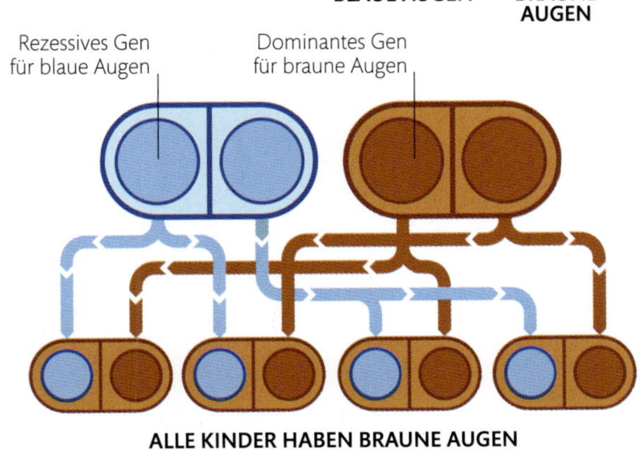

Dominant und rezessiv
Sind beide Elternteile homozygot, einer rezessiv blauäugig und der andere dominant braunäugig, werden alle Nachkommen heterozygot braunäugig sein.

GESCHLECHTSSPEZIFISCHE ERBKRANKHEIT

Wenn die Anlage zu einer Erbkrankheit auf dem X-Chromosom des Vaters liegt, werden seine Töchter die Anlage zu dieser Krankheit in jedem Fall erben, weil sie ein X-Chromosom – nämlich das defekte – vom Vater und eines von der Mutter bekommen. Dies ist sogar dann der Fall, wenn die Krankheit rezessiv vererbt wird, weil das X-Chromosom vom Vater bei Töchtern auf jeden Fall zum Tragen kommt.

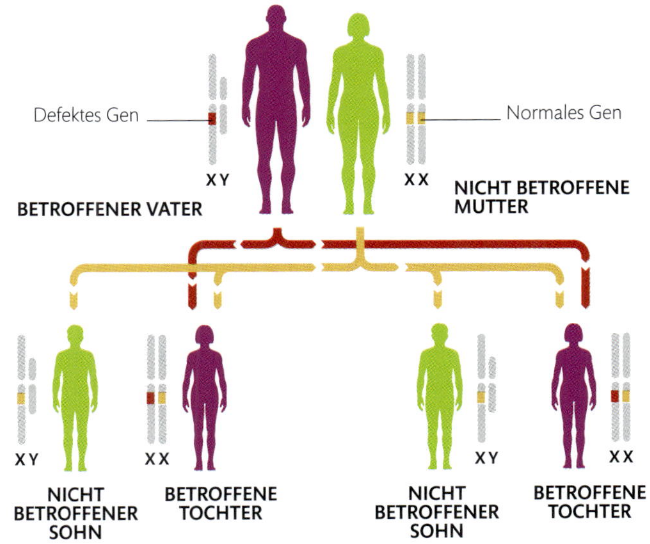

X-spezifische dominante Vererbung
Das defekte Gen liegt auf dem X-Chromosom des Vaters. Dieses Beispiel zeigt ein dominant vererbbares defektes Gen. Das Gen kommt zum Tragen, auch wenn ein normales Gen vorhanden ist.

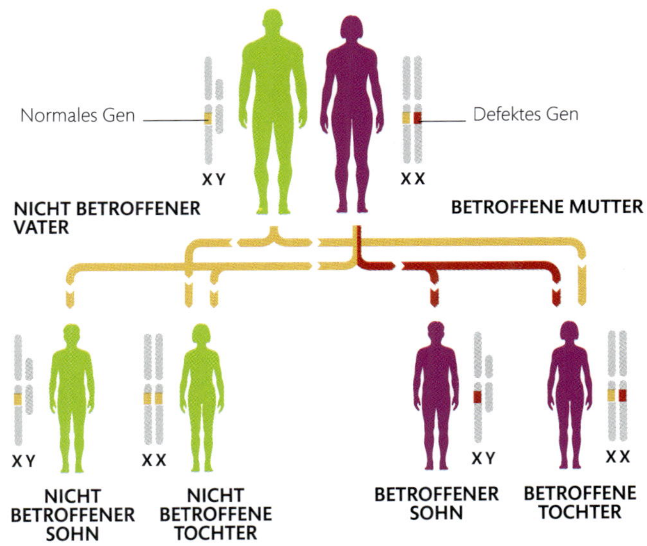

Betroffene Mutter, nicht betroffener Vater
In diesem Fall ist die Mutter betroffen. Es gibt eine 50-prozentige Chance, dass eine Tochter oder ein Sohn das defekte Gen erbt und erkrankt.

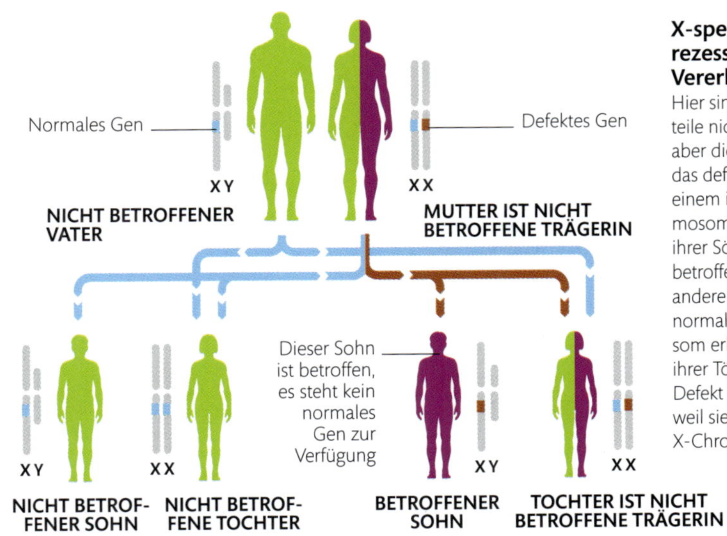

X-spezifische rezessive Vererbung
Hier sind beide Elternteile nicht betroffen, aber die Mutter trägt das defekte Gen auf einem ihrer X-Chromosomen. Die Hälfte ihrer Söhne wird betroffen sein, die andere Hälfte wird das normale X-Chromosom erben. Die Hälfte ihrer Töchter wird den Defekt in sich tragen, weil sie ein defektes X-Chromosom erben.

EIN EMBRYO ENTSTEHT

Bis zum Ende der achten Schwangerschaftswoche wächst der Embryo schnell von einer Zellkugel zu einem Wesen mit unterschiedlichen Gewebsstrukturen, die sich zu Organen von erkennbar menschlicher Form entwickeln.

EMBRYO-ENTWICKLUNG

Die befruchtete Eizelle teilt sich innerhalb von 24 bis 36 Stunden in zwei Zellen. Ungefähr zwölf Stunden später sind es bereits vier Zellen, und bald entsteht ein Ball aus 16 bis 32 Zellen, den man Morula nennt. Während dieser ersten Zellteilungen wandert der Embryo den Eileiter hinab in die Gebärmutter. Ungefähr am sechsten Tag bildet die Morula in ihrer Mitte eine Höhle und wird zum Blastozyten, der sich in die gefäßreiche Gebärmutterschleimhaut (Endometrium) einnistet.

Die Embryonalzellen beginnen sich zu spezifischen Zelltypen zu differenzieren. Dies geschieht durch An- oder Abschaltung bestimmter Gene auf den Chromosomen. Die innere Zellmasse des Blastozyten bildet die Keimscheibe, die aus drei Keimblättern besteht: Entoderm, Ektoderm und Mesoderm. Diese drei Keimblätter sind der Ursprung jedes Gewebes des Körpers. Das Entoderm wird die Schleimhäute des Verdauungs-, Atem- und Urogenitaltrakts bilden sowie einige Drüsen und Organgänge, z. B. in der Leber. Ektodermzellen bilden die Hautzellen der Epidermis, Zahnschmelz, sensorische Rezeptorzellen und weitere Bereiche des Nervensystems. Das Mesoderm entwickelt sich zur Dermis der Haut, zu Muskelbindegewebe, Knochen, Knorpel, Blut- und Lymphsystem sowie zu einigen Drüsen.

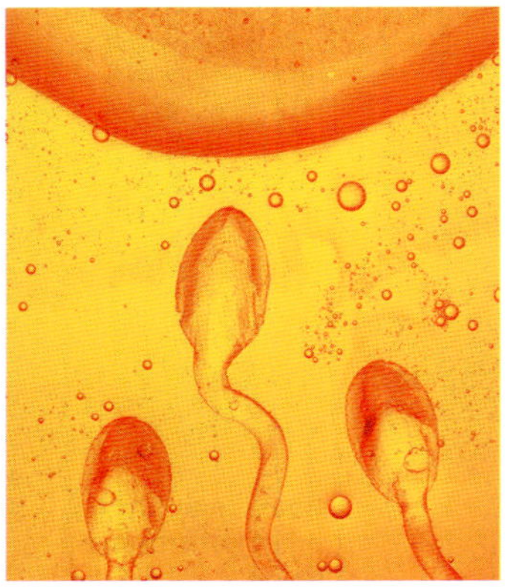

Befruchtung
Spermien nähern sich der Zona pellucid (Schutzhülle der Eizelle), die von einem einzigen Spermium durchstoßen werden muss, um die Eizelle zu befruchten.

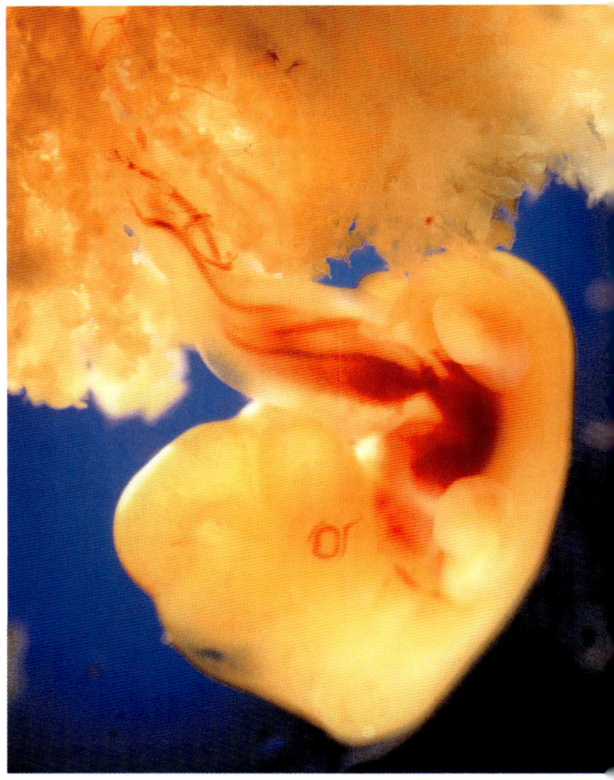

Embryo in der 5. Woche
Die äußeren Merkmale des Embryos, wie Auge, Wirbelsäule und Gliedmaßenknospen sind deutlich zu erkennen, ebenso die Nabelschnur. Scans zeigen das schlagende Herz und auch die Vorstufen der wichtigsten Organe.

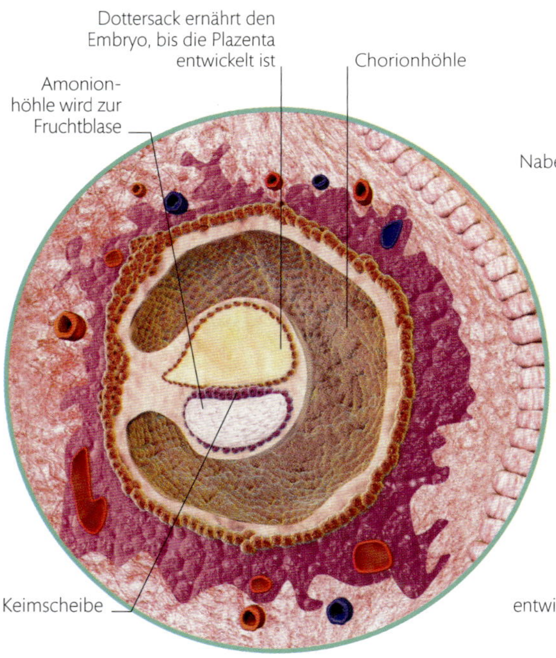

Differenzierung
In der zweiten Woche ist der Embryo bereits im Endometrium eingebettet und hat begonnen, verschiedene Zelltypen zu entwickeln. Die äußeren Schichten bilden die Plazenta, die ihn über das Blut der Mutter ernähren wird. Diese Aufgabe übernimmt noch der Dottersack, der sich zusammen mit dem sich schnell verändernden Embryo entwickelt hat.

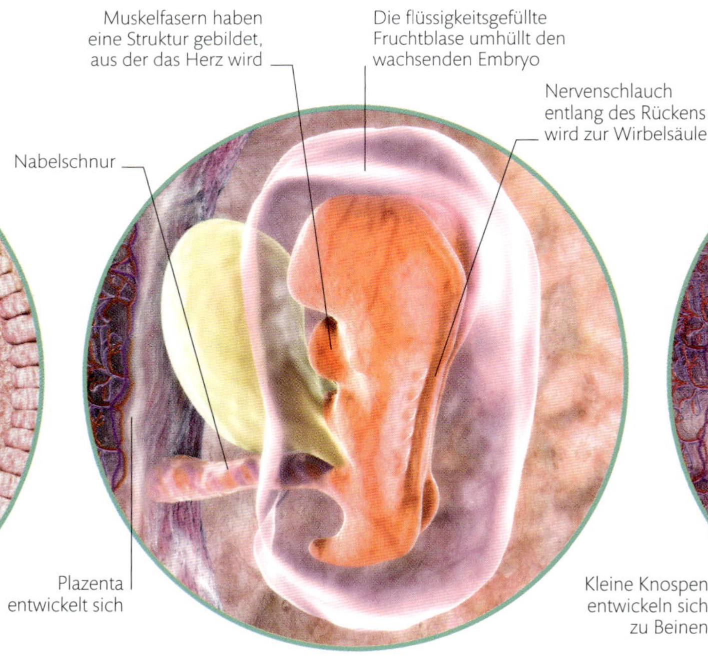

Nervenschlauch bildet sich
Der 3 mm große Embryo ist über die Nabelschnur mit der Plazenta verbunden, schwimmt im Fruchtwasser und hat einen Nervenschlauch gebildet, aus dem sich die Wirbelsäule entwickelt. Das dickere Ende wird sich zum Kopf ausbilden, das andere Ende rollt sich noch schwanzähnlich ein. Herzmuskelfasern beginnen sich in einem einfachen pulsierenden Schlauch zu entwickeln.

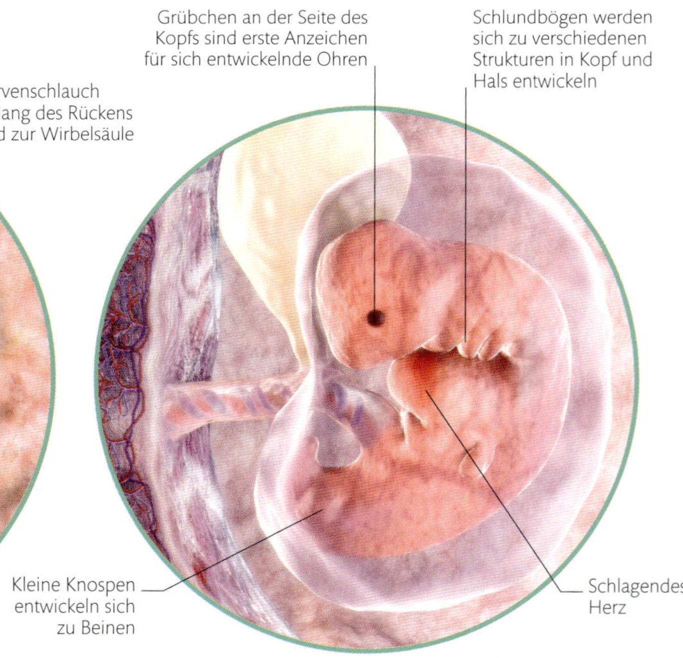

Organe bilden sich
Nach vier Wochen hat der 5 mm große Embryo bereits die Anlagen der wichtigsten Organe gebildet, das Herz hat vier Kammern und pumpt Blut durch ein einfaches Gefäßsystem. Lungen, Verdauungssystem, Nieren, Leber und Pankreas sind angelegt. Es hat sich ein Knorpelgerüst entwickelt, das die stützende Struktur des Embryos bildet.

2. WOCHE

3. WOCHE

4. WOCHE

ENTWICKLUNG DER PLAZENTA

Die Plazenta entwickelt sich aus der äußersten Schicht des Blastozyten – dem aus der Befruchtung resultierenden Zellball. Sie bildet eine Barriere, um das Baby vor schädlichen Substanzen, wie Bakterien im Blut der Mutter, zu schützen. Zugleich ist sie eine Membran, die den Embryo mit Nährstoffen und Sauerstoff aus dem Blut der Mutter versorgt und gleichzeitig Abfallstoffe abtransportiert. Sie produziert auch Hormone, die zur Aufrechterhaltung der Schwangerschaft wichtig sind.

1 Trophoblast entwickelt sich
Die äußere Zellschicht des Blastozyten wird zum Trophoblasten, der Blutgefäße des mütterlichen Endometriums anzapft. Darüber bildet sich ein Plazentabett, über das Nährstoffe und Sauerstoff in das fetale Blutsystem gelangen und Abfallstoffe abtransportiert werden.

2 Plazentazotten bilden sich
Trophoblastenzellen bilden fingerähnliche Zotten, die ins Endometrium einwachsen. Die mütterlichen Blutsinusiden werden größer und umgeben die Zotten, so bildet sich eine größere Oberfläche für den Nährstofftransfer. Fetale Blutgefäße wachsen in die Zotten.

3 Plazenta ist entwickelt
Im fünften Monat ist die Plazenta voll ausgebildet, die Zotten entwickeln sich zu Zottenbäumen, die Blutsinusiden zu Lakunen, die die Zottenbäume umfließen. Die Plazenta produziert auch ein Hormon, das humane Choriongonadotropin (hCG).

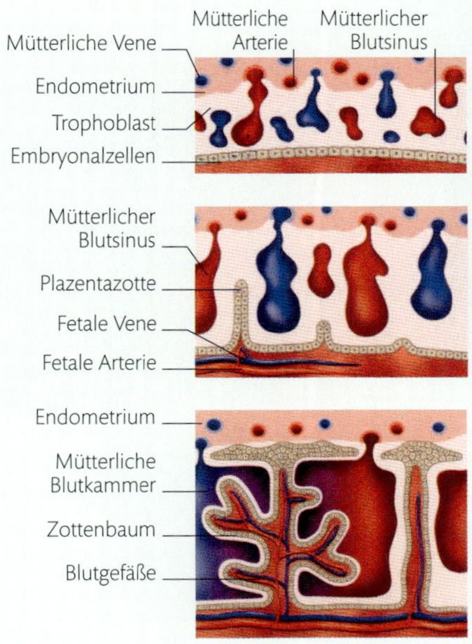

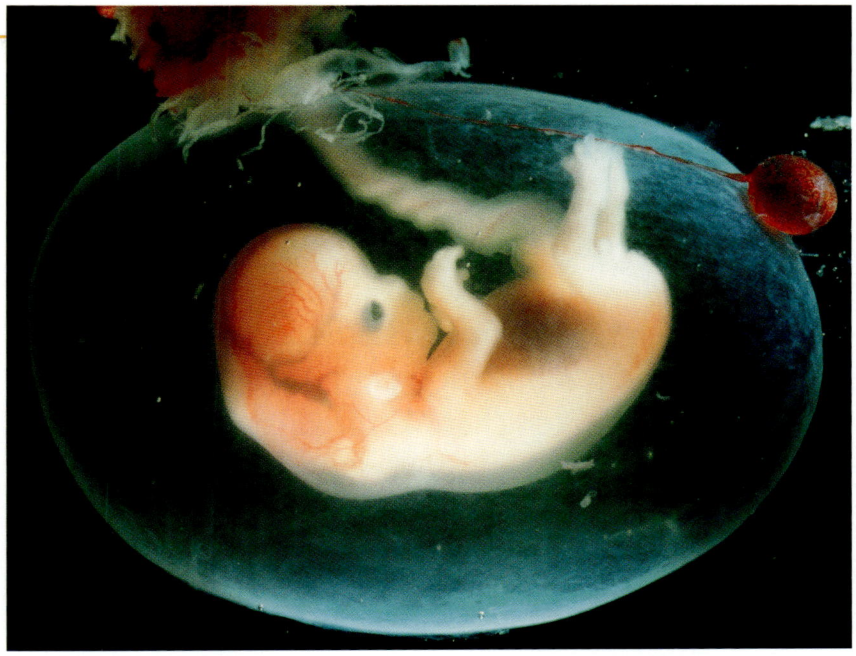

Umhüllter Fetus
Hier sieht man einen acht Wochen alten Fetus an der Nabelschnur, umgeben von einer intakten Fruchtblase. Der geschrumpfte Dottersack (rot) befindet sich rechts außen und hängt an der Plazentawurzel der Nabelschnur.

Alle wichtigen **Organe** haben sich gebildet, **Skelettknorpel** werden zu **Knochen**, spontane **Bewegungen** treten auf.

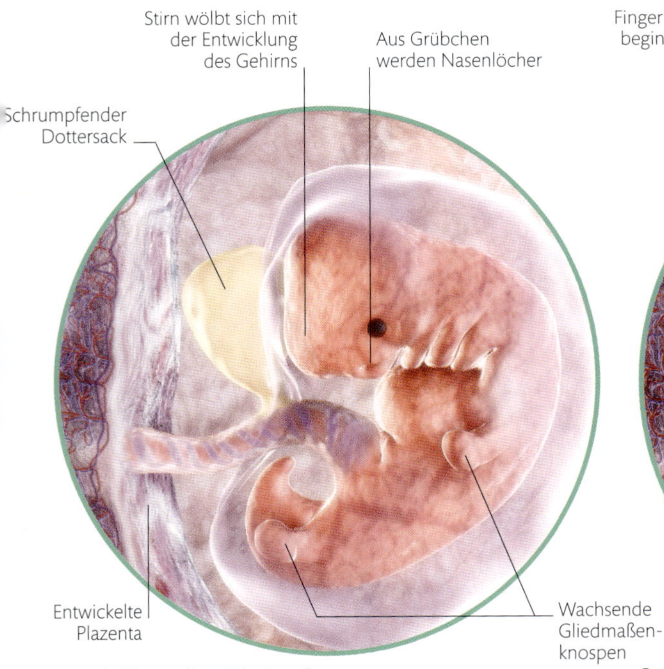

Entwicklung der Gliedmaßen
Der Embryo beginnt mit dem Wachstum der Gliedmaßen erkennbar menschliche Formen anzunehmen. Auch der frühe »Schwanz« hat sich zurückgebildet. Nervengewebe entwickelt sich rasch zu spezialisierten sensorischen Bereichen, wie Auge und Innenohrschnecke. Die Ernährung des Embryos wird zusehends von der Plazenta übernommen, der Dottersack beginnt zu schrumpfen.

5. WOCHE

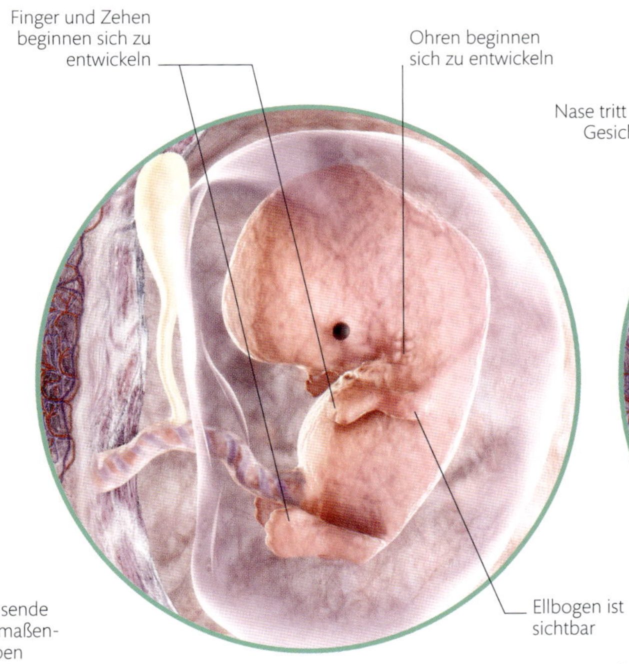

Strukturelle Details
Der schnell wachsende Embryo ist 23 mm lang, feinere strukturelle Details werden sichtbar. In der sechsten Woche sind bereits Finger und Zehen ausgebildet, das anfängliche Auge hat sich zu Linse, Netzhaut und Augenlidern differenziert. Es findet elektrische Aktivität im Gehirn statt, und sensorische Nerven entwickeln sich.

6. WOCHE

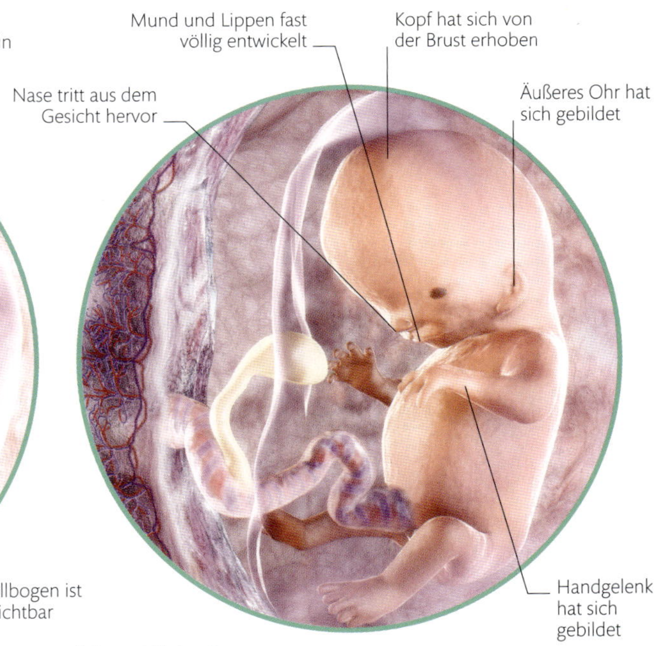

Menschliche Form
Der Embryo ist jetzt 40 mm lang und hat eine offensichtlich menschliche Form mit einem erkennbaren Gesicht, sogar die Fingerbeere entwickelt sich bereits. Alle wichtigen Organe sind ausgebildet, das Knorpelskelett beginnt zu verknöchern. Spontanbewegungen treten auf. Nach der achten Woche nennt man den Embryo Fetus.

8. WOCHE

ENTWICKLUNG DES FETUS

Ab der achten Woche vor der Geburt nimmt der Fetus schnell an Größe und Gewicht zu. Während dieser Zeit entwickeln sich seine Körpersysteme, bis sie reif genug sind, eigenständig zu funktionieren, sobald sie nach der Geburt von der mütterlichen Versorgung abgenabelt sind.

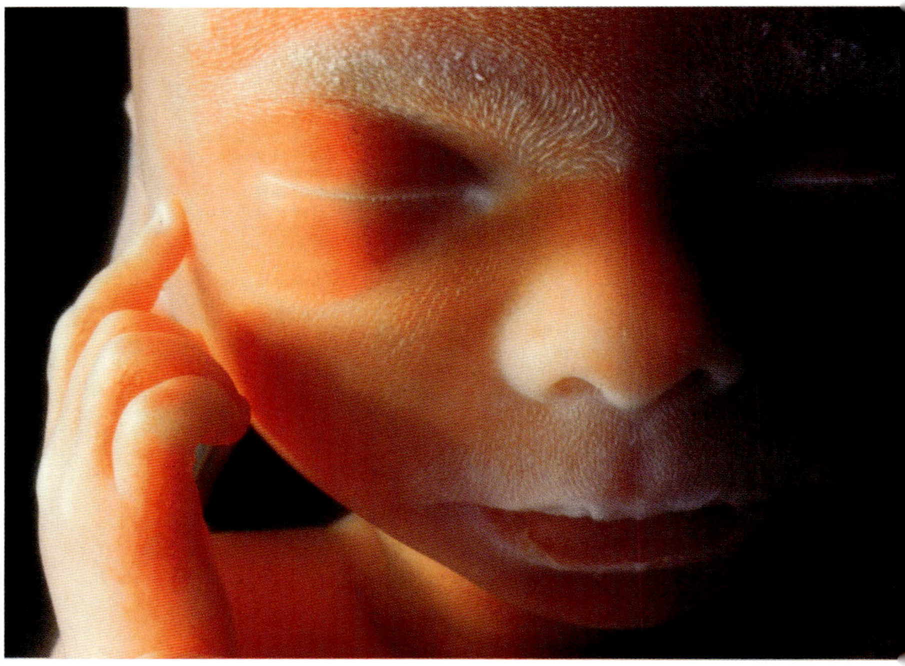

Fetus mit 20 Wochen
Der Fetus ist mit Käseschmiere bedeckt. Sie schützt seine Haut, solange er im Fruchtwasser schwimmt.

DAS WACHSENDE BABY

Wenn aus dem Embryo ein Fetus geworden ist, zeigt er bereits eine deutlich menschliche Form. Er hat gerade die Größe einer Weintraube (2,5 cm), und er hat noch 32 Wochen Zeit, um ein Geburtsgewicht (in Industrieländern) von ca. 3–4 kg zu erreichen (in Entwicklungsländern meist weniger, da die Gesundheit der Mutter oft nicht gewährleistet ist). Sein Wachstum hängt von vielen Faktoren ab, wie Gesundheit der Mutter, Missbildungen von Fetus oder Plazenta, aber auch von ethnischen und familiären Anlagen für Größe und Gewicht. Im Allgemeinen ist der Fetus vor leichten, kurzen Erkrankungen der Mutter geschützt, schwere Erkrankungen können jedoch sein Wachstum beeinträchtigen. Anfänglich schwimmt er frei im Fruchtwasser, doch mit zunehmendem Wachstum werden seine Bewegungen eingeschränkt, bis er schließlich die gedehnte Gebärmutter vollständig ausfüllt. In der Frühphase ist sein Wachstum hauptsächlich auf Organe und Körpergröße fokussiert, erst später baut er Fettgewebe auf. Spezialisierte Zellen des Nervensystems, z. B. Netzhautzellen, sind höher entwickelt, und die Gehirnzellen sammeln vermehrt Informationen.

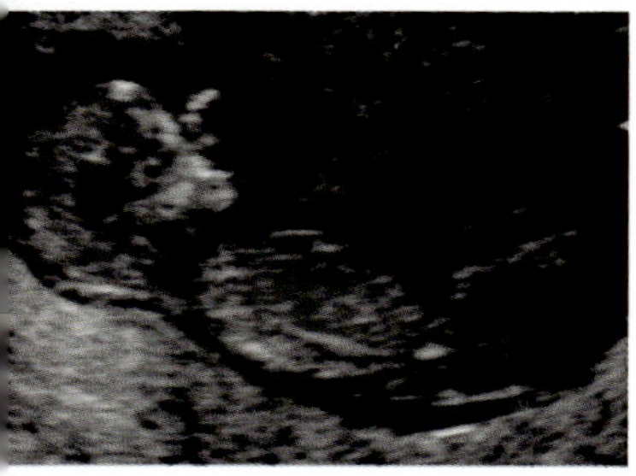

Fetus mit 12 Wochen
Im Ultraschall sieht man den fetalen Herzschlag, Wirbelsäule, Gliedmaßen und sogar Details wie Gesichtszüge.

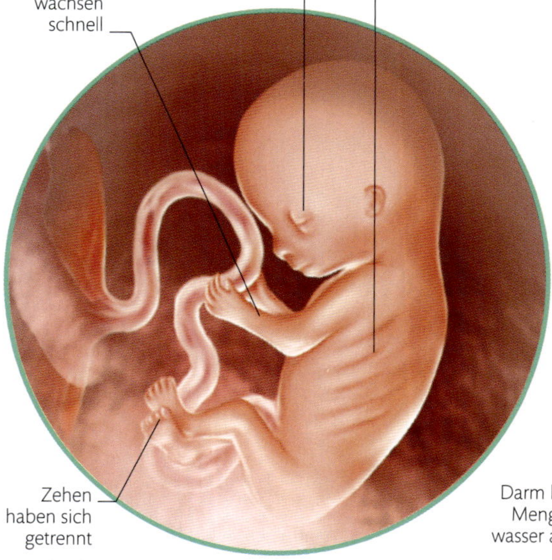

Empfindungen entwickeln sich
Mit einem Gewicht von ca. 45 g und einer Größe von 9 cm ist der Fetus jetzt aktiv, er kann sich strecken und seine Muskeln testen. Seine Augen sind geschlossen, aber Gehirn und Nervensystem sind ausreichend entwickelt, um Druck an Händen und Füßen wahrzunehmen. Er kann seine Fäuste öffnen und schließen und seine Zehen als Reaktion auf Stimuli einziehen.

11. WOCHE

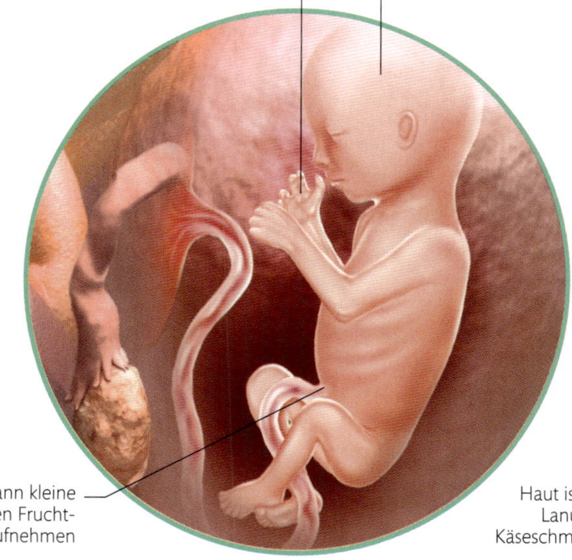

Saugen, atmen und schlucken
In diesem Stadium kann der Fetus bereits schlucken und trinkt Fruchtwasser, das vom Körper absorbiert wird. Die Nieren funktionieren, reinigen das Blut und scheiden Harn über Blase und Harnröhre ins Fruchtwasser aus. Atembewegungen finden statt, und der Fetus hat mit den Händen seinen Mund entdeckt und lutscht am Daumen.

14. WOCHE

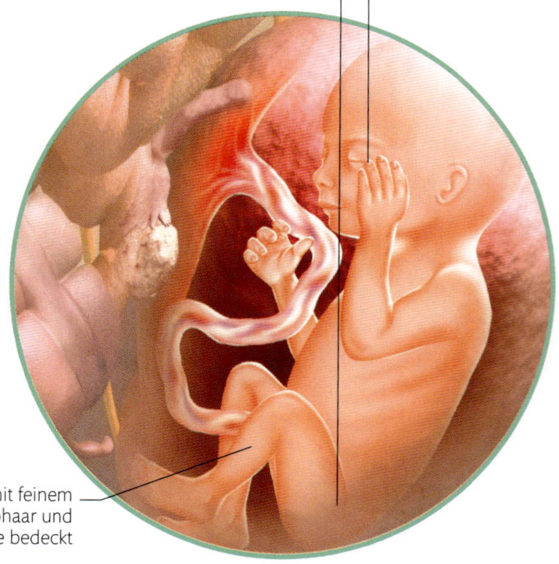

Sich bemerkbar machen
Der Fetus ist jetzt 15 cm lang, wiegt 300–400 g, ist sehr aktiv, und die Mutter beginnt seine Bewegungen durch die Uteruswand zu fühlen. (Auch der Uterusfundus ist jetzt oberhalb des Schambeins zu ertasten.) Der Fetus hat jetzt voll ausgebildete Linien (»Fingerabdrücke«) an Fingerkuppen und Zehen, sein Herz-Kreislauf-System ist vollständig entwickelt.

19. WOCHE

WIE DIE PLAZENTA FUNKTIONIERT

Die Plazenta versorgt den wachsenden Fetus mit Nährstoffen wie Glukose, Aminosäuren, Mineralstoffe und Sauerstoff und entsorgt Abfallprodukte wie Kohlendioxid. Sie bildet eine Barriere zwischen dem fetalen und dem mütterlichen Blutkreislauf, die zwar für diese Stoffe durchlässig ist, aber nicht für Abfallstoffe und Bakterien aus dem Blut der Mutter. Die Plazenta setzt zudem Östrogen, Progesteron, humanes Choriongonadotropin (hCG) und andere Hormone frei. Antikörper der Mutter können in der späten Schwangerschaft ebenfalls die Plazenta passieren, um dem Fetus passiven Schutz vor Infektionen zu geben. Einige Mechanismen sorgen dafür, dass das Immunsystem der Mutter den Fetus nicht als Fremdkörper erkennt und bekämpft.

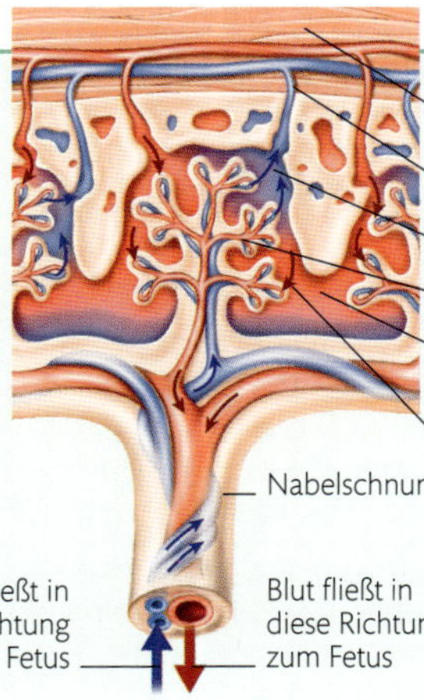

Nährstoffaustausch
Nährstoffe und Abfall werden über die Wände der Blutgefäße der Plazenta ausgetauscht.

VERBUNDEN UND ERNÄHRT

Die 15 cm lange Nabelschnur verbindet die Blutgefäße der Plazenta mit dem Blutkreislauf des Fetus und erlaubt den Austausch von Nährstoffen und Abfallprodukten. Im Gegensatz zu fast allen Blutgefäßen eines Erwachsenen transportiert die V. umbelicalis sauerstoffreiches Blut und Nährstoffe, während die beiden Arterien sauerstoffarmes Blut und Abfallstoffe zur Plazenta führen. Abnormitäten der Nabelschnur sind mit einer Vielzahl von fetalen Fehlentwicklungen verbunden. Die Nabelschnur hat wenige sensible Nerven und wird nach der Entbindung abgeklemmt und durchtrennt.

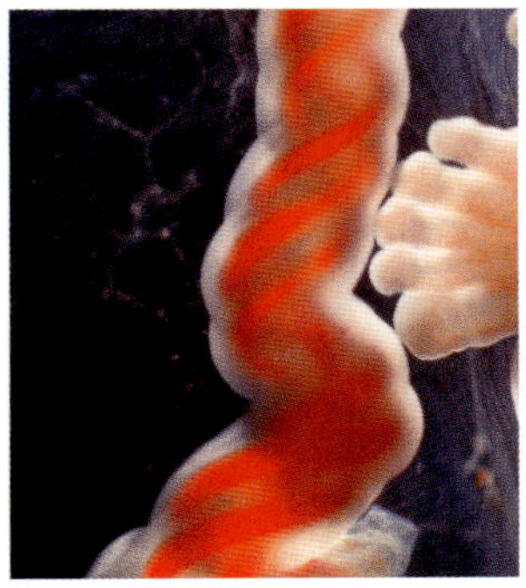

Lebensader
Die Blutgefäße der Nabelschnur sind in einer gallertartigen Substanz geschützt und isoliert, die man Wharton-Sulze nennt.

Ab der **22. Woche** hat der Fetus eine kleine, aber wachsende **Chance zu überleben,** wenn er als **Frühgeburt** zur Welt kommt.

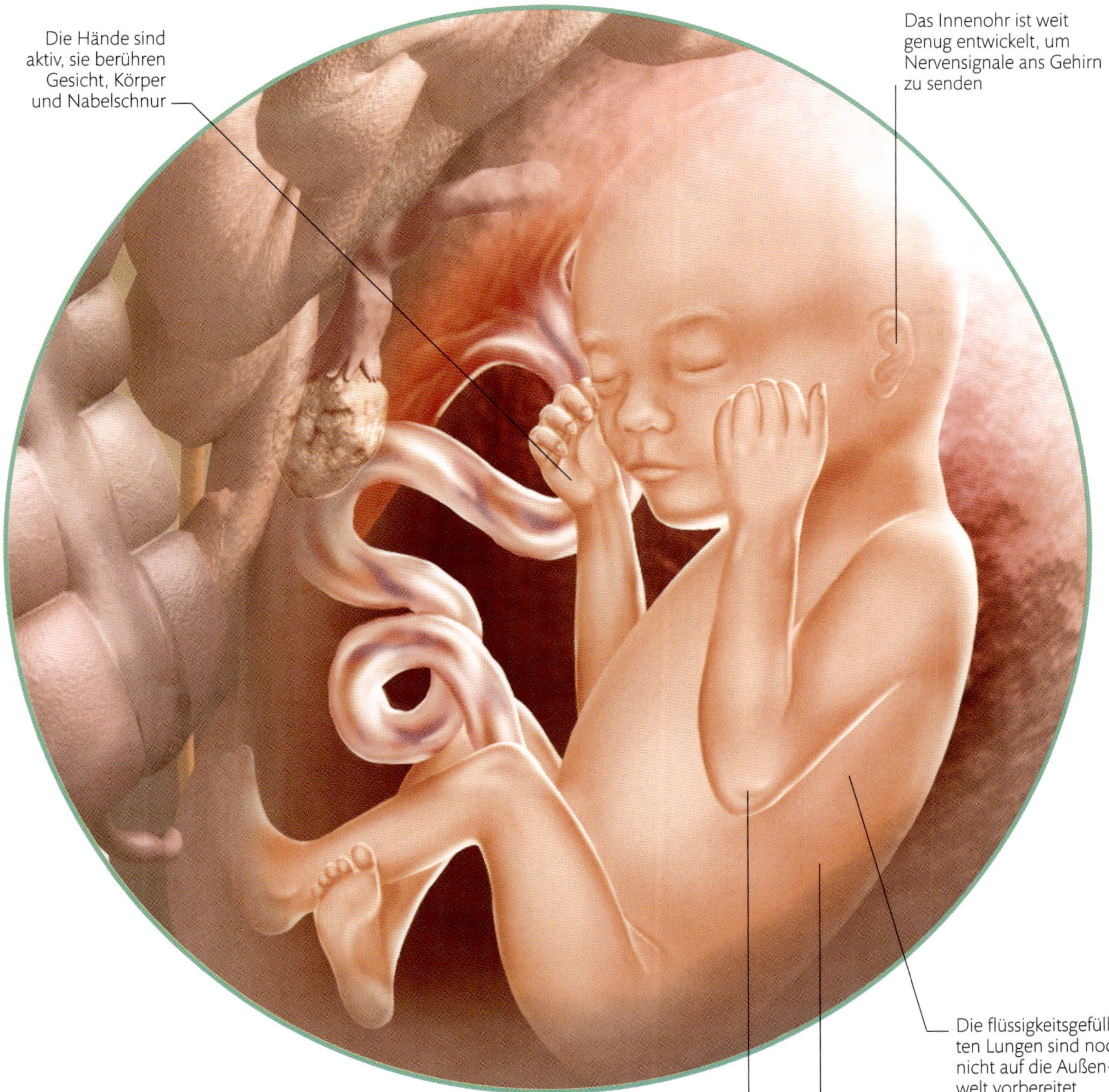

Eine Chance zu überleben
Von der 22. Woche an hat der Fetus eine kleine, aber wachsende Chance zu überleben, wenn er als Frühgeburt zur Welt kommt. Die meisten Körpersysteme, bis auf die Atmung, sind ausreichend entwickelt, um mit der Trennung von der Mutter fertig zu werden. Der Atemreflex funktioniert, aber die Lungen produzieren noch kein Surfactant, das die Lungenbläschen offen hält.

22. WOCHE

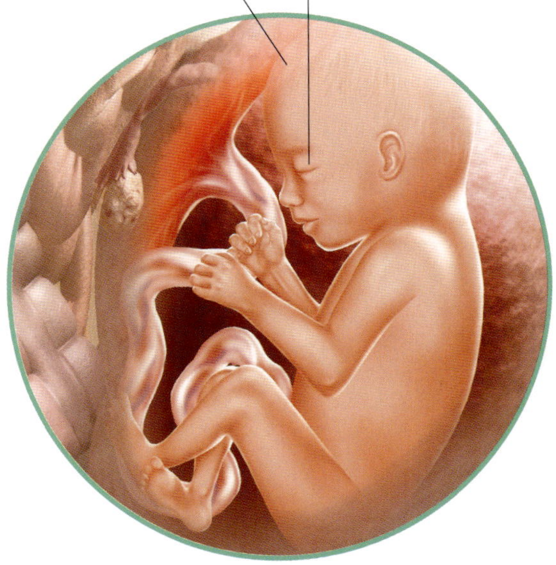

Reagiert auf Geräusche und Bewegung
Umgeben von ständigen Geräuschen des mütterlichen Körpers – Herzschlag, Blutstrom, Darmgurgeln –, reagiert der Fetus durch schnelleren Herzschlag und vermehrte Bewegung (seine »Tritte«) auf Geräusche und Bewegung von außen. Umgekehrt wird er ruhiger, wenn es »draußen« ruhig wird. Sein Gleichgewichtssinn ist jetzt entwickelt, er nimmt Lageveränderungen wahr.

25. WOCHE

LETZTES DRITTEL

Die Entwicklung während der letzten drei Schwangerschaftsmonate ist ein Prozess der Konsolidierung, da alle Organe des Fetus ausgebildet sind und nur noch reifen müssen. Der Fetus verfeinert seine verschiedenen Aktivitäten und Funktionen einschließlich Bewegung, Atmung, Schlucken und Wasserlassen. Der Darm zeigt rhythmische Aktivität, ist aber durch das Mekonium (Kindspech) verschlossen – eine Masse aus Fruchtwasser, Hautzellen, Lanugohaar und Käseschmiere –, das nach der Geburt abgeht. Der Fetus baut jetzt schnell Fettspeicher auf, und seine wachsenden Lungen haben ein Reifestadium erreicht, das im Falle einer Frühgeburt selbstständiges Atmen ermöglicht.

Die Empfindungen werden jetzt stärker, die Augen öffnen sich, können hell-dunkel unterscheiden, die Ohren empfangen gewohnte Geräusche, und der Fetus entwickelt einen Sinn für seine Umgebung und den Zustand der Mutter. Ruht sich die Mutter aus, tut er es auch, ist sie angespannt oder rastlos, reagiert er darauf.

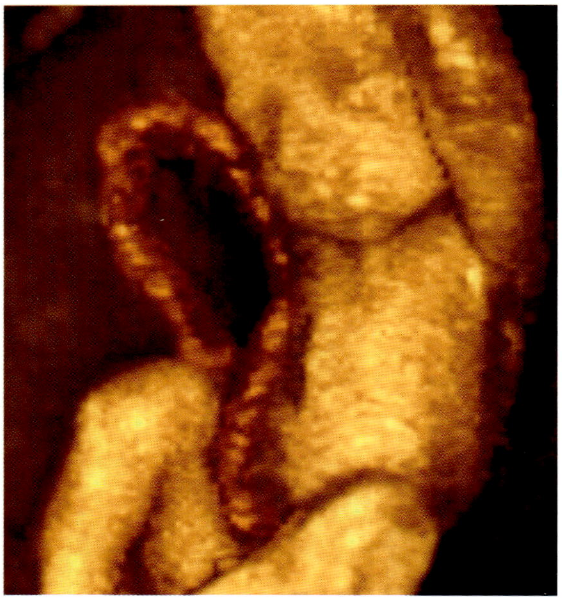

Fetus mit 26 Wochen
Dieser 4D-Utraschall ermöglicht einen Rundumblick auf den Fetus. Er zeigt Kopf, Torso, Gliedmaßen, Nabelschnur und Plazenta. Bewegt sich der Fetus (Zeit ist hier die vierte Dimension), kann auch seine strukturelle Entwicklung festgestellt werden.

Hirnströme, die auf elektrische Aktivität hindeuten, wurden ab der sechsten Woche gemessen, und ab der 26. Woche tritt **REM-Schlaf** auf, der mit **Träumen** verbunden ist.

DURCHBRUCH
WUNDERBABYS

Durch die verbesserte medizinische Versorgung konnte die Überlebensrate von Frühgeborenen, schwachen oder kranken Neugeborenen erheblich gesteigert werden. Sogar Frühgeburten in der 22. bis 23. Woche können überleben und später ein gesundes Leben führen. Atemapparate, intravenös verabreichte Flüssigkeiten und Medikamente sowie eine künstliche Ernährung unterstützen das Baby, bis es stark genug ist, um wie ein normales Baby versorgt zu werden. Die Überwachung durch EKG, Oximeter (misst den Sauerstoffgehalt im Blut) sowie venöse und arterielle Zugänge zur Blutabnahme sind unverzichtbare Einrichtungen zur Stabilisierung des Babys.

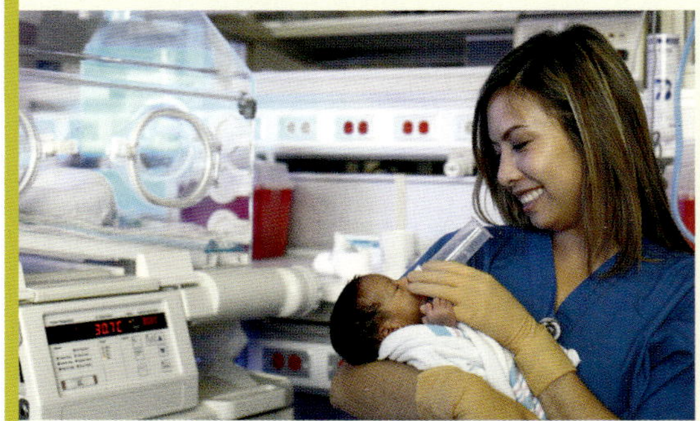

Inkubator
Brutkästen sind thermostatgesteuert und bestens ausgestattet, um u. a. Atmung, Herzfrequenz, Blutdruck und Flüssigkeitsgehalt eines frühgeborenen, untergewichtigen oder kranken Babys zu überwachen.

26. WOCHE

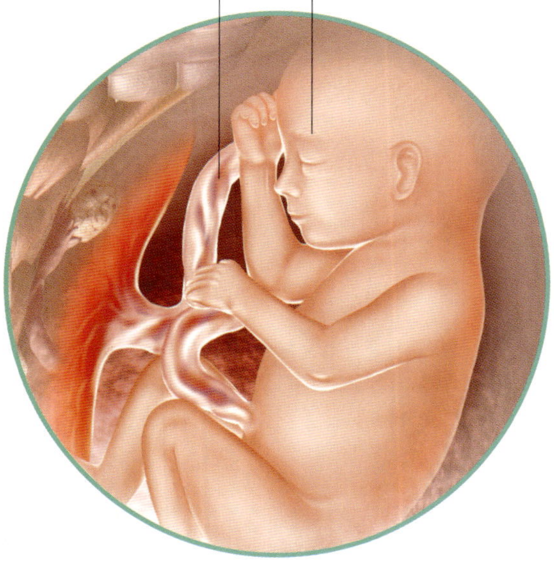

Veränderung der Augen
Der Fetus ist 33 cm lang und wiegt ca. 850 g. Seine Wimpern und Augenbrauen sind vollständig entwickelt, aber er wird die Augen erst in ein bis zwei Wochen öffnen, wenn Unter- und Oberlider voneinander getrennt sind. Die anfängliche Augenfarbe wird blau sein, die endgültige Pigmentierung entsteht später, oft erst nach der Geburt.

30. WOCHE

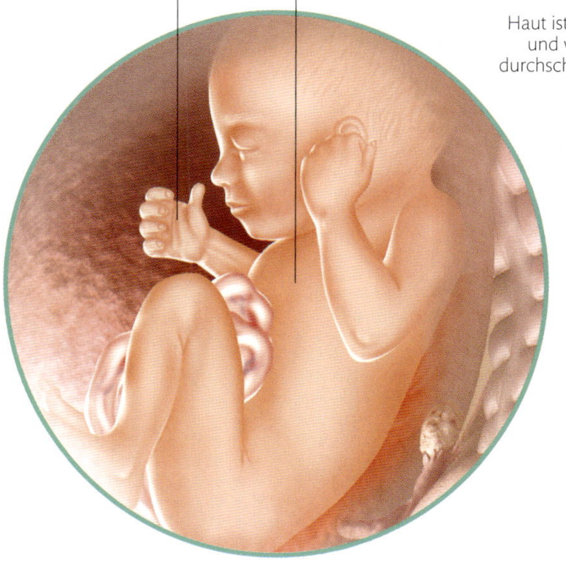

Lungen reifen
Die Herzfrequenz sinkt von anfänglich 160 Schlägen pro Minute auf 110 bis 150 Schläge. Die Lungenschleimhaut beginnt ein Sekret abzusondern, das dem Fetus helfen wird, die Lungen beim ersten Atemzug zu entfalten. Bei Jungen sind die Hoden vom Bauchraum in den Hodensack gewandert.

35. WOCHE

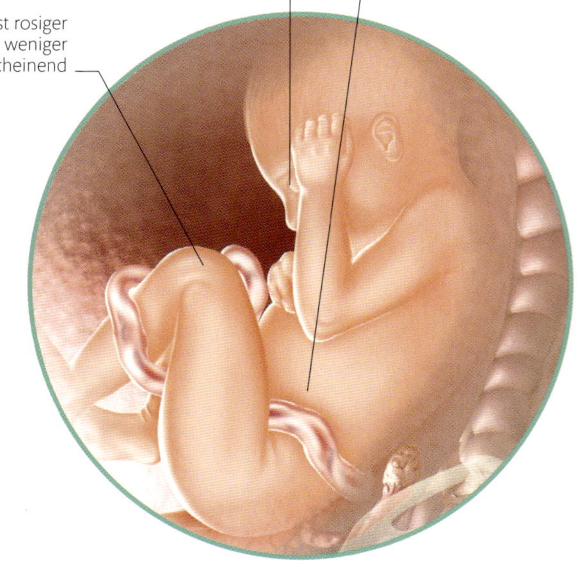

Hautveränderungen und Platzmangel
Der Fetus wiegt nun rund 2 kg, Fettdepots haben die anfangs runzlige Haut gespannt. Käseschmiere und Lanugohaar beginnen zu verschwinden, und die Haut verliert ihre Transparenz. Der Fetus strampelt, hat aber kaum Platz für größere Bewegungen. Er blinzelt, und Atembewegungen verursachen Schluckauf – harmlose Spasmen des Zwerchfells.

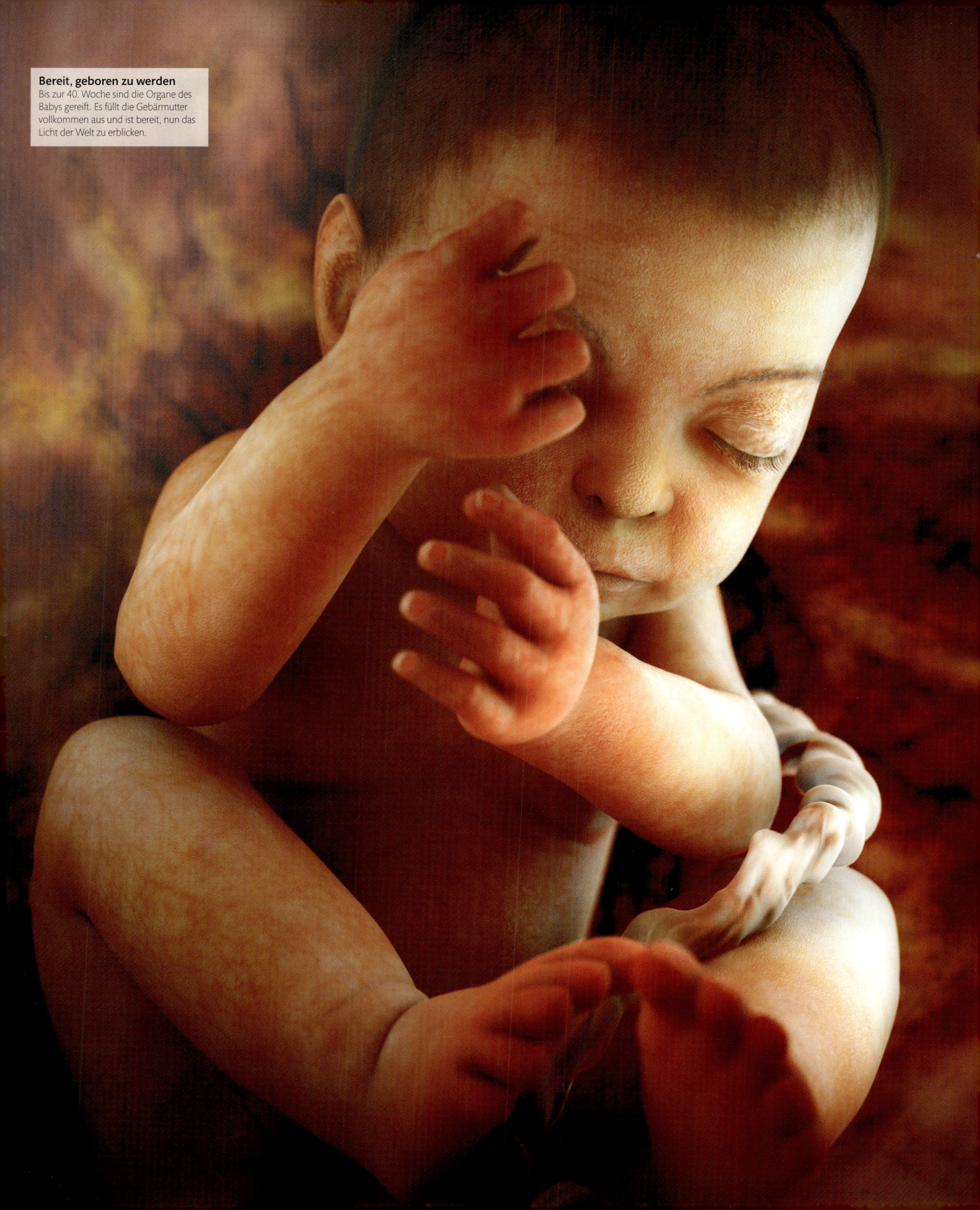

Bereit, geboren zu werden
Bis zur 40. Woche sind die Organe des Babys gereift. Es füllt die Gebärmutter vollkommen aus und ist bereit, nun das Licht der Welt zu erblicken.

DAS NEUGEBORENE

Die ersten vier Wochen im Leben eines Neugeborenen sind eine Zeit einschneidender Veränderung und Anpassung. Es ist auch die gefährlichste Zeit des Lebens, mit dem höchsten Sterberisiko bis zum Rentenalter.

DER START INS LEBEN

Bei der Geburt ist der Kopf des Babys im Vergleich zum Körper überproportional groß und oft von der Passage durch den Geburtskanal verformt. Der Bauch ist relativ dick und kugelig, während die Brust eher glockenförmig ist, ungefähr den gleichen Durchmesser wie die Bauchhöhle hat und deshalb relativ schmal erscheint. Die Brüste können aufgrund mütterlicher Hormone leicht geschwollen sein, manchmal tritt eine blasse, milchige Flüssigkeit aus. Die meisten Babys sehen direkt nach der Geburt blau aus, werden aber mit Beginn der Atmung rosig. Manche haben bereits Kopfhaar, feines Lagunohaar, das sie aber in den ersten Wochen oder Monaten wieder verlieren. Über 80 Prozent aller Neugeborenen haben ein »Geburtsmal«, eine stärker pigmentierte Hautstelle, die im Laufe der Zeit verblasst oder ganz verschwindet.

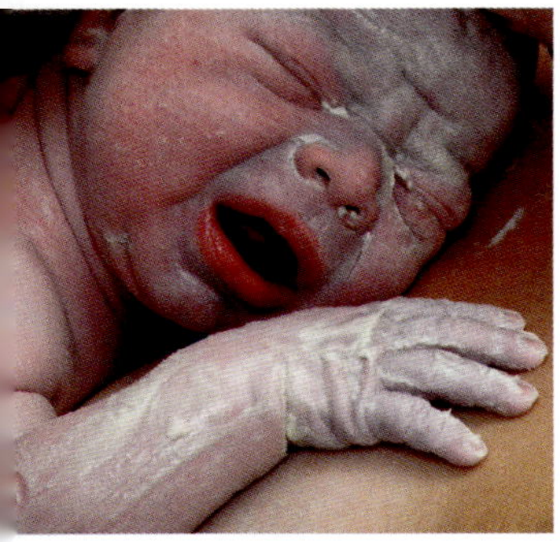

Hautschutz
Bei der Geburt ist die empfindliche, neue Haut des Babys durch die wachsartige Vernix caseosa, die »Käseschmiere«, bedeckt, die aus Hautfetten und abgestorbenen Zellen besteht.

KRITERIUM	0 PUNKTE	1 PUNKT	2 PUNKTE
HERZFREQUENZ	Keine	Unter 100	Über 100
ATEMFREQUENZ	Keine	Langsam, ungleichmäßig; schwaches Schreien	Gleichmäßig, starkes Schreien
MUSKELTONUS	Schlaff	Leichtes Beugen der Gliedmaßen	Aktive Bewegung
REFLEXE	Keine	Grimassen oder Wimmern	Schreien, Niesen oder Husten
FARBE	Blass oder blau	Blaue Extremitäten	Rosafarben

Apgar-Schema
Der Gesundheitszustand eines Neugeborenen wird eine Minute nach der Geburt und fünf Minuten darauf nach fünf Kriterien beurteilt. Das beste Ergebnis sind zehn Punkte. Ein Ergebnis von drei oder weniger Punkten bedeutet die sofortige Einleitung von Wiederbelebungsmaßnahmen.

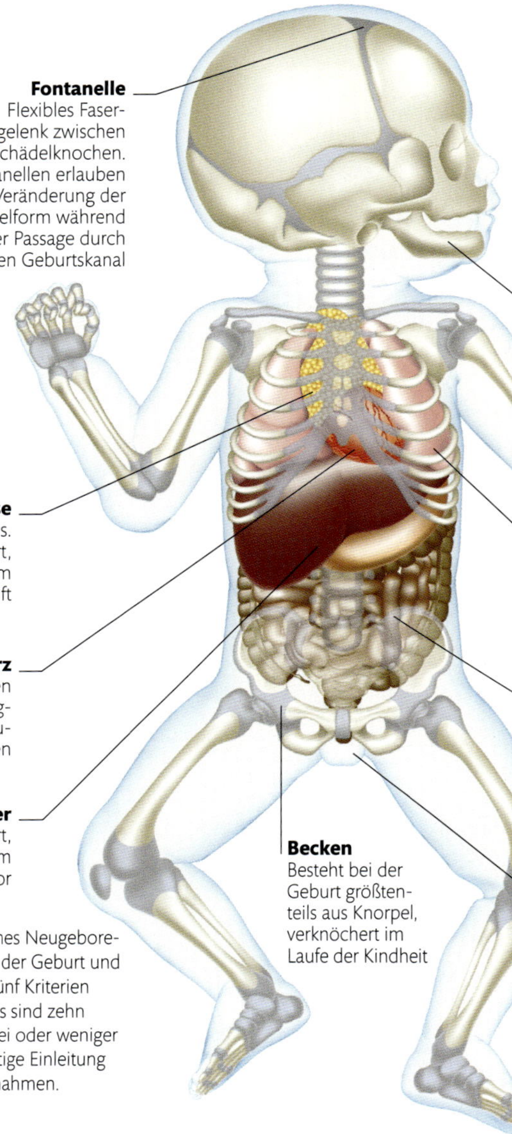

Babyskelett
Der Knochenbau eines Neugeborenen ist weich und biegsam, die Knochen haben noch einen großen Knorpelanteil. Im Laufe der Kindheit findet die komplette Verknöcherung (Ossifikation) statt, einige Knochen verschmelzen. Das Skelett eines Erwachsenen besteht aus 206 soliden Knochen.

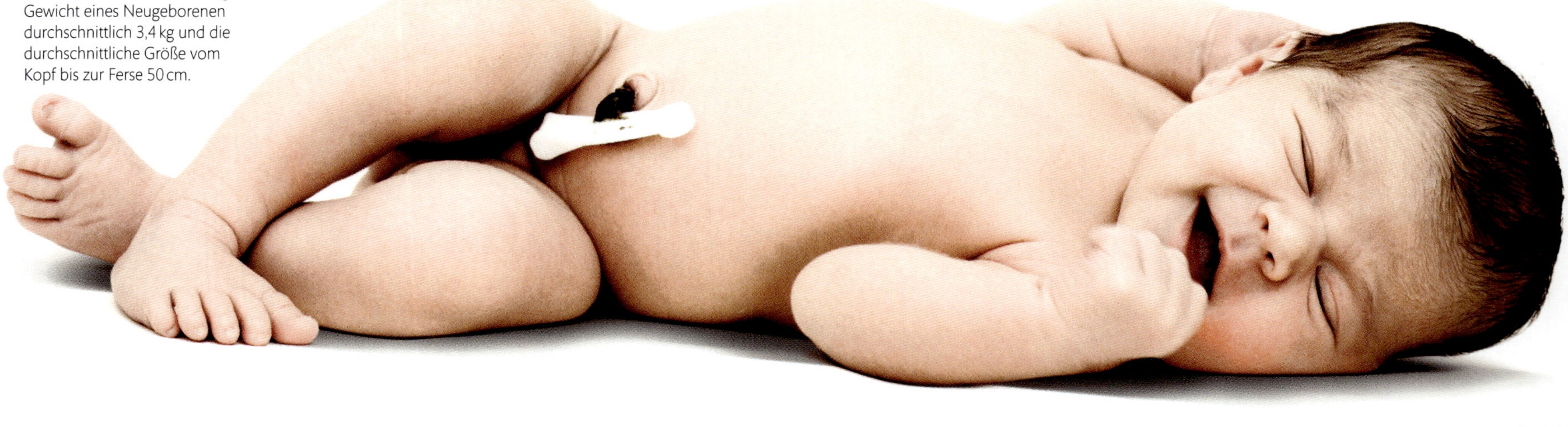

Gerade angekommen
In den Industrieländern beträgt das Gewicht eines Neugeborenen durchschnittlich 3,4 kg und die durchschnittliche Größe vom Kopf bis zur Ferse 50 cm.

VERÄNDERUNG DES BLUTKREISLAUFS

In der Gebärmutter erhält der Fetus über die Nabelschnur Nährstoffe und Sauerstoff aus dem Blut der Plazenta, Abfallstoffe, u. a. Kohlendioxid, werden auf die gleiche Weise wieder zur Plazenta transportiert. Der fetale Blutkreislauf ist an diese Versorgung angepasst und verfügt über spezielle Blutgefäße, die Blut von der Nabelschnur in den Körper führen und umgekehrt. Das meiste Blut wird an der unreifen Leber und den unreifen Lungen vorbeigeführt. Nach der Geburt entfalten sich die Lungen. Durch die bei den ersten Atemzügen entstehende Druckveränderung wird der Blutfluss durch die Lungen verstärkt, die Umgehung wird geschlossen. Das Baby kann fortan normal atmen.

Fetaler Kreislauf
Sauerstoff- und nährstoffreiches Blut wird über die Plazenta zugeführt, sauerstoffarmes Blut und Abfallprodukte fließen zurück, um erneut angereichert zu werden.

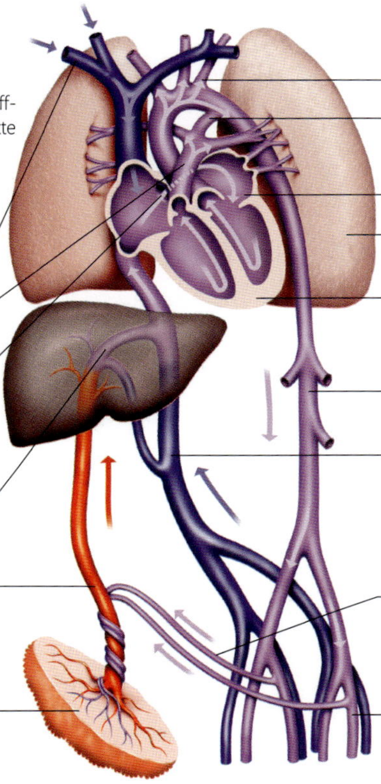

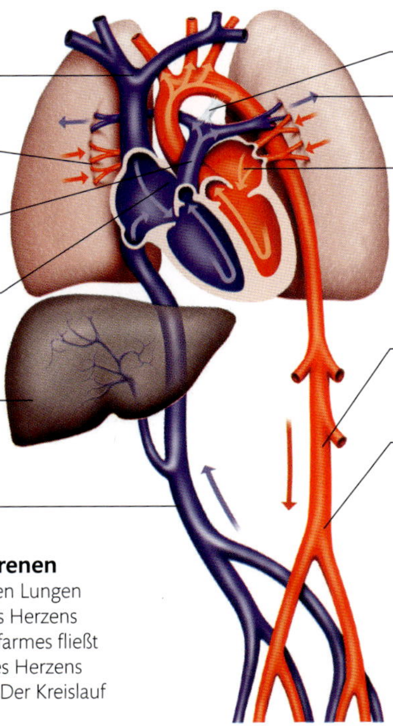

FARBENSCHLÜSSEL
Sauerstoffreiches Blut
Sauerstoffarmes Blut
Gemischtes Blut

Kreislauf des Neugeborenen
Sauerstoffreiches Blut aus den Lungen fließt über die linke Seite des Herzens durch den Körper, sauerstoffarmes fließt zurück in die rechte Seite des Herzens und wieder zu den Lungen. Der Kreislauf ist somit geschlossen.

ABNABELUNG

Solange sie nicht durchtrennt ist, pulsiert die Nabelschnur bis zu 20 Minuten nach der Geburt des Babys weiter, um seine Sauerstoff- und Blutversorgung über die Plazenta aufrechtzuerhalten. Dann kann die Nabelschnur sicher abgeklemmt und durchtrennt werden – dies verursacht keine Schmerzen, weil in der Nabelschnur nur wenige Nerven sind. Bei der Geburt ist die Nabelschnur ca. 50 cm lang. Normalerweise verbleibt nach dem Durchtrennen ein Stumpf von 2–3 cm am Nabel des Kindes. Die Plazenta wird auf natürliche Weise ca. 20 Minuten bis eine Stunde nach der Entbindung ausgestoßen. Dies lässt sich durch eine Injektion während der Entbindung beschleunigen. Inzwischen kann die Mutter das Baby stillen.

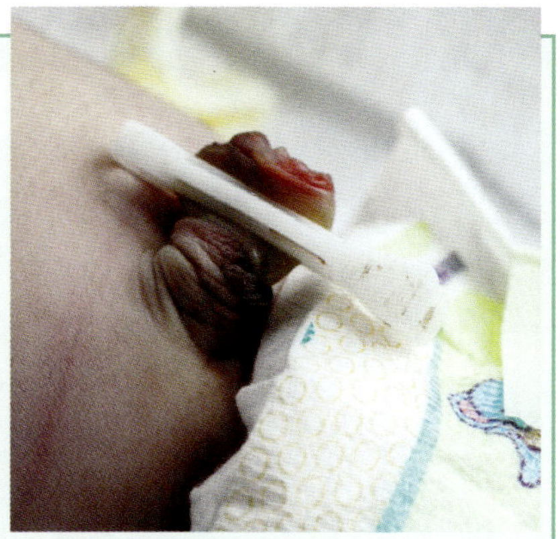

Nabelschnurstumpf
Der Nabelschnurstumpf schrumpft und trocknet ab. Er fällt nach ein bis drei Wochen von selbst ab und hinterlässt den typischen »Nabel«, der auch etwas hervortreten kann.

LEBENSELIXIER

Ein Neugeborenes versucht instinktiv die Brust der Mutter zu finden und daran zu saugen. Aufgrund eines angeborenen Suchreflexes (Rooting-Reflex) dreht das Kind seinen Kopf in Richtung einer Berührung an Wange oder Lippen und macht Saugbewegungen. Wird es an die Brust geführt, öffnet es automatisch seinen Mund und saugt sich fest, indem es den gesamten Warzenhof in den Mund nimmt. Durch das Saugen des Kindes wird der Milchfluss der Mutterbrust ausgelöst. Süße Vormilch (Colostrum) enthält wertvolle »gute« Bakterien und schützt den empfindlichen Darm des Neugeborenen vor Infektionen.

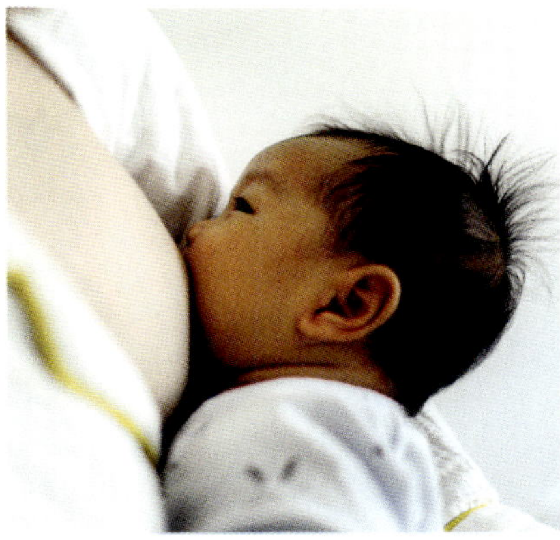

Saugreflex
Der Saugreflex ist innerhalb einer halben Stunde nach der Geburt am stärksten, denn das Stillen stimuliert Hormone im Körper der Mutter, die Uteruskontraktionen zum Ausstoß der Plazenta auslösen.

LEBEN AUSSERHALB DER GEBÄRMUTTER

Fast alle Neugeborenen schlafen die meiste Zeit, wachen aber alle paar Stunden auf, weil sie Hunger haben. Ein Baby schreit durchschnittlich zwischen einer und drei Stunden täglich. In den ersten 24 Stunden sollte das Neugeborene Wasser lassen und seinen ersten Stuhlgang haben, der während der ersten Tage hauptsächlich aus Mekonium (Kindspech), einer grün-schwarzen, klebrigen Masse besteht, die den fetalen Darminhalt repräsentiert. Durch regelmäßiges Stillen wird der Stuhl körnig und braun, dann gelblich. In den ersten beiden Lebenswochen verlieren Babys bis zu zehn Prozent ihres Geburtsgewichts, bevor sie dann stetig zunehmen.

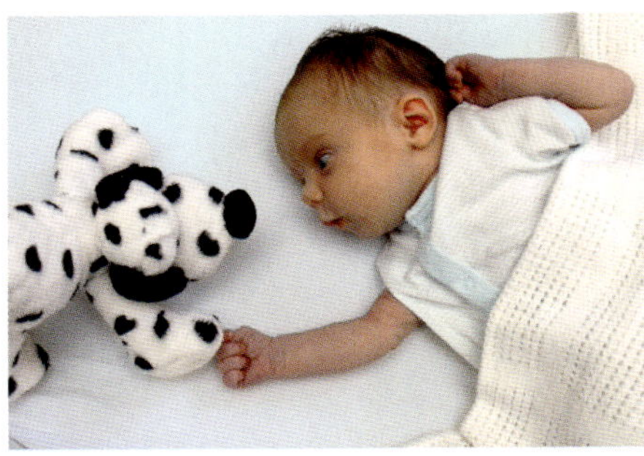

Sehen und Tasten
Säuglinge beginnen schnell, ihr Umfeld mit Augen und Händen zu erkunden. Am schärfsten sehen sie in 20–35 cm Entfernung zu einem Objekt, und sie lieben es, Gesichter zu betrachten. Mund und Hände sind wichtige Tastorgane.

KINDHEIT

Die Kindheit ist eine Zeit körperlicher Veränderungen und Entwicklungsprozesse in einem Ausmaß, wie es im späteren Leben nie mehr auftritt. Der Körper wächst, es werden körperliche und geistige Fähigkeiten sowie Sozialverhalten erlernt, und die emotionale Reife nimmt zu.

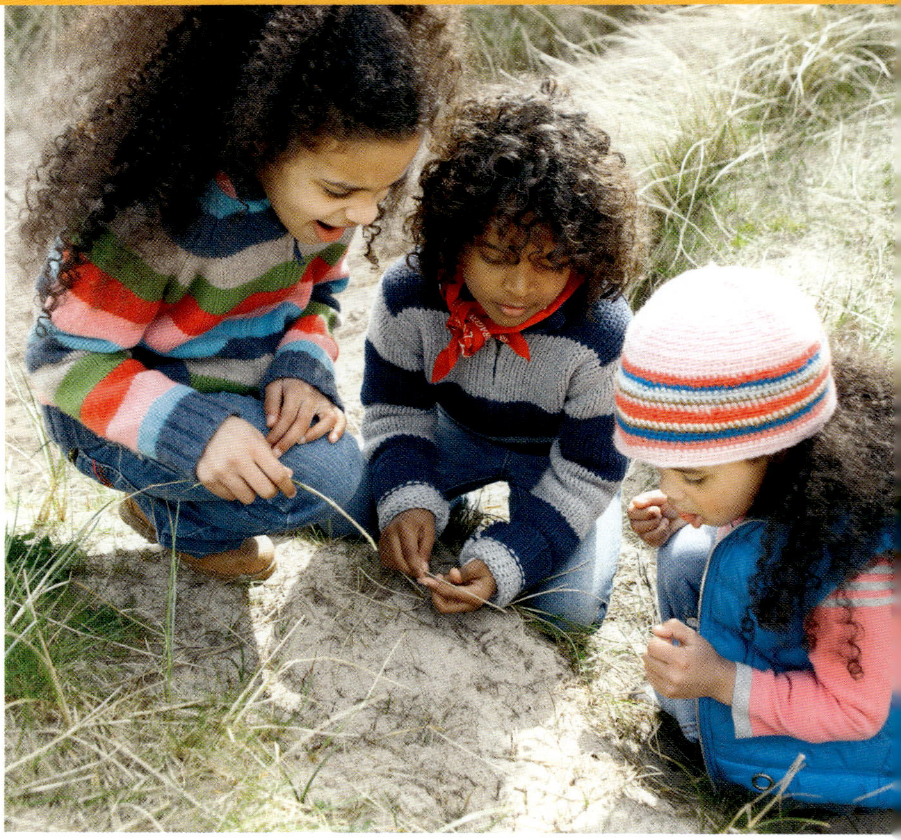

Hat ein Kind **einen Meilenstein** erreicht, sind Erfolg und Begeisterung der **Ansporn** für den nächsten.

Erforschung der Umwelt
Jedes Kind hat eine angeborene Neugier auf seine Umwelt und lernt von allem, was seine Aufmerksamkeit erregt.

WACHSTUM UND ENTWICKLUNG

Die ersten zwei Jahre im Leben eines Kindes sind von sehr schnellem Wachstum geprägt, das sich bis zur Pubertät etwas verlangsamt. Größe und Gewicht aller Körpergewebe und -organe nehmen während der Kindheit zu, mit Ausnahme des Lymphgewebes, das eher schrumpft. Wachstum und endgültige Größe sind vor allem genetisch ererbt, sodass die endgültige Größe bis zu einem gewissen Punkt von der Körpergröße der Eltern abgeleitet werden kann. Dennoch werden Wachstum und Entwicklung auch vom Umfeld des Kindes, von Gesundheit oder Krankheit, Ernährung, geistiger Stimulation und emotionaler Unterstützung beeinflusst.

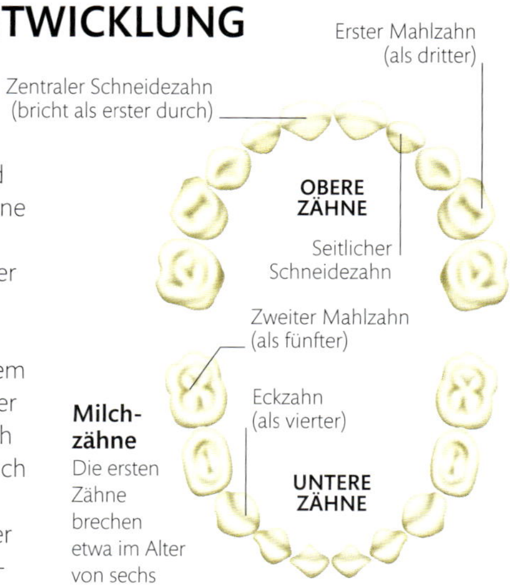

Milchzähne
Die ersten Zähne brechen etwa im Alter von sechs Monaten durch.

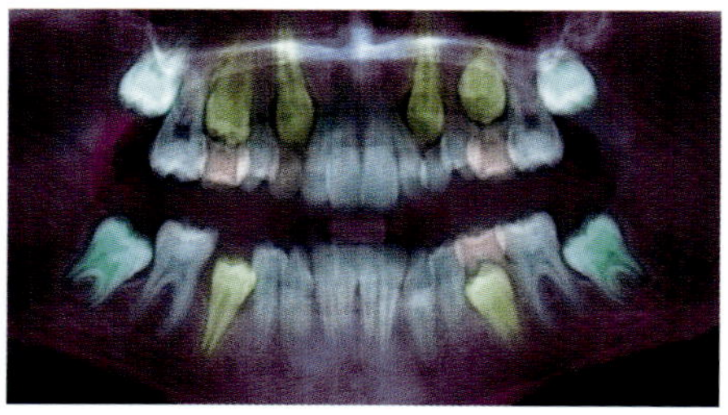

Zahndurchbruch
Die zweiten Zähne beginnen im Alter von ca. sechs Jahren durchzubrechen, und die Milchzähne fallen aus. Im Alter von 13 sind alle bleibenden Zähne (bis auf die Weisheitszähne) herausgewachsen.

Die knorpeligen Gelenke im Schädel eines Babys ermöglichen das Gehirnwachstum. Das Gehirn eines Neugeborenen hat etwa ein Viertel der Größe eines erwachsenen Gehirns, aber bereits im dritten Lebensjahr wird es um 80 Prozent gewachsen sein. Während nahezu alle Neuronen von Geburt an vorhanden sind, werden sich ihre Verbindungen und Vernetzungen untereinander erst bilden und bis zum Erwachsenenalter weiterentwickeln. In der Kindheit brechen sowohl die ersten Zähne (»Milchzähne«) als auch die zweiten, endgültigen Zähne durch.

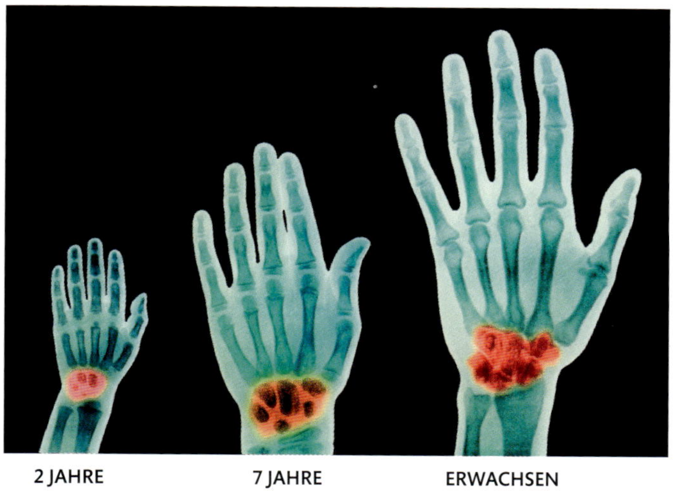

Knochenentwicklung
Mit dem Wachstum des Kindes verknöchern die Skelettknorpel mit der Zeit. Beim Erwachsenen besteht die Handwurzel aus acht Knochen, die sich während der Kindheit aus Knorpeln entwickeln.

KÖRPERPROPORTIONEN

Nach der Geburt ist der Kopf eines Babys relativ groß: Er nimmt ein Viertel bis ein Drittel der gesamten Körpergröße ein, beim Erwachsenen nur ein Achtel. Auch ist der Schädel im Vergleich zum Gesicht ziemlich groß. Der Rumpf des Babys nimmt drei Achtel seiner Gesamtgröße ein – ähnlich wie beim Erwachsenen –, obwohl Schultern und Hüften ziemlich schmal und die Gliedmaßen relativ kurz sind. Während ein Kind wächst, verändern sich auch seine Körperproportionen. Der Rumpf wächst kontinuierlich während der gesamten Kindheit, der Kopf vergrößert sich hingegen kaum, lediglich das Gesicht wird flächiger im Vergleich zum Schädel. Am stärksten wachsen die Gliedmaßen, oft in Schüben. Verantwortlich für das Längenwachstum während der Kindheit ist hauptsächlich das Wachstum der Röhrenknochen in den Beinen. Relativ gesehen wächst ein Kind am stärksten während der ersten beiden Lebensjahre. Ein Kleinkind wächst in dieser Zeit ca. 25 cm und verdreifacht sein Geburtsgewicht im ersten Jahr. Ab dem zweiten Lebensjahr pegelt sich das Wachstum bis zur Pubertät (s. S. 430) bei ca. 6 cm pro Jahr ein und endet zwischen 18 und 20 Jahren.

Kopf-Körper-Verhältnis
Der Kopf eines Neugeborenen hat schon fast seine endgültige Größe, die Gliedmaßen sind dagegen relativ kurz. Mit dem Wachstum ändern sich nicht nur Größe und Gewicht, sondern auch die Körperproportionen.

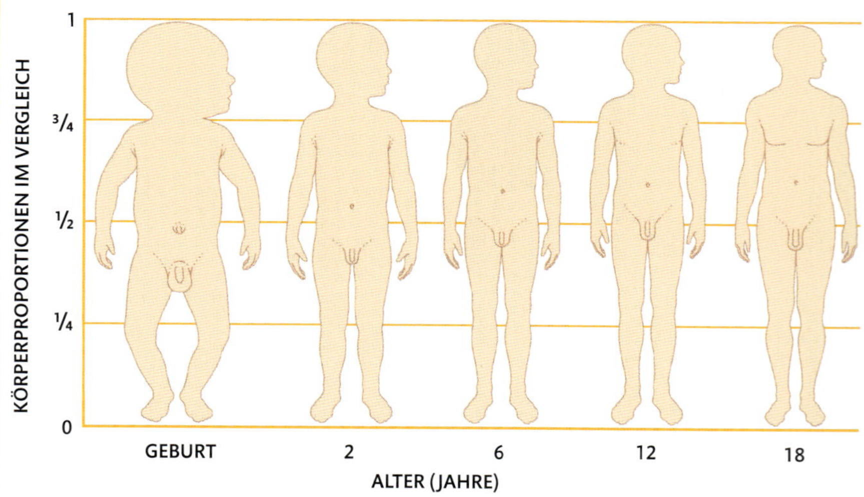

ENTWICKLUNGSSTADIEN

Die Entwicklung eines Kindes erfolgt durch das schrittweise Erlernen von Fähigkeiten in verschiedenen Bereichen. Diese »Meilensteine« folgen einer ziemlich vorhersehbaren Abfolge. Ein Entwicklungsschritt bedingt den nächsten – ein Kind muss erst laufen können, bevor es rennen kann, und zuerst einzelne Worte verstehen und sprechen können, bevor es lernt, Sätze zu bilden. Hat ein Kind einen bestimmten Meilenstein erreicht, sind Erfolg und Begeisterung der Ansporn für den nächsten. Nicht alle Kinder entwickeln sich im gleichen Tempo, auch bei Geschwistern kann das Alter, in dem sie einzelne Fähigkeiten erlernen, erheblich variieren. Manche Kinder überspringen einzelne Schritte, und ein Kind, das in bestimmten Bereichen »vorn liegt«, hinkt vielleicht auf anderen Feldern hinterher. Veränderungen der Lebensumstände, besonders häuslicher Stress (ein neues Baby oder ein Umzug) können die Entwicklung verzögern, die Kinder holen dies aber mit der nötigen Unterstützung wieder auf. Unten stehende Tabelle zeigt das Durchschnittsalter, in dem die einzelnen »Meilensteine« erreicht werden.

SPIELEN IST WICHTIG

Spielen ist weit mehr als ein trivialer Zeitvertreib – es ist grundlegend für die Entwicklung körperlicher, geistiger und sozialer Fähigkeiten. Im Gegensatz zur passiven Unterhaltung erfordert das Spiel eigene Leistungen, Vorstellungskraft und Einfallsreichtum, stimuliert Kreativität und Verständnis, fördert kommunikative und soziale Fähigkeiten. Für Eltern ist das kindgerechte Spielen die beste Möglichkeit, ihren Kindern emotionale Sicherheit zu geben und die Eltern-Kind-Beziehung zu stärken.

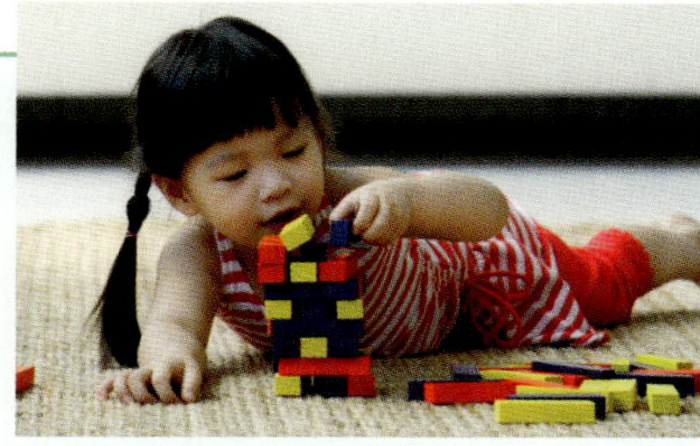

Manuelle Geschicklichkeit
Kinder entwickeln sehr früh die Fähigkeit, Dinge zu greifen und geschickt mit ihnen umzugehen. Schrittweise lernen sie immer komplexere Bewegungen auszuführen.

ALTER (JAHRE): 0 · 1 · 2 · 3 · 4 · 5

Motorische Fähigkeiten

Viele motorische Reaktionen eines Neugeborenen sind unbewusst und größtenteils Reflexhandlungen, wie der Saugreflex. Es erfolgt eine schrittweise stetige Wandlung zu zielgerichteten, aktiven Bewegungen, das Kind lernt den Kopf zu heben, sich zu drehen, zu krabbeln, zu stehen und zu laufen. Gleichgewicht und Koordination verbessern sich gleichermaßen, bis es schließlich die hochkomplexen motorischen Fähigkeiten beherrscht, die es für anspruchsvolle Aktivitäten wie Radfahren oder Schreiben benötigt.

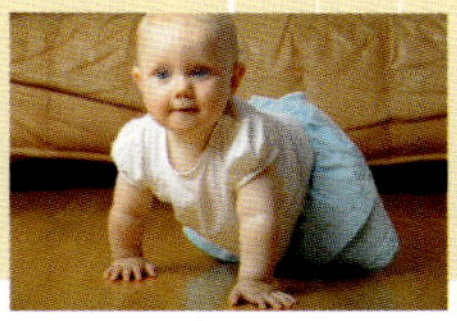

- Hebt Kopf und Brust
- Führt Hand zum Mund
- Greift nach Objekten

- Streckt sich nach Objekten
- Dreht sich um
- Beine tragen das Gewicht

- Krabbelt
- Läuft mit Festhalten
- Schlägt Objekte aneinander
- Isst allein mit den Fingern

- Krabbelt Treppen hoch
- Bückt sich nach Objekten
- Versucht zu springen

- Läuft allein
- Trägt oder zieht Spielzeug
- Beginnt zu rennen
- Kann einen Ball treten
- Kann Treppen steigen
- Kann einen Stift benutzen
- Die Führhand zeigt sich
- Kann Stuhl kontrollieren

- Kann rennen
- Kann Dreirad fahren
- Blättert Buchseiten um
- Blasenkontrolle tagsüber

- Kann Türen und Gläser öffnen
- Malt Linien und Kreise
- Kann einen Turm aus Klötzen bauen

- Hüpft
- Zieht sich allein an und aus
- Steigt auf Leitern
- Kann einen springenden Ball fangen und werfen
- Zeichnet einfache Figuren
- Benutzt die Schere

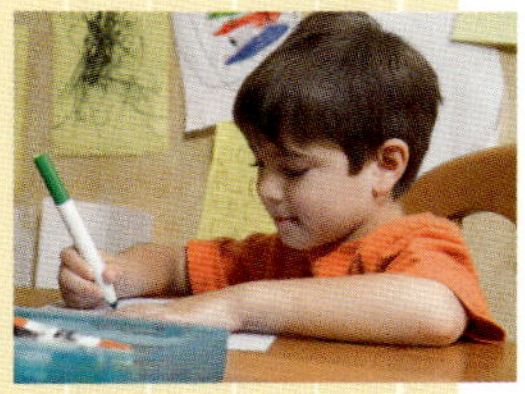

- Führt den Stift präzise
- Schreibt einzelne Wörter
- Isst mit Besteck
- Geht allein zur Toilette

Logische und sprachliche Fähigkeiten

Sprechen lernen und Sprachentwicklung sind grundlegend für die Interaktion eines Kindes mit seiner Umgebung. Ein Kleinkind beginnt einfache Wörter und Kommandos zu verstehen, lange bevor es sprechen kann, und erlernt verbale Fähigkeiten durch Imitation. Je mehr Eltern und andere Bezugspersonen mit ihm sprechen, desto intensiver ist seine verbale Entwicklung. Zusammen mit dem Begreifen der Umgebung ist auch die Sprache für die Entwicklung von logischen und problemlösenden Fähigkeiten wichtig.

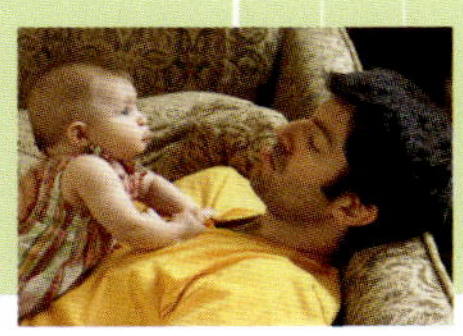

- Lächelt spontan
- Imitiert Geräusche

- Beginnt zu brabbeln
- Erforscht mit Händen und Mund
- Streckt sich nach Objekten außer Reichweite
- Versteht »nein«, »oben« und »unten«

- Erkennt seinen Namen
- Reagiert auf einfache Stichwörter
- Benutzt erste Wörter
- Imitiert Verhalten

- Trinkt aus der Tasse

- Zeigt auf benannte Objekte
- Sortiert nach Farben und Formen
- Formuliert Zwei-Wort-Sätze
- Befolgt einfache Anweisungen
- Spielt Fantasiespiele

- Benutzt einfache Sätze
- Kennt Name, Alter, Geschlecht
- Benutzt Personalpronomen
- Versteht Ortsbestimmungen
- Beginnt Zahlen zu verstehen
- Kann einfache Puzzles

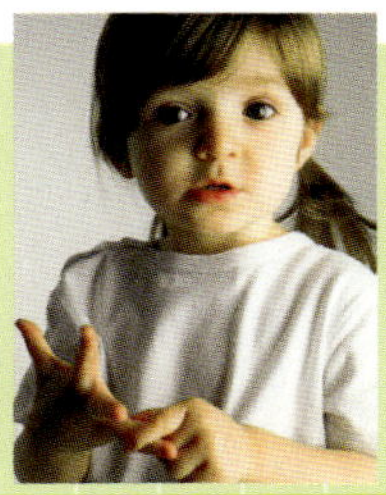

- Versteht Grundgrammatik
- Beginnt zu zählen
- Beginnt Zeit zu begreifen
- Erzählt Geschichten
- Befolgt dreiteilige Anweisungen

- Versteht Zeitbegriff »Zukunft«
- Kennt Name und Adresse
- Kennt mindestens vier Farben
- Kann ausmalen
- Kann mehr als zehn Objekte zählen
- Kann Realität und Fantasie unterscheiden
- Versteht, was Geld ist
- Ist sich der Geschlechter bewusst

Soziale und emotionale Entwicklung

Bereits kurze Zeit nach seiner Geburt erkennt ein Säugling seine Mutter und zeigt eine deutliche Präferenz für sie vor allen anderen. Viele Kinder machen Phasen der Schüchternheit gegenüber Fremden durch, aber die meisten sind begeistert von der Interaktion mit anderen. Bald werden sie zunehmend unabhängiger, lernen sich zu benehmen, begreifen soziale Regeln, kooperieren und zeigen Empathie für andere.

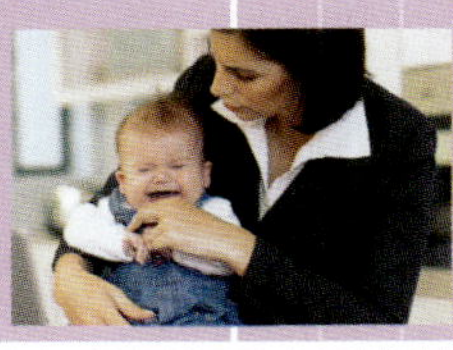

- Stellt Blickkontakt her
- Erkennt Familienmitglieder
- Weint um Aufmerksamkeit
- Lächelt die Mutter an
- Betrachtet intensiv Gesichter
- Erkennt Stimme der Eltern

- Reagiert auf seinen Namen

- Weint, wenn Eltern weggehen
- Zeigt Präferenzen
- Wiederholt Geräusche und Gesten

- Imitiert Verhalten anderer
- Spielt mit anderen Kindern
- Demonstriert Unnachgiebigkeit

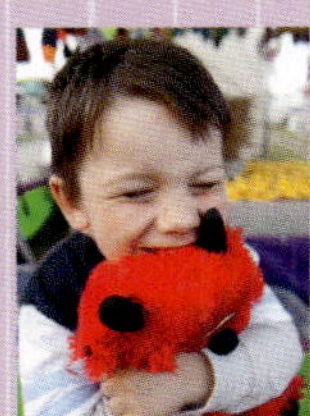

- Zeigt starke Verlustangst

- Zeigt Zuneigung zu anderen Kindern
- Weiß, wann es beim Spielen »dran« ist
- Versteht Besitz (»meins«, »deins«)

- Interessiert an neuen Erfahrungen
- Kooperiert und verhandelt mit anderen Kindern
- Stellt sich Bedrohungen wie »Monster« vor

- Möchte gefallen und Freunde finden
- Wird unabhängiger
- Möchte Fähigkeiten demonstrieren (Singen, Tanzen)
- Zeigt Empathie für andere

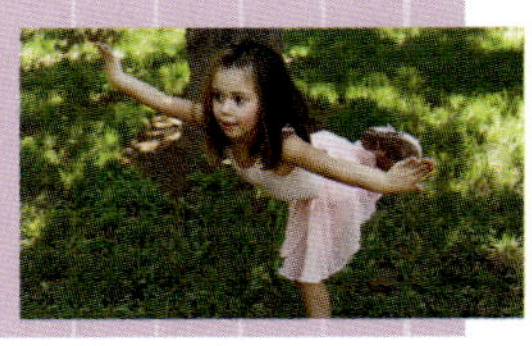

0 · 2 · 4 · 6 · 8 · 10 · 12 · 14 · 16 · 18 · 20 · 22 · 24 · 26 · 28 · 30 · 32 · 34 · 36 · 38 · 40 · 42 · 44 · 46 · 48 · 50 · 52 · 54 · 56 · 58 · 60
ALTER (MONATE)

PUBERTÄT

Die Pubertät ist die Übergangsphase von der Kindheit zum Erwachsenendasein. Sie ist durch große körperliche Veränderungen gekennzeichnet, durch die sowohl Jungen als auch Mädchen die Geschlechtsreife erlangen.

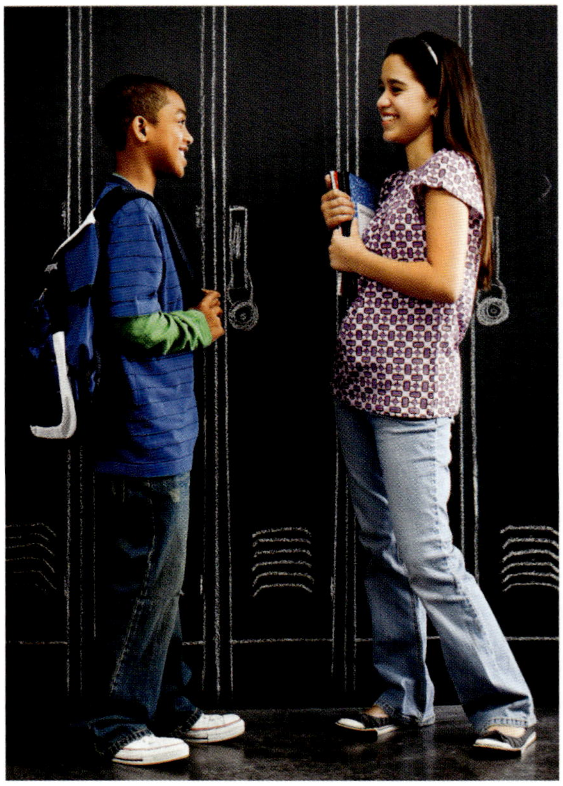

Mädchen und Jungen
Mädchen erreichen die Geschlechtsreife im Schnitt zwei Jahre früher als Jungen. Ein ähnlicher Vorsprung gilt auch für die körperliche und geistige Reife.

DER WEG ZUR REIFE

Während der Pubertät machen Heranwachsende mit zunehmender körperlicher Reife auch Verhaltensänderungen durch, die den Start ins Erwachsenenleben signalisieren. Teenager wollen ihre eigene Identität finden, der Kontakt zu Freunden und Clique wird immer wichtiger, auch für ihre Sozialkompetenz. Heranwachsende teilen ihre Interessen, wie Musik und Mode, mit den Freunden ihrer Clique und distanzieren sich immer mehr von ihren Eltern. Sie streben nach Individualität und möchten ihre Unabhängigkeit beweisen. Sie orientieren sich mehr an den Werten Gleichaltriger, sind dadurch aber auch anfälliger, einem Gruppenzwang zu unterliegen. Ohne ausreichende Selbstsicherheit laufen sie Gefahr, mit Alkohol, Drogen, Zigaretten und Sex zu experimentieren, um Anerkennung in der Clique zu finden.
Viele Teenager unterliegen bei ihrer eigenen Wertfindung emotionalen Schwankungen, die zu Auflehnung, Spannungen in der Familie, schlechten Schulnoten oder Konflikten mit dem Gesetz führen können. Sie müssen mit ihren körperlichen Veränderungen und Hormonschüben fertigwerden und sind zudem oft unsicher, was ihr Aussehen und ihre Attraktivität für das andere Geschlecht betrifft.

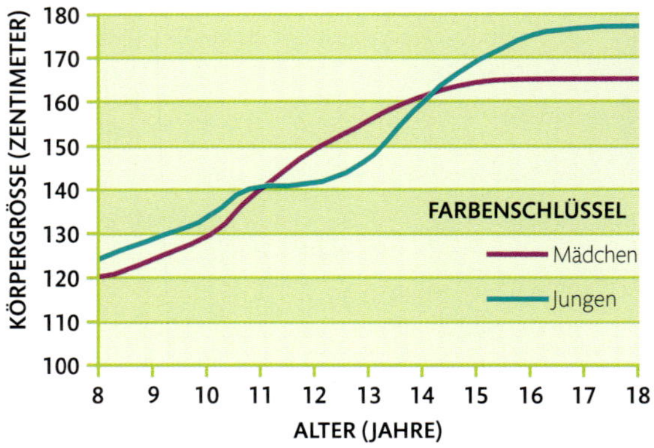

Wachstumsschub
Pubertäre Wachstumsschübe sind hormonbedingt. Bei Jungen setzt das Wachstum meist später ein. Sie wachsen dann aber schneller.

Dies ist die gefährlichste Zeit für die Entwicklung von Essstörungen. Bei all dem Druck, auch in Schule und Berufsausbildung, ist es nicht überraschend, dass Heranwachsende manchmal launisch, entschlusslos oder sprunghaft erscheinen.

HORMONSCHÜBE

Die Hormonschübe, die während der Pubertät auftreten, sind verantwortlich für dramatische Veränderungen im menschlichen Körper. Diese werden bei beiden Geschlechtern durch die Freisetzung des Gonadotropin-Releasing-Hormons (GnRH) aus dem Hypothalamus ausgelöst, das wiederum die Hypophyse zur Ausschüttung zweier weiterer Hormone, des luteinisierenden Hormons (LH) und des follikelstimulierenden Hormons (FSH), veranlasst. Beide gelangen über den Blutstrom zu den Eierstöcken bzw. Hoden und lösen dort die Produktion der Sexualhormone Östrogen und Progesteron bei Mädchen bzw. Testosteron bei Jungen aus. Diese Hormone sind verantwortlich für die gesamte weitere Entwicklung der Pubertät. Weibliche Sexualhormone stimulieren die Eireifung und -freisetzung und bereiten den Körper auf eine mögliche Schwangerschaft vor. Männliche Sexualhormone stimulieren die Spermienproduktion in den Hoden.

Rückkopplung
Eine Hormonproduktion wird durch Rückkopplung gesteuert, wenn der Hormonspiegel die Hormonproduktion reguliert.

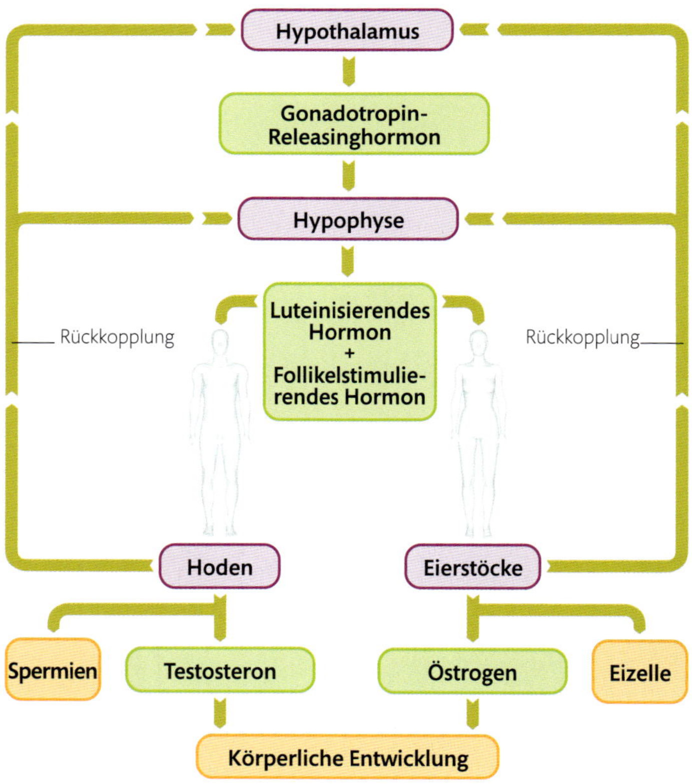

Die **körperlichen Veränderungen** während der Pubertät werden durch **Hormone des Gehirns** ausgelöst.

GEMISCHTE GEFÜHLE

Hormonschübe werden oft mit emotionalen Schwankungen während der Pubertät in Verbindung gebracht. Mittlerweile glaubt man jedoch, dass Sexualhormone dabei nicht die entscheidende Rolle spielen, sondern dass das soziale Umfeld, zusammen mit physikalischen Veränderungen durch den Reifeprozess des Gehirns, einen größeren Einfluss ausübt.

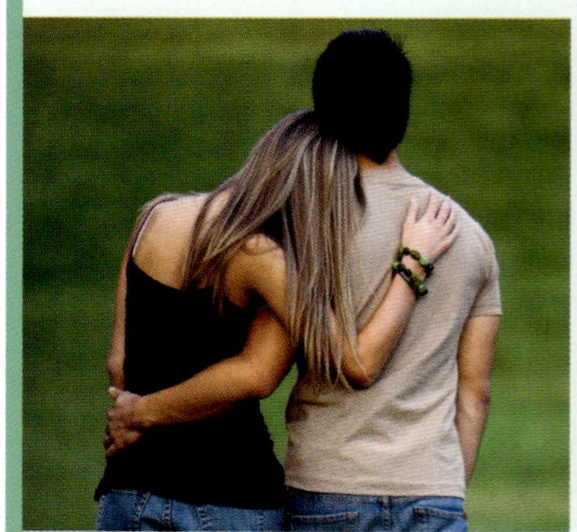

Unsicherheit
Die körperlichen Veränderungen in der Pubertät können große Unsicherheit über die eigene Attraktivität auf andere Jugendliche verursachen.

KÖRPERLICHE ENTWICKLUNG

Das Alter, in dem die körperlichen Veränderungen einsetzen, die den Beginn der Pubertät kennzeichnen, variiert stark, ist aber meist identisch mit dem Alter, in dem der gleichgeschlechtliche Elternteil in die Pubertät kam. Bei den meisten Mädchen beginnt die Pubertät zwischen 8 und 13 Jahren, bei den meisten Jungen zwischen 10 und 15. Bei beiden Geschlechtern dauert der Prozess der körperlichen Reifung zwischen zwei und fünf Jahren. Die Pubertät endet bei den meisten Mädchen mit 15 und bei den meisten Jungen mit 17 Jahren. Beide Geschlechter erleben in der Pubertät einen bemerkenswerten Wachstumsschub, in dem Jungen bis zu 9 cm und Mädchen bis zu 8 cm pro Jahr wachsen können. Obwohl Jungs vor Eintritt in die Pubertät im Schnitt 2 cm kleiner als gleichaltrige Mädchen sind, sind sie durchschnittlich 13 cm größer, wenn sie ausgewachsen sind.

Die Pubertät bedeutet auch den Beginn der sexuelle Entwicklung, des Wachstums und der Reifung der primären Geschlechtsorgane (Hoden und Eierstöcke) sowie der Ausbildung der sekundären Geschlechtsmerkmale. Bei beiden Geschlechtern vergrößern sich die Genitalien, Achsel- und Schamhaare wachsen, und Hautveränderungen können eine Akne zur Folge haben. Bei Mädchen wächst die Brust, Hüften und Becken werden breiter. Die Menstruation setzt ein, der Eisprung findet statt. Bei Jungen vergrößert sich der Adamsapfel, die Stimme wird tiefer. Die Muskelmasse entwickelt sich, Bart und Körperhaare wachsen. Die meisten Jungen erleben in und nach der Pubertät während der Nacht spontane Ejakulationen (»feuchte Träume«).

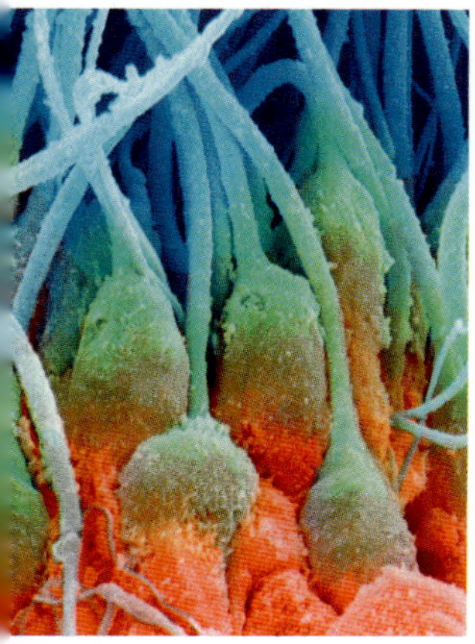

Spermienproduktion
Die Pubertät löst die Spermienproduktion in den Hoden aus. Es dauert 72 Tage, bis ein schwimmfähiges Spermium gereift ist.

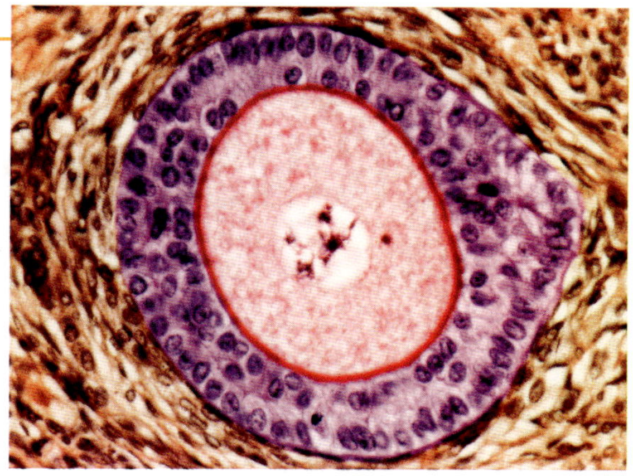

Reifendes Ei
Mädchen haben bereits bei der Geburt alle Eier (ca. eine halbe Million) in den Eierstöcken. Nach der Pubertät reifen jeden Monat einige davon, aber normalerweise wird nur eines davon freigesetzt.

Die **Pubertät** kennzeichnet den Beginn der **sexuellen Entwicklung** bis zur **Geschlechtsreife,** die die **Fortpflanzung** ermöglicht.

Bartwuchs
Der Bartwuchs gehört zu den letzten Veränderungen während der Pubertät und tritt meist um das 15. Lebensjahr auf.

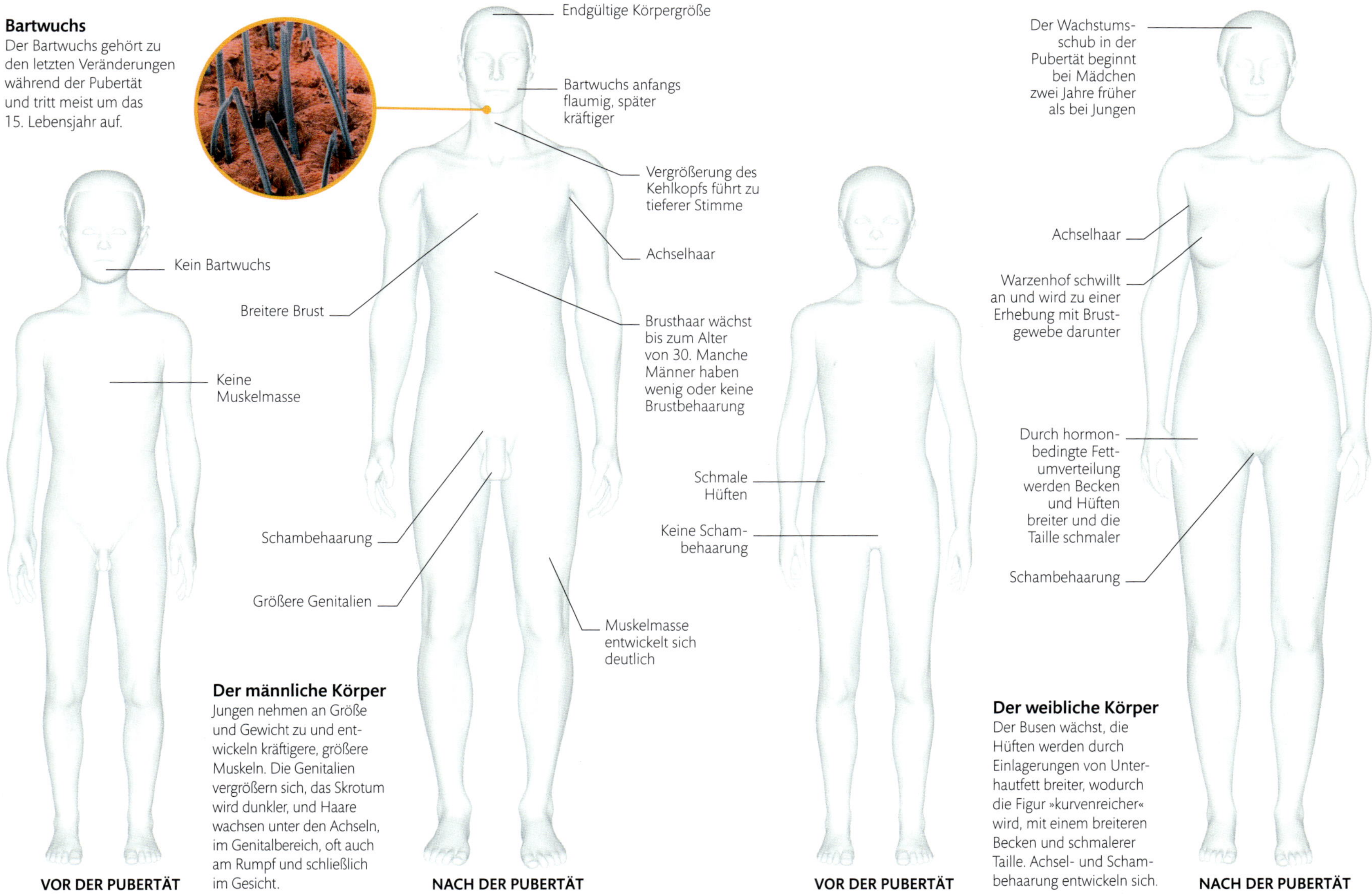

Der männliche Körper
Jungen nehmen an Größe und Gewicht zu und entwickeln kräftigere, größere Muskeln. Die Genitalien vergrößern sich, das Skrotum wird dunkler, und Haare wachsen unter den Achseln, im Genitalbereich, oft auch am Rumpf und schließlich im Gesicht.

Der weibliche Körper
Der Busen wächst, die Hüften werden durch Einlagerungen von Unterhautfett breiter, wodurch die Figur »kurvenreicher« wird, mit einem breiteren Becken und schmalerer Taille. Achsel- und Schambehaarung entwickeln sich.

BEGINN DES ALTERNS

Der Prozess des Alterns ist unaufhaltsam. Mit dem Älterwerden stellen sich merkliche Veränderungen in allen Körpersystemen ein. Obwohl viele Faktoren des Alterungsprozesses bekannt sind, konnte noch nicht vollständig geklärt werden, was ihn letztendlich auslöst.

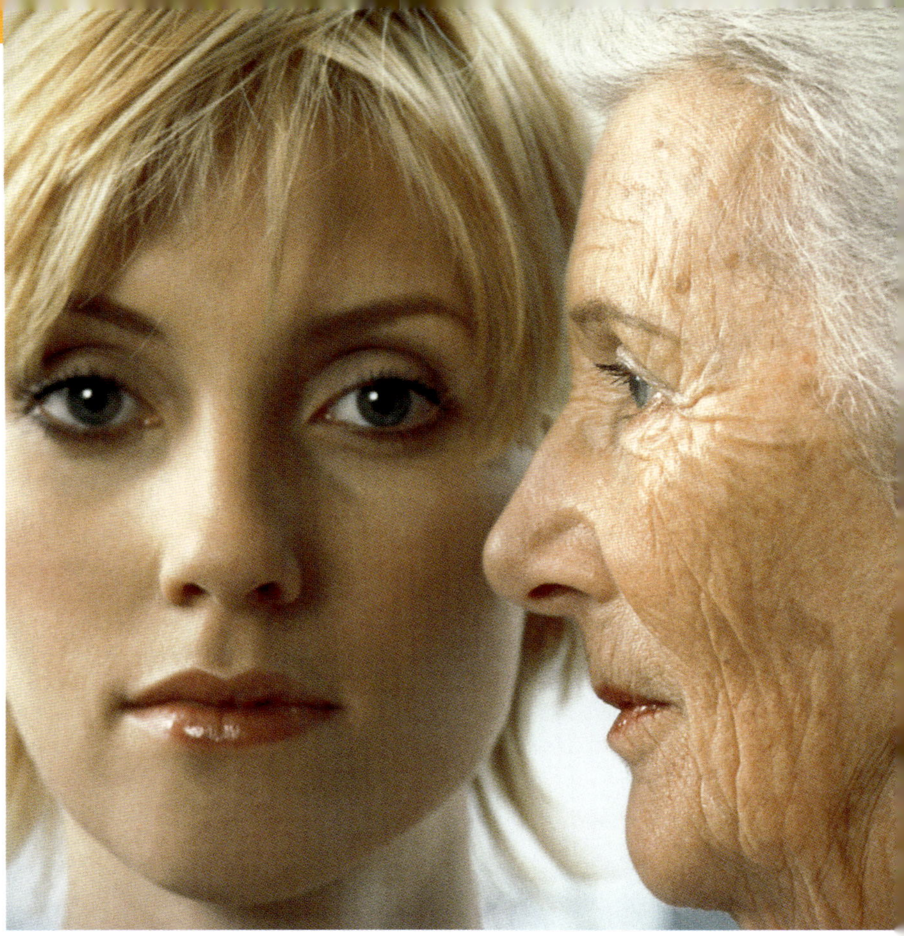

Zeichen der Alterung
Die auffälligsten äußeren Anzeichen der Alterung sind Falten, blasser Teint und ergrauende Haare, eine Folge der nachlassenden Pigmentierung.

ALTERUNGSPROZESS

Während wir altern, durchlaufen alle Zellen unseres Körpers fortschreitende Veränderungen, die unvermeidbar zu Schäden in den aus ihnen bestehenden Organen und Geweben führen. Im Laufe ihres Lebens häufen die Zellen im Innern Zelltrümmer an, wodurch sie größer und weniger effizient werden. In der Folge können sie weniger Nährstoffe und Sauerstoff aufnehmen und ihre Stoffwechselprodukte schlechter abgeben. Durch diese Funktionsstörungen sind sie nicht mehr so gut in der Lage, sich zu teilen. Die Folge sind Bindegewebsversteifungen, die wiederum zu Elastizitätseinbußen in Arterien, dünner werdender Haut, Immunschwäche und verminderter Organfunktion führen.

Die Belastbarkeit nimmt mit zunehmendem Alter ab. Ein alternder Herzmuskel ist nicht mehr in der Lage, seine Pumpleistung den Anforderungen anstrengender Sportarten oder großem Stress anzupassen. Auch die Leistung der Lungen und Nieren reduziert sich. Zudem baut der Körper im Alter Giftstoffe schlechter ab, wodurch sich das Nebenwirkungsrisiko von Medikamenten erhöht. Das Immunsystem wird schwächer, was zu einer erhöhten Anfälligkeit für Erkrankungen führt, mit denen es auch zunehmend schwerer fertigwird, bis der Punkt erreicht ist, an dem der Körper sich von einer Krankheit nicht mehr erholt.

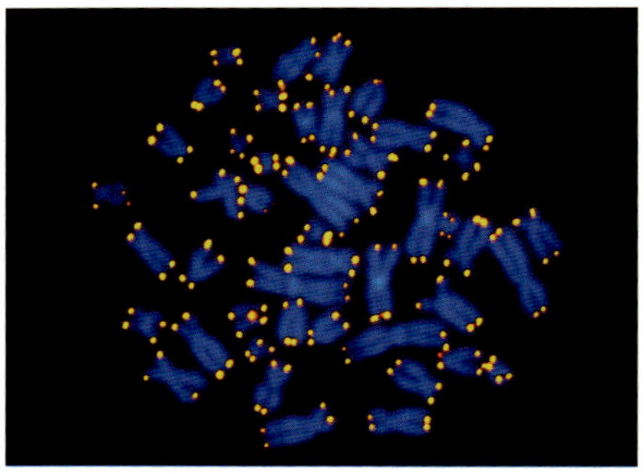

Telomere
DNA-Stränge am Ende jedes Chromosoms werden bei jeder Zellteilung kürzer, was die Anzahl der möglichen Zellteilungen reduziert. Vielleicht liegt hier der Schlüssel zum Mechanismus der Alterung.

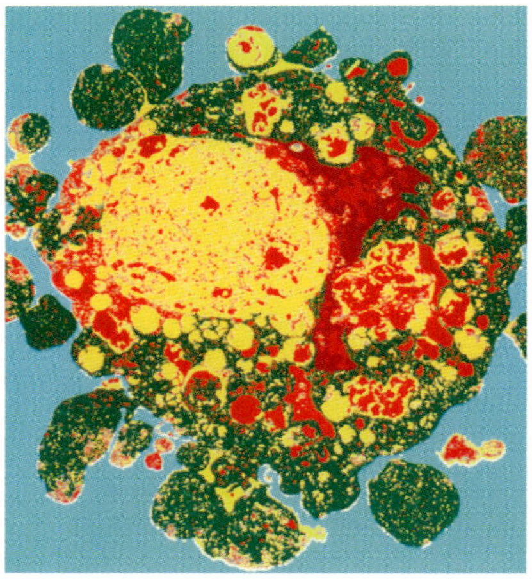

Sterbende Zelle
Die Reparatur und Erneuerung von Geweben beruht auf dem programmierten Zelltod (Apoptose). Die Apoptose läuft normalerweise kontrolliert ab, um neuen Zellen Platz zu schaffen. Mit zunehmendem Alter ist dieser Prozess beeinträchtigt, ein Faktor für die Entstehung von Krankheiten.

20-35

In diesem Alter erreichen **biologische Funktion** und **körperliche Leistungsfähigkeit** ihren Höhepunkt.

HORMONE UND STOFFWECHSEL

Der Alterungsprozess beeinträchtigt die Hormonproduktion des Körpers. Zudem sprechen aber auch die Zielorgane weniger auf die Hormonstimulation an. Die Schilddrüsenhormone gehören zu den Motoren des Stoffwechsels. Ein Nachlassen ihrer Ausschüttung und der Reaktion ihrer Zielgewebe im Alter führen zum Abbau von Muskelgewebe, das mehr Energie verbraucht als Fettgewebe. In der Folge sinkt die Stoffwechselrate, und es werden weniger Kalorien »verbrannt«. Wirkt man diesem Muskelabbau nicht durch vermehrte Bewegung entgegen, setzt man Fett an. Bereits ab dem mittleren Lebensalter werden die Körperzellen unempfindlicher für das im Pankreas hergestellte Insulin, was zu einem allmählichen Anstieg der Blutzuckerwerte führt. Deshalb neigen ältere Menschen eher zu Diabetes. Eine geringere Produktion von Nebenschilddrüsenhormonen wirkt sich auf den Kalziumspiegel im Körper aus, wodurch das Osteoporoserisiko steigt. Eine verringerte Aldosteronausschüttung der Nebennieren beeinflusst den Flüssigkeitshaushalt des Körpers und damit auch den Blutdruck. Kortison, ein weiteres Hormon der Nebennieren, das bei Stress vermehrt ausgeschüttet wird, scheint den Alterungsprozess zu beschleunigen. Bei Frauen reduziert sich die Östrogenproduktion nach der Menopause deutlich, die Testosteronproduktion bei Männern nimmt hingegen langsam ab, sodass sie bis ins hohe Alter fruchtbar sein können.

MENOPAUSE

Das Nachlassen der Östrogenproduktion führt zum Ausbleiben der Menstruation und des Eisprungs und zum Verlust der Fruchtbarkeit. Diese Hormonumstellung kann jahrelang dauern, in den Industrieländern haben Frauen durchschnittlich mit 51 Jahren ihre letzte Periode. Nach der Menopause steigt das Risiko für Osteoporose, Herz-Kreislauf-Erkrankungen sowie Brust- und Gebärmutterkrebs.

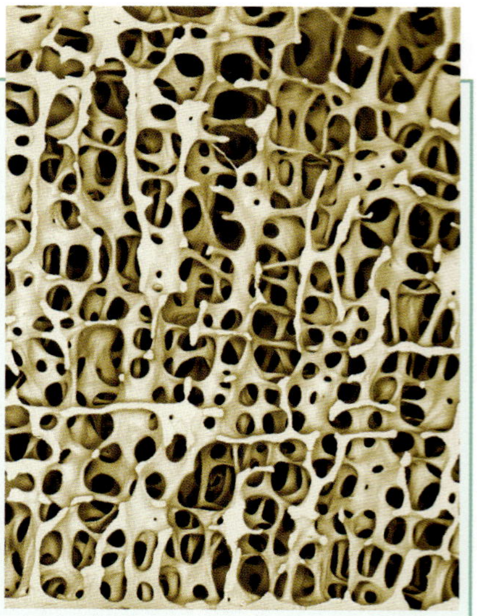

Osteoporose
Bei der Osteoporose verlieren die Knochen ihre Dichte, sie werden spröde und neigen zu Brüchen. Hüfte und Wirbelsäule sind besonders gefährdet (s. S. 449).

HAUT

Im Alter werden die äußeren Hautschichten und die darunter liegende Fettschicht dünner. Die alternde Haut wird unelastischer und empfindlicher, sie sinkt ein und wird verletzbarer. Auch die Blutgefäße im subkutanen Gewebe werden empfindlicher, Hämatome treten leichter auf. Die Talgdrüsen reduzieren ihre Produktion, die Haut neigt zu Trockenheit und Juckreiz.

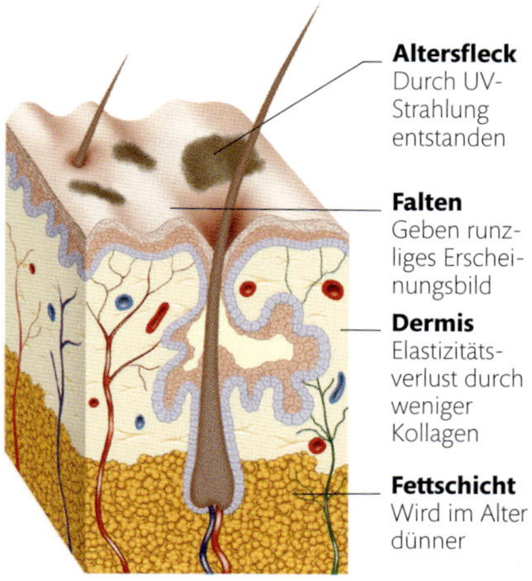

Alternde Haut
Ältere Haut hat weniger subkutanes Fett und elastisches Gewebe, und sie produziert weniger Talg. Pigmentzellen werden weniger und größer. Die Haut erscheint blasser, Altersflecken treten auf.

BEWEGUNGSAPPARAT UND ORGANE

Im Alter treten wesentliche Veränderungen am Bewegungsapparat auf, darunter Gelenksteifigkeit sowie ein Verlust von Knochendichte, Muskelmasse und -tonus. Bei älteren Menschen fehlen Kalzium und weitere wichtige Mineralstoffe im Knochen, es kann sich eine Osteoporose entwickeln, bei der die Knochen porös und brüchig werden. Die vermehrte Aufnahme von Vitamin D und Kalzium kann zusammen mit Kraftübungen die Knochen stärken und das Risiko für Knochenbrüche senken. Sportliche Übungen können zudem dem altersbedingten Verlust von Muskelmasse vorbeugen und so Gelenksteifigkeit und arthrotische Veränderungen zum Teil kompensieren. Ältere Menschen haben oft eine gebeugte Haltung, sind weniger beweglich und bewegen sich langsamer. Der Gang kann unsicher werden, auch durch einen schlechter werdenden Gleichgewichtssinn. Die Pumpleistung des Herzens lässt im Alter nach, und Elastizitätsverlust in den Arterien kann zu Bluthochdruck führen, was eine weitere Belastung für das Herz bedeutet. Durch Störungen des Reizleitungssystems treten Herzrhythmusstörungen häufiger auf, und parallel dazu sinkt die Lungenkapazität durch die nachlasssende Elastizität der Atemwege. Die Folge ist, besonders nach dem 65. Lebensjahr, eine schlechtere Sauerstoffversorgung der Gewebe.

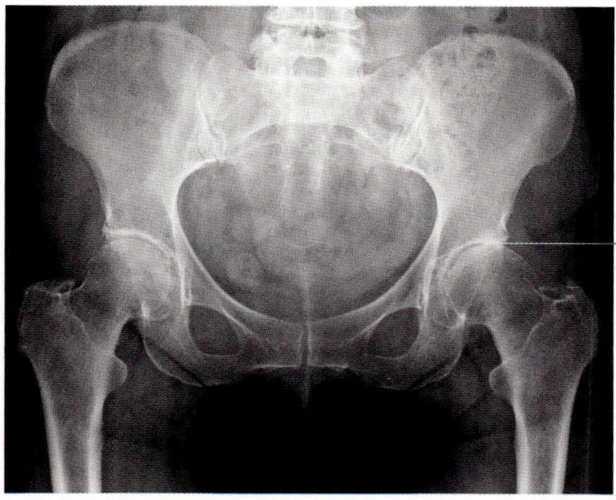

Arthrose
Jahrelange Belastung führt zur Abnutzung des Gelenkknorpels. Durch aneinanderreibende Gelenke kann Arthrose entstehen, die bei älteren Menschen zu Steifigkeit und Schmerzen führt.

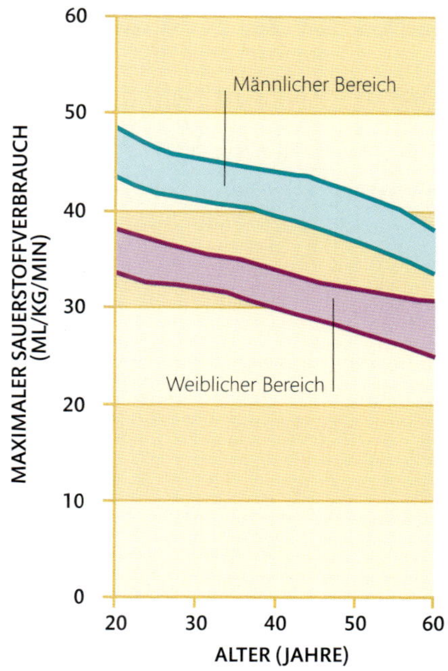

Herz- und Lungenfunktion
Herz- und Lungenfunktion lassen im Alter nach. Es gibt wenig Reserven, um zusätzlichen Belastungen gewachsen zu sein.

Regelmäßiger Sport mindert den Verlust von **Muskelmasse** und kann altersbedingter **Arthrose** teilweise entgegenwirken.

GEHIRN, NERVEN UND SINNE

Wie andere Zellen funktionieren auch die Gehirnzellen mit zunehmendem Alter schlechter. Zellen in Gehirn und Rückenmark gehen zugrunde, und die verbleibenden können Abfallprodukte im Innern ansammeln, die ihre Leitfähigkeit beeinträchtigen. Reflexe, Empfindungen und kognitive Fähigkeiten können eingeschränkt werden, Seh- und Hörvermögen lassen meist ebenso nach wie Tast-, Geschmacks-, Geruchs- und Gleichgewichtssinn. Auch das Lageempfinden kann gestört sein. Durch einen gesunden Lebensstil mit guter Ernährung, Bewegung und geistiger Stimulation kann vielen dieser Störungen entgegengewirkt werden. Dennoch haben ältere Menschen ein höheres Risiko für Unfälle, Gedächtnisverlust und Nahrungsunverträglichkeiten. Trotz einer höheren Wahrscheinlichkeit, an Alzheimer zu erkranken, werden sie nicht zwangsläufig senil oder dement.

Viele Menschen werden im Alter weitsichtig, Sehschärfe und Farbsehen lassen nach, und verschiedene Augenprobleme, z. B. grauer Star, treten häufiger auf. Ein verminderter Geruchs- oder Geschmackssinn kann die Freude am Essen trüben und zu Nährstoffdefiziten führen.

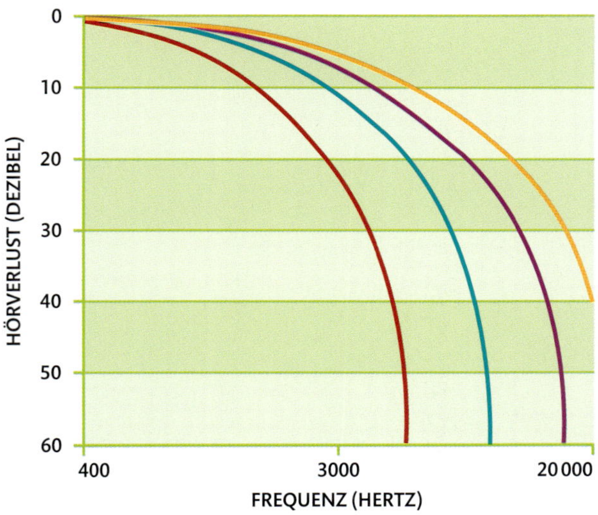

Hörverlust
Schwerhörigkeit im Alter tritt besonders im hochfrequenten Bereich auf, z. B. bei hellen Stimmen oder Telefonklingeln. Ein Hörverlust im Alter ist wahrscheinlicher bei Menschen, die früher im Leben lauten Geräuschen ausgesetzt waren.

FARBENSCHLÜSSEL
- Im Alter von 20
- Im Alter von 30
- Im Alter von 50
- Im Alter von 70

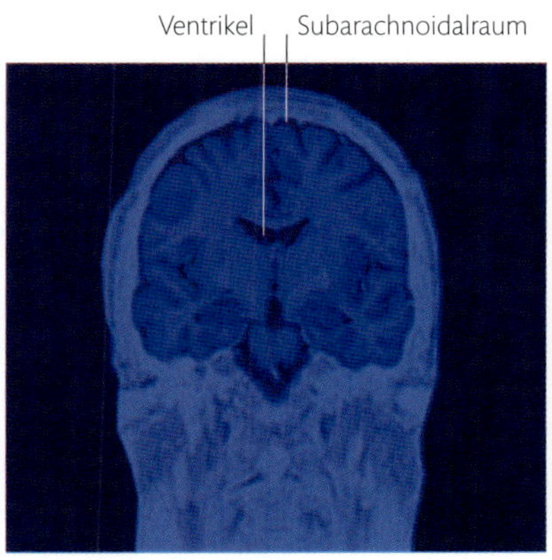

Gehirn eines 27-Jährigen
Ein Gehirn-Scan eines jungen Menschen zeigt kaum Atrophien – Verlust von Gehirnzellen mit zunehmendem Alter – und normal große Ventrikel und Subarachnoidalräume.

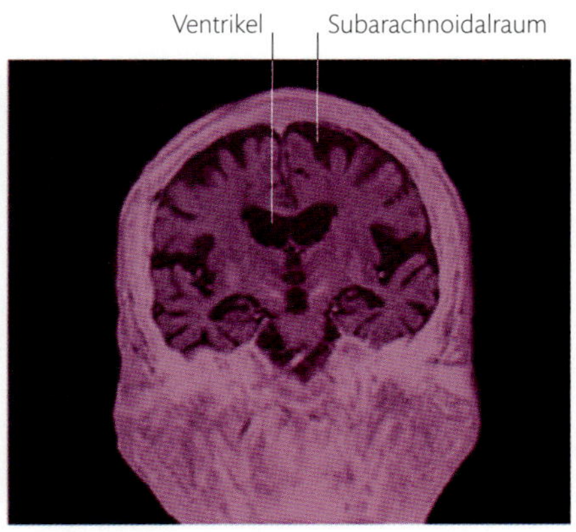

Gehirn eines 87-Jährigen
Dieser Scan zeigt einen beträchtlichen Verlust an Gehirnmasse mit erweiterten Ventrikeln und vergrößerten Subarachnoidalräumen. Auch im Hippocampus zeigen sich bereits Zellverluste.

LEBENSENDE

Der Tod ist der Stillstand aller biologischen Funktionen. Er kann aufgrund von Krankheit, Verletzung oder Mangelernährung eintreten. Auch wenn nichts davon geschieht, sterben doch alle Menschen – an Altersschwäche.

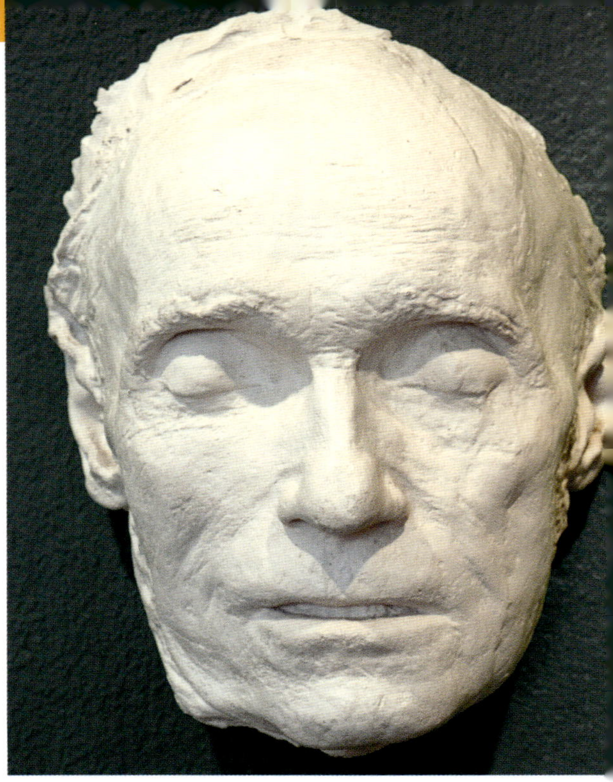

Totenmaske
In vergangenen Jahrhunderten wurden oft Totenmasken zur Erinnerung an das Aussehen Verstorbener angefertigt. Sie wurden direkt nach dem Tod aus Wachs oder Gips hergestellt, bevor sich die Gesichtszüge verändern konnten. Dies ist die Totenmaske des österreichischen Schriftstellers Adalbert Stifter.

TOD

Früher bedeutete Herz- und Atemstillstand unwiderruflich den Tod, auf den fast unvermeidbar körperlicher Verfall und Verwesung folgte. Moderne Technologien haben es ermöglicht, lebenserhaltende Funktionen künstlich aufrechtzuerhalten, sodass die Grenzen zwischen Leben und Tod immer mehr verschwimmen. Heute können wir in Ereignisse eingreifen, die früher irreversibel waren, wie Herz- und Atemstillstand, und als Konsequenz daraus wird der Tod als Prozess und nicht mehr als Ereignis betrachtet. Der klinische Tod entspricht der traditionellen Definition von Herz- und Atemstillstand, der Gehirntod, ein Kriterium für die Entnahme von Spenderorganen für Transplantationen, kann festgestellt werden, wenn ein dauerhaftes und irreversibles Gehirnversagen vorliegt, auch wenn die Herz-Lungen-Aktivität künstlich aufrechterhalten wird. Ähnliches gilt für den Hirnstammtod, wenn die lebenserhaltenden Funktionen nicht mehr aufrechterhalten werden können. Ein Mensch gilt gesetzlich als tot, wenn ein Arzt seinen Tod erklärt hat. Das kann gleichzeitig mit der Erklärung des Gehirntods oder kurze Zeit nach dem klinischen Tod erfolgen.

122
Jahre alt wurde Jeanne Calment, der bisher **älteste Mensch**.

NAHTODERFAHRUNG

Einige Menschen, die klinisch tot waren und wiederbelebt wurden, berichten von »Nahtoderfahrungen« und schildern verblüffend ähnliche Wahrnehmungen, wie über dem eigenen Körper zu schweben, durch einen Tunnel auf ein helles Licht zuzugehen oder Menschen aus der Vergangenheit wiederzusehen. Diese Wahrnehmungen werden im Allgemeinen als positiv empfunden. Manche glauben, dass sie durch physiologische Veränderungen des sterbenden Gehirns entstehen, für andere sind sie der Beweis für ein Leben nach dem Tod, entweder durch Reinkarnation oder durch andere spirituelle Phänomene.

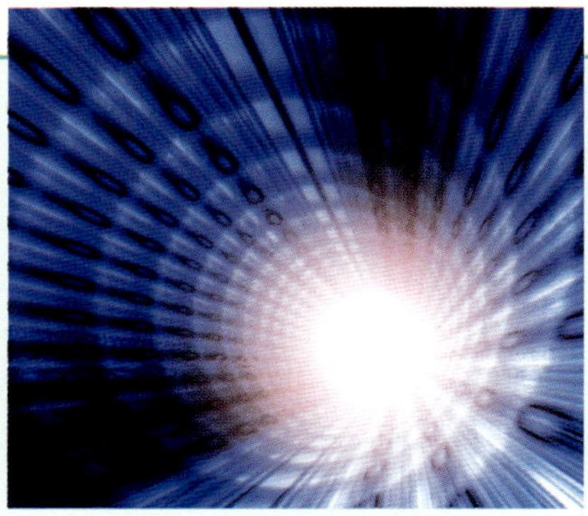

Häufige Visionen
Nahtoderfahrungen enthalten oft die Vision, über dem eigenen Körper zu schweben oder durch einen Tunnel auf ein helles Licht zuzugehen.

Intensivmedizin
Der technologische Fortschritt in der Medizin ermöglicht es heute, Patienten auch bei Versagen lebenswichtiger Körperfunktionen durch Maschinen künstlich am Leben zu erhalten.

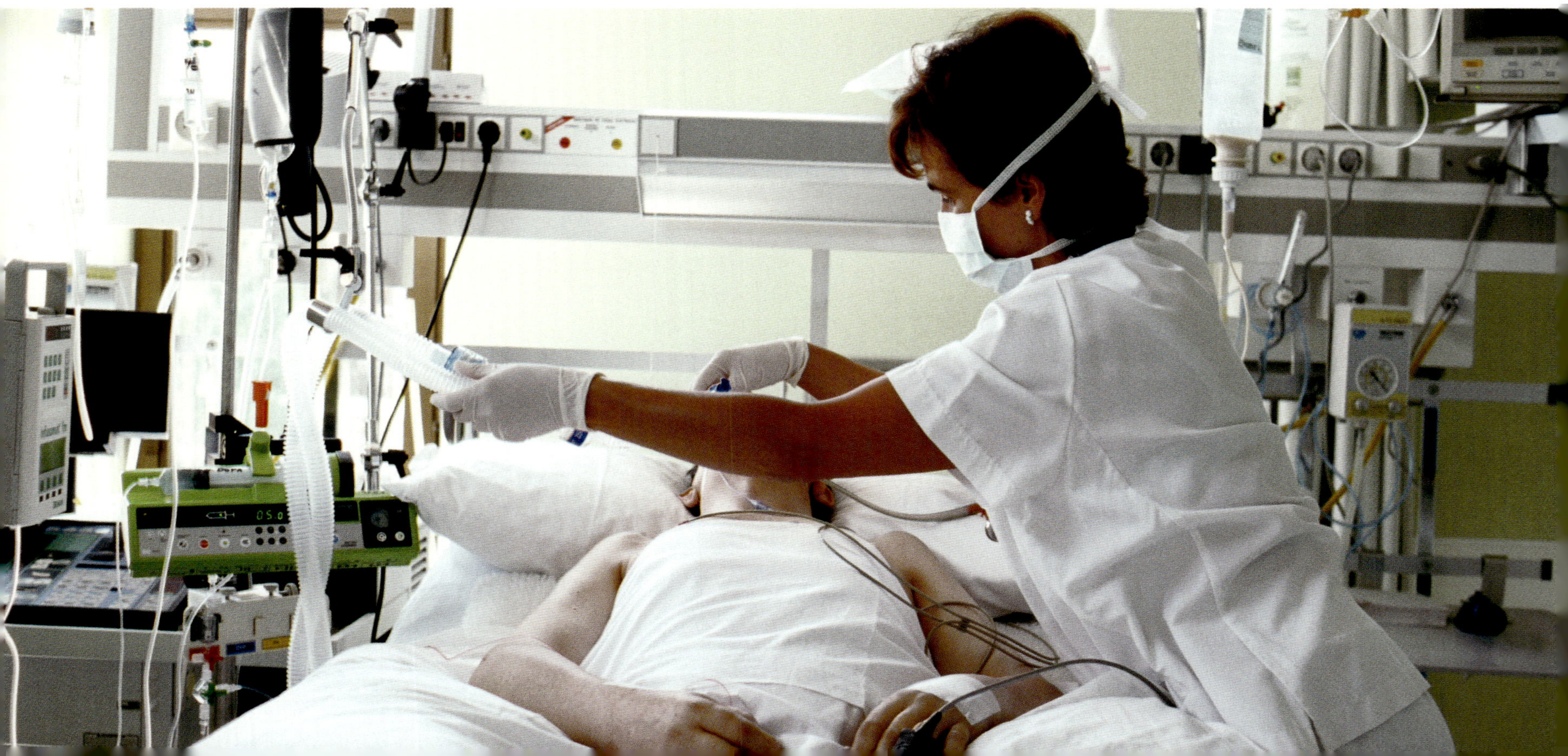

WELTWEIT	NIEDRIGLOHNLÄNDER	HOCHLOHNLÄNDER
Koronare Herzkrankheiten **12,2 %**	Untere Atemwegsinfektionen **11,2 %**	Koronare Herzkrankheiten **16,3 %**
Zerebrovaskuläre Erkrankungen, Schlaganfall **9,7 %**	Koronare Herzkrankheiten **9,4 %**	Zerebrovaskuläre Erkrankungen, Schlaganfall **9,3 %**
Untere Atemwegsinfektionen **7,1 %**	Durchfallerkrankungen **6,9 %**	Tracheal-, Bronchial-, Lungenkrebs **5,9 %**
Chronisch-obstruktive Lungenkrankheiten **5,1 %**	HIV/Aids **5,7 %**	Untere Atemwegsinfektionen **3,8 %**
Durchfallerkrankungen **3,7 %**	Zerebrovaskuläre Erkrankungen, Schlaganfall **5,6 %**	Chronisch-obstruktive Lungenkrankheiten **3,5 %**
HIV/Aids **3,5 %**	Chronisch-obstruktive Lungenkrankheiten **3,6 %**	Alzheimer und weitere Demenzen **3,4 %**
Tuberkulose **2,5 %**	Tuberkulose **3,5 %**	Colon- und Rectumkrebs **3,3 %**
Tracheal-, Bronchial-, Lungenkrebs **2,3 %**	Neugeborenen-Infektionen **3,4 %**	Diabetes mellitus **2,8 %**
Verkehrsunfälle **2,2 %**	Malaria **3,3 %**	Brustkrebs **2,0 %**
Frühgeburt, geringes Geburtsgewicht **2,0 %**	Frühgeburt, geringes Geburtsgewicht **3,2 %**	Magenkrebs **1,8 %**

TODESURSACHEN

Zu den häufigsten Todesursachen zählen weltweit Herz-Kreislauf-Erkrankungen, denen größtenteils vorgebeugt werden kann. So haben Wissenschaftler bewiesen, dass neun potenziell modifizierbare Faktoren des Lebensstils, einschließlich Rauchen und Übergewicht, 90 Prozent des Risikos ausmachen, einen Herzinfarkt zu erleiden. Im Vergleich zu den Hochlohnländern sind in den Niedriglohnländern Infektionskrankheiten die häufigere Todesursache, was größtenteils auf durch Armut bedingte Mangelernährung, schlechte hygienische Verhältnisse und das Fehlen ärztlicher Versorgung zurückzuführen ist.

Die häufigsten Ursachen
Die Tabelle zeigt die zehn häufigsten Todesursachen weltweit im Jahr 2010 und im Vergleich zwischen Entwicklungs- und Industrieländern.

NACH DEM TOD

Der menschliche Körper durchläuft nach dem Tod viele Veränderungen, die zur Bestimmung des Todeszeitpunkts hilfreich sein können, wenn dieser unbekannt ist. Nach einer Zeitspanne zwischen 30 Minuten und drei Stunden beginnt der Körper um ca. 1,5°C pro Stunde abzukühlen, bis er die Umgebungstemperatur erreicht hat. Durch chemische Veränderungen in den Muskeln kommt es zur Totenstarre (Rigor mortis). Dieser Prozess beginnt bei den kleinen Gesichtsmuskeln und setzt sich bis zu den größeren Muskeln in Armen und Beinen fort. Die Totenstarre setzt bei höheren Temperaturen und dünneren Menschen schneller ein. Nach acht bis zwölf Stunden ist der Körper in seiner Sterbeposition völlig erstarrt. Danach beginnt die Verwesung, und die Totenstarre verschwindet innerhalb der darauffolgenden 48 Stunden. Da das Blut nicht mehr fließt, sammelt es sich an bestimmten Körperstellen und verursacht dadurch eine Lilafärbung der Haut, die Totenflecke, die sich anfangs durch das Bewegen des Leichnams noch verlagern lassen. Schließlich beginnen Bakterien und Enzyme das Gewebe zu zersetzen, nach 24 bis 36 Stunden fängt der Leichnam an zu riechen. Die Haut nimmt eine grünrote Färbung an, Flüssigkeit kann durch die Körperöffnungen austreten, der Leichnam kann durch die Entwicklung von Fäulnisgasen aufgetrieben sein. Leichenbestatter können diese Prozesse durch verschiedene Maßnahmen bis zur Bestattung verzögern.

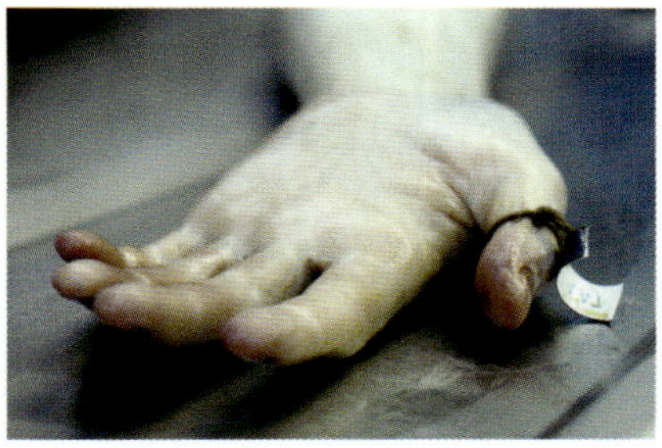

Körperliche Veränderungen
Nach dem Tod kühlt der Körper langsam auf die Umgebungstemperatur ab und wird vorübergehend steif. Die Gelenke sind in der Sterbeposition fixiert.

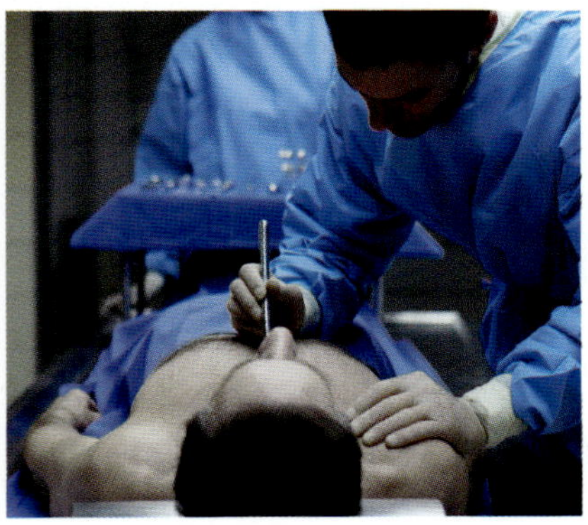

Von Menschen, die nach dem Tod **beerdigt** werden, ist nach ca. **zehn Jahren** nur noch das Skelett übrig.

Autopsie
Der Leichnam kann von einem Pathologen untersucht werden, um die genaue Todesursache festzustellen.

DEM TOD EIN SCHNIPPCHEN

Neue Technologien wecken die Hoffnung, zukünftig Schäden durch den Alterungsprozess reparieren zu können und ein längeres, gesundes Leben zu ermöglichen. Vielversprechend erscheint die Forschung mit Stammzellen, die unbegrenzt reproduzierbar sind und sich zu jeder Körperzelle entwickeln können. Dadurch könnte man verbrauchte oder erkrankte Organe regenerieren und viele Haupttodesursachen abwenden oder hinauszögern. Dies könnte unter Anwendung eigener oder transplantierter Stammzellen erfolgen. Mögliche Anwendungsgebiete sind die Heilung von Herzerkrankungen, Nervenschädigungen, Blindheit, Taubheit und z. B. die Behandlung von Krebs und Alzheimer. Weitere Forschungszweige zielen auf die Manipulation der genetischen Einflüsse, die der Alterung und altersbedingten Erkrankungen zugrunde liegen, auf Stoffwechselfunktionen und Hormone, um altersbedingte Veränderungen zu verzögern, oder auf Faktoren, die zu einer natürlichen Langlebigkeit beitragen. Das Studium des Lebensstils Hundertjähriger könnte Hinweise darauf geben, wie wir alle etwas länger leben könnten.

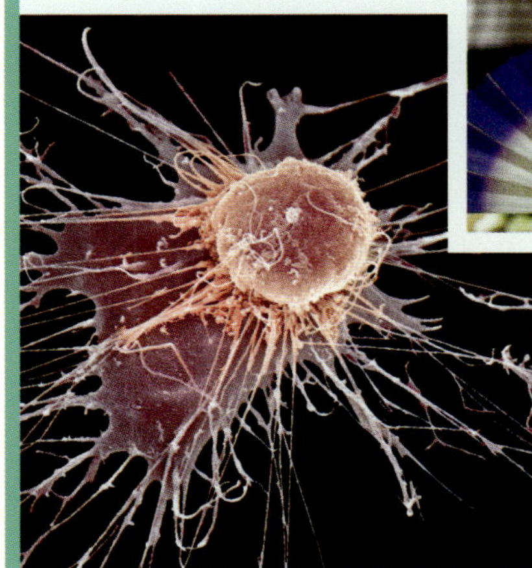

Stammzellenforschung
Stammzellen Erwachsener werden mit der Alterung ineffizient. Wissenschaftler hoffen, sie einmal ersetzen oder verjüngen und so altersbedingte Organschäden reparieren zu können.

Länger leben
Die Frauen in Japan haben weltweit die höchste Lebenserwartung (87 Jahre). Studien zufolge ist dies auf gute Ernährung, wenig Stress und viel Bewegung zurückzuführen.

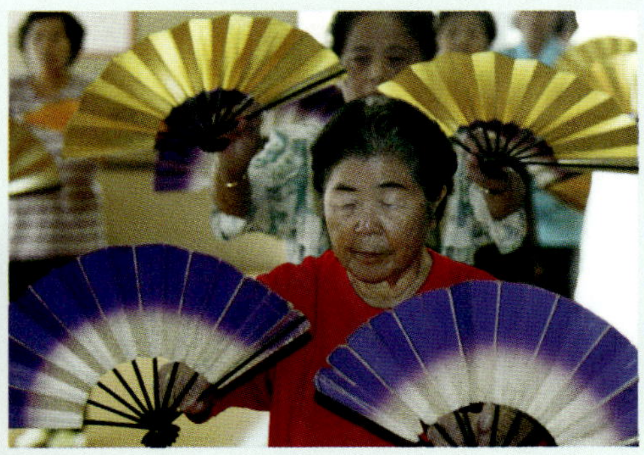

Obwohl **familiäre Anlagen** Einfluss darauf haben, wie lange ein Mensch lebt, hat er viele Faktoren der Lebenszeit **selbst in der Hand**.

Krankheiten und Störungen

Der Körper ist ein komplexes Gebilde, anfällig für Krankheiten und Störungen. In diesem Abschnitt sind die wichtigsten davon aufgeführt, angefangen von allgemeinen Erkrankungen wie Infektionskrankheiten und Krebs bis hin zu spezifischen Erkrankungen der einzelnen Körpersysteme.

KRANKHEITEN UND STÖRUNGEN

05

ERBKRANKHEITEN

Gendefekte und Chromosomenschäden können ererbt werden oder bei der Keimzellteilung entstehen. Bei Chromosomenschäden ist entweder Anzahl oder Struktur der Chromosomen fehlerhaft. Bei Gendefekten sind ein oder mehrere Gene, die sich auf den einzelnen Chromosomen befinden, abnorm.

CHROMOSOMENSCHÄDEN

Chromosomen sind einzelne Strukturen aus gewundenen DNA-Strängen, dem genetischen Material, das Wachstum und Aufgabe unserer Zellen bestimmt. Größere chromosomale Abnormitäten können schwere Defekte und ernste Krankheiten verursachen. Fehler können bei jedem Chromosom durch Materialverlust oder -zuwachs sowie durch unausgeglichene Translokation (fehlerhafter Tausch von Chromosomenteilen) auftreten. Diese entstehen durch Fehler bei der Meiose (Zellteilung zur Bildung von Keimzellen).

DOWN-SYNDROM

Ein zusätzliches 21. Chromosom (Trisomie 21) verursacht das Down-Syndrom. Durch das zusätzliche Genmaterial entstehen Störungen in vielen Systemen.

Das Down-Syndrom ist der häufigste Chromosomenschaden, bei dem der Fetus überleben kann, und wird durch einen Fehler in der Gametogenese (Keimzellenproduktion) verursacht, durch den ein Ei oder Spermium mit zusätzlichem Genmaterial entsteht. Dies ist wahrscheinlicher bei älteren Eizellen und kommt deshalb eher bei Spätgebärenden vor. In etwa drei Prozent aller Fälle ist es zu einer fehlerhaften Translokation in einem der Elternteile gekommen, das heißt, ein Teil eines 21. Chromosoms heftet sich an ein anderes Chromosom. Dieser Vorgang ist nicht vom Alter der Eltern abhängig.

Das Down-Syndrom kann in der frühen Schwangerschaft durch eine Fruchtwasseruntersuchung und nach der Geburt durch einen Bluttest festgestellt werden. Es verursacht Lernschwäche und verleiht ein charakteristisches Aussehen mit schlaffen Gliedmaßen, rundem Gesicht und schräg aufwärts gerichteten Augen. Kinder mit diesem Syndrom benötigen normalerweise medizinische Langzeitversorgung.

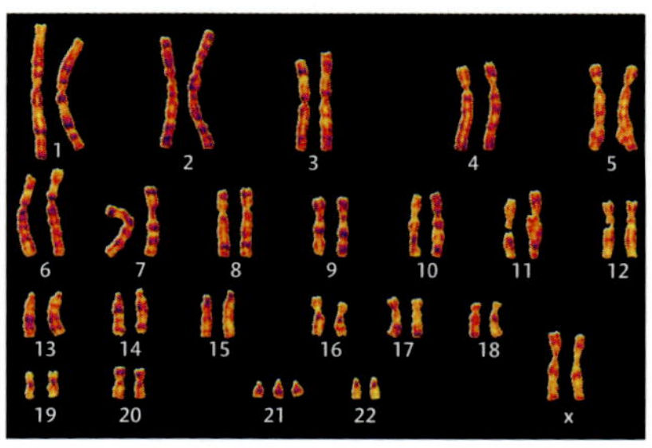

Chromosomensatz
Dieser Chromosomensatz eines Mädchens mit Down-Syndrom zeigt ein zusätzliches 21. Chromosom, das die Erkrankung verursacht.

TURNER-SYNDROM

Bei diesem Syndrom werden Mädchen mit nur einem statt mit zwei aktiven X-Chromosomen in jeder Zelle geboren. Jungen sind nicht betroffen.

Mädchen mit Turner-Syndrom sind meist kleinwüchsig und unfruchtbar, Uterus und Eierstöcke sind abnorm oder fehlen. Weitere Anomalien in Herz, Schilddrüse oder Nieren können auftreten, variieren aber im Einzelnen. Oft wird das Syndrom erst festgestellt, wenn ein Mädchen nicht im normalen Alter in die Pubertät eintritt. Der zugrunde liegende Defekt resultiert vermutlich aus einer fehlerhaften Gametogenese. In manchen Fällen ist auch ein »Mosaik« (beide X-Chromosomen sind in einigen Zellen vorhanden, in anderen nicht) die Ursache. Rund 80 Prozent der vom Turner-Syndrom betroffenen Feten sind nicht lebensfähig und gehen ab. Das Syndrom kommt bei etwa einer von 2500 Lebendgeburten vor. Betroffene haben eine normale Lebenserwartung, gesundheitliche Probleme können jedoch auftreten.

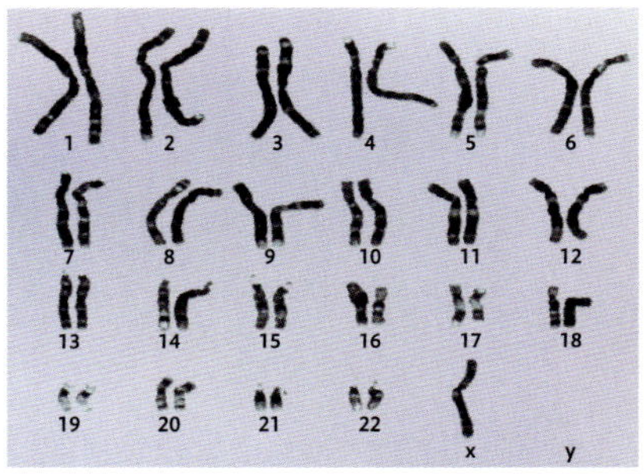

Chromosomen beim Turner-Syndrom
Dieser Chromosomensatz eines Mädchens mit Turner-Syndrom zeigt statt der normalen zwei nur ein X-Chromosom.

AMNIOZENTESE

Einer der Tests zur Feststellung von Erbkrankheiten ist die Fruchtwasseruntersuchung (Amniozentese) in der 16. bis 18. Schwangerschaftswoche, in der mit einer langen Nadel Fruchtwasser aus der Fruchtblase entnommen wird. Der Vorgang wird mit Ultraschall überwacht. Zellen des Babys, die auch im Fruchtwasser sind, können auf einfache genetische Informationen, z. B. die Chromosomenzahl, untersucht werden.

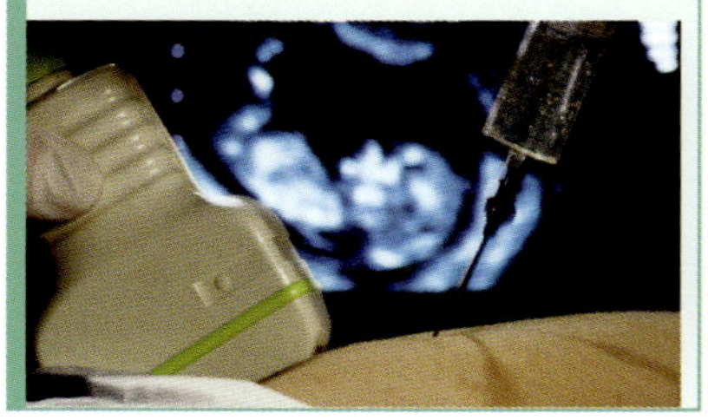

KLINEFELTER-SYNDROM

Das Klinefelter-Syndrom tritt nur bei Jungen auf. Es wird durch ein zusätzliches X-Chromosom in jeder Zelle zum normalen X- und Y-Chromosom verursacht.

Menschen mit Klinefelter-Syndrom sind durch die Präsenz des Y-Chromosoms körperlich männlich. Ungefähr einer von 500 Männern hat ein zusätzliches X-Chromosom. Der XXY-Status resultiert aus einer fehlerhaften Gametogenese, bei der ein Ei oder ein Spermium mit einem zusätzlichen X-Chromosom entsteht. Durch Anwesenheit des Y-Chromosoms kommen einige Gene des zusätzlichen X-Chromosoms zum Ausdruck. Man nimmt an, dass diese triploiden Gene die Ursache des Syndroms sind, das Unfruchtbarkeit verursacht. Betroffene haben niedrige Testosteronwerte, sind oft schüchtern und schmächtig, aber in vielen Fällen wird das Syndrom gar nicht erkannt. Manche Männer mit Klinefelter-Syndrom produzieren Spermien, sodass eine künstliche Befruchtung möglich ist.

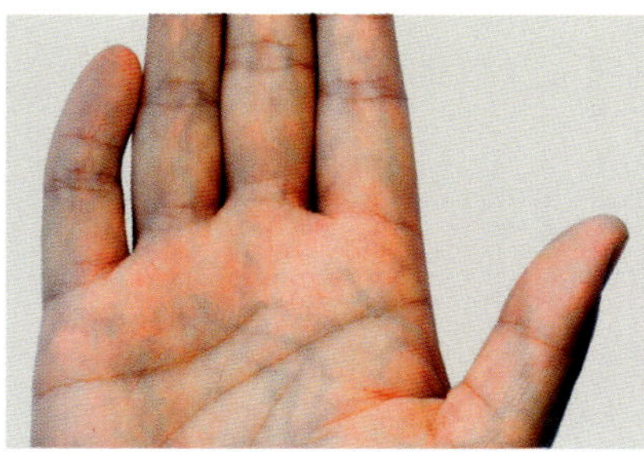

Klinodaktilie des kleinen Fingers
Diese Abknickung des kleinen Fingers in Richtung Ringfinger kommt oft bei Männern mit Klinefelter-Syndrom vor, bisweilen aber auch bei Menschen ohne Genabnormität.

FEHLBILDUNGEN

Genetische und chromosomale Abnormitäten können relativ gering ausfallen, aber auch so gravierend sein, dass der Fetus die Geburt nicht erreicht.

Fehlbildungen sind relativ selten und können durch Erbfaktoren oder Einflüsse während der Schwangerschaft auftreten. Viele Feten werden aufgrund von chromosomalen Missbildungen, die mit einer weiteren erfolgreichen Entwicklung unvereinbar sind, bereits in der frühen Schwangerschaft verloren. Abgänge sind sehr häufig, vermutlich ist mindestens eine von vier befruchteten Eizellen betroffen und möglicherweise noch mehr in einem sehr frühen Stadium. Die Ursachen sind wahrscheinlich Unterbrechungen und Probleme in der komplexen Serie von Vorgängen bei der Befruchtung der Eizelle.

GENDEFEKTE

Chromosomen bestehen aus Tausenden von Genen. Jedes Gen ist ein Bauplan für ein bestimmtes Protein, das der Körper für seine Funktion benötigt. Anomalien in diesen Genen entstehen durch Fehlinformationen während der Zellteilung. Gendefekte können auch vererbt werden.

Es gibt rund 4000 bekannte Erbkrankheiten, die durch Defekte einzelner Gene verursacht werden. Rezessive Erkrankungen treten auf, wenn beide Elternteile ein defektes Gen vererben. Dominante Erkrankungen kommen auch zum Tragen, wenn nur ein defektes Gen ererbt wird.

CHOREA HUNTINGTON

Ein Gendefekt auf dem 4. Chromosom ist die Ursache für Chorea Huntington, eine Störung des Gehirns, die Persönlichkeitsveränderungen, unfreiwillige Bewegungen und Demenz bewirkt.

Hier handelt es sich um einen dominanten Gendefekt: Vererbt ein Elternteil das defekte Gen, wird das Kind an Chorea Huntington erkranken. Kinder eines betroffenen Elternteils haben ein 50-prozentiges Risiko, die Krankheit zu erben, die für gewöhnlich nicht vor dem 50. Lebensjahr auftritt. Chorea Huntington ist eine degenerative Störung des Gehirns, die einen fortschreitenden Verlust der Hirnfunktion verursacht, der sich oft in fahrigen Bewegungen und Demenz äußert.

Die Diagnose wird durch eine körperliche Untersuchung, einen Bluttest und einen CT-Scan gestellt. Es können Medikamente zur Linderung der Symptome verabreicht werden.

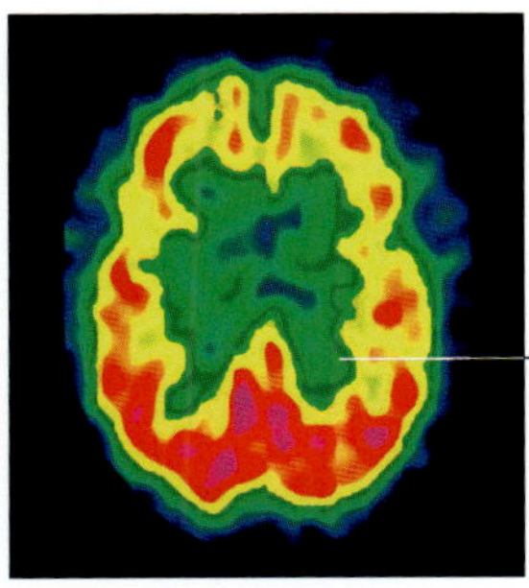

Gehirnscan bei Chorea Huntington
Dieser Scan einer Hirnebene zeigt die vergrößerten Seitenventrikel, die typisch für Chorea Huntington sind und zum Verlust der Hirnfunktion führen.

ALBINISMUS

Albinismus ist der Obergriff für eine Gruppe genetischer Defekte, die ein Fehlen des Pigments verursachen, das Haut-, Augen- und Haarfarbe bestimmt.

Albinismus ist eine rezessive Störung, das heißt, dass beide Elternteile betroffene Gene haben müssen, um die Krankheit zu vererben. Sind beide Elternteile Träger, besteht für ein Kind das 25-prozentige Risiko, die Krankheit zu erben, und das 50-prozentige Risiko, Träger zu sein. Vorgeburtliche Tests sind nicht möglich, es sei denn, die Eltern haben bereits ein betroffenes Kind, sodass der spezielle Gendefekt identifiziert werden kann. Üblicherweise sind die Gene defekt, die den Körper zur Bildung des Pigments veranlassen. Albinos haben eine Sehschwäche, kaum oder keine Pigmente in Augen, Haut und Haaren und deshalb blasse Haut, sehr helle bis weiße Haare und meist blaue oder violette Augen mit einer dünnen Iris, die in hellem Licht rötlich reflektieren. Es gibt keine Heilung, und Betroffene sollten Sonnenlicht meiden.

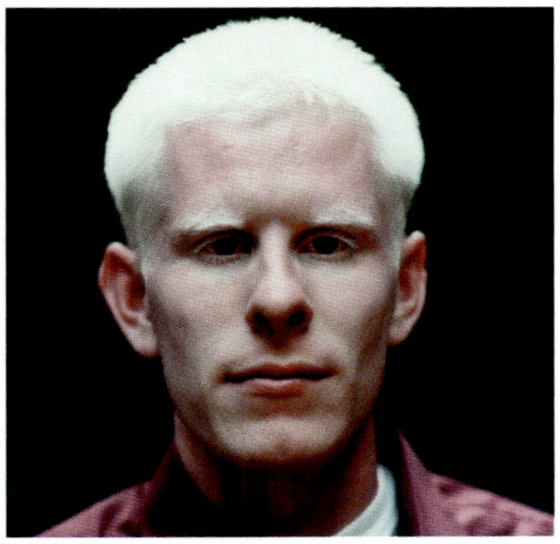

Rezessive Vererbung
Tragen beide Eltern die Gene für Albinismus, ohne erkrankt zu sein, liegt das Risiko bei 1:4, dass ihr Kind beide defekten Gene erbt.

ZYSTISCHE FIBROSE

Einer von 25 Menschen trägt das Gen dieser Erbkrankheit, bei der dicker Schleim in den Lungen produziert wird.

Von der zystischen Fibrose, auch bekannt als Mukoviszidose, ist einer von 3000 Menschen der westlichen Welt betroffen. Das Kind zweier Träger hat ein 25-prozentiges Risiko, die Krankheit zu bekommen, und ein 50-prozentiges Risiko, Träger zu sein. Der Trägerstatus kann getestet werden, auch beim Fetus.

Das verantwortliche Gen codiert das Protein CFTR (Cystic Fibrosis Transmembrane Conductance Regulator), wichtig zur Regulierung von Schweiß, Verdauungssäften und Schleim. Die Krankheit ist durch dicken, zähen Schleim in den Lungen charakterisiert, der Infektionen und bleibende Schäden verursacht. Auch die Sekretion von Pankreassäften ist betroffen, was die Absorption von Nährstoffen erschwert. Die moderne Medizintechnik hat sehr zur Verlängerung der Lebenserwartung Betroffener beigetragen.

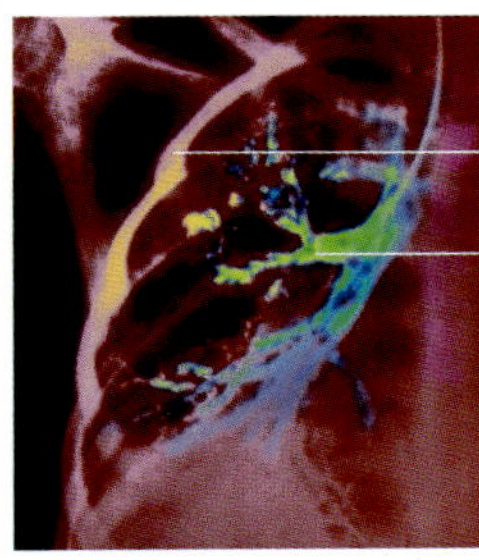

Lungen bei zystischer Fibrose
Das gefärbte Röntgenbild zeigt die Bronchien einer Lunge bei zystischer Fibrose. Sie sind mit Schleim gefüllt, der rezidivierende Infektionen verursacht.

FARBENBLINDHEIT

Farbenblindheit ist die Schwierigkeit, zwischen verschiedenen Farben zu differenzieren. Von diesem Gendefekt sind Männer häufiger betroffen.

Farbenblindheit wird am häufigsten durch defekte Gene des X-Chromosoms verursacht (auf dem viele Gene für Farbsehen liegen), die kein Pendant auf dem Y-Chromosom haben. Es kommt zu Schäden bei den auf verschiedene Farben ausgerichteten Zäpfchen im Auge. Ist das abnorme Gen rezessiv, erkrankt eine Frau nur, wenn sie zwei abnorme Gene hat. Ein Mann ist betroffen, wenn er ein abnormes Gen der Mutter hat; sein Vater, der ihm sein Y-Chromosom gegeben hat, konnte ihm kein passendes Gen vererben. Diese Art der Vererbung nennt man rezessiv X-chromosomal: Frauen tragen den Defekt, bei Männern tritt er hervor.

Rund acht Prozent der Männer, aber nur ein halbes Prozent der Frauen sind farbenblind. Am häufigsten ist die Rotgrünblindheit, aber es gibt auch andere Formen. Manche werden mit der Zeit schlimmer, andere bleiben stabil und verursachen kaum Probleme.

ACHONDROPLASIE

Hier führt ein durch einen Gendefekt gestörtes Längenwachstum der Knochen zu disproportioniertem Minderwuchs.

Achondroplasie kommt bei einem von rund 25 000 Menschen vor. Betroffene sind kaum größer als 1,30 m. Da nur das Längenwachstum der Knochen gestört ist, sind die Körperproportionen verändert. Menschen mit Achondroplasie haben ein defektes und ein normales Gen. Ein Betroffener mit zwei defekten Genen stirbt noch vor der Geburt oder kurz danach. Haben beide Elternteile Achondroplasie, besteht ein Risiko von 1:4, dass das Baby nicht überlebt, und von 1:2, dass es ebenfalls kleinwüchsig ist. Die Chance, dass es normal groß wird, liegt ebenfalls bei 1:4. Die meisten Fälle von Achondroplasie sind jedoch durch Neumutationen bedingt, ohne dass die Eltern betroffen sind.

Es ist nicht möglich, das Gen ohne Ausprägung zu tragen. Die Krankheit ist unheilbar, Behandlungen sind jedoch nur selten notwendig.

MULTIFAKTORIELLE VERERBUNG

Die meisten Erbkrankheiten sind multifaktoriell. Das heißt, potenziell auslösende Gene sind in unterschiedlicher Ausprägung vorhanden, Einflüsse von außen können für die Entwicklung einer Krankheit ebenfalls eine Rolle spielen. Durch mehrere Genkombinationen können verschiedene Krankheiten entstehen, deren Disposition in den Familien genetisch nur schwer nachvollziehbar ist. Autismus ist ein Beispiel dafür.

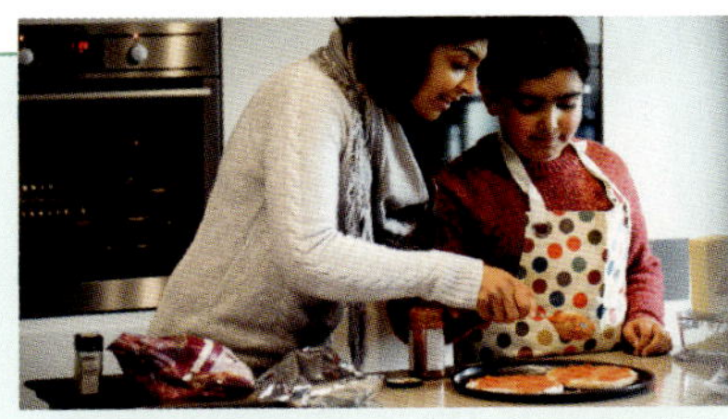

Autistisches Kind
Autismus wird meist in der Kindheit diagnostiziert, Betroffene haben Probleme, mit der »Außenwelt« zu kommunizieren, reagieren überempfindlich auf bestimmte Reize und zeigen stark fixierte Interessen.

KREBS

Fast alle Krebsarten entstehen durch unkontrolliertes Wachstum entarteter Zellen. Krebs ist keine einzelne Erkrankung, sondern eine große Gruppe von Störungen mit unterschiedlichen Symptomen, die durch defekte Gene, Alterung oder durch krebserregende Stoffe (Karzinogene) entstanden sind.

BENIGNE UND MALIGNE TUMOREN

Ein Tumor ist eine Wucherung oder ein Knoten. Maligne Tumoren können sich über Metastasen in andere Körperteile streuen. Benigne Tumoren streuen kaum.

Ein Tumor besteht aus Zellen, die sich sehr schnell teilen und ihre eigentliche Funktion nicht ausüben. Eine solche Geschwulst kann benigne (gutartig) oder maligne (bösartig) sein, abhängig vom Verhalten der Zellen.

Im Allgemeinen haben maligne Tumoren das größte Zerstörungspotenzial. Schnelles Wachstum, eine schnelle Zellteilung, mehr strukturell abnorme Zellen und ein Verbreitungsmuster sprechen für eine höhere Malignität. Benigne Wucherungen entstehen auch aus entarteten Zellen, die ihre Aufgabe nicht erfüllen, neigen aber zu langsamerem Wachstum und streuen kaum.

Benigne Tumoren können behandelt werden, wenn sie bluten oder auf wichtige Strukturen drücken, aber im Allgemeinen richten sie keinen Schaden an. Es ist wichtig festzustellen, ob ein Tumor gut- oder bösartig ist, denn Krebszellen können sich im Körper ausbreiten. Die Malignität wird für gewöhnlich durch die mikroskopische Untersuchung von Gewebsproben getestet. Einige Krebsarten produzieren spezielle chemische Stoffe. Ihr Nachweis kann auch als Hinweis für die Diagnose dienen.

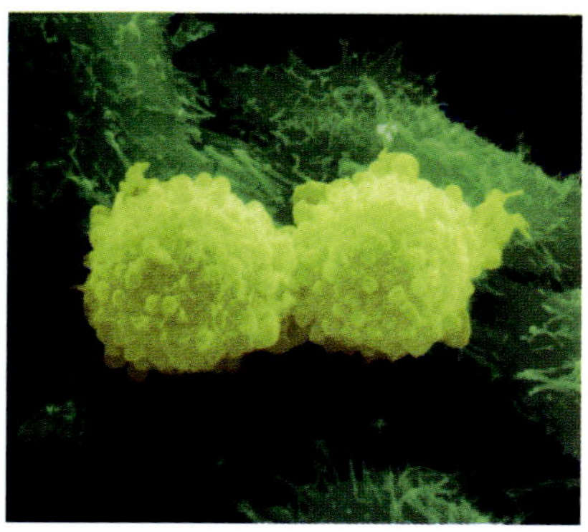

Krebszellen bei der Teilung
Diese Vergrößerung zeigt eine Krebszelle, die sich in zwei Zellen teilt, die entartetes genetisches Material enthalten. Unbehandelte Krebszellen teilen sich unkontrolliert und infiltrieren den Körper.

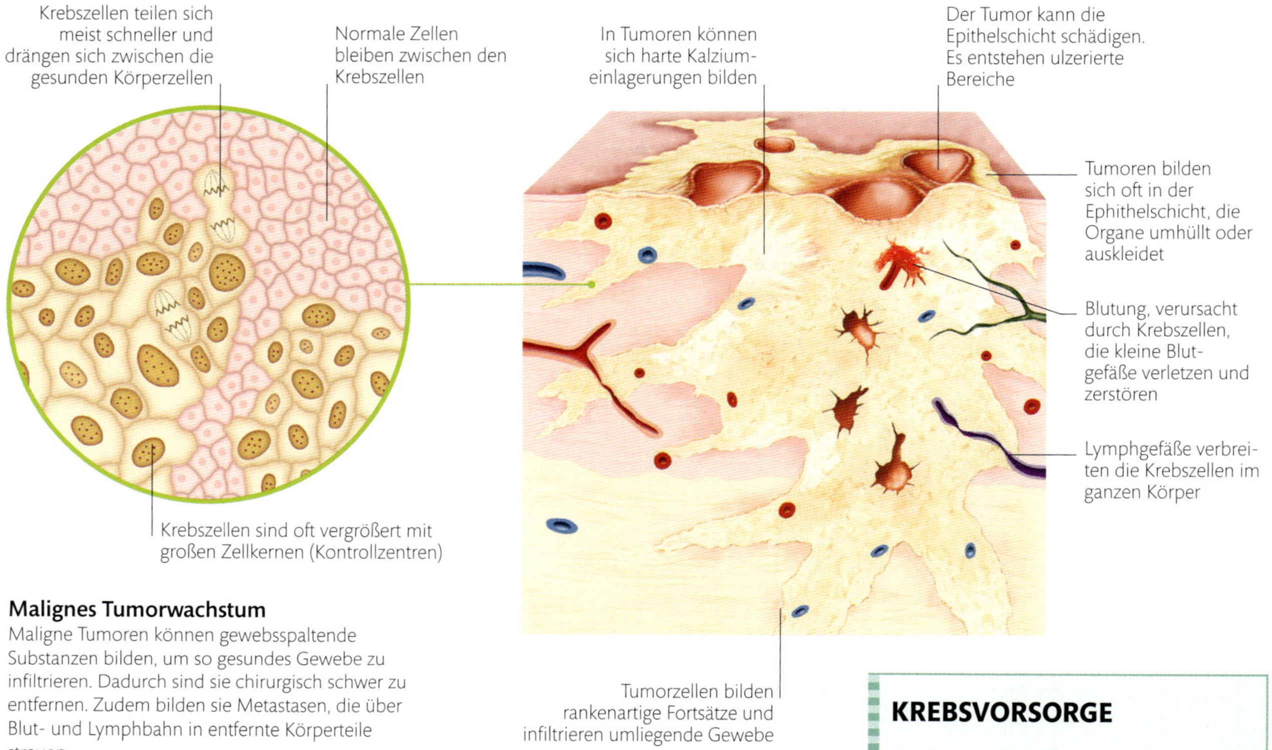

Malignes Tumorwachstum
Maligne Tumoren können gewebsspaltende Substanzen bilden, um so gesundes Gewebe zu infiltrieren. Dadurch sind sie chirurgisch schwer zu entfernen. Zudem bilden sie Metastasen, die über Blut- und Lymphbahn in entfernte Körperteile streuen.

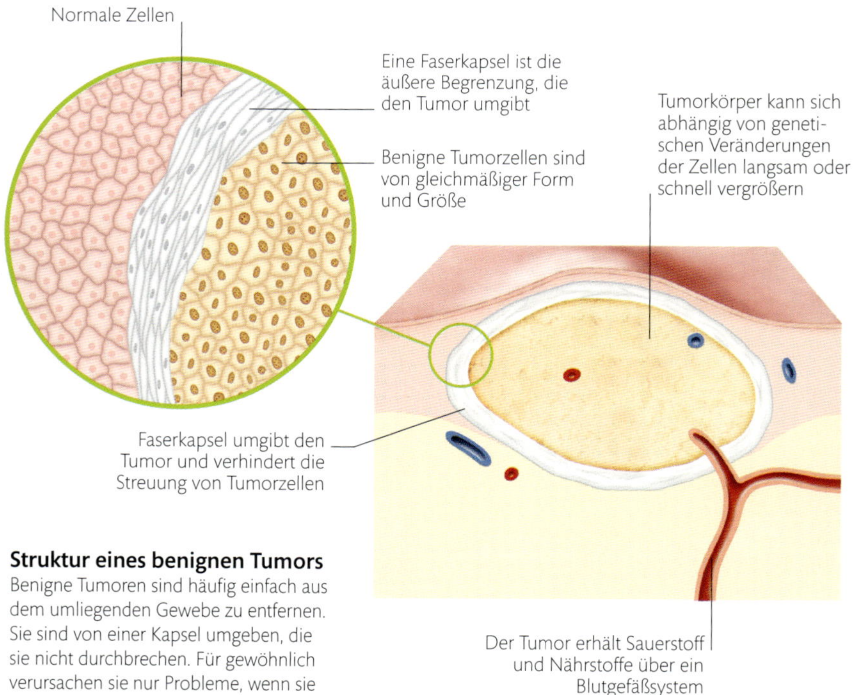

Struktur eines benignen Tumors
Benigne Tumoren sind häufig einfach aus dem umliegenden Gewebe zu entfernen. Sie sind von einer Kapsel umgeben, die sie nicht durchbrechen. Für gewöhnlich verursachen sie nur Probleme, wenn sie zu groß werden und auf Organe drücken.

KREBSVORSORGE

Es gibt zwei Arten der Krebsvorsorge. Bei der ersten werden Zellveränderungen gesucht, die auf eine mögliche Entartung hindeuten (z. B. Gebärmutterhalskrebs). Dadurch kann ein erhöhtes Krebsrisiko festgestellt werden, um rechtzeitig Präventionsmaßnahmen zu ergreifen. Die zweite Methode zielt darauf ab, den Krebs im meist symptomlosen Frühstadium aufzuspüren. Eine übliche Maßnahme zur Brustkrebsvorsorge. Die Früherkennung fördert die Heilungschancen.

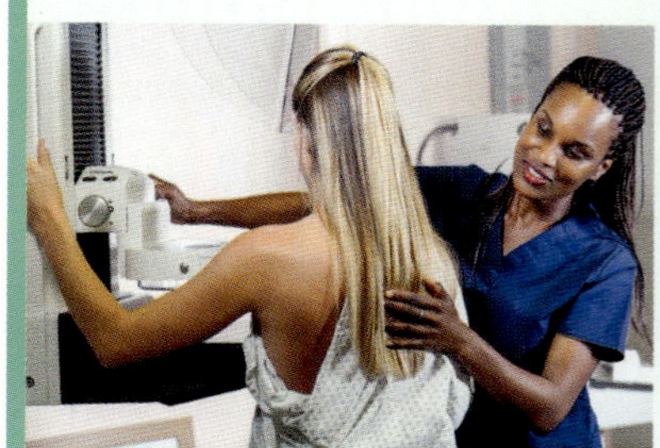

Mammografie
Die Mammografie ist eine Methode zur Untersuchung der Brust. Eine spezielle Röntgentechnik ermöglicht die Früherkennung eines malignen Knotens.

WIE DER KREBS BEGINNT

Krebs wird oft durch Karzinogene (krebserregende Stoffe) wie Tabakrauch ausgelöst. Aber auch fehlerhafte Gene erhöhen das Risiko einer Erkrankung.

Ob sich ein Krebs entwickelt, hängt von mehreren Faktoren ab. Der Auslöser ist für gewöhnlich die DNA sogenannter Onkogene, die das Zellverhalten programmieren. Ist sie mutiert oder beschädigt, verhindern diese Onkogene den programmierten Zelltod (Apoptose), und die Zellen teilen sich stattdessen weiter.

Verschiedene Karzinogene können die DNA beschädigen, darunter Strahlung wie Sonnenlicht, Giftstoffe wie Alkohol und viele der Nebenprodukte des Tabakrauchs. Sexualhormone können durch Überstimulierung des Zellwachstums Krebs verursachen. Auch Chemotherapien bergen ein gewisses Risiko, weil sie auch Zell-DNA zerstören. Viren können ebenfalls die DNA schädigen. Zellschäden treten ständig auf, werden aber wieder repariert. Die Zellreparatur benötigt allerdings ein funktionierendes Immunsystem, deshalb haben immunschwache Menschen (z. B. Aids-Patienten) ein erhöhtes Krebsrisiko. Wiederholte schwere und anhaltende Zellschädigungen erhöhen das Risiko ebenfalls, genauso wie ererbte Onkogendefekte. In diesen Fällen entsteht ein permanenter Schaden, und die Schlüsselfunktion der Zelle ist irreparabel gestört.

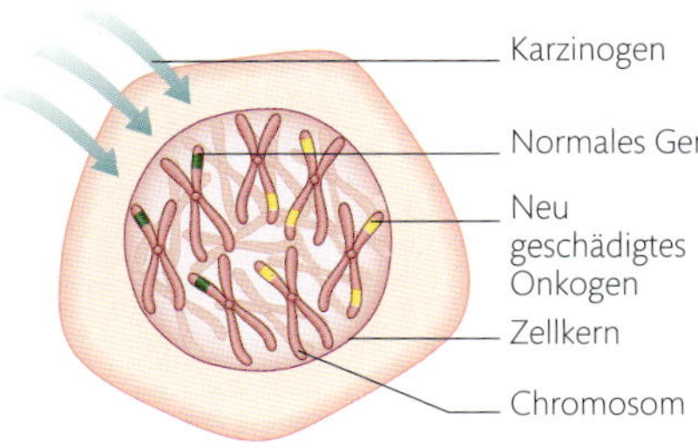

1 Schaden durch Karzinogene
Karzinogene schädigen die DNA der Onkogene, die das Zellwachstum steuern. Toxine, Strahlung und Viren sind ebenfalls schädlich für die DNA, die ständig mit Karzinogenen bombardiert wird.

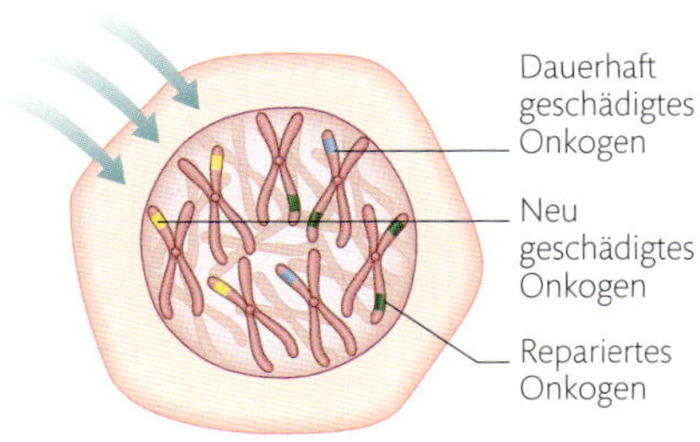

2 Dauerhafter Schaden
Die DNA kann sich selbst reparieren. Dauert die Schädigung aber an oder versagt das Reparatursystem, können Onkogene dauerhaft geschädigt werden.

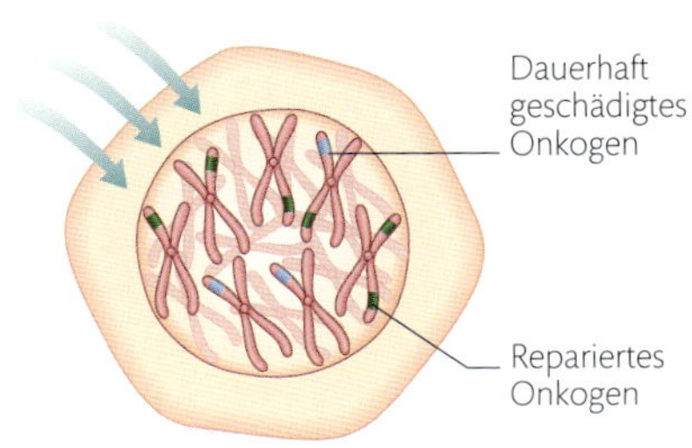

3 Zelle wird kanzerös
Ist das Onkogen dauerhaft geschädigt, kann malignes Zellwachstum stattfinden. Die Malignität hängt von der Natur der betroffenen Zellen und der Art ihres Wachstums ab.

SO VERBREITET SICH KREBS

Krebszellen aus einem malignen Tumor infiltrieren Gefäße der Lymph- oder Blutbahnen, über die sie in entfernte Körperstellen gelangen, wo sich Metastasen bilden.

Lokales Tumorwachstum tritt durch die Vermehrung von Tumorzellen am Entstehungsort auf. Vermehren sich die Zellen normal und schieben sie das umliegende Gewebe zur Seite, statt es zu infiltrieren, handelt es sich um einen benignen Tumor – auch wenn er schnell wächst. Maligne Tumorzellen produzieren Substanzen, die ihnen die Infiltration anderer Strukturen ermöglichen, die sie durchbrechen (lokale Invasion).

Die Verbreitung findet über Lymph- und Blutbahnen statt, die Hauptwege des Körpers für die Nährstoffversorgung und den Abfallabtransport. Ist die Wand eines Blut- oder Lymphgefäßes durchbrochen, können Krebszellen einwandern und zu anderen Körperbereichen transportiert werden – oft Leber, Gehirn, Lungen oder Knochen. Die Krebszellen infiltrieren dort das Gewebe und vermehren sich unabhängig vom Primärtumor noch aggressiver. Diesen Vorgang nennt man Metastasierung und die neuen Tumoren Metastasen. Manche Krebsarten neigen zur Metastasierung an bestimmten Orten. Darmkrebs zum Beispiel metastasiert typischerweise in der Leber, weil die Blutgefäße des Darms zur Leber ziehen, damit sie die Nährstoffe aus der Nahrung verarbeiten kann.

VERBREITUNG ÜBER DIE LYMPHBAHN

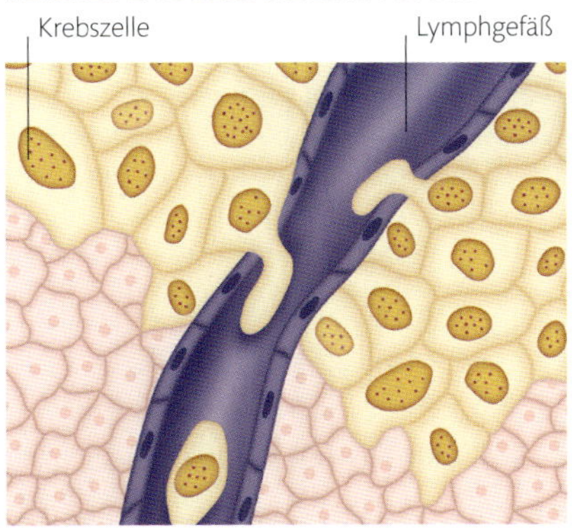

1 Verletztes Lymphgefäß
Während der Primärtumor wächst, infiltrieren seine Zellen kleine Lymphgefäße und wandern über die Lymphbahn zum nächstgelegenen Lymphknoten.

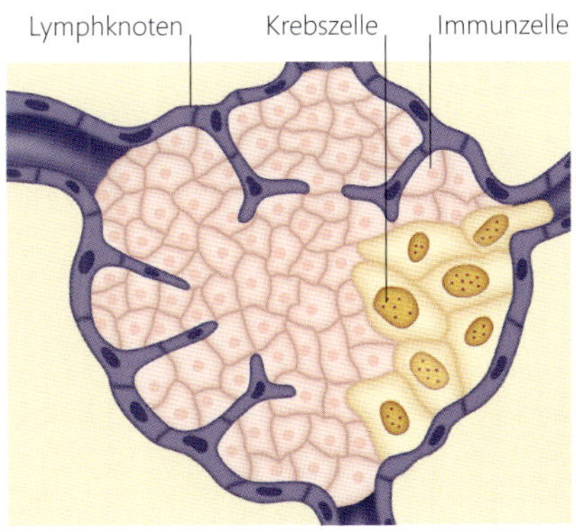

2 Tumor im Lymphknoten
Krebszellen, die in einen Lymphknoten gelangen, können sich zu teilen beginnen und einen Sekundärtumor (Metastase) bilden. Immunzellen können die Verbreitung vorübergehend aufhalten.

VERBREITUNG ÜBER DIE BLUTBAHN

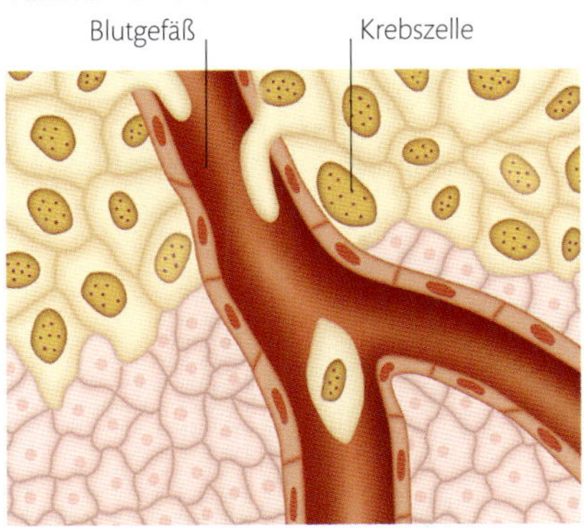

1 Ruptur einer Blutgefäßwand
Während der Tumor wächst, werden Blutgefäße verletzt. Krebszellen können in die Blutgefäße einwandern und über den Blutstrom praktisch an jede Stelle des Körpers gelangen.

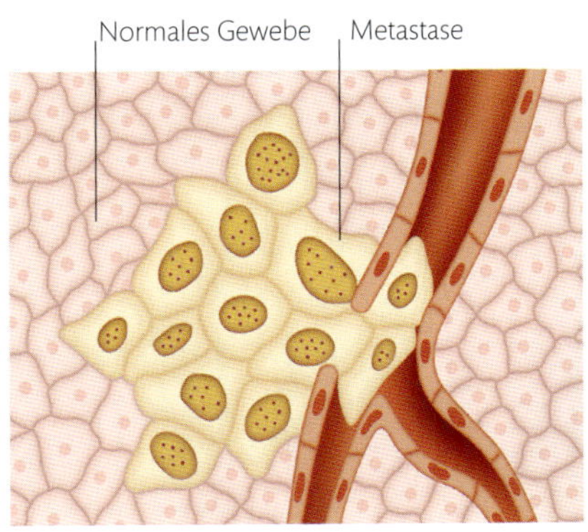

2 Metastase hat sich gebildet
Krebszellen sind oft größer als rote Blutzellen und bleiben in kleinen Blutgefäßen stecken. An diesen Stellen teilen sie sich, wandern in das umliegende Gewebe und bilden Metastasen.

BEHANDLUNG VON KREBS

Die Krebsbehandlung kann durch chirurgische Entfernung des Tumors, durch Radiotherapie und durch Medikamente (Chemotherapie), die Krebszellen abtöten, erfolgen.

Manche Krebsarten können, besonders im Frühstadium, operativ entfernt werden. Oft wird auch operiert, um die Größe des Tumors vor einer weiteren Behandlung zu reduzieren oder um die weitere Beschädigung von umliegendem Gewebe zu vermeiden. Bei der Radiotherapie werden Krebszellen durch hoch dosierte Röntgenstrahlen abgetötet. Dadurch kann der Krebs geheilt oder zumindest sein Wachstum verlangsamt oder verhindert werden. Die Strahlung kann gezielt auf inoperable Tumoren gerichtet werden und ist eine von mehreren Behandlungsmethoden. Die Nebenwirkungen sind Erschöpfung, Appetitlosigkeit, Übelkeit und Erbrechen und Schmerzen an den behandelten Stellen.

Die Chemotherapie beinhaltet die Verabreichung vieler verschiedener chemischer Wirkstoffe, die auf zerstörte oder mutierte Onkogene, Wachstumsfaktoren und die Teilungsfähigkeit von Krebszellen zielen. Einige Stoffe verhindern die Teilung aller Zellen, während andere auf spezifische Merkmale bestimmter Krebszellen ansprechen. Die Chemotherapie besteht aus hochtoxischen Substanzen, die unangenehme Nebenwirkungen erzeugen können, wie Übelkeit und Haarausfall. Der Behandlungserfolg hängt vom Alter und Allgemeinzustand des Patienten sowie von der Art des Krebses ab.

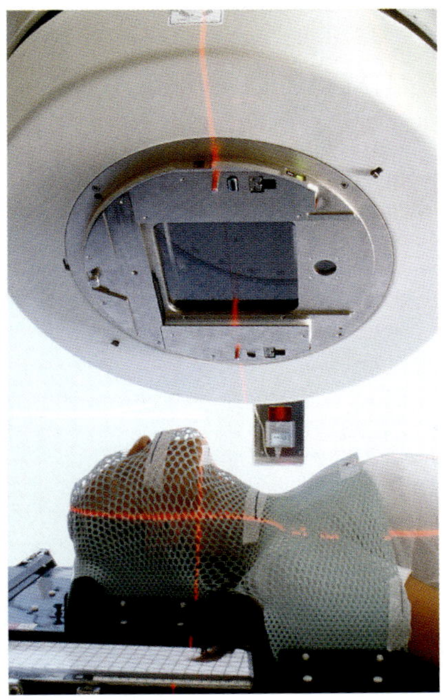

Strahlentherapie
Die Behandlung umfasst die Zerstörung oder Wachstumshemmung von Krebszellen mittels hoch dosierter Röntgenstrahlen, die genau auf den befallenen Bereich fokussiert sind.

INFEKTIONSKRANKHEITEN

Dringen Pathogene (schädliche Mikroorganismen) in den Körper ein und vermehren sich dort, spricht man von einer Infektion. Organismen, die Infektionskrankheiten verursachen können, sind Viren, Bakterien, Pilze, Protozoen, Parasiten und entartete Proteine (Prionen).

ÜBERTRAGUNGSWEGE

Der Körper ist ständigen Infektionen ausgesetzt. Eine Erkrankung tritt jedoch nur auf, wenn das Immunsystem mit den eingedrungenen Erregern nicht fertig wird.

Krankheitserreger können über jede Lücke im Abwehrsystem in den Körper gelangen: über die Haut, durch Stiche oder Verletzungen, über die Schleimhäute von Augen, Nase, Ohren, Verdauungstrakt, Lungen oder Genitalien, durch Einatmung, Absorption oder Verschlucken. Sie verbreiten sich über Blutbahnen (wie HIV), Nerven (wie Tollwut) oder durch Einwanderung in Gewebe (wie Salmonellen). Die meisten Erreger sind, abgesehen von Prionen, lebende Organismen. Wenn sie in den Körper eindringen, beginnt das Immunsystem sie zu bekämpfen. Diese Immunantwort ist verantwortlich für Krankheitssymptome wie Fieber, Entzündung und vermehrte Schleimproduktion. Die Schwere dieser Symptome hängt von Art und Anzahl der eingedrungenen Erreger und von der Immunreaktion des Wirts ab. Manche Infektionen sind nur von kurzer Dauer, weil sie entweder vom Immunsystem besiegt werden oder der Wirt stirbt. Andere werden chronisch oder breiten sich aus, um andere Wirte zu infizieren.

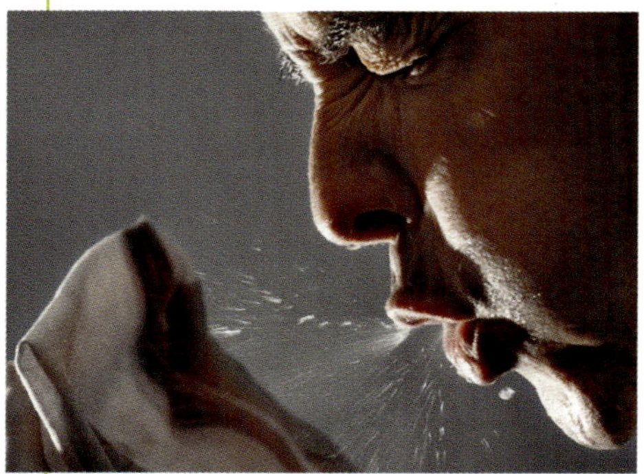

Tröpfcheninfektion
Viele Viren und Bakterien verbreiten sich über Tröpfchen in der Luft, die beim Niesen oder Husten aus Nase und Mund ausgestoßen werden, und dringen über die Schleimhäute in einen neuen Wirt ein.

VIRUSINFEKTIONEN

Viren können relativ harmlos sein und Warzen oder gewöhnliche Erkältungen verursachen, aber auch lebensbedrohlich werden, wie das Coronavirus, Auslöser der COVID-19-Pandemie (s. S. 470).

Viren sind die kleinsten Erreger. Sie bestehen aus genetischem Material und einer Proteinhülle. Sie können sich nur in Wirtszellen vermehren, deren Reproduktionsmechanismus sie dazu benutzen. Die neu entstandenen Viren werden durch Zerstörung der Wirtszelle freigesetzt oder knospen durch die Zellmembran, um weitere Zellen zu infizieren. Virusinfektionen sind für gewöhnlich systemisch und befallen viele unterschiedliche Bereiche des Körpers gleichzeitig.

Viele der Symptome, die sie verursachen, wie geschwollene Drüsen und eine verstopfte Nase, sind Teil der Aktivierung des Immunsystems. Die Immunreaktion beginnt gewöhnlich mit Fieber, das im Wesentlichen ein Versuch ist, die Vermehrung der Viren durch die Erhöhung der Körpertemperatur zu verlangsamen. Entzündungen entstehen durch eine Anhäufung weißer Blutzellen und chemischer Stoffe zur Bekämpfung der Erreger an der betroffenen Stelle. Viren können jedes Organ und jedes Körpersystem befallen. Meist verursachen sie Ausschläge, aber selten Schmerzen. Eine Ausnahme bilden die Herpesviren, die Lippen- und Genitalherpes sowie Windpocken und Gürtelrose verursachen.

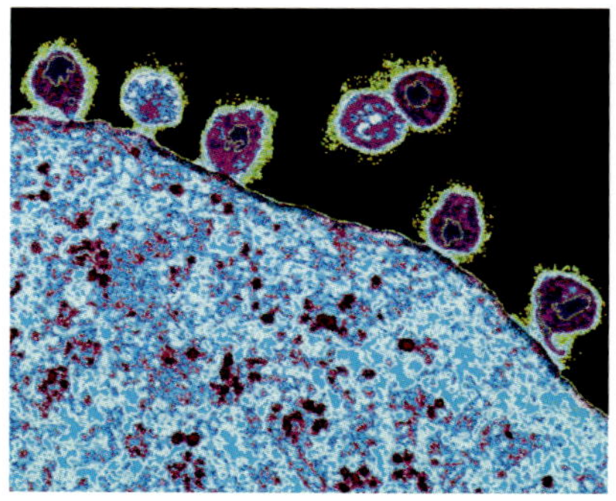

Von der Wirtszelle knospendes HI-Virus
Hat das Virus die DNA und den Reproduktionsmechanismus der Wirtszelle zu seiner eigenen Vermehrung benutzt, verlassen die Tochterviren die Wirtszelle, um weitere Zellen zu infizieren.

BAKTERIELLE INFEKTIONEN

Bakterien können sich so schnell vermehren, dass das Immunsystem sie nicht mehr kontrollieren kann, oder sie setzen Toxine frei, die Körpergewebe zerstören.

Bakterien sind einzellige Organismen, wesentlich größer als Viren und in der Lage, sich unabhängig von Wirtszellen zu vermehren. Auch der Mensch beherbergt viele Arten, hauptsächlich auf der Haut und im Darm. Die meisten dieser Bakterien leben mit uns in friedlicher Koexistenz, einige sind sogar nützlich. Ist das Immunsystem jedoch durch eine Verletzung oder eine Krankheit angegriffen, können manche Bakterien infektiös werden. Der *Staphylococcus aureus* zum Beispiel lebt friedlich auf der Haut, kann aber bei Immunsuppression Furunkel verursachen.

Krankheiten können auch durch bakterielle Erreger verursacht werden, die in den Körper eindringen und sich über den Blutstrom, über Körperflüssigkeiten oder im Gewebe verbreiten. Sie können bestimmte Bereiche infizieren, wie bei einer Meningitis (betroffen sind die Membranen von Gehirn und Rückenmark), oder, wie bei einer Sepsis (Blutvergiftung), den ganzen Körper. Die Symptome variieren je nach Entzündungsort; es kann sich um Schmerzen, Fieber, Halsschmerzen, Erbrechen, Durchfall oder Eiterbildung handeln. Einer viralen Infektion kann eine bakterielle folgen, weil sich Bakterien in den durch das Virus entzündeten Geweben leichter vermehren können. Bakterielle Infektionen können mit Antibiotika behandelt werden, jedoch sind einige Bakterien dagegen resistent geworden.

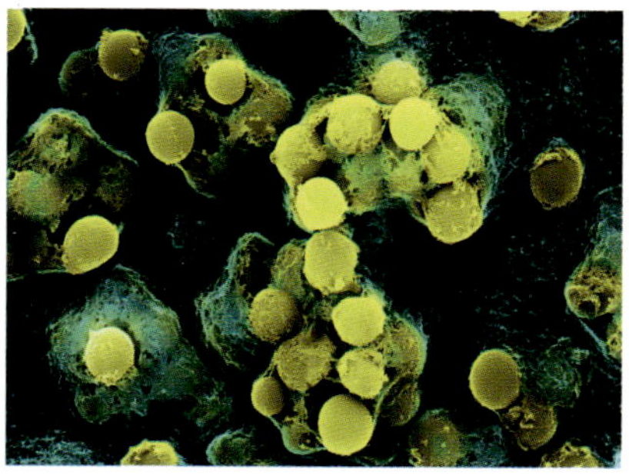

Streptococcus pyogenes
Das Bakterium *Streptococcus pyogenes* kann Scharlach verursachen. Betroffene haben einen entzündeten, eitrigen Rachen, eine rote Zunge, Fieber und Ausschlag.

ANTIBIOTIKA-RESISTENZ

Alle Organismen passen sich an Veränderungen ihrer Umwelt an. Seit der Anwendung von Antibiotika haben Bakterien viele Mechanismen entwickelt, um gegen Antibiotika resistent zu werden. Entwickelt ein Bakterium unter Millionen zufällig eine wirksame Methode, wird sie auf einem DNA-Abschnitt, dem Plasmid, codiert und an andere Bakterien weitergegeben. Das entsprechende Antibiotikum wird damit nutzlos.

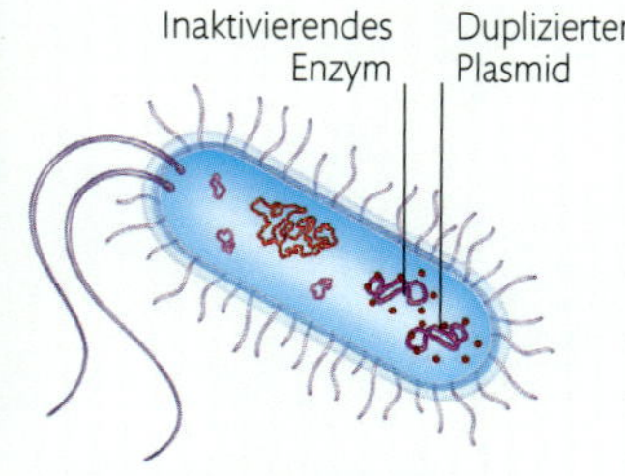

1 Die Rolle der Plasmide
Durch Plasmide können Bakterien Enzyme gegen Antibiotika herstellen oder ihre Rezeptoren verändern, an die das Antibiotikum andockt. Im Erfolgsfall dupliziert sich das Plasmid.

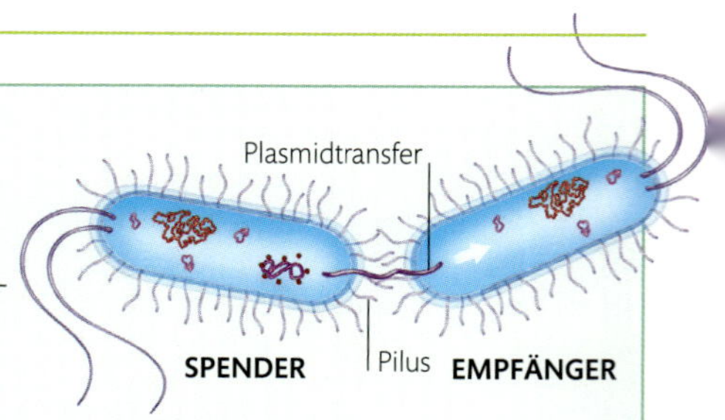

2 Plasmidtransfer
Der Plasmidtransfer findet während der Konjugation statt. Die Plasmidkopie wird über einen Pilus vom Spender- zum Empfängerbakterium weitergegeben.

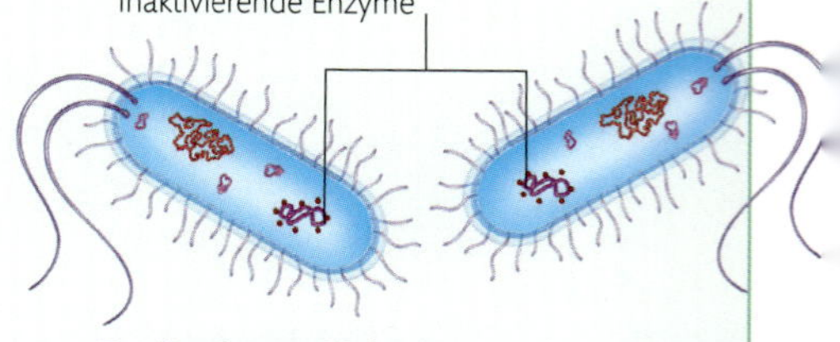

3 Restistente Kulturen
Ganze Populationen von Bakterien werden gegen Antibiotika resistent. Einige können schwere Krankheiten verursachen, wie der methicillin-resistente Staphylococcus aureus (MRSA).

PILZINFEKTIONEN

Durch Pilze oder Hefen verursachte Infektionen sind selten gefährlich. Wenn aber das Immunsystem geschwächt ist, können sie schwere Infektionen verursachen.

Hefen und Pilze sind einfache Organismen, die in Kolonien aus einzelnen runden Zellen (Hefen) oder langen Fäden (Hyphen) wachsen. Sie bevorzugen feuchte Hautstellen, wo sie nur leichte Symptome wie schuppende Haut oder Ausschläge verursachen. Sie gedeihen auch auf der Mund- oder Vaginalschleimhaut, wie der Hefepilz *Candida albicans*, der einen juckenden oder brennenden Ausfluss verursachen kann. Pilze können auch über Erde oder verfaulte Pflanzen in den Körper gelangen. Manche dringen über verletzte Hautstellen ein und verursachen eine Sporotrichose, eine seltene, schwere Hautinfektion, andere werden eingeatmet und verbreiten sich über die Lungen im ganzen Körper, wie bei der Asperigillose. Pilzinfektionen richten bei gesunden Menschen kaum Schaden an, die meisten können medikamentös leicht behandelt werden. Menschen mit Immunschwäche aber können schwere Krankheitsbilder entwickeln, auch durch normalerweise harmlose Pilze.

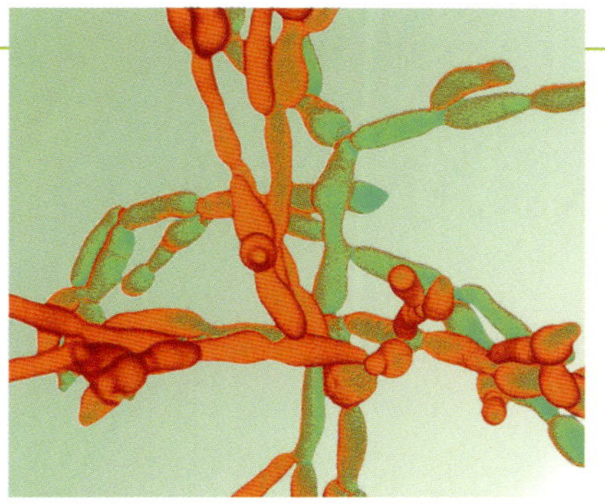

Candida albicans
Candida albicans ist ein Hefepilz, der die Darmflora vieler gesunder Menschen besiedelt. Er kann aber bei immunschwachen Menschen Pilzerkrankungen verursachen.

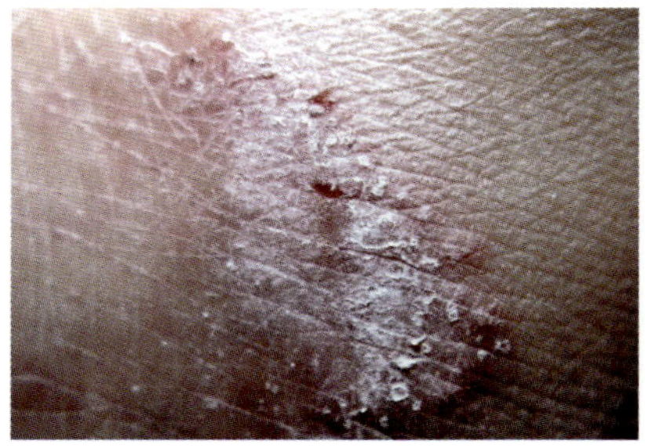

Fußpilz
Der Fußpilz, auch Tinea pedis genannt, tritt im Allgemeinen zwischen den Zehen auf. Er liebt warme, feuchte Hautstellen. Tinea-Infektionen können auch auf der Kopfhaut und in der Leiste auftreten.

PROTOZOENINFEKTIONEN

Protozoen kommen besonders in den Tropen und unter schlechten hygienischen Bedingungen vor. Sie gelangen über Träger wie Mücken oder über kontaminierte Nahrung oder Wasser in den Körper.

Protozoen sind Einzeller. Viele von ihnen gedeihen besonders in warmen Klimazonen. Die bekannteste Protozoeninfektion ist die Malaria, die weltweit Millionen Menschen tötet und durch den Erreger *Plasmodium* verursacht wird. Einige Stadien der Parasiten leben in weiblichen Anophelesmücken, die die Erreger durch Stiche auf den Menschen übertragen. Sie gelangen in den Blutstrom, vermehren sich, dringen in rote Blutzellen ein und zerstören diese. Malariaattacken mit hohem Fieber, Schüttelfrost, Kopfschmerzen und Verwirrtheit treten auf. Infektionen können durch Schutzmaßnahmen wie Mittel zur Insektenabwehr und Moskitonetze vermieden werden. In Afrika südlich der Sahara werden Kinder mittlerweile gegen Malaria geimpft. Amöbenruhr und Giardiose werden über kontaminierte Speisen und Wasser übertragen und verursachen Bauchschmerzen und Durchfall. Die weltweit vorkommende Toxoplasmose wird hauptsächlich über Katzenkot und rohes Fleisch übertragen.

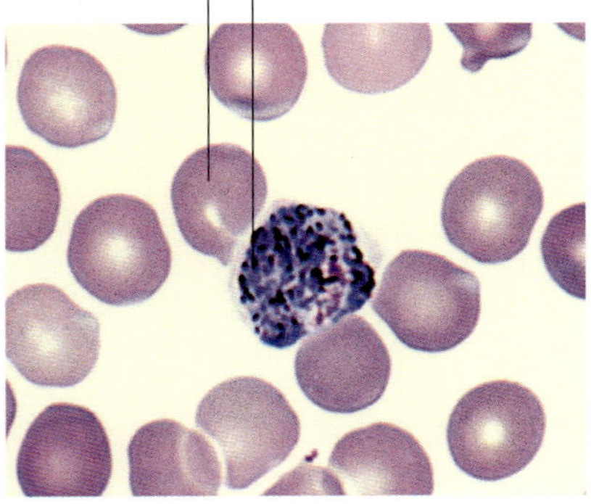

Malariaerreger
Plasmodium-Parasiten verbringen einen Teil ihres Lebens in menschlichen roten Blutzellen. Sie vermehren sich dort, bis die Wirtszellen platzen. Die freigesetzten Erreger befallen weitere Zellen.

WURMBEFALL

Würmer ernähren sich, indem sie dem Körper Nährstoffe entziehen. Sie gelangen über nicht ausreichend gekochte Speisen, Wasser und Fäkalien in den menschlichen Darm.

Würmer, auch Helminthen genannt, saugen sich mit mundähnlichen Strukturen an der Darmwand fest und trinken Blut. Die meisten Saugwürmer sind Zwitter, sie besitzen männliche und weibliche Geschlechtsteile. Würmer gelangen durch Verschlucken in den Körper, vermehren sich im Darm und legen Eier, die dann auf einen neuen Wirt übertragen werden können. Weltweit sind Millionen Menschen befallen – Wurminfektionen sind besonders in Entwicklungsländern verbreitet und eine häufige Ursache für Anämie. In westlichen Ländern ist der Befall mit Madenwürmern am häufigsten.

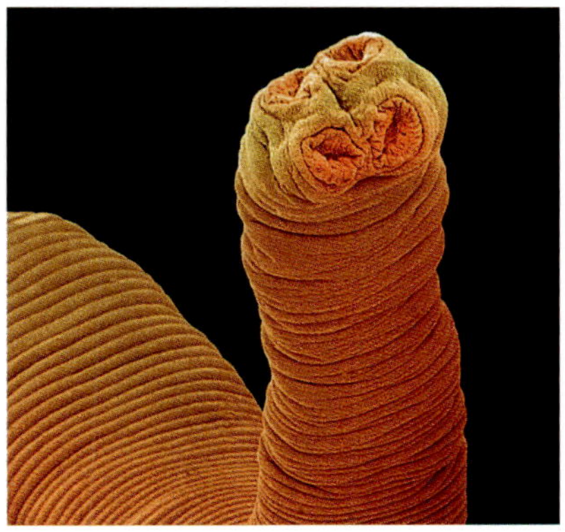

Bandwurm
Bandwürmer leben im Darm ihres Wirts. Klassischerweise verursachen sie Gewichtsverlust trotz vermehrter Nahrungsaufnahme. Der Befall erfolgt über kontaminiertes Fleisch oder Stuhlpartikel.

ZOONOSEN

Zoonosen sind Krankheiten, die zwischen Tier und Mensch übertragen werden, teilweise sehr schwer verlaufen und Epidemien verursachen können.

Pathogene mutieren im Laufe ihrer Entwicklung und wechseln die Spezies ihrer Wirte. Dies gilt für Bakterien (z. B. Pest), Viren (z. B. Tollwut), Protozoen (z. B. Toxoplasmose), Prionen (z. B. Creutzfeldt-Jakob) und Würmer. Viele Krankheiten, die den Menschen befallen (z. B. Grippe, Tuberkulose, Masern, Pocken, HIV), begannen als Tierkrankheiten. Die gewöhnliche Erkältung kam vermutlich von Vögeln. Bei einem Wirtswechsel, z. B. zum Menschen, sind die Erreger anfangs noch nicht gut an den Wirt angepasst, dessen Immunsystem ebenso wenig auf den neuen Erreger eingestellt ist. Durch den schnellen Tod der Wirte hat eine solche Infektion katastrophale Folgen.

Damit sich ein Erreger erfolgreich vermehren kann, muss er in einem lebenden Wirt überleben. Bei schweren Zoonosen ist der Mensch längst kein Zwischenwirt mehr. Beispiele sind Anthrax und HIV. Diese Krankheiten haben erst kürzlich den Sprung in die Spezies Mensch gemacht. Nach und nach passt sich das Pathogen an den neuen Wirt an, und das Immunsystem des Wirts entwickelt Abwehrmaßnahmen, sodass Zoonosen mit der Zeit milder ablaufen.

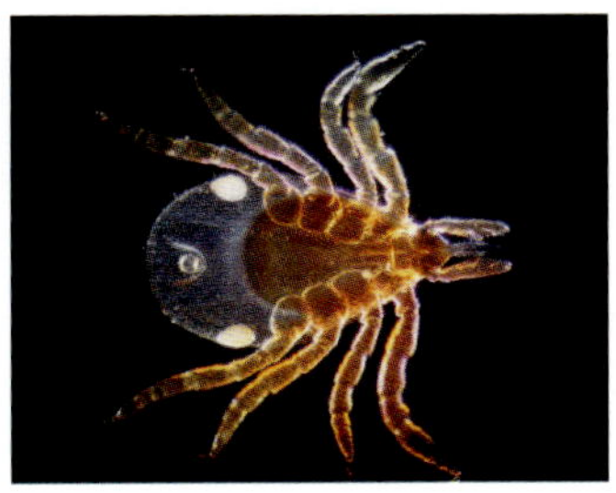

Lyme-Borreliose
Das Bakterium, das die Lyme-Borreliose hervorruft, wird durch Zeckenbisse übertragen und verursacht Ausschlag und grippeähnliche Symptome.

IMMUNISIERUNG

Der Körper ist nach einer überstandenen Infektion im Allgemeinen gegen den Erreger immun. Durch eine Impfung kann die Immunisierung gegen bestimmte Erreger ohne das entsprechende Krankheitsbild erreicht werden. »Entschärfte« lebende Erreger oder Teile seiner Proteinhülle werden in geringen Mengen in den Körper eingebracht. Der reagiert mit der Produktion von Antikörpern und ist dadurch beim Kontakt mit dem »echten« Erreger gegen diesen immun. Alternativ kann direkt mit menschlichen oder tierischen Antikörpern geimpft werden. Mittlerweile sind Impfungen gegen viele Krankheiten möglich. Neben Kinderkrankheiten sind dies beispielsweise Tetanus, Diphterie, Polio, Meningitis, COVID-19 und Grippe. Pocken konnten durch die Impfung weltweit ausgerottet werden. HI-Viren stellen eine größere Herausforderung dar, weil sie häufig und schnell mutieren.

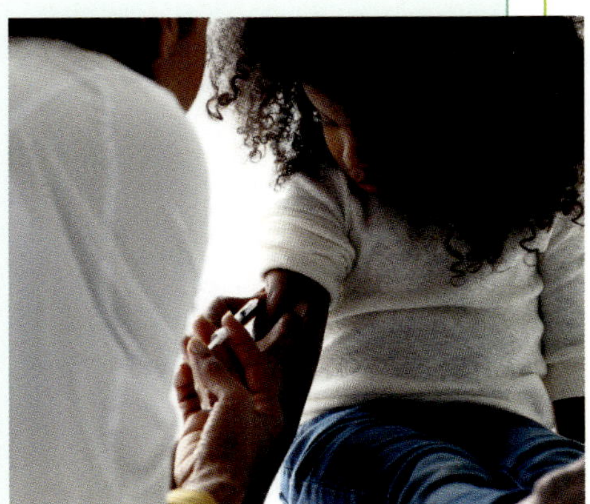

Masernimpfung
Die Masern waren früher eine weitverbreitete Kinderkrankheit. Durch die flächendeckende Impfung von Kindern hat man sie in der westlichen Welt mittlerweile relativ gut unter Kontrolle.

HAUT-, HAAR- UND NAGELKRANKHEITEN

Die Haut kommt häufig mit Reizstoffen und Mikroorganismen in Berührung. Sie kann sich entzünden und infiziert werden. Hautkrebs kann durch übermäßige Sonneneinstrahlung entstehen. Nägel und Haare werden bei manchen Erkrankungen in Mitleidenschaft gezogen.

ATOPISCHES EKZEM

Das Ekzem ist eine häufige Langzeiterkrankung, die Juckreiz, Rötung, Trockenheit und Aufspringen der Haut verursacht, oft bei Kindern, die zu Allergien neigen.

Rund ein Fünftel aller Kinder sind vom Ekzem (früher Neurodermitis genannt) betroffen, das oft nach der Pubertät verschwindet. Das Ekzem tritt meist zusammen mit Heuschnupfen und Asthma erblich bedingt auf. Beide Geschlechter sind gleichermaßen betroffen. Ein Ekzem kann durch Nahrungsallergene, wie Milchprodukte oder Weizen, phasenweise »aufblühen«, ebenso durch Kontaktallergene, wie Hausstaubmilben, Pollen oder Tierhaare. Auch Stress und Erschöpfung spielen eine Rolle. Ein Ekzem tritt oft in Hautfalten, wie Armbeuge, Knie, Hand- und Fußgelenke, sowie im Nacken auf.

Das Ekzem beginnt mit einer geröteten, juckenden Hautstelle. Dann wird die Haut trocken und schuppig, es bilden sich Fissuren, die betroffenen Hautstellen werden dick und rau und reißen ein. Ein Ekzem ist nicht heilbar und kann eine beträchtliche psychische Belastung sein. Man kann versuchen, bekannte Auslöser zu vermeiden, die betroffenen Stellen mit Lotionen gegen Trockenheit und Juckreiz pflegen. Ein aufblühendes Ekzem kann mit Kortisonsalbe behandelt werden, ein infiziertes Ekzem sollte antibiotisch behandelt werden.

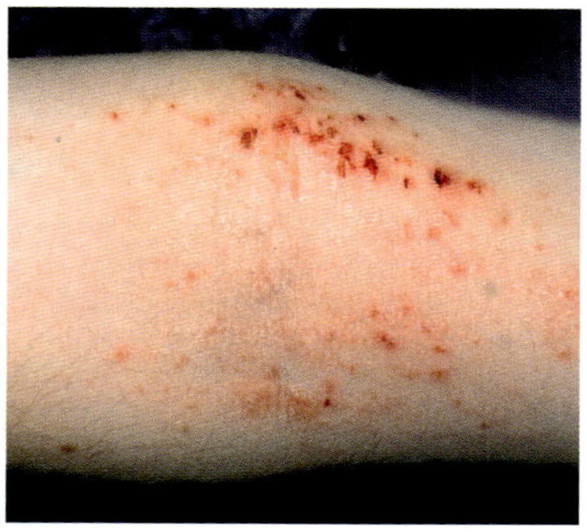

Ekzem am Arm
Die Hautstelle ist rot und erhaben. Es bilden sich Flecken, Krusten und Fissuren. Ein Ekzem verursacht starken Juckreiz und kann schmerzhaft sein.

GEBURTSMALE

Geburtsmale sind Flecken auf der Haut, die unterschiedlich geformt und gefärbt sind und sich vor oder kurz nach der Geburt bilden. Dazu gehören bleibende Leberflecke (Muttermale), Feuermale (oft großflächig, dunkelrot bis lilafarben), Hämangiome (s. Foto), die aus einer abnormen Ansammlung von Blutgefäßen bestehen, und etwa im 6. Lebensjahr verschwinden. Andere Malse sind der Storchenbiss und der blaugrüne Mongolenfleck, der wie ein großer »blauer Fleck« aussieht.

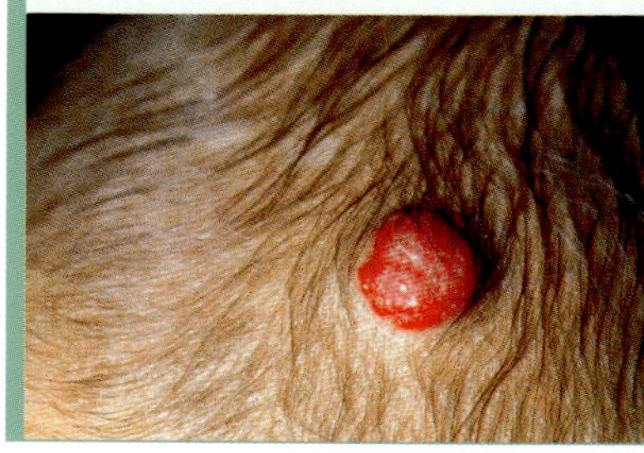

KONTAKTDERMATITIS

Bei der Kontaktdermatitis entzündet sich die Haut aufgrund einer allergischen Reaktion oder direkten Hautreizung.

Eine Dermatitis kann durch chemische Stoffe oder starke Reibung entstehen. Verbreitete chemische Auslöser sind Lösungs- und Scheuermittel, Säuren und Laugen sowie Seifen. Reibende Kleidungsstücke oder längeres Berühren bestimmter Pflanzen sind physikalische Auslöser. Eine allergische Kontaktdermatitis wird am häufigsten durch Metalle (z. B. Nickel), Klebstoffe, Kosmetika und Gummi ausgelöst. Zu den Symptomen gehören ein roter, brennender, juckender oder schmerzhafter Hautausschlag. Eine allergische Dermatitis kann sich über Tage entwickeln, eine direkte Hautreizung erzeugt oft eine unmittelbare Entzündung. Die betroffenen Hautstellen können trocken und geschwollen sein und mit der Zeit aufbrechen. Die Behandlung erfolgte mit Hautlotionen und Kortisonsalben.

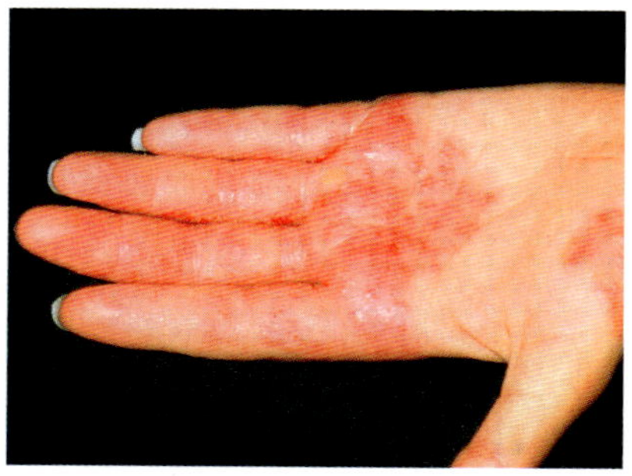

Von Dermatitis betroffene Haut
Die arbeitsbedingte Kontaktdermatitis ist in bestimmten Berufen weit verbreitet, z. B. bei Friseuren, deren Hände ständig den milden Chemikalien in Shampoos ausgesetzt sind.

IMPETIGO

Impetigo ist eine hoch ansteckende, oberflächliche bakterielle Infektion der Haut, die für gewöhnlich im Gesicht auftritt und selten Komplikationen verursacht.

Zwei Formen von Impetigo sind bekannt: die großblasige und die (häufigere) kleinblasige Form. Sie beginnt mit schmerzlosen, meist um Mund und Nase auftretenden, flüssigkeitsgefüllten roten Pusteln, die aufplatzen, nässen und verkrusten. Bei der großblasigen Form treten die Pusteln eher an Armen, Rumpf oder Beinen auf. Die Impetigo heilt innerhalb einiger Tage ohne Narbenbildung ab. Sie kommt bei Kindern und Menschen, die auf engem Raum zusammenleben oder Kontaktsportarten betreiben, am häufigsten vor. Die Behandlung erfolgt durch Antibiotika, um eine weitere Ansteckung zu vermeiden, die über direkten Kontakt oder z. B. gemeinsam benutzte Handtücher erfolgt. Komplikationen sind selten, können aber zu Cellulitis und Blutvergiftung führen.

Impetigo-Infektion
Eine Pustel platzt und bildet eine Kruste, die bei heller Haut honigfarben aussehen kann. Durch Berühren der betroffenen Stellen kann die Infektion auf andere Körperstellen und andere Menschen übertragen werden.

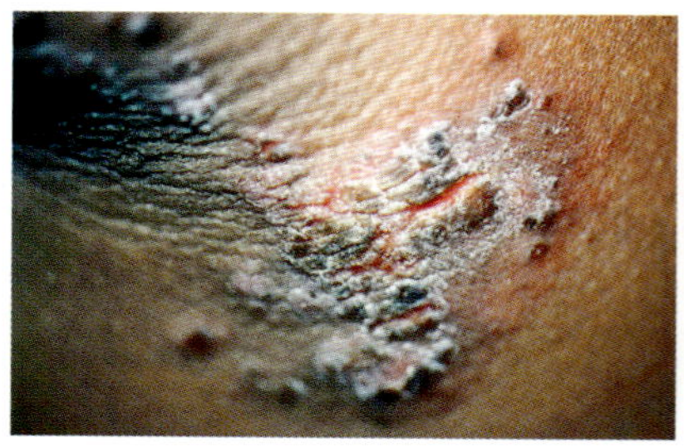

PSORIASIS

Psoriasis ist eine chronische Hautstörung, bei der sich die Zellen zu schnell vermehren, wodurch juckende schuppige Hautstellen entstehen.

In Europa sind rund zwei Prozent der Bevölkerung von Psoriasis (Schuppenflechte) betroffen. Erbfaktoren spielen eine Rolle, Männer und Frauen sind gleichermaßen befallen. Sie kann im Alter von 10 bis 45 Jahren durch Halsentzündung, Hautverletzungen, Medikamente und Stress ausgelöst werden. Rund 80 Prozent der Betroffenen haben die Plaque-Psoriasis, die sich in roten, mit silbrig glänzenden Hautschuppen bedeckten Hautstellen äußert, hauptsächlich an Ellbogen, Knien und Kopfhaut, die jucken und wund sind. Bei der intertriginösen Psoriasis zeigen sich Rötungen in der Achsel- und Leistenregion. Die Psoriasis guttata tritt meist in sehr jungen Jahren auf, bildet erbsengroße schuppige Stellen am ganzen Körper und heilt meist vollständig ab. Manchmal ist auch nur die Kopfhaut betroffen. Die Psoriasis spricht auf Behandlungen mit UV-Licht gut an, bleibt aber eine lebenslange Veranlagung. Die äußerliche Behandlung umfasst Feuchtigkeitscremes, Teer- und Kortisonsalben, Dithronal, Vitamin A und D.

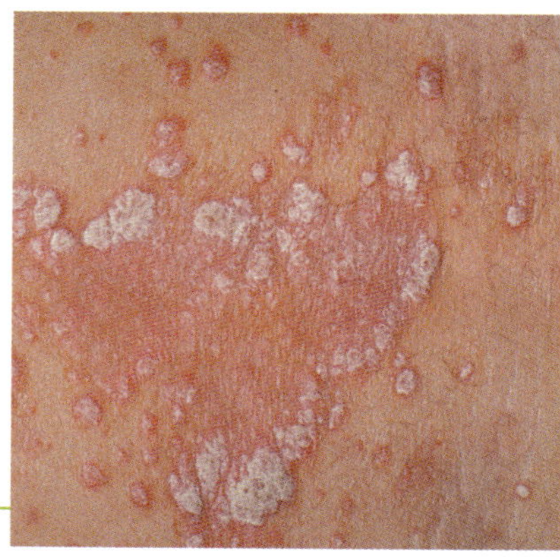

Plaque-Psoriasis
Die Hautstellen sind erhaben, rot, scharf abgegrenzt und mit silbrig weißen Hautschuppen bedeckt. Betroffene Stellen können jucken und brennen.

TINEA

Tinea ist der Obergriff für durch Dermatophyten verursachte Pilzinfektionen von Haut, Nägeln und Kopfhaut.

Tinea-Infektionen (engl. »Ringworm«) werden nach der Stelle ihres Auftretens benannt, meist feuchtwarme Körperregionen. Die Tinea corporis, ein roter, juckender, leicht erhabener, ringförmiger Hautausschlag, entwickelt sich an exponierten Körperstellen, wie Armen und Gesicht. Sie ist durch direkten Kontakt oder durch kontaminierte Gegenstände, wie Kleidung, Teppiche, Toilette und Tiere, übertragbar. Die Tinea capitis, die hauptsächlich Kinder befällt, macht sich durch Kopfschuppen und stellenweisen Haarausfall bemerkbar. Bei der Tinea cruris bildet sich ein roter, juckender, leicht erhabener Ausschlag in den Hautfalten der Leistengegend. Tinea pedis ist der Fußpilz, der besonders zwischen den Zehen auftritt und durch Juckreiz und Schüppchenbildung gekennzeichnet ist. Bei der Onychomycosis (Nagelpilz) werden die Nägel dick, gelb, bröckelig und deformiert. Pilzinfektionen werden durch ihr Erscheinungsbild und durch Analyse von Haut- und Nagelproben diagnostiziert. Die Behandlung erfolgt durch orale oder äußerlich anwendbare Antimykotika.

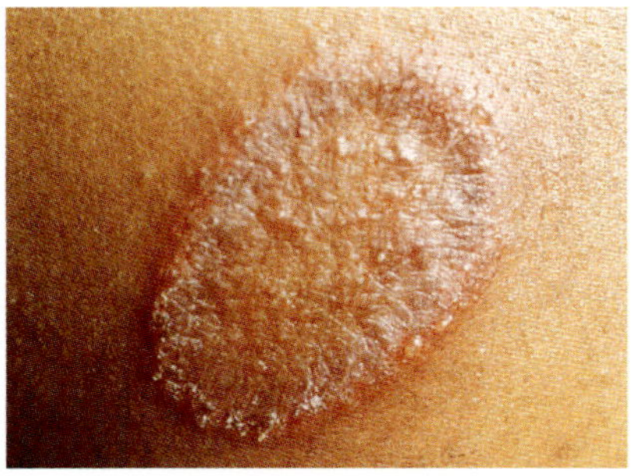

Ringförmiger Tinea-corporis-Ausschlag
Die Tinea ist durch einen erhabenen roten Ring, der von der Mitte aus abheilt, charakterisiert. Schuppen, Krusten und Pusteln bilden sich vor allem am Rand. Tinea kommt häufig bei Kindern vor.

URTIKARIA

Rote, juckende Beulen auf der Haut (»Quaddeln«) werden gemeinhin durch eine allergische Reaktion verursacht und verschwinden nach einigen Stunden.

Urtikaria (Nesselsucht) wird durch die Freisetzung von Histaminen und anderen entzündlichen Substanzen aus den Hautzellen verursacht. Diese Substanzen lösen den Flüssigkeitsaustritt aus kleinen Blutgefäßen in den unteren Hautschichten aus. Ein Viertel der Bevölkerung hat irgendwann im Leben eine Nesselsucht, meist im Kindes- oder jungen Erwachsenenalter, und sie tritt häufiger bei Frauen auf. Eine akute Urtikaria dauert unter sechs Wochen, oft nur einige Stunden.

Eine allergische Urtikaria wird durch Lebensmittel, Medikamente oder direkten Kontakt mit einem Allergen ausgelöst. Weitere Ursachen können der Genuss von verdorbenem Fisch, Stress und akute Viruserkrankungen sein.

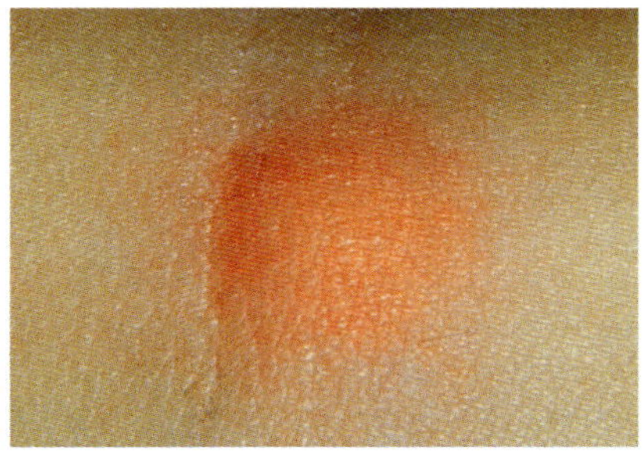

Rote Schwellung bei Urtikaria
Die roten, juckenden Quaddeln der Urtikaria können in Form und Größe variieren. Meist sind sie rund, können aber auch Ringe und große Flecke bilden.

Quaddeln können auch durch physikalischen Druck, Hitze, Kälte und Sonnenlicht entstehen. Bei der chronischen Urtikaria bleiben die Quaddeln länger als sechs Wochen bestehen (manchmal jahrelang), die Ursachen sind unklar. Allergietests und die Suche nach möglichen Auslösern ist hier die gängige Praxis. Behandelt wird mit Antihistaminika, bei chronischer Urtikaria werden auch orale Corticosteroide verabreicht.

AKNE VULGARIS

Verstopfte und entzündete Poren verursachen Pickel im Gesicht, im oberen Brustbereich und auf dem Rücken. Fast alle Teenager sind von Akne betroffen.

Eine Akne kann viele Jahre dauern und wiederholt »aufblühen«, verschwindet aber im Alter von etwa 25 Jahren. Jungen sind häufiger betroffen, und die familiäre Disposition spielt eine Rolle. Bei Erwachsenen kommt Akne häufiger bei Frauen vor. In den Tagen vor der Menstruation und während der Schwangerschaft kann sie sich verschlimmern. Auch Medikamente wie Kortison und Phenytoin können Akne verursachen. Sie tritt weder durch Infektionen, noch durch mangelnde Hygiene auf, stellt aber eine große psychische Belastung dar.

Die Haut erscheint insgesamt fettig, Poren sind entweder durch offene, schwarze Mitesser oder weiße, geschlossene Milien verstopft, rote Papeln und eitrige Pusteln können entstehen. In schweren Fällen bilden sich schmerzhafte tiefe, große Knoten und Zysten, die wie Beulen aussehen und unter Narbenbildung abheilen, wenn sie aufgehen. Bei typischen Aknenarben ist das Narbengewebe eingesunken und bildet »Löcher«, es können auch Keloide entstehen, bei denen das Narbengewebe wuchert. Um Narbenbildung zu vermeiden, ist es wichtig, die Aknepickel nicht auszudrücken oder aufzustechen. Die Behandlung hängt von der Schwere der Erkrankung ab und kann eine Kombination aus oralen Antibiotika und Benzolperoxid-, Retinol-, Antibiotika- und Azelainsäuresalben umfassen. Eine sichtbare Verbesserung der Akne kann zwei bis drei Monate dauern. Schwere Akne kann eine von Spezialisten durchgeführte Behandlung mit oralen Retinoiden erfordern.

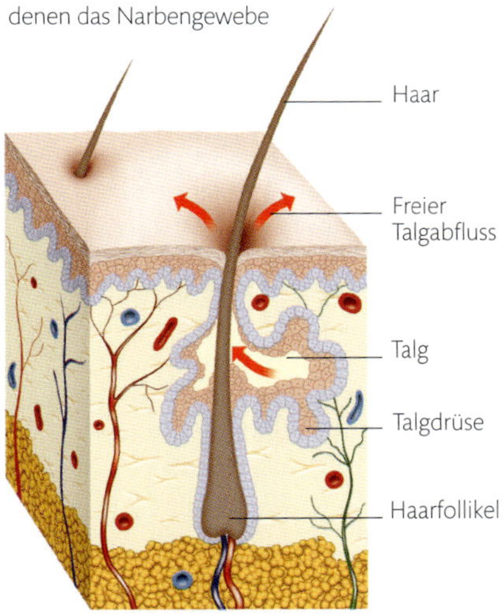

Normaler Haarfollikel
Der Talgdrüsenfollikel besteht aus einem Haarfollikel, einer Talgdrüse und einem Talgdrüsengang. Die Drüse produziert Talg (Sebum), der über Poren an die Hautoberfläche abgegeben wird.

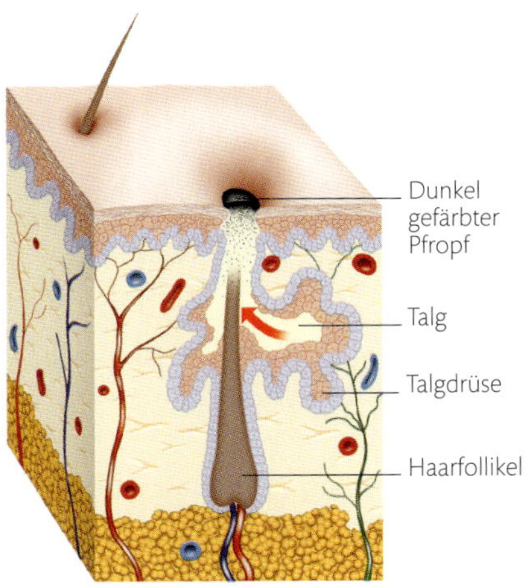

Mitesser
Bei Akne wird zu viel Talg produziert. Ein Pfropf aus Talg und toten Hautzellen verstopft die Pore, der Talg reagiert mit der Luft, und es entsteht ein dunkler Mitesser.

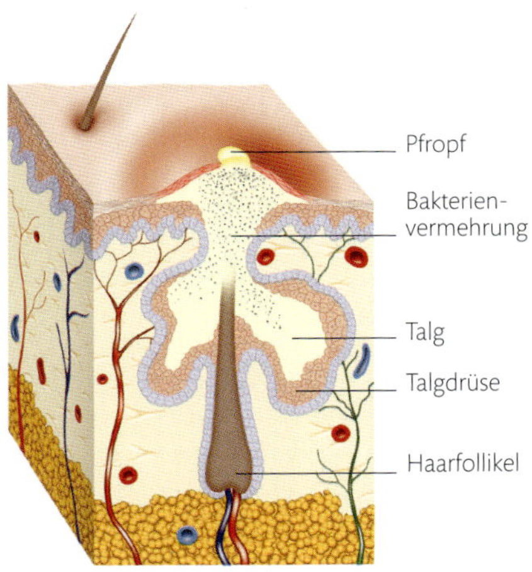

Infizierter Follikel
Gewöhnlich harmlose Bakterien, die auf der Hautoberfläche leben, kontaminieren den verstopften Follikel und verursachen eine Infektion, die zu Papeln, Pusteln, Knötchen und Zysten führt.

ROSACEA

Rosacea ist eine chronische Störung der Haut, die hauptsächlich im Gesicht von hellhaarigen Menschen auftritt und Hautrötungen verursacht.

Rosacea tritt bei Frauen häufiger auf und beginnt nach dem 30. Lebensjahr. Sie verursacht eine Rötung der Gesichtshaut, die sich auf Hals und Brust ausbreiten kann und typischerweise einige Minuten andauert. Auslöser können Koffein, Alkohol, Sonnenlicht, Wind, scharfes Essen und Stress sein. Es kann sich eine dauerhafte Rötung von Wangen, Nase, Stirn und Kinn entwickeln. Pickel und Pusteln können entstehen, und erweiterte Äderchen (Teleangiektasie, Couperose) können auf der Haut sichtbar werden. Bei Männern entwickelt sich in seltenen Fällen ein Rhinophym, eine knollenartige Verdickung der Nase.

Die Behandlung umfasst die Vermeidung der Auslöser, in schweren Fällen werden orale Antibiotika oder Salben verabreicht. Eine Teleangiektasie kann mit Lasertherapie und ein Rhinophym kann operativ behandelt werden.

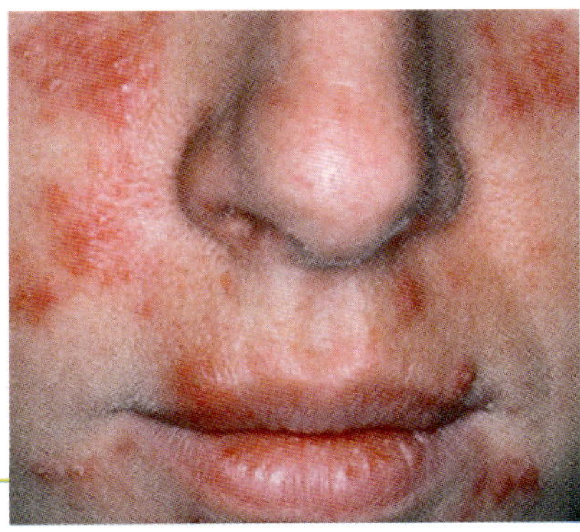

Gesichtsrötung durch Rosacea
Das Gesicht ist fleckig und neigt zum Erröten. Rote Papeln und eitrige Pusteln sind ausgebildet, die mit Akne vulgaris verwechselt werden können.

VERBRENNUNGEN UND BLUTERGÜSSE

Verbrennungen sind Hautverletzungen durch Hitze, Kälte, Elektrizität, Reibung, Chemikalien, Licht oder Strahlung. Blutergüsse werden durch Einblutungen ins Gewebe verursacht.

Verbrennungen ersten Grades betreffen nur die Epidermis (äußerste Hautschicht) und führen zu leichter Schwellung, Rötung und Schmerzen. Narben entstehen selten. Verbrennungen des Grades 2a verletzen die Epidermis und die obere Dermis, verursachen Schmerzen, dunkelrote bis violette Hautverfärbung, deutliche Schwellung, Bläschenbildung mit austretender klarer Flüssigkeit. Bei Verbrennungen des Grades 2b sind Epidermis und gesamte Dermis betroffen, die Haut ist weißlich bis fleckig und schmerzt durch die Schädigung der Nerven kaum. Verbrennungen dritten Grades betreffen Epidermis, Dermis und Subkutis und schmerzen nicht. Die Haut ist verkohlt und weist eine Schwarz-weiß-Färbung (Schwarz-weiß-Nekrosen) auf. Bei Verbrennungen vierten Grades (Verkohlung) sind alle Hautschichten und darunterliegende Strukturen betroffen. Hier hilft oft nur eine Hauttransplantation.

Neben dem Hämatom (Bluterguss, blauer Fleck) gibt es Ekhymosen (kleinflächige Gewebsblutungen), Purpura (allgemeine Gewebsblutungen) und Petechien (punktförmige Blutungen). Hämatome werden mit Schmerzmitteln, Kühlung, Kompression und eventuell Hochlagerung behandelt. Spontane Einblutungen können auf schwere Erkrankungen (z. B. Sepsis) hindeuten.

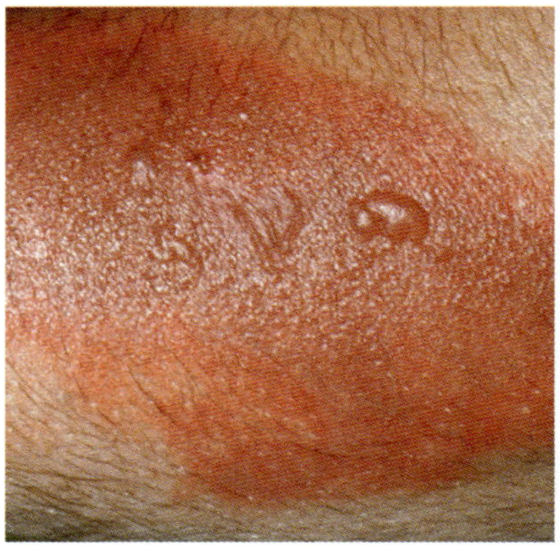

Verbrühung
Eine Verbrühung kann durch heißes Wasser oder Dampf entstehen. Wie hier dargestellt, verursacht sie eine scharf abgegrenzte Schwellung und Rötung der Haut mit leichter Bläschenbildung.

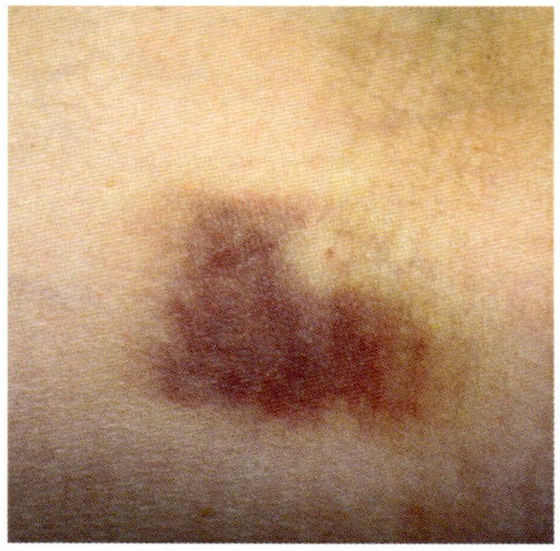

Bluterguss
Blutergüsse verändern ihre Farbe aufgrund der Aufspaltung roter Blutkörperchen in Bestandteile verschiedener Färbungen, vor allem grün, gelb und goldbraun.

HAUTKREBS

Hautkrebs ist weltweit der am häufigsten diagnostizierte Krebs. Basaliom, Spinaliom und malignes Melanom sind am weitesten verbreitet.

Basaliom und Spinaliom werden oft durch UV-Licht ausgelöst (häufige lange Sonnenbäder). Hellhäutige Menschen in Ländern mit hoher Sonneneinstrahlung sind besonders gefährdet. Männer sind häufiger betroffen, vermutlich weil sie sich, oft arbeitsbedingt, insgesamt länger bei Sonne im Freien aufhalten.

Das Basaliom entsteht in der Basalschicht der Haut, tritt selten vor dem 40. Lebensjahr auf und ist mit 80 Prozent der häufigste Hautkrebs. Die Läsion tritt als weiche, rosa oder braungraue knötchenbildende Erhebung auf, die weder juckt noch schmerzhaft ist. Es wächst langsam und bildet sehr selten Metastasen. Es kann normalerweise folgenlos entfernt werden.

Ein Spinaliom entsteht im Plattenepithel der Haut. Eine seltene Ursache ist die Einwirkung von Karzinogenen (wie Teer) oder ionisierende Strahlung, die häufigste Ursache ist jedoch Sonnenlicht. Es tritt meist nach dem 60. Lebensjahr auf. Mit einer Häufigkeit von 16 Prozent ist es eine seltenere Form Hautkrebs. Die Läsion ist ein erhabener, harter, rötlicher, schuppiger Fleck, der gelegentlich ulzeriert, blutet und verkrustet. Er vergrößert sich langsam, wird manchmal wulstig, metastasiert selten und wird durch chirurgische Entfernung im Allgemeinen geheilt.

Das maligne Melanom entsteht aus den Melanozyten (pigmentproduzierenden Zellen) der Haut. Anhaltende Sonneneinstrahlung, besonders in der Kindheit, Sonnenbrände, regelmäßige Besuche der Sonnenbank und familiäre Disposition erhöhen das Risiko einer Erkrankung. Es tritt am häufigsten bei hellhäutigen Menschen mit vielen Leberflecken auf. Ein Melanom kann sich aus einem bestehenden Leberfleck entwickeln oder erscheint als neuer, schwarz-brauner Fleck, der sich vergrößert. Es wird durch weiträumiges Entfernen behandelt. Die Prognose hängt von der Tiefe und Ausbreitung des Tumors ab. Melanome metastasieren sehr häufig und verlaufen in einem von zehn Fällen tödlich. Zur Krebsvorsorge gehören regelmäßiges Hautscreening und Sonnenschutz. Betroffene sollten sich nur mit Schutzcreme mit hohem Lichtschutzfaktor (Sunblocker) der Sonne aussetzen.

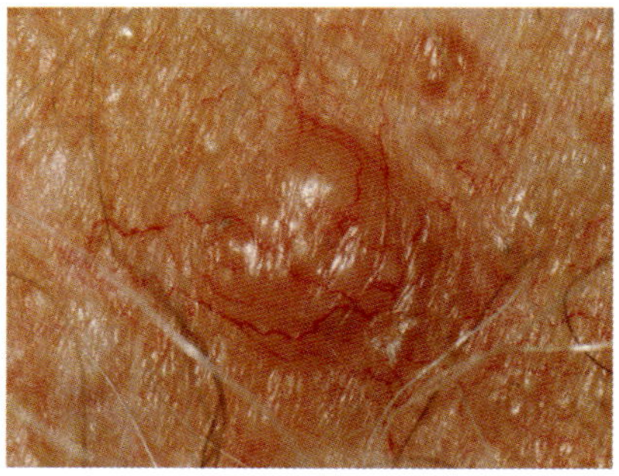

Basaliom
Das weiche rosafarbene Knötchen eines Basalzellenkarzinoms. Das Zentrum kann verkrusten und bluten, wird oft als eine nicht heilende Wunde beschrieben.

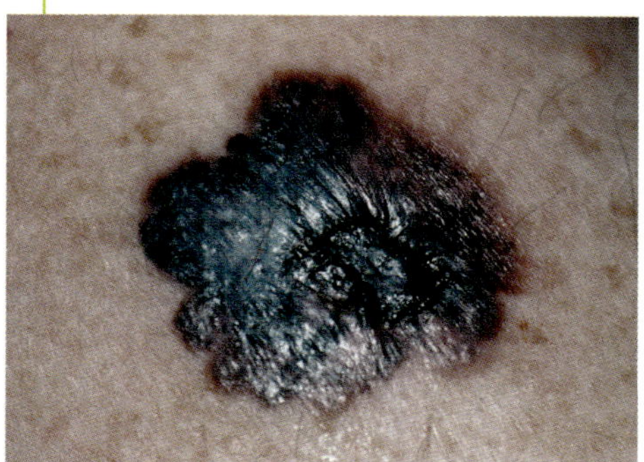

Malignes Melanom
Warnsignale einer malignen Veränderung eines Leberflecks sind Veränderungen in Größe und Farbe, Blutungen, Juckreiz, unregelmäßige Form, ungleichmäßige Färbung und unsymmetrische Begrenzung.

HAUTBIOPSIE

Bei einer Biopsie wird der Läsion eine kleine Gewebeprobe entnommen und unter dem Mikroskop untersucht. Die Biopsie dient zur Diagnose von Infektionsursachen, Hautkrebs und weiteren Störungen der Haut. Bei einer Exzisionsbiopsie wird der Herd mit einem Teil des umgebenden Gewebes vollständig entfernt. Bei einer Stanzbiopsie wird eine zylinderförmige Probe des erkrankten Gewebes ausgestanzt. Sehr kleine, oberflächliche Läsionen können auch vollständig entfernt werden.

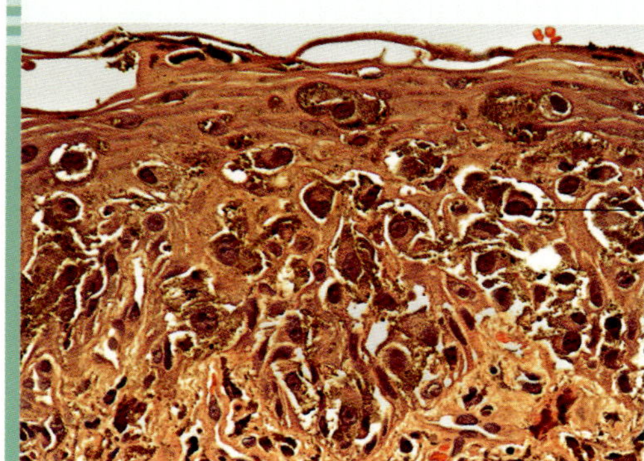

Biopsie eines Melanoms
Diese Gewebeprobe zeigt kanzeröse Melanozyten, die braunes Melanin enthalten und in die Epidermis (oberste Hautschicht) eingewandert sind.

PIGMENTSTÖRUNGEN

Der Verlust der normalen Hautfarbe beruht darauf, dass die Haut kein Melanin produzieren kann. Diese Störung kann ererbt sein oder sich im Laufe des Lebens entwickeln.

Das Pigment Melanin gibt der Haut ihre Farbe. Eine abnorme Pigmentierung kann mehrere Ursachen haben, darunter Albinismus und Vitiligo. Albinismus (s. S. 439) ist ein genetischer Defekt, der eine fehlende Melaninbildung zur Folge hat. Es können nur die Augen betroffen sein (okulärer Albinismus) oder Augen, Haut und Haare (okulokutaner Albinismus).

Vitiligo ist eine Autoimmunstörung, bei der das Immunsystem die melaninproduzierenden Zellen zerstört. Rund zwei Prozent der Bevölkerung weltweit sind betroffen. Es entstehen weiße oder blasse Hautstellen, meist im Gesicht und an den Händen, die sich dann vergrößern. In der Folge entstehen weitere Flecken am ganzen Körper. Die Störung ist nicht heilbar, aber Licht- und Lasertherapie können die Repigmentierung unterstützen.

Vitiligo
Depigmentierte Hautstellen treten symmetrisch an den Extremitäten oder im Gesicht auf. Die Störung beginnt meist vor dem 30. Lebensjahr. Vitiligo kommt häufig zusammen mit anderen Autoimmunerkrankungen wie Schilddrüsenüberfunktion vor.

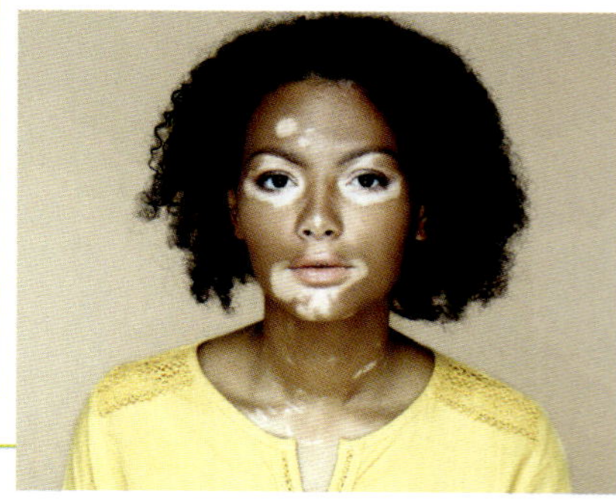

MUTTERMALE, WARZEN, ZYSTEN UND FURUNKEL

Lokale Wucherungen bestimmter Hautzellen verursachen Muttermale oder Warzen. Talgzysten oder Furunkel bilden Knötchen in der Haut.

Typische Warzen sind kleine erhabene, raue Knötchen, die für gewöhnlich an Händen oder Knien vorkommen. An der Fußsohle entstehen Warzen hauptsächlich an Druckpunkten (Dornwarzen) und können sehr schmerzhaft sein. Warzen verschwinden oft von selbst, können aber auch mit Vereisung oder mit salicylsäurehaltigen Salben behandelt werden.

Talgzysten variieren in der Größe, sind weich, rund und unter der Haut frei beweglich. Sie sind normalerweise harmlos, wachsen langsam, sind schmerzfrei, solange sie sich nicht entzünden, und werden aufgrund ihres Erscheinungsbildes diagnostiziert. Sie können chirurgisch entfernt werden, wenn sie stören oder sich entzünden. Ein Furunkel ist eine weiche, entzündete, schmerzhafte Beule, die in der Mitte ein gelbes oder weißes Eiterköpfchen bildet, bevor sie platzt und ausheilt. Mehrere Furunkel können zu einem Karbunkel verschmelzen. Rezidivierende Furunkel können bei Diabetes und Immunschwäche auftreten. Große Furunkel müssen manchmal aufgeschnitten und dräniert werden.

Muttermale sind dunkle, meist erhabene Punkte auf der Haut, die in ihrer Größe variieren und am ganzen Körper auftreten können. Die meisten Muttermale entstehen vor dem 20. Lebensjahr. Sie können sich bösartig verändern; verdächtige Muttermale werden deshalb entfernt. Warnzeichen sind Veränderungen in Form und Größe, Bluten, Jucken, unregelmäßige Form und Färbung. Erblich bedingt kann jemand sehr viele Muttermale haben – ein Risikofaktor für die Entstehung eines Melanoms.

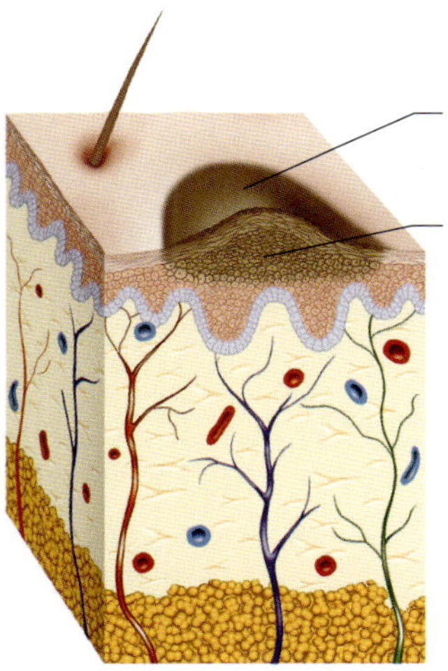

Muttermal
Lokale Überproduktion und Anhäufung von Melanozyten führt zu erhabenen, stärker pigmentierten Stellen. Da die Zellen nicht maligne sind, dringen sie nicht bis in die Dermis.

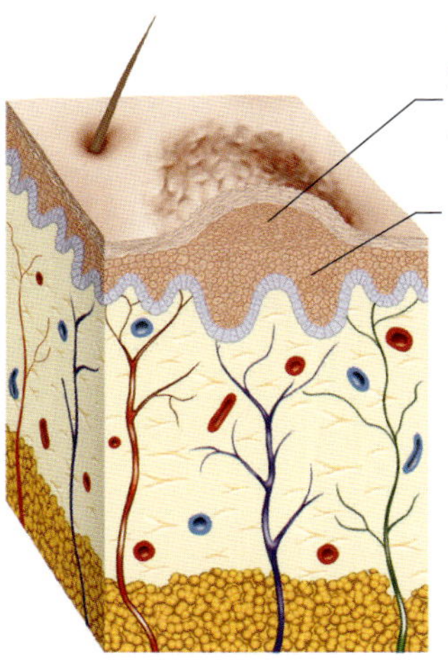

Warze
Kleinflächige Wucherung von Epidermalzellen, die durch das humanen Papillomavirus (HPV) verursacht werden. Bei direktem Kontakt mit der Warze oder indirekt über Gegenstände ist sie ansteckend.

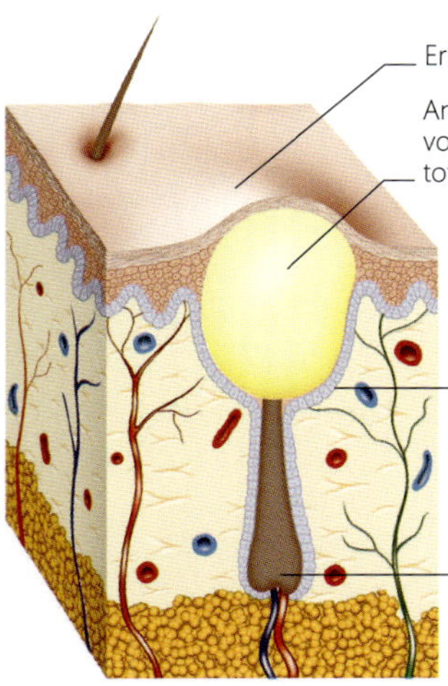

Talgzyste
Ein mit einer Ansammlung von Talg und toten Zellen gefüllter Sack unter der Hautoberfläche, der meist an den behaarten Stellen von Kopfhaut, Gesicht, Körper und Genitalien auftritt.

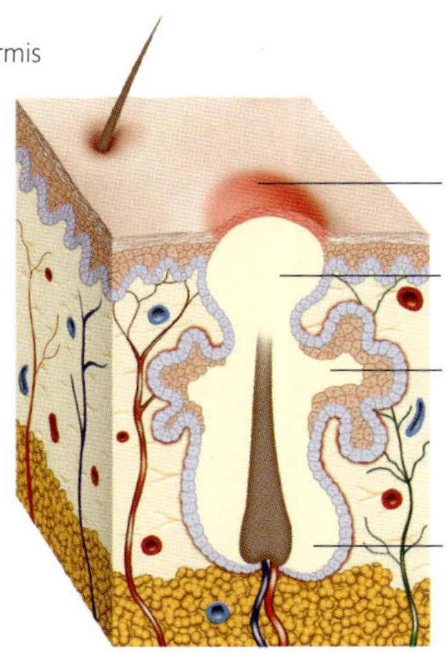

Furunkel
Eiteransammlung in Haarfollikeln, manchmal unter Beteiligung der Talgdrüse, die zumeist durch eine *Staphylokokken*-Infektion entsteht und innerhalb von zwei Wochen abklingt.

NAGELPROBLEME

Stellenweise Infektion, Entzündung und Deformation der Nägel ist häufig. Manche Veränderungen deuten auch auf Erkrankungen des Körpers hin.

Eine Onycholyse (Nagelablösung) kann durch Infektion, Medikamente oder Trauma hervorgerufen werden. Ein Trauma (z. B. Hammerschlag) kann auch einen schmerzhaften Bluterguss unter dem Nagel bewirken, der durch Anbohren des Nagels dräniert wird. Die Onychomykose (Nagelpilz) verursacht verdickte, bröckelige und entfärbte Nägel und wird mit oralen oder lokalen Antimykotika behandelt.

Eine Paronychie (bakterielle Infektion des Nagelbetts) verursacht eine schmerzhafte, pochende, entzündete Schwellung, die vereitern kann, aber gut auf Antibiotika anspricht. Eiteransammlungen müssen oft dräniert werden. Die Koilonychie (Löffelnägel) bezeichnet die muldenförmige Einsenkung der Nägel, die auf eine Eisenmangelanämie (s. S. 480) hindeuten kann. Blasse Nägel kommen bei allen Anämien vor und können auch durch Leber- oder Nierenschaden entstehen. Die Schuppenflechte (Psoriasis, s. S. 444) kann »Tüpfelnägel« verursachen.

Weiße Flecken auf den Nägeln (Leukonychia punctata) treten oft bei Verletzungen der Nagelbasis auf, sind symptomlos und wachsen vollständig aus. Mit Trommelschlägelfingern wird die Auftreibung der Fingerendglieder bezeichnet, die gewölbte »Uhrglasnägel« zur Folge haben. Dieses Phänomen ist meist ein Zeichen einer chronischen Herz- oder Lungenerkrankung und beruht auf einer Sauerstoffunterversorgung.

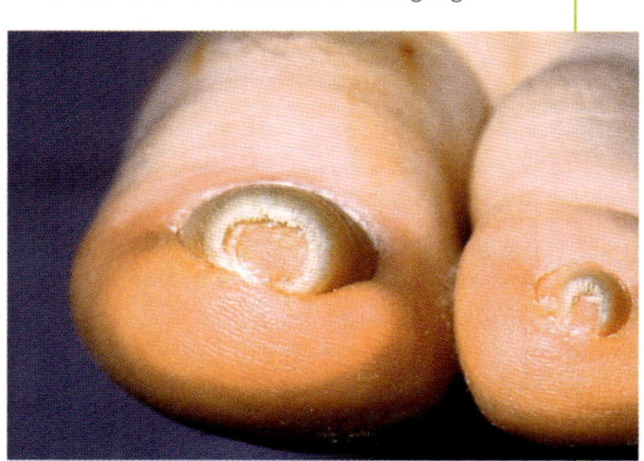

Eingewachsener Zehennagel
Die Nägel drehen sich ein und bohren sich ins Nagelbett. Rötung, Schwellung, eitrige Entzündungen, Blutungen und Schmerzen sind oft die Folge. Ein chirurgischer Eingriff kann notwendig sein.

HIRSUTISMUS

Hirsutismus bezeichnet übermäßigen Haarwuchs bei Frauen an Stellen, die normalerweise kaum oder gar nicht bewachsen sind. Er kann eine ernste Ursache haben.

Rund fünf Prozent der Frauen leiden unter starkem Haarwuchs an Kinn, Oberlippe, Brust, um die Brustwarzen, Rücken, Bauch oder Oberschenkel. Meist ist keine Grunderkrankung vorhanden. Medizinische Ursachen können polyzystisches Ovarialsyndrom, Hypothyreose, Cushing-Sydrom oder Tumore sein, die männliche Hormone produzieren. Auch der Gebrauch von Anabolika kommt infrage. Zur Feststellung der Ursache wird der Hormonspiegel gemessen und der Monatszyklus bewertet. Die Therapie erfolgt mit kombinierten Kontrazeptiva.

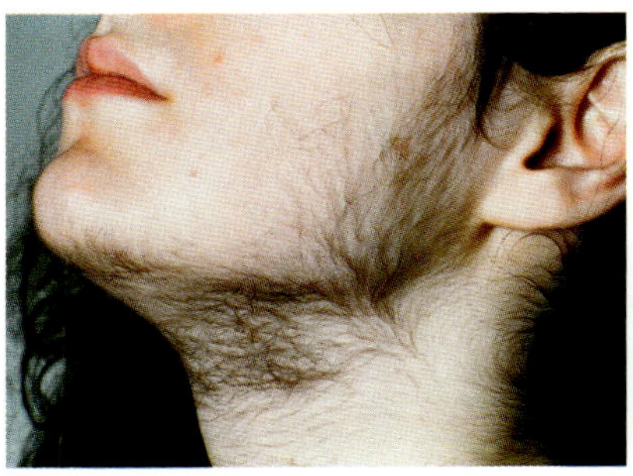

Übermäßiger Haarwuchs
Rasieren, Wachsen, Zupfen, Elektrologie, Enthaarungscremes und Bleichen können das Erscheinungsbild besonders im Gesicht verbessern.

ALOPEZIE

Der vorübergehende oder dauerhafte Verlust der Kopf- oder Körperbehaarung kann auf eine Grunderkrankung hindeuten.

Androgene Alopezie (Glatzenbildung bei Männern) ist bei Männern der häufigste Grund für den Verlust des Kopfhaars. Alopecia areata (kreisrunder Haarausfall) ist eine Autoimmunstörung, bei der die Haarfollikel zerstört werden. Verbrennungen und Chemikalien führen auch zum Verlust des Kopfhaars, allgemeiner Haarausfall kann durch Eisenmangel oder Hypo- bzw. Hyperthyreose verursacht sein. Physische und psychische Störungen können einen diffusen Haarausfall (telogenes Effluvium) bewirken. Chemotherapie führt oft zu (reversiblem) Haarverlust.

Alopecia areata
Haar, das stellenweise ausfällt, wächst im Allgemeinen wieder nach. Der Haarverlust kann jedoch auch bleibend sein und den gesamten Körper betreffen.

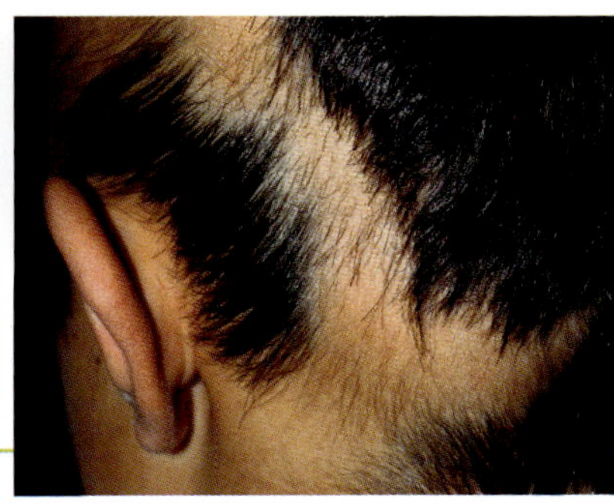

KNOCHEN- UND GELENKKRANKHEITEN

Knochen und Gelenke können von Verletzung oder Krankheit betroffen sein. Viele Störungen treten erst mit zunehmendem Alter auf, wenn die Knochen instabiler werden. Einige Krankheiten können ererbt sein oder hängen mit Enährung und Lebensstil zusammen.

KNOCHENBRUCH

Eine Fraktur (Knochenbruch) kann als kompletter Bruch, Absplitterung oder Anbruch praktisch bei jedem Knochen im Körper auftreten.

Knochen halten den meisten Belastungen stand, können aber unter starker Gewalteinwirkung brechen. Eine andauernde wiederholte Belastung kann ebenfalls zum Bruch führen; Langstreckenläufer neigen besonders zu Belastungsbrüchen. Knochenerkrankungen wie Osteoporose können die Knochen spröde und zerbrechlich machen. Eine einfache geschlossene Fraktur ist ein sauberer Bruch durch den Knochen, die Bruchenden liegen innerhalb des Körpers. Bei einer offenen Fraktur hingegen durchbohren Teile des gebrochenen Knochens die Haut, bei einer Haarrissfraktur bricht der Knochen nicht vollständig auseinander. Entstehen bei einer Fraktur mehr als zwei Fragmente, spricht man von einem Trümmerbruch.

Bei Kindern und Jugendlichen wachsen die Röhrenknochen der Arme und Beine in den Wachstumsfugen nahe den Knochenenden. Frakturen in diesen Bereichen können die Knochenentwicklung beeinträchtigen. Die Knochen von Kindern sind noch sehr flexibel, bei starker Biegung können sie dennoch brechen. Es entsteht eine »Grünholzfraktur«. Solange die Bruchstellen nicht verschoben sind, heilt der Knochen durch einfache Fixierung des Bruchs, verschobene Brüche müssen vor der Fixierung »eingerichtet« werden. Frakturen sind immer schmerzhaft, gebrochene Knochen bluten, manchmal mit beträchtlichem Blutverlust. Jede weitere Bewegung bringt Schmerzen. Ein gebrochener Knochen wurde früher durch Gipsverbände fixiert, heute benutzt man in den meisten Fällen leichtere Kunststoffvarianten. Der Heilungsprozess kann zwischen wenigen Wochen und mehreren Monaten dauern.

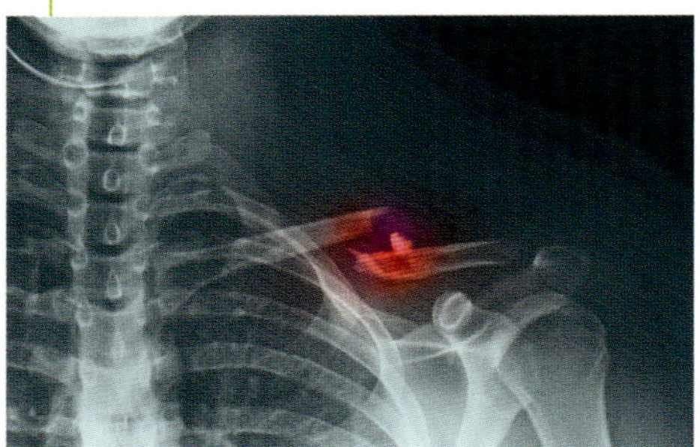

Gebrochenes Schlüsselbein
Die Fragmente dieses in drei Teile gebrochenen Schlüsselbeins müssen wieder zusammengefügt werden, bevor die Heilung beginnen kann.

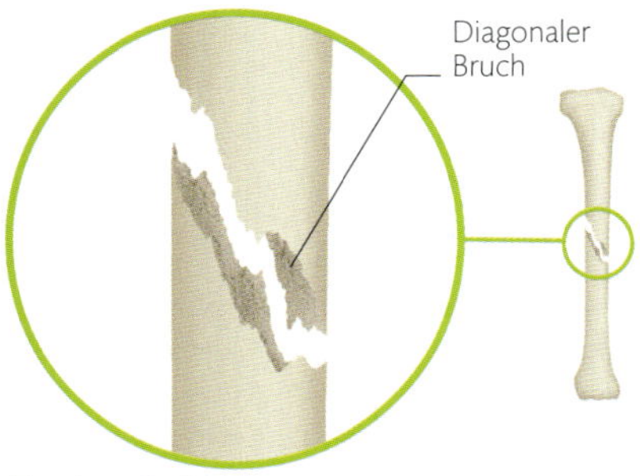

Torsionsfraktur
Durch eine starke Drehbelastung kann ein Röhrenknochen diagonal durch den Schaft brechen. Die gezackten Bruchstellen erschweren die »Einrichtung«.

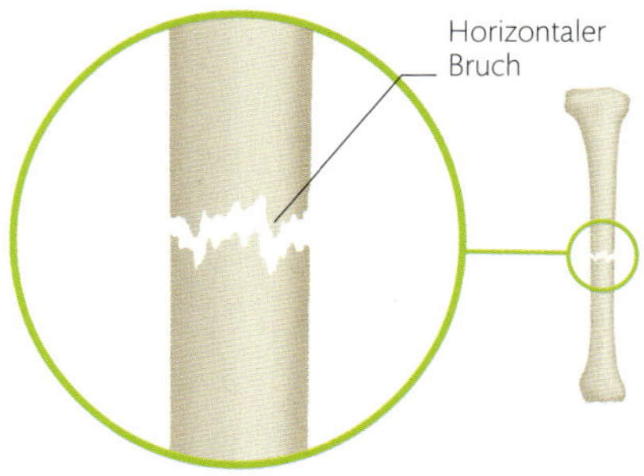

Glatter Bruch
Durch starke Krafteinwirkung bricht der Knochen meist quer durch den Schaft. Die Bruchstelle ist meist stabil, ein Verschieben ist unwahrscheinlich.

WIE KNOCHEN HEILEN

Der Knochen hat seinen eigenen Reparaturmechanismus, der direkt nach der Fraktur durch die Blutgerinnung einsetzt. Während der darauffolgenden Wochen bildet der Knochen neues Gewebe. Der Bruch wird mittels Gips oder Schiene fixiert, damit sich die Bruchstelle nicht verschieben kann.

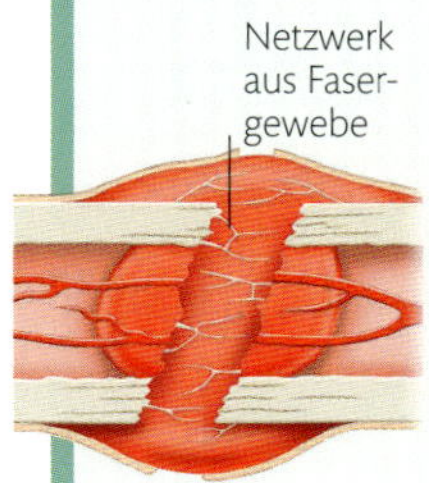

Nach einigen Tagen
Fibroblasten, spezialisierte Zellen, bilden ein Netz aus Fasergewebe über dem Bruch. Weiße Blutzellen beseitigen zerstörte Zellen, Osteoklasten absorbieren Knochenmaterial.

Nach 1–2 Wochen
Osteoblasten vermehren sich und bilden Kallus (neues Knochengewebe). Der Kallus wächst an den gebrochenen Stellen und füllt die Lücke.

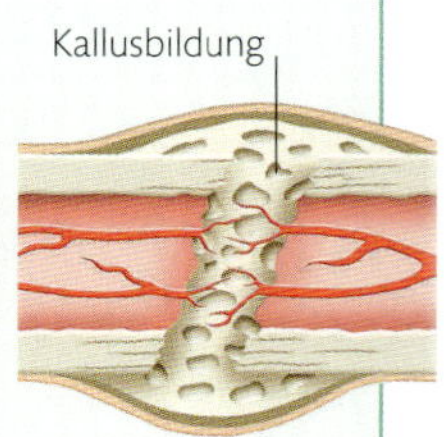

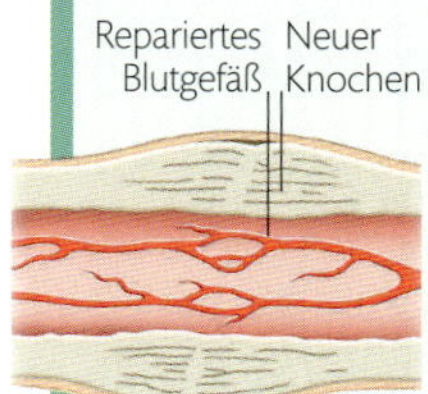

Nach 2–4 Monaten
Mit der Zeit wachsen die Blutgefäße an der Bruchstelle wieder zusammen. Der Kallus verhärtet sich, und der Knochen erhält wieder die ursprüngliche Form.

PAGET-SYNDROM

Ein abnormer Knochenabbau und -aufbau verursacht eine Deformierung und Erweichung der Knochen.

Knochenmaterial wird normalerweise ständig abgebaut und durch neues ersetzt. Beim Paget-Syndrom sind die knochenabbauenden Zellen (Osteoklasten) überaktiv, dadurch müssen die knochenaufbauenden Zellen (Osteoblasten) schneller als normal arbeiten. Das neue Knochenmaterial ist als Folge weich und qualitativ schlecht. Eine gewisse familienbedingte Häufung des Syndroms ist zu beobachten, aber die genauen Ursachen sind noch unbekannt. Schädel, Wirbelsäule, Becken und Beine sind besonders betroffen, das Syndrom kann sich aber auf alle Knochen des Körpers auswirken und verursacht in den meisten Fällen Schmerzen, die mit Arthritis verwechselt werden können. Brüche der Röhrenknochen können auftreten. Im Schädel verursacht die Störung oft Kopf- und Zahnschmerzen, auch Taubheit kann auftreten. Durch die Deformierung können Nerven in Nacken und Rückenmark komprimiert werden. Das Paget-Syndrom ist unheilbar, kann aber durch Medikamente kontrolliert werden.

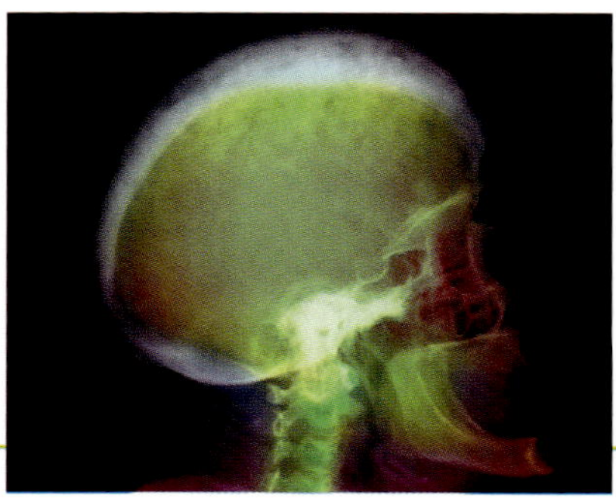

Schädelverdickung
Das Röntgenbild zeigt die Veränderungen durch das Paget-Syndrom. Der Knochen ist verdickt und derb (weiße Bereiche), und der Schädel wirkt vergrößert.

KRÜMMUNGEN DER WIRBELSÄULE

Die Wirbelsäule ist von Natur aus leicht gekrümmt. Starke Krümmung kann durch Krankheit und schlechte Haltung entstehen.

Die Wirbelsäule hat zwei natürliche Krümmungen, die der Brustwirbelsäule nach hinten und die der Lendenwirbelsäule nach vorn. Eine starke Kurvatur der Brustwirbelsäule (Buckel) nennt man Kyphose und die der Lendenwirbelsäule (Hohlkreuz) Lordose. Verkrümmungen der Wirbelsäule treten häufig bei Kindern auf, besonders bei Mädchen, und in den meisten Fällen ist die Ursache unbekannt. Bei Erwachsenen können sich durch Knochenerweichung, Übergewicht oder Haltungsfehler starke Verkrümmungen entwickeln. Bei Kindern korrigieren sich die Verkrümmungen mit dem Wachstum von selbst, in schweren Fällen sind Schienen oder Operationen notwendig. Erwachsenen kann Physiotherapie helfen.

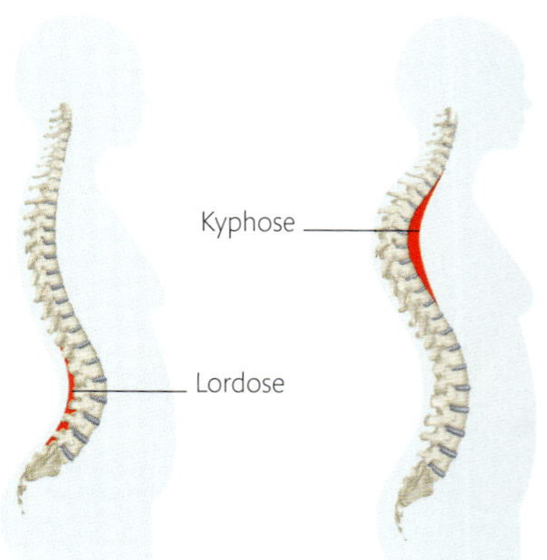

Krümmungsarten der Wirbelsäule
Eine betonte Auswärtskurve im oberen Rücken ist eine Kyphose, eine starke Einwärtskurve im unteren Rücken eine Lordose.

OSTEOPOROSE

Osteoporose ist der Verlust von Knochenmaterial, der im Alter verstärkt auftritt und das Risiko für Brüche erhöht.

Die Knochen bleiben gesund, solange die knochenbildenden Zellen (Osteoblasten) mit den knochenabbauenden Zellen (Osteoklasten) im Gleichgewicht sind und verbrauchte oder beschädigte Knochenzellen (Osteozyten) kontinuierlich ersetzt werden. Mit zunehmendem Alter überwiegt jedoch immer mehr der Knochenabbau, die Knochen verlieren an Dichte, werden spröde und brüchig.

Osteoporose ist im Alter weit verbreitet, genetische Disposition, schlechte Ernährung, Bewegungsmangel, Rauchen und Alkoholmissbrauch sind bedeutende Risikofaktoren. Auch Hormone spielen eine Rolle, besonders der Mangel an Östrogen (das für die Mineralstoffversorgung der Knochen benötigt wird) oder ein hoher Spiegel an Schilddrüsenhormonen können den Knochenverlust beschleunigen.

Frauen neigen besonders nach der Menopause, wenn der Östrogenspiegel sinkt, zu Osteoporose. Auch eine Langzeitbehandlung mit Kortison, ein chronischer Nierenschaden und rheumatoide Arthritis erhöhen das Risiko. Das häufigste Problem bei Osteoporose sind Frakturen aufgrund der Zerbrechlichkeit der Knochen. Brüche an Handgelenk, Oberschenkelhals sowie Einbrüche der Lendenwirbel treten bevorzugt auf. Die Knochendichte kann röntgenologisch festgestellt werden, und der Prozess lässt sich medikamentös verlangsamen. Eine gesunde Ernährung mit viel Kalzium und Vitamin D, regelmäßiges Ausdauertraining, Nikotinverzicht und Einschränkung des Alkoholkonsums können dazu beitragen, das Osteoporoserisiko zu verringern.

Normale Struktur
Das Knocheninnere besteht aus Bälkchenknochen, oft mit einem zentralen Markkanal, die Knochenrinde hingegen aus kompaktem Knochen, der aus Osteonen (Baueinheiten aus Lamellen und Osteozyten) gebildet wird.

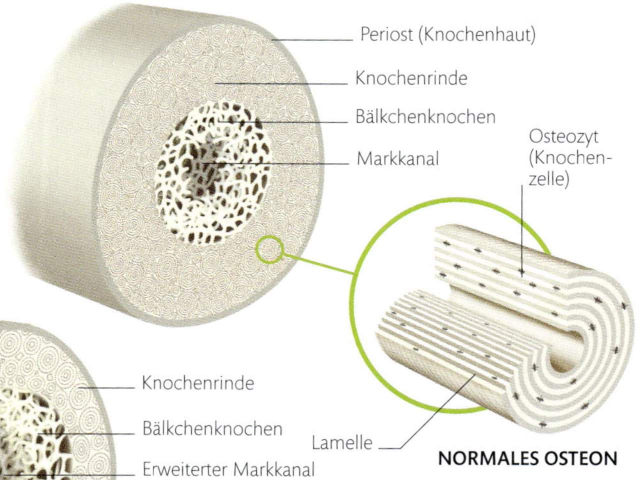

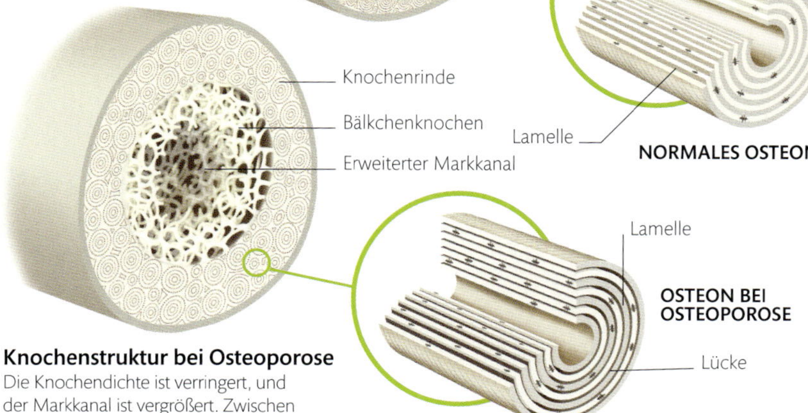

Knochenstruktur bei Osteoporose
Die Knochendichte ist verringert, und der Markkanal ist vergrößert. Zwischen den Lamellen bilden sich Lücken, die zur Zerbrechlichkeit des Knochens beitragen.

OSTEODENSITOMETRIE

Der DEXA-Scan ist ein röntgentechnisches Verfahren zur Messung der Knochendichte. Solche Scans werden zur Diagnose von Osteoporose eingesetzt. Die unterschiedliche Absorption der Röntgenstrahlung durch den Körper wird von einem Computer ausgewertet und bildlich dargestellt. Er errechnet die durchschnittliche Knochendichte und vergleicht sie mit dem Normalwert unter Berücksichtigung von Alter und Geschlecht des Patienten. Die Knochendichte wird meist an unterer Wirbelsäule und Hüfte gemessen.

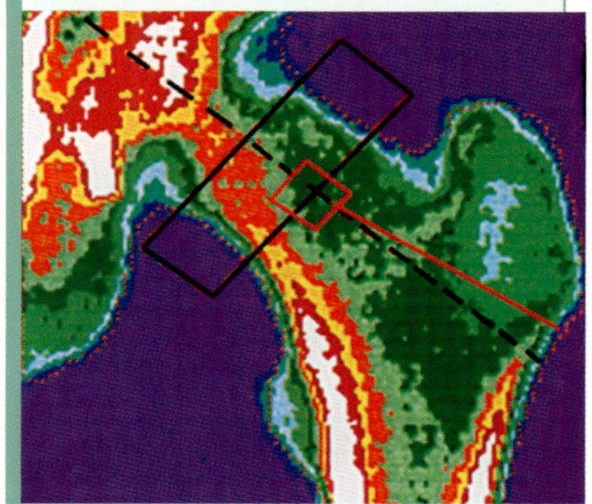

Dichtemessung des Hüftknochens
Die Knochendichte wird farbcodiert dargestellt, wie in diesem Scan des Hüftgelenks. Die Anteile mit der geringsten Dichte sind blau oder grün, die mit der größten Dichte weiß.

OSTEOMALAZIE

Bei dieser schmerzhaften Krankheit, bei Kindern auch Rachitis genannt, erweichen die Knochen, verbiegen sich und können brechen.

Die Ursache einer Osteomalazie ist ein Mangel an Vitamin D, das der Körper zur Absorption von Kalzium und Phosphat braucht. Diese Mineralstoffe verleihen den Knochen Stabilität und Dichte. Beim Gesunden wird Vitamin D mithilfe von Sonnenlicht in der Haut synthetisiert, nur geringe Mengen stammen aus der Nahrung (z. B. Fisch, Eier, Milch). Defizite können dennoch bei einseitiger Ernährung entstehen. Symptome sind schmerzende, weiche Knochen, Frakturen schon bei geringer Belastung und Schwierigkeiten beim Treppensteigen. Zur Behandlung gehören oft Vitamin-D- und Kalziumergänzungen.

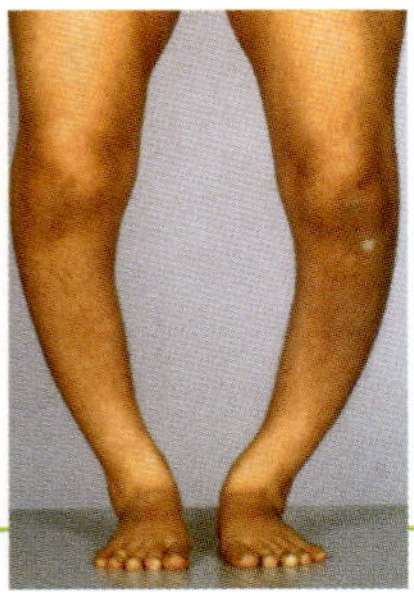

Rachitis
Dieses Kind hat eine durch Vitamin-D-Mangel verursachte Rachitis, bei der die Knochen erweichen, was zu Schmerzen und Deformation führt.

HÜFTSCHÄDEN BEI KINDERN

Die häufigste Störung des Hüftgelenks bei Kindern ist der »Hüftschnupfen« infolge einer Erkältung. Es können jedoch auch bedeutende Hüftschäden auftreten.

Zu den ernsten Problemen gehört die angeborene Hüftdysplasie, die bereits bei der Geburt besteht und sich in einer abgeflachten Gelenkpfanne des Hüftgelenks äußert, die den Femurkopf nicht richtig halten kann. Der Zustand variiert von einer leichten Verschiebung bis zur kompletten Dislokation. Der Schaden wird im Normalfall direkt nach der Geburt festgestellt und ist im ersten Lebensjahr leicht zu beheben. Bleibt die Dysplasie jedoch unbehandelt, kann sich eine frühe Arthritis ausbilden. Ein Abkippen der Epiphyse kann bei Kindern in der schnellen Wachstumsphase auftreten und kommt am häufigsten bei männlichen Jugendlichen vor.

Die Epiphyse kann sich an der noch weichen Wachstumsfuge so weit verschieben, dass sie sich aus der Gelenkpfanne löst. Die Schmerzen in Hüfte, Knie oder Leiste reichen von unangenehm bis unerträglich, und in den meisten Fällen ist eine operative Korrektur erforderlich. Morbus Perthes entwickelt sich meist vor der Pubertät, vor allem bei Jungen, aus einer Mangeldurchblutung der Epiphyse, die deren Deformation bewirkt. Bisweilen sind Krücken erforderlich, Physiotherapie oder auch ein chirurgischer Eingriff.

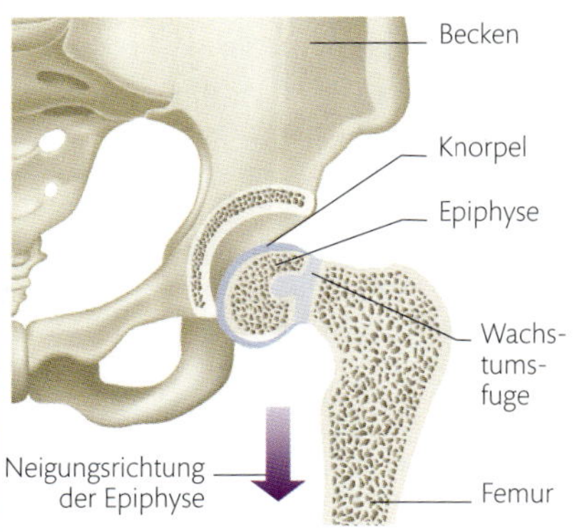

Abkippen der Epiphyse
Bei Kindern ist die Epiphyse (Femurkopf) durch die Wachstumsfuge mit dem Schaft verbunden. Die Epiphyse kann aufgrund der weichen Wachstumsfuge abkippen und sich aus dem Gelenk lösen.

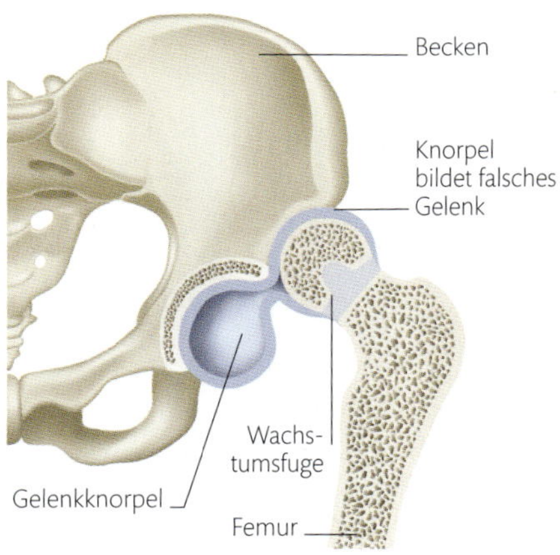

Angeborene Hüftdysplasie
Die Abbildung zeigt eine schwere Hüftdysplasie, bei der der Femurkopf nicht in der zu flachen Gelenkpfanne liegt, sondern in einem vom Knorpel gebildeten »falschen Gelenk«.

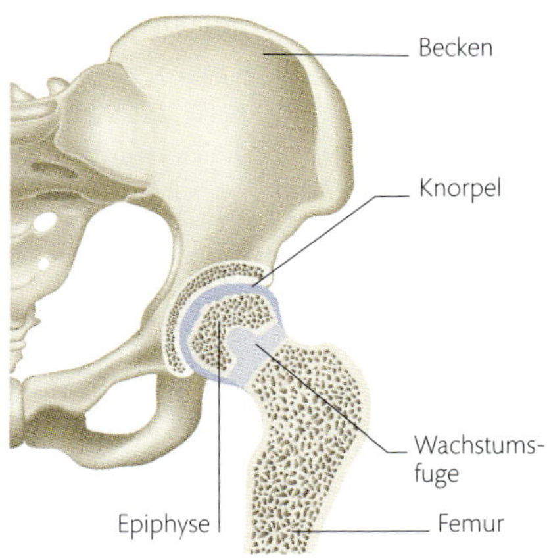

Morbus Perthes
Die Blutversorgung der Epiphyse (Kopf) des Femurs ist unzureichend. Als Folge bricht der Knochen ein und sitzt nicht mehr richtig in der Gelenkpfanne, was zu Bewegungseinschränkungen führt.

ARTHROSE

Diese Gelenkerkrankung ist die häufigste Verschleißkrankheit. Sie betrifft meist Menschen über 50 Jahre und ist größtenteils durch Gelenksalterung bedingt.

Jedes Gelenk kann von Arthrose betroffen werden, meist tritt sie jedoch in Hüften, Knien, Händen und unterem Rücken auf. In einem normalen Gelenk sind die Knochenenden durch eine weiche, glatte Knorpelschicht geschützt, und die Synovialmembranen (die die Gelenkkapsel auskleiden) geben Flüssigkeit ab, die reibungsarmes Bewegen ermöglicht.

Bei der Arthrose franst der Knorpel aus, Reibung entsteht, die Membranen entzünden sich, es kommt zu Schmerzen und Flüssigkeitsansammlungen. Die Entzündung verursacht Neubildungen (Osteophyten) an den Knochenrändern, die für zusätzliche Reibung sorgen. Die Entzündungen klingen immer wieder ab, aber mit der Zeit ist der Knorpel so abgenutzt, dass nur noch die Knochen aufeinander reiben. Gelöste Knorpel- oder Osteophytenteile können spontane Blockaden verursachen, bisweilen geben betroffene Gelenke plötzlich nach. Durch Übungen wird die Muskulatur gestärkt, die die Knochen stützt und entlastet. In schweren Fällen müssen die Ablagerungen chirurgisch aus dem Gelenk entfernt werden, oder es wird ein künstliches Gelenk eingesetzt.

KÜNSTLICHE GELENKE

Ist ein Gelenk durch Krankheit oder Verletzung ernstlich beschädigt, kann es ersetzt werden. Diesen Eingriff nennt man Arthroplastik. Dabei werden die beschädigten Anteile des Gelenks entfernt und durch eine Prothese ersetzt, die aus Metall, Kunststoff oder Keramik bestehen kann. Nicht alle Gelenke können ersetzt werden, aber bei Knie und Hüfte werden gute Erfolge erzielt. Die Arthroplastik ist die letzte Behandlungsoption und wird erst angewandt, wenn Schmerzen und Bewegungseinschränkungen die Lebensqualität erheblich mindern. Das neue Gelenk verspricht Schmerz- und Bewegungsfreiheit, muss aber in der Regel nach zehn bis 20 Jahren erneut ersetzt werden.

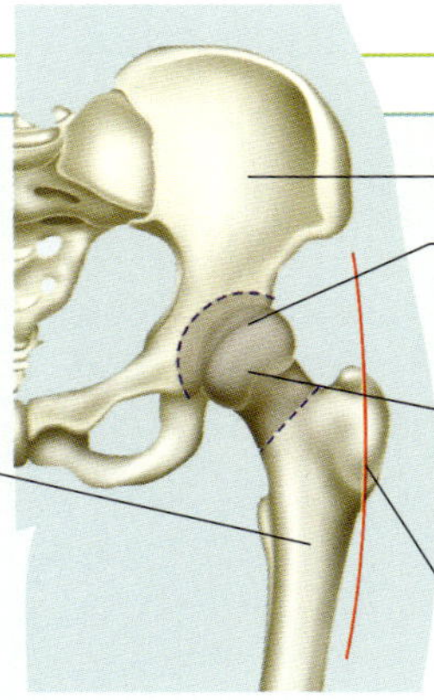

Hüftprothese
Der Femurkopf wird entfernt und die Gelenkpfanne ausgehöhlt. Eine Prothese wird auf den Femurschaft aufgebracht und dann eine neue Gelenkpfanne in das Becken eingesetzt.

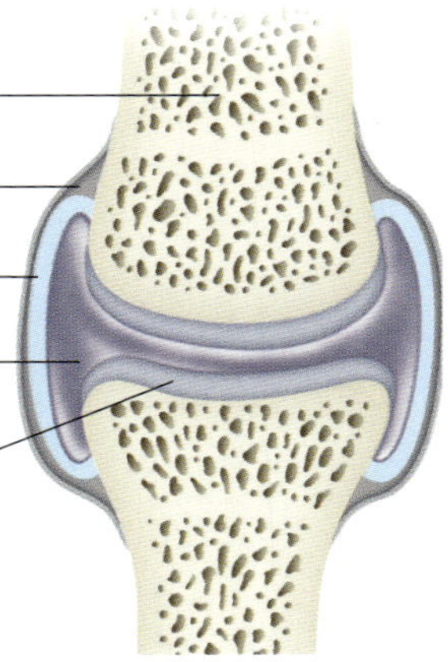

Gesundes Gelenk
Der gesunde Knochen ist von weichem, intaktem Knorpel bedeckt und die gesamte Gelenkkapsel, die das Gelenk umgibt, ist mit Synovialmembran ausgekleidet, die Gleitflüssigkeit produziert.

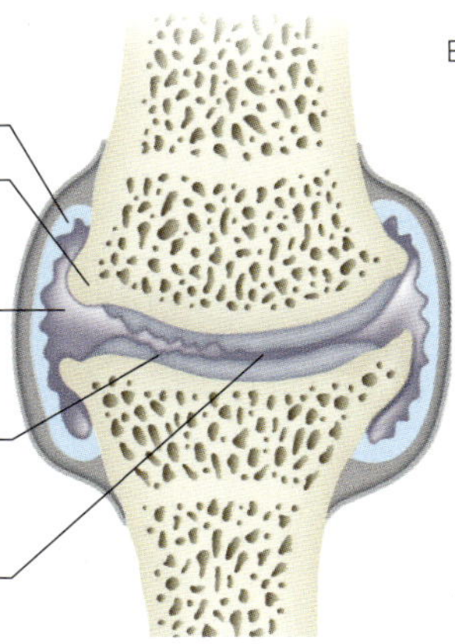

Arthrose im Frühstadium
Die Degeneration des Knorpels bewirkt eine Verengung des Gelenkspalts, verstärkte Reibung und vermehrte Flüssigkeitsproduktion. Es kommt zu Schwellungen und Schmerzen.

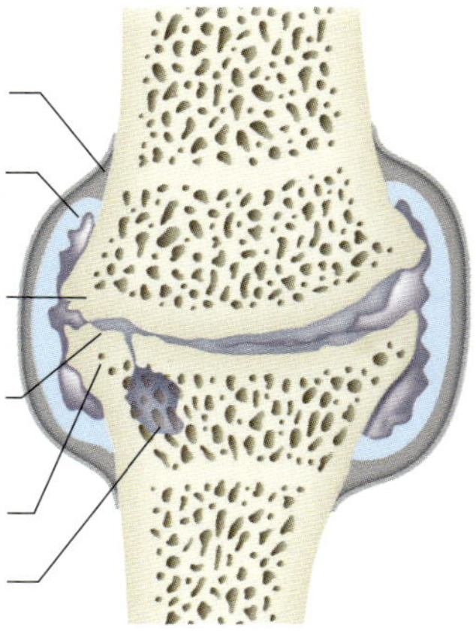

Spätes Stadium
Der Knorpel ist stellenweise vollständig abgenutzt, die Knochenenden werden geschädigt. Osteophyten und Zysten bilden sich, die Synovialmembran ist chronisch verdickt, die Bewegung eingeschränkt.

SPONDYLITIS ANKYLOSANS

Die chronisch entzündliche rheumatische Erkrankung betrifft hauptsächlich Wirbelsäule und Becken, verursacht Schmerzen und Steifigkeit und in schweren Fällen eine Knochenverschmelzung.

Die Spondylitis ankylosans (Morbus Bechterew) ist eine Autoimmunerkrankung, bei der der Körper sein eigenes Gewebe angreift. Sie gehört zur Gruppe der Spondylarthropathien und betrifft hauptsächlich die Wirbelgelenke und das Kreuzbein-Darmbein-Gelenk. Die Krankheit verläuft progressiv und greift das Bindegewebe in den Gelenken an. Im schlimmsten Fall verschmelzen die Wirbelknochen, und die Wirbelsäule wird unbeweglich. Betroffene haben einen steifen Gang und eine permanente Bewegungseinschränkung.

Die Disposition zur Entwicklung einer Spondylitis ankylosans ist erblich. Die Krankheit beginnt mit Schmerzen im unteren Rücken und Gesäß, die nachts stärker und durch Bewegung leichter werden. Nahezu die Hälfte der Betroffenen haben Augenprobleme – hauptsächlich Iritis (Irisentzündung), die Schmerzen, Rötung und vorübergehende Sehschwäche verursachen kann. Spondylitis ankylosans ist unheilbar, aber Physiotherapie und regelmäßige Übungen können helfen, den Verlauf zu kontrollieren. Nichtsteroidale Antirheumatika (NSAR) können neben entzündungshemmenden Mitteln zur Schmerzlinderung verabreicht werden.

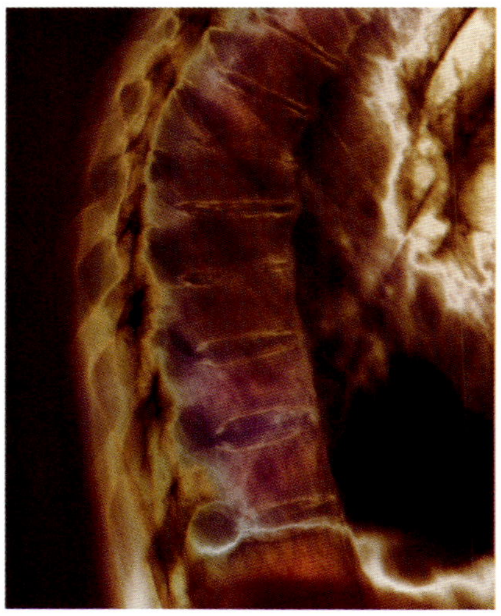

Röntgenbild einer Spondylitis ankylosan
Zu sehen ist die Entzündung und Verschmelzung der Wirbel. Die Wirbelsäule ist deformiert und nach vorn gebeugt. Das Erscheinungsbild wird auch als »Bambusstab-Wirbelsäule« bezeichnet.

OSTEITIS UND SEPTISCHE ARTHRITIS

Osteitis ist eine Knochenentzündung, die das umliegende Gewebe schädigt. Eine septische Arthritis ist eine schmerzhafte Infektion der Gelenkkapseln.

Knochen und Gelenke können durch Verletzung, Operation, über Infektionen der Haut oder über den Blutstrom infiziert werden. In den Industrieländern ist die häufigste Ursache für Osteitis eine bakterielle Infektion, weltweit spielt die Tuberkulose ebenfalls eine große Rolle. Eine Osteotitis kann akut sein oder sich über mehrere Monate zur chronischen Form entwickeln. Sie verursacht Schmerzen, Schwellung und Fieber.

Beim chronischen Verlauf kann es zum Untergang von Knochengewebe kommen; abgestorbenes Gewebe muss operativ entfernt werden. Das Knochenmark kann ebenfalls infiziert sein (Osteomyelitis). Eine septische Arthritis entsteht üblicherweise durch das *Staphylococcus-aureus*-Bakterium. Sie ist meist akut, verursacht Fieber und Gelenkschmerzen. Vereitert das Gelenk, kann es dauerhaft geschädigt werden. Beide Erkrankungen werden mit Antibiotika zur Bekämpfung der Infektion behandelt.

PSORIASIS-ARTHRITIS

Diese Form der Arthritis tritt im Zusammenhang mit einer Psoriasis auf und kann große Schäden verursachen, wenn sie unbehandelt bleibt. Bis zu 30 Prozent der Psoriasis-Patienten sind betroffen (s. S. 444).

Die Erkrankung kann kleine wie große Gelenke betreffen, tritt aber vor allem in Händen, Rücken und Nacken auf. In leichten Fällen sind nur wenige Gelenke betroffen – oft Finger- oder Zehenendgelenke –, bei schwerer Erkrankung auch die Wirbelgelenke. Krankheitsschübe treten meist zusammen mit dem Aufblühen der Psoriasis auf. Bleibt sie unbehandelt, kann die Psoriasis-Arthritis in die Arthritis mutilans übergehen, die eine rasche Zerstörung der Gelenkflächen und des gelenknahen Knochens verursachen kann.

Die betroffenen Gelenke sind dann völlig unbeweglich mit Teilausrenkungen und Knocheneinbrüchen. Dieser Zustand wurde am häufigsten an Händen und Füßen beobachtet. Eine Psoriasis-Arthritis kann mit schmerzlindernden, entzündungshemmenden Medikamenten behandelt werden und auch mit Arzneien, die ihr Fortschreiten verlangsamen.

RHEUMATOIDE ARTHRITIS

Diese Bindegewebsstörung kann in vielen Körpersystemen Entzündungen hervorrufen, betrifft jedoch vornehmlich die Auskleidung der Gelenke und führt zu fortschreitenden Schäden.

Die rheumatoide Arthritis (RA) ist eine Autoimmunerkrankung, bei der das Immunsystem das körpereigene Bindegewebe angreift. Es ist eine familiäre Häufung zu beobachten, wobei Frauen öfter betroffen sind. Der Beginn der Krankheit liegt typischerweise in den Vierzigern, ist aber in jedem Alter möglich. Erste Symptome sind Erwärmung, Schwellung und Steifigkeit in den Fingergelenken sowie in den Zehengrund- und ersten Phalangealgelenken, am ausgeprägtesten morgens (Morgensteifigkeit). Die RA verläuft in Schüben, die unvorhersehbar und meist sehr schmerzhaft sind und von einigen Tagen bis mehrere Monate dauern können, manchmal mit langen symptomlosen Phasen dazwischen. Bleibt sie unbehandelt, kann sich die RA auf andere Körperbereiche ausbreiten. Gelenke werden in Folge einer Synovitis (Entzündung der Synovialmembran) geschädigt, die Sehnenscheiden entzünden sich. Die fortschreitende Zerstörung kann eine dauerhafte Deformation der Finger verursachen. Weiche Knötchen können sich in der Haut über den Gelenken bilden (Rheumaknoten). Herz, Lungen, Blutgefäße, Nieren und Augen sind ebenfalls oft betroffen. Allgemeine Symptome wie Müdigkeit, Fieber und Gewichtsverlust sind häufig, ebenso wie eine Anämie. Betroffene haben ein erhöhtes Risiko für Osteoporose und Herzkrankheiten. Blutuntersuchungen auf den »Rheumafaktor« können Aufschluss über eine mögliche Erkrankung an RA geben. Die Krankheit ist unheilbar, es gibt aber Medikamente, die ihren Verlauf verlangsamen.

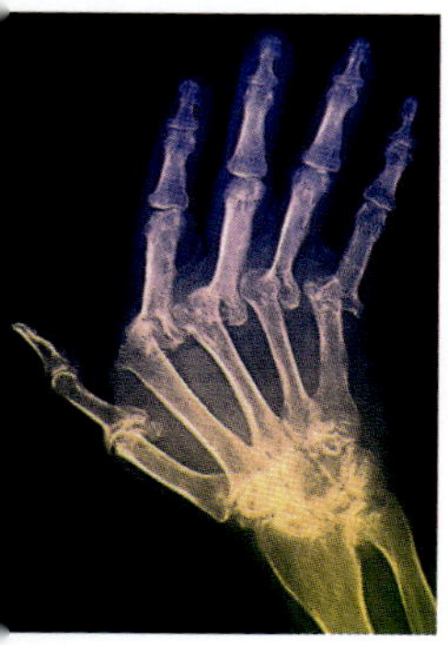

Rheumatoide Arthritis
Hand- und Fingergelenke, in denen die RA bereits eine Deformation verursacht hat.

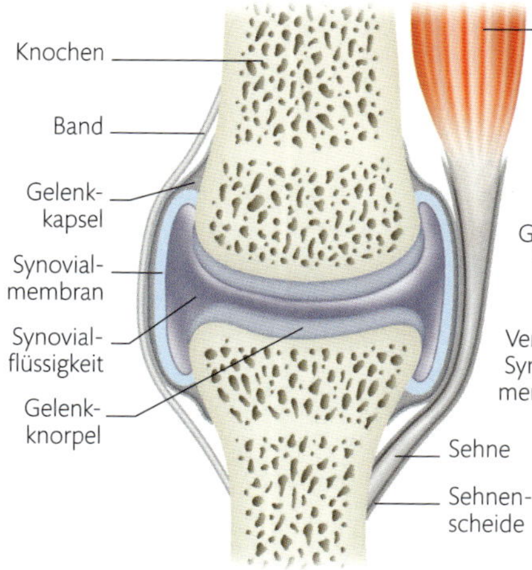

Gesundes Gelenk
Die Knochenenden sind gleichmäßig mit geschmeidigem Knorpel bedeckt. Die Synovialmembran in der Gelenkkapsel produziert Flüssigkeit, die eine reibungsarme Bewegung erlaubt.

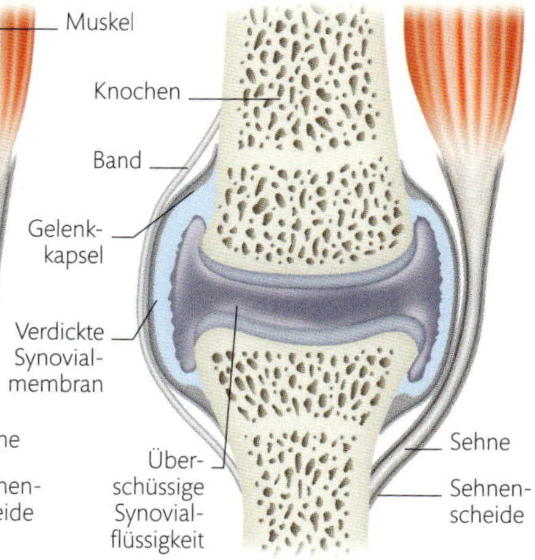

Frühe rheumatoide Arthritis
Die Synovialmembran entzündet sich und produziert überschüssige Flüssigkeit, die zerstörende Immunzellen enthält, die den Knorpel angreifen. Der Gelenkspalt verändert sich.

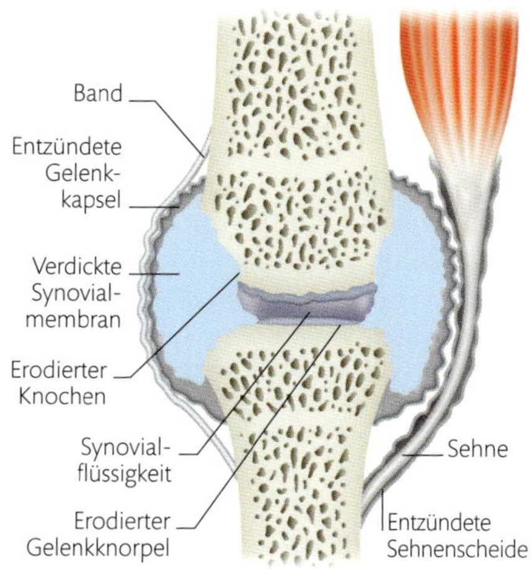

Spätstadium der rheumatoiden Arthritis
Flüssigkeit und Immunzellen sammeln sich an, die Synovialmembran schwillt an und produziert schädigende Enzyme, die den restlichen Knorpel, Knochen und weitere Gewebe zerstören.

KNOCHENTUMOREN

Knochen können von verschiedenen Wucherungen betroffen sein, die das Knochengewebe selbst, das Knochenmark oder die Gelenke befallen.

Tumoren, die ihren Ursprung im Knochen haben, können benigne (gutartig) oder maligne (bösartig) sein. Gutartige Wucherungen sind relativ häufig und entwickeln sich oft bei Kindern und Jugendlichen. Dabei kann es sich um Osteome, Osteochondrome, Knochenzysten (Löcher, die im wachsenden Knochen vorkommen) oder fibröse Dysplasie handeln. Zu den primären malignen Tumoren (im Knochen entstehender Krebs) gehören Osteosarkom und Ewing-Sarkom, die sich im Knochen selbst entwickeln, sowie das Chondrosarkom, das sich aus Gelenkknorpel entwickelt, und das Myelom, das im Knochenmark wächst.

Sekundäre Knochentumoren werden verursacht durch Krebszellen, die aus anderen Körperbereichen in den Knochen wandern, vor allem Brust-, Lungen- und Prostatakrebs. Knochenmetastasen treten häufiger auf als der primäre Knochenkrebs. Weichteiltumoren können auch auf nahe gelegene Knochen übergreifen. Knochentumoren verursachen nagende, anhaltende Schmerzen, die sich bei Bewegung verschlimmern und durch entzündungshemmende Schmerzmittel gelindert werden können. Tumoren können durch Röntgen, CT- oder MRT-Scans, Biopsie (Gewebeprobe) und Szintigraphie diagnostiziert werden. Benigne Tumoren bedürfen meist keiner Behandlung. Werden sie jedoch sehr groß, drücken auf Nerven oder schränken die Beweglichkeit ein, sollten sie entfernt werden. Myelome werden mit Chemotherapie behandelt, bei den meisten primären Krebsarten entscheidet man sich zusätzlich für einen operativen Eingriff. Knochenmetastasen werden mit Chemo- oder Strahlentherapie behandelt, abhängig von Art und Entstehungsort.

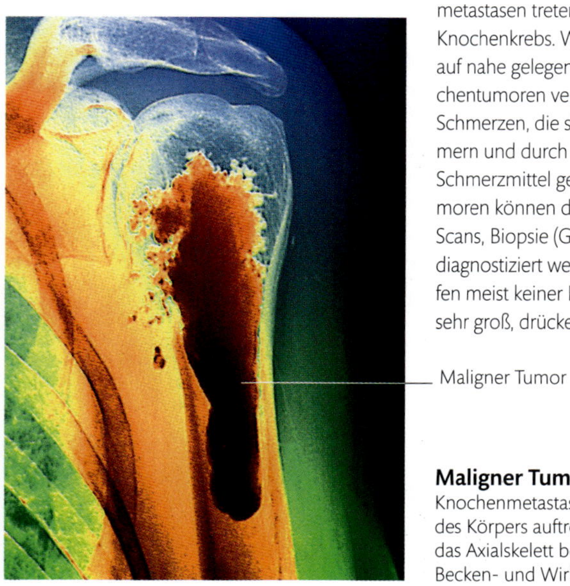

Maligner Tumor
Knochenmetastasen können in jedem Knochen des Körpers auftreten. Am häufigsten ist jedoch das Axialskelett betroffen – Schädel-, Brust-, Becken- und Wirbelknochen.

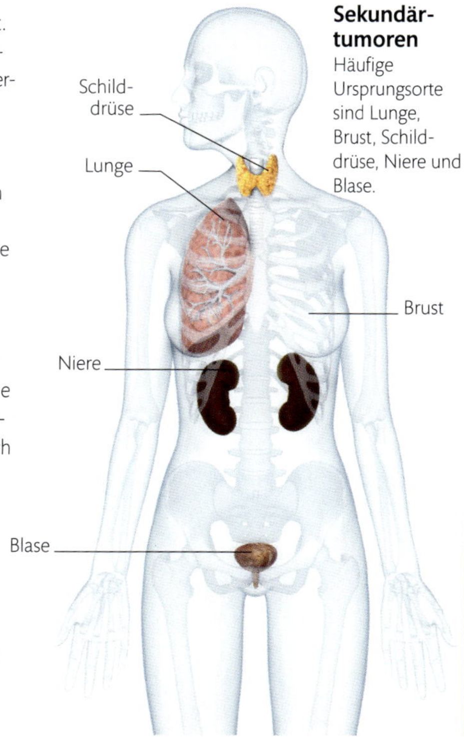

Sekundärtumoren
Häufige Ursprungsorte sind Lunge, Brust, Schilddrüse, Niere und Blase.

GICHT UND PSEUDOGICHT

Bei diesen Störungen lagern sich in den Gelenken Kristalle chemischer Substanzen ab, die Entzündungen und starke Schmerzen verursachen.

Gicht resultiert aus zu viel Harnsäure (Stoffwechselprodukt aus der Zell- und Proteinspaltung) im Blut. Sie wird in kristalliner Form in den Gelenkspalten abgelagert, wo sie Entzündungen und starke Schmerzen verursacht. Eine Gicht kann durch purinhaltige Nahrung – Innereien, fetter Fisch, Schalentiere, Bier – sowie bestimmte Medikamente hervorgerufen werden. Gichtanfälle halten etwa eine Woche lang an. Zur Behandlung gehören die Vermeidung der Auslöser sowie Medikamente zur Senkung des Harnsäurespiegels. Pseudogicht wird durch Kalziumpyrophosphat-Ablagerungen verursacht und häufig bei älteren Menschen mit Gelenk- oder Nierenerkrankungen beobachtet.

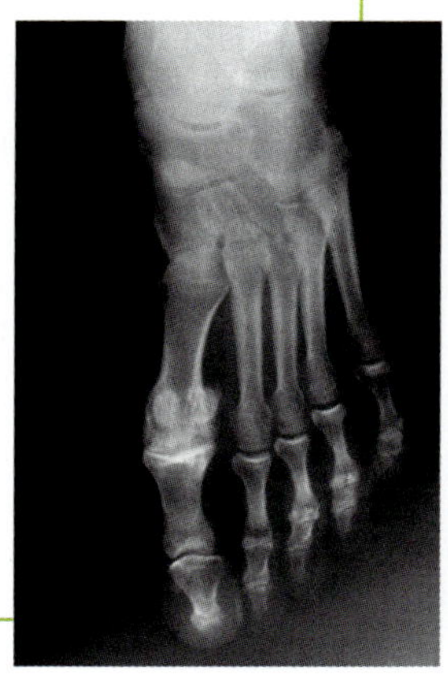

Frühe Gicht im Fuß
Das Bild zeigt die Gicht als dichten, weißen Bereich im Großzehengrundgelenk, das am häufigsten von der Gicht betroffen ist.

STÖRUNGEN DER MUSKELN, SEHNEN UND BÄNDER

Muskeln ermöglichen die Bewegung von Knochen und Organen, Sehnen verbinden die Skelettmuskeln mit den Knochen, und Bänder verbinden die Knochen miteinander. Störungen in diesen Strukturen können willkürliche Bewegungen und andere Muskelfunktionen beeinträchtigen.

MYOPATHIE

Myopathie bedeutet »Muskelleiden«. Gemeint sind Störungen der Skelettmuskulatur, die zu Krämpfen, Schmerzen, Steifigkeit und Schwäche führen können.

Myopathien reichen von einfachen Muskelkrämpfen bis hin zur Muskeldystrophie. Manche, wie Dystrophien (Muskelschwund) und Myotonien (krankhaft verlängerte Muskelanspannung), sind ererbt, andere entstehen durch entzündliche Autoimmunerkrankungen, wie Polymyositis. Myopathien können auch bei Diabetes und fortgeschrittenen Nierenerkrankungen auftreten. Bisweilen verschlimmern sie sich bis zu einem lebensbedrohlichen Zustand, zum Beispiel wenn die Atemmuskulatur betroffen ist. Die Behandlung ist von der Ursache abhängig, vielfach sind nur unterstützende Maßnahmen möglich.

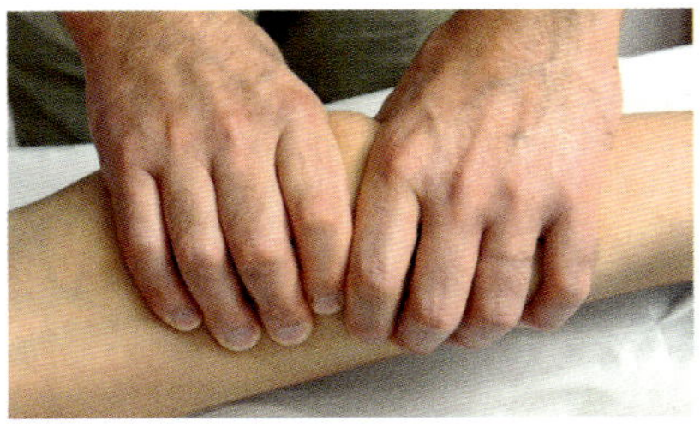

Myopathie-Behandlung
Die Behandlung besteht hauptsächlich aus der Linderung der Symptome. Sie umfasst Physiotherapie mit Übungen, die die Muskeln mobilisieren und kräftigen, sowie die Gabe von Schmerzmitteln.

MYASTHENIA GRAVIS

Die Myasthenie ist eine seltene Autoimmunerkrankung, die zu chronischer Ermüdung willkürlich kontrollierter Muskeln führt.

Die Ursache ist unbekannt, viele Betroffene leiden jedoch unter einem Thymom (Tumor des Thymus, eines Lymphorgans in der Brust). Die Störung entwickelt sich oft langsam und variiert in ihrer Ausprägung je nach Antikörperspiegel. Betroffene Muskeln arbeiten zwar noch bis zu einem gewissen Grad, aber ermüden schnell; durch Ruhe können sie sich wieder etwas erholen. Die Myasthenie wirkt sich besonders auf Muskeln in Augen und Augenlidern aus, andere Muskeln in Gesicht und Gliedmaßen können ebenfalls betroffen sein. Auch Schluck- und Atembeschwerden treten auf. Eine schwere Attacke (myasthenische Krise) kann die Lähmung der Atemmuskulatur verursachen. Die Krankheit ist nicht heilbar, aber die Entfernung des Thymus (Thymektomie) und Medikamente können die Symptome lindern.

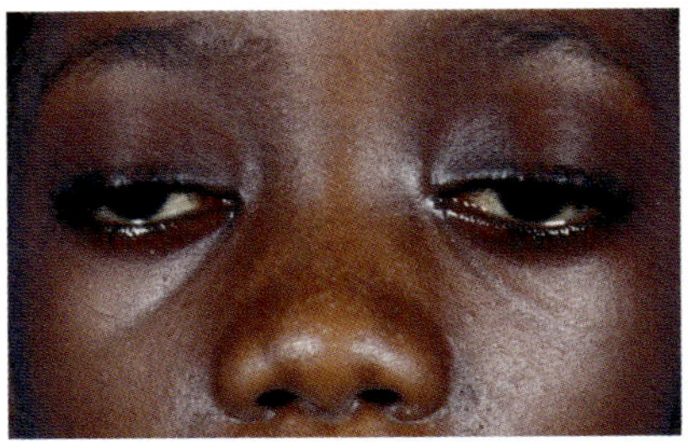

Auswirkung der Myasthenie
Die Krankheit befällt typischerweise die Muskeln der Augenlider und verursacht »schwere Lider«. Weitere Körperbereiche können ebenfalls betroffen sein.

DUCHENNE-MUSKEL-DYSTROPHIE

Die häufigste Form der Muskeldystrophie entwickelt sich hauptsächlich bei Jungen und verursacht schwere Muskelschwäche und einen frühen Tod.

Die Duchenne-Muskeldystrophie wird X-chromosomal-rezessiv vererbt. Frauen tragen den Gendefekt auf einem ihrer X-Chromosome, sind aber wegen eines zweiten, gesunden X-Chromosoms nicht betroffen. Männliche Kinder haben ein X- und ein Y-Chromosom, können das defekte Gen von der Mutter erben und die Krankheit entwickeln. Betroffene Babys beginnen oft später als normal zu laufen, werden mit drei bis vier Jahren schwerfällig und schwach und sind spätestens im zwölften Lebensjahr an den Rollstuhl gefesselt. Der fortschreitende Verfall der Skelettmuskulatur führt zu schweren Deformationen der Wirbelsäule und zu Atembeschwerden. Durch operative Korrekturmaßnahmen können betroffene Männer heute 20 bis 30 Jahre alt werden, manche sogar älter.

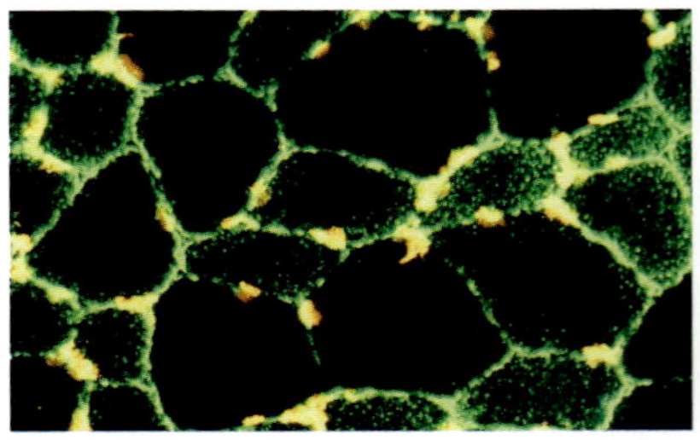

NORMAL

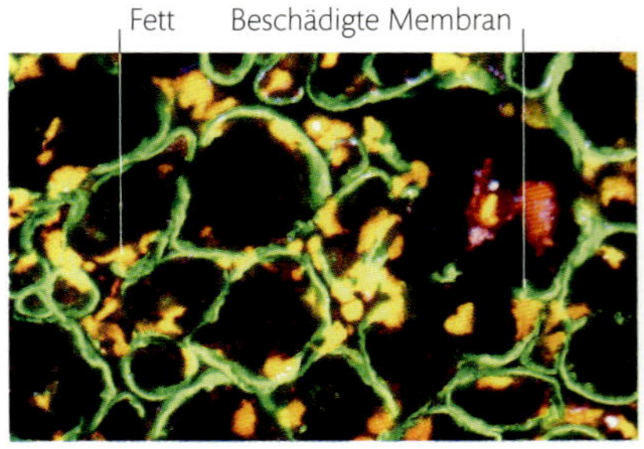

ABNORM

Auswirkungen der Muskeldystrophie
Die fortschreitende Zerstörung der Muskelzellen ist hier deutlich zu erkennen: Die äußere Membran der Muskelzellen wird zerstört und durch Bindegewebe und Fett ersetzt.

FIBROMYALGIE

Die Ursache der Fibromyalgie ist unbekannt. Hauptsächlich verursacht sie Muskelschmerzen und Müdigkeit und wird oft sehr spät diagnostiziert.

Eine Fibromyalgie entwickelt sich schleichend über einen langen Zeitraum, mit unspezifischen Symptomen wie Muskelschmerzen und Abgeschlagenheit. Die Funktion der Muskeln scheint nicht beeinträchtigt, Betroffene klagen über Müdigkeit, Schlaf- und Gedächtnisstörungen, verschiedene sensorische Symptome und Depressionen. Es wird vermutet, dass die Störung auf einer veränderten Schmerzrezeption des Gehirns beruht, das möglicherweise Anomalien aufweist. Stress und körperliche Inaktivität verstärken die Symptome. Mit Therapieprogrammen, die Schmerzlinderung, Bewegungsübungen und kognitive Verhaltenstherapie beinhalten, wurden gute Erfolge erzielt.

CHRONISCHE ARMSCHMERZEN

Unter diesem Oberbegriff sind verschiedene Störungen in Armen und Händen zusammengefasst, u. a. das RSI-Syndrom (repetitive strain injury), das Schmerzen und Bewegungseinschränkung verursacht.

Die Ursache ist meist auf Überlastung des Arms zurückzuführen. Bestimmte entzündliche Erkrankungen fallen ebenfalls unter diese Gruppe, z. B. das Karpaltunnelsyndrom (s. S. 456), das durch eine Nervenkompression im Handgelenk Schmerzen in Hand und Arm verursacht, oder die Tennis- und Golferellbogen sowie die Quervain-Tendovaginitis, eine besondere Form der Sehnenscheidenentzündung. Ein RSI-Syndrom tritt häufig durch beruflich bedingte einseitige Belastungen auf. Zu den Symptomen gehören anfängliche diffuse Schmerzen, Schwellungsgefühl ohne sichtbare Anzeichen, oft auch Taubheitsgefühl und Kribbeln sowie symptomatisch bedingte Schlafstörungen. Die Symptome verschwinden oft durch Ruhigstellung, leichte Übungen und Modifikation der auslösenden Tätigkeit.

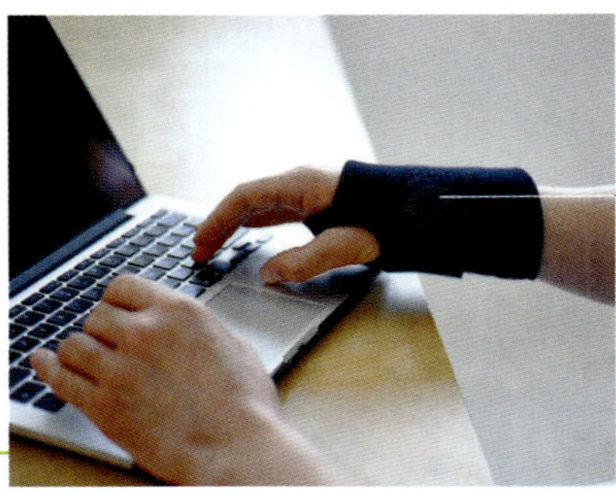

Es kann hilfreich sein, bei Tätigkeiten, welche die Schmerzen verschlimmern, eine Handgelenkschiene zu tragen.

Berufliche Überbeanspruchung
Im Beruf ständig die gleichen Handlungen wie etwa Tippen ausführen zu müssen kann Schmerzen im Ellbogen, im Unterarm, im Nacken oder an den Schultern hervorrufen.

TENDINITIS UND TENDOVAGINITIS

Hierbei handelt es sich um Entzündungen der Gewebe, die Muskeln mit Knochen verbinden. Sie entstehen oft durch Verletzung oder Überlastung.

Eine Tendinitis ist eine Sehnenentzündung, die oft in Verbindung mit einer Tendovaginitis, der Sehnenscheidenentzündung, auftritt. Beide verursachen Bewegungsschmerz, meistens an einem bestimmten Punkt des Bewegungsablaufs, wenn die betroffene Sehne bewegt wird. Ist beispielsweise die Sehne des M. supraspinatus in der Schulter durch ständiges Reiben am Acromion entzündet, verursacht jedes Heben des Arms starke Schmerzen.

Die Tendovaginitis kann bei degenerativen oder Bindegewebserkrankungen, Arthritis, Überlastung oder im Rahmen einer Tendinitis auftreten. Ein häufiges Beispiel ist die Quervain-Tendovaginitis, eine Entzündung des ersten Streckersehnenfachs, durch das die beiden Sehnen der Daumenabspreizmuskeln ziehen. Die entzündete Stelle am Handgelenk ist schmerzempfindlich und geschwollen, Schwierigkeiten beim Greifen treten auf. Auch die Sehnenscheidenentzündung der anderen Finger kommt häufig vor (Sekretärinnen-Syndrom). Bei beiden Formen umfasst die Behandlung Ruhigstellung, eine Veränderung der Belastung der betroffenen Sehnen, z. B. durch Schienen oder Bandagen, Schmerzmittel, entzündungshemmende Medikamente und leichte Bewegungsübungen.

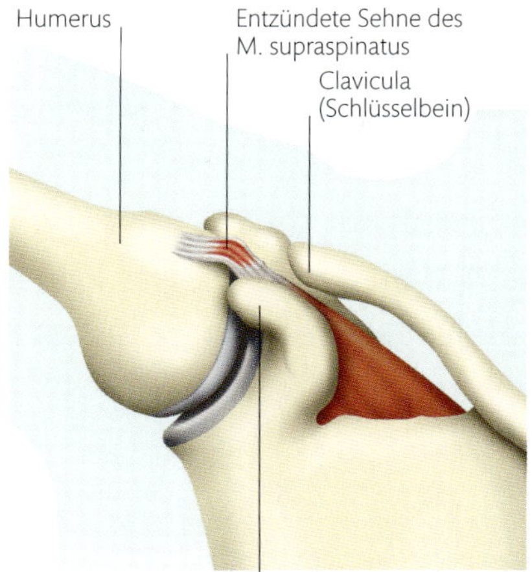

Tendinitis
Sehnen übertragen den Zug der Muskeln auf die Knochen. Verletzungen, Überlastungen oder Zerrungen können schmerzhafte Entzündungen und manchmal knisternde Geräusche verursachen.

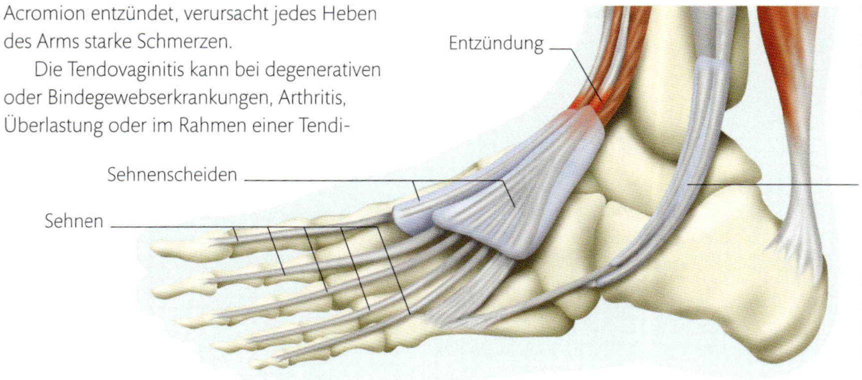

Tendovaginitis
Die schützende Sehnenscheide, die manche Sehnen umgibt, produziert Flüssigkeit, um eine reibungsarme Bewegung der Sehne zu ermöglichen. Eine Entzündung dieser Gewebe ist sehr schmerzhaft.

SOFORTMASSNAHMEN

Verletzungen von Muskeln, Sehnen und Bändern können direkt und einfach behandelt werden. Wichtig sind sofortige Entlastung und Ruhigstellung. Anhaltende Kühlung mit Eisbeuteln und Bandagieren mit Elastikbinden können Schmerzen, Schwellungen, Blutergüsse und Entzündungen reduzieren. Die Hochlagerung begünstigt den Abtransport von Flüssigkeitsansammlungen aus dem Reparaturprozess und verhindert übermäßiges Einströmen von Blut in die Verletzung, sodass sich Blutergüsse nicht so stark ausprägen. Diese Maßnahmen sind unter der »PECH-Regel« (Pause – Eis – Compression – Hochlagern) zusammengefasst.

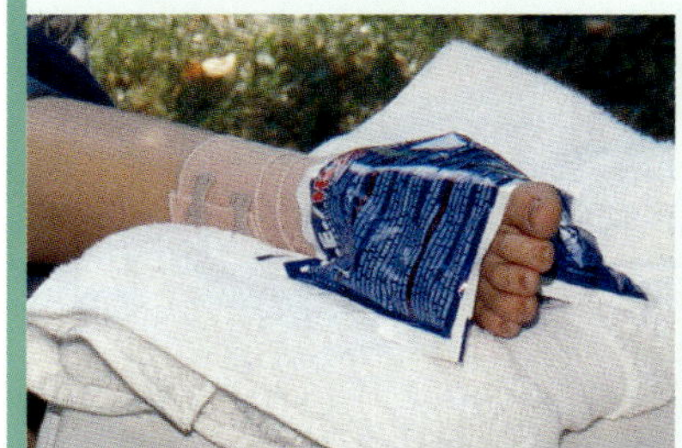

Zerrungen und Verstauchungen
Die PECH-Regel empfiehlt das Auflegen von Eisbeuteln und die Hochlagerung des betroffenen Bereichs über Herzniveau.

BÄNDERDEHNUNG UND BÄNDERRISS

Mit »Ligamentum« bezeichnet man die Bänder aus Bindegewebe, die die Knochen zusammenhalten. Sie sind kräftig und dick, aber wenig elastisch und neigen zum Reißen.

Bänder können unter Spannung nach und nach gedehnt werden, durch ständige Dehnungsübungen ist eine extreme Beweglichkeit des Körpers erreichbar. Bänder werden auch in der Schwangerschaft dehnbarer, damit das Becken bei der Geburt besser nachgeben kann. Vor sportlichen Aktivitäten sollte man sich unbedingt »aufwärmen«, um die Bänder zu schützen. Diese sind sehr kräftig und halten einiges aus, aber durch plötzliche starke Krafteinwirkung, wie bei einem Sturz oder einer unbeabsichtigten Drehbewegung, können sie überdehnt werden oder sogar ganz abreißen. Hand- und Fußgelenke sind häufig betroffen. Die Symptome einer solchen Verletzung treten sofort auf: Schmerz, Schwellung und eingeschränkte Bewegung des betroffenen Gelenks. Verletzte Bänder heilen relativ langsam, weil sie viel schlechter durchblutet sind als Muskeln. Leichte Anrisse können nach der PECH-Regel gut behandelt werden, schwere Verletzungen bedürfen jedoch ärztlicher Behandlung.

Verstauchter Knöchel
Gängige Verletzungen bei plötzlichen Drehbewegungen des Knöchels sind Überdehnungen des Seitenbands bei Einwärtsdrehung des Fußes oder des medialen Bandes bei Auswärtsdrehung.

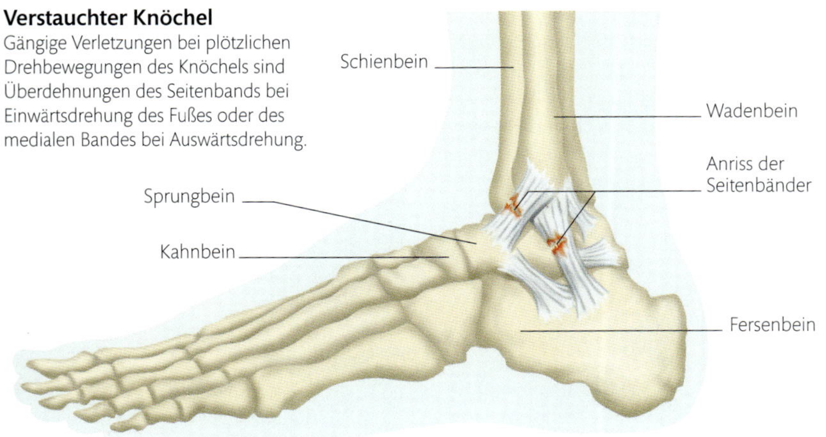

MUSKELZERRUNGEN UND -FASERRISSE

Starke Belastungen können Zerrungen eines Muskels oder gar Risse einiger Fasern des betroffenen Muskels verursachen.

Muskeln kontrahieren, um Gelenke zu bewegen. Sie bestehen aus parallelen Faserbündeln, die sich in Relation zueinander bewegen. Muskelverletzungen sind häufig und variieren zwischen leichten Zerrungen, bei denen die Muskelfasern lang gezogen werden, aber nicht reißen, bis zu echten Faserrissen, die Schmerzen, Blutungen und sehr starke Schwellungen verursachen können. Zerrungen entstehen oft durch sportlich oder beruflich bedingte Überdehnung oder zu starke Kontraktion eines Muskels. Manche Zerrungen sind durch permanente Überlastung des betroffenen Muskels chronisch.

Verletzungen treten besonders häufig durch plötzliche Richtungsänderung der Krafteinwirkung auf, beispielsweise durch Hakenschlagen beim Laufen, durch Stürze oder Anheben schwerer Gegenstände, und bedürfen sofortiger Behandlung nach der PECH-Regel (s. oben). Der betroffene Muskel sollte für einige Tage ruhig gestellt werden. Muskeln sind stark durchblutet und heilen deshalb relativ schnell.

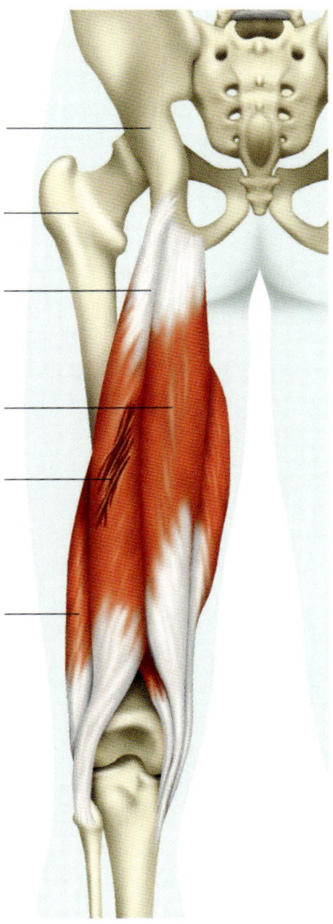

Muskelfaserriss im Oberschenkel
Die hinteren Oberschenkelmuskeln beugen das Knie und ziehen das Bein nach hinten. Verletzungen dieser Muskeln kommen bei Leichtathleten (Sprints, Weit- und Hochsprung) häufig vor.

RÜCKEN-, NACKEN- UND SCHULTERPROBLEME

Störungen der Wirbelsäule und Schultern sind weit verbreitet und können schwerwiegend sein. Der untere Rücken ist besonders empfindlich, weil er das meiste Körpergewicht trägt und ständigem Druck durch Beuge- und Drehbewegungen ausgesetzt ist. Die Schulter neigt als mobilstes Gelenk ebenfalls zu Problemen.

SCHLEUDERTRAUMA

Dieser Begriff beschreibt eine Reihe von Verletzungen durch plötzliche Rückwärts-, Vorwärts- oder Seitwärtsbewegung der Halswirbelsäule.

Das Schleudertrauma ist eine typische Verletzung bei Auffahrunfällen: Durch den plötzlichen Aufprall wird die Wirbelsäule durch die Rückwärtsbewegung des Kopfes zuerst nach hinten überstreckt, dann schnellt der Kopf nach vorn mit dem Kinn auf die Brust, wobei die Wirbelsäule stark nach vorn gebeugt wird. Der Schweregrad der Verletzung reicht von leichten Zerrungen mit einigen gerissenen Muskelfasern bis hin zu schweren Traumen, in denen die Bänder stark gezerrt und eingerissen sind. Durch den starken Zug der Muskeln und Sehnen auf die Wirbelknochen können Teile der Wirbelfortsätze abbrechen, auch Nervenschädigungen sind möglich, die Schmerzen in Nacken, Schultern und Armen verursachen. Weitere Symptome sind Schwindel und Sehstörungen, manchmal sogar Gedächtnisprobleme und Depressionen. Die Symptome erreichen ihren Spitzenwert innerhalb der ersten 48 Stunden nach dem Unfall. Es kann Wochen und Monate dauern, bis eine Besserung eintritt.

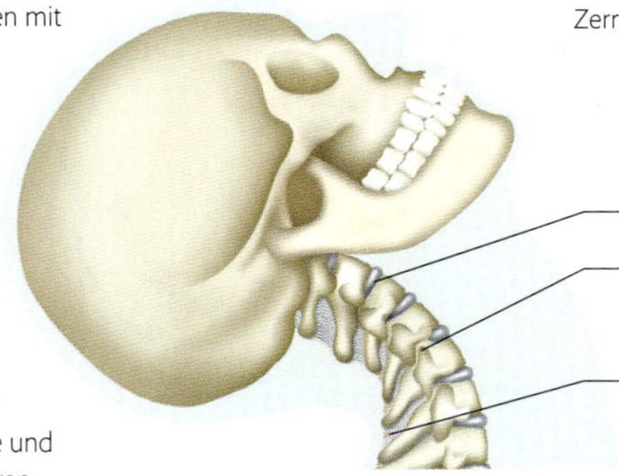

1 Überdehnung
Erfolgt der Aufprall von hinten, wird der Kopf zuerst nach hinten, dann nach vorn geschleudert. Die Bewegung überstreckt die Halswirbelsäule.

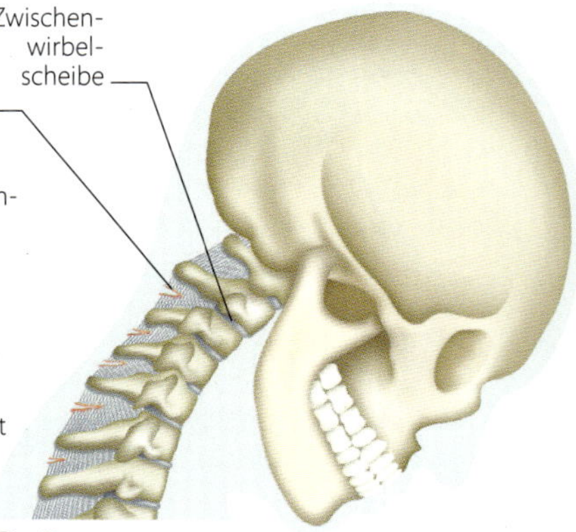

2 Beugung
Nach der Überstreckung erfolgt eine starke Beugung der Halswirbelsäule, während der Kopf nach vorn (Kinn auf die Brust) geschleudert wird.

TORTICOLLIS

Beim Torticollis – gemeinhin als »Schiefhals« bekannt – treten Muskelspasmen auf, die den Kopf zur Seite ziehen und Schmerzen und Nackensteifigkeit verursachen.

Der Torticollis entsteht vermutlich durch Zug auf die tiefen Bänder des Halses, der eine Verkrampfung der Muskeln verursacht. Er kann, bedingt z. B. durch eine ungewöhnliche Lage in der Gebärmutter, auch bei Säuglingen auftreten. Bei Erwachsenen kann die Ursache ein Schaden des Gelenks an der Schädelbasis, eine Nervenstörung oder einfach eine ungünstige Schlafposition sein. In letzterem Fall tritt gewöhnlich nach zwei bis drei Tagen Besserung ein, und der Torticollis ist durch entzündungshemmende Medikamente, Muskelrelaxanzien und Massagen behebbar.

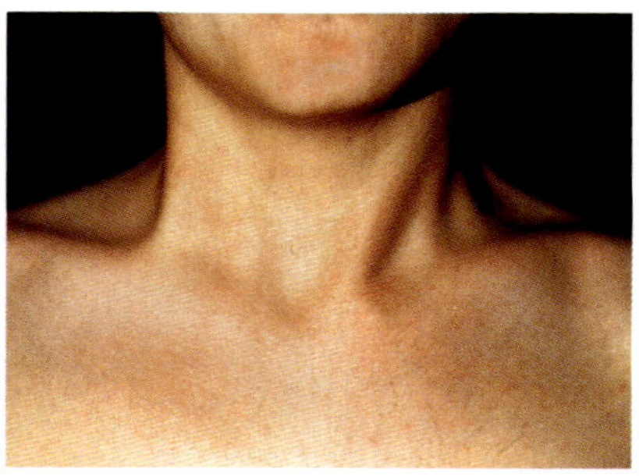

Torticollis
Die Verkrampfung des großen Muskels an der Seite des Halses verursacht einen Torticollis. Der Kopf wird zur Seite gezogen.

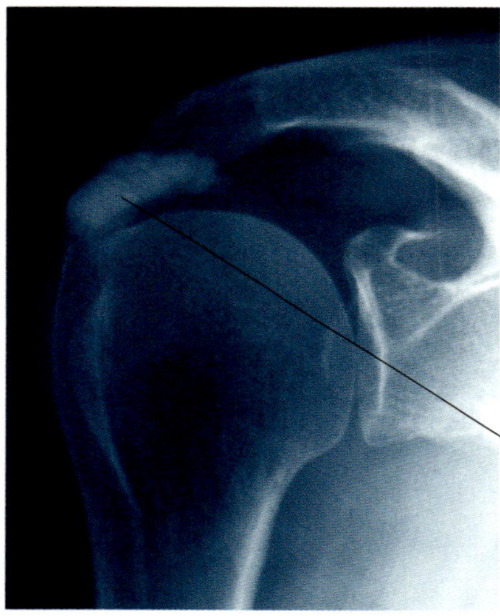

Entzündung des Schultergelenks
Durch chronische Entzündung des Gewebes um das Schultergelenk können sich Kalziumeinlagerungen bilden, die im Bild als weiße Bereiche erscheinen.

SCHULTERSTEIFE

Das Gewebe um die Schulter ist entzündet, schmerzhaft und steif. Es kommt zu ernsthaften Bewegungseinschränkungen.

Humerus (Oberarmknochen) und Ende der Scapula (Schulterblatt) bilden das Schultergelenk, das von einer Gelenkkapsel aus Fasergewebe umgeben ist. Diese Kapsel ist flüssigkeitsgefüllt, um eine reibungsarme Bewegung des Gelenks zu ermöglichen. Eine Entzündung dieser Gelenkkapsel (Capsulitis) verursacht das »Einfrieren« der Schulter (Frozen Shoulder). Die Ursache ist unbekannt, aber die Störung tritt häufiger bei Menschen mit weiteren entzündlichen Gelenk- oder Muskelerkrankungen und Diabetes auf. Die Schultersteife setzt allmählich ein, weitet sich dann auf das gesamte Gelenk aus, Adhäsionen (Narbengewebe) bilden sich. Ein typischer Fall besteht aus drei Phasen: langsames, schmerzhaftes »Einfrieren« der Schulter über Wochen oder Monate, dann ein monatelanges »eingefrorenes« Stadium mit geringeren Schmerzen, aber starker Steifigkeit, und schließlich über einige Wochen die Phase des »Auftauens«. Zur Behandlung gehören Physiotherapie, Schmerzmittel und Kortisoninjektionen.

SCHULTERLUXATION

Bei einer Luxation oder Dislokation ist ein Gelenk nicht mehr in seiner normalen Position, sondern »ausgerenkt«. Besonders beim Schultergelenk kann das durch eine plötzliche Krafteinwirkung leicht passieren.

Die Schulter ist ein Kugelgelenk, bei dem der Kopf des Humerus (Oberarmknochen) in einer flachen Gelenkpfanne am Ende des Schulterblatts liegt. Die Schulterkochen werden durch die Rotatorenmanschette, eine Gruppe kräftiger Muskeln, in Position gehalten. Diese Konstruktion sorgt für einen großen Bewegungsradius des Arms, aber auch für eine gewisse Instabilität des Schultergelenks. Eine Luxation tritt häufig bei Stürzen und Stößen in Sportarten wie Rugby auf. Eine Neigung zu lockeren Gelenken kann auch ererbt werden. Eine Schulterluxation ist schmerzhaft, die Schulter ist geschwollen und kann einen deformierten Eindruck machen. Die Behandlung besteht aus dem manuellen Einrenken der Schulter.

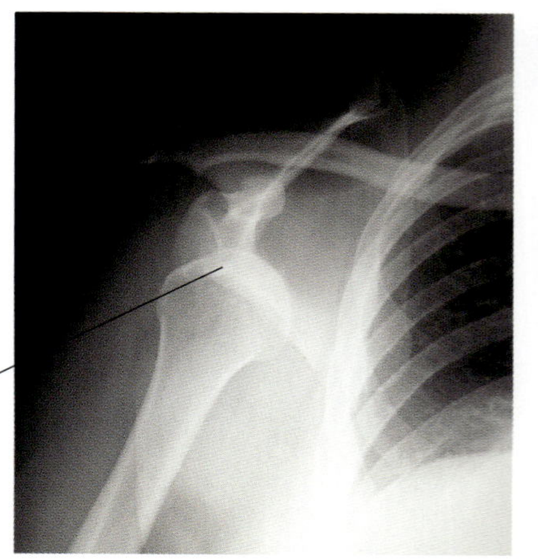

Röntgenbild einer Schulterluxation
Bei einer Vorwärts-Luxation schiebt sich der Oberarm vorwärts aus der Gelenkpfanne, weil dort die Rotatorenmanschette am schwächsten ist.

RÜCKENSCHMERZEN

Die meisten Menschen leiden irgendwann an Rückenschmerzen, oft durch hohe Belastung der Muskeln und Bänder. Am häufigsten ist der untere Rücken betroffen.

Rückenschmerzen treten als Folge von Überlastungen der Wirbelsäule, Rückenmuskeln und Bänder auf. Häufig werden sie durch untypisches Drehen oder Beugen oder durch Heben eines schweren Gegenstands ausgelöst. Die Lendenwirbelsäule ist besonders anfällig für mechanische Verletzungen, weil sie den größten Teil des Körpergewichts trägt und die Muskulatur dieses Bereichs durch schlechte Haltung beim Sitzen oder Stehen oder beim falschen Heben von Gegenständen überbeansprucht ist. Schmerzen können von Muskeln, Bändern, Wirbeln, Bandscheiben oder Nerven herrühren, wobei Muskelverspannungen am häufigsten auftreten.

Chronische Rückenschmerzen entwickeln sich meist aus jahrelanger Fehlhaltung und treten deshalb eher bei älteren Menschen auf. Rückenschmerzen können aber auch durch Verletzungen, Übergewicht, Arthrose und andere Störungen der Wirbelsäule oder zu wenig Bewegung verursacht werden. In vielen Fällen können akute Rückenschmerzen durch Wärme, entzündungshemmende Schmerzmittel und sanfte Rückengymnastik gelindert werden. Ernste, länger andauernde Beschwerden erfordern ärztliche Behandlung und Physiotherapie.

RÜCKENTHERAPIE

Nach einer Rückenverletzung ist es wichtig, mobil zu bleiben und normale Aktivitäten so bald wie möglich wieder aufzunehmen. Akute Rückenschmerzen verschwinden meist innerhalb von zwei bis drei Tagen durch Übungen und Schmerzmittel. Chronische Beschwerden müssen jedoch häufig außer mit Schmerzmitteln auch mit Physiotherapie und Rehabilitationsprogrammen behandelt werden. Die Kontrolle des Körpergewichts und das Erlernen von Techniken für eine gesunde Körperhaltung können risikolos helfen, Schmerzen zu lindern und Rückfälle zu vermeiden.

Behandlung von Rückenschmerzen
Neben Medikamenten gegen Schmerzen und Muskelverspannung sind professionelle Physiotherapie und aktive Bewegung hilfreich.

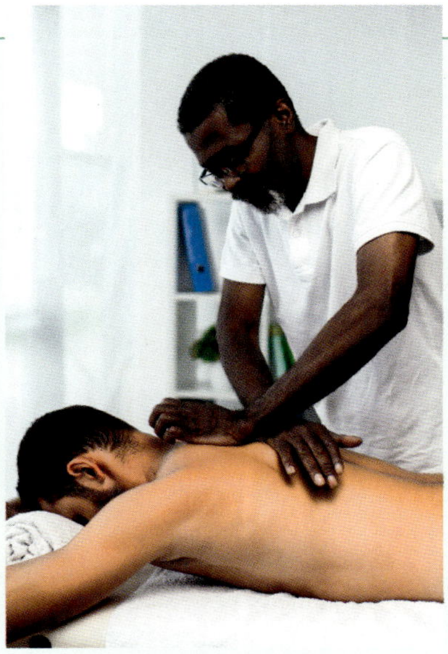

BANDSCHEIBENVORFALL UND ISCHIASSCHMERZEN

Die faserknorpeligen Bandscheiben zwischen den Wirbeln können durch Verschiebung oder Einreißen auf einen Nerv drücken und starke Schmerzen verursachen.

Die Bandscheiben bestehen aus einem kräftigen Faserring und einem gallertartigen Kern. Manchmal wird eine Bandscheibe durch starke Belastung aus ihrer normalen Position gedrückt. Wird sie dabei stark komprimiert, kann der äußere Faserring reißen und der Gallertkern austreten.

Bleibt der Faserring intakt, spricht man von einer Bandscheibenvorwölbung, die oft die Vorstufe eines Bandscheibenvorfalls ist und am häufigsten im Lendenwirbelbereich auftritt. Dort ist die Belastung am größten, besonders wenn bereits eine altersbedingte Degeneration eingetreten ist.

Ein Bandscheibenvorfall (Prolaps) liegt vor, wenn der Gallertkern durch den eingerissenen Faserring austritt. Die so geschädigte Bandscheibe kann auf die Nerven des Spinalkanals drücken, beispielsweise auf den Ischiasnerv, was starke Schmerzen verursachen kann. In vielen Fällen bessert sich der Zustand durch Schmerzmittel und Physiotherapie innerhalb von sechs bis acht Wochen. Ernste Fälle können jedoch einen chirurgischen Eingriff erfordern.

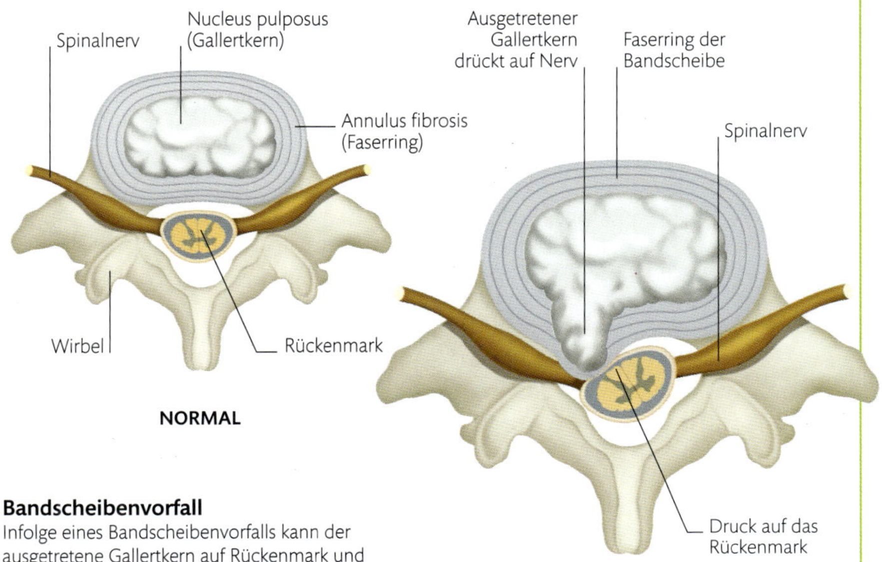

Bandscheibenvorfall
Infolge eines Bandscheibenvorfalls kann der ausgetretene Gallertkern auf Rückenmark und Nervenwurzeln drücken. In der Lendenwirbelsäule kann er den Ischiasnerv komprimieren.

SPINALSTENOSE

Eine Stenose (Verengung) des Spinalkanals kann das Rückenmark und die Nervenwurzeln komprimieren.

Altersbedingte Veränderungen der Wirbelsäule können ab Mitte 30 beginnen, spürbare Symptome sind jedoch vor dem 60. Lebensjahr unüblich. Eine Stenose entwickelt sich einerseits aus Bandscheibenvorwölbungen und andererseits aus Osteophyten (Knochenneubildungen als Fehlversuch des Körpers, die Fläche abgenutzter Gelenke zur Entlastung zu vergrößern), die Spinalkanal und Austrittsstellen der Spinalnerven (Foramina) verengen können. Eine Stenose kann in jedem Bereich der Wirbelsäule auftreten und Schmerzen, Krämpfe und Schwäche in Beinen, Rücken, Nacken, Schultern oder Armen hervorrufen. Behandelt wird sie mit entzündungshemmenden Medikamenten, Physiotherapie und in schweren Fällen durch operative Abtragung von Knochen oder Gewebe zur Druckentlastung.

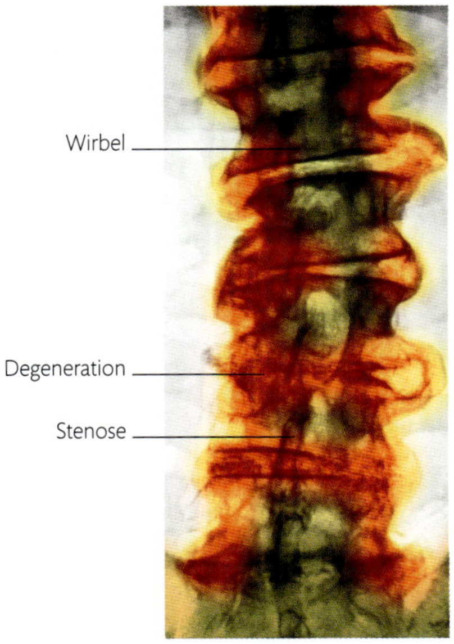

Röntgenbild der Wirbelsäule
Die eingefärbte Aufnahme zeigt eine durch schwere Degeneration der Wirbelsäule verursachte Stenose. Die roten Bereiche sind durch Osteophyten verformte Knochen, der grünliche ist der Wirbelkanal.

SPONDYLOLISTHESE

Der Fachterminus für das »Wirbelgleiten« lautet Spondylolisthese. Sie verursacht meist keine Symptome, solange nicht das Rückenmark komprimiert wird.

Eine Spondylolisthese kann aus einer angeborenen Deformation der Wirbelsäule resultieren oder sich während des Wachstums in der Kindheit entwickeln. Die meisten Fälle treten jedoch bei Erwachsenen auf und werden durch degenerative Veränderungen in den Zwischenwirbelgelenken verursacht. Der obere Teil der Wirbelsäule schiebt sich dabei mit dem Gleitwirbel über den unteren Teil nach vorn. In den meisten Fällen ist dieser Zustand symptomlos, manche Betroffene klagen jedoch über Schmerzen, Steifigkeit und Ischiasbeschwerden. In Verbindung mit einer existierenden Spinalstenose können sich die Symptome durch die zusätzliche Verengung verschlimmern. In schweren Fällen kann eine operative Dekompression erforderlich sein.

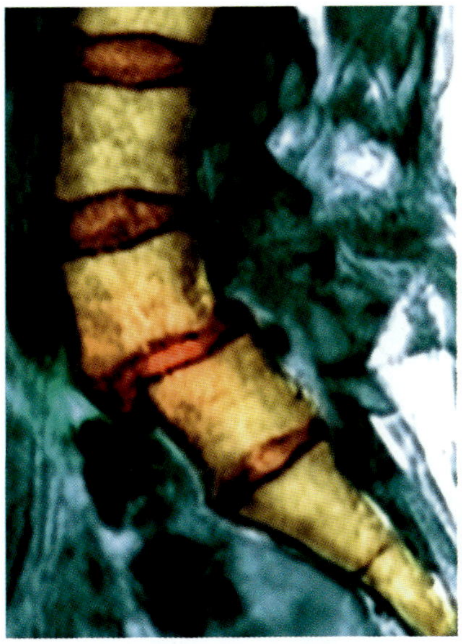

Wirbelsäulen-Scan mit Spondylolisthese
Eine Spondylolisthese betrifft am häufigsten die Lendenwirbelsäule. Der Überhang des oberen Teilstücks der Wirbelsäule ist im Scan deutlich erkennbar.

GELENKERKRANKUNGEN DER GLIEDMASSEN

Schmerzen in Muskeln, Sehnen oder Weichteilgewebe sind oft die Folge von Überlastungen eines Gelenks. Die Erkrankungen oder Störungen heilen häufig von selbst. Dabei helfen meist eine Ruhigstellung des betroffenen Gelenks und unterstützende Maßnahmen der Selbstbehandlung.

EPICONDYLITIS

Unter diesen Begriff fallen auch Tennis- und Golferellbogen. Sie gehen einher mit einer Entzündung der Epicondylen, der Knochenvorsprünge zu beiden Seiten des Ellbogengelenks.

Der Tennisellbogen betrifft den äußeren Epicondylus und der Golferellbogen den inneren. Beide rühren von einer Überlastung der Unterarmmuskeln her, die an diesen Stellen am Oberarmknochen verankert sind. Gelegentlich ist auch eine direkte Verletzung die Ursache. Die Folge ist eine Entzündung der Sehnen, die die Muskeln mit den Epicondylen verbinden. Der Tennisellbogen entsteht klassischerweise durch den wiederholten Aufschlag beim Tennis, der Golferellbogen durch den Golfschwung. Mittlerweile treten die Beschwerden jedoch wesentlich häufiger durch andere Ursachen der Überlastung auf. Die Schmerzen ziehen an einer Seite des Unterarms hinab in die Hand, mit Kribbeln im Unterarm und Erwärmung und Schwellung über dem Epicondylus. Die Behandlung erfolgt durch Ruhigstellung des Arms und die Gabe von Schmerzmitteln. Eine Schiene kann hilfreich sein, durch Bandagen wird die Belastung von den Muskeln genommen. In schweren Fällen können Physiotherapie und Kortisoninjektionen angeraten sein.

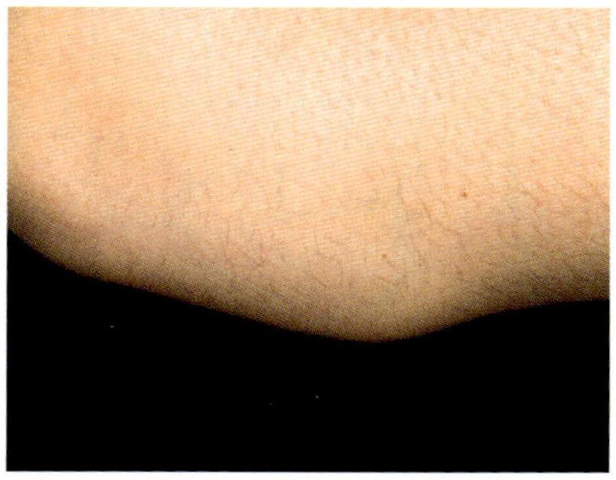

Tennisellbogen
Beide Seiten des Ellbogens können gleichzeitig von der Epicondylitis betroffen sein. Klassisches Symptom ist ein schmerzender, geröteter Bereich um das Ellenbogengelenk.

GANGLION

Ein Ganglion ist eine weiche, harmlose Schwellung, oft am Handgelenk, die in den meisten Fällen von allein verschwindet.

Ganglien sind Zysten, die sich über einer Sehnenscheide unter der Haut bilden. Typische Stellen sind Füße, Handgelenke und Hände, am häufigsten treten sie an der Oberseite des Handgelenks auf. Ganglien enthalten Synovialflüssigkeit, eine dicke, klare, gallertartige Substanz aus dem Gelenk. Verursachen sie keine Symptome, kann man warten, bis sie von selbst verschwinden. Bereiten Sie Schmerzen oder behindern sie die Bewegung, können sie dräniert oder entfernt werden.

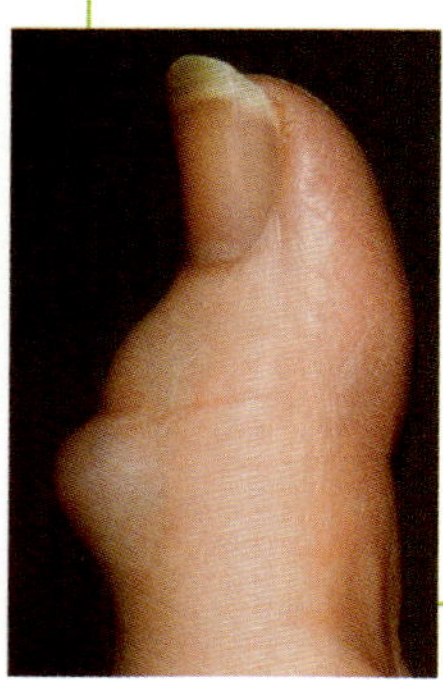

Ganglion
Die meisten Ganglien befinden sich in Gelenknähe. Diese Schwellung befindet sich an der Oberseite des Daumengelenks.

KNIEGELENKERGÜSSE

Auch bekannt als »Wasser im Knie«. Ein Erguss kann im Kniegelenk Schwellungen, manchmal sogar Steifigkeit verursachen.

Gelenke bestehen aus Knochenenden, die von der Synovialmembran umgeben sind. Diese Membran produziert Synovialflüssigkeit zur Schmierung des Gelenks. Manchmal kann sich zu viel Flüssigkeit ansammeln und einen Erguss im Gelenk verursachen. Verletzungen, Infektionen oder Entzündungen (wie Arthrose oder Gicht) können die vermehrte Flüssigkeitsproduktion auslösen.

Das Knie neigt besonders zu Ergüssen, weil es beträchtlichen Rotationskräften und Druck von oben ausgesetzt ist. Ein Kniegelenkerguss verursacht eine sichtbare, weiche Schwellung, Schmerzen und Probleme, die das Knie belasten. Die Behandlung ist von der Ursache abhängig. Es kann eine Lymphdränage vorgenommen und es können Kortison und entzündungshemmende Medikamente verabreicht werden.

KARPALTUNNELSYNDROM

Eine Kompression des Medianusnervs, der durch den Karpaltunnel im Handgelenk zieht, verursacht das Karpaltunnelsyndrom.

Der Medianusnerv zieht den Unterarm hinab in die Hand, wo er die Muskeln des Daumenballens steuert und Daumen und die Hälfte der Handfläche sensitiv versorgt. Auf seinem Weg passiert er den Karpaltunnel, einen engen Kanal, der auf der Handinnenseite durch die Handwurzelknochen und das darüberliegende Halteband der Flexorsehnen gebildet wird. Neben dem Nerv ziehen zehn Sehnen durch diesen Kanal. Ein Karpaltunnelsyndrom entsteht, wenn der Nerv komprimiert wird. Das kann entweder durch die Schwellung der Sehnen oder durch eine arthritisbedingte Flüssigkeitsansammlung, durch Hormonschwankungen, Schilddrüsenprobleme, Diabetes und Überlastung verursacht sein. Der Druck führt zu Schmerzen, Schwäche beim Greifen sowie Kribbeln im Daumen und den ersten beiden Fingern. Leichte Fälle werden mit Ruhigstellung, Schmerzmitteln, Kortison und Schienen behandelt. In schweren Fällen kann eine operative Lockerung des Haltebands hilfreich sein.

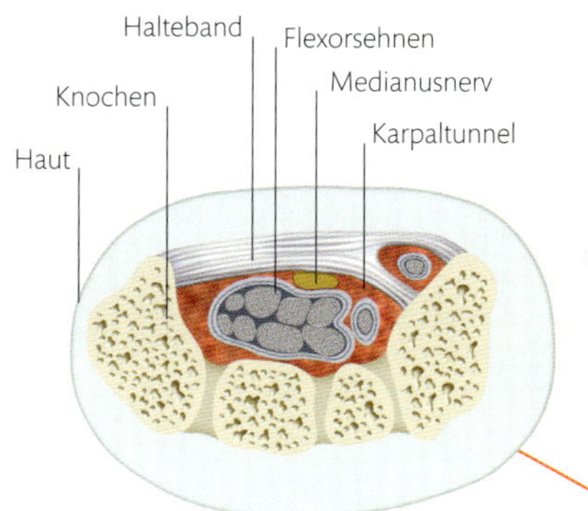

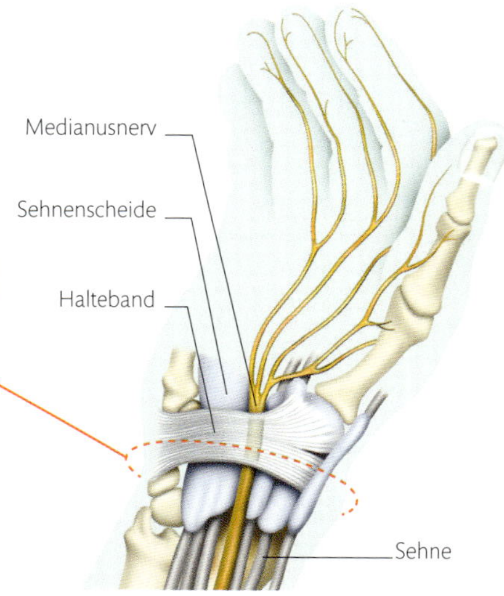

Querschnitt durch den Karpaltunnel
Dieser Querschnitt zeigt den Nerv (gelb) direkt unter dem Halteband und über den zehn Flexorsehnen, die Finger, Daumen, Handgelenk und Handfläche beugen.

BURSITIS

Die Entzündung eines Schleimbeutels kann Schmerzen und Schwellungen verursachen.

Schleimbeutel sind mit einer Synovialmembran ausgekleidet und mit gallertartiger Synovialflüssigkeit gefüllt. Sie polstern die beweglichen Teile der meisten Gelenke. Verletzungen oder Infektionen können die vermehrte Flüssigkeitsproduktion der Synovialmembran bewirken und eine Bursitis, eine Entzündung des Schleimbeutels, verursachen. Sie tritt häufig an Ellbogen und Knie auf und verursacht schmerzhafte Rötungen und Schwellungen. Eine Bursitis olecrani an der Rückseite des Ellbogens kann sich durch die lockere Haut stark ausbreiten. Schleimbeutelentzündungen heilen meist von selbst.

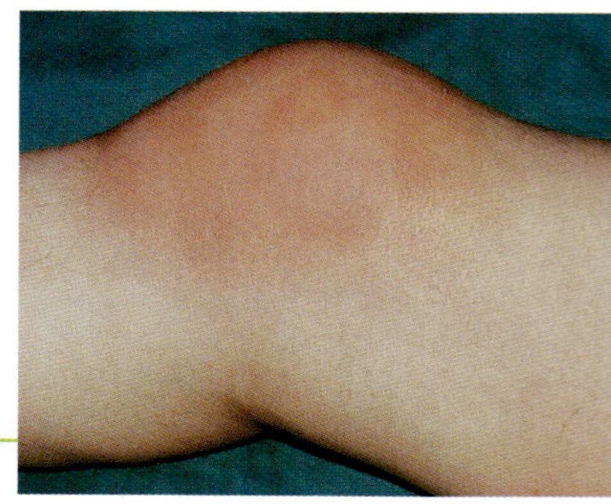

Bursitis praepatellaris
Eine Bursitis im Knie tritt häufig bei Menschen auf, die beruflich viel knien, beispielsweise bei Fliesenlegern oder Gärtnern.

CHONDROMALAZIE

Chondromalacia patellae beschreibt vermutlich überlastungsbedingte Schmerzen hinter der Kniescheibe, die oft bei sportlichen jungen Menschen beobachtet werden.

Die Schmerzen bei der Chondromalacia patellae können durch ständige Reibung der Kniescheibe beim Beugen und Strecken des Kniegelenks entstehen. Sie treten meist bei heranwachsenden Jugendlichen auf und sind ungefährlich, wenngleich sehr schmerzhaft, und verschwinden innerhalb einiger Jahre. Teenager, die anstrengende Sportarten betreiben, können vor die Wahl gestellt werden, ihren Sport aufzugeben oder weiterzumachen und ein gewisses Maß an Schmerzen zu akzeptieren. In der Vergangenheit wurden Operationen zur »Säuberung« der Rückseite der Kniescheibe angeboten, was aber heutzutage nicht mehr üblich ist.

OSGOOD-SCHLATTER-KRANKHEIT

Diese Krankheit wird durch eine Entzündung an der Vorderseite des Schienbeins unter dem Knie verursacht.

Die Osgood-Schlatter-Krankheit tritt meist während des Wachstumsschubs bei sportlich aktiven Jugendlichen auf. Sie entwickelt sich an der Tuberositas tibiae, einem Knochenvorsprung am oberen Ende des Schienbeins, an dem die Patellarsehne, die den M. quadriceps des Oberschenkels mit dem Schienbein verbindet, ansetzt. Das Problem liegt vermutlich darin, dass die Röhrenknochen schneller wachsen, als sich die Muskeln anpassen können.

Die ständige Belastung durch die Kontraktion des überdehnten M. quadriceps wird auf den Knochenvorsprung übertragen, was Schmerzen und Schwellungen verursacht. In schweren Fällen kommt es zu Belastungsbrüchen: Knochenstücke können sich aus der Wachstumsfuge des Schienbeins lösen. Der Körper versucht die Brüche zu heilen und bildet neues Knochenmaterial an der Tuberositas tibiae, wodurch sich die Stelle schmerzhaft verdickt und so die Ausübung eines Sports unmöglich macht, besonders wenn die Absplitterung frisch ist. Die Krankheit verschwindet innerhalb einiger Jahre, oft ist außer Ruhigstellung und Schmerzmittelgabe keine weitere Behandlung erforderlich.

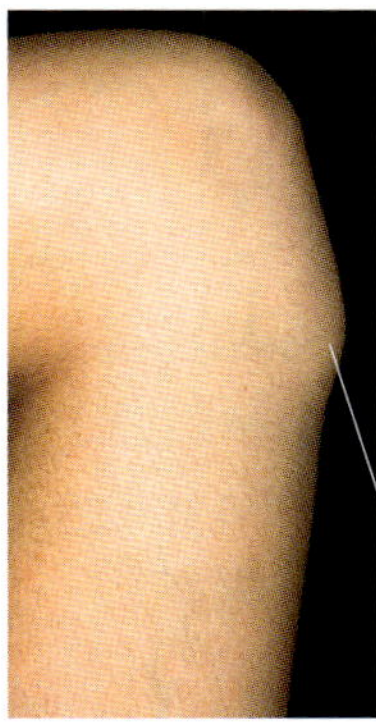

Osgood-Schlatter-Krankheit
Die Tuberositas tibiae ist vergrößert. Wiederholte Knochenabsplitterungen führen zu vermehrter Bildung von Knochengewebe. Die Stelle kann sehr schmerzempfindlich sein.

ACHILLODYNIE

Die Achillessehne verbindet die Wadenmuskeln mit dem Fersenbein und kann sich bei Leichtathleten und Läufern leicht entzünden.

Eine Achillodynie ist ein Schmerzsyndrom der Achillessehne, die von Mikrotraumen durch Überbeanspruchung herrührt – typisch beim Joggen auf hartem Boden. Schmerzen und Schwellungen entwickeln sich an der Rückseite des Fußgelenks, auch das Gelenk selbst kann anschwellen. Die entzündete Sehne ist besonders schmerzhaft, wenn sie gestreckt wird (z.B. durch das Anheben der Fußspitze beim Gehen). In vielen Fällen bessert sich der Zustand durch Ruhe, Eisbeutel auf der betroffenen Stelle und Schmerzmittel. Tritt keine Besserung ein, kann die Behandlung mit Physiotherapie und orthopädischen Einlagen fortgesetzt werden. Die Achillessehne hat eine relativ schlechte Blutversorgung, deshalb heilt sie langsam.

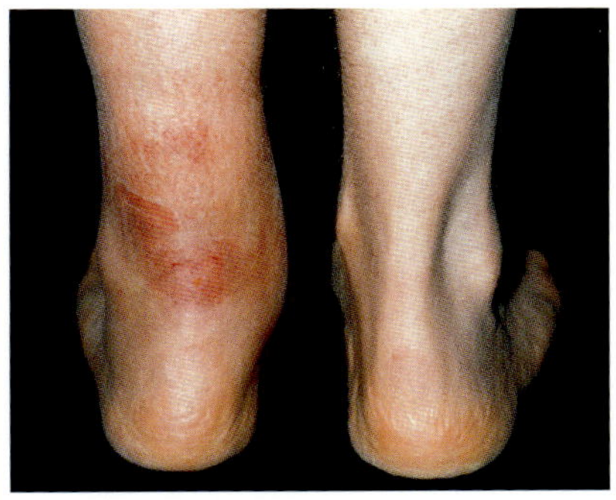

Achillessehnenentzündung
Ist die Achillessehne ernsthaft entzündet, wie hier dargestellt, sammelt sich Flüssigkeit um die entzündete Stelle und verursacht Schwellungen an Knöchel und Ferse.

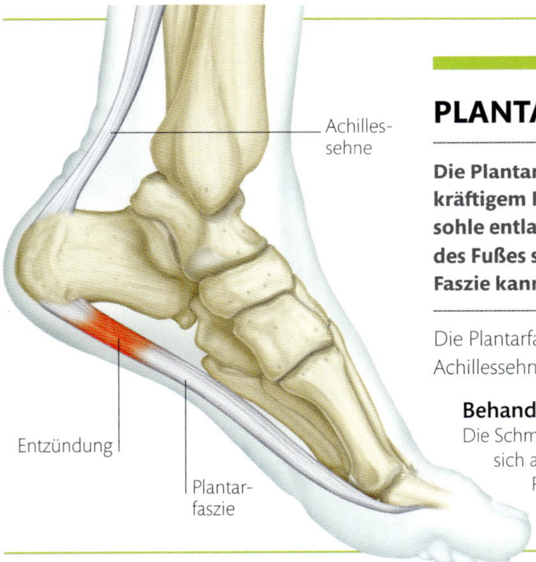

PLANTARFASZIITIS

Die Plantarfaszie ist ein dickes Band aus kräftigem Fasergewebe, das an der Fußsohle entlang verläuft und die Wölbung des Fußes stützt. Eine Entzündung dieser Faszie kann sehr schmerzhaft sein.

Die Plantarfaszie ist die Fortsetzung der Achillessehne und verbindet das Fersenbein mit den Zehengrundgelenken. Eine Entzündung dieses Gewebes wird durch chronische Überlastung verursacht. Häufiges Wandern auf unebenem Boden oder Joggen kann ebenso die Ursache sein wie degenerative Veränderungen, die bei Arthritis, Übergewicht, Arthrose und Diabetes beobachtet werden. Wenn die Fußsohle gedehnt wird, treten Schmerzen auf, die am stärksten nahe der Ferse wahrgenommen werden und bei den ersten Schritten des Tages am schlimmsten sind. Die anfängliche Behandlung umfasst Ruhe, Eisbeutel und Schmerzmittel. Sanfte Dehnungsübungen können verordnet werden, manchmal helfen auch Einlagen, die den Zug auf die Faszie beim Gehen verringern. In schweren Fällen ist die Injektion eines Lokalanästhetikums angezeigt.

Behandlung der Plantarfasziitis
Die Schmerzen der Plantarfasziitis entwickeln sich am häufigsten nahe der Ferse, wo die Plantarfaszie am Fersenbein ansetzt.

FUSSDEFORMATION

Abnormitäten in Knochen, Muskeln und Bändern können eine Deformation des Fußes verursachen.

Die Form der Füße entwickelt sich mit dem Wachstum. Beim Fuß eines Erwachsenen bilden Knochen, Bänder und Faszien eine Wölbung der Fußsohle. Diese Wölbung verleiht dem Fuß Flexibilität und dient als Stoßdämpfer. Strukturelle Veränderungen können einen Platt- oder Hohlfuß verursachen. Beim Plattfuß kollabiert die Wölbung oder hat sich nie richtig entwickelt, und die Fußsohle hat in ihrer gesamten Länge Bodenkontakt beim Gehen. Einlagen in den Schuhen können Schmerzen vermeiden. Beim Hohlfuß ist die Wölbung ungewöhnlich hoch; er kann ererbt oder durch einige Muskel- oder Nervenerkrankungen erworben sein. Durch den hohen Rist kann es schwierig sein, passende Schuhe zu finden. Der Klumpfuß ist eine angeborene Einwärtsdrehung eines oder beider Füße mit unbekannter Ursache. Er kann durch sanftes Dehnen der Füße durch spezielle Schienen behandelt werden.

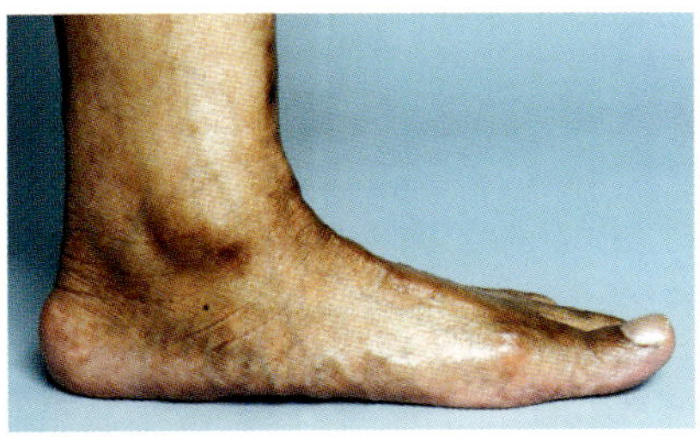

Plattfuß
Dieses Bild zeigt die Abflachung der Fußwölbung durch das Kollabieren der knöchernen Strukturen unter dem Gewicht des Patienten. Die gesamte Fußsohle hat Bodenkontakt.

HALLUX VALGUS (BALLEN)

Manche Menschen leiden an einer strukturellen Deformation des Großzehengrundgelenks, die zur Ausbildung eines schmerzhaften Ballens führt.

Ein Hallux valgus entwickelt sich durch die allmähliche Einwärtsneigung der Großzehe, manchmal auch in Verbindung mit der Abwinklung der anderen Zehen. Durch diese Einwärtsneigung verschiebt sich das Großzehengrundgelenk nach außen und bildet eine schmerzhafte Schwellung. Entzündungen des Schleimbeutels über dem Gelenk sorgen für eine weitere Vergrößerung der Schwellung, die schließlich verknöchert und zu einem »Ballen« wird. Die Neigung zur Ausbildung eines Hallux valgus liegt in der Familie. Die Ursachen sind komplex, meist geht ein Spreizfuß voraus – möglicherweise in Kombination mit jahrelangem Tragen von engen, spitzen Schuhen, die die Zehen in eine abgewinkelte Position pressen. Nicht selten entwickelt sich eine Arthrose in der betroffenen Zehe. Einlagen und bequeme Schuhe können den Druck verringern, bei schweren Symptomen ist jedoch eine operative Abtragung des Überbeins angeraten.

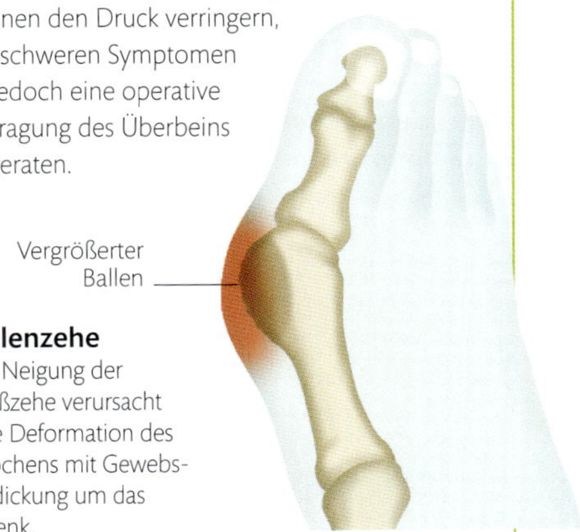

Ballenzehe
Die Neigung der Großzehe verursacht eine Deformation des Knochens mit Gewebsverdickung um das Gelenk.

ZEREBROVASKULÄRE STÖRUNGEN

Das zerebrovaskuläre System umfasst die Blutgefäße, die das Gehirn versorgen. Auch hier können sich wie in anderen Blutgefäßen Thromben und Arteriosklerose bilden, aber die Auswirkungen dieser Störungen im Gehirn können katastrophal sein.

SCHLAGANFALL

Ein Schlaganfall tritt plötzlich auf und kann durch die Unterbrechung der Blutversorgung irreversible Schäden im Gehirn verursachen. Er ist im Gehirn das Äquivalent zum Herzinfarkt.

Um seine reibungslose Funktion zu gewährleisten, benötigt das Gehirn eine gute Versorgung von Sauerstoff und Nährstoffen aus dem Blut. Eine unterbrochene Blutversorgung kann zum Absterben von Gehirnzellen führen. Diesen Zustand nennt man Hirninfarkt oder Schlaganfall. Die häufigste Ursache eines Schlaganfalls ist ein blockiertes Blutgefäß im Gehirn, meist durch die Kombination aus einem Thrombus (Blutklumpen) und Arteriosklerose (Verengung der Blutgefäße durch Cholesterin- und Fettablagerungen). Der dadurch entstehende Sauerstoffmangel stört die körperliche oder geistige Funktion, die vom betroffenen Hirnareal gesteuert wird. Die wenigsten Schlaganfälle sind hämorrhagischer Natur (durch Blutung verursacht), ein Zustand, der durch einen Tumor oder die Fehlbildung eines Blutgefäßes hervorgerufen werden kann. Ein Schlaganfall kann kleine oder große Hirnareale betreffen. Eine häufige Auswirkung ist die Lähmung einer Körperhälfte (Hemiplegie). Sprech- und Sehvermögen können ebenso betroffen sein wie das Gedächtnis. Der geschädigte Hirnbereich schwillt an, oft für Wochen oder Monate. Während dieser Zeit können die Körperfunktionen schrittweise wieder zurückkehren, und durch Rehabilitationsmaßnahmen können verlorene Fähigkeiten wieder erlernt werden. Rauchen, Bluthochdruck und ein hoher Cholesterinspiegel sind Risikofaktoren für einen Schlaganfall. Ein Schlaganfall ist ein medizinischer Notfall: Je schneller eine betroffene Person behandelt wird, desto eher lassen sich Folgeschäden verringern.

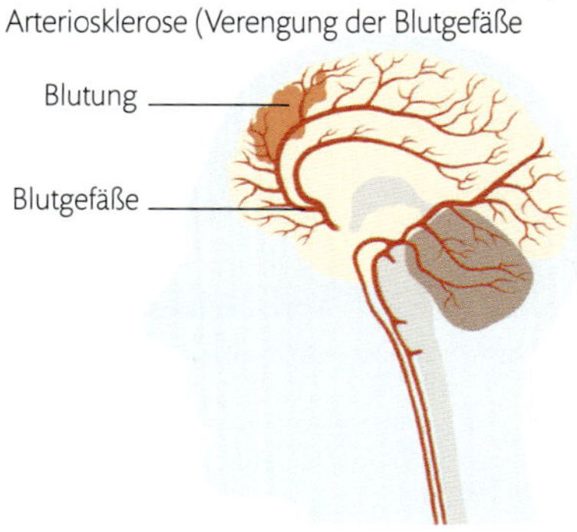

Gehirnblutung
Die Ruptur eines Blutgefäßes im Gehirn führt zu einer intrazerebralen Blutung, die für einen geringen Teil der Schlaganfälle verantwortlich ist. Tumoren und abnorme Blutgefäße sind meist die Ursache.

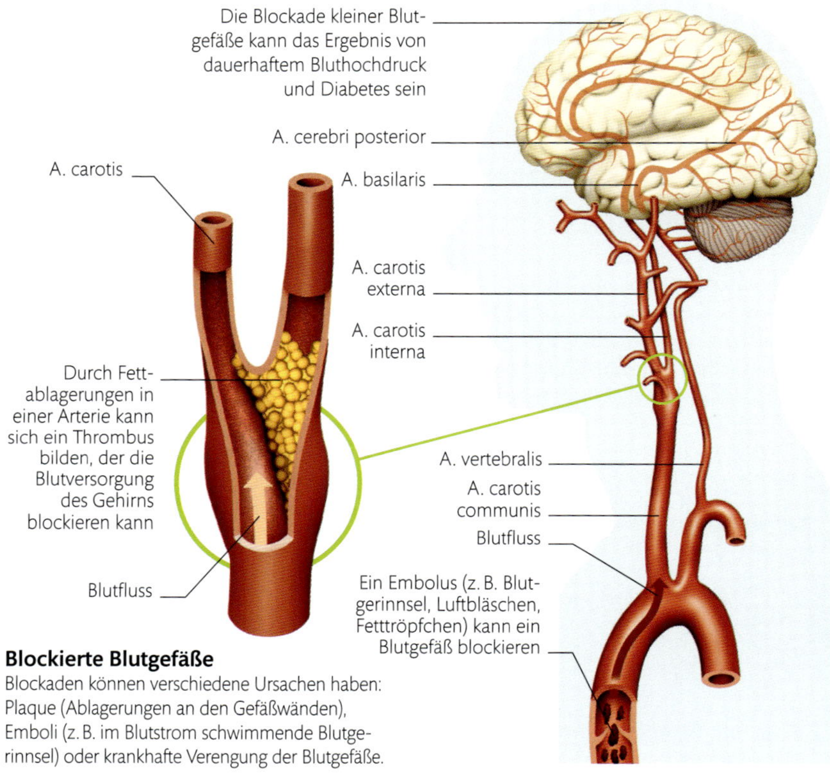

Blockierte Blutgefäße
Blockaden können verschiedene Ursachen haben: Plaque (Ablagerungen an den Gefäßwänden), Emboli (z. B. im Blutstrom schwimmende Blutgerinnsel) oder krankhafte Verengung der Blutgefäße.

LANGZEITWIRKUNGEN EINES SCHLAGANFALLS

Die Langzeitwirkungen eines Schlaganfalls hängen davon ab, welche Hirnareale geschädigt sind, ob die Schädigung dauerhaft ist und wie gut das Gehirn über neue Pfade verlorene Fähigkeiten wieder erlernen kann. Sogar bei schweren Schlaganfällen können schrittweise deutliche Heilungserfolge erzielt werden. Häufig ist die Sprache betroffen, besonders in Wortfindung und -bildung. Auch Persönlichkeitsveränderungen und Depressionen sind zu beobachten.

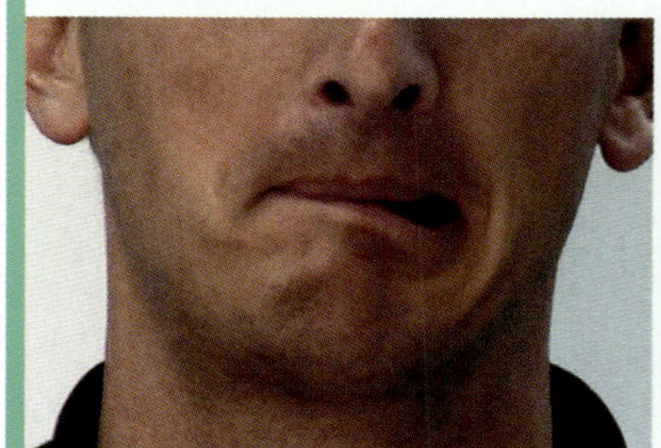

Gesichtslähmung
Durch Schlaganfall verursachte Gesichtslähmungen sind meist halbseitig und verhindern das vollständige Schließen von Mund und Auge.

TRANSITORISCHE ATTACKE

Bei dieser Störung führen kurze Unterbrechungen der normalen zerebralen Blutversorgung zu zeitweisen Funktionsausfällen.

Wie sich der Schlaganfall mit einem Herzinfarkt vergleichen lässt, so die transitorische Attacke (TIAs) mit der Angina pectoris. Wie beim Schlaganfall wird eine TIA durch die Blockade eines Blutgefäßes ausgelöst, die sich aber wieder auflöst, bevor dauerhafte Schäden im Gehirngewebe entstehen. Eine TIA kann Sekunden oder Stunden dauern und die gleichen Symptome wie ein Schlagfall verursachen. Sie ist als Warnsignal für einen Schlaganfall zu verstehen, besonders wenn sie länger andauert oder häufiger auftritt. Umfangreiche Untersuchungen, besonders Scans von Herz und Halsschlagadern (Aa. carotides), sind unbedingt erforderlich, um die Quelle des blockierenden Materials aufzuspüren.
Die Risikofaktoren für transitorische Attacken sind, ebenso wie für Schlaganfälle, Bluthochdruck, Rauchen, Diabetes (besonders ein schlecht kontrollierter) und ein hoher Cholesterinspiegel, der wiederum ein Risikofaktor für Arteriosklerose und Plaque in den Gefäßen ist. Die Gabe blutverdünnender Mittel reduziert das Risiko eines Blutgerinnsels.

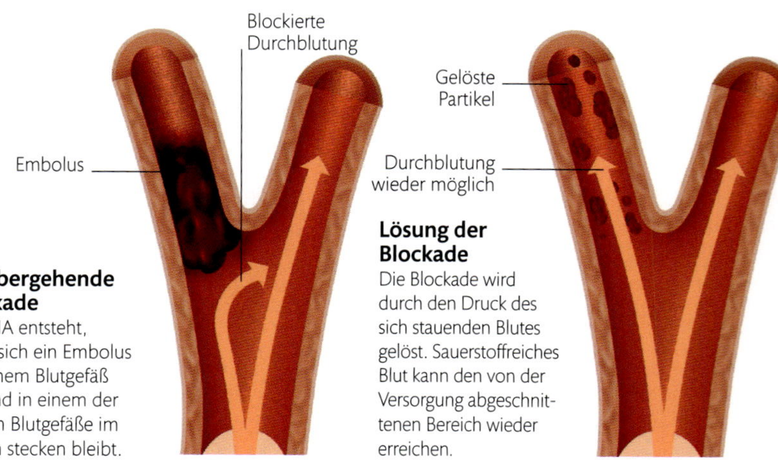

Vorübergehende Blockade
Eine TIA entsteht, wenn sich ein Embolus aus einem Blutgefäß löst und in einem der kleinen Blutgefäße im Gehirn stecken bleibt.

Lösung der Blockade
Die Blockade wird durch den Druck des sich stauenden Blutes gelöst. Sauerstoffreiches Blut kann den von der Versorgung abgeschnittenen Bereich wieder erreichen.

SUBDURALBLUTUNG

Eine Subduralblutung tritt auf, wenn Blut in den Subduralraum zwischen den äußeren beiden der drei Meningen, die das Gehirn umgeben, gelangt.

Eine Subduralblutung resultiert für gewöhnlich aus der Ruptur einer der Venen, die durch den Subduralraum zwischen Dura mater (äußerste Hirnhaut) und Arachnoidea mater ziehen. Es kann eine akute, schwere Blutung oder eine chronische Sickerblutung auftreten. Die Blutung verursacht ein Hämatom, das auf das Gewebe des Gehirns drückt. Bei schweren Blutungen löst dieser Druck schnell Bewusstlosigkeit aus.

Akute Subduralblutungen werden in den meisten Fällen durch schwere Kopfverletzungen verursacht. Sie werden häufig bei jungen Männern und bei Babys beobachtet – möglicherweise das Resultat eines Schütteltraumas (»Shaken-Baby-Syndrom«). Sickernde Subduralblutungen führen allmählich zu Verwirrung und Bewusstseinseintrübung. Sie treten häufig bei älteren Menschen auf (und können mit Demenz verwechselt werden) sowie bei Alkoholkranken. Alkoholmissbrauch und Alterung stehen in Zusammenhang mit Gehirnschrumpfung, die die Venen dehnt und dadurch empfindlicher macht.

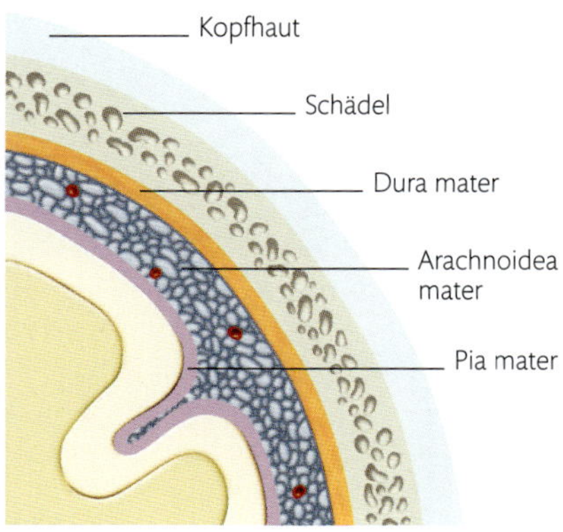

Normal
Das Gehirn ist von drei Hirnhäuten umgeben: Dura mater, Arachnoidea mater und Pia mater. Diese drei Meningen führen sensible Nerven und Blutgefäße über die Gehirnoberfläche.

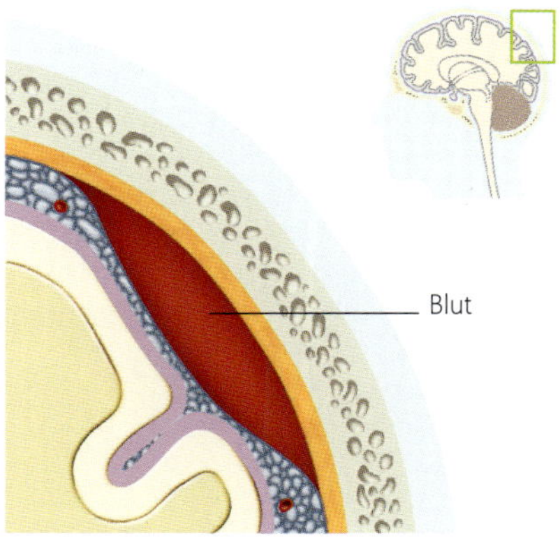

Subduralblutung
Das Hämatom (Blutansammlung) zwischen Dura mater und Arachnoidea mater übt Druck auf das Gehirn aus und kann sich innerhalb von Stunden oder über Wochen und Monate weiter vergrößern.

SUBARACHNOIDAL-BLUTUNG

Diese gefährliche Blutung tritt im Subarachnoidalraum zwischen den beiden inneren Meningen (den Membranen, die das Gehirn umgeben) auf.

Durch einen spontanen Riss einer gehirnnahen Arterie kann Blut in den Subarachnoidalraum zwischen die beiden inneren Meningen – die Arachnoidea mater und Pia mater – gelangen. Die häufigste Ursache einer Subarachnoidalblutung ist die Ruptur eines Traubenaneurysmas, einer kugelähnlichen Ausbuchtung an der Verzweigung einer Hirnarterie. Bei manchen Menschen ist der Auslöser die Ruptur einer abnormen Knäuelbildung von Blutgefäßen. Beide Probleme können bereits unbemerkt von Geburt an vorhanden sein. Die Blutung verursacht schwerste Kopfschmerzen, mit Übelkeit, Lichtempfindlichkeit, Nackensteifigkeit und Bewusstseinseintrübung; in schweren Fällen führt sie zu Koma und Tod. Warnende Kopfschmerzen können vor der Ruptur des Blutgefäßes auftreten. Die betroffenen Blutgefäße können operativ verschlossen werden. Nicht immer ist eine vollständige Heilung möglich, fast die Hälfte aller Fälle endet tödlich.

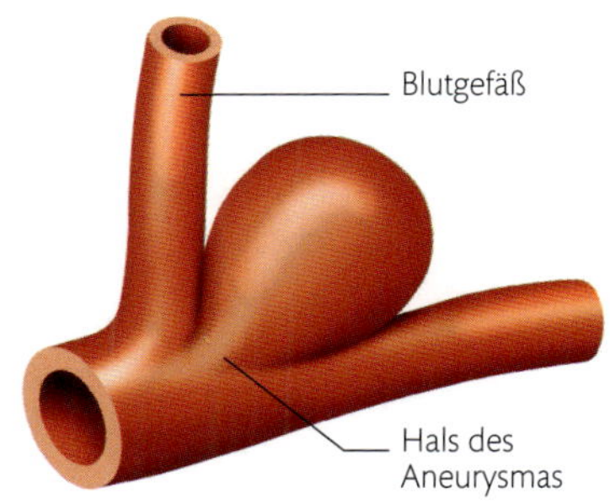

Traubenaneurysma
Ein Traubenaneurysma ist eine dünnwandige Ausbuchtung eines Blutgefäßes, das sich meistens an einer Verzweigung im Willis-Ring an der Basis des Gehirns befindet.

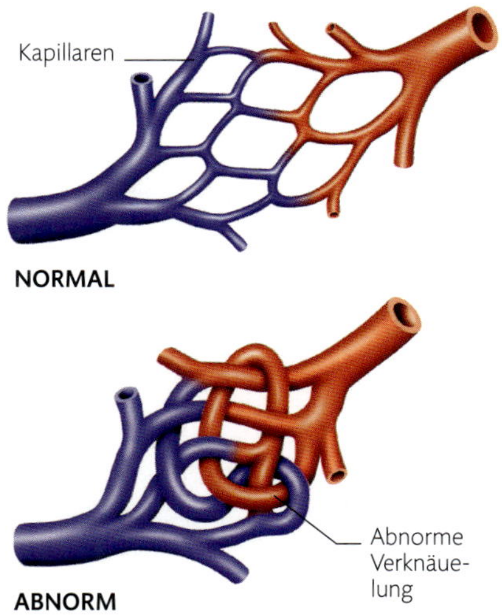

Arteriovenöse Fehlbildung
Genetisch bedingte Fehlbildung, bei der Arteriolen und Venolen miteinander verknäuelt sind. Durch das Fehlen der Kapillaren entsteht an diesen Stellen ein höherer Druck, die Gefäße können reißen.

MIGRÄNE

Migräne ist ein periodisch auftretender, meist einseitiger, starker Kopfschmerz, begleitet von Sehstörungen, Übelkeit und anderen Beschwerden.

Frauen sind häufiger von Migräne betroffen als Männer, auch eine familiäre Disposition wird beobachtet. Die Ursache ist noch nicht vollständig erforscht. Möglicherweise beginnt die Migräne mit einer plötzlichen Verengung der Blutgefäße in den Meningen, die eine leichte Durchblutungsstörung (transitorische Ischämie) verursacht. Die darauffolgende reflexartige Erweiterung der Blutgefäße ruft den Schmerz hervor. Typische Auslöser einer Migräne sind Stress, Hunger, Müdigkeit, bestimmte Speisen und Genussmittel, darunter Schokolade, Rotwein und Koffein. Bei Frauen können die Attacken mit Hormonschwankungen zusammenhängen, die häufig vor der Menstruation auftreten.

Die Migräne ist oft ein schwerer Krankheitszustand, der bis zu drei Tagen anhalten kann. Eine Attacke besteht typischerweise aus vier Phasen: Prodrom (Vorbotenphase), Aura, Kopfschmerz und Postdrom (Erholungsphase). Zu den Symptomen der Prodromphase gehören Appetitlosigkeit und Stimmungsschwankungen.

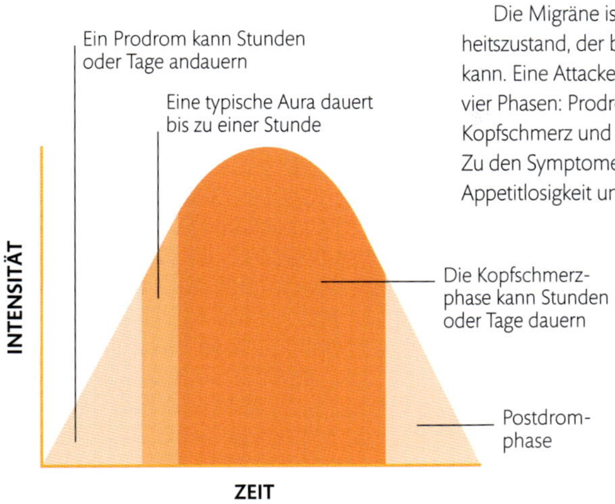

Verlauf einer Migräneattacke
Eine klassische Migräne besteht aus vier Phasen, die in Intensität und Dauer variieren.

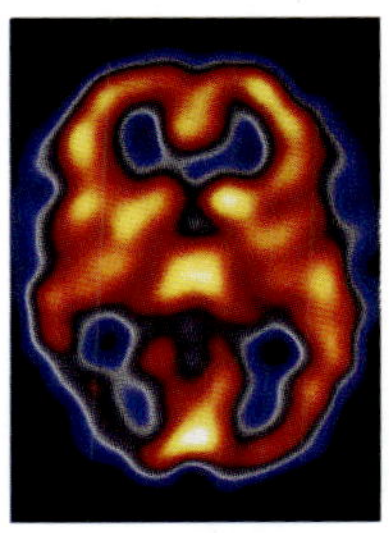

Migräneattacke
Dieser Scan zeigt die unterschiedliche Hirnaktivität während einer Migräne. Die roten und gelben Bereiche zeigen hohe, die grauen und blauen geringe Aktivität.

Die »Aura« (tritt nicht immer auf) besteht oft aus visuellen Störungen wie verschwommene Sicht und das Sehen von Lichtblitzen sowie Taubheitsheitsgefühl und Kribbeln, Gleichgewichts-, Koordinations- und Sprachstörungen. In der Schmerzphase leiden Patienten an pulsierenden, einseitigen Kopfschmerzen mit Übelkeit und Erbrechen, Licht- und Geräuschempfindlichkeit sowie Empfindungsstörungen der Kopfhaut.

Rund 15 Prozent haben eine Migräne mit Aura (früher: »klassische Migräne«), eine gewöhnliche Migräne verläuft ohne Aura. Es gibt auch atypische Schmerzmuster wie stechende Hinterkopf- oder »Hirnspangen«-ähnliche Schmerzen, die bei manchen Menschen immer wieder auftreten. Es gibt keine Heilung, aber durch Vermeidung der Auslöser, Medikamente zur Abschwächung von Attacken und Schmerzen kann die Migräne kontrolliert werden.

KOPFSCHMERZEN

Die meisten Kopfschmerzen sind Spannungskopfschmerzen, die durch Stress entstehen. Eine schmerzhaftere Form sind die Cluster-Kopfschmerzen.

Der Spannungskopfschmerz als beengendes Gefühl in der Stirn geht auf Verspannungen der Kopf- und Nackenmuskulatur zurück. Oft verschlimmert er sich durch Müdigkeit oder Stress. Ruhe und Medikamente lindern den Schmerz oft. Cluster-Kopfschmerzen sind quälende, einseitige Schmerzen hinter dem Auge oder an der Schläfe verbunden mit tränenden roten Augen und verstopfter Nase. Der Schmerz entsteht durch Erweiterung der Blutgefäße unbekannter Ursache. Temperaturunterschiede und Alkoholgenuss können jedoch eine Attacke auslösen. Der Schmerz setzt schlagartig ein und wird oft als Gefühl eines glühenden Schürhakens im Auge beschrieben. Die Bezeichnung »Cluster« bezieht sich auf die Eigenart dieser Schmerzen, periodisch gehäuft, mehrmals täglich, mit oft monate- oder gar jahrelangen schmerzfreien Phasen aufzutreten. Behandelt wird mit Medikamenten oder durch transkutane Vagusnervstimulation.

GEHIRN- UND RÜCKENMARKSERKRANKUNGEN

Gehirn und Rückenmark verarbeiten Informationen, die aus sensiblen Nerven oder über chemische Stoffe im Blut ankommen, und senden Antworten an die Körpergewebe. Jede Schädigung dieser Strukturen kann die Gehirn- und Körperfunktion stark beeinträchtigen.

KOPFVERLETZUNG

Das Gehirn ist im Schädel zwar gut geschützt, aber harte Schläge und andere Verletzungen können es dennoch schädigen.

Eine schwere Kopfverletzung kann eine tiefe Wunde sein, die bis zum Gehirn reicht, oder eine geschlossene Verletzung, bei der das Gehirn stark erschüttert wird. Eine offene Schädelfraktur entsteht durch einen harten Schlag oder Aufprall – der Schädel ist sehr stabil, nur eine starke Krafteinwirkung kann ihn brechen. Ein Schädelbasisbruch kann das Auslaufen des Liquors durch Nase und Ohren verursachen. Wo Flüssigkeit austritt, kann auch eine Infektion eintreten. Starke Erschütterungen des Gehirns im Schädel können Blutungen verursachen, die ein Hämatom bilden können. Ein Hämatom ist epidural (zwischen Knochen und Dura mater) oder subdural (zwischen Dura mater und Arachnoidea mater). Die Blutansammlung drückt gegen das Gehirn und verursacht Kopfschmerzen und Bewusstseinsstörungen.

Das Gehirn kann auch durch ein Dezelerationstrauma (Verletzung als Folge plötzlicher Unterbrechung einer schnellen Körperbewegung, z. B. bei Auffahrunfall) geschädigt werden. Es stößt an die Innenseiten des Schädels und wird sowohl an der Seite des ersten Aufpralls als auch auf der Seite des durch den Rückstoß verursachten zweiten Aufpralls verletzt. Die Folge ist eine Gehirnerschütterung mit Symptomen wie Erbrechen, Doppelsehen und Kopfschmerzen. Das Gehirn kann anschwellen; die Schwellung kann Verwirrtheit, Krampfanfälle, Bewusstlosigkeit und sogar Tod verursachen. Die sofortige Behandlung zur Druckentlastung und Eindämmung möglicher Blutungen ist erforderlich. Monatelange Pflege und Rehabilitationsmaßnahmen können notwendig sein.

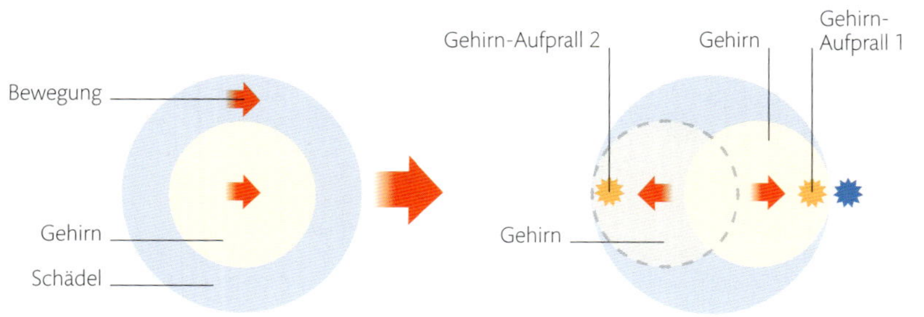

1 Schnelle Bewegung
Bei hoher Geschwindigkeit – z. B. im Auto – bewegen sich Schädel und Hirn mit der gleichen Geschwindigkeit wie Körper und Fahrzeug.

2 Aufprall
Wird die Bewegung abrupt gestoppt, stößt das Hirn an die Vorderseite, beim Rückstoß an die Rückseite des Schädels (Contre-Coup-Mechanismus).

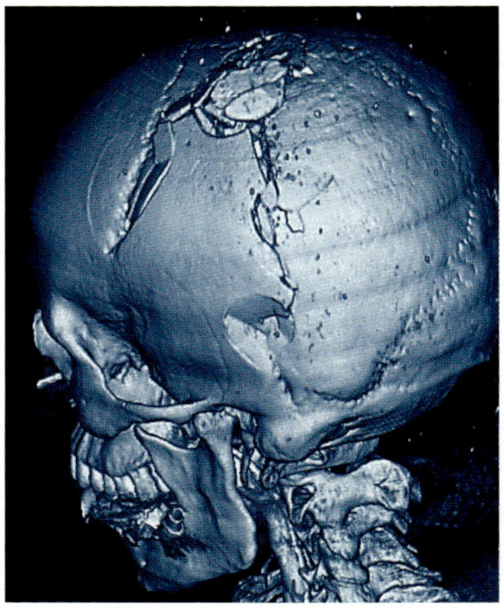

Schädelfraktur
Dieser 3D-CT-Scan des Schädels zeigt mehrere schwere Frakturen. Verletzungen wie diese können Hirnschäden oder Tod verursachen.

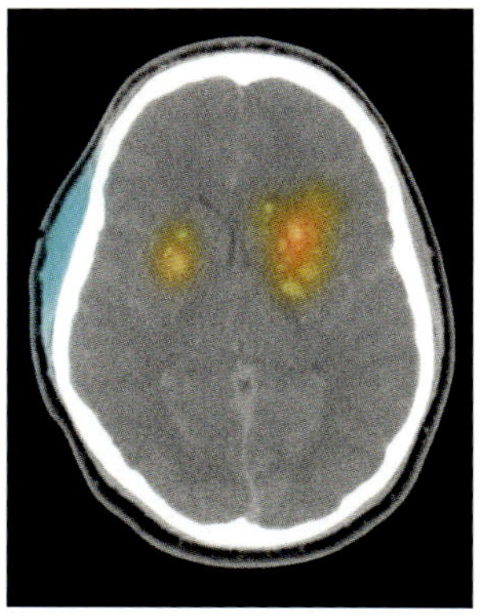

Hämatom
In diesem Scan ist der blaue Bereich eine Blutansammlung (Hämatom), die sich außerhalb des Schädels gebildet hat. Der orange Bereich stellt eine schwere Blutung im Gehirn dar.

INFANTILE CEREBRALPARESE

Die infantile Cerebralparese bezeichnet eine Gruppe von Störungen, die aus einem frühkindlichen Hirnschaden herrühren.

In vielen Fällen ist der Schaden am sich entwickelnden Gehirn bereits vor der Geburt entstanden, in anderen durch mangelnde Sauerstoffversorgung während oder kurz nach der Geburt. Die Cerebralparese ist eine Schädigung der motorischen Hirnrinde, die Schwierigkeiten beim Stehen und Gehen zur Folge hat. Ist die Behinderung schwerwiegend, treten Spasmen in Armen und Beinen auf. Leicht betroffene Kinder zeigen meist nur eine gewisse Steifigkeit und einen veränderten Gang. Die geistige Entwicklung der Betroffenen ist in der Mehrheit der Fälle nicht beeinträchtigt. Betroffene Kinder benötigen Physiotherapie, um die Muskelspasmen zu lindern, und möglicherweise logopädische Hilfestellung. Der Zustand verschlimmert sich nicht, und viele Kinder lernen mit Ihrer Behinderung gut zurechtzukommen.

HYDROCEPHALUS

Der »Wasserkopf« resultiert aus einem Liquorüberschuss, der die Gewebe des Gehirns komprimieren und schädigen kann.

Der Liquor umgibt Gehirn und Rückenmark und füllt die Ventrikel im Gehirn. Normalerweise wird überschüssiger Liquor vom Blut absorbiert. Ein Liquorüberschuss im Gehirn kann durch eine Überproduktion oder durch eine Störung des Dränageprozesses entstehen. Bei Babys sind die Schädelknochen noch nicht miteinander verschmolzen, aber durch flexibles Fasergewebe verbunden. Durch den Druck der sich ansammelnden Flüssigkeit werden die Schädelknochen auseinandergedrückt, der Schädel vergrößert sich und wird durchscheinend. Bei Erwachsenen führt ein Hydrocephalus zu erhöhtem Hirndruck mit anhaltenden Kopfschmerzen, die meist morgens schlimmer sind, Seh- und Gehstörungen. Der Liquorüberschuss kann mittels eines operativ eingebrachten Shunts (Dränageröhrchen) in andere Bereiche des Körpers abgeleitet werden.

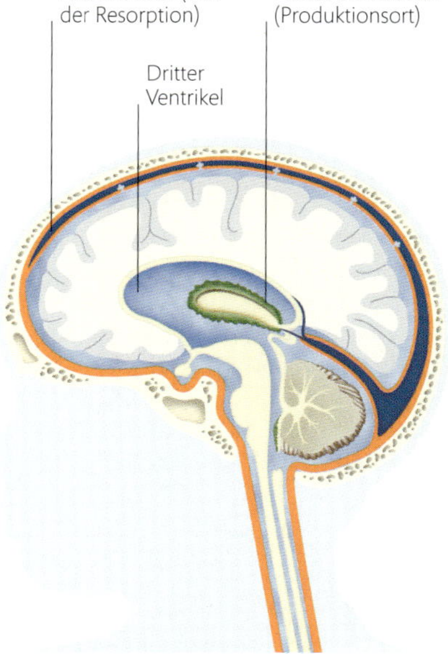

Liquor cerebrospinalis
Der Liquor wird vom Plexus choroideus, der die zentralen Ventrikel auskleidet, produziert und umspült Hirn und Rückenmark. Überschüssige Flüssigkeit wird über die Arachnoidea mater resorbiert.

GEHIRN- UND RÜCKENMARKSABSZESSE

Ein Abszess ist eine eitergefüllte Schwellung, die durch infiziertes Material im Körpergewebe verursacht wird. In Gehirn und Rückenmark kann er lebensbedrohliche Schäden anrichten.

Infiziertes Material kann direkt durch Verletzung, aus Infektionen der Nasenneben- oder Stirnhöhlen (Sinus) sowie auf dem Blutweg in Gehirn und Rückenmark gelangen. Abszesse dort sind zwar selten, verursachen aber schwere Symptome. Der Druck auf das Gehirn kann zu Verwirrtheit, Kopfschmerzen, Fieber und sogar zum Kollaps führen. Abszesse an der Wirbelsäule können Lähmungen und Schmerzen zur Folge haben und schnell eine Meningitis verursachen, weil der Liquor die Infektion auf die Meningen (Hirnhäute) überträgt (s. S. 463). Eine Operation zur Dränage des Abszesses kann erforderlich sein. Medikamente werden zur Behandlung der Infektion und zur Vorbeugung gegen Krampfanfälle verabreicht.

DEMENZ

Demenz beschreibt den allmählichen Verlust geistiger Fähigkeiten – Verstehen, logisches Denken und Gedächtnis.

Demenz betrifft für gewöhnlich ältere Menschen und wird durch Erkrankungen des Gehirns oder der Blutgefäße des Gehirns verursacht. Die häufigste Form der Demenz ist die Alzheimer-Krankheit, die durch eine abnorme Produktion des Proteins Amyloid hervorgerufen wird. Eine weitere Form ist die vaskuläre Demenz, bei der kleine Blutgefäße, die das Gehirn versorgen, durch Blutgerinnsel blockiert sind, wodurch viele kleine Bereiche des Gehirns geschädigt werden. Bei der Lewy-Körper-Demenz sammeln sich kleine runde Einschlüsse im Zytoplasma von Neuronen, die Lewy-Körperchen, die die Hirnfunktion beeinträchtigen und Symptome wie Halluzinationen verursachen können.

Manchmal sind auch jüngere Menschen von der Demenz betroffen, die Ursachen können Gehirnverletzungen, Parkinson-Krankheit oder Chorea Huntington sein. Jede Form der Demenz entwickelt sich fortschreitend über Jahre hinweg. Typischerweise fällt den Menschen im Umfeld des Betroffenen zuerst sein schlechter werdendes Kurzzeitgedächtnis auf. Anfänglich ist die Demenz schwer von der normalen Vergesslichkeit im Alter zu unterscheiden. Schließlich werden die Symptome jedoch schlimmer, Betroffene beginnen Grundlegendes zu vergessen, manche finden nicht mehr nach Hause. Sprachschwierigkeiten, Inkontinenz und Persönlichkeitsveränderungen können sich entwickeln. Betroffene mit schwerer Demenz erkennen Familienmitglieder und engste Freunde nicht mehr und benötigen Vollzeitpflege.

Um eine Demenz zu erkennen, können Bluttests, Scans und Tests zur Feststellung der geistigen Fähigkeiten durchgeführt werden. Obwohl es keine Heilung gibt, können kognitive Rehabilitation, Gedächtnisübungen und Medikamente das Gedächtnis und den Alltag verbessern.

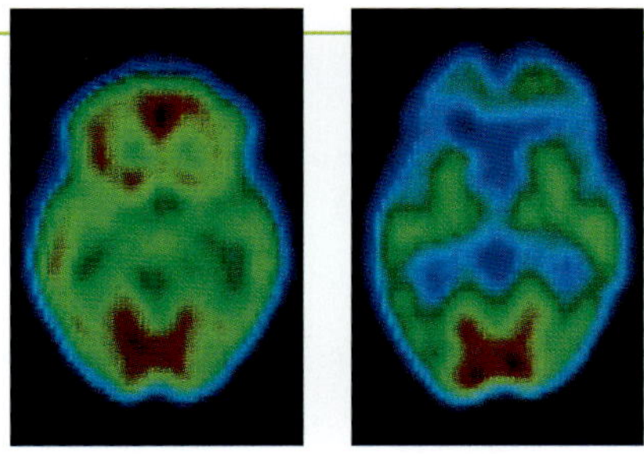

NORMAL ALZHEIMER

Hirnaktivität
Dieser PET-Scan zeigt das Ergebnis eines Stimulationstests bei einer gesunden Person und einer Person mit Alzheimer-Krankheit. Die blauen Bereiche zeigen die verminderte Hirnaktivität bei an Alzheimer erkrankten Personen.

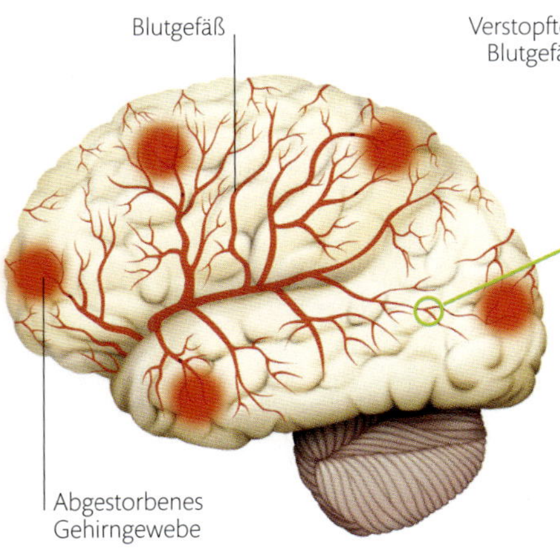

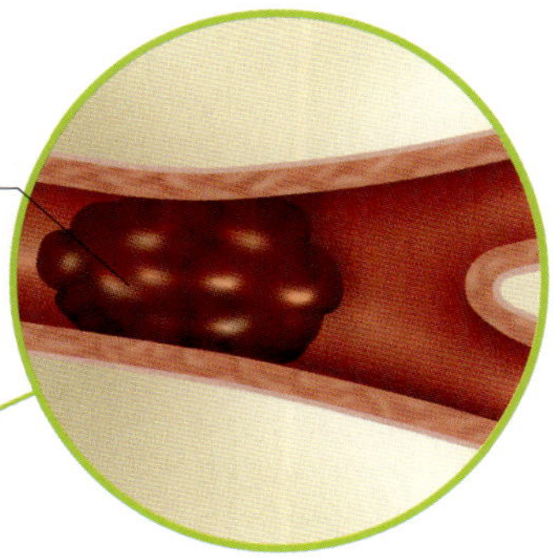

Vaskuläre Demenz
Bei dieser Form der Demenz sind kleine Blutgefäße im gesamten Gehirn verstopft, was den Untergang des Gewebes, das sie versorgen, zur Folge hat. Die Krankheit verschlimmert sich schrittweise.

EPILEPSIE

Diese Krankheit ist durch Krampfanfälle gekennzeichnet, die durch eine abnorme elektrische Aktivität im Gehirn verursacht werden.

Gehirnzellen senden Botschaften an andere Gehirnzellen und Zellen des gesamten Nervensystems durch elektrische Impulse. Krampfanfälle entstehen, wenn die Übermittlung dieser Signale gestört ist. Bei der Epilepsie können solche Anfälle wiederholt und ohne ersichtlichen Grund auftreten. Sie kann spontan oder durch Schädigung oder Erkrankung des Gehirns entstehen. Die Symptome hängen davon ab, in welchem Bereich die abnorme elektrische Aktivität entsteht. Partielle Anfälle betreffen nur eine Seite des Gehirns. Einfache fokale Anfälle sind auf kleine Bereiche begrenzt und verursachen Symptome wie Zucken eines Körperteils, während komplexe fokale Anfälle, bei denen sich die Störungen auf die nähere Umgebung ausbreiten, Bewusstseinsstörungen und bizarre Bewegungen hervorrufen.

Generalisierte Anfälle betreffen das gesamte Gehirn und gehen meist mit Bewusstlosigkeit, Kollaps und schweren Muskelspasmen, gefolgt von Wahrnehmungsstörungen und Müdigkeit, einher. Viele Betroffene erleben vor einem Anfall eine warnende Aura mit abnormen Empfindungen. Behandelt wird Epilepsie mit Medikamenten.

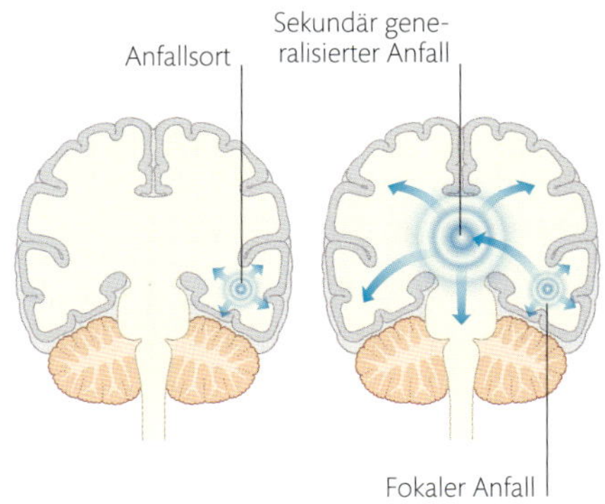

Fokaler Anfall
Die abnorme Aktivität entsteht in einem Lappen und bleibt auf diesen Bereich begrenzt. In manchen Fällen entwickeln sich fokale Anfälle zu einem sekundär generalisierten Anfall.

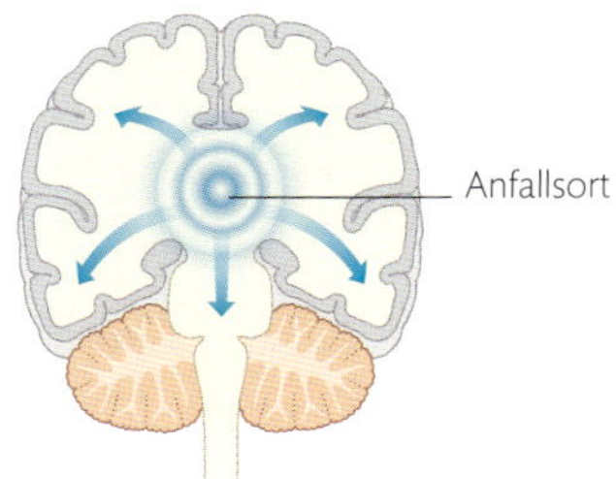

Generalisierter Anfall
Abnorme Aktivitäten finden im gesamten Gehirn statt. Die Symptome variieren, typischerweise gehen sie mit unkontrollierten Bewegungen des ganzen Körpers und anhaltender Bewusstlosigkeit einher.

ELEKTROENZEPHALOGRAFIE

Bei einem Elektroenzephalogramm (EEG) werden kleine Elektroden am Kopf angebracht, die die elektrische Hirnaktivität für bis zu zwei Stunden messen. Die Ergebnisse werden als gezackte Kurven auf Papier oder in einem Computerdiagramm aufgezeichnet. Ein EEG wird oft nach Schlafentzug erstellt, weil sich Anomalien in diesem Zustand am ehesten zeigen. Während eines Anfalls kann ein EEG Aufschluss über die betroffenen Bereiche geben. Zentren abnormer Aktivität können auch beobachtet werden, wenn Betroffene keinen Anfall haben.

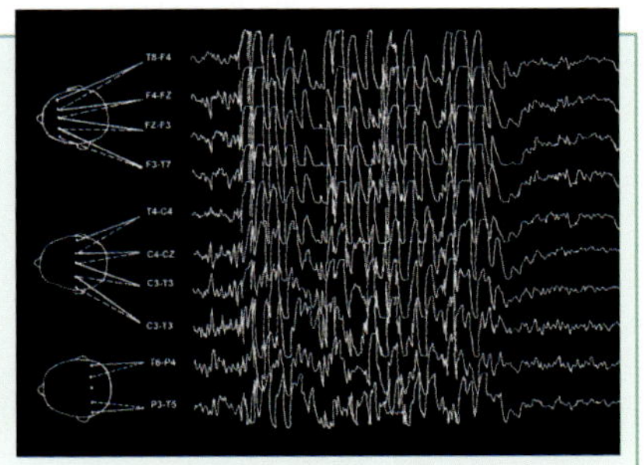

EEG während eines generalisierten Anfalls
Dieses EEG zeigt elektrische Aktivität in allen Bereichen des Gehirns, was einem generalisierten epileptischen Anfall entspricht.

HIRNTUMOREN

Tumoren im Gehirn können entweder benigne (gutartig) oder maligne (bösartig) sein. Beide Formen können die Gehirnfunktion stark beeinträchtigen.

Die meisten Gehirntumoren sind Metastasen, die sich aus Krebszellen, die aus anderen Körperteilen über das Blut ins Gehirn gelangt sind, entwickeln. Besonders Brust- und Lungenkrebs neigen dazu, Metastasen im Gehirn zu bilden, oft ein Zeichen fortschreitender Entwicklung des Primärtumors. Primäre maligne Gehirntumoren (die im Gehirn entstehen) sind weit seltener. Maligne Tumoren wachsen meist schnell und breiten sich im gesamten Gehirn aus. Benigne Tumoren neigen zu langsamerem Wachstum und bleiben am Entstehungsort. Jeder Tumor kann das Gehirn schädigen – Tumorwachstum ist ein raumfordernder Prozess, die Geschwulst drückt früher oder später auf das Gehirngewebe. Die Symptome variieren je nach betroffenem Bereich; es können starke Kopfschmerzen, Verwirrtheit, Sehstörungen, Lähmungen, Sprachstörungen sowie Störungen im Sprachverständnis sein. Verursacht ein Tumor Blutungen, können plötzliche Schmerzen und Bewusstlosigkeit auftreten. Der Tumor kann operativ ganz oder zumindest bestmöglich entfernt werden. Ist dies nicht machbar, können Radiotherapie und Chemotherapie helfen, ihn einzudämmen. Gutartige Tumoren können geheilt werden, bei malignen Tumoren ist jedoch mit einer kürzeren Lebenserwartung zu rechnen.

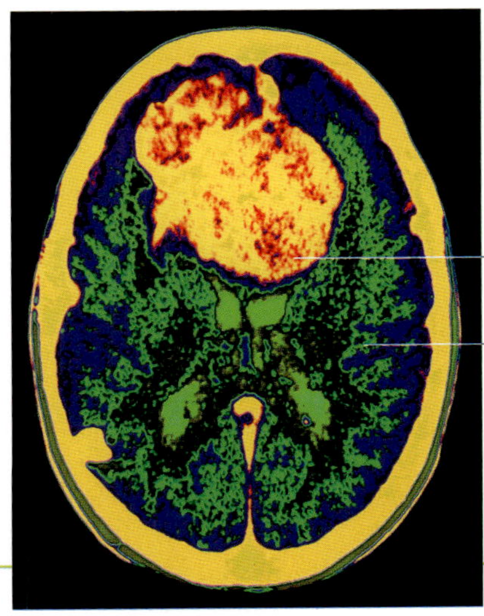

Meningeom
Ein großer Tumor in den Frontallappen verdrängt das gesunde Gewebe. Störungen in den Frontallappen können eine auffällige Persönlichkeitsveränderung zur Folge haben.

ERKRANKUNGEN DES NERVENSYSTEMS

Das Nervensystem leitet in einem Zwei-Wege-System ununterbrochen Signale aus den Körpergeweben ins Gehirn und Antwortsignale aus dem Gehirn in den Körper. Manche Erkrankungen verursachen jedoch die Degeneration von Hirn- und Nervengewebe und stören oder verhindern die Weiterleitung dieser Signale.

MULTIPLE SKLEROSE

Bei der multiplen Sklerose (MS) sind Nerven in Gehirn und Rückenmark von einer fortschreitenden Schädigung betroffen, die viele Körperfunktionen beeinträchtigt.

Elektrische Signale werden über Nervenbahnen zwischen Gehirn und Körper gesendet. Gesunde Nerven in Gehirn und Rückenmark sind von einer schützenden Fettschicht umgeben, der Myelinscheide, die eine schnellere Signalweiterleitung ermöglicht. Die MS ist die fortschreitende Zerstörung dieser Myelinscheiden, eine Autoimmunerkrankung, bei der das Immunsystem im ganzen Körper Myelingewebe angreift. Die Ursache ist unbekannt, genetische und Umweltfaktoren scheinen jedoch eine Rolle zu spielen. Die ersten Symptome treten im Alter zwischen 20 und 40 auf, häufig sind das Seh- und Sprachstörungen, Gleichgewichts- und Koordinationsprobleme, Taubheitsgefühle und Kribbeln, Schwäche, Muskelkrämpfe, Muskel- oder Nervenschmerzen, Erschöpfung oder Inkontinenz. Symptome können kommen und gehen, oft mit Verschlechterung nach jeder Episode; die Krankheit kann sich jedoch auch beständig verschlimmern. MS ist nicht heilbar, aber Medikamente können die Symptome lindern und das Fortschreiten der Krankheit verlangsamen.

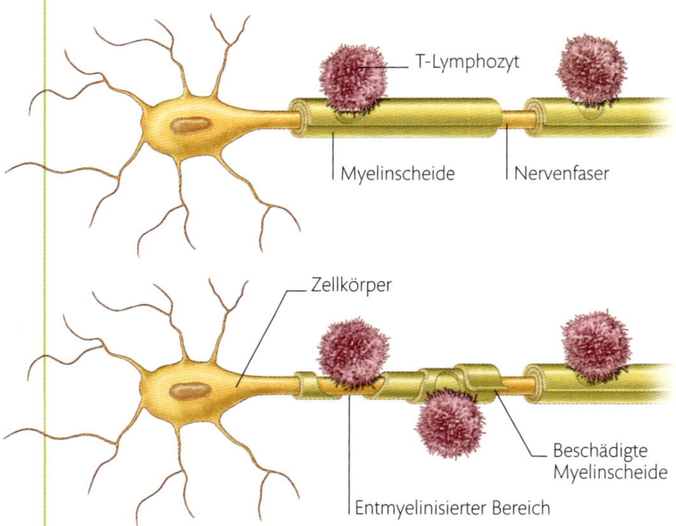

Frühstadium
T-Lymphozyten und Makrophagen (Immunzellen) greifen die Myelinscheiden der Nerven an. Im Frühstadium der Erkrankung werden manche Schäden noch repariert.

Spätstadium
Nervenschädigungen treten bereits früh auf. Im Spätstadium sind diese Schäden bereits irreversibel und führen zum Untergang des geschädigten Nervengewebes.

PARKINSON-KRANKHEIT

Die chronisch fortschreitende Krankheit verursacht Tremor, Verlangsamung, Steifigkeit und Probleme mit der Willkürmotorik.

Die Parkinson-Krankheit entsteht durch eine Degeneration der Zellen in den Basalganglien, einem Teil des Gehirns, der mit Bewegungsaktivierung verbunden ist. Normalerweise produzieren diese Zellen den Neurotransmitter (Botenstoff für Nervensignale) Dopamin, der eine Rolle in der Koordination der Muskelaktivität spielt. Bei der Parkinson-Krankheit produzieren diese Zellen wesentlich weniger Dopamin, und die Signale an die Muskeln werden langsam und fehlerhaft. Diese Krankheit betrifft hauptsächlich ältere Menschen, sie kann aber auch bei jungen Erwachsenen und, selten, sogar bei Kindern auftreten. Bei den meisten Betroffenen gibt es keine offensichtliche Ursache für diese Erkrankung, genetische Faktoren scheinen jedoch eine Rolle zu spielen. Die Parkinson-Krankheit kann auch durch eine Enzephalitis oder Schädigung der Basalganglien durch bestimmte Medikamente oder wiederholte Kopfverletzungen ausgelöst werden. Die Leitsymptome sind Zittern einer Hand, eines Arms oder Beins, das auch auf die andere Körperseite übergehen kann, Muskelsteifigkeit, die den Beginn einer Bewegung erschwert und Bewegungen verlangsamt, sowie Gleichgewichtsprobleme. Abnorme Kopfbewegungen sind häufig, und der Gesichtsausdruck kann aufgrund des zunehmenden Mobilitätsverlusts der Gesichtsmuskeln maskenhaft wirken. Stimmungsschwankungen, Depressionen, schlurfender Gang, Probleme mit Sprache und Wahrnehmung sowie Schlafstörungen sind ebenfalls häufig. Die Behandlung umfasst verschiedene Medikamente, u. a. solche, die die Wirkung von Dopamin nachahmen, und Physiotherapie zur Erhaltung der Mobilität.

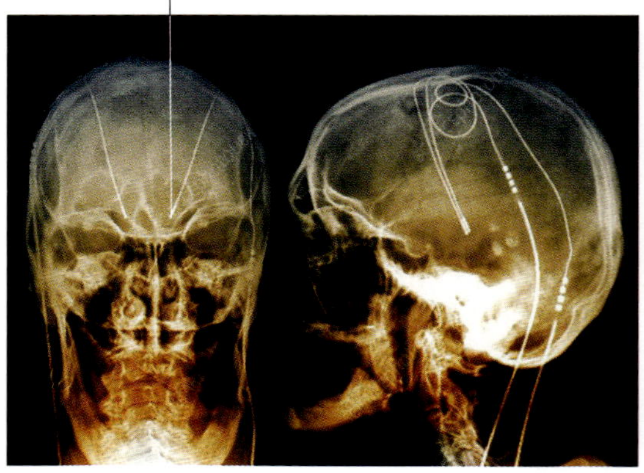

Tiefe Hirnstimulation
Ein Impulsgeber (ähnlich einem Herzschrittmacher) stimuliert über Elektroden bestimmte Bereiche des Gehirns.

AMYOTROPHE LATERALSKLEROSE

Diese unheilbare Krankheit verursacht den allmählichen und unausweichlichen Funktionsverlust der motorischen Nerven, die Signale aus dem Gehirn zur Steuerung der Willkürmotorik weiterleiten.

Die amyotrophe Lateralsklerose (ALS) beginnt im Alter von 50 bis 70 Jahren. Sie zerstört sowohl Nerven als auch Muskeln: Weil die motorischen Nerven ihre Fähigkeit verlieren, die Muskelaktivität zu stimulieren, wird die Muskulatur schwach und atrophiert (schrumpft). Die Ursache ist unbekannt, in einigen Fällen besteht jedoch die genetische Disposition dazu. Die Schwäche tritt zuerst in Händen, Armen und Beinen auf, oft mit Muskelkrämpfen, Zucken oder Steifigkeit. Alltägliche Aktivitäten, wie das Halten von Gegenständen oder Treppensteigen, können Probleme bereiten, Betroffene können anfangen zu stolpern. Mit fortschreitender Erkrankung stellen sich Spasmen, verwaschene Sprache und Schluckbeschwerden ein. Die meisten ALS-Patienten leben ab der Diagnostizierung der Krankheit nur noch wenige Jahre. Ausnahmen sind möglich.

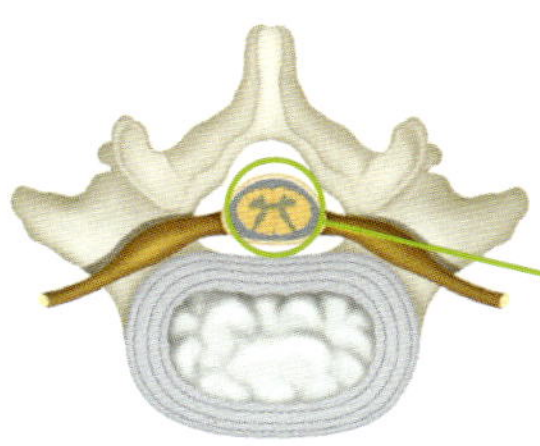

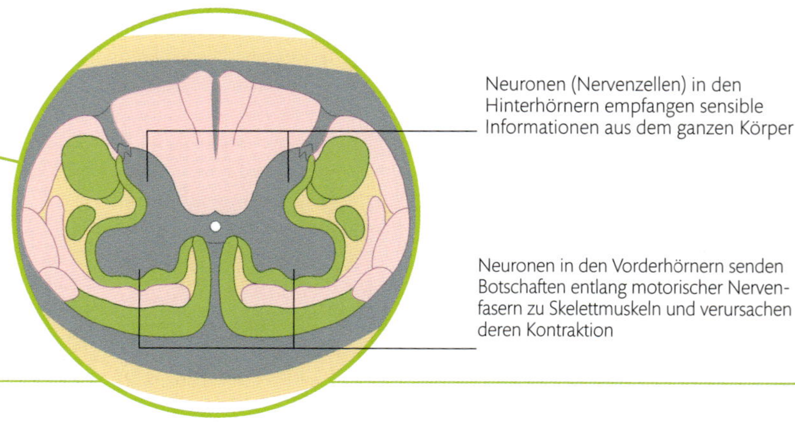

Motorische Neuronen im Rückenmark
ALS zerstört die motorischen Nerven in den Vorderhörnern des Rückenmarks. Hier beginnt die Schädigung am häufigsten und verursacht Schwäche in Händen, Füßen und Mund.

INFEKTIONEN DES NERVENSYSTEMS

Gehirn und Rückenmark sind sehr gut vor Infektionen geschützt. Dringen dennoch Krankheitserreger ein, verursachen sie Infektionen und Gewebsveränderungen, die einen sehr schweren, manchmal sogar lebensbedrohlichen Verlauf nehmen können.

MENINGITIS

Bei einer Meningitis sind die Meningen - die drei Hirnhäute, die Gehirn und Rückenmark umgeben - entzündet, meist als Ergebnis einer Infektion.

In den westlichen Ländern sind die häufigsten Formen der Meningitis bakteriellen oder viralen Ursprungs. Die virale Form (meist durch Enteroviren hervorgerufen) ist verbreiteter und relativ mild. Die bakterielle Meningitis (für gewöhnlich durch *Neisseria meningitidis* oder *Streptococcus pneumoniae* verursacht) ist wesentlich schwerwiegender. Weitere Formen treten vornehmlich in den Entwicklungsländern auf. Eine Meningitis kann auch durch Medikamente oder durch Gehirnblutungen verursacht werden. Bei der viralen Meningitis entwickeln sich die Symptome allmählich, bei der bakteriellen Form innerhalb weniger Stunden. Die Entzündung kann von den Meningen auf Blutgefäße und Gehirn übergehen. Die Symptome sind meist Fieber, Kopfschmerzen, Nackensteifigkeit, Erbrechen und Bewusstseinsveränderungen. Der Zustand kann lebensbedrohlich sein und bleibende Hirnschäden verursachen. Eine Meningitis bedarf sofortiger stationärer Behandlung, um die Infektion medikamentös zu bekämpfen.

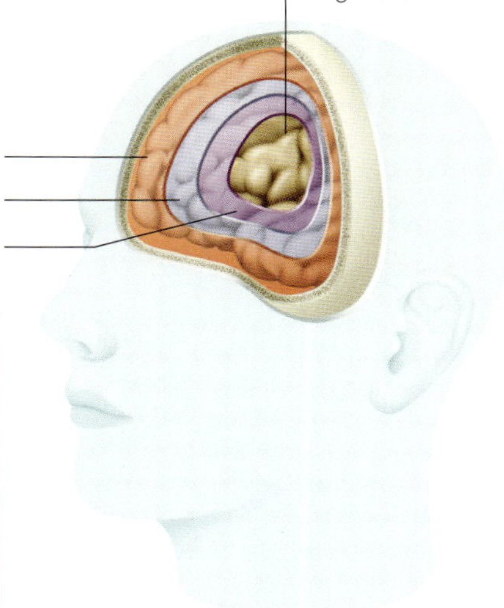

Meningen
Die Meningen bestehen aus Dura mater (äußerste Schicht), Arachnoidea (mittlere) und Pia mater (innerste Schicht)

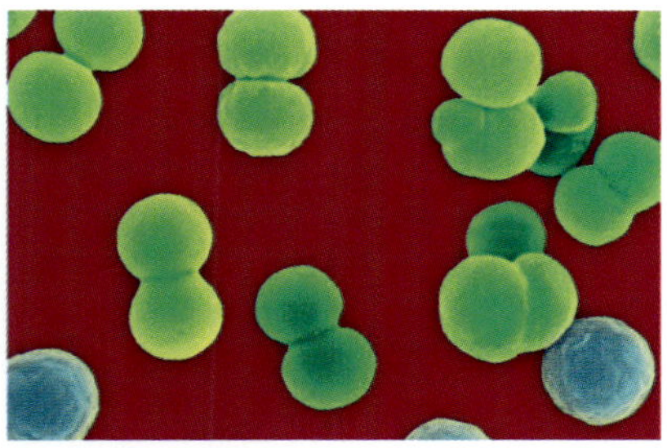

Meningokokken
Eine der schwersten Formen der Meningitis wird durch Meningokokken verursacht (hier abgebildet). Kleine Babys werden zum Schutz vor dieser und anderen Formen bakterieller Meningitis geimpft.

Infektionsmöglichkeiten
Eine bakterielle Meningitis wird meist durch Bakterien im Blutstrom (Zeckenbiss!) ausgelöst, die auch auf direktem Weg, z. B. durch Verletzungen, in Gehirn und Rückenmark gelangen können.

LUMBALPUNKTION

Bei diesem Vorgang wird der Wirbelsäule eine Liquorprobe (Flüssigkeit, die Gehirn und Rückenmark umgibt) mit einer feinen Hohlnadel entnommen. Die Lumbalpunktion dient vornehmlich zur Diagnose einer Meningitis. Art der Erreger und Anzahl der weißen Blutzellen, die die Erreger bekämpfen, können so bestimmt werden. Eine Liquorprobe gibt auch Aufschluss über abnorme Protein- und Antikörperwerte bei Verdacht auf multiple Sklerose sowie über das Vorliegen einer Gehirnblutung oder eines Tumors. Über die Lumbalpunktion kann auch überschüssiger Liquor bei zu großem Druck auf das Gehirn dräniert werden.

Der Vorgang
Der Patient liegt eingerollt auf einer Körperseite, die Nadel wird zwischen zwei Lendenwirbeln in den Subarachnoidalraum unter dem Ende des Rückenmarks eingebracht.

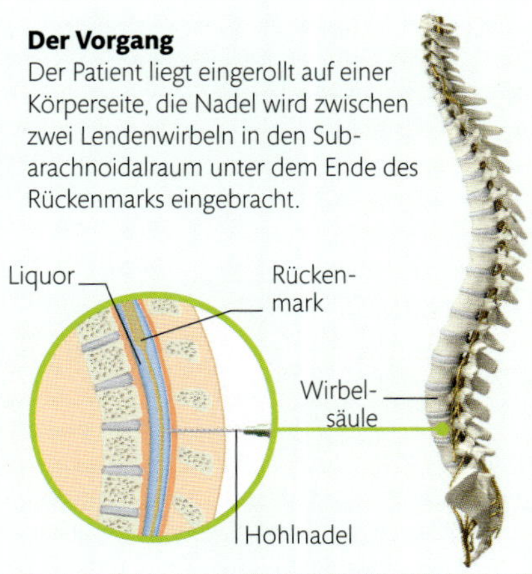

ENZEPHALITIS

Eine Enzephalitis (Entzündung des Gehirns) wird meist durch Infektion verursacht, manchmal aber auch durch Autoimmunattacken. Sie ist selten, aber ein lebensbedrohlicher Notfall.

Die meisten Fälle resultieren aus einer Virusinfektion, aber auch Bakterien und andere Mikroorganismen können ursächlich sein. Die häufigsten viralen Erreger sind Herpes-simplex-Viren, Masern und Mumps. Eine Enzephalitis ist meist die Folge einer systemischen Erkrankung, die die körpereigene Immunabwehr schwächt, kann aber auch als Sekundärerkrankung einer Meningitis oder eines Hirnabszesses entstehen (s. S. 460). Sie verursacht grippeähnliche Symptome, Fieber und Kopfschmerzen. In schweren Fällen führt sie schnell zu Verwirrtheit, Bewusstlosigkeit, Krampfanfällen und Koma. Sprachschwierigkeiten und Lähmungen können ebenfalls auftreten. Die Erkrankung ist selten und kommt häufiger bei älteren Menschen und Kindern unter sieben Jahren vor. Die Genesung kann langsam und unvollständig verlaufen. Langzeitfolgen wie Epilepsie, Gedächtnisprobleme und Persönlichkeitsveränderungen können auftreten.

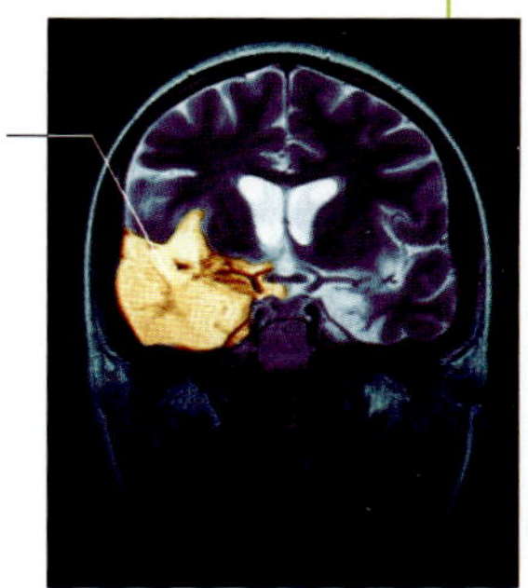

Virale Enzephalitis
Ein MRT-Scan zeigt das infizierte Gewebe einer durch Herpes simplex verursachten Enzephalitis.

HERPES ZOSTER

Herpes zoster, auch bekannt als Gürtelrose, ist eine Nerveninfektion, die durch die Reaktivierung des Virus auftritt, der Windpocken verursacht.

Windpocken verursachen normalerweise einen rötlichen, juckenden Bläschenausschlag und leichte Krankheitssypmtone, die nach ca. einer Woche abklingen. Bei Erwachsenen, die als Kinder keine Windpocken hatten, kann die Infektion jedoch schwerer verlaufen, besonders bei Schwangeren und immunschwachen Menschen. Nach Abklingen der Krankheit verbleiben Viren in den Spinal- oder Hirnnervenganglien und können von hier aus in Form einer Gürtelrose reaktiviert werden. Ein Herpes zoster kann Infektionen oder Entzündungen verschiedener Körperorgane verursachen, im Gehirn kann er zu Koordinationsverlust, Sprachstörungen und Enzephalitis führen.

CREUTZFELDT-JAKOB-KRANKHEIT

Diese seltene Hirnkrankheit, ähnlich der BSE bei Rindern und Scrapie bei Schafen, kann durch die Aufnahme von kontaminiertem Fleisch übertragen werden.

Die Creutzfeldt-Jakob-Krankheit (CJK) wird durch Prionen, abnorme Proteine, die sich wie Erreger verhalten, verursacht und befällt besonders das Nervengewebe. Eine neue, 1996 diagnostizierte Variante (vCJD) wird durch den Verzehr von BSE-kontaminiertem Rindfleisch verursacht. Auch andere Tiere können mit Prionen verseucht sein. Die Prionen lösen eine abnorme Faltung gesunder Proteine im Gehirn aus. Als Folge sterben gesunde Gehirnzellen ab und werden durch Prionen ersetzt. Die fortschreitende Hirnschädigung führt schnell zum Verlust verschiedener Körperfunktionen, Demenz und innerhalb eines Jahres nach Beginn der Symptome zum Tod.

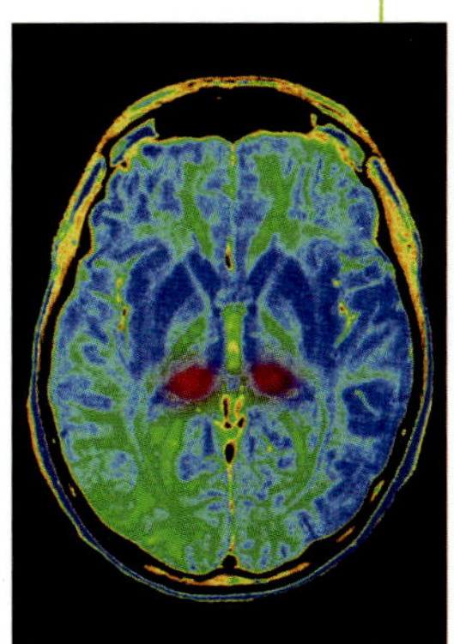

Gehirn mit CJK
Die roten Bereiche dieses Scans zeigen den degenerierten Thalamus.

PSYCHISCHE STÖRUNGEN

Psychische Störungen können die Stimmung betreffen, wie bei Angststörungen und Depressionen, die Gedanken, wie bei Zwangsstörungen, oder ernste Störungen der Gehirnfunktion sein. Gesprächstherapien und Medikamente können helfen, Symptome zu kontrollieren, schwere Störungen sind jedoch unheilbar.

DEPRESSIONEN

Allgemein ein Zustand der Niedergeschlagenheit und Traurigkeit, die Symptome können jedoch unterschiedlich sein.

Depressionen verursachen gedrückte Stimmung, Antriebs- und Freudlosigkeit, Traurigkeit und Hoffnungslosigkeit. Sie sind aber weit mehr als eine vorübergehende Traurigkeit – es sind Störungen, die das tägliche Leben ernsthaft beeinträchtigen können. Die Betroffenen betrachten die ganze Welt, einschließlich ihrer selbst, als sinnlos und unnütz. Einige werden gedämpft und antriebslos, essen und schlafen zu viel, andere werden angespannt mit übertriebener Agitation, Schlaf- und Appetitlosigkeit. In schweren Fällen können sich Selbstmordgedanken aufdrängen, oder es entwickeln sich Psychosen (Wahnvorstellungen). Eine depressive Episode dauert typischerweise bis zu mehreren Monaten und kann durch kognitive Verhaltenstherapie, Psychotherapie und/oder Antidepressiva behandelt werden.

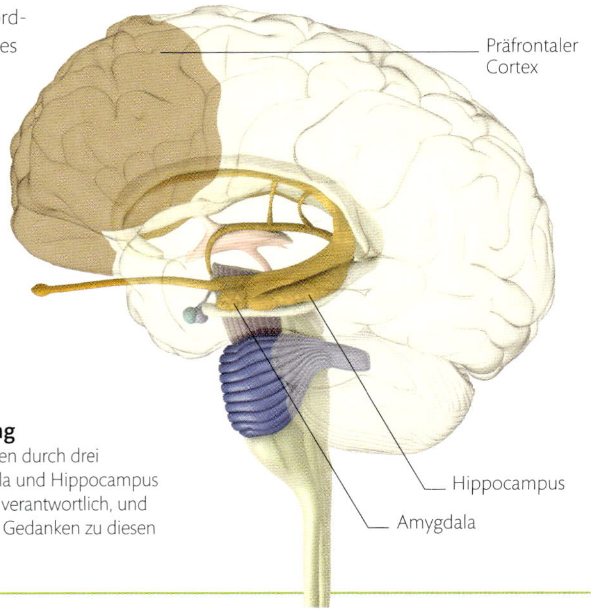

Hirnareale und Stimmung
Stimmungen und Gefühle werden durch drei Hauptareale gesteuert. Amygdala und Hippocampus sind für emotionale Reaktionen verantwortlich, und der präfrontale Cortex generiert Gedanken zu diesen Emotionen.

DROGENMISSBRAUCH

Der Missbrauch konzentriert sich am häufigsten auf Alkohol, Tabak und illegale Substanzen wie Heroin, Amphetamine, Kokain, Cannabis oder LSD. Drogen wirken auf das »Belohnungssystem« des Gehirns, das auf erfreuliche Stimuli reagiert und uns dazu veranlasst, die entsprechende Aktivität zu wiederholen. Drogen bewirken eine Überstimulierung dieses Systems und produzieren ein Hochgefühl. Das Gehirn wird von der Droge abhängig, Entzugserscheinungen stellen sich bei Absetzen der Droge ein. Drogen können aber auch mentale Störungen wie Paranoia und Psychosen hervorrufen.

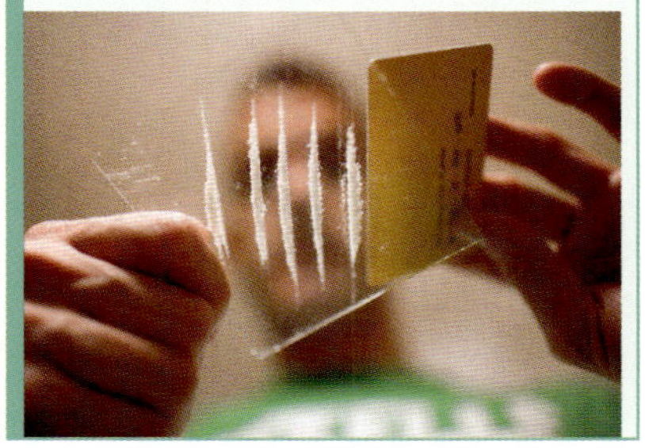

ANGSTSTÖRUNG

Eine Angststörung verursacht Beklemmung, Unruhe, Schlaf- und Appetitlosigkeit sowie körperliche Symptome.

Angst ist eine natürliche Reaktion auf Stress, die in Amygdala und Hippocampus entsteht – entwicklungsgeschichtlich die ältesten Teile des Gehirns. Sie stimuliert die Flucht-oder-Kampf-Reaktion, die unsere entfernten Vorfahren in vielen lebensbedrohlichen Situationen gerettet haben mag. Diese primitive, aber lebenswichtige Reaktion funktioniert in unserer modernen Welt immer noch, die Auslöser sind jedoch Belastungen in Beruf oder persönlichen Beziehungen. Manche Menschen haben die genetische Veranlagung, besonders stark auf Stress zu reagieren. Angst kann auch durch einschneidende Ereignisse, wie Verlust des Arbeitsplatzes, entstehen. Chronische Angst verursacht Symptome wie Pulsrasen, Schwitzen, Kribbeln im Magen und Sodbrennen, begleitet von Reizbarkeit, Wut, Schlaflosigkeit, Konzentrationsschwäche und Schwierigkeiten, mit kleinsten Belastungen fertigzuwerden. Im schlimmsten Fall kann es zu Panikattacken mit Schüttelfrost, Schweißausbrüchen, beschleunigtem Herzschlag und Todesangst kommen. Helfen können kognitive Verhaltenstherapie zur Durchbrechung der Gedankenmuster, die den Stress aufbauen, das Erlernen von Entspannungstechniken sowie die Gabe von Antidepressiva.

ZWANGSSTÖRUNG

Die Leitsymptome dieser Störung sind wiederholte Zwangshandlungen und Zwangsgedanken, die das tägliche Leben beeinträchtigen können.

Viele Menschen sind bis zu einem gewissen Grad zwanghaft veranlagt. Bei einer Zwangsstörung jedoch steht der sehr starke Zwang zur Wiederholung einer bestimmten Handlung im Vordergrund, und die Betroffenen stehen unter sehr großem Stress, wenn sie diese Handlung nicht ausführen können. Sie können zwanghafte Gedanken haben, z. B. die Angst, nahestehende Personen könnten sterben, wenn sie eine bestimmte Handlung nicht ausführen. Vielen kann durch entsprechende Medikation und Gesprächstherapien geholfen werden.

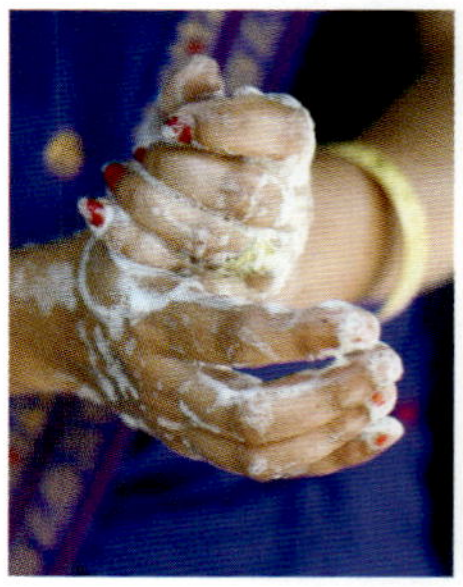

Zwanghaftes Händewaschen
Zwanghaftes Händewaschen aus übertriebener Angst vor dem Kontakt mit Schmutz oder Keimen ist häufig der Gegenstand einer Zwangsstörung.

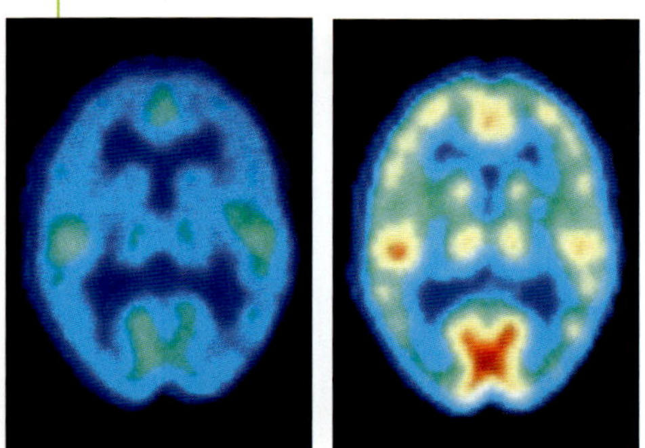

NORMAL MANIE

Scan der Hirnaktivität
Während einer manischen Phase der bipolaren Störung zeigt das Gehirn erhöhte Aktivität. Häufige Symptome sind erhöhte Energie und wenig Schlafbedürfnis.

BIPOLARE STÖRUNG

Diese Erkrankung erzeugt extreme Stimmungsschwankungen mit abwechselnden Phasen übertriebener Hochstimmung (Hypomanie und Manie) und Depression.

Die bipolare Störung, besser bekannt als manisch-depressive Erkrankung, ist gekennzeichnet durch Episoden der Euphorie, die sich mit depressiven Phasen abwechseln. Während einer Hochphase, Manie genannt, fühlt sich der Betroffene froh, selbstsicher, energiestrotzend und höchst kreativ, was aber auch zu riskantem Verhalten, wie enorme Geldausgaben oder ungeschütztem Sex, führen kann, bis hin zu einem Gefühl der Unverwundbarkeit. Durch unrealistische Vorstellungen oder Größenwahn setzt der Betroffene sich (häufig) und andere (selten) unüberschaubaren Gefahren aus. Im schlimmsten Fall verursacht eine Manie Psychosen, Wahrnehmungsstörungen oder Halluzinationen. Im krassen Gegensatz dazu verliert der Betroffene während der depressiven Phase jegliches Interesse am Leben und jede Hoffnung in die Zukunft und trägt sich möglicherweise mit Selbstmordgedanken. Die meisten Betroffenen haben längere Depressionsphasen und relativ kurze manische Episoden mit dazwischenliegenden Phasen der Normalität. Der Zustand ist wiederkehrend und kann viele Jahre lang anhalten, eine vollständige Heilung ist nach bisherigem Kenntnisstand nicht möglich. Besonders schwere Fälle bedürfen eines Klinikaufenthalts.

SCHIZOPHRENIE

Eine Schizophrenie ist durch Realitätsverlust, Halluzinationen und Wahnvorstellungen gekennzeichnet.

Die Schizophrenie beinhaltet eine Mischung aus »positiven« Symptomen, wie Halluzinationen, die meist im frühen Krankheitsverlauf vorherrschen, und »negativen« Symptomen, wie dem Verlust jeglicher Lebensfreude, die den späteren Verlauf bestimmen, wenn die Positivsymptome ausbleiben. Die Halluzinationen eines Betroffenen beziehen sich hauptsächlich auf das Hören von Stimmen, die mit ihm oder über ihn sprechen. Andere Symptome, wie wirre Gedanken oder das Wiederholen bizarrer Bewegungen, können ebenfalls auftreten. Zu den Negativsymptomen gehören emotionale Ausdruckslosigkeit und sozialer Rückzug. Bei der Ausbildung einer Schizophrenie spielen genetische und psychosoziale Faktoren eine Rolle, sie tritt meist in den späten Teenagerjahren auf. Belastende Erlebnisse können den Beginn oder das erneute Einsetzen der Krankheit auslösen. Eine Schizophrenie erfordert eine Langzeitbehandlung mit Psychopharmaka, soziale Unterstützung, Psychotherapie und Rehabilitationsmaßnahmen, dennoch sind körperliche Erkrankungen, Angstzustände und Depressionen häufig.

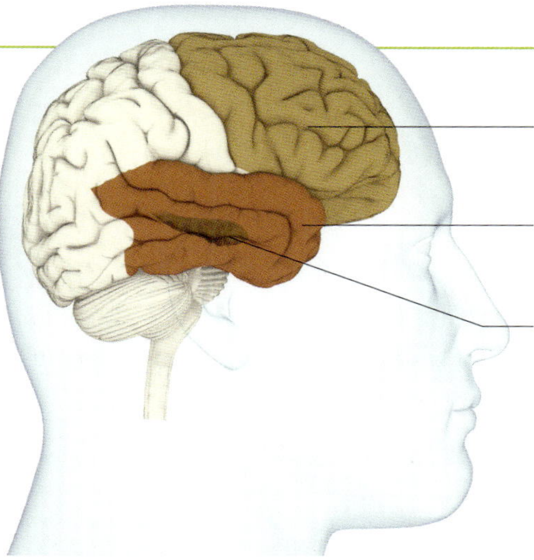

Gehirn und Schizophrenie
Studien konnten bei Schizophrenen einen Überschuss an Neurotransmittern in Teilen des Gehirns nachweisen. Es ist jedoch unklar, ob dies Ursache oder Folge der Erkrankung ist.

ESSSTÖRUNGEN

Unter diesem Begriff sind alle psychischen Störungen zusammengefasst, die extremes Hungern, willentliches Erbrechen und zwanghaftes Überessen beinhalten.

Anorexia nervosa und Bulimia nervosa sind die häufigsten Essstörungen; viele Betroffene haben Elemente von beidem. Menschen mit Anorexie glauben, zu dick zu sein, selbst wenn sie bereits extrem untergewichtig sind. Die Störung beginnt mit drastischer Einschränkung der Kalorienzufuhr und kann sich bis zur totalen Verweigerung jeglicher Nahrung steigern. Bei Frauen kann die Menstruation ausbleiben, und feine Flaumhaare können am Körper wachsen. Eine Anorexie kann lebensbedrohlich werden. Bei der Bulimie werden die gleichen Selbstwahrnehmungsstörungen beobachtet, der Unterschied zur Anorexie besteht in abwechselnden Fastenperioden und exzessiven Fressattacken, oft mit hochkalorischen Nahrungsmitteln, gefolgt von selbst herbeigeführtem Erbrechen und oft auch Abführmittelmissbrauch. Menschen mit Bulimie können normalgewichtig sein, jedoch besteht das Risiko eines Mineralstoffmangels, von Zahnschäden und Magenruptur. Weitere Störungen sind zwanghaftes Überessen und seltsame Essgelüste, z. B. nach Papiertaschentüchern (Pica-Syndrom). Die Behandlung umfasst Psychotherapie und Ernährungsberatung.

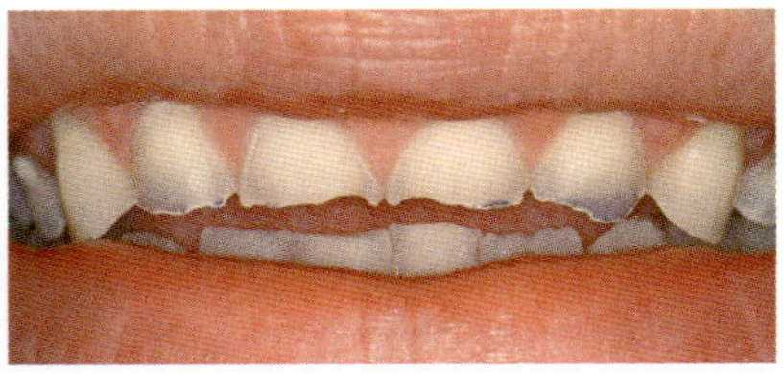

Säuregeschädigte Zähne bei Bulimie
Durch wiederholtes Erbrechen bei Bulimie sind die Zähne von der Magensäure angegriffen. Der Zahnschmelz wird langsam zerstört, bis er schließlich verschwunden ist und die Zähne verfallen.

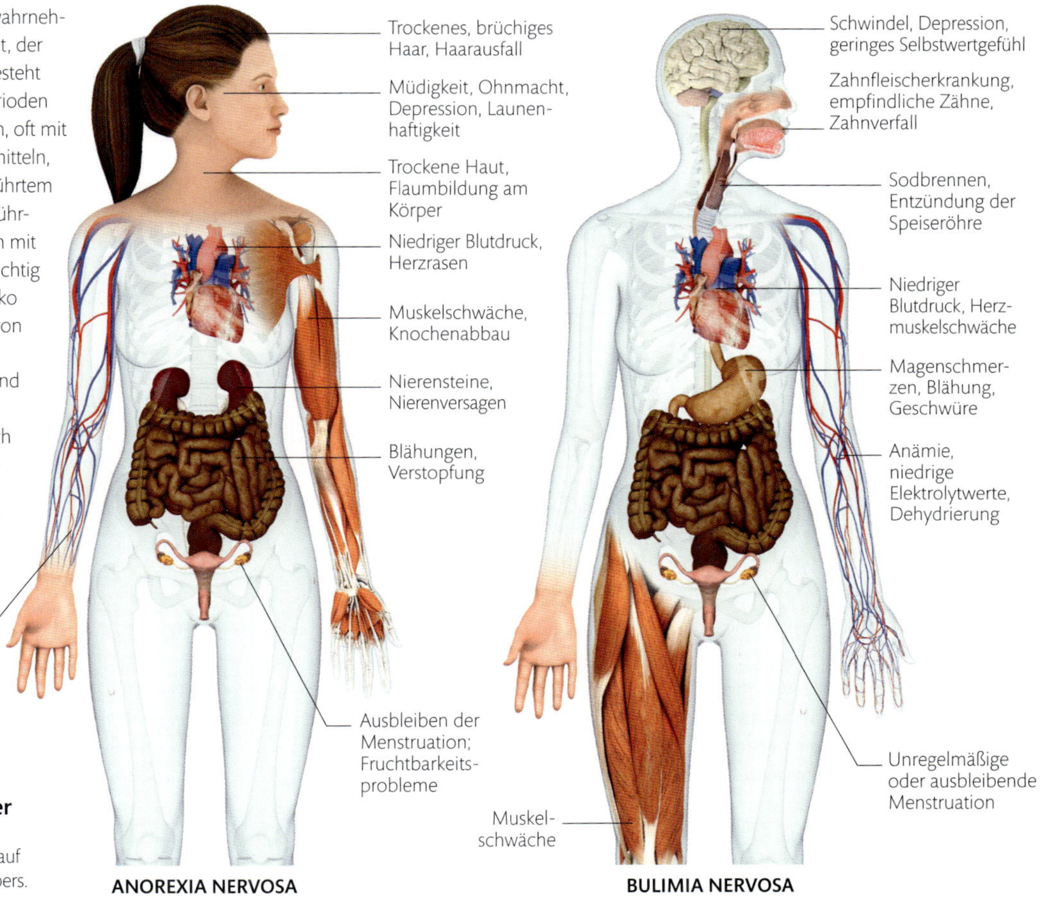

Wirkung auf den Körper
Anorexie und Bulimie haben weitreichende Auswirkungen auf nahezu jedes System des Körpers.

PERSÖNLICHKEITSSTÖRUNGEN

Hierunter versteht man manifeste Störungen der Wahrnehmung und der Beziehungen zur Umwelt.

Menschen mit Persönlichkeitsstörungen zeigen starre, auffällige Verhaltensmuster, die ihnen selbst und anderen Probleme bereiten.

Die Störung kann anhand der Symptome in drei Hauptgruppen eingeteilt werden: Die erste Gruppe (paranoide, schizoide, schizotypale Störungen) umfasst abnorme Gedanken, die zweite (histrionische, Borderline, narzisstische, dissoziale Störungen) ist durch emotionales, impulsives, aufmerksamkeitssuchendes oder grausames Verhalten charakterisiert, und die dritte (vermeidende, zwanghafte Störungen) zeigt angespanntes und ängstliches Verhalten.

Persönlichkeitsstörungen sind nicht heilbar, Gesprächstherapien wie kognitive Verhaltenstherapie können den Betroffenen helfen, Einsicht in ihre Reaktionen auf die Umwelt zu gewinnen und ihr Verhalten so weit möglich zu modifizieren.

PHOBIEN

Eine Phobie ist die übersteigerte, anhaltende Furcht vor bestimmten Gegenständen, Menschen, Tieren oder Situationen. Betroffene leiden bei Konfrontationssituationen unter großer Angst.

Die Angst vor wilden Tieren oder großen Höhen gehört zum Selbsterhaltungstrieb. Phobien sind jedoch übersteigerte Ängste, die sich auf ungefährliche Tiere, Objekte oder Situationen beziehen und das tägliche Leben beeinträchtigen. Viele Betroffene kontrollieren ihre Phobie durch Vermeidung. Manche Phobien jedoch, wie die Agoraphobie (Angst vor dem Überqueren großer Plätze), können bei Konfrontation schwere Angstzustände auslösen. Phobien können durch kontrollierte, schrittweise Konfrontation mit angstauslösenden Reizen, manchmal mithilfe von sedierenden Medikamenten, geheilt werden. Bisweilen werden kurzzeitig Betablocker eingesetzt, um Angstsymptome wie Herzklopfen zu verringern. Ziel der Konfrontationstherapie ist, die Angst durch neue Erfahrungen zu »verlernen«.

OHRENKRANKHEITEN

Das Ohr ist eine komplexe Struktur mit den Aufgaben, Schallwellen unterschiedlicher Amplitude und Frequenz für den Transport zur Hörrinde in Nervenimpulse umzuwandeln, Geräusche zu orten und den Körper im Gleichgewicht zu halten.

AUSSENOHRKRANKHEITEN

Das äußere Ohr umfasst die Ohrmuschel und den äußeren Gehörgang, der zum Trommelfell führt. Störungen dieses Bereichs können unangenehm sein, sind aber normalerweise behandelbar.

Der Gehörgang sondert zur Reinigung und Einfettung Ohrenschmalz ab. Das meiste überschüssige Ohrenschmalz läuft von allein ab, mögliche Verhärtungen können mit warmem Olivenöl oder Ohrentropfen erweicht und entfernt werden. Durch die Benutzung von Wattestäbchen schiebt man das Ohrenschmalz meist nur weiter ins Ohr und beschädigt die Haut des Gehörgangs. Infektionen des Gehörgangs können entstehen, wenn die empfindliche Auskleidung des Gehörgangs beschädigt ist, oder durch die Ausbreitung einer Mittelohrentzündung. Das kann sehr schmerzhaft sein, Ohrentropfen schaffen jedoch meist Linderung. Bei wiederholten Infektionen kann durch die Einbringung einiger Tropfen Olivenöl vor dem Schlafengehen der Gehörgang geschützt und die Entzündungsrate gesenkt werden.

Infektion des Gehörgangs
Bei Infektionen des Gehörgangs entsteht oft ein Ausfluss, der aus einer Mischung aus blassgelber Flüssigkeit und durch die Wärme der Entzündung gelöstem Ohrenschmalz besteht.

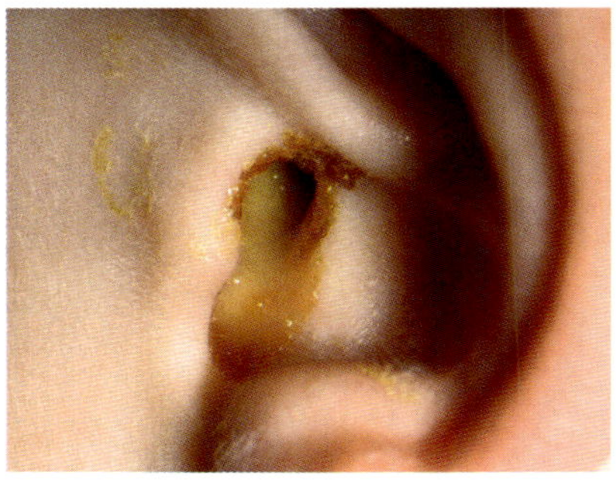

MITTELOHRENTZÜNDUNG

Das Trommelfell und der Raum dahinter sind sehr empfindlich. Entzündungen dieses Bereichs können überaus schmerzhaft sein.

Das Mittelohr, das hinter dem Trommelfell liegt, enthält die drei kleinen Gehörknöchelchen, die die Vibrationen des Trommelfells zum ovalen Fenster weiterleiten, das mit Nervenfasern des Hörnervs verbunden ist. Sie leiten die in elektrische Impulse umgewandelten Vibrationen an das Gehirn weiter. Normalerweise ist das Mittelohr mit Luft gefüllt, die durch die Tuba auditiva (Verbindung zum Rachen) eindringt. Mittelohrentzündungen können durch Schleimansammlungen im Mittelohr entstehen. Der Schleim verdickt sich und infiziert sich mit Viren oder Bakterien. Schmerzen und eingeschränktes Hörvermögen sind die Folge. Manchmal übt der Schleim so viel Druck auf das Trommelfell aus, dass es platzt und der Schleim abläuft. Ohrenentzündungen treten häufiger bei Kindern unter sechs Jahren auf, weil die Tuba auditiva noch eng und kurz ist, was das Eindringen von Bakterien begünstigt.

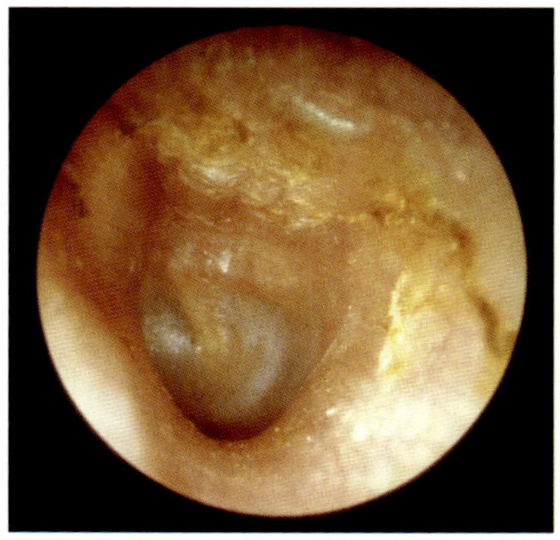

Ohrenentzündung
Bei einer Entzündung wird das sonst durchsichtig schimmernde Trommelfell matt und kann sich durch den Druck wölben.

PERFORIERTES TROMMELFELL

Das Trommelfell trennt den äußeren Gehörgang vom Mittelohr und hat die Aufgabe, Schallwellen zu verstärken und das Mittelohr vor Fremdkörpern zu schützen.

Infektionen des äußeren oder des Mittelohrs können Entzündungen des Trommelfells verursachen. Durch den Druck von Flüssigkeitsansammlungen im Mittelohr kann es platzen. Dabei kommt es zum Ausfluss einer blutigen Flüssigkeit, und der Schmerz wird teilweise leichter. Das Trommelfell kann auch durch Reinigungsversuche (Wattestäbchen o. Ä.) verletzt werden. Es heilt meist innerhalb weniger Wochen von selbst. Während der Heilung sollten Gehörgang und Trommelfell trocken gehalten werden.

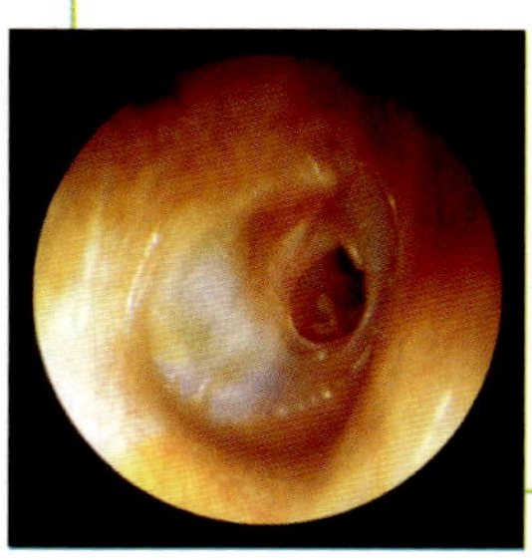

Perforiertes Trommelfell
Das Trommelfell ist geplatzt, Eiter im Mittelohr kann ablaufen.

LEIMOHR

Das Leimohr, bei Kindern häufig, kommt durch Schleimansammlungen im normalerweise luftgefüllten Mittelohr zustande.

Beim Erwachsenen entsteht ein Leimohr im Allgemeinen durch eine längere Verstopfung der Tuba auditiva, oft in Verbindung mit Problemen mit den Nebenhöhlen. Die Tuba auditiva (auch Eustachi-Röhre genannt) verbindet das Mittelohr mit dem Rachen, um für Belüftung und Druckausgleich zu sorgen. Ist diese Röhre verstopft, ist die Luftpassage blockiert. Klebriger Schleim dringt ein, kann nicht mehr ablaufen und behindert die Gehörknöchelchen bei der Schallweiterleitung. Das Gehör ist eingeschränkt, und das Ohr fühlt sich gefüllt an. Öffnet sich die Tuba auditiva kurzfristig und lässt ein wenig Luft durch, entsteht ein ploppendes Geräusch.

Bei Kindern entsteht ein Leimohr oft nach einer Ohrenentzündung, wenn der Schleim schlecht abläuft. Nach mehreren aufeinanderfolgenden Ohrenentzündungen kann sich ein dauerhaftes Leimohr bilden. Durch das eingeschränkte Gehör kann sich die sprachliche Entwicklung des Kindes verzögern. In diesem Fall wird ein Paukenröhrchen ins Trommelfell implantiert, um das Mittelohr zu belüften.

Das Paukenröhrchen beugt einer Ohrenentzündung zwar nicht vor, verbessert aber die Hörfähigkeit bei einer Entzündung. Mit zunehmenden Alter verlängert sich die Eustachi-Röhre und das Leimohr tritt seltener auf.

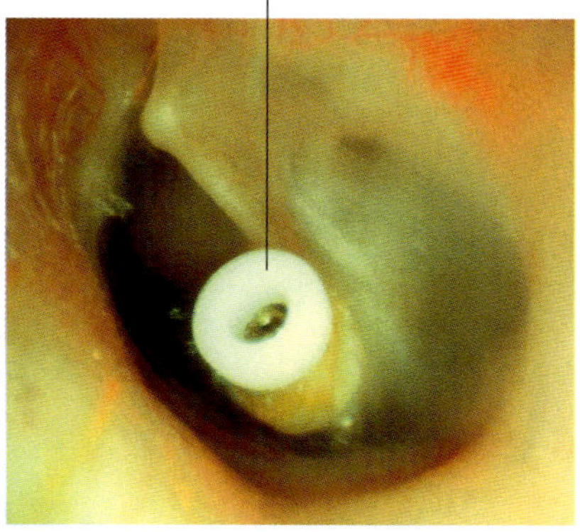

Leimohr
Ein Paukenröhrchen wurde zur Belüftung des Mittelohrs ins Trommelfell implantiert, um der Entwicklung eines chronischen Leimohrs – oft verursacht durch Bakterien oder Viren – vorzubeugen.

LABYRINTHITIS

Ein Gefühl von Schwindel und Übelkeit entsteht durch die Entzündung des Innenohrs, die kaum Schmerzen, aber sehr unangenehme Symptome verursacht.

Das Labyrinth ist eine gewundene Struktur im Innenohr, die aus Cochlea (Hörapparat) und Vestibulum (Gleichgewichtsapparat) besteht. Das Vestibulum ermittelt die Lage des Kopfes im Verhältnis zur Schwerkraft, stellt also fest, ob der Kopf aufrecht oder geneigt ist, und unterstützt bei Bewegungen des Kopfes die Augen bei der Fokussierung. Eine Entzündung des Labyrinths stört den Gleichgewichtssinn und verursacht Drehschwindel, Übelkeit und Desorientierung. Bei Entzündung beider Labyrinthe können die Symptome sehr schwer sein. Das Gehirn kann Störungen des Innenohrs kompensieren, aber laute Geräusche und schnelle Kopfbewegungen stimulieren das Labyrinth und verschlimmern die Symptome. Die virale Labyrinthitis kommt am häufigsten vor und kann von einigen Tagen bis zu mehreren Wochen dauern. Die bakterielle Labyrinthitis ist seltener, kann aber zu bleibenden Hörschäden führen.

SCHWERHÖRIGKEIT

Eine gewisse Schwerhörigkeit ist mit zunehmendem Alter normal. Das Gehör kann jedoch auch durch laute Geräusche, Verletzungen und Krankheit geschädigt werden.

Man unterscheidet Schallleitungs- und Schallempfindungsschwerhörigkeit. Erstere resultiert aus einer gestörten Schallleitung zum Mittelohr (z.B. durch Ohrenschmalz) und ist meist vorübergehend. Bei Kindern ist das Leimohr ein häufiger Grund. Schallempfindungsschwerhörigkeit tritt oft durch eine Cochleadegeneration, die sogenannte Presbyakusis, bei vielen Menschen über 50 Jahren auf. Die anhaltende Einwirkung lauter Geräusche kann die Cochlea ebenfalls schädigen. Die Fähigkeit, hochfrequente Töne zu hören, geht zuerst verloren. Durch Tests können Ausmaß und Ursache der Schwerhörigkeit festgestellt werden. Hörhilfen können Menschen mit Schwerhörigkeit helfen, ein gewisses Maß ihres Gehörs zurückzuerhalten.

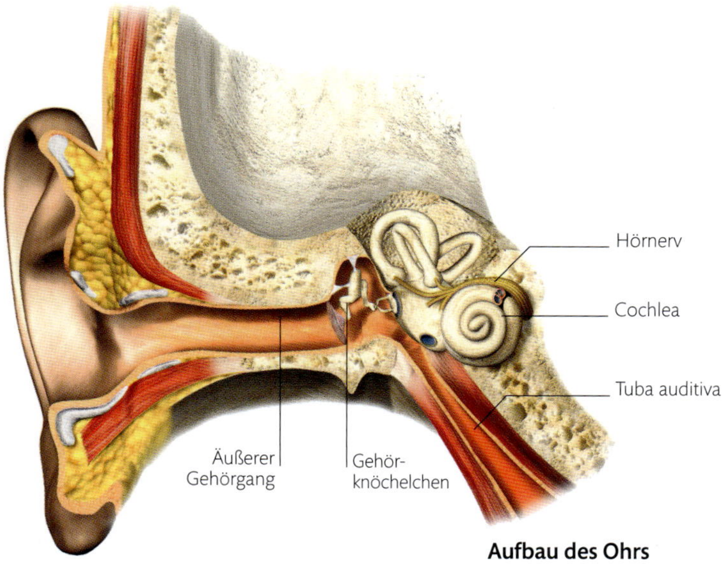

Aufbau des Ohrs
Das Gehör kann durch Probleme in unterschiedlichen Bereichen des Ohrs beeinträchtigt sein. Die meisten davon sind altersbedingt. Sie können zu einem teilweisen oder vollständigen Verlust des Gehörs führen.

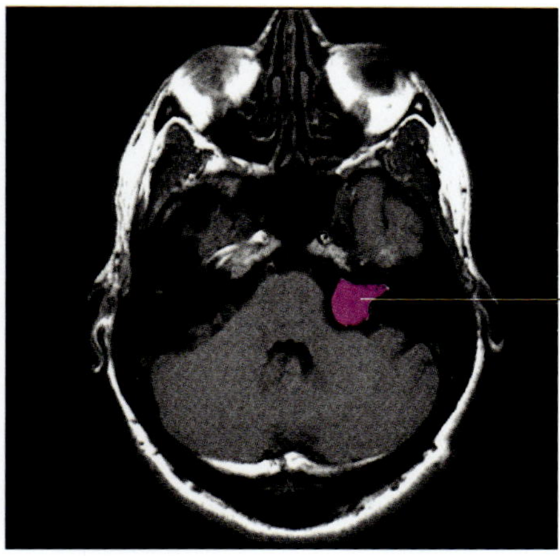

Tumor im linken inneren Gehörgang
Das Akustikusneurinom wächst am Cochlearnerv. Dieser Tumor ist gutartig, verursacht aber fortschreitenden Hörverlust, Schwindel und Tinnitus und muss operativ entfernt werden.

HÖRHILFEN

Der Zweck eines Hörgeräts ist die Verstärkung der Geräusche, die ins Innenohr gelangen. Ein Hörgerät besteht aus Mikrofon, Verstärker und Lautsprecher. Das Hörgerät kann Geräusche zwar verstärken, aber nicht klarer machen. Das Problem ist, dass z. B. gesprochene Konsonanten im Hochfrequenzbereich liegen, der bei Schwerhörigkeit zuerst verloren geht. Deshalb hört man Sprache eher undeutlich als zu leise. Mittlerweile werden analoge Hörgeräte immer mehr durch digitale ersetzt, die nahezu unbegrenzte Einstellungsmöglichkeiten besitzen.

Tragen eines Hörgeräts
Hörgeräte werden normalerweise im oder hinter dem Ohr getragen. Manche tragen einen Empfänger im Ohr und den Verstärker dahinter, andere ein Hörgerät-Implantat.

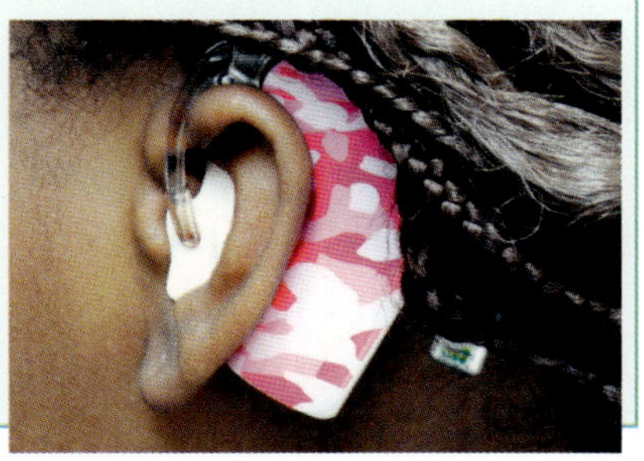

TINNITUS

Eine Schädigung des Hörapparats kann Tinnitus verursachen, das Hören eines nicht vorhandenen Dauergeräusches.

Ein Tinnitus kann in kurzen Episoden oder dauerhaft auftreten. Der Betroffene nimmt ein Klingeln, Summen, Pfeifen, Dröhnen, Rauschen oder Zischen wahr. Die Quelle des Geräusches können pulsierende Blutgefäße im Ohr oder falsche Signale von geschädigten Nerven sein. Ein temporärer Tinnitus kann durch Ohrenschmalzpfropfen, Leimohr, Ohrenentzündung und laute Geräusche verursacht werden. Ein dauerhafter Tinnitus entsteht normalerweise durch die Schädigung des Hörnervs.

Der Zustand ist oft schwer zu ertragen. Die Betroffenen entwickeln Strategien, das Geräusch zu ignorieren oder zu maskieren. Mittels einer Sound- oder Tinnitus-Retraining-Therapie kann man das Gehirn schulen, das Störgeräusch auszublenden.

MENIÈRE-KRANKHEIT

Diese häufige Krankheit des Innenohrs ist langwierig, schwer zu behandeln und geht mit schweren Symptomen einher.

Die Menière-Krankheit ist auf Störungen in der Regulation des Flüssigkeitsausgleichs im Innenohr zurückzuführen und verursacht typischerweise Tinnitus, Hörverlust, Vertigo und das Gefühl einer Ohrverstopfung. Die zugrunde liegende Ursache kann ein Dränageproblem in den Gleichgewichtsorganen sein. Der dadurch entstehende Druck schädigt die empfindlichen Nervenstrukturen. Der Beginn ist schleichend; plötzliche schwere Schwindelattacken, die bis zu 24 Stunden anhalten und bei denen Betroffene zu Boden fallen können, sind jedoch häufig. Der Auslöser der Erkrankung ist unbekannt. Man vermutet, dass Herpesinfektionen eine Rolle spielen. Die Menière-Krankheit ist nicht heilbar, aber die Symptome lassen sich mit Medikamenten lindern. In Einzelfällen ist eine Operation erforderlich.

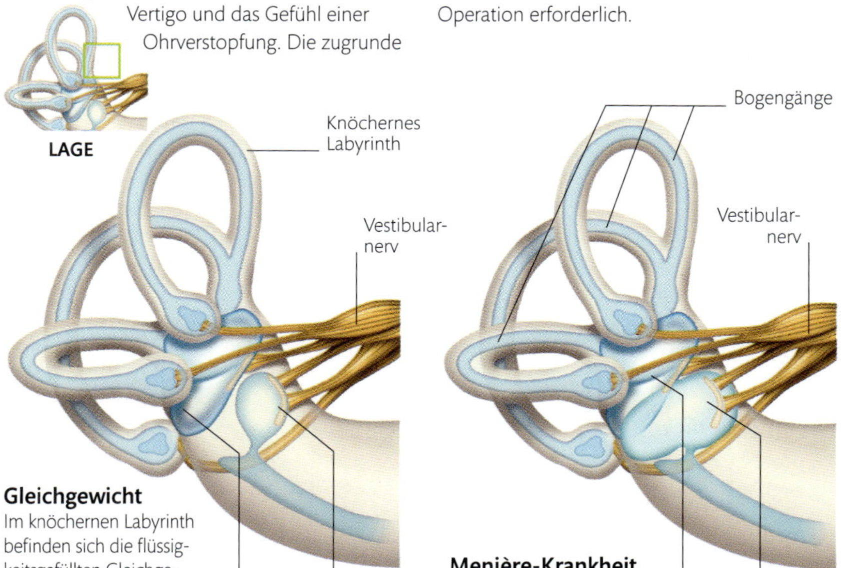

Gleichgewicht
Im knöchernen Labyrinth befinden sich die flüssigkeitsgefüllten Gleichgewichtsorgane: Bogengänge und Vestibulum. Die Bewegung der Flüssigkeit interpretiert das Gehirn als Körperbewegung.

Menière-Krankheit
Eine Flüssigkeitsansammlung im Vestibulum bewirkt die Dehnung und die Ruptur dieser Strukturen.

VERTIGO

Schwindelgefühle (Vertigo) können durch visuelle Stimuli und schnelle Körperdrehungen hervorgerufen werden oder eine Störung der Gleichgewichtsorgane anzeigen.

Drehschwindel mit scheinbarer Bewegung des Körpers oder der Umwelt, der nicht selten mit Übelkeit und Erbrechen einhergeht, wird bei manchen vom Herunterschauen aus großen Höhen ausgelöst. Eine häufige Ursache ist der benigne paroxysmale Lagerungsschwindel (BPLS), der durch die Verlagerung kleiner Kristalle (Otolithen) im Innenohr hervorgerufen wird. Vertigo kann auch durch Durchblutungsstörungen des Innenohrs, Menière-Krankheit, Ohrenentzündung, Migräne oder Schlaganfall entstehen. Der Schwindel verschlimmert sich meist durch schnelle Kopfbewegungen und laute Geräusche. Medikamente gegen Übelkeit können Linderung verschaffen.

AUGENKRANKHEITEN

Das Auge bündelt Lichtstrahlen auf der Netzhaut und wandelt sie in Nervensignale um, die dem Gehirn ermöglichen, ein genaues, farbgetreues Abbild der Umwelt zu erstellen. Störungen können alle Teile dieser überraschend robusten Struktur betreffen.

AUGENLIDKRANKHEITEN

Das Augenlid kann von Reizungen und Entzündungen an der Oberfläche, am Lidrand oder an der Lidinnenseite betroffen sein.

Das Augenlid schützt die Augenoberfläche sowohl direkt als auch durch das Verteilen der Tränenflüssigkeit auf dem Auge. Die häufigsten Störungen sind Entzündungen der Lidränder (Blepharitis), Gerstenkorn und Hagelkorn.

Eine Blepharitis resultiert oft aus einer Entzündung der Haarfollikel der Wimpern, die meist durch Staphylokokken (Erreger, der auch Bindehautentzündungen verursacht) oder Pilze (oft in Verbindung mit Seborrhoischem Ekzem der Kopfhaut) entsteht. Sie verursacht ein sandiges, gereiztes Gefühl im Auge. Waschen der Augenlider mit verdünntem Babyshampoo und warme Umschläge zur Lösung des verhärteten Talgs bringen oft Linderung.

Rosacea, eine schuppige Hautentzündung, kann eine Verstopfung der Augenliddrüsenausgänge mit ähnlichem Resultat bewirken. Gersten- und Hagelkörner sind entzündete Drüsen im Augenlid, die schmerzhafte, rote Knötchen bilden. Gerstenkörner entwickeln sich in den verschiedenen Drüsen am Lidrand, während sich Hagelkörner in den Maibom-Drüsen bilden, die eine ölige Flüssigkeit zur Befeuchtung des Auges absondern. Beide Störungen müssen oft antibiotisch behandelt werden. Gute Pflege der Augenlider und sorgfältiges Abschminken können helfen, die Augenlider gesund zu erhalten.

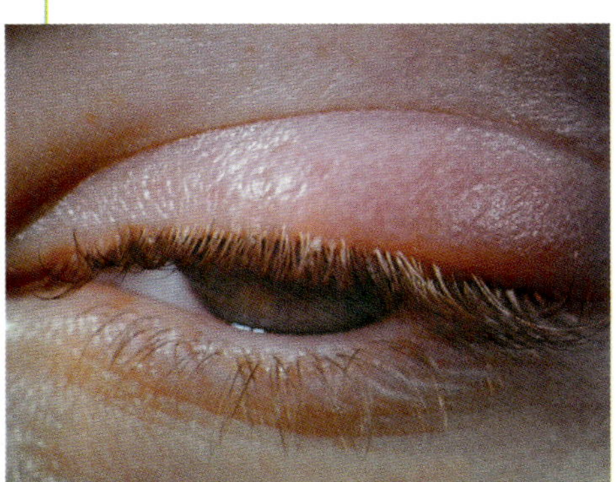

Gerstenkorn
Das Gerstenkorn ist eine bekannte Störung der Augenlider. Es kann Schmerzen beim Blinzeln verursachen und eitern. Menschen mit Seborrhoischem Ekzem sind häufiger betroffen.

ENTZÜNDUNGEN DER AUGENOBERFLÄCHE

Die Bindehaut ist eine empfindliche Zellschicht, die Sklera (das Weiße des Auges), Innenseite der Lider und Hornhaut bedeckt und durch verschiedene Störungen geschädigt werden kann.

Eine infektiöse Konjunktivits (Bindehautentzündung) kann durch Bakterien (meist Staphylokokken) oder Viren (oft Adenoviren) verursacht werden. Kontaktlinsenträger haben ein erhöhtes Risiko. Chemische Reizstoffe können bei Augenkontakt ebenfalls eine Konjunktivitis verursachen, etwa Chlor in Schwimmbädern und schwefelhaltige Substanzen, die beim Zwiebelschneiden frei werden. Eine allergische Konjunktivitis entsteht oft durch Kontakt mit Pollen (Heuschnupfen), aber auch andere Allergene können die Bindehaut reizen. Atmosphärische Reize wie Wind, Hitze, Sonnenlicht, UV-Licht und Staub können fortschreitende Schäden an der Hornhaut anrichten; sie wird dicker oder degeneriert. Diese Veränderungen können in eine Pinguecula (gelblich verdickter Bereich) oder ein Pterygium (gefäßhaltige Gewebswucherung) münden. Eine operative Entfernung dieser Stellen kann erforderlich sein.

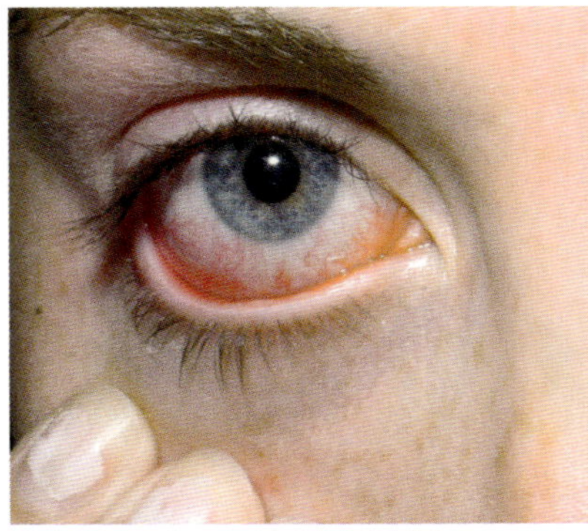

Konjunktivitis
Die Konjunktivitis ist eine verbreitete Störung, die entzündete, rote, juckende Augen verursacht, oft mit klebriger Absonderung.

GLAUKOM

Das Glaukom (grüner Star) ist eine häufige Erblindungsursache, oft mit familiärer Disposition, die sich meist im Alter entwickelt.

Normalerweise wird Kammerwasser aus dem Ziliarkörper, einem Abschnitt der mittleren Augenhaut, in den Augenvordergrund abgesondert, um das Auge zu ernähren und seine Form zu erhalten. Überschüssige Flüssigkeit wird über den Kammerwinkel abgeleitet. Beim Glaukom ist der Abfluss des Kammerwassers blockiert, es sammelt sich im Auge an. Der dadurch entstehende Druck ist ein Risikofaktor für das Glaukom, das chronisch oder akut verlaufen kann.

Das chronische Glaukom ist schmerzlos und kann sich über Jahre unbemerkt entwickeln. Der erhöhte Augeninnendruck behindert die Blutversorgung des Sehnervs und der Nerven der Netzhaut und verursacht dadurch die fortschreitende Schädigung der Netzhaut und schließlich die Erblindung.

Beim akuten Glaukom baut sich der Augeninnendruck rasch auf, weil sich die Iris vorwölbt und den Kammerwinkel blockiert. Die Folge sind starke Schmerzen und plötzliche Verschlechterung der Sehkraft. Ein akutes Glaukom ist ein medizinischer Notfall und kann durch einen kleinen Eingriff behoben werden.

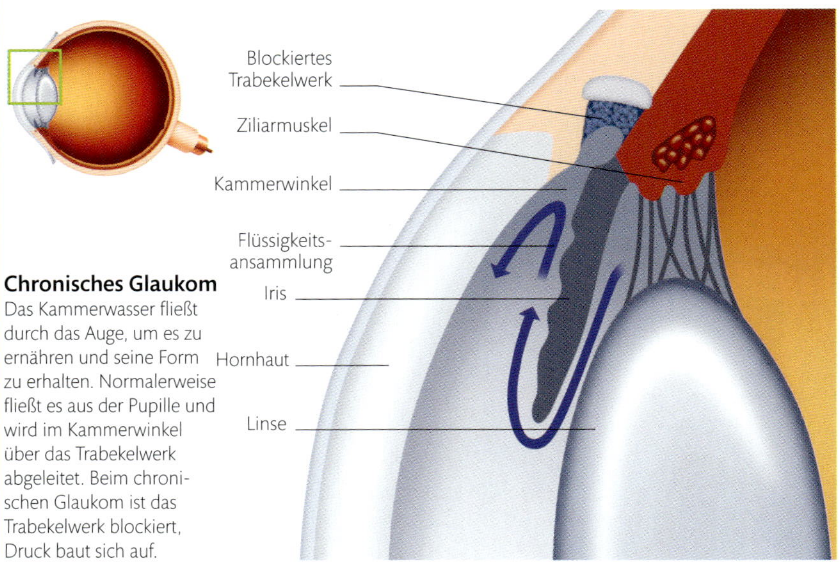

Chronisches Glaukom
Das Kammerwasser fließt durch das Auge, um es zu ernähren und seine Form zu erhalten. Normalerweise fließt es aus der Pupille und wird im Kammerwinkel über das Trabekelwerk abgeleitet. Beim chronischen Glaukom ist das Trabekelwerk blockiert, Druck baut sich auf.

LINSENPROBLEME

Die häufigste Störung der Linse ist die Katarakt, bei der die Linse eintrübt. Lichteinstrahlung und Fokussierung sind behindert.

Die Augenlinse ist eine klare, runde Struktur, die zwischen der vorderen und hinteren Augenkammer aufgehängt ist und ihre Form verändert, um Lichtstrahlen genau auf der Netzhaut zu bündeln. Die Katarakt (grauer Star) ist eine milchig-graue Eintrübung der sonst klaren Linse. Detailliertes Sehen ist nicht mehr möglich, Lichtquellen werden mit einem Strahlenkranz wahrgenommen. Bleibt die Katarakt unbehandelt, führt sie zur Erblindung. Die häufigste Ursache ist der normale Alterungsprozess.

Die meisten Katarakte werden operativ durch das Ersetzen der trüben Linse durch eine Kunststofflinse behandelt. Dieser Eingriff stellt die Sehkraft fast vollständig wieder her.

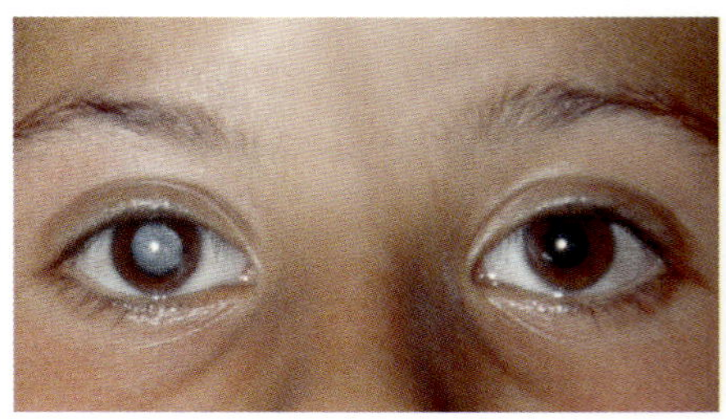

Katarakt (grauer Star)
Eine Katarakt kann ein Auge oder beide betreffen. Hier ist das linke von schwerer Katarakt betroffen, die Pupille erscheint grau und opak.

FEHLSICHTIGKEIT

Die häufigsten Sehprobleme sind Refraktionsfehler (Fokussierungsprobleme), die durch eine Brille behoben werden können.

Die Linse ist der wichtigste Teil des Auges zur Bündelung der Lichtstrahlen. Hornhaut und Flüssigkeit im Auge spielen eine untergeordnete Rolle. Die Linse ist insbesondere für die Fokussierungsanpassung (Akkommodation) zwischen nahen und fernen Objekten verantwortlich. Dies geschieht mithilfe des Ziliarkörpers, eines Muskelrings, der durch Kontraktion die Linse runder und bei Entspannung flacher macht. Die Akkommodationsfähigkeit der Linse nimmt mit zunehmendem Alter ab, teils durch die zunehmende Steifigkeit der Linse, teils durch die nachlassende Kraft der Ziliarmuskeln.

Im Alter von 60 Jahren können die meisten Menschen ohne Brille oder Kontaktlinsen im Nahbereich (z. B. beim Lesen) nicht mehr scharf sehen. Man spricht dann von der Presbyobie, der Altersweitsichtigkeit, die nicht mit der generellen Weitsichtigkeit (Hypermetropie) zu verwechseln ist. Bei ihr ist entweder der Augapfel zu kurz, die Linse nicht rund genug oder die Hornhaut nicht ausreichend gekrümmt, was dazu führt, dass die Lichtstrahlen nicht auf der Netzhaut gebündelt werden, sondern dahinter, und die Sicht ist unscharf. Bei der Kurzsichtigkeit (Myopie) hingegen treffen sich die Lichtstrahlen vor der Netzhaut, weil entweder der Augapfel zu lang, die Hornhaut zu stark gekrümmt oder die Linse zu stark für die Länge des Augapfels ist. Bei sehr starker Kurzsichtigkeit besteht ein erhöhtes Risiko einer Netzhautablösung. Ein Astigmatismus besteht in Unregelmäßigkeiten in der Form der Linse oder Hornhaut und beeinträchtigt ebenfalls die Sehschärfe.

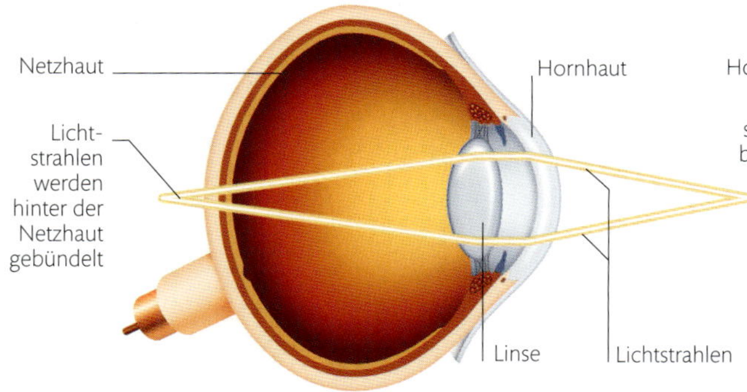

NICHT KORRIGIERTE WEITSICHTIGKEIT

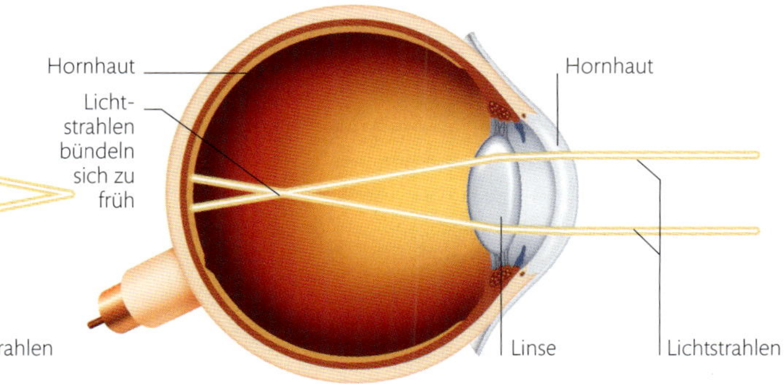

NICHT KORRIGIERTE KURZSICHTIGKEIT

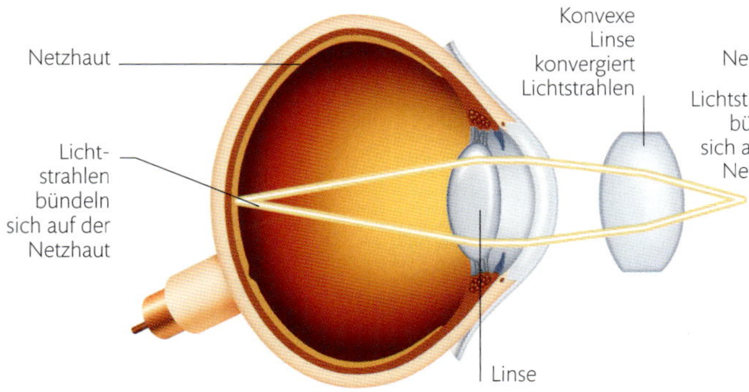

KORRIGIERTE WEITSICHTIGKEIT

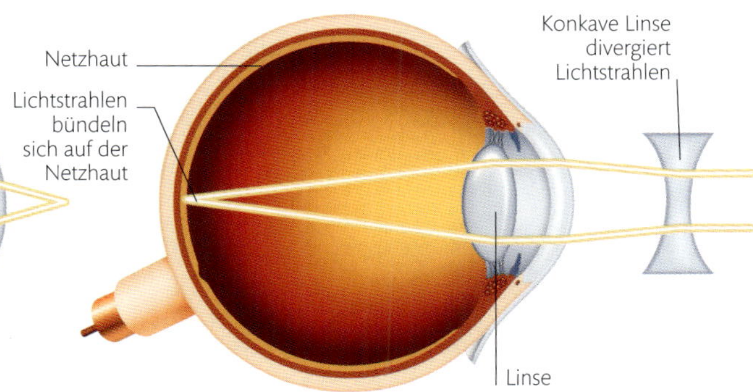

KORRIGIERTE KURZSICHTIGKEIT

Weitsichtigkeit
Der Augapfel ist in Relation zum Fokussierungswinkel von Hornhaut und Linse zu kurz, die Lichtstrahlen werden hinter der Netzhaut gebündelt. Konvexe Linsen konvergieren die Lichtstrahlen, sodass sie sich auf der Netzhaut bündeln.

Kurzsichtigkeit
Der Augapfel ist in Relation zum Fokussierungswinkel von Hornhaut und Linse zu lang, die Lichtstrahlen werden vor der Netzhaut gebündelt. Konkave Linsen divergieren die Lichtstrahlen, sodass sie sich auf der Netzhaut bündeln.

LASERBEHANDLUNG

Durch dieses Verfahren können Kurzsichtigkeit, Weitsichtigkeit und Astigmatismus korrigiert werden. Die Hornhaut wird hierbei mittels eines Lasers so modelliert, dass keine Brille mehr benötigt wird. Eine Laserkorrektur war bisher bei Altersweitsichtigkeit kaum möglich, weil eine Presbyopie nicht von der Krümmung von Linse oder Hornhaut abhängt. Neue Techniken werden jedoch auch hier bald eine Korrektur ermöglichen.

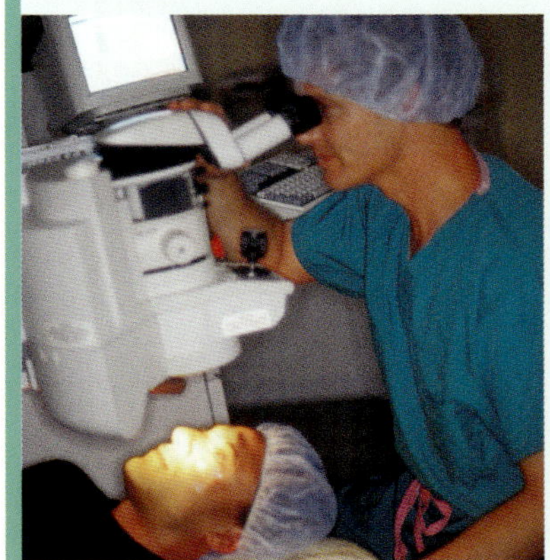

Lasern der Augen
Bei diesem Verfahren wird mit einem Laser entweder ein Fenster in die Hornhaut geschnitten und etwas Gewebe entfernt, oder es wird etwas von der Oberfläche der Hornhaut abgetragen.

UVEITIS UND IRITIS

Diese Begriffe bezeichnen die Entzündung einer Gruppe von Strukturen im Auge (Uvea) bzw. in der Iris.

Sowohl Uveitis als auch Iritis verursachen Schmerzen und Sehbeeinträchtigung und können verschiedene Ursachen haben. Zu den häufigsten gehören Morbus Crohn und Infektionen mit dem Herpesvirus. Gelenkentzündungen wie rheumatoide Arthritis können auch das Auge betreffen. Die Symptome sind Rötung, verschwommenes Sehen und Augenschmerzen. Iritis und Uveitis können zu bleibenden Beeinträchtigungen des Sehvermögens führen. Sie verursachen Verklebungen und Vernarbungen im Auge und bedürfen der Behandlung durch einen Spezialisten.

STÖRUNGEN DER NETZHAUT

Die Netzhaut ist eine Schicht aus lichtempfindlichem Nervengewebe, die den Augenhintergrund auskleidet und durch verschiedene Störungen und Verletzungen geschädigt werden kann.

Durch einfallende Lichtstrahlen wird auf der Netzhaut ein genaues Abbild der Umwelt geschaffen, das sie in Nervensignale umwandelt und an das Gehirn sendet. Sie enthält lichtempfindliche Zellen (Fotorezeptoren) und ein Gefäßnetz, das sie mit Nährstoffen versorgt. Jedes Problem der Netzhaut ist eine potenzielle Gefahr für das Sehvermögen. Dauerhafte Schäden können je nach Lage zu Sehstörungen des entsprechenden Gesichtsfelds führen. Eine mögliche Ursache ist die Schädigung der Blutgefäße durch Blockaden oder Rupturen, eine Retinopathie, die zumeist bei Diabetes und Bluthochdruck auftritt. Ein chronisches Glaukom kann die Netzhaut durch den hohen Druck schädigen, der die Gefäße komprimiert und so die Blutversorgung beeinträchtigt. Die Makuladegeneration ist eine häufige Ursache der Erblindung und resultiert aus Veränderungen der Netzhaut, die um die Makula (»gelber Fleck«), den Punkt des schärfsten Sehens, herum entstehen. Verletzungen können eine Netzhautablösung verursachen, die eine vollständige Erblindung zur Folge hat. Wird die Netzhaut mittels Laserchirurgie innerhalb weniger Stunden nach der Ablösung wieder angebracht, kann die Sehfähigkeit erfolgreich wiederhergestellt werden.

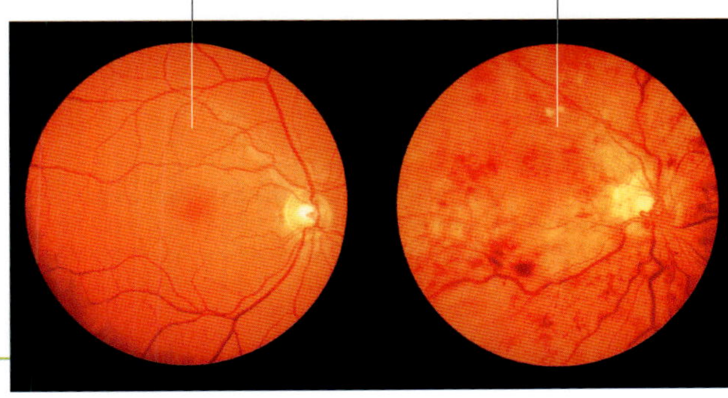

Retinopathie
Vergrößerte Aufnahmen einer gesunden Retina (links) und einer Netzhaut mit Diabetes-Retinopathie (rechts). Die Blutungen und Blockaden der geschädigten Gefäße sind deutlich zu erkennen.

ATEMWEGSERKRANKUNGEN

Die oberen Atemwege sind durch den ständigen Kontakt mit Mikroben einem hohen Infektionsrisiko ausgesetzt. Die unteren Atemwege können durch eingeatmete Stoffe gereizt und geschädigt werden – besonders durch Zigarettenrauch, eine der Hauptursachen für Lungenkrebs und obstruktiver Lungenerkrankung.

ERKÄLTUNG UND GRIPPE

Die gewöhnliche Erkältung ist mild und kurzlebig, eine Grippe kann jedoch zu ernsten Komplikationen führen.

Erkältungs- und Grippeviren verbreiten sich über die kleinen Schleimtröpfchen, die Betroffene durch Husten oder Niesen an die Umgebungsluft abgeben (Tröpfcheninfektion), aber auch durch Körperkontakt wie Händeschütteln oder die gemeinsame Nutzung von Gegenständen. Erwachsene sind durchschnittlich viermal im Jahr erkältet, Kinder häufiger. Über 200 unterschiedliche Virusarten können eine Erkältung mit den geläufigen Symptomen hervorrufen: häufiges Niesen und eine laufende Nase, Kopfschmerzen, leicht erhöhte Temperatur, vielleicht mit einer Halsentzündung, Husten und entzündeten Augen einhergehend. Ruhe und ausreichende Flüssigkeitsaufnahme tragen zur Besserung bei.

Die Influenza (Grippe) wird durch die drei Hauptvirentypen A, B und C verursacht. Symptome sind Fieber, Schüttelfrost, Schwitzen, Niesen, Halsentzündung, Kopf- und Muskelschmerzen sowie Erschöpfung. Meist dauert sie eine Woche, die Erschöpfung auch länger. Komplikationen wie Lungenentzündung, Bronchitis, Meningitis und Enzephalitis können hinzukommen. Für Ältere und Risikopatienten gibt es eine Impfung. Virenstämme, die normalerweise nur bei Tieren vorkommen, können gelegentlich auf den Menschen übergehen. Ein Beispiel dafür ist die Vogelgrippe.

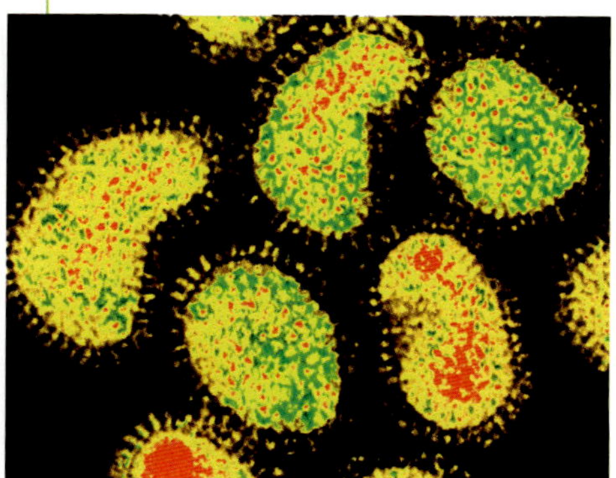

Influenzavirus
Der Kern (rot) mit dem genetischen Material (RNA) ist von einer mit Spitzen versehenen Proteinhülle (gelb) umgeben, die durch Mutation neue Virenstämme bildet.

RHINITIS UND SINUSITIS

Entzündungen der Nasennebenhöhlen und der Nasenschleimhaut können zusammen auftreten und akut oder chronisch sein.

Rhinitis (Schnupfen) verursacht Niesen und eine laufende oder verstopfte Nase. Sie kann durch Allergien (s. S. 482) oder Infektionen (Erkältung) auftreten oder eine vasomotorische Ursache haben, bei der die Blutgefäße der Nase bei Wetterumschwüngen, Genuss von Alkohol oder scharfem Essen sowie eingedrungenen Partikeln überreagieren.

Eine Sinusitis (Nebenhöhlenentzündung) kann akut sein oder chronisch, wenn sie über zwölf Wochen anhält. Die akute Sinusitis entwickelt sich oft als Folge einer Erkältung. Die Symptome umfassen Kopf- und Gesichtsschmerzen, Druckgefühl im Gesicht beim Beugen des Kopfes nach unten, eitriger Nasenschleim und Fieber. Die Behandlung erfolgt durch Schleimlöser und Schmerzmittel. Bei bakterieller oder chronischer Sinusitis können Antibiotika verabreicht werden. Eine chronische Sinusitis erfordert manchmal eine Operation.

Die Nasennebenhöhlen
Es gibt vier paarige Nebenhöhlen, die schmale Abflüsse haben, die durch Entzündungen blockiert sein können. Flüssigkeitsansammlungen können entstehen, die Druck verursachen.

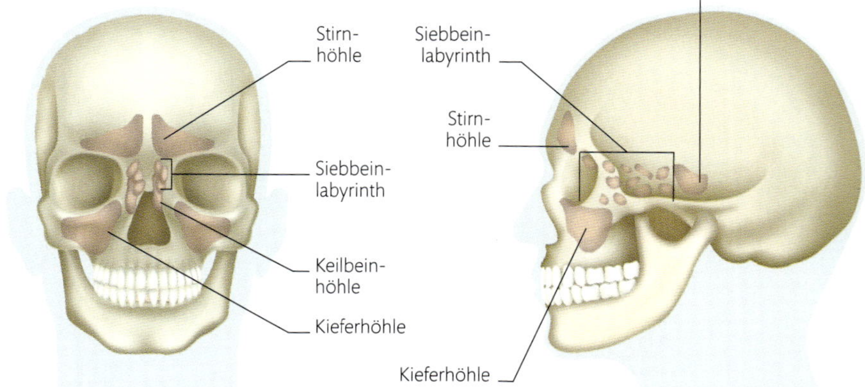

FRONTANSICHT | **SEITENANSICHT**

HALSENTZÜNDUNG

Die Entzündung von Rachen und Mandeln verursacht Halsschmerzen, die Entzündung des Kehlkopfs Heiserkeit und die des Kehldeckels Atemnot.

Eine Halsentzündung kann bakteriell oder viral bedingt sein. Zu den Symptomen gehören Halsschmerzen, Schluckbeschwerden, Fieber, Schüttelfrost und vergrößerte Lymphknoten im Rachen. Die Behandlung umfasst Ruhe, Flüssigkeitsaufnahme, Schmerzmittel, Lutschtabletten und Sprays, Antibiotika können erforderlich sein.

Von einer bakteriellen Entzündung des Kehldeckels (Epiglottitis) sind meist Kinder betroffen. Sie verursacht Fieber, Sabbern, Heiserkeit sowie Stridor (abnormes, hochfrequentes Atemgeräusch) und ist ein medizinischer Notfall.

Eine Kehlkopfentzündung (Laryngitis) kann Folge einer Infektion, Überanstrengung der Stimmbänder, Reflux bei Sodbrennen, Nikotin- und Alkoholabusus oder Husten sein. Sie verursacht Heiserkeit oder Stimmversagen. Ist sie infektionsbedingt, können Fieber und Erkältungssymptome damit einhergehen. Bei chronischer Laryngitis wird die Ursache behandelt; wenig Sprechen und Stimmtherapie können helfen. Bei dieser Form kann weiße Plaque auf den Stimmbändern entstehen (Leukoplakie), die als Krebsvorstufe (Präkanzerose) gilt und die Behandlung durch einen Spezialisten erfordert. Hält die Heiserkeit länger als zwei Wochen an, sollte ein Facharzt aufgesucht werden.

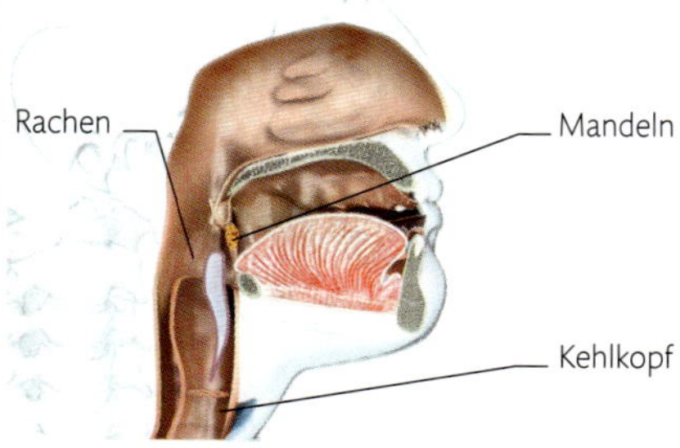

Infektionen der oberen Atemwege
Die meisten Infektionen dieses Bereichs werden durch Viren verursacht und sprechen nicht auf Antibiotika an. Liegt eine Lungenerkrankung zugrunde, können dennoch Antibiotika verordnet werden.

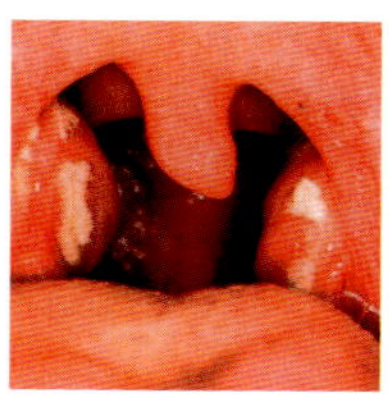

Tonsillitis
Die Mandeln sind geschwollen mit eitrigem Belag. Bei rezidivierenden Entzündungen kann eine operative Entfernung der Mandeln angeraten sein.

COVID-19

COVID-19 (von engl. *coronavirus disease* 2019) ist eine Infektionskrankheit, ausgelöst durch das Virus SARS-CoV-2. Dieses verursachte Anfang 2020 eine weltweite Pandemie.

Die meisten von diesem Virus Infizierten erleiden leichte bis mäßig starke Erkrankungen der Atemwege. Zu den Symptomen gehören Husten, Fieber, bisweilen auch Verlust des Geschmacks- und Geruchssinns. Manche entwickeln gar keine Symptome, andere dagegen erkranken ernsthaft und müssen im Krankenhaus behandelt und beatmet werden. Besonders betroffen von schweren Verläufen sind Ältere und Menschen mit Vorerkrankungen wie Diabetes oder Krebs. Die Symptome können viele Wochen oder Monate andauern – man spricht dann von »Long COVID«. COVID-19 kann in jedem Alter tödlich enden. Verbreitet wird das SARS-CoV-2-Virus durch Tröpfcheninfektion beim Husten, Niesen, Sprechen oder Atmen. Es wurden einige wirksame Impfstoffe gegen COVID-19 entwickelt. Weltweit wird versucht, die Ausbreitung der Infektion zu verhindern.

AKUTE BRONCHITIS

Eine Entzündung der Bronchien tritt oft nach einer viralen oder bakteriellen Infektion auf und verursacht Reizhusten. Sie klingt meist innerhalb von zwei Wochen ab.

Eine akute Bronchitis ist bei Rauchern häufiger. Sie beginnt mit einem trockenen Husten, nach einigen Tagen wird dann grüner, gelber oder grauer Schleim (Sputum) abgehustet. Symptome sind allgemeines Unwohlsein, Erschöpfung, Fieber, Kurzatmigkeit und pfeifende Atemgeräusche. Eine genaue Diagnose kann durch ein Röntgenbild und die Untersuchung des Sputums gestellt werden. 90 Prozent der Fälle sind virusbedingt, deshalb werden Antibiotika normalerweise nicht verordnet. Betroffenen wird das Einstellen des Rauchens, vermehrte Flüssigkeitsaufnahme und Ruhe empfohlen. Eine nicht infektiöse Bronchitis kann durch Smog, Tabakrauch und chemische Dämpfe ausgelöst werden.

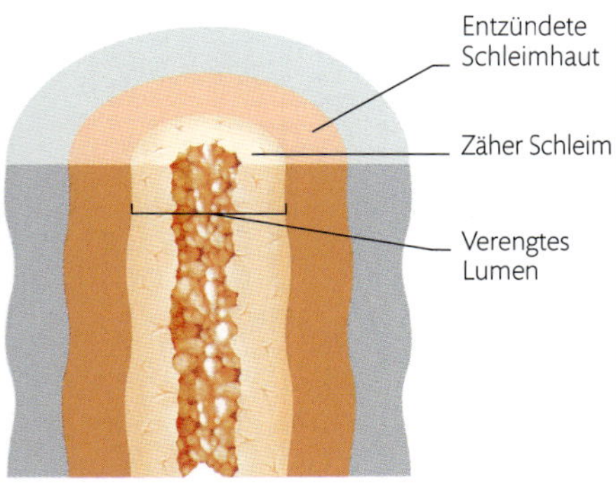

Entzündeter Bronchus
Die Infektion der Schleimhaut führt zu einer das Lumen verengenden Entzündung und vermehrter Produktion von Schleim, der weiße Blutkörperchen zur Infektionsbekämpfung enthält.

SPIROMETRIE

Die Spirometrie ist ein Lungenfunktionstest, bei dem die Kraft von Ein- und Ausatmung sowie die Menge der geatmeten Luft pro Zeiteinheit gemessen wird. Der »Peak-Flow-Wert« einer kräftigen Ausatmung gibt Aufschluss über eine mögliche Obstruktion der Luftwege. Patienten mit Asthma (s. S. 472) oder chronisch-obstruktiver Lungenerkrankung beobachten mithilfe dieses Tests die Aktivität der Krankheit und die Behandlungserfolge.

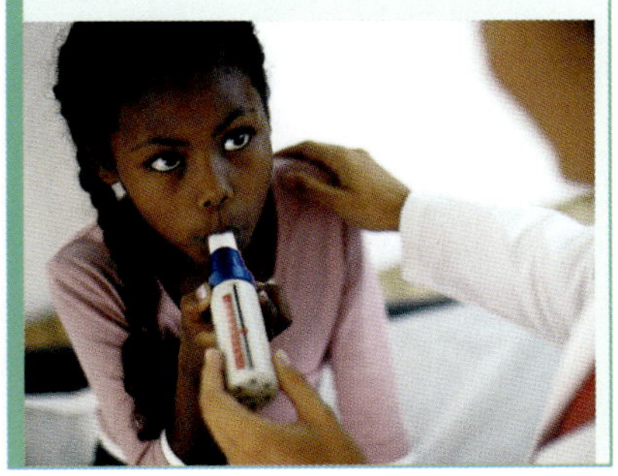

CHRONISCH-OBSTRUKTIVE LUNGENERKRANKUNG

Eine chronisch obstruktive-Lungenerkrankung (COPD) ist eine chronische Verengung der Luftwege, die die Luftzufuhr der Lungen einschränkt und zu Kurzatmigkeit führt. Hauptsächlich liegt eine chronische Bronchitis oder ein Emphysem zugrunde, beides zusammen kommt oft bei Rauchern vor und, seltener, bei Personen, die berufsbedingt viel Rauch oder Staub einatmen (z. B. Bergleute oder Beschäftigte der Textilindustrie).

CHRONISCHE BRONCHITIS

Die chronische Entzündung der Bronchien mit vermehrter Schleimbildung verursacht eine Obstruktion in den Luftwegen und Husten mit Auswurf.

Eine Bronchitis ist chronisch, wenn der auswurfproduzierende Husten länger als drei Monate anhält und in zwei aufeinanderfolgenden Jahren auftritt. Am häufigsten sind Männer über 40 betroffen, die regelmäßig geraucht haben. Bei feuchtem, kaltem Wetter ist der Husten am schlimmsten und produziert ein klares, weißes Sputum. Mit der Zeit entwickelt sich zunehmende Kurzatmigkeit, wiederholte Infektionen produzieren ein gelbes oder grünes Sputum und verstärken die Kurzatmigkeit, pfeifende Atemgeräusche treten auf.

Schließlich entsteht eine fortschreitende Herz- und Lungeninsuffizienz (mit schlechter Prognose), die Gewichtszunahme, Zyanose (blaue Lippen und Finger) und geschwollene Fußgelenke (Ödem) verursacht. Die Untersuchung umfasst Bluttests, Lungenfunktionstests, Röntgen der Brust und Analyse des Sputums. Oft werden Inhalatoren verordnet, die in manchen Fällen durch die Entspannung der Bronchienwände Linderung verschaffen können, obwohl eine Verengung der Luftwege meist irreversibel ist. Das Einstellen des Rauchens ist unerlässlich. Kortison kann einer akuten Verschlechterung entgegenwirken. Atemwegsinfektionen sind bei einer chronischen Bronchitis normalerweise virusbedingt; bei Verdacht auf eine bakterielle Infektion werden Antibiotika verordnet.

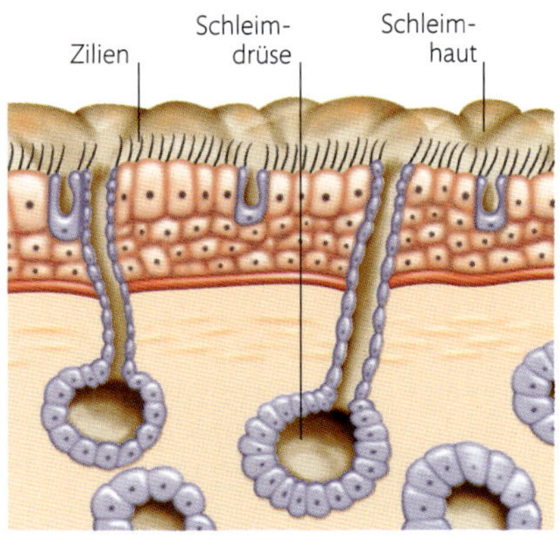

Gesunde Bronchialschleimhaut
Drüsen produzieren Schleim, um eingeatmeten Staub und Mikroben zu binden. Kleine Härchen (Zilien) schieben den Schleim durch Bewegung in den Rachen, wo er abgehustet oder geschluckt wird.

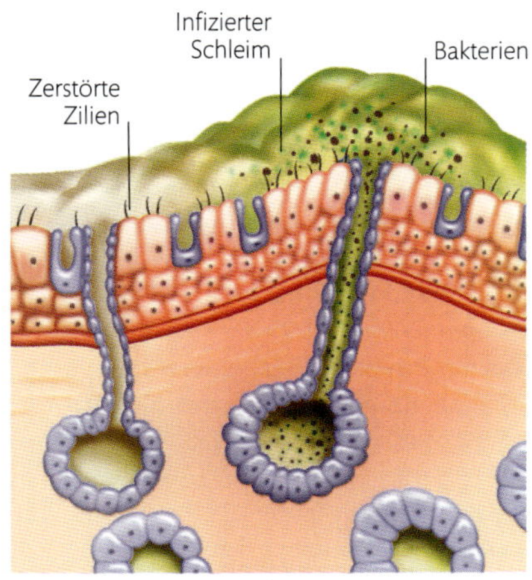

Luftweg bei chronischer Bronchitis
Die Schleimhaut ist geschwollen, und es wird vermehrt Schleim produziert. Die Zilien sind geschädigt, der Schleim wird nicht ausreichend abtransportiert, was zu neuen Infektionen führt.

EMPHYSEM

Ein Emphysem zerstört die Wände der Alveolen (Luftsäckchen) der Lunge, reduziert dadurch die Oberfläche für den Gasaustausch und verursacht das Kollabieren der kleinen Luftwege beim Ausatmen.

Ein Emphysem wird meist durch Rauchen verursacht, kann aber auch durch einen ererbten Alpha1-Antitrypsinmangel entstehen. Am häufigsten sind Männer über 40 betroffen, die lange geraucht haben. Ein Emphysem führt zu fortschreitender Kurzatmigkeit. Im Spätstadium kann trockener Husten auftreten. Betroffene verlieren Gewicht und entwickeln durch die Überblähung der Lunge den typischen Fassthorax; sie atmen oft mit geschürzten Lippen.

Die Diagnose wird durch arterielle Blutgasanalyse, Lungenfunktionstests und Röntgen der Lungen gestellt. Ein CT-Scan zeigt die charakteristischen Bullae (Blasen) in den Lungen. Um eine weitere irreversible Progression des Emphysems zu vermeiden, ist es unerlässlich, Zigarettenrauch und andere Reizstoffe zu meiden. Die Behandlung umfasst Sauerstoffinhalationen, Bronchodilatoren und Kortisonsprays zur Erweiterung der Luftwege. Im späten Stadium kann die permanente Inhalation von Sauerstoff erforderlich sein. Magensäurereflux und Allergien können den Zustand verschlimmern. In schweren Fällen kann ein chirurgischer Eingriff zur Reduktion des Lungenvolumens oder eine Lungentransplantation erforderlich sein. Eine jährlich Grippeimpfung wird empfohlen.

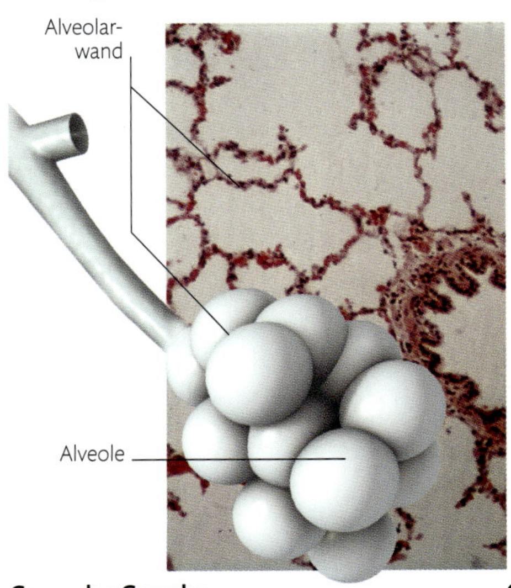

Gesundes Gewebe
Die Alveolen sind traubenförmig in den Lungen angeordnet und voneinander getrennt. Ihre elastischen Wände unterstützen den Luftausstoß bei der Ausatmung.

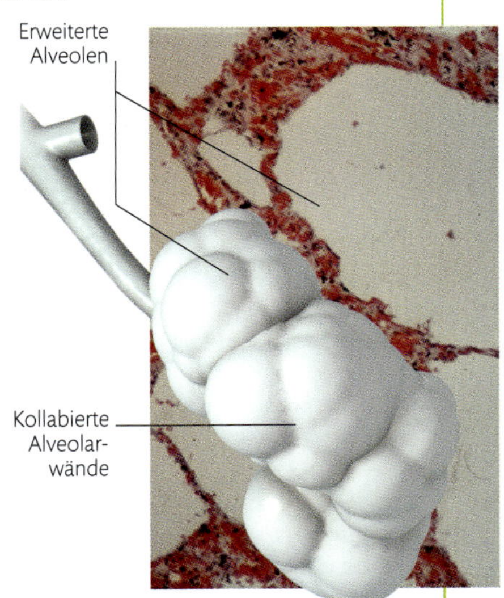

Geschädigtes Gewebe
Die Alveolarwände sind zerstört, die Alveolen haben ihre Elastizität eingebüßt, sind vergrößert und verschmolzen. Die Oberfläche für den Gasaustausch ist reduziert.

ASTHMA

Asthma ist eine chronisch entzündliche Erkrankung der Atemwege mit reversibler Verengung der Luftwege, die anfallsweise Brustenge und Atemnot verursacht.

Rund sieben Prozent der Bevölkerung leiden an Asthma, oft erblich bedingt. Asthma beginnt meist in der Kindheit, kann sich aber in jedem Alter entwickeln. Betroffene haben wiederkehrende Anfälle, bei denen sich die Muskulatur der Bronchien verkrampft und die Luftwege verengt.

Ein Asthmaanfall verschwindet wieder, manche Patienten haben kaum Symptome, und wenn, dann meist nur in Verbindung mit den bekannten Auslösern wie Allergien (z. B. Hausstaub, Tierhaare, Pollen), Medikamente, Sport, Infektion der oberen Atemwege, Stress und eingeatmeter Staub oder chemische Dämpfe.

Ein Anfall verursacht plötzliche Atemnot, Brustenge, pfeifende Atemgeräusche und Husten. Manche haben zwischen den Anfällen leichte Symptome wie chronisches nächtliches Husten, leichte Brustenge und Kurzatmigkeit bei Anstrengung. Die Diagnose wird durch Spirometrietests und Peak-Flow-Messung bestätigt (s. S. 471). Bei einem Anfall können Asthmasprays (Aerosole) zur sofortigen Erweiterung der Luftwege angewandt werden, bei anhaltenden Symptomen wird die regelmäßige Inhalation von Steroiden verordnet. In schweren Fällen kann Kortison eingenommen werden.

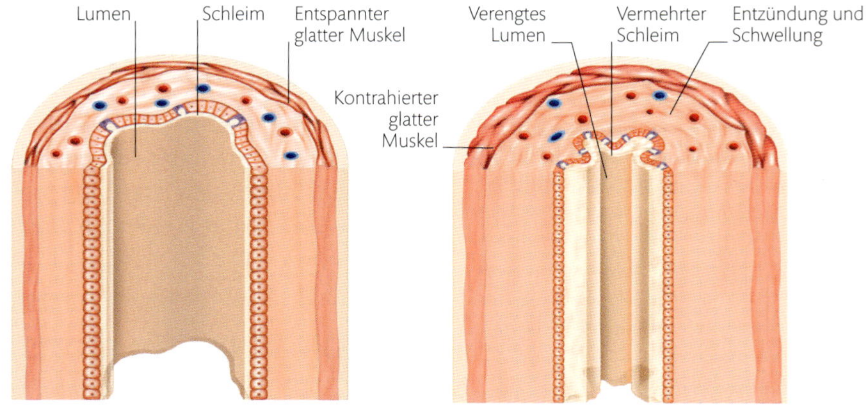

Gesunder Luftweg
Die glatte Muskulatur ist entspannt und reagiert nicht empfindlich auf Auslöser. Eine dünne Schleimschicht bedeckt die Schleimhaut des Luftwegs. Das Lumen ist ausreichend weit.

Asthmatischer Luftweg
Die glatte Muskulatur ist kontrahiert. Die Schleimhaut ist entzündet, und die Schleimschicht ist dick. Das Lumen ist verengt und verursacht pfeifende Atemgeräusche und Atemnot.

LUNGENENTZÜNDUNG

Bei der Pneumonie (Lungenentzündung) sind die Alveolen entzündet. Sie tritt meist durch Infektion auf.

Die infektiöse Pneumonie kommt meist bei Säuglingen, Kleinkindern, Rauchern, Älteren und Immunschwachen vor. Sie wird meist vom *Streptococcus-pneumoniae*-Bakterium verursacht und kann diffus verteilt sein oder auch nur einen Lungenlappen betreffen. Virale Pneumonien werden durch Erkältungs-, Grippe- oder Windpockenviren hervorgerufen. Symptome sind Kurzatmigkeit, schnelle Atmung, Husten mit blutigem Sputum, Fieber, Schüttelfrost, Schwitzen, Unwohlsein und Schmerzen in der Brust. Ein Röntgenbild bestätigt die Diagnose, zur mikrobiellen Untersuchung werden Blut- und Sputumproben genommen. Bakterielle Pneumonien heilen unter Behandlung mit dem passenden Antibiotikum innerhalb eines Monats aus, virale Pneumonien dauern länger. Eine Entzündung, die durch das Einatmen von Erbrochenem, Nahrung oder schädlichen Substanzen entsteht, nennt man Aspirationspneumonie.

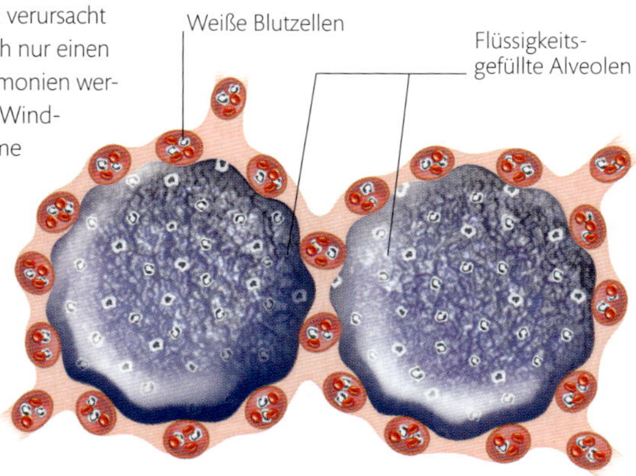

Entzündete Alveolen
In den Alveolen bildet sich Flüssigkeit, die weiße Blutzellen zur Vernichtung der Bakterien enthält. Die Flüssigkeitsansammlung behindert die Sauerstoffaufnahme.

TUBERKULOSE

Die Tuberkulose (TBC) ist eine bakterielle Infektion, die hauptsächlich die Lungen befällt. Rund ein Drittel der Weltbevölkerung ist von einer latenten Tuberkuloseinfektion betroffen.

Die Übertragung der Tuberkulose (TBC) erfolgt durch Tröpfcheninfektion beim Husten oder Niesen. Die meisten Menschen werden mit dem Bakterium fertig, manche erkranken aktiv, andere entwickeln eine symptomlose latente TBC, die aber bei rund zehn Prozent der Betroffenen irgendwann ausbricht. Die Bakterien vermehren sich sehr langsam, es kann Jahre dauern, bis merkliche Symptome auftreten. Zu ihnen gehören chronischer Husten, blutiges Sputum, Brustschmerzen, Kurzatmigkeit, Erschöpfung, Gewichtsverlust (Schwindsucht) und Fieber. Eine TBC kann sich auf Knochen, Gelenke, Nervensystem und Harntrakt ausbreiten. Sie wird durch die Langzeiteinnahme von Antibiotika behandelt. Eine unbehandelte aktive TBC führt bei der Hälfte der Infizierten zum Tod. Resistente Bakterienstämme werden zu einem wachsenden Problem. Die Impfung mit bisherigen Impfstoffen ist sehr umstritten und wird in neuerer Zeit nicht mehr empfohlen.

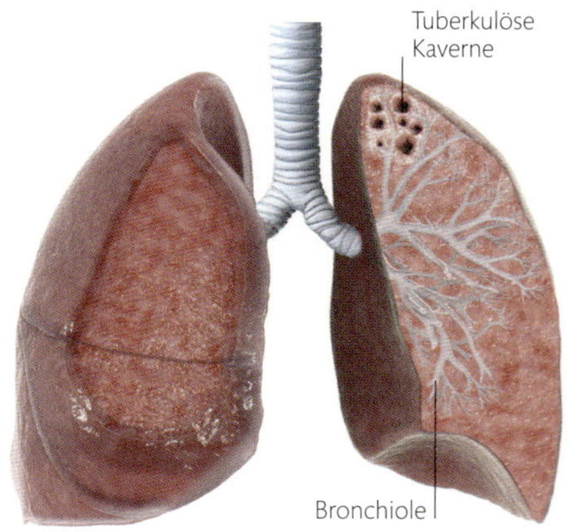

Kavernen in den Lungen
Bei einer aktiven TBC werden oft Kavernen (nekrotisiertes Gewebe) im oberen Bereich der Lungen beobachtet. Durch den Luftaustausch zwischen infiziertem Gewebe und Bronchien gelangt die TBC in die Luftwege.

INTERSTITIELLE LUNGENERKRANKUNGEN

Verschiedene Krankheiten, die von obstruktiven Lungenerkrankungen zu unterscheiden sind, können das Gewebe um die Alveolen erfassen.

Die meisten interstitiellen Lungenerkrankungen (ILD) sind mit einer Fibrose (krankhafte Bindegewebsvermehrung) verbunden. Eine ILD befällt Erwachsene und kann durch Medikamente (Chemotherapie, manche Antibiotika), Infektionen, Strahlung, Bindegewebskrankheiten (z. B. Polymyositis, Dermatomyositis, SLE, rheumatoide Arthritis) und Kontakt mit Stoffen wie Silizium, Asbest oder Beryllium entstehen. Manchmal ist die Ursache auch unbekannt. Symptome entwickeln sich erst allmählich über mehrere Jahre: Kurzatmigkeit bei Anstrengung, trockener Husten und pfeifende Atemgeräusche. Es können sich Trommelschlägelfinger (Auftreibung der Fingerendglieder) entwickeln. Zur Diagnosefindung werden Lungenfunktionstests und CT-Scans des Thorax gemacht. Eine Lungenbiopsie (Gewebeprobe) kann erforderlich sein, die über ein Bronchoskop (in die Luftwege eingeführter Schlauch) gewonnen wird. Die Behandlung richtet sich nach der zugrunde liegenden Ursache; eine Lungenfibrose ist jedoch irreversibel. Umweltbedingte Ursachen sollten vermieden werden, bei Risikoberufen (Staublunge!) ist ein entsprechender Atemschutz unbedingt erforderlich. Vom Rauchen ist abzuraten.

SARKOIDOSE

Die Sarkoidose ist eine systemische Erkrankung des Bindegewebes mit entzündlichen Granulomen (Knötchen), die Lunge und Lymphknoten befällt.

Die Sarkoidose tritt meist im Alter von 20 bis 40 Jahren auf, obwohl auch andere Altersgruppen betroffen sein können, und ist in Nordeuropa weit verbreitet. Sie ist eine Autoimmunkrankheit, deren genaue Ursache unbekannt ist. Viele Betroffene zeigen keine Symptome, andere bekommen trockenen Reizhusten und Kurzatmigkeit, Hautläsionen mit bläulichen Schwellungen, Erythema nodosum (rote, schmerzhafte, weiche Knoten) oder bräunliche Pusteln. Augenprobleme wie Uveitis und Retinitis können auftreten (s. S. 469), ebenso allgemeine Symptome wie Müdigkeit, Gewichtsverlust, Fieber und generelles Unwohlsein.

Die Sarkoidose kann jedes Organ befallen, einschließlich Herz, Leber und Gehirn. Sind die Lungen betroffen, kann sich eine fortschreitende Lungenfibrose entwickeln, 20 bis 30 Prozent der Betroffenen verbleibt ein Lungenschaden. Bei vielen Erkrankten ist keine Behandlung erforderlich, Spontanheilungen sind häufig. Schwere Symptome werden u. a. mit Kortison behandelt. Die meisten Betroffenen erholen sich nach ein bis drei Jahren, bis zu 15 Prozent entwickeln jedoch eine chronische Sarkoidose mit phasenweiser Verschlimmerung der Symptome.

PLEURAERGUSS

Flüssigkeitsansammlung im Pleuraspalt kann verschiedene Ursachen haben und die Weitung der Lungen beeinträchtigen, was zu Kurzatmigkeit führt.

Zwischen den beiden Blättern der Pleura (Brustfell) befindet sich ein Flüssigkeitsfilm. Vermehrte Flüssigkeitsansammlung in diesem Pleuraspalt verursacht Kurzatmigkeit und bei einer Brustfellentzündung stechende Schmerzen beim Einatmen. Häufige Ursachen sind Herzinsuffizienz, Zirrhose, Pneumonie, Lungenkrebs, Lungenembolie, TBC und Autoimmunstörungen wie systemischer Lupus erythematodes (SLE). Der Erguss kann mit einer Hohlnadel abgesaugt werden; durch die Untersuchung der Flüssigkeit lässt sich die Ursache ermitteln.

Schwere Ergüsse können über einen Dränageschlauch abfließen. Es kann auch die chemische oder chirurgische Adhäsion der Pleurablätter notwendig sein, um weitere Ergüsse zu vermeiden.

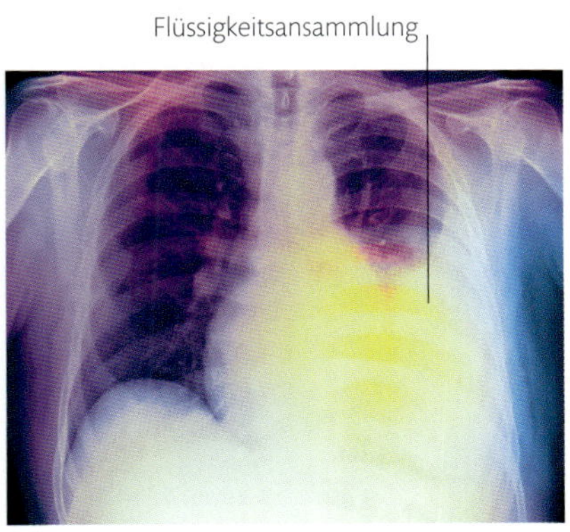

Pleuraerguss
Dieses eingefärbte Röntgenbild der Brust zeigt einen schweren linksseitigen Pleuraerguss, der das normale Gewebe der linken unteren Brustseite verschleiert.

PNEUMOTHORAX

Ein Pneumothorax tritt auf, wenn Luft in den Pleuraspalt gelangt und die Lunge kollabiert. Brustschmerzen und Kurzatmigkeit sind die Folge.

Ein Pneumothorax kann spontan (häufiger bei großen, dünnen jungen Männern) oder infolge von Verletzungen oder Lungenerkrankungen, wie Asthma, Infektionen, TBC, zystische Fibrose, interstitielle Lungenerkrankung oder Sarkoidose, auftreten. Durch eine Verletzung kann ein Spannungspneumothorax entstehen, bei dem bei jedem Atemzug mehr Luft in den Pleuraspalt gelangt, die Herz und Gewebe in die andere Brustseite drückt. Dieser Zustand kann ohne sofortige Behandlung tödlich verlaufen – ein Röntgenbild bestätigt die Diagnose. Die Symptome sind plötzliche Atemnot und Schmerzen in der Brust. Ein leichter Pneumothorax kann sich selbstständig zurückbilden. In schweren Fällen erfolgt die Dekompression mittels einer in den Brustraum eingeführten Hohlnadel oder eines Dränageschlauchs.

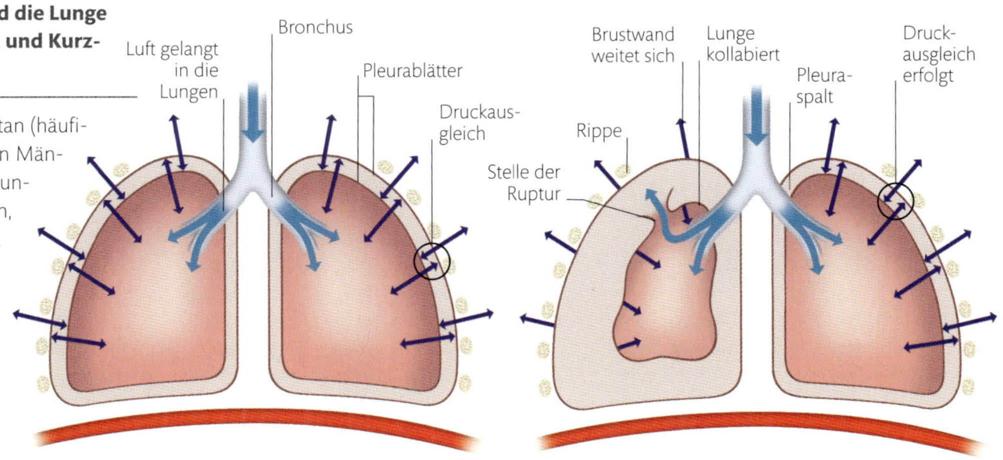

Normale Atmung
Weitet sich der Brustraum, entsteht ein Unterdruck zwischen Pleuraspalt und Lungen, die durch die Druckdifferenz als versiegelte Einheit zum Ausgleich nach außen gezogen werden.

Kollabierte Lunge
Luft aus der rechten Lunge dringt in den Pleuraspalt. Die Lunge wird nicht zum Druckausgleich nach außen gezogen, sondern kollabiert durch das Fehlen des Unterdrucks.

LUNGENEMBOLIE

Eine Blockade der Lungenarterie wird normalerweise durch einen Thrombus (Blutgerinnsel) verursacht, der sich aus einer tiefen Venenthrombose im Bein löst.

Eine Lungenembolie ist eine Blockade der Lungenarterien durch ein Objekt, das normalerweise nicht im Blutstrom vorhanden ist. Dies kann in seltenen Fällen eine Luftblase oder (in der Schwangerschaft) Fruchtwasser sein, aber im Normalfall ist ein Gerinnsel aus einer tiefen Beinvenenthrombose (s. S. 478) der Auslöser. Symptome sind Kurzatmigkeit, Schmerzen in der Brust, die beim Einatmen schlimmer sind, und Bluthusten; Zyanose (blaue Lippen und Finger), Kollaps und Schock können hinzukommen. Die Diagnose erfolgt durch CT-Scans und die Behandlung mit Antikoagulantien (Blutverdünner, meist Heparin und Marcumar). Bei schweren Fällen kann eine Thrombolyse oder chirurgische Entfernung des Gerinnsels (pulmonale Thrombektomie) erforderlich sein. Unbehandelt verläuft eine Lungenembolie bei 20 bis 30 Prozent der Betroffenen tödlich.

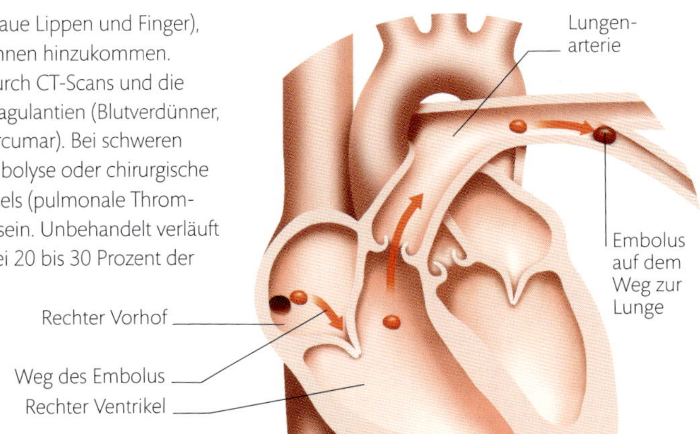

Lungenembolie
Der Thrombus wandert aus der tiefen Beinvene in den rechten Vorhof, dann in den rechten Ventrikel und von dort in die Lungenarterie.

LUNGENKREBS

Ein maligner Tumor, der sich im Lungengewebe entwickelt, ist weltweit die häufigste Ursache für den Krebstod.

Ein primärer Lungenkrebs entsteht in den Lungen und wird in zwei Hauptarten eingeteilt: kleinzelliges Lungenkarzinom (SCLC) und nicht kleinzelliges Lungenkarzinom (NSCLC). Die kleinzellige Variante ist aggressiver und verbreitet sich schneller. Lungenkrebs entwickelt sich hauptsächlich bei über 70-Jährigen, 90 Prozent aller Fälle entstehen durch Rauchen. Das Krebsrisiko steht in Relation dazu, wie viele Zigaretten täglich in welchem Zeitraum geraucht werden. Passivrauchen ist ein Krebsrisiko für Nichtraucher. Selten entwickelt sich ein Lungenkrebs durch Asbestose, giftige Chemikalien oder das Gas Radon. Bei Diagnosestellung hat der Krebs in den meisten Fällen bereits in anderen Körperteilen Metastasen gebildet. Die Symptome umfassen anhaltenden Husten oder ein sich regelmäßig änderndes Hustenverhalten, Bluthusten, Schmerzen in der Brust, pfeifende Atemgeräusche, Kurzatmigkeit, Erschöpfung, Gewichtsverlust, Appetitlosigkeit, Heiserkeit und Schluckbeschwerden.

Die erste Diagnose erfolgt durch Röntgen der Lunge und wird durch eine Biopsie (Gewebeprobe) bestätigt. Ein kleinzelliges Karzinom wird üblicherweise mit Chemo- und Strahlentherapie behandelt und hat die schlechtere Prognose. Das nicht kleinzellige Karzinom kann manchmal durch operative Entfernung geheilt werden. Rund 40 Prozent der Lungenkrebspatienten überleben das erste Jahr nach Stellung der Diagnose.

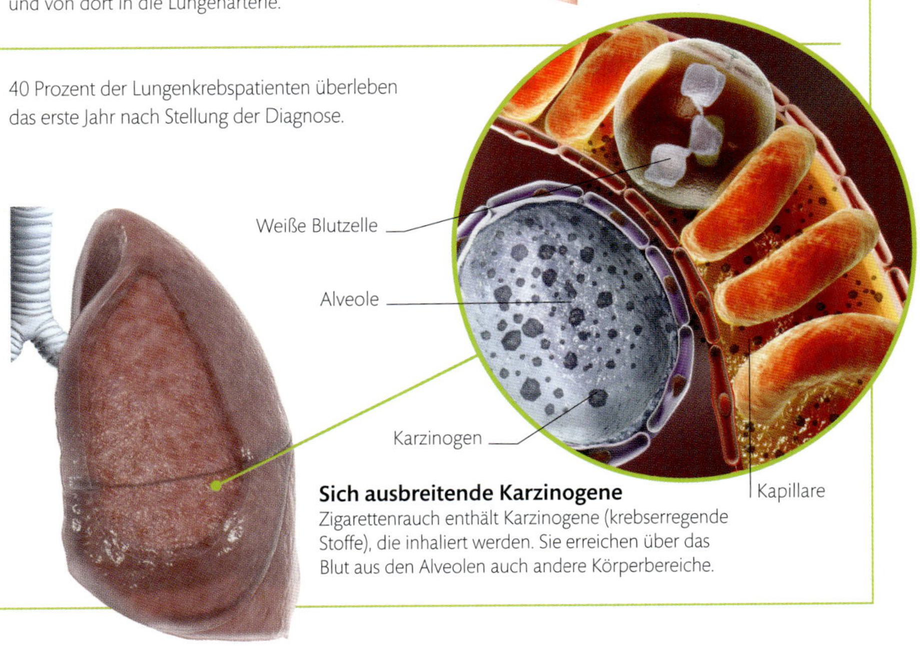

Sich ausbreitende Karzinogene
Zigarettenrauch enthält Karzinogene (krebserregende Stoffe), die inhaliert werden. Sie erreichen über das Blut aus den Alveolen auch andere Körperbereiche.

HERZ-KREISLAUF-ERKRANKUNGEN

Herz und Blutgefäße können von vielen Krankheiten betroffen sein – die schwersten enden oft tödlich. Ungesunder Lebensstil und falsche Ernährung sind Risikofaktoren, einige Erkrankungen aber entwickeln sich aus strukturellen Anomalien wie Defekten in Herzklappen oder -muskel.

ARTERIOSKLEROSE

Die Arteriosklerose entsteht aufgrund von Fettablagerungen (Plaques) in den Arterien, die eine Verengung und Verhärtung der Arterienwände zur Folge haben.

Hohe Cholesterinwerte, Rauchen, Übergewicht, Bluthochdruck und Diabetes gehören zu den Risikofaktoren für die Erkrankung. Eine Arteriosklerose kann aber auch bei gesunden Menschen bereits in der Kindheit beginnen. Fett lagert sich in den Arterienwänden ab und bildet »atheromatöse Plaques«. Durch diese entstehen Entzündungen, die die Muskelwand der Arterien schädigen. Der Blutfluss ist eingeschränkt, das Gewebe hinter der Verengung schlecht durchblutet und ernährt. Die Plaque kann schließlich aufbrechen, wodurch sich ein Gerinnsel bildet, das die Durchblutung völlig blockiert. Dadurch kann es zu Angina pectoris und Herzinfarkt kommen, zu Schlaganfall und Demenz, zu Nierenversagen und zur peripheren arteriellen Verschlusskrankheit in den Beinen. Der Zustand ist irreversibel, seine Entwicklung kann aber durch Raucherentwöhnung und Blutdruckmedikamente verlangsamt werden.

Atheromatöse Plaques
Diese Fettablagerungen bilden sich unter dem Endothel (Auskleidung) der Arterienwand. Sie bestehen aus einem fettigen Kern mit einer fibrösen Kappe.

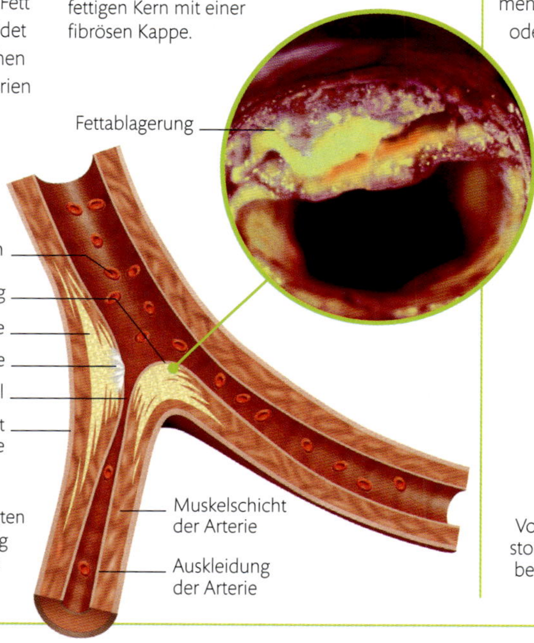

Eingeschränkte Durchblutung
Arteriosklerose beginnt oft an einer beschädigten Stelle der Arterienwand. Mit der Plaquebildung entzündet sich die Wand, der Bereich verdickt sich und schränkt den Blutfluss ein.

ANGINA PECTORIS

Eine unzureichende Blutversorgung des Herzens durch die Koronararterien kann eine Angina pectoris auslösen: Schmerzen, die entstehen, wenn der Herzmuskel zu wenig Blut erhält.

Eine Angina pectoris wird meist durch die arteriosklerotische Verengung der Koronararterien verursacht, aber auch Thromben, Spasmen der Arterien (Prinzmetal-Angina), Anämie oder Pulsrasen können auslösende Faktoren sein. Symptome sind Schmerzen in Brust, Hals, Armen oder Bauch, oft mit einhergehender Atemnot. Sie kann durch Anstrengung einsetzen und lässt durch Ruhe oder Vasodilatoren (Medikamente, die die Arterien erweitern) nach. Zur Langzeitbehandlung gehören Veränderung des Lebensstils, Kontrolle der Arteriosklerose, Glyceroltrinitrat, Aspirin in geringen Dosen und Betablocker. Manchmal ist eine Bypass-Operation oder eine Angioplastie erforderlich.

Wie eine Angina pectoris entsteht
Schmerz entsteht, wenn sich durch Plaque oder Spasmen ein Teil einer Koronararterie verengt und der Bereich, den sie versorgt, zeitweise mit Blut und Sauerstoff unterversorgt ist.

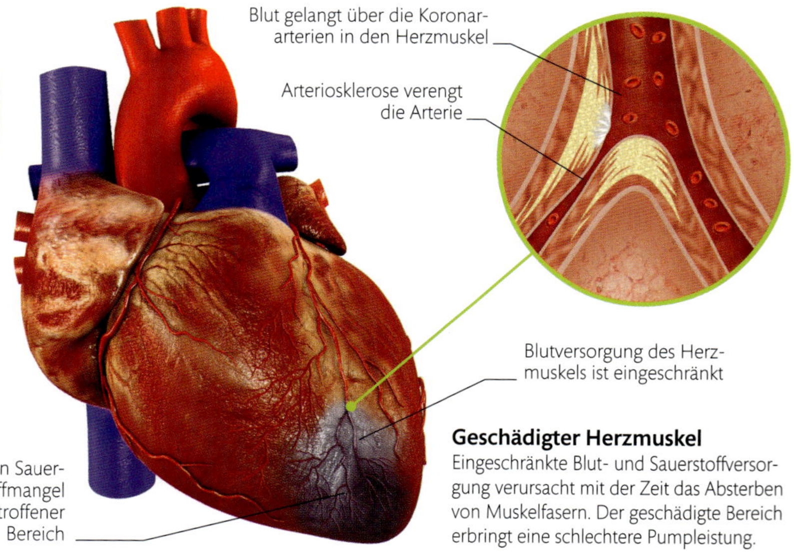

Geschädigter Herzmuskel
Eingeschränkte Blut- und Sauerstoffversorgung verursacht mit der Zeit das Absterben von Muskelfasern. Der geschädigte Bereich erbringt eine schlechtere Pumpleistung.

ANGIOPLASTIE

Diese Methode wird zur Weitung verengter Arterien, meist bei schwerer Angina pectoris oder nach einem Herzinfarkt, angewandt. Unter örtlicher Betäubung wird ein kleiner Ballon in die Arterie eingebracht, um die verengte Stelle zu weiten. Oft wird auch ein Röhrchen aus Scherengitter (»Stent«) eingesetzt, um eine erneute Stenose zu vermeiden. Es gibt verschiedene Techniken und Stents, die bei Arterioskleroseproblemen angewandt werden. Manche Stents sind mit Wirkstoffen überzogen, die eine Plaqueneubildung verhindern sollen. Nach der Angioplastie werden Gerinnungshemmer verabreicht, die einer Gerinnselbildung vorbeugen.

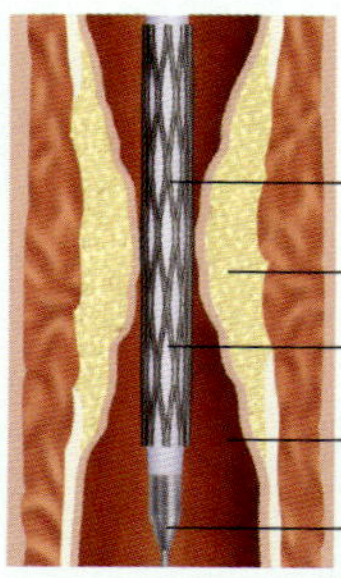

1 Eingebrachter Katheter Ein Katheter wird über eine Arm- oder Beinarterie eingebracht und zur Koronararterie geschoben. Er ist mit einen Ballon und einem Stent ausgestattet, die in der verengten Stelle platziert werden.

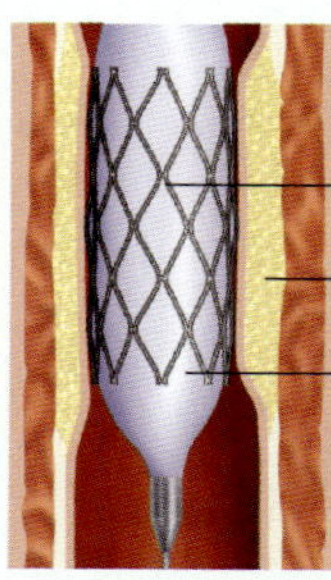

2 Ballon ist aufgeblasen Die Positionierung des Ballonkatheters wird durch Röntgenaufnahmen überwacht. An der richtigen Stelle wird der Ballon aufgeblasen, um die Arterie und den Stent zu weiten.

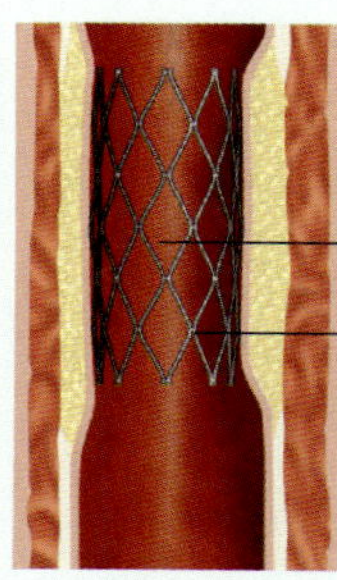

3 Katheter ist entfernt Ist der Stent richtig geweitet, wird die Luft aus dem Ballon gelassen und der Katheter zurückgezogen. Der Stent bleibt in der Arterie, der Katheter wird aus dem Körper entfernt.

HERZINFARKT

Ein Myokardinfarkt (Herzinfarkt) wird durch vollständige Blockade einer Koronararterie oder eines ihrer Äste verursacht.

Der Begriff Myokardinfarkt bezeichnet den Tod eines Teils des Herzmuskels. Wird eine Koronararterie blockiert, meist durch eine aufgebrochene Plaque oder einen Thrombus, geht der Bereich, den sie versorgt, an Sauerstoffmangel zugrunde. Das Ausmaß des Schadens hängt von der betroffenen Arterie ab. Größere Arterien versorgen größere Bereiche des Herzmuskels, sind sie betroffen, besteht ein erhöhtes Risiko einer Herzinsuffizienz.

Ein Herzinfarkt verursacht meist Schmerzen in der Mitte der Brust und das Zusammenbrechen des Betroffenen, kann aber bei älteren Menschen auch symptomlos verlaufen (stiller Infarkt). Die Diagnose wird durch EKG und Bestimmung der Herzenzymwerte bestätigt. Sofortige Thrombolyse (medikamentöse Auflösung des Gerinnsels) oder Angioplastie kann die Blutversorgung wiederherstellen. Anschließend kommen oft Betablocker zur Vorbeugung gegen Rhythmusstörungen und Aspirin zur Vermeidung weiterer Thrombenbildung zum Einsatz.

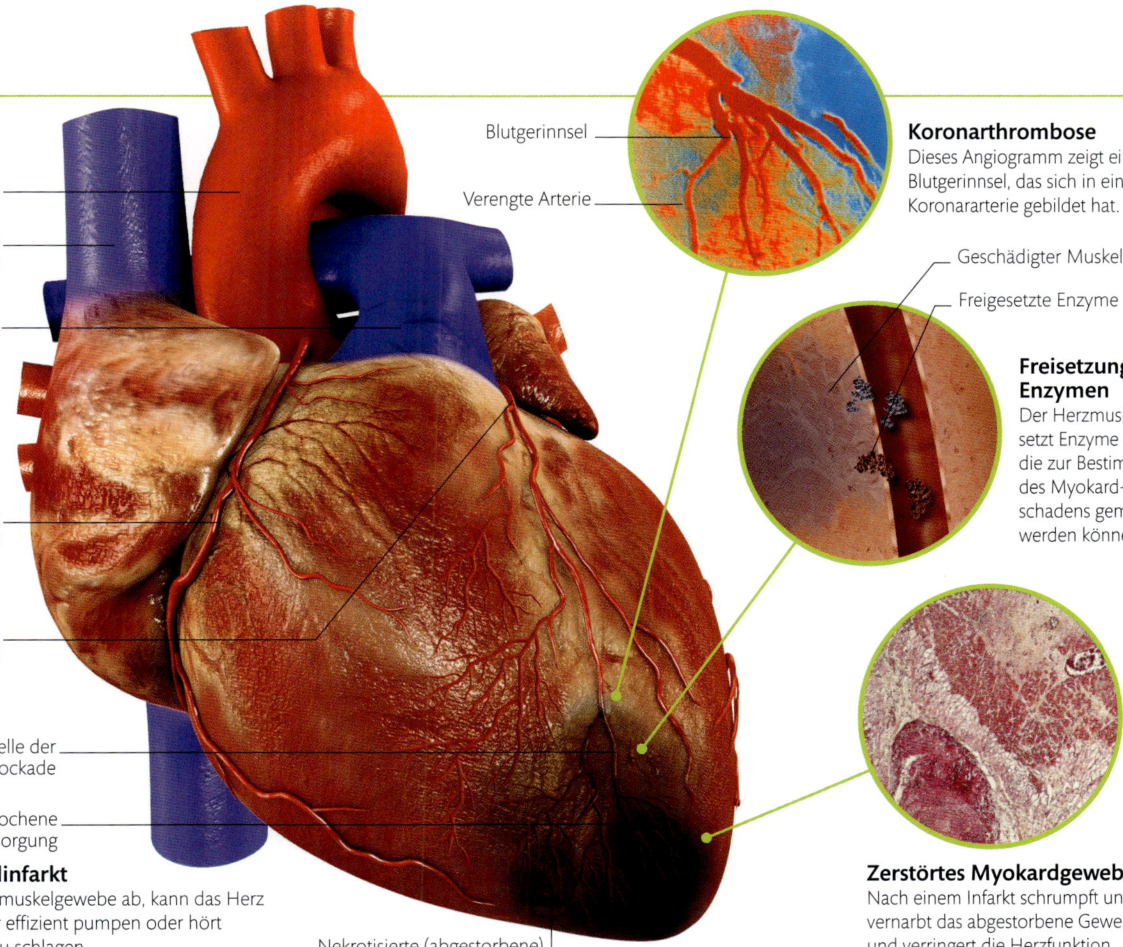

Myokardinfarkt
Stirbt Herzmuskelgewebe ab, kann das Herz nicht mehr effizient pumpen oder hört sogar auf zu schlagen.

Koronarthrombose
Dieses Angiogramm zeigt ein Blutgerinnsel, das sich in einer Koronararterie gebildet hat.

Freisetzung von Enzymen
Der Herzmuskel setzt Enzyme frei, die zur Bestimmung des Myokardschadens gemessen werden können.

Zerstörtes Myokardgewebe
Nach einem Infarkt schrumpft und vernarbt das abgestorbene Gewebe und verringert die Herzfunktion.

RHYTHMUSSTÖRUNGEN

Ein abnormer Herzrhythmus wird durch eine Störung der elektrischen Erregungsleitung, die die Kontraktion des Herzens auslöst, verursacht.

Ein normaler Herzschlag wird von elektrischen Impulsen des Sinusknotens, dem natürlichen »Schrittmacher« des Herzens im rechten Vorhof (Atrium), angestoßen. Die Impulse wandern durch beide Vorhöfe über den AV-Knoten durch das Septum und in die Ventrikelwände. Rhythmusstörungen entstehen durch schwache Signalübertragung oder abnorme elektrische Aktivität. Beim Vorhofflimmern, der häufigsten Rhythmusstörung, entstehen Impulse an verschiedenen Stellen der Vorhöfe, heben das Signal des Sinusknotens auf und produzieren ein abnormes Kontraktionsmuster, das die normale Pumpfunktion beeinträchtigt.

Durch Medikamentengabe oder Elektroschocks lässt sich der normale Herzrhythmus wiederherstellen. Kammerflimmern ist ein medizinischer Notfall, bei dem schnelle, ungeordnete Kontraktionen in verschiedenen Bereichen des Kammermyokards die Pumpfunktion verhindern: Eine Sauerstoffversorgung des Körpers, auch des Gehirns, findet nicht mehr statt. Dies erfordert eine sofortige Defibrillation und die medikamentöse Folgebehandlung zur Stabilisierung des Herzens.

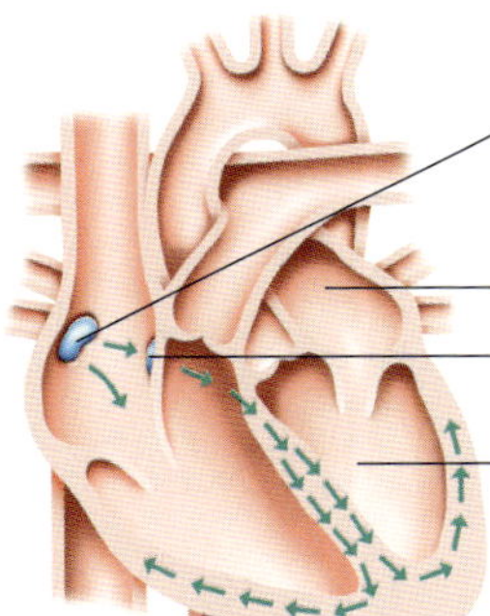

Sinustachykardie
Mit über 100 Schlägen pro Minute schlägt das Herz regelmäßig, aber zu schnell. Eine Sinustachykardie kann bei Anspannung oder Sport und bei Fieber, Anämie oder Schilddrüsenerkrankungen auftreten.

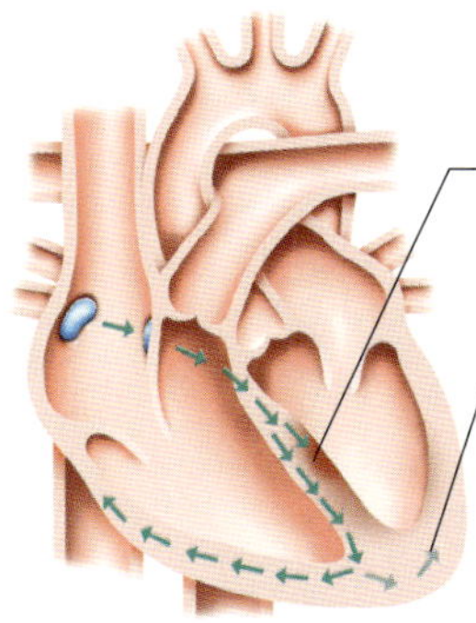

Schenkelblockade
Die Impulse des Sinusknotens sind teilweise oder vollständig blockiert, was die Kammerkontraktionen verzögert. Bei vollständigem Herzblock kontrahieren die Kammern nur 20- bis 40-mal pro Minute.

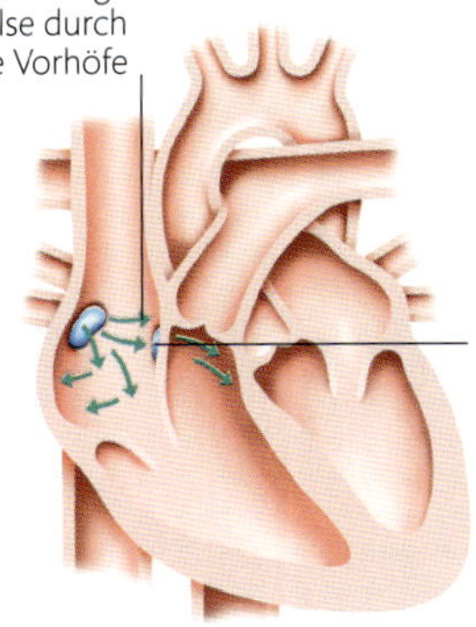

Vorhofflimmern
Extrem schnelle, schwache, unkoordinierte Kontraktionen der Vorhöfe, die durch intermittierende AV-Knotenblockaden entstehen und zu schnellen, unregelmäßigen Kammerkontraktionen führen.

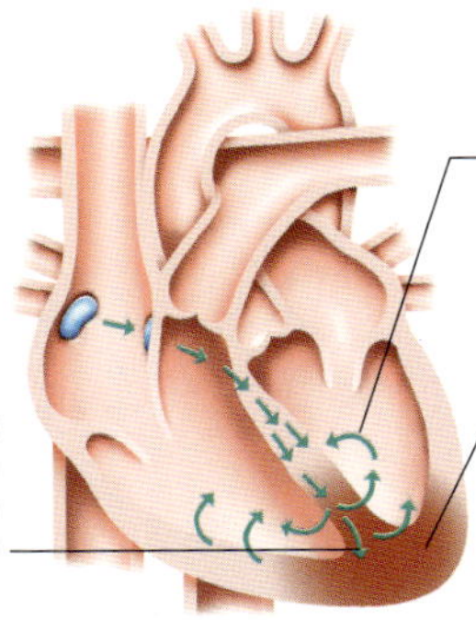

Kammertachykardie
Abnorme elektrische Impulse im Kammermyokard, z. B. durch Schädigungen nach einem Herzinfarkt, verursachen schnelle, regelmäßige, aber zu schwache Kontraktionen für eine effiziente Pumpleistung.

HERZINSUFFIZIENZ

Die Unfähigkeit des Herzens, Blut in ausreichendem Maß zu pumpen, kann das Resultat von Herzinfarkt, defekten Herzklappen oder Medikamentenwirkung sein.

Das Herz pumpt Blut in die Lungen, um es mit Sauerstoff anzureichern, und in den Körper, um ihn mit Sauerstoff und Nährstoffen zu versorgen. Ist die Pumpleistung unzureichend, entstehen Symptome wie Kurzatmigkeit, Müdigkeit und Ödeme (Wasseransammlungen im Gewebe). Wichtige Organe wie Leber und Nieren erhalten zu wenig Blut und werden ebenfalls insuffizient. Eine Herzinsuffizienz kann akut, oft nach einem Herzinfarkt, auftreten oder aufgrund von bestehenden Grunderkrankungen wie Arteriosklerose, Bluthochdruck, chronisch-obstruktive Lungenerkrankung oder Herzklappenfehler chronisch sein. Sie wird nach betroffenem Bereich und Phase im Pumpkreislauf eingeteilt.

Am häufigsten ist die Linksherzinsuffizienz, bei der sich Wasser in den Lungen bildet. Bei der Rechtsherzinsuffizienz, oft eine Folge der Linksherzinsuffizienz, kommt es zu Ödemen in Leber, Milz, Nieren und Geweben. Zur Behandlung akuter Herzinsuffizienz werden Sauerstoff, Diuretika und herzstärkende Medikamente eingesetzt. Eine chronische Herzinsuffizienz wird mit Betablockern und ACE-Hemmern behandelt, wobei die Kontrolle der Grunderkrankung wichtig ist.

HERZGERÄUSCHE

Herzgeräusche entstehen durch Turbulenzen im Blutstrom an den Herzklappen und deuten auf defekte Herzklappen oder abnorme Blutzirkulation im Herzen hin.

Unerwartete Geräusche beim Klappenschluss oder während der Passage des Blutes durch das Herz nennt man Herzgeräusche. Häufige Ursachen sind Klappenfehler wie Stenose, Insuffizienz und fehlerhafter Klappenschluss. Auch angeborene Defekte, ein Kammerseptumdefekt (ein Loch in der Kammerscheidewand) oder ein persistierender Ductus arteriosus (die direkte Verbindung zwischen Lungenschlagader und Aorta im fetalen Blutkreislauf, die sich normalerweise kurz nach der Geburt verschließt), können einen abnormen Blutfluss durch das Herz verursachen. Herzgeräusche können auch in der Schwangerschaft und bei Anämie auftreten, auch wenn das Herz anatomisch normal ist. Ein Echokardiogramm (Ultraschall des Herzens) gibt Aufschluss über den Defekt. Herzgeräusche bedürfen keiner Behandlung, solange ihre Ursache keine Symptome hervorruft. Andernfalls kann ein chirurgischer Eingriff erforderlich sein.

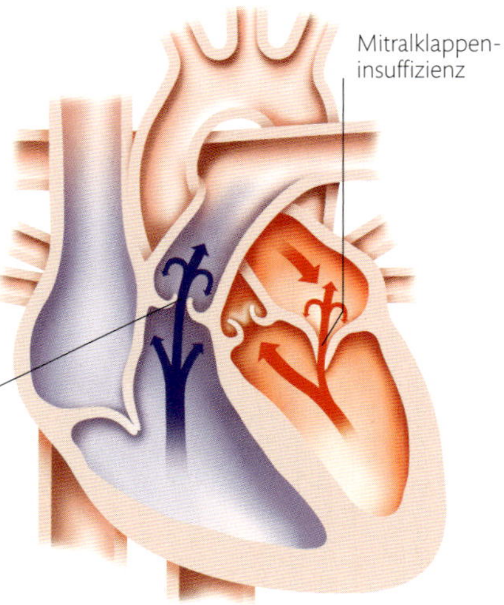

Abnormer Blutfluss
Normalerweise fließt das Blut über die Klappen störungsfrei ins Herz und wieder hinaus. Bei Klappendefekten ist der Fluss gestört, das Blut passiert die Klappen mit sehr hohem Druck oder fließt über die Klappen wieder zurück.

BAKTERIELLE ENDOKARDITIS

Eine schwere Infektion des Endokards (Auskleidung der Herzinnenseite), die Endokarditis, kann nach einer Herzklappenoperation auftreten.

Bei einer erkrankten oder ersetzten Herzklappe können sich Bakterien aus dem Blut an der Oberfläche der Klappe festsetzen und eine Infektion verursachen, die auf das Endokard übergeht. Der Bereich über der betroffenen Klappe entzündet sich, infektiöses Material und Blutgerinnsel können sich dort ansammeln. Es kommt zu anhaltendem Fieber, Erschöpfung und Atemnot. Die Diagnose erfolgt durch Bluttests und EKG. Eine Endokarditis kann lebensbedrohlich sein und bedarf der sofortigen Behandlung, die durch Antibiotika über mehrere Wochen erfolgt, bis die Infektion abgeklungen ist. Bei anhaltender Endokarditis ist möglicherweise die Reparatur bzw. der Ersatz der betroffenen Klappe erforderlich.

HERZKLAPPENFEHLER

Die vier Herzklappen sorgen dafür, dass das Blut im Herzen in die richtige Richtung fließt. Krankheiten können jedoch ihre Verhärtung oder Erschlaffung verursachen.

Die Herzklappen befinden sich zwischen Vorhöfen und Ventrikeln (Herzkammern) und an den Austrittsstellen des Blutes aus den Ventrikeln. Ihre Funktion kann durch angeborene Defekte, Infektionen oder Arteriosklerose gestört sein. Bei verhärteten Klappen (Stenose) muss das Herz kräftiger pumpen. Das ist auch der Fall, wenn bei erschlafften Klappen (Insuffizienz) ein Rückfluss entsteht. In beiden Fällen kommt es durch die Mehrbelastung zu einer Vergrößerung des Herzens und dadurch zu einer ineffizienten Pumpleistung. Eine Herzinsuffizienz ist oft die Folge (s. S. 475). Herzklappenfehler erhöhen zudem das Risiko für Thrombenbildung und Schlaganfall. Medikamente zur Entlastung des Herzens können hilfreich sein, bei anhaltenden Symptomen bedarf es oft einer Operation zur Reparatur oder zum Ersatz der defekten Herzklappe.

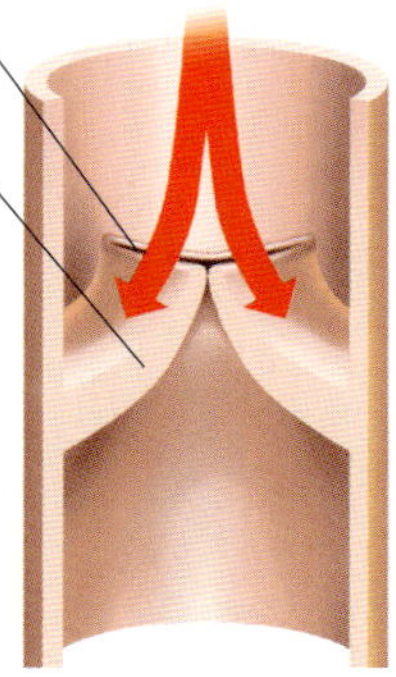

Normaler Klappenschluss
Durch den steigenden Druck auf die geschlossene Klappe werden die Klappensegel zugedrückt. Es kann kein Rückfluss entstehen.

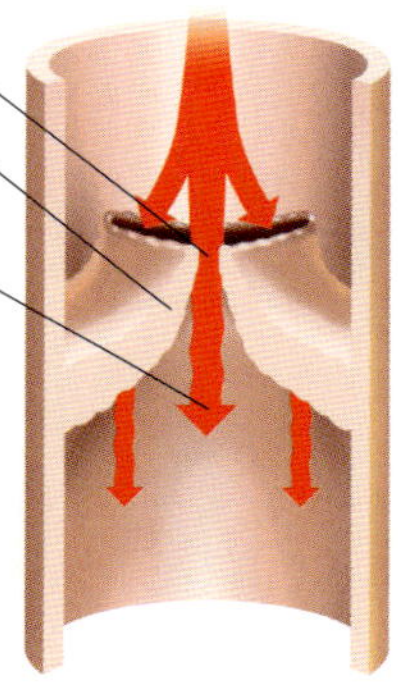

Klappeninsuffizienz
Schließt die Klappe nicht richtig, kann Blut durch die Klappe zurückfließen (Regurgitation), was zu erhöhtem Druck im Herzen führt.

HERZKLAPPENOPERATION

Es gibt verschiedene Methoden, eine schadhafte Herzklappe zu reparieren oder zu ersetzen. Durch eine Valvuloplastie kann beispielsweise eine Stenose gedehnt werden. Eine Klappe kann durch eine menschliche oder tierische Spenderklappe oder durch eine künstliche ersetzt werden. Bei der perkutanen Klappenimplantation wird eine neue Klappe über die Beinschlagader eingebracht.

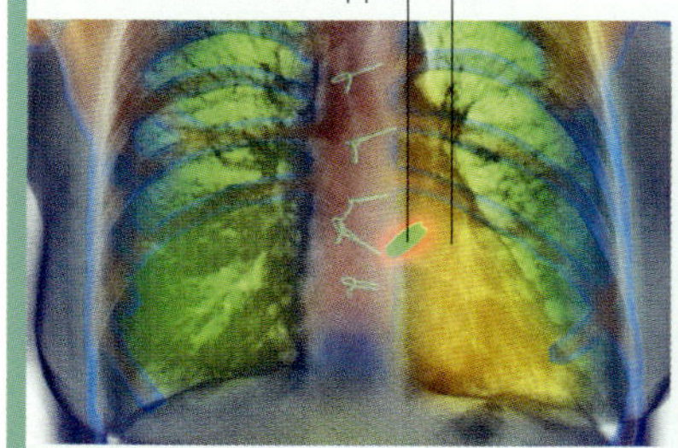

Herzklappe
Eingefärbtes Röntgenbild: Die grünen Nähte am Sternum (Brustbein) bezeichnen die Stelle der Brustkorberöffnung bei der Operation am offenen Herzen.

ANGEBORENE HERZFEHLER

Acht von tausend Babys werden mit einem Herzfehler geboren. Die meisten Anomalien sind geringfügig, manche können aber auch lebensbedrohlich sein.

Die fetale Herzentwicklung ist ein komplexer Vorgang, bei dem verschiedene Fehlbildungen auftreten können. Wenn die Herzklappen nicht richtig wachsen, kommt es zu Problemen, z. B. zur Pulmonalklappenstenose, die einen ausreichenden Blutfluss in die Lungen verhindert. Löcher in den Scheidewänden (Septen) oder fehlende Herzkammern sind weitere Komplikationen. Die großen Gefäße, die zum Herzen und vom Herzen weg führen, können Form- und Lageanomalien aufweisen, z. B. eine Engstelle der Aorta (Aortenstenose). Beim persistierenden Ductus arteriosus bleibt ein Blutgefäß offen, das sich kurz nach der Geburt verschließen sollte, und bildet einen »Shunt« in die falsche Richtung. Bei der Fallot-Tetralogie treten mehrere Defekte gleichzeitig auf (Pulmonalklappenstenose, Kammerseptumdefekt, Aortenverlagerung, Hypertrophie der rechten Kammerwand). Mögliche Ursachen dieser Entwicklungsstörungen sind Chromosomendefekte, Krankheit der Mutter in der Schwangerschaft, die das Herzwachstum des Fetus beeinträchtigt, Medikamenteneinnahme, Drogen- oder Alkoholmissbrauch der Mutter sowie Rauchen in der Schwangerschaft. Angeborene Herzfehler können bereits in der Schwangerschaft oder direkt nach der Geburt diagnostiziert werden, wenn eine Zyanose (Blaufärbung aufgrund von Sauerstoffmangel) vorliegt. Es gibt schwere Herzfehler, die eine sofortige Operation, möglicherweise auch mehrere Operationen, notwendig machen, aber auch kleinere Klappendefekte, die sich erst im Alter bemerkbar machen können.

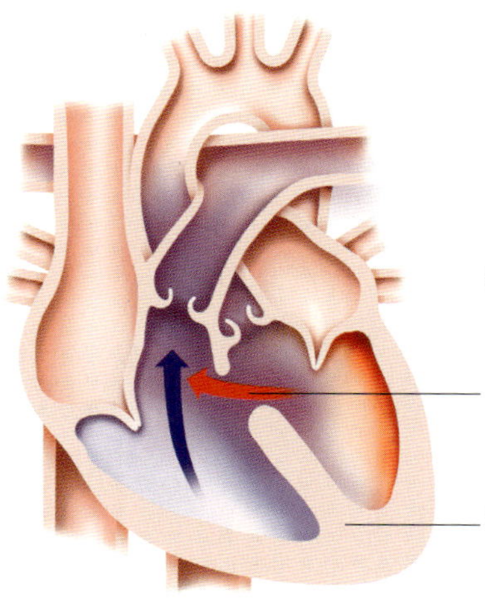

Kammerseptumdefekt
Ein Drittel der angeborenen Herzfehler ist ein Kammerseptumdefekt, bei dem das Blut durch ein Loch in der Scheidewand der Herzkammern vom linken Herzen ins rechte zurückfließt.

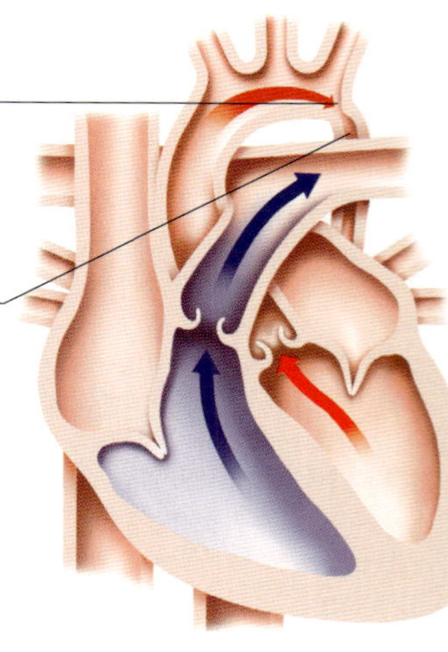

Aortenstenose
Eine Verengung der Aorta, die Aortenstenose, führt zu einer kompensierenden Erhöhung des Blutdrucks, meist mit schlechter Blutversorgung des Unterkörpers.

MYOKARDERKRANKUNGEN

Der Begriff Myokarderkrankungen fasst vier Krankheitsvarianten zusammen, für die es keine klare Ursache gibt.

Diese Erkrankungen werden anhand der Veränderungen klassifiziert, die sie im Herzen verursachen: Hypertrophie (Verdickung), Dilatation (Weitung), Restriktion (Versteifung) und Arhythmie (bei der Fett- und Bindegewebseinlagerungen die Pumpleistung beeinträchtigen und Rhythmusstörungen verursachen). Genetische und andere Faktoren können eine Rolle spielen. Eine hypertrophe Kardiomyopathie kann mit Bluthochdruck in Verbindung stehen und eine dilatative Kardiomyopathie mit Alkoholmissbrauch. Jede dieser Erkrankungen führt auf Dauer zu einer Herzinsuffizienz mit Schmerzen in der Brust, Atemnot, Müdigkeit und Ödembildung. Die Behandlung erfolgt mit Medikamenten zum Entwässern und zur Stärkung der Herzfunktion. Manchmal kann eine Operation helfen, aber auf Dauer ist meist nur eine Herztransplantation lebenserhaltend.

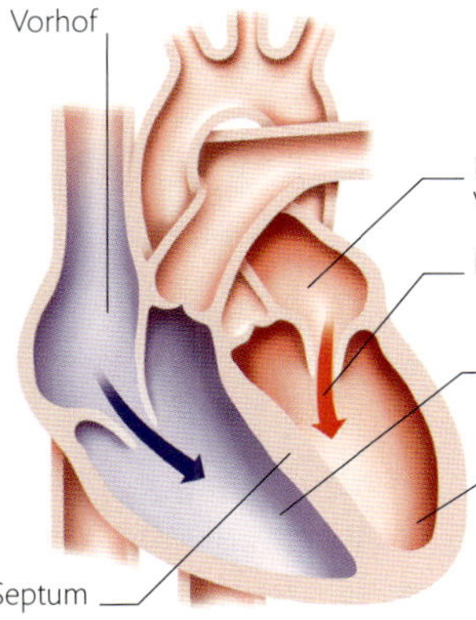

Gesundes Herz
Ein gesunder Blutkreislauf hängt von effizienten Kontraktionen des Myokards ab, die das Blut von der rechten Seite des Herzens in die Lungen pumpen und von der linken Seite in den Körper.

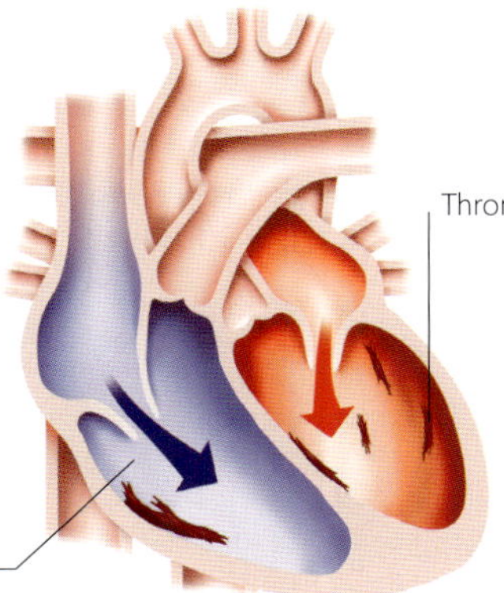

Dilatative Kardiomyopathie
Eine Schwächung der Muskelfasern kann eine Ventrikelerweiterung und -erschlaffung bewirken. Das Herz kann nicht mehr kräftig genug pumpen, was auf Dauer in einer Herzinsuffizienz resultieren kann.

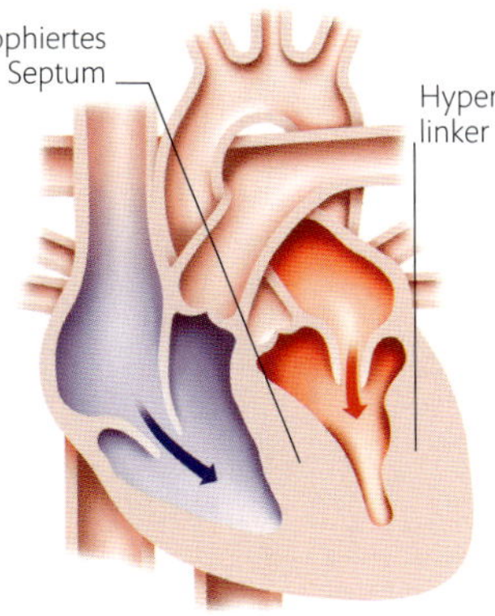

Hypertrophe Kardiomyopathie
Der Herzmuskel wird zu dick (Hyperthrophie), besonders im linken Ventrikel und im Septum. Das Herz kann sich nicht richtig mit Blut füllen, die Klappen werden undicht, die Herzleistung ist reduziert.

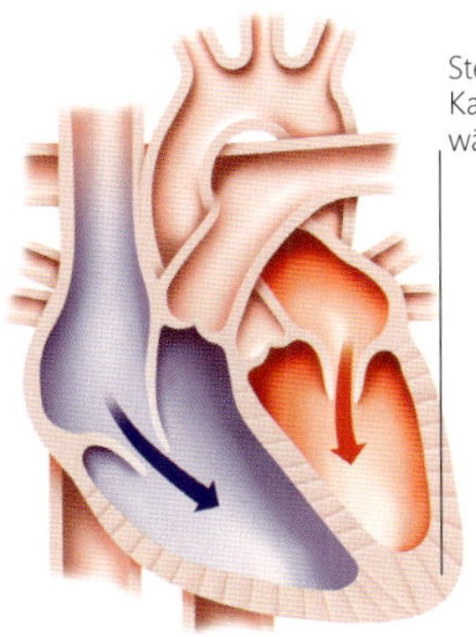

Restriktive Kardiomyopathie
Die Kammerwände werden steif. Sie können sich nicht mehr richtig dehnen und auch nicht richtig kontrahieren. Eine ausreichende Füllung und Pumpleistung des Herzens findet nicht mehr statt.

PERIKARDITIS

Eine Entzündung des zweischichtigen Herzbeutels (Perikard) kann die Pumpleistung des Herzens beeinträchtigen.

Eine Perikarditis ist eine Reaktion auf Schädigung, Infektion, Myokardinfarkt oder andere entzündliche Vorgänge, z. B. rheumatoide Erkrankungen. Sie kann akut sein oder chronisch mit Vernarbung der Herzbeutelmembranen verlaufen. Ein Perikarderguss kann auftreten. Zu den Symptomen gehören Schmerzen in der Brust, Atembeschwerden, Husten, Fieber und Müdigkeit. Die Diagnose kann durch EKG, Röntgen oder andere bildgebende Verfahren und Bluttests bestätigt werden. Behandelt wird mit entzündungshemmenden Medikamenten, Dränage des Ergusses, möglicherweise auch mit operativer Fensterung des Herzbeutels.

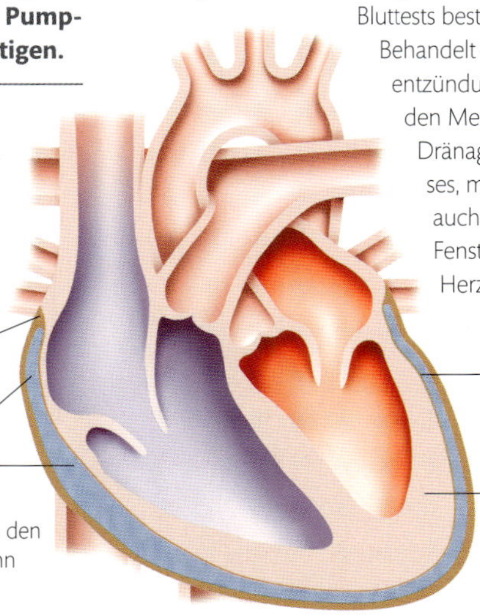

Perikarderguss
Durch Flüssigkeitsansammlung zwischen den beiden Membranen des Herzbeutels kann sich das Herz nicht mehr richtig dehnen.

HYPERTONIE

Die Hypertonie, gemeinhin bekannt als Bluthochdruck, schädigt auf Dauer Herz, Blutgefäße und andere Organe, ist aber meist leicht zu behandeln.

Das Herz pumpt Blut in das Kreislaufsystem, und dadurch entsteht Druck in den Gefäßen. Der Blutdruck kann altersbedingt variieren, bei der Hypertonie liegt er dauerhaft über den empfohlenen Werten. Anfangs gibt es selten merkliche Symptome. Bleibt die Hypertonie unbehandelt, vergrößert sich mit der Zeit das Herz, was zu einer Beeinträchtigung der Pumpleistung führen kann. Als Langzeitwirkung sind Schädigungen der Augen und Nieren möglich, das Risiko für Herzinfarkt und Schlaganfall steigt. Als Ursachen gelten genetische Disposition, hoher Salzkonsum, Rauchen, Übergewicht, Bewegungsarmut, hoher Alkoholkonsum und auch Stress. Eine sekundäre Hypertonie kann durch hormonelle Störungen, durch Nieren- oder Stoffwechselkrankheiten und als Nebenwirkung von Medikamenten entstehen. Die Hypertonie kann durch Änderung von Lebensweise und Ernährung und Medikamente zur Entwässerung und Blutdrucksenkung kontrolliert werden, Cholesterinsenker und Aspirin in niedriger Dosierung können das Herzrisiko reduzieren.

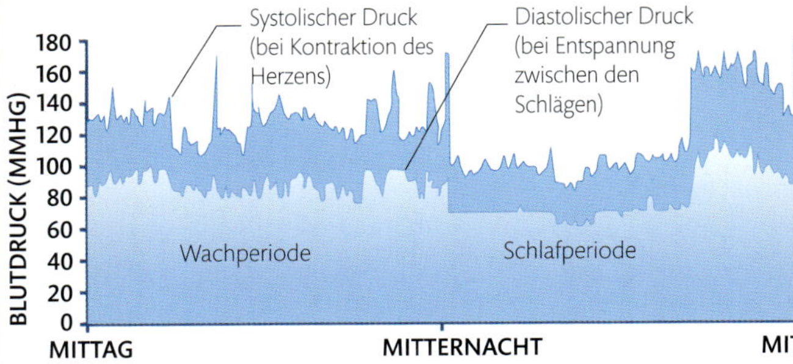

Blutdruckdiagramm
Der Blutdruck variiert während des Tages. Um dauerhaften Bluthochdruck festzustellen, sind mehrere Messungen erforderlich.

PULMONALE HYPERTONIE

Ein unnormal hoher Blutdruck in den Lungenarterien ist schwer zu behandeln und kann tödlich verlaufen.

Normalerweise strömt das Blut aus der rechten Seite des Herzens mit niedrigem Druck in die Lungenarterien. Wird der Druck zu hoch, muss die rechte Seite des Herzens stärker pumpen. Mit der Zeit verdickt sich der Ventrikel, und eine Herzinsuffizienz ist die Folge. Eine pulmonale Hypertonie kann sich aufgrund chronischer Herz- oder Lungenerkrankungen entwickeln, die genaue Ursache ist jedoch unbekannt.

Symptome sind Schmerzen in der Brust, Atemnot, Erschöpfung und Schwindel. Sauerstofftherapie und Medikamente zur Durchblutungsförderung können die Symptome lindern, generell ist jedoch keine effektive Behandlung möglich. Als letzte Möglichkeit kann eine Lungentransplantation in Betracht gezogen werden.

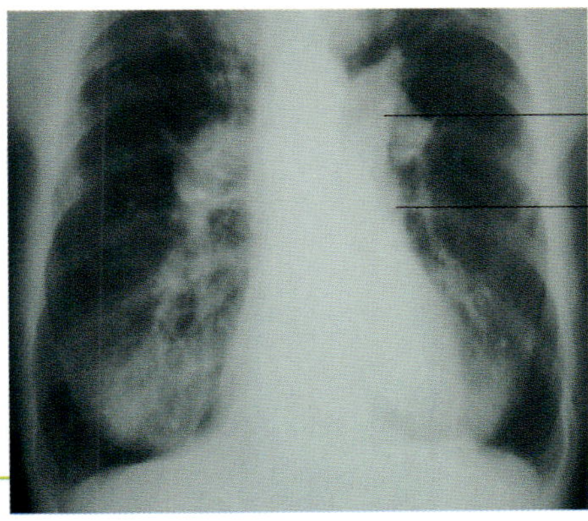

Auswirkungen auf das Herz
Der erhöhte Druck in den Lungenarterien führt zu ihrer Verdickung. Im Röntgenbild ist das Herz als Resultat der höheren Anstrengung sichtbar vergrößert.

GEFÄSSKRANKHEITEN

Das periphere Gefäßsystem umfasst Arterien, die das Blut vom Herzen in jedes Körpergewebe führen, und Venen, die es wieder zum Herzen transportieren. Jeder Teil dieses Systems kann durch Krankheiten geschädigt werden – mit Folgen für Organe und Gewebe.

ANEURYSMA

Ein Aneurysma ist eine Ausbuchtung in einer Arterie. Ist die Aorta betroffen, kann der Zustand lebensbedrohlich sein.

Schwachstellen in der Arterienwand führen unter dem Druck des Blutes zu Ausbuchtungen, an denen die Wand reißen kann. Aneurysmen können in jeder Arterie auftreten. Die Aorta ist jedoch anfälliger, und das Risiko, an einer Hämorrhagie zu sterben, ist hier am größten. Ein Brustaortenaneurysma tritt in Herznähe auf, ein abdominales Aortenaneurysma ist jedoch häufiger. Die Ursache können Schäden durch Arteriosklerose (s. S. 474) oder, seltener, Infektionen oder genetische Defekte sein. In vielen Fällen verursacht ein Aneurysma keine Symptome und wird erst entdeckt, wenn es reißt, bei einem Screening, einer Untersuchung oder Operation aus anderen Gründen.

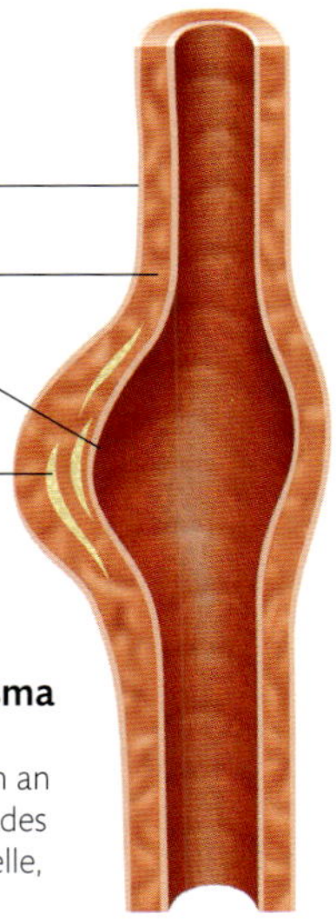

Gewöhnliches Aneurysma
Fetteinlagerungen sind eine häufige Ursache für Schäden an Arterienwänden. Der Druck des Blutes dehnt die Schwachstelle, bis sie schließlich reißt.

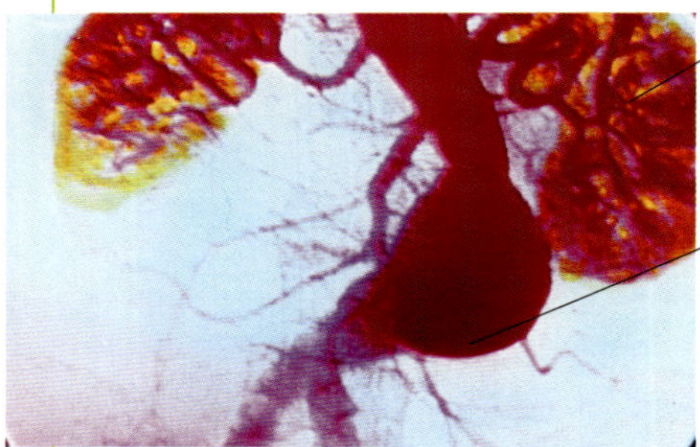

Abdominales Aortenaneurysma
In diesem Angiogramm (Röntgenbild nach Injektion eines Kontrastmittels in den Blutstrom) sieht man zwischen den Nieren eine Ausbuchtung der Aorta.

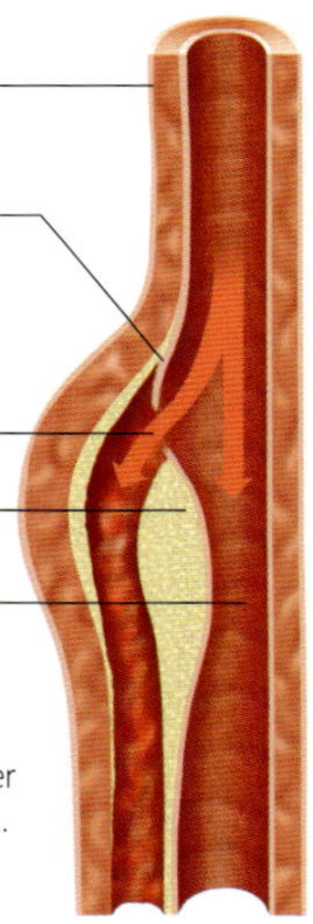

Aneurysma dissecans
Blut wird durch einen Riss in der inneren Arterienwand gedrückt. Es entsteht ein falscher Kanal zwischen den Wandschichten.

THROMBOSE

Ein Thrombus (Blutgerinnsel) kann sich in jedem Blutgefäß bilden und den Blutfluss blockieren. Er kann sich auch lösen und als Embolus im Blutstrom zirkulieren.

Thromben können sich auf verschiedene Weise bilden. In Venen fließt das Blut langsamer, dadurch entstehen Gerinnsel leichter an rauen Stellen in den Gefäßwänden oder Venenklappen. In Arterien entstehen Thromben eher an Stellen, an denen Plaque die Gefäßwand beschädigt hat. Genetisch bedingte Neigungen zu einer vermehrten Blutgerinnung spielen ebenfalls eine Rolle. Eine Thrombose ist symptomlos, solange sie keine Blutgefäße verstopft und Rötung oder Schmerzen an den sauerstoffunterversorgten Stellen verursacht. Bei entsprechender Neigung zur Thrombose können Antikoagulanzien verschrieben werden, um einer weiteren Thrombenbildung vorzubeugen.

TIEFE BEINVENENTHROMBOSE

Jede tiefe Vene kann eine Thrombose entwickeln (TVT), meistens kommt es jedoch im Unterschenkel dazu. Die Haut über dem betroffenen Bereich ist hart, rot, geschwollen und schmerzhaft. Risikofaktoren sind Gerinnungsstörungen, hohe Östrogenwerte, wie in der Schwangerschaft oder bei Einnahme der »Pille«, und Immobilität. Es besteht ein hohes Risiko, dass sich ein Gerinnsel löst und als Embolus in einer Herz- oder Lungenarterie stecken bleibt. Die Behandlung erfolgt mit Antikoagulanzien; große Gerinnsel werden operativ entfernt.

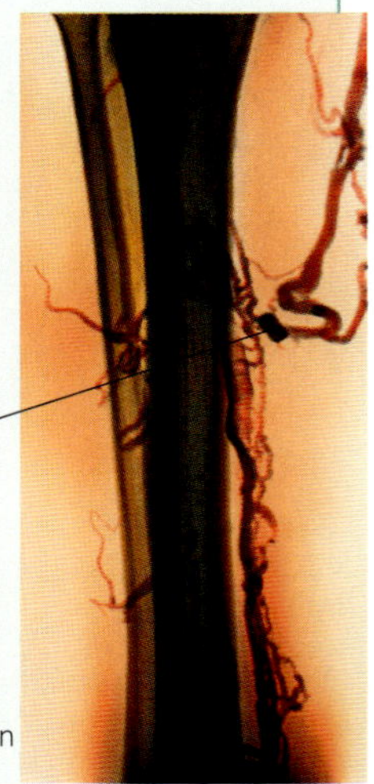

Tiefe Venenthrombose
Die Aufnahme zeigt ein Gerinnsel, das nahe dem Schienbein eine Vene blockiert.

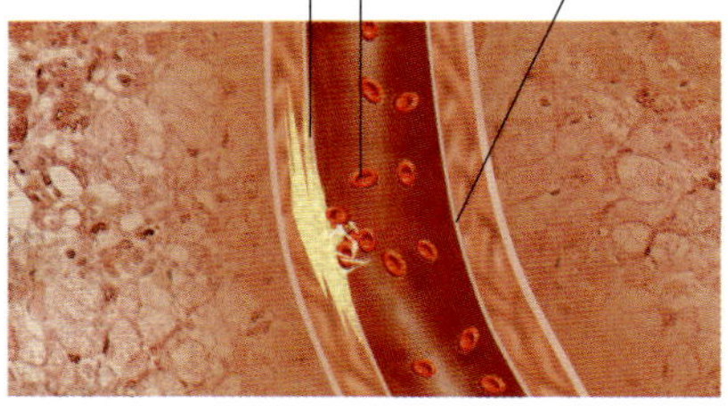

1 Wie eine Thrombose beginnt
Atheromatöse Plaque bildet sich aus Fettablagerungen, Stoffwechselprodukten, Kalzium und Fibrin, dem »Klebstoff« für die Blutgerinnung.

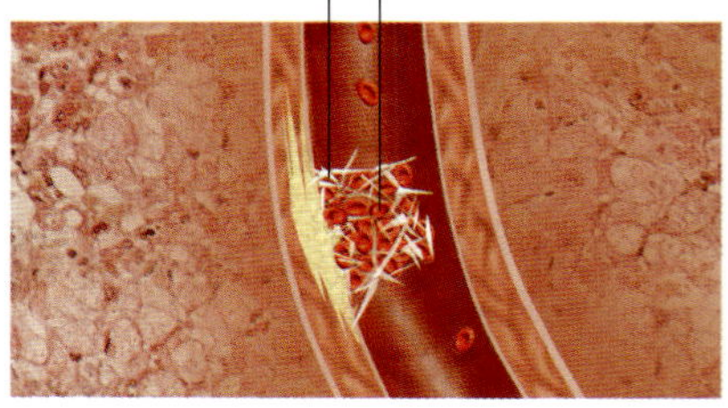

2 Thrombenbildung
Das wachsende Atherom verengt die Blutpassage. Schließlich reißt es und verursacht eine plötzliche Gerinnselbildung.

EMBOLIE

Die Embolie ist eine plötzliche Blockade einer Arterie durch einen Embolus (ein Klumpen aus frei flottierendem Material). Sie kann tödlich verlaufen.

Viele Emboli sind »Thrombo-Emboli« – abgebrochene Teile von Blutgerinnseln (Thromben) in einem Blutgefäß. Ein Embolus kann sich auch durch Fett- oder Knochenmarksklümpchen bilden, meist nach einem Becken- oder Schienbeinbruch. Auch eine Luftblase im Blut, durch Trauma, Operation oder einen Fremdkörper entstanden, kann ein Embolus sein. Blockiert ein Embolus eine Arterie, stirbt das Gewebe, das durch die betroffene Arterie versorgt wird, ab. Bei einer Lungenembolie resultiert der Gewebsschaden in Atemnot, Schmerzen und Kreislaufkollaps (s. S. 473). Ein Embolus, der ins Gehirn wandert, kann einen Schlaganfall auslösen. Fettembolien können neben dem Gehirn auch Lungen oder Hautbereiche betreffen, und Luftembolien können tödlich sein. Bei Verdacht auf Embolie ist eine Krankenhauseinweisung erforderlich, Art und Ort der Embolie müssen bestimmt werden. Thrombo-Embolien werden durch thrombolytische Medikamente behandelt, große Gerinnsel, Fett- oder Fremdkörper-Emboli müssen entfernt werden. Zur Vorbeugung weiterer Thrombenbildung werden Antikoagulanzien gegeben.

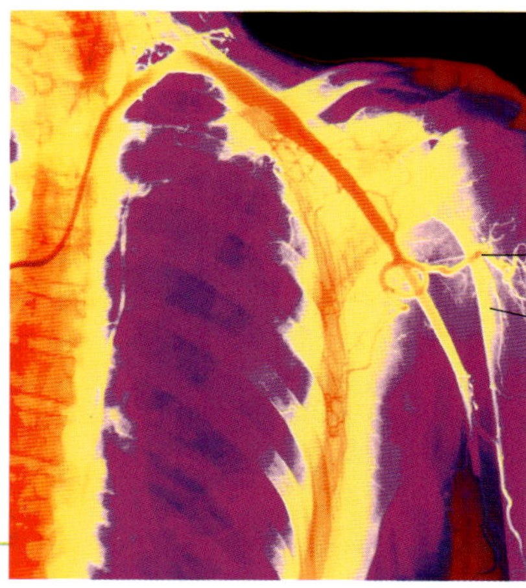

Embolus verschließt eine Arterie
Die meisten Embolien entstehen durch Thromben: Teile eines Gerinnsels flottieren im Blutstrom, bis sie in einer kleineren Arterie stecken bleiben.

ISCHÄMIE

Besonders die Unterschenkel neigen bei Durchblutungsstörungen zur Ischämie – die Minderdurchblutung oder Blutleere bestimmter Körperbereiche.

Eine Beinischämie kann auftreten, wenn die Durchblutung einer Arterie stark vermindert ist. Bei einer akuten Ischämie, z. B. wenn ein großes Gerinnsel eine Hauptarterie blockiert, ist das Bein kalt, blau, ohne Puls und schmerzhaft. Dies ist ein medizinischer Notfall und bedarf sofortiger Behandlung, um Schock und Gangrän zu vermeiden. Mögliche Gerinnsel müssen medikamentös aufgelöst oder operativ entfernt werden. Stirbt das Gewebe ab, bleibt oft nur die Amputation. Eine chronische Ischämie kann eine Claudicatio intermittens (krampfartige Schmerzen beim Gehen) verursachen, weil die Muskeln durch die verengten Arterien niemals genug Sauerstoff erhalten. Dieser Zustand wird meist durch eine fortgeschrittene Arteriosklerose hervorgerufen und mit Blutverdünnern und Angioplastie zur Weitung stark verengter Gefäße behandelt.

RAYNAUD-SYNDROM

Das Hauptmerkmal dieser Krankheit ist das Raynaud-Phänomen – die Verengung der kleinen Blutgefäße in den Extremitäten.

Durch die Konstriktion der Gefäße sind Finger, Zehen, Ohren oder Nase zuerst weiß und kalt, bevor sie mit sinkender Durchblutung blau, lila oder schwarz werden. Dann erweitern sich die Gefäße wieder, die Durchblutung setzt ein, die Haut wird rot, und die betroffenen Gewebe schmerzen und pochen. Gelenkschmerzen, Schwellungen, Ausschläge und Muskelschwäche können ebenfalls auftreten. Die Ursache des primären Raynaud-Syndroms ist unbekannt. Bei manchen Menschen verursachen Krankheiten wie rheumatoide Arthritis, Systemischer Lupus Erythematodes (SLE), Sklerodermie oder multiple Sklerose ein sekundäres Raynaud-Syndrom. Das »Hand-Arm-Vibrations-Syndrom« bei Arbeitern, die vibrierende Werkzeuge bedienen, ist eine weitere Ursache.

Bei beiden Formen können Attacken durch Kälte und Stress ausgelöst werden. Um die Symptome zu vermeiden, müssen die Extremitäten warm gehalten werden. Auf Rauchen und die Einnahme gefäßverengender Medikamente sollte verzichtet werden. Vasodilatoren können zur Verbesserung der Durchblutung verabreicht werden.

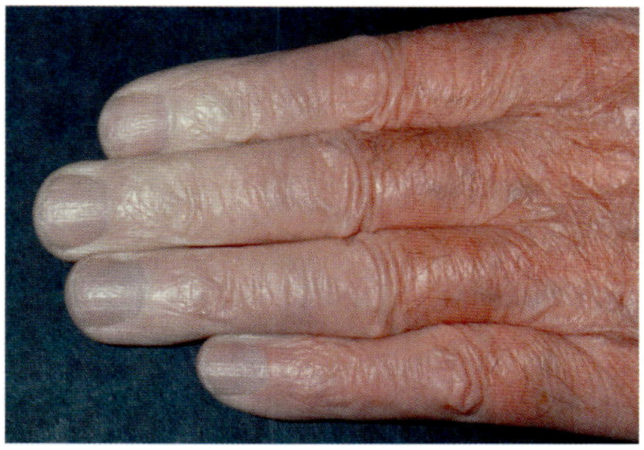

Raynaud-Phänomen
Durch plötzliche Arterienverengung wird die Durchblutung unterbunden, die Extremitäten werden weiß und kalt. Weiten sich die Gefäße wieder, treten meist Schmerzen, Taubheitsgefühle und Pochen auf.

VASKULITIS

Die Vaskulitis ist die Entzündung von Blutgefäßen. Sie tritt zwar selten auf, kann aber jedes Körperorgan und -system betreffen.

Bei der Hälfte der Fälle von Vaskulitis ist die Ursache unbekannt. Die andere Hälfte resultiert aus Infektionen, anderen entzündlichen Erkrankungen, Medikamenten oder dem Kontakt mit chemischen Reizstoffen. Die häufigsten Probleme sind Hautläsionen, Ausschläge und Geschwüre. Innerlich können Blutungen, Schwellungen oder Blockaden in Gefäßen und Organen auftreten.

Die Diagnose wird durch ärztliche Untersuchung, Bluttests und Röntgenaufnahmen gestellt. Die Behandlung hängt von der Ursache ab und umfasst die Vermeidung auslösender Medikamente und die Kontrolle der Infektion. Weitere Behandlungen richten sich nach den betroffenen Organen und dem Allgemeinzustand des Patienten.

In seltenen Fällen ist ein chirurgischer Eingriff zur Reparatur geschädigter großer Blutgefäße notwendig.

ULCUS CRURIS

Ein Ulcus cruris, ein »offenes Bein«, entwickelt sich an Unterschenkel oder Knöchel meist bei älteren Menschen.

Sind die Beinvenen schwach und überdehnt (Krampfadern), kann das Blut nicht effektiv zum Herzen zurückgepumpt werden. Es kommt zu Blutstau und Druck in den Venen. Der erhöhte Druck bewirkt das Austreten von Wasser aus den Venen in das umliegende Gewebe. Der Ödembildung folgt die Verhärtung des Bindegewebes und dann die Ulzeration. Das offene Gewebe kann sich infizieren und schmerzen.

Ohne Behandlung können sich großflächige Hautnekrosen bilden, das Resultat ist ein »offenes Bein« mit blank liegendem Fett- oder Muskelgewebe. Bei schlechter Blutzirkulation in den Beinen ist der Puls am Knöchel niedriger als der Vergleichswert am Handgelenk.

Zur Behandlung gehört das Tragen von Kompressionsstrümpfen und Bandagen. Ein häufiges Hochlegen der Beine ist zu empfehlen, um den Rückfluss des Blutes zum Herzen zu fördern und den Druck im Gewebe zu reduzieren. Bei nicht heilenden Geschwüren kann eine Venenoperation oder eine Hauttransplantation in Betracht gezogen werden.

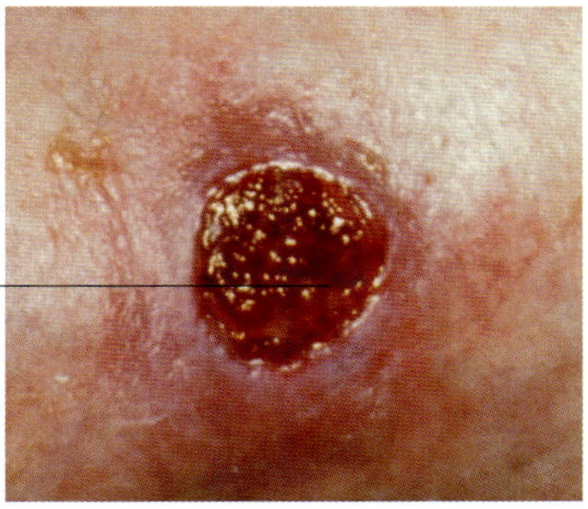

Ulzeration
Mangelnde Blutzirkulation kann zu chronischen Gewebsschäden und Ulzeration führen. Die Geschwüre, flache offene Stellen, heilen sehr schlecht und oft überhaupt nicht.

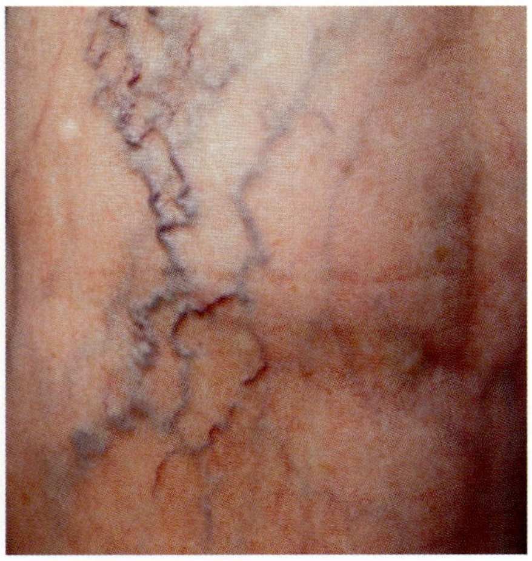

Krampfadern im Bein
Jede Vene kann zur »Krampfader« werden. Am häufigsten kommt eine Varikose jedoch in den Unterschenkeln vor. Die geschwollenen Venen treten besonders bei langem Stehen hervor.

VARIKOSE

Mit Varikose werden die typischen, knotig hervortretenden Beinvenen bezeichnet, die man als »Krampfadern« kennt. Sie entwickeln sich häufiger bei Frauen; die Neigung dazu ist erblich.

Normalerweise wird das Blut mithilfe von Muskelkontraktionen (Beinvenenpumpe) zum Herzen zurücktransportiert. Die Venenklappen verhindern den Rückfluss. Krampfadern entstehen, wenn die Klappen nicht mehr richtig schließen und das Blut in den Beinen »versackt«. Die Venen schwellen durch den Druck an und treten hervor. Krampfadern bilden sich oft in der Schwangerschaft, bei Übergewicht und langem Stehen. In seltenen Fällen sind die Venen abnorm elastisch (oder es fehlen Venenklappen), sodass sie bereits bei normalem Druck überdehnt werden.

Eine Varikose muss nicht immer Symptome verursachen, Betroffene klagen jedoch meist über schmerzende, juckende, »schwere« geschwollene Beine. Eine Ultraschalluntersuchung kann Aufschluss über die Blutzirkulation geben.

VARIKOSEBEHANDLUNG

Bei einer leichten Varikose bedarf es außer Stützstrümpfen keiner weiteren Behandlung. Viel Bewegung und Gewichtsabnahme tragen dazu bei, die Venenwände zu stützen. Auch langes Stehen sollte vermieden werden. Es können jedoch Komplikationen, wie Ulcus cruris, Ekzem oder starke Schwellung, auftreten. Eine operative Entfernung oder Verödung der betroffenen Venen kann je nach Lage und Schwere der Varikose eine Verbesserung bewirken, jedoch können danach wieder neue Krampfadern entstehen.

Verödung
Bei der Verödung (Sklerotherapie) wird eine Vene durch Injektion künstlich verschlossen. Zuvor wird der Verlauf der Vene durch Ultraschall festgestellt und dann markiert.

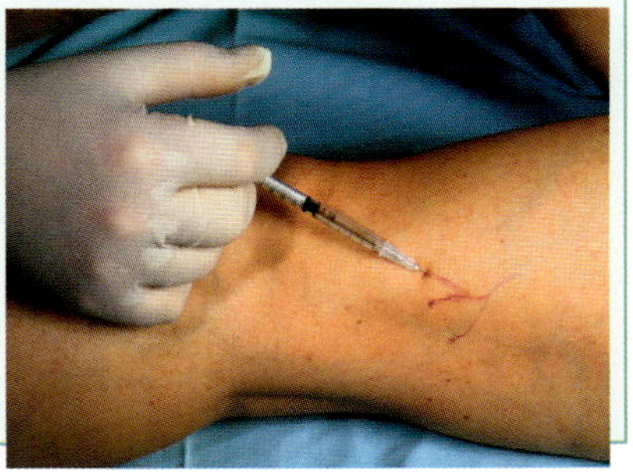

BLUTKRANKHEITEN

Eine abnorme Anzahl und Form von roten und weißen Blutzellen oder Blutplättchen kann verschiedene Ursachen (Anämie, Leukämie) haben. Bei Gerinnungsstörungen gerinnt das Blut zu schnell und verursacht Thrombosen, oder es gerinnt nicht ausreichend, was zu Blutungen und Hämatomen führt.

ANÄMIE

Bei der Anämie (Blutarmut) sind entweder zu wenig rote Blutzellen vorhanden, oder die Konzentration des Hämoglobins (roter Blutfarbstoff) ist zu gering. Eine Anämie kann zur Hypoxie (Sauerstoffarmut) in den Zellen führen. Die unterschiedlichen Formen der Anämie werden in drei Oberbegriffen zusammengefasst: Bei der mikrozytären Anämie sind die roten Blutzellen abnorm klein, bei der makrozytären sind sie abnorm groß und bei der normzytären Anämie haben sie eine normale Größe. Anomalien in den Hämoglobinmolekülen sind weitere Variationen der Anämie.

THALASSÄMIE

Genetische Defekte können zu abnormer Hämoglobinbildung führen. Die Beta-Thalassämie gehört zu den häufigsten Störungen dieser Art.

Bei der Beta-Thalassämie handelt es sich um eine autosomal-rezessiv vererbte Erkrankung, die im Mittelmeerraum und in Südostasien weit verbreitet ist. Eine fehlerhafte Hämoglobinproduktion führt zur Bildung steifer, instabiler roter Blutzellen, wodurch es schon früh zu Anämie und Wachstumsstörungen kommt. Um diesen Zustand zu kompensieren, vergrößern sich die Markhöhlen in den Knochen, damit sie mehr Blutzellen produzieren können. Die Röhrenknochen werden dadurch dünn und zerbrechlich, die Schädel- und Gesichtsknochen zeigen Deformationen. Leber und Milz vergrößern sich, um ebenfalls rote Blutzellen herzustellen. Häufige Bluttransfusionen sollen der Anämie entgegenwirken. Die einzige Heilung besteht jedoch in einer Knochenmarktransplantation, die in schweren Fällen angeraten ist.

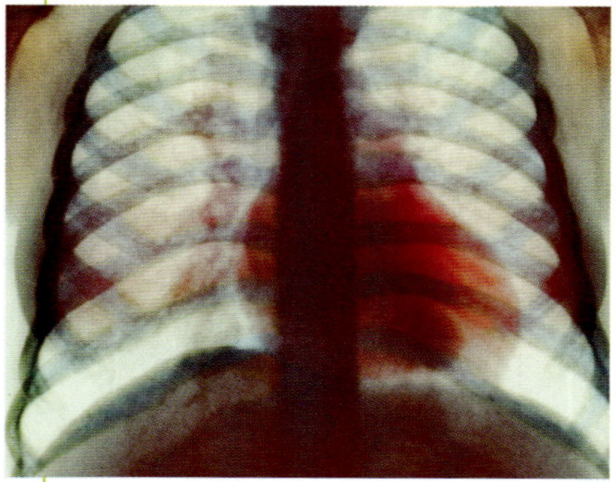

Röntgenbild der Brust bei Thalassämie
Dieses eingefärbte Röntgenbild zeigt einen deformierten Brustkorb als Resultat einer Markhöhlenerweiterung, durch die der Körper versucht, mehr rote Blutzellen zu produzieren.

MIKROZYTÄRE UND MAKROZYTÄRE ANÄMIE

Mikrozytäre Anämie wird oft durch Eisenmangel verursacht. Die seltenere makrozytäre Anämie entsteht meist durch Mangel an Vitamin B_{12} oder Folsäure.

Wird ein Blutverlust nicht ausreichend durch Eisen in der Nahrung kompensiert, kann sich eine mikrozytäre Anämie in Form einer Eisenmangelanämie entwickeln, bei der die roten Blutzellen kleiner als normal sind. Ursachen des Blutverlusts sind oft okkulte Blutungen im Magen-Darm-Bereich. Die makrozytäre Anämie, bei der die roten Blutzellen größer als normal sind, kann durch Hypothyreose (s. S. 504) oder Alkoholismus verursacht werden. Aufgrund von Vitamin-B- oder Folsäuremangel wird sie auch megaloblastische Anämie genannt. Nahrungsergänzungsmittel können helfen.

Die perniziöse Anämie gehört ebenfalls zu den makrozytären Anämien und wird durch das Fehlen des Intrinsic Factors, der im Magen produziert wird und zur Absorption von Vitamin B_{12} aus der Nahrung benötigt wird, verursacht. Die Behandlung erfolgt durch Vitamin-B_{12}-Injektionen. Die normozytäre Anämie, bei der die roten Blutzellen normal groß, aber die Hämoglobinwerte zu niedrig sind, ist bei aplastischer Anämie, chronischen Erkrankungen und Störungen mit fortschreitendem Verlust roter Blutzellen zu beobachten. Zu den Symptomen einer Anämie gehören Erschöpfung, Kurzatmigkeit bei Anstrengung, Blässe und weißliche Nagelbetten.

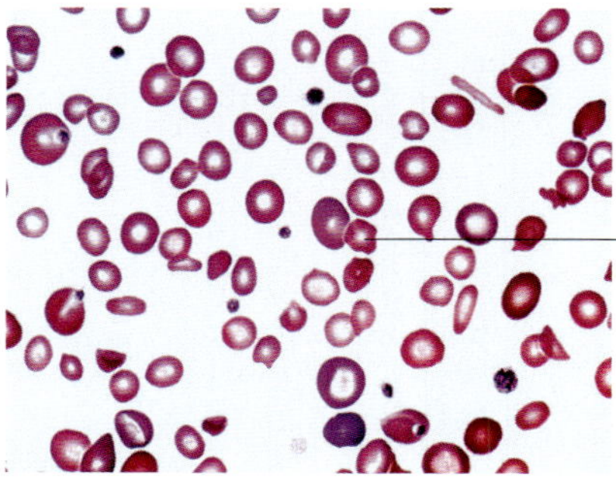

Deformierte rote Blutzelle

Schwere mikrozytäre Anämie
Das Bild zeigt rote Blutzellen, kleiner und blasser als normal (einige sind deformiert) – charakteristisch für eine mikrozytäre Anämie.

APLASTISCHE ANÄMIE

Bei der aplastischen Anämie werden Blutzellen und -plättchen nicht in ausreichender Zahl produziert, um ihre normale Funktion aufrechtzuerhalten.

Ein Mangel an Thrombozyten (Blutplättchen) führt zu Hämatomen und schweren Blutungen. Durch die geringe Anzahl weißer Blutkörperchen können lebensbedrohliche Infektionen entstehen. Zu wenig rote Blutkörperchen führen zu Anämie mit Symptomen wie Blässe, Erschöpfung und Kurzatmigkeit. Die Behandlung erfordert eine Knochenmarktransplantation.

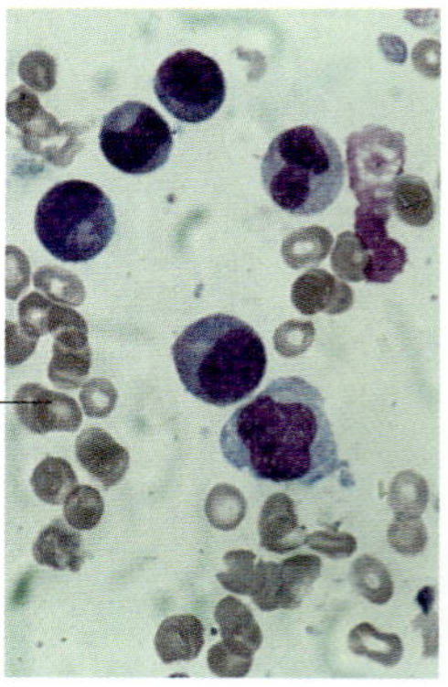

Rote Blutzelle

Knochenmarkabstrich
Es sind abnorm wenige rote und weiße Blutzellen zu sehen.

SICHELZELLENANÄMIE

Eine Mutation im Hämoglobin-Gen führt zur Entwicklung steifer, instabiler, sichelförmiger roter Blutzellen, die kleine Gefäße nur schwer passieren können.

Bei der Sichelzellenanämie enthalten die roten Blutkörperchen abnormes Hämoglobin. Sie wird meist im Alter von vier Monaten diagnostiziert. Die abnormen Sichelzellen erschweren die Durchblutung der Organe und verursachen Episoden schwerer Schmerzen (Sichelzellkrise) und schließlich Organschäden. Eine Krise kann durch Infektion und Dehydrierung ausgelöst werden. Typische Symptome sind schmerzende Knochen und Gelenke, schwere Bauchschmerzen, Schmerzen in der Brust, Kurzatmigkeit und Fieber. Die Diagnosestellung erfolgt durch Bluttests. Die Behandlung zielt durch Flüssigkeitszufuhr, starke Schmerzmittel, Antibiotika und Bluttransfusionen auf Vermeidung und Linderung von Krisen ab. In schweren Fällen kann eine Knochenmarktransplantation helfen.

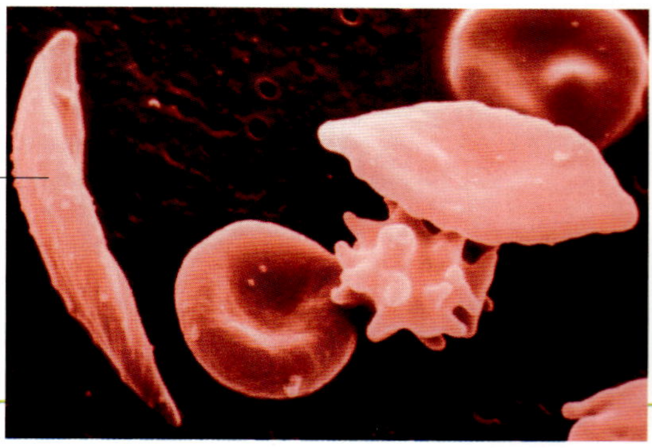

Sichelförmige Blutzelle

Deformierte rote Blutzelle
Die abnormen Sichelzellen sind zerbrechlich, können Blutgefäße nur mit Schwierigkeiten passieren und haben eine kürzere Lebensdauer.

LEUKÄMIE

Leukämie (Blutkrebs) ist eine Erkrankung des blutbildenden Systems mit vermehrter Bildung weißer Blutzellen, die Immunsuppression, Anämie und einen Mangel an Blutplättchen verursacht.

Bei der akuten Leukämie vermehren sich unreife, maligne weiße Blutzellen zu schnell, gelangen ins Blut und breiten sich auf andere Körperorgane aus. Durch das Fehlen der Blutplättchen entstehen Hämatome, starke Blutungen und Petechien (durch Hämorrhagie verursachte rote oder violette Punkte auf der Haut). Die entarteten weißen Blutzellen können Infektionen nicht mehr bekämpfen, das Risiko für lebensbedrohliche Infektionen steigt. Der Mangel an roten Blutkörperchen verursacht eine Anämie.

Eine akute Leukämie verläuft ohne Behandlung mit Chemotherapie und Knochenmarktransplantation tödlich. Bei Kindern ist die Prognose bei Behandlung sehr gut. Bei der chronischen Leukämie vermehren sich reife, maligne weiße Blutzellen langsam über Monate und Jahre, sodass die Knochenmarkfunktion länger aufrechterhalten wird. Die entarteten Zellen breiten sich auf Leber, Milz und Lymphknoten aus und verursachen deren Vergrößerung. Chronische Leukämie kann mit Chemotherapie und Knochenmarktransplantation behandelt werden.

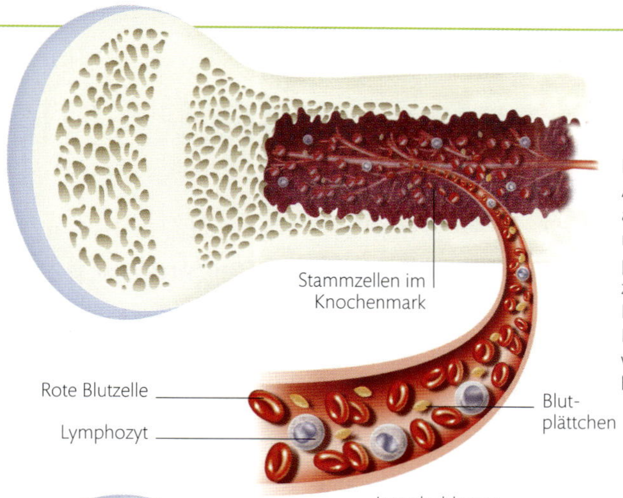

Produktion von Blutzellen
Alle Blutzellen entwickeln sich aus Stammzellen im Knochenmark. Rote Blutzellen transportieren Sauerstoff. Lymphozyten gehören zu den weißen Blutzellen und bekämpfen Infektionen. Blutplättchen sind wichtig für die Blutgerinnung bei Verletzungen.

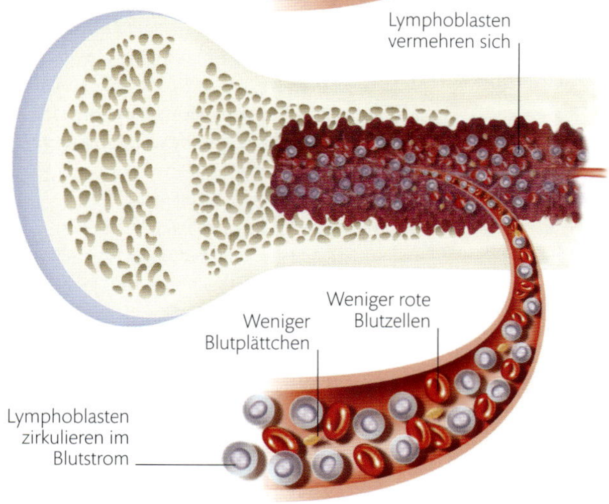

Akute lymphatische Leukämie (ALL)
Lymphoblasten (unreife, maligne Lymphozyten) vermehren sich rasch im Knochenmark, wodurch die Produktion normaler Blutzellen gestört ist. Sie breiten sich über den Blutstrom aus und übertragen den Krebs auf andere Körperorgane und -gewebe.

KNOCHENMARK-TRANSPLANTATION

Gesundes Knochenmark kann transplantiert werden, um kanzeröses oder defektes Knochenmark bei Menschen mit lebensbedrohlichen Krankheiten zu ersetzen. Zuerst wird das erkrankte Knochenmark durch Strahlung zerstört, dann werden gesunde Knochenmarkzellen in den Blutkreislauf des Patienten eingebracht. Gesundes Knochenmark wird aus großen Knochen, z. B. dem Beckenknochen, eines geeigneten Spenders (meist Verwandte oder, wenn möglich, der Patient selbst) entnommen. Knochenmarktransplantationen werden auch unter Anwendung von Stammzellen eines Spenders oder aus Nabelschnurblut durchgeführt.

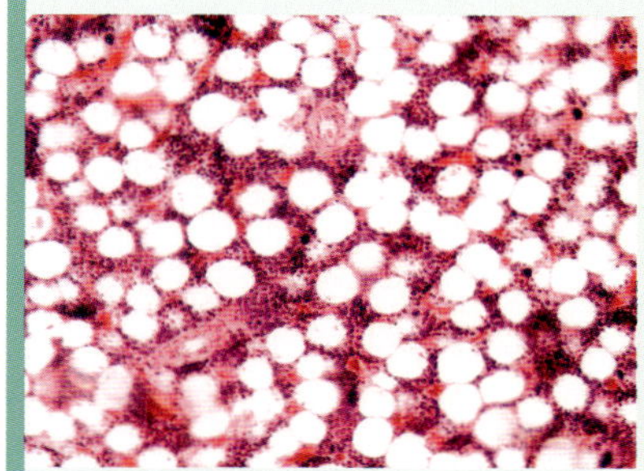

Knochenmark
Mikroskopansicht des gesunden Knochenmarks, das entnommen und zum Ersatz von erkranktem Knochenmark verwendet werden kann.

LYMPHOME

Maligne Lymphome sind Schwellungen der Lymphknoten, die sich entwickeln, wenn Lymphozyten (weiße Blutzellen) des Immunsystems solide Tumoren im Lymphsystem bilden.

Es gibt 40 verschiedene, nach ihrem Zelltyp klassifizierte Lymphomarten. Die Hauptkategorien sind Neoplasien (Gewebewachstum) von B- oder T-Lymphozyten (Non-Hodgkin-Lymphom) und Hodgkin-Lymphome. Alle Arten verursachen eine Schwellung der Lymphknoten in Hals, Achseln oder Leiste, Fieber, Gewichtsverlust, Nachtschweiß und Erschöpfung. Ein Hodgkin-Lymphom tritt seltener auf, entwickelt sich entweder bei 15- bis 35-Jährigen oder bei über 50-Jährigen und verläuft sehr aggressiv. Bei jungen Menschen sind die Heilungsaussichten sehr gut, bei älteren ein wenig schlechter. Non-Hodgkin-Lymphome treten hauptsächlich bei über 60-Jährigen auf und können aggressiv oder schleichend verlaufen.

Die Diagnose basiert auf einer Lymphknotenbiopsie (Gewebeprobe), und die Verbreitung wird durch Scans überprüft. Die Behandlung umfasst Chemo- und Strahlentherapie, monoklonale Antikörpertherapie und Kortison.

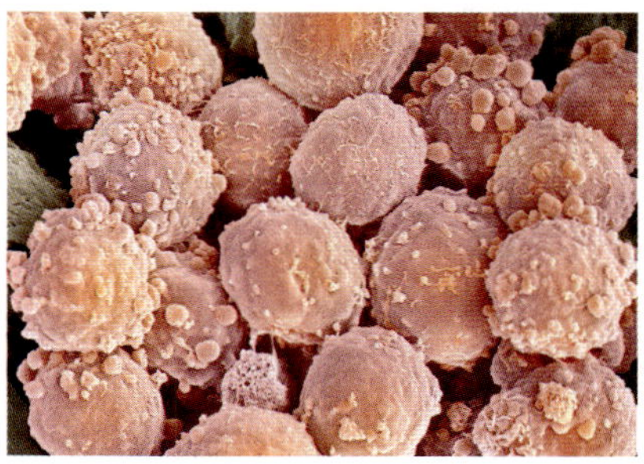

Lymphzellen bei Lymphom
Das Stadium eines Lymphoms hängt davon ab, ob sich die entarteten Zellen nur auf eine Gruppe von Lymphknoten beschränken oder sich bereits auf Leber, Haut und Lungen ausgebreitet haben.

THROMBOZYTÄRE STÖRUNG

Thrombozyten sind wichtig für die Blutgerinnung. Eine zu hohe Anzahl verursacht die Verklumpung des Blutes (Thrombose), ein Mangel führt zu starken Blutungen.

Thrombozytäre Störungen lassen sich durch Blutbild oder Knochenmarksbiopsie diagnostizieren. Ist die Thrombozytenzahl nach Entzündungen, Operationen, Blutungen oder bei Eisenmangel erhöht, ist meist keine Behandlung nötig. Eine zu hohe Thrombozytenzahl verursacht keine Symptome, steigert aber das Risiko einer Thrombose. Dies lässt sich durch Aspiringaben reduzieren.

Eine verringerte Thrombozytenzahl (Thrombozytopenie) kann durch aplastische Anämie und Leukämie entstehen oder wenn Thrombozyten aufgrund von Erkrankungen wie Lupus erythematodes (SLE) oder idiopathische thrombozytopenische Purpura (ITP) zerstört werden. Eine ITP kann eine Behandlung mit Corticosteroiden und speziellen Medikamenten erfordern. Medikamente wie Chemotherapeutika und Interferon, die auf das Knochenmark wirken, können ebenfalls die Thrombozytenzahl vermindern. Es entstehen Hämatome, starke Blutungen und rote Punkte (Petechien) am Körper.

GERINNUNGSSTÖRUNGEN

Eine unzureichende Blutgerinnung kann genetisch oder autoimmun bedingt sein und zu schweren Blutungen führen.

Hämophilie A (Bluterkrankheit) ist eine seltene Erbkrankheit, die einen Mangel des Gerinnungsfaktors VIII verursacht, der sehr wichtig für die Blutgerinnung ist. Es können innere Blutungen in Muskeln oder Gelenken auftreten, die starke Schmerzen und die Zerstörung der Gelenke nach sich ziehen, bei Verletzungen kommt es zu schweren Blutungen. Die Hämophilie wird durch regelmäßige Infusionen des fehlenden Gerinnungsfaktors behandelt.

Das Willebrand-Jürgens-Syndrom ist eine häufige Erbkrankheit, die außer einer erhöhten Neigung zu blauen Flecken, Nasen- und Zahnfleischbluten kaum Symptome verursacht und normalerweise keiner Behandlung bedarf. Weitere Gerinnungsstörungen können durch Leberschaden, Leukämie oder Vitamin-K-Mangel entstehen. Die Behandlung erfolgt durch Gabe von Gerinnungsfaktoren, um Blutungen zu verhindern.

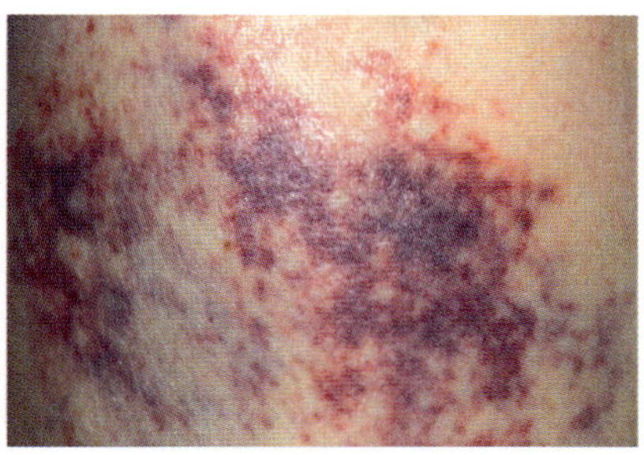

Hämatom bei Hämophilie
Selbst kleinste Verletzungen können bei »Blutern« schwere Hämatome verursachen. Typisch ist spontanes Nasen- oder Zahnfleischbluten.

ALLERGIEN UND AUTOIMMUNERKRANKUNGEN

Eine Allergie ist im Wesentlichen eine überschießende Reaktion des Immunsystems auf bestimmte Substanzen. Bei einer Autoimmunerkrankung reagiert es auf eigene Körperzellen und -gewebe und verursacht eine Reihe von Störungen.

ALLERGISCHE RHINITIS

Der Kontakt mit Allergenen aus der Luft löst in der Nasenschleimhaut eine Immunantwort aus, die Schwellung, Juckreiz und starke Schleimproduktion verursacht.

Bei der saisonbedingten allergischen Rhinitis (Heuschnupfen) kommt es zu Symptomen, wenn bestimmte Pollen in der Luft sind. Heuschnupfen tritt selten vor dem sechsten Lebensjahr auf, entwickelt sich aber bis zum Alter von 30; rund ein Fünftel der westlichen Bevölkerung ist davon betroffen. Heuschnupfen ist oft mit Ekzem und Asthma verbunden (s. S. 444, 472). Eine perenniale Rhinitis kann das ganze Jahr über auftreten und wird im Allgemeinen durch Hausstaubmilben oder Tierhaare verursacht. Niesen, laufende Nase, tränende, juckende Augen und Halsschmerzen können binnen Minuten nach dem Kontakt mit dem Allergen auftreten. Ein Allergietest beinhaltet den Prick-Test auf der Haut und Bluttests. Vermeidung der Auslöser und Anwendung oraler Antihistamine, kortisonhaltiger Nasensprays und spezieller Augentropfen können zur Vorbeugung oder Linderung einer allergischen Rhinitis beitragen. Immuntherapie und Desensibilisierung sind bei schweren, chronischen Fällen sinnvoll.

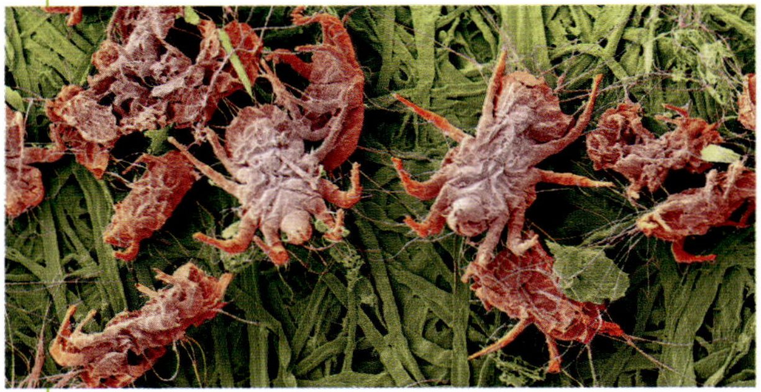

Staubmilben
Millionen von Staubmilben tummeln sich überall in Betten und Teppichen. Ihr Kot löst bei vielen Menschen allergische Reaktionen aus.

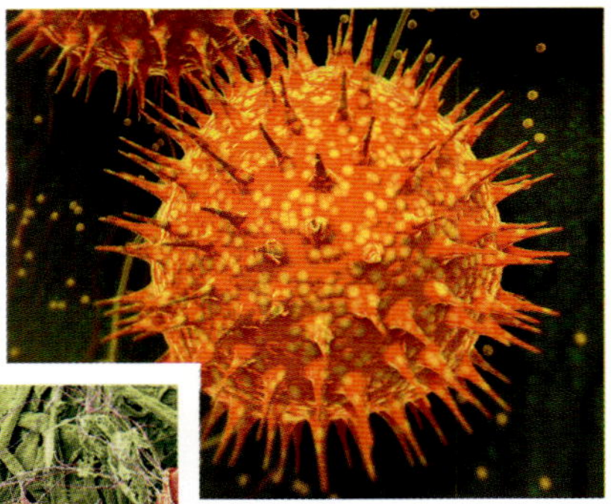

Pollenkorn
Graspollen sind eine häufige Ursache für Heuschnupfen. Das Pollenaufkommen ist im Frühling und Frühsommer am höchsten.

ANAPHYLAXIE

Die Anaphylaxie ist eine massive Immunreaktion des ganzen Körpers auf ein Allergen. Der anaphylaktische Schock ist eine potenziell tödliche Reaktion, die sich innerhalb von Minuten entwickeln kann.

Die Anaphylaxie ist eine schwere Reaktion auf ein Allergen (Nüsse, Medikamente oder Insektenstiche). Das Allergen kann geschluckt, injiziert, berührt oder eingeatmet werden. Anfangs stellen sich Juckreiz und Gesichtsrötung ein, worauf rasch schwere Probleme folgen, bis hin zu einem bedrohlich absinkenden Blutdruck (anaphylaktischer Schock), der zu Bewusstlosigkeit und Kreislaufversagen führt. Weitere Symptome können Verengung der Luftwege mit schwerer Atemnot, Brustschmerzen, Herzklopfen, Übelkeit, Erbrechen, Durchfall, Angioödem und Hautprobleme wie Urtikaria (s. S. 445) sein.

Eine Anaphylaxie setzt plötzlich ein und verschlimmert sich rasant. Es handelt sich um einen lebensbedrohlichen Zustand und absoluten medizinischen Notfall, Atmung und Kreislauf können innerhalb von Minuten versagen. Die Behandlung umfasst Reanimation, sofortige Verabreichung von Adrenalin (Epinephrin) zur Öffnung der Luftwege, Stimulation des Herzens und Verengung der Blutgefäße. Das Mitführen von Epinephrin für den Notfall ist gefährdeten Allergikern zu empfehlen.

ANGIOÖDEM

Ein Angioödem ist eine lokale Schwellung unter der Haut, hervorgerufen durch plötzlichen Flüssigkeitsaustritt aus den Gefäßen. Die Ursache ist meist eine allergische Reaktion.

Ein Angioödem ist eine Schwellung, die normalerweise Gesicht, Mund, Mundschleimhaut, Zunge oder Rachen betrifft. Schwellungen im Rachen können die Atmung behindern, die Luftwege müssen möglicherweise mit einem Schlauch offen gehalten werden. Häufige Auslöser sind Erdnüsse, Meeresfrüchte und Insektenstiche. Medikamente können ein nicht allergisches Angioödem induzieren. Die Behandlung erfolgt durch Antihistamine und in schweren Fällen durch schrittweise Desensibilisierung.

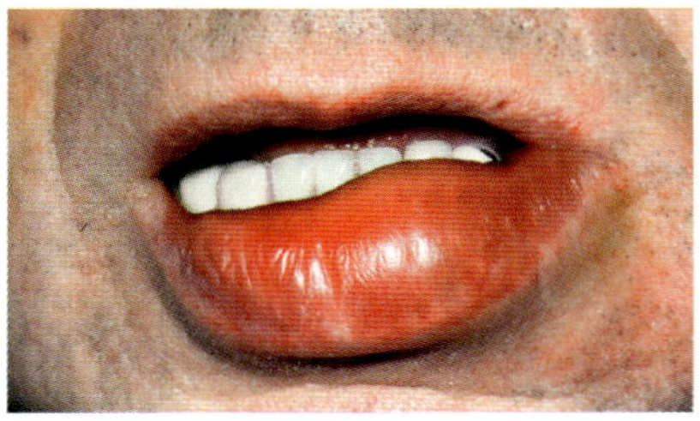

Geschwollene Unterlippe
Beim Angioödem tritt die Schwellung im Gesicht am häufigsten um den Mund herum auf. Sie kann einige Stunden oder sogar Tage anhalten.

LEBENSMITTELALLERGIEN

Eine Abwehrreaktion des Immunsystems auf ein Nahrungsprotein kann eine Reihe von Störungen verursachen, einschließlich anaphylaktischem Schock und Ekzem.

Kinder sind häufiger von Lebensmittelallergien betroffen als Erwachsene. Die Auslöser sind meist Milchprodukte, Eier, Nüsse, Meeresfrüchte, Muscheln, Soja, Weizen und Sesamprodukte. Eine Lebensmittelallergie kann eine Reihe von Symptomen verursachen, von Juckreiz bis hin zu Übelkeit, Bauchkrämpfen und Durchfall. Durch Schwellung der Atemwege und Angioödem können pfeifende Atmung und Schluckbeschwerden auftreten. Die Nahrungsmittelallergie unterscheidet sich von der Nahrungsmittelunverträglichkeit, bei der die Symptome durch Nahrungstoxine (z. B. bakterielle Kontamination), Probleme mit Verdauungsenzymen (wie bei Laktoseintoleranz) oder durch die direkte Wirkung von Inhaltsstoffen der Nahrung (z. B. Koffein) verursacht werden. Bei Verdacht auf Nahrungsmittelallergie können Blut- und Hauttests zur Feststellung der Ursache durchgeführt werden. Aufzeichnungen über die eingenommenen Speisen und Getränke sowie das abwechselnde Weglassen bestimmter Nahrungsmittel können ebenfalls zur Identifikation des Allergens beitragen. Leichte Allergien können durch Antihistamine behandelt werden. Bei schweren Ausprägungen müssen Betroffene einen Autoinjektor mit Epinephrin (Adrenalin) zur Notfallbehandlung mitführen.

ALLERGIETEST AUF DER HAUT

Bei einem Prick-Test werden verschiedene in Flüssigkeit gelöste Allergene durch leichtes Anritzen in die Haut eingebracht. Eine positive Reaktion (Juckreiz, Rötung und Schwellung) deutet auf eine Allergie auf die betreffende Substanz hin. Beim Patch-Test werden Pflaster mit verschiedenen Allergenen auf die Haut geklebt, und nach einigen Tagen wird die Reaktion geprüft.

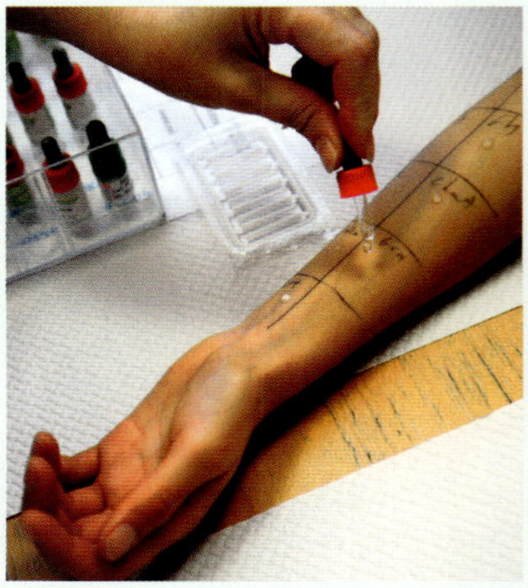

Prick-Test
Der Prick-Test wird durchgeführt, um übliche Allergien auf Pollen, Staub, Tierhaare und bestimmte Nahrungsmittel festzustellen.

SYSTEMISCHER LUPUS ERYTHEMATODES (SLE)

Bei dieser Autoimmunerkrankung, kurz SLE oder Lupus genannt, greift das Immunsystem das eigene Bindegewebe von Haut, Gelenken und inneren Organen an.

Die Inzidenz von SLE liegt in Europa bei rund 2–15 Neuerkrankten pro 100 000 Personen. Erbfaktoren können eine Rolle spielen. Der Lupus tritt häufiger bei Frauen auf und entwickelt sich ab dem Teenageralter. Die Ursache ist eine Antikörperreaktion des Immunsystems gegen das Bindegewebe des Körpers. Bindegewebsentzündungen sind die Folge.

SLE kann durch Entzündungen, Pubertät, Menopause, Stress, Sonnenlicht und Medikamente ausgelöst werden. Die Symptome variieren stark in ihrer Schwere und kommen und gehen. Schübe können wochenlang anhalten und dann für Monate oder sogar Jahre fernbleiben. Das Fortschreiten der Krankheit kann von sehr langsam bis schnell variieren. Die häufigsten Symptome sind Erschöpfung, Gelenkschmerzen, Fieber und Gewichtsverlust. Ungefähr die Hälfte der Betroffenen entwickelt das klassische Schmetterlingserythem über Nase und Wangen. SLE ist unheilbar, kann jedoch durch Medikamente wie Kortison und Immunsuppressiva kontrolliert werden.

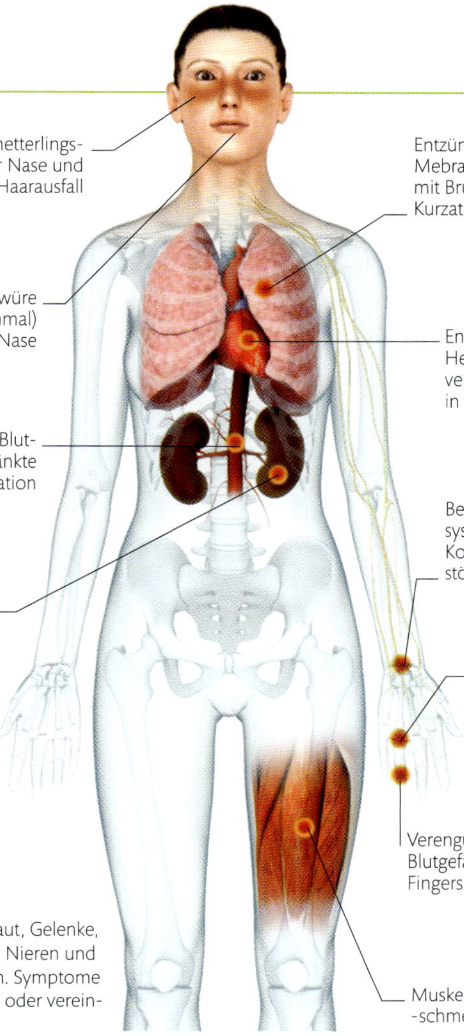

Symptome bei SLE
Der Lupus befällt meist Haut, Gelenke, Lungen, Blutgefäße, Leber, Nieren und das zentrale Nervensystem. Symptome können in allen Bereichen oder vereinzelt auftreten.

POLYMYOSITIS UND DERMATOMYOSITIS

Bei diesen verwandten Autoimmunerkrankungen entzünden sich die Muskelfasern. Bei der Dermatomyositis ist zusätzlich die Haut betroffen.

Polymyositis und Dermatomyositis treten häufiger bei Frauen auf und entwickeln sich meist im mittleren Lebensalter, die Dermatomyositis kann jedoch auch Kinder betreffen. Beide Erkrankungen verursachen Muskelschwäche in Armen und Beinen, Betroffene haben Schwierigkeiten, aus dem Sitzen aufzustehen und die Arme über den Kopf zu heben. Weitere Symptome der Polymyositis sind Müdigkeit, Fieberschübe und Gewichtsverlust. Schluckbeschwerden können bei Beteiligung der Speiseröhre auftreten. Eine Schwächung der Atemmuskulatur kann zu Atembeschwerden führen.

Die Dermatomyositis verursacht zusätzlich Veränderungen der Haut, wie rote, schuppige Ausschläge an Fingerknöcheln, Knien und Ellbogen, raue, aufgesprungene Haut an den Fingerspitzen, geschwollene, violette Augenringe und rote Flecken auf Gesicht, Hals und Brust. Die Diagnose erfolgt durch Bluttests, Messung der Muskelerregbarkeit durch Elektromyografie und Muskelbiopsie. Zur Behandlung werden Kortison und Immunsuppressiva eingesetzt.

PANARTERIITIS NODOSA

Eine Entzündung der Wände kleiner und mittelgroßer Arterien schränkt die Blutversorgung der Gewebe ein.

Die Panarteriitis nodosa ist eine seltene Autoimmunerkrankung, die hauptsächlich bei 40- bis 60-Jährigen auftritt und die Arterien schädigt, die Herz, Nieren, Haut, Leber, Verdauungstrakt, Pankreas, Hoden, Skelettmuskeln und das zentrale Nervensystem versorgen. Körperbereiche, die von den entzündeten Arterien versorgt werden, können ulzerieren, atrophieren oder sogar absterben. Die entzündeten Arterien weiten sich, können reißen und Knötchen, Flecken, Geschwüre und Gangräne verursachen. Betroffene klagen oft über allgemeines Unwohlsein, Gewichtsverlust, Fieber und Appetitlosigkeit. Die Panarteriitis nodosa kann zu Nierenversagen (s. S. 491), Bluthochdruck (s. S. 477) und Herzinfarkt (s. S. 475) führen.

Im Verdauungstrakt kann die Krankheit schwere Probleme wie Blutungen und Perforation des Darms verursachen. Bei Männern können sich die Hoden entzünden (Orchitis). Bei Beteiligung der Skelettmuskulatur können Muskelschmerzen und Arthritis auftreten. Die Diagnose basiert auf einer Gewebeprobe, die Behandlung erfolgt durch Kortison und Immunsuppressiva.

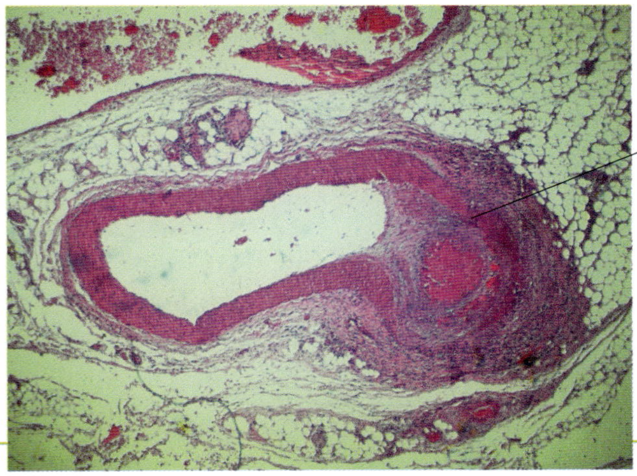

Von Arteriitis betroffene Arterie
Dieser Querschnitt zeigt die deutliche Entzündung und Schwächung der Arterienwand mit einem hohen Risiko für eine Ruptur.

SKLERODERMIE

Bei dieser seltenen Krankheit zerstören Antikörper kleinere Blutgefäße und verursachen eine Verhärtung des Bindegewebes im ganzen Körper.

Die Sklerodermie tritt häufiger bei Frauen auf und beginnt meist im Alter von 30 bis 50 Jahren. Die Morphea (zirkumskripte Sklerodermie) beschränkt sich hauptsächlich auf die Haut, während bei der systemischen Sklerose zusätzlich innere Organe betroffen sind. Fulminante Verläufe sind möglich. Die Haut schwillt an, wird derb, glänzend und starr und schränkt die Bewegung der Gelenke ein, besonders an den Händen. Viele Betroffene entwickeln ein Raynaud-Syndrom (s. S. 479). Die Verhärtung des Bindegewebes kann Lungen, Herz, Nieren und Verdauungstrakt betreffen. Schluckbeschwerden und Reflux treten aufgrund der Versteifung der Speiseröhrenmuskeln häufig auf.

Die Diagnose basiert auf einer Hautbiopsie (Gewebeprobe) und Tests zum Nachweis von Antikörpern (die das eigene Gewebe angreifen) im Blut. Immunsuppressiva können das Fortschreiten verlangsamen oder anhalten, eine Heilung gibt es jedoch nicht. Die weitere Behandlung erfolgt symptomatisch. Regelmäßige Untersuchungen sind notwendig, um weitere Komplikationen rechtzeitig zu erkennen.

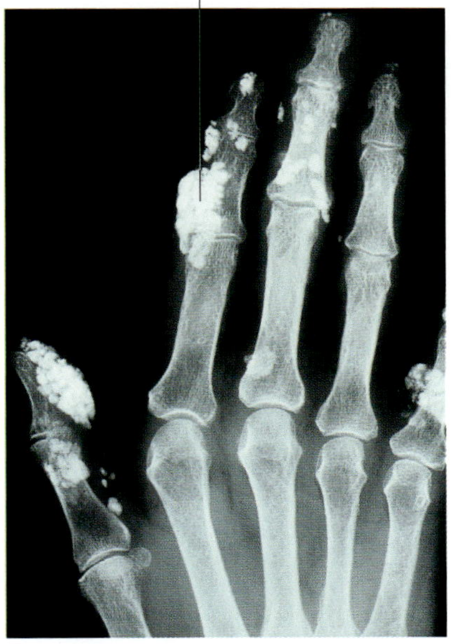

Röntgenbild der Hand bei Sklerodermie
Unter der Haut der Finger und in anderen Körperbereichen bilden sich Kalziumablagerungen (Kalzinose), die nur chirurgisch entfernt werden können.

STÖRUNGEN DES OBEREN VERDAUUNGSTRAKTS

Störungen in Mund, Speiseröhre, Magen und Zwölffingerdarm werden oft durch Reizungen verursacht, die zu Entzündungen und anderen Problemen führen. Einige dieser Störungen hängen mit bakteriellen Infektionen zusammen, z. B. mit *Helicobacter pylori* im Magen.

GINGIVITIS

Eine Zahnfleischentzündung (Gingivitis) entsteht durch vermehrte Plaquebildung, meist durch mangelnde Mundhygiene.

Plaque ist ein bakterieller Zahnbelag, der sich auf den Zähnen am Zahnfleischrand bildet. Die Bakterien verursachen die Entzündung des Zahnfleisches, es wird empfindlich und blutet leicht beim Zähneputzen. Bleibt die Gingivitis unbehandelt, können sich tiefe Zahnfleischtaschen bilden, die Zahnwurzelhaut kann sich entzünden (Periodontitis), und die Zähne können ausfallen. Rauchen und Alkoholgenuss erhöhen das Risiko, regelmäßiges Zähneputzen, die Anwendung von Zahnseide und regelmäßige Zahnarztbesuche wirken jedoch vorbeugend.

MUNDGESCHWÜRE

Kleine Verletzungen der Mundschleimhaut können zu schmerzhaften offenen Stellen oder Geschwüren führen.

Aphthen sind schmerzhafte offene Stellen im Mund. Kleine Geschwüre entstehen oft durch Verletzungen beim Zähneputzen, Bisse beim Essen, Zahnspangen und Gebisse. Sie bilden kleine, weißliche Vertiefungen, oft mit geschwollenen Rändern. Aphthen des Minor-Typs heilen meist innerhalb von zwei Wochen spontan ab. Relativ viele Menschen leiden unter wiederkehrenden Aphthen im Mund, die oft in Gruppen von vier bis sechs Geschwüren auftreten. Aphthen des Major-Typs sind über einen Zentimeter groß und heilen über mehrere Wochen, oft unter Narbenbildung ab. Die Behandlung umfasst Mundspülungen mit Salzwasser, Kortisoncremes, Lutschtabletten und anästhetische Gels. Geschwüre, die länger als drei Wochen bestehen, bedürfen ärztlicher Untersuchung.

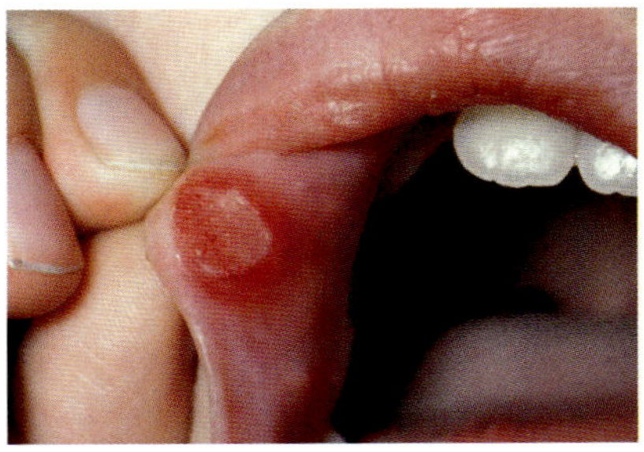

Geschwür an der Lippeninnenseite
Eine Aphthe des Minor-Typs ist ein kleiner, weißlicher, grauer oder gelblicher Bereich, der eine ovale Vertiefung mit einem entzündeten Rand bildet.

ENDOSKOPIE

Ein Endoskop ist ein dünner, flexibler oder starrer Schlauch, der optische Fasern enthält, die innere Strukturen beleuchten und Bilder an einen Monitor leiten. Kleine chirurgische Instrumente können über das Endoskop in den Körper eingeführt werden, um Gewebeproben auszuschneiden, Objekte aufzunehmen, Laserbehandlungen oder Elektrokauterisationen vorzunehmen. Auch Flüssigkeiten oder Gase können über das Endoskop in den Körper eingebracht werden. Für die einzelnen Körperbereiche werden unterschiedliche Endoskope benutzt, z. B. das Koloskop (Dickdarm) oder das Gastroskop (Magen). Für die meisten Untersuchungen des oberen Verdauungstraktes wird die Endoskopie der Röntgen-Kontrastmittel-Untersuchung vorgezogen.

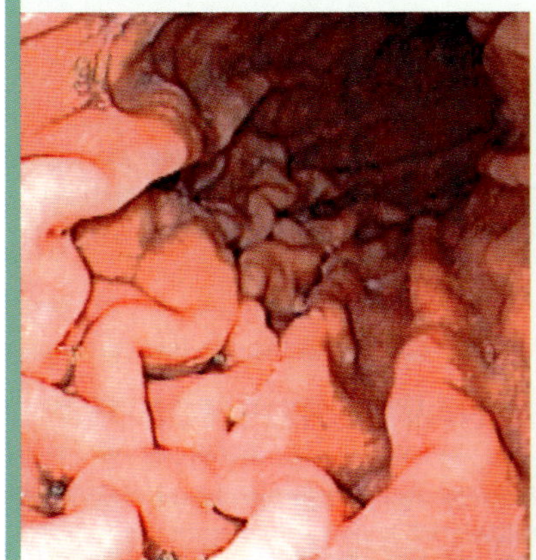

Endoskopansicht des Magens
Die Schleimhaut eines gesunden Magens in der Endoskopansicht. Die Untersuchung wird zum Aufspüren von Störungen des oberen Verdauungstrakts durchgeführt.

SPEISERÖHRENKREBS

Maligne Tumoren der Speiseröhre (Ösophagus) stehen oft in Verbindung mit Rauchen und exzessivem Alkoholgenuss und haben eine schlechte Prognose.

Diese Form des Krebses verursacht zuerst Schwierigkeiten beim Schlucken fester Nahrung, dann weicher Nahrung und schließlich sogar bei Flüssigkeiten. Betroffene leiden meist unter starkem Gewichtsverlust, Regurgitation (Wiederhochkommen der Nahrung), Husten, Heiserkeit und Bluterbrechen. Zum Zeitpunkt der Diagnosestellung haben sich oft schon Metastasen gebildet. Der Tumor muss meist entfernt werden, und ein Stent (Röhrchen) kann eingebracht werden, um die Speiseröhre offen zu halten.

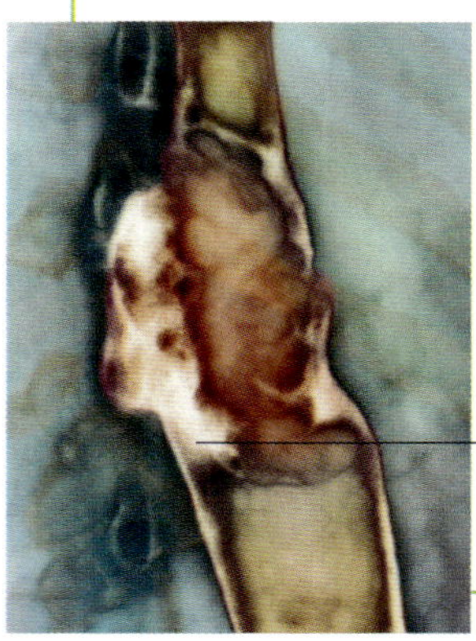

Ösophagustumor
Diese eingefärbte Kontrastmittelaufnahme zeigt einen großen, unregelmäßigen Tumor, der in den Ösophagus hineinragt.

SPEICHELSTEINE

In den Speicheldrüsen können harte Gebilde aus Kalziumphosphat und anderen Mineralstoffen entstehen, die schmerzhafte Schwellungen verursachen.

Speichelsteine (Sialolithen) bilden sich meist in den Unterkieferspeicheldrüsen und können in Zusammenhang mit einer chronischen Infektion der Drüse, Dehydrierung, geringem Speichelfluss und Verletzungen der Speichelgänge entstehen. Die Steine verursachen eine schmerzhafte Schwellung, die durch verstärkten Speichelfluss (z. B. beim Essen) schlimmer wird. Manche Steine können vorsichtig durch den Speichelgang herausgeschoben werden, in anderen Fällen ist die operative Entfernung erforderlich. Eine Verlegung des Speichelgangs durch einen Stein kann eine bakterielle Infektion der Speicheldrüse (Sialadenitis) zur Folge haben, die durch intravenöse Verabreichung von Antibiotika oder chirurgische Dränage behandelt wird.

SODBRENNEN

Der Rückfluss des Magensafts in die Speiseröhre (Reflux) verursacht ein schmerzhaftes Brennen in der Speiseröhre, das Sodbrennen.

Der untere Teil der Speiseröhre passiert ein Loch im Zwerchfell, bevor er in den Magen übergeht. Das Loch ist normalerweise eng genug, um zusammen mit dem Ösophagussphinkter (unterer Schließmuskel der Speiseröhre) den Rückfluss des ätzenden Magensafts zu verhindern. Ist dieser Schließmechanismus überdehnt, kann der Magensaft in die Speiseröhre fließen und Sodbrennen verursachen, das zu brennenden Schmerzen hinter dem Brustbein führt. Häufige Ursachen sind Überessen, fette Speisen, exzessiver Kaffee- oder Alkoholgenuss, Rauchen, Übergewicht und Schwangerschaft. Bei anhaltendem Reflux kann sich die Speiseröhre entzünden (Ösophagitis) und verengen, Blutungen kommen vor, und kanzeröse Veränderungen können sich entwickeln.

Eine endoskopische Untersuchung gibt Aufschluss über den Zustand, der meist durch Änderung des Lebensstils gelindert werden kann. Bei häufigem Reflux helfen Medikamente zur Reduzierung der Magensaftproduktion oder zur Neutralisierung der Magensäure.

In schweren Fällen kann durch eine »Schlüsselloch«-Operation der Schließmuskel der Speiseröhre gestrafft werden.

Ösophagitis
Diese Endoskopansicht des Ösophagus zeigt eine refluxbedingte Ulzeration und Entzündung. Mit der Zeit verengt sich die Speiseröhre durch die Entzündung, maligne Veränderungen können entstehen.

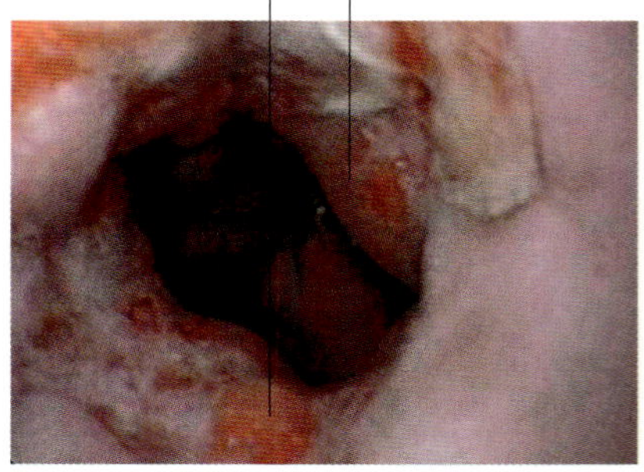

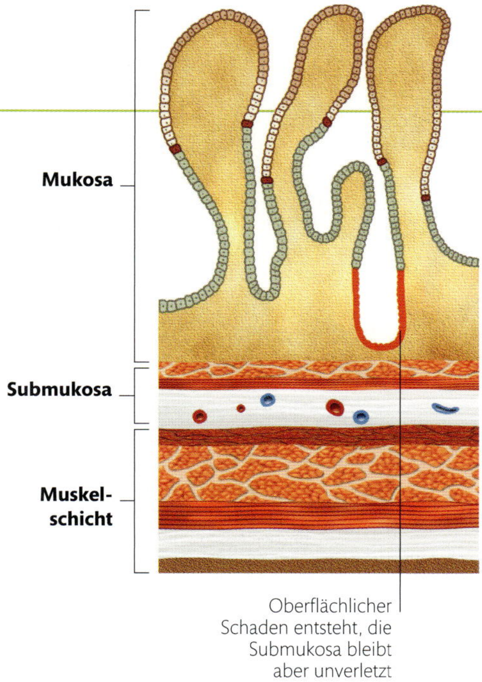

Anfangsstadium
Fehlt die Schleimschicht, die die Magenschleimhaut schützt, kann die Magensäure Schleimhautzellen zerstören.

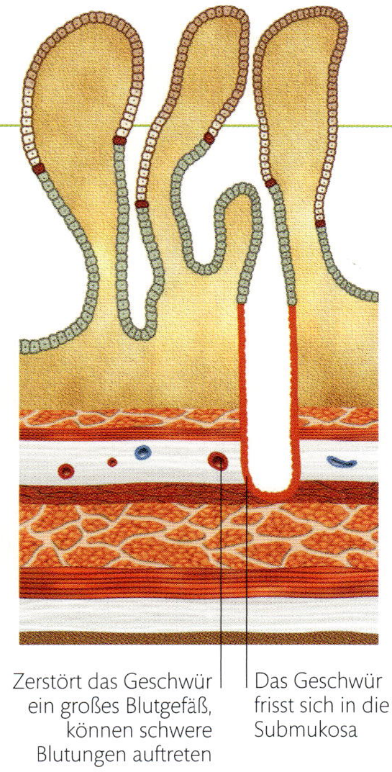

Fortgeschrittene Ulzeration
Das Geschwür reicht bis in die tiefen Schichten und kann sogar die Magen- bzw. Darmwand perforieren.

ULCUS PEPTICUM

Ein Magengeschwür (Ulcus pepticum) ist eine Erosion der Schleimhaut des Magens oder des ersten Teils des Duodenums, die Schmerzen und Blutungen verursacht.

Zellen in der Schleimhaut von Magen und Zwölffingerdarm (Duodenum) sondern Schleim zum Schutz gegen die Magensäure ab. Fehlt diese Schleimschicht an einer Stelle, kann sich dort ein Geschwür bilden. Magengeschwüre werden meist durch Entzündungen aufgrund einer dauerhaften *Helicobacter-pylori*-Infektion verursacht. Eine weitere häufige Ursache sind nichtsteroidale Antirheumatika (NSAR) wie Aspirin oder Ibuprof en, die die Schleimproduktion reduzieren. Weitere Faktoren sind Rauchen, Alkohol, Ernährung und familiäre Disposition. Die Symptome umfassen Schmerzen im Oberbauch (oft nach dem Essen), Blähungen und Übelkeit.

Blutende Geschwüre können Hämatemesis (Bluterbrechen) oder Teerstuhl (Meläna) verursachen. *H. pylori* wird durch Biopsie und Blut-, Stuhlproben und Atemtests nachgewiesen. Medikamente zur Reduktion der Säureproduktion und zur Bekämpfung des *H. pylori* können die Heilung eines Geschwürs unterstützen.

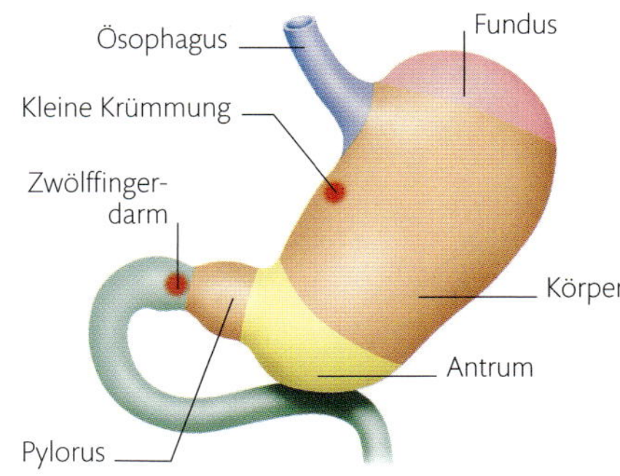

Wo sich Geschwüre entwickeln
Geschwüre treten am häufigsten im ersten Teil des Zwölffingerdarms (Duodenum) auf, in den sich der Mageninhalt entleert. Im Magen entwickeln sich die meisten Geschwüre in der kleinen Krümmung.

GASTRITIS

Eine Magenschleimhautentzündung (Gastritis) kann akut oder chronisch verlaufen und zahlreiche Ursachen haben. Oft steckt eine Reizung oder Infektion dahinter.

Durch die Schleimschicht, die sie bedeckt, schützt sich die Magenschleimhaut normalerweise selbst vor der Magensäure. Bei Lücken in der Schleimschicht kann eine Gastritis entstehen. Eine akute Gastritis wird oft durch exzessiven Alkoholgenuss hervorgerufen, der die Magenschleimhaut reizt, oder durch nichtsteroidale Antirheumatika (NSAR) wie Aspirin, Ibuprofen oder Naproxen, die die Schleimbildung der Becherzellen in der Magenschleimhaut reduzieren. Schmerzen im Oberbauch, Übelkeit, Erbrechen (manchmal mit Blut) und Blähungen sind häufige Symptome. Eine chronische Gastritis geht oft auf eine Infektion der Magenschleimhaut mit dem Bakterium *Helicobacter pylori* zurück, das die schützende Schleimschicht zersetzt. Die Behandlung kann mit Medikamenten zur Reduktion der Säurebildung oder zur Neutralisierung der Magensäure erfolgen.

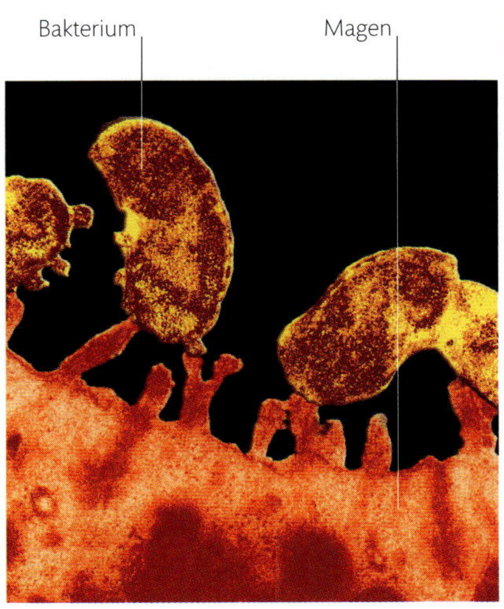

Bakterien im Magen
Schätzungen zufolge tragen rund 50 Prozent der Weltbevölkerung den *H. pylori* in sich, der akute und chronische Gastritis, Magengeschwüre und daraus resultierenden Krebs verursachen kann.

HIATUSHERNIE

Durch einen Riss oder eine Schwachstelle im Zwerchfell kann ein Teil des Magens in den Brustraum vordringen.

Die häufigste Form der Hiatushernie ist die Gleithernie, bei der die Verbindung zwischen Ösophagus und Magen durch die normalerweise straffe Öffnung im Zwerchfell (Hiatus) nach oben rutscht. Besonders betroffen sind Menschen über 50 Jahre. Normalerweise verursacht die Gleithernie keine Symptome, eine ausgeprägte Hernie kann jedoch zum Reflux führen. Maßnahmen zur Linderung beinhalten die Erhöhung des Kopfteils des Bettes, sich nach dem Essen nicht hinzulegen, Gewichtsabnahme und Medikamente zur Reduktion der Säureproduktion im Magen und zur Straffung des Ösophagussphinkters. Bei der selteneren paraösophagealen Hiatushernie wird ein Teil des Magens durch das Zwerchfell nach oben gedrückt und bildet einen Beutel, der von der Blutzufuhr abgeschnitten sein kann. Dieser Zustand bedarf eines raschen chirurgischen Eingriffs. Eine Hiatushernie wird durch Endoskopie oder Kontrastmittel-Röntgen diagnostiziert. Bei ernsten Symptomen oder anhaltendem Reflux kann eine operative Straffung des Hiatus erforderlich sein.

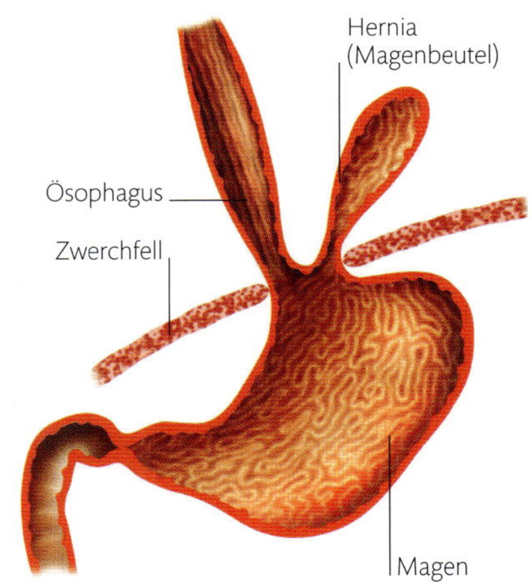

Paraösophageale Hiatushernie
Ein Teil des Magens wird durch das Loch im Zwerchfell (Hiatus), durch das normalerweise nur die Speiseröhre zieht, nach oben gedrückt und bildet einen Beutel neben der Speiseröhre.

MAGENKREBS

Der Magenkrebs zählt weltweit zu den häufigsten Krebsarten. Die Betroffenen haben oft eine schlechte Prognose.

Männer über 40 haben das höchste Risiko, Magenkrebs zu entwickeln. Risikofaktoren sind eine Infektion mit *Helicobacter pylori*, Rauchen, familiäre Disposition, salzreiches Essen, geräucherte oder eingelegte Speisen, Vorerkrankungen wie perniziöse Anämie und frühere Magenoperationen. Zu den Symptomen gehören Appetitlosigkeit, unerklärlicher Gewichtsverlust, Übelkeit, Erbrechen, Blähungen und Völlegefühl nach den Mahlzeiten. Magenblutungen können Hämatemesis (Bluterbrechen), Teerstuhl (Meläna) und Anämie verursachen. Die Diagnose erfolgt durch Endoskopie in Verbindung mit einer Biopsie oder durch Kontrastmittel-Röntgen. Eine Gastrektomie (teilweise oder vollständige Entfernung des Magens) ist die häufigste Behandlung; bei Tumoren am Mageneingang wird meist auch ein Teil der Speiseröhre entfernt. Oft hat der Magenkrebs zum Zeitpunkt seiner Entdeckung bereits Metastasen gebildet. Deshalb wird auch eine Chemo- und Strahlentherapie durchgeführt, doch die Prognose ist schlecht.

Krebs im unteren Magenbereich
Diese eingefärbte Kontrastmittelaufnahme zeigt einen großen, unregelmäßigen Tumor im unteren Magenbereich. Durch CT, MRT und Ultraschall können mögliche Metastasen aufgespürt werden.

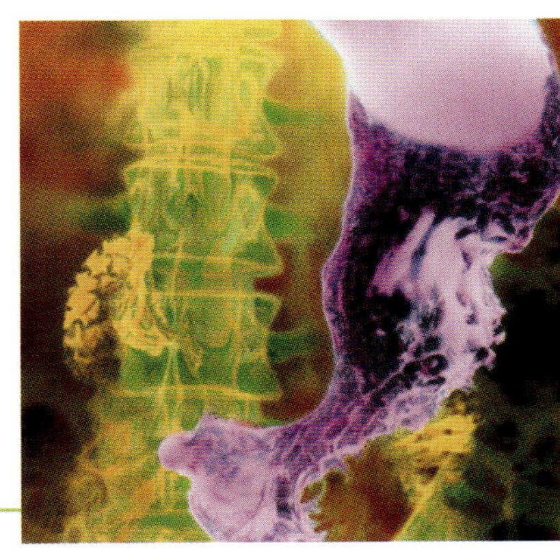

STÖRUNGEN DES UNTEREN VERDAUUNGSTRAKTS

Viele der Störungen, die Darm und Rectum betreffen, sind chronisch entzündliche Darmkrankheiten (CED). Andere werden durch strukturelle Veränderungen verursacht, wie die Divertikulose. Der Darmkrebs ist weltweit ein häufiges Problem.

ZÖLIAKIE

Die Zöliakie ist eine Erkrankung des Dünndarms. Sie wird verursacht durch die Reaktion des Immunsystems auf Gliadin, ein Klebereiweiß, das hauptsächlich in Weizengluten vorkommt.

Auf den Zotten der Dünndarmschleimhaut befinden sich kleine, fingerähnliche Fortsätze, die Mikrovilli, die die Nährstoffe aus der Nahrung absorbieren. Bei der Zöliakie reagiert das Immunsystem auf Gluten im Verdauungstrakt. Die Immunreaktion zerstört die Mikrovilli, sie werden flach und können ihre Funktion nicht mehr ausüben. Zu den vielfältigen Symptomen gehören geschwollener Bauch, Erbrechen, Durchfall (typischerweiße hell, faulig-riechend und voluminös), Erschöpfung, Gewichtsverlust und die »Gedeihstörung« bei Kindern.

Die Zöliakie tritt eher bei Frauen und familiär gehäuft auf, Betroffene leiden oft auch unter weiteren Erkrankungen, z. B. Diabetes mellitus Typ 1. Um Symptome zu vermeiden, müssen Betroffene lebenslang eine strikte glutenfreie Diät (ohne Weizen, Roggen und Gerste) einhalten. Nährstoffdefizite können mit Nahrungsergänzungen ausgeglichen werden.

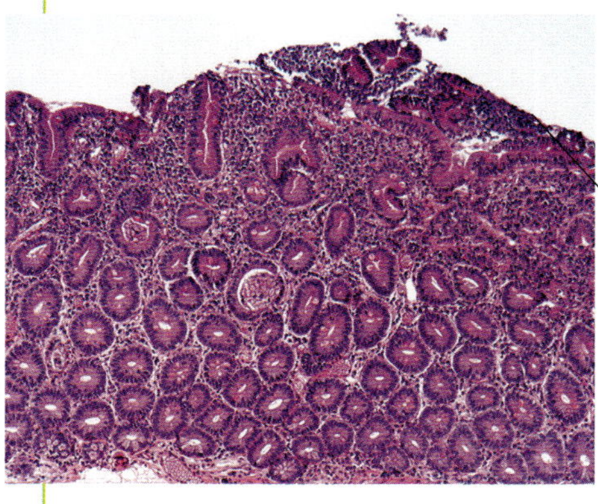

Zöliakie
Diese Lichtmikroskopaufnahme zeigt den Schnitt des Zwölffingerdarms eines Patienten mit Zöliakie. Zu erkennen ist der Verlust der Mikrovilli, der die Nährstoffaufnahme des Darms beeinträchtigt.

REIZDARMSYNDROM

Beim Reizdarmsyndrom (RDS) treten chronische Beschwerden ohne biochemische oder strukturelle Ursache auf, die zu Unwohlsein und veränderten Stuhlgewohnheiten führen.

RDS ist eine häufige Störung, die hauptsächlich bei Menschen im Alter von 20 bis 30 Jahren auftritt und Frauen häufiger betrifft als Männer. Es verursacht wiederkehrende Attacken mit Bauchschmerzen, Blähungen und unregelmäßigen Stuhlgang. Oft lassen die Schmerzen nach dem Stuhlgang nach. Die Ursache ist unbekannt, ein RDS kann jedoch u. a. durch eine Gastroenteritis hervorgerufen werden. Attacken können durch Alkohol, Koffein, Stress und bestimmte Nahrungsmittel ausgelöst werden. Änderungen des Lebensstils, der Ernährungsgewohnheiten und eine vermehrte Ballaststoffaufnahme können die Symptome verringern. Während der Attacken können Medikamente zur Regulierung des Stuhlgangs und zur Linderung von Bauchkrämpfen eingenommen werden.

DURCHFALL UND VERSTOPFUNG

Eine akute Diarrhö (Durchfall) tritt oft durch virale oder bakterielle Infektionen auf, die eine Gastroenteritis (Entzündung von Magen und Dünndarm) verursachen. Ein Durchfall kann jedoch auch eine Vielzahl weiterer Ursachen haben. Eine Konstipation (Verstopfung) ist oft das Resultat einer ballaststoff- und flüssigkeitsarmen Ernährung, kann aber auch durch andere Störungen und Erkrankungen, einschließlich Tumoren, begründet sein.

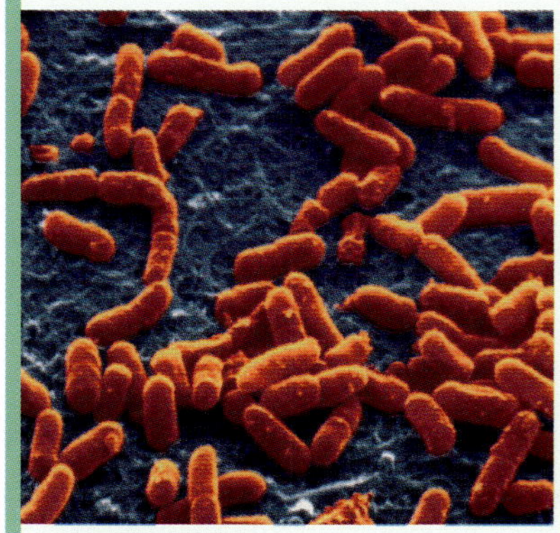

Darmbakterien
E. coli ist ein im Darm lebendes Bakterium. Die meisten Stämme sind harmlos, einige verursachen jedoch Krämpfe, Erbrechen, blutigen Durchfall und können Toxine produzieren.

MORBUS CROHN

Morbus Crohn ist eine Autoimmunkrankheit, die im gesamten Verdauungstrakt Entzündungen verursacht, manchmal an verschiedenen Stellen gleichzeitig.

Die Krankheit befällt beide Geschlechter gleichermaßen und tritt in familiärer Häufung auf. Erste Symptome treten meist bei Teenagern oder jungen Erwachsenen auf. Das Entzündungsgeschehen folgt zwei Hauptmustern: Fibrosierung der betroffenen Darmabschnitte, mit Strikturen (Verengungen) bis hin zum völligen Verschluss, und Fistelbildung, bei der die betroffenen Bereiche röhrenartige, abnorme Verbindungen zu umliegenden Strukturen bilden. Die Krankheit verläuft in Schüben mit wechselnden Symptomen, die über Wochen und Monate anhalten können: Bauchschmerzen, schwere Durchfälle (oft blutig), Appetitlosigkeit, Gewichtsverlust, starke Erschöpfung und Anämie. Morbus Crohn kann auch Leber-, Haut-, Augen- und Gelenkprobleme verursachen, eine Heilung gibt es nicht. Eine operative Entfernung geschädigter Darmabschnitte ist oft unumgänglich.

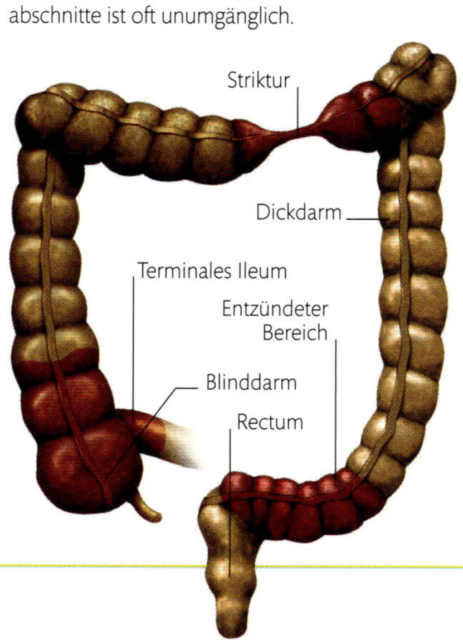

Entzündete Stellen
Morbus Crohn befällt typischerweise das Ileum (letzter Abschnitt des Dünndarms), kann aber überall zwischen Mund und Anus auftreten. Strikturen im Darm behindern die Stuhlpassage.

COLITIS ULCEROSA

Diese Dickdarmerkrankung tritt selten auf und verursacht Entzündungen und Ulzeration (Geschwürbildung) in Colon und Rectum.

Die Colitis ulcerosa (Cu) tritt eher bei Teenagern und jungen Erwachsenen auf und weniger häufig bei 50- bis 70-Jährigen. Die Entzündung manifestiert sich in der Schleimhaut von Colon und Rectum und verursacht eitrige, blutende Geschwüre. Die Symptome kommen und gehen über Wochen und Monate und beinhalten blutigen, schleimigen Durchfall, Bauchschmerzen, Erschöpfung und Gewichtsverlust. Die Ursache der Cu ist unbekannt; sie wird als Autoimmunstörung eingestuft. Haut- und Augenprobleme sowie Gelenkentzündungen können ebenfalls auftreten. Betroffene haben ein hohes Risiko für Dickdarmkrebs. Behandelt wird mit Medikamenten zur Immunsuppression und gegen Entzündung und Durchfall. Bei bis zu 40 Prozent der Betroffenen werden schließlich Colon und Rectum (und damit der Krankheitsherd) operativ entfernt.

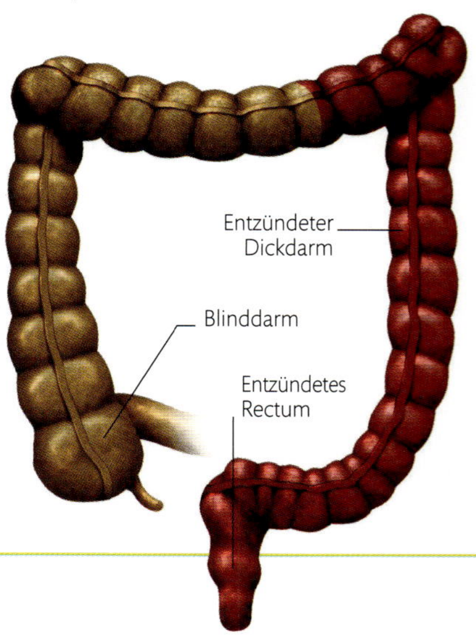

Entzündung und Ulzeration
Bei der Colitis ulcerosa steigt die Entzündung normalerweise durchgehend vom Rectum in verschiedene Höhen des Dickdarms auf, manchmal sogar bis zur Blinddarmwand (Pancolitis).

DIVERTIKULOSE

Die Divertikulose ist die Entwicklung von bläschenförmigen Ausbuchtungen in der Darmwand. Probleme treten auf, wenn sich die Bläschen entzünden.

Die erbsen- bis kirschgroßen Bläschen entwickeln sich typischerweise ab 40 Jahren und sind bei älteren Menschen weit verbreitet. Risikofaktoren sind neben dem Altern eine ballaststoffarme und fettreiche Ernährung sowie chronische Verstopfung. Divertikel verursachen normalerweise keine Symptome, manchmal kann es jedoch zu blutigen Stühlen, Blähungen, Bauchschmerzen, Durchfall oder Verstopfung kommen. In den Divertikeln können sich Bakterien vermehren, die zu Entzündungen führen (akute Divertikulitis). Eine Divertikulitis verursacht Schmerzen im linken Unterbauch mit Fieber und Erbrechen. Die Divertikulose wird durch Koloskopie oder Kontrastmittel-Röntgen diagnostiziert, CT-Scans werden bei Verdacht auf akute Divertikulitis erstellt. Eine Divertikulose kann mit ballaststoffreicher Ernährung behandelt werden, eine akute Divertikulitis mit Antibiotika und einer Diät. In schweren Fällen muss das betroffene Stück des Dickdarms entfernt werden.

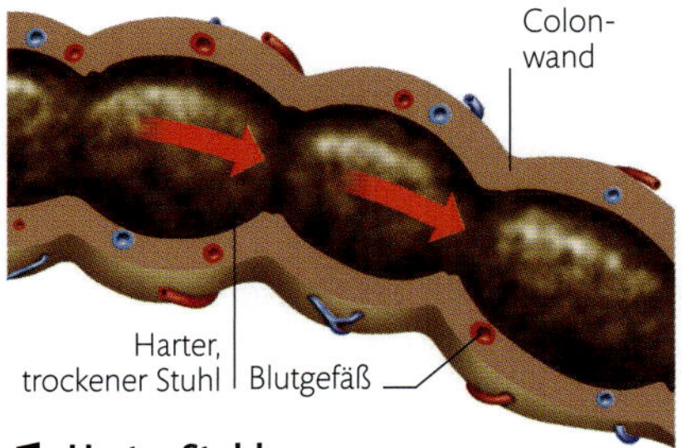

1 Harter Stuhl
Bei hartem, trockenem Stuhl muss die glatte Muskulatur der Darmwand stärker kontrahieren, um ihn vorwärtszuschieben, als wenn er weich und voluminös ist.

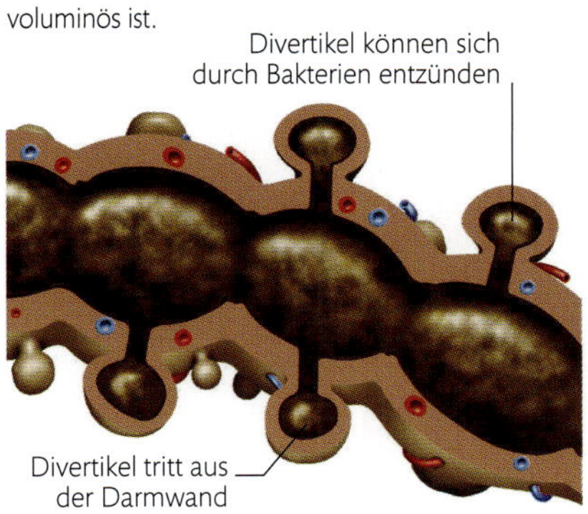

2 Divertikel entstehen
Durch den erhöhten Druck beim Vorwärtsschieben des Stuhls werden an schwächeren Stellen der Darmwand kleine Bläschen nach außen gedrückt.

APPENDIZITIS

Ein entzündeter Appendix (Appendizitis) verursacht starke Bauchschmerzen und erfordert dringend operative Entfernung.

Durch eine Infektion kann sich der Wurmfortsatz (Appendix) des Blinddarms mit Eiter füllen und anschwellen. Die eitrige Schwellung kann den Untergang des Gewebes zur Folge haben, sodass er schließlich platzt und seinen eitrigen, infektiösen Inhalt im Bauchraum verteilt. Daraus kann sich schnell eine lebensbedrohliche Bauchfellentzündung (Peritonitis) entwickeln.

Eine Appendizitis beginnt mit plötzlich einsetzenden starken Bauchschmerzen im rechten Unterbauch, Appetitlosigkeit, manchmal Fieber, Übelkeit und Erbrechen.

Die Diagnose wird aufgrund der Symptome, ärztlicher Untersuchung und Bluttests erstellt. Eine sofortige Appendektomie (Entfernung des Appendix) ist erforderlich, die heute in den meisten Fällen minimalinvasiv erfolgt.

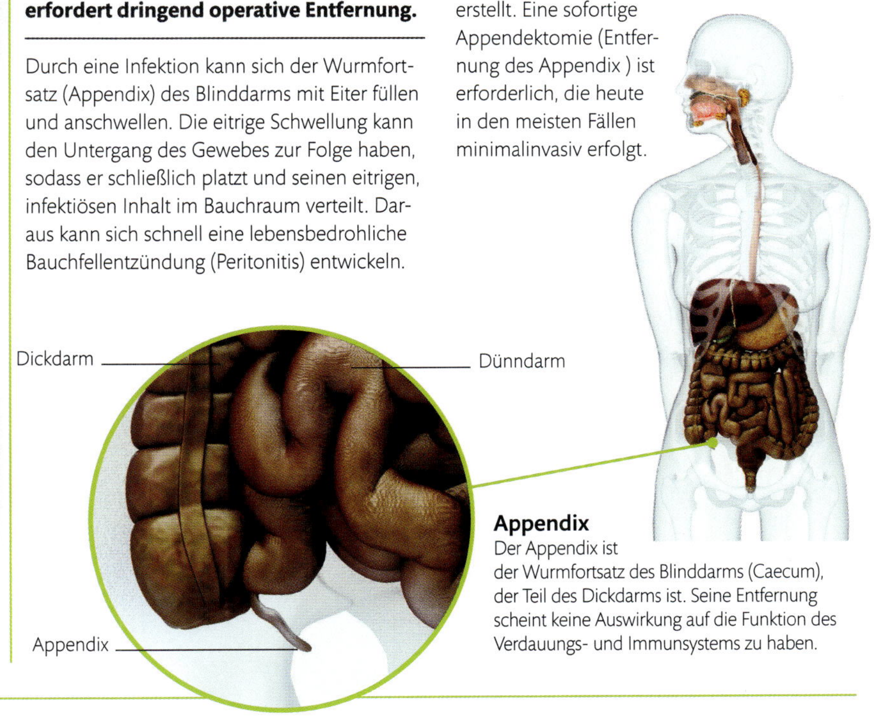

Appendix
Der Appendix ist der Wurmfortsatz des Blinddarms (Caecum), der Teil des Dickdarms ist. Seine Entfernung scheint keine Auswirkung auf die Funktion des Verdauungs- und Immunsystems zu haben.

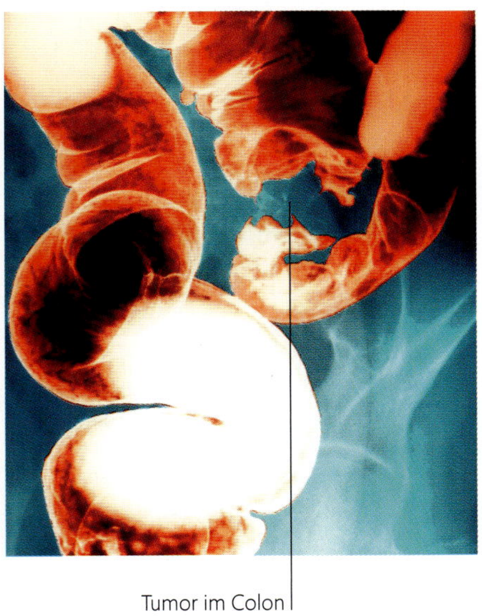

KOLOREKTALES KARZINOM

Ein maligner Tumor von Rectum und/oder Colon zählt in den Industrieländern zu den häufigsten Krebsarten und ist führende Ursache für den Krebstod.

Das Risiko, an Darmkrebs zu erkranken, liegt in Deutschland bei sechs Prozent. Beide Geschlechter sind gleich betroffen, die meisten Fälle treten bei Menschen über 50 Jahre auf. Zu den Risikofaktoren gehören Darmpolypen (langsam wachsende Wucherungen der Dickdarm- und Rectumschleimhaut), familiäre Disposition, Rauchen, eine Ernährung mit viel rotem, bearbeitetem Fleisch und wenig Ballaststoffen, Bewegungsmangel, exzessiver Alkoholgenuss und eine entzündliche Darmkrankheit in der Vorgeschichte. Die Symptome sind veränderte Stuhlgewohnheiten und Stuhlkonsistenz, schleimige oder blutige Stühle, Teerstuhl (Meläna), Tenesmus (schmerzhafter Stuhldrang), Bauchschmerzen, Anämie, Gewichtsverlust und Appetitlosigkeit. Ein großer Tumor kann die Darmpassage behindern und Bauchschmerzen, Blähungen, Verstopfung und Erbrechen verursachen. Tumoren werden durch bildgebende Verfahren (Röntgen, CT-, PET-Scans), Endoskopie und Nachweistests auf »Tumormarker« im Blut diagnostiziert. Behandlung bedeutet operative Entfernung und Chemotherapie; im Frühstadium kann der Krebs geheilt werden. Vorsorgeuntersuchungen sollten daher unbedingt genutzt werden.

Dickdarmkrebs
Diese eingefärbte Röntgenaufnahme zeigt einen Tumor im Colon. Dem Patienten wurde vor der Aufnahme ein Kontrastmittel verabreicht.

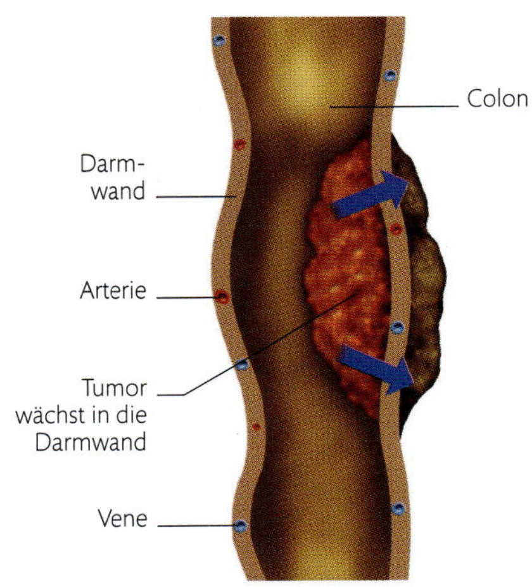

Invasives Colonkarzinom
Der Krebs kann sich direkt durch die Invasion in lokale Strukturen wie die Darmwand oder indirekt über Blut- und Lymphe ausbreiten.

HÄMORRHOIDEN

Venen in Anus und Rectum entwickeln sich zu Krampfadern, schwellen an, treten hervor und neigen zu Blutungen.

Hämorrhoiden können durch anstrengenden Stuhlgang entstehen und treten deshalb häufig bei chronischer Verstopfung oder chronischem Durchfall auf. Innerliche Hämorrhoiden können schmerzlos sein, aber bluten, was sich als Blutauflagerung auf dem Stuhl bzw. Blut auf dem Toilettenpapier zeigt. Größere Hämorrhoiden können aus dem Anus hervortreten, typischerweise nach dem Stuhlgang, gehen aber meist von selbst zurück oder können von Hand zurückgeschoben werden. Äußerliche Hämorrhoiden entwickeln sich außerhalb des Anus. Beide Arten können schmerzhafte und juckende Knötchen bilden. Die Behandlung umfasst vermehrte Flüssigkeits- und Ballaststoffaufnahme, Salben, Injektionen, Gummibandligatur, Lasertherapie und Operation.

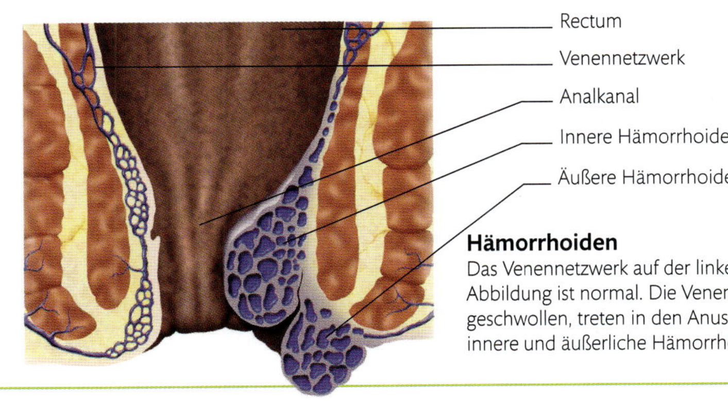

Hämorrhoiden
Das Venennetzwerk auf der linken Seite der Abbildung ist normal. Die Venen rechts sind geschwollen, treten in den Anus und haben innere und äußerliche Hämorrhoiden ausgebildet.

KRANKHEITEN VON LEBER, GALLENBLASE UND PANKREAS

Leber, Gallenblase und Pankreas produzieren wichtige Substanzen für die Verdauung und ermöglichen die Absorption und Verwertung von Nahrung und Medikamenten. Dennoch sind auch sie vor Infektionen, Krebs sowie Schäden durch Alkohol und andere Toxine nicht gefeit.

ALKOHOLISCHE LEBERKRANKHEIT

Jahrelanger exzessiver Alkoholkonsum kann zu schweren Leberstörungen führen und bleibende Schäden verursachen.

Alkohol wird im Dünndarm absorbiert und gelangt in die Leber, wo er zu Fett und chemischen Stoffen abgebaut wird, die die Leberzellen schädigen können. Das erste Zeichen einer Schädigung ist die Fettleber, bei der sich große Fetttropfen in den Leberzellen bilden. Sie ist symptomlos, Bluttests können jedoch auf eine gestörte Leberfunktion hinweisen. Durch strikte Alkoholabstinenz kann sich die Leber erholen.

Dauerkonsum von Alkohol kann zu Hepatitis (Leberentzündung) führen. Symptome sind Vergrößerung der Leber, Gelbsucht und Aszites (Wasseransammlung im Bauch). Leichte Fälle heilen durch Alkoholabstinenz, schwere Fälle können jedoch tödlich sein. Bei der Leberzirrhose wird zerstörtes Lebergewebe durch funktionsloses Narbengewebe mit Knötchenbildung ersetzt. Zu den Symptomen gehören Aszites, Gelbsucht, Brustvergrößerung und Hodenschrumpfung bei Männern, rote Handflächen, Gewichtsverlust, Verwirrung und Koma. Abstinenz kann ein Fortschreiten der Zirrhose verlangsamen.

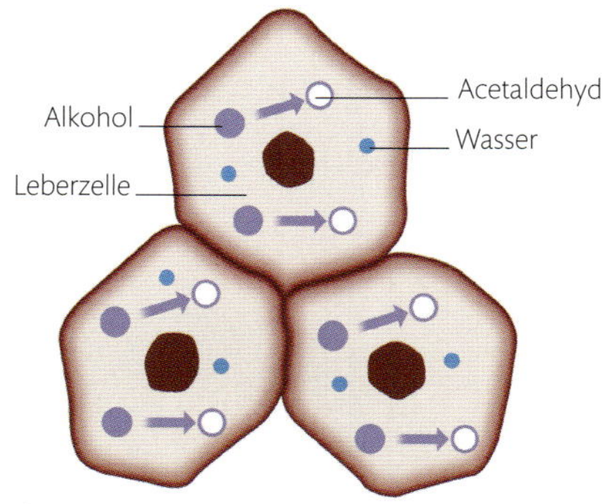

1 Wie die Krankheit entsteht Beim Abbau von Alkohol (Ethanol) entstehen Fett und das lebertoxische Zwischenprodukt Acetaldehyd, das Zellmembranen angreift und hemmend auf Enzymsysteme wirkt.

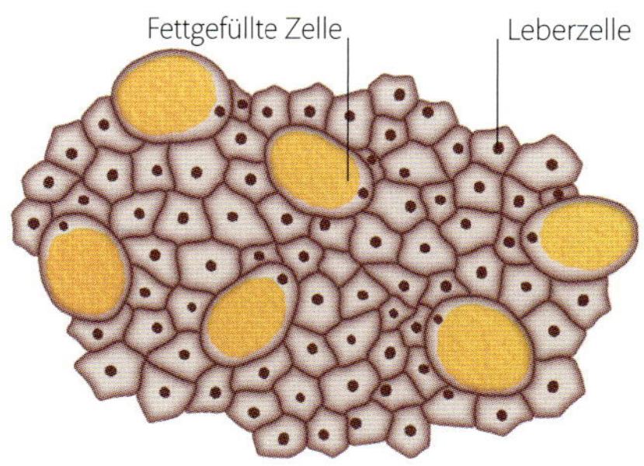

2 Fettleber Fettdepots bilden sich in den Leberzellen und werden mit der Zeit so groß, dass die Zelle anschwillt und den Zellkern an den Rand der Zelle drängt. Die Leber vergrößert sich.

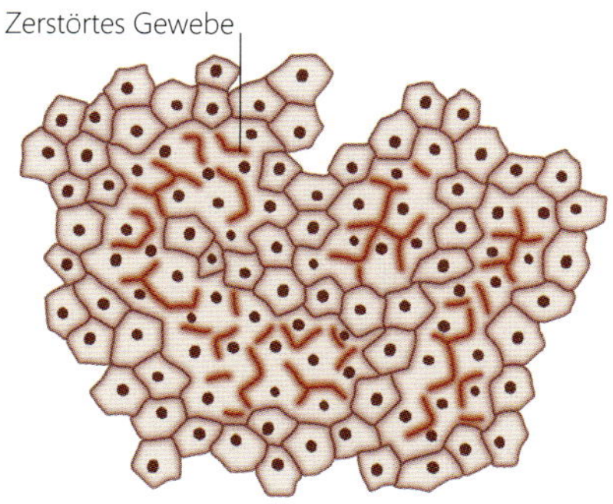

3 Alkoholische Hepatitis Durch anhaltenden Alkoholmissbrauch entzünden sich die Leberzellen und sind von weißen Blutzellen umgeben. Manche Zellen gehen zugrunde und werden durch Bindegewebe ersetzt.

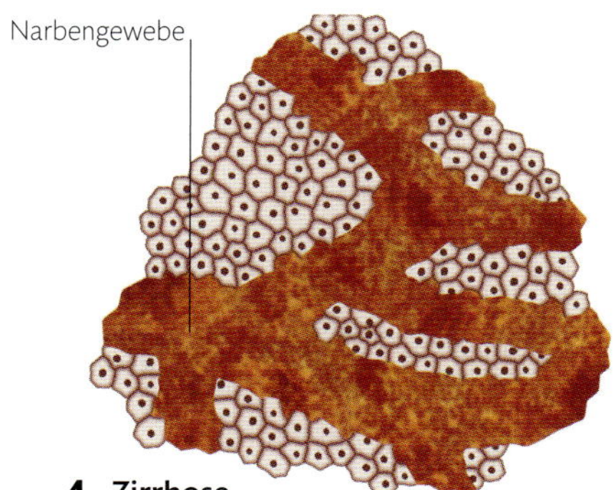

4 Zirrhose Jahrelanger Alkoholmissbrauch verursacht die irreversible Vernarbung der Leber. Die Leber kann die normale Funktion nicht mehr aufrechterhalten. Das Resultat sind Leberversagen und Pfortaderstauung.

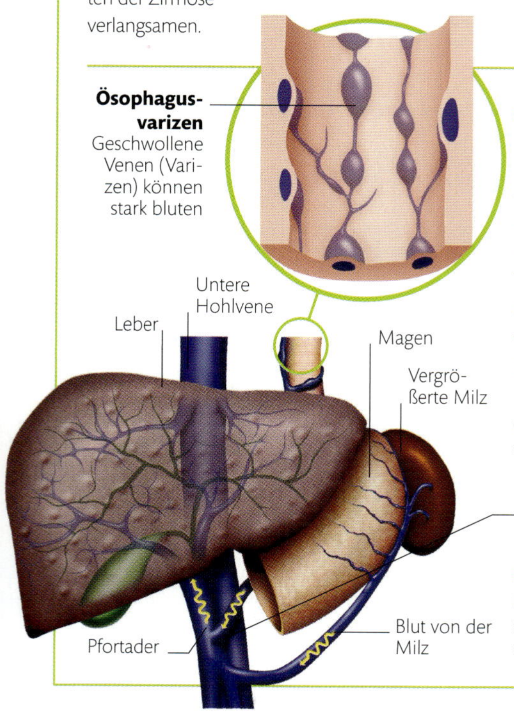

Behinderter Blutfluss
Der eingeschränkte Blutfluss in der Leber erhöht den Druck im Pfortadersystem, der eine Venenüberdehnung und Milzvergrößerung zur Folge hat.

PFORTADERSTAUUNG

Erhöhter Druck in der Pfortader entsteht meist durch alkoholbedingte Leberzirrhose. Weltweit ist jedoch die Bilharziose (Parasiteninfektion) einer der Hauptgründe.

Das Pfortadersystem führt Blut aus Speiseröhre, Magen, Darm, Milz und Pankreas. Die Venen vereinigen sich zur Pfortader, die in die Leber führt, wo sie sich verzweigt, um diese zu versorgen.

Durch eine bindegewebige Vernarbung der Leber wird der Blutfluss erschwert, was zu einem Rückstau in den Venen des Pfortadersystems führt. Die Venen werden dadurch gedehnt und neigen zum Bluten. Ösophagusvarizen (Krampfadern in der Speiseröhre) bluten manchmal sehr stark, eine lebensbedrohliche Hämatemesis (Bluterbrechen) kann die Folge sein. Blutende Varizen können durch Gummibandligaturen abgebunden werden. Eine weitere Behandlungsform ist die Verödung (Sklerosierung) der Varizen. Eine Pfortaderstauung kann auch die Vergrößerung der Milz und Flüssigkeitsansammlung im Bauchraum zur Folge haben. Durch die eingeschränkte Leberfunktion kann sich eine hepatische Enzephalopathie mit Symptomen wie Verwirrung und Vergesslichkeit entwickeln. Die Pfortaderstauung wird mit Betablockern zur Blutdrucksenkung im Pfortadersystem behandelt. Auf lange Sicht kann eine Lebertransplantation erforderlich sein.

IKTERUS

Die Gelbfärbung beim Ikterus (Gelbsucht) wird durch das Bilirubin verursacht, das beim Abbau abgestorbener roter Blutzellen anfällt. Die Leber spaltet das Bilirubin und scheidet es über die Galle aus. Beim hämolytischen Ikterus werden zu viele rote Blutkörperchen abgebaut. Beim hepatozellulären Ikterus kann die Leber das Bilirubin nicht richtig verarbeiten oder ausscheiden.

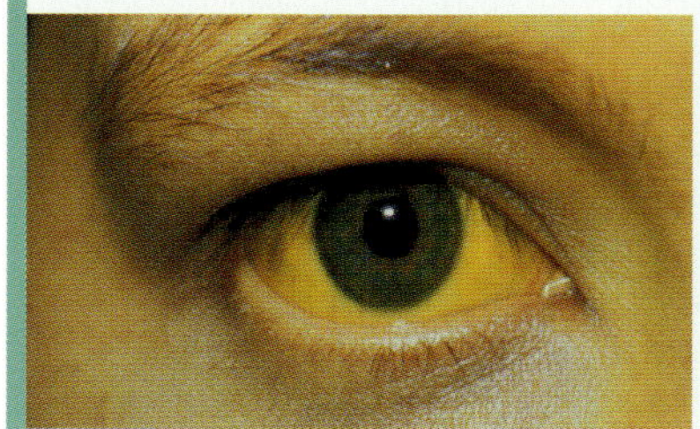

Gelbe Sklera
Die Sklera (weiße Augenhaut) erscheint gelb, weil die darüberliegende Bindehaut eine große Menge Bilirubin enthält.

VIRALE HEPATITIS

Eine virale Hepatitis (Leberentzündung) wird am häufigsten durch Hepatitis-A-, -B- und -C-Viren verursacht.

Das Hepatitis-A-Virus wird über kontaminierte Fäkalanteile in Nahrung und Wasser übertragen. Es verursacht Gelbsucht, Fieber, Übelkeit, Erbrechen und Bauchschmerzen. Die meisten Infizierten erholen sich innerhalb von zwei Monaten. Hepatitis-B- und -C-Viren werden über Körperflüssigkeiten wie Blut oder Samen von Infizierten übertragen. Eine Hepatitis-B-Infektion verursacht eine akute Hepatitis, die in die chronische Form übergehen kann. Eine Hepatits-C-Infektion verläuft oft ohne Anfangssymptome, kann aber ebenfalls eine chronische Hepatitis verursachen.

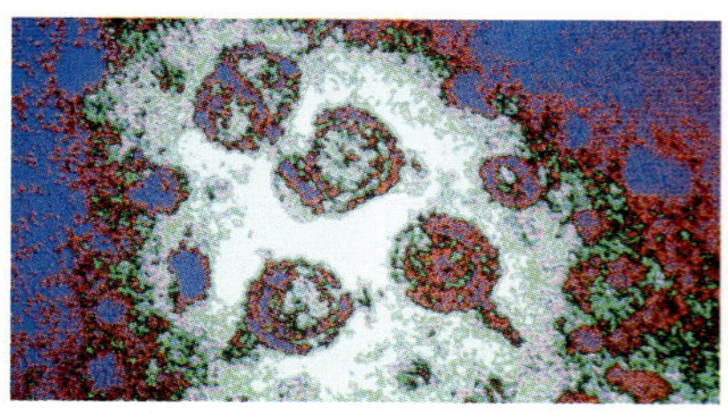

Hepatitis B
Dieses Virus wird durch Sexualkontakt, Bluttransfusion, gemeinsames Benutzen von Injektionsnadeln bei Drogenabhängigen, nicht sterile Tätowiernadeln und von infizierten Müttern auf ihre Babys übertragen.

LEBERTUMOREN

Wucherungen in der Leber sind normalerweise gutartig. Es können sich jedoch Metastasen durch Krebs in anderen Körperbereichen bilden.

Gutartige Lebertumoren sind oft Hämangiome (Blutschwämme) oder Adenome (Zellwucherungen). Normalerweise verursachen sie keine Symptome und sind ungefährlich. Maligne Tumoren treten für gewöhnlich durch Metastasen aus Tumoren in anderen Körperbereichen auf, am häufigsten durch Krebs in Darm, Magen, Brust, Eierstöcken, Lungen, Nieren oder Prostata. Der primäre Leberkrebs ist meist ein Hepatom, das durch chronische Hepatitis, Zirrhose oder Toxinbelastung entstehen kann. Es verursacht Bauchschmerzen, Gewichtsverlust, Übelkeit, Erbrechen, Gelbsucht und später einen tastbaren Tumor im Oberbauch. Die Diagnose erfolgt durch bildgebende Verfahren und durch Biopsie. Die Behandlung umfasst die operative Entfernung des Tumors, Chemo- und Strahlentherapie und notfalls eine Lebertransplantation.

LEBERABSZESS

Beim Leberabszess bildet sich eine eitergefüllte Höhlung in der Leber, die meist auf eine bakterielle Infektion einer anderen Körperstelle zurückzuführen ist.

Ein eiterbildender Abszess entsteht durch Bakterien aus einer Infektion im Bauchraum (z. B. Appendizitis, Cholangitis, Divertikulitis, Darmperforation) oder aus dem Blut. Nach einigen fast symptomfreien Wochen stellt sich ein plötzliches Krankheitsgefühl mit Symptomen wie Appetitlosigkeit, hohes Fieber und Schmerzen im oberen rechten Bauchraum ein. Die Behandlung erfolgt durch die Dränage des Abszesses im Rahmen eines minimalinvasiven Eingriffs und Antibiotika. Die Mortalitätsrate bei unbehandelten Leberabszessen ist hoch. Abszesse können auch aus Pilz- oder Amöbenbefall (besonders in den Tropen) resultieren.

Eiterbildender Abszess
Abzesse (einer oder mehrere) bilden sich normalerweise im rechten Leberlappen. Sie treten häufiger in Zusammenhang mit Diabetes mellitus oder geschwächtem Immunsystem auf.

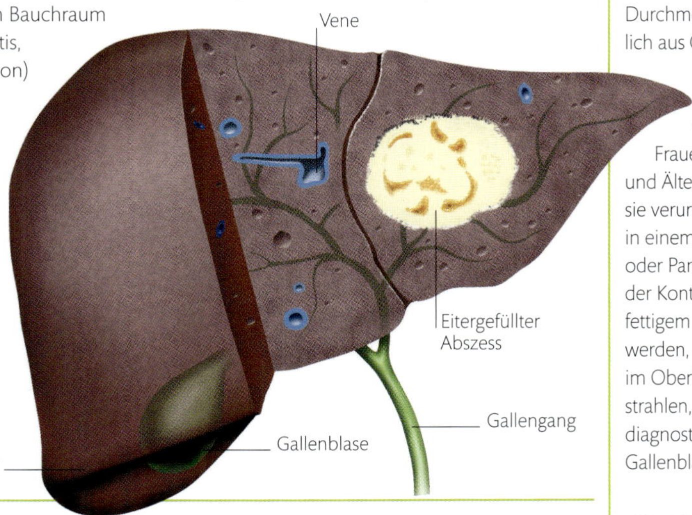

GALLENSTEINE

Gallensteine sind harte Gebilde, die überall in den Gallengängen auftreten können und sich meist in der Gallenblase bilden.

Gallensteine gibt es in verschiedenen Größen, manche erreichen sogar mehrere Zentimeter im Durchmesser. Die meisten bestehen hauptsächlich aus Cholesterin, andere sind Pigmentsteine aus Bilirubin und Kalzium und der Rest aus einer Mischung von allem. Gallensteine kommen häufiger bei Frauen, weißen Menschen, Übergewichtigen und Älteren vor. Ihre Entstehung dauert Jahre, sie verursachen meist keine Symptome, bis sie in einem der Gänge stecken bleiben, die Galle oder Pankreas dränieren. Tritt dieser Fall während der Kontraktion der Gallenblase ein, meist nach fettigem Essen, kann eine Gallenkolik ausgelöst werden, die sich in stärker werdenden Schmerzen im Oberbauch, die in die rechte Schulter ausstrahlen, äußert. Steine können mittels Ultraschall diagnostiziert werden, in schweren Fällen wird die Gallenblase entfernt (Cholezystektomie).

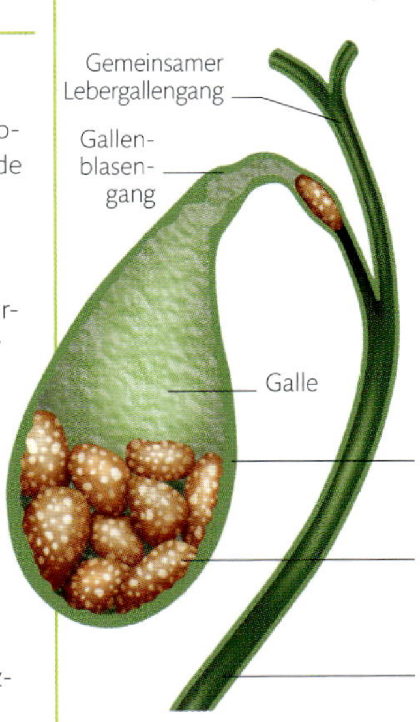

Stein im Gallenblasengang
Der Stein kann eine Schwellung, Entzündung oder Infektion (akute Cholezystitis) verursachen. Das sind medizinische Notfälle.

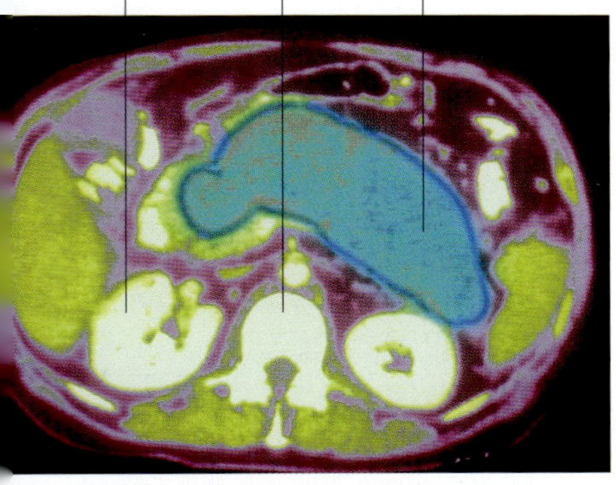

Scan des Bauchraums bei Pankreatitis
Der blaue Bereich in diesem CT-Scan des Oberkörpers zeigt ein vergrößertes Pankreas, verursacht durch Pankreatitis.

PANKREATITIS

Eine Entzündung des Pankreas (Pankreatitis) entsteht durch Pankreasenzyme, die das Pankreasgewebe selbst zerstören (Autodigestion).

Das Pankreas (Bauchspeicheldrüse) produziert Verdauungsenzyme, die es ins Duodenum abgibt. Werden diese Enzyme bereits im Pankreas aktiviert, beginnen sie, das Pankreasgewebe zu verdauen. Die Konsequenz ist eine Pankreatitis, die akut oder chronisch verlaufen kann. Die akute Pankreatitis verursacht starke Schmerzen im Oberbauch, die in den Rücken ausstrahlen, Übelkeit, Erbrechen und Fieber, heilt aber ohne Funktionsverlust ab. Nicht so die chronische Verlaufsform, bei der wiederkehrende Attacken zu Diabetes mellitus und eingeschränkter Fettverdauung führen können.

Die Hauptursache für Pankreatitis sind Gallensteine, die den gemeinsamen Ausführgang verlegen, und regelmäßiger exzessiver Alkoholmissbrauch, der die Funktion der Pankreaszellen schwer beeinträchtigt. Weitere Ursachen können Verletzung des Pankreas, bestimmte Medikamente und Virusinfektionen sein.

Die Diagnose wird durch erhöhte Blutwerte des Pankreasenzyms Amylase und besondere Merkmale im CT-Scan bestätigt. Zur Behandlung werden Schmerzmittel und Antibiotika eingesetzt.

Stein im gemeinsamen Gallengang
Der Stein kann den Gallefluss ins Duodenum blockieren, woraus Gelbsucht entsteht. Die gestaute Galle kann eine Entzündung verursachen.

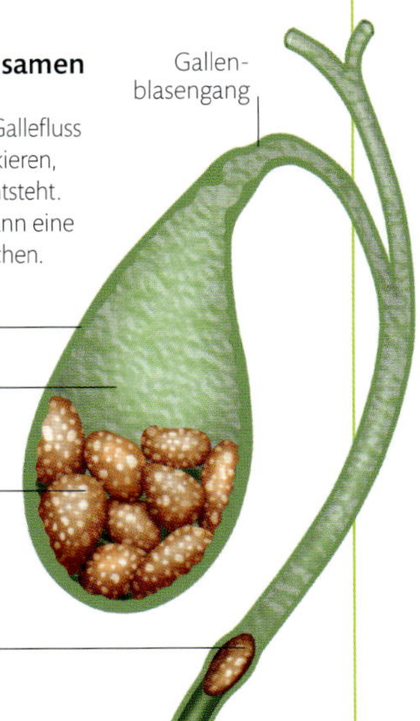

PANKREASKARZINOM

Ein maligner Tumor des Pankreas (Bauchspeicheldrüse) hat eine schlechte Prognose, weil er im Frühstadium symptomlos verläuft und meist erst entdeckt wird, wenn er bereits metastasiert hat.

Am häufigsten sind Männer über 60 betroffen. Die Risikofaktoren für Pankreaskrebs umfassen Rauchen, Übergewicht, schlechte Ernährung (zu viel rotes, industriell bearbeitetes Fleisch), chronische Pankreatitis und familiäre Disposition. Symptome entstehen erst im Spätstadium des Krebses. Dazu gehören in den Rücken ausstrahlende Oberbauchschmerzen und starker Gewichtsverlust. Krebs im Pankreaskopf kann den Abfluss der Galle aus der Gallenblase behindern und dadurch Gelbsucht, generalisierten Juckreiz, hellen Stuhl und dunklen Urin verursachen. Die Diagnose wird durch Tumormarker im Blut, CT-Scans und Biopsie gestellt. Betroffenen wird eine Operation angeboten, aber die Behandlung lindert gewöhnlich nur die Symptome: Lediglich ein Viertel der Patienten lebt nach Diagnosestellung länger als ein Jahr.

Befallene Stellen
Die meisten Tumoren entstehen im Pankreaskopf. Einige entwickeln sich an der Vater-Ampulle, an der sich der Pankreasgang mit dem gemeinsamen Gallengang vereinigt.

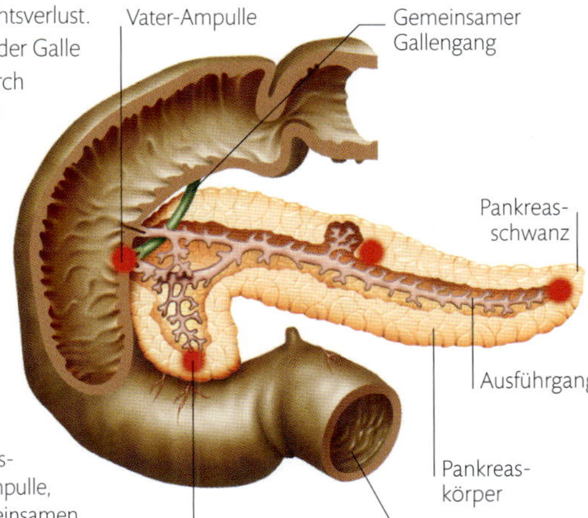

NIEREN- UND HARNWEGSPROBLEME

Nieren, Harnleiter, Blase und Harnröhre bilden das Harnsystem, das das Blut reinigt. Die Nieren spielen ebenfalls eine Rolle im Renin-Angiotensin-System, das den Blutdruck steuert, sowie im Vitamin-D-Stoffwechsel und synthetisieren Erythropoetin zur Wachstumsstimulation roter Blutzellen.

HARNWEGSINFEKTIONEN

Harnwegsinfektionen zählen zu den häufigsten Infektionen und entstehen, wenn der normalerweise sterile Harn durch Darmbakterien kontaminiert wird. Bakterien können durch die Harnröhre in die Blase aufsteigen oder, seltener, über den Blutweg ins Harnsystem gelangen. Die Anwesenheit von Zucker im Harn, wie bei Diabetes, oder Steinen im Harntrakt erleichtern die Vermehrung von Bakterien, besonders bei einer Harnwegobstruktion.

ZYSTITIS

Eine Zystitis (Entzündung der Harnblase) wird für gewöhnlich durch eine Infektion verursacht, meist durch Bakterien, die normalerweise im Darm zu Hause sind.

Die Zystitis ist häufiger bei Frauen und verursacht Schmerzen beim Wasserlassen, häufigen Harndrang, Bauchschmerzen, Fieber und Blut im Urin. Bei Männern ist eine Zystitis eher selten und wird meist durch eine Störung im Harnsystem verursacht.

Das Immunsystem wird mit geringem Bakterienbefall fertig. Hat sich eine Zystitis jedoch manifestiert, sind Antibiotika notwendig, um eine chronische Entzündung und das Aufsteigen der Infektion in die Nieren zu verhindern.

Die verursachenden Bakterien können im Urin nachgewiesen werden, was die Auswahl des passenden Antibiotikums erleichtert. Um wiederholte Infektionen zu vermeiden, sollte man viel trinken und nach dem Geschlechtsverkehr Wasser lassen. Blasenentzündungen, die nicht durch Darmbakterien bedingt sind, können durch bestimmte Nahrungsmittel und Getränke, Clamydien und das meist stressbedingte Urethralsyndrom, das krampfartige Beschwerden verursacht, ausgelöst werden.

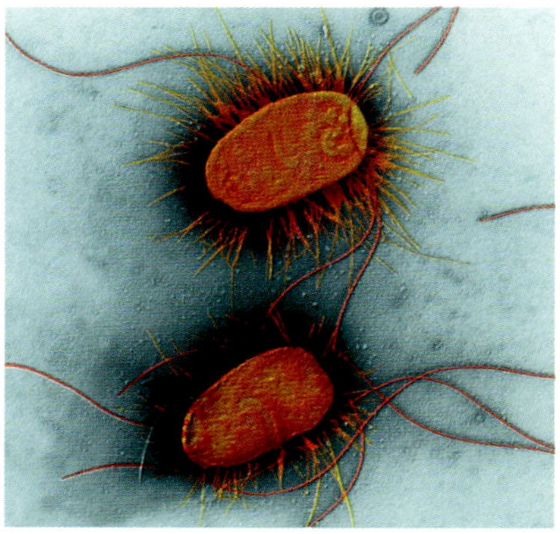

Bakterielle Ursache einer Infektion
Das *E.-coli*-Bakterium besiedelt den Darm und ist normalerweise harmlos, solange es nicht in andere Körperorgane einwandert. Die meisten Fälle von Zystitis werden durch dieses Bakterium verursacht.

PYELONEPHRITIS

Die Pyelonephritis ist eine bakterielle Nierenbeckenentzündung, die normalerweise durch über die Harnröhre aufsteigende Bakterien verursacht wird.

Die Nierenbeckenentzündung ist eine ernstere Erkrankung als die Blasenentzündung, hinterlässt aber bei sofortiger Behandlung keine bleibenden Nierenschäden. Rund 80 Prozent der Fälle werden durch eine virulente Untergruppe des *E.-coli*-Bakteriums verursacht, die von der Blase über die Harnleiter in die Nieren aufsteigen. Selten sind andere Erreger wie Proteus, Staphylokokken oder Tuberkulosebakterien die Auslöser. Die Symptome beinhalten häufiges, schmerzhaftes Wasserlassen, Fieber, Rückenschmerzen, Blut im Urin, Übelkeit und Müdigkeit. In seltenen Fällen kann sich ein Nierenabszess bilden, oder die Infektion kann ins Blut übergehen. Die Diagnosestellung umfasst Urinuntersuchungen, Röntgen, Ultraschall und verschiedene Scans, um mögliche Nierensteine oder Schäden der Niere festzustellen. Oft ist eine antibiotische Langzeitbehandlung zur Bekämpfung der Infektion und ein chirurgischer Eingriff zur Entfernung möglicher Nierensteine erforderlich.

GLOMERULONEPHRITIS

Bei dieser komplexen Krankheit werden die Glomeruli (die Filtereinheiten, die sich in den Nieren befinden) durch eine Entzündung zerstört.

Die Entzündung der Glomeruli kann von selbst, aufgrund einer Störung des Immunsystems oder Infektion entstehen. Sie kommt auch im Rahmen einer systemischen Erkrankung des ganzen Körpers, wie SLE oder Polyarteritis nodosa (s. S. 483), vor. Die zerstörten Glomeruli können das Blut nicht mehr ausreichend filtern, sodass Probleme wie Niereninsuffizienz, nephrotisches Syndrom (Ödeme und Protein im Harn) und nephritisches Syndrom (Ödeme sowie Protein und Blut im Harn) auftreten können. Die Erkrankung wird durch Blut- und Harnuntersuchung, Röntgen, MRT oder Nierenbiopsie diagnostiziert. Behandlung und Prognose hängen von der Krankheitsursache, ihrer Schwere und weiteren vorliegenden Krankheiten ab.

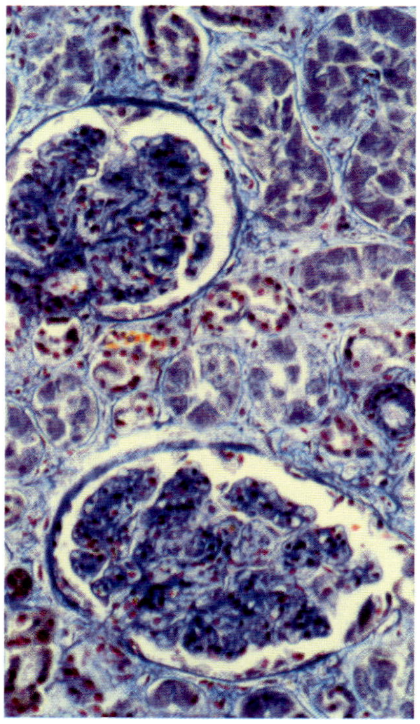

Entzündete Glomeruli
Lichtmikroskopansicht dreier Glomeruli (dunkelblau) der Niere bei Glomerulonephritis. Eine durch Biopsie entnommene Probe des Nierengewebes wird zur Diagnosestellung untersucht.

NIERENSTEINE

Substanzen im Harn können kristalline Ablagerungen in den Nieren bilden, die als Nierensteine bezeichnet werden. Sie treten am häufigsten bei jungen Männern auf.

Die genaue Ursache für die Bildung von Nierensteinen ist unbekannt. Faktoren wie Dehydrierung, Krankheiten, die hohe Kalziumwerte verursachen, und Harnwegsinfektionen tragen jedoch zu ihrer Entstehung bei. Genetische oder Stoffwechselstörungen, wie Gicht, spielen ebenfalls eine Rolle. Die Steine verursachen erst Schmerzen, wenn sie in die Harnleiter gelangen, wo sie Bauchkrämpfe, Blut im Urin und Entzündungen verursachen können. Rund 40 Prozent der Nierensteine gehen mit dem Harn von allein ab. Manche blockieren allerdings die Harnwege, verursachen Infektionen, Rückfluss oder Niereninsuffizienz und müssen operativ entfernt werden. Bei der Lithotripsie werden die Steine durch Schockwellen zertrümmert, sodass sie klein genug sind, um mit dem Harn abzugehen. Auch eine endoskopische Entfernung der Steine über die Harnleiter ist möglich.

Die Bildung von Nierensteinen
Die meisten Nierensteine sind klein und verlassen den Körper mit dem Harn. Die größten Steine bilden sich in den Nierenkelchen und im Nierenbecken und sind hornähnlich geformt.

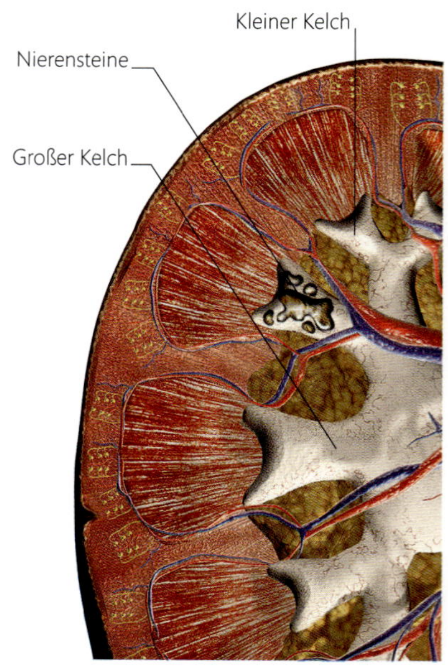

NIERENINSUFFIZIENZ

Akutes Nierenversagen tritt plötzlich auf und kann lebensbedrohlich sein, während sich eine chronische Niereninsuffizienz eher langsam entwickelt.

Die Hauptaufgabe der Nieren ist das Abfiltern harnpflichtiger Substanzen aus dem Blut, die durch Schock, Verbrennungen, Blutverlust, Infektionen, Herzinfarkt, Erkrankungen der Nieren selbst sowie durch eine Obstruktion des Harnabflusses plötzlich schwer beeinträchtigt sein kann. Bestimmte Medikamente, darunter Paracetamol, entzündungshemmende Präparate, Antibiotika und Mittel gegen Herz- und Krebserkrankungen, können die Nierenfunktion ebenfalls stören. Die Symptome eines akuten Nierenversagens sind Übelkeit, Erbrechen, geringe Harnbildung, Atemnot, Verwirrung und schließlich Koma. Die Behandlung erfolgt durch Dialyse so lange, bis sich die Nieren wieder erholt haben.

Die chronische Niereninsuffizienz ist ein fortschreitender Verlust von Nierenzellen und tritt meist in Zusammenhang mit weiteren chronischen Krankheiten wie Diabetes, Hypertonie (Bluthochdruck) und anderen Nierenerkrankungen, z. B. der Zystenniere, auf. Die Behandlung der Niereninsuffizienz hängt von der zugrunde liegenden Ursache ab. Wichtig ist, die Produktion von Vitamin D und roten Blutzellen zu unterstützen. Bei Nierenversagen sind jedoch Dialyse und schließlich Nierentransplantation erforderlich.

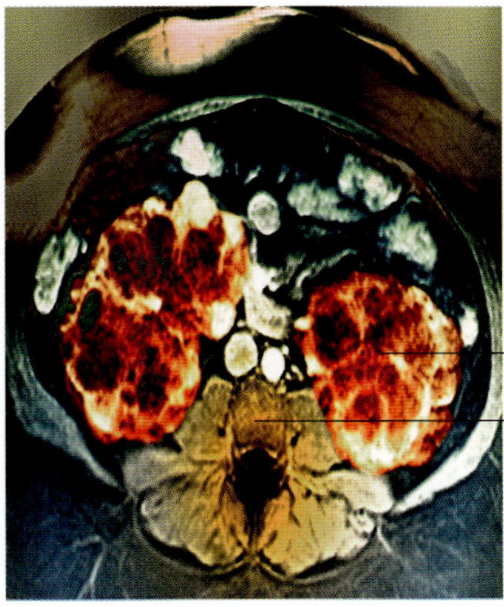

Zystenniere
Aufgrund vieler Zysten, die bis zum Erwachsenenalter beträchtliche Ausmaße annehmen können, vergrößert sich die Niere, verformt sich und verliert schlimmstenfalls ihre blutfilternde Funktion.

DIALYSE

Die Dialyse dient der Filterung harnpflichtiger Stoffe aus dem Blut bei Nierenversagen. Es gibt zwei Möglichkeiten der Dialysebehandlung: die Hämodialyse, bei der das Blut außerhalb des Körpers »gewaschen« wird, und die Peritonealdialyse, bei der das Bauchfell (Peritoneum) als Filtermembran dient. Bei der Hämodialyse wird das Blut aus dem Körper durch ein Dialysegerät mit einer Filtermembran und einer Lösung (Dialysat) gepumpt und gefiltert. Abfallstoffe diffundieren ins Dialysat, und das gereinigte Blut wird in den Körper zurückgeführt. Der gesamte Vorgang dauert drei bis vier Stunden und muss dreimal pro Woche durchgeführt werden.

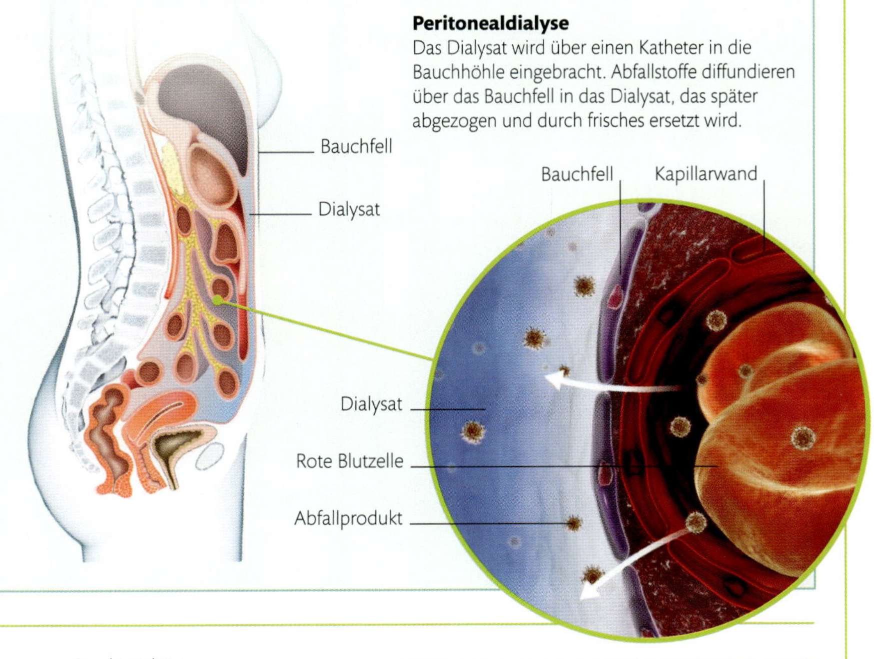

Peritonealdialyse
Das Dialysat wird über einen Katheter in die Bauchhöhle eingebracht. Abfallstoffe diffundieren über das Bauchfell in das Dialysat, das später abgezogen und durch frisches ersetzt wird.

HARNINKONTINENZ

Unkontrollierter Harnabgang (Harninkontinenz) tritt bei Frauen und Männern mit zunehmendem Alter häufiger auf.

Es gibt verschiedene Formen der Harninkontinenz, wie die Stressinkontinenz, wenn die Blase unter Druck gerät, etwa durch Husten oder körperliche Betätigung, oder die Dranginkontinenz, für die ein plötzlicher, unkontrollierbarer starker Harndrang kennzeichnend ist. Bei Männern führt eine vergrößerte oder entzündete Prostata oft zu Inkontinenz, bei Frauen eine schwache Beckenbodenmuskulatur (Stressinkontinenz). Die Diagnose kann durch urodynamische Tests erfolgen, bei der mittels Drucksonden die Funktionsweise der Blase untersucht wird. Zur Behandlung können sich eine Stärkung der Beckenbodenmuskulatur durch Training, Medikamentengabe oder, wenn nötig, eine Operation anbieten.

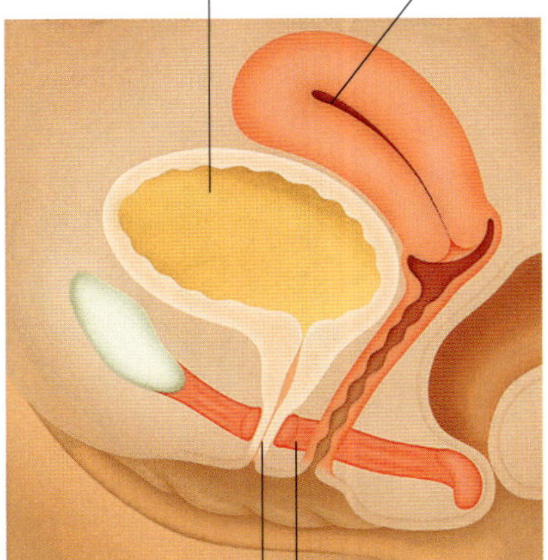

NORMALE BLASE

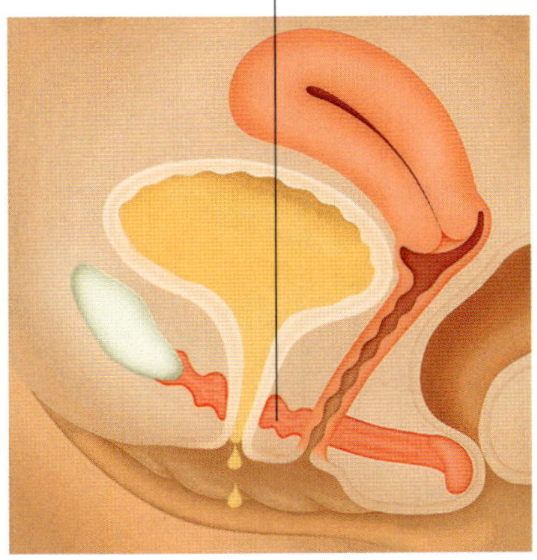

INKONTINENTE BLASE

Stressinkontinenz
Hierbei resultiert die Inkontinenz aus einer Schwächung der Beckenbodenmuskulatur und des Schließmuskels der Blase. Durch Druck beim Husten oder Sport kann Harn austreten.

NIERENTUMOREN

Nierentumoren sind meist Metastasen – Tumoren aus einem anderen Krebs im Körper. Ein primärer Nierenkrebs kann aus den Zellen in den Tubuli entstehen.

Die ersten Anzeichen sind meist Hämaturie (Blut im Urin), Rückenschmerzen, geschwollener Bauch und Anämie. Weniger häufig entwickeln sich Symptome, die mit den weiteren Funktionen der Nieren zusammenhängen, wie hormonelle Syndrome und Bluthochdruck. Nierentumoren metastasieren früh, besonders in Lungen, Leber und Knochen. Deshalb können die Symptome der Metastasen, wie Kurzatmigkeit und Knochenschmerzen, vor den Nierensymptomen auftreten. Die Therapie umfasst die Entfernung der betroffenen Niere, Strahlen- und Immuntherapie.

BLASENTUMOREN

Die meisten Blasentumoren entstehen in der Blasenschleimhaut, können sich aber auch aus Muskel- und weiteren Zellen der Blasenwand entwickeln.

Blasentumoren sind häufiger bei Männern, ebenso bei Rauchern und bei Menschen, die berufsbedingt Karzinogenen ausgesetzt sind, wie sie z. B. in der Gummi-, Textil- und Druckindustrie vorkommen, oder die unter chronischer Blasenreizung durch Blasensteine oder der tropischen Wurminfektion Bilharziose leiden. Das Tumorwachstum bleibt oft unbemerkt, bis Symptome wie Blut im Urin oder Harnblockade, unerklärliche Gewichtsabnahme oder Anämie auftreten. Die Behandlung erfolgt durch Strahlentherapie, Entfernung des Tumors oder der Blase, meist mit Einpflanzung der Harnleiter in den Mastdarm.

Blasenkrebszelle
Die meisten Blasentumoren entwickeln sich aus den Epithelzellen der Blasenauskleidung und können sehr weit fortgeschritten sein, bevor sie Symptome wie Blut im Urin oder Bauchschwellung verursachen.

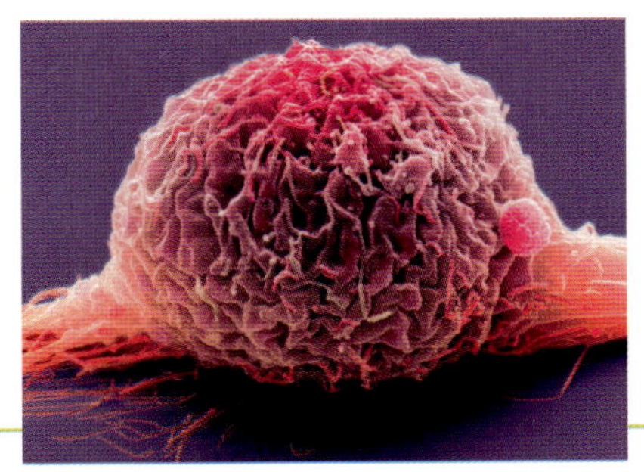

ERKRANKUNGEN DER FORTPFLANZUNGSORGANE

Die Funktion des weiblichen Fortpflanzungssystems erfordert das komplexe Zusammenspiel physischer und hormoneller Faktoren. Verschiedenerlei Störungen können sich zu Krankheiten entwickeln, und auch genetische Einflüsse spielen eine Rolle.

BRUSTKREBS

Der häufigste Krebs der Frau ist der Brustkrebs, der sich in der Brust oder den nahe gelegenen Lymphknoten entwickeln kann. Bei Frauen ist er für 15 Prozent aller Todesfälle durch Krebs verantwortlich.

Brustkrebs tritt am häufigsten im Alter ab 45 Jahren auf und ist vor dem 35. Lebensjahr eher selten. Auch Männer können betroffen sein, die Anzahl der Fälle ist jedoch gering. Rund ein Zehntel der Fälle entwickelt sich durch genetische Disposition. Die wichtigsten beteiligten Gene sind BRCA1 und BRCA2. Rauchen, Übergewicht und ein vorhergehender Eierstock- oder Gebärmutterkrebs sind die größten Risikofaktoren.

Die häufigste Form des Brustkrebses ist das duktale Adenokarzinom, das in den Milchgängen entsteht. Knoten können überall im Brustgewebe oder den nahe gelegenen Lymphknoten auftreten. Die ersten Symptome sind oft ein schmerzhafter Knoten, Hautveränderungen oder eine Brustwarze, die eingezogen ist oder Sekret absondert. Der Krebs kann durch Abtasten der Brust, Mammografie und Biopsie diagnostiziert werden, Bluttests, Röntgen und CT-Scans werden zur Auffindung möglicher Metastasen durchgeführt. Die Behandlung umfasst die Entfernung des Knotens sowie Strahlen- und Chemotherapie. Die Früherkennung erhöht die Heilungschancen. Frauen von 50 bis 70 sollten deshalb regelmäßige Vorsorgeuntersuchungen (einschließlich Mammografie) wahrnehmen.

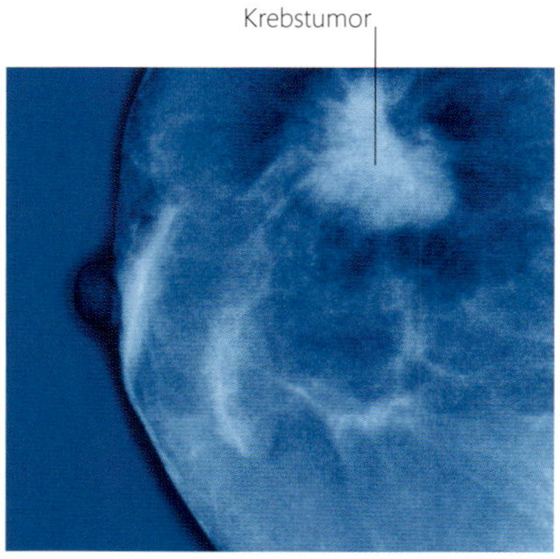

Mammografie
Die Mammografie ist das Röntgen der Brust. Im Mammogramm sind mögliche Tumoren und andere Knötchen als dichte weiße Stellen im Brustgewebe sichtbar.

KNOTEN IN DER BRUST

Knoten in der Brust können verschiedene Ursachen haben, Krebs ist nur eine davon. Die häufigste Knotenbildung vor der Menopause ist die Fibroadenose, bei der manche Brustzellen, möglicherweise durch hormonelle Veränderungen, hyperaktiv werden und gutartige Gewebswucherungen (Fibroadenome) bilden. Typischerweise werden ein oder mehrere schmerzhafte Knötchen bemerkt, die sich entsprechend dem Monatszyklus verändern können.

Zysten (flüssigkeitsgefüllte Knoten) kommen ebenfalls häufiger vor der Menopause vor und können Flüssigkeitsabsonderungen der Brustwarze verursachen. Normalerweise verschwinden die Zysten im Laufe des folgenden Monatszyklus, fortbestehende Zysten bedürfen jedoch der Untersuchung, um Krebs auszuschließen. Ferner gibt es auch unspezifische Schwellungen, die vor der Periode auftreten und vermutlich mit hormonellen Schwankungen in Zusammenhang stehen.

Betroffene Stellen
Knoten können sich in der gesamten Brust entwickeln. Am häufigsten sind sie im äußeren oberen Quadranten in der Nähe der Achsel.

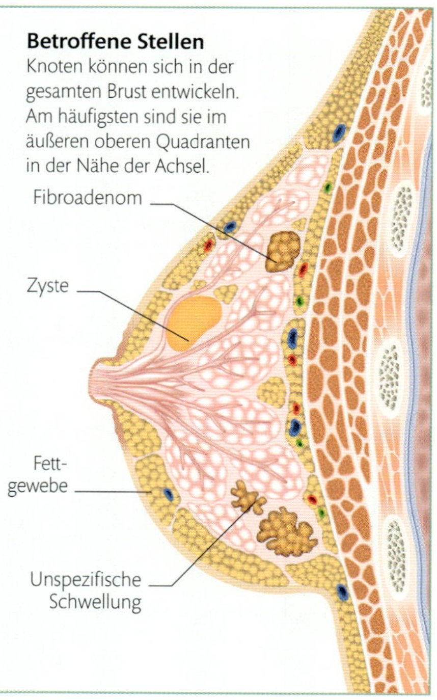

ENDOMETRIOSE

Bei der Endometriose wächst Gewebe, das der Uterusschleimhaut (Endometrium) ähnelt, außerhalb der Gebärmutter.

Abnormes Wachstum endometrialer Zellen tritt am häufigsten in den Eierstöcken und anderen Stellen in der Bauchhöhle auf, kann aber auch in Lungen, Herz, Knochen und Haut entstehen. Die Ursache ist unbekannt. Manche Betroffene zeigen keine Symptome, andere haben jedoch starke Menstruationsbeschwerden, vaginale oder rektale Blutungen, Schmerzen beim Geschlechtsverkehr und Fruchtbarkeitsprobleme. Zur Behandlung gehören entzündungshemmende Medikamente, Hormonpräparate wie Gestagen oder die »Pille« sowie die Entfernung des abnormen Gewebes.

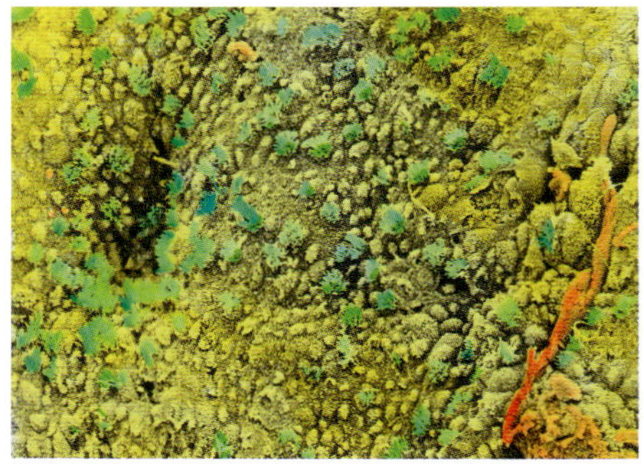

Endometriose
Endometrialzellen, in dieser Ansicht grün und gelb dargestellt, befinden sich auf einer Ovarialzyste. Sie reagieren wie die Uterusschleimheit auf Zyklushorme und verursachen ebenfalls Blutungen.

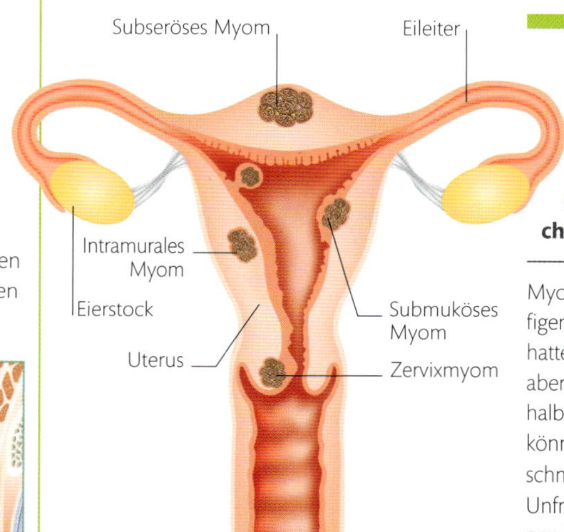

Betroffene Stellen
Myome können sich an jeder Stelle der Uteruswand entwickeln. Sie werden nach ihrem Entstehungsort benannt (z. B. Zervikalmyom) oder nach der Gewebsschicht, in der sie auftreten.

MYOME

Myome sind gutartige Wucherungen der glatten Muskulatur im Uterus, die oft symptomlos bleiben. Manche erreichen jedoch eine beträchtliche Größe.

Myome sind weit verbreitet und kommen häufiger bei Frauen vor, die keine Schwangerschaft hatten. Warum sie entstehen, weiß man nicht, aber sie entwickeln sich östrogenabhängig. Deshalb schrumpfen sie nach der Menopause. Sie können Bauchschwellung, Bauch- und Rückenschmerzen, schwere, schmerzhafte Perioden und Unfruchtbarkeit verursachen. Große Myome können bei der Entbindung ein Hindernis darstellen. Myome werden mittels Ultraschall diagnostiziert und durch entzündungshemmende Medikamente oder Hormone behandelt. Problematische Myome können operativ entfernt werden.

MENSTRUATIONSPROBLEME

Der Menstruationszyklus kann durch eine Reihe von Faktoren aus dem Gleichgewicht geraten, die sowohl physischer als auch psychischer Natur sein können.

Der Monatszyklus wird durch Hormone aus Gehirn, Eierstöcken und anderen Geweben gesteuert. Das follikelstimulierende Hormon (FSH) regt den Eisprung in der ersten Hälfte des Zyklus an. In der zweiten Hälfte stimuliert das luteinisierende Hormon (LH) den Aufbau der Uterusschleimhaut, wobei Östrogen, Gestagen und weitere Hormone ebenfalls eine Rolle spielen. Kurzzeitige Störungen treten aufgrund von Hormonschwankungen, schlechter allgemeiner Verfassung, Krankheiten, Medikamenten oder ernährungsbedingt häufig auf. Dysmenorrhö (schmerzhafte Perioden), Amenorrhö (Ausbleiben der Periode) und Zwischenblutungen können sich ebenfalls ohne größere Folgen einstellen.

OVARIALZYSTEN

Das Auftreten von Ovarialzysten ist hormonabhängig. Die meisten sind gutartig, nur wenige sind krebsartig.

Während des Monatszyklus wächst im Eierstock ein Follikel um ein Ei, nach dem Eisprung schrumpft der leere Follikel (Gelbkörper). Sowohl wachsende als auch leere Follikel können sich zu »funktionellen Zysten« entwickeln, die sich von selbst zurückbilden. 6 bis 8 Prozent der Frauen haben jedoch ein polyzystisches Ovarialsyndrom (PCOS), bei dem sich viele Zysten bilden. Das PCOS hängt mit einem hohen Testosteronspiegel zusammen und kann vermehrte Körperbehaarung, Übergewicht, unregelmäßige Perioden, verminderte Fruchtbarkeit und Akne verursachen. Gewichtsabnahme trägt zur Besserung bei, manchmal ist jedoch eine Hormonbehandlung erforderlich. Selten können diese Zysten entarten, besonders wenn sie nach der Menopause auftreten.

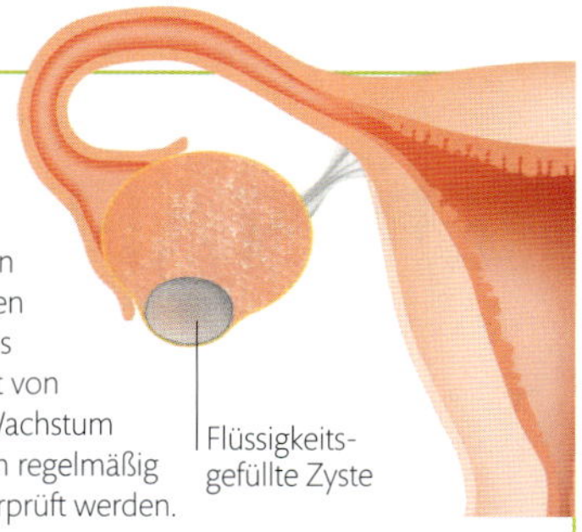

Zyste
Follikelzysten verschwinden am Ende des Zyklus meist von selbst. Ihr Wachstum sollte jedoch regelmäßig ärztlich überprüft werden.

OVARIALKARZINOM

Obwohl der Eierstockkrebs (Ovarialkarzinom) seltener vorkommt als Brustkrebs, ist er wegen seiner raschen Metastasierung viel gefährlicher.

Das Ovarialkarzinom entwickelt sich am häufigsten bei Frauen ab 40, wobei das Risiko mit zunehmendem Alter steigt, bei familiärer Disposition, bei Kinderlosen oder Spätgebärenden, bei Übergewichtigen und Raucherinnen.

Orale Kontrazeptiva (Pille) haben eine gewisse vorbeugende Wirkung, weil sie den Eisprung unterdrücken, eine Hormonersatztherapie in den Wechseljahren erhöht das Risiko jedoch leicht, weil sich der Krebs oft östrogenabhängig entwickelt. Symptome entwickeln sich erst sehr spät und können anhaltende Beschwerden und Schwellungen im Bauchraum, Rückenschmerzen, Gewichtsverlust und, seltener, unregelmäßige vaginale Blutungen, gestörte Blasenentleerung und Peritonitis (Bauchfellentzündung) verursachen. Der Krebs kann sich schnell auf Uterus, Darm und Lymphgefäße ausbreiten und in den Blutstrom übergehen. Die Diagnose kann durch Scans und Biopsie (Gewebeprobe) gestellt werden. In der Behandlung wird versucht, so viel wie möglich vom befallenen Gewebe operativ zu entfernen und eine weitere Tumorentwicklung durch Chemotherapie zu hemmen.

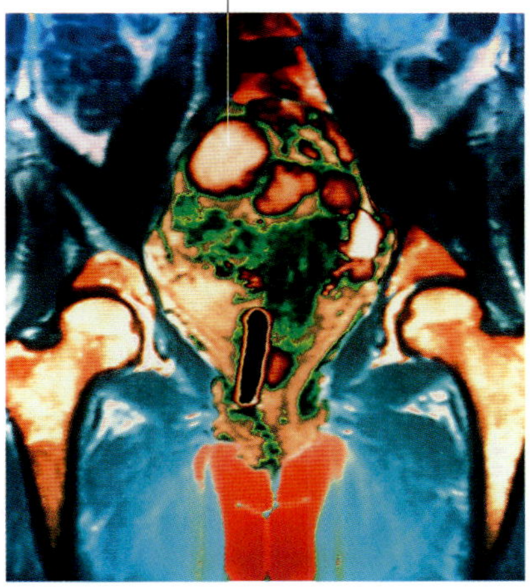

Ovarialkarzinom
Dieser eingefärbte MRT-Scan des Bauchraums zeigt ein großes Ovarialkarzinom (rund, oben im Bild) und die Organe in der Bauchhöhle.

ZERVIXKARZINOM

Ein Gebärmutterhalskrebs entsteht am häufigsten bei Frauen zwischen 30 und 40. Er steht in Zusammenhang mit dem humanen Papillomavirus (HPV).

Das Zervixkarzinom ist durch Früherkennungsuntersuchungen rückläufig geworden. Ungeschützter Geschlechtsverkehr mit häufig wechselnden Sexualpartnern (HPV-Infektion), Rauchen und mehrere Geburten gehören zu den Risikofaktoren. Die Zellveränderung zeigt anfangs keine Symptome, kann aber später zu abnormen Vaginalblutungen führen. Sie kann jedoch bereits im Frühstadium, bevor sich der Krebs entwickelt, festgestellt, behandelt und so eine Ausbreitung verhindert werden. Regelmäßige Untersuchungen sind eine wichtige Vorsorgemaßnahme. Je nach Ausbreitung ist die teilweise oder vollständige Entfernung der Zervix oder des Uterus und eine Chemotherapie angezeigt. Die Prognose hängt von der Ausbreitung ab. In Deutschland gibt es mittlerweile eine Impfung gegen das HP-Virus.

KREBSVORSORGE

Der »Pap-Test« wird in regelmäßigen Abständen als erfolgreiche Maßnahme zur Vorsorge gegen das Zervixkarzinom durchgeführt. Hierbei wird ein Abstrich des Gebärmutterhalses genommen und auf HPV untersucht. Bei Nachweis der Viren wird nach abnormen Zellen gesucht. Die meisten Zellveränderungen sind unbedeutend und verschwinden meist innerhalb von sechs Monaten. Bei starken Veränderungen ist jedoch eine Behandlung angezeigt. Präkanzeröse Zellen werden am häufigsten bei Frauen unter 35 festgestellt.

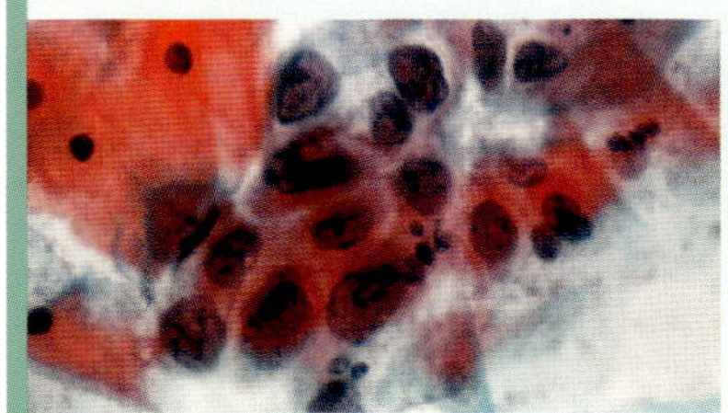

Zervikalabstrich
Die dunklen Bereiche des Abstrichs zeigen präkanzeröse Zellen. Durch regelmäßige Abstriche kann der Krebs in einem sehr frühen, behandelbaren Stadium festgestellt werden.

GEBÄRMUTTERKREBS

Der Gebärmutterkrebs entwickelt sich am häufigsten aus einem Tumor in der Schleimhaut (Endometrium) und in seltenen Fällen in der Muskelschicht.

Gebärmutterkrebs ist bei Frauen unter 50 selten. Seine Ursache ist unklar, wird aber mit hohen Östrogenwerten in Verbindung gebracht. Risikofaktoren sind Übergewicht (Fettzellen können Östrogen produzieren), früher Beginn der Monatsblutung, eine späte Menopause, Kinderlosigkeit, Hyperplasie des Endometriums und seltene östrogenproduzierende Tumoren. Die Symptome sind unnormal starke Monatsblutungen, Zwischenblutungen oder Blutungen nach dem Geschlechtsverkehr. Meistens besteht die Behandlung aus der Entfernung der Gebärmutter. Strahlen-, Chemo- und Hormontherapie können ebenfalls eingesetzt werden.

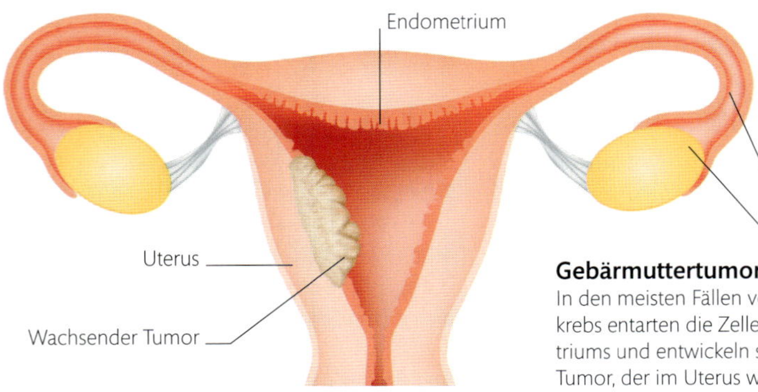

Gebärmuttertumor
In den meisten Fällen von Gebärmutterkrebs entarten die Zellen des Endometriums und entwickeln sich zu einem Tumor, der im Uterus wächst.

ENTZÜNDUNG DER BECKENORGANE

Eine Entzündung der Gebärmutter oder der Eileiter kann Unfruchtbarkeit und ein erhöhtes Risiko für eine Eileiterschwangerschaft verursachen.

Eine Entzündung der Beckenorgane resultiert am häufigsten aus sexuell übertragbaren Infektionen, die monatelang unbemerkt bleiben können. Risikofaktoren sind häufig wechselnde Sexualpartner, ungeschützter Geschlechtsverkehr, vorangegangene Entzündungen und die »Spirale« zur Empfängnisverhütung. Es können Zwischenblutungen, Schmerzen, Ausfluss und Fieber auftreten. Bleibt eine Entzündung unbehandelt, kann es zu Gewebsverdickungen, -verklebungen (Eileiter) und -vernarbungen sowie zu Zystenbildung kommen. Die Behandlung erfolgt durch Antibiotika, und auch der Partner sollte sich auf eine mögliche Infektion untersuchen lassen.

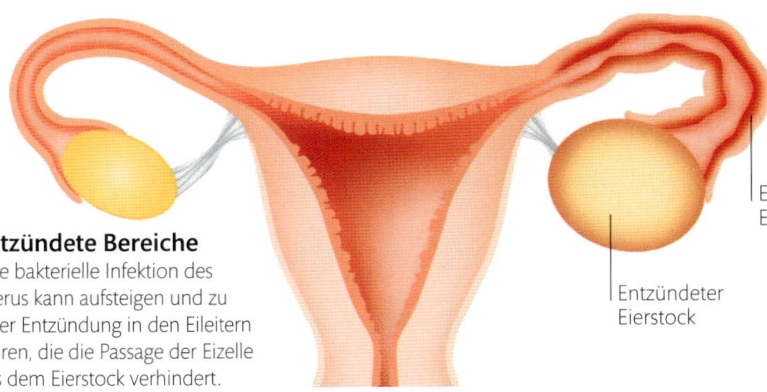

Entzündete Bereiche
Eine bakterielle Infektion des Uterus kann aufsteigen und zu einer Entzündung in den Eileitern führen, die die Passage der Eizelle aus dem Eierstock verhindert.

ERKRANKUNGEN DER FORTPFLANZUNGSORGANE

Die Funktion des männlichen Fortpflanzungssystems beinhaltet das komplizierte physische und hormonelle Zusammenspiel von Hoden, Penis, Prostata und Samenbläschen, von Hypophyse und Hypothalamus, von Nebennieren, Leber und anderen Strukturen. Störungen in einem dieser Organe können zu Erkrankungen führen.

HYDROZELEN

Eine Hydrozele ist eine Flüssigkeitsansammlung um die Hoden. Sie kann ein Hinweis auf eine Erkrankung sein, die der ärztlichen Untersuchung bedarf.

Eine Hydrozele wird oft bei Neugeborenen beobachtet. Sie entsteht vermutlich schon im Fetus, wenn die Hoden aus dem Bauchraum ins Skrotum wandern und sich die Passage danach nicht gleich schließt, sodass Flüssigkeit aus dem Bauchraum nachlaufen kann. Möglicherweise gelangt auch ein Abschnitt des Darms in die Passage; in diesem Fall spricht man von einem indirekten Leistenbruch. Die Hydrozele bildet sich mit dem Wachstum des Säuglings meist innerhalb von 12 bis 18 Monaten zurück. Bleibt sie bestehen, muss die Flüssigkeit möglicherweise operativ entfernt und die Passage geschlossen werden. Bei älteren Männern entwickelt sich eine Hydrozele oft langsam und erreicht eine beachtliche Größe, bevor ein Arzt aufgesucht wird. Meist gibt es keine erkennbaren Gründe, gelegentlich ist sie jedoch das Resultat einer Entzündung der Hoden aufgrund von Infektion, Verletzung oder Krebs.

Geschwollene Hoden
Die Flüssigkeit einer Hydrozele befindet sich innerhalb der zweilagigen Membran, die die Hoden umgibt, aber nicht die Nebenhoden, die oberhalb und hinter der Schwellung tastbar sind.

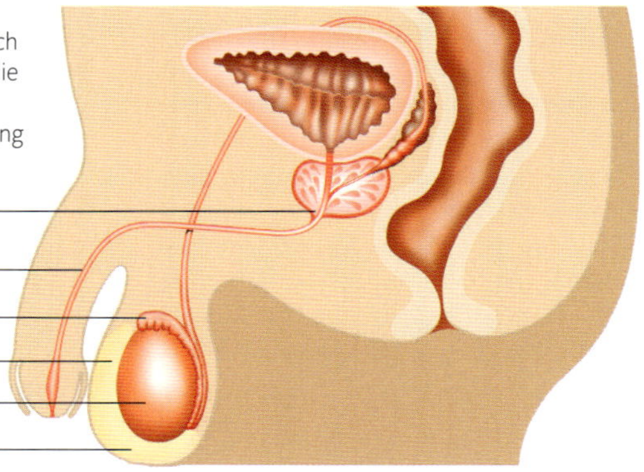

NEBENHODENZYSTEN

Gutartige Schwellungen entstehen oft im oberen Bereich der Nebenhoden, den stark gewundenen Nebenhodengängen, die Spermien aus den Hoden speichern.

Nebenhodenzysten treten am häufigsten bei Männern ab dem mittleren Alter auf. Sie sind schmerzlos und oft in beiden Nebenhoden vorhanden. Sie können unterschiedlich groß werden, müssen aber nicht entfernt werden, solange sie keine Schmerzen verursachen und nicht zu groß werden. Es besteht ein Zusammenhang mit genetischen Erkrankungen wie zystische Fibrose und Zystenniere. Ein Arzt kann sie durch Tastuntersuchung aufgrund ihrer Lage und Art der Schwellung von einer Hydrozele oder einer Hodenzyste unterscheiden. Schmerzhafte, große Zysten können chirurgisch entfernt werden.

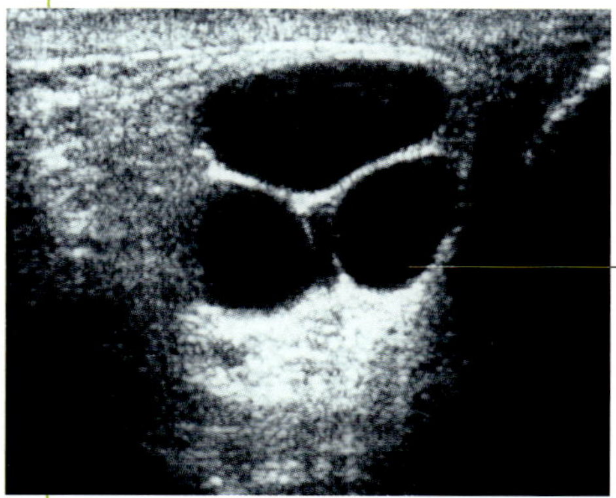

Ultraschall einer Nebenhodenzyste
Diese Ultraschallaufnahme zeigt drei Zysten in den Nebenhoden im oberen Hodenbereich. Nebenhodenzysten entwickeln sich langsam und sind harmlos.

HODENKREBS

Der Hodenkrebs tritt am häufigsten bei Männern zwischen 20 und 40 auf und verursacht meist einen schmerzlosen Knoten in einem Hoden. Die Zahl der Neuerkrankungen steigt.

Risikofaktoren sind Hodenhochstand, familiäre Disposition, weiße Hautfarbe und, in geringerem Ausmaß, Unfruchtbarkeit und HIV-Infektion. Es gibt verschiedene Arten von malignen Hodentumoren (Seminom, Teratom, Chorionkarzinom), die von den Keimzellen ausgehen.

Die Diagnose wird durch Ultraschall und Biopsie oder, bei starkem Krebsverdacht, durch die Entfernung des betroffenen Hoden gestellt. Tumormarker im Blut können auf bestimmte Tumoren hinweisen, ein negatives Ergebnis ist aber kein Ausschlusskriterium für alle Krebsarten. Durch Früherkennung können über 90 Prozent der Krebsfälle geheilt werden. Die Behandlung besteht in der Entfernung des Tumors mit anschließender Chemo- oder Strahlentherapie. Da dies Unfruchtbarkeit nach sich ziehen kann, sollte bei Kinderwunsch Sperma für eine spätere künstliche Befruchtung in einer Samenbank gelagert werden. Angesichts der guten Heilungschancen bei Früherkennung sollten Männer regelmäßig ihre Hoden auf Knötchen abtasten.

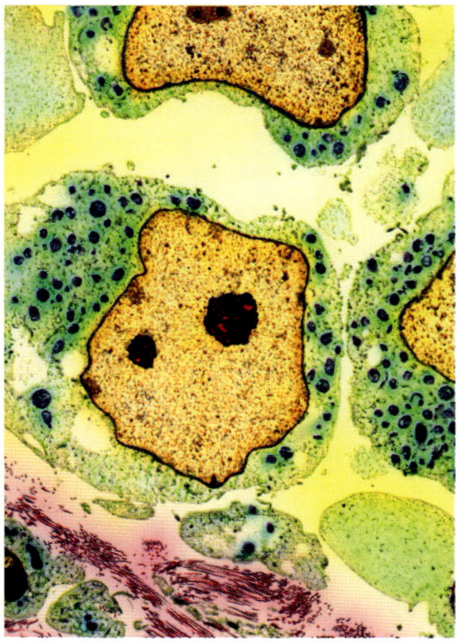

Schnitt durch Krebszellen
Die Zellen eines malignen Teratoms, eine Form des Hodenkrebses, sind hier als sich schnell teilende Krebszellen mit großen, unregelmäßigen Zellkernen (hellbraun) und grünem Zytoplasma zu sehen.

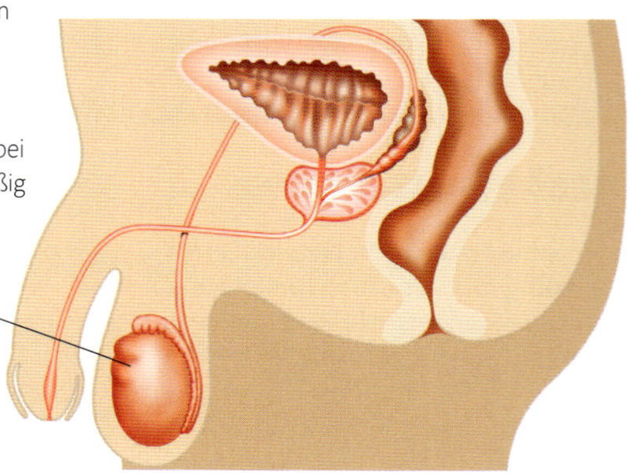

Hodentumor
Ein Hodentumor dieser Größe ist oft schmerzlos, kann aber als Knoten oder allgemeine Schwellung in Hoden oder Leiste ertastet werden.

EREKTIONSSTÖRUNGEN

Schwierigkeiten, eine Erektion zu bekommen oder zu halten, kommen häufig vor und können ein Hinweis auf psychischen Stress oder körperliche Erkrankung sein.

Bei einer Erektionsstörung (definiert als Unfähigkeit, eine Erektion zu bekommen oder zu halten) bleibt der Penis nicht lange genug hart oder wird für eine Penetration nicht hart genug. Die einfachsten Ursachen dafür sind Müdigkeit, Alkohol, Stress oder Depressionen. Eine solche Erfahrung kann Versagensängste auslösen, die das Problem verschlimmern. Körperliche Ursachen sind meist Durchblutungsstörungen, neurologische Störungen oder eine Kombination aus beiden, beispielsweise bei fortgeschrittener Diabetes. Psychologische Beratung kann hilfreich sein, ebenso wie die Behandlung der zugrunde liegenden Ursache und bei anhaltenden Problemen die Verabreichung entsprechender Medikamente.

ERKRANKUNGEN DER PROSTATA

Die Prostata sitzt direkt unter der Harnblase und umgibt den oberen Teil der Harnröhre. Dieses kastaniengroße Organ produziert Sekrete, die der Samenflüssigkeit beigefügt werden. Die häufigste Störung ist die benigne Prostatahyperplasie (BPH), bei der sich die Prostata vergrößert und durch den entstehenden Druck auf die Harnröhre den Harnfluss behindert. Rund drei Viertel aller 70-jährigen Männer haben eine vergrößerte Prostata. Weitere Erkrankungen sind Infektionen und Entzündung sowie Krebs, der sich aus allen Zellarten der Prostata entwickeln kann.

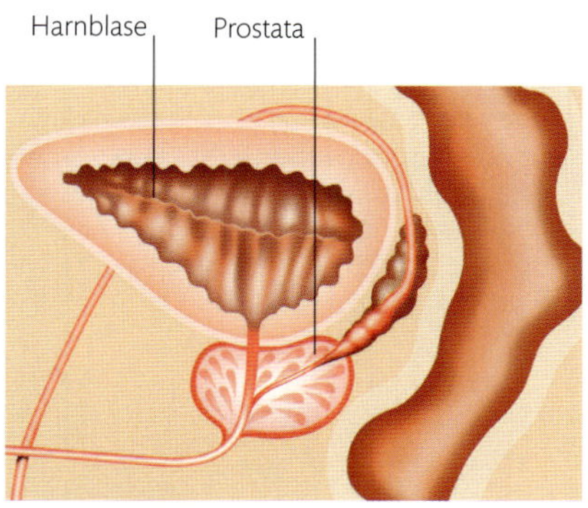

Normale Prostata
Die Prostata umschließt die Harnröhre an der Stelle, an der sie aus der Harnblase austritt, und sondert Flüssigkeit ab, die dem Samen beigefügt wird.

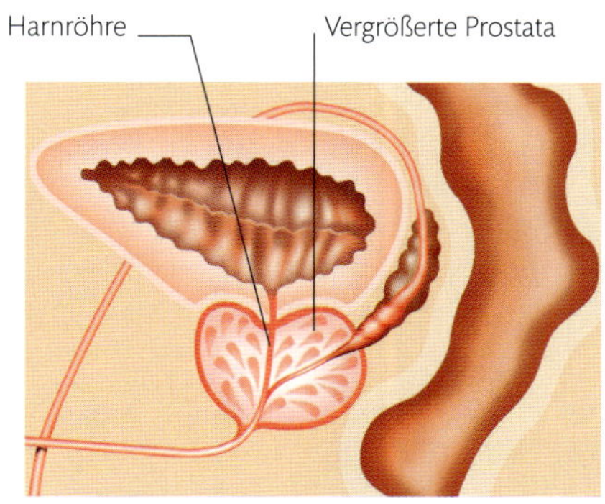

Vergrößerte Prostata
Vergrößert sich die Prostata, engt sie die Harnröhre ein und verursacht einen schwachen, tröpfelnden Harnstrahl und häufigen Harndrang.

VERGRÖSSERTE PROSTATA

Es gibt einige mögliche Gründe für eine vergrößerte Prostata, darunter benigne Prostatahyperplasie (BPH), Prostatitis sowie benigne oder maligne Tumoren.

Die meisten Männer bemerken ihre Prostata, die direkt unter der Harnblase liegt, gar nicht, bis sie ins mittlere Alter kommen und sich Veränderungen einstellen. Symptome können sein: plötzlicher starker Harndrang, Schwierigkeiten beim Wasserlassen, schwacher Urinstrahl, Tröpfeln, Inkontinenz oder Restharnbildung. Die häufigste Ursache für diese Probleme ist eine benigne Prostatahyperplasie (BPH). Zur Bestätigung der Diagnose und zur Unterscheidung vom selteneren Prostatakrebs werden Abtastung der Prostata, Ultraschall, Biopsie und möglicherweise ein PSA-Test sowie die Untersuchung der Harnblase (Zytoskopie) durchgeführt. Führen die Symptome der Hyperplasie zur Einschränkung der Lebensqualität, können Medikamente zur Entspannung der glatten Muskulatur der Prostata und des Harnblasenhalses oder zur Rückbildung der Prostata verabreicht werden, um den Harnfluss zu verbessern. Manchmal ist ein operativer Eingriff erforderlich, um den Druck auf Blase und Harnleiter zu verringern oder um die Prostata zu entfernen.

PROSTATITIS

Eine Entzündung der Prostata kann akut oder chronisch, manchmal mit zwischenzeitlichen Unterbrechungen, verlaufen.

Unter dem Begriff Prostatitis werden verschiedene Störungen mit gleichen Symptomen zusammengefasst. Eine akute bakterielle Prostatitis ist relativ selten und kann eine stationäre Behandlung erfordern. Eine chronische bakterielle Infektion kann auf Harnblase und Nieren übergehen. Die Symptome sind Fieber, Schüttelfrost und Schmerzen im unteren Rückenbereich. Die chronische nichtbakterielle Entzündung ist die häufigste Form der Prostatitis. Ihre Ursache ist unbekannt, und sie ist schwieriger zu behandeln. Als Symptome zeigen sich Schmerzen in Leisten und Penis sowie Schwierigkeiten und Schmerzen beim Wasserlassen. Bei allen Formen der Prostatitis werden zur Diagnosestellung Urinuntersuchungen und Bluttests zum Nachweis sexuell übertragbarer Krankheiten durchgeführt. Durch die Massage der Prostata können Proben des Prostatasekrets zur Untersuchung auf Krankheitserreger gewonnen werden. Akute und chronische Prostatitis können mit Antibiotika behandelt werden; für die nichtbakterielle Variante gibt es keine eindeutige Behandlungsempfehlung.

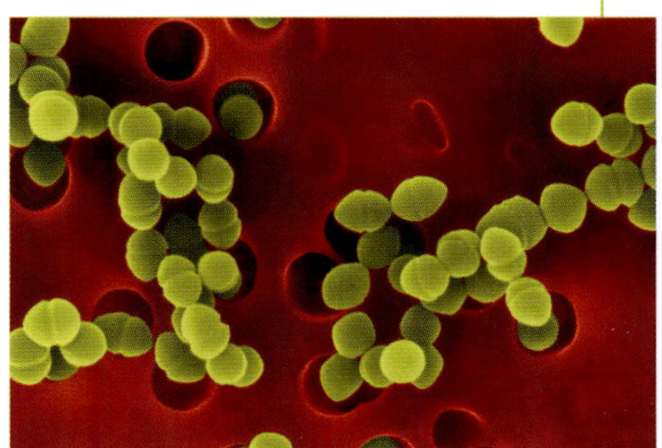

Prostatitis verursachende Bakterien
Das *Escherichia-coli*-Bakterium lebt in großer Zahl im Darm und ist die häufigste Infektionsursache für eine akute Prostatitis.

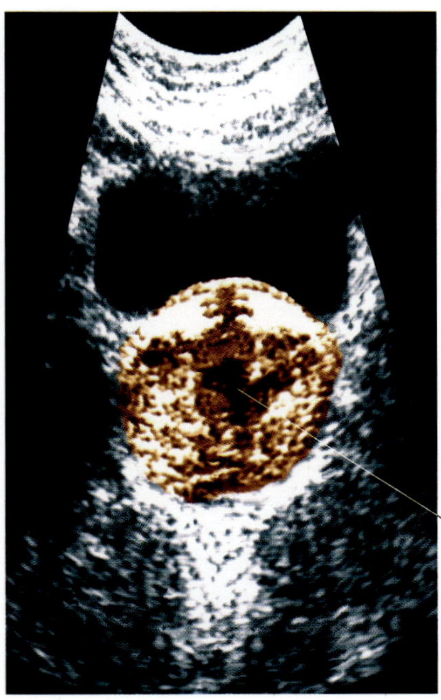

Ultraschall einer kanzerösen Prostata
Eine rektale Ultraschallaufnahme der Prostata kann Aufschluss über die Art der Vergrößerung und ihre Ursache, wie Entzündung oder Krebs, geben.

PROSTATAKREBS

Der Prostatakrebs ist der häufigste Krebs bei Männern, tritt selten vor dem 50. Lebensjahr auf und entwickelt sich langsam und unbemerkt.

Ein Prostatakrebs wird, weil er kaum Symptome verursacht, oft erst entdeckt, wenn er bereits metastasiert hat. Er ist ein »Alterskrebs«, Betroffene haben oft weitere Krankheiten, deshalb ist er nicht immer die Todesursache. Ein Krebs kann aus jedem Zelltyp der Prostata hervorgehen, meist entwickelt sich jedoch ein Adenokarzinom aus den Drüsenzellen. Die Diagnose wird nach körperlicher Untersuchung, Ultraschall und PSA-Test vermutet und durch eine Biopsie (Gewebeprobe) bestätigt. Knochen- und Leber-Scans werden durchgeführt, um eine mögliche Metastasierung festzustellen. Die Behandlung richtet sich nach Krebsstadium, Alter und Wünschen des Betroffenen, beinhaltet aber die Entfernung der Prostata mit nachfolgender Chemo-, Strahlen- und zusätzlicher Hormontherapie, um die Wirkung des Testosterons und somit das Tumorwachstum zu hemmen.

PSA-TEST

Das prostataspezifische Antigen (PSA) zirkuliert im Blut und wird von Zellen der Prostata produziert. Prostatakrebs und benigne Wucherungen verursachen höhere PSA-Werte im Blut, das darauf getestet wird. Ein erhöhter PSA-Wert bedeutet nicht automatisch Krebs, weil auch eine benigne Hypertrophie oder Prostatitis höhere Werte verursachen. Darum sind immer weitere Untersuchungen erforderlich. Bei Männern mit Prostataproblemen können regelmäßige PSA-Tests Aufschluss über ein mögliches Fortschreiten des Problems und Hinweise zur Behandlung geben.

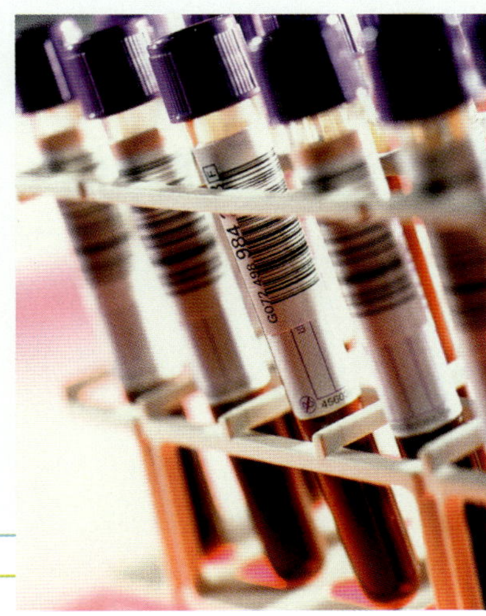

SEXUELL ÜBERTRAGBARE INFEKTIONEN

Die meisten sexuell übertragbaren Infektionen (STI) schränken die Lebensqualität ein und führen zu chronischen Zuständen wie Schmerzen und Unfruchtbarkeit. Schwere Infektionen wie HIV und Syphilis können tödlich verlaufen. Die Zahl der Neuinfizierten steigt.

CHLAMYDIEN

Die Chlamydien-Infektion ist die häufigste STI. Sie kann Männer und Frauen betreffen und verursacht chronische Schmerzen und verringerte Fruchtbarkeit.

Man geht davon aus, dass in Großstädten rund zehn Prozent aller sexuell aktiven jungen Menschen und viele ältere Frauen und Männer mit Chlamydien infiziert sind. Das Bakterium verursacht eine *Chlamydia-trachomatis*-Infektion und wird über Samen und Vaginalflüssigkeit übertragen. Es vermehrt sich in den Zellen des Gebärmutterhalses, der Harnröhre und des Rectums, kann aber auch Rachen und, seltener, die Augen befallen, was eine Konjunktivitis zur Folge hat. Die meisten Infizierten klagen kaum über Symptome, mit dem Erfolg, dass die Infektion über Wochen und Monate unentdeckt bleibt und im weiteren Verlauf Entzündungen ausbildet, die zu verminderter Fruchtbarkeit bei beiden Geschlechtern führen kann. Treten Symptome auf, äußern sie sich bei der Frau als leichter vaginaler Ausfluss, Schmerzen im Unterbauch oder beim Geschlechtsverkehr und unregelmäßige Blutungen. Männer können Schmerzen beim Wasserlassen, Ausfluss aus der Harnröhre und ein unangenehmes Gefühl in Hoden und Prostata haben. Auf lange Sicht führt die Infektion bei Frauen zur Verklebung der Eileiter, was das Risiko für Eileiterschwangerschaften und Unfruchtbarkeit erhöht. Beide Geschlechter bilden gelegentlich ein Reiter-Syndrom aus mit der typischen Trias aus Gelenk-, Bindehaut- und Harnröhrenentzündung. Eine Chlamydien-Infektion kann während der Geburt von der Mutter auf das Kind übergehen. Die Infektion wird mit Antibiotika behandelt. Die Anwendung von Kondomen und die Information der Sexualpartner über die Infektion ist wichtig zur Eindämmung der Verbreitung.

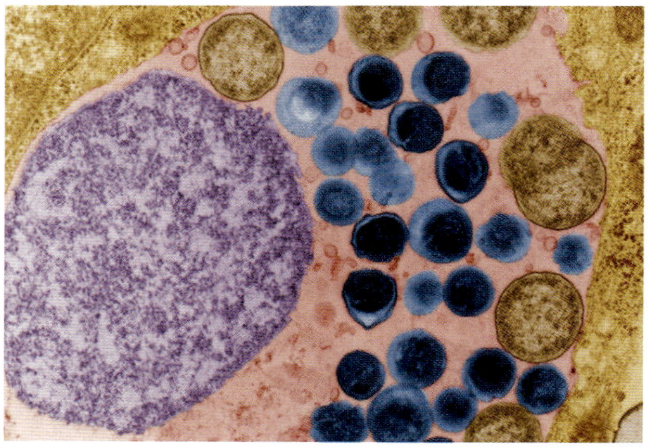

Mit Chlamydien infizierte Zelle
Das Bakterium vermehrt sich über 48 Stunden in der betroffenen Zelle, bevor sie platzt und neue Bakterien freisetzt.

VORBEUGUNG

Der einzig sichere Weg, der Verbreitung von STI vorzubeugen, wäre die Vermeidung jeglichen Sexualkontakts. In der Realität ist die wirksamste Methode, sich nicht anzustecken, der Gebrauch eines Kondoms bei jeder Art von sexueller Aktivität. Dennoch ist eine Ansteckung möglich, weil nicht alle befallenen Bereiche vom Kondom abgedeckt werden. Das Risiko kann durch feste, nicht infizierte Sexualpartner weiter reduziert werden.

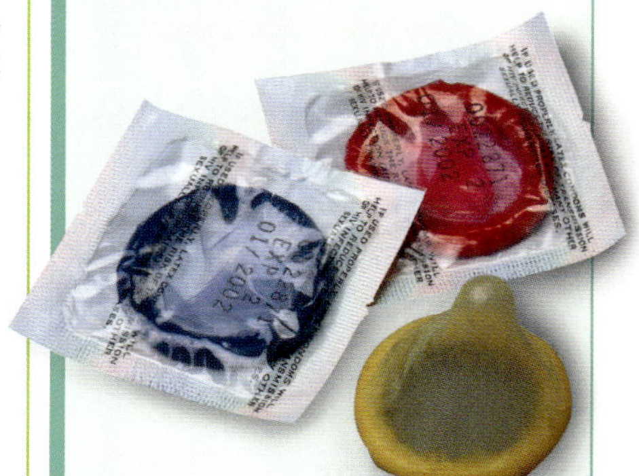

Bunte Kondome
Die meisten Kondome sind aus Latex, das durch den Gebrauch einiger Toilettenartikel porös werden kann. Gleitmittel auf Wasser- und Silikonbasis können jedoch angewandt werden.

GONORRHÖ

Die Gonorrhö (»Tripper«) ist eine bakterielle Infektion, die hauptsächlich auf den Genitaltrakt beschränkt ist und bleibende Schäden und Unfruchtbarkeit bei beiden Geschlechtern verursachen kann.

Das Bakterium *Neisseria gonorrhoeae* wird durch Sexualkontakt übertragen. Eine Infektion kann Schmerzen im Genitalbereich, grüngelben Ausfluss aus Penis oder Vagina und Schmerzen beim Wasserlassen, sogar noch viele Monate später, verursachen. Frauen haben oft wiederkehrende Episoden von Unterbauchschmerzen sowie unregelmäßige und starke Perioden. Bei Männern können Schmerzen in Hoden und Prostata auftreten. Das Bakterium kann in Zervix, Urethra (Harnröhre), Rectum und Rachen leben. Gelegentlich breitet es sich über das Blut in andere Bereiche (z. B. Gelenke) aus und kann dort weitere Infektionen verursachen. Bei der Geburt kann eine Infektion der Mutter auf den Säugling übergehen und Augen- oder andere Infektionen bewirken. Eine Gonorrhö kann durch eine Urinprobe oder Abstriche aus Penis, Zervix, Rachen oder Augen diagnostiziert und normalerweise gut durch Antibiotika behandelt werden. Bleibt die Infektion unbehandelt, können die Eileiter durch chronische Entzündung verkleben und so das Risiko für Eileiterschwangerschaften und Unfruchtbarkeit erhöhen. Eine chronische Infektion birgt zudem für zukünftige Sexualpartner das Risiko der Ansteckung.

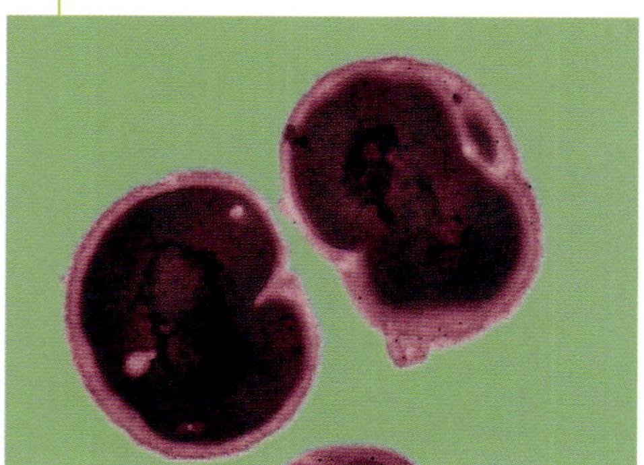

Gonorrhö-Bakterium
Mikroskopansicht des Bakteriums *Neisseria gonorrhoeae*, das Gonorrhö verursacht und unter dem Mikroskop schnell identifiziert werden kann.

URETHRITIS

Die nichtspezifische Urethritis (NSU) ist eine Entzündung der Harnröhre, die durch Infektion und eine Vielzahl weiterer Ursachen entstehen kann.

Die NSU kann beide Geschlechter betreffen. Als Infektionsursachen kommen STI wie Herpes, Chlamydien und *Trichomonas vaginalis* sowie nicht sexuell übertragbare Infektionen wie *Candida albicans* (Pilze) und bakterielle Vaginose infrage. Symptome einer NSU können auch nicht infektionsbedingt, durch eine Überempfindlichkeit gegen bestimmte Seifen, Spermizide, Antiseptika oder Latex in Kondomen, auftreten. Sie hängen von der Ursache ab und können sich als Ausfluss, Schwierigkeiten oder Schmerzen beim Wasserlassen, häufiger Harndrang, Juckreiz und Rötung am Harnröhrenausgang zeigen. Wird die Entzündung nicht behandelt, kann sie sich ausbreiten und beim Mann Schmerzen in Hoden und Prostata oder (bei Chlamydien) eine Entzündung der Beckenorgane (s. S. 493) bei Frauen verursachen. Urinproben und Abstriche geben Aufschluss über die Infektion und über geeignete Medikamente.

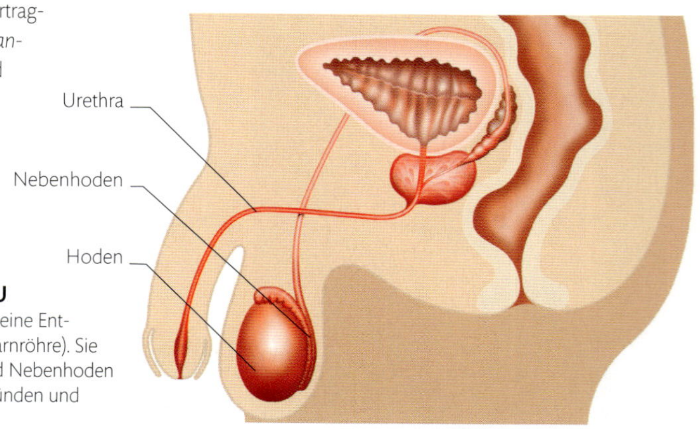

Symptome der NSU
Die Urethritis verursacht eine Entzündung der Urethra (Harnröhre). Sie kann sich auf Hoden und Nebenhoden ausbreiten, die sich entzünden und anschwellen.

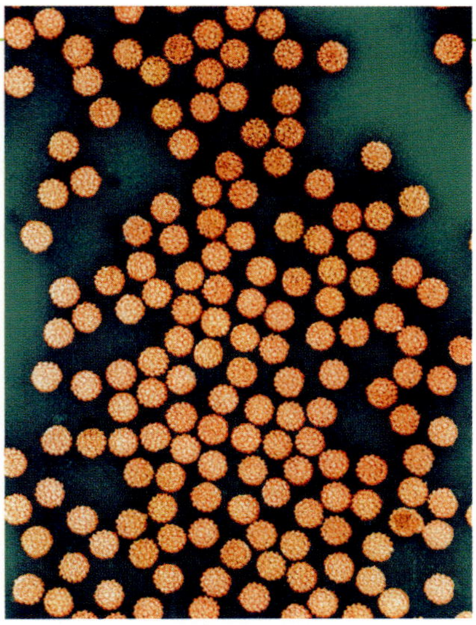

GENITALWARZEN

Einige Stämme des humanen Papillomavirus (HPV) können die Bildung von Warzen im Genital- und Analbereich verursachen.

Es gibt mehr als 100 Typen des HPVs, nicht alle verursachen Genitalwarzen. Die Typen 6 und 11 sind für 90 Prozent aller Genitalwarzen verantwortlich. Der HPV befällt Epidermis (Hautoberfläche) und Schleimhäute und wird durch jede Art von Sexualkontakt übertragen. Viele Menschen tragen das Virus nur für kurze Zeit und bilden keine Infektionsmerkmale aus. Betroffene können ihn unbemerkt in sich haben, da sich oft Wochen und Monate, ja sogar Jahre nach einer Infektion erst Warzen bilden, die sich als kleine fleischige Erhebungen im inneren oder äußeren Genital- oder Analbereich zeigen. Genitalwarzen haben keine ernsthaften Konsequenzen und verschwinden oft nach Monaten oder Jahren wieder. So lange bleiben sie auch ansteckend. Durch Behandlung mit Salben, Vereisung, Elektrokauterisation (Wegbrennen) oder Laser können die Warzen entfernt werden. Kondome helfen, die Verbreitung der Infektion zu verhindern.

Humanes Papillomavirus
Das Virus, das Genitalwarzen verursacht, kann über die Haut im Genitalbereich in den Körper gelangen. Deshalb schützen Kondome nur begrenzt.

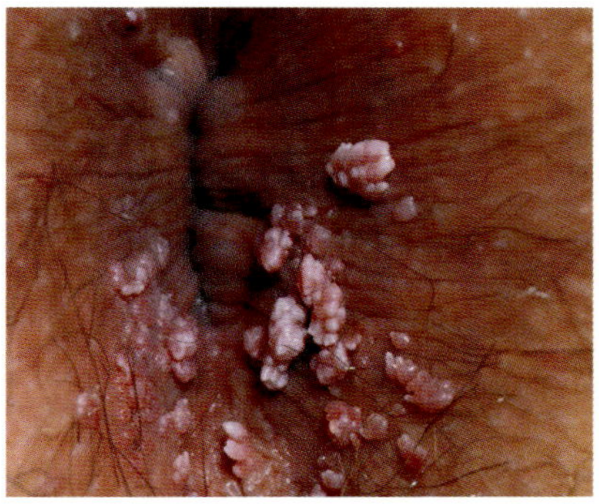

Analwarzen
Analwarzen, auch Condyloma acuminate genannt, sind hochansteckend. Diese kleinen blumenkohlförmigen Erhebungen können Juckreiz, Blutungen und Ausfluss verursachen oder unbemerkt bleiben.

SYPHILIS

Berüchtigt in der Geschichte, ist die Syphilis mit der Verfügbarkeit von Antibiotika dramatisch zurückgegangen, aber heute wieder auf dem Vormarsch.

Das Erregerbakterium *Treponema pallidum* gelangt durch Geschlechtsverkehr oder Hautkontakt mit einem syphilitischen Geschwür oder Ausschlag in den Körper. Erste Anzeichen sind ein hochansteckendes münzgroßes Geschwür im Genitalbereich, das aber auch an Fingern, Gesäß oder im Mund auftreten kann, und geschwollene Lymphknoten. Das zweite Stadium beinhaltet grippeähnliche Symptome, Hautausschläge und warzenähnliche Papeln auf der Haut. Unbehandelt tritt nach Jahren das dritte Stadium ein und befällt Blutgefäße, Nieren, Herz, Gehirn und Augen. Geisteskrankheit und Tod sind die Folgen. Die Syphilis ist im ersten und zweiten Stadium durch Antibiotika behandelbar, das dritte Stadium ist unheilbar.

HIV UND AIDS

Eine Infektion mit dem humanen Immunschwäche-Virus (HIV) ist unheilbar und kann zu Aids (erworbenes Immundefektsyndrom), einer lebendbedrohlichen Erkrankung, führen.

HIV ist durch Kontakt mit Körperflüssigkeiten, einschließlich Blut, Samen, Vaginalflüssigkeit und Muttermilch, übertragbar (die Viruslast in Urin und Speichel ist vermutlich zu gering, um eine Ansteckung zu bewirken). Anfangs können grippeähnliche Symptome, Mundgeschwüre oder Hautausschläge, die bis zu vier Wochen dauern, auftreten. Manchmal verursacht die Infektion auch keine anfänglichen Symptome. Das Virus vermehrt sich im Körper mit fortschreitender Zerstörung des Immunsystems über mehrere Jahre hinweg. Der Schaden kann anhand der im Blut vorhandenen Zahl von CD4-Zellen (T-Helferzellen), wichtigen Zellen zur Immunabwehr, gemessen werden. Mit Fortschreiten der Erkrankung können Fieber, Nachtschweiß, Durchfall, Gewichtsabnahme, geschwollene Lymphdrüsen und häufige Infektionen (oft erst nach Jahren) auftreten. Im Spätstadium bilden sich aufgrund sehr niedriger CD4-Werte aidsdefinierte Erkrankungen aus: opportunistische Infektionen, die durch für gesunde Menschen harmlose Erreger, wie *Pneumocystis pneumonia*, *Candida* und *Zytomegalovirus*, verursacht werden, und der für Aids typische Hautkrebs, das Kaposi-Sarkom.

Noch gibt es keine Heilmöglichkeit für HIV, jedoch eine Reihe wirksamer Medikamente, die die Viruslast bis unter die Nachweisgrenze senken können. Das Immunsystem kann sich wieder gut erholen. Dennoch bleiben Infizierte ihre Leben lang ansteckend, die Benutzung von Kondomen ist oberstes Gebot. Infizierte Schwangere können die Infektion kurz vor und während der Geburt sowie durch Stillen auf das Kind übertragen. Das geringste Risiko besteht bei einem Kaiserschnitt. Die einzige Diagnosemöglichkeit ist ein spezieller HIV-Test, bei dem Antikörper im Blut nachgewiesen werden können. Potenzielle Impfstoffe gegen HIV befinden sich in klinischen Studien.

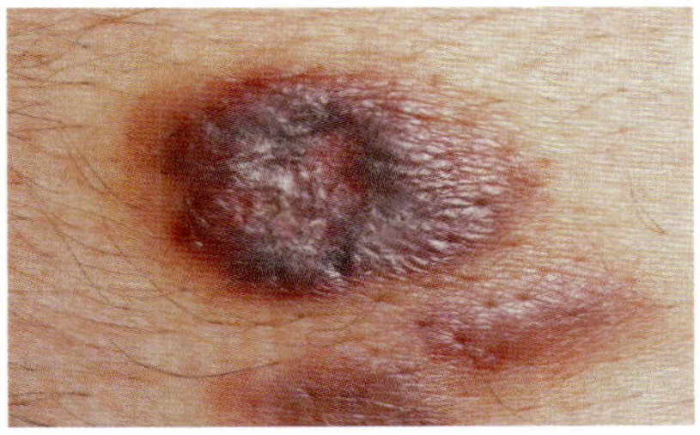

Kaposi-Sarkom
Die Tumoren beginnen als kleine schmerzlose flache Flecken oder Knötchen von roter, blauer oder lila Färbung, die immer größer werden.

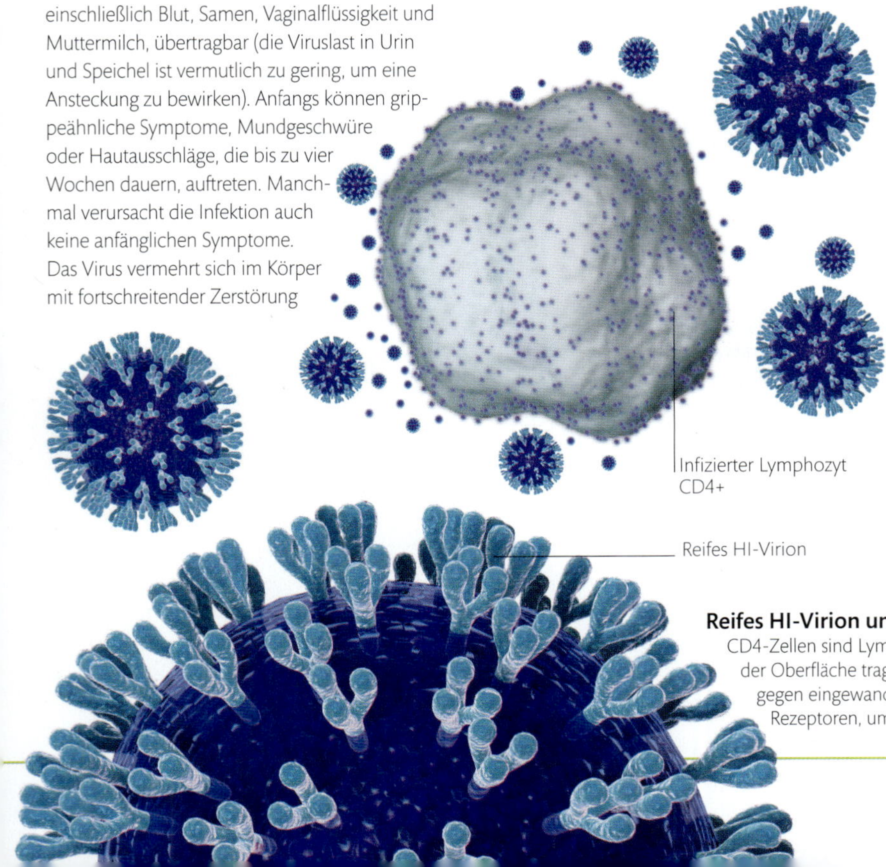

Reifes HI-Virion und infizierter Lymphozyt CD4+
CD4-Zellen sind Lymphozyten (weiße Blutzellen), die CD4-Rezeptoren an der Oberfläche tragen (CD4+) und normalerweise die Immunabwehr gegen eingewanderte Viren einleiten. HIV bindet sich an diese CD4-Rezeptoren, um in die Zelle einzudringen, und zerstört sie dadurch.

HERPES GENITALIS

Ein bläschenbildender, schmerzhafter Ausschlag, der durch die Herpes-simplex-Viren HSV1 und HSV2 verursacht wird.

Die Herpes-simplex-Viren dringen durch engen Haut- oder Schleimhautkontakt in den Körper ein. Beide Virustypen können sowohl Bläschen im Genitalbereich als auch an den Lippen verursachen, die innerhalb weniger Tage oder mehrerer Monate nach der Infektion auftreten können. Die Bläschen können mehrere Wochen lang bleiben, bevor sie abheilen. Ferner treten grippeähnliche Symptome, Erschöpfung, Schmerzen (auch beim Wasserlassen) und Lymphdrüsenschwellungen auf. Viele Menschen haben nur einmal eine leichte Infektion, manche erleben regelmäßige Rückfälle, die meist durch andere Erkrankungen oder Stress ausgelöst werden. Betroffene sind während der »Schläferphase« des Virus nur in geringem Maße ansteckend. Schwangere mit aktiven Bläschen können ihr Kind während der Entbindung anstecken. Herpesattacken werden mit Virustatika behandelt.

Herpes-simplex-Läsion
Die typischen Läsionen des Herpes genitalis sind schmerzhafte, unregelmäßige Bläschen, die einbrechen und nässende Geschwüre mit erhabenem Rand bilden.

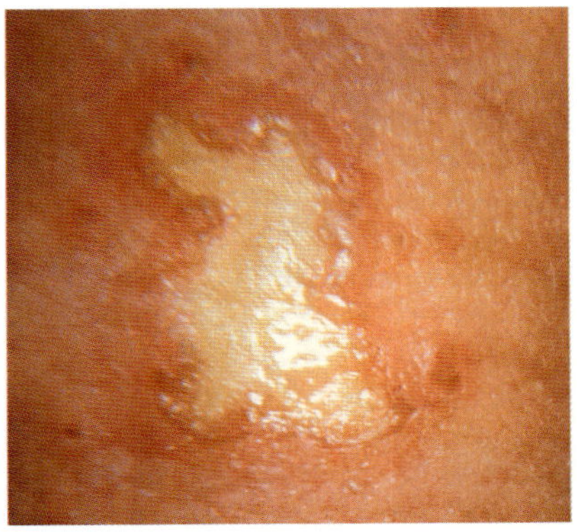

UNFRUCHTBARKEIT

Mehr als zehn Prozent der Paare mit Kinderwunsch sind von Unfruchtbarkeit betroffen. Bei Männern liegt es meist an der Qualität der Spermien, bei Frauen an Störungen im komplexen Zusammenspiel von Hormonen, Eireifung und der Fähigkeit, einen Fetus zu tragen.

OVULATIONSPROBLEME

Der Eisprung (Ovulation) ist die Freisetzung einer zur Befruchtung reifen Eizelle. Fehlende oder unregelmäßige Eisprünge führen zu Fruchtbarkeitsproblemen.

Während des normalen 28-tägigen Menstruationszyklus reift ein Follikel mit einer Eizelle im Eierstock. Normalerweise werden die Eier etwa im monatlichen Rhythmus abwechselnd aus jedem Eierstock freigesetzt. Dieser Vorgang wird durch Hormone ausgelöst: Gonadotropin, follikelstimulierendes Hormon (FSH), luteinisierendes Hormon (LH), Östrogen und Gestagen. Um den 14. Zyklustag platzt der Follikel. Das Ei wird in den Eileiter freigesetzt und wandert zum Uterus. Die Steuerung dieses Vorgangs beruht auf dem hormonellen Zusammenspiel zwischen Hypothalamus und Hypophyse im Gehirn und den Eierstöcken. Dabei kann es eine Reihe von Störfaktoren geben: Erkrankungen von Hypophyse oder Schilddrüse, polyzystisches Ovar, Über- oder Untergewicht, Extremsport und Stress. In Tests werden Hormonstatus und Eisprung bestimmt. Gonadotropin-Releasing-Hormon, Progesteron und Clomifen können zur Stimulation des Eisprungs verordnet werden.

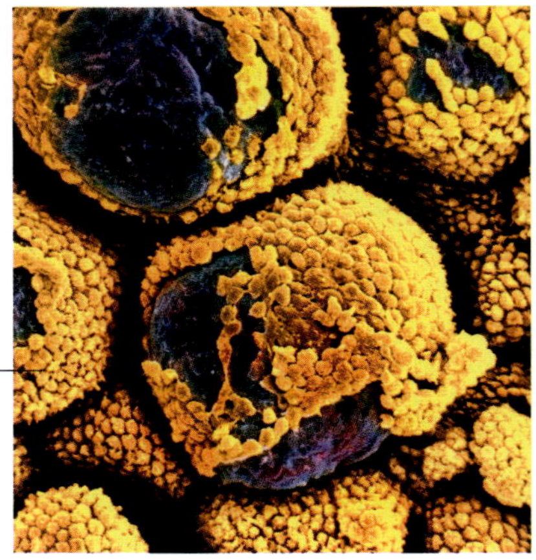

Polyzystisches Ovar
Das polyzystische Ovarialsyndrom (PCOS) ist eine häufige Störung mit abnormen Hormonwerten und starker Zystenbildung in den Eierstöcken, die Unfruchtbarkeit verursachen kann.

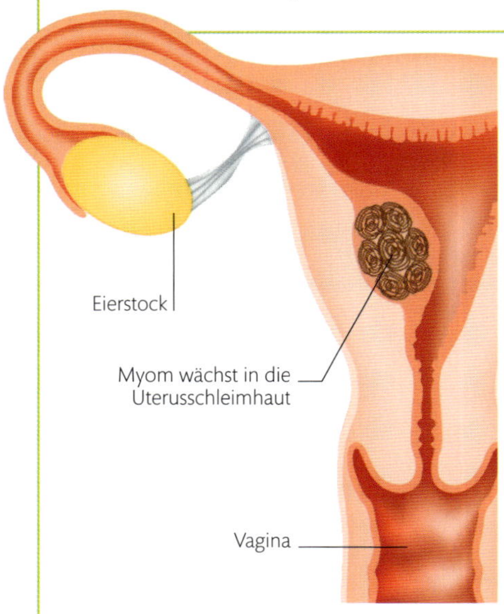

Myom
Eine sehr große gutartige Wucherung drückt die Uteruswand nach innen, verkleinert die Gebärmutterhöhle und verhindert möglicherweise eine Einnistung der Eizelle.

ANOMALIEN DES UTERUS

Verschiedene Anomalien, wie Fehlentwicklungen im Fetalstadium oder Wucherungen im Uterus, können zu Fruchtbarkeitsproblemen oder Fehlgeburten führen.

Während der Entwicklung eines weiblichen Fetus bilden sich Uterus und Vagina aus zwei Hälften, die zusammenwachsen. Verschmelzen die Hälften unvollständig, kann es zu Fehlbildungen, z. B. einer tiefen Einbuchtung am oberen Ende des Uterus (Uterus bicornis) oder einer Verdopplung von Uterus und Vagina kommen. Die Fehlbildungen können später Fruchtbarkeitsprobleme verursachen. Manchmal werden sie erst in der frühen Schwangerschaft zum Problem, wenn sie die normale Entwicklung des Fetus beeinträchtigen. Fehl- oder Frühgeburten können die Folge sein. Ein häufiges, aber geringeres Problem ist ein sehr stabiles Hymen (Jungfernhäutchen), das die Vaginalöffnung verschließt. Die Monatsblutung kann nicht abfließen, durch die Blutansammlung kommt es zu einer starken Schwellung. Zudem verhindert es die Penetration während des Geschlechtsverkehrs, sodass eine Befruchtung nicht stattfinden kann. Das Hymen kann durch einen kleinen chirurgischen Eingriff geöffnet werden.

Die meisten angeborenen Fehlbildungen können operativ behoben werden. Manche Anomalien entwickeln sich auch erst im Erwachsenenalter, wie Wucherungen oder die Verengung der Zervix, die nach einer Konisation (Gewebsentnahme zur histologischen Untersuchung) auftreten kann. Die häufigsten Wucherungen, die die Uterusform beeinflussen, sind Myome und Polypen der Zervix- oder Uterusschleimhaut. Das Risiko von Fertilitätsproblemen variiert je nach Größe und Lage dieser Wucherungen. Die meisten Wucherungen sind gutartig, müssen aber möglicherweise trotzdem entfernt werden, um die Chance auf eine Befruchtung zu erhöhen.

PROBLEME MIT DER QUALITÄT DER EIZELLEN

Quantität und Qualität der Eizellen nehmen mit zunehmendem Alter erheblich ab, besonders bei Frauen ab Mitte 30.

Qualitativ schlechte Eier können möglicherweise nicht befruchtet werden, oder sie werden befruchtet, aber entwickeln sich nicht so, dass sie sich im Uterus einnisten können. Gelingt es ihnen doch, liegt die Abgangsrate über dem Durchschnitt. Die Qualität der Eizellen hängt von verschiedenen Faktoren ab, einschließlich normaler Chromosomen, der Fähigkeit, die Chromosomen mit denen des Spermiums zu vereinen, und ausreichend gespeicherter Energie, um die Zellteilung nach der Befruchtung zu ermöglichen. Diese Energie wird in den Mitochondrien der Zelle erzeugt, deren Zahl jedoch mit zunehmendem Alter abnimmt.

BLOCKIERTE EILEITER

Eine Schädigung der Eileiter kann den Transport der Eizelle und das Einnisten des Embryos erschweren oder sogar die Befruchtung verhindern.

Endometriose, Entzündungen der Beckenorgane, Adhäsionen aufgrund von Operationen und genetische Defekte können die Funktion der Eileiter beeinträchtigen. Kann eine Eizelle nicht im Eileiter hinunterwandern, können die Spermien sie nicht erreichen, und die Befruchtung findet nicht statt. Oder das Ei wird befruchtet, nistet sich aber im Eileiter ein. Es entsteht eine ektopische (Eileiter-)Schwangerschaft. Dabei kann der Eileiter durch das Wachsen des Embryos platzen, oder es kommt zum Abgang, Hämorrhagie und ernster Gefahr für die Mutter. Die Eileiter können zwar operativ geöffnet werden, oft bietet aber eine In-vitro-Fertilisation (IVF) die höhere Chance für eine Schwangerschaft.

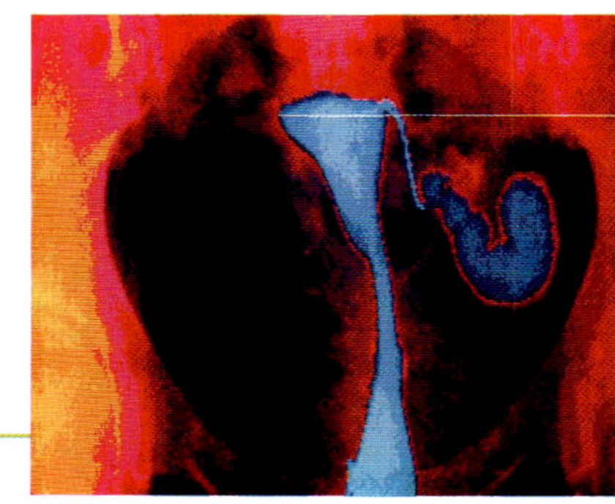

Röntgenbild von blockierten Eileitern
Die Injektion von Kontrastmittel durch die Zervix bei der Hysterosalpingographie kann Aufschluss über mögliche Blockaden in den Eileitern geben.

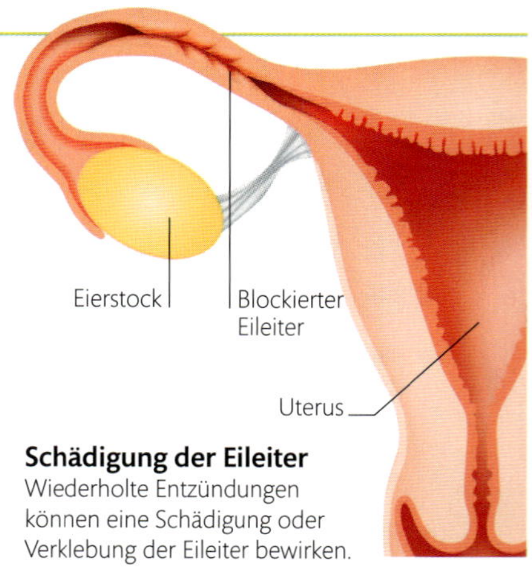

Schädigung der Eileiter
Wiederholte Entzündungen können eine Schädigung oder Verklebung der Eileiter bewirken.

ZERVIXPROBLEME

Die Zervix ist das Tor zum Uterus, das die Spermien zur Befruchtung einer Eizelle passieren. Deshalb kann jeder Defekt die Fruchtbarkeit beeinträchtigen.

Die Zervix (Gebärmutterhals) produziert Schleim, der sich, hormonell beeinflusst, im Laufe des Zyklus in seiner Konsistenz ändert. Kurz vor dem Eisprung, wenn der Östrogenspiegel steigt, wird der Schleim dünner und erlaubt das Eindringen der Spermien. Danach wird er dick und zäh, um eine Barriere für eindringende Erreger zu bilden und so bei erfolgter Befruchtung den Fetus zu schützen. Bei niedrigem Östrogenspiegel oder bei Infektionen der Fortpflanzungsorgane kann der Schleim dick und für Spermien undurchdringlich bleiben. Manchmal produziert das Immunsystem einer Frau Antikörper gegen die Spermien des Partners. Polypen, Myome (s. S. 492), Stenosen (Verengungen), Zysten und Fehlbildungen können weitere Probleme des Zervix sein, die eine Befruchtung erschweren. Kann sich die Zervix nach der Befruchtung aufgrund vorangegangener Verletzungen oder Operationen nicht richtig schließen, besteht ein erhöhtes Risiko für eine Fehlgeburt. Können die Probleme nicht behandelt werden, kommt eine IVF infrage.

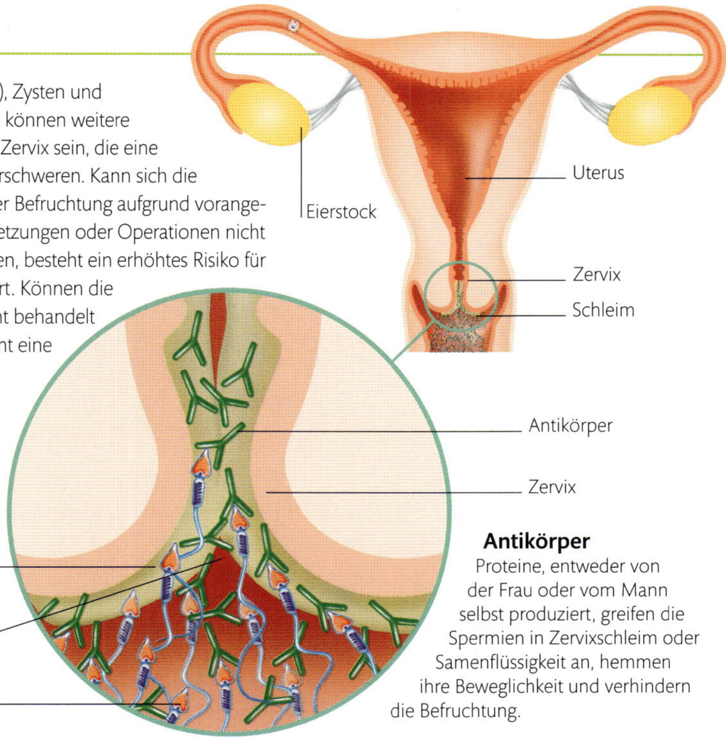

Antikörper
Proteine, entweder von der Frau oder vom Mann selbst produziert, greifen die Spermien in Zervixschleim oder Samenflüssigkeit an, hemmen ihre Beweglichkeit und verhindern die Befruchtung.

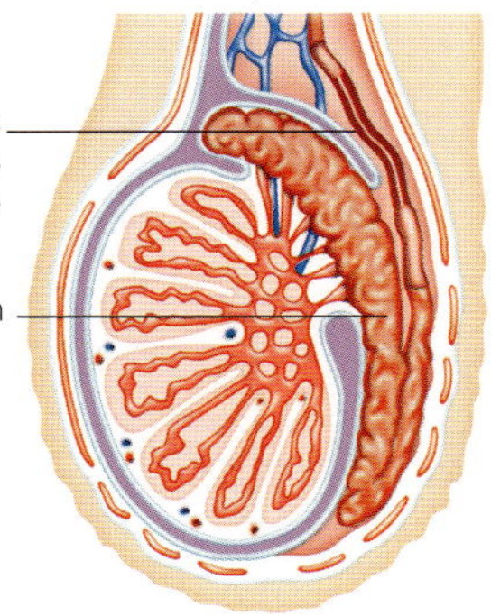

Entzündeter Samenleiter
Nebenhoden und Samenleiter können sich entzünden und eine Blockade verursachen, die die Freisetzung der Spermien verhindert.

PROBLEME MIT DER SPERMIENPASSAGE

Die Fruchtbarkeit kann durch eine Blockade der Samenleiter, die den Samen aus den Hoden in den Penis führen, oder während der Reise der Spermien zur Eizelle beeinträchtigt werden.

Während der Freisetzung der Samenzellen (Ejakulation) wird den Spermien Samenflüssigkeit aus der Prostata zur Bildung des Spermas beigefügt, das aus der Harnröhre des Mannes in die Vagina der Frau gelangt. Weniger als 100 000 Spermien schaffen es, durch die Zervix in den Uterus zu gelangen. Bis sie zum Ei vordringen, irgendwo in den Eileitern, sind nur noch 200 von ihnen übrig. Auch wenn alles normal ist, erreichen nur wenige Spermien ihr Ziel. Die große Mehrheit schwimmt in den falschen Eileiter, bewegt sich zu langsam oder ist irgendwann einfach erschöpft. Zusätzlich reduzieren Faktoren wie Erkrankung der Hoden, retrograde Ejakulation (wenn das Sperma in die Blase gelangt, statt ejakuliert zu werden), Schwierigkeit der Spermien, den Zervixschleim zu durchdringen, Anomalien des Uterus oder geschädigte Eileiter die Chance auf eine erfolgreiche Befruchtung. Diese Probleme sind schwer zu behandeln; die IVF bietet eine Alternative.

PROBLEME MIT DER SPERMIENQUALITÄT

Für rund ein Drittel aller Fälle von Unfruchtbarkeit ist der Mann verantwortlich: Probleme mit Anzahl, Motilität und Form der Spermien, Antikörper gegen Spermien.

Im Labor wird der Samen auf seine Befruchtungsfähigkeit untersucht. Volumen und pH-Wert, Spermienzahl, Motilität (Beweglichkeit), Morphologie (Form) und die Anwesenheit von Antikörpern (Proteine des Immunsystems, die die eigenen Spermien angreifen) werden überprüft. Faktoren, die Qualität und Quantität der Spermien beeinträchtigen, sind Rauchen, Alkohol, berufsbedingter Kontakt mit Chemikalien, Medikamente und Drogenmissbrauch, eine vorangegangene Infektion mit Röteln oder sexuell übertragbaren Erregern und eine erhöhte Hodentemperatur. Männern mit einer sehr geringen Spermienzahl bietet die ICSI (intrazytoplasmatische Spermieninjektion), bei der nur wenige Spermien zur Injektion in die Eizelle benötigt werden, vielleicht eine Möglichkeit, doch Vater zu werden.

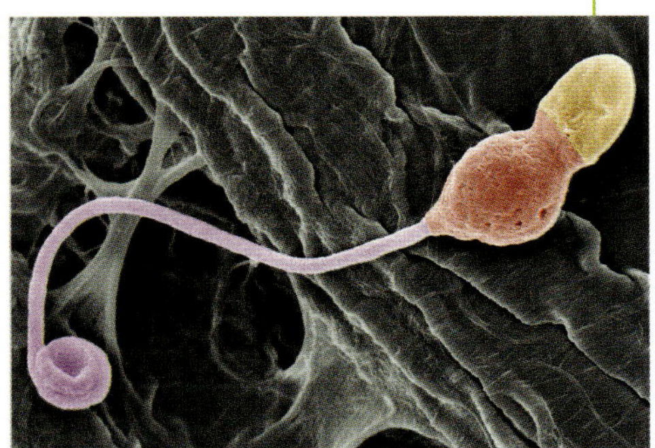

Missgebildetes Spermium
Missgebildete Spermien finden sich in jedem Ejakulat. Es wird als normal bezeichnet, wenn mindestens 4 Prozent der Spermien normal geformt sind.

IN-VITRO-FERTILISATION

Die In-vitro-Fertilisation (IVF) ist eine Methode der künstlichen Befruchtung einer Eizelle außerhalb des Körpers. Die befruchtete Eizelle wird dann in den Uterus eingesetzt. Die IVF kann bei den meisten Fruchtbarkeitsproblemen, abgesehen von anatomischen Anomalien des Uterus, angewandt werden. Die Frau unterzieht sich im Vorfeld einer Hormonbehandlung, damit möglichst viele reife Eizellen »geerntet« werden können. Es kann auch auf Spendersamen zurückgegriffen werden; die Verwendung von Spendereizellen sowie die Leihmutterschaft sind in Deutschland und anderen europäischen Ländern allerdings verboten. Die Eizellen werden mit den Spermien vermischt, um eine Befruchtung zu erzielen, obwohl die ICSI (direkte Injektion der Samenzelle in die Eizelle) immer häufiger zur Anwendung kommt. Die befruchteten Eizellen (maximal drei) werden »bebrütet« und nach ca. fünf Tagen in die Gebärmutter eingesetzt.

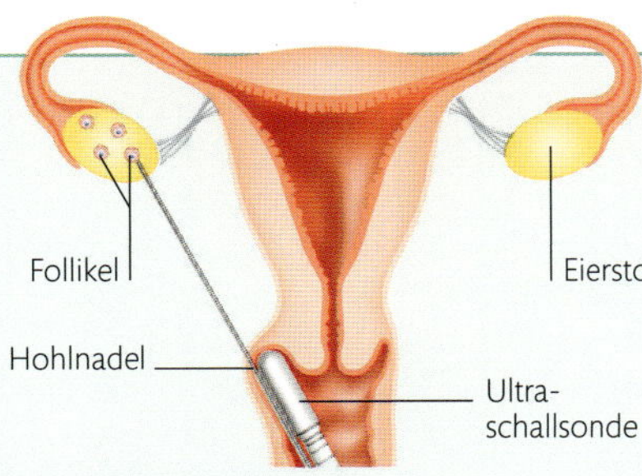

1 Entnahme der Eizellen
Eizellen werden dem Eierstock mit einer Hohlnadel entnommen und in einem Teströhrchen mit dem Sperma vermischt.

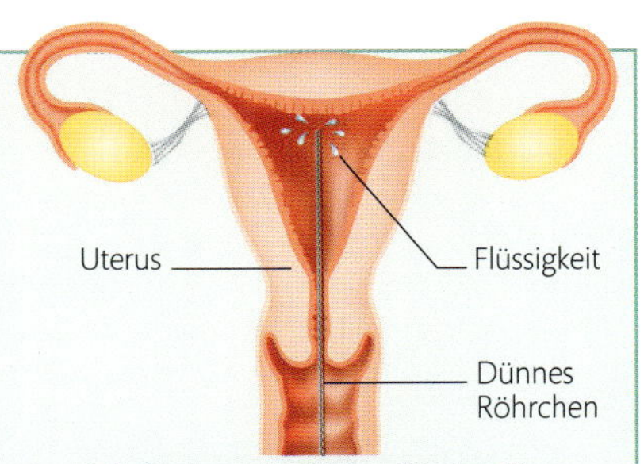

2 Einbringung der befruchteten Eier
Bis zu drei befruchtete Eier werden mit einem dünnen Röhrchen in den Uterus eingebracht in der Hoffnung, dass sich eines davon einnistet.

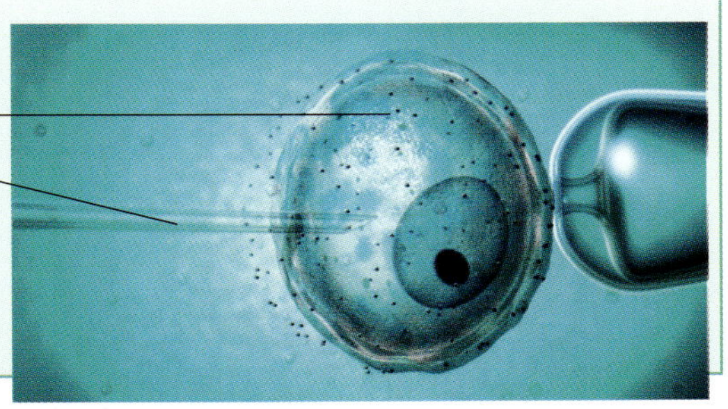

Injektion des Spermiums
Bei der intrazytoplasmatischen Spermieninjektion (ICSI) wird die Samenzelle direkt in die Eizelle injiziert.

EJAKULATIONSPROBLEME

Eine Reihe von Ejakulationsproblemen verhindert, dass Spermien auf normalem Weg in die Vagina gelangen, und macht eine Befruchtung unmöglich.

Das häufigste Problem ist die erektile Dysfunktion (Schwierigkeit, eine Erektion zu bekommen oder zu halten), die verschiedene Ursachen haben kann: Diabetes mellitus, Rückenmarksschädigung, Durchblutungsstörungen, bestimmte Medikamente oder psychische Probleme. Ein weiteres Problem ist die retrograde Ejakulation. Der Samen fließt hierbei durch fehlerhafte Ventile in die Blase zurück, eine mögliche Komplikation nach einer Prostataoperation. Erektile Dysfunktion ist behandelbar.

KOMPLIKATIONEN IN DER SCHWANGERSCHAFT

Eine normale Schwangerschaft dauert ungefähr 38 Wochen vom Zeitpunkt der Empfängnis an – oder 40 Wochen ab der letzten Menstruation. Schwangerschaft und Entbindung verlaufen im Allgemeinen problemlos, doch können auch Komplikationen auftreten, die Gefahr für Mutter und Kind bedeuten.

EKTOPISCHE SCHWANGERSCHAFT

Bei einer ektopischen Schwangerschaft beginnt der Embryo außerhalb der Gebärmutter zu wachsen, meist im Eileiter.

Normalerweise wird das Ei im Eileiter befruchtet und wandert zur Einnistung in die Gebärmutter. In manchen Fällen nistet es sich aber außerhalb der Gebärmutter ein, meist bereits im Eileiter. Unregelmäßige Blutungen und Schmerzen durch den gedehnten Eileiter können auftreten. Die meisten ektopischen Schwangerschaften enden mit einem Abgang. Wächst der Embryo weiter, kann nach ca. sechs bis acht Wochen der Eileiter platzen, und es kommt zu inneren Blutungen und Schmerzen. Eine Eileiterschwangerschaft tritt bei durch Infektionen geschädigten Eileitern häufiger auf (s. S. 496).

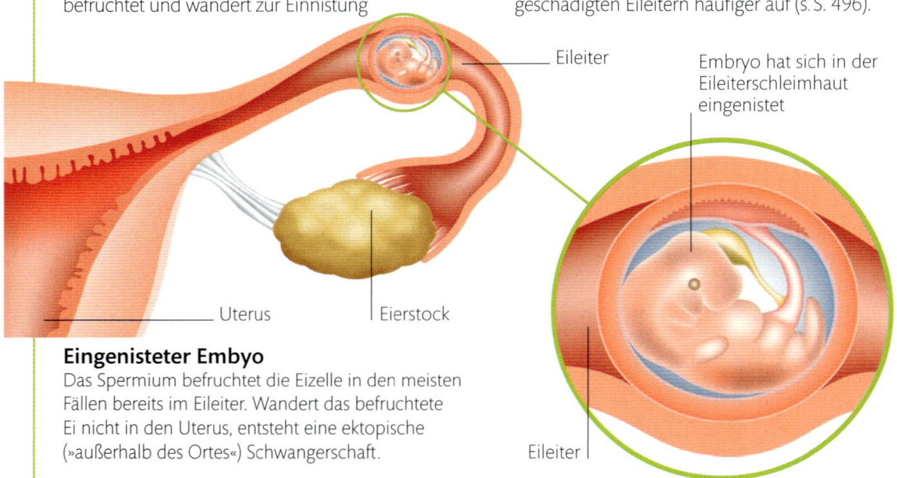

Eingenisteter Embyo
Das Spermium befruchtet die Eizelle in den meisten Fällen bereits im Eileiter. Wandert das befruchtete Ei nicht in den Uterus, entsteht eine ektopische (»außerhalb des Ortes«) Schwangerschaft.

BLUTUNGEN IN DER FRÜHSCHWANGERSCHAFT

Bei rund 20 Prozent aller Schwangerschaften treten Blutungen auf, manche durch Abgang oder ektopische Schwangerschaft. Die meisten haben jedoch eine weniger ernste Ursache.

Blutungen in den ersten vier Wochen der Schwangerschaft sind meist Nidationsblutungen, die durch die Einnistung des Embryos entstehen können und oft für eine sehr leichte Monatsblutung gehalten werden. Der Muttermund ist während der Schwangerschaft besonders gut durchblutet; eine Kontaktblutung tritt auf, wenn ein Blutgefäß z. B. beim Geschlechtsverkehr oder bei ärztlichen Untersuchungen verletzt wird. Die Blutung ist leicht und von kurzer Dauer. Ein tiefer Sitz der Plazenta kann ebenfalls eine Blutung hervorrufen. Die meisten Blutungen haben eine harmlose Ursache. Werden sie aber stärker oder kommen krampfartige Schmerzen hinzu, sollte ein Arzt aufgesucht werden.

FEHLGEBURT

Eine Fehlgeburt, auch spontaner Abort genannt, ist das ungewollte Ende der Schwangerschaft vor der 24. Woche.

Fehlgeburten kommen sehr häufig vor und treten in den ersten 14 Tagen bei einer von vier Schwangerschaften auf. Über die Hälfte davon wird durch eine genetische Fehlentwicklung des Embryos verursacht. Für spätere Fehlgeburten gibt es eine Reihe von Ursachen, die von Uterusanomalien und Zervixschwäche bis hin zu Infektionen und Krankheiten wie Diabetes reichen. Manchmal gibt es auch keinen offensichtlichen Grund. Rauchen, Alkohol- oder Drogenmissbrauch können weitere Faktoren sein. Die häufigsten Symptome sind Blutungen und Bauchkrämpfe. Viele Frauen merken gar nicht, dass sie schwanger waren, wenn der Abgang vor der nächsten fälligen Monatsblutung stattfindet. Fehlgeburten zu einem späteren Zeitpunkt können sehr schmerzhaft und belastend sein.

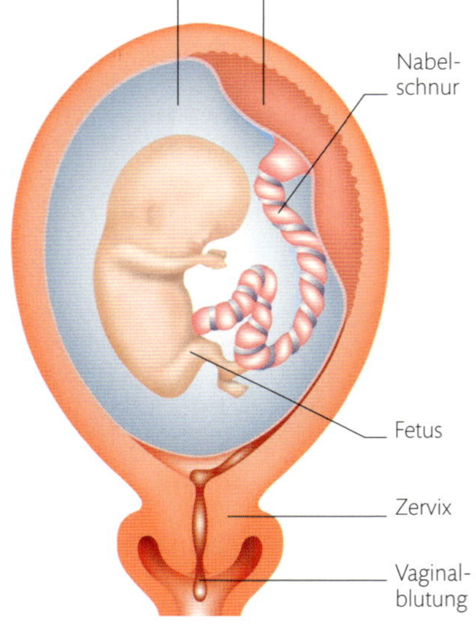

Drohende Fehlgeburt
Der Fetus lebt, und die Zervix ist geschlossen, dennoch treten Blutungen auf. In den meisten Fällen bleibt die Schwangerschaft bestehen. Manche Blutungen entwickeln sich aber zu einer Fehlgeburt.

PRÄEKLAMPSIE

Die charakteristischen Symptome einer Präeklampsie sind Bluthochdruck und Ödeme. Sie kann lebensbedrohlich sein.

Eine Präeklampsie kann von der 20. Schwangerschaftswoche an bis zu sechs Wochen nach der Entbindung auftreten und ist häufiger bei Erstgebärenden und Zwillingsschwangerschaften. Man glaubt, dass sich die Plazenta nicht angemessen entwickelt, was Symptome wie Bluthochdruck, Ödembildung und Proteinurie verursacht. In schweren Fällen kann sich eine Eklampsie ausbilden, die zu Krampfanfällen, Schlaganfall und Koma führt und eine Lebensbedrohung für Mutter und Kind darstellt. Die Präeklampsie verschwindet meist mit der Entbindung. Manchmal wird deshalb die Geburt vorzeitig eingeleitet.

STÖRUNGEN DER PLAZENTA

Einige Komplikationen in der späten Schwangerschaft sind auf Störungen der Plazenta zurückzuführen, des Organs, das das Baby am Leben hält.

Bei der Placenta praevia bedeckt die Plazenta ganz oder teilweise die obere Öffnung der Zervix (Muttermund) in der Gebärmutter. Um die 30. Schwangerschaftswoche können schmerzlose hellrote Blutungen auftreten, weil sich die Gebärmutter in dieser Zeit stark dehnt. Manchmal wandert die wachsende Plazenta weiter nach oben, und das Problem verschwindet. Eine weitere Komplikation ist die vorzeitige Plazentalösung, bei der sich die Plazenta vor der Entbindung ganz oder teilweise von der Uteruswand löst. Sie tritt meist unvermittelt auf und kann lebensbedrohend für Mutter (Blutverlust) und Kind (Sauerstoffmangel) sein.

Placenta praevia
In manchen Fällen liegt die Plazenta tief in der Gebärmutter und bedeckt die Zervix.

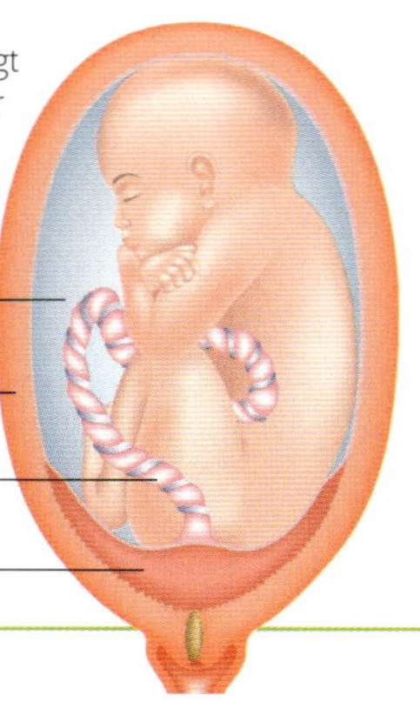

Plazentalösung
Löst sich die Plazenta, kann das Blut über die Vagina abgehen oder sich hinter der Plazenta sammeln.

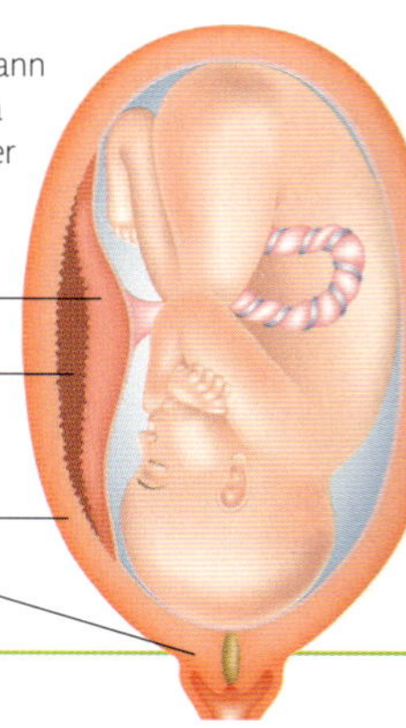

WACHSTUMS- UND ENTWICKLUNGSPROBLEME

Wächst oder entwickelt sich das Baby nicht richtig im Mutterleib, spricht man von einer intrauterinen Wachstumsretardierung – eine Störung, die ein Risiko für das Kind vor und nach der Geburt bedeuten kann.

Eine Wachstumsstörung ist oft durch eine mangelhafte Versorgung des Fetus mit Sauerstoff und Nährstoffen bedingt. Die Ursachen können vielfältig sein. Eine Anämie bei der Mutter führt zur Sauerstoffunterversorgung des Babys, eine Präeklampsie kann die Blutversorgung der Plazenta hemmen, und Infektionen wie Röteln können auf den Fetus übergehen und seine Entwicklung stören.

Die Durchblutung der Plazenta kann durch Rauchen und Alkoholgenuss der Mutter sowie durch eine Thrombophilie (Neigung zur Thrombenbildung) beeinträchtigt werden. Mögliche Problemfaktoren des Fetus sind Infektionskrankheiten, Blutanomalien, genetische Anomalien, die das Wachstum beeinflussen, Nierenprobleme und Rhesus-Inkompatibilität (wenn der Fetus einen anderen Rhesusfaktor hat als das Blut der Mutter). Auch bei Zwillings- oder Mehrlingsschwangerschaften können die einzelnen Feten kleiner sein. Die Zusammensetzung des Fruchtwassers kann ebenfalls eine Rolle spielen. Ein Fetus mit schweren Entwicklungsstörungen hat ein erhöhtes Risiko, bereits im Mutterleib zu sterben oder ein sehr geringes Geburtsgewicht zu haben, das zu Komplikationen während und nach der Geburt führt. Eine intrauterine Wachstumsretardierung wird normalerweise im Rahmen der ärztlichen Untersuchungen in der Schwangerschaft erkannt. Mit Ultraschall lässt sich die Durchblutung der Plazenta untersuchen. Besteht Gefahr für das Kind, kann die vorzeitige Geburt eingeleitet werden.

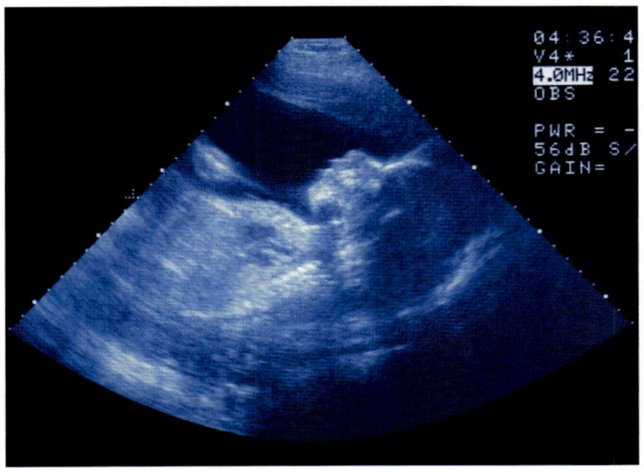

Wachstumskontrolle
Durch Ultraschallaufnahmen können Wachstum und Entwicklung des Fetus überwacht und der Blutfluss in den Gefäßen der Plazenta kontrolliert werden.

PROBLEME BEI DER ENTBINDUNG

Eine sehr lange oder schwierige Geburt kann anstrengend und risikoreich für Mutter und Kind sein.

Eine normale Geburt besteht aus drei Phasen. In der ersten beginnt die Gebärmutter zu kontrahieren, und der Muttermund (Zervix) beginnt sich zu weiten, bis er sich um ca. 10 cm geöffnet hat. In der zweiten Phase wird das Baby ausgetrieben, und die dritte Phase beinhaltet die Ausstoßung der Plazenta. Während der Entbindung werden Wehen, Eröffnung des Muttermunds und Herztöne des Babys überwacht, um Probleme sofort feststellen zu können. Dauert die erste Phase zu lang und öffnet sich der Muttermund zu langsam, kann die Mutter durch Schmerzen und Anstrengung zu erschöpft sein, um die Geburt weiter voranzutreiben. Dies ist oft bei Erstgebärenden der Fall, wenn die Kontraktionen zu schwach sind, um die Eröffnung des Muttermunds effektiv zu unterstützen. Während der ersten und zweiten Phase wird die Blutversorgung des Fetus bei jeder Kontraktion kurzzeitig reduziert. Eine lange Geburt ist aufgrund der niedrigen Sauerstoffwerte für das Baby ermüdend und belastend. Kleine, unterentwickelte Babys und Babys mit anämischen Müttern sind besonders anfällig. Zur Verstärkung der Kontraktionen können Hormone gegeben werden. In manchen Fällen werden Hilfsmittel wie Saugglocke oder Geburtszange eingesetzt.

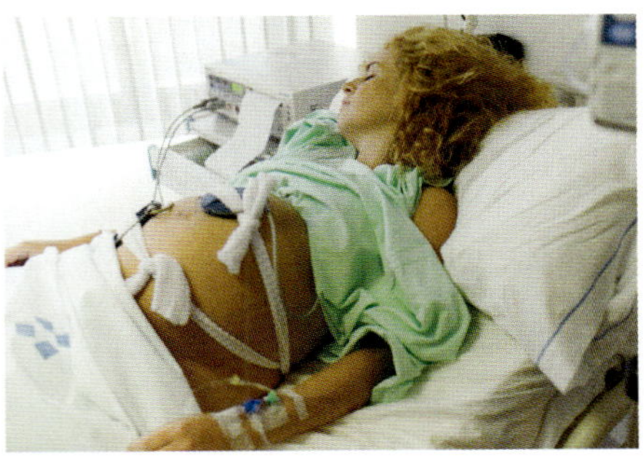

Überwachung der Herztöne
Zwei Sensoren werden am Bauch der Mutter angebracht, um Kontraktionen der Gebärmutter und fetale Herztöne aufzuzeichnen. Zu schnelle oder zu langsame Herztöne können auf Probleme hinweisen.

OPERATIVE ENTBINDUNG

Verläuft die Entbindung problematisch oder zu langsam, kann eine operative Entbindung durchgeführt werden. Dazu gehört der Einsatz von Geburtszange oder Saugglocke; im Notfall kann auch ein Kaiserschnitt gemacht werden. Die Saugglocke ist eine Art Kappe, die sich am Kopf des Babys ansaugt. Bei jeder Kontraktion wird die Austreibung durch vorsichtiges Ziehen an der Glocke unterstützt. Die Geburtszange, die um den Kopf des Kindes gelegt wird, erfüllt den gleichen Zweck. Beim Kaiserschnitt wird das Baby über einen Schnitt im Unterbauch aus dem Uterus geholt.

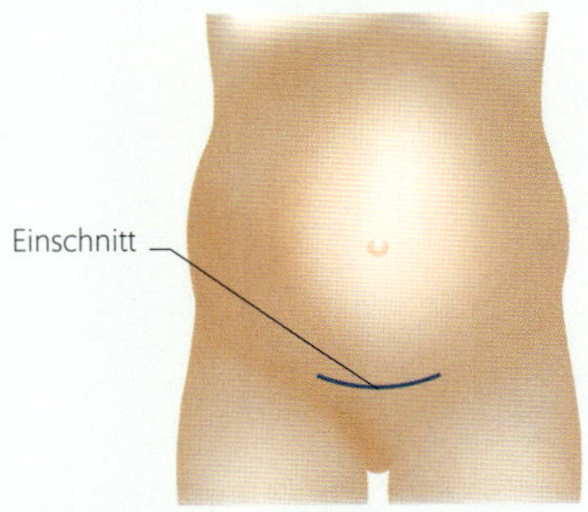

Kaiserschnitt
Hierbei wird durch die Haut ein Schnitt in den unteren Teil der Gebärmutter gemacht und das Baby über diesen Einschnitt geholt.

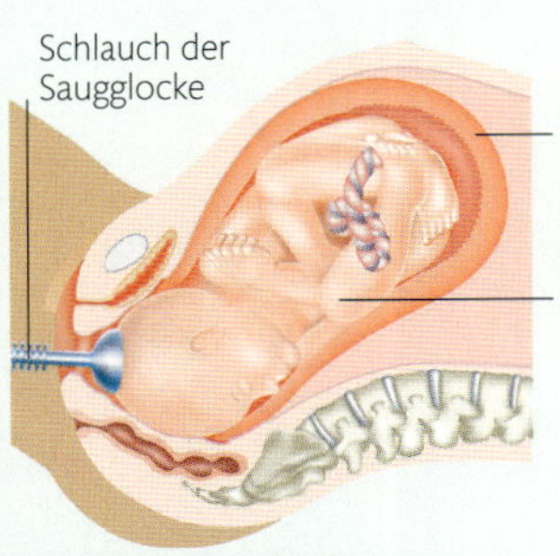

Saugglockenentbindung
Die Saugglocke besteht aus einer Kappe, einem Schlauch und einer Vakuumpumpe. Am Kopf des Babys kann eine leichte Schwellung entstehen, die aber bald verschwindet.

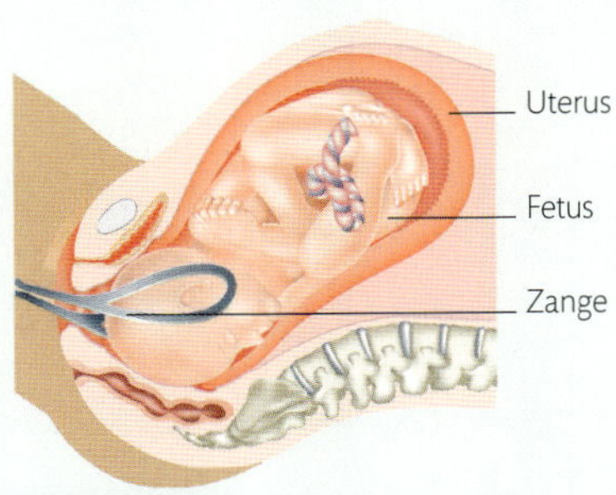

Zangengeburt
Die löffelartig geformte Geburtszange wird um den Kopf des Kindes gelegt. Während die Mutter presst, zieht die Hebmme vorsichtig an der Zange, bis der Kopf des Babys die Vagina erreicht.

ABNORME PRÄSENTATION

Das Baby muss für eine normale Geburt eine bestimmte Position im Mutterleib einnehmen. Eine Abweichung davon wird als abnorme Präsentation bezeichnet. Sie erschwert die Entbindung.

Idealerweise liegt das Baby mit dem Gesicht zum Rücken der Mutter gedreht und mit dem Kopf nach unten über der Zervix, um sie während der Wehen aufzudrücken. Die meisten Babys nehmen in der 36. Woche die für die Entbindung normale Position ein.

Eine häufige abnorme Präsentation ist die Steißlage, bei der sich zuerst das Gesäß präsentiert. Andere liegen quer im Mutterleib, mit dem Arm über der Zervix, oder zwar mit dem Kopf nach unten, aber mit dem Gesicht nach vorn gedreht. Bei einigen Präsentationen gerät die Nabelschnur in den Geburtskanal und verursacht fetale Atemnot. Generell kann versucht werden, das Baby zu drehen, aber möglicherweise konnte es die normale Lage nicht einnehmen, weil die Plazenta im Weg ist oder die Mutter ein zu schmales Becken hat. Dann besteht die Gefahr der Plazentaablösung und Unterversorgung des Babys. Bei abnormen Präsentationen ist vielfach ein Kaiserschnitt vorzuziehen, um das Baby zu holen.

FRÜHGEBURT

Bei einer Entbindung vor der 37. Schwangerschaftswoche spricht man von einer Frühgeburt. Bei sehr frühen Geburten besteht das Risiko, dass das Baby nicht überlebt.

Die Risiken für das Baby sind größer, wenn es vor der Reifung der Lungen (und anderer Organe) geboren wird. Setzen die Wehen zu früh ein, können wehenhemmende Mittel eingesetzt werden. Die Wehen können meist lange genug verzögert werden, um dem Baby ausreichend Kortison zur Entwicklung der Lungen zu verabreichen. Dadurch verringert sich das Risiko für Atemprobleme des Babys nach der Geburt.

Frühgeborenes Baby
Es gibt Frühgeborene, die bereits ab der 22. Woche außerhalb der Gebärmutter überlebt haben, aber das Risiko für Schäden ist extrem hoch.

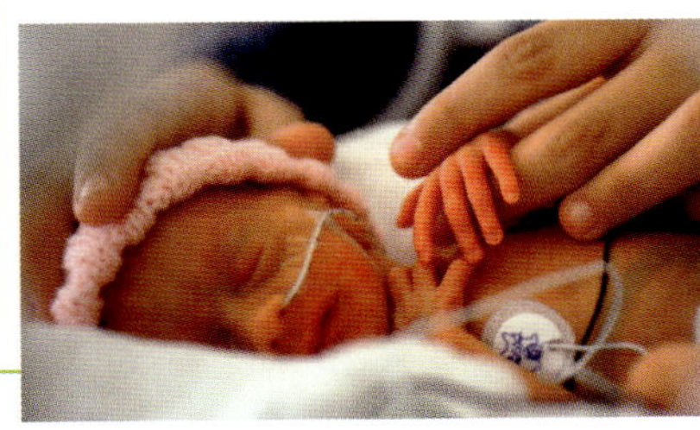

ENDOKRINE KRANKHEITEN

Das endokrine System besteht aus Drüsen und Geweben, die Hormone in den Blutstrom abgeben, um die Funktion anderer Organe und Körpersysteme zu steuern. Jede Erkrankung einer dieser Drüsen kann die Funktion weiterere Drüsen und Systeme stören.

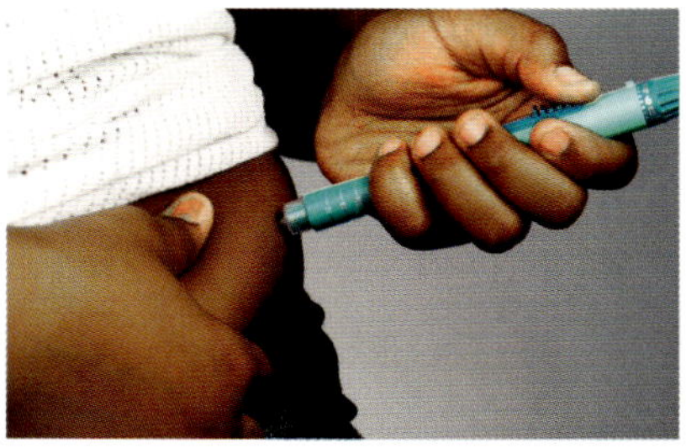

Insulininjektion
Das fehlende Insulin muss durch Injektionen oder eine Pumpe mehrmals täglich zugeführt werden, um den Zuckerstoffwechsel zu kontrollieren.

DIABETES TYP 1

Bei dieser Form des Diabetes sind insulinproduzierende Zellen im Pankreas geschädigt. Sie produzieren wenig oder gar kein Insulin, sodass der Körper Glukose nicht richtig abbauen kann.

Der Körper benutzt Glukose (Zucker) zur Energiegewinnung und speichert den Überschuss in Leber und Muskeln. Der Blutzuckerspiegel wird durch das Hormon Insulin reguliert, das im Pankreas als Reaktion auf die Nahrungsaufnahme produziert wird. Insulin unterstützt die Glukoseaufnahme der Zellen und hält so den Blutzuckerspiegel konstant. Ist dieser Prozess gestört, wird der Blutzuckerspiegel zu hoch und verursacht Diabetes mellitus.

Es gibt drei Formen des Diabetes: Typ 1, Typ 2 und Gestationsdiabetes. Diabetes Typ 1 ist eine Autoimmunerkrankung, bei der das Immunsystem die Zellen des Pankreas angreift, die möglicherweise durch ein Virus oder eine Infektion ausgelöst wird und sich bereits im frühen Erwachsenenalter manifestiert. Als Folge wird zu wenig oder gar kein Insulin produziert.

Ohne Insulin können die Zellen den Zucker nicht absorbieren, und der Körper beginnt Fett als alternative Energiequelle zu benutzen. Der Blutzucker steigt weiter an, es entstehen Symptome wie starker Durst, vermehrter Harndrang, Übelkeit, Müdigkeit, Gewichtsabnahme und verschwommene Sicht. Ohne Behandlung kommt es zu Stoffwechselstörungen und schließlich zu einer Ketoazidose, die zu Koma und Tod führen kann.

Zur Diagnose des Diabetes wird der Urin auf Zuckergehalt und Ketone (ein Nebenprodukt der Fettverbrennung) untersucht. Bluttests geben Aufschluss über die Höhe des Blutzuckerspiegels und eine Reihe weiterer chemischer Veränderungen, die durch die Stoffwechselstörung auftreten. Diabetes Typ 1 ist unheilbar; eine lebenslange Behandlung mit Insulin ist notwendig, um den Blutzuckerspiegel zu regulieren. Zusätzlich erhalten die Betroffenen eine Ernährungsberatung, die Empfehlung, viel Sport zu treiben, und eine Aufklärung über mögliche Komplikationen des Diabetes. Betroffenen wird empfohlen, die Risikofaktoren einer Herz-Kreislauf-Erkrankung (ein Hauptrisiko bei Diabetikern) – Übergewicht, zu hoher Cholesterinspiegel, Bluthochdruck, Rauchen und Alkoholgenuss – zu vermeiden.

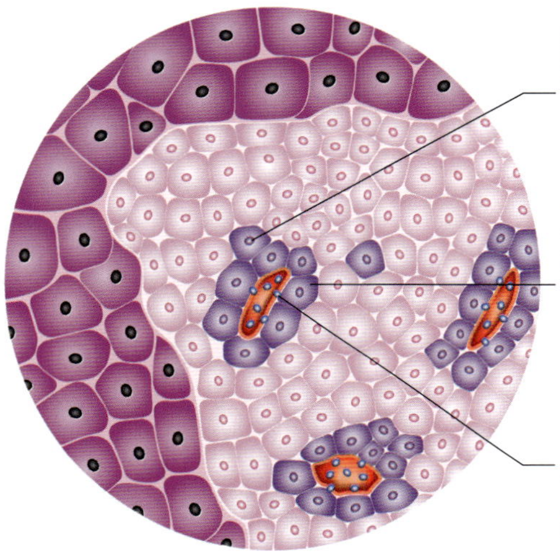

Normale B-Zellen-Funktion
Der Blutzuckerspiegel wird durch B-Zellen der Langerhans-Inseln im Pankreas reguliert. Diese Zellen sondern während des Essens und danach die Hormone Insulin, Peptid und Amylin ab.

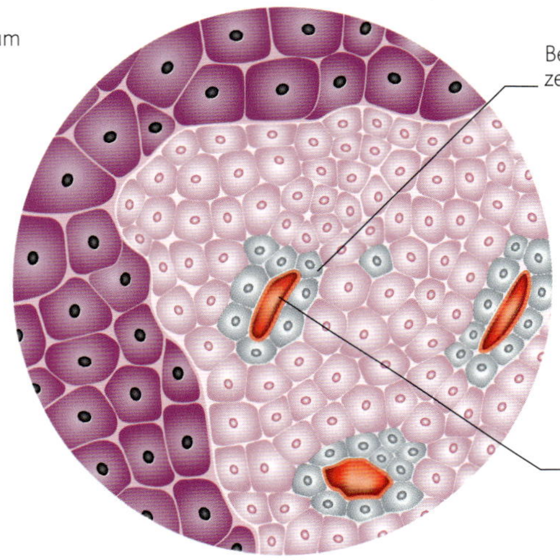

Zerstörte B-Zellen
Sind die B-Zellen durch Infektion, Trauma oder Alterung geschädigt, können sie weniger Insulin absondern, und die Regulierung des Blutzuckerspiegels ist gestört.

BLUTZUCKERREGULATION

Der Körper muss den Blutzuckerspiegel so regulieren, dass die Zellen ausreichend versorgt werden, er aber nicht so hoch ansteigt, dass er schädlich wird. Die beiden Haupthormone der Glukosesteuerung sind Insulin und Glukagon. Beide werden von Zellen der Langerhans-Inseln im Pankreas freigesetzt. Nach einer Mahlzeit stimulieren hohe Blutzuckerwerte und Darmhormone, die Inkretine, die B-Zellen im Pankreas zur Insulinproduktion.

Das Insulin stimuliert Körperzellen zur vermehrten Aufnahme von Glukose zur Energiegewinnung, die Leber- und Muskelzellen zur Speicherung von Glukose in Form von Glykogen und die Fettsynthese aus Glukose in der Leber und in den Fettzellen. Umgekehrt, wenn der Blutzuckerspiegel fällt, beim Sport oder zwischen den Mahlzeiten, regen die niedrigen Glukosewerte eine weitere Zellgruppe des Pankreas, die A-Zellen, dazu an, Glukagon zu produzieren. Dieses wiederum stimuliert die Leber- und Muskelzellen, die zuvor gespeicherte Glukose wieder freizusetzen, Glukose aus anderen Nährstoffen zu synthetisieren und zur Energiegewinnung Fett zu Fettsäuren und Glycerol aufzuspalten.

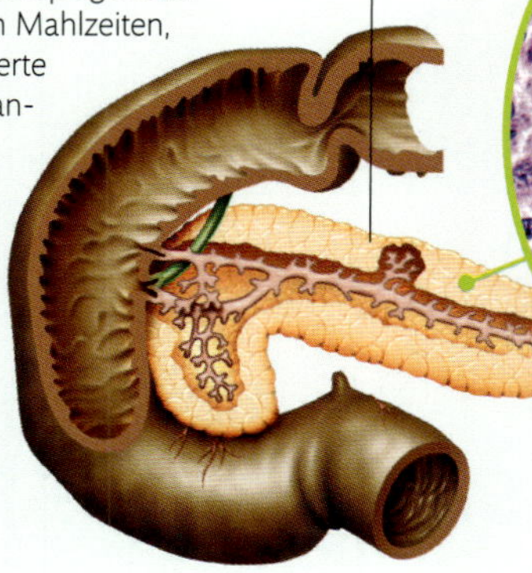

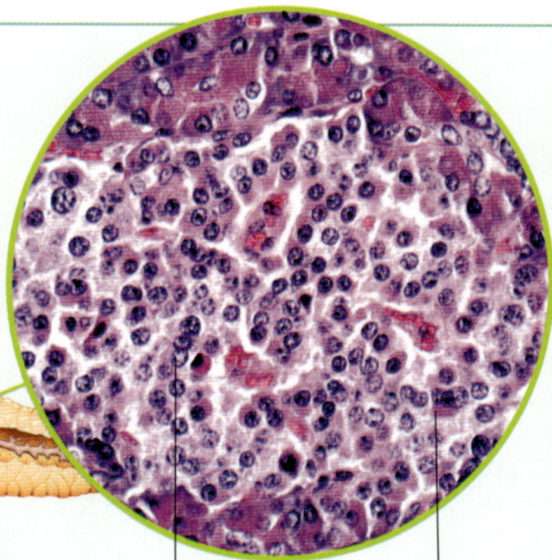

Langerhans-Inseln
Diese Gewebebereiche im Pankreas enthalten fünf Arten endokriner Zellen. Die Langerhans-Inseln sind verantwortlich für die Produktion der Hormone Insulin, Glukagon und Somatostatin, die alle an der Regulation des Blutzuckerspiegels beteiligt sind.

DIABETES TYP 2

Beim Diabetes Typ 2 sondert das Pankreas zwar Insulin ab, aber die Körperzellen reagieren darauf nicht mit Glukoseaufnahme. Deshalb bleibt der Blutzuckerspiegel erhöht.

Die Körperzellen benötigen zur Energiegewinnung Glukose, die aus der Nahrung absorbiert wird. Normalerweise bewirkt das Insulin aus Zellen des Pankreas die Glukoseaufnahme der Körperzellen. Wird zu wenig Insulin produziert oder nehmen die Zellen nicht genug Glukose auf, steigen die Blutzuckerwerte zu hoch, ein Diabetes mellitus entsteht.

Beim Diabetes Typ 2 resultiert die Störung aus einer Kombination von verminderter Insulinsekretion, verminderter Anzahl von B-Zellen im Pankreas und erhöhter Resistenz der Zellen auf die Insulinwirkung. Genetische Faktoren können eine Rolle spielen, jedoch entsteht der Diabetes Typ 2 meist durch Fettleibigkeit. Die schnell steigende Erkrankungsrate in den meisten Ländern scheint darauf zu beruhen, dass die Fettleibigkeit bei gleichzeitigem Bewegungsmangel in der Bevölkerung zunimmt. Die Krankheit bleibt zuerst unbemerkt, durch den dauerhaft hohen Blutzuckerspiegel entstehen jedoch bald Symptome wie Müdigkeit, Durst und wiederholte kleinere Infekte. Bleibt der Diabetes unbehandelt oder wird er schlecht kontrolliert, kann der chronisch erhöhte Blutzuckerspiegel die Blutgefäße des ganzen Körpers schädigen. Das Resultat sind Netzhautschaden, Erblindung, Niereninsuffizienz und Nervenschädigungen. Des Weiteren steigt das Risiko für Herz-Kreislauf-Erkrankungen wie Schlaganfall, Herzinfarkt und Schädigung der Blutgefäße in Beinen und Füßen.

Der Diabetes Typ 2 wird durch den erhöhten Zuckergehalt in Urin- und Blutproben diagnostiziert. Die Behandlung besteht aus der Regulierung des Blutzuckerspiegels. Die einfachsten Maßnahmen sind gesunde Ernährung, Bewegung und Gewichtsreduktion. Den Patienten wird gezeigt, wie sie selbst ihren Blutzuckerwert messen können. Dennoch werden mit Fortschreiten der Erkrankung Medikamente zur Senkung des Blutzuckerspiegels notwendig sein. Die Medikamente stimulieren das Pankreas zur Insulinproduktion und erhöhen die Sensibilität der Zellen für Insulin. Einige Betroffene werden sich im Laufe der Erkrankung auch regelmäßig Insulin spritzen müssen. Zusätzlich ist es erforderlich, Maßnahmen gegen Bluthochdruck und hohe Cholesterinwerte zu ergreifen, um diabetesbedingten Schäden an Nieren, Augen, Nerven und peripheren Blutgefäßen vorzubeugen.

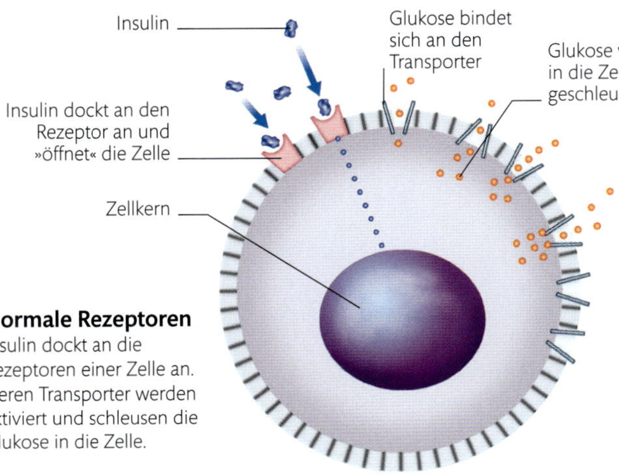

Normale Rezeptoren
Insulin dockt an die Rezeptoren einer Zelle an. Deren Transporter werden aktiviert und schleusen die Glukose in die Zelle.

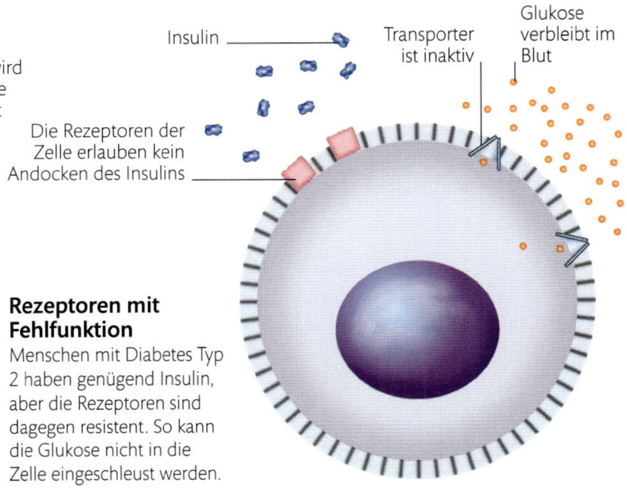

Rezeptoren mit Fehlfunktion
Menschen mit Diabetes Typ 2 haben genügend Insulin, aber die Rezeptoren sind dagegen resistent. So kann die Glukose nicht in die Zelle eingeschleust werden.

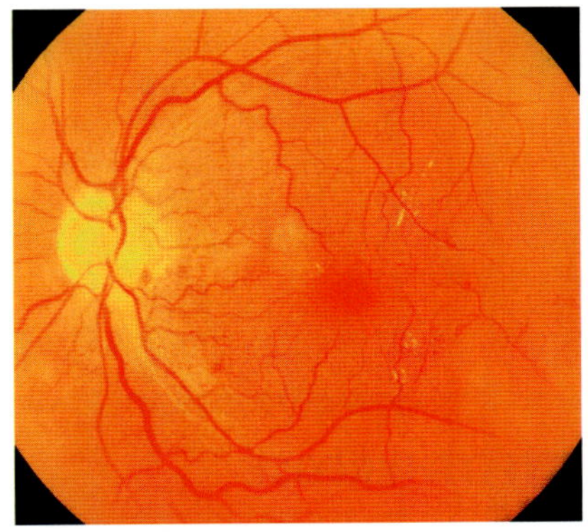

Diabetische Retinopathie
Diabetes schädigt die kleinen Blutgefäße der Augen durch eine Reihe von Problemen, wie Hämorrhagien, Schwellungen und Fetteinlagerungen, und beeinträchtigt die Lichtempfindlichkeit der Retina.

ÜBERGEWICHT

Die Fettleibigkeit ist ein Hauptproblem der Industrieländer, mittlerweile jedoch auf der ganzen Welt im Vormarsch. Übergewichtige haben ein erhöhtes Risiko, ernste Erkrankungen zu entwickeln, einschließlich Herzkrankheiten, Bluthochdruck, Arthritis, Asthma, Unfruchtbarkeit, Bauchspeicheldrüsen- und Darmkrebs sowie Diabetes Typ 2. Diese Risiken sind besonders hoch bei Menschen mit großen Fettansammlungen in der Bauchgegend. Der Grad der Fettleibigkeit ist durch den Body-Mass-Index (BMI) definiert. Dieser Index lässt jedoch einen besonders starken Knochenbau oder ausgeprägte Muskulatur unberücksichtigt. Eine hilfreiche Ergänzung ist der Taillenumfang. Liegt er bei Männern über 102 cm und bei Frauen über 88 cm, deutet das auf zu viel Bauchfett hin.

Body-Mass-Index

Der Body-Mass-Index wird ermittelt, indem man das Körpergewicht (in kg) durch die Körpergröße (in m) zum Quadrat teilt (z. B. 70 kg : (1,75 m x 1,75 m) = 23,1). Ein gesunder BMI liegt zwischen 18,5 und 24,9.

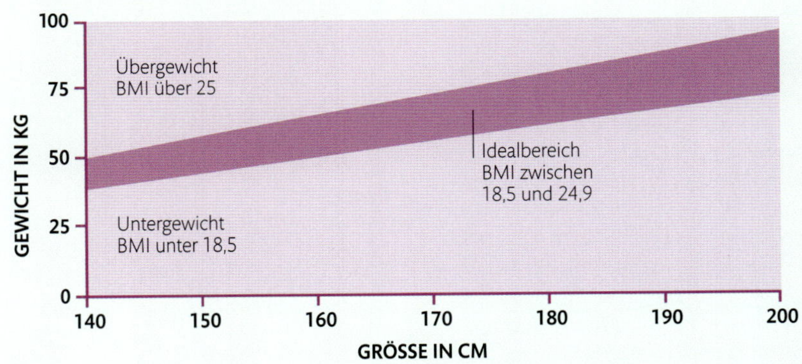

GESTATIONSDIABETES

Die hormonellen Veränderungen während der Schwangerschaft können einen Gestationsdiabetes verursachen, der eine Gefahr für Mutter und Kind darstellen kann.

Einige der Hormone, die die Plazenta während der Schwangerschaft produziert, haben eine Anti-Insulin-Wirkung. Kann der Körper diese Wirkung nicht kompensieren, steigt der Blutzuckerspiegel zu sehr an; ein Diabetes entwickelt sich. Bei Übergewicht und familiärer Disposition ist das Risiko, einen Gestationsdiabetes zu entwickeln, höher. Die Symptome sind u. a. Erschöpfung, übermäßiger Durst, häufiges Urinieren. Wird der Diabetes nicht kontrolliert, steigt das Risiko für Übergröße und angeborene Herzfehler des Fetus sowie für Fehl- und Todgeburten und Probleme bei der Entbindung. Der Diabetes kann durch Blut- und Urintests festgestellt werden. Er lässt sich durch eine zuckerreduzierte Diät, in schweren Fällen durch Insulingaben kontrollieren und verschwindet meist nach der Entbindung. Für manche ist der Gestationsdiabetes der Beginn eines lebenslangen Diabetes. Das Risiko eines erneuten Diabetes bei folgenden Schwangerschaften ist hoch.

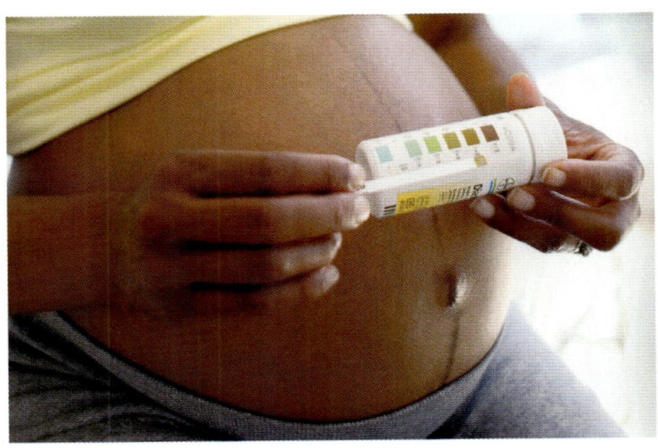

Diabetestest
Da ein Gestationsdiabetes relativ häufig ist, sollten schwangere Frauen ihren Urin mit entsprechenden Teststäbchen regelmäßig auf erhöhte Zuckerwerte kontrollieren. Bei positivem Ergebnis ist ein Bluttest erforderlich.

HYPOPITUITARISMUS

Die Hypophyse sondert Hormone ab, die grundlegend für die wichtigsten Körperfunktionen sind. Durch ihre Unterfunktion können schwere Störungen entstehen.

Die Hypophyse (Glandula pituitaria) ist an der Steuerung von Wachstum, Stressreaktionen und Fruchtbarkeit beteiligt. Sie steht mit Hypothalamus, Nebennieren, Eierstöcken bzw. Hoden über Rückkopplungsmechanismen in Verbindung, die wiederum Auswirkungen auf weitere Drüsen haben. Eine Hypophyseninsuffizienz (Hypopituitarismus) kann durch Tumor, Trauma, Infektion, Gefäß- oder Autoimmunerkrankungen entstehen. Als Symptome können Verlust des Sexualtriebs, Unfruchtbarkeit oder Wachstumsverzögerung bei Kindern auftreten. Die Behandlung zielt auf die Beseitigung der Ursache und den Ausgleich fehlender Hormone.

HYPOPHYSENTUMOREN

Rund zehn Prozent der Hirntumoren sind Hypophysentumoren. Die meisten sind gutartig, wachsen langsam und produzieren einen Hormonüberschuss.

Die meisten Hypophysentumoren produzieren Wachstumshormon und Prolaktin und verursachen Symptome wie übermäßiges Wachstum (Akromegalie) oder übermäßige Milchproduktion in den Brustdrüsen. Gelegentlich hat ein Tumorwachstum den gegenteiligen Effekt und verursacht eine zu geringe Ausschüttung der Hypophysenhormone. Der Druck durch den Tumor kann Kopfschmerzen, Sehstörungen, Lähmungen und Krämpfe oder Taubheit des Gesichts verursachen.

Der Tumor wird durch Röntgen diagnostiziert, MRT- und CT-Scans geben Aufschluss über Wachstum und Auswirkungen auf die umliegenden Gewebe. Bluttests zeigen die Hormonsituation an. Die Behandlung hängt vom Alter des Patienten und von der Größe und Natur des Tumors ab. Medikamente zur Unterdrückung von Prolaktin und Wachstumshormon können verabreicht werden. Der Tumor kann, in Verbindung mit Strahlen- und Chemotherapie, operativ entfernt werden.

Hypophysentumor
Ein Tumor kann auf die darüberliegenden Sehnerven drücken und dadurch Kopfschmerzen und Sehstörungen verursachen.

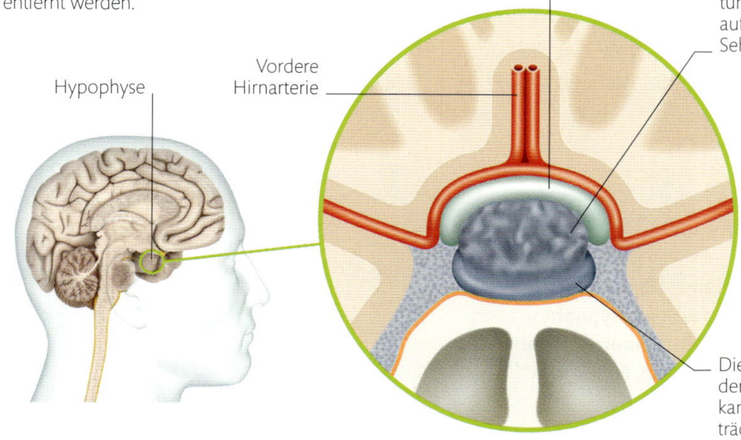

HYPOTHYREOSE

Eine Unterproduktion der Schilddrüsenhormone (Hypothyreose) verursacht eine Verlangsamung der Stoffwechselfunktion – der Körper läuft auf »Sparflamme«.

Eine Hypothyreose aufgrund einer Autoimmunstörung (Hashimoto-Thyroiditis) kommt am häufigsten bei erwachsenen Frauen vor. Antikörper zerstören das Drüsengewebe und verursachen Entzündungen. Die Symptome beinhalten Erschöpfung, Gewichtszunahme, Darmträgheit, Schwellungen, Hautverdickung, struppiges Haar und mentale Retardierung. Eine in manchen Gegenden häufige Ursache für eine Unterfunktion ist Jodmangel, der durch eine Jodersatztherapie aber meist leicht zu beheben ist. Bluttests zeigen einen niedrigen Spiegel des Schilddrüsenhormons T4. Dafür sind die Werte des thyroidea-stimulierenden Hormons (TSH) hoch, denn die Hypophyse versucht, den Mangel durch erhöhte Stimulation auszugleichen. Oft ist eine lebenslange Hormonersatztherapie notwendig.

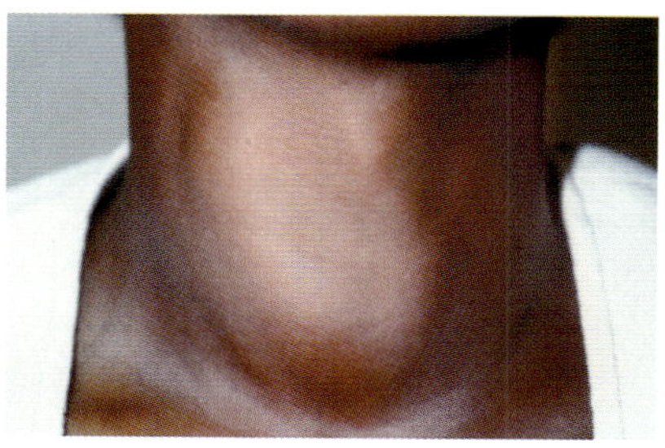

Kropf
Eine geschwollene Schilddrüse (Kropf, Struma) kann bei Thyroiditis, Hyper- und Hypothyreose, Knotenbildung und Schilddrüsenkrebs auftreten.

SCHILDDRÜSENKREBS

Der Schilddrüsenkrebs ist selten und entwickelt sich langsam, zeigt aber bei Behandlung der Betroffenen eine gute Prognose.

Es gibt verschiedene Krebsarten der Schildrüse, jede entsteht aus einem anderen Zelltyp: papilläres, follikuläres und medulläres Karzinom. Das häufigste ist das papilläre Karzinom. Begünstigende Faktoren sind Schilddrüsenerkrankungen, Strahlentherapie an Kopf und Hals und eine jodarme Ernährung. Medulläre Karzimone sind häufig ererbt. Schilddrüsenkarzinome wachsen langsam, verursachen Kropf, geschwollene Lymphdrüsen und Heiserkeit.

Durch Ultraschall und Biopsie (Gewebeprobe) wird das Karzinom festgestellt, MRT-, CT- und Kontrastmittel-Scans geben Aufschluss über seine Ausbreitung. Die Behandlung erfolgt durch Entfernung des Tumors, Radiojod- und Strahlentherapie, um das betroffene Gewebe zu zerstören. In manchen Fällen muss die gesamte Schilddrüse entfernt werden. Im Anschluss ist eine Hormonersatztherapie notwendig.

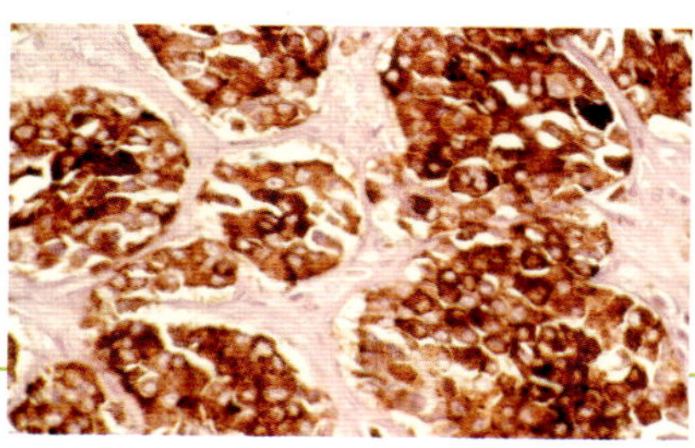

Schilddrüsenkarzinom
Krebs kann sich aus jedem Zelltyp der Schilddrüse entwickeln. Das medulläre Karzinom metastasiert in einem frühen Stadium.

HYPERTHYREOSE

Bei der Schilddrüsenüberfunktion (Hyperthyreose) werden vermehrt Schilddrüsenhormone produziert, die eine beschleunigte Stoffwechselfunktion bewirken.

Drei Viertel aller Schilddrüsenüberfunktionen gehen auf die Basedow-Krankheit zurück, eine Autoimmunstörung, bei der Antikörper die Schilddrüse angreifen und eine Überproduktion auslösen. Weitere Ursachen sind hormonproduzierende Knoten (Adenome) in der Schilddrüse und mögliche Nebenwirkungen von Medikamenten. Die Symptome entwickeln sich langsam, es kommt zu Gewichtsverlust, schnellem, unregelmäßigem Herzschlag, Zittern, Schwitzen, Anspannung, Schlaflosigkeit, Schwäche, Atemlosigkeit und Durchfall. Menschen mit Basedow haben oft die typisch hervortretenden Augen (Exophthalmus). Herzkrankheiten und Osteoporose können hinzukommen.

Bluttests zeigen einen erhöhten Thyroxinwert (T4) und einen niedrigen Spiegel des thyroidea-stimulierenden Hormons (TSH) der Hypophyse, die versucht, die Überfunktion durch geringere Stimulation auszugleichen. Es können Medikamente wie Carbimazol verabreicht werden, durch Injektion von radioaktivem Jod in die Schilddrüse kann das hyperaktive Gewebe zerstört werden – eine Alternative zur operativen Entfernung.

Basedow-Krankheit
Die Autoimmunreaktion verursacht Entzündungen und abnorme Ablagerungen in Muskeln und Bindegewebe hinter den Augen und wirkt sich auf deren Form und Funktion aus.

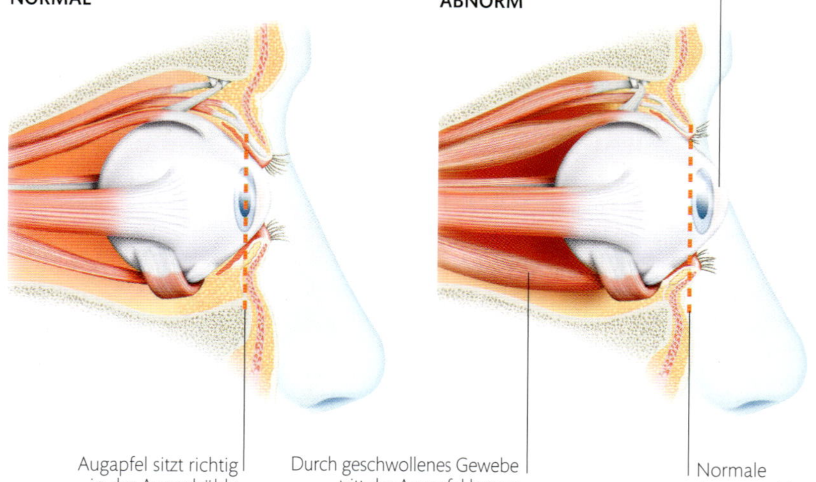

WACHSTUMSSTÖRUNGEN

Wachstumsstörungen wirken sich nicht nur auf die Statur aus, sondern auch auf die Organentwicklung und auf die Heilung von Wunden und Krankheiten. Das Wachstumshormon spielt dabei eine zentrale Rolle. Bei Kindern wirkt sich ein Überschuss oder Mangel auf die Körpergröße aus, bei Erwachsenen verursacht ein Überschuss oft Akromegalie, während ein Defizit zu Muskelschwäche, Antriebslosigkeit und gedrückter Stimmung führen kann.

AKROMEGALIE

Eine übermäßige Absonderung des Wachstumshormons aus der Hypophyse führt zu Akromegalie: eine abnorme Vergrößerung von Gesicht, Händen, Füßen und Weichteilgeweben.

Eine Akromegalie entsteht fast immer durch einen Hypophysentumor, der enorme Mengen an Wachstumshormon produziert. Bei Kindern kann dies zu Riesenwuchs führen, bei Erwachsenen kann wieder ein Knochenwachstum einsetzen. Der Prozess ist schleichend, aber schließlich werden Veränderungen sichtbar: Besonders Hände, Füße, Unterkiefer und Augenhöhlen sind größer. Das Wachstum des Weichteilgewebes resultiert in dicken Lippen, großer Zunge und ledriger, fettiger Haut mit Akne. Auch innere Organe wie Leber, Herz und Schilddrüse vergrößern sich und verursachen Probleme wie Herzinsuffizienz.

Ein Überschuss des Wachstumshormons kann auch einen Diabetes und weitere Stoffwechselerkrankungen, wie Bluthochdruck, Nerven- und Muskelschäden, induzieren. Das Blutbild zeigt abnorme Hormon- und Mineralstoffwerte, Röntgen, MRT- oder CT-Scans geben Aufschluss über Knochenveränderungen. Ist die Ursache ein Tumor, kann dieser operativ entfernt oder durch Strahlentherapie zerstört werden. In anderen Fällen werden Medikamente verabreicht, um den Wachstumshormonspiegel zu senken.

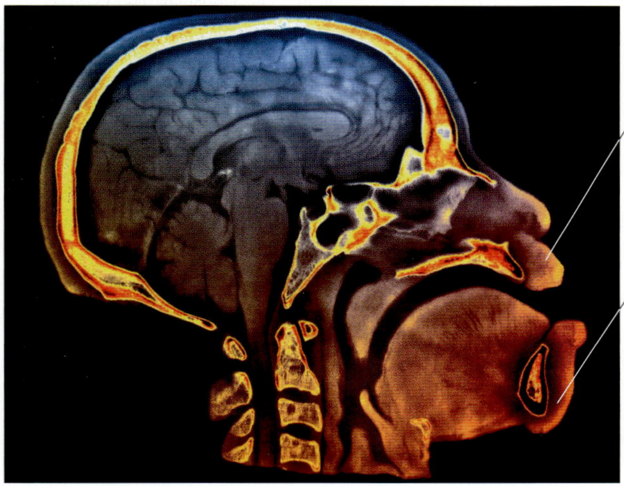

Auswirkungen der Akromegalie
Der MRT-Scan zeigt den vergrößerten Unterkiefer und die Vergröberung der Gesichtszüge.

WACHSTUMSSTÖRUNGEN BEI KINDERN

Das Wachstum kann bei Kindern durch Genanomalien, abnorme Hormonfunktion, Ernährung und Allgemeinzustand sowie durch familiäre Disposition beeinflusst werden.

Das normale Wachstum eines Kindes ist hochkomplex und von jedem Aspekt seiner körperlichen und geistigen Gesundheit beeinflusst. Abnorme Wachstumsmuster, die Minderwuchs und/oder Unproportioniertheit zur Folge haben, können auf Stoffwechselstörungen oder Gendefekten, wie bei der Achondroplasie (s. S. 439), beruhen. Eine Chromosomenanomalie ist eine der häufigsten Ursachen für Zwergenwuchs. Einige Störungen werden durch zu hohe oder zu niedrige Hormonwerte verursacht. Ein Überschuss an Wachstumshormonen führt zu Riesenwuchs, während ein Defizit bewirkt, dass das Kind zu langsam wächst.

Ein Thyroxinmangel kann ebenfalls zu einer Wachstums- und Entwicklungsverzögerung führen. Allerdings kann eine geringe Körpergröße mit normalen Proportionen (im Vergleich mit Gleichaltrigen) auch auf eine Mangelerkrankung durch schlechte Ernährung hinweisen.

MORBUS ADDISON

Die Schädigung der Nebennierenrinde kann die Hormonproduktion beeinträchtigen und bei chronischem Verlauf zu Morbus Addison führen.

Die Nebennierenrinde produziert Hormone, die an der Steuerung des Stoffwechsels, des Blutdrucks und des Wasser- und Mineralstoffhaushalts beteiligt sind. Unzureichende Steroidwerte können das Resultat einer Autoimmunreaktion sein, bei der das Immunsystem die Nebennierenrinden angreift. Seltenere Ursachen sind Infektionen, Medikamente oder die plötzliche Beendigung einer Kortisonbehandlung. Es können Müdigkeit, Muskelschwäche, Übelkeit, bräunliche Hautverfärbung, Gewichtsverlust und Depressionen auftreten. Plötzliche Erkrankungen können eine lebensbedrohliche Addisonkrise auslösen, bei der die zu geringe Hormonausschüttung der Nebennierenrinden zum Kreislaufkollaps führt. Dies ist ein medizinischer Notfall.

Bau der Nebenniere
Die Nebennieren sitzen auf den Nieren. Das Mark produziert Adrenalin und Noradrenalin und die Rinde mehrere Steroidhormone.

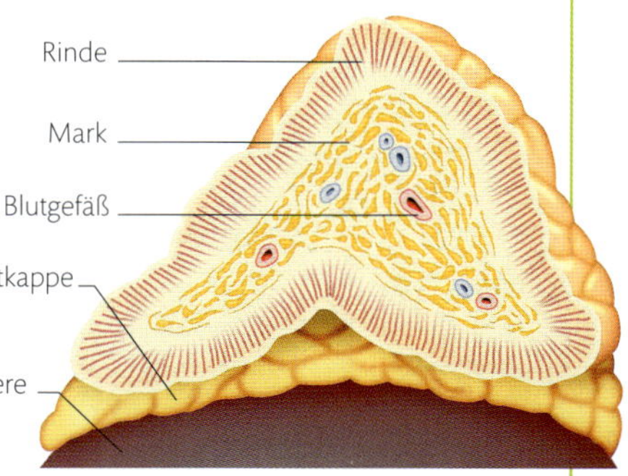

CUSHING-SYNDROM

Wenn die Nebennierenrinden zu viel Kortison (Steroidhormon) produzieren, kann sich ein Cushing-Syndrom entwickeln.

Es gibt viele mögliche Ursachen für ein Cushing-Syndrom; die häufigste ist Morbus Cushing, bei dem die Hypophyse die Nebennierenrinden zu übermäßiger Kortisonproduktion stimuliert. Symptome des Cushing-Syndroms sind Fettleibigkeit, Fettpolster im Gesicht und auf den Schultern, starke Körperbehaarung, Bluthochdruck und Diabetes. Haut und Haar können dünner werden, und es kann zu Osteoporose kommen. Wiederkehrende Infektionen und Störungen der Sexualhormone, die zu erektiler Dysfunktion bei Männern und unregelmäßigen Monatsblutungen bei Frauen führen, gehören ebenfalls zur Symptomatik. Die Behandlung zielt auf die Beseitigung der zugrunde liegenden Ursache des Syndroms. Bei Morbus Cushing steht die Behandlung der Hypophyse (Entfernung eines Tumors) im Vordergrund, um die Stimulation der Nebennierenrinden zu verringern.

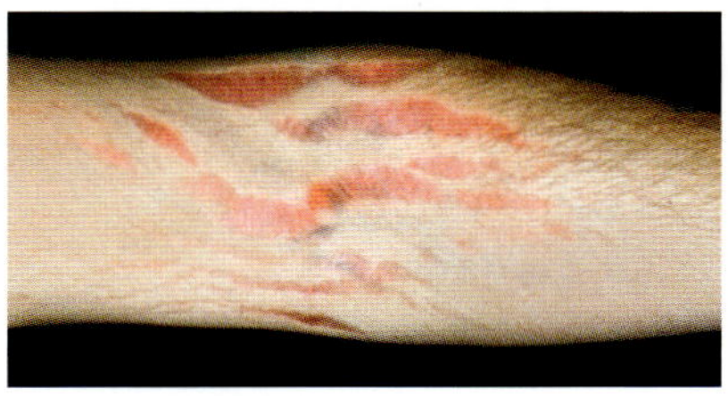

Dehnungsstreifen
Eines der typischsten Merkmale beim Cushing-Syndrom ist eine zu Blutergüssen neigende Haut und rötlich violette Dehnungsstreifen, besonders an Bauch, Oberschenkeln und Armen.

STÖRUNGEN DES KALZIUMSTOFFWECHSELS

Eine Hyperaktivität oder Unterfunktion der Nebenschilddrüsen kann den Kalziumstoffwechsel beeinträchtigen.

Der Kalziumspiegel wird vom Parathormon (PTH) aus den Nebenschilddrüsen reguliert. Bei deren Unterfunktion ist der PTH-Spiegel zu niedrig und in der Folge auch der Kalziumspiegel, was Muskelkrämpfe und Nervenprobleme verursachen kann. Eine Hyperaktivität ist oft durch einen hormonproduzierenden Tumor in einer Nebenschilddrüse begründet, was dazu führt, dass Kalzium aus den Knochen gelöst wird und ins Blut gelangt. Das Ergebnis sind dünner werdende Knochen und Kalziumablagerungen in den Nieren. Eine Unterfunktion der Nebenschilddrüsen wird meist mit Vitamin D und Kalziumergänzungen behandelt. Bei Überfunktion muss oft ein Tumor entfernt werden.

Nebenschilddrüsen
Die vier Nebenschilddrüsen liegen hinter der Schilddrüse, direkt unter dem Kehlkopf. Sinkt der Kalziumspiegel, sondern sie PTH ab, das Kalzium aus den Knochen löst und die Kalziumabsorption erhöht.

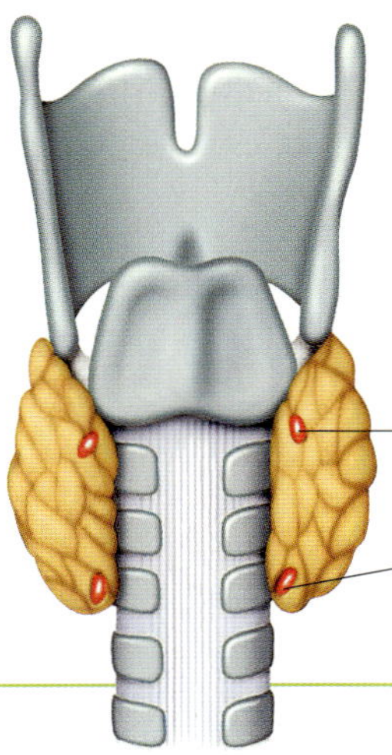

Glossar

Begriffe in *Kursivschrift* beziehen sich auf weitere Stichworte in diesem Glossar.

Abduktion
Die seitliche Abführung eines Körperteils von der Körpermitte. Bei Muskelnamen bezeichnet der Begriff Abduktor den Ausführenden dieser Tätigkeit. Siehe auch *Adduktion*.

Acetylcholin
Ein wichtiger *Neurotransmitter* des Körpers, der Signale von Nerven auf Muskeln und zwischen den Nerven überträgt.

Adduktion
Die Heranführung eines Körperteils an den Körper. Bei Muskelnamen bezeichnet der Begriff Adduktor den Ausführenden dieser Tätigkeit. Siehe auch *Abduktion*.

Adrenalin
Ein Hormon aus dem Nebennierenmark, das bei Stressreaktionen ausgeschüttet wird. Es bereitet den Körper durch Steigerung der Herzfrequenz, vermehrte Durchblutung der Muskeln usw. auf eine »Fight-or-flight«-Reaktion vor.

afferent
In Bezug auf Blutgefäße das Führen von Blut zu einem Organ; in Bezug auf Nerven die Impulsleitung in Richtung des zentralen Nervensystems. Siehe auch *efferent*.

Aktionspotenzial
Der elektrische Nervenimpuls, der entlang des Axons einer Nervenzelle (Neuron) läuft.

Aldosteron
Siehe *Corticosteroid*.

Allergie
Eine unnötige und manchmal gefährliche Immunreaktion, die auf normalerweise ungefährliche Fremdkörper, wie Pollen, abzielt.

Alveolus (Pl. Alveoli)
Ein kleines Bläschen oder Säckchen, vor allem eines der Millionen kleiner Luftsäckchen in den Lungen, in denen der Gasaustausch stattfindet.

Aminosäure
Proteine bestehen aus bis zu 20 unterschiedlichen Arten dieser kleinen nitrogenhaltigen Moleküle. Aminosäuren haben auch verschiedene weitere Aufgaben im Körper. Siehe auch *Peptid*.

Anämie
Schädigend niedrige Hämoglobinwerte im Blut. Eine Anämie kann viele Ursachen haben, von Vitaminmangel bis zu inneren Blutungen.

Anastomose
Eine Verbindung zwischen zwei normalerweise getrennten Blutgefäßen (z. B. zwischen zwei Arterien oder einer Arterie und einer Vene).

Androgene
Steroidhormone, die die männlichen körperlichen und Verhaltenscharakteristiken fördern. Sie werden bei Männern in höheren Mengen abgesondert als bei Frauen.

Angio-
Eine Vorsilbe, die sich auf Blutgefäße bezieht.

Angiographie
Verfahren zur röntgenologischen Darstellung von Blutgefäßen am lebenden Körper.

Ansatz
Die Verbindungsstelle eines Muskels zu einer Struktur, die sich typischerweise bewegt, wenn der Muskel kontrahiert. Siehe auch *Ursprung*.

Antagonist
1. Ein Muskel, der die entgegengesetzte Aktion zu der eines anderen Muskels ausführt (Gegenspieler).
2. Ein Medikament, das in die Wirkung eines Hormons, Neurotransmitters usw. durch Bindung an die Rezeptoren eingreift.

anterior
Zur Vorderseite des Körpers, von einer stehenden Position ausgehend. Anterior bedeutet »vor«. Siehe auch *posterior*.

Antibiotikum
Ein Medikament, chemisch oder natürlich, das Mikroorganismen (vor allem Bakterien) zerstört oder ihrem Wachstum vorbeugt. Es wirkt nicht gegen Viren.

Antigen
Jede chemische Substanz, die das Immunsystem stimuliert, Antikörper gegen sie zu bilden.

Antikoagulanzien
Eine Substanz, die die Blutverklumpung verhindert.

Antikörper
Von weißen Blutzellen produzierte abwehrende Proteine, die sich an bestimmte körperfremde chemische Komponenten *(Antigene)* anheften, die auf der Oberfläche von Viren oder Bakterien zu finden sind. Der menschliche Organismus kann Tausende verschiedener Antikörper produzieren.

Aorta
Die größte Arterie des Körpers, führt Blut aus dem linken Ventrikel des Herzens. Sie zieht in den Bauchraum, wo sie sich in die beiden großen Beckenschlagadern verzweigt.

Aponeurose
Flächige Struktur aus Bindegewebe (Sehnenplatte).

Arterie
Ein Blutgefäß, das Blut vom Herzen zu den Organen und Geweben des Körpers führt. Arterien haben dickere, muskulösere Wände als Venen.

Arteriole
Eine sehr kleine Arterie, die sich in noch kleinere Kapillaren verzweigt.

Artikulation
Ein Gelenk; auch die Stelle innerhalb eines Gelenks, an der sich zwei Knochen treffen. Ein Knochen artikuliert mit einem anderen und bildet ein Gelenk.

-ase
Eine Nachsilbe, die auf ein Enzym hinweist. So ist die Lipase ein Enzym, das *Lipide* (Fette) spaltet.

ATP
Abkürzung für Adenosintriphosphat, ein Energie speicherndes Molekül. Kommt in allen Zellen vor.

Atrium (Pl. Atrien)
Eine der beiden kleineren Herzkammern (Vorhöfe), die Blut aus den Venen erhalten und in die entprechenden Ventrikel pumpen.

Autoimmunität
Eine Situation, in der das Immunsystem die körpereigenen Gewebe angreift, was oft zu Krankheiten führt.

Autonomes Nervensystem
Der Teil des Nervensystems, der unbewusste Prozesse steuert, wie die Drüsenaktivität oder die Darmmuskulatur. Es teilt sich in das sympathische Nervensystem, dessen Aufgaben die Vorbereitung auf die »Fight-or-flight«-Reaktion beinhaltet, und das parasympathische Nervensystem, das die Darmaktivität stimuliert, die Erektion des Penis beim Geschlechtsverkehr steuert und die Blase entleert.

Axon
Die kabelähnliche Fortsetzung einer Nervenzelle (Neuron), an der entlang die Nervensignale von der Zelle weitergeleitet werden.

Bakterium (Pl. Bakterien)
Einzelliger, lebender Mikroorganismus. Einige Bakterien sind gefährliche Krankheitserreger. Bakterien sind wesentlich kleiner als tierische oder pflanzliche Zellen und haben keinen Zellkern.

Basalganglien
Tief im Großhirn gelegende Gruppen von Nervenzellen. Dazu gehören: Nucleus caudatus, Putamen, Globus pallidus und Nucleus subthalamicus. Sie üben Kontrollfunktionen aus.

basophil
Basophile Granulozyten gehören zu den weißen Blutzellen.

Becken
1. Bereich der Bauchhöhle, der sich innerhalb des *Beckengürtels* befindet.
2. Das Nierenbecken ist der Bereich in den Nieren, in dem sich der Harn sammelt, bevor er über die Harnleiter in die Harnblase gelangt.

Beckengürtel
Die Beckenknochen bilden zusammen mit dem Kreuzbein den Beckengürtel, der die Beine mit der Wirbelsäule verbindet.

bilateral
Beide Seiten des Körpers oder eines Körperteils betreffend.

Bindegewebe
Jedes Gewebe, in dem die Zellen in eine Matrix eingebettet sind, z. B. Knorpel, Knochen, Sehnen, Bänder und Blut.

Biopsie
Die Entnahme einer Gewebeprobe vom lebenden Körper zur Untersuchung auf Infektionen, Krebswachstum usw.

Blut-Hirn-Schranke
Physiologische Barriere zwischen Blutkreislauf und Nervensystem, die verhindert, dass ungewollte Substanzen aus dem Blut ins Gehirn gelangen. Dazu gehören Kapillaren, die weniger durchlässig für große Moleküle sind.

Blutplättchen
Thrombozyten, spezialisierte Zellen ohne Zellkern, die im Blut zirkulieren und eine Rolle in der Blutgerinnung spielen.

brachial
Den Arm betreffend.

Bronchus (Pl. Bronchi)
Die Luftwege, in die sich die Luftröhre *(Trachea)* verzweigt und die in die Lungen führen. Linker und rechter Hauptbronchus führen jeweils in die entsprechende Lunge und teilen sich weiter in die Lappenbronchien und schließlich in die kleineren Bronchiolen.

Caecum
Blinddarm, der erste Teil des Dickdarms.

Calcitonin
Siehe *Schilddrüse*.

Cerebellum
Kleinhirn, eine unter dem hinteren Teil des Großhirns gelegene eigene Einheit des Gehirns, die für Körperhaltung und Steuerung von Bewegungsabläufen zuständig ist.

Cerebrum
Großhirn, der größte, aus zwei Hemisphären bestehende Teil des Gehirns und der Ort der höher entwickelten geistigen Aktivitäten. Evolutionsgeschichtlich der jüngste Teil.

Cholesterin
Ein natürlicher Stoff, der essenzieller Bestandteil der Zellmembran und eine Vorstufe der Synthese von *Steroidhormonen* ist. An Lipoproteine (Fette) gebunden, ist es ein Bestandteil der Plaque (Ablagerung) in den Arterien, die schließlich Arteriosklerose verursacht.

Chromosomen
Mikroskopisch kleine Strukturen im Zellkern, die alle genetischen Informationen (DNA) enthalten. Menschen haben 23 Chromosomenpaare. Dieser komplette Satz ist in nahezu allen Körperzellen enthalten. Jedes Chromosom besteht aus einem einzigen DNA-Molekül und Eiweißbausteinen.

Cochlea
Hörschnecke. Komplexe Struktur des Innenohrs, die Schallwellen in elektrische Impulse umwandelt, die dann über den Hörnerv ins Gehirn geleitet werden.

Colon
Hauptteil des Dickdarms, bestehend aus Colon ascens, transversum und descens.

Cornea
Hornhaut des Auges, transparente äußerste Schutzschicht, die den Hauptteil der Lichtbrechung übernimmt.

Corpus callosum
Eine große, quer verlaufende, aus Nervenfasern bestehende Verbindung zwischen den Gehirnhälften.

Cortex (auch Kortex)
Das lateinische Wort für Rinde, mit dem der äußere Teil einiger Organe bezeichnet wird, besonders
1. die Großhirn- oder Kleinhirnrinde – Cortex cerebri (oder zerebraler Kortex) bzw. Cortex cerebelli
2. die Nebennierenrinde – Cortex glandula suprarenalis.

Corticosteroid
Jedes der Steroidhormone, die in der Nebennierenrinde hergestellt werden, z. B. das für die Bekämpfung von Infektionen wichtige Kortison (die richtige Bezeichnung lautet Cortisol oder Hydrocortison; im deutschen Sprachraum hat sich allerdings der eigentlich falsche Begriff »Kortison« eingebürgert).

Cranium
Schädel, besteht aus den Knochen des Hirn- und Gesichtsschädels.

CT
Abkürzung für Computertomografie, eine hochentwickelte Röntgentechnik, die die »scheibchenweise« Darstellung des Körpers erlaubt.

Dendrit
Fortsatz einer Nervenzelle, der ankommende Signale in die Zelle leitet. Eine Nervenzelle *(Neuron)* hat meist viele Dendriten.

Depressor
Teil mancher Muskelbezeichnungen, der auf eine Bewegung nach unten hinweist, z. B. M. depressor anuli oris (zieht Mundwinkel nach unten). S. a. *Levator*.

Diabetes
Kurz für Diabetes mellitus, eine Stoffwechselstörung, die durch überhöhte Blutzuckerwerte aufgrund unzureichender Insulinproduktion gekennzeichnet ist.

Diaphragma
Zwerchfell. Muskelschicht, die Brust- und Bauchraum voneinander trennt. In erschlafftem Zustand ist es nach oben gewölbt, durch Kontraktion wird es flach und vergrößert den Brustraum. Das Zwerchfell ist der wichtigste Atemmuskel.

Diastole
Die Phase des Herzzyklus, in der sich der Herzmuskel entspannt und die Ventrikel sich mit Blut füllen.

Diffusion
Die Bewegung von Molekülen in Gas oder Flüssigkeit aus Bereichen hoher Konzentration in Bereiche niedriger Konzentration.

Dilatation
Weiten (oder auch Öffnen).

distal
Relativ am weitesten von der Körpermitte oder von einem Ursprungspunkt entfernt. S. a. *proximal*.

DNA
Kurz für Desoxyribonukleinsäure, ein sehr langes Molekül, bestehend aus mehreren Einheiten, den Nukleotiden, die je eine der vier Basen enthalten. DNA findet sich in den *Chromosomen* lebender Zellen. Die Anordnung der Basen legt den Bauplan für *Proteine*, die Grundbausteine aller Zellen, fest.

Dopamin
Ein *Neurotransmitter*, der hauptsächlich von Nervenzellgruppen, deren Zellkörper tief im Gehirn liegen, abgesondert wird. Dopamin produzierende Bereiche spielen z. B. in der Bewegungskontrolle eine Rolle.

dorsal
Bezieht sich auf den Rücken oder die Rückseite einer Oberfläche, auch auf die Oberseite des Gehirns und ebenso auf Hand- oder Fußrücken.

Drüse
Eine Struktur im Körper, deren Hauptzweck es ist, besondere Substanzen oder Flüssigkeiten abzusondern. Exokrine Drüsen geben ihr Sekret über einen Gang an eine innere oder äußere Oberfläche ab, z. B. Speicheldrüsen, während endokrine Drüsen Hormone in den Blutstrom abgeben.

Duodenum
Zwölffingerdarm, der erste Teil des Dünndarms; schließt an den Magen an.

efferent
Im Falle eines Blutgefäßes vom Organ wegführend. Bei Nerven bezeichnet es die Nervenfasern, die Signale aus dem zentralen Nervensystem leiten. S. a. *afferent*.

Eileiter
Zwei Schläuche, die von jeder Seite der Gebärmutter zu den Eierstöcken reichen. Sie nehmen nach dem Eisprung die Eizelle aus dem Eierstock auf und leiten sie in die Gebärmutter.

Elektrokardiographie
Kurz EKG, die Aufzeichnung der elektrischen Aktivität des Herzmuskels durch am Körper angebrachte Elektroden.

Embryo
Die früheste Entwicklungsphase des ungeborenen Lebens im Uterus, von der Befruchtung bis zur achten Schwangerschaftswoche (danach spricht man vom Fetus).

Endokrines System
System, das die hormonproduzierenden Drüsen umfasst.

Endometrium
Gebärmutterschleimhaut.

Endorphine
Neurotransmitter im Gehirn, die »Glückshormone«.

Endothel
Die innerste Zellschicht der Blutgefäßwand.

Entzündung
Eine Sofortreaktion auf die Zerstörung von Körpergewebe, bei der der betroffene Bereich rot, heiß, geschwollen und schmerzhaft wird, wenn weiße Blutzellen (s. *Leukozyten*) in die Stelle einwandern und potenzielle Invasoren angreifen.

Enzym
Jedes einer großen Zahl unterschiedlicher Moleküle (fast immer Proteine), die jeweils eine bestimmte chemische Reaktion im Körper katalysieren.

eosinophil
Eosinophile Granulozyten gehören zu den weißen Blutzellen.

Epidermis
Die oberste Hautschicht. Sie besteht aus keratingefüllten toten Hautzellen.

Epiglottis
Kehldeckel; eine flexible Knorpelklappe im Rachen, die die Luftröhre *(Trachea)* beim Schlucken verschließt.

Epikondylus
Eine kleine Knochenerhebung nahe eines Gelenks, das für gewöhnlich als Ansatz eines Muskels dient.

Epinephrin
Siehe *Adrenalin*.

Epithel
Jedes Gewebe, das die Oberfläche eines Organs oder einer Struktur bildet. Es kann aus einer oder mehreren Schichten bestehen.

Erythrozyt
Rote Blutzelle.

Extension
Die Bewegung, die den Winkel eines *Gelenks* vergrößert oder streckt. Der Name Extensor deutet auf einen Muskel hin, der diese Bewegung ausführt. Zum Beispiel streckt der M. extensor digitorum die Finger.

extern
Außen, außerhalb.

extrazellular
Außerhalb der Zelle, oft in Bezug auf eine Flüssigkeit oder Matrix zwischen den Zellen eines Bindegewebes.

Faszie
Derbe Hüllschicht aus Bindegewebe, die Muskeln, Gefäße und Organe umgeben kann.

Fertilisation
Die Befruchtung einer Eizelle durch eine Samenzelle, der erste Schritt in der Entstehung eines neuen Menschen.

Fettgewebe
Speichergewebe für Körperfett.

Fetus (auch Fötus)
Das ungeborene Leben in der Gebärmutter von der achten Schwangerschaftswoche an, wenn es langsam menschliche Formen annimmt.

Flexion
Die Beugung an einem Gelenk. Die Bezeichnung Flexor deutet auf einen Muskel hin, der diese Bewegung ausführt. Zum Beispiel beugt der M. flexor carpi ulnaris das Handgelenk.

Follikel
Eine kleine Vertiefung oder sackähnliche Struktur. Aus einem Haarfollikel zum Beispiel wächst ein Haar.

Foramen
Öffnung, Loch oder verbindende Passage.

Fossa
Eine flache Vertiefung oder Höhlung.

frontal
Vorne. Bezieht sich oft auf die Stirnregion, z. B. in Os frontalis (Stirnbein) oder Frontallappen (die vordersten Teile jeder Hemisphäre des Gehirns, die hinter dem Stirnbein liegen).

Fruchtblase
Die Membran, die den sich entwickelnden Fetus im Uterus umgibt. Das Fruchtwasser in der Fruchtblase schützt den Fetus.

Galle
Eine von der Leber produzierte grüngelbe Flüssigkeit, die in der *Gallenblase* gespeichert und über den Gallengang in den Darm entleert wird. Die Galle ist leicht alkalisch und enthält Stoffe und Enzyme zur Fettverdauung.

Gallenblase
Das Hohlorgan, in das die Galle fließt, die von der Leber abgesondert wird. Die Galle wird dort eingedickt und gespeichert, bis sie in den Darm abgegeben wird.

Gamet
Keimzelle, Ei- oder Samenzelle, die einen haploiden Chromosomensatz (23 einzelne Chromosomen) enthält. Aus der Verschmelzung zweier Gameten entsteht eine Zygote mit einem diploiden Chromosomensatz (23 Paare).

Ganglion
1. Eine Ansammlung von Nervenzellkörpern, besonders außerhalb des zentralen Nervensystems.
2. Eine Schwellung an einer Sehnenscheide.

Gaumen
Dach des Mundes, bestehend aus dem knöchernen harten und dem weichen Gaumen dahinter.

Gefäßsystem
Das Netzwerk aus Arterien, Venen und Kapillaren, in dem das Blut durch den Körper fließt. Es gibt auch das Lymphgefäßsystem, das die Lymphe im Körper transportiert.

Gelenk
Jede Verbindung zwischen zwei oder mehreren Knochen, beweglich oder unbeweglich. S. a. *Artikulation, Sutur, Symphyse, Synovialgelenk.*

Gen
Ein Stück des DNA-Strangs, das eine bestimmte genetische Instruktion enthält. Viele Gene sind Baupläne zur Herstellung besonderer Proteinmoleküle, während einige Gene in der Steuerung anderer Gene eine Rolle spielen. Tausende verschiedener Gene in der DNA enthalten die Instruktionen zur Entwicklung der befruchteten Eizelle zu einem fertigen Menschen, der mit allen wichtigen Körperfunktionen ausgestattet ist. Fast jede Körperzelle bezieht identische Gene, die in verschiedenen Zellen je nach Bedarf »eingeschaltet« werden.

Genom
Der komplette Satz *Gene*, der in der Zelle eines Lebewesens vorhanden ist. Das menschliche Genom enthält rund 20 000 bis 25 000 verschiedene Gene.

Genotyp
Die genetische Aufmachung eines Individuums. Eineiige Zwillinge z. B. haben den gleichen Genotyp, weil sie identische Versionen ihrer gesamten *Gene* haben.

Gestagene
Weibliche Geschlechtshormone, zu denen auch Progesteron gehört, ein von Eierstöcken und Plazenta produziertes *Steroidhormon*, das im *Menstruationszyklus* und in der Aufrechterhaltung der Schwangerschaft eine Rolle spielt.

Gestreifter Muskel
Siehe *Skelettmuskel*.

Gewebe
Jedes aus lebenden Zellen bestehende Material im Körper, das zusammen mit extrazellulären Bestandteilen bestimmte Funktionen erfüllt. Man spricht z. B. von Knochen-, Muskel-, Nerven- und Bindegewebe.

Glandula adrenalis
Siehe *Nebennieren*.

Glatter Muskel
Im Gegensatz zu den Skelettmuskeln sehen glatte Muskeln unter dem Mikroskop nicht gestreift aus. Glatte Muskeln findet man in den Wänden innerer Organe und Strukturen, einschließlich Blutgefäßen, Darm und Harnblase. Glatte Muskeln unterliegen der Kontrolle des autonomen Nervensystems.

Gliazellen
Von den *Neuronen* abzugrenzende Zellen des Nervensystems, die eine schützende und stützende Rolle spielen.

Globulin
Ein Oberbegriff für verschiedene Proteine im Blut, die eine kugelähnliche Form aufweisen.

Glomerulus
Ein Nervenfaserknäuel oder kapillares Gefäßknäuel, das »Nierenkörperchen«, das von der Bowman-Kapsel eines *Nephrons* in der Niere umgeben ist.

Gloss-, glosso-
Vorsilben, die Zunge betreffend.

Glukagon
Ein Hormon der Langerhans-Inseln im Pankreas, das den Blutzuckerspiegel im Blut steigen lässt. Gegenspieler des *Insulins*.

Glukose
Einfachzucker, Hauptenergiequelle des Zellstoffwechsels.

Glykogen
Ein Vielfachzucker aus langen, verzweigten, verbundenen Glukosemolekülen. Der Körper speichert Glukose in Form von Glykogen (auch tierische Stärke genannt), besonders in der Leber.

Gonade
Eine Gonade ist eine Keimdrüse (Eierstock oder Hoden), die Keimzellen produziert. Gonadotropin ist ein Hormon, das auf Keimdrüsen wirkt.

Gyrus (Pl. Gyri)
Eine der Faltungen der Hirnrinde. Siehe auch *Sulcus*.

Hämaturie
Blut im Urin.

Hämoglobin
Der rote Farbstoff in den Erythrozyten, der dem Blut die Farbe verleiht und Sauerstoff zum Transport bindet.

Harnstoff
Urea. Kleine nitrogenhaltige Moleküle, die als unbrauchbares Stoffwechselendprodukt in den Nieren abgefiltert und über den Harn ausgeschieden werden. Harnstoff gehört zu den »harnpflichtigen« Stoffen.

hepatisch
Auf die Leber bezogen.

Hirnnerven
Zwölf Nervenpaare, die direkt von Hirn ausgehen (siehe auch *Spinalnerven*) und hauptsächlich Strukturen in Kopf und Hals versorgen.

Hirnstamm
Der unterste Teil des Gehirns und die Verbindung zum Rückenmark. Er besteht aus (in absteigender Reihenfolge): Mittelhirn, Pons und Medulla oblongata.

Histamin
Eine Substanz, die aus zerstörtem oder gereiztem Gewebe freigesetzt wird und eine Entzündungsreaktion stimuliuert.

Homöostase
Die Aufrechterhaltung eines konstanten inneren Milieus, z. B. chemisches Gleichgewicht oder Körpertemperatur.

Hormon
Ein chemischer Botenstoff, der von einem Körperbereich produziert wird, um andere Organe oder Bereiche des Körpers zu beeinflussen. Es gibt auch lokal wirkende Hormone, die nur auf das umliegende Gewebe Einfluss ausüben. Hormone sind hauptsächlich Steroide, Peptide oder kleine Moleküle aus Aminosäuren.

Hydrocortison
Siehe *Corticosteroid*.

Hypophyse
Auch Glandula pituaria genannt. Die Hypophyse ist eine erbsengroße Struktur an der Unterseite des Gehirns, die »Chefdrüse« des Körpers. Sie produziert verschiedene Hormone. Einige davon wirken direkt auf das Zielgewebe, andere steuern die Hormonfreisetzung weiterer Drüsen.

Hypothalamus
Ein kleiner, aber bedeutender Bereich an der Unterseite des Gehirns, das Kontrollzentrum des autonomen Nervensystems, das z. B. Körpertemperatur und Appetit regelt, ebenso wie die Hormonausschüttung der Hypophyse.

Ileum
Krummdarm. Der letzte Teil des Dünndarms, an der Verbindung zum Dickdarm (Colon). Nicht zu verwechseln mit Ilium, einem der Beckenknochen.

Immunität
Resistenz gegen den Angriff eines bestimmten Pathogens (Erreger). Hat der Körper bereits *Antikörper* gegen einen bestimmten Erreger gebildet, ist er beim erneuten Kontakt mit dem Erreger immun.

Immunreaktion
Die Abwehrreaktion des Körpers auf das Eindringen eines Erregers (Bakterium, Virus, Toxin usw.). Neben allgemeinen Abwehrreaktionen wie Entzündung können bestimmte *Antikörper* den entsprechenden Erreger erkennen und unschädlich machen.

Immunsystem
Die Moleküle, Zellen, Organe und Prozesse, die an der Krankheitsbekämpfung des Körpers beteiligt sind.

Immuntherapie
Eine von verschiedenen Behandlungen zur Stimulation oder Unterdrückung der Aktivität des Immunsystems.

Implantation
Die Einnistung eines Embryos in die Uterusschleimhaut. Sie findet während der ersten Woche nach der Befruchtung der Eizelle statt. Implantation

heißt auch die Einbringung von Ersatzmaterial in den Körper.

inferior
Weiter unten im Körper, ausgehend von einer stehenden Position (näher an den Füßen). Siehe auch *superior.*

inguinal
Die Leistengegend betreffend.

Innenohr
Der flüssigkeitsgefüllte innerste Teil des Ohrs, der die Gleichgewichtsorgane (Vestibularapparat) und die Hörschnecke (Cochlea) befinden. Siehe auch *Mittelohr.*

Insulin
Ein Hormon, das in den Langerhans-Inseln im *Pankreas* produziert wird und die Aufnahme von Glukose aus dem Blut in die Zellen und dessen Umwandlung in das Speichermolekül Glykogen bewirkt.

Integument
Die äußere Schutzschicht des Körpers.

intern
In der Anatomie: im Körper, entfernt von der Oberfläche. Siehe auch *extern.*

Interneuron
Jede Nervenzelle, die ausschließlich mit weiteren *Neuronen* verbunden ist, im Unterschied zu einem sensorischen oder motorischen Neuron. Die meisten Nervenzellen sind Interneurone.

interstitiell
Bedeutet »dazwischenliegend«. Interstitielle Flüssigkeit z. B heißt eine Flüssigkeit, die die Zellen umgibt.

intra-
Vorsilbe für »innerhalb«, z.B. intrazellulär oder intramuskulär.

Intrinsic
Einem bestimmten Organ oder Gewebe zugehörig.

Ion
Ein elektrisch geladenes Atom oder Molekül.

Ischämie
Verminderte Blutversorgung eines Körperbereichs.

-itis
Nachsilbe, die eine Entzündung bezeichnet, wie in Tonsilitis oder Laryngitis.

Kanüle
Ein Röhrchen, das in den Körper eingebracht wird, um Flüssigkeit zu dränieren oder Infusionen zu verabreichen. Siehe auch *Katheter.*

Kapillaren
Die kleinsten Blutgefäße, deren Wände nur die Dicke einer einzigen Zelle haben. Sie werden von *Arteriolen* versorgt und geben Blut an *Venolen* ab. Kapillaren bilden Netzwerke, in denen der Austausch von Sauerstoff, Nährstoffen und Abfallprodukten stattfindet.

Kardial
Das Herz betreffend.

Karpal
Das Handgelenk betreffend.

Katheter
Ein Schlauch, der in den Körper eingebracht wird. Zum Beispiel wird ein Blasenkatheter in die Harnröhre zur Dränage der Harnblase eingeführt.

Keratin
Ein kräftiges Protein, das die Substanz von Haaren und Nägeln bildet, die Haut kräftigt, usw.

Klon
Eine identische Kopie. Je nach Kontext bezogen auf: kopierte DNA-Moleküle, identische Tochterzellen oder ein Tier, das aus Genmaterial eines erwachsenen Tiers gezüchtet wird.

Knorpel
Gummiartiges, kräftiges Stützgewebe, das in verschiedenen Formen im ganzen Körper zu finden ist.

Kohlenhydrate
Natürlich vorkommende Nahrungsbestandteile aus Kohlenstoff-, Wasserstoff- und Sauerstoffatomen, z. B. Zucker und Stärke.

Kollagen
Kräftiges Strukturprotein, das vielerorts im Körper vorkommt (besonders in Knochen, Knorpel, Blutgefäßen und Haut).

Kommissur
Eine Verbindung zweier Strukturen, besonders zwischen einigen Nervenbahnen in Gehirn und Rückenmark, die die Mittellinie des Körpers kreuzen.

Kondylus (Pl. Kondylen)
Abgerundeter Knochenvorsprung, der einen Teil eines Gelenks bildet (auch: Gelenkknorren).

Kopf (eines Muskels)
Hat ein Muskel mehrere Ursprünge oder proximale Ansätze, spricht man von »Köpfen«. Beispiel: der lange und der kurze Kopf des M. biceps brachii.

Koronarschnitt
Ein realer oder gedachter Schnitt durch den Körper, parallel zur Stirn von vorn nach hinten betrachtet.

kranial (cranial)
1. Auf den Schädel (Cranium) bezogen.
2. Schädelwärts.

Krebs
Eine unkontrollierte Wucherung entarteter Zellen mit dem Potenzial, Kolonien (Metastasen) in weiteren Körperbereichen zu bilden. Krebszellen sind unter dem Mikroskop von ihren gesunden Äquivalenten zu unterscheiden. Ein Krebs kann in vielen unterschiedlichen Geweben entstehen.

kutan
Die Haut betreffend.

Labia (Sg. Labium)
Eines der beiden Schamlippenpaare. Die äußeren großen Schamlippen heißen Labia majora, die inneren kleinen Schamlippen Labia minora.

labial
Die Lippen oder die Schamlippen betreffend.

Laktation
Milchsekretion der Brustdrüsen.

Langerhans-Inseln
Siehe *Pankreas.*

Larynx
Kehlkopf. Er befindet sich am oberen Ende der Luftröhre und enthält die Stimmbänder, die beim Ausatmen in Schwingung versetzt werden können und so Töne produzieren. Er verschließt die Luftröhre, wenn nötig.

lateral
Bezieht sich auf die Seiten des Körpers. Siehe auch *medial.*

Leukozyt
Eine weiße Blutzelle. Es gibt verschiedene Arten weißer Blutzellen, die auf unterschiedliche Weise agieren, um den Körper als Teil der *Immunreaktion* vor Krankheiten zu schützen. Leukozyten finden sich in Lymphknoten und in weiteren Geweben sowie im Blut.

Levator
Der Begriff wird in den Namen einiger Muskeln verwendet, deren Aufgabe das Anheben ist, wie beim M. levator scapulae, der das Schulterblatt anhebt.

Ligament
Band aus kräftigem Fasergewebe, das zwei Knochen zusammenhält. Viele Bänder sind flexibel, aber nicht dehnbar. Der Begriff wird auch für Bänder aus Bindegewebe gebraucht, die innere Organe stützen.

Limbisches System
Verschiedene miteinander verbundene Bereiche an der Unterseite des Gehirns, die in Gedächtnis, Verhalten und Emotion eine Rolle spielen.

lingual
Auf die Zunge bezogen.

Lipid
Jede Art von fettartigen Substanzen in lebenden Organismen. Lipide sind nicht wasserlöslich.

Liquor
Flüssigkeit, die Gehirn und Rückenmark umgibt, auch cerebrospinale Flüssigkeit genannt. Sie sorgt für eine konstante Umgebung und dient als »Stoßdämpfer«.

Loge (anatomische Gruppierung)
Bei Muskeln wird damit eine funktionelle Einheit aus mehreren Muskeln bezeichnet, z. B. die Flexorenloge des Unterarms (Armbeuger).

lumbal
Auf den unteren Rücken und die Lenden bezogen. Der Abschnitt zwischen der untersten Rippe und der Spitze des Beckenknochens, der Bereich der Lendenwirbelsäule.

Lumen
Der Hohlraum in einer schlauchähnlichen Struktur, z.B. in einem Blutgefäß oder Drüsengang.

Lymphgewebe
Gewebe des Lymphsystems einschließlich *Lymphknoten, Thymus* und *Milz.* Hat Immunfunktion.

Lymphknoten
Ein kleines Lymphorgan. Lymphknoten filtern Bakterien- und Zelltrümmer aus der Lymphflüssigkeit.

Lymphozyten
Spezialisierte *Leukozyten,* zu denen Antikörper einschließlich natürlicher Killerzellen, T- und B-Zellen gehören.

Makromolekül
Ein großes Molekül, insbesondere eines aus ähnlichen kleineren, miteinander verbunden Bausteinen. Proteine, DNA und Stärke sind Beispiele für Makromoleküle.

Makrophage
»Fresszelle«. Ein großer *Leukozyt,* der Fremdkörper umfließen und spalten kann.

Mangelerkrankung
Jede Krankheit,die aus einem Mangel an einem bestimmten Stoff (z.B. Vitaminen) hervorgeht.

Mark
Im anatomischen Kontext meist als Kurzbezeichnung für Knochenmark verwendet. Aber auch Nieren und *Nebennieren* verfügen über Rinde und Mark.

Matrix
Extrazelluläres Material, in das die Bindegewebszellen eingebettet sind. Sie kann hart sein wie in Knochen, kräftig und flexibel wie in Knorpel oder flüssig wie im Blut.

Meatus
Eine natürliche Körperöffnung oder Passage. Der äußere Gehörgang »Meatus acusticus externus« ist ein Beispiel.

medial
Zur Mittellinie des Körpers hin. Siehe auch *lateral*.

Medulla
1. Lateinische Bezeichnung für *Mark*.
2. Meist kurz für Medulla oblongata, den Teil des Gehirns, der ins Rückenmark übergeht.

Melanin
Ein in der Haut vorkommendes dunkelbraunes Pigmentmolekül, das in dunkler oder sonnengebräunter Haut vermehrt auftritt und die tieferen Schichten vor UV-Strahlung schützt.

Melatonin
Ein in der Zirbeldrüse im Gehirn hergestelltes Hormon, das im Tag-Nacht-Rhythmus eine Rolle spielt (siehe *Zirkadianrhythmus*).

Membran
1. Eine dünne Gewebsschicht, die ein Organ umgibt oder zwei Körperbereiche voneinander trennt.
2. Die äußere Hülle einer Zelle oder des Zellkerns. Die Zellmembran besteht aus zwei Schichten Phospholipid-Molekülen, in die weitere Moleküle, z.B. *Proteine*, eingebettet sind.

Meningen
Hirnhäute, Membranen, die Gehirn und Rückenmark umgeben. Meningitis ist eine im Allgemeinen durch eine Infektion verursachte Hirnhautentzündung.

Menopause
Die Zeit im Leben einer Frau, während der Eisprung und Menstruationszyklus dauerhaft fernbleiben.

Menstruationszyklus
Der monatliche Zyklus, der im Uterus einer nicht schwangeren Frau im gebärfähigen Alter stattfindet. Die Gebärmutterschleimhaut (Endometrium) baut sich in Vorbereitung auf eine mögliche Schwangerschaft auf; ein Ei wird aus einem Eierstock freigesetzt (Eisprung). Wird dieses Ei nicht befruchtet, wird die aufgebaute Schleimhaut unter Blutungen über die Vagina abgestoßen (Menstruation).

mental
1. Den Verstand betreffend (lateinisch mens = Geist).
2. Das Kinn betreffend (lateinisch mentum = Kinn).

Mesenterium
Gekröse, die gefaltete Schicht des Bauchfells (Peritoneum), die den Darm mit der Rückseite der Bauchhöhle verbindet und ihn so in Position halt.

Metabolismus
Stoffwechsel, alle die chemischen Reaktionen, die im Körper zur Aufrechterhaltung seiner Funktion stattfinden.

Mikrovilli (Sg. Mikrovillus)
Zotten; kleine, finger- oder fransenähnliche Fortsätze auf manchen Schleimhäuten, die zur Vergrößerung der Oberfläche (Dünndarmschleimhaut) und zum besseren Stoffaustausch dienen.

Milz
Ein aus Drüsengewebe bestehendes Organ im Bauchraum. Sie dient als Vermehrungs- und Speicherort weißer Blutzellen und der Aussonderung überalterter roter Blutkörperchen.

Mittelhirn
Der obere Teil des *Hirnstamms*.

Mittelohr
Die luftgefüllte Kammer zwischen der Innenseite des Trommelfells und dem Innenohr, die die Gehörknöchelchen enthält. Siehe auch *Ossikel*.

Molekül
Die kleinstmögliche Einheit einer chemischen Verbindung, die aus zwei oder mehr Atomen besteht. Das Wassermolekül ist ein einfaches Beispiel, es besteht aus Wasserstoffatomen, die an ein Sauerstoffatom gebunden sind. Siehe auch *Makromoleküle*.

Monozyt
Monozyten sind *Leukozyten* mit verschiedenen Rollen im Immunsystem. Sie zirkulieren im Blut und sind die Vorläufer der Makrophagen.

motorisch
Adjektiv, das sich auf die Kontrolle von Muskelbewegungen bezieht, z. B. motorische Nervenfasern, motorische Funktion. Siehe auch *sensorisch*.

MRT-Scan
MRT steht abgekürzt für Magnetresonanztomografie, ein medizinisches Bildgebungsverfahren, das auf der Energiefreisetzung durch die kurzzeitige Magnetisierung des Körpers beruht. Dadurch entstehen sehr detaillierte Bilder (Scans) des Weichteilgewebes.

Mucus
Schleim, dickflüssige Absonderung der Schleimhäute und des Gewebes.

Mukosa
Schleimhaut, Membran, die schleimproduzierende Zellen besitzt (lateinisch: Tunica mucosa).

Muskelbauch
Der breiteste Teil eines Skelettmuskels, der sich bei Kontraktion wölbt.

Mutation
Jede Veränderung der genetischen Aufmachung einer Zelle, die zufällig oder während der Zellteilung entstanden ist. Eine Mutation in den Keimzellen kann bei den Nachkommen genetische Merkmale (auch Defekte) erzeugen, die bei den Eltern nicht vorhanden sind.

Myelin
Fetthaltige Substanz, von der die meisten Nerven-Axone umgeben sind, sogenannte myelinisierte Axone. Die Myelinschicht dient der Isolation und der schnelleren Impulsweiterleitung.

Myelo-
1. Vorsilbe, die sich auf das Rückenmark bezieht (griechisch »myelos« = Mark).
2. Vorsilbe, die sich auf das Knochenmark bezieht. Siehe auch *Medulla*.

Myo-
Vorsilbe, die sich auf Muskeln bezieht.

Nabelschnur
Die Schnur, die in der Gebärmutter den *Fetus* mit der *Plazenta* verbindet. Der Fetus wird über die Nabelschnur mit Sauerstoff und Nährstoffen versorgt. Über die Plazenta werden Abfallprodukte an den Blutkreislauf der Mutter abgegeben und Nährstoffe aus dem Blutkreislauf der Mutter aufgenommen. Eine Vermischung der Blutkreisläufe findet nicht statt.

Natürliche Killerzelle (NK-Zelle)
NK-Zellen gehören zu den *Lymphozyten*. Sie können Krebszellen und virusinfizierte Zellen angreifen und vernichten.

Nebenniere
Glandula adrenalis. Paariges Organ, das je auf einer Niere sitzt. Jede Nebenniere besteht aus der Nebennierenrinde, die *Steroidhormone* absondert, und Nebennierenmark, das Adrenalin absondert.

Nebenschilddrüsen
Vier kleine separate Drüsen, die an der Rückseite der Schilddrüse im Drüsengewebe eingebettet sind. Sie produzieren das Parathormon, das den Kalziumhaushalt des Körpers reguliert.

Nekrose
Der Untergang von Körpergewebe.

Neocortex
Die gesamte Großhirnrinde mit Ausnahme des Riechzentrums und des Hippocampus.

Nephron
Eine der zahlreichen kleinen Filtereinheiten in den Nieren, die Blutvolumen und -zusammensetzung durch Filterung des Blutes und Harnproduktion regulieren. Harnpflichtige Stoffe, wie Harnstoff und Harnsäure, werden in den Nephronen abgefiltert. Es gibt über eine Million Nephrone in jeder Niere.

Nerv
Eine kabelähnliche Struktur, die Informationen in Form von elektrischen Impulsen durch den Körper leitet. Ein typischer Nerv besteht aus *Axonen* vieler verschiedener Nervenzellen, die parallel, aber voneinander isoliert verlaufen, und ist von schützendem Bindegewebe umgeben. Er kann aus motorischen Nervenfasern, die die Muskel- und Drüsentätigkeit steuern (*efferenten* Fasern) oder sensiblen Fasern, über die er sensorische Informationen erhält (*afferente* Fasern), bestehen. Einige Nerven beinhalten beide Fasertypen.

Neurohormon
Ein Hormon, das von einer Nervenzelle freigesetzt wird.

Neurologie
Medizinische Fachrichtung, die auf Erkrankungen des Nervensystems spezialisiert ist. Das Adjektiv neurologisch bezieht sich auf Symptome oder Störungen, die in den Arbeitsbereich diese Fachrichtung fallen.

Neuron
Nervenzelle. Ein typisches Neuron hat einen runden Zellkörper, astähnliche Fortsätze, *Dendriten* genannt, die ankommende Signale in die Zelle leiten, und einen langen, kabelähnlichen Fortsatz, das *Axon*, das ausgehende Signale weiterleitet.

Neurotransmitter
Jede der verschiedenen chemischen Substanzen, die an den Synapsen der Nervenenden freigesetzt werden und ein Signal an eine weitere Nervenzelle oder einen Muskel weiterleiten. Manche Neurotransmitter wirken stimulierend, andere hemmend.

neutrophil
Die neutrophilen Granulozyten sind die häufigsten *Leukozyten* (weiße Blutzellen). Sie bewegen sich schnell zum Ort der Beschädigung und umfließen eindringende Bakterien.

Noradrenalin
Ein für das sympathische Nervensystem wichtiger *Neurotransmitter*.

Norepinephrin
siehe *Noradrenalin*.

Nukleus (Pl. Nuklei)
1. Zellkern, in dem sich die *Chromosomen* befinden.
2. Eine der verschiedenen Ansammlungen von Nervenzellen im zentralen Nervensystem.
3. Des Zentralteilchen eines Atoms.

oberflächlich
Auf die Oberfläche der Haut oder einer Struktur beschränkt, keine Beteiligung tieferer Schichten.

okzipital
Bezieht sich auf den Hinterkopf. Der Os occipitale ist das Hinterhauptbein des Schädels, das den Hinterkopf bildet. Der Okzipitallappen ist der hinterste Lappen jeder Hirnhälfte und liegt unter dem Hinterhauptbein.

olfaktorisch
Auf den Geruchssinn bezogen.

oral
Auf den Mund bezogen.

Orbita
Die knöcherne Augenhöhle im Schädel.

Organelle
Kleine Struktur in Zellinneren, die »Zellorganelle«. Sie hat spezialisierte Funktionen, wie die Energiegewinnung.

Osmose
Ein Phänomen, bei dem Wasser durch eine Membran aus einer Flüssigkeit geringerer Konzentration in eine Flüssigkeit höherer Konzentration diffundiert.

Ösophagus
Die Speiseröhre. Ein Schlauch, der die Nahrung vom Rachen in den Magen transportiert.

Ossi-, Osteo-
Vorsilben, die sich auf Knochen beziehen.

Ossikel
Die drei Gehörknöchelchen (Hammer, Amboss, Steigbügel) im *Mittelohr*, die Schallwellen vom Trommelfell ins Innenohr weiterleiten.

Östrogen
Ein *Steroidhormon*, das hauptsächlich in den Eierstöcken produziert wird und die geschlechtliche Entwicklung und Physiologie steuert. Synthetische Östrogene werden zur Empfängnisverhütung und zur Hormonersatztherapie angewandt.

Ovar (Pl. Ovarien)
Eierstock; weibliches Organ, in dem Eizellen reifen und freigesetzt werden. Die Eierstöcke produzieren auch Sexualhormone.

Ovulation
Eisprung, der Moment im Menstruationszyklus, an dem eine Eizelle aus dem Eierstock freigesetzt wird und über die Eileiter in den Uterus wandert.

Ovum (Pl. Ova)
Ei, unbefruchtete Eizelle.

Oxytocin
Ein Hypophysenhormon, das die Weitung der Zervix auslöst und Wehen induziert. Ferner spielt es auch bei der Laktation und im Sexualverhalten eine Rolle.

Pankreas
Bauspeicheldrüse. Große, längliche, hinter dem Magen liegende Drüse, die zwei Hauptaufgaben hat. Der größte Teil des Pankreasgewebes produziert Verdauungsenzyme, die in den Zwölffingerdarm abgegeben werden. Die im Gewebe eingebetteten *Langerhans-Inseln* produzieren Insulin und Glukagon, Blut zur Regulierung des Blutzuckerspiegels die ins abgegeben werden.

Parasympathisches Nervensystem
Siehe *autonomes Nervensystem.*

parietal
Ein Begriff, der aus dem lateinischen Wort für Wand abgeleitet ist und in der Anatomie verschiedentlich angewandt wird. Mit Os parietale wird das paarige Scheitelbein des Schädels bezeichnet, entsprechend liegen die Parietallappen des Gehirns hinter den Scheitelbeinen. Membranen (wie Pleura und Peritoneum) können ein viszerales (zum Organ hin) und ein parietales (zur Körperwand hin) Blatt haben.

Pathogen
Jeder krankheitsverursachende Stoff oder Organismus, einschließlich Bakterien und Viren.

Pathologie
Das Studium der Krankheit; auch: die körperliche Manifestation einer Krankheit.

Peptid
Jedes Molekül, das zwei oder mehr Aminosäuren enthält. Es gibt viele unterschiedliche Peptide, einige davon sind wichtige Hormone. *Proteine* sind Polypeptide, lange Ketten aus Aminosäuren.

peripher
In Richtung Außenseite des Körpers oder zu den Extremitäten hin. Der Begriff peripheres Nervensystem bezieht sich auf das gesamte Nervensystem außer Gehirn und Rückenmark.

Peristaltik
Die wellenartige Muskelkontraktion in muskulösen Schläuchen. Beispielsweise wird verdaute Nahrung durch die Darmperistaltik vorwärts geschoben oder der Harn durch die peristaltischen Kontraktionen der Harnleiter in die Harnblase transportiert.

Peritoneum
Bauchfell. Eine dünne seröse Membran, die die meisten Bauchorgane umhüllt und schützt.

Pfortader
Die große Vene, die Blut aus dem Darm in die Leber führt. Lateinisch V. portae.

Phagozyt
Jede Zelle, die Fremdkörper wie *Bakterien* und Zelltrümmer eigener Körperzellen umfließen und verdauen kann.

Pharynx
Rachen. Muskulöser Schlauch hinter Nase, Mund und Kehlkopf, der in die Speiseröhre führt.

Phospholipid
Ein Lipidmolekül mit einer Phosphatgruppe (Phosphor und Sauerstoff) an einem Ende. Die Phosphatgruppe wird von Wasser angezogen (ist hydrophil), des Rest des Moleküls nicht. Diese Eigenschaft macht Phospholipide zu idealen Bausteinen für Zellmembranen.

Physiologie
Das Studium der normalen Abläufe im Körper. Auch die Gesamtheit der Abläufe selbst wird so bezeichnet.

Plasma
Das Blut ohne seine Zellbestandteile (rote und weiße Blutzellen und Blutplättchen).

Plazenta
Mutterkuchen. Das Organ, das sich während der Schwangerschaft an der Uteruswand entwickelt und die Verbindung der Blutkreisläufe des Fetus und der Mutter darstellt, über die der Fetus durch die Nabelschnur mit Sauerstoff und Nährstoffen versorgt wird.

Pleura (Pl. Pleurae)
Doppellagige Membran, die die Brusthöhle auskleidet. Das viszerale Blatt (Lungenfell) umgibt die Lungen, und das parietale Blatt (Rippenfell) kleidet den Brustraum aus.

Plexus
Netzwerk, bezogen auf Nerven oder Blutgefäße.

Pneum-, pneumo-
1. Vorsilbe, die sich auf die Luft bezieht.
2. Vorsilbe, die sich auf die Lungen bezieht.

posterior
In Richtung Körperrückseite, ausgehend von einer stehenden Position. Siehe auch *anterior.*

Processus
Anatomisch: Vorsprung oder Fortsatz eines Knochens bzw. Fortsatz einer Zelle.

Progesteron
Siehe *Gestagene*

Prolaktin
Ein Hypophysenhormon, das die Brustdrüsen zur Milchproduktion stimuliert.

Pronation
Im Unterarm: Drehbewegung des Radius (Speiche) um die Ulna (Elle), sodass die Handfläche nach unten bzw. nach hinten zeigt. In Muskelnamen deutet die Bezeichnung Pronator auf einen Muskel hin, der diese Bewegung ausführt, z. B. M. pronator teres. Siehe auch *Supination.*

Prostata
Vorsteherdrüse. Eine Drüse, die beim Mann unter der Harnblase sitzt und den Spermien Samenflüssigkeit beifügt.

Protein
Großes Molekül, das aus langen, gefalteten Aminosäureketten besteht. Im menschlichen Körper gibt es Tausende verschiedener Proteine. Nahezu alle Enzyme sind Proteine, wie auch die kräftigen Stoffe Keratin und Kollagen. Siehe auch *Peptid.*

proximal
In der Relation näher zur Körpermitte oder zum Ursprungspunkt. Siehe auch *distal.*

Pubertät
Die Zeit der sexuellen Reifung beim Übergang von der Kindheit ins Erwachsenenalter.

pulmonal
Die Lungen betreffend.

Radiotherapie
Strahlentherapie unter Anwendung ionisierender Strahlung, bei der Krebsgeschwüre oder Metastasen zur Vernichtung entarteter Zellen bestrahlt werden.

Rectum
Der kurze, letzte Abschnitt des Dickdarms, der in den Analkanal übergeht.

rectus
Deutet in Muskelbezeichnungen auf einen geraden Muskel hin.

Reflex
Eine unfreiwillige Reaktion des Nervensystems auf bestimmte Stimuli, z. B. der Kniesehnenreflex. Manche Reflexe können anerzogen werden (konditionierte Reflexe).

renal
Auf die Nieren bezogen.

Respiration
1. Atmung.
2. Zellatmung, der biochemische Prozess, bei dem Zellen »Treibstoff«-Moleküle, normalerweise unter Anwesenheit von Sauerstoff, zur Energiegewinnung spalten.

Retina
Netzhaut, die lichtempfindliche Schicht im Innern des Auges. Licht fällt auf die Zellen der Netzhaut und stimuliert die Entstehung elektrischer Impulse, die über den Sehnerv ins Gehirn gelangen.

Rezeptor
1. Jedes Sinnesorgan oder Teile von Sinnesorganen, die Information aufnehmen.
2. Ein *Molekül* in einer Zelle oder auf der äußeren Membran einer Zelle, das auf äußere Reize reagiert, z. B. wenn ein Hormon andockt.

Ribosomen
Strukturen in der Zelle, die an der Proteinsynthese beteiligt sind.

RNA
Kurz für Ribonukleinsäure, ein langes, der DNA ähnliches Molekül, allerdings im Gegensatz zur doppelsträngigen DNA nur einsträngig. Die RNA bildet im Wesentlichen eine Kopie der DNA als Vorlage zur Herstellung von Proteinen in den Ribosomen.

Rückenmark
Der Teil des zentralen Nervensystems, der vom Hirnstamm in die schützende Wirbelsäule zieht. Die meisten Nerven, die den Körper versorgen, entspringen dem Rückenmark.

Saccharose
Siehe *Zucker*.

Sagittalschnitt
Ein realer oder gedachter Schnitt durch den Körper, der ihn in rechte und linke Seiten teilt.

sakral
Auf den Bereich des Kreuzbeins (Sakrum, Sacrum) bezogen, auf die fünf miteinander verschmolzenen Wirbelknochen, die im unteren Teil der Wirbelsäule einen Teil des Beckengürtels bilden.

Samen
Ejakulat. Die Flüssigkeit, die bei der Ejakulation aus dem Penis freigesetzt wird; enthält Spermien und eine Mischung aus Nährstoffen und Salzen. Auch Sperma genannt.

Schilddrüse
Eine endokrine Drüse, die vor der Speiseröhre, nahe dem Kehlkopf, am Hals sitzt. Schilddrüsenhormone wie Thyroxin sind an der Stoffwechselregulierung beteiligt. Sie steuern u.a. die Stoffwechselrate (Grundumsatz). Das Hormon Calcitonin spielt eine Rolle in der Steuerung des Kalziumhaushalts und wird ebenfalls von der Schilddrüse produziert.

Schock
Anaphylaktischer Schock oder Kreislaufschock. Ein potenziell tödliches Versagen der Durchblutung aufgrund von starkem Blutverlust, starker allergischer Reaktion oder anderer Ursachen. Ein Schock beschreibt auch die psychologische Reaktion auf ein Trauma.

Sebum
Talg, der von den Talgdrüsen der Haut abgesondert wird.

Sehne
Ein kräftiges Faserband, das den Muskel mit dem Knochen oder (selten) mit einer anderen Struktur verbindet. Vgl. *Aponeurose*.

Sehnerv
Der Nerv, der die visuellen Informationen aus der Netzhaut des Auges an das Gehirn weiterleitet.

sensorisch
Bezieht sich auf Informationen von den Sinnesorganen des Körpers und ihre Weiterleitung.

Seröse Membran
Ein Membrantyp, der Gleitflüssigkeit absondert und verschiedene Organe umhüllt und Körperhöhlen auskleidet. Perikard, Pleura und Peritoneum sind seröse Membranen.

Serotonin
Ein Neurotransmitter im Gehirn, die sich auf die geistige Aktivität und Stimmung auswirkt. Es wirkt auch auf den Darm.

Sinus
Höhle, Vertiefung; besonders:
1. eine der luftgefüllten Höhlen in den Gesichtsknochen, die mit der Nasenhöhle verbunden sind.
2. anatomische Erweiterung eines Blutgefäßes, z.B. Karotissinus oder Koronarsinus.

Skelettmuskel
Gestreifter Muskel, der normalerweise der Willkürmotorik unterliegt. Viele gestreifte Muskeln – aber nicht alle – sind mit dem Knochenbau verbunden und sorgen für seine Bewegung. Siehe auch *glatter Muskel*.

Skrotum
Hodensack. Ein lockerer Hautsack, in dem sich die Hoden befinden.

somatosensorisch
Bezieht sich auf Informationen aus der Haut und inneren Organen, einschließlich Tastsinn, Temperatur-, Schmerz und Lageempfinden (Propriozeption).

Spermium
Die männliche Keimzelle. Ausgerüstet mit einem beweglichen Schwanz, schwimmt sie zur weiblichen Eizelle, um sie zu befruchten. Von den 300 Millionen Spermien, die pro Ejakulation ausgestoßen werden, wird nur ein einziges die weibliche Eizelle befruchten.

Sphinkter
Ein Ringmuskel, der ein Hohlorgan oder eine schlauchförmige Struktur im Körper verschließen kann (z. B. M. sphincter pylori am Magenausgang oder M. sphincter ani, der Schließmuskel im Anus).

Stammzellen
Zellen, die sich in verschiedene Gewebe ausdifferenzieren können. Embryonale Stammzellen können sich zu jedem Gewebe entwickeln, adulte Stammzellen (Stammzellen eines Erwachsenen) in bestimmte, festgelegte Zellen. Stammzellen sind in der Lage, Tochterzellen zu generieren, die selbst wiederum Stammzelleigenschaften besitzen, aber auch solche mit größerer Ausdifferenzierung.

Stärke
Polysaccharid (Mehrfachzucker). Ein langkettiges pflanzliches Kohlenhydrat, das aus verzweigten Glukosemolekülen besteht.

Steroide
Substanzen, deren molekulare Grundstruktur aus vier Kohlenstoffringen besteht. Natürliche und synthetische Steroide gehören zur Stoffklasse der *Lipide*. Viele Hormone des Körpers sind Steroide, einschließlich Östrogen, Gestagen, Testosteron und Hydrokortison.

Sulcus (Pl. Sulci)
Furche der gefalteten Oberfläche der Großhirnrinde. Siehe auch *Gyrus*.

superior
Höher im Körper, ausgehend von einer stehenden Position. Siehe auch *inferior*.

Supination
Im Unterarm: Drehbewegung des Radius (Speiche) um die Ulna (Elle), sodass die Handfläche nach oben, bzw. nach vorne zeigt. In Muskelnamen deutet die Bezeichnung Supinator auf einen Muskel hin, der diese Bewegung ausführt, z.B. M. supinator. Siehe auch *Pronation*.

Sutur
1. Eine chirurgische Naht.
2. Eine feste Verbindung zwischen zwei Knochen. Die »Nähte« des Schädels bezeichnet man als Suturen.

Sympathisches Nervensystem
Siehe *Autonomes Nervensystem*.

Symphyse
Ein knorpeliges Gelenk zwischen zwei Knochen, das kaum Bewegung ermöglicht. Der Faserknorpel ist flexibel und dient mehr dem Spannungsausgleich. Ein Beispiel ist die Schambeinfuge.

Synapse
Die Verbindung zweier Nervenzellen *(Neurone)*, über die Nervensignale weitergeleitet werden. Die Weiterleitung erfolgt entweder elektrisch durch Impulsweitergabe oder chemisch durch Freisetzung von *Neurotransmittern*, die die nächste Nervenzelle zu elektrischer Aktivität stimulieren. Synapsen gibt es auch zwischen Nervenzellen und Muskelfasern.

Synovialgelenk
Gelenk, das von einer faserigen Gelenkkapsel umgeben ist, das Synovialflüssigkeit enthält, um eine nahezu reibungsfreie Bewegung zu ermöglichen. Die Knochenenden sind von glattem, weichem Gelenkknorpel umgeben. Beispiele für Synovialgelenke sind Knie-, Schulter- und Ellbogengelenk.

systemisch
Das ganze System betreffend. Systemische Erkrankungen wirken sich auf ein gesamtes Organsystem aus, wie etwa das Blut (Leukämie, Anämien), das zentrale Nervensystem oder die Muskulatur als Ganzes. Auch generalisierte, den gesamten Körper betreffende Erkrankungen werden als systemisch bezeichnet. Beispiele sind Lupus erythematodes, Diabetes mellitus und Mukoviszidose.

Systole
Die Kontraktion der Ventrikel beim Herzschlag, bei der das Blut ausgetrieben wird.

tarsal
Auf die Fußwurzel (Tarsus) bezogen, die die Unterschenkelknochen (Tibia und Fibula) mit den Mittelfußknochen verbindet und aus mehreren Fußwurzelknochen (Ossa tarsalia) besteht.

temporal
Auf die Schläfen zu jeder Seite der Stirn bezogen. Das paarige Schläfenbein (Os temporalis) gehört zu den Schädelknochen. Die Temporallappen des Gehirns liegen ungefähr unter den Schläfenbeinen.

Testis (Pl. Testes)
Hoden. Eine der paarigen Keimdrüsen des Mannes, die Samenzellen und das Sexualhormon Testosteron produzieren.

Testosteron
Das männliche Sexualhormon, das in den Hoden produziert wird und für die Entwicklung und Aufrechterhaltung der männlichen Körper- und Verhaltensmerkmale sorgt.

Thalamus
Paarige Struktur im Innern des Gehirns, die eine Schaltstation für sensible und motorische Nervensignale darstellt.

Thorax
Brustkorb, in dem sich Lungen und Herz befinden.

Thrombose
Prozess der Gerinnselbildung.

Thrombus
Ein lokales Blutgerinnsel in einem Blutgefäß, das sich lösen und eine Embolie verursachen kann.

Thymus
Eine aus Lymphgewebe bestehende Drüse in der Brust. Sie ist am größten und aktivsten während der Kindheit, in ihr reifen u.a. die T-Lymphozyten.

Trachea
Luftröhre. Der Schlauch, der vom Rachen in die Bronchien führt. Verstärkende Knorpelringe in ihrer Wand halten sie offen und verhindern, dass sie kollabiert.

Trakt
Ein aus mehreren Organen oder Strukturen bestehendes Körpersystem oder Teile eines Systems. Spricht man vom Verdauungssystem, sind im Allgemeinen auch damit verbundene Prozesse der Nahrungsverwertung einbezogen, während mit Verdauungstrakt meist nur die Organe der Nahrungspassage gemeint sind.

Translokation
Unter Translokation (Ortsveränderung) versteht man in der Genetik eine Ortsveränderung von Chromosomen oder die Verlagerung von Chromosomenabschnitten von einem Chromosom zu einem anderen.

Transmitter
siehe *Neurotransmitter.*

Tumor
Gut- oder bösartige Wucherung, im engeren Sinn eine Zellanhäufung aufgrund unkontrollierter Zellteilung.

Ureter
Harnleiter. Die beiden Harnleiter führen den Harn aus den Nieren in die Harnblase.

Urethra
Harnröhre. Der Schlauch, der den Harn von der Harnblase nach außen führt. Bei Männern dient sie auch der Weiterleitung des Spermas während der Ejakulation.

Ursprung
Der Ursprung ist die Verankerung eines Muskels an einem Teil des Knochenbaus, der sich normalerweise durch die Muskelkontraktion nicht bewegt. Siehe auch *Ansatz.*

Uterus
Gebärmutter, in der sich der Fetus während der Schwangerschaft entwickelt.

Vaso-
Vorsilbe, die sich auf Blutgefäße bezieht.

Vene
Ein Blutgefäß, das Blut aus den Organen und Geweben zurück zum Herzen führt.

ventral
Bezieht sich auf die Vorderseite des Körpers oder die Unterseite des Gehirns.

Ventrikel
1. Eine der beiden Herzkammern. Der rechte Ventrikel pumpt Blut zur Sauerstoffanreicherung in die Lungen, der kräftigere linke Ventrikel pumpt sauerstoffreiches Blut in den Körper. Siehe auch *Atrium.*
2. Eine der vier Kammern im Gehirn, die Liquor enthalten.

Venole
Sehr kleine Vene, die Blut aus den Kapillaren führt.

Vertebra (Pl. Vertebrae)
Einzelne Wirbelknochen der Wirbelsäule.

Virus
Mikroskopisch kleiner Erreger, oft nur aus einem DNA- oder RNA-Strang bestehend. Er kann sich nicht selbstständig vermehren. Viren sind kleiner als Zellen, dringen in sie ein und benutzen deren Reproduktionsapparat zum Kopieren der Virus-DNA, wodurch die Wirtszelle zerstört wird.

Vitamin
Vitamine sind natürlich vorkommende Substanzen, die für den Körper lebenswichtig sind, die er aber nicht selbst herstellen kann (mit Ausnahme von Vitamin D) und die deshalb über die Nahrung aufgenommen werden müssen.

Vulva
Das äußere Genital der Frau. Umfasst die Vagina und die umliegenden Gewebe.

Zelle
Baustein des Körpers, der Gene im Zellkern, Flüssigkeit (Zytoplasma) und Zellorganelle enthält und von einer Membran umgeben ist. Siehe auch *Nukleus.*

Zentrales Nervensystem (ZNS)
Gehirn und Rückenmark. Alle anderen Nerven, die durch den Körper ziehen, gehören zum peripheren Nervensystem.

zervikal
1. Den Hals betreffend.
2. Den Gebärmutterhals (Zervix) betreffend.

Zervix
Gebärmutterhals, Öffnung des Uterus am oberen Ende der Vagina. Weitet sich bei der Entbindung.

Zilien
Kleinste Flimmerhärchen, die in großer Zahl auf der Oberfläche von Zellen zu finden sind, die ein Flimmerepithel bilden, mit dem z. B. die Bronchien ausgekleidet sind.

Zirkadianrhythmus
Die »innere Uhr« des Menschen, die nach dem Tag-Nacht-Rhythmus ausgerichtet ist.

Zucker
1. Gewöhnlicher Speisezucker, auch Saccharose genannt.
2. Jede der natürlich vorkommenden Substanzen, die der Saccharose ähnlich sind. Alle sind Kohlenhydrate mit kurzen Molekülen (Monosaccharide, Einfachzucker), im Gegensatz zu anderen Kohlenhydraten (wie Stärke), die aus Makromolekülen bestehen.

Zygote
Eine Zelle, die durch Befruchtung aus zwei Gameten entstanden ist.

Zyste
Flüssigkeitsgefüllter, von einer Membran umgebener Hohlraum (griechisch »Kystis« = Blase).

Register

Auf den **fett** hervorgehobenen Seiten wird das jeweilige Thema ausführlich behandelt.

A

B

I

J

K

N

O

P

T

U

V

W

X

Y

Z

Danksagung

Dorling Kindersley bedankt sich bei folgenden Personen für ihre Hilfe bei der Entstehung dieses Buches: Hugh Schermuly, Maxine Pedliham und Steve Crozier für grafische Unterstützung; Nathan Joyce und Laura Palosuo für editorische Mitarbeit; Anushka Mody und Rupanki Kaushik für grafische Mitarbeit; Laura Barwick für Bildrecherche; Richard Beatty für die Zusammenstellung des Glossars; Declan O'Regan am Imperial College London für die MRT-Scans. **Medi-Mation** bedankt sich bei: Senior 3D artists: Rajeev Doshi, Arran Lewis, 3D artists: Owen Simons, Gavin Whelan, Gunilla Elam. **Antbits Ltd** dankt Paul Richardson, Martin Woodward, Paul Banville, und Rachael Tremlett. **Dotnamestudios** bedanken sich bei Peter Minister und Adam Questell.

Der Verlag dankt den **Bildgebern** für die freundliche Genehmigung zum Abdruck ihrer Fotos in diesem Buch. (Abkürzungen: o = oben; u = unten; m = Mitte; l = links; r = rechts)

123RF.com: dolgachov 125or. **Action Plus:** 330m, 331ml, 331mr. **Alamy Images:** Dr. Wilfried Bahnmuller 434r; Alexey Buhantsov 349ml; Kolvenbach 15ul; Gloria-Leigh Logan 416ml; Ross Marks Photography 426ml; Medical-on-Line 505mr; Dr. David E. Scott / Phototake 409m; Hercules Robinson 481u; Jan Tadeusz 347or. **Sonia Barbate:** 422ml. **BioMedical Engineering Online:** 2006, 5:30 Sjoerd P Niehof, Frank JPM Huygen, Rick WP van der Weerd, Mirjam Westra and Freek J Zijlstra, *Thermography imaging during static and controlled thermoregulation in complex regional pain syndrome type 1: diagnostic value and involvement of the central sympathetic system*, mit freundlicher Genehmigung von Elsevier; (doi:10.1186/1475-925X-5-30) 363or. **Camera Press:** 14ul. **Corbis:** Dr. John D. Cunningham / Visuals Unlimited 412ul; 81A Productions 13ur; 429ul; Mark Alberhasky 446um; G. Baden 432or; Lester V. Bergman 444u, 445or, 451ur, 468ul, 483ul; Biodisc / Visuals Unlimited 366ul; Markus Botzek 13um; CNRI 49ml; Dr. John D. Cunningham 320m; Jean-Daniel Sudres / Hemis 332um; Dennis Kunkel Microscopy, Inc. / Visuals Unlimited 495mr; Dennis Kunkel Microscopy, Inc. / Visuals Unlimited / Terra 463ml; Digital Art 434m; Eye Ubiquitous / Gavin Wickham 468ur; Barbara Galati / Science Faction / Encyclopedia 503or; Rune Hellestad 427ur; Evan Hurd 313or; Robbie Jack 307or; Jose Luis Pelaez, Inc. / Blend Images 19m; Karen Kasmauski 332ul; Peter Lansdorp / Visuals Unlimited 432ml; Lester Lefkowitz 231ul; Dimitri Lundt / TempSport 313ur; Lawrence Manning 496mr; Dr. P. Marazzi 446m; MedicalRF.com4 22ul, 499u; Moodboard 332mlo; Sebastian Pfuetze 435ul; Photo Quest LTD 23 (Straffes Bindegewebe); Photo Quest Ltd / Science Photo Library 23 (Spongiöser Knochen), 47ur; Steve Prezant 469mr; Roger Ressmeyer / Encyclopedia 461o (D55); Martin Ruetschi / Keystone / EPA 464mr; Science Photo Library / Photo Quest Ltd 482ml; Dr. Frederick Skvara / Visuals Unlimited 300ur; Howard Sochurek 488ur; Gilles Poderins / SPL 451ul; Tom Stewart 501ur; Jason Szenes / EPA 330um; Tetra Images 332mlu; Visuals Unlimited 47um; Visuals Unlimited 446ul, 496ul; Dennis Wilson 420ml. **Dreamstime.com:** Lightfieldstudiosprod 455ml; Monkey Business Images Ltd 428or, Prostockstudio 409ur. **Lucky Rich Diamond:** 374ul. **Falling Pixel Ltd.:** 13mr. **Fertility and Sterility, Reprinted from:** Vol 90, No 3, September 2008, (doi:10.1016/j.fertnstert.2007.12.049) Jean-Christophe Lousse, MD, und Jacques Donnez, MD, PhD, Abt. f. Gynäkologie, Université Catholique de Louvain, 1200 Brüssel, Belgien, *Laparoscopic observation of spontaneous human ovulation;* © 2008 American Society for Reproductive Medicine, Published by Elsevier Inc., mit freundlicher Genehmigung von Elsevier. 396ul. **Getty Images**: 3D4 Medical.com 482m; 19 (Berber), 319om, 329ur, 429um, 429ur, 429ml, 429mlo, 430or, 448ml; Asia Images Group 429or; Cristian Baitg 426u, 501ul; Barts Hospital 372or, 379m; BCC Microimagine 481mro; Alan Boyde 432ur; Neil Bromhall 422o; Nancy Brown 19 (Mongole); Veronika Burmeister 485m; Peter Cade 442ml; Greg Ceo 19mru; Matthias Clamer 19 (Mann mit blauen Augen); CMSP / J.L. Carson 442or; CMSP / J.L. Carson / Collection Mix: Subjects 440ul (D62); Peter Dazeley 44ul, 501o; George Diebold 16ur; f-64 Photo Office / amanaimagesRF 14-15 (heller Sand); Dr. Kenneth Greer / Visuals Unlimited 504m; Ian Hooton / Science Photo Library 503ur; Dr. Fred Hossler 496m; Image Source 122o, 332mu, 334um, 361ur; Jupiterimages 429mro; Kallista Images / Collection Mix: Subjects 460m; Ashley Karyl 19 (Frau mit braunen Augen); Dr. Richard Kessel & Dr. Gene Shih 443mo; Scott Kleinman 334ul; Mehau Kulyk / Science Photo Library 461u; PhotoAlto / Teo Lannie 391ur; Bruce Laurance 19 (Asiatin); Wang Leng 318ul; S. Lowry, University of Ulster 442ul, 486or; National Geographic / Alison Wright 19 (Seychellen); National Geographic / Robert B. Goodman 19 (Maori); Yorgos Nikas 399; Peres 443mru; Peter Adams 19 (Bolivianer), 19ol; PhotoAlto / Michele Constantini 429mru; Steven Puetzersb 24ul; Rubberball 430ur; John Sann / Riser 439or; Ariel Skelley 329o; AFP 15cla, 303or, 313mr; SPL 310mro, 311 (Scharniergelenk); SPL / Pasieka 6ol, 24ml; Stockbyte 19 (Frau mit roten Haaren); Siqui Sanchez 434u; Michel Tcherevkoff 416-417u; UHB Trust 469u; Ken Usami 330ml; Nick Veasey 125l, 431 (Sattelgelenk); CMSP 18ml, 443or, 446or, 468o; Dr. David Phillips / Visuals Unlimited 443ol; Ami Vitale 19 (Inder, kurzer Bart); Jochem D Wijnands 19 (Inder); Dr. Gladden Willis 23 (Glatte Muskulatur), 24um, 411ml, 443ul, 480m; Dr. G.W. Willis 493mr; G W Willis / Photolibrary 504ul; Brad Wilson 19 (Asiate); Alison Wright 19 (Beduinenfrau); ER Productions Limited 424mro; IAN HOOTON / SPL 471ul; kali9 440ur; LWA / Dann Tardiff 443ur; George Shelley 418ul; skaman306 427m, SolStock 439ur, David Talukdar / NurPhoto 464ur. **Peter Hurst, University of Otago, NZ:** 22o, 23 (Nervengewebe), 23 (Skelettmuskulatur). **iStockphoto.com:** Johanna Goodyear 334ur. **Lennart Nilsson Image Bank:** 420or. **Dr. Brian McKay / acld.com:** 465ml. **Robert Millard:** Stage Design (c) David Hockney / Photo mit freundlicher Genehmigung von LA Music Center Opera, Los Angeles 332ur. **The Natural History Museum, London:** 15ml, 343or. **Mark Nielsen, University of Utah:** 76ul. **NASA:** Koichi Wakata 309mr. **Oregon Brain Aging Study, Portland VAMC and Oregon Health & Science University:** 433ur. **Photolibrary:** Peter Arnold Images 49ul. **Reuters:** Eriko Sugita 435mr. **Rex Features:** Granata / Planie 359ur. **Dr. Alice Roberts:** 15ur, 15ol, 15or. **Science Photo Library:** 467um; ALICE S. / BSIP 452um; BSIP, PR BOUREE 445mo; DERMPICS / SCIENCE SOURCE 444mru; GARO / PHANIE 482ur; PEAKSTOCK 446ur; DARRELL PERRY 457um; David M. Martin, M.D. 377mr, 484mr; Professors P.M. Motta & S. Correr 408mr, 17ul, 45ul, 63ur, 343mr, 361mr, 372ur, 381um, 382, 389mr, 401ur, 435mru, 444om, 448ul, 476mr, 477ur, 478mr, 485ur, 498ul; AJ Photo 452ml; Dr. M.A. Ansary 452m; Apogee 325m; Tom Barrick, Chris Clark, SGHMS 327mr; Alex Bartel 428ml; Dr. Lewis Baxter 464ul; BCC Microimaging 481mr; Juergen Berger 369 (Pilz); PRJ Bernard / CNRI 76-77u; Biophoto Associates 23 (Lockeres Bindegewebe), 193ol, 311um, 449ul, 456m, 471ur, 480mu; Chris Bjornberg 369 (Virus); Neil Borden 71; BSIP VEM 439mr, 474m, 489ml; BSIP, Raguet 441ur; Scott Camazine 455ul; Scott Camazine & Sue Trainor 428ul; Cardio-Thoracic Centre, Freeman Hospital, Newcastle-upon-Tyne 475or; Dr. Isabelle Cartier, ISM 398ul; CC, ISM 466ul, 466or; CIMN / ISM 424ol; Hervé Conge, ISM 300um; E. R. Degginger 13ul; Michelle Del Guercio 479ul; Department of Nuclear Medicine, Charing Cross Hospital 459m; Dept of Medical Photography, St Stephen's Hospital, London 497m; Dept. Of Clinical Cytogenetics, Addenbrookes Hospital 483m; Du Cane Medical Imaging Ltd 401om; Edelmann 423or; Eye of Science 340om, 368ur, 369 (Protozoon), 372om, 374ml, 376ul, 385m, 399, 490m; Don Fawcett 312mro, 401ol; Mauro Fermariello 310mr, 435m; Simon Fraser / Royal Victoria Infirmary, Newcastle Upon Tyne 463ur; Gastrolab 484ur; GJLP 462mr; Pascal Goetgheluck 479ur; Eric Grave 369 (Parasitärer Wurm); Paul Gunning 309om; Gustioimages 282ul; Gusto Images 44ur, 45ur, 306-307ml, 473ml; Dr. M O Habert, Pitie-Salpetriere, Ism 439ml; Innerspace Imaging 310m, 412um; Makoto Iwafuji 19mr; Coneyl Jay 416o, 502o; John Radcliffe Hospital 447um; Kwangshin Kim 497ol; James King-Holmes 72ul; Mehau Kulyk 478um; Patrick Landmann 452mr; Lawrence Livermore Laboratory 16or; Jackie Lewin, Royal Free Hospital 480ur; Living Art Enterprises 283or, 326ol; Living Art Enterprises, LCC 467ml; Living Art Enterprises, Llc 311 (Zapfengelenk), 454ur; Look At Sciences 438ul; Richard Lowenberg 400or; Lunagrafix 383mr; Dr. P. Marazzi 433m, 444m, 444or, 446om, 447or, 454ul, 455ur, 456ul, 457mr, 457om, 466ol, 470mru, 479mr, 479o, 482mr, 484om, 494ul, 497or; David M. Martin, M.D. 377mr, 484mr; Arno Massee 388ur; Carolyn A. McKeone 453mro; Medimage 20ml, 385mr; Hank Morgan 329m; Dr. G. Moscoso 421or; Prof. P. Motta / Dept. of Anatomy / University 'La Sapienza', Rome 381ur, 374mr; Professor P. Motta & D. Palermo 384mr; Professor P. Motta & G. Familiari 492or; Professors P. M. Motta & S. Makabe 498or; Zephyr 449mr, 451ul, 460or, 463mr, 487ml, 491ol, 492mo, 493m; Dr. Gopal Murti 432m; National Cancer Institute 356ol; Susumu Nishinaga 77ur, 138ul, 303ur, 357ul, 368or, 385ml, 394ml, 396m, 431ml; Omikron 369or; David M. Phillips 369 (Bakterium); Photo Insolite Realite 348ml; Alain Pol / ISM 478ml; K R Porter 20um; Jean-Claude Revy ISM 385or; Dave Roberts 308um; Antoine Rosset 70u; Schleichkorn 358mo; W.W Schultz / British Medical Journal 398or; Dr. Oliver Schwartz Institute Pasteur 370ul; Astrid & Hanns-Frieder Michler 301ml; Martin Dohrn 302ol; Richard Wehr / Custom Medical Stock Photo 301ul; Sovereign, ISM 62ul, 62-63u, 311 (Kugelgelenk), 324–325m, 454m, 461mr, 495ul, 505ml; SPL 308ml; St. Bartholomew's Hospital, London 456ur; Dr. Linda Stannard, UCT 470ul; Volker Steger 12mr, 24uml; Saturn Stills 438mr; Astrid & Hanns-Frieder Michler 375or, 490ul; CNRI 307um, 353um, 353ur, 445u, 450ul, 475mr, 480ul, 484ul; Dee Breger 347ul, 407m; Dr. G. Moscoso 347ur; Dr. Gary Settles 353or; Geoff Bryant 335um, 335mu; ISM 350um, 350ur, 486ml; Manfred Kage 73ur, 342mo; Michael W. Davidson 406um; Pasieka 376or, 381mr, 395ml, 402or; Paul Parker 336ul; Richard Wehr / Custom Medical Stock Photop710/226 391mr; Steve Gschmeissner 23 (Fettgewebe), 23 (Epithelgewebe), 76um, 138ml, 309or, 318ur, 318mro, 320ul, 331ur, 334mr, 336om, 357m, 357mr, 358ml, 363ml, 370m, 374mru, 378or, 384ml, 390or, 396om, 397or, 406mlu, 409mr, 413or, 431mlu, 431or, 491ur, 494or, 499mr; Dr. Harout Tanielian 447ur; TEK Image 495ur; Javier Trueba / MSF 14mlo, 15m, 15mr; David Parker 18mr; M.I. Walker 23 (Knorpel); Garry Watson 488or; John Wilson 497ur; Professor Tony Wright 466ur. **SeaPics.com:** Dan Burton 352ur; www.skullsunlimited.com 14ml. **Shutterstock.com:** attaphong 438um. **Robert Steiner MRI Unit, Imperial College London:** 8–9, 24ul, 34m, 34–35u, 34-35o, 54u, 55u, 140-141 (alle), 172–173 (alle), 202–203 (alle), 248–249 (alle), 294–295. **Claire E Stevens, MA PA:** 397u. **Stone Age Institute:** Dr. Scott Simpson (Projekt-Paläontologe) 14mu. **UNEP/GRID-Arendal:** Emmanuelle Bournay / Sources: GMES, 2006; INTERSUN, 2007. Das globale UV-Projekt INTERSUN ist ein Gemeinschaftsprojekt von WHO, UNEP, WMO, der Internationalen Agentur für Krebsforschung (IARC) und der internationalen Kommission für den Schutz vor nichtionisierender Strahlung (ICNIRP). 302ur. **Genehmigung der U.S. Navy:** Mass Communication Specialist 2nd Class Jayme Pastoric 349ur. **Dr. Katy Vincent, University of Oxford:** 332-333o. **Wellcome Images:** 125ur; Joe Mee & Austin Smith 395or; Dr. Joyce Harper 398mlu; Wellcome Photo Library 483ur. **Wits University, Johannesburg:** Foto von Brett Eloff 14mro

Alle anderen Abbildungen © Dorling Kindersley

Noch mehr Wissen und Lesefreude

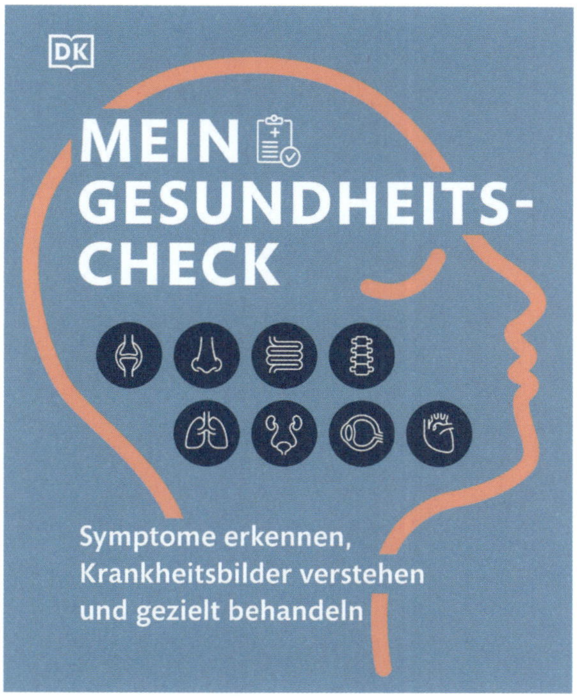

ISBN 978-3-8310-4691-1

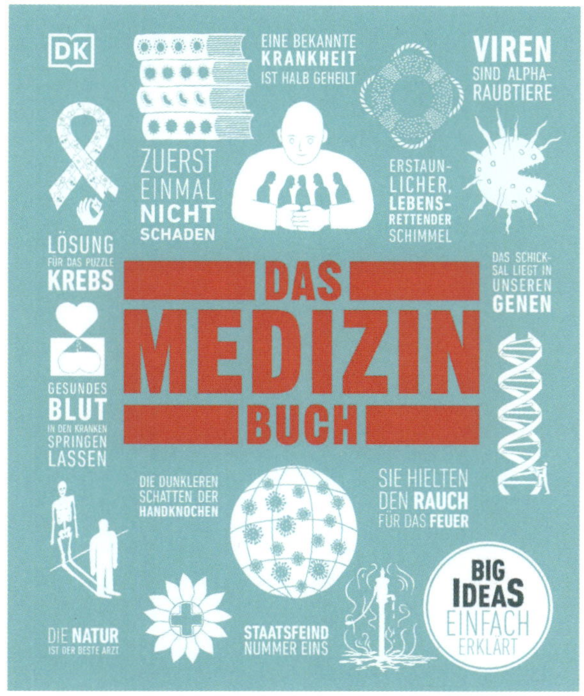

ISBN 978-3-8310-4354-5

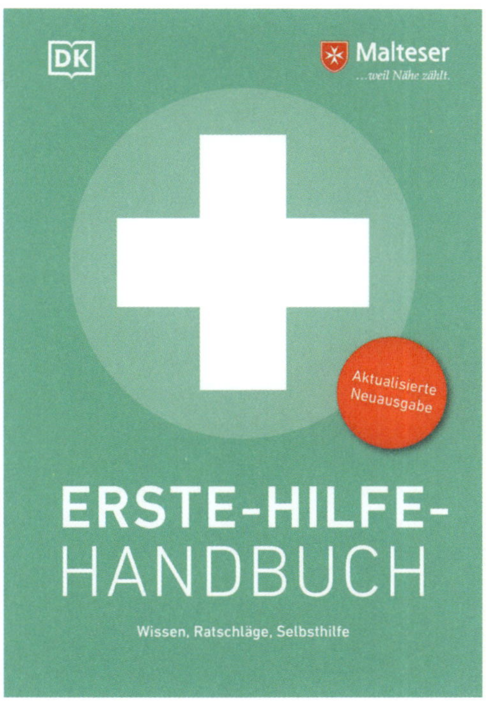

ISBN 978-3-8310-4543-3

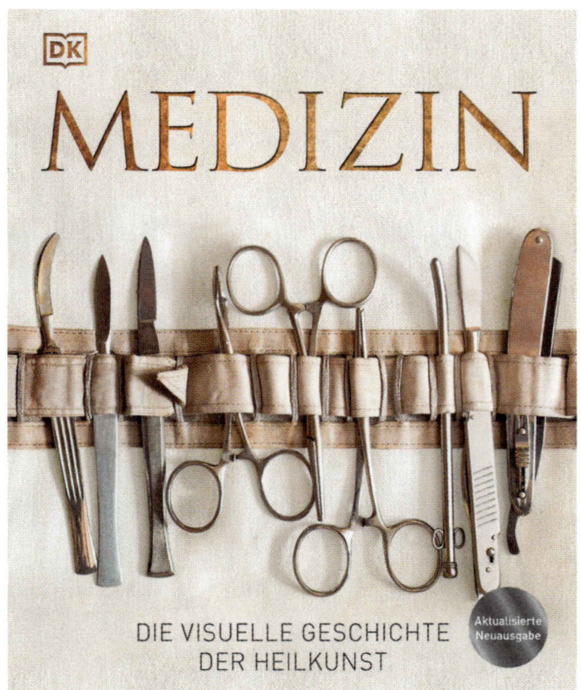

ISBN 978-3-8310-4321-7

DK

www.dk-verlag.de